U0335182

中医肺病方剂辞典

主编　李建生　李成文

中国中医药出版社
·北　京·

图书在版编目（CIP）数据

中医肺病方剂辞典/李建生，李成文主编．—北京：中国中医药出版社，2017.10

ISBN 978－7－5132－4316－2

Ⅰ.①中…　Ⅱ.①李…　②李…　Ⅲ.①肺疾病－方剂－汇编　Ⅳ.①R289.51

中国版本图书馆 CIP 数据核字（2017）第 153581 号

中国中医药出版社出版

北京市朝阳区北三环东路 28 号易亨大厦 16 层

邮政编码　100013

传真　010－64405750

廊坊市三友印务装订有限公司印刷

各地新华书店经销

开本 787×1092　1/16　印张 69.75　字数 1660 千字

2017 年 10 月第 1 版　2017 年 10 月第 1 次印刷

书　号　ISBN 978－7－5132－4316－2

定价　498.00 元

网址　www.cptcm.com

社长热线　010－64405720

购书热线　010－89535836

维权打假　010－64405753

微信服务号　zgzyycbs

微商城网址　https://kdt.im/LIdUGr

官方微博　http://e.weibo.com/cptcm

天猫旗舰店网址　https://zgzyycbs.tmall.com

如有印装质量问题请与本社出版部联系（010－64405510）

《中医肺病方剂辞典》
编委会

主　　编　李建生　李成文

副 主 编　白云苹　姚建平　徐向宇　李庆磊

编　　委　（以姓氏笔画为序）

刘娟娟　孙曙明　杨艳芳　郑　攀

贾玉聪　贾润霞　蔡永敏

前　　言

方剂是在辨证审因或辨病确定治法之后，根据组方原则，选择适宜的中药，并酌定用量，配伍而成，是中医防治疾病、保障人类健康的重要工具和手段，也是中医药理、法、方、药理论体系的重要组成部分。历代先贤在长期防治疾病的实践中，不仅积累了丰富的临床经验，而且还创制、总结、辑录了大量验之有效的方剂，除编纂汇聚为方剂专书外，还散见于本草、医论、医案、养生及小说、笔记、杂谈等古籍之中。据《中国医籍通考》统计，现存先秦至清代方书2097种；《全国中医图书联合目录》统计，现存民国时期方书734种；《中国医籍大辞典》统计，1949年至20世纪末出版方书647种。

方剂始见于汉代，之后历代方书层出不穷。随着中医学的长足发展，临床需求日益提高，对中医古籍中方剂的研究与利用成为中医基础与应用研究的重要热点，但已有的方书不仅量大而且难以查找。因此，彭怀仁等历30余年，总结汉代至1966年的历代有方名方剂96592首，按方名笔画排序，撰成方剂工具书《中医方剂大辞典》，为中医临床、教学与科研做出了重要贡献。近20年来，中医专科专病建设突飞猛进，日新月异，而编写专科方剂工具书却未得到足够重视，影响了专科专病的发展与进步。

2009年秋以来，在承担建设“慢性阻塞性肺疾病国家中医临床研究基地”及“呼吸疾病诊疗与新药研发河南省协同创新中心”过程中，通过我校的“十一五”国家中医药管理局重点学科中医肺病学与“十二五”国家中医药管理局重点学科中医各家学说、河南省中医医史文献重点学科等项目合作，查阅、遴选汉代至1949年中医文献中有关防治肺系疾病的资料，历时4年完成了有关数据库的建设，为检索防治中医肺系疾病的文献提供了重要的工具。在此基础上，我们收集1949～2012年新出版的中医古籍近3400种、各种合订本340种，通过阅读原著，核对内容、辨析书名、明确作者、界定成书年代、区分原著或析出，汇集全书、类书、丛书、大成、集成、合编等，编纂为《现代版中医古籍目录》，为读者提供新版中医古籍书名、作者、成书或出版时间、主要出版机构及全书、丛书、类书、集成、汇编、合集所收录的古籍书目等信息。

2011年，我们根据所建立文献数据库中的方剂文献资料，决定编纂《中医肺病方剂辞典》，并参考了《中医大辞典》《中医方剂大辞典》《中药大辞典》等工具书，全面收集防治肺系疾病的方剂，对其进行深入系统的研究，历经数年努力，终于筛选出防治常见肺系疾病感冒、咳嗽、喘病、哮病、肺胀、肺痈、肺痿、肺痹、肺痨、肺积、痰饮/悬饮、咯血/咳血、鼻衄、鼻渊、鼻鼽、喉喑、喉痹等方剂8000余首。

《中医肺病方剂辞典》以方名音序进行排序，同名方按历史顺序罗列，方剂条目包含方名、方源、组成、用法、功用、主治、加减、方论选录、宜忌、备注。末附参考书目，便于查阅，以满足中医药防治肺系病的临床与教研需要，并为今后编辑其他专科专病方剂辞典提供参考。

鉴于中医肺系疾病方剂涉及内容广泛，编撰工作量大，加之我们水平有限，遗漏与舛误在所难免，敬请读者斧正并提出宝贵意见，以便进一步修订提高。

李建生

2017 年 7 月

凡　例

一、本辞典收录汉代至1949年间2000余种中医文献中防治肺系疾病（感冒、咳嗽、喘病、哮病、肺胀、肺痈、肺痿、肺痹、肺痨、肺积、痰饮/悬饮、咯血/咳血、鼻衄、鼻渊、鼻鼽、喉喑、喉痹）的方剂8000余个，并按方名音序排列，同音字按笔画排序。

二、方剂内容分为方名、方源、组成、用法、功用、主治、加减、方论选录、宜忌、备注。

1. 方名：以最早出现者为正名，后见者若方名、组成、用法、主治等一应俱全的则以后见方名为正名。同名方剂依次标为方一、方二、方三等，按其成书或最早刊行时间排序，没有成书年代者采用其作者卒年时间，只有朝代者则排列在该朝代最后，作者、成书或刊刻时间、朝代均不详者则排列在同名方剂末尾，同一著作同名方按原书中先后顺序排列。朝鲜或日本古籍中的方剂排在同名方最后。

2. 方源：包括成书时代、编纂者、原始出处（包含卷次或章节），原书已佚则标现存最早转载书或始载书。

3. 组成、用法、功用、主治、加减、宜忌为原书照录，并非每项必有。为丰富临床应用，功用、主治部分除摘录原书外，还从其他古籍中摘录较为重要者，并注明出处。因原方照录，故组成中的少量现代禁用药仍予以保留，具体应用时需按现代用法予以舍弃或用代用品。

4. 方论选录：选录历代有关该方组成、配伍、方义或方论之精要。

5. 备注：对其他需要说明的问题进行简述。

三、书末附全部引用书目，按音序排列。

目　录

ban

bao

bu

C

can

cang

cao

cha

chai

dian

diao

ding

dong

F

fa

fan

fang

fei

fen

feng

fo

fu

G

gai

gan

he

hei

heng

hong

hou

hu

hua

huai

huan

huang

hui

hun

huo

J

ji

jia

jin

jing

jiu

ju

kun

L

la

lai

lan

lang

lao

leng

li

lian

liang

liao

ling

liu

long

lou

lu

man

mao

mei

men

meng

mi

mian

qian

qiang

qin

qing

qiong

qu

quan

que

R

re

ren

rong

rou

ru

rui

run

sheng

shi

shou

shu

shuang

shui

shun

si

song

sou

su

ti

tian

tiao

tie

X

xi

xie

xin

xing

xiong

xu

xuan

yao

ye

yi

zhuan

zhuang

zhui

zhuo

zi

A

a

阿魏散

【方源】（明）朱橚《普济方》卷二三七。

【组成】阿魏（研）、安息香（入胡桃相合，研）各一两，甘草（炙，锉）半两，猪牙皂荚（涂酥，炙令黄，去皮子）一两，木香、天灵盖（涂酥，炙令黄色）各半两，豉一合，麝香（研）半钱。

【用法】上为散，与研药和匀。每服五钱，用童便一盏半，加葱白三寸，明日五更煎至一钱，空心在床服之，日午、夜食时再服。服药后良久，或得吐亦佳，有利下虫如发，或积聚五色秽恶物，是病根出。服药数日，如梦与人离别哭泣者，愈之兆也。患甚三日一剂，三剂愈。有患者，但收拾药物置病人床头边，如有此梦愈。

【主治】传尸劳病，胸满短气，肌体羸瘦无力，喘嗽不已。

ai

艾柏饮

【方源】（清）鲍相璈《验方新编》卷一。

【组成】艾叶、柏子仁（去净油）、山萸肉、丹皮各一钱半，大生地三钱，白莲肉（去心）、真山药各二钱，泽泻一钱，生荷叶（干者不效）一张。

【用法】水煎服。

【主治】鼻血不止，无论虚实至重者。

艾叶汤

【方源】（明）朱橚《普济方》卷二三一。

【组成】伏道艾叶、生姜各等分，杏仁（生，去皮尖）、松节、明子木。

【用法】上先将明子木锉碎，水一盏，煎数沸，次下艾、生姜，煎至七分，去滓，临卧先嚼杏仁烂后，汤送下。

【主治】男女虚劳咳嗽，痰涎不止。

【加减】若便血，去杏仁。

【备注】方中杏仁、松节、明子木用量原缺。

an

安喘至圣丹

【方源】（清）陈士铎《石室秘录》卷一。

【组成】人参量须稍大，牛膝三钱，熟地五钱，山茱萸四钱，枸杞子一钱，麦冬五钱，北五味一钱，胡桃三个，生姜五片。

【用法】水煎服。

【主治】气虚所致气喘而上者。

安肺桔梗汤

【方源】（清）林珮琴《类证治裁》卷二。

【组成】杏、蒌、枳、桔、归、芪、二母、桑皮、防己、百合、苡仁、地骨、葶苈、五味、草。

【功用】利气疏痰，降火排脓。

【主治】肺痈由热蒸肺窍致咳吐臭痰，胸胁刺痛，呼吸不利。

安肺宁嗽丸

【方源】（清）张锡纯《医学衷中参西录·治肺病方》。

【组成】嫩桑叶一两，儿茶一两，硼砂一两，苏子（炒，捣）一两，粉甘草一两。

【用法】上为细末，炼蜜为丸，三钱

重。早、晚各服一丸，开水送下。

【主治】肺郁痰火及肺虚热作嗽，兼治肺结核。

【方论选录】肺脏具闔辟之机，治肺之药过于散则有碍于闔，过于敛则有碍于辟。桑得土之精气而生，故长于理肺家之病，以土生金之义也；至其叶凉而宣通，最解肺中风热，其能散可知；又善固气化，治崩带脱肛，其能敛可知，敛而且散之妙用，于肺脏闔辟之机尤投合也。硼砂之性凉而滑，能通利肺窍；儿茶之性凉而涩，能安敛肺叶。二药并用，与肺之阖辟亦甚投合。又佐以苏子之降气定喘，甘草之益土生金，蜂蜜之润肺清燥，所以治嗽甚效也。硼砂、儿茶，医者多认为疮家专药，不知其理痰宁嗽，皆为要品。且二药外用，能解毒化腐生肌，故内服亦治肺结核，或肺中损烂亦甚有效。

安肺散

方一

【方源】（元）罗天益《卫生宝鉴》卷十二。

【组成】麻黄（不去节）二两，甘草（炒）一两，御米壳（去顶，炒黄）四两。

【用法】上为末，每服三钱，水一盏，乌梅一个，煎至七分，去滓，临卧温服。

【主治】咳嗽无问新久。

方二

【方源】（明）朱橚《普济方》卷一六三。

【组成】款冬花、五味子、乌梅肉（焙微黄）、紫菀茸各一两，甘草（炒）半两，御米壳（去蒂，蜜炒）四两。

【用法】上为细末，每服二钱，水二盏，煎至七分，去滓，食后温服，每日二次。

【主治】涎喘嗽，日夜不止。

【加减】痨嗽，加人参二钱。

方三

【方源】（清）陈士铎《辨证录》卷九。

【组成】麦冬五钱，桔梗二钱，生地三钱，白芍三钱，茯苓三钱，紫苏二钱，款冬花一钱，天门冬三钱，紫菀一钱，黄芩三钱，熟地三钱，山茱萸二钱，玄参五钱，贝母五分。

【用法】水煎服。

【功用】补肺气，滋肾水。

【主治】人有日坐于围炉烈火之边，肺金受火之伤，以致汗出不止，久则元气大虚，口渴引饮，发热者。

安肺汤

方一

【方源】（明）武之望《济阳纲目》卷六十五。

【组成】当归、川芎、芍药、熟地（酒蒸）、白术、茯苓、五味子、麦冬（去心）、桑白皮（炙）、甘草（炙）各五分，阿胶一钱二分。

【用法】上作一服。加生姜，水煎服。

【主治】荣卫俱虚，发热自汗，肺虚喘气，咳嗽痰唾。

方二

【方源】（清）林珮琴《类证治裁》卷二。

【组成】参、苓、术、草、归、芍、芎、麦、五味、桑皮各一钱，阿胶一钱半，生姜三片。

【功用】保肺。

【主治】肺喘。

安眠散

方一

【方源】（元）许国桢《御药院方》卷五。

【组成】佛耳草、知母、贝母、款冬花、桔梗、陈皮（汤浸，去白）、白茯苓（去皮）各一两，汉防已、猪牙皂角（去皮，酥炙）各二两半。

【用法】上为细末。每服三钱，水一大

盏，入黄蜡、乌梅各少许，同煎至五分，去乌梅，和滓温服。

【功用】调肺止嗽，消痰顺气。

【主治】咳嗽不得息。

方二

【方源】（元）许国桢《御药院方》卷五。

【组成】款冬花、乌梅肉、佛耳草、麦门冬（去心）各二钱半，陈皮（去白）半两，甘草（炙）三钱半，御米壳七钱半（酥炒）。

【用法】上为细末。每服三钱，水一盏，入黄蜡如枣核许，同煎至八分，去滓，大温，临卧服。

【主治】上喘咳嗽，久而不愈。

方三

【方源】（明）朱橚《普济方》卷一六二。

【组成】罂粟壳（去蒂瓤）、杏仁、乌梅、甘草各等分。

【用法】上㕮咀。每服半两，水煎，卧服。

【主治】一切咳嗽，夜不得卧眠。

安气汤

【方源】（明）孙志宏《简明医彀》卷四。

【组成】人参五分，五味子九分，麦冬、酸枣仁（炒，研）、山药、茯苓、阿魏各一钱。

【用法】煎成，冲化阿胶服。

【主治】弱人肾虚不能纳气，气不归元而喘。

安神滚痰丸

【方源】（明）皇甫中《明医指掌》卷七。

【组成】礞石（煅）一两，风化硝一两，朱砂一两，沉香五钱，珍珠五钱。

【用法】上为末，煎天麻膏为丸，如芡实大，每服三丸，姜汁、竹沥调下。

【功用】①《明医指掌》：利肺安心。②《重订通俗伤寒论》：逐痰醒神。

【主治】①《明医指掌》：痰升致癫。②《重订通俗伤寒论》：痰壅气逆，胸闷呕吐，静则迷蒙昏厥，躁则狂妄舞蹈，舌苔黄厚而滑。

【方论选录】《医略六书》：青礞石善化顽痰之固结，风化硝专泻热结之壅痰；沉香顺气以降逆，朱砂镇心以安神；珍珠乃水精之所结，力能壮水制火，以安神定志；天麻煎膏糊丸，豁痰散结；姜汁、竹沥乃润液散痰，使痰化热降，则心包肃清，神明有主，癫妄自退。此安神下痰之剂，为痰热病癫之专方。

安神散

方一

【方源】（金）刘完素《黄帝素问宣明论方》卷九。

【组成】御米壳（蜜炒）一两，人参、陈皮（去白）、甘草（炙）各一两。

【用法】上为末。每服一钱，临卧煎乌梅汤调下。

【主治】远年近日喘嗽不已。

方二

【方源】（明）朱橚《普济方》卷一六三。

【组成】款冬花、佛耳草各三钱，钟乳石、白矾、甘草（生）各一分。

【用法】上为末。每服二钱，水一盏，入蜡少许，煎至七分，食后和滓温服，每日二次。

【主治】痰涎喘嗽久不愈。

方三

【方源】（明）鲁伯嗣《婴童百问》卷三。

【组成】蝉蜕（只用后一截，除去前一截并嘴脚）四十九个。

【用法】上为极细末，作四服。用钩藤汤调下，不拘时候。

【主治】①《婴童百问》：婴孩夜啼。②《古今医鉴》：小儿夜喘不止，状如鬼神。

安嗽膏

【方源】（明）武之望《济阳纲目》卷六十五。

【组成】天冬（去心）八两，杏仁（去皮）、贝母（去心）、百部、百合各四两，款冬花五两，紫菀三两，雪白术八两。

【用法】上为粗末，长流水煎三次，取汁三次，去滓，入饴糖八两，蜜十六两，再熬，又入阿胶四两、白茯苓四两（为末，水飞过，晒干），二味入前汁内，和匀如糊成膏。每服三五匙。

【功用】敛肺气。

【主治】阴虚咳嗽，火动发热，咯血，吐血。

安嗽汤

【方源】（明）武之望《济阳纲目》卷六十一。

【组成】五味子十五粒，茯苓、陈皮、知母、川芎各一钱，桑白皮、麦冬（去心）各一钱二分，马兜铃一钱半，粉草五分。

【用法】上锉。加乌梅一个（去核），水煎，食远服。

【主治】咳嗽有血。

安胎饮

【方源】（清）沈心斋《沈氏经验方》。

【组成】生地三钱，归身、麦冬（去心）各一钱五分，白芍（酒炒）二钱，真阿胶、杜仲（盐水炒）、续断（盐水炒）、条芩（焙）、枳壳（炒）各一钱，炒砂仁末三分。

【用法】河水煎服。

【主治】子嗽。怀孕四五月，因火旺上冲肺经而咳嗽，五心烦热，胎动不安，或痰血，或鼻衄。

安胃散

【方源】（明）王大纶《婴童类萃》中卷。

【组成】陈皮、半夏（姜制）、厚朴（姜制）、藿香、白术（炒）、茯苓、人参各五分，吴茱萸、砂仁、干姜、甘草各三分。

【用法】生姜三片，水煎。

【主治】寒气犯胃，呕吐不止，饮食不进，并治冷嗽。

安息香汤

【方源】（明）朱橚《普济方》卷二三七。

【组成】安息香、麝香（研）各一钱，天灵盖（酥炙黄）三两，秦艽（去苗土）、鳖甲（去裙襕，炙令黄）、当归（切，焙）、柴胡（去苗）各一两。

【用法】上为粗末。每服四钱，童便一盏半，葱白五寸，桃柳枝各七寸，生姜（钱大）二片，同煎至八分，去滓，不拘时候服；夜卧时再煎，放患人床头，至五更，形于梦寐，此是药效也。

【主治】传尸劳殗殜，喘气咳嗽，心胸满闷，渐至羸瘦。

安息香丸

方一

【方源】（汉）华佗《中藏经》卷下。

【组成】安息香、木香、麝香、犀角、沉香、丁香、檀香、香附子、诃子、朱砂、白术、荜拔各一两，乳香、龙脑、苏合香各半两。

【用法】上为末，炼蜜成剂，杵一千下，丸如桐子大，新汲水化下四丸，老幼皆一丸。以绛囊子盛一丸，弹子大，悬衣，辟邪毒魍魉，甚妙。合时忌鸡犬、妇人见之。

【主治】传尸，肺痿，骨蒸，鬼疰，卒心腹疼，霍乱吐泻，时气瘴疟，五利，血闭，痃癖，疔肿，惊邪诸疾。

方二

【方源】（宋）赵佶《圣济总录》卷十二。

【组成】安息香（研）、肉苁蓉（酒浸，切，焙）、白附子（炮）、羌活（去芦头）各半两，当归（切，焙）、茴香子（炒）、木香、天麻、桂（去粗皮）、沉香各三分，槟榔（锉）、干蝎（去土）各一两，白花蛇（酒浸，去皮骨，炙）二两，川芎三分，十四味为末；桃仁（去皮尖并双仁，研如膏）三两，阿魏（白面裹，灰火内炮令黄熟为度，去面，研）、硇砂（研）、硫黄（研）各一分。

【用法】先将桃仁、阿魏、硇砂、硫黄，用好酒五升，于银石器内慢火熬成膏，和前药末十四味；如硬，入炼蜜少许，为丸，每一两分作十五丸，每服一丸，空心、食前以温酒送下嚼服，以姜盐汤送下亦得。

【主治】风冷及虚风头昏，心胸痓闷，痰唾不下，饮食气胀，腰腹疼痛。

B

ba

八宝丹

【方源】（宋）朱佐《类编朱氏集验医方》卷五。

【组成】雄黄、雌黄、朱砂、信砒（并生用）、白矾（飞过）、绿豆粉（生）、黑豆（生）、巴豆（去油）、皂角（炙，去黑皮）各一两。

【用法】上为细末，煮糊为丸，如绿豆大。每服一丸至三丸，磨刀水送下。

【主治】痰实发喘。

八宝散

【方源】（明）朱橚《普济方》卷一五八引《卫生家宝方》。

【组成】麻黄（去节）半两，桔梗半两，马兜铃半两，罂粟壳半两，甘草（炙）半两，五味子半两，陈皮半两，桑白皮半两。

【用法】上为粗末。每服三钱，用水一盏，生姜三片，杏仁三粒（去皮尖），白糖一块，煎至七分，去滓，食后、临卧服。

【主治】伤风咳嗽。

八宝饮

方一

【方源】（宋）魏岘《魏氏家藏方》卷二。

【组成】罂粟壳（去瓤蒂顶，蜜炒）、橘红、款冬花、百合、桑白皮、桔梗（炒）、人参（去芦）、阿胶（锉，蚌粉炒成珠）各等分。

【用法】上为粗末。每服三大钱，水一盏半，加生姜五大片，乌梅一枚，北枣二个（擘开），同煎至八分，去滓，临卧温服。

【主治】咳嗽。

方二

【方源】（明）孙文胤《丹台玉案》卷六。

【组成】白茯苓、桔梗、贝母、人参、北五味、天门冬、胡黄连、熟地各等分。

【用法】水煎，食后服。

【主治】肺痈，咳嗽日久，痰腥臭，身热虚羸。

八风丹

【方源】（宋）陈师文《太平惠民和剂局方》卷一。

【组成】滑石（细研）、天麻（酒浸）各一两，龙脑（研）、麝香（研）各一分，白僵蚕（微炒）、白附子（炮）各半两，半夏（白矾制）二两，寒水石（火烧通赤，细研，水飞）半斤。

【用法】上为细末，入研者药同研令

匀，炼蜜为丸，如樱桃大。每服一丸，食后细嚼，温荆芥汤下，茶清亦得。

【主治】诸风及痰热上攻，头痛面赤，目眩旋晕，鼻塞咽干，颈项不利，痰唾稠浊，神情如醉，百节疼痛，耳啸蝉鸣，面上游风，口眼蠕动。

八风防风散

【方源】（唐）孙思邈《备急千金要方》卷八。

【组成】防风、独活、川芎、秦椒、干姜、黄芪、附子各四十二铢，天雄、麻黄、石膏、五味子、山茱萸各三十六铢，秦艽、桂心、薯蓣、细辛、当归、防己、人参、杜仲各三十铢，甘草十一铢，贯众二枚，甘菊、紫菀各二十四铢。

【用法】上药治下筛。每服方寸匕，酒调下，一日二次，进至两匕。

【主治】厉风入肺，肺寒虚，伤言音嘶，用力战掉，缓弱虚瘠。

【方论选录】《千金方衍义》：风门诸方以八风例称者颇多，此独加防风二字立名者，取其专行督脉，与麻黄同为泄肺之品。考诸风毒脚气门中八风散与此相同者十四味，大八风散与此相同者十二味。再考本门大八风散与此相同者十味，小八风散与此相同者十味，大八风汤与此相同者十四味。推其法，原不出《古今录验》续命汤之原方九味，又于小续命汤中采取防己、防风、附子三味互相参究，方得诸方之原委，心心相印，不啻手提面命，相向一堂也。

【宜忌】忌海藻、菘菜、猪肉、冷水、生葱、生菜。

八解散

【方源】（清）唐宗海《医学见能》卷十。

【组成】人参、茯苓、甘草、陈皮、藿香、白术、厚朴（姜制）、半夏各一两。

【用法】每服五钱，生姜、葱、枣，水煎服。

【主治】四时伤寒头疼，体热恶风多汗，呕吐恶心，咳嗽喘满痞闷。

八味地黄汤

【方源】（清）王锡鑫《幼科切要·喘急门》引《伤寒论》方。

【组成】熟地五钱，枣皮、山药、茯苓各二钱，粉丹、泽泻各一钱，肉桂、附子各七分，生姜、大红枣引。

【用法】水煎服。

【主治】喘急久不愈，肾气虚寒。

八味款冬花散

【方源】（元）许国桢《御药院方》卷五。

【组成】款冬花（洗，焙）、紫菀茸、五味子、甘草（炙）各七钱半，桑白皮（炒）、麻黄（去节）、杏仁（汤洗，去皮尖，麸炒）、紫苏叶各二两。

【用法】上为粗末。每服五钱，水一盏半，入黄蜡皂子大，煎至一盏，去滓，食后热服。

【主治】肺寒热不调，涎嗽不已。

八味生姜煎

【方源】（唐）孙思邈《备急千金要方》卷五。

【组成】生姜七两，干姜四两，桂心二两，甘草三两，杏仁一升，款冬花、紫菀各三两，蜜一升。

【用法】上为末，微火上煎取如饴哺。量其大小多少，与儿含咽之；百日小儿如枣核许，日四五服。

【主治】小儿咳嗽。

【方论选录】①《千金方衍义》：此治肺气咳嗽气逆。用蜂蜜者，借以制姜、桂之燥也。②《历代名医良方注释》：小儿咳嗽，在临床用药上比较困难，多因味苦而拒服。本方用蜜为赋形剂和调味剂，加工成软糖的形式，苦味可大大减少，儿童比较容易接受。处方中紫菀、款冬并用，佐以杏仁、姜、桂，疗效是肯定的。

八味顺气散

【方源】（清）张璐《医通祖方》。

【组成】四君子汤加青皮、橘皮、白芷、乌药。

【用法】水煎温服。

【主治】类中风，虚胀喘逆。

八味汤

【方源】（清）怀远《古今医彻》卷四。

【组成】怀熟地三钱，山萸肉二钱，肉桂五分，熟附子五分，牡丹皮一钱，山药二钱，川牛膝一钱半，茯苓一钱，泽泻一钱。

【用法】水煎服。

【主治】产后阴虚发喘，气上逆者。

【宜忌】如汗出不止，兼进生脉散。

八味香苏散

【方源】（宋）杨倓《杨氏家藏方》卷八。

【组成】紫苏叶、半夏曲、紫菀、五味子、陈橘皮（去白）、甘草（炙）各半两，杏仁（汤浸，去皮尖，麸炒）二两，桑白皮一两半。

【用法】上㕮咀。每服五钱，水一盏，加生姜三片，同煎至七分，去滓，食后、临卧热服。

【主治】肺感风寒，咳嗽不已，痰涎喘满，语声不利，面目浮肿，肺气不顺。

八味紫菀汤

【方源】（宋）刘昉《幼幼新书》卷十六引《婴孺方》。

【组成】紫菀、细辛、甘草（炙）各二两，款冬花三两，桂心、牡蛎各一两，豉一两，竹叶一把。

【用法】水七升，煮二升，五岁服五合。不知加。

【主治】小儿逆气而喘，久嗽伤肺。

八物麦门冬饮

【方源】（宋）朱肱《类证活人书》卷二十。

【组成】麦门冬（去心）三两，甘草（炙）、人参各一分，紫菀、升麻各二两，贝母一分半。

【用法】上锉如麻豆大。每服三钱，水一盏，入茅根半握，煎至七分，去滓，再入竹沥少许，重煎服。

【主治】小儿天行壮热，咳嗽心烦。

八仙丹

【方源】（清）陶承熹《惠直堂经验方》卷二。

【组成】雄黄（水飞）一两（一半为衣），鹅管石（煅）一两，礞石、硝石（二物合煅如金色）各一两，款冬蕊一两，胆星二两，半夏（白矾水煮透）一两五钱，天竺黄五钱，白砒一两（入白矾二两，用银罐二个，一盛一盖，上面钻一大孔出气，煅出青烟尽为度。止重一两，加麝香一分）。

【用法】上为末，以甘草三钱煎汁，和绿豆粉糊为丸，如绿豆大。每服八丸，临睡津咽，或桑白皮汤冷透送下。小儿量减。

【主治】冷喘哮嗽。

【宜忌】孕妇忌服。

八仙散

方一

【方源】（金）张从正《儒门事亲》卷十五。

【组成】款冬花、佛耳草、甘草、钟乳、鹅管石、白矾、官桂、井泉石各等分。

【用法】上为细末。每服三钱，水煎服。

【主治】咳嗽痰涎。

方二

【方源】（清）张宗良《喉科指掌》卷一。

【组成】人中白（煅存性用）一两，生

大黄一两二钱，生石膏五钱，元参（盐水炒）六钱，黄芩（酒炒）一两四钱，玄明粉七钱，僵蚕末三钱，瓜硝八钱，轻粉一钱。

【用法】上为细末，用炼蜜为锭。每服二钱，放舌上，津化咽下，连连不断，则烂斑自去矣。

【主治】咽喉溃烂。

八仙汤

方一

【方源】（宋）赵佶《圣济总录》卷六十五。

【组成】马兜铃、桑根白皮、桔梗各二两半，麻黄（去根节，汤煮掠去沫，焙）、白茯苓（去黑皮）、柴胡（去芦头）、陈橘皮（汤浸，去白，焙）各三两，杏仁（汤浸，去皮尖双仁，炒）一百枚。

【用法】上药锉，如麻豆大。每服五钱匕，以水一盏半，煎取八分，去滓温服。频服三两剂，愈。

【主治】久患气嗽，发即奔喘，坐卧不安，喉中气欲绝。

方二

【方源】（清）郑玉坛《郑氏彤园医书四种》卷四。

【组成】麻黄、杏仁、贝母、知母、甘草、桔梗、条芩、石膏。

【主治】气闭喘急，不得安眠，因寒邪客入肺俞，寒化为热，闭塞肺窍。

八仙丸

方一

【方源】（明）王大纶《婴童类萃》卷中。

【组成】胆星一两，半夏、款冬花、牙皂（炙）、枯矾、甘草各五钱，杏仁（去皮尖，研）六钱，巴豆（入黑枣肉火煨，存性）九粒。

【用法】为末，醋糊为丸，麻子大。每服二三十丸，姜汤下。

【主治】男妇婴儿咳嗽痰喘。

方二

【方源】（明）朱棣《普济方》卷一六三。

【组成】大枣（去核，纸裹巴豆，慢火烧烟尽）三个，天南星（炮）一两，半夏（洗）、小皂角（炙黄，去皮子）、甘草（炒）、款冬花、白矾（枯）各半两，巴豆七枚，杏仁（去皮，炒）三十五个。

【用法】上为细末，醋糊为丸，如梧桐子大。每服二三十丸，温齑菜汁下，或细嚼萝卜、栗子、生姜汤下。

【主治】喘嗽。

八仙玉液

【方源】（清）顾靖远《顾松园医镜》卷十二。

【组成】藕汁二杯，梨汁、蔗浆、芦根汁、茅根（水煎取浓汁）、人乳、童便各一杯，生鸡子白三枚。

【用法】上将诸汁炖滚，与鸡子白和匀。频服之，尝用米仁、山药、莲肉、麦冬各一两，白花百合二两，枇杷叶十片，煎浓汁一碗。冲入玉液，再加贝母末、真柿霜和匀，频饮之。

【主治】阴虚咳嗽，痰血。

【方论选录】藕汁性寒带涩，涤热止血；梨汁降火消痰，定喘止嗽；蔗浆消痰止咳；芦根汁清胃止呕；茅根凉金定喘；人乳补阴养血；童便引火下行。

八宣汤

【方源】（明）程云鹏《慈幼新书》卷九。

【组成】葛根、升麻、川芎、甘草、麻黄、赤芍、陈皮、白芷。

【主治】感冒，头痛，发热恶寒者。

八珍加麦门冬五味子汤

【方源】（清）汪绂《医林纂要探源》

卷九。

【组成】八珍汤加麦冬一钱，五味子五粒。

【主治】痘疮靥后，烦渴，喘咳。

八珍丸

【方源】（明）周文采《医方选要》卷六。

【组成】丹砂（研）半两，犀角（镑）、羚羊角（镑）、茯神（去水）、牛黄（研）、龙脑（研）以上各一分，牛胆、南星、硼砂（研）各一钱。

【用法】上为细末，研匀炼蜜和丸如鸡头实大。每服一丸，食后嚼细，用人参荆芥汤送下。

【主治】膈痰结实，胸膈不利，喘嗽呕逆。

巴豆丸

方一

【方源】（唐）王焘《外台秘要》卷九引《许仁则方》。

【组成】巴豆仁（熬，去心皮）二十枚，杏仁（去皮尖两仁，熬）一百颗，牵牛子（熬）五合，葶苈子（熬）六合，大枣（擘，去核）六十个。

【用法】上药合捣令如膏可为丸，如硬，加蜜为丸。每服三四丸，还以桑白皮饮送下，一日二次。如利即减，秘即加，常以大便调为候。病甚，时时取鸭溏亦佳。

【主治】饮气嗽，经久不已，渐成水病，大小便秘涩，头面身体浮肿，服大干枣三味丸，虽觉气暂歇，然病根深固者。

【宜忌】忌芦笋、野猪肉。

方二

【方源】（明）张时彻《摄生众妙方》卷十。名见《仙拈集》卷三。

【组成】巴豆（去壳）一粒。

【用法】捣烂作一丸。以棉花包裹，塞鼻，男左女右，痰即坠下。

【主治】小儿喉中痰壅喘甚。

巴豆烟

【方源】（朝鲜）许浚《东医宝鉴·外形篇》卷二引《丹溪心法》。

【组成】巴豆肉（以纸压取油）。

【用法】用压油之纸作捻子，点灯吹灭，以烟熏鼻中一时。口鼻流涎，其关自开。

【主治】喉闭危急，宜开关者。

巴戟丸

【方源】（朝鲜）金礼蒙《医方类聚》卷一一七引《神巧万全方》。

【组成】巴戟（去心）、覆盆子、紫菀、贝母（微煨）、百部、款冬花、五味子、半夏（汤洗七遍，去滑）、射干、芫花根皮、紫苏子（炒）、干姜（炮）、陈橘皮（去瓤）各半两，白石英（研，水飞过）、钟乳粉、杏仁（去皮，麸炒）各一两。

【用法】上为末，炼蜜为丸，如梧桐子大。每服三十丸，以粥饮送下，一日三次。

【功用】补下焦虚惫。

【主治】肾嗽，冷气上攻，胸膈满，不下饮食。

巴橘散

【方源】（清）李文炳《仙拈集》卷一。

【组成】青橘皮一枚（切开，去瓤），巴豆一粒。

【用法】将巴豆入青橘皮内，用麻扎定，火上烧存性，研末。姜汁和酒一钟呷服。到口便止。

【主治】寒痰气喘。

叭哒润嗽膏

【方源】（清）项天瑞《同寿录》卷二。

【组成】叭哒扁杏仁（泡，去皮尖，药杏仁不用）四两。

【用法】研如糊，加真正山东柿霜一两，上白蜜二两，同研烂成膏，饭锅上蒸透。每用二三匙，放舌上润下，立愈。

【主治】嗽。

bai

白扁豆散

【方源】（宋）许叔微《普济本事方》卷五。

【组成】白扁豆（饭上蒸）、生姜各半两，枇杷叶（去毛）、半夏（汤浸七次）、人参（去芦）、白术各一分，白茅根三分。

【用法】上锉细，水二升，煎至一升，去滓，下槟榔末一钱和匀，分作四服，不拘时候。

【主治】久嗽咯血成肺痿，多吐白涎，胸膈满闷不食。

白雌鸡汤

【方源】（宋）赵佶《圣济总录》卷八十。

【组成】白雌鸡（去肠脏，治如食法）一只，泽漆（切碎）二两，半夏（汤洗七遍去滑）三两，白术一两，甘草（炙令赤色）一两半。

【用法】上五味，除鸡外，粗捣筛，先用东流水五升煮鸡令烂熟，去鸡，纳药末五钱匕，煮赤小豆一合，大枣三个（擘），生姜三片，候豆熟，去滓温服，日三夜一。

【主治】胸中喘咳逆，水气身肿。

白丁香丸

【方源】（明）朱橚《普济方》卷六十一。

【组成】白丁香（家雀屎是也）二十个。

【用法】以沙糖如胡桃大一块，同滚研，分作三丸。每一丸，用薄绵子裹，令含在口内。即时遂愈，甚不过两粒也。

【主治】咽喉双雕及单雕。

白豆顶

【方源】（清）鲁照《串雅补》卷一。

【组成】白扁豆三钱五分，雨茶三钱五分，白信一钱五分，陀僧一钱五分。

【用法】上为细末，面糊为丸，分作十丸。每服一丸，冷浓茶送下。

【主治】一切痰证。

白矾散

方一

【方源】（宋）王怀隐《太平圣惠方》卷三十五。

【组成】白矾半两，硇砂半两，马牙硝半两。

【用法】上药于瓷盒子内盛，用盐泥固济，候干，以炭火煅令通赤，取出细研。用纸两重匀摊，置于湿地上，以物盖之一宿，出火毒后，再细研为散。每服半钱，纳竹管中，吹入喉内，须臾即通。如是咽门肿，只以篦子抄药，点于肿处，咽津即愈。

【主治】喉痹气闷。

方二

【方源】（宋）王怀隐《太平圣惠方》卷三十五。

【组成】白矾（烧灰）一两，盐花一两。

【用法】上为细散。以箸头点药在悬雍上，愈。

【主治】①《太平圣惠方》：悬壅垂长，咽中妨闷。②《普济方》：一切急风，口噤不开。

方三

【方源】（宋）赵佶《圣济总录》卷七十。

【组成】白矾（烧令汁尽）半两。

【用法】上为细散。以少许吹鼻中。

【主治】①《圣济总录》：鼻久衄。②《不知医必要》：鼻生息肉。

方四

【方源】（宋）赵佶《圣济总录》卷一八〇。

【组成】白矾（煅，焙，研）一两，硝

石（研）、雄黄（研）各一分，苦参（末）半两。

【用法】上为细散。每服半钱匕，冷水调下，并三服。

【主治】小儿走马喉痹。

方五

【方源】（宋）朱佐《类编朱氏集验医方》卷九。

【组成】白矾（飞过）半两，朴硝（飞过）一钱。

【用法】上为末。铜箸点肿处，再点疮，如疮软，则用药点穿，硬则用针。

【主治】①《类编朱氏集验医方》：软疮。②《普济方》：急喉痹，缠喉风，兼主重舌、咽喉肿塞。

方六

【方源】（明）董宿《奇效良方》卷五十九。

【组成】白矾（生用）、硫黄（生用）、乳香各等分。

【用法】上为细末。每用手微抓动患处，以药擦之。

【主治】肺风酒渣鼻。

方七

【方源】（清）程国彭《医学心悟》卷四。

【组成】白矾（煅枯）二钱，硇砂五分。

【用法】上为细末。每用少许，点鼻。

【主治】鼻痔。

方八

【方源】（朝鲜）金礼蒙《医方类聚》卷七十四引《济生续方》。

【组成】白矾三钱，巴豆（去壳，分作六瓣）三枚。

【用法】上将白矾及巴豆于铫内慢火熬化为水，候干，去巴取矾，研为细末。每用少许，以芦管吹入喉中。

【主治】①《医方类聚》引《济生续方》：缠喉风，急喉闭。②《白喉全生集》：白喉，风涎壅盛急症。

白矾丸

方一

【方源】（宋）魏岘《魏氏家藏方》卷二。

【组成】知母、贝母、款冬花、半夏（汤泡七次）各半两，白矾（枯）二两半。

【用法】上为细末，以生姜自然汁为丸，如梧桐子大。每服五十丸，临嗽时萝卜子煎汤，加姜汁少许送下。

【主治】远年日近，风壅痰甚，一切喘咳。

方二

【方源】（宋）赵佶《圣济总录》卷四十九。

【组成】白矾（枯）、熟干地黄（焙）、玄参、知母（焙）、贝母（炒）、诃黎勒皮各一两。

【用法】上为末，面糊为丸，如梧桐子大。每服十五丸至二十丸，食后、临卧时煎生姜、大枣汤送下。

【功用】止喘嗽，化痰涎，利胸膈，定烦渴。

【主治】肺壅热。

白凤膏

方一

【方源】（元）葛乾孙《十药神书》。

【组成】黑嘴白鸭一只，大京枣二升，参苓平胃散一升，陈煮酒一瓶。

【用法】将鸭头割开，取血将热酒随量和血饮之，能直入肺经润补。却将鸭干去毛，于胁边开一孔，去肠杂，拭干。将枣去核，每个纳参苓平胃散填入鸭腹中，麻扎定。以大瓶一个，置鸭在内，四围用火慢煨，将酒作三次添入，煮干为度，然后食之。其枣阴干，任意去药食用，参汤送下。或将枣研烂，为丸服亦可。服此药后，随服补髓丹。

【主治】一切久怯极虚惫，咳嗽吐痰，咯血发热。

方二

【方源】（清）顾靖远《顾松园医镜》卷十一。

【组成】乌嘴凤头白鸭一只，二地、二冬、青蒿、鳖甲、骨皮、女贞子各四两。

【用法】鸭令饿透，将二地、二冬、青蒿、鳖甲、骨皮、女贞子各四两共为末。每糯米一升，用药一两同煮，连汤水与食。令极肥，宰血，陈酒冲服。将鸭去毛，挖净肚杂，用甜白酒加盐煮烂，空心食之更妙。食完再照上法用之。若作丸服，仍用煎药一料为细末，入鸭腹中，麻线扎定，以清白人溺煮烂，去骨，捣为丸服。

【功用】滋阴除热，化痰止嗽。

【主治】虚劳，内热骨蒸，咳嗽痰白。

白凤饮子

【方源】（清）夏云《疫喉浅论》。

【组成】乌嘴白雄鸭（取头颈骨连喉管以及嗓嗉，均莫刺破，不落水），玄参四钱，生地五钱，蜗牛二个，地龙二条，古文钱四枚，白盐梅三个，枇杷叶三钱（绢包）。

【用法】春，加蚕食过桑叶（孔多者）三钱；夏，加荷花蒂（连须）七个；秋，加荸荠苗梢九枝（各寸许）；冬，加青果汁一小酒杯（冲服），或青果五枚（去两头尖，捣烂入煎）亦可。上药共和一处，用新取急流河水三大碗，扬三百六十五遍，饮以芦薪，煎至八分，去油。临饮时，每一钟加柿霜一钱，和匀，缓缓饮之。

【主治】疫喉白腐，会厌腐溃，口出臭气。

白茯苓散

【方源】（宋）王怀隐《太平圣惠方》卷二十七。

【组成】白茯苓、前胡（去芦头）、人参（去芦头）、黄芪（锉）、诃黎勒皮各一两，麦门冬（去心，焙）、杏仁（汤浸，去皮尖双仁，麸炒微黄）、紫菀（去苗土）、陈橘皮（汤浸，去白瓤，焙）各三分，甘草半两（炙微赤，锉）。

【用法】上为粗散。每服三钱，以水一中盏，加生姜半分，煎至六分，去滓温服，不拘时候。

【主治】虚劳咳嗽，心胸壅闷。

白茯苓汤

方一

【方源】（宋）赵佶《圣济总录》卷四十九。

【组成】白茯苓（去黑皮）、桂（去粗皮）、附子（炮裂，去皮脐）、白芍药各三分，补骨脂（炒）、黄芪（锉）各一两，蜀椒（去目及闭口，炒）四十粒，肉苁蓉（酒浸，切，焙）一两半。

【用法】上㕮咀，如麻豆大。每服三钱匕，水一盏，煎至七分，去滓，食前、临卧温服，一日三次。

【主治】肺痿，小便数，甚者吐涎沫，欲咳不能。

方二

【方源】（宋）赵佶《圣济总录》卷八十八。

【组成】白茯苓（去黑皮）、五灵脂、白芷（微炒）各一两，黄明胶（两片）一两（炙令燥）。

【用法】上为粗末。每服三钱匕，水一盏，煎至八分，去滓，入蜜少许，更煎两沸，放温，细呷服，不拘时候。

【主治】虚劳咳嗽。

白茯苓丸

【方源】（宋）赵佶《圣济总录》卷八十八。

【组成】白茯苓（去黑皮）、贝母（去心）、五味子、紫菀（去苗土）、白术、百部根、杜蘅、麦门冬（去心，焙）、人参、麻黄（去根节，汤煮，掠去沫）、杏仁（汤浸，去皮尖双仁，熬）、陈橘皮（汤浸，去白，焙）、桂（去粗皮）各等分。

【用法】上为末，炼蜜为丸，如梧桐子大。每服二十丸，空腹米饮送下，一日二次。加至三十丸。

【主治】虚劳上气咳嗽。

白附丸

方一

【方源】（明）楼英《医学纲目》卷三十八。

【组成】南星二两，半夏（二味用冬藏雪水于六月六日浸起，晒干，又浸，凡九次方用）一两，白附子、白矾各一两。

【用法】上为细末，姜汁糊为丸，如梧桐子大。一岁儿服八丸，用薄荷汤化下。

【主治】小儿咳嗽有痰，感冒发热，心神不安。

方二

【方源】（朝鲜）金礼蒙《医方类聚》卷二六一引《新效方》。

【组成】南星八两，白矾半两，白附子二两。

【用法】以水浸南星、白矾过一指，晒干，研细，入白附子，和匀，飞罗面为丸，如芡实大。每服一至二丸，姜、蜜、薄荷汤浸化下。

【主治】风痰。

白附子散

方一

【方源】（宋）王怀隐《太平圣惠方》卷十。

【组成】白附子半两，附子半两，天南星一分，天麻半两，半夏半两，乌头半两，朱砂（细研）一分，干蝎一分，麻黄（去根节）半两。

【用法】上药生为细散，入研了朱砂令匀。每服一钱，以生姜汤调下。良久，以热葱豉粥饮投之，当便汗出。

【主治】伤寒中风，头痛项强。身体壮热，服诸药不得汗者。

方二

【方源】（宋）王怀隐《太平圣惠方》卷四十，名见《普济方》卷五十七。

【组成】白附子一两，木香半两，由跋半两，麝香一分（细研），细辛一两。

【用法】上为末，加麝香研匀，水调如膏，夜卧涂之。

【主治】肺脏风毒，及酒渣疱痒发歁。

【备注】方中“由跋”，《普济方》作“细辛”。

白附子丸

【方源】（宋）赵佶《圣济总录》卷十五。

【组成】白附子三钱，龙脑（研）一钱，藿香（研）一钱，蝎梢（微炒）七枚，天南星（炮）一两，白僵蚕（微炒）一钱，凝水石（煅过，研）一两半。

【用法】上药除凝水石外，捣研为末，再同和匀，入白蜜不拘多少，研令如稀饧状，入白面糊半匙头许，然后将凝水石末旋入，以干可为丸，如鸡头子大，于凝水石末中，留少许为衣，慢火焙干。每服一丸，细嚼，食后用薄荷熟水送下，茶清亦得。

【主治】脑风。鼻息不通，时流清涕，多嚏不已。

白狗肺汤

【方源】（宋）刘昉《幼幼新书》卷十六引《婴孺方》。

【组成】白狗肺（切）一具，紫菀五分，清酒一斗，人参、乌韭、款冬花、细辛、桂心、白术各一两，生姜三两，饴糖半斤，豉一升，甘草（炙）一寸，麻黄（去节）二分，吴茱萸半斤（一方无桂心，有杏仁七个）。

【用法】用前清酒一斗，同药微火煮至七升。每服一合，日三夜一。

【主治】少小咳逆善呕，面肿涕出，胸满肺胀，短气肩息。

白果定喘汤

【方源】（清）俞根初《重订通俗伤寒论》。

【组成】生白果（杵）二十一个，姜半夏、生桑皮、款冬花、光杏仁各三钱，苏子二钱，橘红、片芩各一钱半，麻黄一钱，生甘草五分。

【功用】豁痰下气。

【主治】痰喘。寒痰遏热，壅塞气管，咳逆气粗，咯痰稠黏，甚则目突如脱，喉间辘辘有声者。

白果汤

【方源】（清）李用粹《证治汇补》卷五。

【组成】半夏、麻黄、款冬花、桑皮、甘草各三钱，白果二十一个，黄芩、杏仁各一钱五分，苏子二钱，御米壳一钱。

【用法】水煎，分二服。

【主治】哮喘痰盛。

白虎膏

方一

【方源】（明）万表《万氏家抄济世良方》卷五。

【组成】白石膏（火煅，研极细，水飞过）。

【用法】炼蜜为丸，如芡实大。每服一丸，临卧白汤化下；如肺受寒邪，咳嗽，咽膈不利，用麻黄、杏仁煎汤下。

【主治】小儿热嗽有痰。

【备注】本方方名，据剂型，当作“白虎丸”。

方二

【方源】（明）王大纶《婴童类萃》中卷。

【组成】寒水石（煅）一两，贝母一钱，硼砂五分。

【用法】为末，蜜汤调下。为丸亦可。

【主治】痧痘后，余毒不解，内热咳嗽，吐血。

白虎汤

【方源】（宋）赵佶《圣济总录》卷八十六。

【组成】龙骨（研）、白石英（研）、白茯苓（去黑皮）、人参、桑根白皮（锉）、百合、磁石（煅，醋淬十遍）各一两，玄参半两，大豆一合。

【用法】上为末。每服三钱匕，以水一盏，煎取六分，更入酒半盏，煎至八分，去滓温服。

【主治】肺气劳伤。

白花膏

【方源】（宋）严用和《济生方》卷二。

【组成】款冬花、百合（蒸，焙）各等分。

【用法】上为细末，炼蜜为丸，如龙眼大。每服一丸，食后，临卧细嚼姜汤咽下，噙化尤佳。

【主治】喘嗽不已，或痰中有血。

白花蛇丸

【方源】（宋）王怀隐《太平圣惠方》卷六。

【组成】白花蛇（酒浸，去皮骨，炙微黄）二两，人参（去芦头）一两，玄参一两，沙参（去芦头）一两，丹参一两，苦参（锉）一两，枳壳（麸炒微黄，去瓤）半两，黄芩半两，防风（去芦头）半两，白蒺藜（麸微炒，去刺）一两，漏芦半两，川大黄（锉碎，微炒）半两，秦艽（去苗）半两，白鲜皮半两，甘草（炙微赤，锉）半两。

【用法】上为末，炼蜜为丸，如梧桐子大，每服三十丸，以温酒送下，不拘时候。

【主治】肺脏风毒，皮肤瘙痒，疮疥瘾疹。

白及肺

【方源】（清）沈善谦《喉科心法》卷下。

【组成】白叶猪肺一具，白及片一两。

【用法】猪肺挑去血筋血膜，洗净，同白及入瓦罐，加酒淡煮熟，食肺饮汤；或稍用盐亦可，或将肺蘸白及末食更好。

【主治】肺痿肺烂。

白及莲须散

【方源】（明）王肯堂《证治准绳·类方》卷三引戴氏方。

【组成】白及一两，莲花须（金色者佳）、侧柏叶、沙参各五钱。

【用法】上为极细末。入藕节汁、地黄汁，磨京墨令黑，调药二钱，如稀糊啜服。

【主治】咯血。

白及枇杷丸

【方源】（明）王肯堂《证治准绳·类方》卷三引戴氏方。

【组成】白及一两，枇杷叶（去毛，蜜炙）、藕节各五钱。

【用法】上为细末，另以阿胶五钱锉如豆大，蛤粉（炒成珠）、生地黄自然汁调之，火上炖化，入前药为丸，如龙眼大，每服一丸，噙化。

【主治】咯血。

白及散

方一

【方源】（宋）陈言《三因极一病证方论》卷九。

【组成】白及不拘多少。

【用法】上为末。冷水调，用纸花贴鼻窍中。一法用黄胶，烫令软，贴鼻窍中。

【主治】鼻衄。

方二

【方源】（宋）朱佐《类编朱氏集验方》卷七，名见《普济方》卷一九〇。

【组成】白及。

【用法】上为末。粥饮调服。

【主治】肺痿吐血、咯血。①《类编朱氏集验医方》：吐血、咯血不止。②《普济方》：肺损或食饱负重而得咯血、呕血。③《医学入门》：久嗽成痿，咯血红痰。

【备注】《赤水玄珠》本方用法：井花水调服，每服二钱。

方三

【方源】（明）秦昌遇《症因脉治》卷二。

【组成】白及飞面。

【用法】上为末。白汤调服。

【主治】肺络损伤，喘咳吐血。

方四

【方源】（明）孙一奎《赤水玄珠》卷九。

【组成】白及一两，藕节五钱。

【用法】上为细末。每服一钱，白汤调下。

【主治】咯血。

方五

【方源】（清）景日昣《嵩崖尊生全书》卷八。

【组成】白及一钱，枇杷叶、藕节各五分，莲须、柏叶、沙参各六分，阿胶八分。

【用法】水煎服。另以生地汁磨好墨服。

【主治】劳瘵，因饱屈伸伤肺，吐、咯血。

方六

【方源】（清）李文炳《仙拈集》卷二引《保命集》。

【组成】白及。

【用法】上为末。童便调服。

【主治】衄血，兼治呕血伤肺。

方七

【方源】（明）翟良《医学启蒙汇编》

卷四。

【组成】款冬花、紫菀、白及、阿胶各等分。

【用法】水煎服。

【主治】肺痿。多年咳嗽，肺痈咳唾脓血，及肺破不愈。

白及丸

【方源】（清）祁坤《外科大成》卷三。

【组成】白及末。

【用法】酒糊为丸。每服三钱，黄酒送下。半月愈。

【主治】鼻渊。

白蒺藜散

【方源】（宋）王怀隐《太平圣惠方》卷六。

【组成】白蒺藜（微炒，去刺）三分，羌活三分，沙参（去芦头）三分，丹参三分，麻黄（去根节）三分，白术三分，羚羊角屑三分，细辛三分，萆薢（锉）三分，五加皮三分，五味子三分，生干地黄三分，赤茯苓三分，杏仁（汤浸，去皮尖双仁，麸炒微黄）三分，菖蒲三分，枳壳（麸炒微黄，去瓤）三分，郁李仁（汤浸，去皮尖，微炒）三分，附子（炮裂，去皮脐）三分，桂心三分，木通（锉）三分，槟榔三分。

【用法】上为散。每服四钱，以水一中盏，加生姜半分，煎至六分，去滓温服，不拘时候。

【主治】肺脏中风，项强头旋，中如虫行，腹胁胀满，语声不出，四肢顽痹，大肠不利。

【宜忌】忌生冷、毒滑、鱼肉。

白僵蚕散

方一

【方源】（宋）魏岘《魏氏家藏方》卷九。

【组成】白僵蚕（直好，白色者）一两（新瓦上炭火略炒微黄色），天南星（白者）一两（炮裂，刮去粗皮，锉）。（一方只用白僵蚕）

【用法】上为细末。每服一字，用生姜自然汁少许调药末，以熟水投之呷下，吐出涎痰即快，不拘时候。

【主治】缠喉风并急喉闭喉肿痛者。

方二

【方源】（元）危亦林《世医得效方》卷十六。

【组成】白僵蚕（去丝嘴，炒）、粉草、细辛各半两，旋覆花（蒸熟，烙）半两，荆芥一分，木贼半两，黄桑叶一两（嫩者）。

【用法】上锉散。每服三钱，水一盏半煎，食后温服。

【主治】①《世医得效方》：肺虚受风，眼目冲风泪出。②《医学入门》：或暴伤风热，白睛遮覆黑珠，睑肿痛痒。

白降雪散

【方源】（清）吴谦《医宗金鉴》卷六十六。

【组成】石膏（煅）一钱五分，硼砂一钱，焰硝、胆矾各五分，元明粉三分，冰片二分。

【用法】上为极细末。以笔管吹入喉内。

【主治】喉风肿痛，声音难出。

白胶汤

【方源】（清）费伯雄《医醇賸义》卷三。

【组成】嫩白及（研末）四钱，陈阿胶二钱。

【用法】冲汤调服。

【主治】肺叶痿败，喘咳夹红者。

白金丹

【方源】（宋）佚名《小儿卫生总微论方》卷十四。

【组成】桑白皮（锉）一两，前胡（去

芦）一两，半夏（汤泡七次）一两，白术一两，人参（去芦）半两，陈皮半两，甘遂（微炒）一分。

【用法】上为细末，炼蜜为丸，如黍米大。每服五七丸，水送下，周晬至一二岁儿三丸，以上者以上意量加，不拘时候。

【功用】消痰实，利胸膈。

【主治】肺壅痰实，胸膈不利。

白金散

【方源】（宋）赵佶《圣济总录》卷六十八。

【组成】白面、九节菖蒲（末）各一两。

【用法】上药再研匀，每服二钱匕，新汲水调下，未止再服。如中暑毒气，生姜、蜜水调下。

【主治】吐血，肺损不止。

白金汤

【方源】（宋）赵佶《圣济总录》卷四十九。

【组成】桑根白皮（炙，锉）、桔梗（炒）各半两，甘草（炙）、紫苏叶各一分。

【用法】上为粗末。每服三钱匕，水一盏，煎至八分，去滓，食后温服。

【功用】①《圣济总录》：解五劳，益肌肉。②《御药院方》：利肺下痰，止烦渴。

【主治】肺经壅热。

白金丸

【方源】（明）吴崑《医方考》卷五引《普济本事方》。

【组成】白矾三两，郁金（须四川蝉腹者为真）七两。

【用法】上为末，米糊为丸。每服五十丸，水送下。

【功用】去郁痰。

【主治】忧郁气结，痰涎上壅，癫痫痰多，口吐涎沫，并治喉风乳蛾。①《医方考》引《普济本事方》：忧郁日久，痰涎阻塞包络、心窍所致癫狂证。②《普济方》：一切痫病，久不愈。③《外科全生集·新增马氏试验秘方》：喉风乳蛾。

【宜忌】忌辛辣食物。

【方论选录】白矾咸寒，可以软顽痰，郁金苦辛，可以开结气。

【备注】《普济方》引《海上方》本方用法：以薄荷糊为丸，如梧桐子大，每服六十丸。《外科全生集·新增马氏试验秘方》：以白矾、郁金等分和匀，皂角汁为丸。本方改为散剂，名“郁矾散”（见《医略存真》）。

白龙散

【方源】（元）许国桢《御药院方》卷九。

【组成】西硼砂一钱，铅霜、脑子各一字，寒水石（水飞）一两。

【用法】上为细末。每用少许，干掺舌上，咽津，不拘时候。

【主治】大人小儿咽喉肿痛，满口生疮。

白龙丸

方一

【方源】（宋）赵佶《圣济总录》卷六十五。

【组成】半夏（大者，汤洗去滑，生姜汁制，切，焙，捣末）十枚，硼砂（去砂石，研）一钱，巴豆（去皮、心、膜，研，不出油。以上三味同用枣肉和搜为剂，外以生白面裹，烧面熟为度，去面不用）八粒，腻粉、粉霜各一钱，龙脑一字（以上三味细研）。

【用法】上同和捣匀，为丸如麻子大，每服五丸至七丸，小儿一二丸，甘草汤送下。

【主治】大人小儿，上喘咳嗽，呀呷有声，痰涎痞闷。

白茅根散

【方源】（宋）王怀隐《太平圣惠方》卷三十七。

【组成】白茅根（锉）一两，犀角屑三分，刺蓟根一两半，黄芩一两，桑根白皮（锉）二两，紫菀一两。

【用法】上为粗散。每服四钱，以水一中盏，入竹茹一分，煎至五分，去滓，入生地黄汁一合，更煎三两沸，每于食后温服之。

【主治】心、肺脏热壅致唾血。

白梅丸

【方源】（明）朱橚《普济方》卷六十引《仁存方》。

【组成】白梅（取肉）二十五个，白矾一钱，甘草（末），生蓖麻（去皮）四十九粒。

【用法】上为细末，为丸如鸡头子大，以绵裹之，含化。

【主治】喉闭及肿痛。

【备注】方中甘草用量原缺。

白蜜膏

【方源】（宋）张锐《鸡峰普济方》卷十一。

【组成】紫苏子三两，生姜汁一合，白蜜一中盏，鹿角胶、杏仁各三两，生地黄汁一盏。

【用法】上药捣熟，入生姜、地黄、蜜相和，以慢火熬成膏，于不津器中密收之。每服半匙，以温粥饮调下，一日三次。

【主治】久新咳嗽上气，心胸烦热，唾脓血。

白前散

方一

【方源】（唐）王焘《外台秘要》卷九引《近效方》，名见《太平圣惠方》卷三十七。

【组成】白前三两，桑白皮、桔梗各二两，甘草（炙）一两。

【用法】上切。以水二大升，煮取半大升。空腹顿服，若重者十数剂。

【主治】久咳唾血。

【宜忌】忌猪肉、海藻、菘菜。

方二

【方源】（宋）王怀隐《太平圣惠方》卷六。

【组成】白前三分，旋覆花半两，桑根白皮（锉）一两，赤茯苓一两，汉防己半两，麻黄（去根节）半两，紫菀（洗去苗土）一两，五味子半两，白蒺藜（微炒，去刺）半两。

【用法】上为粗散。每服四钱，以水一中盏，煎至五分，去滓温服，不拘时候。

【主治】肺痿咳嗽，日月久远，喘息促，肩胛高，仰卧不安。

方三

【方源】（宋）王怀隐《太平圣惠方》卷三十一。

【组成】白前三分，甘草（炙微赤，锉）半两，人参（去芦头）一两，生干地黄一两，大麻仁三分，桂心半两，赤茯苓一两，黄芪（锉）三分，阿胶（捣碎，炒令黄燥）八两，麦门冬（去心，焙）一两半，桑根白皮（锉）三分。

【用法】上为粗散。每服三钱，以水一中盏，加生姜半分，大枣三个，煎至六分，去滓温服，不拘时候。

【主治】骨蒸肺痿，心中烦渴，痰嗽不止。

【宜忌】忌炙、油腻。

方四

【方源】（宋）王怀隐《太平圣惠方》卷四十六。

【组成】白前二分，杏仁（汤浸，去皮尖双仁，麸炒微黄）半两，紫菀（去苗土）半两，桑根白皮（锉）三分，甘草（炙微赤，锉）半两，麦门冬（去心）一两，紫苏茎叶三分，陈橘皮（汤浸，去白瓤，焙）三分。

【用法】上为散。每服三钱，以水一中盏。加生姜半分，煎至六分，去滓温服，不拘时候。

【主治】暴热咳嗽，心肺气壅，胸膈烦疼，四肢无力。

方五

【方源】（宋）王怀隐《太平圣惠方》卷四十六。

【组成】白前一两，紫菀（去苗土）一两，半夏（汤洗七遍去滑）一两，大戟（锉碎，微炒）一分，麻黄（去根节）一两，甘草（炙微赤，锉）半两。

【用法】上为粗散。每服二钱，以水一中盏，加生姜半分，煎至五分，去滓温服，不拘时候。

【主治】咳嗽，坐卧不得，喉中作呀呷声。

白前汤

方一

【方源】（唐）王焘《外台秘要》卷九引《许仁则方》。

【组成】白前三两，桑白皮三两，生地黄一升，茯苓五两，地骨皮四两，麻黄（去节）二两，生姜六两。

【用法】上切，以水八升，煮取二升六合，去滓，加竹沥五合。分温四服，食后服之，昼三夜一。觉得力，重合服五六剂佳，隔三日服一剂。

【主治】肺气嗽。

【宜忌】忌醋、芜荑。

方二

【方源】（唐）王焘《外台秘要》卷十引《深师方》。

【组成】白前二两，紫菀、半夏（洗）各三两，大戟（切）七合。

【用法】上切。以水一斗，渍之一宿，明旦煮取三升，分三服。

【主治】久咳逆上气，身体浮肿，短气胀满，昼夜倚壁不得卧，喉常作水鸡鸣。

【宜忌】忌羊肉、饧。

【方论选录】《千金方衍义》：咳逆上气而见肢体浮肿，作水鸡声，乃水饮溢于肺胃，流入百骸，故用白前以疏肺气，紫菀以散血气，半夏以涤痰气，大戟以利水气，皆从《金匮要略》泽漆汤中采出。大戟之利水与泽漆不殊。

方三

【方源】（唐）王焘《外台秘要》卷十引《深师方》。

【组成】白前五两，紫菀、杏仁、厚朴（炙）各三两，半夏（洗）、麻黄（去节）各四两，生姜一斤，人参、桂心各二两，甘草一两（炙），大枣十四个。

【用法】上切。以水八升，煮取二升半，分三服。

【主治】上气及诸逆气。

【宜忌】忌海藻、菘菜、羊肉、生葱、饧。

方四

【方源】（唐）王焘《外台秘要》卷十引《广济方》，名见《普济方》卷一八四。

【组成】白前四分，生麦门冬（去心）十分，贝母、石膏、甘草（炙）、五味子、生姜各四分，黄芩五分，杏仁四十颗，淡竹叶（切）一升，白蜜一匙。

【用法】上切。以水七升，煮取二升七合，绞去滓，纳白蜜，更上火煎三沸，汤成后宜加芒硝八分，分温三服，每服如人行五六里，须利三二行。

【主治】上气，肺热咳嗽，多涕唾。

【宜忌】忌热面、炙肉、油腻、醋食、海藻、菘菜。

方五

【方源】（唐）王焘《外台秘要》卷二十引《深师方》。

【组成】白前三两，紫菀四两，半夏一升，生泽漆根（切，凡四味，水一斗七升，煮取一斗汁，纳入后药）一升，桂心三两，人参六分，大枣（擘）二十个，白术五两，生姜八两，茯苓四两，吴茱萸五两，杏仁（去两仁皮尖，碎）三两，葶苈二两，瓜蒌五合。

【用法】上药纳前汁中，煮取三升，分四服。当得微下，利小便，气即下，肿减。

【主治】水咳逆上气，通身洪肿，短气胀满，昼夜倚壁不得卧，喉中水鸡鸣，大小便不通，不下食而不甚渴。

方六

【方源】（宋）王贶《全生指迷方》卷四。

【组成】白前、细辛（去苗）、川芎、五味子各一两，麻黄（去根节）、芍药、桂（取心）各半两。

【用法】上为散，每服五钱，水二盏，煎至一盏，去滓温服。

【主治】肾咳，咳则腰背相引痛，恶风，脉浮。

方七

【方源】（宋）赵佶《圣济总录》卷四十九。

【组成】白前、木通（锉）各二两，防己、麻黄（去根节）各一两半，白茯苓（去黑皮）、厚朴（去粗皮，生姜汁炙紫色）、桑根白皮（锉，炒）各三两，紫菀头五十枚。

【用法】上锉细。每服五钱匕，水二盏，煎至一盏，去滓，食后良久温服，一日三次。胸中有脓者，当得吐出。

【主治】肺痿咳嗽日久，喘急，仰卧不安。

方八

【方源】（宋）赵佶《圣济总录》卷六十六。

【组成】白前一两半，杏仁（去双仁尖皮，炒）二七枚，紫菀（去苗土）、黄芩各一两，麦门冬（去心，焙）二两，紫苏茎叶三分，陈橘皮（汤浸，去白，炒）半两，大麻仁（净淘，研细）。

【用法】上八味，除大麻仁旋入外，为粗末。每服三钱匕，水一盏，加生姜五片，煎至数沸，入研麻仁半钱匕，再煎至七分，去滓，食后温服，一日二次。

【主治】咳嗽喘闷，背膊烦疼，四肢无力。

方九

【方源】（宋）赵佶《圣济总录》卷八十。

【组成】白前（去土）三分，紫菀（去土）一两半，半夏（汤洗七遍去滑）三两，泽漆根（细切，微炒）三两半，桂（去粗皮）一两半，人参、干姜（炮）各半两，栝楼（去皮）一枚，白术一两，吴茱萸（水浸一宿，焙干，炒）二两。

【用法】上为粗末。每服五钱匕，水三盏，加大枣二个，生姜（拍破）一枚，煎至一盏半，去滓，分二服。当小便利，或微溏，肿即减。

【主治】水咳逆上气，通身浮肿，短气胀满，昼夜倚壁不得卧，喉中水鸡声。

【宜忌】忌羊肉、饧、生葱、桃、李、雀肉、酢物。

方十

【方源】（宋）赵佶《圣济总录》卷九十三。

【组成】白前、桑根白皮（炙，锉）、麦门冬（去心，焙）各一两半，旋覆花半两，木通（锉，炒）二两，甘草（炙，锉）一两。

【用法】上为粗末。每服五钱匕，水一盏半，煎至一盏，去滓，分二服，空腹、食后各一次。

【主治】骨蒸，肺痿咳嗽，涕唾如胶，胸背烦热。

方十一

【方源】（宋）赵佶《圣济总录》卷一六四。

【组成】白前、桑根白皮（锉）、生干地黄（焙）各一两半，白茯苓（去黑皮）二两半，地骨皮二两，麻黄（去根节）一两半。

【用法】上为粗末，每服三钱匕，水一盏，煎七分，去滓温服，不拘时候。

【主治】产后伤风咳嗽，壮热憎寒。

白前丸

【方源】（宋）赵佶《圣济总录》卷二十四。

【组成】白前、贝母（炮，去心）、人参、紫菀（去苗土）各一两，款冬花三分，桑根白皮（炙，锉）、葶苈（隔纸微炒）、杏仁（汤浸，去皮尖双仁，炒黄，别研如膏）各一两半。

【用法】上八味，捣罗七味为末，入杏仁同研匀，炼蜜为丸，如梧桐子大。每服十五丸，食后米饮送下。渐加至二十丸。

【主治】伤寒后，上气咳嗽。

白前饮

【方源】（宋）赵佶《圣济总录》卷九十。

【组成】白前二两半，桑根白皮（炙）、桔梗（炒）各三两，白茯苓（去黑皮）三分，杏仁（去双仁皮尖，熬）一两半，甘草（炙）一两。

【用法】上药各锉，如麻豆大，拌匀。每服三钱匕，水一盏半，煎取七分，去滓，食后温服，一日二次。

【主治】虚劳咳嗽，上气壅热，咯吐脓血。

白散

【方源】（汉）张仲景《伤寒论》。

【组成】桔梗三分，巴豆（去皮心，熬黑，研如脂）一分，贝母三分。

【用法】上为散，纳巴豆，更于臼中杵之。以白饮和服，强人半钱匕，羸者减之。病在膈上必吐，在膈下必利。不利，进热粥一杯；利过不止，进冷粥一杯。

【主治】①《伤寒论》：寒实结胸，无热证者。②《外台秘要》：肺痈，咳，胸中满而振寒，脉数，咽干不渴，时出浊唾腥臭，久久吐脓如粳米粥者。③《伤寒论今释》：喉痹。④《伤寒论译释》白喉，喉头白腐，呼吸困难；冷痰肺喘；或痛证。

【宜忌】忌猪肉、芦笋等。

白散子

方一

【方源】（宋）陈言《三因极一病证方论》卷十二。

【组成】附子（煨熟，新水浸一时久，去皮脐，焙干）一枚。

【用法】上为末。每服一钱，白沙蜜二钱，水一盏，煎七分，通口服。

【主治】九年咳嗽不愈。

方二

【方源】（宋）赵佶《圣济总录》卷一七五。

【组成】天花粉、知母（焙）、贝母（去心）、甘草（炙，锉）各等分。

【用法】上为散。每服半钱匕，煎黄蜡、米饮调下。

【主治】小儿咳嗽。

白芍药散

【方源】（明）朱橚《普济方》卷一八九引《肘后救卒方》。

【组成】白芍药一两，犀角末一分。

【用法】上为末，每服一钱，新汲水下。以血止为度。

【主治】咯血，衄血。

白狮丹

【方源】（清）张宗良《喉科指掌》卷一。

【组成】明矾一两，火硝三钱，硼砂三钱（各研末，以银罐放炭上，先将明矾入下一层，入火硝一层，入矾一层，入硼砂一层，入矾一层，如此入完。煅如馒首样，取出），生蒲黄一钱，甘草一钱，僵蚕五分，鸡内金（焙存性）五分，薄荷叶二钱，牙皂（炙）五分，冰片五分。

【用法】上为极细末，吹之。

【主治】咽喉口舌等症。

白石英散

方一

【方源】（宋）王怀隐《太平圣惠方》卷六。

【组成】白石英（细研如粉）一两，钟乳粉一两，款冬花二两，桂心一两，天门冬（去心）一两，桑根白皮（锉）一两，紫菀（洗去苗土）一两，人参（去芦头）一两半，五味子二两，白茯苓一两。

【用法】上为散。每服三钱，以水一中盏，加生姜半分，大枣三个，糯米五十粒，煎至六分，去滓温服，不拘时候。

【主治】肺气不足，烦满喘嗽，气逆上冲，唾血；或自惊恐，皮毛自起；或呕逆歌哭，心烦不定，耳中虚鸣如风雨，面色常白。

方二

【方源】（宋）张锐《鸡峰普济方》卷十一。

【组成】白石英、五味子各一两，麦门冬三分，干姜半两，白茯苓、附子各一两，甘草半两，桂、阿胶、人参、陈皮各一两。

【用法】上为粗末。每服三钱，以水一中盏，加大枣三个，煎至六分，去滓服。不拘时候。

【功用】补肺。

【主治】肺气虚，恶寒，咳嗽，鼻有清涕，息气微，四肢少力。

白石英汤

方一

【方源】（宋）严用和《济生方》卷二。

【组成】白石英、细辛（洗去土）、五味子、陈皮（去白）、钟乳粉、阿胶（锉，蛤粉炒）、桂心（不见火）、人参、甘草（炙）各半两，紫菀（洗）一两。

【用法】上㕮咀。每服四钱，水一盏半，加生姜五片，煎至八分，去滓温服，不拘时候。

【主治】肺气虚弱，恶寒咳嗽，鼻流清涕，喘息气微。

方二

【方源】（宋）张锐《鸡峰普济方》卷十一。

【组成】白石英一分（杵细者，绵裹），五味子、白茯苓、附子、人参各半钱，甘草一字。

【用法】上㕮咀，用水五大盏，银石器中煮石英至三盏，投药再煎至一盏半，去滓，分两服，空心、晚食前或鸡鸣拂旦服。

【功用】补虚羸，益肺止嗽，进饮食。

【主治】肺虚少气。

白石英丸

【方源】（唐）孙思邈《备急千金要方》卷十七。

【组成】白石英（一作白石脂）、磁石、阳起石、肉苁蓉、菟丝子、干地黄各二两半，石斛、白术、五味子、天花粉各一两，巴戟天五分，桂心、人参各一两，蛇床子半两，防风五分。

【用法】上为末，炼蜜为丸，如梧桐子大。每服十五丸，加至三十丸，酒送下，一日二次。

【功用】①《备急千金要方》：补养肺气。②《普济方》：补益元气。

【主治】《普济方》：肺感寒邪，咳而鼻塞，唾浊涕，语声嘶破，洒淅恶寒。

【方论选录】《千金方衍义》：方中磁石专解石英、阳起石之慓悍，地黄专助菟丝、苁蓉之滋精，防风专鼓人参、白术之益气，石斛专辅巴戟之强阴，天花粉专化桂心之辛热，五味子专收蛇床之燥烈。用药之奥，全在配合得宜，不可拘于药性，或随佐使，或相反激，或用和解，或寒因寒用，热因热用，或补中寓泻，泻中寓补，或寒热交错，补泻杂陈种种，各具至理，非熟擅《金匮要略》《备急千金要方》之法者，难以语此。

白术半夏丸

【方源】（宋）魏岘《魏氏家藏方》卷十。

【组成】半夏（汤泡七次，洗去滑）半两、白术（炒）、人参（去芦）、甘草（炙）、干姜（泡洗）各二钱半。

【用法】上为细末，生姜汁打面糊为丸，如绿豆大。每服十丸，乳食后稍空，煎生姜汤送下。

【功用】宽利胸膈，化痰进食。

【主治】小儿咳逆。

白术茯苓丸

【方源】（元）许国桢《御药院方》卷五。

【组成】白茯苓、白术（白者）各半两，天南星、白附子各一两，白矾三分，半夏（并生用）三两。

【用法】上为细末，白面糊为丸，如梧桐子大。每服二三十丸，生姜汤送下，不拘时候。

【主治】三焦气涩，停痰不清，胸膈痞闷，腹胁胀满，咳嗽涎甚，咽嗌干痛，心忪悸动，头目眩运，寒热时作，肢节疼痛，呕吐清水，神昏多倦，不欲饮食。

白术加减汤

【方源】（清）梁廉夫《不知医必要》卷一。

【组成】陈皮一钱五分，白术（净）二钱，半夏（制）一钱，苍术（米泔水浸）一钱，茯苓一钱五分，杏仁（杵）一钱，炙草一钱，生姜三片。

【主治】五脏受湿，咳嗽痰多，气喘身重。

白术酒

【方源】（明）李中梓《医宗必读》卷九。

【组成】白术（泔浸一宿，土蒸切片，慢火炒黄用）三两，酒二钟。

【用法】煎八分服。

【主治】感湿咳嗽，身体重痛。

白术木香散

【方源】（金）刘完素《黄帝素问宣明论方》卷八。

【组成】白术、木猪苓（去皮）、赤茯苓、甘草、泽泻各半两，木香、槟榔各三钱，陈皮（去白）二两，官桂二钱，滑石三两。

【用法】上为末。每服五钱，水一盏，加生姜三片，同煎至六分，去滓，食后温服。

【主治】喘嗽肿满，欲变成水病者，不能卧，不能食，小便闭。

白术散

方一

【方源】（宋）王怀隐《太平圣惠方》卷六。

【组成】白术半两，人参（去芦头）一两，肉桂（去皱皮）半两，桔梗（去芦头）半两，细辛半两，甘草（炙微赤，锉）半两，厚朴（去粗皮，涂生姜汁炙令香熟）一两半，陈橘皮（汤浸，去白矾，焙）一两，杏仁（汤浸，去皮尖双仁，麸炒微黄）三分。

【用法】上为散，每服三钱，以水一中盏，加生姜半分，大枣三个，煎至六分，去滓稍热服，不拘时候。

【主治】肺脏伤风冷，头目昏重，常多清涕，少思饮食。

方二

【方源】（宋）王怀隐《太平圣惠方》卷六。

【组成】白术三分，紫菀（洗去苗土）半两，干姜（炮裂，锉）半两，人参（去芦头）三分，熟干地黄三分，桂心一两，五味子三分，甘草（炙微赤，锉）半两，黄明胶（捣碎，炒令黄燥）三分，白茯苓三分。

【用法】上为散。每服二钱，以水一中盏，加大枣三个，糯米五十粒，煎至六分，去滓温服，不拘时候。

【主治】肺气不足，胸中短气，咳嗽恶寒。

方三

【方源】（宋）王怀隐《太平圣惠方》卷三十七。

【组成】白术一两，丁香三分，诃黎勒（煨，用皮）三分，桂心三分，细辛三分，附子（炮裂，去皮脐）三分，枳壳（麸炒微黄，去瓤）半两，吴茱萸（汤浸七遍，焙干，微炒）一分。

【用法】上为散。每服一钱，食后以温水调下。

【主治】肺脏虚寒，心膈壅滞，头目不利，鼻流清涕，日久不止。

方四

【方源】（宋）王怀隐《太平圣惠方》卷四十六。

【组成】白术一两，诃黎勒皮一两，半夏（汤洗七遍去滑）半两，甘草（炙微赤，锉）半两，桔梗（去芦头）三分，桂心半两，前胡（去芦头）一两，陈橘皮（汤浸，去白瓤，焙）三分。

【用法】上为散。每服四钱，以水一中盏，加生姜半分，煎至六分，去滓温服，不拘时候。

【主治】咳嗽，痰壅呕吐，心胸不利，气逆食少。

方五

【方源】（宋）王怀隐《太平圣惠方》卷八十四。

【组成】白术半两，赤芍药一分，紫菀（洗去苗土）半两，麻黄（去根节）半两，厚朴（去粗皮，涂生姜汁，炙令香熟）半两，人参（去芦头）半两，陈橘皮（汤浸，去白瓤，焙）一分，杏仁（汤浸，去皮尖双仁，麸炒微黄）半两，甘草（炙微赤，锉）半两。

【用法】上为粗散。每服一钱，以水一小盏，煎至五分，去滓服，不拘时候。

【主治】小儿内中冷气，及伤于外寒，咳嗽，或时寒热头痛。

方六

【方源】（宋）赵佶《圣济总录》卷一五六。

【组成】白术一两，人参二两，白茯苓（去黑皮）三分，黄芪（微炙，锉）、姜制半夏各一两，山芋、桔梗（炒）、桑根白皮（微炙，锉）、白芷、五味子各半两，甘草（微炙）一分。

【用法】上为散。每服二钱匕，食后、临卧沸汤点下。

【功用】止嗽宽膈，和气进食。

【主治】妊娠痰盛。

方七

【方源】（宋）佚名《小儿卫生总微论方》卷十。

【组成】白术二两，干山药、白茯苓各一两，人参（去芦）、木香、白扁豆（炮）、藿香（去土）各半两，甘草（炙）一分。

【用法】上为末。每服一钱，紫苏汤下，喘者陈皮汤下，不拘时候。

【主治】小儿吐逆，或加喘促。

方八

【方源】（明）孙一奎《赤水玄珠》卷七。

【组成】白术、茯苓、黄芩、半夏各等

分，姜三片。

【用法】水煎，调陈皮、神曲末各一钱，食后服。每服六七钱。

【主治】治夏月饮冷酒生痰，膈满而喘。

白术生犀散

【方源】（宋）赵佶《圣济总录》卷一六八。

【组成】白术、桔梗（微炒）、甘草（炙，锉）、马牙硝（研）各半两，麝香（研）一钱，生犀角（镑）半钱。

【用法】上药捣罗四味为散，与二味研者和匀。每服半钱匕，蜜熟水调下；薄荷熟水亦得。

【主治】小儿一切风热。

白术汤

方一

【方源】（宋）陈言《三因极一病证方论》卷十二。

【组成】白术二两，五味子、茯苓各一两，甘草一分，半夏（洗去滑，切作十六片）四个。

【用法】上为散，分作十六服。水一盏半，加生姜五片，半夏一片，煎七分，空腹服。

【主治】五脏伤湿，咳嗽痰涎，憎寒发热，上气喘急。

方二

【方源】（宋）赵佶《圣济总录》卷六十六。

【组成】白术一两，人参、桔梗（锉，炒）、诃黎勒（煨，取皮）、桂（去粗皮）各三钱，陈橘皮（汤浸，去白，焙）、半夏（汤洗七遍，生姜汁制）、甘草（炙，锉）、五味子各半两。

【用法】上为粗末。每服三钱匕，水一盏半，加生姜（切）半分，煎至八分，去滓温服，一日二次，不拘时候。

【主治】咳嗽，呕吐涎沫，心胸不快，饮食不下。

方三

【方源】（宋）赵佶《圣济总录》卷一五六。

【组成】白术二两，半夏（生姜汁浸一宿，焙）一两。

【用法】上为粗末。每服三钱匕，水一盏，加生姜三片，同煎至半盏，去滓，食后温服，一日三次。

【主治】妊娠咳嗽，痰盛呕逆。

方四

【方源】（明）王肯堂《证治准绳·幼科》卷五。

【组成】白术一钱半，陈皮、白茯苓、五味子、半夏、杏仁各一钱，甘草五分。

【用法】水一盏半，加生姜三片，煎六分，分二服。

【主治】咳嗽气喘，呕吐痰涎。

白术丸

方一

【方源】（金）刘完素《素问病机气宜保命集》卷下。

【组成】南星、半夏（俱汤洗）各一两，白术一两半。

【用法】上为细末，面糊为丸，如梧桐子大，每服五七十丸，生姜汤送下。

【主治】痰湿咳嗽，脉缓，面黄，肢体沉重，嗜卧不收，腹胀。

方二

【方源】（宋）王怀隐《太平圣惠方》卷四十二。

【组成】白术二两，人参（去芦头）一两，陈橘皮（汤浸，去白瓤，焙）一两，桔梗（去芦头）三分，杏仁（汤浸，去皮尖双仁，麸炒微黄）一两半，细辛三分，贝母（煨微黄）三分，干姜（炮裂，锉）半两，半夏（汤浸七遍去滑）半两，甘草（炙微赤，锉）三分，桂心三分，诃黎勒皮二两。

【用法】上为末，炼蜜为丸，如梧桐子大。每服二十丸，以生姜、大枣汤送下，不拘时候。

【主治】肺虚寒，胸中痞塞，短气不足，少思饮食。

方三

【方源】（宋）赵佶《圣济总录》卷四十六。

【组成】白术、诃黎勒（去核）、厚朴（去粗皮，生姜汁炙，焙干）、山芋、丁香、木香、甘草（炙）、白茯苓（去黑皮）、青橘皮（汤浸，去白，焙）各一两。

【用法】上为末，煮大枣肉为丸，如梧桐子大。每服二十丸至三十丸，煎粟米、姜、枣汤送下，食前、早晚各一次。

【功用】止喘闷，定呕逆，进饮食，除腹胁胀痛。

【主治】脾虚。

方四

【方源】（宋）赵佶《圣济总录》卷五十七。

【组成】白术、枳实（麸炒）、桂（去粗皮）各一两半，人参二两，陈橘皮（汤浸，去白，焙）、桔梗（锉，炒）、甘草（炙）各一两。

【用法】上为末，炼蜜为丸，如梧桐子大。每服二十丸，温酒送下，一日三次，不拘时候。

【主治】息积，胁下妨闷，喘息气逆。

方五

【方源】（明）武之望《济阳纲目》卷二十八。

【组成】白术、茯苓、半夏各等分。

【用法】上为粗末。每服五分或半两，水二盏，加生姜七片，煎一半，取清水调神曲末二钱服之。

【主治】咳嗽体重，嗜卧脉缓。

方六

【方源】（明）朱橚《普济方》卷一六二引《指南方》。

【组成】麦门冬、人参、地黄、白术、泽泻、茯苓、大豆各一两，桑白皮五钱。

【用法】上为细末，面糊为丸，如梧桐子大。每服三十丸，用米饮送下。

【主治】喘嗽时血。

方七

【方源】（清）沈金鳌《杂病源流犀烛》卷一。

【组成】白术一两半，南星、半夏各一两。

【用法】姜汁糊丸，姜汤下五七十丸。

【主治】湿嗽。

白术五味子汤

【方源】（宋）刘昉《幼幼新书》卷十六引《医方妙选》。

【组成】白术（炮）、五味子、丁香、人参（去芦头）、款冬花各半两，细辛（去土）一分。

【用法】上为细末。每服一钱，水八分一盏，加生姜三片，煎至四分，去滓，放温，令时时呷之。

【主治】小儿咳嗽，气逆上喘。

白术饮

【方源】（明）江梅授《医经会解》卷三。

【组成】人参、白术、白茯苓、乌药、陈皮、木香、半夏（姜）。

【用法】水煎，磨沉香刺服。

【主治】中虚喘急者宜。

白填鸭散

【方源】（清）姚惠安《经验各种秘方辑要》。

【组成】纯白公鸭一只。

【用法】自霜降日起每日用麸面和蜗牛、地龙、柿霜、瓜蒌霜、古钱（醋煅，为末）各等分（计麸面七成，药三成），捏成小丸，卯、酉时各填十二个，关闭笼内，不使多走。所遗之粪，另以一器收好。至小雪日交节之时宰，取喉颈骨连喉管及肺（宰时以刀刺腹，勿割其喉，忌见水），置瓦上焙干为炭存性；另以一月内所遗鸭粪用清水漂去其垢，澄去其土，至冷为度，带水研至极细，澄定，沥去水，置瓦上焙干为炭存性，与前炭置一处，共研细末，加蜗牛（焙黄）四十九个，用旧寿州烟斗口门七个（用凸起处一圈，余勿用），洗净烟渍，火上微烘二物，同研极细，再与两炭合研拌匀，瓷瓶封固，置低潮处以去火气。临用时加入冰片、硼砂、人指甲（煅黄）、人中白、鸭嘴胆矾五种细末各少许（计炭七成，药三成），频频吹之。虽已闭之喉，犹能开通一线，即以蜜水冲少许服亦良。

【主治】喉闭。

白丸散

【方源】（元）危亦林《世医得效方》卷十。

【组成】生硫黄，乳香，生白矾。

【用法】上为末。每用手微抓动患处，以药擦之。

【主治】肺风酒齄。

白丸子散

【方源】（元）危亦林《世医得效方》卷五。

【组成】青州白丸子（生料）加木香、丁香、橘红、天麻、全蝎（去毒足）、僵蚕（炒，去嘴足）各少许。

【主治】肝木克脾土，风痰壅盛，咳嗽，直至嗽顿，饮食痰物俱吐尽，方少定。

白薇汤

方一

【方源】（清）陈士铎《辨证录》卷三。

【组成】白薇二钱，麦冬三钱，款冬花、桔梗各三分，百部二分，贝母五分，生地三钱，甘草三分。

【用法】水煎汤，漱口服，日服一剂。服十日虫死。后用溉喉汤三十剂。

【主治】喉癣。喉咙必先作痒，面红耳热不可忍，其后咽唾之时，时觉干燥，必再加咽唾而后快，久而作痛，变为杨梅红瘰，或痛或痒。

方二

【方源】（清）马文植《医略存真》。

【组成】白薇二钱，栝蒌仁三钱，橘红二钱，象贝二钱，杏仁二钱，海浮石三钱，桑皮二钱，丹皮一钱五分，竹茹六分，青蒿一钱，梨三片。

【主治】肺胃痰热，壅于膈上，身热咳嗽，气粗痰鸣，口干作渴。

白鲜皮散

【方源】（宋）王怀隐《太平圣惠方》卷八十三。

【组成】白鲜皮、防风（去芦头）、犀角屑、黄芩、知母、沙参（去芦头）、人参（去芦头）各半两，甘草一两（炙微赤，锉）。

【用法】上为细散。每服一钱，以水一中盏，煎至五分，去滓温服。

【主治】小儿心肺风热壅滞，胸膈不利。

方二

【方源】（朝鲜）金礼蒙《医方类聚》卷十引《简要济众方》。

【组成】白鲜皮一两，防风（去芦头）一两，人参（去芦头）一两，知母一两，沙参一两，子芩（去黑心）三分。

【用法】上为散。每服二钱，水一中盏，煎至六分，食后、临卧温服。

【主治】肺脏风热毒气，攻皮肤瘙痒，或时胸膈不利，时发烦躁。

白鲜皮汤

方一

【方源】（宋）赵佶《圣济总录》卷一

一六。

【组成】白鲜皮、麦门冬（去心，焙）、白茯苓（去黑皮）、白芷各一两半，桑根白皮（切）、石膏（碎）各二两，细辛（去苗叶）、杏仁（去皮尖双仁，炒，研）各一两半。

【用法】上为粗末。每服三钱匕，水三盏，煮大豆三合，取汁一盏，去豆下药，煎取七分，去滓，早晚食后、临卧温服。

【主治】肺受风，面色枯白，颊时赤，皮肤干燥，鼻塞干痛，此为虚风。

方二

【方源】（宋）赵佶《圣济总录》卷一一六。

【组成】白鲜皮、玄参、葛根（锉）、白前、大黄（锉碎，微炒）各二两，知母（焙）、鳖甲（醋浸，炙，去裙襕）、秦艽（去苗土）各一两半。

【用法】上为粗末。每服三钱匕，以水一盏，入童便少许，同煎至七分，去滓温服，如人行四五里再服。

【主治】肺风虚热气胀，鼻中生疮，喘息促急，时复寒热。

白蚬壳散

【方源】（晋）葛洪《肘后救卒方》卷三，名见《小儿卫生总微论方》卷十四。

【组成】屋上白砚壳（捣末）。

【用法】每服方寸匕，酒送下。

【主治】卒得咳嗽。

【备注】《小儿卫生总微论方》本方用法：每服五分，米饮调下。

白杏汤

【方源】（清）熊应雄《小儿推拿广意》咳嗽门。

【组成】款冬七分，杏仁（去皮尖）五粒，桑皮（蜜炙）七分，苏子（炒）七分，陈皮七分，北五味三分，麻黄五分，甘草三分，白果肉七枚。

【用法】捣碎加姜、枣，煎服。

【功用】定喘止咳。

白药散

【方源】（宋）杨士瀛《仁斋直指方论》卷二十一。

【组成】白药、朴硝。

【用法】上为末。以小管吹入喉。

【功用】散血消痰。

【主治】喉中热塞肿痛。

白药丸

【方源】（宋）王怀隐《太平圣惠方》卷三十五。

【组成】白药、黄药、玄参、射干、甘草、桔梗（去芦头）各半两。

【用法】上为末，炼砂糖为丸，如弹子大。以绵裹一丸，常含咽津。

【主治】①《太平圣惠方》：咽喉中生疮肿痛。②《圣济总录》：咳嗽。

白药子散

【方源】（宋）张锐《鸡峰普济方》卷五。

【组成】川升麻、白芍、前胡、石膏各一两，羚羊角屑，甘草（炙）半两，玄参三分，麦门冬一两半，川朴硝二两。

【用法】上为粗末，每服五钱，水一盏，加竹茹一分，煎至五分，去滓温服，不拘时候。

【主治】热病咽喉肿塞连舌根疼痛，及干呕头疼不食。

白玉丹

【方源】（明）高濂《遵生八笺》卷十八。

【组成】天花粉（用清水浸洗，刮去粗皮，切片，晒干，磨细末，筛过极细末，将绢袋盛，用清水冲洗，出浆出滓，澄清换水，如此五七道，去苦，晒干，取十二两）一斤，河南真绿豆粉（水漂三五次，晒干）

四两，苏州薄荷叶（入瓶内，层层间隔，封瓶口，入锅内，隔水煮三炷香为度，取起冷定，开瓶筛去叶，留粉听配）一斤，白檀香、白石英、白硼砂各五钱，白豆蔻、玄明粉各一两，白石膏（煅）二两，柿霜三两，白粉霜八两。

【用法】上为细末，和前粉一处入瓶。每次取二匙，噙化。

【功用】消痰止咳，开胃滋阴，降火醒酒，清心明目，解渴。

【主治】久痰嗽。

白玉散

【方源】（清）窦氏原本，朱翔宇嗣辑《喉症全科紫珍集》卷上。

【组成】白矾一两，巴豆仁二十一粒。

【用法】先将矾入铫，慢火熔化，随入巴豆仁子内，候干，去巴豆，用矾为末。每用少许，吹入喉中。

【主治】急喉痹、绷喉风，牙关紧闭，不省人事。

白玉丸

方一

【方源】（元）朱震亨《丹溪心法》卷二。

【组成】巴豆（去油）三十个，南星、半夏、滑石、轻粉各三钱。

【用法】上为末，皂荚仁浸浓汁为丸，如梧桐子大。每服五七丸，姜汤送下。

【主治】痰证。

方二

【方源】（明）王大纶《婴童类萃》中卷。

【组成】南星、半夏（俱生用）各五钱，僵蚕（炒）、白矾各二钱五分。

【用法】上为净末，加杏仁（去皮尖）十个，巴豆一粒，同碾如泥，姜汁为丸，麻子大，每服十五丸，看大小用。

【主治】利膈下之顽痰，去胸中之壅塞，一切咳嗽痰症并效。

白云换肺丸

【方源】（明）朱橚《普济方》卷一六三。

【组成】款冬花一两，半夏、明矾、寒水石各二两。

【用法】上为细末，生姜汁糊为丸，如梧桐子大。每服三四十丸，姜汤送下。

【主治】远年近日，喘嗽不止。

白芷膏

方一

【方源】（南朝）刘涓子《刘涓子鬼遗方》卷五。

【组成】白芷、通草、蕤核各一分，熏草二株，羊髓八株，当归一分。

【用法】上㕮咀。以清酒炼羊髓三过，煎，膏成绞去滓，用小豆大纳鼻中，一日三次。

【功用】利鼻。

【主治】鼻中塞。

方二

【方源】（宋）王怀隐《太平圣惠方》卷三十七。

【组成】白芷、芍药、木通、当归、辛夷各半两，细辛、莽草各三分。

【用法】上锉细。以不中水猪脂一升，煎五七沸，候白芷色焦黄，滤去滓，瓷盒中盛。每以枣核大，绵裹纳鼻中，一日三次。

【主治】鼻痛。

方三

【方源】（宋）王怀隐《太平圣惠方》卷八十九。

【组成】白芷、细辛、木通、当归各半两。

【用法】上锉细，以羊髓四两，与药同入铫子内，慢火上熬，候白芷赤黄色，膏成，绞去滓，贮于瓷器内。敷儿囟上及鼻中，一日三四次。

【主治】小儿囟气虚肿，鼻塞不通。

百部膏

方一

【方源】（明）张三锡《医学六要·治法汇》卷一。

【组成】百部。

【用法】煎膏服。

【主治】咳血、咯血，肺家有热，稍实者。

【方论选录】《医钞类编》：《证治准绳》云，甘苦泄热，微温润肺，止久嗽。李时珍曰，百部亦天冬之类，天冬寒，热嗽宜之，百部温，寒嗽宜之。

方二

【方源】（清）林珮琴《类证治裁》卷七。

【组成】百部（肥实者，酒浸，竹刀刮去心皮），款冬、百合、沙参、麦冬、五味、紫菀、贝母、杏仁、白蜜。

【用法】熬膏服。

【功用】杀虫治嗽。

百部根方

【方源】（明）朱棣《普济方》卷一五八引《鲍氏方》。

【组成】百部藤根二两。

【用法】捣自然汁，和蜜等分，沸煎成膏子。每日三服，粥饮调下。

【主治】暴嗽。

百部根酒

【方源】（晋）葛洪《肘后救卒方》卷三，名见《圣济总录》卷六十五。

【组成】百部根四两。

【用法】以酒一斗，渍再宿。火暖，每服一升，一日二次。

【主治】卒上气咳嗽。

百部根汤

【方源】（唐）孙思邈《备急千金要方》卷十八。

【组成】百部根、生姜各半斤，细辛、甘草各三两，贝母、白术、五味子各一两，桂心四两，麻黄六两。

【用法】上㕮咀。以水一斗二升，煮取三升，去滓，分三服。

【主治】①《备急千金要方》：咳嗽日夜不得卧，两眼突出。②《玉机微义》：小儿喘嗽。

【方论选录】《千金方衍义》：嗽不得卧，两眼突出，明是寒郁热邪为患，故首取百部之温散肺气，麻、桂、姜、辛之开发肺邪，贝母助百部消寒，术、甘助麻、桂透表，五味收麻、辛之散也。

百部根饮

【方源】（唐）王焘《外台秘要》卷十引《延年秘录》。

【组成】百部根一两半，天门冬（去心）二两，紫菀一两半，贝母、干葛、白前、橘皮各一两，生姜二两，葱白（切）三合，豉三合。

【用法】上切。以水六升，煮取一升七合，去滓，分温三服；疏数任情，亦可分为四服，欲间食亦得。

【主治】肺气客热，暴伤风寒，因嗽不安。

【宜忌】忌生冷、鲤鱼、蒜。

百部化痈汤

【方源】（民国）李聪甫《麻疹专论》卷二。

【组成】百部、地骨皮、麦冬、天冬、知母、玄参、瓜蒌仁、百合、贝母、生苡仁、金银花、白及。

【用法】水煎服。

【主治】麻后肺燥，将成痈脓。

百部煎

【方源】（宋）赵佶《圣济总录》卷六十五。

【组成】生百部汁、生地黄汁、生姜汁、生百合汁（如无，以藕汁代）、蜜各一盏，枣（去皮核）四两。

【用法】同熬成煎。每服一匙，温麦门冬熟水半盏化下，空心，日午、临卧各一次。

【主治】咳嗽久不已。

百部散

方一

【方源】（宋）王怀隐《太平圣惠方》卷六

【组成】百部一两，桔梗（去芦头）一两，射干一两，川升麻一两，天门冬（去心）一两，木通（锉）一两，甘草（炙微赤，锉）半两，沙参（去芦头）半两，川大黄（锉碎，微炒）半两。

【用法】上为散，每服四钱，以水一中盏，加竹叶二七片，煎至六分，去滓，不拘时候温服。

【主治】肺痿咳嗽，涕唾稠黏，咽喉不利，心神烦热。

方二

【方源】（宋）王怀隐《太平圣惠方》卷四十六。

【组成】百部一两，赤茯苓二两，百合一两，桑根白皮（锉）一两，木通（锉）一两，甘草（炙微赤，锉）半两，柴胡（去苗）一两，枳壳（麸炒微黄，去瓤）一两，赤芍药三分，郁李仁（汤浸去皮，微炒）三分。

【用法】上为散。每服五钱，以水一大盏，加生姜半分，煎至五分，去滓温服，不拘时候。

【主治】肺气暴热咳嗽，气满喘急；又治骨蒸劳，烦热，肩背疼痛，四肢乏力，咳嗽。

方三

【方源】（宋）王怀隐《太平圣惠方》卷四十六。

【组成】百部一两，细辛一两，贝母（煨微黄）一两，甘草（炙微赤，锉）一两，紫菀（去苗土）一两半，桂心一两，白术一两，麻黄（去根节）三两，杏仁（汤浸，去皮尖双仁，麸炒微黄）二两，五味子一两。

【用法】上为散。每服三钱，以水一中盏，加生姜半分，煎至六分，去滓温服，不拘时候。

【主治】咳嗽，昼夜不得睡卧，胸中不利。

方四

【方源】（宋）王怀隐《太平圣惠方》卷四十六。

【组成】百部一两，枳壳（麸炒微黄，去瓤）一两，麦门冬（去心）一两，木通（锉）一两，天门冬（去心）一两，紫菀（去苗土）一两，贝母（煨微黄）一两，赤茯苓一两，甘草（炙微赤，锉）二分。

【用法】上为粗散。每服四钱，以水一中盏，加生姜半分，竹叶二七片，煎至六分，去滓温服，不拘时候。

【主治】久咳嗽，肩胛渐高，唾出脓血，其味腥咸。

方五

【方源】（宋）王怀隐《太平圣惠方》卷八十三。

【组成】百部、贝母（煨微黄）、紫菀（洗去苗土）、葛根（锉）各一两，石膏二两。

【用法】上为散。每服三钱，以水一小盏，加竹叶二七片，煎至六分，去滓，每令乳母于食后温服，令儿饮乳甚佳。

【主治】小儿咳嗽头热。

方六

【方源】（元）许国桢《御药院方》卷五。

【组成】款冬花、百部各一两，知母、

贝母（去心，炒）各半两。

【用法】上为细末。每服三四钱，食后用暖齑汁送下。

【主治】咳嗽无问新久，冷热并宜。

方七

【方源】（宋）赵佶《圣济总录》卷一一六。

【组成】百部二两，款冬花、贝母（去心）、白薇各一两。

【用法】上为散。每服一钱匕，米饮调下。

【主治】肺实，鼻塞不闻香臭。

方八

【方源】（明）朱橚《普济方》卷一六三。

【组成】百部、款冬花、麻黄（去根节）、杏仁（去皮尖，炒）各一两。

【用法】上为末，入杏仁拌匀。每服二钱，水一盏，糯米二十粒，同煎米饮，食后温服。

【主治】新久喘嗽不已。

方九

【方源】（清）徐大椿《医略六书》卷三十。

【组成】百部三两，桑皮一两半，百合三合，茯苓一两半，桔梗三钱。

【用法】上为散。每服三钱，水煎，去滓温服。

【主治】喘咳，脉虚浮数者。

方十

【方源】（朝鲜）金礼蒙《医方类聚》卷十引《简要济众方》。

【组成】百部（炮干）一两，款冬花一两，杏仁（去皮尖，麸炒黄，另研入）一两，甘草（涂酥，炙黄）一两。

【用法】上为散。每服二钱，水一中盏，加糯米少许，同煎至六分，不拘时候，和滓服。

【主治】肺脏风热，上喘咳嗽，鼻塞生疮，口干咽痛。

百部汤

方一

【方源】（唐）王焘《外台秘要》卷九引《古今录验》。

【组成】百部半两，生姜半斤，细辛三两，贝母三两，甘草二两（炙），杏仁（去皮尖双仁者）四两，紫菀三两，桂心二两，白术二两，麻黄（去节）六两，五倍子二两。

【用法】上切。以水一斗二升，煮取三升，分三服。

【主治】咳，昼夜不得眠，两眼突出。

【宜忌】忌桃、李、雀肉、海藻、菘菜、生菜。

方二

【方源】（宋）赵佶《圣济总录》卷二十四。

【组成】百部一两，款冬花、紫菀（去苗土）、五味子、人参、半夏（汤洗七遍，炒）、前胡（去芦头）、麻黄（去根节，汤煮掠去沫，焙）、桂（去粗皮）各半两，杏仁（汤浸，去皮尖双仁，炒）三分。

【用法】上为粗末。每服五钱匕，水一盏半，加生姜（拍碎）一分，大枣（掰破）三个，同煎至八分，去滓，食后温服。

【主治】伤寒咳嗽痰涕多，不思食味。

方三

【方源】（宋）赵佶《圣济总录》卷一六四。

【组成】百部、款冬花、紫菀（去苗土）、贝母（去心）、知母（焙）、白薇、杏仁（去皮尖双仁，炒）各等分。

【用法】上为粗末，每服三钱匕，水一盏，煎七分，去滓温服，不拘时候。

【主治】产后咳嗽，痰壅烦闷。

方四

【方源】（明）倪朱谟《本草汇言》

卷六。

【组成】百部、薏苡仁、百合、麦门冬各三钱，桑白皮、白茯苓、沙参、黄芪、地骨皮各一钱五分。

【用法】水煎服。

【主治】久嗽不已，咳吐痰涎，重亡津液，渐成肺痿，下午发热，鼻塞项强，胸胁胀满，卧则偏左其嗽少止，偏右嗽必连发，甚则喘急。

方五

【方源】（明）程云鹏《慈幼新书》卷二。

【组成】白薇、紫菀、百部、玄参、麦冬、甘草、五味子、大力子、白芥子。

【用法】水煎服。

【主治】喉癣，由风火郁滞喉间，蒸湿生虫，或痛或痒，干燥枯涸，甚则面红耳热而不可忍。

方六

【方源】（清）谢玉琼《麻科活人全书》卷四。

【组成】地骨皮、麦冬、天冬、知母、玄参、瓜蒌仁、百部根、百合、地茄根。

【用法】水煎服。

【主治】麻后余毒未清，留滞肺经，致吐痰如黄脓，乃成肺痈之候。

方七

【方源】（清）叶其蓁《女科指掌》卷五。

【组成】百部、桔梗、茯苓、百合、桑白皮、甘草。

【用法】水煎服。

【主治】产后咳嗽。

百部丸

方一

【方源】（唐）孙思邈《备急千金要方》卷十八。

【组成】百部根三两，升麻半两，桂心、五味子、甘草、紫菀、干姜各一两。

【用法】上为末，炼蜜为丸，如梧桐子大。每服三丸，一日三次，以知为度。

【主治】诸嗽，不得气息，唾脓血。

【宜忌】忌生葱、海藻、菘菜。

【方论选录】《千金方衍义》：嗽不得息，明明是火逆为患，故用百部导之于下，升麻散之于上，姜、桂之辛以散火，五味之酸以敛津，紫菀、甘草既能治嗽，并可和血。

方二

【方源】（宋）陈师文《太平惠民和剂局方》卷四。

【组成】天门冬（去心）一斤，杏仁（去皮尖，炒）、黄芪、百部根各六两，栝蒌根十六两，紫苏、紫菀（去苗，洗）、马兜铃各二十二两，黑参八两，肉桂（去粗皮）四两。

【用法】上为细末，炼蜜为丸，如梧桐子大。每服十五丸，食后煎乌梅、甘草汤温下。

【主治】肺气不调，咳嗽喘急，胸膈烦闷，唇干口燥，面目浮肿，咽嗌不利，积久不愈，及咯唾脓血者。

方三

【方源】（宋）钱乙《小儿药证直诀》卷下。

【组成】百部（焙干，炒）三分，麻黄（去节）三分，杏仁（去皮尖，微炒，煮三五沸，焙干）四十个。

【用法】上为末，炼蜜为丸，如皂子大。每服三十丸，热水化下。加松子仁肉五十粒，糖丸之，含化尤妙。

【主治】小儿肺寒壅嗽，微喘。

方四

【方源】（宋）王怀隐《太平圣惠方》卷四十六。

【组成】百部二两，黄芩一两，桂心一两，五味子一两，甘草（炙微赤，锉）一两，紫菀（去苗土）一两，干姜（炮裂，锉）一两，生干地黄二两，茜根一两。

【用法】上为末，炼蜜为丸，如梧桐子大。每服三十丸，以粥饮送下，不拘时候。

【主治】咳嗽唾脓血。

方五

【方源】（宋）王贶《全生指迷方》卷四。

【组成】百部（为细末）八两，生地黄（取汁，熬成膏）五斤。

【用法】上将地黄膏和百部为丸，如梧桐子大。每服三十丸，食后米饮送下。

【主治】咳嗽，恶热，脉疾，目赤，头眩。

方六

【方源】（宋）赵佶《圣济总录》卷六十六。

【组成】百部（焙）、款冬花（去梗）、大门冬（切，焙）、贝母（去心）、桔梗（炒）、紫菀（去苗土）各半两。

【用法】上为末，炼蜜为丸，如梧桐子大。每服二十丸，食后、临卧甘草、乌梅汤送下。

【主治】咳嗽上喘，唾脓血，胸膈不利，咽喉肿痛。

方七

【方源】（宋）赵佶《圣济总录》卷六十六。

【组成】百部（炒）三两，升麻、桂（去粗皮）、五味子（炒）、甘草（炙，锉）、紫菀（去苗土）、桑根白皮（炙，锉）各一两。

【用法】上为末，炼蜜为丸，如梧桐子大。每服二十丸，粥饮送下，日三次，夜一次。

【主治】咳嗽唾脓血。

方八

【方源】（宋）赵佶《圣济总录》卷一六四。

【组成】百部（焙）半两，细辛（去苗叶）三两，贝母（去心）、甘草（炙）、紫菀（去苗土）、桂（去粗皮）各二两，白术、麻黄（去根节）、五味子各三两，杏仁（去皮尖双仁，炒）四两。

【用法】上为末，炼蜜为丸，如梧桐子大。每服二十丸，生姜、蜜汤送下，不拘时候。

【主治】产后咳嗽，连声不绝，痰涎壅盛。

百部饮

方一

【方源】（宋）赵佶《圣济总录》卷四十九。

【组成】百部根、百合、木通（锉）、赤芍药各一两半，枳壳（去瓤，麸炒）二片，白茯苓（去黑皮）、柴胡（去苗）各二两。

【用法】上为粗末。每服五钱匕，水一盏半，煎至八分，加郁李仁（去皮打碎）七粒，入药再煎至七分，食后温服。

【主治】肺壅，胸背疼痛，四肢乏力，咳嗽。

方二

【方源】（明）徐彦纯撰，刘纯续增《玉机微义》卷五十。

【组成】百部、生姜各八钱，细辛、甘草各三钱，贝母、白术、五味子各二钱，桂心四钱，麻黄二钱。

【用法】上㕮咀，三岁儿一钱水煎。

【主治】小儿喘嗽，日夜不得睡，目鲜，如突出之状。

方三

【方源】（清）吴澄《不居集·上集》卷十五。

【组成】桔梗八分，甘草三分，茯苓七分，大贝母、百部各一钱，玉竹三钱，沙参、麦冬各一钱，苏梗三分。

【主治】久嗽。

百部紫菀丸

【方源】（明）朱橚《普济方》卷一五七。

【组成】百部（新瓦上炒）、紫菀（去苗土）、款冬花（择洗）各一两半，桔梗（炒）、贝母（去心，炒）各一两。

【用法】上为细末，炼蜜为丸，如梧桐子大。每服二十丸，食后、临卧煎甘草、乌梅汤送下。

【主治】咳嗽。

百草膏

【方源】（清）杨龙九《囊秘喉书》卷下。

【组成】薄荷八分，玉丹五分，川贝一钱，灯草灰五厘，柿霜八分，甘草一分五厘，天花粉一钱，冰片二分，百草霜一分。

【用法】上为末，用白蜜调膏。频咽噙之。若症重，兼服煎剂，并用吹丹。

【主治】喉癣及喉菌。

【宜忌】如治喉刺，玉丹、薄荷忌用；如见劳病已重，津竭火炎之候，亦不宜用。

百合丹

【方源】（清）竹林寺僧《竹林女科证治》卷四。

【组成】大黄七钱五分，天冬（去心）、杏仁（去皮尖）、百合、木通、桑白皮、枳壳（麸炒）、甜葶苈、石膏各五钱。

【用法】为末，蜜丸绿豆大。白汤下五七丸。

【主治】龟胸乃肺热胀满，攻于胸膈而成。

百合二母汤

【方源】（明）武之望《济阳纲目》卷二十八

【组成】百合、知母、贝母（去心）、麦冬各一钱，白茯苓、天花粉、前胡各八分，陈皮（炒）、白术、黄芩、桔梗各七分，五味子九个，生地（酒炒）、甘草各五分。

【用法】上锉。加生姜，水煎，空心、食远各一服。

【主治】上热血虚咳嗽。

百合固金汤

【方源】（明）周之干《慎斋遗书》卷七。

【组成】熟地、生地、归身各三钱，白芍、甘草各一钱，桔梗、玄参各八分，贝母、麦冬、百合各一钱半。

【功用】滋肾保肺，止咳化痰。①《医方集解》：助肾滋水，保肺安神，清热润燥，除痰养血，平肝清金。②《成方切用》：利咽降火，培元清本。③《成方便读》：利咽宣上。

【主治】肾水不足，虚火上炎，肺阴受伤，喘嗽痰血，头眩耳鸣，午后潮热，口干溲赤，舌红少苔，脉细数。现用于肺结核病。①《慎斋遗书》：手太阴肺病、因悲哀伤肺，背心、前胸，肺募间热，咳嗽咽痛，咯血恶寒，手大拇指循白肉际间上肩臂至胸前如火烙。②《医方集解》：肺伤咽痛，喘嗽痰血。

【方论选录】①《医方集解》：此手太阴、足少阴药也。金不生水，火炎水干，故以二地助肾滋水退热为君；百合保肺安神；麦冬清热润燥；玄参助二地以生水；贝母散肺郁而除痰；归、芍养血兼以平肝；甘、桔清金，成功上部。皆以甘寒培元清本，不欲以苦寒伤生发之气也。②《医方考》：此方金水相生，又兼养血，治肺伤咽痛失血者最宜。李士材谓，清金之后宜顾母，识解尤卓。予谓咽痛一定即当培土生金也。③《成方便读》：百合色白，其形象肺，故能独入金家，为保肺宁神、清金润燥之品。又肺肾为子母之脏，《医贯》所谓母藏子宫，子隐母胎，故水虚则金受火刑。地黄、玄参，壮水之主；麦冬、贝母，清肺之烦；白芍平肝以保肺；当归引血以归经；甘、桔本为成方，可以利咽喉而宣上部之结热也。

【宜忌】忌食生冷、辛辣、油腻等物。

【加减】如咳嗽，初一二服，加五味子二十粒。

【备注】《医宗金鉴》有天门冬，用法：水煎服改为丸剂，名“百合固金丸”（见《医钞类编》）。

百合煎

【方源】（清）李文炳《仙拈集》卷四。

【组成】白花、百合。

【用法】或煮或蒸，频食即愈，拌蜜蒸更好。

【主治】肺痈。

百合桔梗鸡子汤

【方源】（清）黄元御《四圣心源》卷九。

【组成】百合三钱，桔梗二钱，五味一钱，鸡子白一枚。

【用法】煎半杯，去滓，入鸡子清，热服。

【主治】失声，音哑。

百合散

方一

【方源】（宋）王怀隐《太平圣惠方》卷十八。

【组成】百合一两半，杏仁（汤浸，去皮尖双仁，麸炒微黄）一两，木通（锉）一两，麦门冬（去心）三分，甘草（炙微赤，锉）三分，麻黄（去根节）半两，紫菀（洗，去苗土）半两，黄芩一两，甜葶苈（炒令紫色）三分。

【用法】上为散。每服五钱，用水一大盏，煎至五分，去滓温服，不拘时候。

【主治】热病，心肺热盛，小便赤黄，上气咳嗽。

方二

【方源】（宋）王怀隐《太平圣惠方》卷三十一。

【组成】百合三分，柴胡（去苗）一两，桑根白皮（锉）三分，杏仁（汤浸，去皮尖双仁，麸炒微黄）一分，陈橘皮（汤浸，去白瓤，焙）三分，麻黄（去根节）三分，赤茯苓三分，甘草（炙微赤，锉）半两，紫苏茎叶一两。

【用法】上为散。每服三钱，以水一中盏，加生姜半分，煎至六分，去滓温服，不拘时候。

【主治】骨蒸劳热，咳嗽损肺。

方三

【方源】（宋）王怀隐《太平圣惠方》卷四十六。

【组成】百合一两，紫苏子（微炒）三分，桑根白皮（锉）一两，紫菀（去苗土）三分，甘草（炙微赤，锉）半两，款冬花三分，汉防己三分，贝母（焙微黄）三分，杏仁（汤浸，去皮尖仁，麸炒微黄）半两，人参（去芦头）三分，赤茯苓一两，麻黄（去根节）一两，桔梗（去芦头）半两。

【用法】上为散。每服五钱，以水一大盏。加生姜半分，大枣三个，煎至五分，去滓温服，不拘时候。

【主治】久咳嗽，胸中气不利。

方四

【方源】（宋）王怀隐《太平圣惠方》卷七十四。

【组成】百合、紫菀（去苗土）、麦门冬（去心）、桔梗（去芦头）、桑根白皮（锉）各一两，甘草（炙微赤，锉）半两。

【用法】上为散。每服四钱，以水一中盏，入竹茹一分，煎至六分，去滓，入蜜半匙，更煎三二沸，不拘时候温服。

【主治】妊娠咳嗽，心胸不利，烦闷，不欲饮食。

方五

【方源】（宋）王怀隐《太平圣惠方》卷七十四。

【组成】百合半两，桑根白皮（锉）一两，天花粉（锉）一两，甜葶苈（隔纸炒令微黄）半两，甘草（炙微赤，锉）半两。

【用法】上为散。每服三钱，以水一中盏，入葱白五寸，煎至六分，去滓温服，不拘时候。

【主治】妊娠心胸气壅，喘促咳嗽。

方六

【方源】（宋）严用和《济生方》卷七。

【组成】百合（蒸）、紫菀茸（洗）、贝母（去心）、白芍药、前胡、赤茯苓（去皮）、桔梗（去芦，炒）各一两，甘草（炙）半两。

【用法】上㕮咀。每服四钱，水一盏半，加生姜五片，煎至八分，去滓温服，不拘时候。

【主治】妊娠风热相交，咳嗽痰多，心胸满闷。

方七

【方源】（宋）张锐《鸡峰普济方》卷十七。

【组成】百合、人参、贝母、白茯苓、杏仁、甘草、干山芋各一两，鹿角胶二两。

【用法】上为细末，入杏仁研匀。每服三钱，水一中盏，黄蜡一皂大，煎至六分，去滓，食前温服。

【主治】妇人肺胃不顺，气逆，呕血不止，咽溢不利；兼治嗽痰。

方八

【方源】（明）孙一奎《赤水玄珠》卷二十一。

【组成】川百合、紫菀、麦冬、苦梗、桑皮各五分，甘草三分，竹茹二分，姜。

【用法】水煎服。

【主治】咳嗽胸膈烦闷。

方九

【方源】（清）陈笏庵《胎产秘书》卷上。

【组成】百合二钱，桑皮七分，前胡八分，桔梗七分，芍药一钱，赤苓八分，贝母一钱，橘红一钱，甘草（或加紫菀、款冬）五分。

【用法】生姜为引，水煎服。

【主治】子嗽。风壅相攻，胸满久嗽。

百合汤

方一

【方源】（宋）赵佶《圣济总录》卷六十六。

【组成】百合、人参、甘草（炙，锉）、甜葶苈（隔纸炒过）、桑根白皮（锉）、款冬花（微炒）各等分。

【用法】上为粗末。每服三钱匕，水一盏，入去皮杏仁七枚，糯米百粒，乌梅一个，同煎至六分，去滓，食后温服。

【功用】润益咽喉，发利声音，生津液，解烦劳。

【主治】咳嗽。

方二

【方源】（宋）赵佶《圣济总录》卷六十六。

【组成】百合、人参、紫苏茎叶（锉）、猪苓（去黑皮）、桑根白皮（锉）、大腹皮（锉）、赤茯苓（去黑皮）、甘草（炙，锉）、陈橘皮（汤浸去白，焙）各一两，马兜铃（和皮）七枚，麦门冬（去心，焙）、枳壳（去瓤，麸炒）各一两。

【用法】上为粗末，每服四钱匕，水一盏半，加生姜一枣大，同煎至八分，去滓温服，不拘时候。

【主治】肺气壅滞，咳嗽喘闷，膈脘不利，气痞多渴，腰膝浮肿，小便淋涩。

方三

【方源】（明）朱橚《普济方》卷三八

七引《医方妙选》。

【组成】百合、紫菀、白术、人参各一两，白茯苓、青皮、甘草、麦门冬（去心）各半两。

【用法】上为细末，每服一钱，水八分，加竹叶三片，薄荷二叶，煎至五分，去滓温服。

【功用】调肺，解风壅。

【主治】肺经风寒，痰壅不利。

方四

【方源】（明）王肯堂《证治准绳·类方》第二册。

【组成】百合、赤茯苓、陈皮（汤浸，去白）、紫苏茎叶、人参、大腹皮、猪苓（去黑皮）、桑根白皮、枳壳（麸炒）、麦门冬（去心）、甘草（炙）各一两，马兜铃（和皮）七枚。

【用法】上粗捣筛，每服四钱，水一盏半，入生姜一枣大，同煎至八分，去滓，不拘时温服。

【主治】肺气壅滞，咳嗽喘闷，膈脘不利，气痞多渴，腰膝浮肿，小便淋涩。

方五

【方源】（清）顾世澄《疡医大全》卷二十一。

【组成】枣仁、怀生地、当归、黄芪、汉防己、苏子、瓜蒌仁、桑白皮、川贝母、百合、薏苡仁、牡丹皮、甘草、桔梗。

【用法】水煎服。

【主治】肺痈。

【加减】有嗽，加款冬花。

方六

【方源】（明）徐鸿钧《医学启蒙汇编》卷四。

【组成】贝母一钱，瓜蒌仁、枳壳、桑白皮各八分，百合五分。

【用法】水煎服。

【主治】肺痈，咳嗽脓血。

方七

【方源】（清）张曜孙《产孕集》卷上。

【组成】百合三钱，紫菀一钱，贝母一钱，白芍一钱，当归一钱五分，前胡五分，茯苓二钱，桔梗一钱五分，苏叶三分。

【用法】水煎服。

【主治】外感风寒所致子嗽，甚则胎动。

百合丸

方一

【方源】（宋）王怀隐《太平圣惠方》卷四十六。

【组成】百合一两，紫菀（洗去苗土）一两，桂心半两，麦门冬（去心，焙）一两，皂荚子仁（微炒）半两，贝母（煨微黄）一两，五味子一两，干姜（炮裂，锉）一两，杏仁（汤浸，去皮尖双仁，麸炒微黄，研）一两，诃黎勒皮一两，甘草（炙微赤，锉）半两。

【用法】上为末，入杏仁同研令匀，以枣肉为丸，如半枣大。以绵裹一丸，含咽津，不拘时候。

【主治】咳嗽上气，心膈烦闷，胸中不利。

【备注】《普济方》无皂荚子仁，有白芥子。

方二

【方源】（明）徐春甫《古今医统大全》卷四十六。

【组成】百合、百药煎、杏仁（去皮尖）、诃子、薏苡仁各等分。

【用法】上为末，鸡子清为丸，如弹子大。临卧噙化一丸。

【主治】①《古今医统大全》：失声不语。②《景岳全书》：肺燥失声不语。

百合粥

【方源】（明）徐春甫《古今医统大全》卷八十七。

【组成】生百合一升，蜜一两。

【用法】用水煮熟，投入将熟粥罐中，每碗用二合，空心食。

【功用】补肺止嗽。

百花煎

【方源】（宋）王怀隐《太平圣惠方》卷六。

【组成】白蜜五合，生地黄汁三合，生姜汁一合，黄牛乳五合，藕汁三合，秦艽（去苗）一两，白茯苓一两，柴胡（去苗）一两，干柿（煮软，细研如糊）五枚，杏仁（汤浸，去皮尖双仁，麸炒微黄）二两，黄明胶（捣碎，炒令黄燥）五两。

【用法】上为散，与蜜及诸药汁兼干柿，同于银锅子内，以慢火煎成膏，别收于盒器中。每服一茶匙，以粥饮调下，不拘时候。

【主治】肺壅热，吐血后咳嗽、虚劳少力。

百花煎丸

【方源】（宋）张锐《鸡峰普济方》卷十一。

【组成】人参、紫菀、阿胶、百部、款冬花、山药、天门冬、麦门冬、贝母各一两，甘草四两，杏仁半斤，蜡二十两。

【用法】上为细末，熔蜡为丸，如弹子大。每服一丸，水一盏，煎至七分，和滓，食后热服。

【主治】肺虚客热，咳嗽气急，胸中烦悸，肢体倦疼，咽干口燥，多唾痰沫，或有恶物，肌瘦发热，减食嗜卧。

百花散

【方源】（金）张从正《儒门事亲》卷十五。

【组成】黄柏、桑白皮（用蜜涂，慢火炙黄色为度）各等分。

【用法】上为细末。每服一二钱，水一盏，入糯米二十粒，同煎至六分，以款冬花烧灰六钱，搅在药内同调，温服之。

【主治】妇人产中咳嗽。

百花汤

【方源】（明）朱橚《普济方》卷一五七引《十便良方》。

【组成】杏仁四两，生姜（研取汁，与杏仁同研细）四两，白蜜半斤。

【用法】上同搅拌匀，以瓷器盛，蒸熟。柳木匙捞，候成膏。每以沸汤点一匙头，温水送下。

【主治】肺气不顺，咳嗽气逆，胸膈不利。

【备注】本方方名，据剂型当作“百花膏”。

百花丸

【方源】（宋）严用和《济生方》卷二。

【组成】款冬花、百合（蒸、焙）各等分。

【用法】上为细末，炼蜜为丸，如龙眼大。每服一丸，食后、临卧细嚼，姜汤咽下；噙化尤佳。

【主治】①《济生方》：喘嗽不已，或痰中有血。②《丸散膏丹集成》：七情内伤，酒色无节，虚火妄动，午后虚潮，口干声哑，诸虚百损。

【方论选录】《医方集解》：此手太阴药也。款冬泻热下气，清血除痰，百合润肺宁心、补中益气，并为理嗽要药。

【备注】本方原名百花膏，与剂型不符，据《症因脉治》改。

百解散

【方源】（宋）张锐《鸡峰普济方》卷五。

【组成】柴胡、前胡、羌活、独活、桔梗、枳壳、人参、茯苓、甘草、川芎、陈皮、杏仁各一两。

【用法】上为粗末。每服二钱，水一盏，加生姜三片，煎至五分，去滓温服。加薄荷三叶煎为佳。

【主治】风寒咳嗽，鼻塞声重，风痰头痛，呕逆寒热。

百劳煎

【方源】（宋）张锐《鸡峰普济方》卷九。

【组成】杏仁半斤。

【用法】上取杏仁于瓶内，以童便二升，浸七日，泻出，去小便，以暖水淘过，于沙盆内研如泥，别用埚瓶，以小便三升，煎之如膏。量其轻重，食上熟水调一匙至半匙，室女、妇人服之妙。以炒面和膏为丸尤佳，食后白汤送下。

【主治】劳嗽，旦轻夕重，憎寒壮热，少喜多嗔，忽进忽退，面色不润，积渐少食，必入肺，脉紧浮者。

百劳散

【方源】刘完素《黄帝素问宣明论方》卷九贾同知引康少尹方，名见《本草纲目》卷二十三。

【组成】罂粟壳（醋炒，取一两）二两半，乌梅半两。

【用法】上为末。每服二三钱，沸汤点，食后服，一日三次。

【主治】①《黄帝素问宣明论方》：咳嗽。②《本草纲目》：咳嗽多年，自汗。

百灵丸

【方源】（清）梅启照《梅氏验方新编》卷一。

【组成】猪牙皂一两，真麝香一钱，梅花、冰片各一钱，射干片一两五钱，炒牛蒡子一两五钱，大玄参三两，苦桔梗二两，净滑石八两，净雄黄二钱，生甘草一两。

【用法】上为末，用好醋及冰糖汁炼为丸，如高粱子大。每服一钱，小儿七分。

【主治】一切咽喉急症。

【宜忌】虚弱者忌用。

百伤饮

【方源】（元）曾世荣《活幼心书》卷下。

【组成】干葛三两，净香附二两，升麻（净洗）、青皮（去白）、陈皮（去白）、谷芽（净洗，焙干）、麦芽（净洗，焙干）、桔梗（锉，炒）、紫苏（和根）、缩砂仁、甘草、神曲（炒）、赤芍药各一两，麻黄（不去根节）、枳壳（切片，麸炒微焦）各七钱半。

【用法】上㕮咀。每服二钱，水一盏，煎七分，不拘时候温服；或加生姜、葱白同煎。

【主治】感冒风寒邪气，不拘冷热二证。

【宜忌】慢惊、慢脾不用。

【加减】有积，加水、酒曲；热旸，添灯心、竹叶。

百霜丸

【方源】（明）朱橚《普济方》卷六十四。

【组成】釜底百草霜不拘多少。

【用法】上为细末，炼蜜为丸，如龙眼大。每服一丸，新汲水化开灌下。甚者，不过三丸即愈。

【主治】咽喉中结块核，不通水食，危困欲死。

百药煎散

【方源】（清）程国彭《医学心悟》卷三。

【组成】百药煎五钱，硼砂一钱五分，甘草二钱。

【用法】上为末。每服一钱，米饮调，食后细细咽之。

【主治】咽痛。

柏花丸

【方源】（清）杨龙九《囊秘喉书》

卷下。

【组成】贝母四钱，川柏（蜜炙）一钱，百合二钱，款冬花二钱五分，冰片三分。

【用法】上为末，炼蜜为丸，如青豆大。每服一丸。

【主治】肺热咳嗽。

柏姜散

【方源】（清）余春泽《喉证指南》卷四。

【组成】黄柏二钱，干姜八分。

【用法】合焙成炭（存性），研极细末。吹之。

【主治】喉证，阴虚火盛。

柏母丸

【方源】（清）杨龙九《囊秘喉书》卷下。

【组成】贝母六钱，川柏（蜜炙）一两，冰片一钱。

【用法】上为末，炼蜜为丸，如青豆大。每服一丸。

【主治】痰火郁结，咽喉不利。

柏枝饮

【方源】（明）秦景明《幼科折衷》卷上。

【组成】干柏枝、干藕节（一方加白芍、犀角汁同服）。

【用法】上为末。入蜜，沸汤调服。

【主治】久嗽气逆，面目浮肿，吐血衄血。

柏子仁丸

【方源】（宋）王怀隐《太平圣惠方》卷四十六，名见《普济方》卷一五九。

【组成】柏子仁一两，五灵脂一两，甜葶苈（隔纸炒令黄色）一两，虾蟆头（烧灰）一个，杏仁（汤浸去皮尖双仁，麸炒微黄）一两。

【用法】上为细末，炼蜜为丸，如梧桐子大。每服二十丸，温粥饮送下，日三四服。

【主治】久嗽，肌体虚羸，不思饮食。

败毒散

【方源】（清）景日昣《嵩崖尊生全书》卷十。

【组成】羌活、独活、前胡、柴胡、枳壳、茯苓、川芎、干葛、甘草、桔梗。

【主治】感冒声哑，咳嗽。

败毒饮

【方源】（清）吴杖仙《医方絜度》卷二。

【组成】紫荆皮、羚羊角各二钱，薄荷、甘草各七分，牛蒡子三钱。

【用法】捣以水入羚角，煮一沸。内诸药，俟再沸，入薄荷叶，温服取微汗。

【主治】风温内袭，胸膈赤痛，身热咳嗽。

败龟散

【方源】（宋）孙用和《传家秘宝脉证口诀并方》。

【组成】败龟（醋炙）、虎骨（酒炙）各半两，官桂、木香各一两，海桐皮、防风各半两，酸枣仁、黄芪、大腹（连皮）、麻黄（去根节）、牛膝各一两，当归、芍药、木通各半两（一方加柴胡、熟地黄各半两）。

【用法】上为末。每服三钱，水一盏，入青蒿、乌梅各少许，同煎至七分，去滓温服。

【主治】一切风虚劳气，喘嗽发热。

ban

斑龙丸

【方源】（清）何京《文堂集验方》卷三。

【组成】天竺黄、辰砂、胆星（姜汁炒）、枳壳、茯苓、硼砂各一两，琥珀七钱，山药二两，沉香、雄黄各五钱，麝香三分。

【用法】上为极细末，甘草一斤，煮浓汁为丸，如芡实大，金箔为衣，阴干，收贮瓷器内。每服一丸，薄荷或灯心汤送下。

【主治】小儿一切内热潮热，神昏不宁，咳嗽痰涎及惊风惊搐。

半丁丸

【方源】（元）曾世荣《活幼口议》卷十九。

【组成】半夏（半服者汤洗七次，为末）半两，丁香（重碾碎）一钱。

【用法】上将半夏末水搜作剂，包丁香，再以面裹煨令熟，去面为末，生姜自然汁为丸，如麻子大。每服三二十丸，淡生姜汤送下。

【主治】婴孩小儿风痰在膈，痰盛咳嗽，作热烦闷，神不安稳，睡眠不宁，可进饮食或欲饮食，食之即呕。

半瓜丸

【方源】（明）李梴《医学入门》卷七。

【组成】半夏、瓜蒌仁各五两，贝母、桔梗各二两，枳壳一两半，知母一两。

【用法】上为末，生姜汁浸，蒸饼糊为丸，如梧桐子大。每服五七十丸，生姜汤送下。

【主治】痰嗽。

半黄丸

【方源】（清）沈金鳌《杂病源流犀烛》卷一。

【组成】黄芩一两半，南星、半夏各一两。

【用法】姜汁打糊为丸。姜汤下三五十丸。

【主治】热痰嗽。热痰留滞于内，咳嗽面赤，胸满，胸腹胁常热，惟足乍有时冷，其脉洪滑者。

半角丸

【方源】（宋）孙用和《传家秘宝脉证口诀并方》卷下。

【组成】蛤蚧（涂酥炙）二对，人参、芸桔梗、知母、紫苏、猪牙皂角（酥炙）、甜葶苈（炒）各六分，鳖甲（酥炙）八分，槟榔、白前各六分，柴胡八分，汉防己、杏仁（炒，去皮尖）、羚羊角（炒）、郁李仁（炒，去皮）、紫菀、猪苓各六分。

【用法】上为末，炼蜜为丸，如梧桐子大。每服十丸至十五丸，食后煎糯米、人参汤送下，一日二三次。

【主治】肺劳嗽久患，咯吐脓血，及暴嗽，肺痿羸瘦，涎涕稠黏。

半金丹

【方源】（清）施猷《痧喉证治汇言》。

【组成】巴豆（去壳，三生四熟）七粒，明雄黄（皂子大许），蝉肚郁金一枚。

【用法】上为极细末。每服二分，茶调下。

【主治】缠喉风，急喉痹，牙关紧急，痰涎壅盛。

半金散

【方源】（宋）佚名《小儿卫生总微论方》卷六。

【组成】乌蛇肉（酒浸，去皮骨，焙）一两，天麻一两，全蝎（去毒、炒）一两，僵蚕（去丝嘴，炒，为末）一两，朱砂（研飞）半两，龙脑（研）一钱。

【用法】上为末，拌匀细。每服半钱，温汤调下，不拘时候。

【主治】心肺中风，昏困不省，心胸满闷，抽掣短气，汗出不休。

半苏丸

【方源】（明）孙一奎《赤水玄珠》卷十一。

【组成】半夏、紫苏叶各等分。

【用法】上为末，加蛤粉、神曲、蚬壳灰各等分，为末，以桃仁泥五钱，瓜蒌瓤一枚为丸。先服三拗汤三帖，却服此三十丸，临卧白汤送下。

【主治】夏月无汗成久嗽病。

【备注】本方原名半苏散，与剂型不符，据《古今图书集成·医部全录》改。

半夏肺痿汤

【方源】（唐）王焘《外台秘要》卷十引《删繁方》。

【组成】半夏（汤洗）一升，母姜一斤，橘皮一斤，白术八两，桂心四两。（一方有桑白皮一升）

【用法】上切，以水九升，煮取三升，去滓，分温三服。

【主治】虚寒喘鸣多饮，逆气呕吐。

【宜忌】忌羊肉、饧、桃李、雀肉、生葱。

半夏甘桂汤

【方源】（清）刁步忠《喉科家训》卷二。

【组成】桂枝、半夏、茯苓、桔梗、米仁、骨脂、干姜、泽泻。

【用法】水煎服。

【主治】少阴伤寒，咽痛，下痢，脉沉细，舌白不渴。

半夏瓜蒌丸

【方源】（金）刘完素《黄帝素问宣明论方》卷九。

【组成】半夏（生姜制）、瓜蒌、杏仁（去皮尖）、麻黄、白矾（枯称）、款冬花各等分。

【用法】上为末，生姜汁打面糊为丸，如梧桐子大。每服二十丸，煎生姜汤送下，不拘时候。

【主治】远近痰嗽，烦喘不止者。

半夏桔梗汤

【方源】（宋）赵佶《圣济总录》卷六十五。

【组成】半夏（浆水煮四五沸，切，焙）三钱，桔梗（炒）、桑根白皮（锉，炒）、天南星（洗过）各一两。

【用法】上为粗末，每服二钱匕，水二盏，加生姜一枣大（细切），同煎至半盏，去滓，食后、临卧温服。

【主治】脾肺寒热劳咳，痰盛呕哕。

半夏橘皮汤

【方源】（宋）赵佶《圣济总录》卷六十五。

【组成】半夏（汤洗十次，切，焙）、陈橘皮（汤浸，去白，焙）、杏仁（去皮尖双仁，麸炒，别研）各一两，麻黄（去根节）、赤茯苓（去黑皮）、柴胡（去苗）各一两一分，生姜（切，焙）、甘草（炙，锉）各半两。

【用法】上为粗末。每服三钱匕，水一盏，煎至六分，去滓温服，不拘时候。

【主治】脾咳。

半夏利膈丸

方一

【方源】（元）许国桢《御药院方》卷五。

【组成】黑牵牛（一半生，一半炒）四两，皂角（不蛀肥者，去皮子，酥涂炙）二两，槐角子半两，齐州半夏（汤浸洗七次，切，焙干）一两，青橘皮（汤浸，去瓤称）二两，槟榔（面裹煨熟，锉）一两。

【用法】上为细末，生姜自然汁打面糊为丸，如梧桐子大。每服二十丸，食后生姜汤送下。如要疏风痰，加至四五十丸。

【主治】①《御药院方》：风上攻，痰实喘满咳嗽。②《普济方》引《德生堂方》：风痰、酒痰、茶痰、食痰、气痰诸痰为苦，致令手臂、肩背、胸膈俱痛，吐出痰如结核，黑色腥臭者。

方二

【方源】（元）许国桢《御药院方》卷

五。

【组成】白术、人参、白茯苓（去皮）、白矾（生）、滑石、贝母各一两，天南星（生用）一两半，白附子（生）二两，半夏（汤洗）三两。

【用法】上为细末，水面糊为丸，如梧桐子大。每服三十丸，食后生姜汤送下。

【功用】止嗽化痰。

【主治】风痰郁甚，头疼目眩，咽膈不利，涕唾稠黏，胸中烦满，酒癖停饮，呕逆恶心，胁下急痛，腹中水声，神思昏愦，心忪面热。

方三

【方源】（明）朱橚《普济方》卷一〇四引《医方集成》。

【组成】防风（去芦头）、半夏（汤洗七遍去滑）各一两。

【用法】上为末，入膏中，和捣百余杵，为丸如梧桐子大。每服十丸，以荆芥、薄荷汤送下，不拘时候。

【功用】止嗽化痰。

【主治】风痰壅甚，头疼目眩，咽膈不利，涕唾稠黏，胸中烦满，酒癖停饮，呕逆恶心，胁下急痛，肠中水声，神思昏愦，心忪面热。

半夏散

方一

【方源】（汉）张仲景《伤寒论》。

【组成】半夏（洗）、桂枝（去皮）、甘草（炙）各等分。

【用法】上三味，各别捣筛已，合治之。每服方寸匕，白饮调下，一日三次。

【主治】少阴病，咽中痛。

【方论选录】《伤寒集注》：方有执曰，此以风邪热甚，痰上壅而痹痛者言也。故主之以桂枝祛风也，佐之以半夏消痰也，和之以甘草除热也。

方二

【方源】（宋）刘昉《幼幼新书》卷十六引丁时发方。

【组成】半夏（姜制）一两，贝母三分，柴胡、杏仁、川升麻、桑白皮（炙）、地骨皮、款冬花、麦门冬、马兜铃、青橘皮各半两，甘草（炙）一分。

【用法】上为末。每服一钱，薄荷一叶，绵裹，水一盏，加生姜一片，大枣半个，煎五分，盏盛放火上，时时温服。

【功用】止泻润肺。

【主治】肺热咳嗽。

方三

【方源】（宋）王怀隐《太平圣惠方》卷六。

【组成】半夏（汤洗七遍去滑）半两，细辛三分，桔梗（去芦头）半两，杏仁（汤浸，去皮尖双仁，麸炒微黄）三分，陈橘皮（汤浸，去白瓤，焙）一两，麻黄（去根节）三分，桂心二两，前胡（去芦头）半两，枳壳（麸炒微黄，去瓤）半两，紫菀（洗去苗土）半两，桑根白皮（锉）半两，贝母（煨令微黄）半两，柴胡（去苗）半两，甘草（炙微赤，锉）一分，木通（锉）半两，诃黎勒皮半两。

【用法】上为散。每服四钱，以水一中盏，加生姜半分，大枣三个，煎至六分，去滓稍热服，不拘时候。

【主治】肺脏外伤风冷，声嘶言不能出，胸膈气滞。

【宜忌】忌生冷、热面。

方四

【方源】（宋）王怀隐《太平圣惠方》卷六。

【组成】半夏（汤洗七遍去滑）一两，木香半两，人参（去芦头）一两，槟榔三分，桔梗（去芦头）半两，陈橘皮（汤浸，去白瓤，焙）二分，前胡（去芦头）一两，赤茯苓二两，桂心半两，旋覆花半两，麦门冬（去心）一两，枇杷叶（拭去毛，炙微黄）三分，细辛三分，甘草（炙微赤，锉）

半两，枳壳（麸炒微黄，去瓤）二两。

【用法】上为散，每服三钱，以水一中盏，加生姜半分，煎至六分，去滓温服，不拘时候。

【主治】肺脏久积痰毒于胸膈不散，少思饮食。

【宜忌】忌炙煿、热面、猪犬肉。

方五

【方源】（宋）王怀隐《太平圣惠方》卷四十六。

【组成】半夏（汤洗七遍去滑）一两，前胡（去芦头）一两，紫菀（去苗土）一两，陈橘皮（汤浸，去白瓤，焙）三分，人参（去芦头）三分，诃黎勒皮三分，杏仁（汤浸，去皮尖双仁，麸炒微黄）三分。

【用法】上为散。每服三钱，以水一中盏，加生姜半分，煎至六分，去滓温服，不拘时候。

【主治】咳嗽呕吐，心胸满闷，不下饮食。

方六

【方源】（宋）王怀隐《太平圣惠方》卷八十三。

【组成】半夏（汤洗七遍去滑）一分，桂心一分，紫菀（洗去苗土）半两，细辛一两，五味子半两，甘草（炙微赤，锉）半两。

【用法】上为粗散，每服一钱，以水一小盏，加生姜少许，煎至五分，去滓温服，不拘时候。

【主治】小儿咳逆上气，心胸痰壅，不欲乳食。

方七

【方源】（朝鲜）金礼蒙《医方类聚》卷二四五引《医林方》。

【组成】苍耳子、半夏各等分。

【用法】上打破，炒黄色，为细末。每服一钱，猪靥子一个，灯焰上烧热，与药在上，又烧三四次，临卧口中噙之。

【主治】小儿嘎病，咽喉中有声者。

半夏汤

方一

【方源】（汉）张仲景《伤寒论》。

【组成】半夏（洗）、桂枝（去皮）、甘草（炙）各等分。

【用法】以水一升，煎七沸，纳散两方寸匕，更煮三沸，下火令小冷，少少咽之。

【主治】少阴客寒咽痛，伏气咽痛。①《伤寒论》：少阴病，咽中痛。②《类证活人书》：伏气之病，谓非时有暴寒中人，伏气于少阴经，始不觉病，旬日乃发，脉微弱，法先咽痛，似伤寒，非喉痹之病，次必下利者。③《伤寒来苏集》：少阴病，咽中痛，恶寒呕逆。④《伤寒经注》：少阴病，为寒邪所客，痰涎壅塞，其人但咽痛而无燥渴、心烦、咽疮、不眠诸热证。

【方论选录】①《古方选注》：少阴之邪，逆于经脉，不得由枢而出，用半夏入阴散郁热，桂枝、甘草达肌表，则少阴之邪，由经脉而出肌表，悉从太阳开发，半夏治咽痛，可无劫液之虞。②《伤寒经注》：方中半夏辛温涤痰，桂枝辛热散寒，甘草甘平缓痛。

方二

【方源】（唐）孙思邈《备急千金要方》卷十七。

【组成】半夏一升，生姜一斤，桂心四两，甘草、厚朴各二两，人参、橘皮、麦门冬各三两。

【用法】上㕮咀。以水一斗，煮取四升，分四服。

【主治】肺劳虚寒，心腹冷，气逆游气，胸胁气满，从胸达背痛，忧气往来，呕逆，饮食即吐，虚乏不足。

【方论选录】《千金方衍义》：劳乏而胸中阳气不布，浊阴上攻逆满，原非本虚之谓，故用参、桂、姜、半温中，麦冬、甘草滋肺，即兼厚朴、橘皮开泄滞气，胸中阳气得人参、姜、桂守护之力，则浊阴不复上矣。

方三

【方源】（宋）刘昉《幼幼新书》卷三十四引《婴孺方》。

【组成】半夏八个，棘刺（西者）半升，麦门冬半两，人参、甘草（炙）各一两。

【用法】上切。水三升，煮一升，稍稍服。

【主治】咽喉不利。

方四

【方源】（宋）沈括、苏轼《苏沈良方》卷五。

【组成】齐州半夏（炮裂，四破之）七枚，皂角（去皮，炙）一寸半，甘草一寸，生姜二指大。

【用法】水一碗，煮去半，顿服。

【功用】①《苏沈良方》：急下涎。②《普济方》引《仁存方》：定喘下痰。

方五

【方源】（宋）赵佶《圣济总录》卷二十四。

【组成】半夏（汤洗去滑，炒）一两，附子（炮裂，去皮脐）半两，款冬花、麻黄（去根节）各一两，干姜（炮）一分。

【用法】上锉，如麻豆大。每服三钱匕，水一盏，加生姜（拍碎）半分，同煎至六分，去滓，食后温服。

【主治】伤寒咳嗽，头痛。

方六

【方源】（宋）赵佶《圣济总录》卷四十八。

【组成】半夏（生姜汤洗七遍去滑）、麦门冬（去心，焙）各一两半，升麻、前胡（去芦头）各一两，槟榔（锉）二枚，陈橘皮（汤浸，去白，焙）、大黄（蒸三度，炒）各半两，竹叶（水洗）三十片，生地黄三两。

【用法】上㕮咀，如麻豆大。每服五钱匕，水二盏，加生姜（拍碎）一枣大，同煎至一盏，去滓温服，一日二次。

【主治】肺气胀满，咳嗽痰壅，四肢痿弱，积渐虚羸。

方七

【方源】（宋）赵佶《圣济总录》卷五十四。

【组成】半夏（汤洗去滑七遍，焙）二两半，干姜（炮）二两，麻黄（去根节，煮去沫，焙）、枳实（去瓤，麸炒）、前胡（去芦头）、泽泻（锉）、杏仁（去皮尖双仁，炒）各一两半，细辛（去苗叶）一两。

【用法】上为粗末。每服三钱匕，入竹叶少许，水一盏半，煎至八分，去滓温服，一日三次，不拘时候。

【主治】三焦咳，腹满不欲食。

方八

【方源】（宋）赵佶《圣济总录》卷六十六。

【组成】半夏（汤洗七遍，姜汁制，焙）、前胡（去芦头）、紫菀（去苗土）各一两，人参、诃黎勒（煨，取皮）、杏仁（去皮尖双仁，炒）各三分。

【用法】上为粗末。每服三钱匕。水一盏，加生姜（拍碎）一枣大，煎至六分，去滓温服，不拘时候。

【主治】咳嗽呕吐，心胸满闷，不下饮食。

方九

【方源】（宋）赵佶《圣济总录》卷七十一。

【组成】半夏（汤洗七遍，焙干）、桑根白皮（炙，锉）、细辛（去苗叶）、前胡（去芦头）各一两半，桔梗（炒）、甘草（炙，锉）、贝母（去心）、柴胡（去苗）、人参、诃黎勒（微煨，去核）、白术各一两。

【用法】上为粗末，每服三钱匕，水一

盏，加大枣（擘破）三个，生姜（拍碎）半分，煎至七分，去滓温服，食后、夜卧各一次。

【主治】肺积，息贲咳嗽。

方十

【方源】（宋）赵佶《圣济总录》卷八十八。

【组成】半夏（汤洗去滑，焙）、桔梗（锉）各三分，槟榔（煨，锉）二枚，桑根白皮（炙，锉）、百部（焙）、贝母（去心，炒）、甘草（炙，锉）、款冬花、吴茱萸（水浸一宿，焙干，炒）、紫菀（去苗土）各半两，泽漆叶、旋覆花各一分。

【用法】上为粗末。每服三钱匕，水一盏，加生姜（拍碎）半分，大枣（擘）二个，煎至七分，去滓，空腹温服，日午、夜卧再服。

【主治】虚劳上气咳嗽，兼肺劳涕唾稠黏，及有脓血，皮肤干焦，作则寒热，饮食不下，喘息不调，日渐瘦悴，坐卧不得。

方十一

【方源】（宋）赵佶《圣济总录》卷九十二。

【组成】半夏（汤洗去滑，焙干）三两，川芎、细辛（去苗叶）、附子（炮裂，去皮脐）、干姜（炮）、人参、当归（切，焙）各一两半，桂（去粗皮）、甘草（炙，锉）、白茯苓（去黑皮）各一两，杏仁（汤浸，去皮尖双仁，生研）三十枚。

【用法】上锉，如麻豆大。每服五钱匕，水一盏半，加生姜（拍碎）一枣大，煎至一盏，去滓，分温二服，早、晚、食后各一次。

【功用】止痛益气。

【主治】脉极虚寒，咳嗽心痛，喉中介介如梗，甚则咽肿喉痹。

方十二

【方源】（宋）赵佶《圣济总录》卷一二三。

【组成】半夏（汤浸去滑七遍）二两，射干、干姜（炮）、紫菀（去苗土）、桂（去粗皮）、当归（切，焙）、陈橘皮（汤浸，去白，焙）、独活（去芦头）各一两。

【用法】上为粗末。每服五钱匕，水一盏半，煎至一盏，去滓温服。

【主治】咽喉生疮，嗽唾如鲠，语声不出。

方十三

【方源】（宋）赵佶《圣济总录》卷一二四。

【组成】半夏（汤洗七遍，切，焙）一两，人参、甘草（炙，锉）、天花粉（锉）、桂（去粗皮）各三分，石膏一两一分，小麦一两半，赤小豆一分，吴茱萸（汤洗，焙干）一两半。

【用法】上锉，如麻豆大。每服五钱匕，水一盏半，加生姜三片，大枣（擘破）二个，同煎至八分，去滓温服。

【主治】咽喉中如有物妨闷。

方十四

【方源】（宋）赵佶《圣济总录》卷一六四。

【组成】半夏（生姜汁淹浸一宿，切，焙）半两，贝母（去心）一两，柴胡（去苗）一两，猪牙皂荚（炙，去皮）、甘草（炙）各半两。

【用法】上为粗末。每服三钱匕，水一盏，加生姜五片，同煎七分，去滓温服，不拘时候。

【主治】产后咳嗽痰壅。

方十五

【方源】（宋）朱佐《类编朱氏集验医方》卷五。

【组成】半夏（每个切作四块，煨）二十一个，姜（煨）一块，甘草（煨）一寸，皂角（煨，无虫蛀者，去皮）一寸。

【用法】上为粗末。水二碗，煎一碗服。

【主治】嗽。

半夏丸

方一

【方源】（唐）孙思邈《备急千金要方》卷五，名见《古今图书集成·医部全录》卷四二二。

【组成】半夏（去皮，河水洗六七度，完用）二斤，白矾（末之）一斤，丁香、甘草、草豆蔻、川升麻、硼砂（粗捣）各四两。

【用法】上七味，以好酒一斗与半夏拌，和匀同浸，春、冬三七日，夏、秋七日，密封口，日足取出，用冷水急洗，风吹干。每服一粒，嚼破，用姜汤送下，或干吃。候六十日干，方得服。

【主治】大人、小儿咳逆上气。

方二

【方源】（宋）陈师文《太平惠民和剂局方》卷四。

【组成】白矾（枯过）十五两，半夏（汤洗去滑，姜汁罨一宿）三斤。

【用法】上为细末，生姜自然汁为丸，如梧桐子大。每服二十丸，加至三十丸，食后、临卧时生姜汤送下。

【主治】肺气不调，咳嗽喘满，痰涎壅塞，心下坚满，短气烦闷，及风壅痰实，头目昏眩，咽膈不利，呕吐恶心，神思昏愦，心忪而热，涕唾稠黏。

方三

【方源】（宋）刘昉《幼幼新书》卷十六引丁时发方。

【组成】半夏、南星（皂角煮）各一两，白矾、川乌头（炮）各一分。

【用法】上为末，生姜自然汁为丸，如绿豆大。每服十丸，生姜汤送下。

【主治】久嗽，痰吐，头疼。

方四

【方源】（宋）刘昉《幼幼新书》卷十六引丁时发方。

【组成】大萝卜一个，半夏半两，朱砂、雄黄各一钱。

【用法】大萝卜一个开小窍成罐，入半夏在内，好醋煮透赤色，取出，细研萝卜、半夏如泥，入别研朱砂、雄黄各一钱为丸，如绿豆大。每服五七丸至十丸，生姜汤送下。

【主治】痰鸣涎响，咳嗽喘逆。

方五

【方源】（金）刘完素《素问病机气宜保命集》卷下。

【组成】半夏（汤洗，切）一两，雄黄（研）三钱。

【用法】上为细末，生姜汁浸，蒸饼为丸，如梧桐子大。每服三十丸，生姜汤送下。小儿丸如黍米大。

【主治】因伤风而痰作喘逆，兀兀欲吐，恶心欲倒。

方六

【方源】（宋）唐慎微《证类本草》卷八引杨文蔚方，名见《御药院方》卷五。

【组成】瓜蒌（肥实大者，割开，子净洗，捶破，皮细切，焙干），半夏（汤洗十遍，捶破，焙干）四十九个。

【用法】上为末，用洗瓜蒌熟水并瓤同熬成膏，研细为丸，如梧桐子大。每服二十丸，生姜汤送下。

【功用】利胸膈。

【主治】痰嗽。

方七

【方源】（宋）王怀隐《太平圣惠方》卷四十六。

【组成】半夏（汤洗七遍去滑）二分，诃黎勒皮一两，款冬花三分，桂心半两，附子（炮裂，去皮脐）一两，紫菀（去苗土）一两，人参（去芦头）三分，枳壳（麸炒微黄，去瓤）一两，陈橘皮（汤浸，去白瓤，焙）一两，甘草（炙微赤，锉）二分，杏仁（汤浸，去皮尖双仁，麸炒微黄，研如膏）一两。

【用法】上为末，炼蜜为丸，如梧桐子大。每服三十丸，以生姜汤送下，不拘时候。

【主治】咳嗽痰滞，呕吐不下食。

方八

【方源】（宋）严用和《济生方》卷二。

【组成】瓜蒌子（去壳别研）、半夏（汤泡七次，焙，取末）各一两。

【用法】上为末，和匀，生姜自然汁打面糊为丸，如梧桐子大。每服五十丸，食后用生姜汤送下。

【主治】肺脏蕴热，痰嗽，胸膈塞满。

方九

【方源】（宋）杨士瀛《仁斋直指方论》卷七。

【组成】圆白半夏、老生姜（捣如泥，焙干）各等分。

【用法】上为末，煮姜汁糊为丸，如梧桐子大。每服三十丸，生姜汤送下。

【功用】消下痰涎。

方十

【方源】（宋）赵佶《圣济总录》卷六十四。

【组成】半夏（汤洗七遍，焙）五两，皂荚（去皮子，捶碎，水一升煮，焙）五挺，生姜（切，焙）五两。

【用法】上为末，入生姜汁，炼蜜为丸，如梧桐子大。每服二十丸，食后炮皂荚汤送下。

【主治】膈痰结实，胸中痞闷，咳嗽喘急。

方十一

【方源】（宋）赵佶《圣济总录》卷六十五。

【组成】半夏（去脐，浆水五升、生姜半斤薄切，甘草、桑白皮一两，锉，银石铫内慢火煮一复时，只取半夏，余药不用）六两，郁李仁（去皮尖，焙）一两，青橘皮（汤浸去白，焙）、木香、槟榔（锉）各一分。

【用法】上为末，面糊为丸，如碗豆大。每服十丸，稍加至二十丸，食后、临卧淡生姜汤送下。

【功用】化痰涎，止咳嗽。

【主治】胸膈热壅。

方十二

【方源】（宋）赵佶《圣济总录》卷六十六。

【组成】半夏曲（炒）二两，白茯苓（去黑皮）一两，干姜（炮）、丁香、矾石（熬令汁枯）各半两。

【用法】上为细末，生姜汁煮面糊为丸，如梧桐子大，每服二十丸，温米饮送下，一日三次。

【主治】肺胃有寒，咳嗽呕吐。

方十三

【方源】（宋）赵佶《圣济总录》卷六十七。

【组成】半夏（汤浸去滑，生姜汁制，切，焙）、紫菀（去苗土）、桑根白皮（锉）各一两，款冬花、射干、陈橘皮（汤浸去白，焙）、百部、五味子各三分，细辛（去苗叶）半两，赤茯苓（去黑皮）、贝母（炒，去心）各三分，皂荚（酥炙黄，去皮子）三分，杏仁（汤浸，去皮尖双仁）一两半。

【用法】上为末，炼蜜为丸，如梧桐子大。每服三十丸，食后煎灯心、生姜、枣汤送下，一日二次。

【主治】上气咳嗽，喉中作声，坐卧不得。

方十四

【方源】（宋）赵佶《圣济总录》卷一七五。

【组成】半夏（圆大者，汤洗七遍，切；生姜汁浸一宿，焙）七枚，定粉

（研）、白矾（烧令汁尽）各一钱。

【用法】上为末，面糊为丸，如麻子大。每服三丸至五丸，食后浓煎白茅根汤送下。

【主治】小儿痰嗽。

方十五

【方源】（元）危亦林《世医得效方》卷十一。

【组成】半夏五两，白矾（枯过）一两二钱半，人参一两。

【用法】上为末，生姜自然汁糊为丸，如粟米大。每服二十丸，食后、临卧生姜汤送下。

【主治】风壅痰盛，咽膈不利。

方十六

【方源】（朝鲜）金礼蒙《医方类聚》卷一一七引《神巧万全方》。

【组成】半夏三分，诃黎勒皮、紫菀、附子、枳壳、杏仁、黄芪、陈橘皮（去瓤）各一两，肉桂半两，人参、甘草（炙赤）、款冬花各三分。

【用法】上为末，炼蜜为丸，如梧桐子大。每服二十丸，生姜汤送下。

【主治】脾嗽，痰滞呕吐，不下食。

方十七

【方源】（明）武之望《济阳纲目》卷二十四。

【组成】半夏（香油炒）不拘多少。

【用法】上为末，粥为丸，如梧桐子大。每服三五十丸，生姜汤送下。

【主治】湿痰喘急，亦治心痛。

方十八

【方源】（明）朱橚《普济方》卷三八七。

【组成】半夏二十一粒，蓖麻子二十一粒，巴豆（去油）五两，杏仁七枚，牛蒡子一钱，鸡内金七个，皂角子七粒。

【用法】上为丸。生姜汤送下。

【主治】小儿齁䶎。

半夏温肺汤

【方源】（清）沈金鳌《杂病源流犀烛》卷一。

【组成】半夏、细辛、桂心、旋覆花、陈皮、人参、桔梗、白芍、甘草各一钱，赤苓六分，加姜五片。

【主治】胃虚冷嗽。

半夏杏仁汤

【方源】（明）芮经，纪梦德《杏苑生春》卷五。

【组成】半夏一钱，杏仁八分，枳壳五分，桔梗五分，片芩（炒）五分，紫苏五分，麻黄六分，甘草四分。

【用法】上㕮咀，加生姜五片，水煎熟，食前服。

【主治】风痰哮，喉中痰声不断者。

半杏丸

【方源】（清）李文炳《仙拈集》卷三。

【组成】半夏、杏仁（去皮尖）各等分。

【用法】上为末，生姜汁为丸，如绿豆大。每服一钱，姜汤送下。

【主治】小儿咳嗽。

bao

保安半夏丸

【方源】（金）刘完素《黄帝素问宣明论方》卷九。

【组成】半夏、天南星各半两，牵牛一两，大黄半两，黄柏一两半，蛤粉一两，巴豆四个（一方无巴豆有干姜）。

【用法】上为末，水泛为丸，如小豆大。每服十丸至十五丸，食后温水送下，一日三次。

【功用】补养气血，宣行荣卫。

【主治】久新诸嗽，或上逆涎喘，短气痰鸣，咽干烦渴，大小便涩滞，肺痿劳伤，心腹痞满急痛，隔气上实下虚，酒食积聚不消。

【宜忌】孕妇不可服。

保安散

【方源】（明）朱橚《普济方》卷六十。

【组成】石胆、硇砂。

【用法】上为细末。每用竹筒吹之，或以箸头蘸之。

【主治】喉内结核不消。

保赤丹

【方源】（民国）丁甘仁《丁甘仁家传珍方》卷四。

【组成】甘遂末三钱，朱砂一钱，熟石膏三钱。

【用法】诸药共研细末，和透，将开水一碗，用麻油滴在水面，以药末分许滴麻油上，即成丸流下。成丸服一粒，开水送下。

【主治】肺风痰喘之症。

保肺涤痰汤

【方源】（民国）吴克潜《儿科要略》第六章。

【组成】炙百部、炙紫菀各五分，旋覆花、代赭石、竹沥、制半夏、前胡、当归各二钱，川贝母、天冬各三钱。

【用法】清水煎服。

【主治】咳嗽阵作不休，面红身热，有汗不解，痛引胸背。

保肺扶脾汤

【方源】（民国）吴克潜《儿科要略》第六章。

【组成】黄芪、蛤粉、阿胶珠、百合、麦冬、潞党参、白术、茯苓各二钱，半夏、陈皮、川贝母、马兜铃各钱半，百部、紫菀各一钱。

【用法】清水煎服。

【主治】虚损咳嗽，痰时稀时浓，潮热往来，大便溏泄。

保肺扶正汤

【方源】（民国）吴克潜《儿科要略》第六章。

【组成】北沙参、人参、白术、黄芪、麦冬、川贝母、法半夏、旋覆花、化橘红、怀山药各二钱。

【用法】清水煎服。

【主治】顿咳日久，气虚而咳不止者。

保肺归血汤

【方源】（民国）吴克潜《儿科要略》第六章。

【组成】肉桂、干姜各五分，牡蛎、龙骨、党参、地榆炭、代赭石、熟地、怀山药各三钱，冬虫夏草、马兜铃、百合、燕窝、獭肝、降香各一钱。

【用法】清水文火煎服。

【主治】虚损咳嗽，痰中带血。

保肺济生丹

【方源】（清）费伯雄《医醇賸义》卷三。

【组成】天冬一钱五分，麦冬一钱五分，人参一钱，沙参四钱，五味五分，玉竹三钱，女贞子二钱，茯苓二钱，山药三钱，贝母二钱，茜草根二钱，杏仁三钱。

【用法】上加藕（切片）三两，煎汤代水煎药服。

【主治】肺虚而咳，肌表微热，神倦气短，不时火升，失血咽痛者。

保肺健脾汤

方一

【方源】（清）孟河《幼科直言》卷四。

【组成】白术（炒）七分，白芍（炒）七分，苡仁一钱，白扁豆（炒）一钱，黄芪七分，沙参八分，陈皮六分，甘草六分，当归六分，白茯苓七分。

【用法】水煎服。兼服健脾丸、八珍散。

【主治】小儿因肺经受伤，或久咳后而成肺疳，而多青白，或泄泻肚痛，或朝凉暮热；或病中服药失序，亏损脾肺。

方二

【方源】（清）孟河《幼科直言》卷五。

【组成】苡仁、白术（炒）、山药、陈皮、白茯苓、白芍（炒）、当归、桑皮。

【用法】水煎服。兼服健脾肥儿丸。

【主治】小儿顿咳日久，面色青白，身体瘦弱，或为药饵伤败元气者。

保肺祛邪汤

【方源】（民国）吴克潜《儿科要略》第六章。

【组成】炙百部、炙紫菀各五分，旋覆花、前胡、杏仁、苏子各二钱，象贝母、竹茹、天冬各三钱。

【用法】清水煎服。

【主治】流行感冒，恶寒发热，咳嗽阵作。

保肺汤

方一

【方源】（明）薛铠《保婴撮要》卷六。

【组成】山药、白茯苓、紫苏叶各一钱，白僵蚕（去丝嘴，炒）二钱，藿香五分，百部六分，黄芩、防风、杏仁（去皮尖，麸炒）各一钱，百合五分，五味子一钱，桔梗一钱。

【用法】上水煎，食后服。

【主治】肺胃受风热，痰盛咳嗽，喘吐不止，及治久嗽不愈。

方二

【方源】（清）汪绂《医林纂要探源》卷十。

【组成】金银花一两，元参八钱，人参三钱，蒲公英一钱，天花粉一钱，黄芩五分，麦门冬一钱，生甘草一钱，桔梗一钱。

【用法】分二次服。

【功用】去热解毒，佐以升散。

【主治】肺痈已溃或未溃。

方三

【方源】（清）吴谦《医宗金鉴》卷四十。

【组成】白及、薏苡仁、贝母、金银花、陈皮、苦桔梗、苦葶苈、甘草节。

【主治】肺痈吐脓血。

保肺丸

方一

【方源】（宋）佚名《小儿卫生总微论方》卷十四。

【组成】白僵蚕（去丝嘴，炒）二两，山药半两，白茯苓（去皮）一两，紫苏叶一两，藿香（去土）一两，百部半两，黄芩一两，防风（去芦）一两，杏仁（去皮尖，麸炒）一两，百合半两，五味子（去枝梗）一两。

【用法】上为细末，炼蜜为丸，如鸡头子大。每服半丸至一丸，煎桔梗汤化下，食后临卧服。

【主治】小儿肺胃风热，痰盛咳嗽喘吐，连声不止，及久嗽不愈。

方二

【方源】（明）吴球《活人心统》卷一。

【组成】知母（去毛）一两，黄芩一两，天门冬一两，五味子五分，紫菀七钱，贝母一两，真苏子（炒）二两，白茯苓一两，杏仁（炒，去皮尖）七分，桑白皮一两，生地黄五分，阿胶（炒）五分，人参三分，款冬花五分。

【用法】上为末，炼蜜为丸，如梧桐子大。每服四十丸，白汤送下。

【主治】虚损劳嗽，咳血潮热。

保肺雪梨膏

【方源】（清）俞根初《重订通俗伤寒论》引胡在滋方。

【组成】雪梨六十枚（压取汁二十杯），生地、白茅根、生藕（合取汁十杯），白萝卜、麦冬、荸荠（合取汁五杯）。

【用法】上加白蜜一斤，饴糖八两，竹沥一杯，柿霜一两，熬成膏。每于饭后及临卧取汁一杯，开水冲服。

【功用】滋液润燥，化痰保肺。

【主治】肺燥干咳失血，及肺痿出血，肺痈大势已退，余热未除。

保肺饮

方一

【方源】（明）孙文胤《丹台玉案》卷四。

【组成】白茯苓、人参、金沸草、麦门冬（去心）各一钱，辽五味二十一粒，阿胶（蛤粉炒）、紫菀各二钱。

【用法】水煎，温服。

【主治】肺气不足，因嗽久而作喘者。

方二

【方源】（明）孙文胤《丹台玉案》卷四。

【组成】知母、天门冬、五味子、川贝母、杏仁各一钱，天花粉、麦门冬、紫菀茸、款冬花、百合、桔梗、苏子、阿胶各八分。

【用法】水煎，温服。

【主治】久患咳嗽，肺金衰弱，上气喘急，口干喉哑，痰中带血丝，或咳出鲜血，或痰如灰色，肺将成痨者。

方三

【方源】（明）孙志宏《简明医彀》卷四。

【组成】人参、麦冬、薏苡仁、百部、黄芪、桑皮、五味子、当归、芍药（酒炒）、片黄芩、百合各等分。

【用法】上加生姜，煎服。

【主治】肺痿咳嗽，胸中隐痛，辟辟燥咳。

方四

【方源】（清）刘渊《医学纂要》吉集。

【组成】人参、黄芪、炙草、麦冬、北味、熟地、白芍、杏仁、阿胶。

【主治】咳嗽咯血成劳证。

保和汤

方一

【方源】（明）孙志宏《简明医彀》卷四。

【组成】知母、贝母、天冬、麦冬、冬花蕊各二钱，天花粉、苡仁、五味子、当归、生地、桔梗各一钱，甘草五分。

【用法】上加生姜一片，水煎，化入阿胶一钱、饴糖数匙服。

【主治】嗽痰肺痿诸证。

方二

【方源】（清）程国彭《医学心悟》卷三。

【组成】知母（蒸）五分，贝母二钱，天冬（去心）三钱，麦冬（去心）一钱，薏仁五钱，北五味十粒，甘草、桔梗、马兜铃、百合、阿胶（蛤粉炒成珠）各八分，薄荷二分。

【用法】水煎，加饴糖一匙，温服。

【功用】《血证论》：清火降痰。

【主治】①《医方简义》：肺痿久咳不已，时吐白沫如米粥者。②《血证论》：肺津不足，痰凝火郁，肺痿咳嗽。

【方论选录】《血证论》：肺经之津足，则痰火不生，而气冲和。若津不足，则痰凝火郁，痿咳交作，而气失其和矣。方用饴糖、甘草、阿胶，补胃以滋肺津；复加清火、祛痰、敛浮、解郁之品，凡以保护肺金，使不失其和而已。

【备注】方中天冬用量原缺，据《血证论》补。

方三

【方源】（清）武林潘《证治宝鉴》卷六。

【组成】生地、人参、茯苓、熟地、五

味子、当归、白芍、知母、黄柏、地骨皮、黄芪、赤芍、赤苓、炙草、陈皮、柴胡、萸肉、天冬、麦冬。

【用法】加生姜、大枣，水煎服。

【功用】止嗽宁肺。

【主治】虚劳咳嗽。

方四

【方源】（朝鲜）金礼蒙《医方类聚》卷一五〇。

【组成】知母、贝母、天门冬、麦门冬、款花各三钱，天花粉、薏仁、五味子各二钱，粉草、兜铃、紫菀、百合、桔梗各一钱，阿胶、当归、地黄各一分半，紫苏、薄荷各半分。

【用法】上各味依常法修制成粗末。每服用水二大盏，加生姜三片，共煎一盏，去滓，却用饴糖一匙，入药汁内服之。每日食后各进三盏。

【功用】①《医学入门》：止嗽宁肺。②《血证论》：润肺清火。

【主治】①《医方类聚》：劳证久嗽，肺燥成痿者。②《仁术便览》：咳血、呕血、吐血。

【方论选录】《血证论》：方用饴、胶、地、归、百合、百部、甘草、紫菀、花粉、款冬，大生津液以润肺；五味、天冬、知母以清肺火；犹恐外寒闭之，则火郁而不清，故佐以姜、苏、薄荷以疏解其郁；痰饮滞之，则火阻而不降，故用贝母、苡仁以导利其滞。郁解滞行，火清肺润，咳嗽愈而痿燥除。

【备注】本方改为丸剂，名“保和丸”（见《血证论》）。《十药神书》（陈修园注本）有杏仁、百部，无麦门冬。

保金汤

【方源】（清）吴澄《不居集·上集》卷十。

【组成】人参、玉竹、百合。

【用法】猪肺清汤煎服。

【主治】痰嗽喘急虚劳之人，不宜用麦冬、五味子者。

【方论选录】宏格曰：肺为娇脏，而朝百脉，一身元气所主者也。今虚劳日久，喘嗽痰多，火盛刑金，而有不利于麦冬、五味者。故以玉竹之清润，能清权衡治节之司；以人参之补阴，能益后天营卫之本；以百合之酸温，能收先天癸水之源。加以猪肺载诸药入肺，而不走他脏。三气通而三才立，则水升而火降，而痰嗽气喘自定矣。

保金丸

方一

【方源】（明）龚信《古今医鉴》卷十三引宗杏川方。

【组成】南星、半夏、白矾（生）、牙皂、巴豆（去壳，另研）、杏仁（去皮尖，另研）各等分。

【用法】上为末，合一处，再研令匀，枣肉为丸，如梧桐子大。每用三丸，针挑灯上烧存性，研烂，清茶调下。

【主治】小儿痰嗽。

方二

【方源】（清）翁藻《医钞类编》卷七。

【组成】阿胶、生地、甘草、麦冬、贝母、白及、青黛、百合。

【用法】炼蜜为丸服。

【主治】肺为虚火所逼，咳血，一点一丝。

保救丹

【方源】（宋）陈直《养老奉亲书》。

【组成】蛤蚧（如是男子患病，取雄者腰前一截用之；女子患者，取雌者腰后一截用之）一个，不蛀皂角（涂酥炙，去黑皮并子）二挺，干地黄（熟蒸如饧）一分，五味子一分、杏仁（去皮尖，用童便浸一伏时，入蜜炒黄色）一分，半夏（浆水煮三七遍）一分，丁香少许。

【用法】上为末，炼蜜为丸，如梧桐子大。每日服五丸，食前生姜汤送下。

【主治】老人秋后多发嗽，及远年一切嗽疾，并劳嗽痰壅。

保命丹

【方源】（明）龚廷贤《鲁府禁方》卷三。

【组成】朱砂、郁金、天麻各一钱，防风、粉草、僵蚕（炒去丝）、白附子、青黛、薄荷、南星（制同下）、半夏（用生姜汁浸二日，锉碎）各二钱，麝香少许，全蝎（去尾尖）一钱。

【用法】上为末，炼蜜为丸，如皂角子大。每服一丸，灯心、薄荷汤送下。

【主治】惊风发热痰嗽。

保命丹锭子

【方源】（宋）佚名《咽喉脉证通论》。

【组成】麝香（拣去毛皮，干研）三钱，辰砂（明透者，水飞净）三钱，冰片（梅花大块）一钱，珍珠（研细末）一钱，琥珀一钱，山豆根（熬汁另用）一两，文蛤（洗净，煅）一两，山慈姑（洗去毛皮，净焙）二两，雄黄（鲜明大块，研净）三钱，千金子（白者，去油）一两，红毛大戟（浙江紫大戟为上，北方绵大戟不堪用。去芦根，洗净，焙干为末）一两五钱。

【用法】上为末，以糯米粥和山豆根汁打糊为锭，每重一钱。病轻者一锭，重者连服二锭，磨服。

【功用】解诸毒。

【主治】咽喉、口齿新久肿痛。

保命人参散

【方源】（清）吴澄《不居集·上集》卷十四。

【组成】人参、白术各三钱，茯苓一钱，炙甘草五分，橘红八分，枳壳、桔梗、半夏、五味子、桑皮各七分，黄芩一钱。

【主治】咯痰带血而出。

保命散

【方源】（清）吴澄《不居集·上集》卷十四。

【组成】白术二钱，贝母一钱五分，桔梗、青皮、栀子、甘草各七分，当归一钱二分，白芍八分，丹皮、黄芩各一钱，桃仁七分。

【用法】水煎，温服。

【主治】咯痰带血。

保命丸

【方源】（宋）赵佶《圣济总录》卷八十八。

【组成】蛤蚧（如丈夫患，用雄者腰上一截；女人患，用雌者腰下一截。酥炙）一枚，皂荚（不蛀者，酥炙，去皮子）两挺，款冬花、杏仁（去皮尖，童便浸一复时，控干，蜜炒）、木香、天麻、干地黄（熟者如黑汤，研，焙）、半夏（汤洗二七遍去滑，焙）、五味子各一分，丁香半分。

【用法】上为末，炼蜜为丸，如梧桐子大。每服十五丸，加至二十丸，食后生姜汤送下。

【主治】①《圣济总录》：虚劳咳嗽，日久不愈。②《普济方》：自汗，口中无味。

保胃破痰丸

【方源】（明）朱橚《普济方》卷一五八。

【组成】天南星（生）、半夏（生）、橘红、寒水石（煅通赤）、白矾（枯）、川乌（炮，去皮脐）、白附子（生）、干姜（炮）、赤茯苓各等分。

【用法】上为末，用生姜汁煮糊为丸，如梧桐子大。每服三十丸，浓生姜汤送下，不拘时候。

【主治】肺气咳嗽，痰厥头晕，呕吐涎沫，喘满气急。

保元生脉固本汤

【方源】（清）吴谦《医宗金鉴》卷四十。

【组成】天冬、麦冬、生地、熟地、人参、黄芪、炙草、五味。

【功用】固本，调脾肺肾三经之虚。

【主治】肺脾肾虚，肺痿咳血成劳者。

保真神应丸

【方源】（明）孙文胤《丹台玉案》卷四。

【组成】辽五味（拣净）一斤，杜仲（姜汁炒）、阿胶、白术各二两，贝母、白茯苓、花椒目、荷叶（煅灰存性）各四两，怀生地（用柏子仁三钱、砂仁三钱，绢袋盛，加生地同煮，拣去柏子仁、砂仁）四两。

【用法】上为末，以黑枣肉同地黄汁为丸。每服三钱，空心白滚汤送下。

【主治】男女吐血，咳嗽气喘，痰涎壅盛，骨蒸潮热，面色萎黄，日晡面炽，睡卧不宁者。

保真汤

方一

【方源】（明）孙文胤《丹台玉案》卷四。

【组成】生地、熟地、黄芪、人参、地骨皮、白术各六分，柴胡、黄柏、橘红各五分，五味子十五粒，甘草二分，天门冬、知母、麦门冬、贝母、白茯苓各八分。

【用法】水煎，食远服。

【主治】微微干嗽，骨蒸盗汗，四肢壮热，饮食少进，气虚血亏损者。

方二

【方源】（清）陈笏庵《胎产秘书》卷下。

【组成】川芎一钱，当归、生地、白芍各二钱，麦冬一钱，天冬一钱五分，川贝、茯苓各五分，桔梗八分，五味十粒，骨皮一钱，炙甘草四分。

【用法】上加大枣二枚，水煎服。

【功用】清热止咳，润肺泻火，滋补真阴，以复其元。

【主治】产后热蒸成痨症。此由嗜欲无节，起居不时，以致真阴耗竭，虚火上炎，或蒸而热，或往来寒热，似疟非疟，或咳血咯血，自汗盗汗，或心神恍惚，梦与鬼交，或经水闭塞，身渐羸瘦。

保真饮

【方源】（明）孙文胤《丹台玉案》卷四。

【组成】辽五味、当归、白术、酸枣仁、紫河车、石斛、玄参、沙参各一钱，紫菀、山栀（炒黑）各二钱，人参三钱。

【用法】上加童便一杯，水煎服。

【主治】劳思虚损，妄泄真元，阴虚火动，痰喘气急，咳嗽吐血。

抱龙丸

【方源】（清）洪金鼎《医方一盘珠》卷八。

【组成】明雄黄一钱半，辰砂一钱半，胆星五钱，天麻（姜汁炒）三钱，天竺黄三钱，麝香五分。

【用法】上为末，薄荷汤为丸服。

【主治】小儿发热痰喘。

bei

贝莲猪肺

【方源】（清）李文炳《仙拈集》卷二。

【组成】健猪肺一个，贝母二钱，莲肉四两。

【用法】同煮极烂吃。过两日后，贝母加一两五钱，莲肉加半斤，连吃数个即愈。

【主治】骨蒸劳热，咳嗽不止。

贝母膏

【方源】（清）冯兆张《冯氏锦囊秘录·

杂证痘疹药性主治合参》卷十二。

【组成】黑玄参（焙）、山栀（炒）、天花粉（焙）、川贝母（焙）、枳壳（焙）、橘红、百部（炒）、黄芩（焙）、杏仁（去皮尖，炒）各一两，桔梗（焙）、粉甘草（焙）各五钱，薄荷（净叶，焙）七钱。

【用法】炼蜜为丸，如弹子大。灯心汤或淡竹叶汤化下。

【主治】小儿风热天哮。

贝母瓜蒌散

方一

【方源】（清）程国彭《医学心悟》卷三。

【组成】贝母二钱，瓜蒌仁一钱五分，胆南星五分，黄芩、橘红、黄连（炒）各一钱，甘草、黑山栀各五分。

【用法】水煎服。

【主治】①《医学心悟》：类中风，肺火壅遏者。②《医医偶录》：肺热液干。

方二

【方源】（清）程国彭《医学心悟》卷三。

【组成】贝母一钱五分，瓜蒌一钱，花粉、茯苓、橘红、桔梗各八分。

【用法】水煎服。

【主治】燥痰涩而难出。

方三

【方源】（清）汪汝麟《证因方论集要》卷一。

【组成】贝母、瓜蒌霜、茯苓、橘红、桔梗。

【主治】肺火壅遏头眩。

【方论选录】贝母、瓜蒌辛苦以宣肺壅，茯苓、橘红甘辛以通肺气，桔梗上开肺郁，而痰饮自袪矣。

贝母黄芩汤

【方源】（清）康应辰《医学探骊集》卷四。

【组成】川贝母三钱，黄芩五钱，麦门冬三钱，茅根五钱，滑石四钱，瓜蒌仁三钱，罂粟壳四钱，青黛三钱，甘草二钱。

【用法】水煎，温服。

【功用】清热止嗽。

【主治】嗽血，脉象洪盛，血色紫暗者。

【方论选录】此方以川贝为君，川贝乃治热嗽之圣药；佐以麦冬、粟壳，清热涩痰；滑石、黄芩，清热散结；青黛、茅根，清热凉血；甘草和药调中，剂中不先止血，故以清热为先务也。

贝母煎

方一

【方源】（唐）王焘《外台秘要》卷九引《延年秘录》。

【组成】贝母三两，紫菀、五味子、百部根、杏仁（去皮尖双仁者，研）、甘草（炙）各二两。

【用法】上切。以水五升，煮取二升，去滓，和地黄汁三升，生麦门冬汁一升，白蜜五合，好酥二合，生姜汁一合；又先取地黄、麦门冬及汤汁和煎减半；纳酥、姜汁，搅不得停手，又减半；纳蜜煎如稠糖，煎成。取如枣大，含咽之，日三夜二服。

【主治】暴热咳。

【宜忌】服药期间，忌食海藻、菘菜、咸物。

方二

【方源】（宋）王怀隐《太平圣惠方》卷四十六。

【组成】贝母（煨微黄）一两，紫菀（去苗土）一两，五味子半两，百部半两，杏仁（汤浸，去皮尖双仁，麸炒微黄）一两，甘草（炙微赤，锉）半两，桑根白皮（锉）一两，白前半两。

【用法】上锉细。以水五大盏。煎至一大盏半，去滓；入生地黄汁五合，生麦门冬汁三合，白蜜三合，酥二两，于银锅内，以慢火煎成膏，收于不津器中。每服一茶匙，含化咽津，不拘时候。

【主治】卒咳嗽，胸膈不利，痰涎喘急。

方三

【方源】（清）刘仁廉《医学集成》卷三。

【组成】贝母、桑皮、苏子、花粉、沙参、百合、前胡、射干、薄荷、枇杷叶。

【主治】小儿肺热胀满，发为龟胸。

贝母括痰丸

【方源】（清）董西园《医级宝鉴》卷八。

【组成】川贝一两，天竺黄、硼砂各一钱，文蛤（醋炒）五分。

【用法】上为末，以枇杷叶（刷净，蜜炙）熬膏为丸，如芡实大。噙咽之。

【功用】宁肺治标。

【主治】久嗽伤金，肺痈肺痿。

贝母麦冬饮

【方源】（清）谢玉琼《麻科活人全书》卷三。

【组成】贝母、麦冬、薄荷叶、元参、瓜蒌仁、桔梗、甘草。

【用法】水煎服。

【主治】麻疹咳嗽。

贝母散

方一

【方源】（唐）王焘《外台秘要》卷十引《深师方》。

【组成】贝母三两，麻黄（去节）、干姜各二两，桂心、甘草（炙）各一两。

【用法】上药治下筛。每服方寸匕，平旦酒调下，一日二次，不知，增之至二匕，大剧可至再服，酒随饮多少。

【主治】久咳上气，喉中鸣，昼夜不得卧。

【宜忌】忌海藻、菘菜、生葱等。

方二

【方源】（宋）刘昉《幼幼新书》卷十六引丁时发方。

【组成】贝母（煨）、麦门冬、款冬花、杏仁（炒）各一分，紫菀半两。

【用法】上为末。每服半钱，乳汁调下。

【主治】小儿久嗽不止，痰吐喘闷，气噎。

方三

【方源】（宋）王怀隐《太平圣惠方》卷十一。

【组成】贝母（煨令微黄）三分，百合三分，杏仁（汤浸，去皮尖双仁，麸炒微黄）一两，甘草（炙微赤，锉）一两，赤茯苓三分，麻黄（去根节）一两，石膏二两，人参（去芦头）一两，柴胡（去苗）一两。

【用法】上为粗散。每服四钱，以水一中盏，加生姜半分，煎至六分，去滓温服，不拘时候。

【主治】伤寒汗出而喘促，烦热失痛。

方四

【方源】（宋）王怀隐《太平圣惠方》卷十八。

【组成】贝母（煨微黄色）一两，刺蓟一两，蒲黄一两。

【用法】上为细散。每服一钱，以新汲水调下，不拘时候。

【主治】热病鼻衄不止。

方五

【方源】（宋）王怀隐《太平圣惠方》卷四十六。

【组成】贝母（煨微黄）一两，紫菀（去苗土）三分，麦门冬（去心，焙）一两半，人参三分，杏仁（汤浸，去皮尖双仁，麸炒微黄）三分。

【用法】上为散。每服二钱，以水一中盏，煎至六分，去滓温服，一日三次。

【主治】咳嗽上气，喘急失声。

方六

【方源】（宋）王怀隐《太平圣惠方》卷四十六。

【组成】贝母（煨微黄）五分，桂心一两，射干半两，钟乳粉一两，桃仁（汤浸，去皮尖双仁，麸炒微黄）三分，陈橘皮（汤浸，去白瓤，焙）半两，百部半两，五味子一两，白石英（细研）二两，半夏（汤洗七遍去滑）三分，款冬花三分，甘草（炙微赤，锉）半两，厚朴（去粗皮，涂生姜汁，炙令香熟）半两，杏仁（汤浸，去皮尖双仁，麸炒微黄）一两，羊肺（以水三大碗，煮取汁一碗半）一具。

【用法】上为粗散。每服五钱，用羊肺汁一大盏。煎至五分，去滓温服，不拘时候。

【主治】久咳嗽，昼夜不息。气奔欲绝，肺伤唾脓血。

方七

【方源】（宋）王怀隐《太平圣惠方》卷七十四。

【组成】贝母（煨微黄）、鹿角胶（捣碎，炒令黄燥）、生干地黄、麦门冬（去心）、人参（去芦头）、黄芪（锉）、五味子各一两，甘草（炙微赤，锉）半两。

【用法】上为细散。每服二钱，以糯米粥饮调下，不拘时候。

【主治】妊娠，肺损咳嗽，喘促不思食。

方八

【方源】（宋）王怀隐《太平圣惠方》卷八十三。

【组成】贝母（煨微黄）、桔梗（去芦头）、马兜铃、百合、款冬花、半夏（汤洗七遍去滑）、干姜（炮裂）、汉防己、麻黄（去根节）各一分，甘草（炙微赤，锉）半两，杏仁（汤浸，去皮尖双仁，麸炒微黄，别研如膏）半两。

【用法】上为粗散。每服一钱，以水一小盏，加生姜少许。煎至五分，去滓温服，一日三五次。

【主治】小儿咳嗽，心胸痰壅，咽喉不利，少欲乳食。

方九

【方源】（宋）王怀隐《太平圣惠方》卷八十三。

【组成】贝母（煨微黄）一分，麦门冬（去心，焙）半两，甘草（炙微赤，锉）半两，麻黄（去根节）一分，紫菀（洗去苗土）一分，杏仁（汤浸，去皮尖双仁，麸炒微黄）半两。

【用法】上为粗散。每服一钱，以水一小盏，煎至五分，去滓温服。

【主治】小儿咳嗽，咽喉不利，状如呀者。

方十

【方源】（宋）王怀隐《太平圣惠方》卷八十四。

【组成】贝母（煨微黄）一分，桔梗（去芦头）一分，甘草（炙微赤，锉）一分，桂心一两，陈橘皮（汤浸，去白瓤，焙）半两，人参（去芦头）一分，干姜（炮裂，锉）一分，杏仁（汤浸，去皮尖双仁，麸炒微黄）半两，半夏（汤洗七遍去滑）一分。

【用法】上为粗散。每服一钱，以水一大盏，加生姜少许，煎至五分，去滓温服，不拘时候。

【主治】小儿伤寒，痰逆咳嗽，不欲乳食。

方十一

【方源】（宋）杨倓《杨氏家藏方》卷十九。

【组成】贝母（炮）、甘草（炙）、紫菀草各半两，麦门冬（去心）一两，杏仁（汤浸，去皮尖，蛤粉炒）一两。

【用法】上㕮咀。每服二钱。水半盏，煎至三分，去滓，食后温服。

【主治】小儿肺感寒邪，咳嗽喘急，睡卧不安。

方十二

【方源】（宋）张锐《鸡峰普济方》卷十一。

【组成】贝母、知母、百部、阿胶、甘草、麻黄、杏仁、人参、茯苓、半夏曲、饼子各等分。

【用法】上为细末。每服二钱，水一大盏，黄蜡一皂大，同煎至八分，通口服。

【主治】远年近日嗽。

方十三

【方源】（宋）张锐《鸡峰普济方》卷十七。

【组成】贝母一两，紫菀三钱，麦门冬一两半，杏仁三分。

【用法】上为细末。每服三钱，以水一盏，煎至六分，去滓温服，一日三次。

【主治】咳嗽上气，喘急失声。

方十四

【方源】（宋）赵佶《圣济总录》卷六十五。

【组成】贝母十枚大者（去心，麸炒令黄），阿胶（炙，燥）、甘草（炙，锉）各半两。

【用法】上为细散。每服二钱匕，临卧煎糯米饮调下。服后去枕仰卧。

【主治】咳嗽。

方十五

【方源】（宋）赵佶《圣济总录》卷一七五。

【组成】贝母（去心）、皂荚子（炒焦色黄）各半两，葶苈子（隔纸炒）一分，甘草（炙，锉）半两。

【用法】上为散。每服半钱匕，乳食后米饮调下。

【主治】小儿感寒咳嗽，痰涎不利。

方十六

【方源】（宋）赵佶《圣济总录》卷一七五。

【组成】贝母（去心，麸炒）半两，甘草（炙）一分。

【用法】上为散。如二三岁儿，每服一钱匕，水七分，煎至四分，去滓，入牛黄末少许，食后温分二服。

【主治】小儿咳嗽喘闷。

方十七

【方源】（元）危亦林《世医得效方》卷五。

【组成】知母（新瓦上焙）、贝母（巴豆七粒同贝母炒略熟，去巴豆不用）各一两。

【用法】上锉散，饧糖一块同煎服。一方以二母为末，入巴豆霜少许，临卧用生姜三片，蘸药夹定，细嚼咽下。

【主治】①《世医得效方》：热嗽及痰喘。②《医学入门》：远年近日诸般咳嗽及痰证。

方十八

【方源】（明）张三锡《医学六要》卷三。

【组成】贝母、桑白皮、五味子、甘草（炙）各一钱五分，款冬花二两，杏仁（去皮尖）三两。

【用法】每服一两，加生姜三片，煎八分，去滓服。

【主治】①《医学六要》：久嗽。②《不居集》：暴发咳嗽，多日不愈。

方十九

【方源】（明）朱棣《普济方》卷三八七。

【组成】贝母三钱，细辛二钱，人参三钱，杏仁（去皮尖）二钱，川芎二钱，罂粟壳（去浮楞）二钱，百部根二钱，粉草二钱，诃子三钱。

【用法】上为散。每服一钱，干柿少许同煎。

【主治】乳儿嗽不已。

方二十

【方源】（明）朱橚《普济方》卷三八七引《傅氏活婴方》。

【组成】麻黄（去节）半两，杏仁（去皮尖，炒）、人参各三钱，知母、贝母、甘草各半两，石膏（煨）一两。

【用法】上㕮咀。每服用蜜、薄荷少许同煎，温服。

【主治】咳嗽。

贝母升麻鳖甲汤

【方源】（清）黄元御《四圣心源》卷八。

【组成】贝母三钱，升麻三钱，丹皮三钱，元参三钱，鳖甲三钱。

【用法】煎半杯，热漱徐服。

【主治】喉疮脓成者。

贝母汤

方一

【方源】（唐）王焘《外台秘要》卷十引《小品方》。

【组成】贝母、甘草（炙）各二两，麻黄（去节）、桂心各四两，半夏（洗）、干姜各三两，杏仁七十枚。

【用法】上切。以水二斗三升，先煮麻黄得十沸，纳药煮取三升，温服七合，每日三次。

【主治】咳逆，喉中如水鸡声。

【宜忌】忌海藻、菘菜、生葱、羊肉、饧。

方二

【方源】（宋）刘昉《幼幼新书》卷十五引《婴孺方》。

【组成】贝母、石膏各八分，升麻、知母、黄芩、栀子、芍药各六分，杏仁、柴胡各五分，羚羊角、射干各四分，甘草（炙）二分。

【用法】上切。水四升，煮一升二合，为四服。一二岁量与。

【主治】伤寒壮热加嗽。

方三

【方源】（宋）刘昉《幼幼新书》卷十六引张涣方。

【组成】贝母（炒）、半夏（白矾汤洗七次，焙）各一两，干姜（炮）、麻黄（去根节）、甘草（炙）、款冬花各半两。

【用法】上为细末。每服一钱，水一盏，加生姜三片，杏仁两个，煎五分，温服。

【主治】肺中风，咳嗽喘满。

方四

【方源】（宋）许叔微《普济本事方》卷三。

【组成】贝母（去心，姜制半日，焙）、黄芩（生，去皮）、干姜（生）、陈皮（去白）、五味子（拣）各一两，桑白皮（洗净，蜜炙黄）、半夏（汤浸七次）、柴胡（去苗，净洗）、桂心（不见火）各半两，木香一分，甘草（炙）一分。

【用法】上为粗末。每服五钱，水一盏半，加杏仁（去皮尖，碎之）七个，生姜七片，同煎至七分，去滓热服。

【主治】诸嗽久不愈。

【备注】《赤水玄珠》加杏仁七枚。

方五

【方源】（宋）赵佶《圣济总录》卷六十五。

【组成】贝母（去心）三分，款冬花、麻黄（去根节）、杏仁（汤浸，去皮尖双仁，炒，研）各一两，甘草（炙，锉）三分。

【用法】上为粗末。每服三钱匕，水一盏，加生姜三片，煎至七分，去滓温服，不拘时候。

【主治】伤风，暴得咳嗽。

方六

【方源】（宋）赵佶《圣济总录》卷一六五。

【组成】贝母（去心）、桑根白皮（锉）、

紫菀、赤茯苓（去黑皮）、五味子各一两，杏仁（去皮尖双仁，别研）、人参各一两半，葶苈（隔纸炒）半两。

【用法】上为粗末。每服三钱匕，水一盏，煎至七分，去滓温服，不拘时候。

【主治】产后肿满，喘急咳嗽。

方七

【方源】（宋）赵佶《圣济总录》卷一八四。

【组成】贝母（去心）一两，麦门冬（去心，焙）三两，杏仁（汤浸，去皮尖双仁，炒）二十枚，生姜（切，焙）、石膏（碎）各一两，黄芩（去黑心）半两，甘草（炙，锉）一两，五味子、白术（锉）各半两，淡竹叶（切）一握。

【用法】上为粗末。每服五钱匕，水一盏半，煎至一盏，去滓，下蜜二钱搅匀，空心温服。

【主治】乳石发，上气肺热，呀嗽，多涕唾。

【加减】若取利，入芒硝一字，汤成下。

方八

【方源】（元）许国桢《御药院方》卷五。

【组成】贝母（去心）、桑白皮（锉）、五味子、甘草（炙，锉）各半两，款冬花二两，知母一分，杏仁（去皮尖，麸炒）三分。

【用法】上为粗末。每服四钱，水一大盏，加生姜五片，煎至六分，去滓，食后温服。

【主治】暴发咳嗽，多日不愈。

方九

【方源】（元）曾世荣《活幼心书》卷下。

【组成】贝母一两，甘草（半炙半生）二钱。

【用法】锉焙为末。每服一字或半钱，用陈大米煎汤，空心调服；痰盛，淡姜汤调下，或牛黄少许煎服。

【主治】百日内婴孩咳嗽有痰。

方十

【方源】（明）芮经，纪梦德《杏苑生春》卷五。

【组成】贝母、知母、半夏、秦艽各一钱，甜葶苈、甘草（炙）各五分，杏仁八分，橘红一钱二分。

【用法】上㕮咀。用生姜五片，水煎，食远服。

【主治】肺劳实热，面目浮肿，咳嗽喘急，烦热颊赤。

方十一

【方源】（明）徐春甫《古今医统大全》卷四十四引《医林》。

【组成】贝母（姜汁浸半日）、五味子、桑白皮、黄芩、陈皮各二钱，半夏、甘草（炙）、桂心、柴胡、木香各半钱，杏仁（去皮尖，炒）十四粒，干姜（炮）二分半。

【用法】上㕮咀，作二服。水二盏，加生姜三片，煎八分，食远服。

【主治】久嗽虚寒不已。

方十二

【方源】（清）怀抱奇《古今医彻》卷四。

【组成】川贝母一钱半，茯苓一钱，车前子一钱半，当归一钱，炙甘草三分，广陈皮七分，远志肉一钱，枣仁一钱，钩藤一钱，牡丹皮七分，桂圆肉五枚，灯心一握。

【主治】产后内热咳嗽，心神不宁。

贝母丸

方一

【方源】（宋）刘昉《幼幼新书》卷十六引《玉诀》。

【组成】贝母、天南星（姜制）、人参、茯苓、甘草（炙）、白附子各等分，皂角子

(炮)七个。

【用法】上为末，炼蜜为丸。每服五七丸，薄荷汤吞。

【主治】①《幼幼新书》引《玉诀》：咳嗽作呀呷声。②《证治准绳·幼科》：小儿齁呛。

方二

【方源】（宋）王怀隐《太平圣惠方》卷六。

【组成】贝母（煨令微黄）半两，细辛三分，桂心一两，菖蒲三分，甘草（炙微赤，锉）一分，百合半两，紫菀（洗，去苗土）三分，杏仁（汤浸，去皮尖双仁，麸炒微黄）半两，陈橘皮（汤浸，去白瓤，焙）一两。

【用法】上为末，炼蜜为丸，如弹子大。每服一丸，以绵裹，含咽津，不拘时候。

【主治】肺脏伤风冷，喘促咳嗽，言语声嘶，咽喉不利。

方三

【方源】（宋）王怀隐《太平圣惠方》卷十四。

【组成】贝母（煨令微黄）一两半，桔梗（去芦头）一两，甘草（炙微赤，锉）一两，紫菀（洗，去苗土）一两，杏仁（汤浸，去皮尖双仁，麸炒微黄）半两。

【用法】上为末，炼蜜为丸，如梧桐子大。每服二十丸，以粥饮送下，不拘时候；如弹子大，绵裹一丸，含咽亦佳。

【主治】伤寒后暴嗽，喘急，欲成肺痿劳嗽。

方四

【方源】（宋）王怀隐《太平圣惠方》卷七十。

【组成】贝母（酥炙微黄）一两，款冬花二两，桂心一两，百合一两，紫菀（洗，去苗土）一两，杏仁（汤浸，去皮尖双仁，麸炒微黄）二两，木乳（去粗皮，涂酥，炙令黄）二两，甘草（炙微赤，锉）半两。

【用法】上为细末，研入杏仁令匀，炼蜜为末，如弹子大。常含一丸咽津，不拘时候。

【主治】妇人咳嗽不止。

方五

【方源】（宋）张锐《鸡峰普济方》卷十一。

【组成】贝母不以多少。

【用法】上为细末，炼蜜为丸，如弹子大。每服一丸，食后含化，一日三次。

【功用】《景岳全书》：消痰热，润肺止咳。

【主治】①《鸡峰普济方》：久嗽，咽嗌妨闷，咽痛咯血。②《景岳全书》：肺痈，肺痿。

方六

【方源】（宋）赵佶《圣济总录》卷二十四。

【组成】贝母（去心）二两，甘草（炙）三分，旋覆花半两，杏仁（汤浸，去皮尖双仁，研如膏）四两，天门冬（去心，焙）一两。

【用法】上五味，捣罗四味为末，入杏仁同研匀，炼蜜为丸，如弹子大。每食后含化一丸，咽津。

【主治】伤寒心肺有热，咳嗽上气，喉中作声，痰涕口干。

方七

【方源】（宋）赵佶《圣济总录》卷六十五。

【组成】贝母（去心，炒）、白茯苓（去黑皮）、麦门冬（去心，焙）、山芋、百合各一分，甘草（炙，锉）、阿胶（炙燥）各半两，五味子一两。

【用法】上为细末，用黄蜡一两二钱熔作汁，入末拌和为丸，如弹子大。每服一丸，水一盏，煎至七分，和津温服细呷。

【主治】咳嗽，上膈烦满。

方八

【方源】（宋）赵佶《圣济总录》卷六十五。

【组成】贝母（去心，炒紫色）四两，款冬花三两，紫菀（去苗土）二两。

【用法】上为末，炼蜜为丸，如梧桐子大。每服二十丸，食后生姜汤送下，一日二次。

【主治】久咳嗽。

方九

【方源】（宋）赵佶《圣济总录》卷八十二。

【组成】贝母（去心）三分，蛤蚧（洗净，涂酥，炙黄）一对，紫菀（去苗土）、防己（细锉）、桑根白皮（锉，炒）、人参、赤茯苓（去黑皮，锉）、款冬花、天门冬（去心，焙）、葶苈子（隔纸炒）、大黄（锉，炒）、白槟榔（锉）、百部、紫苏子（炒）各一两，木香、杏仁（汤浸，去皮尖双仁，炒）各半两。

【用法】上为末，炼蜜为丸，如梧桐子大。每服十丸，空腹米饮送下，日午再服。

【主治】脚气咳嗽。

方十

【方源】（宋）赵佶《圣济总录》卷一二四。

【组成】贝母（去心）一两半，甘草（炙）三分，杏仁（汤浸，去皮尖，炒）一两半。

【用法】上为末，炼蜜为丸，如弹子大，含化咽津。

【主治】咽喉中干，肺热咳嗽多痰。

方十一

【方源】（宋）赵佶《圣济总录》卷一六五。

【组成】贝母（去心）、赤茯苓（去黑皮）各二两，紫菀、桑根白皮（锉）、五味子、杏仁（去皮尖双仁，炒，别研膏）、人参各一两，大枣（煮熟，去皮核，别研膏）十枚。

【用法】上八味，除研二味外，捣罗为末，以杏仁枣膏拌，如干，更入炼蜜少许为丸，如梧桐子大。每服二十丸至三十丸，浓煎商陆根汤送下，不拘时候。

【主治】产后头面四肢肿满，气喘咳嗽。

贝母饮

方一

【方源】（唐）王焘《外台秘要》卷九引《深师方》。

【组成】贝母、石膏（绵裹，碎）、桂心、麻黄（去节）、甘草（炙）各二两，杏仁（去皮尖双仁者）三十枚，生姜五两，半夏（洗）五两。

【用法】上切。以水一升，煮取三升，去滓，分三服。

【主治】上气，咽喉窒塞，短气不得卧，倚壁而息，腰背苦痛，支胁满，不能食，面色萎黄。

【宜忌】忌海藻、菘菜、羊肉、生葱、饧等。

【方论选录】《千金方衍义》：咽喉窒塞胸满，必是寒郁热邪不得发越，故用麻、杏、甘、石。加姜、半以涤痰涎，桂心以通血脉，贝母以清肺气，虽云辅佐，实缓麻黄、石膏之性耳。

方二

【方源】（宋）赵佶《圣济总录》卷五十。

【组成】贝母（去心）、百合各一两半，紫菀（去苗）、桑根白皮、桔梗（炒）各一两，麦门冬（去心，焙）一两半，大黄（蒸）七钱半，甘草（炙）半两。

【用法】上㕮咀，如麻豆大。每服三钱匕，以水一盏，煎取七分，去滓，食后温服，一日二次。

【主治】肺脏热，咽喉及口干，咳嗽气促，痰壅。

备急丹

【方源】（明）朱橚《普济方》卷三六六。

【组成】青黛三两，芒硝二两，白僵蚕一两，甘草四两。

【用法】上为细末，用腊月牛胆有黄者，盛药其中，阴四十九日，多时为妙。用皂角子研碎，以竹筒子吹入咽喉内。

【主治】咽喉肿痛。

倍姜半夏丸

【方源】（宋）魏岘《魏氏家藏方》卷二。

【组成】干姜（泡，洗）二两，白矾（枯）一两，半夏（汤泡七次）一两，天南星（汤泡七次）一两，橘红一两。

【用法】上为细末，面糊为丸，如梧桐子大。每服三十丸，生姜汤送下，不拘时候。

【主治】痰饮。

倍姜丸

【方源】（朝鲜）金礼蒙《医方类聚》卷一一九引《居家必用》。

【组成】生明矾、生半夏（去脐）、生南星（去脐）、白茯苓各一两，干姜二两。

【用法】上为细末，姜汁打面糊为丸，如梧桐子大。每服四五十丸，食后、临卧生姜汤送下。

【主治】远年近日咳嗽，声声不绝；痰嗽。

ben

本末丸

【方源】（明）朱橚《普济方》卷一三九。

【组成】雄黄、朱砂、铅丹、风化灰各三钱，砒一钱。

【用法】上为粗末，以枣十枚煮，取肉为丸，如梧桐子大，各于丸上针一孔，晒干。每服二丸，以针穿定药，灯上烧红，急投麻油中，取出，冷齑汁送下，便卧。

【主治】伤寒素有喘息咳嗽，发动不得卧，胸满短气，病本在肾，末在肺者。亦治疟。

【宜忌】禁热物。

【加减】喘甚，加矾二钱。

本事方

【方源】（明）徐彦纯撰，刘纯续增《玉机微义》卷三十六。

【组成】川乌头、干姜（炮）、附子（炮）、肉桂、芍药、甘草（炙）、半夏、吴茱萸、陈皮、大黄各等分。

【用法】为细末，每服一钱，姜五片，煎，去浊渣，取清，热服。

【主治】阴毒咳逆。

本药

【方源】（清）窦氏撰原本，朱翔宇嗣辑《喉症全科紫珍集》卷下。

【组成】川乌一钱，草乌（焙）一钱，淮乌（焙）一钱，乌头（焙）一钱，龙骨（煅）一钱，象牙（焙）一钱，青黛一钱，血竭五分，梅片五分，银花生五分、炙五分，硼砂一钱，珍珠五分，乳香五分，没药五分，青鱼胆五分，麝香三分，儿茶一钱。

【用法】上为细末，小罐密收。凡遇喉中诸症，用此先吹，下刀后，用秘药吹之。

【主治】一切喉症疼痛者。

bi

鼻不闻香臭方

【方源】（清）沈金鳌《杂病源流犀烛》卷二十三。

【组成】薄荷三钱，细辛、白芷、羌活、防风、当归、川芎、半夏、桔梗、赤茯苓、陈皮各一钱。

【主治】鼻塞。

鼻痏散

【方源】（清）李文炳《仙拈集》卷二。

【组成】乳香、没药、孩儿茶、鸡膍胵（焙黄）各一钱。

【用法】上为末。搽患处。

【主治】鼻頞诸痏。

鼻衄散

【方源】（清）易凤翥《外科备要》卷一。

【组成】陈棕（粪沟沤过，烧存性）一两，荆芥穗（童便炒）一钱，枝仁（童便炒）四钱，郁金五钱，川贝母五钱，粉丹皮四钱，薄荷二钱，香附（童便炒）三钱，桔梗三钱。

【用法】共为细末，白滚汤每泡服三匙。外以葱、韭根捣，捏枣大，塞鼻孔，频易二三次即愈。或用生地、生艾叶等分煎服一二剂，倘血出不止，猝然无药，即用陈香墨磨浓，开水调服一茶杯亦妙。

【主治】鼻衄。

鼻塞常清涕方

【方源】（唐）王焘《外台秘要》卷二十二。

【组成】杏仁二分，附子二分，细辛一分。

【用法】上三味切，以苦酒拌，用猪脂五两煎，成膏，去滓以点鼻中即通。又以摩囟上佳。

【主治】老小鼻塞，常有清涕出。

鼻吸散

【方源】（清）孙伟《良朋汇集经验神方》卷五。

【组成】川芎、白芷、乳香、没药、雄黄各二钱，火硝四钱五分。

【用法】上为细末。用时取少许鼻中吸之。

【主治】伤寒憎寒，头身疼痛，痘疹不出，或初出不透，风寒咳嗽；及受暑恶心，目肿，咽喉肿痛，牙疼，心腹疼痛。

比金散

方一

【方源】（金）刘完素《黄帝素问宣明论方》卷三。

【组成】麻黄、白芷、细辛、荆芥穗、菊花、防风、石膏、何首乌、川芎、薄荷、干蝎、草乌头各等分。

【用法】上为末。每服一钱，水一盏煎，温服；酒、茶亦得。

【主治】伤寒冒风，头目痛，四肢拘急，鼻塞。

方二

【方源】（宋）赵佶《圣济总录》卷一二二。

【组成】白僵蚕（直，用生者）、蛇蜕皮（烧灰）各等分。

【用法】上为细散，每用半钱匕，掺咽内，咽津无妨，不拘时候。

【主治】咽喉闭塞不通。

比金丸

方一

【方源】（宋）赵佶《圣济总录》卷七十。

【组成】郁金（雪中煮令透，切，曝干）一两，紫石英、白石英、白茯苓（去黑皮）、水银各一分，黑铅半分（与水银同结沙子），甘草（生，锉）一分，龙脑（研）半钱。

【用法】上八味，除沙子外，掩研为末。用黄牛胆汁为丸，如弹子大。每服一丸，煎甘草汤，放冷磨下。

【主治】邪热上攻，鼻衄烦闷。

方二

【方源】（宋）赵佶《圣济总录》卷一二二。

【组成】铅白霜半两，青黛一两，甘草

半两。

【用法】上为末，醋糊为丸，如鸡头子大。含化咽津，痰出立效。

【主治】喉痹。

比圣丹

【方源】（宋）佚名《小儿卫生总微论方》卷六。

【组成】干全蝎（去毒，微炒）一两，羌活（去芦）半两，白附子半两，天南星（生）半两，黑附子（炮裂，去皮脐）一枚（重半两）。

【用法】上为细末，入腻粉一钱，研匀，炼蜜和丸，如绿豆大，每服五七粒，荆芥汤送下，不拘时候。

【主治】小儿心肺中风，昏困不省，心胸满闷，抽掣短气，汗出不休。

必胜饮

【方源】（明）孙文胤《丹台玉案》卷四。

【组成】半夏、枳实各二钱，石膏（煅）三钱，杏仁（去皮尖）、茶叶、麻黄、瓜蒌霜（去油）、甘草各一钱。

【用法】生姜五片为引，不拘时候服。

【主治】哮症久久不愈。

必效散

【方源】（金）刘完素《黄帝素问宣明论方》卷九。

【组成】川乌头（生）一两，生天南星半两。

【用法】上为末。每服二钱，萝卜八块，如拇指大，以水煮熟，去滓，食后嚼服。

【主治】五劳七伤，劳役肌瘦，不思饮食，喘嗽不已。

必效四物汤

【方源】（清）沈金鳌《妇科玉尺》卷四。

【组成】四物汤加蒲黄。

【用法】水煎服。

【主治】产后衄血。

荜澄茄丸

【方源】（明）朱橚《普济方》卷五十六引《御药院方》。

【组成】荜澄茄半两，薄荷叶三钱，荆芥穗一钱半。

【用法】上为细末，糖霜蜜和丸，如樱桃大。每服一丸，时时噙化咽津。

【主治】鼻塞不通。

蓖麻散

【方源】（宋）朱佐《类编朱氏集验医方》卷九。

【组成】蓖麻子七粒，焰硝半钱。

【用法】上为细末，研成膏。每用少许，冷水灌，漱去之。

【功用】合疮口。

【主治】喉疮，用针讫。

蓖麻子膏

【方源】（明）王肯堂《证治准绳·类方》第八册。

【组成】蓖麻子（去壳，研）、轻粉、沥青（研）、硫黄（研）、黄蜡各二钱，麻油一两。

【用法】上熬成膏，以瓷器盛之，每用少许涂患处。

【主治】酒皶鼻，及肺风面赤生疮。

碧丹

【方源】（清）尤乘《尤氏喉科秘书》。

【组成】玉丹三分，百草霜（研细）半匙，灯草灰（如瓦灰色）一厘，甘草末三匙，薄荷末（研极细）二分，好冰片（多加尤妙）半分。

【用法】再研匀，入小瓷罐，塞紧口，勿令出气。频频吹喉。此药须临时配合，若五六日即无用，如遇阴雨天，一日即无用。

【功用】《杂病源流犀烛》：消痰清热，祛风解毒，开喉痹，出痰涎。

【主治】喉症。单双蛾、连珠蛾、喉痈、喉癣、喉菌初起、缠喉风、牙咬、牙疔毒、舌痈、紫舌胀、木舌重舌初起、上颚痈、颈痈、面痈、托腮。

【加减】症凶者，冰片多于甘草；将愈，甘草多于冰片。

【备注】①制玉丹法：生明矾打碎如指大，倾入银罐内，炭火煅，以筷刺入罐底，搅之无块为度；次将上好牙硝，打碎投下，约十分之三，再将生矾逐渐投下，亦十分之三，候其烊尽，照前投硝、硼少许，如是逐层投完，待至铺起，罐内发高如馒头样止，方架炭火烧至干枯。然后用洁净瓦一大片，覆罐上，一时取去，将牛黄少许为末，用水四五匙，调匀，滴丹上，将罐仍入内，火烘干，即取起，连罐覆洁净地上，用纸衬地上，再将碗覆之，过七日，收储听用。轻松无坚纹者佳。如有坚纹，不堪用，或留作蜜调药中用。煅时火候，初宜缓火，然亦不可过缓，恐致矾僵，不易溶化，后必坚实，中间及后须用武火，又如矾未溶化，即投硝、硼，必尽溶，势必坚实。罐须煨透，不令爆碎，倾过银者不用。此丹必多治，愈久愈妙。②《杂病源流犀灶》有牙皂少许。

碧玉丹

方一

【方源】（清）蒋示吉《医意商》。

【组成】白嫩天花粉六钱，南星（姜、矾、牙皂汤煮熟）、九制胆南星各四钱，熟石膏六钱，青黛二钱，冰片六厘。

【用法】共为极细末，白蜜调。每服，三四岁者一钱五分，周岁者钱许。第一服用玄明粉三分，枳壳一分，同白萝卜煎汤送下。伤风身热，姜汤下。服后仰卧片时。

【主治】顿嗽无时，连声不已，与食吐出而后止。

【宜忌】忌食油、醋、葱、韭、咸、辣等物。

方二

【方源】（清）郑宏纲《重楼玉钥》卷上。

【组成】胆矾三钱，白僵蚕（炒去丝嘴，拣直者佳）六钱。

【用法】上为细末，加麝香一分。每用少许，吹咽喉中。

【主治】喉风急闭。

碧玉散

方一

【方源】（明）朱橚《普济方》卷六十三。

【组成】僵蚕、青黛各一两，蒲黄、盆硝、甘草各二两，薄荷三两。

【用法】上为末。每用少许吹咽喉内。咽之无妨，频用妙。

【主治】咽喉肿痛。

方二

【方源】（朝鲜）金礼蒙《医方类聚》卷七十五引《经验秘方》。

【组成】腊月黑牛犍胆一枚，马牙盆硝、白矾各等分。

【用法】上研细，装胆内，挂房檐背阴处阴干，取出研细。以苇筒吹患处。

【主治】双单乳蛾，咽喉极肿，气不能出，水不能下。

碧玉丸

【方源】（明）王肯堂《证治准绳·幼科》卷九。

【组成】青黛、明白矾（生用）、天南星（生用）、滑石各二钱半，轻粉五十贴，全蝎（去尖毒）十五尾，巴豆（去壳膜心，存油，碎切，入乳钵杵极细）四十九粒。

【用法】除轻粉、巴豆外，余五味或晒或焙，为末，仍入前二味，同在乳钵内杵匀，姜汁煮糯米粉为糊，丸如粟壳大。每服七丸至九丸或十一丸，空心用淡姜汤送下；热甚者，薄荷汤送下，或不拘时候。

【主治】痰嗽气喘，胸满，饮食减少，睡不得宁，烦躁有热。

碧云散

【方源】（宋）魏岘《魏氏家藏方》卷九。

【组成】明净白矾（为末，瓦上熔成汁）一钱，巴豆（去壳）一粒。

【用法】入巴豆在矾内，候矾干为度，细研，分作四服。每服一字，以竹管吹入咽中。涎出为效。

【主治】喉闭。

bian

扁豆散

【方源】（清）景日眕《嵩崖尊生全书》卷八。

【组成】扁豆、生姜各一钱，枇杷叶、人参、白术各五分，白茅根七分半，槟榔二分，贝母六分。

【用法】生地汁、藕节汁、好墨汁调服。

【主治】咯血初得，不嗽而咯出血。

变化柴胡汤

【方源】（清）唐宗海《医学见能》卷二。

【组成】柴胡三钱，香附三钱，元胡二钱，当归三钱，丹皮二钱，茯苓三钱，贝母三钱，黄芩二钱，麦冬二钱，牛膝一钱，桃仁二钱，法夏二钱，白芍三钱，甘草一钱。

【主治】妇人干咳，由于经水不行者，冲任之气逆也。

biao

表实六合汤

【方源】（清）郑玉坛《郑氏彤园医书四种》卷三。

【组成】当归、熟地、川芎（酒洗）、白芍各二钱，去根麻黄、北细辛各一钱，生姜三片，葱白三寸。

【用法】温服，用被盖卧，只取微汗，汗甚邪反留连，后仿此。

【主治】太阳初病伤寒，其脉浮紧，恶寒无汗，或发热，未发热，头项腰脊强痛，鼻塞喘满呕逆，此为表实，用此发汗。

表邪降火汤

【方源】（明）佚名《万氏家传点点经》卷三。

【组成】薄荷、陈皮、苍术、麻黄（夏、秋不用）、桂枝、杏仁、腹皮、苏叶、甘草、生姜（引）。

【主治】肺寒发喘，身热骨酸，畏寒头痛，脉浮洪。

表虚六合汤

【方源】（清）郑玉坛《郑氏彤园医书四种》卷三。

【组成】当归、熟地、川芎、酒芍各二钱，桂枝、地骨皮各钱半，姜枣引。

【用法】温服取微汗。

【主治】太阳伤风寒，脉浮而弱，恶寒有汗，发热头痛，鼻鸣干呕，咳嗽身痛，此为表虚，用此和解。

bie

鳖甲散

方一

【方源】（宋）王怀隐《太平圣惠方》卷十四。

【组成】鳖甲（涂醋，炙微黄，去裙襕）一两，柴胡（去苗）一两，知母一两半，赤茯苓三分，款冬花半两，桑根白皮（锉）半两，乌梅肉（微炒）三分，栀子仁一分，甘草（炙微赤，锉）半两。

【用法】上为散。每服四钱，以水一中

盏，加葱白二茎，生姜半分，煎至六分，去滓温服，不拘时候。

【主治】伤寒后肺痿劳嗽，涕唾稠黏，骨节烦闷，发歇寒热。

方二

【方源】（宋）王怀隐《太平圣惠方》卷二十六。

【组成】鳖甲（涂醋，炙令黄，去裙襕）一两，人参（去芦头）三分，枳壳（麸炒微黄，去瓤）三分，紫菀（洗去苗土）三分，柴胡（去苗）一两，露蜂房（微炙）半两，槟榔半两，桔梗（去芦头）半两，五味子半两，杏仁（汤浸，去皮尖双仁，麸炒微黄）半两，赤茯苓半两，甘草（炙微赤，锉）半两。

【用法】上为粗散。每服四钱，以童便一中盏，加生姜半分，煎至六分，去滓温服，不拘时候。

【主治】肺劳。发歇寒热，痰嗽喘促，坐卧不得。

【宜忌】忌猪肉、苋菜。

鳖甲丸

方一

【方源】（宋）王怀隐《太平圣惠方》卷二十六。

【组成】鳖甲（涂醋，炙令黄，去裙襕）一两，五味子一两，贝母（煨令微黄）一两，紫菀（洗去苗土）一两，皂荚（去皮，涂酥炙微黄，去子）二两，木香一两，杏仁（汤浸，去皮尖双仁，麸炒微黄）一两，诃黎勒皮二两，紫苏子（微炒）一两。

【用法】上为末，炼蜜为丸，如梧桐子大。每服二十丸，煎人参汤送下，不拘时候。

【主治】肺劳。痰嗽气急，抽牵五脏不安。

【宜忌】忌苋菜。

方二

【方源】（宋）许叔微《本事方续集》卷一，名见《医钞类编》卷六。

【组成】北五味子二两，鳖甲（厚者）三两，地骨皮三两。

【用法】上为末，炼蜜为丸，如梧桐子大。每服三十至五十丸，空心、食前温酒或盐汤任下；妇人醋汤送下。

【主治】劳嗽，鼻流清涕，耳作蝉鸣，眼见黑花，及一切虚证。久咳肺阴虚者。

方三

【方源】（明）朱橚《普济方》卷一六二引《太平圣惠方》。

【组成】鳖甲（九肋者，醋炙）一个，柴胡（酒浸）一两，杏仁（童便浸，炒）、甘草（炙）各一两，人参半两。

【用法】上为末，炼蜜为丸，如梧桐子大。每服十至十五丸，煎生姜汤送下。

【主治】吐血，咳嗽。

bing

冰白散

【方源】（清）夏云《疫喉浅论》卷下。

【组成】梅花、冰片各五分，人中白五钱，粉儿茶五钱，粉甘草一钱，玄明粉五分，鸡内金（要不落水者，瓦上焙干）五钱。

【用法】上为细末。吹之。

【主治】疫喉腐烂忒甚。

冰翻利喉散

【方源】（清）吕田《瘟疫条辨摘要》。

【组成】人中白（煅）五钱，王瓜硝五钱，枯白矾三钱，青黛（炒）六钱，元明粉三钱，薄荷叶四钱，白僵蚕五钱，川黄连五钱，硼砂三钱，大冰片二钱。

【用法】上为极细末，瓷瓶收贮，不可泄气。临用以三五厘吹之，一日三五次。

【主治】咽喉肿痛。

冰瓜散

【方源】（清）陶承熹《惠直堂经验方》

卷二。

【组成】八月半后西瓜青皮（不见日色，阴干为末）。

【用法】每用一钱，加冰片少许，吹入喉中。

【主治】喉症。

冰灰散

【方源】（清）何镇《何氏济生论》卷二

【组成】山栀仁、香白芷等分。

【用法】上为细末。吹少许于鼻中。

【主治】鼻衄不止。

冰梅散

【方源】（清）马文植《外科集腋》卷三。

【组成】青盐、朴硝、小猪牙皂（去弦）、白矾、甘草各四两，桔梗二两，青梅一百个，鲜南星（切）、鲜半夏各三十五枚。

【用法】先用青盐、朴硝浸梅三日，去核，将余药研入，晒干，噙化。

【主治】咽喉肿痛。

冰梅丸

方一

【方源】（明）李时珍《本草纲目》卷二十九。

【组成】青梅二十枚（盐十二两腌五日，取梅汁），明矾三两，桔梗、白芷、防风各二两，猪牙皂角三十条。

【用法】上为细末，拌汁，和梅入瓶收之。每用一枚，噙咽津液。

【主治】喉痹乳蛾；及中风痰厥，牙关不开，用此擦之。

方二

【方源】（明）张时彻《摄生众妙方》卷九。

【组成】大南星（鲜者，切片）二十五个，大半夏（切片，鲜者最佳）五十个，皂角（去弦净数）四两，白矾四两，盐四两，桔梗二两，防风四两，朴硝四两。

【用法】拣七分熟大梅子一百个，先将硝、盐水浸一周时，然后将各药碾碎入水拌匀，方将梅子置于水中，其水过梅子三指为度，浸七日取出晒干，又入水中，浸透晒干，俟药水干为度，方将梅子入瓷器密封之，如霜衣起愈妙。要用时，薄棉裹之，噙在口内，令津液徐徐咽下，痰出即愈。

【主治】十八种喉痹。

【方论选录】《串雅内编选注》：多种喉痹，症见痰涎壅盛、咽喉气急不通，应先开关窍，使痰涎吐出，喉松气通之后，可以继进相应方药。方中南星、半夏辛烈开窍，散风除痰，皆可鲜用，取其峻而行速，以开关通塞；皂角、白矾二药配伍名稀涎散，功能涌吐风痰；防风祛风止痉，桔梗开音利咽，并有载药上行之力。硝和盐水浸梅子以增强生津液、润喉咙、消肿痛的作用。用时棉裹口含徐徐咽津，使药力集中发挥于咽喉，以收消肿止痛、化痰开音的功效。

【备注】《喉症全科紫珍集》无大半夏，有山豆根四两。

方三

【方源】（清）马文植《外科传薪集》。

【组成】大青时梅二十个，大梅片一钱，川雅连一钱，西瓜霜二钱，硼砂一钱半，水飞青黛一钱，细薄荷一钱半，苦甘草一钱，荆芥穗二钱，象贝（去心）四钱，制僵蚕四钱，淡黄芩（盐水炒）一钱半，上雄精三钱，制半夏三钱。

【用法】上药各为细末，将大青梅去核，纳以明矾，放瓦上煅至矾枯，去矾，将梅肉捣烂，和上药末为丸。如龙眼核大，以瓷瓶收贮。临证用一丸，放舌上化下。

【主治】咽喉风痰紧闭，不能言语，红肿疼痛。

方四

【方源】（日本）丹波元简《观象要补》卷七引《医经会解方》。

【组成】冰片（别研）三分，薄荷叶四两，孩儿茶二两，乌梅肉四两，硼砂二钱，诃子（取肉）十个，白砂糖半斤。

【用法】上为末，用白砂糖化开为丸，如芡实大，外用葛粉为衣，不用亦可。噙化。

【主治】痰结咽喉，咯之不出，咽之不下。

冰硼散

方一

【方源】（宋）佚名《咽喉脉证通论》。

【组成】冰片一钱，硼砂一钱，山豆根二钱。

【用法】吹患处。

【主治】喉症。

方二

【方源】（明）陈实功《外科正宗》卷二。

【组成】冰片五分，朱砂六分，玄明粉、硼砂各五钱。

【用法】上为极细末，吹搽患上，甚者日搽五六次。

【主治】咽喉疼痛，牙龈肿痛，口舌生疮，舌肿木硬，重舌，小儿鹅口白斑。①《外科正宗》：咽喉口齿新久肿痛，及久嗽痰火咽哑作痛。②《外科大成》：舌胀痰包，重舌木舌。③《医宗金鉴》：口疮，白点满口。④《药奁启秘》：小儿鹅口白斑，肿连咽喉，及一切喉痛，乳蛾。

方三

【方源】（清）高秉钧《疡科心得集》。

【组成】硼砂二钱，风化霜二钱，僵蚕（炙）三钱，薄荷叶一钱，生矾一钱，冰片五分，滴乳石三钱，人中白（煅）三钱。

【用法】上为极细末，瓷瓶收贮。吹患处。

【主治】喉间肿痛，或蛾痛。

方四

【方源】（清）郭志邃《痧胀玉衡》卷下。

【组成】硼砂、天竺黄各二钱，朱砂二分，玄明粉八厘，冰皮一分。

【用法】上为末。吹入喉中。

【主治】痧咽喉肿痛。

方五

【方源】（清）马文植《青囊秘传》。

【组成】硼砂三钱，梅片一分，西黄一分，僵蚕一钱，青黛三分。

【用法】上为末。吹之。

【主治】一切喉症，及口内诸症。

方六

【方源】（清）姚惠安《经验各种秘方辑要》。

【组成】冰片三分，硼砂一钱，胆矾五分，灯心灰一钱五分。

【用法】上为细末。每用少许吹入喉中。

【功用】吐痰涎，出毒气。

【主治】白喉。

方七

【方源】（清）毕法、许克昌《外科证治全书》卷二。

【组成】冰片五分，硼砂五分。

【用法】上为细末，瓷瓶密贮。每用少许，搽擦患处；或用衣针点破擦之。

【主治】舌上生核，强硬作痛；及咽喉肿痛。

方八

【方源】（清）杨龙九《囊秘喉书》。

【组成】冰片一分五厘，硼砂三钱五分，制僵蚕三分，牙硝二钱五分，蒲黄七分，制胆矾五分。

【用法】上为细末。吹之。

【主治】急喉风，双单乳蛾，喉痈，牙关紧闭。

冰硼散金钥匙方

【方源】（清）凌奂《外科方外奇方》

卷三。

【组成】火硝一钱五分，硼砂五分，冰片三厘。

【用法】上为细末。吹之。

【主治】咽喉诸症，双单乳蛾。

冰片破毒散

【方源】(清) 罗国纲《罗氏会约医镜》卷七。

【组成】朴硝四钱，僵蚕（微炒，去嘴）八钱，甘草八钱，青黛六钱，马勃三钱，蒲黄五钱，麝香一钱，冰片二钱。

【用法】上为细末，瓷坛密收。每服一钱，清水调咽。

【主治】急慢喉痹，肿塞切痛。

冰片散

方一

【方源】(宋) 窦杰、窦梦麟《疮疡经验全书》卷一。

【组成】冰片一钱，硼砂五钱，雄黄二钱，蜜炙柏（细末）二钱，钞（煅灰）三张，鹿角霜一两，枯矾一钱，甘草末一钱，靛花二钱，黄连末二钱，玄明粉二钱，鸡内金（烧存性）一钱。

【用法】上为细末。吹之。口中气臭，加人中白（煅）三钱，铜青（煅）不宜过五分。

【主治】弄舌喉风。

方二

【方源】(清) 程国彭《医学心悟》卷四。

【组成】冰片一钱，硼砂五钱，明雄黄二钱，黄柏（蜜炙）三钱，靛花二钱，甘草（炙）三钱，鸡内金（烧存性）一钱，人中白（煅）五钱，川黄连二钱，元明粉二钱，铜青（煅）五分，蒲黄（炒）三钱（一方加牛黄、熊胆、珍珠各一钱，儿茶八分，麝香三分）。

【用法】上为极细末。吹患处。

【主治】缠喉风，走马喉风，缠舌喉风，双单乳蛾，喉疔，木舌、重舌、莲花舌，悬痈，兜腮痈，喉疮，牙痈。

冰青散

方一

【方源】(清) 高秉钧《疡科心得集》。

【组成】川连、儿茶、青黛、灯心灰各三分，西黄二分，冰片三分，人中白（煅）五分。

【用法】吹患处。

【主治】口糜疳腐，及烂头喉蛾、喉痹、喉癣。

【加减】证重者，加珍珠；如痧痘后牙龈出血，或成走马疳毒，加糠青（当作铜青)、五倍子、白芷末。

方二

【方源】(清) 马文植《外科集腋》卷三。

【组成】儿茶（煅）三钱，甘草一分，青黛、灯草灰、滴乳石、珍珠、牛黄、朱砂、黄柏（用荆芥、甘草煎浓汁浸，炙，不可过焦)、人中白（煅）各二分，冰片三分，川连四分。

【用法】上为末。吹之。

【功用】去腐肉。

【主治】口疳、口糜及烂喉蛾。

【加减】痧痘后口疳，加轻粉一钱，柿霜一钱，白矾五厘（枣内去核煨熟用)。

冰苋散

【方源】(清) 祁坤《外科大成》卷三。

【组成】冰片、苋菜根（煅灰)、薄荷、黄柏各一钱，硼砂、儿茶各一钱五分，人中白、山豆根、胡黄连各二钱，枯矾、青黛、龙骨、乌梅肉各五分。

【用法】上药各为末，和匀。吹用。

【主治】喉癣。

bin

槟榔散

【方源】（宋）王怀隐《太平圣惠方》卷三十一。

【组成】槟榔（末）一枚，豉心五十粒，葱白七寸，桃仁（汤浸，去皮尖双仁，麸炒微黄，研）二七枚，青蒿汁二合。

【用法】用童便一大盏相和，煎至八分，去滓，分温二服，不拘时候。

【主治】骨蒸劳，咳嗽壮热。

槟榔汤

方一

【方源】（宋）赵佶《圣济总录》卷四十八。

【组成】槟榔（锉）二枚，诃藜勒（去核）两枚，陈橘皮（汤浸，去白，焙）三分，甘草（炙）半两，桑根白皮一两三分，豉（去皮）半合。

【用法】上㕮咀，如麻豆大。每服五钱匕，水二盏，入生姜（拍碎）一枣大，葱白（切）五寸，同浸一宿，次日煎至一盏半，去滓温服。

【主治】肺气胀，心腹满闷。

方二

【方源】（宋）赵佶《圣济总录》卷六十六。

【组成】槟榔（锉）十四枚，蜜二合，高良姜一两，枇杷叶（刷去毛，炙）一握，生姜（切，焙）三两，酥三两。

【用法】先将四味为粗末，以水三升，煎取一升，去滓，下酥、蜜，煎三五沸，分温三服，相去如人行八九里再服。重者不过三剂。

【主治】上气，腹胀胸满，咳嗽不下食。

bo

薄荷白檀汤

【方源】（金）刘完素《黄帝素问宣明论方》卷三。

【组成】白檀一两，荆芥穗二两，薄荷叶四两，天花粉一两，甘草（炙）四两，白芷二两，盐四两，缩砂仁半两。

【用法】上为末。每服一钱，百沸汤，食后临卧，稍热温服。

【功用】消风化痰，清头目。

【主治】风壅头目眩，鼻塞，烦闷，精神不爽。

薄荷点汤

【方源】（明）张时彻《摄生众妙方》卷六。

【组成】薄荷叶十两，瓜蒌根（生用）一两，荆芥穗（生用）四两，甘草（生用）五两一分，砂仁（生用）三两。

【用法】上为细末。每四两药末入霜梅末一两，研匀，以瓷器贮。每服一钱，清茶点吃。

【主治】风壅咽喉不利，痰实烦渴，困倦头昏，或发潮热，及一切风痰疮疥。

薄荷甘桔杏子汤

【方源】（清）王清源《医方简义》卷二。

【组成】薄荷一钱，甘草五分，桔梗一钱五分，杏仁（去皮尖）三钱。

【用法】水煎服。

【主治】冬温初起，咳嗽，微热微汗，脉浮大者。

薄荷煎丸

【方源】（宋）陈师文《太平惠民和剂局方》卷一。

【组成】龙脑薄荷（取叶）十斤，防风（去苗）、川芎各三十两，桔梗五十两，缩砂仁五两，甘草（炙）四十两。

【用法】上为末，炼蜜为丸，每两作三十丸。每服一丸，细嚼，茶、酒任下。

【功用】消风热，化痰涎，利咽膈，清头目。

【主治】遍身麻痹，百节痠疼，头昏目眩，鼻塞脑痛，语言声重，项背拘急，皮肤瘙痒，或生隐疹，及肺热喉腥，脾热口甜，胆热口苦；又治鼻衄唾血，大小便出血，及伤风。

薄荷散

【方源】（明）鲁伯嗣《婴童百问》卷四。

【组成】薄荷叶半两，羌活、全蝎、甘草、麻黄（去节）、僵蚕（炒，去丝嘴）、天竺黄、白附子各一钱半。

【用法】上为末，薄荷汤下。热极生风，加竹沥少许与服。

【主治】乳下婴儿鼻塞不通，及治夹惊伤寒，极热变蒸。

【备注】一方有柴胡、台芎、桔梗、茯苓，无全蝎、僵蚕、天竺黄、白附子。

薄杏汤

【方源】（清）黄镐京《镐京直指医方》。

【组成】薄荷一钱五分，荆芥二钱，广郁金二钱，杏仁三钱，防风一钱五分，桔梗一钱，前胡一钱五分，象贝二钱，桑叶二钱，炒竹茹三钱。

【主治】风热咳嗽，鼻塞声重，发热头痛，脉来浮数。

bu

补肺白石英散

方一

【方源】（宋）王怀隐《太平圣惠方》卷六。

【组成】白石英（细研如粉）一两，五味子一两，麦门冬（去心）三分，干姜（炮裂，锉）半两，白茯苓一两，附子（炮裂，去皮脐）一两，甘草（炙微赤，锉）半两，桂心一两，阿胶（捣碎，炒令黄燥）一两，人参（去芦头）一两，陈橘皮（汤浸，去白瓤，焙）一两。

【用法】上为粗散。每服三钱，以水一中盏，加大枣三枚，煎至六分，去滓，不拘时候温服。

【主治】肺气虚，恶寒咳嗽，鼻有清涕，喘息气微，四肢少力。

方二

【方源】（宋）王怀隐《太平圣惠方》卷四十六。

【组成】白石英（细研）一两，款冬花三分，桂心半两，钟乳粉一两，干姜（炮裂，锉）三分，麦门冬（去心）一两，五味子一两，赤茯苓一两，甘草（炙微赤，锉）半两，桑根白皮（锉）一两，熟干地黄一两半。

【用法】上为散。每服三钱，以水一中盏，加生姜半分，大枣二枚，煎至六分，去滓，不拘时候温服。

【主治】久咳嗽，唾脓血，胸满不能食，卧则短气。

补肺白石英丸

【方源】（宋）赵佶《圣济总录》卷四十八。

【组成】白石英（研）、磁石（煅，醋淬，研）、阳起石（研）、肉苁蓉（酒浸，切，焙）、菟丝子（酒浸软，捣烂，焙）、熟干地黄各一两半，石斛（去根）、白术、五味子、天花粉各二两，巴戟天（去心）一两一分，桂（去粗皮）、参各一两，蛇床子半两，防风（去叉）一两一分。

【用法】上为末，炼蜜为丸，如梧桐子大。每服十五丸，空心温酒送下，水饮亦得。

【主治】肺感寒气。

补肺百合汤

【方源】（民国）张若霞《家庭治病新书》引《医疗药方规矩》。

【组成】北沙参、百合各三钱，诃子、陈皮各一钱，罂粟壳、紫菀、马兜铃、知母各一钱五分，生地三钱，木香、甘草各八分，乌梅一个。

【用法】水煎服。

【主治】痰壅气喘，不得卧者。

补肺百花煎

【方源】（宋）赵佶《圣济总录》卷六十八。

【组成】生地黄汁一升，生姜汁半升，黄牛乳一升半，藕汁一升，胡桃瓤（研如糊）十枚，干柿（锉细，研如糊）五枚，大枣（煮去皮核，研如糊）二十一枚，清酒（以上数味一处入银锅中，煎候沸，方下后药）一升，黄明胶（炙燥为末）、秦艽末各半两，杏仁（汤浸，去皮尖双仁，炒，研如糊，入煎中）三两。

【用法】上十一味，相次下，煎、减一半，却入上色蜜四两，徐徐着火，养成煎后，入瓷盒中盛。每服一匙头，糯米饮调下，酒下亦得，一日三次。

【主治】吐血不止，咳嗽。

补肺阿胶散

【方源】（宋）王怀隐《太平圣惠方》卷六。

【组成】阿胶（捣碎，炒令黄燥）一两，薯蓣一两，人参（去芦头）一两，五味子一两，麦门冬（去心，焙）一两，干姜（炮裂，锉）半两，杏仁（汤浸，去皮、尖、双仁，麸炒微黄）三分，白术一两，桂心三分。

【用法】上为细散。每服一钱，以粥饮调下，不拘时候。

【主治】肺脏气虚，胸中短气，咳嗽声微，四肢少力。

补肺法

【方源】（宋）许叔微《本事方续集》卷五。

【组成】地黄（生，净洗）二斤，生姜四两，杏仁二两，蜜四两。

【用法】上捣如泥，瓦合盛，饭上蒸五七度，每日五更，挑三匙咽下。

【主治】①《本事方续集》：喘嗽。②《杂病源流犀烛》：肺中无津液，干嗽，其脉细涩，必兼气弱或促，乃痰郁火邪于肺中，轻则连咳数十声方有痰出，重则虽多咳亦无痰。

补肺膏

【方源】（清）吴师机《理瀹骈文》。

【组成】鳖甲（先熬去滓）全个，党参、元参、黄芪、紫菀、天冬、麦冬、熟地、生地、地骨皮、山药、贝母、知母、百合各二两，柏子仁、黄柏、白芍、橘红、丹皮、桔梗、赤苓、杏仁、香附、当归、五味、秦艽、花粉、黄芩（炒）、黑山栀、杞子各一两，柴胡（炒）、郁金、白术、川芎、蒲黄（炒）、桑皮（炙）、黄连、半夏、胆星、甘草各五钱，苏子三钱，薄荷二钱，牡蛎八钱，乌梅七个。

【用法】油熬丹收，牛胶、白及二两调服。

【功用】滋阴降火。

【主治】肺虚，或痰或血或痿，虚劳通用。

补肺黄芪散

【方源】（宋）王怀隐《太平圣惠方》卷六。

【组成】黄芪（锉）一两，人参（去芦头）一两，茯神一两，麦门冬（去心）一两，白术三分，五味子一两，桂心一两，熟干地黄一两，陈橘皮（汤浸去白瓤，焙）一两，当归（锉，微炒）三分，甘草（炙微赤，锉）半两，白芍药三分，牛膝（去苗）三分。

【用法】上为散。每服三钱，以水一中盏，加生姜半分，大枣三枚，煎至六分。去滓，不拘时候温服。

【主治】肺脏气虚无力，手脚颤掉。吃食减少。

补肺款冬花散

【方源】（朝鲜）金礼蒙《医方类聚》卷十引《神巧万全方》。

【组成】款冬花、人参、白茯苓、麦门冬（去心）、五味子、熟干地黄、陈橘皮（去瓤）、肉桂（去皮）各一两，白术、黄芪（炒）、牛膝（去苗）、桔梗、杏仁（去皮，麸炒）、紫菀各三分，甘草（炙）半两。

【用法】上为末。每服三钱，以水一中盏，加生姜半分、大枣二枚，煎六分，去滓温服。

【主治】肺脏气虚无力，手脚颤掉，吃食减少。

补肺宁嗽汤

【方源】（清）徐大椿《医略六书》卷十九。

【组成】人参一钱半，白术（炒）一钱半，炙草六分，半夏（制）一钱半，陈皮一钱半，葛根一钱半，茯苓一钱半，大枣三枚，生姜三片。

【用法】水煎，去滓温服。

【主治】内伤邪陷，寒热咳嗽，脉弦浮者。

【方论选录】内伤脾肺，外邪陷伏而卫气不振，痰涎壅盛，故寒热咳嗽不已焉。人参补肺扶元气，白术健脾燥湿气，炙甘草缓中气以益胃，半夏燥脾湿以化痰，陈皮利气和中，茯苓渗湿和脾，生姜散外邪，大枣益脾元，葛根升阳解肌，能使内伤陷伏之邪从外而出也。水煎温服，俾卫雄邪解，则寒热自退，而痰化气平，咳嗽无不宁矣，此调补升阳之剂，为邪陷寒热咳嗽之专方。

补肺排脓散

【方源】（宋）王怀隐《太平圣惠方》卷六十一。

【组成】黄芪（锉）二两。

【用法】上为散。每服四钱，以水一中盏，煎至六分，去滓温服，一日三四次。

【主治】肺痈得吐后。

补肺清肺化痰汤

【方源】（清）谢玉琼《麻科活人全书》卷三。

【组成】天冬、麦冬、大生地（炒）、百部、百合、阿胶、川贝母、知母、北沙参、钩藤、枇杷叶、竹茹、马兜铃、瓜蒌仁。

【用法】水煎服。

【主治】肺虚气粗，鼻扇有痰。

【加减】收后十余日，可用大熟地、生甘草。

补肺人参散

【方源】（宋）王怀隐《太平圣惠方》卷六。

【组成】人参（去芦头）一两，紫菀（洗去苗土）半两，鹿角胶（捣碎，炒令黄燥）一两，黄芪（锉）一两，桂心一两，紫苏茎叶三分，白术三分，五味子半两，熟干地黄一两，杏仁（汤浸去皮尖、双仁，麸炒微黄）半两，干姜（炮裂，锉）半两。

【用法】上为散。每服三钱，以水一中盏，加大枣三枚，煎至六分，去滓，不拘时候温服。

【主治】肺脏气虚，咳嗽少气，言语声嘶，吃食全少，日渐羸瘦。

补肺散

方一

【方源】（唐）孙思邈《千金翼方》卷

十五。

【组成】白石英、五味子各五分，桂心二两，大枣（擘）五枚，麦门冬（去心）、款冬花、桑白皮、干姜、甘草（炙）各一两。

【主治】肺气不足，胸痛牵背，上气失声。

方二

【方源】（宋）王怀隐《太平圣惠方》卷二十七。

【组成】人参（去芦头）、桂心、钟乳粉、白石英（细研，水飞过）、麦门冬（去心，焙）、五味子、熟干地黄、白茯苓各一两，干姜（炮裂，锉）半两，黄芪三分，鹿角胶（捣碎，炒令黄燥）二两，甘草（炙微赤，锉）三分。

【用法】上为散。每服三钱，煮姜、枣粥饮调下，不拘时候。

【主治】虚劳咳嗽，气喘乏力，吃食全少，坐卧不安。

方三

【方源】（宋）杨倓《杨氏家藏方》卷二十。

【组成】成炼钟乳粉。

【用法】每服二钱，煎糯米汤调下，立止。如无糯米，只用粳米，不拘时候。

【主治】暴吐损肺，吐血不止。

方四

【方源】（宋）赵佶《圣济总录》卷四十九。

【组成】黄明胶（炙燥）二两，花桑叶（阴干）二两。

【用法】上为细散。每服三钱匕，用生地黄汁调下；糯米饮亦得。

【主治】肺痿劳伤吐血。

方五

【方源】（元）危亦林《世医得效方》卷十九。

【组成】真钟乳粉一两，白滑石二两。

【用法】上为末。每服三钱，米饮调下。

【功用】润护肺脏。

【主治】肺痈已吐出脓血。

方六

【方源】（元）张璧《云岐子保命集》卷下。

【组成】人参一两，五味子五钱，桑白皮二两，款冬花五钱，蛤蚧一对。

【用法】上为细末。每服五钱，沸汤一盏调下。

【主治】伤寒汗下后，喘咳不止，恐传肺痿。

【备注】方中款冬花用量原缺，据《普济方》补。

方七

【方源】（明）朱棣《普济方》卷一八八引《卫生家宝方》。

【组成】獖猪肺（不破者）一具，雌黄（研细）三钱，蒲黄（炒熟）三钱，桑白皮（为末）半两。

【用法】上和匀，入白面少许，水灌入肺内，用绳子缚肺口，煮熟任意吃之。

【主治】肺破吐血、嗽血不愈者。

方八

【方源】（明）朱棣《普济方》卷二三一引《普济本事方》。

【组成】桑白皮、熟地黄各二两，人参（去芦）、紫菀、黄芪、五味子各一两。

【用法】上为细末。每服三钱，加四君子汤、秦艽、黄蜡，加蜜少许，水煎，食后服。

【主治】肺虚劳嗽，盗汗自汗者。①《普济方》引《普济本事方》：劳嗽。②《校注妇人良方》：劳嗽，五脏亏损，晡时发热，盗汗自汗，唾痰喘嗽。③《医方集解》：肺虚咳嗽。

【宜忌】《妇人大全良方》：忌房劳，一切生冷、鱼腥、咸毒、腌藏等物。服药止可食淡煮猪蹄肉，仍须先煮熟肉去原汁，再以白汤熟煮。

方九

【方源】（明）朱棣《普济方》卷二八六引《永类钤方》。

【组成】人参、北五味、黄芪。

【用法】上用羊肺、猪肺，瓦器煮，蘸好钟乳粉食。

【主治】肺痈。

补肺汤

方一

【方源】（唐）孙思邈《备急千金要方》卷十七。

【组成】款冬花、桂心各二两，桑白皮一斤，生姜、五味子、钟乳各三两，麦门冬四两，粳米五合，大枣十枚。

【用法】上㕮咀。以水一斗二升，先煮粳米、大枣令熟，去之，纳药煎取二升，分三次温服。

【主治】肺气不足，心腹支满，咳嗽喘逆上气，唾脓血，胸背痛，手足烦热，惕然自惊皮毛起，或哭或歌或怒，干呕心烦，耳中闻风雨声，面色白。

方二

【方源】（唐）孙思邈《千金翼方》卷十五。

【组成】五味子三两，麦门冬（去心）四两，白石英二两九铢，粳米三合，紫菀、干姜、款冬花各二两，大枣（擘）四十枚，桂心六两。

【用法】以水一斗二升，煮桑白皮至八升，去滓，纳药煮取三升，分三次服。

【主治】肺气不足，病苦气逆，胸腹满，咳逆上气呛喉，喉中闭塞，咳逆短气，气从背起，有时而痛，惕然自惊，或笑或歌或怒无常，或干呕心烦，耳闻风雨声，面色白，口中如含霜雪，言语无声，剧者吐血。

方三

【方源】（唐）王焘《外台秘要》卷九引《深师方》。

【组成】黄芪五两，桂心、干地黄、茯苓、厚朴、干姜、紫菀、橘皮、当归、五味子、远志（去心）、麦门冬（去心）各三两，甘草（炙）、钟乳、白石英各二两，桑根白皮、人参各三两，大枣（擘）二十枚。

【用法】上切。以水一斗四升，煮取四升，分四次温服，日三夜一。

【主治】咳逆上气，吐脓或吐血，胸满痛不能食。

【宜忌】忌海藻、菘菜、生葱、醋物。

方四

【方源】（唐）王焘《外台秘要》卷九引《深师方》。

【组成】款冬花二两，桂心二两，钟乳二两，干姜二两，白石英二两，麦门冬（去心）四两，五味子三两，粳米五合，桑根白皮一斤，大枣（擘）一百枚。

【用法】上切。以水一斗二升，先煮桑白皮、大枣令熟，去滓，纳药煮取一升二合，分三次服。

【主治】肺气不足，咳逆唾脓血，咽喉闷塞，胸满上气，不能饮食，卧则短气。

【宜忌】忌生葱。

方五

【方源】（唐）王焘《外台秘要》卷十引《集验方》。

【组成】五味子、白石英（研，绵裹）、钟乳（研，绵裹）、桂心、橘皮、桑根白皮各三两，粳米二合，茯苓、竹叶、款冬花、紫菀各二两，大枣五十枚，杏仁（去皮尖双仁）五十枚，苏子一升，生姜五两，麦门冬（去心）四两。

【用法】上切。以水一斗三升，先煮桑白皮、枣、粳米令熟，去滓，纳诸药，煮取四升，分三次服，日再夜一。

【主治】肺气不足，咳逆短气，寒从背起，口中如含霜雪，语无音声而渴，舌本干燥。

【宜忌】忌大醋、生葱。

方六

【方源】（唐）王焘《外台秘要》卷十引《深师方》。

【组成】五味子三两，干姜二两，款冬花二两，桂心一尺，麦门冬（去心）一升，大枣（擘）一百枚，粳米二合，桑根白皮一斤。

【用法】上切。以水一斗二升，先煮枣并桑白皮、粳米五沸，后纳诸药煮取三升，分三次服。

【主治】①《外台秘要》引《深师方》：肺气不足，逆满上气，咽喉中闭塞短气，寒从背起，口中如含霜雪，语言失声，甚者吐血。②《张氏医通》：肺胃虚寒咳嗽。

【宜忌】忌生葱。

方七

【方源】（宋）陈自明《妇人大全良方》卷六。

【组成】罂粟壳（制）二两，人参、粉草各半两，陈皮、茯苓、杏仁（制）、白术、明阿胶（炒）、北五味子、桑白皮、薏苡仁、紫苏茎各一两。

【用法】上㕮咀为末。每服三钱，水一盏半，加生姜三片，大枣二枚，乌梅半个，煎至一盏，临卧温服。

【主治】男子、妇人远年近日肺气咳嗽，上气喘急，喉中涎声，胸满气逆，坐卧不安，饮食不下，及肺感寒邪，咳嗽声重，语音不出，鼻塞头昏。

【备注】原书云：仆每用无效，遂加百合、贝母（去心）、半夏曲、款冬花各一两，服之良验。

方八

【方源】（宋）杨士瀛《仁斋直指方论》卷八。

【组成】阿胶（炒）、真苏子、北梗、半夏（制）、甘草（炙）各半两，款冬花、紫菀、细辛、杏仁（去皮，焙）、陈皮、桑白皮（炒）、青皮、缩砂仁、五味子、石菖蒲、草果各一分。

【用法】上锉散。每服三钱，加生姜四片，紫苏三叶，水煎服。

【主治】肺虚气乏久嗽。

方九

【方源】（宋）赵佶《圣济总录》卷四十八。

【组成】白石英（研）、钟乳（研）各一两，天门冬（去心，焙）、款冬花（炒）、桂（去粗皮）、桑根白皮（锉，炒）、五味子（炒）、紫菀（去苗土）、人参各二两。

【用法】上为粗末。每服五钱匕，以水一盏半，加大枣（劈）二枚，糯米百粒，生姜（切）一分，同煎取七分，去滓，食后顿服。

【主治】肺气不足，烦满喘嗽，冲逆上气，唾中有血，心自惊恐，皮肤粟起，呕逆歌笑，心烦不定，耳中虚鸣，面色常白。

方十

【方源】（明）武之望《济阳纲目》卷六十一。

【组成】人参、麦冬（去心）各一钱二分，五味子十五粒，款冬花、紫菀、桑白皮（炒）各一钱，当归（酒洗）一钱半，芍药（煨）、知母、贝母、茯苓、橘红各八分，甘草五分。

【用法】上作一服。水煎，空腹服。

【主治】劳嗽有血。

方十一

【方源】（清）翁藻《医钞类编》卷七。

【组成】阿胶、白及、苡仁、生地、甘草、桔梗、橘红、川贝母。

【用法】炼蜜为丸。噙化。

【主治】咳血伤肺。

方十二

【方源】（清）杨云峰《临症验舌法》卷下

【组成】人参一钱，黄芪一钱，五味一

钱，熟地二钱，紫菀一钱，桑皮一钱。

【用法】蜜炙水煎入蜜少许和服。

【主治】肺金气虚不能生水，以致水不制火，虚阳上炎而生咳嗽等症。

方十三

【方源】（清）张璐《张氏医通》卷十五。

【组成】黄芪、鼠粘子各一钱，阿胶八分，马兜铃、甘草各五分，杏仁（去皮尖）七枚，桔梗七分，糯米一撮。

【用法】水煎，温服。

【主治】气虚痘毒乘肺，咳嗽不已。

补肺丸

方一

【方源】（唐）孙思邈《千金翼方》卷十五。

【组成】麦门冬（去心）、款冬花、白石英、桑根白皮、桂心各二两，五味子三合，钟乳（研为粉）五分，干姜一两，大枣一百枚。

【用法】上九味，捣筛为末，以枣膏和为丸如梧桐子大，以饮下十五丸，日三。

【主治】肺气不足，失声胸痛，上气息鸣。

方二

【方源】（宋）苏颂《本草图经》引《传信方》。

【组成】杏仁（山者不蛀，拣却双仁及陈臭）二大升。

【用法】以童子小便一斗，浸之，春、夏七日，秋、冬二七日，并皮尖于砂盆中研细，滤取汁，煮令沸，候软如面糊即成，仍以柳篦搅，勿令着底，后以马尾罗或粗布下之，日曝，可丸即丸。每服三十丸、五十丸，食前后任意茶酒送下。

【主治】咳嗽。

方三

【方源】（宋）赵佶《圣济总录》卷四十八。

【组成】钟乳粉、人参、白石英各半两，阿胶（炙令燥）、五味子各一两，甘草（炙，锉）三钱，细辛（去苗叶）二钱。

【用法】上为末，面糊为丸，如梧桐子大。每服十五丸至二十丸，甘草汤送下。

【主治】肺虚喘咳少气。

方四

【方源】（宋）赵佶《圣济总录》卷六十六。

【组成】百部（焙）、贝母（去心）、山芋、阿胶（炙令燥）各二两，天门冬（去心，焙）、桔梗（炒）各一两，防风（去叉）、人参各一两半，甘草（生）三两，半夏（捣罗为末，先以鹅梨汁一盏，生姜自然汁一盏，同熬，至一半，入半夏末熬成膏）二两。

【用法】上药除半夏膏外，为末，以膏和，如干加炼蜜少许，为丸如鸡头实大，每服一丸，食后、临卧含化。

【主治】肺气上壅，久病咳嗽，咽膈隘塞，语声不出，津液干燥，痰毒头痛，心神恍惚，及劳嗽咯血、呀呷等疾。

方五

【方源】（朝鲜）金礼蒙《医方类聚》卷八十六引《千金月令》。

【组成】干地黄（汤净洗）一斤，杏仁（汤去皮尖）半斤。

【用法】上细切，以木臼中先杵地黄，后入杏仁同杵令匀，急手丸如梧桐子大。每日三十丸，食后熟水送下。

【功用】补肺。

【宜忌】忌萝卜、莲、藕、贝母、白药、毬粥。

补肺杏仁煎

【方源】（宋）赵佶《圣济总录》卷一一六。

【组成】杏仁（去皮尖双仁，研）二

两，枣肉（煮去皮核）一升，白蜜、酥、生姜汁各半升，饧一升。

【用法】上合和，于银石器中微火煎搅候熟。每服一匙头，食后温酒调下。

【主治】肺伤寒气，咳嗽唾痰，声重鼻塞。

补肺杏仁散

【方源】（宋）王怀隐《太平圣惠方》卷六。

【组成】杏仁（汤浸去皮尖双仁，麸炒微黄）一两，桂心一两，厚朴（去粗皮，涂生姜汁炙令香熟）二两，人参（去芦头）一两，诃黎勒（煨，用皮）一两，白术三分，甘草（炙微赤，锉）半两，干姜（炮裂，锉）三分，陈橘皮（汤浸，去白瓤，焙）一两，附子（炮裂，去皮脐）一两，白茯苓一两。

【用法】上为粗散。每服三钱，以水一中盏，加大枣三枚，煎至六分，去滓，不拘时候温服。

【主治】肺脏气虚，伤冷咳嗽，怯寒无力，不思饮食。

补肺益脾饮

【方源】（清）赵濂《医门补要》卷中。

【组成】党参、玉竹、山药、白术、百合、黄芪、怀牛膝、当归。

【用法】大枣为引。

【主治】虚火鼻衄。

补肺溢汤

【方源】（唐）王焘《外台秘要》卷十引《深师方》。

【组成】苏子一升，桑白皮五两，半夏（洗）六两，紫菀、人参、甘草（炙）、麻黄（去节）、五味子、干姜、杏仁各一两，细辛一两半，桂心三两，款冬花一两，射干一两。

【用法】上切。以水一斗二升，煮取三升，分五服，日三夜再。

【主治】肺气不足，咳嗽上气，牵绳而坐，吐沫唾血，不能食饮。

【宜忌】忌海藻、菘菜、羊肉、饧、生葱、生菜等。

补肺饮

【方源】（明）秦景明《幼科金针》卷上。

【组成】阿胶、兜铃、茯苓、五味子、杏仁、麦门冬、炙草、糯米。

【用法】加生姜一片，水煎服。

【主治】肺虚久嗽无痰。

补肺钟乳丸

【方源】（宋）王怀隐《太平圣惠方》卷六。

【组成】钟乳粉一两，麦门冬（去心，焙）三分，桂心一两，五味子一两，桑根白皮（锉）半两，白石英（细研，水飞过）一两，人参（去芦头）一两，干姜（炮裂，锉）半两，陈橘皮（汤浸去白瓤，焙）一两，薯蓣三分，白茯苓三分。

【用法】上为末，用枣肉为丸，如梧桐子大。每服三十丸，以粥饮调下，不拘时候。

【主治】①《太平圣惠方》：肺脏气虚，失声，胸中痛，喘急鸣。②《鸡峰普济方》：肺虚咳嗽，咯唾脓血。

补喉汤

【方源】（清）陈士铎《辨证录》卷五。

【组成】熟地二两，山茱萸、茯苓各一两，肉桂一钱，牛膝二钱。

【用法】水煎服。

【主治】①《辨证录》：春月伤风二三日，咽中痛甚，乃下热虚火，遏寒上行所致。②《医学集成》：阴证喉痹，六脉沉迟。

补络补管汤

【方源】（清）张锡纯《医学衷中参西

录·治吐衄方》。

【组成】生龙骨（捣细）一两，生牡蛎（捣细）一两，萸肉（去净核）一两，三七（研细，药汁送服）二钱。

【主治】咳血吐血，久不愈者。

【加减】服之血犹不止者，可加赭石细末五六钱。

补母止嗽汤

【方源】（清）陈士铎《辨证录》卷四。

【组成】白术五钱，茯苓五钱，人参一钱，陈皮三分，甘草一钱，苏子一钱，半夏一钱，桔梗二钱，麦冬五钱，紫菀一钱，肉桂五分。

【用法】水煎服。

【主治】脾胃虚寒不能生肺，邪留连于中脘而作嗽。

补脾散

【方源】（明）张时彻《摄生众妙方》卷六。

【组成】人参一钱，白矾一钱，天花粉一两五钱，枳壳五分。

【用法】上为末。水一钟，白萝卜一个，切碎，煮令水半钟，去萝卜，量汤多少，下药揉和，又入铜勺或瓷罐内，再滚一滚，入蜜两匙，即取出。待咳嗽一声，吃一匙。可加款冬花一钱。

【主治】一切咳嗽。

补气黄芪汤

【方源】（清）程林《圣济总录纂要》卷十三。

【组成】黄芪、白术、人参、五味、麦冬、熟地、茯神、陈皮、阿胶、桂各一两，牛膝、白芍、当归三分，炙甘草五钱。

【用法】用姜枣水煎。

【主治】肺劳，饮食减少，气虚无力，手足颤掉，面浮喘嗽。

补气黄芪汤

【方源】（宋）赵佶《圣济总录》卷八十六。

【组成】黄芪（锉）、人参、茯神（去木）、麦门冬（去心，焙）、白术、五味子、桂（去粗皮）、熟干地黄（焙）、陈橘皮（去白，焙）、阿胶（炙燥）各一两，当归（切，焙）、白芍药、牛膝（酒浸，切，焙）各三分，甘草（炙，锉）半两。

【用法】上为粗末。每服三钱匕，水一盏，加生姜三片、大枣（擘破）二枚，同煎至六分，去滓，食后温服。

【主治】肺劳饮食减少，气虚无力，手足颤掉，面浮喘嗽。

补气汤

方一

【方源】（宋）魏岘《魏氏家藏方》卷四。

【组成】鹿茸（去毛，铿作段，酒浸，炙）、当归（去苗，酒浸）、白术（炒）各一两，附子（炮，去皮脐）二只，北五味子（去梗）、黄芪（盐水炙）、人参（去芦）、金钗石斛、白茯苓（去皮）、山药（炒）各半两。

【用法】上为细末。每服二钱，水一盏半，加生姜三片，大枣一枚，煎至七分，食前服。

【功用】补营卫。

【主治】虚劳咳嗽，寒热往来，四肢乏力。

方二

【方源】（元）萨理弥实《瑞竹堂经验方》卷一。

【组成】黄芪（去芦，蜜水炙）三两，人参、甘草（炙）各半两，麦门冬（汤浸，去心）一两，苦桔梗（去芦，炒）一两。

【用法】上㕮咀。每服四钱，水一盏半，加生姜五片，煎至七分，去滓温服，不拘时候。

【功用】补气以养肺。

【主治】①《瑞竹堂经验方》：思虑伤心，忧虑伤肺。心乃诸血之源，肺为诸气之候，心虚则血少，脉弱则气虚，遂致目涩口苦，唇燥舌咸，甚至齿为之痛，鼻为之不利，怔忡白浊，腠理不密，易感风寒。②《医钞类编》：肺虚少气自汗。

【备注】原书治上证，须与益荣丹配合使用。

补荣汤

【方源】（明）龚廷贤《万病回春》卷四。

【组成】当归、芍药、生地、熟地、茯苓（去皮）、栀子、麦门冬（去心）、陈皮各等分，人参减半，甘草减半，乌梅一个。

【用法】上锉一剂。加大枣二枚，水煎，温服。

【主治】吐血，衄血，咯、咳血，唾血。

补伤散

【方源】（唐）孙思邈《备急千金要方》卷十七。

【组成】天门冬一升，防风、泽泻、人参各一两半，白蔹一两，大豆卷、前胡、芍药、天花粉、石膏、干姜各二两，紫菀一两，桂心、白术各四两，甘草、干地黄、薯蓣、当归各二两半，阿胶一两半。

【用法】上药治下筛。每服方寸匕，食前酒送下，一日三次。

【主治】肺伤善泄，咳，善惊恐，不能动筋，不可以远行，膝不可久立，汗出鼻干，少气喜悲，心下急痛，痛引胸中，卧不安席，忽忽喜梦，寒热，小便赤黄，目不远视，唾血。

【方论选录】《千金方衍义》：此《金匮要略》薯蓣丸之变方，除十三味相同外，其天冬乃麦冬之变味，柴胡乃前胡之变味，泽泻乃茯苓之变味，天花粉乃杏仁之变味，石膏乃桔梗之变味，紫菀乃川芎之变味，惟曲、枣二味，无可变味。

补肾地黄丸

【方源】（清）陈复正《幼幼集成》卷三。

【组成】熟地黄、怀山药、山萸肉各一两，嫩鹿茸、淮牛膝各二两，粉丹皮、白云苓、宣泽泻、北五味、补骨脂各一两。

【用法】上为末，炼蜜为丸，如绿豆大。每服三钱，空心淡盐汤送下。

【主治】小儿先天不足，肝肾虚喘。

补肾汤

【方源】（清）汪汝麟《证因方论集要》卷三引黄锦芳方。

【组成】制附子、茯苓、半夏、木香、牛膝、补骨脂。

【主治】右胁作痛，咳嗽头痛，嗽必努力，痰清稀者。

【方论选录】痰虽在胁、在胃、在脾，而实归于肾火之衰。故用附子迅补真火以强土，茯苓、半夏以除脾湿，木香以疏中州湿滞之气，牛膝以引左气下行归肾，骨脂以引右气下行归肾。药虽数味，针芥不差。

补土保金汤

【方源】（清）罗国纲《罗氏会约医镜》卷十五。

【组成】人参、白术、茯苓各一钱半，炙草、麦冬、贝母、款冬花各一钱，山药（炒）、扁豆（炒）、苡仁（炒）各二钱。

【用法】生姜、大枣为引，水煎服。

【功用】补土生金。

【主治】产后咳嗽。

补心汤

【方源】（明）张浩《仁术便览》卷三。

【组成】川芎、当归、生地、芍药（炒）、桔梗、干葛、陈皮、前胡、紫苏各一钱，半夏一分，枳壳五分，茯苓七分，甘草、木香各三分。

【用法】加生姜三片，大枣二枚，水煎服。

【主治】吐血发热，咳嗽，胸前作痛，头目昏眩。

补虚降火汤

【方源】（清）叶桂《叶氏女科证治》卷三

【组成】人参、麦冬（去心）、元参、桑叶、苏子各一钱。

【用法】水煎服。

【主治】产后阳明感风而大喘大汗者。

补虚款冬花汤

【方源】（宋）赵佶《圣济总录》卷八十六。

【组成】款冬花三分，人参半两，升麻半两，桔梗（炒）三分，杏仁（汤浸去皮尖双仁，炒）一两，白茯苓（去黑皮）三分，甘草（炙，锉）半分，干姜（炮）一分，柴胡（去苗）一两半，菟丝子（去心，焙）半两，鳖甲（去裙襕，醋炙）一两，黄芪（细锉）半两，桑根白皮（锉，炒）三分，肉苁蓉（酒浸，去皴皮，炙）一两。

【用法】上为粗末，每服五钱匕，水一盏半，煎至八分，去滓，食后温服，一日二次。

【主治】肺劳痰嗽，日渐羸瘦。

补虚汤

【方源】（宋）赵佶《圣济总录》卷四十八。

【组成】半夏（汤洗七遍，焙）、干姜（炮）各三两，白茯苓（去黑皮）、甘草（炙，锉）、厚朴（去粗皮，生姜汁炙）、五味子各二两，黄芪二两半，陈橘皮（汤浸去白，焙）一两半。

【用法】上锉。每服五钱匕，水一盏半，煎至八分，去滓温服。

【主治】肺虚寒，咳嗽下利，少气。

补虚饮

【方源】（宋）赵佶《圣济总录》卷八十六

【组成】黄芪（锉，炒）二两，人参、茯神（去木）、麦门冬（去心，焙）、桂（去粗皮）、陈橘皮（去白，焙）、当归（炙，锉）、天门冬（去心，焙）、甘草（炙，锉）、熟干地黄（焙）、五味子（炒）各一两。

【用法】上为粗末，分作十剂。每剂以水三盏，加生姜（切）半两，大枣（擘）七枚，同煎取一盏，去滓，空心顿服。

【主治】肺脏因吐血后，四肢虚劣，气乏无力，手脚振掉，饮食不得。

补药麝脐丸

【方源】（汉）华佗《中藏经》卷下。

【组成】麝脐一枚（烧灰），地黄（洗）、地骨皮、山药、柴胡各一两，白术，活鳖一个（二斤者佳）。

【用法】将鳖入醉酒，煮令烂熟，研细，入汁，再熬膏入末为丸，如梧桐子大。酒服二十丸，日二夜一。

【主治】劳伤骨蒸，久而瘦弱，肉消毛落，妄血喘咳者。

【备注】方中白术用量原缺。

补益钟乳丸

【方源】（宋）王怀隐《太平圣惠方》卷七十。

【组成】钟乳粉三两，五味子一两，甘草（炙微赤，锉）半两，肉苁蓉（酒浸一宿，刮去皴皮，炙令干）一两，泽兰一两，远志（去心）三分，川芎一两，白芍药一两，黄芪（锉）一两，天门冬（去心，焙）一两半，桔梗（去芦头）一两，细辛半两，柏子仁一两，熟干地黄二两，当归（锉，微炒）一两，天雄（炮裂，去皮脐）三分，紫石英（细研，水飞过）一两，紫菀（洗去苗土）一两，蒲黄三分，芜荑仁三分，厚朴（去粗皮，涂生姜汁炙令香熟）一两。

【用法】上为末，炼蜜为丸，如梧桐子大，每服三十丸，空心及晚食前以温酒送下。

【主治】妇人血海虚，气上攻于肺，或时喘促，心烦，吃食少味，四肢乏力。

补阴平肺汤

【方源】（明）武之望《济阳纲目》卷三十一。

【组成】黄柏（盐水炒）、知母、当归（酒洗）、白芍药、麦门冬（去心）各一钱半，五味子（捶碎）十五粒，生地（姜酒炒）二钱，甘草五分。

【用法】上作一服。水煎，食远服。

【主治】阴虚火自下逆上而喘。

【加减】有痰，加橘红、贝母各一钱。

补阴散

【方源】（清）王纶《明医杂著》卷一，名见《医便》卷一。

【组成】生地黄（酒洗）、甘草（炙）、干姜（炮）各五分，川芎、熟地各一钱，白芍药（炒）一钱三分，陈皮七分，当归、白术各一钱三分，黄柏（蜜水浸，炙）七分，知母（蜜水浸拌，炒）、天门冬（去心皮）各一钱。

【用法】加生姜三片，水煎，空心温服。

【主治】①《明医杂著》：劳瘵色欲证，先见潮热、盗汗、咳嗽、倦怠者趁早服之，②《杂病源流犀烛》：阳强。

补阴丸

【方源】（明）王纶《明医杂著》卷一。

【组成】黄柏（去皮，酒拌，炒褐色）、知母（去皮毛，酒拌炒，忌铁）、败龟版（酥炙透）各三两，锁阳（酥炙干）、枸杞子各二两，熟地黄（酒拌蒸，忌铁）、干姜（炒紫色）三钱（寒月加至五钱）。

【用法】上为末，加炼蜜及猪脊髓三条，和药末拌匀为丸，如梧桐子大。每服八九十丸，空心淡盐汤送下，寒月可用温酒送下。

【功用】《医级宝鉴》：泻火补阴。

【主治】阴虚火旺，劳瘵咳嗽，咯血吐血。

补真膏

【方源】（清）清太医院《医方配本·补益虚损门》。

【组成】人参四两，山药一片，蒸熟芡实米一斤，蒸热红枣肉一斤，蒸熟莲肉一斤，去心杏仁一斤，蒸熟核桃肉一斤，真沉香三钱，另研共捣烂加炼蜜三斤，酥油一斤，合如膏。

【用法】每早晚白滚水调服数匙。

【功用】大补真元。

【主治】咳嗽痰喘，肺胃损伤。

补正汤

【方源】（宋）赵佶《圣济总录》卷四十八。

【组成】白药二两，甘草（炙，锉）、芍药各一两。

【用法】上为粗末。每服三钱匕，水一盏，煎至七分，去滓温服。

【主治】肺虚，通身汗出不止。

补中汤

【方源】（清）罗国纲《罗氏会约医镜》卷十四。

【组成】人参（少者，重用沙参）四钱，当归、蜜芪、白术各一钱半，炙草八分，陈皮八分，五味十五粒。

【用法】姜、枣为引。

【主治】脾肺虚，而肾气不归元，以致气喘者。

补中益气汤

方一

【方源】（清）方坞樵《喉科种福》卷四。

【组成】牛蒡子一钱半，元参三钱，蜜芪三钱，白术（蜜炒）一钱半，广陈皮一钱半，当归一钱半，甘草一钱，麦冬三钱半，苦桔梗一钱，红枣一枚，生姜三片，柴胡（酒炒）二钱，升麻（酒炒）八分。

【用法】水煎服。

【主治】慢喉风，平素体虚，更兼暴怒，或过食五辛而生，或忧思太过而成。其发缓，其色淡，其肿微，咽干，舌滑而白，大便自利，脉细而微，唇如矾色，午前痛者。

方二

【方源】（清）张琰《种痘新书》卷九。

【组成】人参、黄芪、白术、茯苓、升麻、柴胡、炙草。

【主治】痘后感冒风寒，发热，声重鼻塞，恶寒恶风。

不二饮

【方源】（清）马文植《青囊秘传》。

【组成】西丁一钱，靛花五分。

【用法】上为末。凉水调服。

【主治】结毒咽烂。

不换金正气散

【方源】（明）万全《万氏家传保命歌括》卷十七。

【组成】厚朴（姜汁炒）、陈皮（去白）、苍术（米泔浸）、半夏（洗）、白茯苓、紫苏叶各等分，甘草减半，神曲（炒，研细末，另入药）等分。

【用法】上㕮咀，除神曲末，用水一盏半，加生姜三片，大枣二枚，煎一盏，去滓，入曲末服。

【主治】伤湿咳嗽。

不灰木散

【方源】（宋）王怀隐《太平圣惠方》卷八十三。

【组成】不灰木（用牛粪烧令通赤）、贝母（煨令黄）、甘草（炙微赤，锉）各半两。

【用法】上为粗散。每服一钱，以新汲水一小盏，点生油一二滴，令散，煎至五分，去滓，分温二服，每日四次。

【主治】小儿咳嗽不止。

不欲食方

【方源】（唐）孙思邈《备急千金要方》卷三。

【组成】干地黄四两，麦门冬、五味子、蜜各半升，大黄、硝石各一两。

【用法】上六味，㕮咀。以水三升，煮取一升，去滓，纳硝石、蜜，煮令沸。服二合，日三，胸中当有宿乳汁一升许也，大者服五合。

【主治】小儿寒热咳逆，膈中有澼，乳若吐，不欲食。

布海丸

【方源】（明）李梴《医学入门》卷七。

【组成】昆布、海藻各一斤（洗净，入罐炆成膏），枳实四两，陈皮二两，青皮一两，荜澄茄、青木香各五钱。

【用法】上为末，入前膏为丸。空心沸汤送下。

【主治】水肿、痰肿、气肿、鼓胀、喘咳，及癥瘕瘿瘤。

C

can

蚕豆花露

【方源】（民国）吴克潜《儿科要略》第六章。

【组成】蚕豆花。

【用法】蒸为露饮之，或煎服亦可。

【主治】肺热咯血。

cang

仓盐汤

【方源】（明）徐春甫《古今医统大全》卷二十七。

【组成】仓盐（用湿草纸裹，煨红取出用）一两。

【用法】以河水二碗，砂锅入煨盐煎五七沸，放温，顿饮之，少顷探吐。

【主治】咳逆，并一切痰证。

苍耳散

方一

【方源】（宋）严用和《济生方》卷五。

【组成】辛夷仁半两，苍耳子二钱半，香白芷一两，薄荷叶半钱。

【用法】上晒干，为细末。每服二钱，食后用葱、茶清调下。

【主治】鼻渊，鼻流浊涕不止。

【方论选录】《医方集解》：此手太阴、足阳明药也。凡头面之疾，皆由清阳不升，浊阴逆上所致。白芷主手足阳明，上行头面，通窍表汗，除湿散风；辛夷通九窍，散风热，能助胃中清阳上行头脑；苍耳疏风散湿，上通脑顶，外达皮肤；薄荷泄肺疏肝，清利头目。葱白升阳通气，茶清苦寒下行，使清升浊降，风热散而脑液自固矣。

【备注】本方改为丸剂，名“苍耳丸”（见《医便》卷三）。

方二

【方源】（清）潘楫《证治宝鉴》卷十。

【组成】苍耳、薄荷、白芷、细辛、南星、半夏、酒芩、荆芥。

【主治】鼻渊，鼻流清涕而臭。

cao

草豆蔻散

【方源】（宋）王怀隐《太平圣惠方》卷七十八。

【组成】草豆蔻（去皮）三分，桃仁（汤浸，去皮尖双仁）三分，桂心半两，甘草（炙微赤，锉）一分。

【用法】上为粗散。每服三钱，以水一中盏，加生姜半分，煎至五分，去滓，稍热频服。

【主治】产后气虚，心烦咳嗽。

草灵丹

【方源】（清）恬素氏《集验良方拔萃》卷一。

【组成】鹅儿不食草（一名地胡椒，采取阴干，晒燥，研末收贮）。

【用法】治鼻渊，鼻窍中时流黄色浊涕，用鲜草塞鼻；治鼻渊久而不愈，鼻中淋沥腥秽血水，头眩虚晕而痛者，用鲜草塞鼻数次，内服补中益气汤；鼻红，用嫩草头阴干，研细末，薄浆为丸，如梧桐子大，黑山栀极细末为衣，塞鼻；眼目生翳，取末搐鼻塞耳；头风疼痛，用鲜草塞鼻；感受风寒暑热，以致头痛胀闷，鼻窍不通，胸膈不舒，用末搐鼻。

【主治】鼻渊，鼻红，眼目生翳，头风疼痛，风寒暑热，头痛胀闷，鼻窍不通，胸膈不舒。

cha

茶柏散

【方源】（明）万表《万氏家抄济世良方》卷二。

【组成】细茶（清明前者佳）、黄柏、薄荷叶各（苏州者）三钱，硼砂（煅）二钱。

【用法】上为极细末，取净末和匀，加冰片三分。吹入。

【主治】诸般喉症。

茶调散

【方源】（清）林开燧《活人方》卷三。

【组成】滑石二两，石膏二两，黄芩二

两，桔梗二两，甘草二两，薄荷一两，荆芥一两，防风一两，川芎一两，当归一两，麻黄一两，连翘一两，白芍一两，大黄一两，朴硝一两，白术五钱，黑山栀五钱。

【用法】上为细末。每服三钱，午后、临睡用浓茶或白汤调下。

【功用】疏风解表，清热消痰。

【主治】冒风初起，鼻塞喷嚏，头痛声重，外寒内热，痰嗽咽干，二便结涩，内火有余。

茶叶顶

【方源】（清）鲁照《串雅补》卷一。

【组成】茶叶五钱，青盐一钱，洋糖三钱，三棱三钱，雷丸三钱。

【用法】上为末，将盐、糖煎好后，入三味调匀。每服三钱，白汤送下。

【主治】虫积，哮喘，虫胀。

搽鼻去红方

【方源】（明）龚信《古今医鉴》卷九。

【组成】白矾一钱，杏仁四十九个，水银一钱，轻粉七分，白杨七个，大枫子四十九个，京墨一钱，五味子四十九个，核桃七个。

【用法】上共为末，鸡子清调搽患处。

【主治】肺风鼻红。

chai

柴陈煎

方一

【方源】（明）张介宾《景岳全书》卷五十一。

【组成】柴胡二三钱，陈皮一钱半，半夏二钱，茯苓二钱，甘草一钱，生姜三五七片。

【用法】水一钟半，煎七分，食远温服。

【主治】伤风兼寒，咳嗽发热，痞满多痰。

【加减】寒胜，加细辛七八分；风胜气滞，加苏叶一钱五分；冬月寒甚，加麻黄一钱五分；气逆多嗽，加杏仁一钱；痞满气滞，加白芥子五七分。

方二

【方源】（清）董西园《医级宝鉴》卷七。

【组成】柴胡、苏叶、细辛、广皮、半夏、茯苓、甘草、杏仁、白芥子。

【主治】外感风寒，咳嗽发热，多痰痞满。

柴梗半夏汤

【方源】（明）李梴《医学入门》卷三。

【组成】柴胡二钱，黄芩、半夏、枳壳、桔梗、瓜蒌仁各一钱，青皮、杏仁各八分，甘草四分

【用法】水煎温服。

【主治】发热咳嗽，胸满两胁锉痛者，此邪热挟痰攻注也。

【加减】如口燥渴去半夏，痰在胁下加白芥子或竹沥，姜汁亦妙。

柴胡瓜蒌汤

【方源】（宋）王贶《全生指迷方》卷二。

【组成】柴胡（去苗，洗）八钱，芍药、人参各二钱，半夏（汤洗七遍）二钱半，甘草（炙）二钱，瓜蒌二钱。

【用法】上㕮咀。水二升，加生姜十片，大枣（擘破）二个，同煎至一升，分三服，去滓服。

【主治】肺素有热，气盛于身，厥逆上冲，中气实而不外泄，其气内藏于心，外舍于分肉之间，而致瘅疟，间日发热，发必数欠，头痛拘倦，消烁脱肉，其脉弦大而数。

柴胡桔梗汤

【方源】（清）吴仪洛《成方切用》卷五。

【组成】小柴胡汤加桔梗。

【主治】春嗽。

柴胡梅连散

【方源】（清）尤怡《金匮翼》卷三。

【组成】柴胡、人参、黄芩、甘草、胡黄连、当归、芍药各半两。

【用法】上为末。每服三钱，童便一盏，乌梅一个，猪胆五匙，猪脊髓一条，韭根半钱，水一钟，同煎至七分，去滓温服，不拘时候。

【主治】①《金匮翼》：骨蒸劳热，久而不愈。②《血证论》：肝经怒火逆上，侮肺作咳。

柴胡清肝饮

【方源】（清）秦之桢《伤寒大白》卷一。

【组成】柴胡、黄芩、山栀、青皮、荆芥、甘草。

【主治】少阳之火，恒结喉旁，而为喉痹。

柴胡散

方一

【方源】（宋）孙尚《传家秘宝脉证口诀并方》卷下。

【组成】柴胡一两，川芎、独活、羌活各半两，甘草（炙）一两，桑白皮一两半，贝母、冬花各半两。

【用法】上为细末。每服二钱，水一盏，煎七分，去滓温服。

【主治】劳嗽及风虚痰涕。

方二

【方源】（宋）王怀隐《太平圣惠方》卷六。

【组成】柴胡（去苗）、桔梗（去芦头）、枳壳（麸炒微黄，去瓤）、麦门冬（去心）、鳖甲（涂醋炙令黄，去裙襕）、地骨皮、生干地黄、人参（去芦头）、葳蕤、赤茯苓、木通、赤芍药、甘草（炙微赤，锉）各半两。

【用法】上为散。每服四钱，以水一中盏。煎至六分，去滓温服，不拘时候。

【主治】肺脏壅热，胸膈烦闷，四肢疼痛。

【宜忌】忌热面、炙煿、苋菜。

方三

【方源】（宋）王怀隐《太平圣惠方》卷三十一。

【组成】柴胡（去苗）一两，甘草（炙微赤，锉）半两，贝母（煨微黄）三分，人参（去芦头）三分，桃仁（汤浸，去皮尖双仁，麸炒微黄）三分，鳖甲（涂醋炙微黄，去裙襕）一两。

【用法】上为粗散。每服四钱，以水一中盏，加生姜半分，煎至六分，去滓温服，不拘时候。

【主治】骨蒸肺痿，咳嗽，寒热多涕。

方四

【方源】（宋）王怀隐《太平圣惠方》卷三十一。

【组成】柴胡（去苗）一两，麦门冬（去心，焙）二两，黄芩一两，陈橘皮（汤浸，去白瓤，焙）三分，人参（去芦头）一两，甘草（炙微赤，锉）三分，半夏（汤洗七遍去滑）半两，桔梗（去芦头）半两，赤茯苓三分。

【用法】上为粗散。每服三钱，以水一中盏，加生姜半分，煎至六分，去滓温服，不拘时候。

【主治】骨蒸肺痿，咳嗽唾涎，心神烦热，不欲饮食。

方五

【方源】（宋）王怀隐《太平圣惠方》卷四十六。

【组成】柴胡（去苗）一两，甘草（炙微赤，锉）半两，桑根白皮（锉）一两，鳖甲（涂醋炙令黄，去裙襕）一两，槟榔一两，旋覆花半两，川大黄（锉碎，微炒）二两，桔梗（去芦头）一两。

【用法】上为粗散。每服五钱，以水一大盏，加生姜半分，煎至五分，去滓，温服，不拘时候。

【主治】肺气暴热，大便不通，时时咳嗽，喘息促急。

柴胡桑白皮汤

【方源】（宋）赵佶《圣济总录》卷六十六。

【组成】柴胡（去苗）、桑根白皮、天雄（炮裂，去皮脐）、羌活（去芦头）、枳壳（去瓤，麸炒）、大腹（连皮，锉）各一两半，黄连（去须）、当归（切，焙）、麻黄（去根节）、桂（去粗皮）、甘草（炙，锉）各一两，白梅（拍碎）四枚，黄芩（去黑心）、旋覆花（微炒）各半两。

【用法】上锉，如麻豆大。每服五钱七，水一盏半，加生姜三片，同煎至八分，去滓温服。

【主治】咳嗽，上气促急，心躁寒热，四肢烦疼，夜间甚者。

柴胡芍药汤

【方源】（宋）王贶《全生指迷方》卷四。

【组成】柴胡（去苗）、芍药各一两，地骨皮、石膏各半两。

【用法】上为散。每服五钱，水二盏，小麦五十粒，同煎至一盏，去滓，食后温服。

【主治】肾咳。潮热有时，五心烦热。

柴胡升麻散

【方源】（明）程守信《商便奇方》卷三。

【组成】柴胡、葛根、荆芥、赤芍、石膏、升麻、黄芩、桑白皮，姜三片，豆豉十余粒。

【用法】同煎，热服。

【主治】时行瘟疫，壮热恶风，头痛体疼，鼻塞咽干，痰盛咳嗽，涕唾。

【加减】如咳不止加杏仁，去柴胡，再加前胡、乌梅、诃子、灯心同煎，再服。

柴胡升麻汤

【方源】（明）董宿《奇效良方》。

【组成】柴胡（去苗）、干葛、荆芥（去梗）、赤芍药、石膏各一钱半，前胡（去苗）、升麻、桑白皮、黄芩各一钱。

【用法】上作一服，水二钟，生姜三片，豆豉二十粒，煎至一钟，不拘时服。

【主治】时行瘟疫，壮热恶风，头痛体疼，鼻塞咽干，咳嗽涕唾稠黏。

柴胡石膏散

【方源】（元）危亦林《世医得效方》卷二。

【组成】赤芍药五两，桑白皮三两七钱半，石膏、煅柴胡、去芦干葛各五两，升麻二两五钱，黄芩（去枯心）三两七钱，荆芥穗（去土）三两五钱。

【用法】上锉散。每服三钱，水二盏半，生姜三片，淡豉十余粒，煎七分，去滓热服。小儿作三服。

【主治】时行温疫，壮热恶风，头痛体疼，鼻塞，咽喉干燥，心胸满，寒热往来，痰实咳嗽，涕唾稠黏。

柴胡石膏汤

方一

【方源】（清）汪昂《医方集解》。

【组成】白虎汤加柴胡、黄芩、半夏。

【主治】暑嗽喘渴。

方二

【方源】（明）王肯堂《证治准绳·伤寒》帙之七。

【组成】柴胡、石膏（煅）、赤芍药、前胡、干葛各十五两，升麻二十五两，黄芩、桑皮各三十七两半，荆芥穗三十七两。

【用法】上㕮咀。每服五钱，水一盏，生姜三片，豆豉十余粒，同煎七分，去滓，热服。小儿分三次，更量大小加减，不拘时候。

【主治】时行温疫，壮热恶风，头痛体疼，鼻塞咽干，心胸烦满，寒热往来，痰实咳嗽，涕唾稠黏。

柴胡汤

方一

【方源】（宋）赵佶《圣济总录》卷四十九。

【组成】柴胡（去苗）、竹茹、桔梗（炒）、紫菀（去土）、知母（炒）、贝母（去心，炒）各二两，诃黎勒皮一两。

【用法】上㕮咀，如麻豆大。每服五钱匕，水一盏，生地黄汁半盏，乌梅（拍碎）一个，煎至八分，去滓温服，日再夜一。

【主治】肺痿。久嗽不已，四肢烦热，颊赤咽燥。

方二

【方源】（宋）赵佶《圣济总录》卷五十。

【组成】柴胡（去苗）、甘草（炙）各一两，川芎、独活（去芦头）、羌活（去芦头）、贝母（去心）、款冬花各半两，麻黄（去根节）、桑根白皮（锉）各一两半。

【用法】上为粗末。每服三钱匕，水一盏，煎至七分，去滓温服，不拘时候。

【主治】肺壅痰毒，头眩呕逆。

方三

【方源】（宋）赵佶《圣济总录》卷六十五。

【组成】柴胡（去苗）、延胡索、百合、枳壳（去瓤，麸炒）、麻黄（去根节）、款冬花（炒）、天雄（炮裂，去皮脐）各一两半，代赭、黄连（去须）、桂（去粗皮）、地榆、贝母（去心，煨）各一两，黄芩（去黑心）半两，旋覆花（炒）三分，杏仁（去皮尖双仁，炒令黄）十五枚。

【用法】上锉，如麻豆大。每服三钱匕，以水一盏，煎取七分，去滓温服。

【主治】咳嗽久不愈。

方四

【方源】（宋）赵佶《圣济总录》卷一五六。

【组成】柴胡（去苗）一两，桃仁（去皮尖双仁，炒）半两，天门冬（去心）三分，麦门冬（去心，焙）、甘草（炙）、白茯苓（去黑皮）、山芋、黄芪（锉）、阿胶（炙令燥）、人参各一两。

【用法】上为粗末。每服三钱匕，水一盏，煎至六分，去滓温服，不拘时候。

【主治】妊娠咳嗽，胸满气急，减食。

方五

【方源】（宋）赵佶《圣济总录》卷一六四。

【组成】柴胡（去苗）、麻黄（去根节煎，掠去沫，焙）、紫苏茎叶、陈橘皮（去白，焙）、杏仁（去皮尖双仁，麸炒）各等分。

【用法】上为粗末。每服三钱匕，水一盏，煎七分，去滓温服，不拘时候。

【主治】产后咳嗽，喘急烦闷。

柴胡丸

【方源】（宋）赵佶《圣济总录》卷八十七。

【组成】柴胡（去苗）、紫菀（去土）各一两，白茯苓（去黑皮）、雄黄（研）、人参、黄芩（去黑心）各一分，牛膝（生）、丹砂（研）、马兜铃各半两。

【用法】上为末，酒糊为丸，如弹子大。每服一丸，烧绵灰，温酒送下，不拘时候，每日三次。

【功用】宁心志，止咳嗽，除肌热。

【主治】热劳。

柴胡五味汤

【方源】（明）朱橚《普济方》卷一八三。

【组成】柴胡五两，五味子、橘皮、紫

菀、贝母、杏仁（去皮尖双仁者，熬）各三两，麻黄（去节）四两，甘草（炙）、黄芩各三两。

【用法】上细切，捣极碎。每服加麦门冬（去心）一两，生姜半两，竹叶一两半，煎服。

【主治】肺痰气，上气、气急及咳。

柴胡五味子汤

【方源】（明）薛铠《保婴撮要》卷十八。

【组成】小柴胡汤加五味子。

【主治】小儿瘫疹喘嗽。

柴胡饮

【方源】（宋）赵佶《圣济总录》卷八十八。

【组成】柴胡（去苗）半两，白术、赤茯苓（去黑皮）、鳖甲（去裙襕，醋炙）各一分半，知母（切，焙）、犀角屑各一分，枳壳（去瓤，麸炒）一分半。

【用法】上为粗末。每服三钱匕，水一盏，煎至半盏，去滓温服，早晨、日午、夜卧各一服。

【主治】虚劳咳嗽，气喘颊赤，心忪烦躁，两胁胀闷，肌瘦少力，不思饮食。

柴胡饮子

【方源】（明）秦昌遇《症因脉治》卷二。

【组成】柴胡、黄芩、人参、大黄、广皮、甘草、当归、白芍药。

【主治】伤热咳嗽，面赤潮热；肝经咳嗽，寒热往来；内伤嗽血，怒动肝火，木火刑金。

柴平汤

【方源】（宋）骆龙吉《增补内经拾遗方论》卷三引《宦邸便方》。

【组成】银柴胡二钱，黄芩一钱五分，人参（去芦）、半夏（汤泡七次）各一钱，甘草五分，陈皮一钱二分，苍术（泔浸）一钱半，厚朴（姜制）一钱。

【用法】上用水二钟，加生姜三片，红枣二枚，煎八分，未发先服。

【主治】痎疟，湿疟，食疟；春嗽。①《增补内经拾遗》引《宦邸便方》：由夏伤暑所致痎疟。②《医方集解》：春嗽。③《医宗金鉴》：小儿饮食无节，复受风暑之气，以致食疟，寒热交作，胸腹胀满，痞闷不通，面黄恶食，症轻者。

【加减】发于午前为阳，属气虚，加白术（土炒）八分，白茯苓（去皮）七分；发于午后为阴，属血虚，加当归（酒浸）九分，川芎七分；发于午前，延及午后，此气血两虚，上四味俱加；食积加神曲（炒）八分，麦芽（炒）七分，山楂一钱，枳实（麸炒）一钱。

柴前梅连散

【方源】（明）吴崑《医方考》卷三。

【组成】柴胡、前胡、乌梅、胡黄连各三钱，猪胆一枚，猪髓一条，韭白五分，童便二盏。

【主治】风劳骨蒸，久而不痊，咳嗽吐血，盗汗遗精，脉来弦数者。

柴苏饮

【方源】（明）黄惟亮《医林统要通玄方论》卷二。

【组成】人参、紫苏、半夏、甘草、五味、桑白皮、陈皮、桔梗、茯苓、大腹皮、草果各等分。

【用法】水二盏，姜三片，盐少许煎，空心服。

【主治】脾胃不和，气喘促。

chan

缠喉散

【方源】（清）李文炳《仙拈集》卷二。

【组成】白僵蚕（研细末），生姜汁少

许。

【用法】和水灌下。

【主治】缠喉风。

蝉花散

【方源】(宋)刘昉《幼幼新书》卷七。

【组成】蝉花(和壳)、白僵蚕(直者,酒炒熟,甘草炙)各一分,延胡索半分。

【用法】上为末。一岁一字,四五岁半钱,蝉壳汤下,食后。

【主治】惊风夜啼,切牙,咳嗽及疗咽喉壅痛。

蝉壳散

【方源】(宋)王怀隐《太平圣惠方》卷八十三。

【组成】蝉壳(微炒)一分,桔梗(去芦头)半两,陈橘皮(去皮,汤浸,去白瓤,焙)半分,半夏(汤洗七遍去滑)一分,汉防己一分,甘草(炙微赤,锉)一分。

【用法】上为细散。每服一字,以生姜粥饮调下。一岁以上,加之半钱。

【主治】小儿心胸痰壅,咳嗽,咽喉不利,作呀呷声。

蝉壳汤

【方源】(宋)佚名《小儿卫生总微论方》卷十四。

【组成】蝉壳(去土后炒)、人参(去芦)、五味子(去枝梗)各一两,陈皮、甘草(炙)各半两。

【用法】上为细末,每服半钱,生姜汤调下,无时。

【主治】肺气壅滞不利。

蟾酥丸

方一

【方源】(明)吴球《活人心统》卷三。

【组成】癞虾蟆(用油单纸捱住后半截,候眼角张上用油单纸取蟾酥,急去下水活之)一个,草乌(研末)一两,猪牙皂(研末)各等分。

【用法】蟾酥为丸,如小豆大。研末,点患处。

【主治】喉风、喉痈、双鹅、喉痹等。

方二

【方源】(清)陶承熹《惠直堂经验方》卷二。

【组成】蟾酥(人乳化)二钱,雄黄一两,人指甲(焙,研)不拘多少,麝香二分。

【用法】上为极细末,入蟾酥内,和匀成丸,如粟米大。噙化一丸。恐口舌麻木,用人乳化开,鸡翎扫患处更妙。如治疮毒,量症大小,多则五六丸,酒煎葱白二寸送下。外用葱汤调敷。

【主治】双单蛾。

产后咳逆方

【方源】(宋)陈自明《妇人大全良方》卷二十二。

【组成】干柿一个。

【用法】上切碎,以水一盏,煎至六分,热呷。

【主治】产后咳逆。

chang

菖蒲大丸

【方源】(宋)杨倓《杨氏家藏方》卷十一。

【组成】水菖蒲、白术各一两,防风(去芦头)、川芎各一两半,甘草(炙)、桔梗(去芦头,微炒)各二两,木通半两,杏仁(汤浸,去皮尖,细研,以竹纸裹压,去油取霜)半两,肉桂(去粗皮)二钱半,缩砂仁二钱半,薄荷叶(去土,取末)十两。

【用法】上为细末,次入杏霜、薄荷叶研匀,炼蜜为丸,每一两作十丸。每服一丸，食后含化咽津。

【功用】清上焦，发音声。

【主治】风热壅盛，咽嗌肿痛，语音嘶嗄，咽物艰难。

菖蒲煎

【方源】（宋）佚名《小儿卫生总微论方》卷十四。

【组成】石菖蒲（一寸九节者良）一两，款冬花（去枝梗）一两，紫菀（去土净，洗，焙干）一两，人参（去芦头）一两。

【用法】上为细末，炼蜜为丸，如皂子大。每服一丸，食后、临卧煎糯米饮化下。

【主治】肺中风邪，肩息喘鸣，或发咳嗽。

菖蒲煎丸

【方源】（元）许国桢《御药院方》卷十一。

【组成】人参、石菖蒲、款冬花、桂心、紫菀茸各一钱。

【用法】上为细末，炼蜜为丸，每两作三十丸。每服一丸，食后煎糯米汤化下。

【主治】小儿肺气壅实，咳嗽痰涎，喘鸣肩息。

菖蒲散

【方源】（清）唐宗海（容川）《医学见能》卷六。

【组成】菖蒲、皂角等分。

【用法】为末，每用一钱，绵裹塞鼻中，仰卧片时。

【主治】鼻内窒塞不通，不得喘息。

菖蒲丸

方一

【方源】（唐）孙思邈《备急千金要方》卷五。

【组成】菖蒲、乌头、杏仁、矾石、细辛、皂荚各六铢，款冬花、干姜、桂心、紫菀各十八铢，蜀椒五合，吴茱萸六合。

【用法】上为末，炼蜜为丸，如梧子大。三岁儿每服五丸，加至十丸，一日三次。儿小以意减之，儿大以意加之。

【主治】小儿暴冷嗽及积风冷嗽兼气逆鸣。

方二

【方源】（宋）王怀隐《太平圣惠方》卷三十五。

【组成】菖蒲二两，孔公孽（细研）一分，木通（锉）二两，皂荚（长一尺者，去黑皮，涂酥炙令焦黄，去子）一挺。

【用法】上为末，炼蜜为丸，如梧桐子大。每服二十丸，渐加至三十丸，煎鬼箭羽汤送下，不拘时候。

【主治】咽喉肿痛，语声不出。

方三

【方源】（宋）王怀隐《太平圣惠方》卷八十四。

【组成】菖蒲半两，人参（去芦头）半两，赤茯苓半两。

【用法】上为末，炼蜜为丸，如绿豆大。每服三丸，生姜汤送下。更随儿大小，加减服之。

【主治】小儿呕吐喘促。

常山丸

【方源】（宋）赵佶《圣济总录》卷三十六。

【组成】常山（别捣）一两，桃仁（取陈者，去双仁，炒，和皮捣）一两，铅丹（细研）八钱，豉（炒令烟尽，手捻可碎，摊冷别捣）一合。

【用法】上为末，炼蜜为丸，如梧桐子大。每服十五丸，鸡鸣时空心酒送下；欲发时再服十五丸。其日不得梳洗，发过方可饮食。

【主治】心疟、肺疟心惊。

畅肺饮

【方源】（清）许豫和《小儿诸热辨》。

【组成】前胡、桔梗、防风、荆芥、杏仁、枳壳、甘草。

【用法】加生姜、葱白，水煎服。

【主治】小儿本有痰热，复感风寒，发热咳嗽，痰鸣喘筑，甚至鼻煽口张，面青目直。

che

车前散

【方源】（宋）赵佶《圣济总录》卷七十。

【组成】车前子末、牛耳中垢各等分。

【用法】上二味，和成梃子，塞鼻中。

【主治】鼻衄不止，欲死。

车前子散

【方源】（清）程林《圣济总录纂要》卷十三。

【组成】车前子（炒）五钱，木贼草（炒）一分，菟丝子（酒浸）一分，椒目（炒）一两。

【用法】共末，用生猪肉精者一两，切片，入末二钱，拌匀，湿纸包，煨熟服。

【主治】虚劳盗汗，咳嗽潮热。

车脂方

【方源】（明）朱橚《普济方》卷三四一。

【组成】车辖。

【用法】烧赤，投酒中，候冷饮之。

【主治】妊娠咳嗽，热病；腹痛。

chen

辰砂半夏丸

方一

【方源】（宋）王怀隐《太平圣惠方》卷八十三，名见《幼幼新书》卷十六。

【组成】半夏（汤浸七遍去滑）一分，朱砂（细研，水飞过）半两，甜葶苈（隔纸炒令紫色）一分，五灵脂半分，杏仁（汤浸，去皮尖双仁，麸炒微黄）一分。

【用法】上为末，生姜自然汁煮面糊为丸，如绿豆大。每服三丸，煎麻黄汤送下，一日三次。

【主治】小儿心胸痰壅，咳嗽，咽喉不利，作呀呷声。

方二

【方源】（宋）陈师文《太平惠民和剂局方》卷十。

【组成】五灵脂（微炒，用酒研飞，去砂土）、朱砂（研，飞）各一两，葶苈（水淘净，晒干，别杵成膏）、杏仁（汤浸，去皮尖及双仁，麸炒，别杵成膏）、半夏（汤浸七次去滑，焙干）各半两。

【用法】上为末，入研药匀，以生姜汁煮面糊为丸，如小麻子大。每服五丸至七丸，食后淡生姜汤送下。

【主治】小儿肺壅痰实，咳嗽喘急，胸膈痞满，心忪烦闷，痰涎不利，呀呷有声。

方三

【方源】（宋）佚名《小儿卫生总微论方》卷十四。

【组成】天花粉（蜜炙）、天南星（汤洗）、半夏（汤洗七次）、干姜（炮）各半两。

【用法】上为末，生姜自然汁为丸，如麻子大，朱砂为衣。每服十丸，生姜汤送下，不拘时候。

【主治】寒痰咳嗽。

方四

【方源】（明）李恒《袖珍方》卷一。

【组成】大半夏一斤。

【用法】上药汤泡七次，晒干为细末，用生绢袋盛贮于瓷盆内，用净水洗，去粗滓，将洗出半夏末就于盆内日晒夜露，每日换新水，七日七夜了，澄去水，将半夏粉晒干，每半夏粉一两，入飞过细朱砂末一钱，用生姜汁糊为丸，如梧桐子大。每服七十丸，食后用淡生姜汤送下。

【主治】痰饮咳嗽。

辰砂抱龙丸

方一

【方源】（明）万表《万氏家抄济世良方》卷五。

【组成】天竺黄、橘红、茯神（去皮木）、明天麻各一两，胆星二两，甘草、雄黄、防风各五钱，麝香一钱半，辰砂（水飞）五钱，枳壳（炒）五钱。

【用法】上为细末，山药糊为九，如芡实大。灯心、薄荷汤送下；伤风痰盛，紫苏姜汤送下。

【主治】小儿伤风咳嗽，痰喘烦渴，鼻流清涕，惊悸风热。

方二

【方源】（明）翁仲仁《痘疹金镜录》卷一。

【组成】天竺黄（需要嫩白者）四钱，牛胆星一两，朱砂（一半为衣）四钱，天麻五钱，雄黄（秋冬三钱，春减半，夏二钱），麝香（痘疹中不用）三分，防风三钱，甘草三钱。

【用法】上为细末，炼蜜为丸，如芡实大，雪水糊丸尤佳，姜汤或薄荷汤磨服。

【功用】利惊疏风，豁痰清热。

【主治】伤寒伤风，咳嗽生痰，喘急，昏沉，发热，鼻流清涕，或吐泻、风暑十种热症，睡中惊掣，疹疹斑疮；胎风、胎惊、胎热。急慢惊风，慢脾风。

【加减】痘疹时行，加天花粉四钱。

辰砂胆星膏

【方源】（明）董宿《奇效良方》卷六十四。

【组成】辰砂一钱，牛胆星一两，琥珀、青礞石末各一钱，天竺黄一钱，甘草五分，麝香少许。

【用法】上为细末，炼蜜为丸，如芡实大。每服半丸，用生姜汤化下，不拘时候。

【主治】小儿痰热、气热，气急喘嗽，惊悸不安。

辰砂膏

【方源】（明）朱橚《普济方》卷三七四引《仁存方》。

【组成】南星（同半夏用白矾水浸二十一日，换晒干，又换浸，焙干）一两，半夏一两，全蝎（炒）十二个，天麻半两，朱砂二钱。

【用法】上为末，炼蜜为丸，如龙眼大。每服一丸，薄荷汤化下。

【主治】小儿惊风痰搐，伤风咳嗽。

辰砂化痰丸

【方源】（元）朱震亨《丹溪心法》卷二。

【组成】芫花（好醋拌匀，过一宿，瓦器不住手搅炒，令黑不要焦）半两，甘遂（湿面裹，长流水浸半日，再水洗，晒干，又云：水浸冬七，春、秋五日。或水煮亦可）、大戟（长流水煮一时，再水洗，晒干）各三钱四分、大黄（湿纸裹，煨勿焦，切，焙干，再酒润炒熟）一两半，黄柏（焙，炒）三两。

【用法】上为末。粥为丸，如麻子大，朱砂为衣。每服二三十丸，临卧津液送下，或白汤一口送下。欲利，则空心服。

【功用】取膈上湿痰热积。

【主治】喘。

辰砂金箔散

【方源】（宋）陈师文《太平惠民和剂局方》卷十。

【组成】辰砂（研飞）七十两，人参（去芦）、茯苓（去皮）、牙硝（枯）各三十两，桔梗五十两，蛤粉（研飞）八十两，甘草（炒）二十五两，金箔（入药）二百片，生脑子（研）二两。

【用法】大人、小儿咽喉肿痛，口舌生

疮，每用少许，掺在患处，咽津，大人膈热，每服一钱，食后、临卧新水调下。

【主治】小儿心膈邪热，神志不宁，惊惕烦渴，恍惚忪悸，睡卧不安，谵语狂忘，齿龈生疮，咽喉肿痛，口舌生疮，及痰实咳嗽，咽膈不利。

辰砂利膈丸

【方源】（元）许国桢《御药院方》卷五。

【组成】天南星（炮）、白茯苓、干生姜、生犀各二两，半夏半斤，白矾（一半生，一半枯）三两，干山药三两，皂角（去皮子弦，水三斤，熬膏子）一斤。

【用法】上为细末，以皂角膏子为丸，如梧桐子大，朱砂为衣。每服六十丸至七十丸，食后生姜汤送下。

【主治】胸膈痞满，痰饮气滞，上焦窒塞，肺气不利，咳嗽喘满，呕吐痰涎，咽嗌不利，风热相搏，头目昏痛，精神困倦。

辰砂利痰丸

【方源】（元）许国桢《御药院方》卷五。

【组成】神曲（炒黄）、麦蘖各半斤，陈皮（去白）四两，白矾（飞过）、皂角（炙黄色，去皮子，酥炙）、天南星（炮）、半夏（汤洗七次）、香白芷（共半夏用好酒一斤半煮，令慜炀用，晒干）各三两半。

【用法】上为末，生姜汁、面糊为丸，如梧桐子大，朱砂一两为衣。每服六七十丸，煎生姜汤送下，不拘时候，茶清亦得。

【功用】化痰止嗽，消克饮食。

【主治】痰涎留滞，停留不散，心腹痞闷，饮食迟化，或时咳嗽、咽膈不利。

辰砂破涎丸

【方源】（宋）杨倓《杨氏家藏方》卷十九。

【组成】辰砂（研）二钱，真珠末二钱，半夏（汤洗去滑）二两，人参（去芦头）二两，青橘皮（去白）一两，天南星（泡）半两。

【用法】上为细末，生姜自然汁煮面糊为丸，如黍米大，别用朱砂为衣。每服三十丸，乳食后、临卧温生姜汤送下。

【主治】小儿痰涎停积，结聚不散，咽膈不利，呀呷有声，咳嗽气粗，胃膈痞闷，一切风涎。

辰砂丸

方一

【方源】（南宋）洪遵《洪氏集验方》卷五。

【组成】辰砂（研，一半为衣，一半入药）半两，白矾（枯）半两，天南星（去皮脐，切片，再用雪水煮，焙干）一两，大半夏（汤浸七次，用生姜自然汁作饼子，炙）一两半，白附子（去皮，炮）半两。

【用法】上为细末，用糯米粉煮糊为丸，如小绿豆大。每眼二十丸，用腊茶、薄荷汤送下。

【功用】安惊化痰。

【主治】咳嗽。

方二

【方源】（宋）王兖《博济方》卷三。

【组成】辰砂半两，天南星半两，白矾半两，半夏（姜汁捣，作饼，炙令黄）三两。

【用法】上为末，用生姜自然汁合和为丸，如绿豆大。每服十丸，食后以姜汤送下。

【功用】《太平惠民和剂局方》：治风化痰，安神定志，利咽膈，清头目，止咳嗽，除烦闷。

【主治】上膈风壅有痰，结实如梅核及稠浊者。

沉檀香茶饼

【方源】（明）龚廷贤《鲁府禁方》卷四。

【组成】檀香（为末）一两五钱，沉香、芽茶、甘草、孩茶各一钱，百药煎二钱，龙脑（量加）。

【用法】上用甘草膏丸，如豌豆大。每服一丸，噙化；捏作饼亦可，以模印花样亦可。

【功用】香口生津，止痰清热，宁嗽，清头目。

沉香槟榔汤

【方源】（宋）赵佶《圣济总录》卷六十六。

【组成】沉香（锉）、赤茯苓（去黑皮）、桑根白皮（微炙，锉）、人参各一两，槟榔（锉）半两。

【用法】上为粗末。每服三钱匕，水一盏，煎至七分，去滓温服，不拘时候。

【功用】止喘痞，消肿满，进饮食。

【主治】咳嗽。

沉香堕痰丸

【方源】（明）王肯堂《证治准绳·类方》第二册。

【组成】沉香、木香各二钱，青皮（去白）二钱半，槟榔大者（用面裹煨熟）二枚，半夏曲二两。

【用法】上为细末，用生姜汁浸蒸饼和丸，如小豆大。每服二十丸，不拘时，姜汤下。

【主治】宿食不消，咽膈不利，咳嗽痰涎，头目昏晕，呕逆恶心，胸膈不快。

沉香化气丸

【方源】（清）潘楫《证治宝鉴》卷五。

【组成】大黄、沉香、人参、白术、神曲、条芩、竹沥、姜汁。

【用法】为丸服。

【主治】肺受火邪，气得炎上而致滞气逆气上气，有升无降，熏蒸清道，甚至上焦不纳，中焦不化，下焦不渗。

【备注】原书用本方治上证加黄连。

沉香化痰丸

【方源】（明）万全《万氏家传育婴秘诀》卷三。

【组成】青礞石（消煅金色）、枯白矾、猪牙皂角（炙）、南星（泡）、半夏（洗）、白茯苓、陈皮各三钱，枳壳（炒）、黄芩各一钱半，沉香五分。

【用法】上为细末，生姜汁煮神曲糊为丸，如黍米大。以薄荷汤送下。

【主治】咳嗽痰壅塞者。

沉香降气汤

【方源】（明）薛铠《保婴撮要》卷三。

【组成】香附子二两半，沉香、砂仁各一钱，甘草七钱半。

【用法】上为末，每服一钱，入盐少许，沸汤点，平旦空心服。

【主治】气不升降，胸膈痞塞，心腹胀满，喘促短气，干哕烦满，咳嗽痰涎，口中无味，嗜卧不食。

沉香降气丸

【方源】（明）朱橚《普济方》卷一五八。

【组成】沉香、人参、当归（酒浸，焙）、白芍药、川芎、枳壳、陈皮、白术（焙）、白茯苓、茯神、甘草（炙，去皮）各一两，熟地黄（酒浸）二两，白豆蔻、荜茇各五钱，牛膝（酒浸，焙）二两半，天门冬（去心）、麦门冬（去心）各二两，五味子一两半。

【用法】上为细末，用地黄、天门冬、麦门冬三味为膏，糊为丸，如梧桐子大。每服五十丸至七十丸，空心以盐汤或蜜汤、或温酒送下。

【主治】痰饮咳嗽，肺受风寒，心火上炎，风热相搏，致令风热痰生，气不升降。

【加减】喘，加杏仁；嗽，加半夏。

沉香散

方一

【方源】（宋）魏岘《魏氏家藏方》卷九。

【组成】沉香（不见火）、木香（不见火）、枳壳（麸炒，去瓤）各半两，萝卜子（炒）一两。

【用法】上㕮咀。每服二钱，水一盏半，加生姜五片，煎七分，去滓服，不拘时候。

【主治】胀满喘急，眠睡不得。

方二

【方源】（宋）吴彦夔《传信适用方》卷一。

【组成】好沉香半两，阿胶（蚌粉炒成珠）半两，结实人参一两，桑白皮（拣，微炒）一两，陈皮半两，紫苏子半两，甘草（炙）一分。

【用法】上为细末。每服二钱，加生姜三片，水一大盏，煎至七分，去滓，通口服。

【功用】定喘止嗽。

【加减】气虚人，桑白皮减半。

沉香散子

【方源】（清）张中和《资蒙医径》卷中。

【组成】麻黄一两，煎汤一茶盏，把沉香以粗碗磨七分。

【用法】调汤热服。

【主治】哮喘病。

沉香汤

方一

【方源】（元）许国桢《御药院方》卷五。

【组成】沉香半两，人参（去芦头）、桑白皮（焙）各一两。

【用法】同为粗末。每服三钱，水一盏，同煎至七分，去滓温服，食后，日进三服。

【主治】肺气虚弱，咳嗽痰涎不已。

方二

【方源】（宋）赵佶《圣济总录》卷六十五。

【组成】沉香、阿胶（炙燥）各半两，人参、桑根白皮（锉，炒）各一两。

【用法】上为粗末。每服二钱匕，水一盏，加生姜三片，煎至七分，去滓，食后服。小儿减半服。

【主治】气弱痰涎咳嗽。

方三

【方源】（宋）赵佶《圣济总录》卷一二三。

【组成】沉香（锉）、木香、射干、防风（去叉）、升麻、甘草（炙）、当归（切，焙）、黄芩（去黑心）、熏陆香、藿香叶、鸡舌香各一两，独活（去芦头）三两，麻黄（去根节，先煎，掠去沫，焙）三分，大黄（锉，生用）二两。

【用法】上为粗末。每服三钱匕，水一盏，煎至六分，去滓，食后温服，一日三次。

【主治】咽喉肿痛不得语，卒中风毒，入于喉间，舌强，头面身体疼痛，咽喉闭塞，气欲绝者。

沉香丸

方一

【方源】（宋）张锐《鸡峰普济方》卷十二。

【组成】沉香一钱，乌药三钱，茯苓、陈皮、泽泻、香附子各半两，麝香半钱。

【用法】上为细末，炼蜜为丸，如梧桐子大。每服二三十丸，以熟水送下，不拘时候。

【主治】脾肾久虚，水饮停积，上乘肺经，咳嗽短气，腹胁胀，小便不利。

方二

【方源】（清）程梁《引经证医》卷四。

【组成】沉香、刀豆、五味子、菟丝子。

【用法】青铅煎水泛丸。

【主治】肾虚气喘。

沉香消化丸

【方源】（明）万全《万氏家传保命歌括》卷十七。

【组成】青礞石、硝（煅金色）、枯白矾、牙皂、南星（炮，去皮脐）、半夏（洗，去滑）各二两，沉香五钱，黄芩二两，白茯苓、陈皮（去白）各二两，枳壳（炒）、枳实（炒）各一两半，薄荷叶一两。

【用法】上为细末，姜汁煮神曲糊为丸，如梧桐子大，每服五十丸，饴饧拌吞，淡姜汤下。

【主治】痰壅，久嗽不止。

沉香饮子

【方源】（元）许国桢《御药院方》卷二。

【组成】沉香半两，紫苏叶二两，白茯苓（去皮）一两，人参（去芦头）一两。

【用法】上㕮咀。每服五钱，水一盏半，煎至一盏，去滓，时时服。

【主治】饮冷过多，短气喘促，心胸妨闷，全不思食。

沉香枳壳散

【方源】（宋）赵佶《圣济总录》卷六十七。

【组成】沉香一两，枳壳（去瓤，麸炒）、前胡（去芦头）各三分，乌药（锉）半两，木香、槟榔（锉）、人参、甘草（炙）各一分。

【用法】上为细散，每服二钱匕，加生姜二片，盐少许，沸汤点服，不拘时候。

【主治】气逆往来，喘急噎闷。

陈芥饮

【方源】（清）蒋宝素《问斋医案》卷三。

【组成】薏苡仁、苦杏仁、瓜蒌仁、生甘草、肥桔梗、大贝母、紫菀茸、夜合根皮、陈芥汁。

【主治】虚风久伏肺经，常吐腥痰。近乃带血，中府穴痛，肺痈可据。

陈橘皮散

方一

【方源】（宋）王怀隐《太平圣惠方》卷六。

【组成】陈橘皮（汤浸，去白瓤，焙）一两，射干三分，汉防己半两，赤茯苓一两，大腹皮（锉）一两，泽泻三分，泽漆半两，桑根白皮（锉）三分。

【用法】上为散。每服四钱，以水一中盏，加黑豆五十粒，煎至六分，去滓，食前温服。

【主治】肺气攻四肢，肿满疼痛。

方二

【方源】（宋）王怀隐《太平圣惠方》卷四十六。

【组成】陈橘皮（汤浸，去白瓤，焙）半两，杏仁（汤浸，去皮尖双仁，麸炒微黄）三分，甘草（炙微赤，锉）一分，紫苏茎叶一两。

【用法】上为散。每服三钱，以水一中盏，加生姜半分，煎至六分，去滓温服，不拘时候。

【主治】咳嗽上气，胸膈不利。

方三

【方源】（宋）王怀隐《太平圣惠方》卷八十三。

【组成】陈橘皮（汤浸，去白瓤，焙）、杏仁（汤浸，去皮尖双仁，麸炒令黄）、桑根白皮（锉）、甜葶苈（隔纸炒令紫色）、甘草（炙微赤，锉）各一分。

【用法】上为粗散。每服一钱，以水一小盏，煎至五分，去滓温服。

【主治】小儿咳嗽，咽中作呀呷声。

方四

【方源】（宋）王怀隐《太平圣惠方》卷八十三。

【组成】陈橘皮（汤浸，去白瓤，焙）一分，桔梗（去芦头）一分，贝母（煨微黄）半两，鸡苏一分，杏仁（汤浸，去皮尖双仁，麸炒微黄）一分，人参（去芦头）一分。

【用法】上为粗散。每服一钱，以水一盏，加灯心十茎，煎至五分，去滓温服，一日三四次。

【主治】小儿咳嗽，胸中满闷，不欲乳食。

陈橘皮汤

【方源】（宋）赵佶《圣济总录》卷二十四。

【组成】陈橘皮（汤浸，去白，焙）、紫菀（去苗土）、人参、赤茯苓（去黑皮）、桑根白皮（锉）、杏仁（汤浸，去皮尖双仁，炒）各一两，甘草（炙，锉）、桔梗（炒）各半两。

【用法】上为粗末。每服五钱匕，水一盏半，加生姜（拍碎）半分，同煎至八分，去滓温服。

【主治】伤寒后肺气壅，咳嗽声不出。

陈橘皮丸

方一

【方源】（宋）王怀隐《太平圣惠方》卷二十七。

【组成】陈橘皮（汤浸，去白瓤，焙）二两，槟榔一两，柴胡（去苗）一两半，诃黎勒皮一两，白芍药一两，紫菀（去苗土）一两，川大黄（锉碎，微炒）二两，木香三分，杏仁（汤浸，去皮尖双仁，麸炒微黄）一两。

【用法】上为末，炼蜜为丸，如梧桐子大。每服三十丸，食前粥饮送下。

【主治】虚劳咳嗽，腹胁妨闷，大腹气滞，肢节烦疼。

方二

【方源】（宋）王怀隐《太平圣惠方》卷三十。

【组成】陈橘皮（汤浸，去白瓤，焙）二两，紫苏子（微炒）三分，郁李仁（汤浸，去皮尖，微炒）一两，甘遂（爆微黄）半两，汉防己半两，桑根白皮（锉）一两，甜葶苈（隔纸炒令紫色）一两，赤茯苓一两，木通（锉）一两。

【用法】上为末，炼蜜为丸，如梧桐子大。每服二十丸，空心及晚食前以生姜、大枣汤送下。

【主治】虚劳，心胸壅闷，喘促，大小便不利，四肢浮肿。

方三

【方源】（宋）王怀隐《太平圣惠方》卷四十二。

【组成】陈橘皮（汤浸，去白瓤，焙）一两，猪苓（去黑皮）一两，紫菀（洗去苗土）一两，桂心一两，郁李仁（汤浸，去皮，微炒）一两，桑根白皮（锉）一两，人参（去芦头）一两，麻黄（去根节）一两，甘草（炙微赤，锉）半两，杏仁（汤浸，去皮尖双仁，麸炒微黄）一两，甜葶苈（隔纸炒令紫色）一两。

【用法】上为末，炼蜜为丸，如梧桐子大。每服三十丸，食前以温粥饮送下。

【主治】上气喘急，或心腹气滞，身面浮肿，吃食减少。

方四

【方源】（宋）赵佶《圣济总录》卷八十八。

【组成】陈橘皮（汤浸，去白，焙）二两，紫苏子三分，防己半两，桑根白皮（锉）、赤茯苓（去黑皮）、木通（锉）、郁李仁（汤浸，去皮尖，微炒）、甜葶苈（微炒）各一两。

【用法】上为散，炼蜜为丸，如梧桐子大。每服二十丸，生姜、大枣汤送下，不拘时候。

【主治】虚劳上气喘促，坐卧不安。

陈皮汤

方一

【方源】（明）董宿《奇效良方》卷三十二。

【组成】橘红（汤浸，去白）半斤，明矾（铫内飞烊，与陈皮同炒香）二两半，甘草（炙）二两，大半夏（汤煮，每个切四片，用明矾泡汤浸，露七日夜，漉出，姜汁捣成饼，焙干）五两。

【用法】上为细末。每服二钱，用米汤调下，不拘时候

【主治】痰喘。

方二

【方源】（清）景日昣《嵩崖尊生全书》卷七。

【组成】陈皮、半夏、茯苓、甘草、紫苏、枳壳、桔梗、苍术、川芎。

【主治】寒束热痰，喉哮而喘。

【加减】天寒，加桂枝。

陈氏抱龙丸

【方源】（清）随霖《羊毛瘟证论》。

【组成】九制胆星四两，天竺黄一两，雄黄五钱，朱砂五钱，麝香三分，琥珀三钱，西牛黄一钱。

【用法】上为细末，称足分量，合在一处，用甘草一斤，水煮浓汁为丸，每两作十丸，阴干，金箔为衣，蜡壳封固。用时去蜡壳，灯心汤和服，或薄荷汤亦可，或荸荠清汁和服。

【主治】风痰壅盛，或发热咳喘，或发惊搐，婴儿初生胎毒等证。并治羊毛温毒痰阻。

陈氏咳喘膏

【方源】温悦堂《温氏经验良方》。

【组成】川乌六钱，官桂八钱，当归六钱，白芷八钱，木鳖子八钱，白及六钱，连翘八钱，茯苓六钱，赤芍八钱，草乌六钱，白薇八钱，牙皂五钱，乌药六钱，桃枝五钱，桑枝五钱，柳枝五钱，槐枝五钱。

【用法】上同麻油三斤浸一夜，熬焦去滓，加飞黄丹（如麦色）一斤，急以柳、桃棍二根，搅至滴水成珠，加没药、乳香末各四两收膏。贴背脊骨，由上往下数第三骨节。入伏之日起，用膏药一帖，贴满三伏。再于冬至之日起，用膏药一帖，贴尽九九。去病除根。

【主治】多年咳嗽气喘。

陈氏小红丸

【方源】（清）蒋示吉《医宗说约》卷五。

【组成】全蝎（去刺，洗净，炒）一两，南星一两，朱砂四钱五分，牛子一钱，巴豆霜（去油净）二钱半。

【用法】上为极细末，糯米糊为丸，如菜子大。周岁者每服五十丸，二岁者一百丸，用灯心汤送下。

【主治】小儿一切咳嗽，惊痫发搐，发热齁喘，痰涎上壅，痰厥卒倒。

趁痛丸

【方源】（宋）董汲《脚气治法总要》卷下。

【组成】甘遂、白芥子（微炒）、大戟各等分。

【用法】上为细末，滴水和作饼子，炙黄色，为细末，醋煮面糊为丸，如绿豆大。每服十丸，冷酒送下，利则止后服。

【主治】痰饮停于胸胁，或流窜经络，致胸胁、腰背、手足、头项走窜疼痛，坐卧不安，饮食乏味；痰核瘰疬。①《脚气治法总要》：脚气，毒攻两脚，痛不可忍者。②《三因极一病证方论》：人忽患胸背、手脚颈、腰胯隐痛不可忍，连筋骨牵引钓痛，

坐卧不宁，时时走易不定；或令人头痛不可举，神意昏倦多睡，饮食无味，痰唾稠黏，夜间喉中声如锯，多流唾涎，手足重而冷痹，此乃痰涎伏在胸膈上下，或闭阻经络，脉气不通。

cheng

柽叶葛根汤

【方源】（清）谢玉琼《麻科活人全书》卷三。

【组成】西河柳、前胡、葛根、荆芥穗、贝母、元参、知母、麦冬、甘草。

【用法】水煎服。

【主治】麻疹，邪热壅于肺，发热而喘者。

成炼钟乳粉

【方源】（宋）陈师文《太平惠民和剂局方》卷五。

【组成】钟乳粉不拘多少。

【用法】每服称半两，分为三服，空腹用温酒调下，更量病轻重增减。

【功用】通音声，明目益精，安五脏，通百节，利九窍，下乳汁，益气补虚损，强阴，久服延年益寿，好颜色，不老，令人有子。

【主治】五劳七伤，咳逆上气，寒嗽，脚弱疼冷，下焦伤竭。

澄清散

【方源】（清）林开燧《活人方》卷四。

【组成】瓜蒂二钱，母丁香二钱，黍米三钱，赤小豆三钱，醋炒大黄一两。

【用法】上为极细末。每夜以一分，吹两鼻孔内，复睡，当时以涕泪横泗，次日以二便顺利，则湿热自消。不效再吹。

【主治】外感、内伤有余之湿热为病，上则头重鼻塞，时流浊涕，下则二便短涩，黄赤不利。

澄清饮

方一

【方源】（元）危亦林《世医得效方》卷五。

【组成】南星、蚌粉、知母、贝母、半夏、白矾各等分。

【用法】上为散。每服三钱，水一大盏，加生姜五片煎，去滓澄清，俟温，于食后临睡徐徐吸服，小儿亦可服。

【主治】诸症痰嗽，服他药不效者。

方二

【方源】（元）危亦林《世医得效方》卷十一。

【组成】白矾二钱半，南星、半夏、蚌粉、知母、贝母、甘草各五钱，人参三钱。

【用法】上为散。每服二钱，加生姜二片，乌梅半个，水煎，澄清。徐徐吸服。

【主治】痰壅咳嗽不止；亦治小儿因饮乳逆气，触于肺经作嗽久不止。

澄源固本丸

【方源】（清）何氏《何氏济生论》卷五。

【组成】半夏、橘红、荔核（打碎，炒焦，研）各二两，胡芦巴（另研）、旋覆花（另研）各二两五钱，代赭石（煅，醋淬酥，飞）二两，吴茱萸（盐汤泡七次）五钱。

【用法】荔肉熬膏为丸。每服二钱，白汤送下。

【主治】痰饮。

【备注】方中夏、橘、胡芦巴用量原缺。

chi

驰源散

【方源】（明）朱惠明《痘疹传心录》卷十五。

【组成】猪荷草、旱莲草、雪里青、水萍。

【用法】上药取汁，再磨山豆根和服。

【主治】咽喉肿痛。

豉桔汤

【方源】（清）林珮琴《类证治裁》卷一。

【组成】豆豉、桔梗、滑石、厚朴、苏梗、连翘、杏仁、甘草。

【主治】风伤肺卫，寒热头痛，咳嗽脘闷。

赤苍饮

【方源】（明）王肯堂《证治准绳·幼科》卷七。

【组成】赤茯苓（去皮）、苍术（去粗皮，米泔水浸一宿，滤干，锉片，炒微黄）各一两半，枳壳（制）一两，藿香（和根）、半夏（汤煮透，锉，焙干）、净香附、紫苏叶（和梗）、厚朴（去粗皮，姜汁炙香熟）、陈皮（去白）各七钱半，甘草（炙）一两二钱。

【用法】上锉。每服二钱，水一盏，加生姜二片，煎七分，不拘时候温服。

【主治】脾胃因虚受湿，面貌浮黄或遍身作肿，饮食减少，气不升降，小便赤色，肚膨胀。咳嗽有痰及肿。

赤豆散

【方源】（明）龚信《古今医鉴》卷九

【组成】赤小豆。

【用法】上为细末。醋调敷肿处。恐毒气入喉，难治。

【主治】喉痹，喉肿。

赤茯苓散

方一

【方源】（宋）王怀隐《太平圣惠方》卷六。

【组成】赤茯苓一两，川大黄一两半，犀角屑三分，枳实（麸炒微黄）三分，麦门冬（去心）一两，杏仁（汤浸，去皮尖双仁，麸炒微黄）半两，石膏一两，丹参半两，槟榔一两。

【用法】上为散。每服三钱，以水一中盏，煎至六分，去滓，食前温服。

【主治】大肠实热，头痛目眩，惊狂，喉痹，胸胁满闷，手足烦痛。

方二

【方源】（宋）王怀隐《太平圣惠方》卷六。

【组成】赤茯苓一两，汉防己一两，川大黄（锉碎，微炒）一两半，槟榔三分，柴胡（去苗）一两，紫苏茎叶一分，甜葶苈（隔纸炒令黄色）三分，桑根白皮（锉）一两，陈橘皮（汤浸，去白瓤，焙）一两。

【用法】上为散。每服四钱，以水一中盏，煎至六分，去滓，食前温服。

【主治】肺气攻注，遍身虚肿，按之没指，心气滞，大小便涩，状如水气。

方三

【方源】（宋）王怀隐《太平圣惠方》卷六。

【组成】赤茯苓一两，石膏一两，杏仁（汤浸，去皮尖双仁，麸炒微黄）三分，旋覆花半两，半夏（汤浸七遍去滑）半两，桑根白皮（锉）一两，紫菀（洗去苗土）一两，麻黄（去根节）一两，甘草（炙微赤，锉）半两。

【用法】上为散。每服三钱，以水一中盏，加生姜半分，竹叶三七片，煎至六分，去滓温服，不拘时候。

【主治】肺脏壅热，喘逆胸满，仰息不食。

方四

【方源】（宋）王怀隐《太平圣惠方》卷十一。

【组成】赤茯苓一两，麻黄（去根节）一两半，赤芍药一两，半夏（汤浸洗七遍去滑）一两，细辛三分，桂心三分，五味子一两，诃黎勒子一两，桑根白皮（锉）一两半。

【用法】上为散。每服五钱，用水一大盏，加生姜半分，煎至五分，去滓温服，不拘时候。

【主治】伤寒，胸胁虚胀，上气咽燥，脉浮者，心下有水气。

【备注】方中诃黎勒子，《普济方》作“诃黎勒皮。”

方五

【方源】（宋）王怀隐《太平圣惠方》卷十二。

【组成】赤茯苓三分，紫苏茎叶三分，桔梗（去芦头）三分，半夏（汤浸七遍去滑）半两，槟榔三分，麦门冬（去心）三分，前胡（去芦头）三分，陈橘皮（汤浸，去白瓤，焙）半两，甘草（炙微赤，锉）半两，桑根白皮（锉）半两。

【用法】上为散。每服四钱。以水一中盏，加生姜半分，煎至六分，去滓温服，不拘时候。

【主治】伤寒咳嗽，心膈壅闷，肩背烦疼，四肢少力。

方六

【方源】（宋）王怀隐《太平圣惠方》卷三十一。

【组成】赤茯苓二两，甘草（炙微赤，锉）二两，紫菀（去苗土）一两，白前三分，前胡（去芦头）一两，旋覆花半两。

【用法】上为粗散。每服四钱，以水一中盏，加生姜半分，煎至六分，去滓温服，不拘时候。

【主治】骨蒸肺痿，心胸满闷，咳嗽涎唾，不欲饮食。

方七

【方源】（宋）王怀隐《太平圣惠方》卷四十二。

【组成】赤茯苓一两，桂心半两，紫苏茎叶三分，陈橘皮（汤浸，去白瓤，焙）三分，杏仁（汤浸，去皮尖双仁，麸炒微黄）三分，诃黎勒皮三分，枳壳（麸炒微黄，去瓤）半两，细辛半两，厚朴（去粗皮，涂生姜汁炙令香热）三分，郁李仁（汤浸，去皮，微炒）三分，人参（去芦头）三分，紫菀（洗去苗土）三分，半夏（汤洗七遍去滑）半两，甘草（炙微赤，锉）半两。

【用法】上为散。每服五钱，以水一大盏，加生姜半分，大枣三个，煎至五分，去滓温服，不拘时候。

【主治】久上气，心膈不利，吃食全微，咳嗽不止。

方八

【方源】（宋）王怀隐《太平圣惠方》卷四十六。

【组成】赤茯苓一两，贝母（煨微黄）一两，陈橘皮（汤浸，去白瓤，焙）一两，紫苏茎叶一两，杏仁（汤浸，去皮尖双仁，麸炒微黄）二两，人参（去芦头）一两。

【用法】上为散。每服三钱，水一中盏，加生姜半分，大枣三个，煎至六分，去滓温服，不拘时候。

【主治】咳嗽忽不顺，呕吐不下食。

方九

【方源】（宋）王怀隐《太平圣惠方》卷八十八。

【组成】赤茯苓半两，桑根白皮（锉）半两，川升麻一分，甜葶苈（隔纸炒令紫色）一分，杏仁（汤浸，去皮尖双仁，麸炒微黄）一分，桔梗（去芦头）一分，贝母（煨令微黄）半两。

【用法】上为粗散。每服一钱，以水一小盏，煎至五分，去滓温服，一日三四次。

【主治】小儿水气肿满，喘咳不止。

方十

【方源】（明）朱橚《普济方》卷一九三引《格物堂经验良方》。

【组成】赤茯苓、桑白皮、贝母各一钱，升麻、甘草、桔梗（微炒）、杏仁、甜葶苈（炒）各半钱。

【用法】上㕮咀。每服三钱，水一盏，煎六分服，小儿作三服。

【主治】大人、小儿水气肿满，喘咳不止。

方十一

【方源】（明）朱一麟《治痘全书》卷十四。

【组成】苦竹叶、淡豆豉、赤茯苓、大青、升麻、桔梗、栀子仁、甘草。

【用法】为散服。

【主治】咳嗽喘急。

赤茯苓汤

方一

【方源】（宋）赵佶《圣济总录》卷六十一。

【组成】赤茯苓（去黑皮）一两，细辛（去苗叶）一两，橘皮（汤浸，去白，焙）三分，枳壳（去瓤，麸炒）一两，栝楼实（去皮）一枚，桂（去粗皮）三分。

【用法】上为粗散。每服三钱匕，水一盏半，加生姜（拍破）一分，同煎至七分，去滓空心服，如人行五六里再服。

【主治】胸痹连心气闷，喉中塞满。

方二

【方源】（宋）赵佶《圣济总录》卷六十六。

【组成】赤茯苓（去黑皮）、大腹子（锉）、五味子、桑根白皮（锉）、紫苏茎叶（锉）、人参、陈橘皮（汤浸，去白，焙）各一两，甘草（炙，锉）半两。

【用法】上为粗散。每服四钱匕，水一盏半，加生姜三片，大枣二个，同煎至八分，去滓温服，不拘时候。

【功用】消肿满，进饮食。

【主治】喘嗽。

方三

【方源】（宋）赵佶《圣济总录》卷一二四。

【组成】赤茯苓（去黑皮）、木通（锉）各一两，升麻、羚羊角（镑）、前胡（去芦头）各三分，马蔺根（锉）、桑根白皮（锉）各一两，大黄（锉，炒）一两。

【用法】上为粗散。每服五钱匕，以水二盏，煎至一盏，去滓，入芒硝一钱匕，食后分温二服，晚再服。

【主治】喉痹肿塞不通。

赤茯苓丸

【方源】（朝鲜）金礼蒙《医方类聚》卷一一七引《神巧万全方》。

【组成】赤茯苓、旋覆花、汉防己、甜葶苈（隔纸炒令紫色）、桂心、前胡、槟榔各一两，枳壳（去白，炒令黄）半两。

【用法】上为末，炼蜜为丸，如梧桐子大。每服二十丸，食前以桑根皮汤送下。

【主治】支饮，心胸壅滞，喘息短气，皮肤如肿。

赤茯苓饮

【方源】（宋）赵佶《圣济总录》卷一六三。

【组成】赤茯苓（去黑皮）、甜葶苈（纸上炒）、桑根白皮（锉）、当归（切，焙）、枳壳（去瓤，麸炒）、细辛（去苗叶）、郁李仁（去皮尖，研如膏）、桂（去粗皮）各一两。

【用法】上为粗散。每服二钱匕，水一盏，煎至七分，去滓温服，不拘时候。

【主治】产后上气喘急。

赤箭丸

【方源】（宋）赵佶《圣济总录》卷十九。

【组成】赤箭、羌活（去芦头）、细辛（去苗叶）、桂（去粗皮）、当归（锉，炒）、甘菊花、防风（去叉）、天雄（炮裂，去皮脐）、麻黄（去根节）、蔓荆实、白术、杏仁（汤浸，去皮尖双仁，炒，研）、萆薢

（锉）、茯神（去木）、山茱萸、羚羊角（镑）、川芎、犀角（镑）、五加皮（锉）、五味子、阿胶（炙令燥）、人参、枫香脂（研）、天南星（炮）、白附子（炮）各半两，龙脑（研）、麝香（研）、牛黄（研）各一钱。

【用法】上二十三味为极细末，与研者五味拌匀，炼蜜为丸，如梧桐子大。每服十五丸，荆芥汤送下，不拘时候。

【主治】肺感外邪，皮肤滞痹，项强背痛，四肢缓弱，冒昧昏塞，心胸短气。

赤金丹

【方源】（清）李文炳《仙拈集》卷四。

【组成】苍术二两，雄黄、木香各一两，炙草、朱砂、血竭、乳香、没药、沉香各五钱，麝香、冰片各一钱，大金箔（为衣）三十张。

【用法】上为末，炼蜜为丸，如绿豆大，外用金箔为衣，阴干，瓷器收贮，置高燥处，恐致霉湿。大人空心服五丸，小儿三丸。服后盖暖睡一时。伤寒感冒，葱白汤送下；胸膈膨胀，陈皮汤送下；乳蛾，井花水送下；肿毒，升麻大黄汤送下，小便不通，竹叶汤送下；大便不通，火麻仁、大黄汤送下。疟疾，杏仁汤送下；赤痢，甘草汤送下；白痢、泄泻，姜汤送下，赤白痢，乌梅汤送下；头痛，川芎汤送下；霍乱，霍香汤送下；惊风，薄荷汤送下；胃气痛，艾稍汤送下；经水不调，丹参汤送下；小儿不能服药，研碎抹乳上食少半丸。

【主治】伤寒感冒，胸膈膨胀，乳蛾，肿毒，大小便不通，疟疾，泄泻，赤白痢，头痛，霍乱，小儿惊风，胃气痛，妇女经水不调。

【宜忌】忌生冷荤腥。

赤荆汤

【方源】（清）王维德《外科证治全生集》卷四。

【组成】川连、甘草各一钱，苏梗、牛蒡、玄参、赤芍、荆芥、连翘、黄芩、花粉、射干、防风各一钱五分。

【用法】水煎服。

【主治】缠喉风，并一切喉证。

赤芍药散

方一

【方源】（宋）王怀隐《太平圣惠方》卷六。

【组成】赤芍药三分，赤茯苓一两，桔梗（去芦头）三分，贝母（煨令微黄）一两，甘草（炙微赤，锉）半两，款冬花半两，獭肝半两，紫菀（洗去苗土）半两。

【用法】上为粗散。每服四钱，以水一中盏，煎至六分，去滓温服，不拘时候。

【主治】肺痿，咳唾如稠胶，日夜计升以上，坐卧不安，胁肋疼痛。

方二

【方源】（宋）王怀隐《太平圣惠方》卷十二。

【组成】赤芍药、桔梗（去芦头）、陈橘皮（汤浸，去白瓤，焙）、桑根白皮（锉）、赤茯苓各二分，肉桂（去皱皮）半两，桃仁（汤浸，去皮尖双仁，麸炒微黄）三分，细辛半两。

【用法】上为散。每服四钱，以水一中盏，加生姜半分，煎至六分，去滓温服，不拘时候。

【主治】伤寒，咳嗽引心腹痛。

方三

【方源】（宋）佚名《小儿卫生总微论方》卷七

【组成】赤芍药（以沸汤浸七遍，每遍以瓦盆盖少时，数足取出，炒燥）。

【用法】上为末。每服一钱，加豆豉三两，生姜一片，水七分，煎至五分，放温服，不拘时候。

【主治】伤寒阳证咳逆。

赤石脂禹余粮汤

【方源】（汉）张仲景《伤寒论》。

【组成】赤石脂（碎）一斤，太乙禹余粮（碎）一斤。

【用法】以水六升，煮取二升，去滓，分三次温服。

【功用】《普济方》引《直至》：固其下焦。

【主治】①《伤寒论》：伤寒，服汤药，下利不止，心下痞硬。服泻心汤已，复以他药下之，利不止。医以理中与之，利益甚，此利在下焦。②《证治准绳·类方》：大肠腑发咳，咳而遗矢。

赤玉散

【方源】（清）吴世昌《奇方类编》卷上。

【组成】冰片二分，硼砂五分，朱砂三分，儿茶一钱，赤石脂七分，寒水石二钱，珍珠三分，煅龙骨一钱，枯矾三分。

【用法】上为末。入瓷器收贮，将竹管吹少许子痛处，一日二次。

【主治】咽喉肿痛，双单乳蛾。

chong

冲和散

方一

【方源】（宋）王璆《是斋百一选方》卷七。

【组成】苍术（米泔浸炒）六两，荆芥穗二两，甘草一两一钱半。

【用法】上㕮咀，每服五钱，水一盏煎八分，去粗，热服不拘时。

【主治】感冒风湿之气，头目不清，鼻塞声重、肢体倦怠，欠伸出泪。

方二

【方源】（清）佚名《喉舌备要秘旨》。

【组成】荆皮一两，独活五钱，赤芍五钱，白芷三钱，南星一钱半，半夏一钱半，南木香二钱，菖蒲二钱。

【用法】上为细末。调白酒敷。

【主治】咽喉病属阴证者。

冲和神功丸

【方源】（明）孙一奎《赤水玄珠》卷七。

【组成】大黄（煨）、诃子、麻子仁、人参。

【用法】上为末，入麻仁研匀，炼蜜为丸，如梧桐子大。每服五十丸，温水送下。

【主治】燥咳。

冲虚至宝丹

方一

【方源】（明）武之望《济阳纲目》卷二十八。

【组成】阿芙蓉（另研）二钱，麝（另研）二分，射干（即扁竹根，另研）七分，朱砂（另研）三分，狗宝（火煅七次，入烧酒内，另研）一钱三分。

【用法】上为极细末，烧酒糊为丸，如绿豆大，金箔为衣。每一料为四十六丸，不可多少。劳嗽，每用一丸擂细，用好梨七钱去皮，将药撒在梨上，一更时令患者嚼下。服毕即睡，勿言语。次日巳时，方饮清米汤，三日戒食厚味。噤口痢，用白砂糖三钱，用药一丸擂细，不拘时咽下，不忌厚味。

【主治】男妇日久劳嗽，并噤口痢二证诸药不效者。

方二

【方源】（清）何氏《何氏济生论》卷四。

【组成】广木香、沉香、狗宝各三钱，白硼砂三钱，雄黄（透明）、朱砂各一钱五分，鸦片一钱，冰片五分，麝香五分，牛黄一钱，金箔四十张。

【用法】上为细末，用射干四两煎浓汁为丸，如稀，加蒲黄末同和，每丸重五分，金箔为衣。服时用雪梨一块，挖一孔，入丸一粒，临卧连丸噙化。

【主治】膈气痰火。

chu

出毛丸

【方源】（宋）张锐《鸡峰普济方》卷九。

【组成】雄黄、大蒜、杏仁各一两。

【用法】上除雄黄外，先捣如泥，入乳钵内与雄黄同研匀，日内晒，候可丸，即丸如梧桐子大。每服二十一丸，凌晨空心清米饮送下。服毕不得洗手，颇看十指甲中有毛出，逐旋拭了，至辰时候方得洗手。

【主治】肺疼久嗽，梦见先亡，或梦中饮食，亡精失血，多怒少睡，饮食不入，渐渐羸瘦；及骨蒸虚劳，传染鬼气。

除疽化毒散

【方源】（清）张绍修《时疫白喉捷要》。

【组成】粉葛二钱，黄芩二钱，生地三钱，栀仁二钱，僵蚕（炒）二钱，浙贝三钱，豆根二钱，木通二钱，蝉蜕一钱，甘草五分，桑叶二钱。

【主治】白喉初起，及单蛾双蛾，喉痛。

【备注】《验方新编》本方用法：水煎服，生青果三个为引（如无主青果，或干橄榄亦可）。《喉症指南》引本方用川贝，不用浙贝。

除热清肺汤

方一

【方源】（清）叶霖《痧疹辑要》卷三。

【组成】石膏三钱，玄参一钱，生地黄一钱，麦冬（去芯）一钱半，赤芍、栝蒌根、贝母各一钱，甘草五分。

【用法】水煎，温服。

【主治】麻疹尽透而壮热咳嗽，大便秘结。

方二

【方源】（清）张璐《张氏医通》卷十五。

【组成】石膏三钱，黑参、生地黄、赤芍、贝母、天花粉各一钱，麦门冬（去心）一钱半，甘草五分。

【用法】水煎，温服。

【主治】麻疹尽透，而壮热咳嗽，大便秘结。

除湿汤

【方源】（明）武之望《济阳纲目》卷二十八。

【组成】茯苓一钱，桔梗、枳壳（麸炒）各八分，半夏、桑白皮、杏仁（去皮尖）、甘草（炙）各五分。

【用法】上锉。加生姜二片，水煎服。

【主治】诸咳嗽。

【加减】伤风致咳，鼻流清涕，加防风、羌活、薄荷、荆芥、苏叶各一钱；肺受火邪、痰壅口干，加黄芩一钱，黄连七分；肺受湿痰，身重，加苍术、防己、山栀（炒）各五分；寒喘痰嗽，加麻黄七分；恶寒多汗，加桂枝、防风；风寒，加南星，竹沥半盏，姜汁少许；痰气咳嗽，加苏子、贝母各一钱；日晡咳者，火浮于肺，加五味子七粒，知母（炒）一钱，五倍子七分；久嗽，气虚血少，加参、芪、归身、款冬花、紫菀；午后阳虚咳嗽，加知母、川柏（俱蜜水蒸）四分，当归、生地、竹沥、姜汁、天门冬、贝母各等分；嗽若有血，加清血凉血之剂。

除痰丸

【方源】（元）许国桢《御药院方》卷五。

【组成】天南星（炒）、半夏（汤洗七次）各二两，蛤粉（微炒）一两，皂角（去皮弦子，用水一大盏揉汁）大一挺。

【用法】上除皂角汁，三味共为细末，

调面糊和丸，如梧桐子大。每服三十丸，渐加至五十丸，食后以生姜汤送下，临卧更进一服。

【主治】宿饮不消，咽膈不利，咳嗽痰涎，头目昏运。

【宜忌】忌甜物。

除瘟化毒散

【方源】（清）张朝震《揣摩有得集》。

【组成】葛粉三钱，酒芩一钱半，生地一钱半，土茯苓五钱，贝母（去心）一钱半，射干一钱半，连翘一钱，归尾一钱半，降香一钱，赤芍一钱，人中黄一钱，牛子一钱，莲子心一钱，生草一钱，霜桑叶一钱。

【用法】水煎服。

【主治】一切咽喉肿痛，不论有蛾无蛾。

除瘟化毒汤

【方源】（清）刁步忠《喉科家训》卷三。

【组成】粉葛根、忍冬花、霜桑叶、薄荷叶、生甘草、川尖贝、小生地、童木通、枇杷叶、淡竹叶。

【功用】清解肺胃。

【主治】白喉初起。肺胃受邪，伏热未发，形寒发热，汗少心烦，咽喉红痛，脉来浮数，舌苔底绛薄白。

【加减】大便闭，加瓜蒌仁二钱，郁李仁二钱；胸下胀闷，加焦栀壳一钱五分，炒麦芽二钱；小便短赤，加车前子三钱，灯心一钱。

除瘟化痰汤

【方源】（清）沈善谦《喉科心法》卷下。

【组成】粉葛根二钱，金银花二钱，枇杷叶（去毛，蜜炙）一钱五分，竹叶一钱，大生地（当用鲜者）二钱，冬桑叶二钱，小木通八分，川贝母二钱，生甘草八分，薄荷五分。

【功用】除瘟化痰。

【主治】白喉。

除邪清肺汤

【方源】（清）罗国纲《罗氏会约医镜》卷十五。

【组成】当归二钱，白芍（酒炒）一钱半，前胡一钱半，半夏、陈皮、杏仁、茯苓、甘草各一钱，荆芥穗八分，麻黄（留节）四五分。

【用法】加生姜、大枣为引，热服。

【主治】产后肺冒风寒，寒热咳嗽。

【加减】有汗者，去麻黄，加桂枝八分。

除饮茯苓汤

【方源】（宋）叶大廉《叶氏录验方》卷上。

【组成】半夏五两，橘皮四两，茯苓一两，白术一两。

【用法】上㕮咀，每服五钱，水二盏，生姜十片，同煎至一盏去滓，食后温服。

【主治】嗽，两胁支满，身体浮肿，小便秘涩。

杵糠丸

【方源】（宋）赵佶《圣济总录》卷一二四。

【组成】杵头细糠二合，雄二合。

【用法】上为末，炼蜜为丸，如弹子大。空腹含化一丸，微微咽津。

【主治】咽喉中如有炙脔，食即噎塞。

搐鼻如圣散

【方源】（清）吴仪洛《成方切用》卷三。

【组成】皂角（去皮弦，炙），白矾、雄黄、藜芦。

【用法】上为末。搐鼻。

【主治】缠喉急痹，牙关紧闭。

搐真散

【方源】（宋）朱佐《类编朱氏集验医方》卷九，名见《医方类聚》卷七十四引《吴氏集验方》。

【组成】白矾、铜青各等分。

【用法】上为末。每用一字，吹入鼻中。

【主治】缠喉风。

chuan

川当归散

【方源】（明）王肯堂《证治准绳·女科》卷三。

【组成】川当归、牡丹皮、白芍药、子芩、木通、华阴细辛、麦门冬、甘草各半两，生地黄一两。

【用法】上㕮咀。每服三钱，水一盏，加生姜三片，煎至七分，去滓温服。

【功用】理荣卫，消瘀血，出声音。

【主治】痰嗽。

川姜丸

【方源】（明）朱橚《普济方》卷一五九引《经效济世方》。

【组成】川姜（炮）。

【用法】上为细末，溶饧为丸，如弹子大。含化之。

【主治】寒嗽。

川椒散

【方源】（宋）杨士瀛《仁斋直指方论》卷二十一。

【组成】大红开口川椒（微炒，盖出汗）、诃子（煨，取肉）、川白姜（生者）、辣桂、川芎、细辛、净白术各等分。

【用法】上为末。每服二钱，温酒调下。

【主治】风冷随气乘于鼻脑，津液不能自收，流涕。

川椒丸

方一

【方源】（宋）王怀隐《太平圣惠方》卷四十二。

【组成】川椒（去目及闭口者，微炒去汗）一两，人参（去芦头）一两，款冬花三分，赤茯苓一两，干姜（炮裂，煨）半两，桂心一两，紫菀（洗去苗土）三分，附子（炮裂，去皮脐）半两，五味子三分，白术半两，杏仁（汤浸，去皮尖双仁，麸炒微黄）三分，菖蒲三分，细辛三分。

【用法】上为末，炼蜜为丸，如梧桐子大。每服三十丸，以温生姜汤送下，一日三四次。

【主治】上气咳逆，胸满多唾。

方二

【方源】（宋）王怀隐《太平圣惠方》卷四十六。

【组成】川椒（去目及闭口者，微炒去汗）一两，桑根白皮（锉）一两，芫花根皮（去土）一两，款冬花一两，紫菀（去苗土）一两，代赭（细研）一两，细辛一两，伏龙肝一两。

【用法】上为末，同煮熟精羊肉研烂为丸，如梧桐子大。每服二十丸，食后以温粥饮送下。

【主治】积年咳嗽。

川桔散

【方源】（宋）窦汉卿《疮疡经验全书》卷一。

【组成】川芎、防风、桔梗、鼠粘子、山栀仁、白芷、玄参、枳壳、黄芩、天花粉、乌药、甘草、陈皮。

【用法】连须葱一根。灯心七寸，同煎至七分，食后服。

【主治】热毒在于心经，致患呛食喉风，咽喉燥而无痰。

川千金散

【方源】（明）龚廷贤《万病回春》卷七。

【组成】全蝎（炙）、僵蚕各三分，朱砂四分，牛黄六厘，冰片、黄连、天麻各四分，胆星、甘草各二分。

【用法】上为末。每用五七厘，薄荷、灯心、金银煎汤调下，不拘时候。

【主治】小儿一切痰喘，急慢惊风，虽至死，但能开口灌下，无不活者。

川升麻散

方一

【方源】（宋）王怀隐《太平圣惠方》卷十八。

【组成】川升麻一两，羚羊角屑半两，白药一两，玄参三分，麦门冬（去心，焙）一两半，前胡（去芦头）一两，石膏一两，甘草（炙微赤，锉）半两，川朴硝二两。

【用法】上为粗散。每服五钱，以水一大盏，加竹茹一分，煎至五分，去滓温服，不拘时候。

【主治】热病，咽喉肿塞，连舌根疼痛，及干呕头疼，不下食。

方二

【方源】（宋）王怀隐《太平圣惠方》卷三十五。

【组成】川升麻半两，络石一两，当归半两，射干半两，犀角屑半两，甘草（炙微赤，锉）半两，杏仁（汤浸，去皮尖双仁，麸炒微黄）半两，木通（锉）半两。

【用法】上为散。每服四钱，以水一中盏，煎至六分，去滓温服。不拘时候。

【主治】咽喉闭塞不通，疼痛，饮食不得。

川甜消散

【方源】（宋）张锐《鸡峰普济方》卷二十一。

【组成】川甜消、重楼金线草、板兰根、白茯苓、蒲黄、紫河车、百药煎、贯众各半两，莲子心、白僵蚕、榿子、土马棕、马勃、螺青各一分，甘草一两，龙脑少许。

【用法】上为细末。如咽壅肿，缠喉风，干掺，咽津，不拘时候。

【主治】咽喉不测之疾。

川芎茶调散

【方源】（清）程国彭《医学心悟》卷四。

【组成】川芎（酒拌）、荆芥、白芷、桔梗（炒）、甘草、黄芩（酒炒）、川贝母（去心）各一两，黑山栀二两。

【用法】上为细末。每服二钱，食后陈松萝细茶调下，一日三次。

【功用】通窍清热。

【主治】鼻渊，鼻中常出浊涕，源源不断。

川芎膏

方一

【方源】（宋）王怀隐《太平圣惠方》卷三十七。

【组成】川芎、吴茱萸、细辛、川椒、干姜（炮裂）、皂荚各三分。

【用法】上为细末，以醋浸一宿，猪脂六两，同于银锅中煎五七沸，滤去滓，倾入瓷盒中。每取枣核大，绵裹纳鼻中。

【主治】①《太平圣惠方》：鼻塞多痛。②《圣济总录》：鼻塞多清涕。

方二

【方源】（明）王銮《幼科类萃》卷二十六。

【组成】川芎、细辛、藁本、川白芷、甘草（炙）各三钱，杏仁（去皮尖）七个，龙脑半钱，麝香半钱。

【用法】上为极细末，炼蜜为丸，如梧桐子大。用灯心煎汤，研化服。如体弱者，用新绵包一丸，塞鼻孔中，男左女右。

【主治】小儿鼻塞。

【备注】本方方名，据剂型当作“川芎丸”。

方三

【方源】（清）冯兆张《冯氏锦囊秘录·杂证痘疹主治合参》卷三。

【组成】川芎、细辛、藁本、川白芷、麻黄、甘草、杏仁、龙脑、麝香（少许）、羌活。

【用法】上为末，炼蜜为丸，如梧桐子大。用新绵裹一丸，塞鼻孔中，男左女右。

【主治】婴孩鼻塞。

【备注】本方方名，据剂型当作“川芎丸”。

川芎三黄散

【方源】（明）孙一奎《赤水玄珠》第七卷引《仁斋直指方论》。

【组成】大黄（湿纸煨）、川芎、黄连、黄芩各等分。

【用法】上为末，每服二钱，井水调下，食后服。

【主治】实热衄血。

川芎散

方一

【方源】（宋）王怀隐《太平圣惠方》卷六。

【组成】川芎一两，防风（去芦头）三分，独活三分，桂心三分，前胡（去芦头）三分，甘菊花半两，附子（炮裂，去皮脐）三分，麻黄（去根节）一两，细辛半两，五味子三分，黄芪（锉）半两，杏仁（汤浸，去皮尖双仁，麸炒微黄）三分，人参（去芦头）三分，茯神三分，山茱萸半两，甘草（炙微赤，锉）半两。

【用法】上为散。每服四钱，以水一中盏，加生姜半分，煎至六分，去滓稍热服，不拘时候。

【主治】肺脏中风，项强头旋，胸满短气，嗌干，嘘吸颤掉，语声嘶塞，四肢缓弱。

方二

【方源】（宋）王怀隐《太平圣惠方》卷三十七。

【组成】川芎、槟榔、人参（去芦头）、赤茯苓、白术、麻黄（去根节）、肉桂（去皱皮）、郁李仁（汤浸，去皮尖，微炒）、杏仁（汤浸，去皮尖双仁，麸炒微黄）、甘草（炙微赤，锉）各一两。

【用法】上为散。每服三钱，以水一中盏，加生姜半分，煎至七分，去滓，每于食后温服。

【主治】外伤风冷，鼻塞，气息不通，壅闷。

方三

【方源】（宋）杨士瀛《仁斋直指方论》卷二十一。

【组成】川芎、槟榔、麻黄（去节）、肉桂、防己、木通、细辛、白芷、石菖蒲各一分，木香、川椒、甘草（焙）各半分。

【用法】上锉。每服三钱，加生姜、紫苏煎服。

【主治】鼻塞为齆。

【备注】《证治宝鉴》有葛根，无甘草。

方四

【方源】（宋）赵佶《圣济总录》卷一一六。

【组成】川芎、辛夷各一两，细辛（去苗叶）三分，木通（锉）半两。

【用法】上为散。每用少许绵裹塞鼻中，湿即易之。五七日愈。

【主治】鼻塞不闻香臭。

方五

【方源】（明）徐春甫《古今医统大全》卷六十二引《医林方》。

【组成】川芎、藁本、细辛、白芷、羌活、炙甘草各一两，苍术（米泔浸）五两。

【用法】上㕮咀。每服三钱，水一盏，加生姜三片，葱白三寸，煎服。

【主治】风寒鼻塞。

方六

【方源】（明）王肯堂《证治准绳·类方》第四册。

【组成】川芎、柴胡各二钱，细辛、半夏曲、人参、前胡、防风、甘菊花、甘草（炙）各一钱，薄荷少许。

【用法】上作一服，水二盅，姜三片，煎至一盅，食后服。

【主治】风盛膈壅，鼻塞清涕，热气上攻，眼目多泪生眵，及偏正头痛。

方七

【方源】（清）翁藻《医钞类编》卷十二。

【组成】川芎、当归、槟榔、肉桂、麻黄（去节）、防己、木通、石菖蒲、细辛、白芷各一钱，木香、川椒、炙草各五分。

【用法】每三钱，加苏叶、生姜，水煎服。

【主治】鼻痈。

川芎丸

【方源】（宋）杨倓《杨氏家藏方》卷十一。

【组成】石菖蒲半两，桔梗（去芦头）、荆芥穗、薄荷叶（去土）、川芎、牛蒡子（炒）各一两，甘草（炙）半两。

【用法】上为细末，炼蜜为丸，每一两作十五丸。每服一丸，食后，临卧含化。

【主治】咽喉不利，音声不出，及风热上壅，面赤鼻塞，不闻香臭。

川芎饮

【方源】（清）李用粹《证治汇补》卷一。

【组成】川芎、苏叶、枳壳、桔梗、陈皮、前胡、半夏、茯苓、木香。

【主治】感风邪，胸满头疼，咳嗽吐痰，憎寒壮热，状似伤寒，脉浮而缓。

穿山甲散

【方源】（清）顾世澄《疡医大全》卷十七。

【组成】白霜梅（烧存性）一个，枯矾一钱，穿山甲（炒）、雄黄各五分。

【用法】共为细末。吹喉中，立效。

【主治】《疡医大全》引盛锡朋：咽喉内生疮，鼻孔俱烂，名天白蚁疮。

串瘰药

【方源】（明）朱橚《普济方》卷一六九。

【组成】半夏七个，江子七个，白酒药一弹丸，杏仁七个。

【用法】上炒黄色为末，用酒蒸化为丸，如绿豆大。每服五七丸。治嗽，卧时白汤送下；治气，食后木香汤送下。

【主治】积聚，嗽，诸气。

chui

吹喉八宝丹

方一

【方源】（清）窦氏撰原本，朱翔宇嗣辑《喉症全科紫珍集》卷下。

【组成】大梅片五钱，硼砂二钱，辰砂一钱，人中白（煅）二钱，石膏二钱，儿茶二钱，苏薄荷二钱，青黛（用红者加西牛黄五分、琥珀五分，减青黛）一钱。

【用法】上为细末。吹患处。

【主治】咽喉一切表里等症。

方二

【方源】（清）窦氏撰原本，朱翔宇嗣辑《喉症全科紫珍集》卷下。

【组成】生石膏二钱，软石膏二钱，海螵蛸（烧）一钱五分，元明粉一钱五分，珍珠半分，冰片一分，雄黄一钱，王瓜消一钱五分。

【用法】上为末。吹喉。

【主治】喉科七十二症。

吹喉八宝通关散

【方源】（清）沈善谦《喉科心法》卷下。

【组成】瓜制枪消一两二钱，明雄精八钱，白玄明粉二钱，明硼砂三钱，直僵蚕三钱，真珍珠三钱，真熊胆三钱，大梅片一钱五分。

【用法】上为细末，研至无声为度，用瓷瓶收贮，勿令泄气受潮，受潮则化水，化水则无用矣。用时吹喉中。

【功用】开关通窍，提痰，去腐，消肿。

【主治】咽喉闭塞，痰声如锯，喉间一切诸症，危在顷刻者。

吹喉冰硼散

【方源】（清）刁步忠《喉科家训》卷三。

【组成】梅花冰片三分，真西硼砂一钱，真胆矾五分，精烧灯心灰一钱五分。

【用法】上为极细末。吹之。

【主治】白喉有外邪夹杂者。

吹喉丹

【方源】（清）张琰《种痘新书》卷四。

【组成】黄连、青黛、儿茶。

【用法】上为细末。吹之。

【主治】痘疮咽烂成坑。

吹喉凤衣散

【方源】（清）刁步忠《喉科家训》卷三。

【组成】青果炭二钱，川黄柏一钱，川尖贝一钱，孩儿茶一钱，三梅片五分，薄荷叶一钱，凤凰衣五分。

【用法】上为细末。吹之。

【主治】白喉有外邪夹杂者。

吹喉瓜霜散

【方源】（清）刁步忠《喉科家训》卷三。

【组成】西瓜霜二钱，上辰砂四分，上冰片二分，煅中白二钱，明雄精二厘。

【用法】上为极细末。吹之。

【主治】白喉有外邪夹杂者。

吹喉化腐丹

【方源】（清）刁步忠《喉科家训》卷四。

【组成】煅硼砂、煅中白、西瓜霜、飞明雄、天竺黄、真尖黄、大濂珠、三梅片、飞朱砂。

【用法】上为极细末。吹之。

【主治】喉痧。汗泄灼热不退，口干欲饮，咽喉肿腐日甚，脉数，舌黄。

【备注】原书治上症，内服清凉解毒汤，外用本方吹喉。

吹喉结毒灵药

【方源】（清）许半龙《药奁启秘》。

【组成】灵药五钱，人中白一钱。

【用法】为极细末。吹入。

【主治】结毒喉疳。

吹喉朴硝散

【方源】（宋）赵佶《圣济总录》卷一一七。

【组成】朴硝、硝石、胆矾、白矾、芒硝（五味皆枯干）、寒水石（烧）、白僵蚕（直者，炒）、甘草（炙，锉）、青黛（研）各等分。

【用法】上为细散，和匀。每用少许，渗疮上；遇喉闭，用笔管吹一字在喉中。

【主治】口疮及喉闭。

吹喉七宝散

【方源】（清）吴谦《医宗金鉴》卷四十三。

【组成】火硝、牙皂、全蝎、雄黄、硼砂、白矾、胆矾。

【用法】上为细末，吹患处。

【主治】咽喉肿痛，单双乳蛾，喉痹，

缠喉。

吹喉千金不换散

【方源】(清）沈善谦《喉科心法》卷下。

【组成】人中白（煅存性）五钱，细柏末三钱，玄明粉三钱，白硼砂三钱，西瓜霜八钱，明石膏（尿浸三年取出，用黄连二钱，煎汤飞三次）六钱，腰雄精三钱，大梅片一钱，上青黛六钱，真熊胆二钱。

【用法】上为末和匀，研至无声为度，用瓷瓶收贮，慎勿泄气，至要。用时吹喉中。

【功用】提痰降火，去腐生新。

【主治】咽喉一切诸症，并口内溃烂，牙疳，小儿雪口，牙斑，白糜痘疳。

吹喉祛风散

【方源】(明）杨清叟《仙传外科集验方》。

【组成】胆矾（鸭嘴者，炒)、脑子一字、碧雪、白僵蚕（炒去丝)、苦丁香（即甜瓜蒂，不用多)、灯草（米糊浆炒)。

【用法】上为细末。每用少许，吹入喉中，未成者速散，已成者即破立愈，重者吹入鼻中。如痰多，急用生艾尾叶，米醋同擂取汁噙之，灌漱去痰。

【主治】咽喉中生疮，肿痛，缠喉风闭，单蛾双蛾结喉，急喉风，飞丝入喉，重舌，木舌。

【加减】若病不退，加雄黄、猪牙皂角（去皮、炙黄)、焰硝、黎芦。

吹喉散

方一

【方源】(宋）杨士瀛《仁斋直指方论》卷二十一。

【组成】诃子（醋浸一宿，去核晒干）一两，黄芩（酒浸一宿晒干)，胆矾一钱，明矾一钱半，牛蒡子、甘草（生)、薄荷各五钱（一方有百药煎)。

【用法】上为末。先用好生姜擦舌上，每用药一钱，芦管吹入喉中，吐出涎痰，便用热茶吃下，再吹第二次，便用热粥，三次再吹，用热茶或热粥乘热食之，加朴硝末少许。如口舌生疮，用药吹之，口中刮去痰涎为妙。

【主治】咽喉肿痛，急慢喉闭，悬痈，乳蛾，咽物不下。

【备注】方中黄芩用量原缺。

方二

【方源】(宋）杨倓《杨氏家藏方》卷十一。

【组成】朴硝（别研）四两，甘草末（生）一两。

【用法】上为细末。每用半钱，干掺口中；如肿甚者，用竹筒子吹入喉内。

【主治】咽喉肿痛。

方三

【方源】(宋）张锐《鸡峰普济方》卷二十一。

【组成】铜绿、胆矾、白僵蚕、朴硝各等分。

【用法】上为细末，吹在喉中。

【主治】咽喉闭塞。

方四

【方源】(宋）魏岘《魏氏家藏方》卷九。

【组成】硼砂、龙脑、青黛各一钱，马牙硝、白矾、生胆矾各一钱半，硝石三钱，白僵蚕（别研）二十一个。

【用法】上各为细末，拌和。每用笔管抄少许，吹在咽喉内。

【主治】大人、小儿喉闭肿塞，不下水浆。

方五

【方源】(明）龚信《古今医鉴》卷九。

【组成】壁钱（烧存性)、枯白矾、发灰各等分。

【用法】上为末。吹喉。

【主治】喉痹。

方六

【方源】（明）朱橚《普济方》卷六十。

【组成】明矾二两，胆矾五钱。

【用法】上为极细末。吹患处。

【主治】喉痹，乳蛾，喉风。

方七

【方源】（明）龚廷贤《鲁府禁方》卷二。

【组成】腊八日猪胆一二个，枯矾五钱，茄柴灰五钱。

【用法】共入胆袋满，阴干，为细末。吹少许。

【主治】咽喉肿痛。

方八

【方源】（明）龚廷贤《鲁府禁方》卷二。

【组成】牙硝一两半，硼砂五钱，雄黄、僵蚕各二钱，冰片二分。

【用法】上为末。每用少许吹患处。

【主治】咽喉肿痛。

方九

【方源】（明）龚廷贤《万病回春》卷五。

【组成】胆矾、白矾、朴硝、片脑、山豆根、辰砂、鸡内金（焙燥）。

【用法】上为极细末。用鹅毛管吹药入喉。

【主治】一切咽喉肿痛，并喉舌垂下肿痛者。

方十

【方源】（明）万表《万氏家抄济世良方》卷三。

【组成】黄柏（蜜炙）三钱，硼砂（煅过）二钱半，孩儿茶一钱，朱砂八分，寒水石七分，冰片一分。

【用法】上为极细末。先用大黄、防风、羌活、薄荷、黄柏煎汤漱过，再吹入。

【主治】喉疮生脓不收口者。

【加减】有虫者，加雄黄一钱。

方十一

【方源】（明）朱橚《普济方》卷六十。

【组成】白矾半两，半夏、巴豆各七个。

【用法】上熔白矾，锉半夏、巴豆在汁中，候干研细。吹入喉中。

【主治】喉痹肿硬，水浆不下。

方十二

【方源】（清）李文炳《经验广集》卷二。

【组成】大黑枣（去核，装入下药）一个，五倍子（去虫，研）一个，象贝（去心，研）一个。

【用法】用泥裹，煨存性，共研极细末，加薄荷末少许、冰片少许，贮瓷瓶内。临用吹患处。任其呕出痰涎，数次即愈。

【主治】咽喉十八症。

方十三

【方源】（清）李文炳《仙拈集》卷二。

【组成】冰片、朱砂、珍珠、枯矾各三分，硼砂五分，孩儿茶、龙骨（煅）各一钱，寒水石二钱。

【用法】上为细末，瓷器收贮。将竹筒吹少许于痛处，每日二次。

【主治】咽喉诸症。

方十四

【方源】（清）凌奂《外科方外奇方》卷三。

【组成】青黛、龙脑薄荷各八分，飞净雄黄三分，粉口儿茶五分，大梅片一分，硼砂三分，珍珠三分，犀黄一分五厘。

【用法】上为极细末，罐贮勿泄气，吹之。

【主治】咽喉十八症。

方十五

【方源】（清）凌奂《外科方外奇方》卷三。

【组成】珍珠末二钱，青黛三钱，犀黄

一钱，硼砂三钱，麝香二分五厘，儿茶二钱，梅片三钱，血竭三钱，熊胆三钱，山豆根八钱，去油乳香三钱，没药三钱。

【用法】上为细末。吹喉中。

【主治】咽喉十八症。

方十六

【方源】（清）吴世昌《奇方类编》卷上。

【组成】冰片二分，僵蚕五厘，硼砂二钱五分，牙硝七钱五分。

【用法】上为末。用苇管吹喉内患处。

【主治】喉蛾。

方十七

【方源】（清）叶大椿《痘学真传》卷七

【组成】珍珠三分，西牛黄、冰片各二分，青黛、人中白、薄荷、孩儿茶各四分。

【用法】上为末。先以清水漱口，然后吹入。

【主治】痘疮喉痛。

方十八

【方源】（清）尤乘《尤氏喉科秘书》。

【组成】梅矾三钱，薄荷二钱，儿茶一钱五分，乳石（煅，水飞）一钱五分，甘草、火硝、硼砂各一钱，冰片三分。

【用法】上为极细末。瓷器收贮，勿可出气，用时吹喉中。

【主治】喉症。

方十九

【方源】（明）虞抟《医学正传》卷五。

【组成】胆矾（别用青鱼胆一个，以矾研细入胆内，阴干）五钱，巴豆（去壳）七粒，朴硝（另研）二钱五分，铜青一钱，轻粉五分，青黛（另研）些少。

【用法】将胆矾同巴豆肉子铜铫内飞过，去巴豆，合朴硝以下四味，再加麝香少许研匀。每用一字，吹入喉中。吐出痰血，立愈。

【主治】咽喉一切肿痛。

方二十

【方源】（朝鲜）金礼蒙《医方类聚》卷七十五引《施圆端效方》。

【组成】青黛一两，盆硝二两，僵蚕（炒）、甘草各半两。

【用法】上为细末。吹咽喉中。频用大效。

【主治】咽喉肿痛。

吹喉十宝丹

【方源】（清）沈青芝《喉科集腋》卷下。

【组成】牛黄三分，大贝三分，人中白（煅）五分，琥珀五分，青鱼胆（大者）五分，珍珠六分，梅片五厘，人指甲四分，马勃三分，硼砂四分。

【用法】共研极细末。吹喉。

【功用】消肿止痛，化毒生肌。

【主治】烂喉症，无论已溃未溃，肿色艳生；并治痘毒，以及痧疹后牙疳，杨梅后毒结咽喉。

吹喉药

方一

【方源】（清）顾世澄《疡医大全》卷十七。

【组成】硼砂二钱五分，雄黄三钱，儿茶一钱，冰片三分，苏薄荷（另研）三两。

【用法】和匀密贮，不可泄气。用芦管吹入少许，或用茶匙挑入舌上噙一刻咽下，每日八九次。若锁喉风口内干枯者，以井水调灌。

【功用】开关生津。

【主治】喉风。

【宜忌】若脾泄胃弱者不宜多用。

方二

【方源】（清）赵学敏《串雅内编》卷一。

【组成】白矾三钱，巴豆（去壳）五粒。

【用法】用铁杓将矾化开，投豆在内，俟矾干，取出巴豆，将矾收贮。遇喉痛者，以芦管吹之。

【主治】急缠喉风，乳蛾，喉痹。

吹喉珍珠生肌散

【方源】（清）沈善谦《喉科心法》卷下。

【组成】好龙骨三钱，真象皮三钱，赤石脂三钱，真珍珠一钱。

【用法】上为极细末，至无声为度，收贮听用。

【功用】生肌长肉，平口收功。

【主治】一切喉症，腐去孔深，及不生新肌等症。

【备注】用此丹，加入吹喉千金不换散，自然生肌长肉，平口收功。应加多少，量烂斑之大小深浅为定，如烂斑深大，则生肌散六分、千金散四分。如兼拔毒收功，千金散七，生肌散三。

吹喉珠黄猴枣散

【方源】（清）沈善谦《喉科心法》卷下。

【组成】瓜制枪消五钱，真猴枣一钱，关犀黄一钱，真熊胆二钱，大梅片八分，真珍珠三钱。

【用法】共为细末，瓷瓶收贮，勿使受潮泄气，受潮则化水，慎之！用时吹喉中。

【功用】消肿消痰，开关去腐。

【主治】咽喉紧闭，痰涎上涌。

吹喉珠黄散

【方源】（清）刁步忠《喉科家训》卷四。

【组成】真犀黄、飞朱砂、净珍珠、上滴乳石、西硼砂、真原寸、飞雄精、粉儿茶、煅中白、大梅片。

【用法】上为细末。次之。

【主治】喉痧。

吹药应效方

【方源】（清）谢元庆《良方集腋》卷上。

【组成】西牛黄（另研）五厘，指爪甲（瓦上焙黄，男女互用）五厘，上廉珠（腐制，研细）三分，青黛六分，龙脑片（研）二厘，壁窠（墙上者，瓦上焙黄）二十个，象牙屑（瓦上焙黄，研末）三分。

【用法】上为极细末，瓷瓶收贮。吹喉间。

【主治】烂喉痧。

chun

春冰散

【方源】（元）许国桢《御药院方》卷九。

【组成】大黄（生）一两，盆硝二两，薄荷、甘草（微炒）各三两。

【用法】上为细末。每服二钱，食后新水一盏调服，入蜜少许亦可。

【主治】脾肺积热，咽喉赤肿疼痛。

春风散

【方源】（明）龚信《古今医鉴》卷九。

【组成】僵蚕、黄连（俱锉）、朴硝、白矾、青黛各五钱。

【用法】腊月初一，取猪胆五六个，将上药装入胆内，缚定，用青纸裹，将地掘一方坑，长阔一尺，上用竹竿横吊，以胆悬定子内，候至立春日取出，置当风处吹干，去皮，以药研末，密收吹喉。

【主治】咽喉肿痛，缠喉风闭塞。

【备注】《理瀹》无青黛，有薄荷；朴硝作“火硝”。

春容散

【方源】（明）龚信《古今医鉴》卷九引黄宾江方。

【组成】白附子六钱，枯矾三钱，硫黄

五钱，黑铅（炒枯）三钱，密陀僧二两，轻粉一钱，黄丹（飞过）一钱，麝香二分。

【用法】上为末。先将冷水擦红处，湿后以末药擦之，不可擦破。

【主治】面上肺风疮。

【宜忌】忌酒色恼怒。

纯阳青蛾丹

【方源】（清）陈念祖《急救经验良方》。

【组成】青鱼胆不拘多少。

【用法】上药以生石膏和匀，须干湿得宜，阴干为末，每两加梅片一钱，共研匀，瓷瓶收固。遇证吹之，立即开关。陈者更妙，勿泄药气。

【主治】双单乳蛾，喉闭。

ci

雌黄丸

方一

【方源】（宋）刘昉《幼幼新书》卷十六引茅先生方。

【组成】雌黄（细研）、鸡内金（鸡粪黄）、延胡索、半夏（生用）各等分。

【用法】上为末，用枣肉为丸，如此大，每服七丸、十丸，用灯心汤吞下。

【主治】小儿咳嗽。

方二

【方源】（宋）王怀隐《太平圣惠方》卷四十六，名见《普济方》卷一六三。

【组成】雌黄一分，雄黄二分，杏仁（汤浸，去皮尖双仁，麸炒微黄）七枚。

【用法】上为细末，以蟾酥为丸，如粟米大。以灯心煎汤送下三丸，不拘时候。

【主治】咳嗽喘急。

方三

【方源】（明）王肯堂《证治准绳·类方》第二册。

【组成】金粟丸叶子雌黄（研细，用纸筋泥固济小盒子一个，令干，勿令泥厚）一两。

【用法】将药入盒子内，水调赤石脂封盒子口，更以泥封之，候干，坐盒子于地上，上面以未入窑瓦坯子拥盒子，令作一尖子，上用炭十斤簇定，顶上着火，一熨斗笼起，令火从上渐炽，候火销三分去一，看瓦坏通红，则去火候冷，开盒子取药，当如镜面光明红色，入乳钵内细研，汤浸蒸饼和丸，如粟米大。每服三丸、五丸，食后用甘草汤下，服后睡良久，妙。

【主治】暴嗽，久嗽，劳嗽。

雌朱丸

【方源】（明）朱橚《普济方》卷三八七。

【组成】叶子雌黄。

【用法】银锅内熬成汁，为末，饭为丸，如小豆大。一岁一丸，杏仁汤送下。

【功用】坠痰。

【主治】小儿咳嗽。

刺蓟散

方一

【方源】（宋）沈括、苏轼《苏沈良方》卷七。

【组成】大蓟根一两，相思子半两。

【用法】每服一钱，水一盏，煎七分，去滓，放冷服。

【主治】鼻衄。

方二

【方源】（宋）王怀隐《太平圣惠方》卷六。

【组成】刺蓟半两，川升麻半两，鹿角胶（捣碎，炒令黄燥）半两，羚羊角屑半两，青竹茹半两，当归（锉，微炒）半两，生干地黄一两，甘草（生用）一分。

【用法】上为散。以水二大盏半，煎至一盏半，去滓，分温五服，不拘时候。

【主治】肺壅热，吐血不止。

方三

【方源】（宋）王怀隐《太平圣惠方》卷三十七。

【组成】刺蓟二两，刺竹茹二两，蒲黄一两，艾叶一两，乱发灰一两，白药一两。

【用法】上为散，每服三钱，以水一中盏，煎至六分，去滓，入地黄汁一合，搅令匀，不拘时候。

【主治】鼻久衄不止。

方四

【方源】（宋）王怀隐《太平圣惠方》卷七十。

【组成】刺蓟二两，桑耳一两，艾叶（微炒）一两，全干地黄二两，蒲黄一两半，乱发灰一两。

【用法】上为粗散。每服三钱，以水一中盏，入淡竹茹一分，煎至六分，去滓温服，不拘时候。

【主治】妇人鼻衄，流血不止。

方五

【方源】（宋）赵佶《圣济总录》卷一七九。

【组成】刺蓟（焙）、蒲黄各半两，乱发（烧灰）一分。

【用法】上为细散。每服半钱匕，以新汲水调下，不拘时候。

【主治】小儿鼻衄不止。

刺蓟汤

【方源】（宋）赵佶《圣济总录》卷七十。

【组成】刺蓟、黄芩（去黑心）、大黄（锉，炒）、赤芍药各三两，蒲黄二两，侧柏叶四两，生干地黄（焙）、甘草（炙，锉）各五两。

【用法】上为粗末。每服三钱匕，水一盏，煎至七分，去滓温服。逐急以新汲水调下。

【主治】鼻衄不止。

cong

葱白散

【方源】（宋）陈师文《太平惠民和剂局方》。

【组成】麻黄（去根节）三两，川芎、苍术、白术（米泔浸）各二两，石膏、干葛、甘草（炙）各一两。

【用法】上㕮咀，每服五钱，加生姜三片、葱白二寸，水煎，热服不拘时。如欲汗，并进数服。

【主治】四时伤寒，头痛壮热，肢体烦疼，小便赤涩，及伤风鼻塞，咳嗽痰涎，山岚瘴气，并皆治之。

葱白汤

【方源】（宋）赵佶《圣济总录》卷四十九。

【组成】甘草（炙）、大黄（炙）、桑根白皮（锉）各一两。

【用法】上为粗末。每服五钱匕，以童子小便一盏半，入葱白（切）五寸，同煎至八分，去滓温服。

【主治】肺气壅热，久嗽，涕唾多。

葱豉白虎汤

【方源】（清）俞根初《重订通俗伤寒论》卷十一。

【组成】鲜葱白三枚，豆豉三钱，生石膏四钱，知母三钱，细辛三分，生甘草五分，粳米（荷叶包）三钱。

【主治】伤寒愈后，伏热未尽，复感新邪，邪郁于内，头痛发热，恶风或恶寒，舌燥口渴，或兼咳嗽烦躁者。

葱豉葛根汤

【方源】（清）俞根初《重订通俗伤寒论》卷十一。

【组成】鲜葱白二枚，淡豆豉三钱，生葛根一钱半。

【主治】伤寒愈后，伏热未尽，复感新邪，头痛发热，恶风或恶寒，舌燥口渴，或兼咳嗽。

葱豉桔梗汤

【方源】（清）俞根初《重订通俗伤寒论》卷二。

【组成】鲜葱白三枚至五枚，苦桔梗一钱至一钱半，焦山栀二钱至三钱，淡豆豉三钱至五钱，苏薄荷一钱至一钱半，青连翘一钱半至二钱，生甘草六分至八分，鲜淡竹叶三十片。

【功用】辛凉发汗。

【主治】风温、风热初起。

【加减】咽阻喉痛，加柴金锭二粒（磨冲），大青叶三钱。

葱豉粥

方一

【方源】（宋）王怀隐《太平圣惠方》卷九十七。

【组成】豉一合，葱白（去须，切）一握，粳米二合。

【用法】上以水二大盏半，煮葱、豉，取汁一盏半，绞去葱、豉，入米煮作粥。不拘时候食之。

【主治】骨蒸烦热，咳嗽，四肢疼痛，时发寒热。

方二

【方源】（宋）王怀隐《太平圣惠方》卷九十七。

【组成】香豉三合，葱白（切）半升，羊髓一两，盐花半两，薄荷二十茎。

【用法】上以水三大盏先煎葱等四物十余沸，下豉更煎五七沸，去豉，入米二合，煮为粥。空心温服之。

【主治】五劳七伤，体热喘急，四肢烦疼。

葱附丸

【方源】（明）孙一奎《赤水玄珠》卷三。

【组成】川附子（去皮，生用）一枚，细辛半两。

【用法】上以葱汁打糊为丸，如梧桐子大。每服十四丸，姜苏汤送下。

【主治】肺寒脑冷，鼻流清涕。

葱桃散

【方源】（明）万表《万氏家抄济世良方》卷一。

【组成】细茶、生姜（捣）、胡桃肉（研）、葱白（捣）各二钱。

【用法】上以水一大碗，煎七分，热服。盖被出汗。

【主治】伤风初起，头疼发热，鼻塞畏寒。

葱涎膏

方一

【方源】（宋）刘昉《幼幼新书》卷三十三引《吉氏家传方》。

【组成】葱叶、猪牙皂角（为末，去皮）各七条。

【用法】上研烂，用皂角末成膏。贴在囟门上。

【主治】婴儿初生三五日，鼻塞气急，饮乳之时啼叫不止。

方二

【方源】（元）危亦林《世医得效方》卷十一。

【组成】牙皂，草乌。

【用法】上用葱涎捣成膏。贴囟上。

【主治】婴儿初生，肺壅鼻塞，乳食不下。

方三

【方源】（明）朱橚《普济方》卷三六三。

【组成】猪牙皂角、天南星、赤小豆各等分。

【用法】上为末。每服二大钱，用生葱

自然汁调，涂囟上二次。其鼻孔开，即愈。

【主治】小儿卤风伤寒。

从龙汤

【方源】（清）张锡纯《医学衷中参西录·治伤寒方》。

【组成】龙骨（不用煅，捣）一两，牡蛎（不用煅，捣）一两，生杭芍五钱，清半夏四钱，苏子（炒，捣）四钱，牛蒡子（炒，捣）三钱。

【主治】外感痰喘，服小青龙汤病未全愈。或愈而复发者。

cui

崔氏疗积年咳喉中哑声方

【方源】（唐）王焘《外台秘要》卷九。

【组成】芫花根白皮（切，熬令焦黑）六分，贝母十二分，款冬花六分，百部根（切，熬）八分，杏仁（去尖皮，熬）十分，皂荚（去反子，炙）四分，五味子六分，蜈蚣半枚，桑白皮六分，麻黄（去节）八分，紫菀八分。

【用法】上十一味，捣筛，蜜和为丸如梧子，一服五丸，日再服，加至十五丸，煮枣汁送之。

【主治】疗积年咳，喉中哑声。

崔氏疗咳方

【方源】（唐）王焘《外台秘要》卷九。

【组成】杏仁（去尖皮两仁，熬）一升，苏子汁五合，生姜汁（煎）五合，蜜（煎令沫尽）五合。

【用法】先捣杏仁作脂讫，纳诸药和煎搅调三四沸，药成，含咽如枣大，日三四。

【主治】咳。

【宜忌】忌蒜、面。

cun

寸金丹

【方源】（清）洪金鼎《医方一盘珠》卷八。

【组成】藿香、苍术（土微炒去油）、川厚朴（去粗皮，锉片，姜水炒）、陈广皮、吴神曲（炒黄色，勿令焦）、紫苏叶、生白芍、赤茯苓、桔梗、白芷、法半夏各五钱，砂仁（微炒）三钱，广木香（不见火，研为末）三钱。

【用法】上为细末，外用钩藤钩一两，薄荷一两，浓煎去滓，酒水为丸，每丸重五分。姜汤送下。

【主治】小儿食滞感冒。

寸金散

【方源】（明）朱橚《普济方》卷一八九引《卫生家宝方》。

【组成】石州黄药子半两，土马鬃（墙上有者是）、甘草（生）各一分。

【用法】上为细末。每服二钱，新汲水调下。未止再服。立止。

【主治】鼻衄不止。

cuo

撮气散

【方源】（宋）窦材《扁鹊心书·神方》。

【组成】白术、干姜各二两，黄芪（蜜水拌炒）、附子、川椒、杏仁各一两，甘草五钱。

【用法】上为粗末。每服四钱，水煎，温服。初服冷热相持，觉烦闷欲吐，少顷撮定，肺气自然下降。

【主治】凉药伤肺，饮食不下，胸膈饱闷，吞酸气逆，久嗽不止。

D

da

大安丸

【方源】（清）沈金鳌《杂病源流犀烛》卷一。

【组成】白术、山楂、橘红、半夏、神曲、麦芽、茯苓、苏子、连翘、黄连。

【主治】食嗽。

大半夏丸

方一

【方源】（元）许国桢《御药院方》卷五。

【组成】半夏六两，桑白皮、生甘草各一两，皂角（捶碎）、生姜（锉碎）各六两，青皮、槟榔、木香、郁李仁（汤浸，去皮，别研）各二两。

【用法】前五味，浆水五升，同煮令汁尽，取出半夏焙干为末，后四味与前半夏末拌匀，取生姜自然汁打白面糊为丸，如梧桐子大。每服三十丸，食后生姜汤送下。

【功用】消痰顺气。

【主治】咳嗽。

【备注】方中青皮、槟榔、木香三味原缺，据《普济方》补。

方二

【方源】（宋）张锐《鸡峰普济方》卷十八。

【组成】半夏、生姜各半斤。

【用法】同研如泥，焙干为细末，用生姜汁煮糊为丸，如梧桐子大。每服三十丸，食后生姜汤送下。

【功用】坠痰涎。

方三

【方源】（宋）赵佶《圣济总录》卷六十三。

【组成】半夏（汤洗七遍，去滑，焙干，为末）四两，生姜（细擦）、蜜各三两，青州枣（别煮取肉，去皮核，同生姜、蜜入银石器内与半夏末和熬，令稀稠所得）二两，木香、沉香、青橘皮（汤浸去白，焙）、白术、陈橘皮（汤浸去白，焙）、干姜（炮）、附子（炮裂，去皮脐）、肉豆蔻（去壳）、红豆蔻各半两。

【用法】上十三味，除前四味外为末，与半夏膏和匀为丸，如梧桐子大。每服十丸。空心煎干姜、大枣汤送下。加至十五丸。

【主治】支饮，膈脘不利，咳嗽喘满。

方四

【方源】（明）张时彻《摄生众妙方》卷六。

【组成】人参、白茯苓、薄荷叶、南星各半两，寒水石、白矾、干姜、半夏各一两，白蛤粉二两，藿香二钱五分。

【用法】上为细末，蒸饼糊为丸，如绿豆大。每服四十丸，白汤送下。

【功用】化痰。

【主治】痰嗽。

大槟榔丸

【方源】（唐）王焘《外台秘要》卷二十引《范汪方》。

【组成】槟榔三两，桂心三两，附子（炮）二两，瓜蒌三两，杏仁（熬）三两，干姜二两，甘草（炙）二两，麻黄（去节）三两，黄芪三两，茯苓三两，厚朴（炙）二两，葶苈（熬）三两，椒目三两，吴茱萸五合，白术三两，防己二两。

【用法】上药治下筛，炼蜜为丸，如梧桐子大。每服二丸，一日三次，不知，稍增至四丸；不知，又加二丸；不下，还服四丸。得小下为验。

【主治】老小水肿，虚肿，大病客肿作

喘病。

【宜忌】忌海藻、菘菜、猪肉、冷水、生葱、桃李、雀肉、大醋。

大补元煎

【方源】（民国）冯绍蘧《宋氏家传产科全书秘本》卷一。

【组成】人参二钱至八钱，熟地四钱至三两，山药二钱至六钱，杜仲三钱，杞子三钱，炙草一钱至二钱，当归（泄泻者去之）三钱，萸肉二钱。

【用法】水两盅，煎七分，食远温服。

【主治】产妇喘促气虚，兼寒症。

【加减】如元阳不足多寒，加附子，肉桂。如气偏虚者，加黄芪、白术。如胃呆滞，必不可用。如血滞去萸肉加川芎。如滑泄加五味子。

大辰砂丸

【方源】（元）许国桢《御药院方》卷一。

【组成】天麻（去苗）一两，防风（去芦头）二两，细辛（去苗叶土）半两，薄荷叶半两，川芎一两，甘草（炙）一两，吴白芷一两，朱砂（为末）一两。

【用法】上为细末，炼蜜为丸，如弹子大，朱砂为衣。每服一丸，细嚼，食后生姜汤送下；茶清亦得。

【功用】清头目，化痰涎，利咽膈。

【主治】手足麻木，肢节疼痛，鼻塞声重，头昏目眩，项背拘急，皮肤瘙痒，卒生瘾疹，冒触风寒。

大阿胶丸

方一

【方源】（宋）陈师文《太平惠民和剂局方》卷四。

【组成】麦门冬（去心）、丹参、贝母（炒）、防风（去芦叉头）、柏子仁、茯神（去木）、杜仲（去粗皮，炒）、百部根各半两，干山药、阿胶（炒）、茯苓（去皮）、熟干地黄、五味子各一两，远志（去心）、人参各一分。

【用法】上为细末，炼蜜为丸，每两作二十四丸。每服一丸，水一中盏，煎至六分，和滓温服，少少频呷，不拘时候。

【功用】《鸡峰普济方》：补肺祛风。

【主治】肺虚客热，咳嗽气急，胸中烦悸，肢体倦痛，咽干口燥，渴欲饮冷，多吐涎沫，或有鲜血，肌瘦发热，减食嗜卧；又治或因叫怒，或即房劳，肺胃致伤，吐血呕血。

方二

【方源】（宋）王硕《易简方》引《必用方》。

【组成】葶苈（炒）二两，人参（去芦）、远志（去心）、防风、白茯苓（去皮）、防己、贝母（炒）、阿胶（炒）、五味子、熟地黄（洗）、杏仁（汤去皮尖）、山药各一两，丹参、麦门冬、杜仲（去皮，锉，炒令黑）、柏子仁、甘草、百部各半两。

【用法】上为末，炼蜜为丸，如弹子大，瓷器收，勿泄气。每服一丸，水一盏，研化，煎六分，食后、临卧温服，每日二三次。

【主治】①《医方类聚》引《易简方》：肺有热，或因劳叫怒，肺胃致伤，嗽中有血。②《普济方》：积年咳嗽上气，涎唾稠黏，五心烦躁，不思饮食，心肺留热。

方三

【方源】（元）罗天益《卫生宝鉴》卷十二。

【组成】阿胶（锉碎，炒）、卷柏（去土）、生地黄、大蓟（独根者，日干）、干山药、五味子、薄荷各一两，柏子仁、人参、远志、百部、麦门冬、茯苓（去皮）、防风各半两，熟地黄一两。

【用法】上为末，炼蜜为丸，如弹子大。每服半丸，加至一丸，浓煎小麦并麦门冬汤嚼下，不拘时候。

【主治】咳嗽，并嗽血、唾血。

【宜忌】若觉气虚，空心不可服此。

方四

【方源】（明）万全《万氏家传育婴秘诀》卷三。

【组成】阿胶（炒）、熟地黄、白茯苓、五味子、山药各一两，贝母、百部、柏子仁、补骨脂、桂心、杜仲（姜汁炒）、麦门冬（焙干）各半两，人参、沉香各三钱。

【用法】炼蜜为丸，如芡实大。每服一丸，紫苏汤送下。

【主治】肺病兼肾症，咳嗽久不止，吐痰涎水。

大风油

【方源】（元）危亦林《世医得效方》卷十。

【组成】草乌尖七个，大风油五十文，真麝香五十文。

【用法】上以草乌尖为末，入麝研匀；次用大风子油，瓷盒子盛，于火上调匀。先以生姜擦患处，次用药擦之，每日二三次。

【主治】肺风，面赤鼻赤。

大风子膏

【方源】（宋）骆龙吉《增补内经拾遗方论》卷四引《集验方》。

【组成】大风子（去壳）十个，木鳖子（去壳）十个，硫黄三分，轻粉三分。

【用法】上药捣成膏。不时以自己唾津调擦患处。

【主治】肺风并鼻。

【加减】如有肉瘤者，加冰片一分。

大附方

【方源】（明）朱橚《普济方》卷六十四。

【组成】大附子（炮令裂，削去皮。乌头亦得）一枚。

【用法】上切如豆。每含一块，咽汁。一方蜜涂，炙坼，含之咽汁，甜尽更涂蜜炙，准前含咽之。

【主治】咽喉肿痛极盛，语声不出者，及喉痹毒气，咽门闭不能咽。

【宜忌】忌猪肉、冷水。

大腹皮散

方一

【方源】（宋）王怀隐《太平圣惠方》卷六。

【组成】大腹皮（锉）、赤茯苓、枳壳（麸炒微黄，去瓤）、桔梗（去芦头）、人参（去芦头）、陈橘皮（汤浸，去白瓤，焙）、半夏（汤浸七遍去滑）、川大黄（锉碎，微炒）、杏仁（汤浸，去皮尖双仁，麸炒微黄）、诃黎勒皮、桂心各半两，甘草（炙微赤，锉）半两。

【用法】上为散。每服四钱，煎至六分，去滓温服，不拘时候。

【主治】肺气喘急，不思饮食。

方二

【方源】（宋）王怀隐《太平圣惠方》卷六。

【组成】大腹皮（锉）三分，汉防己半两，桑根白皮（锉）三分，木通（锉）三分，赤茯苓一两，郁李仁（汤浸，去皮尖，麸炒）一两，甜葶苈（隔纸炒令黄或紫色）一两半，泽漆三分，桂心半两，百合二分，陈橘皮（汤浸，去白瓤，焙）一两。

【用法】上为散。每服三钱，以水一中盏，加生姜半分，大枣三枚，煎至六分，去滓温服，不拘时候。

【主治】肺气壅滞，关膈不通，四肢浮肿，喘息促急，坐卧不得。

方三

【方源】（宋）王怀隐《太平圣惠方》卷四十二。

【组成】大腹皮（锉）一两，紫苏子（微炒）一两，前胡（去芦头）一两，诃黎勒皮一两半，五味子一两，赤茯苓一两，槟榔半两，甘草（炙微赤，锉）半两。

【用法】上为散。每服三钱，以水一中盏，加生姜半分，煎至六分，去滓温服，不拘时候。

【主治】上气，肺壅胀，胸中满闷，喘急不利。

方四

【方源】（宋）王怀隐《太平圣惠方》卷四十六。

【组成】大腹皮（锉）三分，杏仁（汤浸，去皮尖双仁，麸炒微黄）一两，甜葶苈（隔纸炒令紫色）一两，百合半两，紫菀（去苗土）三分，半夏（汤浸七遍，去滑）半两，赤茯苓一两，桔梗（去芦头）三分，桑根白皮（锉）一两，甘草（炙微赤，锉）半两。

【用法】上为散。每服五钱，以水一大盏，入生姜半分，煎至五分，去滓温服，不拘时候。

【主治】咳嗽上气，肺胀喘急，胸中满闷。

方五

【方源】（宋）王怀隐《太平圣惠方》卷四十六。

【组成】大腹皮（锉）一两，麻黄（去根节）一两半，紫苏茎叶一两半，陈橘皮（汤浸去白瓤，焙）一两半，杏仁（汤浸，去皮尖双仁，麸炒微黄）二两，赤茯苓一两，柴胡（去苗）一两，甘草（炙微赤，锉）半两。

【用法】上为散。每服四钱，以水一中盏，入生姜半分，煎至六分，去滓温服，不拘时候。

【主治】久咳嗽上气，坐卧不得，咽喉不利，胸中满闷。

大腹皮汤

方一

【方源】（宋）赵佶《圣济总录》卷二十四。

【组成】大腹皮（锉）、柴胡（去苗）各一两，赤茯苓（去黑皮）三分，桑根白皮（微炙，锉）半两。

【用法】上为粗末。每服三钱匕，水一盏。加生姜三片，同煎至六分，去滓温服，不拘时候。

【主治】伤寒汗后发喘，壮热不除。

方二

【方源】（宋）赵佶《圣济总录》卷八十七。

【组成】大腹皮（锉，炒）三分，柴胡（去苗）二两，白茯苓（去黑皮）、桂（去粗皮）、半夏（汤浸去滑，生姜汁同炒干）、青蒿（童便浸一日，晒干）、白术、桔梗（炒）、黄芩（去黑心）、山栀子（去皮）各一两。

【用法】上为粗末。每服五钱匕，水一盏，童便半盏，煎至一盏，去滓温服。

【主治】热劳，肌瘦盗汗，潮热咳嗽。

【加减】如妇人服，加虎杖、当归各少许。

大腹饮

【方源】（宋）赵佶《圣济总录》卷八十九。

【组成】大腹（并皮，煨，锉）、诃黎勒皮各二枚，陈橘皮（去白，炒）一分，猪胆一枚，桃白皮一两。

【用法】上五味，除胆外，为粗末。每服五钱匕，以童子小便一盏半，先浸一宿，五更煎取五分。去滓，摘破胆，搅和服。

【主治】虚劳羸瘦咳嗽。

大干枣三味丸

【方源】（唐）王焘《外台秘要》卷九引《许仁则方》。

【组成】大枣（擘，去核）六十枚，葶苈子（熬）一升，杏仁（去皮尖、两仁者，熬）一升。

【用法】上药合捣令如膏，可作丸。如硬燥不相著，细细下蜜作丸。依前以桑白皮饮下之，初服七八丸，日再服。稍稍加之，以大便通为度。病重者，时令鸭溏佳。亦有以前三味煮汤服之。

【主治】饮气嗽，经久不已，渐成水病，大小便秘涩，头面身体浮肿。

【备注】饮气嗽，已服细辛八味汤、葶苈子十五味丸，不觉可，见证如上者，服此方。

大黑丸

【方源】（清）马文植《青囊秘传》。

【组成】夏枯草（煅存性）。

【用法】上为末，面和为丸，如梧桐子大，每服一钱。

【主治】风热痰。

大胡连丸

【方源】（明）李梴《医学入门》卷七。

【组成】胡黄连、银柴胡、黄芩、当归、白芍、茯苓、陈皮、熟地、知母各一两，人参、白术、川芎、桔梗、甘草、地骨皮、半夏、秦艽各八钱，黄芪一两二钱，黄柏、五味子各一两半，牛黄二钱，犀角二钱。

【用法】上为末，炼蜜为丸，如梧桐子大。每服六七十丸，茶清送下。

【主治】传尸痨热，面红咳嗽。

大黄散

方一

【方源】（宋）王怀隐《太平圣惠方》卷十三。

【组成】川大黄（锉碎，微炒）一两，柴胡（去苗）一两，枳实（麸炒微黄）三分，川朴硝一两，赤芍药一两，黄芩一两，虎掌（微炒）三分。

【用法】上为散。每服四钱，以水一中盏，加生姜半分，煎至六分，去滓温服，不拘时候。

【主治】伤寒十余日，热气结于胸中，往来寒热，头痛。

方二

【方源】（宋）王怀隐《太平圣惠方》卷三十七，名见《普济方》卷四十七。

【组成】川大黄（生用）一分，黄连（去须）一分，麝香（细研）一钱。

【用法】上为细散。研入麝香令匀，以生油旋调，涂于鼻中。

【主治】肺壅，鼻中生疮，肿痛。

方三

【方源】（明）朱橚《普济方》卷一六三。

【组成】川大黄。

【用法】上为末。以新水调下。

【主治】肺喘。

【备注】方中大黄用量原缺。

大黄汤

方一

【方源】（宋）赵佶《圣济总录》卷四十九。

【组成】大黄（锉，炒）一钱半，甘草（炙，锉）一分，桑根白皮（炙，锉）三分，葱白（并根）三茎。

【用法】上锉，如麻豆大，童便一盏半，同煎至七分，去滓，空腹温服。

【主治】肺热，久咳嗽，涕唾多。

方二

【方源】（明）朱橚《普济方》卷三八六。

【组成】麝香（别研）三株，大黄四分，甘遂、石膏各三分，黄芩、甘草、青木香各三分，前胡四分。

【用法】上为粗末。水七升，煮一升九合，每服三合，日四服，夜三服。

【主治】小儿咳肿，壮热有实。

方三

【方源】（清）王清源《医方简义》

卷四。

【组成】生锦纹大黄八钱，生石膏三钱，银花四钱，瓜蒌子六钱，桔梗二钱，焦栀子三钱，牛蒡子（炒）三钱，苏子二钱，连翘二钱，射干（即乌扇）八分。

【用法】加竹沥一盏，姜汁三匙，青果二枚（打取汁），冲入，徐徐呷下。得吐出胶痰数碗，痰出便通，可转危为安。

【功用】通便泄热。

【主治】喉症火毒太甚，壮热痰盛，胸痞便秘，咽痛水浆不入，危在旦夕者。

大黄葶苈丸

方一

【方源】（宋）王怀隐《太平圣惠方》卷六，名见《普济方》卷二十八。

【组成】甘遂（煨令微黄）半两，川大黄（锉碎，微炒）半两，甜葶苈（隔纸炒，令紫色）半两，前胡（去芦头）二分，巴豆（去心，研，纸裹压去油）一分。

【用法】上为末。炼蜜为丸，如绿豆大。每服三丸，空心粥饮送下。

【主治】肺气咳嗽，头面虚肿，小便秘涩。

方二

【方源】（宋）许叔微《本事方续集》卷五，名见《普济方》卷一六三。

【组成】大黄（炒）五钱，葶苈子（洗净，瓦上炒）一两。

【用法】上为末，炼蜜为丸，如梧桐子大。每服五七丸，桑白皮汤送下。

【主治】气喘咳嗽。

大黄丸

【方源】（宋）刘昉《幼幼新书》卷六。

【组成】川大黄（锉，微炒）三分，天门冬（去心，焙）、百合、杏仁（汤洗去皮尖双仁，麸炒微黄）、木通、桑白皮、甜葶苈（隔纸炒令紫色）、川朴硝各半两。

【用法】上药捣，罗为末，炼蜜和丸如绿豆大。不计时候，以温水研破五丸服，量儿大小加减服之。

【主治】小儿龟胸，肺热壅滞，心膈满闷。

大黄五味子丸

【方源】（宋）王怀隐《太平圣惠方》卷六，名见《普济方》卷二十六。

【组成】川大黄（锉碎，微炒）一两，五味子一两，车前子一两。

【用法】上为末，炼蜜为丸，如梧桐子大。每服三十丸，温水送下，不拘时候。

【主治】肺脏气实，心胸壅闷，咳嗽喘促，大肠气滞。

大蓟散

【方源】（宋）严用和《济生方》卷二。

【组成】大蓟根（洗）、犀角（镑）、升麻、桑白皮（炙）、蒲黄（炒）、杏仁（去皮尖）、桔梗（去芦）各一两，甘草（炙）半两。

【用法】上㕮咀。每服四钱，水一盏半，加生姜五片，煎至八分，去滓温服，不拘时候。

【主治】饮啖辛热，热邪伤肺，呕吐出血一合或半升许，名曰肺疽。

大降气汤

【方源】（宋）杨倓《杨氏家藏方》卷八。

【组成】紫苏子（微炒）、川芎、细辛（去叶土）、前胡、当归（洗，焙）、厚朴（去粗皮，生姜制）、桔梗（去芦头）、白茯苓（去皮）、半夏曲（炙）、陈橘皮（去白）、肉桂（去粗皮）、甘草（炙）各等分。

【用法】上㕮咀。每服二钱，水一大盏，加生姜五片、紫苏五叶，煎至八分，去滓，空心、食前热服。

【主治】上盛下虚，膈壅涎实，咽干不利，咳嗽喘粗，腹肋满闷。

大理中露宿丸

【方源】（唐）孙思邈《千金翼方》卷十五。

【组成】人参、桂心、吴茱萸、乌头（炮去皮）、礜石（烧）各等分。

【用法】上为末，炼蜜为丸，如梧桐子大。每服三丸，酒送下，一日二次。以知为度。

【主治】风劳四十年。癖绝冷，并主咳逆上气。

大萝皂丸

【方源】（明）李梴《医学入门》卷六。

【组成】南星、半夏、杏仁、瓜蒌仁、香附、青黛、陈皮各五钱，萝卜子二两，皂角烧灰一两。

【用法】为末，神曲煮糊为丸，梧子大。每六十丸，姜汤下。

【主治】气喘、痰喘、风痰、食痰、酒痰、面毒等证。

大麻仁散

【方源】（宋）王怀隐《太平圣惠方》卷八十三。

【组成】大麻仁、犀角屑、杏仁（汤浸，去皮尖双仁，麸炒微黄）、百合各半两，牛黄（细研）一钱，槟榔一分，龙脑（细研）一钱。

【用法】上为细散。每服半钱，煎生姜、甘草汤调下。

【主治】小儿肝肺风壅，致心膈不利，痰嗽。

大麻子汤

【方源】（宋）赵佶《圣济总录》卷八十二。

【组成】大麻子（炒）、槟榔末各一钱，生姜汁一合。

【用法】上药先以童便一盏，研麻子取汁，与槟榔末、生姜汁银器盛，重汤上微煎，空心温服。

【主治】脚气胀满，妨闷喘促。

【备注】方中大麻子用量原缺。

大宁肺汤

【方源】（清）郑元良《郑氏家传女科万金方》卷四。

【组成】紫苏、杏仁、桑皮、半夏、五味、橘红、甘草、阿胶、枳壳、黄芩、细辛、粟壳。

【用法】加生姜五片，水煎服。

【主治】妇人素有哮喘之疾，遇产而发。

大宁嗽汤

【方源】（宋）杨士瀛《仁斋直指方论》卷九。

【组成】北五味子、茯苓、桑白皮（炒）、紫苏、细辛、橘皮、枳壳（制）、杏仁（去皮，炒）、阿胶（炒酥）、甘草（炙）、罂粟壳（去筋萼，截碎，蜜、酒炒热）各一分，半夏（制）二分。

【用法】上锉散。每服三钱，加生姜五片，大枣二枚，乌梅半个，食后煎服。

【主治】劳嗽等诸嗽。

【加减】劳嗽，多加川芎。

大硼砂散

【方源】（朝鲜）金礼蒙《医方类聚》卷七十五引《施圆端效方》。

【组成】硼砂、茯苓、甘草各半两，马牙硝、盆硝、朴硝、薄荷叶各一两，僵蚕二两，蛇退皮一条。

【用法】上为细末。腊月牛胆汁和成膏，瓤在胆内，高悬阴干。每用一钱，绵裹咽津。

【主治】喉闭，咽肿疮痛，水米难下。

大朴散

【方源】（明）吴崑《医方考》卷五。

【组成】大黄、朴硝各等分。

【用法】上为末。酒调敷之。

【主治】鼻如瘤者。

【方论选录】鼻赤者，热也；所以赤者，血也。大黄之寒能泻热，朴硝之咸能败血。

大青龙汤

【方源】（汉）张仲景《伤寒论》。

【组成】麻黄（去节）六两，桂枝（去皮）二两，甘草（炙）二两，杏仁（去皮尖）四十枚，生姜（切）三两，大枣（擘）十二枚，石膏（碎）如鸡子大。

【用法】以水九升，先煮麻黄，减二升，去上沫，纳诸药，煮取三升，去滓，温服一升。取微似汗，汗出多者，温粉扑之；一服汗者，停后服；若复服，汗多亡阳，遂虚，恶风烦躁不得眠也。

【功用】①《医方集解》：风寒两解，②《伤寒论方解》：发汗定喘，解热除烦，利小便以驱除水气。

【主治】外感风寒，内有郁热，发热恶寒俱重，头痛身疼，无汗烦躁，脉浮紧；或咳嗽气喘；或溢饮有表证兼里热者。①《伤寒论》：太阳中风，脉浮紧，发热恶寒，身疼痛，不汗出而烦躁者；伤寒，脉浮缓，身不疼，但重，乍有轻时，无少阴证者。②《金匮要略》病溢饮者。③《方极》：喘及咳嗽，渴欲饮水，上冲，或身疼，恶风寒者。

【宜忌】若脉微弱，汗出恶风者，不可服之。

大青汤

【方源】（清）施猷《痧喉证治汇言》。

【组成】大青三分，知母八分，荆芥一钱，木通六分，石膏四钱，生地三钱，甘草六分，地骨皮二钱，元参一钱。

【用法】水煎，热服。

【主治】喉痧得透，惟口渴烦躁，小便短少，热盛舌绛。

大青丸

【方源】（宋）王怀隐《太平圣惠方》卷三十五。

【组成】大青一两，黄芩半两，蚤休半两，黄药（锉）半两，黄连（去须）半两，蔷薇根皮（锉）一两，川升麻半两，天花粉半两，知母半两，石膏（细研）半两，马牙硝一两。

【用法】上为末，炼蜜为丸，如酸枣大。绵裹一丸，含咽津。

【主治】咽喉肿痛，上焦实热，口舌生疮。

大青饮

【方源】（宋）赵佶《圣济总录》卷一一八。

【组成】大青（去根）一两，吴蓝（去根）半两，石膏（研）一两，芍药一两。

【用法】上为粗末。每服三钱匕，以水一盏，加葱白、盐豉各少许，煎至六分，去滓，临卧温服。

【主治】伤寒后，口生疮，咽喉肿塞。

大人参半夏丸

【方源】（金）刘完素《黄帝素问宣明论方》卷九。

【组成】人参、茯苓（去皮）、天南星、薄荷叶各半两，半夏、干姜、白矾（生）、寒水石、蛤粉各一两，藿香叶一分。

【用法】上为末，面糊为丸，如小豆大。每服二三十丸，生姜汤送下；食后温水下亦得。一法，加黄连半两、黄柏二两，水为丸，取效愈妙。

【功用】化痰坠涎，止嗽定喘，宣通气血，调和脏腑，进饮食。

【主治】诸痰呕吐，痰逆、痰厥头痛，风气偏正头疼，风壅头目昏眩，耳鸣鼻塞，咽膈不利，心腹痞满，筋脉拘挛，肢体麻痹疼痛，中风偏枯，咳唾稠黏，肺痿，酒病。

大人参散

【方源】（明）朱棣《普济方》卷三六八。

【组成】人参、白茯苓、羌活、川芎、天麻、防风、白术、陈皮（去白）、甘草、藁本、厚朴（姜制）、干葛、白芷、桑白皮（炙）、白芍药各等分。

【用法】上为粗末。一岁儿每服二钱，水半盏，加生姜二片，枣子一个，煎至二分，去滓温服。

【主治】小儿四时伤寒，温壮头痛，喘粗鼻鸣；及夹食夹惊，烦渴惊悸，嗞哐不进乳食。

大三黄丸

【方源】（元）危亦林《世医得效方》卷八。

【组成】大柏皮、黄连、山豆根、黄芩各四钱，滑石二钱，黄药二钱，硼砂二钱，脑子、麝香、甘草各一钱，百草霜四钱。

【用法】上为末，新汲井华水为丸，如小指头大。每服一丸，入口噙化，旋旋咽下。

【主治】上焦壅热。咽喉肿闭，心膈烦躁，小便赤涩，口舌生疮，目赤睛疼，燥渴心烦，齿痛。

大射干汤

【方源】（明）芮经，纪梦德《杏苑生春》卷三。

【组成】射干、当归、麻黄各一钱，肉桂三分，桑皮一钱，枳壳、紫菀、独活、杏仁各六分，半夏一钱二分，甘草五分。

【用法】上㕮咀，加生姜五片，水煎服，不拘时候。

【主治】暴寒，热伏于内，咳嗽呕吐。

大通散

【方源】（宋）赵佶《圣济总录》卷二十二。

【组成】甘遂（麸炒）一分，生干地黄一两（与甘遂一处同捣，焙干），槟榔（锉）二枚，麦蘖（微炒）半两，铅白霜（研）一分。

【用法】上为末。看虚实，用龙脑、浆水调下半钱匕。

【主治】伤寒结胸，及疮疹后毒气攻心，咳嗽喘急。

大菟丝子丸

【方源】（明）李中梓《医宗必读》卷九。

【组成】菟丝子（洗净，酒浸）、泽泻、鹿茸（去毛，酥炙）、石龙芮（去尖）、肉桂（去粗皮）、附子（炮，去皮）各一两，石斛（去根）、熟地黄、白茯苓（去皮）、巴戟（去心）、牛膝（酒浸一宿，焙干）、肉苁蓉（酒任，切焙）、山茱萸（去核）、续断、茴香（炒）、防风（去芦）、杜仲（去粗皮，炒去丝）、补骨脂（去毛，酒炒）、荜澄茄、沉香各三两，覆盆子（去枝叶、萼）、桑螵蛸（酒浸、炒）、五味子、川芎各半两。

【用法】上为末，酒煮糊丸，如桐子大，每服三钱，空心盐汤下。

【主治】肾虚，上逆咳嗽。

大丸

【方源】（宋）陈言《三因极一病证方论》卷十四。

【组成】羌活、白术各半两，陈皮、木通、黄芪、桑白皮各三分，木香一分，黑牵牛（五两炒，五两生）十两。

【用法】上为末，炼蜜为丸，如弹子大。治风痰，散腹胁壅滞，清头目，浓煎生姜汤送下；取食伤，止赤白痢，煎枣汤送下；小便不利，灯心汤送下；伤寒，葱茶送下；如未快，用稀粥投之，用热茶汤亦可。须七日后方可服。已得泻，急欲止之，投冷白粥，即自止。

【主治】通身肿满，及痰气食积，伤寒感风，脾气横泄。

【宜忌】不得吃生冷、荤腥及滋味一日，只软饭淡粥可也。

大五味子丸

【方源】（宋）杨倓《杨氏家藏方》。

【组成】五味子一两，干姜（炮）一钱，肉桂（去粗皮）三分，甘草（炙）一钱半，款冬花二钱，紫菀一钱半。

【用法】上为细末。炼蜜为丸，每一两作一十五丸。空腹时用热汤化下。

【主治】肺胃受寒，咳嗽不已，呕吐痰沫，胁肋引痛，喘满气短，睡卧不安。

大陷胸丸

【方源】（明）万全《万氏家传保命歌括》卷十七。

【组成】大黄、葶苈（微炒）、芒硝（另研）、杏仁（如上制）各半两，甘遂一钱。

【用法】上除芒硝、杏仁二味，研为细末，入芒硝、杏膏，合研为剂，炼蜜丸如弹子大，约重一钱，用水一盏，煎六分，食后服。

【主治】咳嗽胸满气实者，及停饮而咳者。

大效人参枳实汤

【方源】（元）曾世荣《活幼口议》卷十七。

【组成】枳实（米泔浸，去瓤，切，麸炒）四个，桑白皮、半夏（汤洗七八次，切，仍以姜汁浸）、甘草（炙）、白茯苓、款冬花、五味子、阿胶（麸炒）、细辛各半两，人参一分，麻黄（去节）、苦梗各半两。

【用法】上㕮咀。每服一小撮，水一盏，加生姜三小片，大枣半个，乌梅少许，同煎至半盏，去滓，通口服。二滓并煎。

【功用】《普济方》：泻肺补气，宽膈化痰，滋润五脏，和益三焦，理嗽调中。

【主治】婴孩小儿伤寒后，气不和顺，喘急咳嗽，胸膈郁塞，日夜烦闷，神困力乏，不思饮食，虚痰烦满，头目昏晕，伤风感冷咳嗽之证。

大效润肺杏仁散

【方源】（明）朱棣《普济方》卷一六二引《卫生家宝方》。

【组成】紫菀（去泥）一两半，半夏（煮）一两，五味子一两，杏仁（汤浸，去皮尖，泡七次）二两，罂粟壳（炙）半两，紫苏叶一两。

【用法】上为粗末。每服三钱，加生姜三片，大枣一枚，水一盏半，煎至八分，去滓，食后服。

【主治】咳嗽，上气喘急，唾血，咯血。

大效雄珠化痰丸

【方源】（明）孙一奎《赤水玄珠》卷二十六。

【组成】雄黄、朱砂、蝉蜕、全蝎（焙）、僵蚕（炒）、南星、白附子（炒）各一钱，轻粉五分。

【用法】上末，面糊为丸，麻子大，每服二十丸，薄荷、茶清任下。

【主治】因惊后哮喘，逆触心肺，气急口张，虚烦神困。

大泻肺汤

【方源】（南朝）陶弘景《辅行诀脏腑用药法要》。

【组成】葶苈子（熬）、大黄、芍药各三两，甘草（炙）、黄芩、干姜各一两。

【用法】上六味，以水五升，煮取二升，温分再服，日二服。

【主治】胸中有痰涎，喘不得卧，大小便闭，身面肿，迫满，欲得气利者。

大枣七味汤

【方源】（唐）王焘《外台秘要》卷九引《许仁则方》。

【组成】大干枣（擘）三十枚，桂心四两，杏仁（去皮尖双仁，研）一百枚，细辛五两，吴茱萸、当归各三两。

【用法】上切。以水八升，煮取二升六合，去滓，温分三服，每次相隔如人行十里久。服一剂觉得力，至三四剂亦佳，隔三四日服一剂。

【主治】冷嗽，遇诸冷便发者。

【宜忌】忌生葱、生菜。

大枣汤

【方源】（唐）王焘《外台秘要》卷六引《删繁方》。

【组成】大枣三十枚，杏仁（去皮尖）三两，人参三两，紫菀二两，葳蕤三两，麦门冬（去心）三两，百部三两，通草三两，石膏八两，五味子一两，羊肾（去膏）三枚，麻黄（去节）三两。

【用法】上切。以水一斗，煮取二升五合，去滓。下蜜三合，生姜汁三合，淡竹沥三合，更上火煎取下升，分三服。

【功用】润肺，止心痛。

【主治】①《外台秘要》引《删繁方》：上焦热，牵肘挛心痛，喘咳短气，动而好唾。②《太平圣惠方》：上焦虚热，胸背连心痛。

大枣丸

【方源】（宋）张锐《鸡峰普济方》卷二十。

【组成】葶苈、黄橘皮、桔梗各一两。

【用法】上为细末，枣肉为丸，如梧桐子大。米饮送下五丸。以知为度。

【主治】肺积息贲，胁下大如杯，久不已，令人洒淅寒热，喘嗽，发肺痈，其脉结涩者。

dai

代匙散

【方源】（明）张介宾《景岳全书》卷五十一。

【组成】硼砂、石膏各一钱，脑荷五分，胆矾五分，粉草三分，僵蚕（炒）五分，冰片一分，皂角（炙烟尽）五分。

【用法】上为细末。用竹管频吹喉中。加牛黄五分更佳。

【主治】喉痹。

代赭石汤

【方源】（元）许国桢《御药院方》卷四。

【组成】代赭石（打碎）三两，陈皮一两，桃仁（炒），桂、吴茱萸（盐炒）各半两。

【用法】上各锉碎。每服二两，水三大盏，加生姜三分，同煎至一盏，去滓，食前温服，一日一服。

【主治】逆气上冲，鼻息滞塞不通。

代赭旋覆汤

【方源】（清）方坞樵《喉科种福》卷四。

【组成】代赭石三钱，法夏一钱，元参五钱，甘草六钱，旋覆花三钱，生姜三片，红枣三枚。

【主治】酒伤喉闭。

代针散

方一

【方源】（明）武之望《济阳纲目》卷一〇六。

【组成】硇砂少许，白矾皂角子大，牙皂七分，硝石四两，黄丹五钱，巴豆六个。

【用法】上为末。吹喉中。

【主治】咽喉肿痛，气息难通。

方二

【方源】（清）杨龙九《囊秘喉书》卷上。

【组成】胆星三分，指甲二三寸，冰片五厘，朱砂少许。

【用法】将指甲用双红纸卷好，灯上烧炭存性，为末，入辰砂、冰片、胆星研和。吹入喉中。少顷即出脓血自愈。

【主治】乳蛾成脓不穿。

dan

丹金散

【方源】（明）方广《丹溪心法附余》卷十一。

【组成】土马鬃（即墙上旧草）、甘草各二钱，黄药子半两。

【用法】上为末。每服二钱，新汲水调下，不止再服。

【主治】鼻衄不止。

丹青饮

【方源】（清）费伯雄《医醇賸义》卷三。

【组成】赭石三钱，麦冬（青黛拌）一钱五分，杭菊二钱，石斛三钱，潼蒺藜三钱，白蒺藜三钱，沙参四钱，桑叶一钱，橘红一钱，贝母二钱，杏仁三钱，旋覆花（绢包扎好）一钱。

【主治】肝经之咳，痰少胁痛，易怒头眩。

丹砂半夏丸

【方源】（宋）赵佶《圣济总录》卷六十五。

【组成】丹砂（水飞）半两，半夏（汤洗去滑，焙，捣末）、知母（焙，捣末）、天南星（炮裂，捣末）各一两，巴豆（去皮心膜，研如膏，摊于新瓦上，取霜）三钱。

【用法】上药除丹砂外，拌匀，汤浸炊饼为丸，如豌豆大，以丹砂为衣。每服三丸，食后、临卧煎乌梅生姜汤送下，不嚼。

【主治】心咳，喉中介介，咽肿喉痹。

丹砂酒

【方源】（宋）赵佶《圣济总录》卷一二二。

【组成】丹砂（研）、桂（去粗皮）、绛矾各一钱。

【用法】上为末，以绵裹，用好酒少许，浸良久。含饮，即愈。

【主治】急喉痹；狗咽，喉中忽觉结塞。

丹砂牛黄丸

【方源】（宋）赵佶《圣济总录》卷一二二。

【组成】丹砂（研）、硼砂（研）各半两，生甘草末一分，牛黄（研）、矾蝴蝶（研）、龙脑（研）各三钱，印子盐（细研）二十粒，凝水石（烧赤，出火毒，研）半两。

【用法】上八味，将七味同研令匀，用甘草末熬煎为丸，如鸡头子大。每服一丸，食后含化咽津。

【功用】解脏腑诸毒，化涎。

【主治】咽喉肿痛。

丹砂散

方一

【方源】（宋）王怀隐《太平圣惠方》卷二十三。

【组成】朱砂（细研，水飞过）三分，犀角屑半两，天竹黄半两，秦艽（去苗）半两，白鲜皮半两，沙参（去芦头）半两，寒水石一两，麦门冬（去心，焙干）二两，马牙硝（研入）半两，川升麻半两，甘草（炙微赤，锉）半两，龙脑（研入）一钱。

【用法】上为细散，入研各药令匀。每服一钱，以温水调下，不拘时候。

【主治】风热，心肺壅滞，时多烦闷。

方二

【方源】（宋）赵佶《圣济总录》卷一二二。

【组成】丹砂（研，水飞）一分，芒硝（研）一两半。

【用法】上为末。每用一字，时时吹入喉中。

【主治】喉咽肿痛，咽物妨闷。

丹砂丸

方一

【方源】（宋）赵佶《圣济总录》卷三十六。

【组成】丹砂（别研）、阿魏（醋化，去沙石，麸和作饼，炙）、麝香（研）各一分，铅丹（研）一两。

【用法】上为细末，取五月五日午时棕子尖三七枚，与药同研，于北斗下露一宿，丸如梧桐子大。每服一丸，未发前热水送下；将一丸以排帛裹，安耳内，男左女右。

【主治】肺疟，心寒热，善惊。

方二

【方源】（宋）赵佶《圣济总录》卷六十四。

【组成】丹砂（研，水飞过）、天南星（炮）、白矾（熬令汁枯）各一两，莽草（炙）半两。

【用法】上为末，更用半夏二两，汤洗七遍，晒干为末，水煮作糊，和前药末为丸，如梧桐子大，每服七丸，加至十丸，薄荷茶或生姜汤温水送下，不拘时候。

【主治】热痰壅盛，虚烦躁渴。

丹参膏

【方源】（宋）赵佶《圣济总录》卷一八〇。

【组成】丹参、细辛（去苗叶）、川芎、当归（锉，焙）、桂（去粗皮）、防风（去叉）各一两，蜀椒（去目并闭口者，炒出汗）、干姜（炮）各半两。

【用法】上锉，如麻豆大，猪脂五两，羊髓五两，与药相和，入铫子内，慢火熬，候药黄色，取下绞去滓，贮瓷器中。每以大豆许纳鼻中，一日三次。

【主治】小儿鼻塞不通利。

丹溪蛤蚧丸

【方源】（明）孙一奎《赤水玄珠》卷七。

【组成】蛤蚧（炙，去头足）一两，诃子肉（煨）、细辛、炙甘草、熟地、阿胶（蛤粉炒成珠）、麦门冬各五钱。

【用法】为末，蜜丸，每一两分十五丸，每含化一丸。

【主治】肺脏内伤，咳嗽气急久不除，渐羸瘦。

单方葶苈散

【方源】（宋）王怀隐《太平圣惠方》卷六十一，名见《世医得效方》卷五。

【组成】甜葶苈（隔纸炒，令紫）二两半。

【用法】上为末。每服二钱，水一盏，煎至六分，不拘时候温服。

【主治】肺痈咳唾脓血，喘嗽不得睡卧。

单苦参丸

【方源】（明）武之望《济阳纲目》卷二十五。

【组成】苦参（炒）。

【用法】上为末，水丸，温汤下。

【主治】肺风及痰火，兼治狂邪大叫杀人，不避水火，及遍身生疮，满头面风粟痒肿，血痢。

单骑溃围散

【方源】（清）方坞樵《喉科种福》卷四。

【组成】皂角末。

【用法】醋调，厚敷肿处。

【主治】急喉痹。

胆贝散

【方源】（清）爱虚老人《古方汇精》卷二。

【组成】川贝母、生石膏各三钱，花粉七分，芒硝八分。

【用法】上药各为细末，用雄猪胆一

枚，调匀风干，研细末。吹喉。

【主治】咽喉乳蛾，一切喉症。

胆矾散

方一

【方源】（宋）杨士瀛《仁斋直指方论》卷二十一。

【组成】鸭嘴胆矾半钱，全蝎二个。

【用法】上为末。以鸡翎蘸药，入喉中，须臾破开声出；次用生青荷研细，井水调下，候吐出毒涎即愈，未吐再服。

【主治】酒面热甚，咽喉肿结闭塞。

方二

【方源】（宋）朱佐《类编朱氏集验医方》卷九。

【组成】胆矾（飞过）一钱，硇砂二钱。

【用法】上为细末。点疮肿处。立穿，穿则合疮口药。

【主治】咽喉疮。

方三

【方源】（明）朱惠明《痘疹传心录》卷十五。

【组成】雄鹅胆二个，黄柏末五分，百草霜五分，青鱼胆（枯矾收）五个，刺毛窠（烧存性。内有虫者）一两。

【用法】上为末。吹喉。

【主治】喉癣，喉风。

方四

【方源】（朝鲜）金礼蒙《医方类聚》卷七十五引《经验秘方》。

【组成】鸭嘴胆矾、米醋。

【用法】将鸭嘴胆矾研末，用箸头卷少绵子，先于米醋中蘸湿，次蘸药末，令人擘患人口开，将箸头药点人喉中肿处，其脓血即时吐出；如不能开口者，用生姜一块如栗子大，剜一小孔，入巴豆肉一粒于内，以小油小半盏，安砂盆中，将姜磨尽，灌姜油于喉，即时吐出脓血，其效尤速。

【主治】喉闭，脓血胀塞喉中，语声不得，命在须臾。

胆星天竺丸

【方源】（明）朱惠明《痘疹传心录》卷十八。

【组成】胆星一两，半夏、白附各五钱，天竺黄三钱，天麻、防风各二钱，辰砂一钱。

【用法】上为末，甘草膏为丸，如芡实大。每服一丸，薄荷汤化下。

【主治】①《痘疹传心录》：小儿不寐，脾肺气虚有痰者。②《证治准绳·幼科》：小儿痰涎壅盛，喘嗽不休。

dang

当归地黄汤

【方源】（金）刘完素《黄帝素问宣明论方》卷九。

【组成】当归、芍药、川芎、白术、染槐子、黄药子各半两，生地黄、甘草、茯苓（去皮）、黄芩、白龙骨各一两。

【用法】上为末。每服三钱，水一盏，煎至七分，去滓，食前温服。

【主治】嗽血、衄血、大小便血；或妇人经候不调，月水过多，喘嗽者。

当归黄芪汤

【方源】（宋）赵佶《圣济总录》卷九十三。

【组成】黄芪（锉）、当归（切，焙）、人参、桔梗（锉，炒）、芍药、甘草（炙，锉）各一两。

【用法】上为粗末。每服五钱匕，水一盏半，加生姜（拍碎）一枣大，大枣（擘破）二个，同煎至八分，去滓，食前温服。

【主治】骨蒸，肺痿。

当归活血汤

【方源】（明）龚廷贤《万病回春》

卷五。

【组成】当归、川芎、荆芥、薄荷、芍药、红花、甘草、牡丹皮、桔梗、防风、山栀、黄芩、连翘、白芷各等分。

【用法】上锉一剂。加生姜一片，细茶一撮，水煎，食后温服。

【主治】鼻准头紫黑，血冷凝滞。

当归龙荟丸

【方源】（明）吴崑《医方考》卷二。

【组成】当归（酒洗）、栀子（炒黑）、龙胆草（酒洗）、黄连（炒）、黄柏（炒）、黄芩各一两，木香一钱，麝香五分，大黄（酒浸）、青黛（水飞）、芦荟各半两。

【用法】炼蜜，丸之。

【主治】肝移热于肺而咳嗽者。

当归羌活汤

【方源】（明）吴球《活人心统》。

【组成】当归身（酒浸）、羌活、半夏、陈皮、川芎、甘草、红花、酒芩、芍药、北梗、细辛、贝母、姜。

【用法】水煎，空腹服，滓再煎服。

【主治】咳嗽，血少痰多，臂疼胁痛。

【加减】热甚者，加竹沥、姜汁；痰入肢体，加白芥子。

当归散

方一

【方源】（宋）王怀隐《太平圣惠方》卷六。

【组成】当归（锉，微炒）半两，人参（去芦头）三分，桂心三分，干姜（炮裂，锉）半两，白术半两，白茯苓半两，甘草（炙微赤，锉）半两，芎䓖半两，陈橘皮（汤浸，去白瓤，焙）一两，细辛半两，白芍药半两。

【用法】上为散。每服三钱，以水一中盏，加生姜半分，大枣三枚，煎至六分，去滓稍热服，不拘时候。

【主治】肺脏伤风冷，鼻中多涕，四肢疼痛，不思饮食。

方二

【方源】（宋）赵佶《圣济总录》卷七十。

【组成】当归（切，焙）。

【用法】上为散。每服一钱匕，米饮调下。

【主治】鼻衄不止。

方三

【方源】（宋）赵佶《圣济总录》卷九十。

【组成】当归（切，焙）、甘草（炙，锉）各二两，人参、生干地黄（以生姜半斤，取汁，浸一宿，切、焙）半斤，白茯苓（去黑皮）、杏仁（麸炒，去皮尖双仁）各一两。

【用法】上为散。每服二钱至三钱匕，米饮调下，不拘时候。

【主治】虚劳吐血，咳嗽烦满。

当归芍药汤

【方源】（明）徐春甫《古今医统大全》卷四十二。

【组成】当归、芍药、白术各一钱，牡丹皮、桃仁、栀子（炒黑）各八分，甘草三分，青皮五分。

【用法】以水一盏半，煎七分，空腹服。

【主治】咳血。

当归十味丸

【方源】（唐）王焘《外台秘要》卷九引《许仁则方》。

【组成】当归（切）、细辛、甘草（炙）各五两，桂心、吴茱萸、人参各三两，蜀椒（汗）三合，橘皮、干姜各四两，桑白皮八两。

【用法】上为末，炼蜜为丸，如梧桐子大。初服十丸，一日二次，稍加至三十丸，煮干枣饮送下。服此丸经三五日觉热，每服药后，良久吃三数口粥食压之。

【主治】①《外台秘要》：冷嗽，服大干枣汤未能断其根，遇冷便发。②《圣济总录》：产后肺感寒，咳嗽上气，咽嗽不利，声重鼻塞。

【宜忌】忌海藻、菘菜、生葱、生菜。

当归汤

方一

【方源】（唐）孙思邈《备急千金要方》卷十二。

【组成】当归、干姜、芍药、阿胶各二两，黄芩三两。

【用法】上㕮咀。以水六升，煮取二升，分三次服。

【主治】①《备急千金要方》：衄血吐血。②《普济方》引《太平圣惠方》：衄血吐血不止，心胸疼痛。

【方论选录】《千金方衍义》：阿胶主心腹内崩，归、芍归诸经之血，干姜、黄芩以和标本之寒热也。

方二

【方源】（宋）赵佶《圣济总录》卷十九。

【组成】当归（切，焙）、防风（去叉）、黄芪（细锉）各二两，柴胡（去苗）八两，细辛（去苗叶）、麻黄（去根节，煮一二沸，掠去沫，控干）、人参各一两，杏仁（去皮尖双仁，炒黄）五十个，桂（去粗皮）三两，半夏（汤浸去滑七遍）五两，黄芩（去黑心）一两。

【用法】上为粗末。每服四钱匕，水一盏，加生姜七片，大枣（擘破）二个，同煎至六分，去滓温服，日三夜二，不拘时候。

【主治】肺痹上气，闭塞胸中，胁下支满，乍作乍止，不得饮食，唇干口燥，手足冷痛。

方三

【方源】（明）程云鹏《慈幼新书》卷二。

【组成】当归五钱，元参三钱，辛夷一钱，炒栀八分，贝母五分，柴胡三分。

【主治】小儿鼻渊，由风入胆中，移热于脑，涕浓而臭，属实热证者。

当归饮

【方源】（元）危亦林《世医得效方》卷五。

【组成】苏木，生地黄，当归，大黄，赤芍药。

【用法】上为末。酒调服，得利去瘀血即止，服养荣汤调理。

【主治】男子因打损负重，女子因劳苦用力而伤肺经，遇风寒则为咳嗽，或咳血，或至紫黑。

【备注】《赤水玄珠》本方用苏木、生地黄、当归、大黄、芍药各等分，为末，每服四钱，或水、酒煎服亦可。又原书治上症并配合灸肺俞穴。

铛墨散

【方源】（宋）赵佶《圣济总录》卷一一六。

【组成】铛墨半两。

【用法】上为散。每服二钱匕，温水送下。

【主治】鼻窒塞，气息不通。

荡涤水

【方源】（清）刁步忠《喉科家训》卷一。

【组成】香白芷二钱三分，三奈片二钱，广霍香三钱，地骨皮三钱，二宝花四钱，北细辛三钱，荆芥穗二钱，川柏片三钱，青防风三钱，生甘草二钱，苦参片三钱。

【用法】上药放吊锅内蒸水用之。

【功用】辟秽解毒。

【主治】一切咽喉腐烂，臭秽不堪。

荡涤饮

【方源】（清）方坞樵《喉科种福》卷三。

【组成】生地五钱，麦冬三钱，知母一钱，僵蚕（酒炒）一钱，黄芩一钱，浙贝二钱，花粉二钱，天冬二钱，黄柏一钱，甘草一钱，玉竹六钱，云苓三钱。

【主治】瘟疫白喉初起。

荡皮丸

【方源】（明）朱棣《普济方》卷三八七。

【组成】参苏饮合秘传降气汤加五味子、乌梅、桑白皮、红枣。

【用法】水煎服。

【主治】肺壅咳嗽，痰实久嗽。

【宜忌】不宜卒止。

荡脾汤

【方源】（元）危亦林《世医得效方》卷十一。

【组成】杏仁（去皮尖，用蚌粉炒令黄色）一两，半夏（生姜自然汁浸一宿，次日焙）一两，巴豆（去壳并心膜，以皮纸出油）五粒。

【用法】上为末，用大好北枣七个，入灯心水蒸，去皮核，取肉为丸。每服五丸，常服灯心、枣子煎汤送下。注颜，槟榔煎汤送下；消宿食，陈米汤送下，空心、临睡服；化痰，乌梅汤送下；治疟，蒜汤或燕水送下。

【功用】注颜，消宿食，化痰，消痞癖。

【主治】气喘，疮积，疟疾。

dao

导赤各半汤

方一

【方源】（明）秦昌遇《症因脉治》卷二。

【组成】生地、木通、甘草、川黄连、麦门冬、犀角。

【主治】心火妄动，上刑肺金而致嗽血。

方二

【方源】（明）秦昌遇《症因脉治》卷二。

【组成】生地、木通、甘草、黄连、麦冬、山栀、赤茯苓、车前子、灯心。

【主治】心经咳嗽，脉左寸洪数。

导气丹

【方源】（宋）王璆《是斋百一选方》卷四引钱观文方。

【组成】橘皮、生姜各一斤（同碾为曲），木香二两，荜澄茄四两，牵牛（碾为末）一两。

【用法】上为细末，面糊为丸，如梧桐子大。每服三十丸，食后以烧萝卜汤送下。

【主治】虚阳上攻，气滞不快，上盛下虚，膈痰壅实，咽干不利，咳嗽中满。喘急气粗，脐腹膨胀，满闷虚烦，微渴引饮，头目昏眩，腰痛脚弱，四肢倦怠；及脚气上攻，中满喘急，下元虚冷，服补药不愈者。

导气丸

【方源】（明）朱棣《普济方》卷一六五引《卫生家宝方》。

【组成】半夏（用皂角五锭接汁，浸一宿，控干，切作片子）二两，南木香半两，赤茯苓一分，紫苏叶半两，白附子一分。

【用法】上为细末，水煮面糊为丸，如梧桐子大。每服三十丸，食后以生姜汤送下，不拘时候。

【功用】降气逐风。

【主治】痰涎壅盛。

导痰开关散

【方源】（清）过铸《治疔汇要》卷下。

【组成】牙皂（去皮弦，炙）一两，僵

蚕五钱，白矾五钱，杜牛膝根汁（五六月间取根叶打汁，晒干，研末，用瓶固藏）一两。

【用法】上为细末。如遇喉证，连吹数管，吐出稠痰，重者吹数次；若中风痰升，调服一钱许，令吐痰涎，然后续进它药；醋调可敷外肿。

【主治】喉症风痰，中风痰升。

导痰千缗汤

【方源】（元）朱震亨《脉因证治》卷上。

【组成】半夏，南星，陈皮，茯苓，皂角，枳实。

【主治】喘。

导痰汤

方一

【方源】（宋）王璆《是斋百一选方》卷五引费达可方。

【组成】白茯苓、桂心、半夏（汤洗十次）、干生姜、橘红、枳壳（炒香）、甘草各等分。

【用法】上为末。加生姜三片，煎至七分，不拘时候温服。

【主治】痰饮。

方二

【方源】（宋）吴彦夔《传信适用方》卷一引皇甫坦方。

【组成】半夏（汤洗七次）四两，天南星（细切，姜汁浸）一两，枳实（去瓤）一两，橘红、赤茯苓各一两。

【用法】上为粗末。每服三大钱，水两盏，生姜十片，煎至一盏，去滓，食后温服。

【主治】痰凝气滞，胸膈痞塞，胁肋胀满，头痛吐逆，痰嗽喘急，不思饮食，以及头晕，不寐，短气，谵语，中风，痰厥，痰呃。①《传信适用方》痰厥，头昏晕。②《普济方》引《济生方》：一切痰涎壅盛，或胸膈留饮，痞塞不通，③《普济方》：胁肋胀满，头痛吐逆，喘急痰嗽，涕唾稠黏，坐卧不安，饮食不思。④《丹台玉案》：痰凝气滞。⑤《医林绳墨大全》：痰阻短气。⑥《伤寒大白》：心胃有痰火攻冲包络而谵语，口不渴，舌苔滑。⑦《杂病源流犀烛》：痰盛中风语涩，痰结碍逆而为痰呃。⑧《罗氏会约医镜》：日夜不寐。

导痰丸

方一

【方源】（宋）魏岘《魏氏家藏方》卷二。

【组成】天南星、半夏各四两，皂角半斤，生姜一斤。

【用法】不得犯铜铁器，用水浸高三指许，煮三遍。逐旋煮水干再添，候三遍毕，去生姜、皂角不用，只用半夏、天南星为末，生姜自然汁为丸，如梧桐子大。每服三十丸或五十丸，以熟水送下。

【主治】痰饮。

方二

【方源】（元）朱震亨《丹溪心法》卷二。

【组成】吴茱萸（制）三钱，茯苓一两，黄连半两，滑石七钱半，苍术（泔浸）一两。

【用法】上为末，面糊为丸，如梧桐子大。每服八九十丸，生姜汤送下。

【主治】痰。

方三

【方源】（明）楼英《医学纲目》卷二十一引《玄珠经》。

【组成】半夏六两（分作三处：一分矾水浸，一分肥皂角为末水浸，一分用巴豆百粒同水煎。上余药在下，半夏在上，浸至十日半月，时时动水，令二药相透，冷相合一处，拣去巴豆、皂角、慢火煮干，取半夏切碎晒干），甘遂（制）二两，百药煎二两，僵蚕一两，全蝎二两。

【用法】上为末，用拣出皂角炼膏为丸；如硬，再入糊，令得所。每服十五丸，实者二十五丸。

【主治】痰。

方四

【方源】（明）朱橚《普济方》卷一六三引《格物堂经验良方》。

【组成】天南星、大半夏（各不锉）、白明矾、生姜（洗净，切作片）各半斤，猪牙皂角（锉碎）四两（上五味用瓦罐以水浸过为度，煮干令透，去白矾、生姜、皂角，止取南星、半夏锉焙，同后药同研为末），真紫苏子、萝卜子、麦蘖各四两（并炒），糖球子（去核，即山果子，又名猴楂）四两。

【用法】上为末，面糊为丸。每服五六十丸，淡姜汤送下，不拘时候。

【主治】痰饮气滞，胸膈不利，喘咳气促，胁肋满胀，咳嗽多痰，鼻塞稠涕，气不升降，胸膈痞结。

方五

【方源】（清）林开燧《活人方》卷二。

【组成】黑丑三两，枳实一两五钱，橘红一两五钱，朴硝三钱，生矾二钱五分，枯矾二钱五分，牙皂一钱五分。

【用法】浓萝卜汁为丸，如芥子大。每服一钱，早空心以姜汤送下。

【功用】导利。

【主治】停痰积饮，隐僻难除，形神壮健、正气未衰者。

导痰小胃丹

【方源】（明）龚信《古今医鉴》卷四。

【组成】天南星、半夏（二味用白矾、皂荚、姜汁水煮透熟）各二两半，陈皮、枳实（二味用白矾、皂荚水泡半日，去白矾，晒干，炒）各一两，白术（炒）一两，苍术（米泔、白矾、皂荚水浸一宿，去黑皮，晒干，炒）一两，桃仁、杏仁（二味同白矾、皂荚水泡，去皮尖）各一两，红花（酒蒸）一两，大戟（长流水煮一时，晒干）一两，白芥子（炒）一两，芫花（醋拌一宿，炒黑）一两，甘遂（面裹煨）一两，黄柏（炒褐色）一两，大黄（酒蒸，纸裹煨，焙干，再以酒炒）一两半。

【用法】上为细末，姜汁、竹沥煮蒸饼糊为丸，如绿豆大。每服二三十丸；极甚者五七十丸。量虚实加减，再不可太多，恐损胃气也。痰饮，卧时白汤下，一日一次；中风不语，瘫痪初起，每服三十五丸，浓姜汤送下；风头痛，多是湿痰上攻，每服二十一丸，临卧姜汤送下；眩晕多属痰火，每服二十五丸，食后姜汤送下，然后二陈汤、四物汤加柴胡、黄芩、苍术、白芷，倍川芎；热多，加知母、石膏；痰痞积块，每服三十丸，临卧白汤送下，一日一次；哮吼，乃痰火在膈上，每服二十五丸，临睡姜汤送下，每服一次；喉痹肿痛，食后白汤送下。

【功用】上取胸膈之顽痰，下利胃肠之坚结。

【主治】中风，眩晕，喉痹，头风，哮吼等症。

导饮丸

【方源】（元）许国桢《御药院方》卷五。

【组成】京三棱（炮）、蓬莪茂（炒）、各三两二钱，青皮（去白）、陈皮（去白）、白术各一两半，槟榔、枳壳（麸炒，去瓤）、木香各一两，白茯苓（去皮）半两（改作一两半），半夏三钱（改作一两）。

【用法】上为细末，水面糊为丸，如梧桐子大。每服五十丸，食后生姜汤下，渐加至一百丸。

【主治】风痰气涩，膈脘痞满，停饮不消，头目昏眩，手足麻痹，声重鼻塞，神困多睡，志意不清。

【宜忌】忌猪肉、荞面等物。

导源煎

【方源】（清）窦氏撰原本，朱翔宇嗣辑《喉症全科紫珍集》卷上。

【组成】党参、白术各一钱五分，桔梗二钱，防风七分，荆芥、薄荷、干姜（炮）各五分（或加蜜附子五分）。

【用法】水二钟，煎七分，候凉饮之，徐徐咽下。

【主治】喉痹肿痛不能言者。

捣薤膏

【方源】（宋）王怀隐《太平圣惠方》卷三十五，名见《圣济总录》卷一二二。

【组成】薤一把。

【用法】上捣熬。乘热以熨肿上。冷复易之。以醋和涂亦佳。

【主治】咽喉卒生痈肿，食饮不通。

倒阳汤

【方源】（清）陈士铎《石室秘录》卷二。

【组成】元参三两，肉桂三分，麦冬三两。

【用法】水煎服。

【主治】虚火炎上，肺金之气不能下行，以致强阳不倒。

de

得效百部丸

【方源】（明）朱橚《普济方》卷一五七。

【组成】百部（焙）、麻黄（为末）各七钱半，杏仁（去皮尖，炒，别研为末）四十九粒。

【用法】上为末，炼蜜为丸，入芡实大。熟水化下。若肺受风邪不散，喘急，目能认人，口不能言，每服一丸，煎陈皮、罂粟、桑白皮化下。

【主治】大人、小儿咳嗽。

deng

灯心散

【方源】（宋）赵佶《圣济总录》卷七十。

【组成】灯心（焙）一两。

【用法】上为散，入丹砂一钱研。每服二钱匕，以米饮调下。

【主治】鼻衄不止。

di

滴金散

【方源】（宋）叶大廉《叶氏录验方》卷下。

【组成】马牙硝半两，黄丹三钱，白矾三钱。

【主治】化痰止嗽。

滴油散

【方源】（元）危亦林《世医得效方》卷五。

【组成】真蚌粉一味。

【用法】真蚌粉新瓦炒令通红，地上出火毒，拌青黛少许，用淡齑水滴麻油数点服，即愈。

【主治】痰嗽，面浮。

涤痰解毒汤

【方源】《痧疹一得》卷上。

【组成】土贝母、玄参、知母、黄芩、石膏、荆芥、牛蒡、枳实、桔梗、甘草，加灯心。

【用法】煎服，后随下滚痰丸三钱。

【功用】清肺火。

【主治】痧疹之火毒，郁积于胃，蒸熏于肺，肺受煎熬，痰斯臭也。故见咳吐臭痰，便知痧毒熏肺。

涤痰汤

【方源】（明）陈实功《外科正宗》卷二。

【组成】陈皮、半夏、茯苓、甘草、麦门冬、胆南星、枳实、黄连、人参、桔梗各五分，竹茹一钱。

【用法】水二钟，煎八分，食后服。

【主治】心火克肺金，久而不愈，传为肺痿，咽嗌嘶哑，胸膈痞闷，呕吐痰涎，喘急难卧者。

地胆膏

【方源】（宋）王怀隐《太平圣惠方》卷三十七，名见《圣济总录》卷一一六。

【组成】生地胆十枚，细辛（末）半分，白芷（末）半分。

【用法】上以地胆压取汁，和药末，以涂于瘜肉之上。取消为度。

【主治】鼻中息肉肿大，气息闭塞不通。

地骨膏

【方源】（清）吴澄《不居集·上集》卷十六。

【组成】鲜地黄（捣汁和众药汁同煎）十斤，当归身一斤，芍药半片，枸杞半斤，天门冬、麦门冬各六两，川芎、丹皮各二两，莲肉四两，知母、地骨皮各三两，人参、甘草各一两。

【用法】上将众药，用水二斗，煎一斗，去滓净，和生地黄汁同熬成膏服之。

【功用】滋阴降火，养血清热。

【主治】肺经之热，轻手乃得，微按全无，瞥瞥然见于皮毛上，喘咳，洒淅恶寒。

地骨皮散

方一

【方源】（明）万全《万氏家传片玉心书》卷五。

【组成】知母、柴胡、甘草（炙）、地骨皮、赤茯苓、半夏。

【用法】生姜三片为引，水煎服。

【主治】小儿肺热。有时发热，过时即退，来日依时复发，其状如疟。

方二

【方源】（元）张璧《云岐子脉诀》。

【组成】人参、地骨皮、柴胡、黄芪、生地黄各一两半，白茯苓半两，知母一两，石膏二两。

【用法】上㕮咀。每服一两，水二盏，加生姜七片，煎至七分，去滓，细细温服。

【主治】肺痈，疮疡，气虚内热者。①《云岐子脉诀》：脏中积冷，荣中有热，脉举之有余，按之不足，阳有余阴不足者。②《外科发挥》：肺痈。骨蒸潮热，自汗，咳吐腥秽稠痰。③《景岳全书》：疮疡，气虚内热，烦渴不宁。

方三

【方源】（朝鲜）金礼蒙《医方类聚》卷十引《简要济众方》。

【组成】骨皮二两，紫苏叶一两，桑根白皮一两半，甘草（炙）一两。

【用法】上为散。每服二钱，用水一中盏，同煎至七分，去滓，食后、临卧温服。

【主治】肺脏风热，喘促上气，胸膈不利，烦躁鼻干。

地骨皮汤

方一

【方源】（宋）王贶《全生指迷方》卷四。

【组成】地骨皮、百部各二两，芍药、赤茯苓各一两。

【用法】上为散。每服五钱，水二盏，加竹叶十片，同煎至一盏，去滓，食后温服。

【主治】①《全生指迷方》：肾咳恶热，骨间烦疼。②《鸡峰普济方》：肺壅痰嗽。

方二

【方源】（宋）赵佶《圣济总录》卷四

十八。

【组成】地骨皮五两，白前二两，石膏（研）六两，杏仁（去皮尖双仁，炒）三两，桑根白皮（锉）四两。

【用法】上锉，如麻豆大。每服六钱匕，水二盏，加竹叶十片，煎至一盏，去滓温服。

【主治】肺实热，喘逆胸满，仰息气急。

方三

【方源】（宋）赵佶《圣济总录》卷一六四。

【组成】地骨皮（锉，焙）二两半，白术二两，石膏（碎）三分，桑根白皮（锉）二两，杏仁（去皮尖双仁，炒）一两半。

【用法】上为粗末。每服三钱匕，水一盏，煎七分，去滓温服，不拘时候。

【主治】产后肺气寒壅咳嗽。

方四

【方源】（清）胡青昆《跌打损伤回生集》。

【组成】地骨皮、桑皮、五味、熟地、生地、人参、甘草、杏仁、木瓜、知母、贝母、阿胶，生姜为引。

【主治】打伤咳嗽者，伤血入肺也。

地骨皮丸

方一

【方源】（宋）赵佶《圣济总录》卷八十八。

【组成】地骨皮、白槟榔（煨，锉）、桔便（炒）、麦门冬（去心，焙）各一两半，茯神（去木）、百合、诃黎勒（煨，取皮）、人参、甘草（炙，锉）各一两，熟干地黄（焙）、赤芍药各二两。

【用法】上为末，炼蜜为丸，如梧桐子大，每服二十丸，空心煎黄芪汤送下，一日三次。

【主治】虚劳咳嗽喘满，食少胁痛，时发寒热。

方二

【方源】（明）董宿《奇效良方》卷六十。

【组成】地骨皮、黄芪、桑白皮、山栀子、马兜铃各等分。

【用法】上为细末，甘草膏为丸，如芡实大。每服一丸，食后噙化。

【主治】肺热口臭，口中如胶，舌干发渴，小便多。

地骨散

【方源】（清）景日昣《嵩崖尊生全书》卷十二。

【组成】柴胡、地骨皮、桑白、枳壳、前胡、黄芪各七分五厘，茯苓、五加皮、人参、甘草、桂心、白芍各五分。

【用法】加生姜，水煎服。

【主治】肺热，热在皮肤，日夕甚，喘咳洒淅。

地黄阿胶散

【方源】（宋）赵佶《圣济总录》卷六十八。名见《普济方》卷一八八。

【组成】地黄汁六合，牛皮胶（细研）一两，生姜（捶碎）一块如大拇指。

【用法】上先以二味于铜器中煎十数沸，次下牛皮胶，煎令消，滤去生姜，分作两服。或微利一行，不妨。

【主治】肺损，吐血不止。

地黄煎

方一

【方源】（唐）师巫《颅囟经》卷上。

【组成】生地黄汁五两，酥、生姜汁、蜜各一两，鹿角胶半两。

【用法】先将地黄汁安锅内，慢火煎，手不住搅，约五六沸，下酥，又五六沸，下蜜，次下胶，又下姜汁，慢火煎，候如稀饧即住火。每食后两度共与一匙头。

【主治】小儿疳劳，肺气热，咳嗽，四

肢渐瘦，心肺干。

【宜忌】忌毒物。

方二

【方源】（唐）孙思邈《备急千金要方》卷十六。

【组成】地黄汁四升三合，茯神、知母、葳蕤各四两，天花粉五两，竹沥三合（一方用竹叶），生姜汁、白蜜、生地骨皮（切）各二升，石膏八两，生麦门冬汁一升。

【用法】上㕮咀。以水一斗二升，先煮诸药，取汁三升，去滓，下竹沥、地黄、麦门冬汁，微火煎四五沸，下蜜、生姜汁，微火煎取六升。初服四合，日三夜一，渐加至六七合。四月五月作散服之。

【主治】①《备急千金要方》积热。②《千金方衍义》：肾气不能上蒸于肺，肺胃枯槁不能滋其化源，而致烦渴便难。

【方论选录】①《医门法律》：此方生津凉血，制火彻热，兼擅其长，再加人参，乃治虚热之圣方也。②《千金方衍义》：方中用凉润诸味润血生津，单取生姜之辛以开结滞之气。

方三

【方源】（唐）王焘《外台秘要》卷三十一引《近效方》。

【组成】生地黄汁二升，麦门冬汁五升，生姜汁五合，紫菀三两，贝母、款冬花、甘草（炙）各三两（一方有人参三两）。

【用法】上切。以水七升，煮取三大升，去滓，却入锅中，下地黄汁、麦门冬、姜汁等，煎三十沸，下蜜一升，煎如汤，盛不津器中放冷。含如枣许，渐增之。

【功用】补心肺，令髭发不白。

【主治】肺气咳嗽。

方四

【方源】（宋）王怀隐《太平圣惠方》卷十八。

【组成】生地黄汁半升，牛蒡根汁三合，蜜三合，黄丹一两，杏仁（汤浸，去皮尖双仁，细研）二两，铅霜（研）一分，太阴玄精（研）半两。

【用法】上合和令匀，入银器内重汤煮，用槐枝子不住手搅，看色紫即倾入瓷盒中盛。每服小弹子大，含咽津，不拘时候。

【主治】热病，热毒攻咽喉肿痛，连舌根痛。

方五

【方源】（宋）王怀隐《太平圣惠方》卷三十一。

【组成】生地黄汁一中盏，杏仁（汤浸，去皮尖双仁，麸炒微黄，研）一两，黄牛髓六两，阿胶（捣研，炒令黄燥，为末）三两，生姜汁一合，薯蓣（末）二两，酥四两，蜜四两。

【用法】上用石锅子纳一处，以慢火熬成膏，收于瓷器中。每服一茶匙，以温粥饮调下，不拘时候。

【主治】骨蒸肺痿，咳嗽，咽喉胸膈干痛。

方六

【方源】（宋）王怀隐《太平圣惠方》卷三十五。

【组成】生地黄（研取汁）一斤，白蜜五两，马牙硝（细研）三两。

【用法】先将地黄汁及蜜入子石锅内，慢火熬成膏，去火，次下马牙硝，搅令匀，用瓷盒盛。每服抄一杏核大，含咽津；冷水调下亦得。不拘时候。

【功用】祛热毒，利胸膈。

【主治】咽喉肿痛。

方七

【方源】（宋）赵佶《圣济总录》卷四十八。

【组成】生地黄汁五两，蜜、生姜汁各三合，沙糖一两半，升麻（细锉，绵裹同煎）、杏仁（去皮尖双仁，研成膏）各二两，人参（为末）三两。

【用法】上先将六味于铜器中微火煎，频搅，以地黄等汁尽为度，乃去升麻，下人参末搅匀，候冷，收置瓷盒中密盖。每服一枣大，含化，日夜各三次。

【主治】肺虚，声嘶气乏。

方八

【方源】（宋）赵佶《圣济总录》卷四十九。

【组成】生地黄汁、生杏仁（取油）、生紫苏汁各一盏，生麦门冬汁、生天门冬汁各二盏，莱菔子（炒）半两，五味子、桔梗、桑根白皮（炙，锉）、旋覆花、贝母（炒）各二两。

【用法】上将后六味为末，用前汁和丸，如弹子大。食后、临卧含化一丸。

【主治】肺脏壅热。

方九

【方源】（宋）赵佶《圣济总录》卷六十六。

【组成】地黄汁一升半，麦门冬汁、生姜汁、天门冬汁各五合，玄参、柴胡（去苗）、赤茯苓（去黑皮）、射干各一两，黄牛乳一升，蜜二升，黄牛酥五两，黄芪（锉，炒）、桂（去粗皮）、人参、五味子（炒）、款冬花、紫菀（去苗土）、贝母（去心）各二两，杏仁（去皮尖双仁，研）五两。

【用法】上将余药为末，次将各自然汁及酥、乳、蜜等入铜银器中，以文武火煎百十沸，时时搅转，然后旋旋调下诸药末，搅令匀，煎百余沸，来日封闭于甑上，蒸两炊久，待冷以蜡纸紧封闭十数日，时复一看，莫令损动。每日饭后服一匙头，仰卧渐渐咽之，令药浸润心肺，至夜临睡时如前再服。

【主治】肺气不和，上气咳嗽。

方十

【方源】（宋）赵佶《圣济总录》卷一一六。

【组成】生地黄汁一合，苦参（锉）一两，酥三合，盐花（后入）二钱，生姜汁一合。

【用法】先以地黄、生姜汁浸苦参一宿，以酥和于铜石器中，煎九上九下，候汁入酥尽，去滓，倾入盒中。每以少许，滴于疮上。

【主治】鼻生疮，痒痛不止。诸风热疮。

方十一

【方源】（宋）赵佶《圣济总录》卷一七九。

【组成】生地黄汁，刺蓟汁各二盏，杏仁（汤浸，去皮尖及双仁，麸炒黄，研）一两，阿胶（炙令燥，碾为末）半两。

【用法】上同入银器中，慢火熬为煎。每服一钱匕，新汲水化下，不拘时候。

【主治】小儿鼻衄。

方十二

【方源】（宋）朱佐《类编朱氏集验医方》卷七。

【组成】生地黄（沉水，掬取汁）二升，生藕（取汁）一升，生姜（取自然汁）四两，真酥三两，人参（为细末）一两，阿胶（微炒，为末）一两。

【用法】上先将地黄、生姜汁与阿胶末入石器，同慢火熬，候稍稠，即加人参末熬，少时，方加真酥熬，搅匀，稀稠得所。每服一弹子大，早晨、日中、临卧含津咽，或以麦门冬汤化亦得。

【主治】咯血、呕血、嗽血。

方十三

【方源】（明）孙一奎《赤水玄珠》卷七。

【组成】生地黄四两，鹿角胶（炒）一两（无鹿角胶，阿胶亦可）。

【用法】上为末，每服三钱，童便一盏，暖热，入姜汁少许，调下。

【主治】肺损吐血、嗽血。

地黄麦门冬煎

【方源】（唐）王焘《外台秘要》卷十引《延年秘录》。

【组成】生地黄汁三升，生麦门冬三升，生姜汁一合，酥二合，白蜜二合。

【用法】先煎地黄、麦门冬、姜汁等，三分可减一分，纳酥、蜜，煎如稀饧，纳贝母末八分，紫菀末四分，搅令调。每服一匙，日二次，夜一次。

【主治】肺热兼咳。

【宜忌】忌芜荑。

地黄藕汁饮

【方源】（清）程林《圣济总录纂要》卷八。

【组成】生地汁、生藕汁、生姜汁、小蓟根汁、生牛蒡子汁、川归各半两，生白蜜。

【用法】等分共和匀，徐呷数口。

【主治】心肺热极，喘闷吐血。

地黄散

方一

【方源】（宋）王怀隐《太平圣惠方》卷三十七。

【组成】生干地黄半两，赤芍药三分，柏叶一两，阿胶（杵碎，炒令黄燥）半两，当归半两，赤茯苓三分。

【用法】上为细散。每服二钱，煎黄芪汤调下。

【主治】鼻衄日夜不止，面无颜色，昏闷。

方二

【方源】（宋）赵佶《圣济总录》卷七十。

【组成】生干地黄（焙）、阿胶（炙令燥）各三两，蒲黄二两。

【用法】上为散。每服二钱匕，温糯米饮调下，不拘时候。

【主治】衄血，血汗不止。

方三

【方源】（元）罗天益《卫生宝鉴》卷十。

【组成】生地黄、熟地黄、枸杞子、地骨皮各等分。

【用法】上焙干为末。每服二钱，蜜汤调下，一日三次，不拘时候。

【主治】衄血往来久不愈。

【备注】本方改为膏剂，名“地黄膏”（见《不知医必要》）。

方四

【方源】（明）龚居中《外科百效全书》卷二。

【组成】红内消（去根）二钱，仙女乔（根药不拘）、赤芍、牡丹皮、黄连各五钱，土生地黄汁。

【用法】上为末。每服二钱，热茶水调下。

【主治】咽喉单双蛾风。

方五

【方源】（明）朱橚《普济方》卷一八九引《肘后救卒方》。

【组成】干地黄、龙脑、薄荷各等分。

【用法】上为细末。冷水调下。

【主治】鼻衄，及膈上盛热。

方六

【方源】（清）郑宏纲《重楼玉钥》卷上。

【组成】小生地二钱，京赤芍八分，苏薄荷六分，牡丹皮八分，牙桔梗八分，生甘草六分，净茜草（又名地苏木）一钱。

【用法】上以灯心二十节，红内消一钱（即茜草藤，五月五日采取，阴干）为引，开水泡药蒸服。每次须与紫正散合用勿离。

【主治】喉风。

【加减】孕妇，去丹皮，加四物汤；热盛者，加连翘、犀角；咳嗽，加麦冬、知母；热壅肺闭致气喘促者，加麻黄五分，先滚去沫，再入药内同蒸；痰稠，加贝母；阴虚者，合四物汤。

方七

【方源】（朝鲜）金礼蒙《医方类聚》卷十引《神巧万全方》。

【组成】地黄、黄芪、阿胶（麸炒焦）、贝母、桑白皮、蒲黄各一两，人参、天门冬（去心）、麦门冬（去心）、甘草（生用）、赤芍药、当归（炒）各半两。

【用法】上为散。每服一钱，以粥饮调下。

【主治】肺壅热，气逆吐血。

地黄汤

方一

【方源】（唐）王焘《外台秘要》卷三引《广济方》。

【组成】生地黄（切）一升，升麻、玄参、芍药、柴胡、麦门冬（去心）各八分，贝母六分，竹叶（切）一升，白蜜一合。

【用法】上切。以水九升，煮取三升，绞去滓，纳蜜，再上火煎三沸，含咽其汁勿停，中间不妨食。

【主治】天行肺热咳嗽，喉有疮。

【宜忌】忌芜荑、热面、猪犬肉、油腻。

方二

【方源】（宋）张锐《鸡峰普济方》卷十。

【组成】生干地黄一两一分，芍药、牡丹皮各四分，玄参三分。

【用法】上为粗末。每服二钱，水一盏，煎至六分，去滓，食后、临卧温服。

【主治】衄血。

【加减】伏热者，以犀角代玄参。

方三

【方源】（宋）赵佶《圣济总录》卷四十九。

【组成】生干地黄（切，焙）、赤茯苓（去黑皮）、柴胡（去苗）各一两，射干、甘草（炙，锉）、麦门冬（去心，焙）各半两，半夏（汤洗七遍）、麻黄（去根节）、紫菀（去苗土）、五味子、黄芩（去黑心）、桑根白皮（锉）各三分。

【用法】上为粗末。每服三钱匕，水一盏，加生姜（拍碎）一枣大，大枣（擘破）二枚，煎至七分，去滓温服，不拘时候。

【主治】①《圣济总录》：肺痿咽燥。②《普济方》：咳嗽吐脓血，胸胁胀满短气，羸瘦不思饮食。

方四

【方源】（宋）赵佶《圣济总录》卷六十五。

【组成】生干地黄（焙）三分，麻黄（去根节，煎，掠去沫，焙）、黄芩（去黑心）、赤茯苓（去黑皮）、升麻、龙胆（去土）、大黄（锉，炒）、黄连（去须）、桑根白皮（锉，炒）各半两，甘草（炙，锉）一分。

【用法】上为粗末。每服三钱匕，水一盏，煎至七分，去滓温服。以利为度。

【主治】咳嗽，大便不通，壅热，口内生疮。

方五

【方源】（宋）赵佶《圣济总录》卷六十九。

【组成】生干地黄（焙）、地骨皮、赤茯苓（去黑皮）、甘草（炙，锉）、大黄（湿纸裹煨，锉）、玄参、黄芩（去黑心）、当归（切，焙）、麦门冬（去心，焙）、藿香（取叶）、升麻、紫菀（去苗土）、桑根白皮（锉）各一两。

【用法】上为粗末。每服五钱匕，水一盏半，煎至一盏，去滓温服，不拘时候。

【主治】心肺壅热，上焦不利，吐血，胸中痞，口干。

方六

【方源】（宋）赵佶《圣济总录》卷八十四。

【组成】生地黄汁五合，黄明胶一两，

生藕汁三合（如无，即单用地黄汁）。

【用法】上先以地黄汁微火煎，令胶消尽，倾瓷器内，下藕汁搅匀。分为二服，不拘时候。

【主治】乳石发脚气，热毒冲上，气急伤肺，或吐血唾血。

方七

【方源】（宋）赵佶《圣济总录》卷一二三。

【组成】生地黄（细切）二两半，竹茹、玄参、鸡苏苗各一两，赤茯苓（去黑皮）、升麻、麦门冬（去心，焙）各一两半。

【用法】上除地黄外，为粗末，入地黄拌匀。每服三钱匕，水一盏，煎至五分，去滓。食后、临卧温服，如不能多服，细细含咽。

【主治】咽喉中生疮，唾血不下食。

方八

【方源】（明）楼英《医学纲目》卷三十七引《婴孩妙诀》。

【组成】生地、赤芍药、当归、川芎各等分。

【用法】上㕮咀。水煎，去滓服。

【主治】小儿荣中热及肺痈，鼻衄生疮，一切丹毒。

【加减】如鼻衄，临熟加生蒲黄少许；生疮，加黄芪等分；丹毒，加防风等分。

方九

【方源】（明）朱橚《普济方》卷二二九。

【组成】生地黄汁半斤，蜜三合，青蒿汁三合。

【用法】上药相和。温服一合，不拘时候，宜顿服之。

【主治】热劳咳嗽，四肢无力，不能饮食。

方十

【方源】（清）景日昣《嵩崖尊生全书》卷十四。

【组成】生地三钱，紫菀、知母、白术各一钱，陈皮四分，麦冬二钱，当归二钱，天冬一钱，甘草四分，黄芩一钱半，犀角八分。

【用法】水煎服。

【主治】妊娠咳血。

【加减】喘，加瓜蒌仁一钱。

地黄丸

方一

【方源】（唐）孙思邈《备急千金要方》卷六，名见《普济方》卷一八九。

【组成】干地黄、栀子、甘草各等分。

【用法】上为末。每服方寸匕，酒送下，一日三次。鼻有风热者，以葱涕为丸，如梧桐子大，每服五丸。

【主治】鼻出血不止。

【加减】鼻疼者，加豉一合。

方二

【方源】（宋）赵佶《圣济总录》卷四十九。

【组成】生地黄一斤，生姜二两，蜜三两（以上二味同捣取汁，和蜜，银器内煎成膏），柴胡（去苗）、前胡（去芦头）、山栀子仁、百合、天门冬（去心，焙）、百部、桔梗（炒）、木通（锉）、甘草（炙，锉）、恶实（炒）、紫苏子各半两，人参、桂（去粗皮）、木香、川芎、当归（切，焙）、射干各一分。

【用法】上十七味为末，与前膏拌匀，涂酥为丸，如梧桐子大。每服三十丸，临卧生姜汤送下。

【主治】肺热，上热下冷，背髆疼痛，痰涕多。

方三

【方源】（明）朱橚《普济方》卷二三一引《格物堂经验良方》。

【组成】生干地黄、杏仁、甘草、贝

母、麻黄（去节）各等分。

【用法】上为细末，炼蜜为丸，如梧桐子大。每服十丸，噙化。

【功用】润肺出声。

【主治】劳嗽声不出。

地黄饮

方一

【方源】（宋）陈直《养老奉亲书》。

【组成】生地黄（研如水，取汁）半斤。

【用法】煎作膏。空心渐食之，每日一次。

【主治】老人咳嗽烦热，或唾血气急，不能食。

【备注】本方方名，据剂型当作“地黄膏”。

方二

【方源】（宋）王怀隐《太平圣惠方》卷六，名见《圣济总录》卷六十八。

【组成】生藕汁二合，生地黄汁二合，刺蓟根汁二合，牛蒡根汁二合，生蜜一合，生姜汁半合。

【用法】上药汁调和令匀，每服一小盏，不拘时候温服。

【主治】肺壅热极，肺胀喘，吐血不止。

方三

【方源】（宋）赵佶《圣济总录》卷二十九。

【组成】生地黄汁二合，蜜二合。

【用法】上搅匀，顿服。

【主治】伤寒鼻衄。

方四

【方源】（宋）赵佶《圣济总录》卷六十八。

【组成】生地黄（研取汁）八两，鹿角胶（炙燥，碾为末）一两。

【用法】上先以童便五合，于铜器中煎，次下地黄汁及胶末，搅令匀，煎令熔，十沸后，分作三次服。当止。

【主治】肺损吐血不止。

【备注】《仁斋直指方论》本方用法：加姜汁少许调下。

方五

【方源】（宋）赵佶《圣济总录》卷九十六。

【组成】地黄汁一升，生姜汁一合。

【用法】上并取自然汁相和，分作三服。每服煎一沸温服，自早至日中服尽。

【主治】①《圣济总录》：小便出血。②《仁斋直指方论》：骨蒸劳热，咯血。

方六

【方源】（宋）赵佶《圣济总录》卷一六三。

【组成】熟干地黄（焙）、当归（切，焙）、人参、白术、白茯苓（去黑皮）、乌药（锉）、沉香（锉）、青橘皮（汤浸，去白，焙）、甘草（炙，锉）、桂（去粗皮）各一两。

【用法】上㕮咀，如麻豆大。每服五钱匕，水一盏半，加生姜三片，大枣（擘破）二枚，同煎至八分，去滓温服，一日三次，不拘时候。

【主治】产后短气，呼吸促迫。

方七

【方源】（明）孙一奎《赤水玄珠》卷七。

【组成】新生地。

【用法】捣煮，日服数升，三日愈。

【主治】衄血、吐血。

【备注】此方治经闭效甚。

地黄汁

【方源】（宋）杨士瀛《仁斋直指小儿方论》卷四。

【组成】生地黄汁。

【用法】取一分，调发灰半钱，分作两服，食后少顷灌下。

【主治】小儿吐血、衄血。

地黄粥

【方源】（明）朱权《臞仙活人方》。

【组成】地黄（切）二合。

【用法】候汤沸，与米同入罐中煮之，候熟，以酥二合，蜜一合，同炒香入内，再煮熟食之。

【功用】①《臞仙活人方》：和血生精。②《遵生八笺》：滋阴润肺。

【主治】①《医统大全》：老人血燥，大便秘结。②《红炉点雪》：吐血。

地黄滋阴汤

【方源】（清）梁廉夫《不知医必要》卷二。

【组成】热地五钱，茯苓三钱，麦冬（去心）、萸肉各二钱，牛膝（盐水炒）一钱五分，北味七分。

【主治】咽喉肿痛，日轻夜重，痰声如锯者。

地黄紫苏煎

【方源】（宋）赵佶《圣济总录》卷四十九。

【组成】生地黄三两，生姜（与地黄和研，绞取汁）二两，生玄参一斤，生天门冬（去心）半斤，生麦门冬（去心）一斤，紫苏子（炒，研）二两，生牛蒡（细切，与玄参至紫苏子四味烂研，以水少许拌匀，绞取汁）四两，杏仁（去皮尖双仁，研，别入）三两。

【用法】上将两等药汁并杏仁和匀，于银石器中慢火煎令稍稠，停火，加白蜜五两，真酥二两和匀，于饭甑上蒸少时，候冷，以净器盛。每服一小匙，含化，一日三次，不拘时候。

【主治】肺痿喘嗽，涕唾稠黏，咽膈不利。

地金汤

【方源】（宋）赵佶《圣济总录》卷七十。

【组成】生干地黄（焙）、生干藕节各二两。

【用法】上锉细，如麻豆大。每服三钱匕，水一盏，煎至六分，去滓，食后、临卧温服。

【主治】鼻衄。

地龙膏

【方源】（明）朱橚《普济方》卷六十。

【组成】活地龙（白颈者）五条，白梅肉二个，朴硝二钱。

【用法】上同研成膏，挑入喉中，含化。

【主治】缠喉风。

地龙散

【方源】（宋）刘昉《幼幼新书》卷三十四引丁时发方。

【组成】郁金（皂角水煮干）、甘草（炙）、白僵蚕、地龙各一两，蝎、牙硝各一分。

【用法】上为细末。每服一钱，薄荷汤调下，儿小半钱。

【主治】小儿风热，咽喉肿痛。

地罗汤

【方源】（清）陶承熹《惠直堂经验方》卷三。

【组成】元参、麦冬各二两，锦地罗、生甘草各一两，桔梗、贝母各五钱。

【用法】水煎服。

【主治】肺痈，胸膈作痛，咳嗽尤痛，手按气急。

【备注】《洞天奥旨》中本方麦冬剂量为一两。

地血散

【方源】（明）朱橚《普济方》卷一五三引《类证活人书》

【组成】茜根四钱，大豆二钱，黄药

子、甘草各一两。

【用法】上为细末。每服三钱，新汲水调下。

【功用】《卫生宝鉴》：解一切毒。

【主治】①《普济方》引《类证活人书》：热毒深入吐血。②《卫生宝鉴》：一切吐血咯血，及诸热烦躁。

地榆解热汤

【方源】（清）陈士铎《辨证录》卷五。

【组成】当归五钱，生地三钱，地榆、天花粉各二钱，黄芩、甘草、苏叶、大黄各一钱。

【用法】水煎服。

【主治】肺金干燥，伤风潮热，大便微硬。

地榆散

【方源】（宋）王怀隐《太平圣惠方》卷三十七。

【组成】地榆（锉）半两，柏叶三分，甘草（锉，生用）半两，吴蓝三分，黄芩三分，刺蓟一两。

【用法】上为粗散。每服四钱，以水一中盏，加青竹茹一分，煎至六分，去滓，食后温服。

【主治】心肺热盛，吐血不止。

dian

颠倒散

【方源】（清）吴谦《医宗金鉴》卷六十五。

【组成】大黄（腐制）、硫黄各等分。

【用法】研细末。

【主治】酒渣，肺风刺。

点喉神效方

【方源】（清）窦氏原本，朱翔宇嗣辑《喉症全科紫珍集》卷上。

【组成】井华水四碗，剔牙松叶一握，人中白三钱。

【用法】用井华水，入剔牙松叶，煎至三碗，用人中白研细，每碗入一钱调匀。能饮者饮之；不能饮者，取匙渐滴患处。立愈。不论喉间何毒已未成者，点之即效。

【主治】喉间肿痛，或淡烂出血，大发寒热。

靛花丸

【方源】（明）张介宾《景岳全书》卷六十。

【组成】靛花、薄荷叶（苏州者）各等分。

【用法】上为细末，炼蜜为丸，如弹子大。每服一丸，临睡噙化。

【主治】缠喉风，声不出。

diao

雕胡饮

【方源】（清）鲍相璈《验方新编》咳嗽篇。

【组成】茭蔆细根三四两。

【用法】捣碎，用好陈酒煮服。每日一二次，半月全安。

【主治】虚劳咳嗽，吐血吐脓，虽垂危亦可用。

吊痰膏

【方源】（明）朱橚《普济方》卷一六五。

【组成】皂角二斤。

【用法】用水五碗，煎至一碗，去滓，净一碗内，再熬成一钟，于烟灰上，用纸倒膏在纸上，用半夏醋煮过成膏子，入皂角膏内和匀。明矾三两（末）同和，入松杨柿捣为丸，如弹子大，噙化。

【主治】痰饮。

吊药

【方源】（清）黄真人《喉科秘诀》

卷上。

【组成】鹅腿草（剪刀铰根）、山大黄（即水推沙根）、野南星（即石蒜头）。

【用法】上药共磨水吞下。

【功用】吐膈中痰。

【主治】喉风，喉痹肿痛。

ding

丁香半夏汤

【方源】（宋）赵佶《圣济总录》卷一五六。

【组成】丁香（炒）、木香（炮）、半夏（生姜汁拌炒）各半两，人参、白术（锉）、桔梗（炒）、白豆蔻（去皮）、陈橘皮（汤浸，去白，焙）、甘草（炙）、槟榔（锉）、前胡（去苗，锉，炒）、赤茯苓（去黑皮）各二两。

【用法】上为粗末。每服三钱匕，水一盏，加生姜三片，煎至六分，去滓温服，不拘时候。

【功用】消痰逆，和胃气。

【主治】妊娠咳嗽不止。

丁香导痰饮

【方源】（宋）魏岘《魏氏家藏方》卷二。

【组成】半夏（汤泡七次）八两，丁香（不见火）、附子（炮，去皮脐）、甘草（炙）、白豆蔻各七钱半，陈橘皮（去白）、缩砂仁、肉桂（不见火）各半两，人参（去芦）、干姜（泡洗）各四两。

【用法】上为饮子。每服三钱，水一盏半，加生姜三片，枣子二个，煎至七分。去滓服，不拘时候。

【主治】痰饮。

丁香散

方一

【方源】（汉）华佗《中藏经》。

【组成】丁香、柿蒂各一分，甘草、良姜各半钱。

【用法】沸汤点作一服，乘热猛吃，极效。

【主治】伤寒咳逆。

丁香柿蒂汤

【方源】（宋）陈自明《妇人大全良方》卷八。

【组成】丁香十粒，柿蒂十五个。

【用法】上㕮咀。用水一盏半，煎至八分，去滓热服。

【主治】咳逆。

丁香柿叶汤

【方源】（明）方广《丹溪心法附余》卷一。

【组成】丁香、柿叶各一钱，甘草（炙）、良姜各半两。

【用法】上为末。每服二钱，用热汤点服，不拘时候。

【主治】咳逆噎汗阴证者。

丁香透肠丹

【方源】（明）孙文胤《丹台玉案》卷四。

【组成】槟榔、半夏（姜矾制）、木香、砂仁（炒，研）、枳壳二两（巴豆四十九粒入内扎好，酒、醋煮干，去巴豆不用），橘红、枳实（炒）、白豆蔻（炒）、沉香、贝母各一两，丁香五钱，硇砂三钱，草果（炒）、益智仁（炒）各八钱。

【用法】上为末。每服一钱六分，姜汤送下。

【主治】梅核气。

丁香丸

【方源】（宋）赵佶《圣济总录》卷六十七。

【组成】丁香五十枚，芫花（醋拌，炒令紫色）、甘遂（炒）、大戟（去苗）、紫菀（去苗土）各一分，白牵牛子（微炒，去粉）半两，附子（炮烈，去皮脐）一分，巴豆（去皮心膜，醋煮黄色，研）五十枚，硇砂、腻粉（研）各一钱。

【用法】上为细末，拌和丸，煮枣肉为丸，如鸡头子大。每服一丸，嚼枣一枚，同药干咽。

【功用】止痛，消积气，止吐逆，定咳嗽，进饮食。

【主治】上气，胸膈噎塞，两胁痞满。

丁香乌梅丸

【方源】（宋）陈言《三因极一病证方论》卷十二。

【组成】乌梅肉四两，紫苏、木瓜各二两，茯苓二两四钱，甘草三两三钱，檀香半两，人参七钱，麝香一字。

【用法】上为末，用蜜一斤，蜡二两，为丸，如樱桃大。含化，不拘时候。

【主治】膈气壅蔽，外感风寒，咳嗽痰涎白沫，胸背痛，不能俯仰，口干咽燥。

【备注】本方名丁香乌梅丸，但方中无丁香，疑脱。

丁香煮散

【方源】（宋）孙用和《传家秘宝脉证口诀并方》卷中。

【组成】丁香一分，肉桂一分，厚朴（去皮，姜汁炙）三分，甘草（炙）三分，麻黄（去节）二分，芍药半两，诃子皮四分，大黄三分，旋覆花三分，吴茱萸（热浆水淘五遍，浮者焙）二分。

【用法】上为散。每服如茶点，一字至半钱，温服，不拘时候。若伤寒热痰，只半温服之。风气常服半钱，治病一钱，去大黄一分，夏添甘草二分，秋添诃子皮二分，冬添肉桂二分。

【主治】伤寒热痰，浑身疼痛，鼻塞烦壅闷躁，头痛，一切诸气疾。

丁字号保和汤

【方源】（明）皇甫中《明医指掌》卷七。

【组成】知母（酒炒）三分，贝母（去心）三分，天花粉三分，天门冬（去心）三分，款冬花三分，薏苡仁二分，杏仁（泡）二分，麦门冬（去心）三分，五味子二分，粉草一分，马兜铃一分，紫菀一分，百部一分，百合一分，桔梗一分，阿胶、蛤粉（炒）一分半，当归一分半，地黄一分半，紫苏半分，薄荷半分。

【用法】用水二盏，姜三片，煎一盏，入饧糖一匙，每日三食后各进一服。

【主治】劳证久嗽肺痿。

【加减】血盛加大蓟、小蓟、茅花、蒲黄、茜根、藕节。虚极加鹿茸、郁金、青蒿。痰盛加南星、半夏、陈皮、大腹皮、茯苓、枳壳、枳实。喘盛加桑皮、陈皮、大腹皮、柴苏子、萝卜子、葶苈子。热盛加山栀、黄芩、黄连、黄柏、连翘。

定喘保生汤

【方源】（宋）陈沂（素庵）《陈素庵妇科补解》卷五。

【组成】肉桂一钱，陈皮一钱，红花一钱，干漆（炒烟尽）一钱，当归（酒洗）一钱，泽兰一钱，黑荆芥一钱，川芎八分，生地二钱，蒲黄一钱五分，赤芍一钱五分。

【用法】桔梗、葱白、生姜为引，水煎服。

【主治】产后败血冲肺，面黑发喘。

【方论选录】是方用蒲黄、红花、干漆以逐瘀行血；而以肉桂之辛热补之；泽兰、荆芥以祛产后之风热，荆芥达于上，泽兰引于下；而以陈皮之苦辛温佐之；加四物以养血，瘀祛则新生；入桔梗、姜、葱者，引以入肺也。

定喘饼子

方一

【方源】（元）罗天益《卫生宝鉴》卷十二。

【组成】芫花（醋浸一宿，炒）、桑白皮、吴茱萸（炒）、陈皮（去白）各一两，寒食面三两，马兜铃一两，白牵牛（半生半炒，取净末二两）三两。

【用法】上为末，入牵牛末和匀，滴水和如樱桃大，捏作饼子，取热灰半碗，于铛内同炒饼子热。每服一饼，烂嚼，临卧马兜铃汤送下。如心头不快，加一饼或二饼，至明，微利下。

【主治】咳喘。

【宜忌】孕妇不可服。

方二

【方源】（明）朱橚《普济方》卷一六二。

【组成】白矾、贝母、苦葶苈（并生）各一两。

【用法】上为细末，白面作饼子，慢火烧熟，每服一钱，细嚼，食后生姜汤送下，一日二次。

【主治】咳嗽虚喘，闷气不眠。

定喘陈皮汤

【方源】（明）徐春甫《古今医统大全》卷四十四引《医林》。

【组成】陈皮（去白）半斤，明矾（铫内飞，同陈皮炒香熟）二两半，甘草（炙）二两，半夏（换水煮过，每个切四片，用明矾泡，汤浸露七日七夜，漉去，用生姜捣成饼，慢火焙干用）五两。

【用法】上为细末。每服一二钱，生姜汤调下，不拘时候。

【主治】痰喘。

定喘丹

【方源】（朝鲜）金礼蒙《医方类聚》卷一一七引《济生续方》。

【组成】杏仁（去皮尖，炒，别研）、马兜铃、蝉蜕（洗去土并足翅，炒）各一两，煅砒（别研）二钱。

【用法】上为末，蒸枣肉为丸，如葵子大。每服六七丸，临睡用葱茶清放冷送下。

【主治】男子、妇人久患咳嗽，肺气喘促，倚息不得睡卧，齁船嗽。

【宜忌】忌热物。

定喘方

【方源】（明）黄惟亮《医林统要通玄方论》卷二。

【组成】椒目、萝卜子、皂角灰、姜汁。

【用法】炼蜜丸，噙化止之。

【功用】补虚截火。

【主治】哮喘，气虚有痰。

定喘膏

【方源】（明）孙一奎《赤水玄珠》卷七。

【组成】麻油一两，蜜二两，生姜自然汁半两，紫菀、麻黄、杏仁、桔梗、细辛、半夏、人参各酌量。

【用法】慢火熬成黑漆，临睡服二三匙。

【功用】定喘。

【主治】哮喘。

定喘华盖丸

【方源】（明）郭鉴《医方集略》卷三。

【组成】百合（蜜炒）一两，百部（去心，蜜炒）一两，杏仁（去皮尖，另研泥）一两，紫菀（去根土，蜜水洗）二两，麦门冬（去心）一两，黄柏（去皮，蜜炒）五钱，知母（去毛，蜜炒）一两，薏苡仁（炒）一两，人参（去芦）一两，贝母（去心，姜制）一两。

【用法】共为细末，炼蜜为丸，如梧桐子大，每服七十丸，煎圆眼肉汤送下。

【功用】清肺金，降阴火，定喘急。

【宜忌】忌酱搏之物。

定喘化痰汤

方一

【方源】（明）方广《丹溪心法附余》

卷五，名见《东医宝鉴·杂病篇》卷五。

【组成】南星（炮）、半夏（汤泡）各一两，甘草（炙）三钱，陈皮（去白）一两半，杏仁（去皮尖）五钱，款冬花二钱，五味子三钱，人参二钱。

【用法】每服用水一钟半，加生姜五片煎，临卧温服。

【主治】咳嗽痰喘。

【宜忌】忌生冷、油腻。

方二

【方源】（明）万表《万氏家抄济世良方》卷二。

【组成】紫苏子（炒，研）一钱，半夏（汤泡七次）七分，甘草三分，白果（去壳，微炒）五个，前胡、杏仁（炒，去皮尖）、瓜蒌仁（研）、白茯苓、陈皮（去白）、桑皮（炒）各一钱。

【用法】水二钟，加生姜三片，煎一钟，去滓，食远温服。

【主治】痰喘。

方三

【方源】（明）武之望《济阳纲目》卷三十一。

【组成】猪蹄甲四十九个，每个甲纳入半夏、白矾各一分，

【用法】置罐内密封，勿令烟出，火煅通红，去火毒，入磨一钱为末，每服一钱，糯米饮调下，小儿五分。

【主治】喘。

定喘化涎方

【方源】（明）董宿《奇效良方》卷三十二。

【组成】猪蹄甲（净洗、控干）四十九个。

【用法】每个指甲纳半夏、白矾各一字，入罐子内封闭，勿令烟出，火煅赤，去火，细研，加麝香一钱。人有上喘咳漱，用糯米饮返下，小儿服半钱。

【主治】喘急咳嗽。

定喘豁痰汤

【方源】（明）万全《万氏家传点点经》卷三。

【组成】冬花、陈皮、枳壳、黄芩、胆星、香附、槟榔、天雄、桂心、腹皮、当归、甘草。

【用法】葱、生姜为引。

【主治】酒毒伤脾，气结发喘。四肢逆冷，日夜难安，胸膈不利。

定喘款气丸

【方源】（宋）赵佶《圣济总录》卷四十八。

【组成】苦葶苈（纸上炒）二两，马兜铃根一两，麻黄（去根节）、桑根白皮（锉）各一分。

【用法】上为末，用蒸枣肉为丸，如梧桐子大。每服三十丸，食后煎阿胶、皂子汤送下。

【主治】肺脏气虚，触冒风冷，呼吸邪气，喘促痞闷，眠睡不得。

定喘宁肺丸

【方源】（明）朱橚《普济方》卷一五九。

【组成】半夏、南星、青黛、白矾（枯）各一两，信半两。

【用法】上为细末，用生姜水、面糊为丸，如绿豆大。每服十丸，渐加至二十丸，用茶清放冷送下。

【主治】男子、妇人久患咳嗽。肺气喘促倚息，不得睡卧，累年不愈，渐至面目浮肿。

定喘奇方

【方源】（明）孙一奎《赤水玄珠》卷七。

【组成】广橘红二两，明矾（同炒香，去矾不用）五钱，半夏一两半，杏仁（麸

炒）一两，瓜蒌仁（去油）一两，皂角（去皮弦子，烧存性）三钱，炙甘草七钱，黄芩（酒拌，晒干）五钱。

【用法】上为末，蒸饼用淡姜汤打糊为丸，绿豆大，每食后白汤下一钱，日二次，服三五日，大便调，稠痰而愈。虚弱人，每服七分。

【主治】稠痰壅盛，体肥实而喘者。

定喘散

【方源】（宋）刘昉《幼幼新书》第十六卷。

【组成】黑牵牛（炒，半两，令香熟，捣取末）一分，木香、马兜铃、元壳各一分。

【用法】上为末。每服一钱，水八分，煎至五六分，热呷之。连进二服，大小便通快是效。实喘可服。

【主治】小儿因下痢，脏腑怯弱，乘虚作喘胀满闷；及肺气宿寒嗽促，坐卧不得。

定喘神奇丹

【方源】（清）陈士铎《辨证录》卷四。

【组成】人参二两，牛膝五钱，麦冬二两，北五味二钱，熟地二两，山茱萸四钱。

【用法】水煎服。

【主治】痰气上冲于咽喉，气塞肺管，作喘而不能取息，其息不粗，而无抬肩之状，属气虚而非气盛者。

定喘四物汤

【方源】（明）龚廷贤《鲁府禁方》卷三。

【组成】当归（酒洗）六分，川芎六分，白芍（酒炒）六分，生地黄七分，白茯苓（去皮）、前胡、桔梗（去芦）、杏仁（去皮）、葶苈、紫苏、桑白皮、金沸草、枳壳（去瓤，麸炒）、枳实（麸炒）各八分，甘草三分。

【用法】上锉，水煎服。

【主治】肺气不利，喘促。

定喘汤

方一

【方源】（宋）陈自明《妇人大全良方》卷六。

【组成】半夏曲（炒）、明阿胶（炒）、甘草各一钱半，罂粟壳（制）半两、五味子、桑白皮、麻黄（去节）、人参各一分，上姜三片，乌梅半个。

【用法】每服三大钱，加生姜三片，乌梅半个，煎至七分，去滓，食后临卧渐渐温服。

【主治】丈夫、妇女远年近日肺气咳嗽，上气喘急，喉中涎声，胸满气逆，坐卧不安，饮食不下。及肺感寒邪，咳嗽声重，语声不出，鼻塞头昏。

方二

【方源】（明）秦景明《幼科金针》卷上。

【组成】款冬花、杏仁、熟半夏、枯芩、苏子、甘草、桑白皮、麻黄（冬春带节，夏用根节，秋季根多本少）。

【用法】加炒白果肉（去皮心）数个，河水煎服。

【主治】肺风痰喘。

【宜忌】忌生姜引。

方三

【方源】（明）孙文胤《丹台玉案》卷四。

【组成】麦门冬（去心）、人参各二钱，辽五味二十一个，麻黄五分，白术（土炒）、杏仁（去皮尖）、陈皮、葶苈子各一钱二分。

【用法】加黑枣二个，水煎，食远服。

【主治】胃虚作喘，脉气无力，抬肩撷项，喘而不休。

方四

【方源】（明）张时彻《摄生众妙方》卷六。

【组成】白果（去壳，砸碎，炒黄色）二十一个，麻黄三钱，苏子二钱，甘草一钱，款冬花三钱，杏仁（去皮尖）一钱五分，桑皮（蜜炙）三钱，黄芩（微炒）一钱五分，法制半夏（如无，用甘草汤炮七次，去脐用）三钱。

【用法】上药用水三钟，煎二钟，作二服。每服一钟，不用姜，不拘时候徐徐服。

【功用】①《中医方剂临床手册》：宣肺平喘，清热化痰。②《方剂学》：宣肺降气，祛痰平喘。

【主治】风寒外束，痰热蕴肺，哮喘咳嗽，痰稠色黄，舌苔黄腻，脉滑数。①《摄生众妙方》：哮喘。②《景岳全书》：诸喘久不愈。③（寿世保元》；齁舶气急，④《医方考》：肺虚感寒，气逆膈热，作哮喘者。⑤《中医方剂临床手册》：痰热哮喘，咳嗽气急，痰多色黄，喉中有哮鸣声者。⑥《医方发挥》：风寒外束，痰热内蕴所致的哮喘证。症见痰多气急，痰稠色黄，或有表证恶寒发热，苔黄腻，脉滑数。

【宜忌】《医方发挥》：新感风寒，无汗而喘，内无痰热者不宜用；哮喘日久，气虚脉弱者不宜用。

方五

【方源】（清）刘仕廉《医学集成》卷三。

【组成】北芪一两，熟地八钱，人参二钱，当归、阿胶各三钱，附子一钱半。

【主治】产后喘促。

方六

【方源】（清）朱载扬《麻症集成》卷四。

【组成】炙麻黄、杏仁、桑皮、枯芩、苏子、瓜蒌、葶苈。

【主治】麻症气逆膈热，肺热咳嗽。

定喘葶苈丸

【方源】（明）孙一奎《赤水玄珠》卷五。

【组成】葶苈、木香、贝母各等分。

【用法】上为末，蒸饼糊为丸，如梧桐子大，朱砂为衣。煎桑白皮汤送下。或即以四味为末，仍以桑白皮汤送下尤妙。

【主治】鼓胀喘嗽。

定喘丸

方一

【方源】（明）朱橚《普济方》卷三八七。

【组成】麻黄（去节）三分，杏仁（去皮尖，炒）半钱，甘草（猪胆十个炙）三钱，栀子三钱。

【用法】上为末，炼蜜为丸，如绿豆大。桑白皮汤吞下。

【主治】痰喘。

方二

【方源】（清）陈士铎《辨证录》卷九。

【组成】熟地二两，山茱萸一两，麦冬一两，北五味二钱，茯苓一两，山药一两，玄参一两，白芥子三钱。

【用法】水煎服。宜连服十剂。

【主治】肾热而火沸为痰，吐痰纯是白沫。咳嗽不已，日轻夜重。

方三

【方源】（清）尤怡《金匮翼》卷七。

【组成】人参二钱半，南星、半夏各二钱，苦葶苈五钱。

【用法】上为末，生姜自然汁为丸，如黍米大。每服三五十丸，生姜汤送下，亦可渐加。

【主治】虚人痰多咳嗽，胸满气逆，行坐无时，连年不已。

定喘五虎汤

【方源】（清）俞根初《重订通俗伤寒论》。

【组成】麻黄一钱，光杏仁三钱，生石膏四钱，炙甘草四分，北细辛五分。

【主治】痰喘，寒痰遏热，壅塞气管，咳逆气粗，咯痰稠黏，甚则目突如脱，喉间漉漉有声者。

定喘芎苏散

【方源】（明）董宿《奇效良方》卷六十四。

【组成】蓖麻子（去壳膜）一钱，川芎、紫苏各一分半，粟壳（蜜炙）五分。

【用法】上作一服，用水一钟，加生姜三片，煎至五分，不拘时服。

【主治】小儿咳嗽气喘。

定喘养脾丸

【方源】（明）周礼《医圣阶梯》卷五。

【组成】当归、白术各二两，天门冬、麦门冬、陈皮、白皮、贝母各一两，茯苓、蛤粉各一两半，五味五钱，黄芩一两三钱。

【用法】上为末，姜汁打糊为丸，如桐子大，每服一百丸，空心白汤下。

【主治】男女久患哮喘，咳嗽发热，又兼脾泄，痰中有血。

定喘饮

【方源】（元）曾世荣《活幼心书》卷下。

【组成】人参（去芦）、麻黄（不去根节）、防己（去黑皮）、诃子（去核）、半夏（制）、甘草各五钱。

【用法】上㕮咀。每服二钱，水一盏，加生姜二片，煎七分，不拘时候温服。

【主治】小儿夹风痰喘气促，不拘冷热。

定喘饮子

方一

【方源】（宋）王璆《是斋百一选方》卷五。

【组成】诃子三两，麻黄（不去节）四两。

【用法】上为粗末。每服四大钱，用水二盏，煎至一盏二分，去滓，入好腊茶一大钱，再同煎至七分，通口服，不拘时候，临卧服尤佳。

【主治】喘。

【加减】加人参二两，名“诃参散”。

方二

【方源】（明）朱橚《普济方》卷三八七。

【组成】天麻、防风、羌活、甘草（炙）、人参、桔梗、白术、川芎、半夏曲各等分。

【用法】上㕮咀。每服二钱。水一小盏，加麦门冬子十四粒，同煎去滓，通口食后服。

【主治】喘。

定喘镇动煎

【方源】（清）杨栗山《寒温条辨》。

【组成】茯苓五钱，熟地五钱，杏仁十七粒，当归三钱，代赭石（用附子煎汁，分冷焠十次）三钱，蝉蜕、僵蚕各三钱，黄连、黄芩各二钱，郁李仁、石膏、滑石各三钱，蜜、酒各一杯。

【用法】先用水一斗，盛盆中，以杓圆搅逐取水泡千余珠，入当归、熟地、茯苓浓煎，后入诸药煎二三沸，调蜜、酒，冷服一次，二次去酒，重加蜜为引。

【主治】温病发喘，自脐下气海动气而喘者。

定喘止嗽降痰噙化方

【方源】（清）贾山亭《仙方合集》附录。

【组成】孩儿茶、白檀香、白豆蔻、桔梗、麦冬（去心）、蛤粉、川贝母各一两（去心），南薄荷、天门冬各五钱，木香三钱，麝香二分，真冰片五分。

【用法】上药共为末，甘草四两，熬膏，丸如梧子大，每噙化一丸。

【功用】去痰降气，止嗽。

定肺膏

【方源】（清）林开燧《活人方》卷三。

【组成】杏仁三两，苏叶一两，前胡一两，枳壳一两，桑皮一两，橘红一两，款冬花二两，紫菀茸二两，麻黄五钱，桂枝五钱，甘草一二两。

【用法】上为细末，炼蜜和，噙化。

【主治】腠理不密，初感风寒，气闭作喘；或肺家素有寒痰，因寒邪触发而哮喘。

定肺散

【方源】（明）孙一奎《赤水玄珠》卷七。

【组成】知母半两，贝母二钱半，人参二钱半，枯矾半两，乌梅肉半两，御米壳（炒）二两，白术二钱半。

【用法】上为细末。水煎服；生姜汤点亦得；炼蜜为丸，如弹子大，噙化亦得。

【主治】肺痈。

定肺汤

【方源】（宋）杨士瀛《仁斋直指方论》卷八。

【组成】紫菀茸、北五味子、橘红、杏仁（去皮尖，略炒）、甘草（炙）、真苏子（炒）、桑白皮（炒）、半夏（制）、枳壳（制）各等分。

【用法】上锉细。每服三钱，加生姜五片，紫苏五叶，食后煎服。

【主治】上气喘嗽。

定肺丸

【方源】（明）孙一奎《赤水玄珠》卷七。

【组成】款冬花、紫菀、知母、贝母、人参、甘草（炙）、桑白皮、御米壳、麦门冬、百部、马兜铃、五味子、乌梅肉各等分。

【用法】上为细末，炼蜜为丸，如弹子大，每用一丸，噙化。

【主治】肺痈。

定肺止嗽饮

【方源】（清）单南山《胎产指南》卷一。

【组成】天冬二钱，桔梗四分，紫苏四分，知母一钱，甘草四分。

【主治】孕妇咳嗽，属风属寒者。

【加减】热嗽，加黄芩八分；虚嗽，加紫菀一钱，冬花六分；发喘，夜多嗽，加麻黄八分；虚损咳嗽，加瓜蒌一钱，竹沥、姜汁；心胸不舒，加贝母一钱，百合一钱。

定金散

【方源】（清）刘泽芳《名医类编》。

【组成】白茯苓八分，天门冬一钱，桑白皮（炒）一钱五分，地骨皮八分，知母八分，甘草（蜜炙）六分，人参八分，青皮六分，五味子二十一粒，陈皮六分，黄芩（酒炒）八分，薄荷八分。

【用法】水二碗，生姜三片，灯心半分，白果十一个，煎一碗，食远温服。

【主治】肺有热发喘。

定金丸

【方源】（清）陶承熹《惠直堂经验方》卷二。

【组成】薄荷四两，桑皮、天冬（去心）、麦冬（去心）、知母（去皮毛）、百部、川贝、柿霜各二两，枇杷叶（去毛，蜜炙）、诃子肉、橘红、阿胶、紫菀、冬花各一两五钱，杏仁霜、茯苓、玄明粉、铅霜、桔梗各一两，马兜铃、五味子各一钱五分，硼砂五钱，真冰片一钱，瓜蒌仁、瓜蒌皮各一两。

【用法】上为末，竹沥、梨汁、炼蜜煎膏为丸，如弹子大。噙化。

【功用】清肺止嗽，定喘化痰。

定命一字散

【方源】（宋）王怀隐《太平圣惠方》

卷八十三。

【组成】干虾蟆（炙令焦黄）一个，葶苈子（隔纸炒令紫色）、五灵脂、杏仁（汤浸，去皮尖双仁，麸炒微黄）。

【用法】上药各为细散，各抄一钱，调和令匀。每服一字，以清粥饮调下。

【主治】小儿咳逆上气喘息。

定嗽化痰方

【方源】（明）楼英《医学纲目》卷二十六。

【组成】黄芩（酒洗）一两半，滑石半两，贝母、南星各一两，风化硝二钱半，白芥子（去壳）五钱。

【用法】上为末，汤浸蒸饼为丸服。

【主治】咳嗽。

定嗽化痰丸

【方源】（宋）杨倓《杨氏家藏方》卷十九。

【组成】猪牙皂角（去皮弦，酥炙赤色，称）、白附子（炮）、天南星（炮）、天麻、朱砂（别研）各半两，白矾（枯）三钱。

【用法】上为细末，加朱砂研匀，生姜自然汁煮面糊为丸，如黄米大，别用朱砂为衣；每服二十丸，乳食后生姜汤送下。

【主治】小儿风壅涎盛，咳嗽不止，呀呷有声，睡卧不稳。

定嗽劫药

【方源】（元）朱震亨《丹溪心法》卷二。

【组成】诃子、百药煎、荆芥穗。

【用法】上为末，加生姜，炼蜜为丸。噙化。

【主治】痰嗽久远者。

定嗽噙化丸

【方源】（明）孙志宏《简明医彀》卷四。

【组成】薄荷（净叶）二两，天冬、麦冬、橘红、枯芩各一两，桔梗、甘草、冬花、贝母各五钱。

【用法】为极细末，另用软石膏（煅）、青黛（真）、瓜蒌仁（去油，捣霜）、海石、玄明粉、硼砂各五钱（俱另研），柿霜（筛净）一两，冰片五分，乌梅肉（洗，蒸，捣）十个和匀，炼蜜为丸，如弹子大。不拘时候噙化。

【主治】一切咳嗽气急，有痰，咽喉不利，烦渴火盛。

定嗽散

【方源】（宋）张锐《鸡峰普济方》卷十一。

【组成】汉防己半两，白茯苓、紫菀、款冬花、桔梗、桑白皮、紫苏茎叶、杏仁、贝母各一两，甜葶苈、甘草各一两半，人参半两。

【用法】上焙干为末。每服一钱，津液含化，徐徐咽之。

【主治】十五种嗽，上气不顺，咽喉痒。

定嗽汤

【方源】（明）孙文胤《丹台玉案》卷六。

【组成】款冬花、杏仁、橘红各八分，桑白皮、桔梗、枳实各六分，瓜蒌仁、胆星各五分。

【用法】加生姜三片，煎服，不拘时候。

【主治】小儿肺有寒痰，咳嗽并作气喘。

定息饼子

【方源】（明）李梴《医学入门》卷七。

【组成】皂角（去黑皮）三大荚。

【用法】将皂角切开去子，每于仓内入巴豆肉一粒，以麻缚定。用生姜自然汁和蜜涂令周匝，慢火炙之，又涂又炙，以焦黄为度，劈开去巴豆不用，又以枯矾一两，蓖麻子七粒入仓内，姜汁和蜜再涂炙如前，去蓖、矾，用皂角为末，却以杏仁二两，研膏，与前药和匀。每服一钱，用柿干炙过候冷，点入药内细嚼，临卧服。

【主治】远年近日喘嗽。

【宜忌】忌一切热毒之物。

定心汤

【方源】（明）龚廷贤《济世全书·震集》卷四。

【组成】生地黄（捣汁）半钟，童便半钟。

【用法】二味合和，重汤煮二沸，温服立效。

【主治】吐血，咳嗽上喘，心慌神乱，脉洪数。

dong

东封丹

【方源】（清）方坞樵《喉科种福》卷四。

【组成】皂角末、燕巢泥、千步土（即门限下土）、秽桶下土。

【用法】葱白捣汁，和烧酒调各药，敷喉外肿处。

【主治】风火喉，痛而微痒，色鲜红，有表证者。

东实西虚泻南补北汤

【方源】（明）龚信《古今医鉴》卷七。

【组成】黄连（淡姜汁炒）四两，黄柏（盐水炒）六两，枯芩（生用）二两，知母（去毛）三两，贝母（去心）四两，桔梗二两，杏仁（去皮尖）三两半，五味子（盐水炒）三两，紫菀（去土，用沉香煎水浸晒）二两半，当归（童便浸）二两，赤芍药二两半，生地黄（酒洗）三两，天门冬（汤泡去心）四两，天花粉二两，白术（麸炒）一两半，白茯苓二两。

【用法】上锉，每服八钱，乌梅一个，灯心三分，水煎，温服。

【主治】酒色过度，妄泄真阴，阴盛火动，火旺痰多，发热咳嗽，咯血吐血。

【加减】吐衄盛，加茜根、大小蓟、藕节、白茅根、侧柏叶、京墨；痰盛，加半夏、前胡、竹沥、荆沥；喘急，加瓜蒌仁、石膏、葶苈、桑白皮、紫苏子、沉香、枇杷叶；热甚，加柴胡、地骨皮、连翘、银柴胡；风盛，加防风、荆芥穗、酸枣仁、薄荷、甘菊花、旋覆花；寒盛，加人参、黄芪、桂枝；心下怔忡惊悸，加茯神、远志、柏子仁，酸枣仁；胁下气膨，加枳壳、青皮、白芥子；淋浊，加猪苓、泽泻、木通、车前子；小便涩，加木通、石韦、滑石、海金沙；遗精，加牡蛎、莲子肉；盗汗，加黄芪、牡蛎、麻黄根、浮小麦；热燥，加滑石、石膏、火麻仁、山栀子。

东垣加减泻白散

【方源】（明）徐彦　刘纯续增《玉机微义》卷八。

【组成】桑白皮一两，地骨皮七钱，甘草、陈皮、青皮、五味子、人参各五钱，白茯苓三钱。

【用法】上㕮咀，每服半两，水煎，入粳米二十粒。

【主治】阴气在下，阳气在上，咳嗽，呕吐，喘急。

东垣麻黄升麻汤

【方源】（明）徐彦纯撰，刘纯续增《玉机微义》卷五十。

【组成】麻黄、草豆蔻各一钱半，益智仁一分半，厚朴、吴茱萸各二分，甘草一分，当归尾、升麻、曲末、苏木各半分，柴胡、黄芩各一分，红花少许，蝎二个。

【用法】上㕮咀，作二服水煎，稍热服。

【主治】小儿寒郁而喘，喉鸣，脐中

鸣，腹满，鼻流清涕，脉沉急而数。

东垣御寒汤

【方源】董宿《试效神圣保命方》卷六。

【组成】黄芪一钱，黄柏、黄连、羌活各二分，人参、升麻、陈皮各五分，炙甘草、款冬花、白芷、防风、佛耳草各三分，苍术七分。

【用法】上锉，作一服，水煎稍热服。

【主治】寒邪伤于皮毛，令人鼻塞，咳嗽上喘。

冬茯苏贝汤

【方源】（清）陈士铎《辨证录》卷十。

【组成】苏叶三钱，麦冬二两，贝母三钱，茯苓五钱。

【用法】水煎服。

【主治】口渴之极，快饮凉水，水抑肺气而不升，忽然喑哑，不能出声。

冬花散

【方源】（清）竹林寺僧《宁坤秘籍》卷上。

【组成】冬花蕊、粟壳（蜜炙）、桔梗、枳壳、苏子、紫菀、知母各八分，桑皮（炒）、石膏、杏仁各二钱。

【用法】水煎服。

【功用】止嗽下气。

【主治】经水从口鼻出，咳嗽气紧。

冬花烟

【方源】（清）陶承熹《惠直堂经验方》卷二。

【组成】冬花二两。

【用法】于无风处烧之，用芦管吸咽，以食压之。

【主治】久嗽。

dou

兜铃散

【方源】（清）叶桂《叶氏女科证治》卷二。

【组成】马兜铃、桔梗、人参、川贝母（去心，杵）、甘草（炙）各五分，桑白皮、陈皮、大腹皮（豆汁浸洗）、苏叶各一钱，五味子四分（一方有枳壳，无人参、川贝母）。

【用法】水煎服。

【主治】子嗽。火盛乘金，胎气壅塞者。

兜铃汤

【方源】（明）周礼《医圣阶梯》卷七。

【组成】兜铃、桔梗、甘草、贝母、陈皮、紫苏、白皮、五味、门冬、紫菀。

【用法】上水煎。

【主治】妊娠胎气壅滞，嗽咳喘急。

兜铃丸

【方源】（朝鲜）金礼蒙《医方类聚》卷一一八引《澹寮集验方》。

【组成】马兜铃二两，半夏（汤浸去滑）二两，杏仁（炒，去皮）一两半，巴豆（去油）二十粒。

【用法】上为末，不蛀皂角作膏为丸，如梧桐子大，用雄黄为衣。每服三五丸，临卧乌梅汤送下。

【功用】化痰、止嗽、定喘。

【主治】喘嗽。

豆甘汤

【方源】（清）熊立品《治疫全书》卷三。

【组成】黑豆（炒令香熟）二合，甘草（炙黄）二寸。

【用法】水二盏，煎汁，时时呷之。

【主治】因素伤湿热，毒气郁结，上攻

巅顶所致之大头瘟。其症憎寒壮热，项强体重，头面浮肿，目不能开，咽喉闭塞，舌干口燥，气促息喘，二便艰涩。

豆根汤

【方源】（明）万表《万氏家抄济世良方》卷六。

【组成】麦门冬（去心）、山豆根、桔梗、知母、天花粉、元参、荆芥、射干、连翘、牛蒡子、薄荷。

【用法】水煎服。

【主治】瘖后余毒未尽，咳嗽口破。

豆角膏

【方源】（宋）刘昉《幼幼新书》卷十四。

【组成】赤豆、皂角（炙过）各等分。

【用法】上为末，以葱油调贴之。

【主治】伤寒鼻塞，贴囟。

豆酒

【方源】（晋）葛洪《肘后救卒方》卷三，名见《外台秘要》卷二十引《范汪方》。

【组成】大豆一升。

【用法】以水五升，煮取二升，去豆，纳酒八升，更煮九升，分三四服。

【主治】风气水肿，及妇人新产受风，短气咳嗽。①《肘后救卒方》：卒身面肿满。②《外台秘要》引《范汪方》：风虚，水气肿。③《备急千金要方》：男子女人新久肿，得暴恶风入腹，妇人新产上圊，风入脏，腹中如马鞭者，嘘吸短气，咳嗽。

【宜忌】肿愈后渴，慎不可多饮。

du

都气加桂汤

【方源】（清）王清源《医方简义》卷四。

【组成】熟地八钱，茯苓、泽泻、怀山药各四钱，丹皮、山萸肉各二钱，五味子九粒，肉桂四分。

【用法】水煎服。

【功用】纳肾气。

【主治】喘哮之欲愈者。

都气丸

【方源】（明）秦昌遇《症因脉治》卷三。

【组成】六味地黄丸加五味子。

【功用】①《医方集解》：益肺之源，以生肾水。②《中药成方配本》：补肾纳气。

【主治】肺肾两虚，咳嗽气喘，呃逆，滑精，腰痛。①《症因脉治》：肺虚身肿，肺气不能收摄，泻利喘咳，面色惨白，小便清利，大便时溏。②《张氏医通》：肾水不固，咳嗽精滑。③《医钞类编》：伤肾咳嗽，气逆烦冤，牵引腰痛，俯仰不利。④《己任编》：阴火呃逆，脉两尺洪盛或弦细而数，面时赤。

【备注】本方改为饮剂，名“都气饮”（见《盘珠集》）。

独附煎

【方源】（宋）朱佐《类编朱氏集验医方》卷九。

【组成】附子（切成片）一支。

【用法】蜜炙黄，咽甘味送下。

【主治】①《类编朱氏集验医方》：腑寒咽闭，六脉微弱。②《普济方》：喉痹。

独活酒

【方源】（宋）赵佶《圣济总录》卷八十三。

【组成】独活（去芦头）、山茱萸、天门冬（去心，焙）、黄芩、甘菊花、防风（去叉）、天雄（炮裂，去皮脐）、侧子（炮裂，去皮脐）、防己、白术、赤茯苓（去黑皮）、牛膝、枸杞子（焙）各二两，磁石（生捣研）九两，生姜（切）五两，贯众

（锉，捼去黄末）二两，生地黄七两。

【用法】上㕮咀，如麻豆，生绢袋盛，以无灰酒五斗，浸七日开封。初饮三两合，渐加，常令酒力相接。

【主治】脚气痰壅，头痛喘闷，胸膈心背痛。

独活散

【方源】（宋）王怀隐《太平圣惠方》卷六。

【组成】独活一两，蔓荆子半两，人参（去芦头）一两，黄芩三分，玄参三分，秦艽（去苗）三分，沙参（去芦头）三分，枳壳（麸炒微黄，去瓤）三分，羚羊角屑三分，白鲜皮三分，防风（去芦头）三分，甘菊花三分。

【用法】上为细散。每服一钱，以温浆水调下，不拘时候。

【主治】肺脏风毒，鼻塞，面痒生疮。

独活细辛散

【方源】（明）薛己《校注妇人良方》卷三。

【组成】独活、细辛、附子（炮，去皮脐）、甘菊花、麻黄（去芦）、白芷、五味子（杵，炒）、紫菀茸、赤茯苓、肉桂、白术、川芎、桑白皮、杏仁（麸炒，去皮）、防风各一钱，甘草（炙）半钱。

【用法】水煎服。

【主治】肺脏中风，胸满短气，冒闷汗出，嘘吸颤掉，声嘶体重，四肢痿弱，其脉浮，昼愈夜甚，偃卧冒闷，或头痛项强，背痛鼻干，心闷语謇，胸中少气，四肢疼痛。

独参汤

【方源】（清）刘仕廉《医学集成》卷二。

【组成】高丽参。

【用法】浓煎，加姜汁、竹沥冲服。

【主治】喉证，亢阳飞越，痰如拽锯。

独神散

【方源】（明）陈文治《疡科选粹》卷三。

【组成】章漆树皮（一名接骨木，一名继骨肉，一名野黄杨）。

【用法】上为细末，好酒调服。素日饮水者，以生姜少许，研细和匀服。未成即消，已成即溃。

【主治】肺痈。

独神饮

【方源】（明）陈文治《疡科选粹》卷三。

【组成】青艾叶。

【用法】取汁，灌入喉中，立愈。

【主治】咽喉肿痛。

独圣饼子

【方源】（宋）赵佶《圣济总录》卷五十。

【组成】蛤蚧（雌雄头尾全者，洗净，用法酒和蜜涂，炙熟）一对，人参（紫团参，如人形良）一株。

【用法】上为末，熔蜡四两，滤去滓，和药末，作六饼子。用糯米作薄粥一盏，投药一饼，空心趁热细细呷之。

【主治】肺气咳嗽，面肿，四肢浮。

独圣散

方一

【方源】（宋）赵佶《圣济总录》卷九十。

【组成】枫香脂不拘多少。

【用法】上为细散。每服一钱匕，煎人参、糯米饮调下，不拘时候。

【主治】虚劳咯血、吐血不止。

方二

【方源】（明）解缙《永乐大典》卷一〇三三引《王氏手集》。

【组成】赤芍药。

【用法】上为末。食后藕汁入蜜少许调下，桔梗煎汤调下亦得。

【主治】小儿吐血、嗽血，及衄血、下血。

方三

【方源】（明）谈志远《痘疹全书》卷上。

【组成】苦参。

【用法】上为细末。吹喉间。

【主治】痘疹，喉痹咽痛。

方四

【方源】（明）朱橚《普济方》卷一六三。

【组成】诃子（大者）。

【用法】上为末。每服一钱，糯米饮调下。

【功用】定喘。

方五

【方源】（明）朱橚《普济方》卷一八九引《肘后救卒方》。

【组成】糯米（微炒黄）。

【用法】上为末。每服二钱，新汲水调下。

【主治】鼻衄不止。

方六

【方源】（清）汪昂《医方集解》。

【组成】白及。

【用法】上为末。每服二钱，临卧糯米汤调下。

【主治】多年咳嗽，肺痿，咯血红痰。

独胜散

方一

【方源】（宋）朱佐《类编朱氏集验医方》卷七引广西计议何清方。

【组成】镜面草（又名螺需草）。

【用法】水洗擂烂，入酒、滤去滓，取汁服。

【主治】鼻衄。

方二

【方源】（明）朱橚《普济方》卷三八七。

【组成】天花粉不拘多少。

【用法】上为细末。每服一钱，蜜汤调下，不拘时候。

【主治】小儿久嗽，咯唾鲜血。

方三

【方源】（清）恬素《集验良方拔萃》卷一。

【组成】土牛膝、臭花娘根（粗者）各一两许。

【用法】勿经水，勿犯铁器，扳断，捣自然汁，加米醋少许，蘸鸡翅毛上，频搅喉中，取出毒涎，以通其气，然后吹入应用之药。

【主治】烂喉痧，缠喉风，锁喉，双乳蛾。

杜劳方

【方源】（清）王士雄《潜斋医话》。

【组成】枇杷叶（刷去毛，鲜者尤良）五十六片，红莲子（不去心皮）四两，梨（大而味甘者良，去心皮，切片）二枚，大枣（同煮熟后去皮）八两，炼白蜜一两。

【用法】先将枇杷叶放砂锅内，甜水煎极透，去滓，以绢沥取清汁，后将果蜜同拌，入锅铺平，以枇杷叶汁淹之，不咳者但以甜水淹之，盖好煮半柱香，翻转再煮半柱香，收瓷罐内，每日随意温热连汁食之，冬月可多制，夏须逐日制小料也。轻者二三料全愈，重者四五料除根，若先天不足之人，不论男女，未病先服，渐可强壮，常服更妙，以其性味中和，久任亦无偏胜之弊。

【主治】骨蒸劳热，羸弱神疲，腰脊痠疼，四肢痿软，遗精吐血，咳逆嗽痰，一切阴虚火动之症。

【加减】咳甚者，多加枇杷叶，不咳勿用；咳嗽多痰，加真川贝母一两，研极细，起锅时加入，滚一二沸即收；吐血，加藕节捣汁同煮；便燥，多加炼白蜜，溏泻勿用。

duan

段氏金丹

【方源】（清）太医院《太医院秘藏膏丹丸散方剂》卷三。

【组成】米壳三斤，木香四两八钱，广皮四两八钱，甘草四两八钱，麻黄四两八钱，五味子四两八钱，石膏四两八钱，瓜蒌四两八钱。

【用法】共为细末，炼蜜为丸，每丸重三钱。

【主治】男妇老少咳嗽痰喘，早晚用一丸，白滚水送下，无不神效。

断根膏

【方源】（明）龚居中《寿世仙丹》卷一。

【组成】天门冬（去心）、麦门冬（去心）各二两，杏仁（去皮尖）、瓜蒌仁（去油）、胡桃仁各五钱。

【用法】用水熬成膏，碗盛，又用蜜半斤，真麻油四两，先将十两生姜取汁同麻油熬，次入蜜熬熟，和前药膏共一处熬成膏，将罐盛贮，出火气。每用白滚汤调三五茶匙，空心服。

【主治】哮喘断根如神。亦可治火喉疮症。

dun

炖胎盘方

【方源】（宋）陈直《养老奉亲书》上籍。

【组成】胎盘（取新鲜者，清水漂净污血，切块）一具，杏仁（去皮尖）五钱，百合（渍一宿，当白沫出，去其水）一两，胡桃仁（净者）一两。

【主治】老人久病喘息，咳嗽，吐少量清稀痰，动则喘甚，张口抬肩，心悸少寐，虚羸消瘦，舌淡，两寸尺脉弱。

duo

夺命丹

方一

【方源】（宋）杨倓《杨氏家藏方》卷十一。

【组成】白僵蚕（炒，去丝嘴）、寒水石（煅）、贯众、缩砂仁、紫河车、山豆根、干胭脂、马勃各一两，白茯苓（去皮）、乌贼鱼骨、磁石各半两，乌芋一两半，南硼砂一钱，象牙末一钱，甘草一两，飞罗面三两，金星凤尾草一两，麝香一钱（别研）。

【用法】上为细末，滴水为丸，一两可作十五丸，蛤粉为衣。每服一丸，用冷水半盏放药内滚动，候沫起，吃水不吃药，细细呷之，不拘时候。

【主治】缠喉风，急喉痹，牙关紧急不能开者，重舌、木舌、单双乳蛾；并误吞竹木、鸡骨、鱼刺。

方二

【方源】（明）方广《丹溪心法附余》卷五。

【组成】信石一钱，白矾二钱，白附子三钱，南星四钱，半夏（洗）五钱。

【用法】上先用信石与白矾一处，于石器内煅红出火，黄色为度，却和半夏、南星、白附子为细末，生姜、面糊为丸，如黍米大，朱砂为衣。每服七丸，小儿三丸，井花水送下。

【功用】劫痰。

【主治】上气喘急，经岁咳嗽，齁鮯久不愈。

【宜忌】忌食诸恶毒热物，切不可犯铁器。

【方论选录】此方治咳嗽痰喘劫剂也，

盖肺受火邪，气从火化，有升无降，加以脾湿生痰，则上壅而为喘嗽，满闷不得安卧矣。病作之时，固宜用此药以劫痰。然病安之后，即当用知母茯苓汤或人参五味子散、宁肺汤以补虚可也。

方三

【方源】（明）李恒《袖珍方》卷三。

【组成】紫河车、密陀僧各半两，砂仁、贯众、僵蚕（直者）、乌鱼骨、茯苓各一钱，麝香少许。

【用法】上为细末，面糊为丸，如弹子大。每服一丸，无根水浸二时，频饮。

【主治】咽喉一切肿毒，木舌、双乳蛾、喉痹。

方四

【方源】（清）马文植《外科集腋》卷八。

【组成】真川连、麻黄（去节）各三钱，黄柏、黄芩各六钱，大黄五钱。

【用法】上为末，用马兰根汁浸晒九次，取密竹一段，将药入内，火煅存性，研末。每服五分，石菖蒲、石斛、竹沥汤下。

【主治】小儿肺胀鼻䶊。

夺命红枣丹

【方源】（清）恬素《集验良方拔萃》卷一。

【组成】当门麝一钱，梅花片一钱，杜蟾酥（不见火，晒，研净末）一钱，巴豆霜（去油净）一钱，硼砂（净末）三分，山豆根（净末）五分，老姜粉（用汁澄粉，晒干，净末）三分。

【用法】上药照方拣选道地，研细称准，合匀，收贮瓷瓶。临用时，用小红枣一个，切蒂去核，外皮幸勿损伤，入药黄豆大许，将枣摘蒂一头塞入鼻孔，即闭口目避风，稍顷得嚏，喉渐通快，如出脓以银花、甘草漱之，病甚者，再换一枣。凡治喉症，男左女右，若左蛾塞左，右蛾塞右，双蛾更换塞之。塞药必得一周时拔出为妙，否则误事，慎之。

【主治】喉风痹，双单乳蛾。

【宜忌】忌鲜发、鱼、荤、青菜、辛辣等物。愈后忌七日为要。阴虚孕妇忌用。

夺命散

方一

【方源】（宋）刘昉《幼幼新书》卷三十四引《吉氏家传》。

【组成】朴硝、白矾、天南星各半两。

【用法】上为末。小儿每服半钱，水一盏，同煎二分；大人水一盏，药三钱，煎七分，作一服。

【主治】喉闭。

方二

【方源】（金）张从正《儒门事亲》卷十五。

【组成】槟榔、大黄、黑牵牛、白牵牛各等分（皆各半生半熟用之）。

【用法】上为细末。蜜水调服。

【主治】小儿胸膈喘满，两胁扇动，痰涎潮塞及急惊风搐。①《儒门事亲》：小儿胸膈喘满。②《卫生宝鉴》引《杨氏极济方》：肺胀喘满，胸高气急，两胁扇动，陷下作坑，两鼻窍张，闷乱嗽渴，声嗄不鸣，痰涎潮塞。

【宜忌】《普济方》：切忌不得于胸腹上灸之。

方三

【方源】（明）李恒《袖珍方》卷三。

【组成】白矾（枯）、僵蚕（炒去丝）、硼砂、皂角（末）各等分。

【用法】上为末。少许吹喉中。痰出愈。

【主治】急喉风。

方四

【方源】（明）李时珍《本草纲目》卷十七引《便民方》。

【组成】紫蝴蝶根一钱，黄芩、生甘草、桔梗各五分。

【用法】上为末。水调顿服。

【主治】喉痹不通，浆水不入。

方五

【方源】（明）朱橚《普济方》卷六十。

【组成】胆矾、牙硝、甘草、青黛各一钱。

【用法】上为末。每用少许，用筒儿吹在喉中。

【主治】咽喉痛。

方六

【方源】（明）朱橚《普济方》卷六十。

【组成】枯白矾、南硼砂、猪牙、皂角（皮弦拣去）各等分。

【用法】上为细末。吹喉中。痰出即愈。

【主治】急喉风。

方七

【方源】（明）朱橚《普济方》卷六十一引《卫生宝鉴》。

【组成】胆矾（别研）一两，白僵蚕（为末）一两，乌龙尾（别研）一两，天南星（为末）半两。

【用法】上和匀。每用一二字，以鸡羽湿点药扫喉中，涎出，再点药入喉。候涎化为黄水出，方用温水漱口。

【主治】喉风。

方八

【方源】（朝鲜）金礼蒙《经验秘方》引李知州方（见《医方类聚》卷七十五）。

【组成】紫河车、薄荷叶、象牙末、硼砂、甘草各五钱，好茶少许。

【用法】上为细末，蜜丸服。

【主治】单双乳蛾，喉闭口疮。

【备注】本方方名，据剂型当作“夺命丸”。

夺命汤

【方源】（明）朱橚《普济方》卷六十一。

【组成】皂角（去黑皮并子）三寸，甘草二寸。

【用法】同打碎。用水一盏，煎至半盏，去滓，入蜜少许，再煎三五沸，放温服，连进二服。且吃白粥一日。

【主治】喉风。

【宜忌】忌油面、酒、鱼腥、炙煿诸热毒物一百日。

夺命箸头散

【方源】（明）李恒《袖珍方》卷三引《太平圣惠方》。

【组成】真胆矾、草乌各四钱，绿矾六钱，雄黄（一方加白矾）二钱。

【用法】上为细末。一箸头，点上咽喉，急吐涎沫，立应。次以大黄、甘草等分，俱为粗末，每次三服，水一盏半，煎至一盏去滓。化乳香一粒，温服，涤去热毒，恐为再发。

【主治】急喉闭，咽喉肿痛堵塞，气不得通，欲死者。

【备注】方中雄黄用量原缺。

夺魄散

【方源】（宋）郭稽中《产育宝庆集》。

【组成】生姜（取汁）、白面各三两，半夏（汤洗去滑）七个。

【用法】上以生姜汁搜面，裹半夏为七饼子，炙焦熟，为末。每服一钱，热水调下，小便利为效。

【主治】妇人产后虚肿喘促。

【方论选录】①《济阴纲目》：此方甚奇，大概中宫有湿痰留积，致小便不利者宜之，犹服二陈汤能使大便润，而小便长也。②《医略六书》：产后寒痰积饮，留滞中宫而气道闭涩，故小便不利，胸腹肿满焉。半夏醒脾燥湿以化痰，姜汁温胃散寒以涤饮；面灰消溶滞气以和脾胃也。为散饮调，使痰消饮化，则胃调和而气道清利，小便无不畅快，何肿满之有哉。

E

e

阿胶地黄汤

【方源】（宋）王怀隐《太平圣惠方》卷三十七，名见《普济方》卷一九〇。

【组成】生干地黄四两，阿胶（捣碎，炒令黄燥）二两，蒲黄二两。

【用法】上为散。每服三钱，以水一中盏，加竹茹一鸡子大，煎至五分，去滓，食后温服。

【主治】热伤肺脏，唾血不止。

阿胶地黄丸

【方源】（清）冯兆张《冯氏锦囊秘录·杂症大小合参》卷十一。

【组成】熟地膏（用熟地一斤，将八两煮汁，去滓，入八两汁内，煮烂成膏），牡丹皮（焙）三两，山茱萸（去核，酒拌蒸，晒干，炒）四两，白茯苓（人乳拌透，晒干，焙）三两，怀山药（炒黄）四两，泽泻（淡盐水拌炒）二两，麦门冬（去心，炒）四两，真阿胶（切块，蛤粉拌炒成珠）三两。

【用法】上为末，用熟地膏入药，炼蜜为丸。每服四钱，空心白汤或淡盐汤送下。

【主治】金水两脏受伤，咳嗽吐血。

阿胶甘草梨膏汤

【方源】（清）沈麟《温热经解》。

【组成】阿胶三钱，甘草（炙）三钱，梨膏（冲）五钱。

【主治】温疫肺虚咳嗽。

阿胶膏

【方源】（宋）王怀隐《太平圣惠方》卷六。

【组成】阿胶（捣碎，炒令黄燥，捣末）三两，白羊肾（去筋膜，切，细研）三对，杏仁（汤浸，去皮尖双仁，麸炒微黄，研如膏）三两，薯蓣（捣为末）二两，薤白（细切）一握，黄牛酥四两，羊肾脂（煮去滓）四两。

【用法】上药相和，于瓷瓶内贮之，蒸半日，令药成膏。每服一茶匙，以暖酒调下，不拘时候。

【主治】肺气喘急，下焦虚伤。

阿胶黄芩汤

【方源】（清）俞根初《重订通俗伤寒论》。

【组成】陈阿胶、青子芩各三钱，甜杏仁、生桑皮各二钱，生白芍一钱，生甘草八分，鲜车前草、甘蔗梢各五钱。

【用法】先用生糯米一两，开水泡取汁出，代水煎药。

【功用】清润肺燥以坚肠。

【主治】秋燥伤寒，暑从火化，肺燥肠热，上则喉痒干咳，咳甚则痰黏带血，血色鲜红，胸胁串痰；下则腹热如焚，大便水泻如注，肛门热痛，甚或腹痛泻泄，泻必艰涩难行，似痢非痢，肠中切痛，有似硬梗，按之痛甚，舌苔干燥起刺，兼有裂纹。

阿胶煎

【方源】（宋）王怀隐《太平圣惠方》卷四十六。

【组成】阿胶（捣碎，炒令黄燥）二两，薯蓣一两，白茯苓一两，天门冬（去心，焙）一两半，贝母（煨微黄）一两，酥一两，生地黄汁一升，生姜汁一合，白蜜二合，杏仁（汤浸，去皮尖双仁，麸炒微黄，研如膏）一两。

【用法】上药前五味为末，与后五味相和于银器中，以慢火熬令得所，用不津器盛，含半枣大咽津，不拘时候。

【主治】久咳嗽，唾脓血。

阿胶散

方一

【方源】（宋）陈言《三因极一病证方论》卷十二。

【组成】阿胶（麸炒）、马兜铃各一两，五灵脂（研）、桑白皮各半两，甘草（炙）一分。

【用法】上为末。每服一钱，水一盏，煎至六分，食后、夜卧通口服。

【主治】一切咳嗽，虚人老人皆可服。

方二

【方源】（宋）窦材《扁鹊心书·神方》。

【组成】牙香（炒）三两，阿胶（蛤粉炒成珠）一两。

【用法】上为末。每服三钱，姜汤下，一日三次。

【主治】肺虚咳嗽咯血。

方三

【方源】（宋）钱乙《小儿药证直诀》卷下。

【组成】阿胶（麸炒）一两五钱，鼠粘子（炒香）、甘草（炙）各二钱五分，马兜铃（焙）五钱，杏仁（去皮尖，炒）七个，糯米（炒）一两。

【用法】上为末。每服一二钱，水一盏，煎至六分，食后温服。

【功用】养阴清肺，止咳平喘。①《全生指迷方》：补阴平阳。②《普济方》：补肺，温养脾胃。③《医方集解》：补肺清火。

【主治】肺虚热盛，咳嗽气喘，咽喉干燥，咯痰不多或痰中带血，脉浮细数，舌红少苔。①《小儿药证直诀》：小儿肺虚，气粗喘促。②《全生指迷方》：衄血吐血，发作无时，肌肉减少，由气虚弱，或从高坠下，劳伤所致，其脉虚弱。③《普济方》：小儿咳嗽，气急有痰，恶心，肺气虚怯，唇白色闷，气粗喘促，硬气长出气，皆肺虚损故也。④《治痘全书》。痘疮肺虚咳嗽，痰唾稠黏者。⑤《医方集解》。肺虚有火，嗽无津液而气硬者。⑥《幼科折衷》：肺虚有汗。

【方论选录】方中重用阿胶滋阴养血为君，糯米、甘草健脾益气，培土生金为臣；马兜铃、牛蒡子清热降气，利膈化痰为佐；杏仁润肺化痰，上咳平喘为使。诸药合用，共奏养阴清肺，止咳平喘之效。

方四

【方源】（宋）王怀隐《太平圣惠方》卷六。

【组成】阿胶（捣碎，炒令黄燥）一两，熟干地黄三分，白茯苓半两，人参（去芦头）三分，麦门冬（去心，焙）半两，蛤蚧（头尾全，涂酥炙令微黄）一只，侧柏叶（涂酥炙令黄）一两。

【用法】上为细散。每服一钱，以粥饮调下，不拘时候。

【主治】肺痿损败。气喘，咳嗽有血。

方五

【方源】（宋）王怀隐《太平圣惠方》卷十八。

【组成】阿胶（捣碎，炒令黄燥）三分，伏龙肝三分，黄芩三分，葱白（连须）三茎，豉一合，地骨皮三分。

【用法】上锉细。以水一大盏半，煎至一盏，去滓，加生地黄汁二合，搅令匀，分三次温服，不拘时候。

【主治】热病，阳毒伤肺，鼻衄不止。

方六

【方源】（宋）王怀隐《太平圣惠方》卷七十四。

【组成】阿胶（捣碎，炒令黄燥）、麦门冬（去心）、款冬花、贝母（煨微黄）、秦艽（去苗）各一两，甘草（炙微赤，锉）半两。

【用法】上为散。每服三钱，以水一中盏，煎至六分，去滓温服，不拘时候。

【主治】妊娠心胸妨闷，两胁微疼，烦渴咳嗽。

方七

【方源】（宋）王兖《博济方》卷三。

【组成】阿胶（炒过，如无，以黄明胶四两代亦可，炒过用）二两，人参半两，杏仁（去皮尖）二十个，黄蜀葵花一分，甘草半分，款冬花一分。

【用法】上为末。每服二钱，早晨用糯米粥一盂子，入末热服，晚食前再服，用糯米浓饮调下亦可。

【主治】久患咳嗽及劳嗽。

方八

【方源】（宋）吴彦夔《传信适用方》卷一。

【组成】阿胶（炒）一两，紫团参一两，半夏（汤洗七遍，同生姜杵作饼子）一两，鳖甲（刮洗净，醋煮黄）半两，甘草（炙）半两。

【用法】上为细末。每服二钱，水一盏，加生姜二片，煎至七分，通口服。

【功用】定喘，补肺，化痰。

【主治】一切嗽。

【加减】如劳嗽盛，加薤白一寸，同煎熟，先食薤，次呷药。

方九

【方源】（宋）杨士瀛《仁斋直指小儿方论》卷一。

【组成】透明阿胶（炒）二钱半，紫苏二钱。

【用法】上为末。每服一钱，加乌梅肉少许同煎，灌下。

【主治】小儿风热涎潮，喘促，搐掣，窜视。

【方论选录】热出于肺，热则生风，阿胶清肺行小便故也，肺风用之尤妙。

方十

【方源】（宋）杨士瀛《仁斋直指方论》卷二十六。

【组成】人参、茯苓、生干地黄、天门冬（水浸，去心）、北五味子各一分，阿胶（炒酥）、白及各二钱。

【用法】上白及别为末，余药锉散。每服三钱水一大盏，加蜜两大匙，秫米百粒，生姜五片同煎，临熟入白及少许，食后服。

【主治】①《仁斋直指方论》：肺破嗽血、唾血。②《医统大全》：肺燥咳嗽不已。

方十一

【方源】（宋）赵佶《圣济总录》卷六十五。

【组成】阿胶（炙燥）、人参、杏仁（汤浸，去皮尖双仁，炒）、甘草（炙，锉）、黄芪（半炙半生，锉）、紫菀（去苗土）、桔梗（锉，麸炒）、桑根白皮（炙，锉）各一两。

【用法】上为散。每服用猪胰一枚，葱白三寸，细切，渗药二钱匕，入盐花少许，湿纸裹煨熟，细嚼，空心温酒下。

【主治】久咳嗽。

方十二

【方源】（宋）赵佶《圣济总录》卷六十五。

【组成】阿胶（炙燥）一两，桑根白皮（锉，炒）半两，甘草（炙，锉）半两，桔梗（锉碎，炒微焦为度）半两，细辛（去苗叶）一钱。

【用法】上为细散，每服一钱匕，沸汤点服，咳剧则频服。

【主治】肺胃不调，久咳不愈。

方十三

【方源】（宋）赵佶《圣济总录》卷六十六。

【组成】阿胶（炒令燥）、山芋、甘草（炙，锉）、人参、五味子（炒）、麦门冬

（去心，焙）各一两，干姜（炮）半两，杏仁（汤浸，去皮尖双仁，麸炒）、白术（锉）、桂（去粗皮）各三分。

【用法】上为散。每服二钱，粥饮调下，不拘时候。

【主治】肺脏气虚，胸中短气，咳嗽声微，四肢无力。

方十四

【方源】（宋）赵佶《圣济总录》卷六十八。

【组成】阿胶（炒令燥）、白及、白芷、白蔹、黄柏（去粗皮，蜜水浸，炙赤色）各一两。

【用法】上为散。每服三钱匕，空心、食前温米粥饮调下，一日三次。

【主治】男子、妇人咯血吐血。

方十五

【方源】（宋）朱佐《类编朱氏集验医方》卷五。

【组成】阿胶（面炒）、甘草（炙）、桔梗、紫苏子、杏仁各一两，南木香二钱半，白胶香、半夏（制）、五味子各半两，罂粟壳（蜜炙）四两，晋矾（飞过）半两。

【用法】上㕮咀。每服杏仁（煨，去皮尖）七粒嚼烂，临卧煎药咽下。

【主治】痰嗽气满。

方十六

【方源】（元）张璧《云岐子保命集》卷下。

【组成】薯蓣一两，阿胶（炒）一两，人参一两，五味子一两，麦门冬（去心）一两，白术一两，干姜（炮）三钱，桂枝五钱，杏仁（去皮尖）三钱。

【用法】上锉细。每服七钱，水二盏，加乌梅一钱，同煎服。

【主治】伤寒汗下后咳嗽，肺虚声音嘶败者。

方十七

【方源】（明）李梴《医学入门》卷六。

【组成】阿胶七分半，白茯苓、马兜铃、糯米各二分半，杏仁十粒，甘草二分。

【用法】水煎服。

【主治】久嗽肺虚，气促有痰，恶心。

方十八

【方源】（明）王肯堂《证治准绳·伤寒》卷五。

【组成】薯蓣、阿胶（炒）、五味子、麦门冬（去心）、白术各一两，干姜（炮）、桂枝各二钱，杏仁（去皮尖）三钱。

【用法】上锉细。每服七钱，水二盏，加乌梅肉一钱，同煎服。

【主治】伤寒汗下后，咳嗽肺虚，声音嘶败者。

方十九

【方源】（明）佚名《银海精微》卷上。

【组成】阿胶（蛤粉炒）一两，鼠粘子（炒）一两，甘草五钱，糯米一两，马兜铃、款冬花、紫菀各一两。

【用法】上为末。每服六钱，水煎服。

【主治】肺虚受心火之邪所克，金得心火而衰，眵泪黏浓，出而不绝。

阿胶四物汤

【方源】（清）沈金鳌《杂病源流犀烛》卷一。

【组成】阿胶、川芎、当归、白芍、地黄。

【主治】血虚咳嗽。

阿胶汤

方一

【方源】（宋）赵佶《圣济总录》卷二十九。

【组成】阿胶（炙令燥）、川芎（去黑心）各一分，葱白（连须）五寸，豉一百粒，干艾叶（炒）半两。

【用法】上锉细，分作二服，每服用水一盏半，煎至七分，去滓，下生地黄汁一合，搅匀，食后温服。

【主治】阳毒攻肺，伤寒鼻血不止。

方二

【方源】（宋）赵佶《圣济总录》卷六十五。

【组成】阿胶（炒令燥）、桑根白皮（锉，焙）、甘草（炙，锉）各一两，五灵脂、贝母（去心，炒）、知母（锉，焙）各半两。

【用法】上为粗末。每服三钱匕，水一盏，加乌梅一枚、生姜三片，同煎至七分，去滓，通口服。

【主治】咳嗽。

方三

【方源】（宋）赵佶《圣济总录》卷六十五。

【组成】阿胶（炒令燥）、五味子、麻黄（去节）、陈橘皮（汤浸去白，焙）各一两，甘草（炙，锉）、杏仁（汤浸，去皮尖双仁，炒）各半两。

【用法】上为粗末。每服三钱匕，水一盏，加生姜三片，煎至七分，去滓温服，不拘时候。

【主治】冷嗽。

阿胶丸

方一

【方源】（宋）王贶《全生指迷方》卷四。

【组成】天门冬（去心）、桔梗、生干地黄（焙）、阿胶（锉，炒燥）、桑白皮（锉，炒）、麦冬（去心）、柏子仁（炒，研）各半两，甘草（炙）一分。

【用法】上为末，炼蜜为丸，如弹子大。每服一丸，水一盏，煎至七分，食后温服。

【主治】肺痿。

方二

【方源】（宋）杨倓《杨氏家藏方》卷八。

【组成】阿胶（用蚌粉炒令黄色）一分，贝母（中等者，炮）七枚，天南星（重一分，炮令黄）一枚，款冬花一分，紫菀（净洗）一分，知母一分，白矾（熬干）一分。

【用法】上为细末，炼蜜为丸，如绿豆大。每服二十丸，食后煎生姜汤送下。

【主治】肺受风寒，咳嗽不止，痰涎并多，上喘气促，睡卧不安。或肺经客热，咳而面赤，久不已者。

方三

【方源】（宋）张锐《鸡峰普济方》卷十一。

【组成】阿胶、人参、茯苓、百合、贝母、桔梗、五味子、山药各一两，甘草半两，半夏一分。

【用法】上为细末，炼蜜为丸，如弹子大。每服一丸，水一盏，加生姜三片，煎至七分，食前和滓温服。

【功用】平肺气。

方四

【方源】（宋）赵佶《圣济总录》卷六十五。

【组成】阿胶（炒令燥）三分，丹砂（研）半两，硼砂（研）一分，人参三分，甘草（炙，锉）半两，龙脑（研）三钱。

【用法】上为末，炼蜜为丸，如梧桐子大。每服一丸，含化，不拘时候。

【功用】止嗽。

【主治】热嗽。

方五

【方源】（宋）赵佶《圣济总录》卷六十五。

【组成】阿胶（炒令燥）三分，人参、赤茯苓（去黑皮）各半两，天南星（韭汁煮软，切，焙）二钱，丹砂（别研）一两，甘草（炙，锉）半两，龙脑（别研）二钱。

【用法】上为细末，再同研匀，炼蜜为丸，如梧桐子大。小儿每次一丸，大人两丸，食后细嚼，荆芥汤送下。

【功用】去涎利膈，镇心顺肺。

【主治】风热咳嗽。

方六

【方源】（宋）赵佶《圣济总录》卷八十八。

【组成】阿胶（炙令燥）、熟干地黄（焙）、山芋各一两，羚羊角（屑）、柏子仁（研）、茯神（去木）、地骨皮、五味子、百合各半两，丹参、远志（去心）、麦门冬（去心，焙）、人参各三分，蛤蚧（蜜炙）一对。

【用法】上为末，炼蜜为丸，如弹子大。每服一丸，水八分，煎至六分，放温时细呷服，食后、夜卧各一次。

【主治】虚劳咳嗽，发热羸瘦。

方七

【方源】（明）薛己《校注妇人良方》卷五。

【组成】阿胶（炒）、生地黄、卷柏叶、山药（炒）、大蓟根、五味子（杵炒）、鸡苏各一两，柏子仁（炒）、人参、防风、麦门冬（去心）各半两。

【用法】上为末。炼蜜为丸，如弹子大。每服一丸，细嚼，麦门冬煎汤下。

【主治】劳嗽出血咯血，发热晡热，口渴盗汗。

方八

【方源】（明）朱橚《普济方》卷三八七引《全婴方》。

【组成】阿胶（糯米一合炒焦，不用米）一两，甘草（炙）、蛤粉（炒）、汉防己、杏仁（去皮，麸炒）、款冬花、香白芷、马兜铃各半两，干姜一两（一方有干葛，无干姜）。

【用法】上为末，炼蜜为丸，如鸡头子大。每服一丸，水煎服。

【主治】小儿久嗽，肺虚气粗，有痰，恶心不食。

方九

【方源】（朝鲜）金礼蒙《医方类聚》卷一一七引《神巧万全方》。

【组成】阿胶（麸炒）、菊花、白术、紫菀、酸枣仁（炒）、麻黄（去节）、桑白皮各一两，杏仁（去皮，炒，研如膏）二两，甘草（炙）、款冬花各半两。

【用法】上为末，炼蜜为丸，如梧桐子大。每服三十丸，粥饮送下。

【主治】肝咳，睡卧不得。

阿胶饮

【方源】（宋）赵佶《圣济总录》卷六十五。

【组成】阿胶（炙燥）一两，人参二两。

【用法】上为散。每服三钱匕，豉汤一盏，加葱白少许，同煎三沸，放温，遇嗽时呷三五呷，依前温暖，备嗽时再呷之。

【主治】久咳嗽。

阿胶饮子

【方源】（明）朱橚《普济方》卷一五九引《太平圣惠方》。

【组成】人参、白术、当归、干地黄、川芎、芍药、甘草、麦门冬、五味子、桑白皮、茯苓各半两，阿胶一两。

【用法】上捣筛为饮子。每服五钱，以水一盏半，加生姜五片，同煎至七分，去滓温服，不拘时候。

【主治】荣卫俱虚，久嗽不止，发热自汗，气短怔忪，倦怠食少。

鹅梨煎丸

【方源】（宋）赵佶《圣济总录》卷六十四。

【组成】大鹅梨（去皮核，用净布绞取汁）二十枚，皂荚（不蛀者，去黑皮，用浆水二升，揉取浓汁）十挺，生地黄（净洗，研绞取汁）半斤，生薄荷（细研取汁）半斤，蜜半斤（以上五味，同于银石器中慢火熬成膏，入诸药末），木香、人参、白茯苓（去黑皮）、白蒺藜（炒去角）、牛膝（酒浸一宿，切，焙干）、肉苁蓉（酒浸一宿，切，焙干）各一两，羌活（去芦头）、防风（去叉）、白术、青橘皮（去白，焙）、桔梗（锉，炒）、山芋各三分，半夏（汤洗七遍，焙干，炒过）一两，槟榔（煨，锉）二两，甘草（炙，锉）半两。

【用法】上除五味为膏外，余为末，入膏拌和，杵令硬软得所，丸如梧桐子大。每服十五丸，加至二十丸，食后荆芥汤送下，一日二次。

【功用】凉心肺，利胸膈，解热毒，补元益气。

【主治】热痰。

鹅梨汤

【方源】（清）费伯雄《医醇賸义》卷三。

【组成】鹅管石（煅，研）五分，陈麻黄（蜜炙）五分，当归一钱五分，茯苓二钱，蒌仁四钱，苏子一钱五分，桑叶一钱，橘红一钱，半夏一钱，贝母二钱，杏仁三钱。

【用法】梨汁两大匙，姜汁两小匙，同冲服。

【功用】《重订通俗伤寒论》：缓通肺窍，以除积痰。

【主治】①《医醇賸义》：风痰入肺，久经吼咳者。②《重订通俗伤寒论》：痰随火升，上壅胸膈之哮病。

鹅石散

【方源】（明）朱橚《普济方》卷三八七引《全婴方》。

【组成】鹅管石一钱半，井水石三钱，朱砂半钱（一方无朱砂）。

【用法】上为末。每三岁服一字，杏仁汤调下。

【主治】小儿咳嗽，涎盛不通，喉中鸣响。

恶实散

方一

【方源】（宋）寇宗奭《本草衍义》卷十，名见《圣济总录》卷一二三。

【组成】牛蒡子（微炒）、荆芥穗各一两，甘草（炙）半两。

【用法】上为末。每服二钱，食后夜卧汤点服。当缓取效。

【功用】疏风壅涎唾。

【主治】咽膈不利。

方二

【方源】（宋）唐慎微《证类本草》卷九引《经验方》，名见《圣济总录》卷一二三。

【组成】恶实（半生半炒）一合。

【用法】上杵为末。热酒调下一钱匕。立愈。

【主治】风热闭塞咽喉，遍身浮肿。

en

恩袍散

【方源】（明）孙一奎《赤水玄珠》卷九。

【组成】生蒲黄、干荷叶、茅根各等分。

【用法】上为末。每服三钱，浓煎桑白皮汤，食后温服。

【主治】咯血、吐血、唾血及烦躁咳嗽。

er

二白丸

【方源】（明）朱橚《普济方》卷一五八。

【组成】白善粉一两，白矾一两。

【用法】上为细末，生姜汁为丸，如梧桐子大。每服二十丸，临卧姜汤送下。

【主治】暴嗽。

二陈平胃散

【方源】（明）秦昌遇《症因脉治》卷二。

【组成】熟半夏、白茯苓、广皮、甘草、熟苍术、厚朴。

【功用】消积宽中，化痰止咳。

【主治】食积咳嗽，每至五更嗽发，嗽至清晨，吐痰味甜，胸满闷，脉沉滑。痰积泄泻，或泻或止，或多或少，或下白胶如蛋白，腹中漉漉有声，或如雷鸣，或两胁攻刺作痛，或因泄泻，水液偏渗大肠，小便不利，胃有痰饮者，及食滞中宫，内伤呃逆；湿热呕吐，满闷恶心者。

二陈羌芩汤

【方源】（清）秦之桢《伤寒大白》卷一。

【组成】二陈汤加羌活、黄芩。

【主治】内有痰饮热结，外冒风热，以致项背强直，不能回顾，右脉数大者。

二陈汤

方一

【方源】（宋）陈师文《太平惠民和剂局方》卷四。

【组成】半夏（汤洗七次）、橘红各五两，白茯苓三两，甘草（炙）一两半。

【用法】上㕮咀。每服四钱，用水一盏，生姜七片，乌梅一个，同煎六分，去滓热服，不拘时候。

【功用】燥湿化痰，理气和中。①《玉机微义》：去痰和中。②《外科发挥》：和中理气，健脾胃，消痰，进饮食。③《证治汇补》：健脾燥湿，顺气和中化痰，安胃气，降逆气。

【主治】湿痰为患，脾胃不和。胸膈痞闷，呕吐恶心，头痛眩晕，心悸嘈杂，或咳嗽痰多者。①《太平惠民和剂局方》：痰饮为患，或呕吐恶心，或头眩心悸，或中脘不快，或发为寒热，或因食生冷，脾胃不和。②《仁斋直指方论》：气郁痰多眩晕，及酒食所伤眩晕，食疟，诸疟。③《世医得效方》：咳嗽呕痰，痰壅吐食。④《金匮钩玄》：关格有痰，以本方吐之，吐中便有降。⑤《仁术便览》：上中下一身之痰。⑥《景岳全书》：痨痈，中脘停痰。⑦《济阳纲目》：痰多小便不通。

【宜忌】热痰，燥痰，吐血，消渴，阴虚，血虚均忌用。①《医学入门》：酒痰、燥痰不宜。②《济阳纲目》：劳疾吐血诸血证皆不可用，以其能燥血气，干津液也。天道暑热之时亦当禁用。丹溪云，阴虚、血虚、火盛干咳嗽者勿用。③《医林纂要》：阴虚火炎，至有火痰及肺伤干咳烦渴者，自非所宜。④《罗氏会约医镜》：肺经燥痰，肾经虚痰不用。

【备注】本方改为丸剂，名“二陈丸”（见《饲鹤亭集方》）

方二

【方源】（明）龚廷贤《万病回春》卷四。

【组成】陈皮、半夏（姜汁炒）、茯苓、枳壳（麸炒）、牛膝（去芦）、猪苓、木通、山栀、麦门冬（去心）、车前子、黄柏（酒炒）各等分，甘草减半。

【用法】上锉一剂。加灯心一团，水煎，空心服。

【主治】咳喘，痰气闭塞，小便不通。

方三

【方源】（清）怀抱奇《古今医彻》卷一。

【组成】苏子（焙，研）一钱半，半夏、茯苓、陈皮、杜仲（盐水炒）各一钱，甘草（炙）三分，前胡、桔梗各一钱，杏仁（汤泡，去皮尖）一钱。

【用法】加生姜一片，水煎服。

【主治】伤寒夹痰，寒热往来，脉滑而喘逆者。

【加减】如有火，加瓜蒌霜。

方四

【方源】（清）张琰《种痘新书》卷十二。

【组成】陈皮、茯苓、法夏、甘草、桔梗、黄芩（炒）各等分。

【用法】水煎服。感风寒，加生姜为引。

【主治】痰涎咳嗽。

二陈汤加麻黄杏仁汤

【方源】（元）朱震亨《丹溪心法》卷二，名见《脉因证治》卷上。

【组成】二陈汤加麻黄、杏仁、桔梗。

【功用】化痰，开腠理。

【主治】风寒夹痰之咳嗽。

二陈五苓散

【方源】（清）唐宗海《医学见能》卷二。

【组成】半夏二钱，五味子五分，甘草一钱，陈皮二钱，白术二钱，猪苓二钱，泽泻二钱，茯苓三钱，桂尖二钱，细辛五分。

【主治】气喘而促，审系呼出气短者，内有停水饮也。

二陈消核汤

【方源】（明）龚居中《外科百效全书》卷二。

【组成】陈皮、半夏、茯苓、防风、白芷、贝母、天麻、夏枯草、山慈菇、连翘、海藻、枳实、黄芩、桔梗、前胡。

【用法】水煎服。

【主治】痰、气二核，瘰疬初起者。

二陈芎归汤

【方源】（明）李梴《医学入门》卷八。

【组成】半夏、陈皮、赤茯苓、甘草、人参、阿胶、五味子、细辛各五分，白芍、川芎、当归各一钱。

【用法】加生姜，水煎，温服。

【主治】虚劳少血，津液内耗，心火炎肺，咳嗽咯血，及血不荣肌肉，动则毛寒咳嗽。

二地二冬二母二皮二百汤加姜枣方

【方源】（明）庄履严《妇科百辩》。

【组成】生熟地、天麦冬、知贝母、丹皮、骨皮、百合、百部、姜、枣。

【用法】煎服。

【主治】妇人成劳虚热咳嗽。

二地二冬汤

【方源】（清）徐大椿《医略六书》卷十九。

【组成】生地五钱，麦冬（去心）三钱，熟地五钱，天冬（去心）三钱。

【用法】水煎，去滓温服。

【主治】阴虚肺燥，干咳虚烦，脉虚数者。

二丁散

方一

【方源】（明）董宿《奇效良方》卷五十九。

【组成】苦丁香、丁香、粟米、赤小豆各七粒，石膏少许。

【用法】上为细末，以竹筒吹入鼻中。

【主治】鼻中息肉，鼻不闻香臭，或偏头风。

方二

【方源】（明）武之望《济阳纲目》卷一〇四。

【组成】苦丁香、赤小豆、丁香各十四个。

【用法】慢火焙干，为末，入脑子少许，口内先含水，次将小竹管吹药入鼻中，如半盏茶时尽为度。偏头疼时取下。

【主治】①《济阳纲目》：鼻痔。②《古今图书集成·医部全录》：鼻不闻香臭，脑漏流涕。

二冬二母散

【方源】（清）俞根初《重订通俗伤寒论》。

【组成】淡天冬、提麦冬、知母各一钱，川贝母、南北沙参各三钱。

【用法】上药用水煎去滓，加梨汁、竹沥各二瓢，姜汁三滴，和匀服。

【功用】养阴化痰。

【主治】温燥热退而津气两伤，液郁化痰者。

二冬二母汤

【方源】（清）曾鼎《痘疹会通》卷五。

【组成】知母、浙贝母、天冬、麦冬、桑皮、杏仁、前胡、枳壳、竹茹、甘草、荆芥、银花、望月砂。

【用法】水煎服。

【主治】小儿麻疹已退四五日后，咳嗽不止者。

【宜忌】冬月不宜服。

二冬膏

【方源】（明）洪基《摄生秘剖》卷四。

【组成】天门冬（去心）一斤，麦门冬（去心）一斤。

【用法】二冬入砂锅，水煎取汁，再将滓水煎，以无味为度，入蜜，熬成膏。空心白汤下二三匙。

【功用】清心润肺，降火消痰。

【主治】肺胃燥热，咳嗽痰少，痰中带血，咽痛音哑。①《摄生秘剖》：虚损痰咳，烦渴热燥。②《张氏医通》：肺胃燥热，痰涩咳嗽。

二冬苓车汤

【方源】（清）陈士铎《辨证录》卷六。

【组成】麦冬三两，天冬一两，茯苓五钱，车前子三钱。

【用法】水煎服。

【主治】肺消。气喘痰嗽，面红虚浮，口舌腐烂，咽喉肿痛，得水则解，每日饮水约得一斗。

二冬清肺汤

【方源】（清）熊立品《痘麻绀珠》。

【组成】天门冬、麦门冬、知母、贝母、桔梗、甘草、杏霜、牛蒡子、熟石膏、马兜铃。

【用法】糯米一合，同为末，水煎服。

【主治】痘后毒流于肺，肺叶焦枯，咳而气喘，连声不住，胸高肩耸，口鼻出血，面色或青或白或赤。

二冬清肺饮

【方源】（清）朱载扬《麻症集成》卷三。

【组成】麦冬、天冬、杏仁、连翘、甘草、川贝、知母、兜铃、力子、瓜蒌。

【用法】加糯米，水煎服。

【主治】麻毒流连，肺虚气逆火郁，上气咳喘，连声不断，胸高肩耸，摇头摆手，衄血。

二冬汤

方一

【方源】（清）怀抱奇《古今医彻》卷二。

【组成】天门冬（去心）一钱半，麦门冬（去心）一钱，款冬花一钱，紫菀茸一钱，桔梗一钱，甘草三分，广陈皮一钱，川贝母一钱，百合一钱，马兜铃一钱，阿胶一钱。

【用法】水煎服。

【主治】肺火而喘。

方二

【方源】（清）陶承熹《惠直堂经验方》卷二。

【组成】麦冬一两，天冬四钱，茯苓一钱五分，车前子一钱。

【用法】水煎服。

【主治】肺消，气喘痰嗽，面红虚浮，口烂咽肿，饮水过多，饮讫即溺者。

方三

【方源】（清）吴澄《不居集·下集》卷十三。

【组成】天冬、麦冬、生地、熟地、款冬花、桔梗、贝母、紫菀、茯苓、甘草、沙参、瓜蒌仁。

【主治】咳嗽，火盛水亏，痰涎腥秽，将成痈痿。

二矾散

【方源】（明）武之望《济阳纲目》卷一〇六。

【组成】雄黄、郁金各五钱，白矾（生用）二钱半，胆矾五分。

【用法】上为细末。以竹管吹入喉中。

【主治】咽喉乳蛾。

二虎丹

【方源】（明）龚居中《外科百效全书》卷二。

【组成】川郁金一钱，巴豆肉一钱。

【用法】一半生用，一半用猪油熬成炭，俱研为末。吹喉。

【主治】喉风。

二花散

【方源】（宋）赵佶《圣济总录》卷七十。

【组成】酸石榴花一分，黄蜀葵花一钱。

【用法】上为散。每服一钱匕，水一盏，煎至六分，不拘时候温服。

【主治】鼻衄不止。

二黄丹

【方源】（清）孙复初《痦疹选要》。

【组成】雄黄一两，麻黄一两。

【用法】上为细末，饮汤为丸。十岁以上者服一钱，十岁以下的服五分。

【主治】闷痦不出，及痦已见，为风寒所闭，或伤冷不透，喘急闷乱。

二黄膏

【方源】（明）王大纶《婴童类萃》卷中。

【组成】生地黄、熟地黄、天冬、麦冬、大蓟、小蓟、侧柏叶各等分。

【用法】矾水浸一宿，炒，水煎成膏，每服数茶匙。或作煎剂亦妙。

【主治】咳嗽有红。

二黄散

【方源】（明）朱橚《普济方》卷五十七。

【组成】硫黄、黄丹（炒）、白芷各等分。

【用法】上为末。以少许吹鼻中，三五次即愈。

【主治】鼻病，流臭水气，脑冷漏下。

二黄丸

方一

【方源】（宋）严用和《济生方》卷二。

【组成】雌黄一钱，雄黄一两。

【用法】上为极细末，熔黄蜡为丸，如弹子大。每服一丸，于半夜时，熟煮糯米粥，乘热以药投在粥内，搅和服。

【主治】停痰在胸，喘息不通，呼吸欲绝。

方二

【方源】（明）朱橚《普济方》卷二三一。

【组成】青黛三钱，辰砂、雌黄、雄黄、白矾、信石各一钱（并生用）。

【用法】上为末，淡豉一百粒，汤浸去皮，研成膏为丸，如绿豆大。每服三丸至五丸，临卧茶清送下。

【主治】劳嗽。

方三

【方源】（明）朱橚《普济方》卷一六三引《卫生家宝方》。

【组成】雄黄三钱，雌黄三钱，信砒一

钱，马兜铃三钱，杏仁（去皮尖）七粒。

【用法】上为细末，将皂角五挺，不蛀者，捶碎，挼取汁一盏，熬成膏子，和药安乳钵内，烧皂角烟熏过，为丸如萝卜子大。每服三丸，临卧齑水送下。小儿一丸，一夜只一服。

【主治】喘嗽，哮呷气急。

二灰散

方一

【方源】（宋）陈言《三因极一病证方论》卷九。

【组成】红枣（和核烧存性）、百药煎（煅）各等分。

【用法】上为细末。每服二钱，米汤调下。

【主治】肺疽，吐血并妄行。

方二

【方源】（宋）赵佶《圣济总录》卷一二三。

【组成】灯心（烧灰）、炭上白灰、白僵蚕（直者，炒）各等分。

【用法】上锉散。每服一钱匕，生姜、蜜水调下。

【主治】缠喉风及狗咽。

二加龙骨汤

【方源】（唐）王焘《外台秘要》卷十六引《小品方》。

【组成】龙骨、甘草（炙）各二分，牡蛎（熬）三分，白薇三分，附子（炮）三分，芍药四分，大枣（擘）四枚，生姜五分。

【用法】以水四升，煮取一升半，分再服。

【功用】《血证论》：清散上焦，温补下焦。

【主治】虚劳发热自汗，遗精梦交，吐血咳血。①《外台秘要》引《小品方》：虚羸浮热汗出。②《血证论》：肾阳虚，肺阴虚，上热下寒之咳血。

【宜忌】忌海藻、菘菜、生葱、猪肉、冷水。

二加生化汤

【方源】《女科秘要》卷六。

【组成】川芎一钱，当归三钱，炙甘草四分，杏仁十粒，枣仁（炒）一钱，桔梗四分，人参二钱，半夏一钱。

【用法】水煎服。

【主治】产后气短，痰嗽声重，汗出。

【备注】凡产后气血虚脱，汗多，气喘气短，出言懒倦之甚，速服上方外，须用醋炭以防晕。

二沥汤

【方源】（明）王肯堂《证治准绳·伤寒》帙之七。

【组成】竹沥、荆沥、梨汁各三合。

【用法】上搅令匀，以绵滤过，分温四服，空心，日、晚各一服。

【主治】伤寒失音不语。

二门冬饮

【方源】（明）徐春甫《古今医统大全》卷四十二引《古今图书集成·医部全录》。

【组成】天门冬（去心）、麦门冬（去心）各八分，紫菀、远志（去心）各五分，知母八分，地黄、泽泻、贝母各六分，黄柏八分，桔梗八分，牡蛎一钱，桂五分，百部八分。

【用法】水钟半，煎七分，不拘时服。

【主治】①《古今医统大全》：肾虚咳血。②《古今图书集成·医部全录》：肺伤，咯嗽血。

二妙丹

【方源】（宋）朱佐《类编朱氏集验医方》卷五引《取效方》。

【组成】苏合香丸合养正丹。

【用法】生姜汁调苏合香丸。仍用二陈

汤加枳壳、木香煎，调下养正丹五十丸。

【主治】男子、妇人因思虑之极，喘满痰涎作声。

二母二陈汤

【方源】（明）秦昌遇《症因脉治》卷二。

【组成】知母、贝母、半夏、白茯苓、陈皮、甘草。

【功用】清热润燥，降火化痰。

【主治】外感燥痰证。发热唇焦，烦渴引饮，喘咳短息，时作时止，吐咯难出。

二母二冬汤

【方源】（明）秦昌遇《症因脉治》卷二。

【组成】知母、贝母、麦门冬、天门冬。

【功用】清养肺胃，润燥化痰。

【主治】①《症因脉治》：内伤噎膈，燥热咳喘，甚则烦满身肿。②《医略六书》：阴虚热炽，肺金受烁，干咳虚烦，脉濡涩。

【加减】痰多，加青黛、海石；肠枯，暂加当归、芍药；气凝痰滞，暂加半夏、香附，以行本方之滞；肾水竭，加生地、熟地；元气虚，加人参。

【医论选录】《医略六书》：方中天门冬清心润肺以益肾水；麦冬润肺清心以生津液；川贝母凉心解郁，清肺气以化热痰；肥知母滋肾涤热，除虚烦以润肺金。洵为润燥除烦之剂，乃干咳虚烦之专方。

二母膏

【方源】（明）王大纶《婴童类萃》卷中。

【组成】贝母、知母各一两。

【用法】俱用巴豆肉七粒，新瓦上焙黄，去豆不用，为末，姜汤调化下，蜜汤亦可。

【主治】热嗽，兼治痰喘。

二母固本丸

【方源】（明）秦昌遇《症因脉治》卷二。

【组成】川贝母、知母、天门冬、麦门冬、怀生地、怀熟地、人参。

【功用】养阴壮水，润肺生津。

【主治】内伤燥痰，咳嗽喘逆，痰火上升，时咳时止，痰不能出，连咳不已，面赤气升。

二母加巴霜散

【方源】（清）汪昂《医方集解》卷五。

【组成】古方二母各一两，加巴霜十粒，姜三片。

【用法】临卧白汤嚼服。

【主治】咳嗽痰喘，必利下寒痰。

【方论选录】此手太阴药也。火旺铄金，肺虚劳热，能受温补者易治，不能受温补者难治。故又设此法以滋阴，用贝母化痰泻肺火，知母滋肾清肺金，取其苦能泄热，寒能胜热，润能去燥也。

二母宁嗽汤

方一

【方源】（明）龚信《古今医鉴》卷四。

【组成】知母（去毛）一钱半，贝母（去心）一钱半，黄芩一钱二分，山栀仁一钱二分，石膏二钱，桑白皮一钱，茯苓一钱，瓜蒌仁一钱，陈皮一钱，枳实七分，五味子十粒，生甘草三分。

【用法】上锉一剂。加生姜三片，水煎，临卧时细细逐口服。

【主治】因伤酒食，胃火上炎，冲逼肺金，以致咳嗽吐痰，经旬不愈者。

方二

【方源】（清）沈金鳌《杂病源流犀烛》卷一。

【组成】石膏二钱，知母、贝母各一钱半，山栀、黄芩各一钱二分，瓜蒌仁、赤苓、桑皮、陈皮各一钱，枳实七分，甘草二分，五味子十粒，姜二片。

【用法】瓜蒌瓤、竹沥和丸，姜汤下。

【主治】食嗽。

二母宁嗽丸

【方源】（清）太医院《医方配本·痰喘咳嗽门》。

【组成】贝母一两，知母一两，橘红一两，苏子一两，麦冬一两，枳壳一两，桔梗一两，元参一两，薄荷一两，厚朴一两，栀子一两，生地一两，甘草一两，蜜丸重三钱。

【用法】每服一丸，细嚼，用白滚水送下，梨汤亦可。

【功用】清肺定喘，宁嗽化痰，宽中顺气，降火滋阴。

【主治】久嗽痰喘，肺痿肺痈，痰中见血，咽喉声哑，鼻孔生疮，骨蒸潮热，劳伤肺肾。春秋举发，痰喘咳嗽等证，并皆治之。

二母清顺丸

【方源】（清）太医院《太医院秘藏膏丹丸散方剂》卷四。

【组成】知母（生）五钱，贝母（去心，生）五钱，天冬（去心）四钱，麦冬（生）四钱，人参二钱，当归（酒洗）三钱，陈皮（去白）五钱，白茯苓五钱，半夏（制）五钱，枯芩（酒炒）五钱，桔梗五钱，山栀仁（炒）五钱，甘草（生）二钱，天花粉五钱。

【用法】共为细末，神曲打糊为丸，如梧桐子大，每服一钱五分或二钱，食远，用清茶送下。

【主治】肺虚喘促，痰滞咳嗽，口舌咽干，面白清涕，饮食不思等症。

二母清顺汤

【方源】（明）龚廷贤《寿世保元》卷三。

【组成】天门冬（去心）一钱，麦门冬（去心）一钱，知母（姜汤浸）二钱，贝母（甘草汤洗）二钱，人参五分，当归身一钱，枯芩一钱，元参一钱，山栀子（炒）一钱，天花粉一钱，桔梗一钱，薄荷七分，生甘草三分。

【用法】上锉。水煎服。

【主治】上气喘逆，咽喉不利，痰滞咳嗽，口舌干渴。

二母散

方一

【方源】（明）李恒《袖珍方》卷四引《太平圣惠方》。

【组成】知母、贝母、白茯苓、人参各五分，桃仁、杏仁（并生用，去皮尖）各一分。

【用法】上㕮咀。每服八钱，水一盏半，煎至八分，去滓，食后温服。

【主治】产后恶露上攻，留入于肺经，咳嗽，如伤风痰嗽，用寻常伤风药不效者。

方二

【方源】（明）王肯堂《证治准绳·类方》卷二引《太平惠民和剂局方》。

【组成】知母、贝母各等分。

【用法】上为细末。临睡时白汤调，温服。

【主治】咳嗽，痰壅喘急。①《证治准绳·类方》引《太平惠民和剂局方》：咳嗽。②《急救仙方》：喘急倒头不得，痰涎壅盛。③《医林纂要探源》：肺痨有热。

【加减】如喘急，加苦葶苈末；如久嗽不止，加马兜铃末；如无，以粟壳代，去筋膜不制。

【方论选录】《成方切用》：用贝母化痰泻肺火，知母滋肾清肺金，取其苦寒胜热，润能去燥也。

方三

【方源】（明）张介宾《景岳全书》卷五十七。

【组成】贝母（去心，童便洗）、知母各等分，干生姜一片。

【用法】水煎服；或为末，每服五分或一钱，沸汤下。

【主治】肺热咳嗽，及疹后嗽甚者。

二母石膏汤

【方源】（明）秦昌遇《症因脉治》卷二。

【组成】知母、川贝母、石膏。

【功用】清热润燥，降火化痰。

【主治】外感燥痰证。发热唇焦，烦渴引饮，喘咳短息，时作时止，吐咯难出。

二母汤

方一

【方源】（宋）陈沂（素庵）《陈素庵妇科补解》卷五。

【组成】知母、贝母、人参、杏仁、桔梗、甘草、前胡、五味、荆芥、归须、生地、陈皮、蒲黄、桃仁、葱白、枇杷叶。

【功用】补养心血，兼祛外邪。

【主治】产后咳嗽，因血虚而气独盛，必生内热，热入肺，兼感风冷外邪致咳嗽者。

方二

【方源】（明）秦昌遇《症因脉治》卷一。

【组成】贝母、知母。

【用法】水煎服

【主治】房劳不慎，水中之火刑金，两腋下作痛，或咳嗽气逆。

方三

【方源】（明）朱橚《普济方》卷一五九。

【组成】茯苓半两，麻黄（去节）二钱，知母（蛤粉炒）半两，贝母（焙）半两，马兜铃半两，桑白皮（蜜炙）半两，汉防己（生）一两，阿胶（炒）一两，甘草（蜜炙）半两，五味子一两，人参半两，紫苏二钱，罂粟壳（蜜炙）半两，紫菀半两。

【用法】上为粗末。每服三钱，水一盏，白糖一块，煎至七分，去滓服，不拘时候。

【主治】远年近日寒热嗽喘上满，有痰吐红。

方四

【方源】（清）刘鸿恩《医门八法》卷二。

【组成】知母、川贝母（去心，研）、苏子（炒，研）、白芥子（炒，研）、杏仁泥各二钱。

【用法】水煎，冰糖为引服。

【主治】咳嗽。

方五

【方源】（清）翁藻《医钞类编》卷十三。

【组成】知母、贝母（去心）、杏仁（去皮尖）、甜葶苈（炒）、瓜蒌仁（去油）、秦艽、桑白皮、黄芩、橘红各一钱，甘草（炙）五分。

【用法】水煎服。

【主治】肺劳实热，喘嗽烦热，面目浮肿。

方六

【方源】（朝鲜）金礼蒙《医方类聚》卷一五〇引《济生方》。

【组成】知母、贝母（去心膜）、杏仁（去皮尖，炒）、甜葶苈（略炒）各半两，半夏（汤洗七次）、秦艽（去芦）、橘红各一两，甘草（炙）半两。

【用法】上㕮咀。每服四钱，水一盏半，加生姜五片，煎至八分，去滓温服，不拘时候。

【主治】肺劳实热，面目若肿，咳嗽喘急，烦热颊赤，骨节多痛，乍寒乍热。

二母丸

方一

【方源】（明）龚廷贤《寿世保元》卷三。

【组成】知母（去皮毛）二两，贝母（去心）二两，百药煎一两。

【用法】上为细末，将乌梅肉蒸熟捣烂为丸，如梧桐子大。每服三十丸，临卧或食后连皮姜汤送下。

【主治】哮喘。

方二

【方源】（明）吴球《活人心统》卷一。

【组成】知母、贝母各一两，细辛五分，杏仁（去皮）七分，紫菀、款冬花各三分，麻黄四分。

【用法】上为末，以猪肺一个煮烂，捣膏为丸，如梧桐子大。每服五十丸，桑白皮煎汤送下。

【主治】喘嗽久不愈。

方三

【方源】（明）朱栋隆《国医宗旨》卷二。

【组成】知母（酒炒）、贝母各等分。

【用法】上为细末，炼蜜为丸，白汤送下。

【主治】久嗽不愈。

二茸丸

【方源】（元）朱震亨《丹溪摘玄》卷五。

【组成】红花、杏仁（去皮）、枇杷叶（去毛、姜汁炙）、紫菀茸、鹿茸炙、桑白皮、木通各一钱，大黄一两。

【用法】上末，用蜜丸，噙化。一方无鹿茸、红花，有款冬花名。

【主治】咳血、吐血。

二砂丸

【方源】（宋）赵佶《圣济总录》卷一二二。

【组成】沙参、丹砂（研）、硇砂（研）、人参、玄参、丹参等分。

【用法】上为末，炼蜜为丸，如鸡头子大。食后、临卧含一丸化之。

【主治】喉痹，咽塞热痛。

二生散

【方源】（清）顾世澄《疡医大全》卷十七。

【组成】生明矾、生雄黄各等分。

【用法】上为极细末。喉闭吹入，吐出毒水，日三次，疮毒醋调，或凉水调服。

【主治】喉闭，并吹乳、痈肿、恶疮。

二圣散

方一

【方源】（明）朱橚《普济方》卷一五七引《宣明论》。

【组成】汉防己（有花纹者）一两，马兜铃（去子）一两。

【用法】上为末。每服二大钱，水一盏，生猪肉半斤，煎至六分，去滓肉，温呷药清汁，临卧服。

【主治】一切嗽喘。

方二

【方源】（朝鲜）金礼蒙《医方类聚》卷七十四引《济生方》。

【组成】鸭嘴胆矾二钱，白僵蚕（去丝嘴）半两。

【用法】上为细末。每服少许，吹入喉中。

【主治】缠喉风，急喉痹，牙关紧急，痰涎壅塞者。

二圣饮

【方源】（宋）杨士瀛《仁斋直指方论》卷七。

【组成】南星、半夏（切片）各二两。

【用法】上用生姜一斤，捣取自然汁浸药，瓷器盛之，顿在锅内，隔汤熬炖，令姜汁尽，焙干为末。每挑二钱，生姜、甘草少许，煎汤调下。或用糕糊小丸，姜汤下三十丸。入煅白矾少许同丸，亦得。

【主治】风痰。

二味苏参饮

【方源】（明）薛己《正体类要》卷下。

【组成】人参一两，苏木二两。

【用法】水煎服。

【主治】出血过多，瘀血入肺，面黑喘促。

二物散

【方源】（唐）王焘《外台秘要》卷十引《范汪方》。

【组成】麻黄（去节）一斤，杏仁一百枚。

【用法】上各为散。上气发时，服方寸匕，可至三方寸匕，以气下为候，不必常服。

【主治】上气兼咳。

二物汤

【方源】（宋）杨士瀛《仁斋直指方论》卷八。

【组成】薄桂三钱，石菖蒲一钱。

【用法】上㕮咀。新水煎，细呷。

【主治】风寒邪气，留滞失音。

二仙丹

方一

【方源】（明）孙文胤《丹台玉案》卷四。

【组成】沉香一两，莱菔子（淘净，蒸熟，晒干）五两。

【用法】上为细末，生姜汁为细丸。每服八分，白滚汤送下。

【主治】一切哮症。

方二

【方源】（明）武之望《济阳纲目》卷二十四。

【组成】吴茱萸、白茯苓各等分。

【用法】上为末，炼蜜为丸，如梧桐子大。每服三十丸，熟水，温酒任下。

【主治】痰饮上气，不思饮食，小便不利，头目昏眩。

方三

【方源】（清）何英《文堂集验方》卷一。

【组成】姜半夏一两，贝母（初时用象贝，久嗽用川贝）一两。

【用法】上为末，姜汁为丸。每服一二钱，小儿减半，频服即效。

【主治】顿嗽，咳嗽接连四五十声者。

二贤散

【方源】（宋）王璆《是斋百一选方》卷五，名见《医学纲目》卷二十五。

【组成】橘皮（去白取红）一斤，甘草、盐各四两。

【用法】水五碗，慢火煮，焙干，捣为细末。点服。

【功用】《万病回春》：清肺，消痰，定嗽，解酒毒。

【主治】痰饮内停，食后胸满，翻胃，噎膈，肝气痛。①《是斋百一选方》：痰。②《医方集解》：膈中痰饮。③《回生集》：脾家冷积，每食已辄胸满不下，百药不效者，兼治一切痰气。

【宜忌】《医方集解》：虚弱人慎用。

【备注】本方改为丸剂，名“润下丸”（见《医方集解》）。

二贤汤

【方源】（宋）王璆《是斋百一选方》卷五。

【组成】橘红四两，炙甘草一两。

【用法】上为末。汤点服。

【主治】痰。

二香散

【方源】（民国）唐世泰《人己良方》。

【组成】青皮、陈皮各一钱，木香六分，诃子五分，丁香十粒，沉香七分，甘草

(炙) 四分。

【用法】上为末。量儿大小，以滚汤调服二三分；或用药煎汤亦可。

【主治】小儿咳嗽痰喘，日夜不宁，喉中痰响，不能唾出，或将出而复吞下，手足冷而喘息不安，或身微热而足冷；或病后体虚，寒痰上涌，或喘咳吐泻兼作，或心腹疼痛。

二香丸

【方源】(宋) 杨士瀛《仁斋直指方论》卷十五。

【组成】南木香、丁香、青皮(浸，去白，晒)、橘红、草果仁、肉豆蔻(生)、白豆蔻(仁)、五灵脂(香润者，别研)、各半两，蓬术(炮，乘热碎碾)、缩砂仁各七钱半。

【用法】上为细末，用川巴豆肉半两，研如泥，渐入药末，研和，白面稀糊丸，如麻子大，候干。每服三丸，加至五七丸止，姜汤送下；壅嗽，紫苏、生姜煎汤送下。

【主治】积滞气秘，心腹刺痛，中满壅嗽。

二术丸

方一

【方源】(元) 朱震亨《丹溪心法》卷二，名见《古今医统大全》卷四十三。

【组成】苍术三钱，白术六钱，香附一钱半，白芍(酒浸，炒) 二钱半。

【用法】上为末。蒸饼为丸服。

【主治】湿痰。

方二

【方源】(明) 芮经，纪梦德《杏苑生春》卷五。

【组成】白术四两，苍术三两，香附三两，贝母二两，半夏二两，黄芩二两，杏仁(另研泥) 二两。

【用法】上为细末，以姜汁打糊为丸，如绿豆大。每服三五十丸，食后米清送下。

【功用】开郁燥湿，清热豁痰定喘。

【主治】身重痰嗽，脉缓滑或急者。

二子养亲汤

【方源】(明) 万全《万氏家传点点经》卷三。

【组成】苏子、芥子、当归、腹皮、覆花、黄芩、陈皮、枳壳、甘草。

【用法】生姜、葱为引。

【主治】酒症寒热火痰致喘。

二紫汤

【方源】(清) 陈士铎《辨证录》卷九。

【组成】紫苏叶、紫菀各一钱，桔梗二钱，甘草、枳壳、黄芩各一钱，天花粉三钱。

【用法】水煎服。

【主治】偶感风邪，鼻塞咳嗽，吐痰黄浊。

F

fa

发灰散

方一

【方源】(清) 吴谦《医宗金鉴》卷五十五。

【组成】头发(取壮实人者)。

【用法】将头发放在阴阳瓦上煅成灰，放在地上，去火性，为细末。吹入鼻中。

【主治】衄血。

方二

【方源】(清) 尤怡《金匮翼》卷二。

【组成】发灰一钱，人中白(炙，研) 五分，麝香(研) 一分。

【用法】取少许吹鼻中。

【主治】鼻衄。

发声散

方一

【方源】（元）许国桢《御药院方》卷九。

【组成】升麻、桔梗、川芎、桑白皮各一两，甘草、羌活、马兜铃各半两。

【用法】上为细末。每服一钱，水一盏，入竹茹、薄荷同煎至六分，去滓，食后温服。

【主治】语声不出，胸满短气，涎嗽喘闷，咽喉噎塞。

方二

【方源】（元）许国桢《御药院方》卷九。

【组成】瓜蒌皮（细锉，慢火炒赤黄）、白僵蚕（去头，微炒黄）、甘草（锉，炒黄色）各等分。

【用法】上为极细末。每服一二钱，用温酒调下，或浓生姜汤调服。更用半钱绵裹，含化咽津亦得。不拘时候，每日两三次。

【主治】咽喉语声不出。

方三

【方源】（明）孙一奎《赤水玄珠》卷三引《三因极一病证方论》。

【组成】瓜蒌一枚，白僵蚕（微炒）五分，桔梗七钱半，甘草（炒）三钱。

【用法】上为细末。少许干掺。

【主治】咽痛烦闷，咽物即痛，不宜寒凉药过泄之者。

【加减】咽喉肿痛，左右有红，或只一边红紫，长大，水米难下，用此一钱，朴硝一钱，和匀掺喉中，咽津；如喉中生赤肿，或有小白头疮，用前散一钱匕，白矾（细研）五分，干掺。

发声汤

【方源】（清）陈士铎《辨证录》卷十。

【组成】枇杷叶五片，贝母二钱，茯苓五钱，百部一钱，苏叶一钱，麦冬三钱，甘草一钱，玄参五钱，桑白皮三钱。

【用法】水煎服。

【主治】口渴之极，快饮凉水，肺气闭实，突然瘖哑，不能出声。

法制白半夏

【方源】（元）许国桢《御药院方》卷五。

【组成】上好半夏。

【用法】汤洗一遍，去脐，轻焙干再洗，如此七遍，用浓米泔浸一日夜，取出控干，每半夏一两，用白矾（研细）一两半，温水化，浸半夏，上留水两指许，频搅，冬月于暖处顿放，浸五日夜取出，轻焙干；用铅白霜一钱温水化，又浸一日夜，通七日尽取出，再用浆水于慢火内煮，勿令滚，候浆水极热取出，放干，于银石或瓷器内收贮。每服一两粒，食后细嚼，温生姜汤送下。

【功用】①《御药院方》：消饮化痰。②《医门法律》：壮脾顺气。

【主治】①《御药院方》：触冒感寒咳嗽。②《医门法律》：痰饮。

法制半夏

方一

【方源】（元）许国桢《御药院方》卷五。

【组成】半夏（汤洗七次，去其涎水）一两。

【用法】用生姜一两取自然汁，银石器内用文武火同熬，汁尽为度。每服嚼一粒，食后生姜汤下；含化亦得。

【主治】咳嗽。

方二

【方源】（清）太医院《医方配本·痰喘咳嗽门》。

【组成】大半夏十斤，石灰、生姜炮炙，薄荷四两，陈皮五钱，丁香五钱，砂仁五钱，豆蔻五钱，沉香一钱，甘草四两。

【用法】每服五七粒，滚水送下。

【主治】顽痰结痰稠黏，胸膈之间迷闷不化，噎塞不通，气逆发呕，咳嗽喘急，痰在咽喉，吐之不出，咽之不下，一切风痰卒中昏迷，并皆治之。

方三

【方源】（宋）崔嘉彦《医灯续焰》卷五。

【组成】半夏（拣大者）五斤，明矾（捣碎）一斤四两，生姜（捣碎）一斤四两。

【用法】上用泉水共浸七日，擦去半夏皮，加朴硝二斤八两，换水浸七日；加猪牙皂角（切片）一斤四两，浸七日；此后用泉水，每日一换，至四十九日，捞起晒干，为末。每用二钱，煎萝卜汤调下。小儿量减之。

【主治】一切痰嗽，或呕吐冷饮酸水，风痰，痰癖，胸膈痞闷，喘促。

法制贝母

【方源】（清）太医院《医方配本·痰喘咳嗽门》。

【组成】川贝母一斤，甘草四两、薄荷四两。

【用法】用甘草、薄荷煎水，同泡十五天，取出川贝，晒干为度。每服数粒。梨汤送下。

【功用】清肺金，滋坎水，止喘嗽，化痰涎，润咽喉，生津液，解烦渴，快胸膈。

法制化痰丸

【方源】（明）万表《万氏家抄济世良方》卷二。

【组成】南星、半夏各一两（用猪牙皂角、白矾、生姜各五钱，水三碗，同浸一宿，秋冬二宿，煮熟，去皂角、生姜，只用星、半二味，晒干听用），瓜蒌仁（去壳）、白术、黄连（姜汁炒）、香附（童便浸，炒）、陈皮（去白）、山楂、萝卜子、白茯苓（去皮）、紫苏子、片芩（酒炒）、枳实（炒）各五钱。

【用法】上为末，加竹沥一钟，姜汁一盏，入神曲末一两五钱为丸，如绿豆大。每服六七十丸，淡姜汤或白滚汤送下，食远服。

【主治】男妇虚火咳嗽，哮喘吐痰，胸膈饱胀，嗳气，一切痰症。

法制清金丹

【方源】（明）高濂《遵生八笺》卷十八。

【组成】广陈皮（拣红者，净米泔水洗，略去白，锉大片晒干一斤，先用枳壳四两，去瓤净，用水六碗，浸一宿，煎浓汁二碗，拌橘皮，浸透一夜，次日蒸透晒干；二次，用甘草三两，去皮照前煎汤，浸蒸晒干；三次，用款冬花，去芦梗净，四两，用水照前煎浸蒸晒；四次，用桔梗，去芦净，四两，用水照上浸一夜，浓汁煎二碗，去滓，加白硼砂、玄明粉、青盐各四钱，入汁化开，照前拌酒，浸一夜，蒸透晒干；五次，用竹沥浸拌，照前蒸晒；六次，用梨汁浸拌，照前蒸晒；七次，用姜汁、萝卜汁浸拌，照前蒸晒），沉香三钱，檀香三钱，山楂米一两，百药煎一钱，细茶一两，乌梅肉一两，白硼砂五钱，五味五钱，人参一两，天花粉一两，薄荷叶一两，半夏（姜汁炒）一两。

【用法】上为细末，加白糖霜十两，炼熟蜜十两，和匀，入臼捣千杵，印成饼。临卧，或有痰火涎嗽时含咽。

【功用】生津止渴，消食顺气，调中降火，清气化痰，止嗽。

【主治】痰火咳嗽。

法制杏仁

方一

【方源】（明）高濂《遵生八笺》卷十三。

【组成】板杏（滚灰水焯过，晒干，麸炒熟，炼蜜拌杏仁匀，用下药末拌）一斤，茴香（炒）、人参、缩砂仁各二钱，粉草三钱，陈皮三钱，白豆蔻、木香各三钱。

【用法】上为细末，拌杏仁令匀。每用七枚，食后服之。

【主治】肺气咳嗽，止气喘促，腹脾不通，心腹烦闷。

方二

【方源】（清）蒋廷锡《古今图书集成·医部全录》卷二四六引刘完素方。

【组成】杏仁（去皮尖）半斤。

【用法】童便浸，一日一换，夏一日三换，浸半月，控洗焙干，研极细末。每服一枣大，薄荷汤点蜜，食后调服，数剂全愈。

【主治】一切气嗽。

方三

【方源】（清）太医院《医方配本·痰喘咳嗽门》。

【组成】陈皮一两，菊花六钱，防风六钱，甘草六钱，乌梅六钱，桔梗六两，硼砂六钱，元参二两，薄荷一两，甘松一两，诃子一两，百药煎一两。

【用法】每服二钱，白滚水送下。

【主治】凡气逆上行，肺金不清，痰涎壅盛，喘促咳嗽，胸膈痞闷，呕哕恶心，痰在咽喉，不思饮食，一切痰饮，并皆治之。

法制竹沥丸

【方源】（明）徐春甫《古今医统大全》卷四十三引海上道人方。

【组成】陈皮（去白）、白术（炒）、白茯苓各三两，炙甘草、半夏曲、贝母、枳壳、神曲（炒）、桔梗、黄芩各三两，玄明粉一两，香附子（制）一两。

【用法】上为粗末，用大瓷盆以竹沥一碗，入姜汁，酒半盏和匀拌诸药，日中晒干，仍依法入竹沥、姜汁拌晒七次为度，磨罗为细末，酒水为丸，如绿豆大。每服八十丸，食后或卧时白汤送下。三日便见效验，久病者七日效，疲者一月痊愈。

【功用】清热降火，化痰利膈，止嗽，止呕吐，进食开胃。

【主治】劳嗽。

fan

矾硫散

【方源】（清）董西园《医级宝鉴》卷八。

【组成】白矾、硫黄、乳香各等分。

【用法】上为末。用茄汁调敷。如无茄时，以荔枝壳煎汁代之，或用绵裹末擦之亦可。

【主治】肺风，酒渣鼻。

矾蜜汤

【方源】（明）孙志宏《简明医彀》卷四。

【组成】白矾一钱，蜜小半杯。

【用法】水一碗，煮十沸，入蜜温服。未吐，再饮熟水即吐。

【主治】痰饮。

矾石藜芦散

【方源】（唐）孙思邈《备急千金要方》卷六。

【组成】矾石六铢，藜芦六铢，瓜蒂二七枚，附子十一铢。

【用法】上药各为末，合和。

【主治】齆鼻。鼻中息肉不得息。

矾石丸

【方源】（宋）赵佶《圣济总录》卷六十四。

【组成】白矾（枯，研）、川芎、干姜（炮）、半夏（锉碎，生姜汁浸透，同炒）各一两。

【用法】上为细末，煮枣肉为丸，如梧桐子大。每服十五丸或二十丸，生姜汤送下，不拘时候。

【主治】热痰壅滞。

返魂浆

【方源】（明）龚居中《外科百效全书》卷二引龚应颐方。

【组成】土牛膝（红肿节者佳）。

【用法】上洗净捣烂，入浓糯米泔三茶匙，同取出汁来，再将茶子仁捣烂，入妇人乳二茶匙，同取出汁来调和。右喉风灌左鼻，左喉风灌右鼻，双蛾风两鼻俱灌，三五次毕竟，吐痰而愈。或单用土牛膝与奶乳同汁，灌鼻亦妙。

【主治】喉风不拘，双单蛾风，及诸证临危者。

【宜忌】切忌热毒物。

返魂散

【方源】（明）朱橚《普济方》卷六十三。

【组成】硝石、牵牛各一两，半夏三分，僵蚕（去头丝）、天南星各一两。

【用法】上为细末。以旧笔管盛一钱，吹在痛处，停候片刻，吐出涎后，喘息已通，即便停药。若气未通，肿处未消未破，更进吹一钱半，待气通即住，若未通，加药吹之，以气通为度。若喉中喘息已通，更服下方。麻黄、荆芥穗、羌活、牡丹皮（去心）、射干、僵蚕（去丝）、连翘、硝石各一分，大黄、牵牛各半两，半夏三铢，上为细末，用白面大小相滚，熟水为丸，如梧桐子大。每服五十丸，食后煎葱汤送下。若作散，每服三钱，水一盏三分，煎一二沸，食后合滓服。若服时吐逆，即浓煎去滓，服一二盏，以通取转为度。

【主治】喉咙肿痛，饮食不下，喘息不通，头项俱肿，命欲临死者。

【宜忌】量病势大小，使药轻吹，吹重则人闷绝。

返魂汤

【方源】（清）陈复正《幼幼集成》卷二。

【组成】净麻黄（去节）二钱，光杏仁（去皮）七个，炙甘草二钱。

【用法】加葱白三寸，水一盏，煎至半盏，分数次服。

【功用】开通肺窍。

【主治】因毒气闭塞肺窍，中恶卒死。

fang

防风百解散

【方源】（明）朱橚《普济方》卷一四九。

【组成】麻黄（去根节）三两，甘草（锉，炒）二两，防风二两，苍术（为末，炒黄）半斤。

【用法】上为细末。每服三钱，水一钟半，葱白三寸，同煎至七分，去滓温服，不拘时候。进二三服，微汗周而已。

【主治】伤寒风头痛，项强，身体疼痛，肌热恶寒，咳嗽喘促。

防风桔梗汤

方一

【方源】（明）徐谦《仁端录》卷九。

【组成】牛蒡、防风、荆芥、麦冬、花粉、桔梗、茯苓、白芍、天冬、黄芩、玄参、柴胡、百合、山豆根。

【用法】水煎服。

【主治】咳嗽，痘后肺痈，咽哑口渴，吐痰。

方二

【方源】（明）徐谦《仁端录》卷十一。

【组成】桔梗、防风、甘草、人参、腹皮、苏子、杏仁、麦冬、诃子。

【用法】上为末。姜汁调下。

【主治】痘疹咳嗽声哑者。

【加减】肺虚，加五味子。

方三

【方源】（明）秦昌遇《症因脉治》卷二。

【组成】防风、半夏、枳壳、陈皮、桔梗。

【功用】散风解表。

【主治】肺风痰喘，脉象浮缓，风气胜者。

【加减】不应，加桑白皮、地骨皮。

防风解毒汤

【方源】（明）谈志远《痘疹全书》卷下。

【组成】防风、薄荷、荆芥、石膏、知母、桔梗、甘草、牛蒡、连翘、木通、枳壳、淡竹叶。

【用法】诸药各等分，水煎服。

【功用】辛凉透发。

【主治】①《痘疹全书》：温暖时出疹②《麻科活人全书》：麻疹初起，发热咳嗽，或乍冷乍热，已现麻路，或初潮未明是否麻证。

【加减】《赤小玄珠》有灯心。

【方论选录】《古方选注》：防风、荆芥、薄荷、牛蒡以辛散之；石膏、知母、连翘、淡竹叶辛寒以清之；木通通气，枳壳疏表，桔梗、甘草载引诸药以达肺经。仲淳曰：痧疹不宜依证施治，惟当治肺，使痧疹发出，毒解则了无余蕴矣。

防风荆芥杏仁半夏瓜蒌甘草汤

【方源】（清）刘世祯《医理探源》卷六。

【组成】防风三钱，荆芥二钱，杏仁（去皮尖）三钱，半夏二钱，瓜蒌三钱，甘草一钱。

【主治】风邪入肺，脉当浮缓，按之空虚，咳嗽喘满，恶风，或皮生疹子而痒痛。

防风立效散

【方源】（宋）朱佐《类编朱氏集验医方》卷九。

【组成】柴胡、升麻、牛蒡子（炒）、全蝎、石膏（生用）、干葛、赤芍药、甘草各一两，北防风、郁金、薄荷叶、半夏（泡）、赤茯苓、北细辛、川芎、羌活各半两，桔梗、荆芥各二两。

【用法】上为粗末。每服四大钱，水一盏半，葱头一个，煎至一盏，食后卧时温服，滓合煎服。候发散后，又相间服《太平惠民和剂局方》解毒雄黄丸。

【主治】咽喉病。

【宜忌】忌酒、毒物。

防风散

方一

【方源】（宋）王怀隐《太平圣惠方》卷六。

【组成】防风（去芦头）三分，人参（去芦头）三分，赤茯苓三分，贝母（煨令微黄）三分，前胡（去芦头）三分，半夏（汤浸七遍去滑）三分，川芎三分，木香二分，天麻三分，羌活三分，桂心三分，甘菊花三分，细辛三分，附子（炮裂，去皮脐）三分，麻黄（去根节）二分，藁本三分，桑根白皮（锉）三分，杏仁（汤浸，去皮尖双仁，麸炒微黄）三分。

【用法】上为散。每服三钱，以水一中盏，加生姜半分，薄荷二七叶，煎至六分，去滓温服，不拘时候。

【主治】肺脏中风，气攻背痛项强，皮毛焦枯，头疼鼻塞，四肢不利，遍身瘙痒。

【宜忌】忌热面、鸡、猪、鱼等。

方二

【方源】（宋）王怀隐《太平圣惠方》卷四十。

【组成】防风（去芦头）一两，石膏（细研，水飞过）二两，小荆子一两，栀子仁一两，茅苊一两，枸杞子（微炒）一两，白蒺藜（微炒，去刺）一两，甘草（炙微赤，锉）半两。

【用法】上为细散。每服二钱，食后以温水调下。

【主治】肺脏风毒，及过饮生酒皶。

方三

【方源】（宋）魏岘《魏氏家藏方》卷一。

【组成】厚朴（去皮，姜汁制）、陈皮（去白）、甘草（炙）、藁本各二两，独活、防风（去芦）、桔梗（微炒）各三两，苍术（于木臼内略杵去皮，却入布袋内打，净称）二两。

【用法】上为细末。每服三钱，加生姜三片，大枣二个，水一大盏，煎七分，温服；沸汤点亦得。

【主治】伤寒时气，头痛壮热，恶风，百节痠疼，肩背拘急，面赤虚烦，声重咳嗽，寒热不除。

方四

【方源】（宋）杨倓《杨氏家藏方》卷二。

【组成】防风（去芦头）、川芎、香白芷、甘菊花、甘草各等分。

【用法】上为细末。每服二钱，食后荆芥汤调下。

【功用】祛风明目。

【主治】①《杨氏家藏方》：头目不清，神志不爽。②《普济方》：时疫温病，嗽喘烦渴，头痛体疼，目涩多睡，肌肉蠕动，痰逆松悸。

方五

【方源】（宋）赵佶《圣济总录》卷五。

【组成】防风（去叉）二两，天麻三两，白僵蚕（炒）二两，白附子（炮裂）二两，乌蛇（酒炙，用肉）二两，人参一两半，白茯苓（去黑皮）一两半，枳壳（去瓤，麸炒）二两，羌活（去芦头）一两，厚朴（去粗皮，涂生姜汁炙三遍）二两，独活（去芦头）一两，蝉壳（微炙）一两半，白蒺藜（炒）一两半，川芎一两，蔓荆实（揉去白皮）一两半，犀角（镑）一两，羚羊角（镑）一两，当归（切，焙）一两，槟榔（煨，锉）一两，大麻仁一两，郁李仁（汤浸，退皮并双仁，炒）一两，木香一两，牛黄（研）半两。

【用法】上先将二十二味为散，次入牛黄同拌匀。每服二钱匕，食后温酒调下，日二夜一。如要丸，入麝香半两与末同研，炼蜜为丸，如梧桐子大。每服十丸，温酒调下，一日三次。

【主治】肺中风，项背强直，胸满短气，身如虫行，四肢无力。

方六

【方源】（宋）赵佶《圣济总录》卷一一六。

【组成】防风（去叉）一两半，黄芩（去黑心）、人参、甘草（炙，锉）、川芎、天门冬（去心，焙）各一两。

【用法】上为散。每服二钱匕，食后沸汤调下，一日三次。

【主治】脑热鼻渊，下浊涕不止。

方七

【方源】（宋）赵佶《圣济总录》卷一二三。

【组成】防风（去叉）一两，白附子三分，地骨皮半两，真麝香（研）三分，丹砂（研）、腻粉（研）、白术、马牙硝（研）、桂（去粗皮）各一分，赤茯苓（去黑皮）一两。

【用法】上为散。每服半钱匕，温酒调下。

【主治】喉痈，及咽喉垂倒。

方八

【方源】（宋）赵佶《圣济总录》卷一二四。

【组成】防风（去叉）、人参、白术、独活（去芦头）、草豆蔻（去皮）各三分，天麻、川芎、白芷、赤茯苓（去黑皮）各一两，细辛（去苗叶）、高良姜、青橘皮

（汤浸，去白，焙）、甘草（炙）各半两，京三棱（炮，锉）一两半，厚朴（去粗皮，生姜汁炙）三钱。

【用法】上为散。每服三钱匕，温酒调下，枣汤亦得，一日三次，不拘时候。

【主治】咽喉中如有物，妨闷噎塞，胸膈痰滞。

方九

【方源】（宋）赵佶《圣济总录》卷一五二。

【组成】防风（去叉，生用）不以多少。

【用法】上为散。每服二钱匕，酒调下。

【主治】《医级宝鉴》：肝经受风，留伏不散，以致血得风而溢泄，倒经，或发咳微甚，缠绵不已。

方十

【方源】（元）危亦林《世医得效方》卷十七。

【组成】防风（去芦）一两，羌活、黄药子、白药子（蜜炙）、僵蚕（炒）、硼砂、大黄（纸裹，煨令香熟）、荆芥、细辛、川芎、红内消、郁金、山豆根、甘草各五钱，牙硝三钱，薄荷叶半斤。

【用法】上为末。研薄荷汁同蜜少许调药，虚者少用，实者多用。

【主治】咽喉疼痛。

方十一

【方源】（清）秦之桢《伤寒大白》卷一。

【组成】防风、桔梗、厚朴、甘草、石膏、干葛。

【主治】肺胃风热，上冲头痛。

【加减】兼少阳者，加柴胡、川芎、薄荷、荆芥。

【方论选录】防风散风，石膏清热，与桔梗同用，清肺也；与干葛同用，清胃也，厚朴、甘草和胃气以升降浮沉也。

防风升麻汤

【方源】（明）朱一麟《治痘全书》卷十四。

【组成】防风五钱，升麻三钱，半夏（汤泡七次）、苍术（清水漂，不炒）各七钱，石膏（煅）、黄芩（酒炒）各一两，白芍、甘草各二钱，枳实（麸炒）五钱。

【用法】上为末，每服二三钱，用薄荷，生姜煎水调服。

【主治】痘因痰郁，咳嗽而出不快者。

防风胜湿汤

【方源】（明）秦昌遇《症因脉治》卷二。

【组成】防风、荆芥、葛根、白芷、桔梗、甘草。

【主治】风湿咳嗽。身重身痛，或发热有汗，或面目浮肿，或小便不利，骨节烦疼，气促咳嗽，脉象浮缓。带表证者。

防风汤

方一

【方源】（金）刘完素《黄帝素问宣明论方》卷一。

【组成】黄芩、人参、甘草（炙）、麦门冬（去心）各一两，川芎一两，防风（去芦）一两半。

【用法】上为末。每服二钱，沸汤点之，食后服，一日三次。

【主治】鼻渊脑热，渗下浊涕不止，久而不已，必成衄血之疾。

【备注】《医学六要·治法汇》有黄连，无黄芩；《嵩崖尊生全书》有沙参，无人参。

方二

【方源】（宋）赵佶《圣济总录》卷十九。

【组成】防风（去叉）、川芎、麻黄（去根节）各一两，独活（去芦头）、桂（去粗皮）、前胡（去芦头）、五味子、附子

（炮裂，去皮脐）、杏仁（汤浸，去皮尖双仁，麸炒）、人参、茯神（去木）各三分，细辛（去苗叶）、甘菊花、黄芪、山茱萸、甘草（炙，锉）各半两。

【用法】上锉，如麻豆大。每服四钱匕，水一盏半，加生姜五片，煎至八分，去滓，稍热服，不拘时候。

【主治】肺中风寒湿，项强头昏，胸满短气，嘘吸颤掉，言语声嘶，四肢缓弱，皮肤痟痹。

方三

【方源】（宋）赵佶《圣济总录》卷六十五。

【组成】防风（去叉）、桑根白皮、甘草各二两。

【用法】上锉，米泔浸一宿，晒干，为粗末。每服三钱匕，水一盏，加黄蜡皂子大，同煎至七分，去滓温服。

【主治】风热咳嗽。

方四

【方源】（明）朱橚《普济方》卷二三一引《格物堂经验良方》。

【组成】防风、川芎各二钱五分，甘草一钱，枇杷叶（去毛）一两。

【用法】上为末。每服二钱，水一盏，煎至九分，下硫黄丸五十丸，空心服。

【主治】劳嗽，缘正气不足，感寒而作。虚喘气粗，喉中涎响，不可睡卧。

方五

【方源】（清）李用粹《证治汇补》卷四。

【组成】防风、川芎、黄芩、桔梗、甘草、大力子。

【主治】①《证治汇补》：统治鼻病在标者。②《医略六书》：外感鼻赤，脉浮微数者。

【方论选录】《医略六书》：防风解散风邪于外，黄芩清降肺热于内，川芎活血调营，桔梗开提清肝，大力子疏风解热，生甘草泻火缓中也。水煎温服，使风火并解，则肺气肃清而鼻赤无不退矣。此疏风解热之剂，为邪郁鼻赤之专方。

【备注】《医略六书》本方用法：水煎，去滓温服。

防风通圣三黄丸

【方源】（明）方隅《医林绳墨大全》卷八。

【组成】防风、白芍、滑石、川芎、芒硝、大黄、栀子、桔梗、荆芥、石膏、麻黄、连翘、当归、薄荷、甘草、白术。

【用法】上为末，泛为丸，噙化。

【主治】实火蕴热积毒，二便闭塞，风痰上塞，将发喉痹，胸膈不利，脉弦而数。

【加减】若泄，去芒硝。

防风通圣散

方一

【方源】（金）刘完素《黄帝素问宣明论方》卷三。

【组成】防风、川芎、当归、芍药、大黄、薄荷叶、麻黄、连翘、芒硝各半两，石膏、黄芩、桔梗各一两，滑石三两，甘草二两，荆芥、白术、栀子各一分。

【用法】上为末。每服二钱，水一大盏，生姜三片，煎至六分，温服。

【功用】疏风退热，泻火通便。①《黄帝素问宣明论方》：解酒，退热毒，兼解利诸邪所伤。②《医方类聚》引《修月鲁般经》：消风退热，散郁闭，开结滞，宣通气血。③《不居集》：疏风解热，利水泻火，扶脾燥湿，上下分消，表里交治。

【主治】风热壅盛，表里三焦俱实之证。身热烦躁，头痛昏眩，口苦而渴。咽喉不利，胸膈痞闷，腹部胀痛，谵妄惊狂，手足瘛疭，大便秘结，小便短赤；小儿诸疳积热，诸疮，丹斑瘾疹，风肿火眼，舌苔黄腻，脉洪数或弦滑。

【宜忌】《证治准绳·疡医》：若时毒饥

馑之后胃气亏损者，须当审察，非大满大实不用。

【加减】涎嗽，加半夏（姜制）半两。

【备注】本方去芒硝，名“贾同知通圣散”；去麻黄、芒硝，加缩砂仁，名“崔宜武通圣散”；去芒硝，加缩砂仁，名“刘庭瑞通圣散”。

防风通圣丸

【方源】（清）太医院《医方配本·风痰伤寒门》。

【组成】防风一两，荆芥一两，连翘一两，麻黄一两，当归一两，赤芍一两，白术一两，山栀一两，薄荷一两，川芎一两，桔梗二两，甘草五钱，黄芩一两，石膏一两，滑石三两，生军五钱，朴硝五钱共末。

【用法】用姜葱豆豉煎水，丸如桐子大。

【主治】风热郁结，寒火凝滞，头目不清，咽喉不利，或疼或肿，发热发赤，咳嗽痰喘，溲便淋闭，舌强口噤，谵语妄言，瘫痪麻木，癫狂惊悸，跌打损伤，疥癣癞疠，伤风伤寒，感冒瘟疫，时毒肿毒，初起痈疽，风刺瘾疹，斑热发紫。

防风丸

方一

【方源】（唐）孙思邈《备急千金要方》卷十三。

【组成】防风、桂心、通草、茯神、远志、甘草、人参、麦门冬、白石英各三两。

【用法】上为末，白蜜为丸，如梧桐子大。每服三十丸，加至四十丸，酒送下，一日二次。

【功用】补虚调中。

【主治】《三因极一病证方论》：脉虚极则咳，咳则心痛，喉中介介如哽，甚则咽肿。

【方论选录】《千金方衍义》：脉虚而用桂心、石英、远志当矣，反用防风为主，兼木通同入手、足太阳，引领人参、茯神等味归心与小肠。

【备注】方中茯神，《三因极一病证方论》作“茯苓”。

方二

【方源】（唐）王焘《外台秘要》卷十五引《千金翼方》。

【组成】防风、茯神各三分，天门冬（去心）四分，川芎、白芷、人参各二分。

【用法】上为末，蜜为丸，如梧桐子大。每服十丸，加至十五丸，酒送下，一日二次。

【主治】肺间风热，旦朝好喷嚏。

【宜忌】忌鲤鱼、鲊物。

方三

【方源】（金）刘完素《素问病机气宜保命集》卷下。

【组成】防风半两，枳壳（去瓤，麸炒）半两，白术一两。

【用法】上为细末，烧饼为丸。每服五七十丸，生姜汤送下。

【主治】痰嗽。胸中气不清利者。

防风消毒散

【方源】（清）黄真人《喉科秘诀》卷下。

【组成】防风七分，枯芩一钱，薄荷五分，羌活五分，升麻五分，天花粉一钱，桔梗一钱，半夏五分，川芎五分，荆芥五分，甘草三分。

【用法】水煎服。

【主治】喉风。

防风泻白散

【方源】（明）秦昌遇《症因脉治》卷二。

【组成】防风、桑白皮、地骨皮、甘草。

【主治】哮病外有感冒，身发热者；或风寒喘咳，以风气为胜者。

防桂术苓散

【方源】（清）陈士铎《辨证录》卷二。

【组成】白术、茯苓、防风各五钱，巴戟天三钱，肉桂一钱，桂枝八分，天花粉、黄芪各二钱。

【用法】水煎服。

【功用】理肺肾脾胃之气，兼以散邪。

【主治】风寒湿邪犯于三焦而致痹证，一身上下尽痛，有时而止，痰气不清，欲嗽不能，咽喉气闷，胸膈饱胀，二便艰涩。

防己散

方一

【方源】（宋）唐慎微《证类本草》卷九引《初虞世方》，名见《普济方》卷二十七引《仁存方》。

【组成】汉防己、黄葶苈各等分。

【用法】上为末。每服一钱，糯米饮调下。

【主治】肺痿咯血多痰。

方二

【方源】（宋）赵佶《圣济总录》卷七十。

【组成】防己（生用）三两。

【用法】上为细散。每服二钱匕，新汲水调下；老人、小儿酒调一钱匕服。更用热汤调少许，搐鼻。

【主治】鼻衄。

防己汤

方一

【方源】（明）朱橚《普济方》卷三六九。

【组成】防己一两，诃子（炮，用肉）、麻黄（不去节）、杏仁（去皮尖，熬炒）各一两。

【用法】上㕮咀。水煎，临热入腊茶少许，再沸去滓服。

【主治】婴孩伤寒喘促，及久年喘急。

方二

【方源】（宋）赵佶《圣济总录》卷七十一。

【组成】防己、大腹皮（和子用）各一两半，郁李仁（汤浸去皮）、大麻仁（炒）、槟榔（锉）、陈橘皮（汤浸去白，焙）、桑根白皮（炙，锉）、甘草（炙，锉）、诃黎勒（微煨，去核）各一两。

【用法】上除郁李仁、大麻仁外，为粗末，再同捣匀。每服三钱匕，加生姜（拍碎）半分，以水一盏，煎至八分，去滓温服，空心，午时各一服。以利为度。

【功用】下气。

【主治】肺积息贲。

方三

【方源】（宋）赵佶《圣济总录》卷一五六。

【组成】防己、白药子各一两。

【用法】上为粗末，每服三钱匕，水一盏，煎七分，去滓温服。未效再服。

【主治】妊娠咳嗽，喘满短气。

防己葶苈丸

方一

【方源】（宋）赵佶《圣济总录》卷五十。

【组成】防己一两，葶苈（隔纸炒）三分，杏仁（去皮尖双仁，炒，研如脂）一分。

【用法】上药先捣前二味为细末，与杏仁同研令匀，取枣肉和丸，如梧桐子大。每日三次，每服二十丸，空腹煎桑白皮汤送下。

【主治】肺痈。

方二

【方源】（明）孙一奎《赤水玄珠》卷七。

【组成】汉防己、木通、贝母各一两，苦葶苈（炒）、杏仁。

【用法】上为末，枣肉膏为丸，如梧桐子大，桑白皮汤送下。

【主治】水气凌肺，喘嗽，面目浮肿，小便赤涩，喘促不得卧。

【备注】方中葶苈、杏仁用量原缺。

防己丸

方一

【方源】（宋）刘昉《幼幼新书》卷二十六引《惠眼观证》。

【组成】汉防己、牵牛子、马兜铃、甜葶苈各等分。

【用法】上为末，枣肉为丸，如绿豆大。每服十丸，糯米饮送下。与温肺散间服。

【主治】小儿痟嗽。

方二

【方源】（金）刘完素《黄帝素问宣明论方》卷九。

【组成】防己二钱，杏仁三钱，木香二钱。

【用法】上为末，炼蜜为丸，如小豆大。每服二十丸，食后煎桑白皮汤送下。

【功用】调顺气血，消化痰涎。

【主治】肺不足，喘嗽久不已者。

【加减】如大便秘，加葶苈一两。

方三

【方源】（宋）孙用和《传家秘宝脉证口诀并方》卷中。

【组成】甜葶苈四两，杏仁（炒）二两，贝母（去心）二两，甘草二两，防己二两。

【用法】上为末，面糊为丸，如绿豆大。每服二十丸，生姜汤送下。

【主治】①《传家秘宝脉证口诀并方》：咳嗽，不计新久者。②《普济方》：肺痈。

【备注】方中甜葶苈用量原缺，据《普济方》补。

方四

【方源】（宋）赵佶《圣济总录》卷八十。

【组成】防己、白前、五味子、紫菀（去苗土）各半两，桑根白皮（锉）、马兜铃、麻黄（去根节）、桔梗（炒）、柴胡（去苗）、大腹皮（锉）各三分，赤茯苓（去黑皮）、陈橘皮（汤浸去白，焙）各一两，甘草（炙，锉）一分，杏仁（汤浸，去皮尖双仁，炒）五十粒。

【用法】上为细末，炼蜜为丸，如梧桐子大。每服十五丸至二十丸，温生姜汤送下，不拘时候。

【主治】水气肿满，肺气喘急，咳嗽胀闷，坐卧不得，喉中作声，心胸痞滞。

方五

【方源】（宋）赵佶《圣济总录》卷八十三。

【组成】防己、赤茯苓（去黑皮）、牵牛子（洗去黑汁，焙干）、白术各一两，玄参、杏仁（汤浸，去皮尖双仁，炒）、海蛤各一两半，泽泻一两一分，郁李仁（汤浸，去皮尖）二两半。

【用法】上为末，炼蜜为丸，如梧桐子大。每服三十丸，空腹米饮送下。

【主治】脚气不愈，变成肺气，或上气喘急，夜卧不得，奔豚气频发，急喘，渐成水气。

方六

【方源】（宋）赵佶《圣济总录》卷九十一。

【组成】防己二两半，杏仁（去皮尖双仁，麸炒）三分，苦葶苈（炒香）三两一分，陈橘皮（汤浸，去白，焙）一两，赤茯苓（去黑皮）、郁李仁（汤浸，去皮尖，麸炒）、紫苏叶各一两一分。

【用法】上为末，炼蜜为丸，如梧桐子大。每服三十丸，空心、食前温酒送下。

【主治】虚劳脾肾不足，身面浮肿，卧即胀满，喘急痰嗽，胸膈痞闷，大小便不利，渐成水气。

方七

【方源】（宋）赵佶《圣济总录》卷七十九。

【组成】防己、陈橘皮（汤浸，去白，

焙)、大戟(炒)、苦葶苈(纸上炒)各半两。

【用法】上为细末,枣肉为丸,如梧桐子大,每服二十丸,温熟水送下,不拘时候。

【功用】定喘急。

【主治】十水喘急。

方八

【方源】(金)刘完素《黄帝素问宣明论方》卷九。

【组成】防己二钱,杏仁三钱,木香二钱。

【用法】上为末,炼蜜为丸,如小豆大,每服二十丸,煎桑白皮汤下。

【功用】调顺气血,消化痰涎。

【主治】肺不足,喘嗽久不已者。

防己饮

【方源】(宋)赵佶《圣济总录》卷七十九。

【组成】防己、赤茯苓(去黑皮)、桑根白皮、羌活(去芦头)各一两,苍术(米泔浸一宿,切,焙)、郁李仁(去皮)各一两半。

【用法】上㕮咀,如麻豆大。每服五钱匕,水一盏半,煎取一盏,去滓温服,不拘时候,一日三次。

【主治】风水,面肿骨痛,恶风咳喘。

防己枳壳汤

【方源】(宋)赵佶《圣济总录》卷一六五。

【组成】防己一两,枳壳(去瓤,麸炒)二两,桑根白皮(锉)、当归(切,焙)各一两,木香半两,紫苏茎(锉)、槟榔(锉)各一两。

【用法】上为粗末。每服五钱匕,水一盏半,煎至一盏,去滓温服,不拘时候。

【主治】产后肿满喘咳。

防葵方

【方源】(宋)王怀隐《太平圣惠方》卷四十九。

【组成】防葵三分,桂心半分,木香半两,吴茱萸(汤浸七遍,焙干,微炒)半两,鳖甲(涂醋炙令黄,去裙襕)一两半,桔梗(去芦头)三分,川大黄(锉碎,微炒)一两,当归(锉,微炒)半两,京三棱(微煨,锉)三分,赤芍药三分,五味子半两,槟榔一两半,郁李仁(汤浸,去皮,微炒)一两。

【用法】上为末,炼蜜为丸,如梧桐子大。每服二十丸,以温酒送下,不拘时候。

【主治】癥瘕喘嗽,腹中疞痛,吃食减少,四肢乏力。

防芪散

【方源】(清)蒋示吉《医宗说约》卷一。

【组成】防风、桔梗、杏仁、桑皮、苏子、贝母各一钱,黄芪三分。

【用法】水、姜煎服。

【主治】肺叶胀肿。

fei

飞矾丹

【方源】(宋)王璆《是斋百一选方》卷五引张承祖方。

【组成】飞过枯矾(北矾、绛矾尤佳,如无只用通明南矾)二两,半夏(生姜制一宿),天南星(切作片子,用皂角挪,水浸一宿,来日就铫子熬,以水尽为度),白僵蚕(半两生用,半两米醋浸一宿)一两。

【用法】上为细末,姜汁糊为丸,如梧桐子大;水丸亦可,每服十五丸至二十丸,生姜汤送下;喉闭,用薄荷两叶,以新汲水浸少时,嚼薄荷吞药,用水送下;如咽不得,即用十五丸捣细,用皂角水调灌下;小儿急慢惊风,牙关紧急不可开者,亦用皂角水调涂牙眼上，入咽即活。

【功用】化痰。

【主治】喉闭，小儿急慢惊风，牙关紧急。

肥皂荚丸

【方源】（宋）王怀隐《太平圣惠方》卷四十六，名见《普济方》卷一六〇。

【组成】肥皂荚（去黑皮）二挺，好酥一两。

【用法】上取皂荚，于慢火上炙，以酥细细涂之，仍数数翻覆，以酥尽为度，炙令焦黄，捣罗为末，炼蜜为丸，如梧桐子大。每服十丸，以粥饮送下，不拘时候。

【主治】咳嗽喘急，喉中呀呷作声。

肺痹汤

【方源】（清）陈士铎《辨证录》卷二。

【组成】人参三钱，茯苓三钱，白术五钱，白芍五钱，苏叶二钱，半夏一钱，陈皮一钱，枳壳三分，黄连三分，肉桂三分，神曲五分。

【用法】水煎服。连用二剂而咳嗽安；再用二剂而窒塞开矣；用十剂而诸症尽愈。

【主治】气虚肺痹，咳嗽不宁，心膈窒塞，吐痰不已，上气满胀，不能下通。

肺风红鼻方

【方源】（清）唐宗海《医学见能》卷六。

【组成】枇杷叶（去毛，蜜制）四两，连翘二两，去实栀子四两，童便（炙炒黑色）、玄参（酒浸一宿，烙干）、桑白皮各一两，雄黄（去粗皮，蜜制）五分，麝香一分，明矾一钱，半夏二钱，硫黄一钱。

【用法】共为细末。每服三钱，甘草汤下，再用后敷药共为细末，清晨用水调搽，临睡浓些，饮淡酒，能戒酒更妙。

【主治】肺风红鼻。

肺风人参汤

【方源】（清）尤怡《金匮翼》卷一。

【组成】人参一两，麻黄八钱，羚羊角三钱，白鲜皮三钱，防风一两，桔梗五钱，杏仁二十一粒，石膏七钱，甘草五钱。

【用法】上为散。每服三钱，水煎，去滓，温服。

【主治】肺风。

肺风痰喘方

【方源】（清）丁甘仁《丁甘仁家传珍方》四。

【组成】麻黄三钱，紫菀三钱，凤凰衣三钱。

【主治】肺风痰喘。

肺风丸

【方源】（清）张朝震《揣摩有得集》。

【组成】当归（土炒）一两、白术（炒）二两，陈皮一两，胆星一两，全虫身一两，杏仁（去皮尖，炒）一两五钱，没药（去油）一两，乌梅肉一两，麻黄（蜜炙）三两，石膏（煅）三两，粟壳（去瓤，蜜炙焦干）五两，川芎（炒）三两，生草一两。

【用法】共为细末，用大红枣蒸肉和成丸，如梧桐子大。每服三钱，姜开水送下。

【主治】肺经感受风寒，昼夜不眠，口吐白沫，张口气喘；或空嗽痨症，百药不效者。

【宜忌】忌一切生冷肉食。

肺寒汤

【方源】（宋）赵佶《圣济总录》卷六十五。

【组成】款冬花、紫菀（去土）、甘草（炙）、桂（去粗皮）、麻黄（去节）、干姜（炮）、五味子、杏仁（汤浸，去皮尖，炒）、半夏（汤煮软，焙干）各二两，细辛（去苗叶）一两。

【用法】上为粗末。每服三钱匕，水一盏，生姜五片，大枣（擘破）二枚，同煎至七分，去滓温服，不拘时候。

【主治】肺胃虚寒，咳嗽痰盛，呀呷有

声，呕吐停饮，咽喉干痛，上气喘满，面目虚浮，自汗恶风，语声嘶破，背寒中冷，心下悸动，哕逆恶心，全不入食。

肺积方

【方源】（明）兰茂《医门擥要》。

【组成】姜味草二钱，姜黄二钱，白豆蔻二钱，木香五分。

【用法】共为末，或为丸。每服一钱，滚水点酒服。

【主治】肺积证。

肺痨秘方

【方源】（民国）朱振声《百病秘方》

【组成】独蒜（小蒜）四十九枚，大蒜若干。

【用法】每日煮一枚小蒜饮服，煮数棵大蒜于锅，煮时俯首张口吸入蒸气，约半小时。如不耐其味，为时可略短也。

【主治】肺痨。

肺脾双解饮

【方源】（清）陈士铎《石室秘录》卷三。

【组成】人参一钱，麦冬三钱，茯苓三钱，柴胡一钱，神曲五分，车前子一钱，甘草一钱，薏苡仁五钱。

【用法】水煎服。

【主治】肺脾气衰，人或咳嗽不已，吐泻不已。

肺热痰嗽丹方

【方源】（清）吴明仕《民众万病验方大全》章四。

【组成】制半夏、栝蒌仁各十钱。

【用法】研末，姜汁打糊为丸梧子大，每服二三十丸，白汤下，或以栝蒌疑煮熟丸之。

【主治】肺热痰嗽。

肺热汤

【方源】（明）吴崑《医方考》卷五。

【组成】羚羊角、玄参、射干、薄荷、芍药、升麻、柏皮各三钱，生地黄一合，栀子仁四钱，竹茹二钱。

【主治】肺鸣叶焦，令人色白毛败，发为痿躄，脉来短数。

【方论选录】羚羊角、玄参、射干，凉膈之品也，肺居膈上，故能清热；薄荷、升麻者，辛凉之品也，金郁则泄之，故用其辛凉以解肺中郁热；柏皮能益肾水，肾水益，则子可以救母；生地能凉心血，心君凉，则火不之乘金；栀子、竹茹，能泻肝肾中相火，相火熄，则肺金可清；芍药味酸，和肝之品也，肝和则不至于侮肺。

肺伤汤

方一

【方源】（唐）孙思邈《千金翼方》卷十五。

【组成】人参、生姜（切）、桂心各二两，阿胶（炙）、紫菀各一两，干地黄四两，桑根白皮、饴糖各一斤。

【用法】上㕮咀。以水一斗五升，煮桑根白皮二十沸，去滓，纳药；煮取二升五合，次纳饴糖令烊。分三服。

【主治】肺气不足而短气，咳唾脓血不得卧。

方二

【方源】（明）朱橚《普济方》卷一五七引《卫生家宝方》。

【组成】五味子一两，紫菀一两，熟地黄二两，阿胶（炒）二两，人参半两，杏仁（炒，去皮尖）一两，黄芪（蜜炙）一两，川当归二两，桑白皮（炒）一两，甘草（炙）一两，款冬花一两，桂一分，枳壳（去皮瓤，炒）半两，干姜（炮）一两半，青蒿（小便浸）半两，黄芩半两。

【用法】上为粗末。每服三钱，水一盏，入生姜三片，枣子、乌梅各一枚，煎至七分，去滓，空心温服，一日三次。

【主治】远近一切嗽疾，浑身劳倦，胁下疼，时作潮热，饮食减少。

肺痿独圣散

【方源】（民国）周吉人《吉人集验方》。

【组成】白及二两。

【用法】上为末。每服二钱，临卧糯米汤送下；或用糯米汤调和服之。

【主治】多年咳嗽，肺痿，咯血红痰。

肺痿方

【方源】（唐）王焘《外台秘要》。

【组成】生天门冬（捣取汁）一升，酒一升，饴糖一斤，紫菀（末）四合。

【用法】上四味，合铜器中，于汤上煎可丸。服如杏仁一丸，日三。

【主治】肺痿咳嗽吐涎沫，心中温温，咽燥而渴者。

【宜忌】忌鲤鱼。

肺痿汤

【方源】（清）方肇权《方氏脉症正宗》卷一。

【组成】天冬二钱，百合一钱，苡仁一钱，玄参八分，麦冬八分，熟地三钱，杜仲一钱，五味五分。

【用法】水煎服。

【主治】肺痿。

肺虚寒方

【方源】（唐）王焘《外台秘要》。

【组成】猪胰三具，大枣（去核）一百枚，好酒五升。

【用法】上三味，以酒渍二味，秋冬七日，春夏三日，生布绞去滓，二七日服尽。

【主治】肺虚寒疠风伤，语音嘶塞，气息喘惫嗽唾。

【宜忌】忌盐。

【加减】无猪胰，以羊胰代。

【备注】肺虚寒方《备急千金要方》疗肺虚寒疠风伤，语音嘶塞，气息喘惫嗽唾。

肺痈丹方

【方源】（清）吴明仕《民众万病验方大全》章四。

【组成】白花百合。

【用法】洗净捣汁，日服一杯，七日愈。

【主治】肺痈，系咳吐浓血臭痰，胸膈痛闷。

肺痈方

【方源】（清）唐宗海《医学见能》卷十二。

【组成】芥菜卤。

【用法】煎一沸，入坛中封口，藏于地内，隔三年取起，患者饮一杯，神效。

【主治】肺痈。

肺痈黄芪散

【方源】（明）杨清叟《仙传外科集验方》卷五。

【组成】黄芪、天门冬、川大黄、紫苏叶、赤茯苓、桑白皮、生干地黄各一两，杏仁、蒺藜、枳壳各三钱，当归、甘草各半两，贝母、薏苡仁。

【用法】上㕮咀。加生姜三片，水煎，温服。

【主治】肺痈。心胸气壅，咳嗽脓血，肩背烦闷，小便赤黄，大便多涩，不进饮食。

肺痈煎

【方源】（清）李文炳《仙拈集》卷四。

【组成】玄参半斤，天冬四两，桔梗二两，甘草一两。

【用法】水十碗，煎至二碗；再用蒲公英、金银花各五钱，再煎一碗。饭后徐徐服。

【主治】肺痈初起，咳痰腥气，两胁疼痛。

肺痈救溃汤

【方源】（清）傅山《青囊秘诀》卷上。

【组成】玄参一两，蒲公英一两，金银花四两，紫花地丁五钱，菊花五钱，甘草五钱，陈皮五钱，黄芩三钱，桔梗三钱，款冬花三钱。

【用法】水煎服。

【功用】消痈救溃。

【主治】肺痈。

肺痈神汤

【方源】（明）李中梓《医宗必读》卷六。

【组成】桔梗二钱，金银花一钱，薏苡仁五钱，甘草节一钱二分，黄芪（炒）一钱，贝母一钱六分，陈皮一钱二分，白及一钱，甜葶苈（微炒）八分。

【用法】水二钟，姜一片，煎一钟。食后徐徐服。

【主治】肺痈。劳伤气血，内有积热，外受风寒，胸中满急，隐隐痛，咽干口燥，时出浊唾腥臭，吐脓如米粥者死，脉滑数或实大。凡患者右胁按之必痛，但服此汤，未成即消，已溃即愈。

【加减】新起，加防风一钱，去芪；溃后，加人参一钱；久不敛，加合欢皮（一名夜合，即槿树皮）一钱。

肺痈汤

方一

【方源】（清）方肇权《方氏脉症正宗》卷一。

【组成】当归二钱，白芍一钱，天冬二钱，阿胶一钱，苡仁一钱，银花一钱，连翘八分，桔梗八分。

【用法】水煎服。

【主治】肺痈。

方二

【方源】（日本）石原保秀《汉药神效方》。

【组成】甘草、桔梗各六分，贝母、瓜蒌根各五分，杏仁四分，白芥子三分，生姜二分。

【用法】水煎服。

【主治】肺痈。

肺燥咳嗽方

【方源】（清）林开燧《林氏活人录汇编》卷五。

【组成】松子肉三钱，紫菀、贝母各一钱五分，牛膝、知母各一钱，枇杷叶、甘菊各五分。

【用法】水煎，临睡服。

【主治】肺燥咳嗽。

【加减】如燥热之气浮逆于上，加苏子一钱五分，橘红一钱，杏仁一钱三分以疏泄之。金水膏可服。

肺之积息贲丸

【方源】（金）李杲《东垣试效方》卷二。

【组成】厚朴（姜制）八钱，黄连（去头炒）一两三钱，干姜（炮）一钱半，桂去皮，一钱，巴豆霜四分，白茯苓去皮，一钱半，川乌头（炮，制去皮）一钱，人参（去芦）二钱，川椒（炒去汗）一钱半，桔梗一钱，紫菀（去苗）一钱半，白豆蔻一钱，陈皮一钱，青皮半钱，京三棱（炮）一钱，天门冬一钱。

【主治】右胁下覆大如杯，久不已，令人洒淅寒热，喘咳发肺痈。

沸草散

【方源】（明）黄惟亮《医林统要通玄方论》卷二。

【组成】桔梗、全胡、杏仁、荆芥、麻黄、赤芍、五味。

【主治】伤寒转咳嗽。

【加减】气弱有痰者，加半夏、陈皮、白术、枳壳、甘草、旋覆，姜、枣煎服。如气盛者，加咳嗽喘药，石膏、知母、贝母。

渴，加天花粉、半夏、防风治之即效。

fen

分气饮

方一

【方源】（明）薛己《校注妇人良方》卷十三。

【组成】陈皮、茯苓、半夏（炒）、桔梗（炒）、大腹皮、紫苏梗、枳壳（麸炒）、白术（炒）、山栀（炒）各一钱，甘草（炙）五分。

【用法】加生姜，水煎服。

【主治】脾胃虚弱，气血不和，胸膈不利；或痰气喘嗽，饮食少思。

方二

【方源】（民国）吴克潜《儿科要略》章六。

【组成】桔梗、赤茯苓、陈皮、桑白皮、大腹皮、枳壳（炒）、半夏曲、紫苏、苏子（微炒）、甘草（炙）各二钱，草果仁一钱。

【用法】剉散，每服一钱五分，加生姜、大枣清水煎服。

【主治】小儿肿胀作喘。

分气紫苏散

【方源】（明）程守信《商便奇方》卷二。

【组成】桑白皮、茯苓、甘草、草果仁、大腹皮、陈皮、桔梗、五味子各二斤。

【用法】上为粗末，秤二十斤净，入净紫苏十五斤，捣碎，同一处拌匀，每服四钱，水一盏，姜三片，入盐少许同煎，空心服。

【主治】脾胃不和，气逆喘促。

分气紫苏汤

【方源】（宋）杨士瀛《仁斋直指方论》卷五。

【组成】五味子（去梗，洗净）、桔梗（锉）、茯苓、大腹皮、陈橘皮（洗净）、草果仁、桑白皮（炙，锉）、甘草（炙）各三斤。

【用法】上八味，㕮咀为粗末。称二十斤净，入拣嫩枝叶干紫苏十五斤，捣碎，同一处拌匀。每服四钱，水一大盏，姜三片，入盐少许，同煎至七分，去滓，空心，食前服。常服和胃进食。

【主治】腹胁疼痛，气促喘急。

分消导气汤

【方源】（明）徐春甫《古今医统大全》卷四十一引《医学发明》。

【组成】桔梗、枳实（麸炒）、厚朴（姜制）、青皮、香附子（制）、茯苓、半夏各八分，瓜蒌、黄连、桑白皮、槟榔、泽泻、川芎、麦芽、木通各五分，甘草梢三分。

【用法】水盏半，姜三片，煎七分服。

【主治】气痰壅盛，二便不利。

【备注】或用神曲为丸，名“分消丸”。方中枳实，《万病回春》作“枳壳"。

焚香透膈散

【方源】（金）刘完素《黄帝素问宣明论方》卷九。

【组成】雄黄、佛耳草、鹅管石、款冬花各等分。

【用法】上为末，每用药一钱，放香炉上焚烧令烟出。开口吸烟在喉中。

【主治】劳嗽，胸膈壅滞痞满。

焚香透膈筒

【方源】（明）孙志宏《简明医彀》卷四。

【组成】鹅管石一两，款冬花七钱，艾叶（搓软）、雄黄各五钱。

【用法】各研和匀，纸卷成筒，火点，令漏斗于上口，吸烟一口，淡姜汤咽下。

【主治】风寒冷嗽，胸膈胀满。

【加减】加佛耳草更佳。

粉黛散

【方源】（宋）张杲《医说》卷四引《类编》，名见《医略六书》卷二十二。

【组成】青黛、蚌粉。

【用法】用新瓦将蚌粉炒令通红，拌青黛少许。每服三钱，米饮下。

【主治】痰嗽。

粉黄膏

【方源】（宋）陈言《三因极一病证方论》卷十六。

【组成】硫黄（为末）一分，萝卜（切去盖，剜作瓮子，入硫黄在内，以竹针盖定，安糠火煨一宿，取出研细）、轻粉、乌头尖（为末）各少许。

【用法】上为末，以面油调，卧时敷。

【主治】肺热，鼻发赤瘰，俗谓酒渣。

忿气饮

【方源】（清）李用粹《证治汇补》卷二。

【组成】紫苏、半夏、青皮、陈皮、大腹皮、赤苓、桑皮、白芍药、木通、甘草。

【主治】忿怒太过，肝气上升，肺气不能降者。

feng

风化硝丸

【方源】（明）孙一奎《赤水玄珠》卷七。

【组成】黄芩（酒洗）一两半，滑石、白芥子（去壳）各五钱，贝母、南星各一两，风化硝二钱半。

【用法】蒸饼为丸服。

【主治】痰嗽。

风门顶

【方源】（清）鲁照《串雅补》卷一。

【组成】雄黄二钱，川乌二钱，草乌二钱，明矾三钱，胆星三钱，白信一钱。

【用法】上为细末。每服五分，冷酒少许，调姜白汤下。

【主治】痰症。

风髓汤

【方源】（清）喻昌《医门法律》卷五。

【组成】牛髓（取胻骨中者）一斤，白蜜半斤，杏仁（去皮尖，研如泥干）四两，山药四两，炒胡桃仁（去皮）四两，另研上将髓蜜二味。

【用法】沙锅内熬沸，以绢滤去渣，盛磁瓶内，将杏仁等三味入瓶内，以纸密封瓶口，重汤煮一日夜，取出冷定，每早晨白汤化一二匙服。

【主治】咳嗽，大能润肺。

风痰咳嗽丹方

【方源】（清）吴明仕《民众万病验方大全》章四。

【组成】大天南星一枚。

【用法】炮制醋末，每服一钱，水一盏，姜三片，煎半钱，温服，每早午晚各一方。

【主治】风痰咳嗽。

风衣散

【方源】（清）祝补斋《卫生鸿宝》卷二。

【组成】凤凰衣（即孵鸡蛋壳风衣，微火焙黄）、人中白（即溺桶中白垢，煅）、橄榄核（瓦上焙存性）、孩儿茶各三钱。

【用法】上为细末。每药一钱，加冰片五厘，吹搽患处。

【主治】口疮口疳，并乳蛾喉癣，喉疳喉痈，肿痛闭塞。

封囟散

【方源】（宋）刘昉《幼幼新书》卷六引《王氏家传方》。

【组成】柏子仁、防风、天南星各四两。

【用法】上为细末。每用一钱，猪胆汁

调匀，稀稠得所，摊绯帛上，随囟大小贴，一日一换，时时汤润。

【主治】囟开崎陷，咳嗽鼻塞。

蜂姜丸

【方源】（朝鲜）许浚《东医宝鉴·杂病篇》卷五引《丹溪心法》。

【组成】香附、白僵蚕（炒）、海蛤粉、瓜蒌仁、蜂房、杏仁、神曲各等分。

【用法】上为末，以姜汁、竹沥入蜜为丸，如樱桃大口含化咽下。

【主治】酒痰嗽及积痰久嗽，痰滞如胶，气不升降。

凤凰散

【方源】（清）张宗良《喉科指掌》卷一。

【组成】凤蜕（即抱鸡蛋壳，烧存性）、儿茶、胆南星、橄揽核（烧存性）各等分。

【用法】上为细末，每二钱加冰片三分。吹喉。

【主治】喉痛、喉癣、口疳。

【加减】虚者不加冰片。

凤髓膏

【方源】（唐）王焘《外台秘要》引苏游方。

【组成】松子仁一两，胡桃仁二两。

【用法】上研膏，和熟蜜半两收之。每服二钱，食后沸汤点服。

【功用】《杨氏家藏方》：润肺。

【主治】肺燥咳嗽。

【备注】本方原名凤髓汤，与剂型不符，据《卫生鸿宝》改。

凤髓汤

【方源】（明）熊均《山居便宜方》卷四。

【组成】松子仁二两，蜜（炼）半两，胡桃肉汤（去皮）、乌梅肉各一两半。

【用法】上研匀，入蜜为膏，每服一钱，沸汤点服。

【主治】干嗽润肺。

凤衣散

【方源】（清）姚惠安《经验各种秘方辑要》。

【组成】青果炭二钱，黄柏一钱，川贝母（去心）一钱，冰片五分，儿茶一钱，薄荷叶一钱，凤凰衣（即初生小鸡蛋壳内衣）五分。

【用法】上药各为细末，再入乳钵内和匀，加冰片乳细。吹喉。

【主治】白喉。

fo

佛手散

方一

【方源】（宋）陈自明《妇人大全良方》卷二十一。

【组成】当归、川芎、黄芪各一两，北柴胡、前胡各一分。

【用法】上㕮。每服三钱，水一大盏，桃、柳枝各三寸，枣子、乌梅各一个，生姜三片，煎至六分，去滓温服。

【主治】产后血虚劳倦，盗汗，多困少力，咳嗽有痰。

【加减】如有痰，去乌梅。

方二

【方源】（宋）王璆《是斋百一选方》卷十。

【组成】盆硝（研）一两，白僵蚕（去丝）半两，青黛（研）一钱，甘草（生）二钱半。

【用法】上为细末。以少许掺喉中，如闭甚，以竹管吹入，寻常咽喉间不快亦可用。

【主治】缠喉风。

方三

【方源】（明）方广《丹溪心法附余》

卷十。

【组成】薄荷二两，盆硝一两，甘草七钱，桔梗五钱，蒲黄五钱，青黛三钱。

【用法】上为细末。每用少许，干掺，又用竹管吹咽喉内噙化，时时用之。

【主治】咽喉肿痛生疮，风热喉痹肿塞。

fu

伏龙肝散

方一

【方源】（宋）王怀隐《太平圣惠方》卷七十，名见《普济方》卷三一九。

【组成】生地黄汁六合，刺蓟汁六合，生麦门冬汁六合，伏龙肝（末）。

【用法】上件药，暖三味汁，调下伏龙肝末一钱。

【主治】妇人鼻衄。

方二

【方源】（宋）赵佶《圣济总录》卷一二二。

【组成】伏龙肝半两，白矾（煅过）、白僵蚕（直者，炒）、甘草（生）各一分。

【用法】上为散。每服一钱匕，如茶点服。吐出涎立效。未吐更进一服。

【主治】喉痹。

伏龙肝汤

【方源】（唐）孙思邈《备急千金要方》卷六，名见《圣济总录》卷七十。

【组成】伏龙肝、细辛（去苗叶）各半两，芎䓖一分，桂（去粗皮）、白芷、干姜（炮）、芍药、甘草（炙，锉）、吴茱萸（汤浸一宿，与大豆同炒，去豆）各一两。

【用法】上为粗末。每服三钱匕，酒一盏，煎至七分，入生地黄汁一合，更煎一二沸，去滓温服，一日三次。

【主治】鼻衄。

伏龙肝丸

【方源】（宋）赵佶《圣济总录》卷六十五。

【组成】伏龙肝半两，豉一两半。

【用法】同炒，为末，炼蜜为丸，如梧桐子大。每服二十丸，米饮送下。

【主治】暴嗽。

伏龙汤

【方源】（朝鲜）金礼蒙《医方类聚》卷二一六引《仙传济阴方》。

【组成】杏仁七个，诃子五个，陈皮、枳壳各三钱，阿胶七片，麻黄二钱，青黛一钱。

【用法】上为末，紫苏汤调服。食后再用调经散。

【功用】安胎，调胃气。

【主治】妇人妊娠，肺脏受风寒，咳嗽痰涎，喘不安；及寒嗽传脾，吐痰涎，治疗之迟，成血块血劳，经血不通，失音。

扶桑清肺丹

【方源】（清）陈士铎《辨证录》卷十三。

【组成】桑叶五钱，紫菀二钱，犀角屑五分，生甘草二钱，款冬花一钱，百合三钱，杏仁七粒，阿胶三钱，贝母三钱，金银花一两，熟地一两，人参三钱。

【用法】水煎，将犀角磨末冲服。数剂奏功。

【功用】化毒之中益之养肺，降火之内济之补肾。

【主治】肺痈，咽干舌燥，吐痰唾血，喘急，膈痛不得安卧。

扶桑至宝丹

【方源】（明）龚廷贤《寿世保元》卷四引胡僧方。

【组成】嫩桑叶（采数十斤，择家园中嫩而存树者，长流水洗，摘去蒂，晒干）、巨胜子。

【用法】炼蜜为丸，如梧桐子大。每服百丸，白开水送下，每日二次。三月之后，体生轸粟。此为药力所行，慎勿惊畏，旋则遍体光洁如凝脂然，服至半年之后，精力转生，诸病不作，久服不已，自登上寿。

【功用】《寿世保元》引胡僧方：步健眼明，须白返黑。消痰生津，补髓添精。《医方集解》：除风湿，润五脏。

【主治】眼目昏花，咳久不愈，肢麻便燥。

【方论选录】《医方集解》：此足少阴、手足阳明药也。桑乃箕星之精，其木利关节、养津液，其叶甘寒，入手足阳明，凉血燥湿而除风；巨胜甘平色黑，益肾补肝，润腑脏，填精髓。夫风湿去，则筋骨强；精髓充，则容颜泽，却病乌髭，不亦宜乎。

【备注】《医方集解》本方用嫩桑叶（晒干）一斤，巨胜子四两，白蜜一斤。

扶阳济阴汤

【方源】（明）万全《万氏家传点点经》卷三。

【组成】桂心、姜炭、陈皮、槟榔、桔梗、玄参、黄芩、黄连、当归、腹皮、大黄、芒硝。

【用法】加柿蒂三个为引。

【主治】发喘，痰火夹寒，面白身热，四肢逆冷，大渴不休，大便癃闭，邪热在里，宜攻之症。

扶元宣解汤

【方源】（清）张琰《种痘新书》卷四。

【组成】生芪、当归各一钱，升麻、柴胡各八分，川芎、桔梗、陈皮各四分，牛蒡、山楂各七分，甘草三分，木通五分，防风五分。

【主治】痘疮外感风寒，憎寒壮热，而体性怯弱者。

【加减】如头痛，加薄荷、藁本、白芷；如咳嗽，加半夏、炒芩；如腹痛，加厚朴、香附、木香。

扶元饮

【方源】（清）刘渊《医学纂要》吉集。

【组成】人参、白术、炮姜、炙草、熟地、当归、赤桂、北五味。

【主治】脾肺虚寒喘咳之证。

茯苓贝母汤

【方源】（宋）赵佶《圣济总录》卷六十六。

【组成】白茯苓（去黑皮）一两，泽泻（锉）、贝母（焙）、桑根白皮（炙，锉）各三分。

【用法】上为粗末。每服三钱匕，水一盏，煎至七分，去滓温服，不拘时候。

【主治】肺经虚气，肿满喘瘖，气促咳嗽。

茯苓导水汤

【方源】（清）吴谦《医宗金鉴》卷四十六。

【组成】茯苓、槟榔、猪苓、缩砂、木香、陈皮、泽泻、白术、木瓜、大腹皮、桑白皮、苏梗各等分。

【用法】加生姜，水煎服。

【主治】妊娠肿满与子气，喘而难卧，胀满难堪；产后浮肿，喘嗽，小便不利者。

【加减】胀，加枳壳；喘，加苦草劳子；腿脚肿，加防己。

茯苓甘草汤

【方源】（明）薛己《内科摘要》卷下。

【组成】茯苓二钱，桂枝二钱半，生姜五大片，甘草一钱。

【用法】水煎服。

【主治】膀胱腑发咳，咳而遗溺。

茯苓甘草五味子去桂加干姜细辛汤

【方源】（唐）孙思邈《备急千金要方》卷十八。

【组成】茯苓四两，甘草、干姜、细辛各三两，五味子半升。

【用法】上五味，㕮咀，以水八升，煮取三升，去滓。温服半升，日三。

【主治】冲气即低，而反更咳胸满者。

茯苓厚朴汤

【方源】（明）孙一奎《赤水玄珠》卷二十六。

【组成】白茯苓、半夏各一钱半，厚朴（制）五分，甘草二分，姜三片。

【用法】煎服。

【主治】伤乳食停痰，咳嗽，或吐白沫，气喘。

茯苓琥珀丸

【方源】（明）李恒《袖珍方》卷三引《太平圣惠方》。

【组成】赤茯苓（去皮）、防已各一两半，苦葶苈（隔纸炒）三两半，紫苏子（拣净）一两，琥珀（别研）一两，郁李仁（汤浸，去皮）一两七钱半，陈皮一两三钱，杏仁（汤浸，去皮尖及两仁者，麸炒）一两三钱。

【用法】上为末，炼蜜为丸，如梧桐子大。每服六七十丸，人参汤送下。

【主治】水气乘肺，遍身浮肿，中焦痞隔，气不升降，咳嗽喘促，小便不利。

茯苓散

方一

【方源】（宋）王怀隐《太平圣惠方》卷二十九。

【组成】赤茯苓一两，麦门冬（去心）一两，生干地黄一两，人参（去芦头）一两，前胡（去芦头）二两，枳实（麸炒微黄）一两，赤芍药一两，甘草（炙微赤，锉）半两，射干一两。

【用法】上为散。每服三钱，以水一中盏，煎至六分，去滓温服，不拘时候。

【主治】虚劳，每唾稠黏，咽喉不利。

方二

【方源】（宋）赵佶《圣济总录》卷一二三。

【组成】赤茯苓（去黑皮）、贯众、缩砂仁、甘草（炙）各一两。

【用法】上为细散，每用一钱匕，掺喉中，以水送下。

【主治】喉中生谷贼，结肿疼痛，饮食妨闷。

方三

【方源】（明）解缙《永乐大典》卷八〇二〇引《普济经验加减方》。

【组成】茯苓（去皮）、茯神、人参（去芦头）、远志（去心）、甘草各七钱半，龙骨、防风各半两，麦门冬（去心）、生地黄、犀角（末）各一两。

【用法】上为末，分作三服，水一升半，煎至一升，三次服。

【主治】骨蒸热劳，多嗽喘。

茯苓汤

方一

【方源】（唐）孙思邈《千金翼方》卷十五。

【组成】茯苓、前胡、桂心各二两，麦门冬（去心）五两，大枣（擘）四十枚，人参、干地黄。

【用法】上七味，咀，以水一斗，煮麦门冬及八升，除滓，纳药，煮取三升，分三服。三剂永瘥。

【主治】虚损短气，咽喉不利，唾如稠胶凝塞。

方二

【方源】（宋）王贶《全生指迷方》卷四。

【组成】茯苓、麦门冬（去心）、黄芪各一两，秦艽（去土）、柴胡（去苗）各半两，杏仁（去皮尖）一分。

【用法】上为散。每服五钱，水二盏，

煎至一盏，去滓温服。

【主治】心咳。恶热脉疾，小便赤涩。

方三

【方源】（宋）张锐《鸡峰普济方》卷十一。

【组成】茯苓、麦门冬、黄芩各一两，秦艽、柴胡各半两，五味子一两，杏仁一分。

【用法】上为粗末。每服五钱，水二盏，煎至七分，去滓温服，不拘时候。

【主治】心咳，恶热脉疾，小便赤涩。

方四

【方源】（宋）赵佶《圣济总录》卷三十。

【组成】赤茯苓（去黑皮）半两，木通（锉）三分，升麻、羚羊角（镑）、前胡（去芦头）各半两，桑根白皮（锉）三分，大黄（锉，炒）半两，马蔺根、朴硝各一两。

【用法】上为粗末。每服三钱匕，水一盏，煎至六分，去滓，食后温服。

【主治】伤寒毒气上冲，喉中痛，闷塞不通。

方五

【方源】（宋）赵佶《圣济总录》卷八十六。

【组成】赤茯苓（去黑皮）、大腹皮（锉）、枳壳（去瓤，麸炒）、陈橘皮（汤浸，去白，焙）、半夏（汤洗七遍，晒干）、杏干（汤浸，去皮尖双仁，麸炒令黄）、槟榔（锉）、诃黎勒皮、桑根白皮（锉）、甘草（炙，锉）各半两，人参一两。

【用法】上为粗末。每服三钱匕，水一盏，加生姜三片，同煎至七分，去滓温服，不拘时候。

【主治】肺劳咳嗽，喘满气逆，痰唾不利，不思饮食。

方六

【方源】（宋）赵佶《圣济总录》卷九十三。

【组成】白茯苓（去黑皮）、人参、麦门冬（去心，焙）、独活（去芦头）、槟榔各三分，桂（去粗皮）、防风（去叉）、防己各一两一分，桔梗（锉，炒）、甘草（炙）、防葵、枳壳（去瓤，麸炒）各四两，地骨皮十两。

【用法】上锉，如麻豆大。每服五钱匕，以水一盏半，加生姜（切碎）半分，大枣（擘破）二个，煎取八分，去滓顿服，早晚、食后各一次。用银器煎尤妙。

【主治】骨蒸肺痿，心忪战栗，烦热善忘，精神不宁，梦寐飞飏，吐血，身体疼重或痒，多生疮癣，脚气。

方七

【方源】（宋）赵佶《圣济总录》卷一二二。

【组成】赤茯苓（去黑皮）、前胡（去芦头）二两，生干地黄、人参、桂（去粗皮）、芍药、甘草（炙，锉）各一两，麦门冬（去心，焙）三两。

【用法】上为粗末。每服三钱匕，水一盏，加大枣（擘）二个，煎至六分，去滓温服，一日三次，不拘时候。

【主治】①《圣济总录》：喉咽闭塞不利。②《普济方》：虚劳少气，咽喉不利，唾如稠胶。

方八

【方源】（宋）赵佶《圣济总录》卷一二五。

【组成】白茯苓（去黑皮）、人参各一两，海藻（洗去咸，焙）二两，海蛤、半夏（为末，生姜汁和作饼，晒干）、甘草（炙，锉）、菴蕳子各一两。

【用法】上为粗末。每服三钱匕，水一盏，煎至七分，去滓温服。

【主治】瘿气，咽喉肿塞。

方九

【方源】（清）沈金鳌《杂病源流犀烛》

卷一。

【组成】茯苓、桂枝、生姜、炙甘草。

【主治】膀胱咳。

方十

【方源】（清）周茂五《易简方便医书》卷六。

【组成】茯苓、川芎、苏叶、前胡、半夏（制）、桔梗、枳壳、干姜、陈皮各八分，当归、生地、白芍各一钱，台党五分，桑白皮六分，甘草三分。

【用法】生姜为引，水煎服。

【主治】经来咳嗽，喉中出血，及肺经枯燥。

茯苓丸

方一

【方源】（宋）王贶《全生指迷方》卷四。

【组成】茯苓、黄芩各一两，五味子半两，半夏（汤洗七遍，切，姜汁浸，焙）三分，橘皮（洗）一两，桔梗半两。

【用法】上为细末，炼蜜为丸，如梧桐子大。每服三十丸，食后米饮送下。

【主治】脾咳，大便坚，从腹上至头发热，脉疾。

方二

【方源】（宋）赵佶《圣济总录》卷一二五。

【组成】白茯苓（去黑皮）三两，半夏（汤洗去滑）、生姜（切，焙）各二两，昆布（洗去咸，焙）、海藻（洗去咸，焙）各五两，桂（去粗皮）、陈橘皮（去白，焙）各一两。

【用法】上为末，炼蜜为丸，如杏仁大，常含化一粒，细细咽津，令药气不绝。

【主治】气结喉中，蓄聚不散成痰。

方三

【方源】（明）朱橚《普济方》卷二二九。

【组成】白茯苓（去黑皮）、地骨皮、铁精（亦名轻铁）六两，天灵盖（浸童便二升，煮）三两。

【用法】上为末，炼蜜为丸，如梧桐子大。每服三十丸，食后煎汤送下，一日二次。

【主治】热劳咳嗽。

茯神散

【方源】（宋）赵佶《圣济总录》卷一一六。

【组成】茯神（去木）一两半，山芋、人参各二两，赤茯苓（去黑皮）、防风（去叉）、防己各一两半，蜀椒（去目并合口者，炒出汗）一两，山茱萸一两半，甘菊花、桂（去粗皮）、细辛（去苗叶）、川芎、贯众、白术（米泔浸一宿，锉碎，炒）各一两一分，干姜（炮）一两，甘草（炙）一两半。

【用法】上为散。每服二钱匕，空心温酒调下，一日二次。

【主治】肺气壅肿塞，鼻齆不闻香臭。

茯神汤

方一

【方源】（宋）赵佶《圣济总录》卷八十七。

【组成】茯神（去木）、麦门冬（去心，焙）、柴胡（去苗）、黄连（去须）、贝母（去心，焙）各一两半，秦艽（去苗土）一两，槟榔（锉）二两，甘草（炙，锉）一两。

【用法】上为粗末。每服五钱匕，水一盏半，煎至一盏，去滓，食后温服，一日三次。

【主治】①《圣济总录》：风劳咳嗽，心躁烦热，惊悸，鼻塞咽干，唇肿口疮，胸满少睡，手臂及腰脚疼。②《普济方》：虚劳惊悸。

方二

【方源】（朝鲜）金礼蒙《医方类聚》

卷一五〇引《济生方》。

【组成】茯神（去木）、人参、远志（去心，甘草煮）、通草、麦门冬（去心）、黄芪（去芦）、桔梗（去芦，锉，炒）、甘草（炙）各等分。

【用法】上㕮咀。每服四钱，水一盏半，加生姜一片，煎至七分，去滓温服，不拘时候。

【主治】脉虚极，咳则心痛，喉中介介如梗状，甚则咽肿，惊悸不安。

茯神丸

【方源】（宋）王兖《博济方》卷二。

【组成】茯神（去皮木）二两，柴胡（去苗）一两半，黄芪一两半，生干地黄二两，桔梗、鳖甲（醋炙黄色）各二两，人参、白前各一两，枳壳（炙，去白）一两半，赤芍药一两半。

【用法】上为细末，炼蜜为丸，如梧桐子大，每服十丸，食后生姜汤送下。临时更加减服。

【主治】心肺壅热，口苦舌干，涕唾稠黏，胸膈烦闷，不思饮食，肢体倦怠，或发烦热，状似骨蒸。

浮石丸

【方源】（晋）葛洪《肘后救卒方》卷三，名见《普济方》卷一五八。

【组成】浮石。

【用法】上为末服；亦可为蜜丸。

【主治】卒得咳嗽。

【备注】①浮石，原作“浮散石”，据《太平圣惠方》改。②《普济方》本方用浮石二两，为末，炼蜜为丸，如梧桐子大。每服十丸，以米饮送下，一日三四次。

附子都气丸

【方源】（清）凌奂《饲鹤亭集方》。

【组成】六味地黄丸加附子二两，五味子三两。

【用法】炼蜜为丸服。

【主治】阳虚恶寒，小便频数，下焦不约，咳喘痰多。

附子理中汤

【方源】（明）吴崑《医方考》卷二。

【组成】人参、甘草（炙）、附子（制）、干姜（炒）、白术（炒）各一钱。

【主治】脾肺虚寒，痰涎壅塞，少有动作，喘嗽频促，脉来迟细。

附子散

【方源】（宋）王怀隐《太平圣惠方》卷六。

【组成】附子（炮裂，去皮脐）一两，麻黄（去根节）一两，杏仁（汤浸，去皮尖双仁，麸炒微黄）一两，甘草（炙微赤，锉）一分，赤茯苓三分，菖蒲半两，肉桂（去皴皮）一两，陈橘皮（汤浸，去白瓤，焙）一两。

【用法】上为散。每服三钱，以水一中盏，加生姜半分、大枣三枚，煎至六分，去滓稍热服，不拘时候。

【主治】肺脏伤风冷，声嘶不出，或吃食后虚喘。

附子升降汤

【方源】（宋）魏岘《魏氏家藏方》卷二引陆仲安方。

【组成】附子（生，去皮脐）、天南星（汤洗七次）、橘红、甘草（炙）、肉桂（不见火）、吴茱萸（汤洗七次，炒）各一两半，白术（炒）、白芍药、半夏（汤洗七次）、白茯苓（去皮）各三两，木香（不见火）一钱。

【用法】上㕮咀。每服四钱，水一盏半，加生姜五片，煎至七分，去滓服，不拘时候。

【主治】寒痰咳嗽。

附子汤

方一

【方源】（唐）王焘《外台秘要》卷十

六引《删繁方》。

【组成】附子（炮）、甘草（炙）各二两，宿姜、半夏（洗，破）各四两，大枣（擘，去皮核）二十枚，白术三两，仓米半升。

【用法】上切。以水一斗，煮取三升，去津，分为三服。

【主治】肺虚劳损，腹中寒鸣切痛，胸胁逆满气喘。

【宜忌】忌猪羊肉、饧、海藻、菘菜、桃、李、雀肉等。

附子细辛汤

【方源】（宋）魏岘《魏氏家藏方》卷二。

【组成】附子（炮，去皮脐）、细辛、甘草（炙）各半两，菖蒲、人参（去芦）各一两，五味子二两。

【用法】上为粗末，每服五钱，水二盏，煎至一盏，去滓，食前温服。煎时入姜五片。

【主治】寒痰咳嗽。

赴筵散

【方源】（清）张琰《种痘新书》卷十二。

【组成】薄荷、黄柏、黄连各等分。

【用法】加青黛，为细末。咽痛吹入，口疮敷之。

【主治】口疮，咽痛。

复肌丸

【方源】（元）王好古《医垒元戎》卷十。

【组成】白花蛇、乌梢蛇（各酒浸去骨）、天麻、牛膝（酒浸）、白芷各一两，白附子（炮）、白僵蚕各一两半。

【用法】上为细末，炼蜜丸桐子大，朱砂为衣，每服二十丸，温酒下。

【主治】肺气赤白癜瘙痒，耳鸣，瘫痪，口眼歪斜。

复音丸

【方源】（清）李文炳《仙拈集》卷二。

【组成】硼砂一两，玄明粉、胆星、诃子肉各一钱，百药煎三个，冰片三分。

【用法】上为细末，外用大乌梅肉一两，捣如泥，为丸如龙眼核大。每用一丸，噙化。

【主治】哑喉。

复元散

【方源】（清）康宿卿《医学探骊集》卷四。

【组成】万年灰一两，象皮四分，冰片三分，麝香一分。

【用法】上为极细末，瓷瓶盛之备用。先服加味犀角地黄汤一二剂，再以本方闻之。

【主治】鼻衄。

覆杯汤

【方源】（南北朝）陈延之《小品方》卷一。

【组成】麻黄四两，甘草二两，干姜二两，桂肉二两，贝母二两。

【用法】凡五物，以水八升，煮取二升，再服即愈。

【主治】咳嗽上气，呼吸攀绳，肩息欲死。

覆花汤

【方源】（明）周礼《医圣阶梯》卷五。

【组成】覆花、赤芍、前胡、半夏、荆芥、茯苓、甘草、五味、杏仁、麻黄。

【用法】姜、枣水煎。

【主治】伤风感寒暑湿，咳嗽气急，痰涎壅盛，发热，坐卧不安。

【加减】有汗去麻黄。

G

gai

改容膏

【方源】（宋）骆龙吉《增补内经拾遗方论》卷四。

【组成】杏仁（另研）、轻粉（另研）、滑石（另研）各等分。

【用法】用鸡蛋清调，以瓷盏盛，饭锅上少燉片时，旋入麝香少许，擦患处。

【主治】肺风疮。

gan

干地黄煎

【方源】（唐）王焘《外台秘要》卷十引《删繁方》。

【组成】干地黄五两，桑根白皮（切）二升，川芎五两，桂心、人参各三两，大麻仁（炒）一升。

【用法】上切。以水九升，先煮五味，取三升，去滓，纳大麻仁煎数沸，分三服。

【主治】虚寒肺痿喘气。

【宜忌】忌生葱、芜荑。

干地黄散

方一

【方源】（宋）王怀隐《太平圣惠方》卷四十六。

【组成】熟干地黄一两，白茯苓三分，川芎一两，鹿角胶（捣碎，炒令黄燥）一两，桂心三分，紫菀（去苗土）三分，人参（去芦头）一两，大麻仁一两。

【用法】上为散。每服二钱，以水一中盏，加大枣二枚，大麦一匙，煎至六分，去滓温服，不拘时候。

【主治】肺伤咳嗽唾脓血。腹中有气，不欲饮食，恶风目暗，足胫痠寒。

【备注】主治中“恶风”原作“恶水”，据《普济方》改。

方二

【方源】（宋）王怀隐《太平圣惠方》卷四十六。

【组成】熟干地黄一两，茜根三分，白芍药三分，甘草（炙微赤，锉）半两，柏叶三分，白茯苓三分，当归半两，杏仁（汤浸，去皮尖双仁，麸炒微黄）三分，鹿角胶（捣碎，炒令黄燥）一分，羚羊角屑半两，子芩半两，贝母（煨微黄）半两。

【用法】上为粗散。每服三钱，以水一中盏，加生姜半分，煎至六分，去滓温服，不拘时候。

【主治】久咳嗽，唾脓血，四肢瘦弱。

干地黄汤

【方源】（宋）赵佶《圣济总录》卷四十九。

【组成】生干地黄（炒）二两，芒硝、羚羊角（镑）各一两半，石膏三两，麻黄（去根节，汤煮，掠去沫）二两半，杏仁（去皮尖双仁，焙）二两。

【用法】上为粗末。每服三钱匕，水一盏，加竹茹少许，同煎至七分，去滓，纳蜜半匙，再煎两沸。食后温服。

【主治】肺壅热，喘息短气，唾脓血。

干咯散

【方源】（宋）王璆《是斋百一选方》卷五引李松方。

【组成】鹅管石（尝着不涩而凉者）、钟乳石、井泉石、款冬花、佛耳草、甘草（炙）、白矾各一两，官桂、人参各半两。

【用法】为细末。每服一钱半，食后用芦管吸之，冷茶清送下。

【主治】①《是斋百一选方》：嗽。②《普济方》：一切咳嗽喘急。

干葛防风汤

【方源】（明）秦昌遇《症因脉治》卷二。

【组成】干葛、防风、荆芥、柴胡、紫苏、广皮。

【主治】感寒劳伤，恶寒发热，咳嗽气逆，胁肋刺痛，无汗身热，或朝凉暮热，脉右关浮紧，属气分感寒者。

干葛羌活汤

【方源】（明）秦昌遇《症因脉治》卷二。

【组成】干葛、羌活、防风、白芷。

【主治】外感风寒眩晕，身热无汗，恶寒拘紧，头痛身痛，时时胃眩，右脉浮紧，属阳明寒邪者。

干葛石膏汤

【方源】（明）秦昌遇《症因脉治》卷二。

【组成】干葛、石膏、知母、甘草、陈皮、竹茹、鲜藿香。

【主治】燥气行令，肺胃有热，喘逆呕吐，吐则气急，呕少难出，口唇干燥，烦渴引饮，脉右关数大。

干姜川芎丸

【方源】（宋）张锐《鸡峰普济方》卷十八。

【组成】蜈蚣二个，芫花根五分，踯躅花四分，干姜、川芎、桂各四两，人参、细辛各二两。

【用法】上为细末，炼蜜为丸，如大豆大。每服五丸，米饮送下，一日三次。稍加至十丸。

【主治】冷嗽。

【宜忌】忌生葱菜等。

干姜甘草汤

【方源】（宋）赵佶《圣济总录》卷四十八。

【组成】干姜（炮）四两，生干地黄（焙）、麦门冬（去心，焙）、蒺藜子（炒）、桂（去粗皮）、续断各二两，甘草（炙）一两。

【用法】上㕮咀，如麻豆大。每服五钱匕，水二盏，煎至一盏，空心、食前去滓温服，日三。

【功用】肺消。

干姜桔梗汤

【方源】（明）武之望《疹科类编》。

【组成】干姜五分，甘草一钱，桔梗一钱。

【用法】水煎频频灌儿口中。

【主治】疹正出时，忽然声哑，咳嗽不出，烦乱，胸高气喘，疹亦不显。

干姜散

【方源】（宋）王怀隐《太平圣惠方》卷四十六。

【组成】干姜（炮裂，锉）半两，桂心半两，款冬花半两，细辛三分，白术三分，甘草（炙微赤，锉）三分，附子（炮裂，去皮脐）一两，五味子三分，木香三分。

【用法】上为散。每服三钱，以水一中盏，加大枣二个，煎至六分，去滓温服，一日三次。

【主治】气嗽，呼吸短气，心胸不利，不思饮食。

干姜汤

【方源】（唐）王焘《外台秘要》卷九引《深师方》。

【组成】干姜四两，紫菀一两，杏仁（去皮尖双仁，切）七十枚，麻黄（去节）四两，桂心、甘草（炙）各二两，五味子一两。

【用法】上切。水八升，煮取二升七合，分三服。

【主治】冷咳逆气。

【宜忌】忌海藻、菘菜、生葱等。

干姜丸

方一

【方源】（宋）王怀隐《太平圣惠方》卷四十二。

【组成】干姜（炮裂，锉）半两，桂心半两，柑子皮（汤浸，去白瓤）三分，细辛半两，甘草（炙微赤，锉）半两，款冬花三分，紫菀（洗，去苗土）三分，附子（炮裂，去皮脐）三分。

【用法】上为末，炼蜜为丸，如梧桐子大。每服三十丸，以姜、枣汤送下，不拘时候。

【主治】上气咳逆，多唾食少。

方二

【方源】（宋）王怀隐《太平圣惠方》卷五十。

【组成】干姜（炮裂，锉）半两，川椒（去目及闭口者，微炒去汗）半两，食茱萸半两，羚羊角屑半两，射干一两，马蔺子（微炒）一两，人参（去芦头）一两，桂心一两，细辛一两，白术一两，赤茯苓一两，附子（炮裂，去皮脐）一两，陈橘皮（汤浸，去白瓤，焙）一两，诃黎勒皮一两。

【用法】上为末，炼蜜为丸，如梧桐子大。每服三十丸，以生姜汤送下。不拘时候。

【主治】五噎，喉咽壅塞不通，胸膈忧恚气滞，胃寒食少。

干姜五味甘草汤

【方源】（清）沈麟《温热经解》。

【组成】干姜八分，炙草二钱，五味子三十粒。

【用法】水煎服。

【主治】肺冷咳嗽。

干姜饴糖煎

【方源】（清）程林《圣济总录纂要》卷七。

【组成】干姜（炒，研末）三两，胶饴糖一斤。

【用法】化饴糖，拌末匀，蒸熟，频含化一匙。

【主治】冷嗽及一切嗽。

干清散

【方源】（清）唐千顷《大生要旨》。

【组成】荆芥穗、薄荷叶、黄芩（酒炒）、黑山栀、桔梗、甘草。

【用法】上为极细末，重罗再筛。每服每岁一钱，滚汤调下。

【主治】小儿感冒风邪，发热咳嗽，鼻塞流涕。

干嗽补肺膏

【方源】（清）沈金鳌《杂病源流犀烛》卷一。

【组成】生地二斤，杏仁二两，生姜、白蜜各四两。

【用法】捣如泥，饭上蒸五七度，每于五更挑三匙咽下。

【主治】干嗽。

干咽妙功丸

【方源】（宋）赵佶《圣济总录》卷六十二。

【组成】硼砂（研，抄末）二钱匕，丹砂（研，抄末）四钱，硇砂（飞，研，抄末）一钱，巴豆霜（抄末）三钱匕，桂末、益智仁末各半两。

【用法】上拌和令匀，用糯米粥为丸，如麻子大。每服一丸或两丸，食后、临寝干咽。

【主治】膈气。咽喉噎塞，咳嗽上气，痰盛喘满，气道痞滞，不得升降。

干枣补肺煎

【方源】（唐）王焘《外台秘要》卷二十二引《删繁方》。

【组成】枣肉（取膏）二升，杏仁（去尖皮，研）一升，酥一升，姜汁一升，蜜一升，饧糖一升。

【用法】上依常微火煎。每服一匙，愈止服。

【主治】肺寒损伤，气咳，及多唾，呼声鼻塞。

甘草干姜人参汤

【方源】（元）朱震亨《脉因证治》卷三。

【组成】甘草四两，干姜二两，人参一两，大枣三个。

【用法】水煎服。

【主治】肺痿。

甘草干姜汤

方一

【方源】（汉）张仲景《伤寒论》。

【组成】甘草（炙）四两，干姜二两。

【用法】以水三升，煮取一升五合。去滓，分温再服。

【功用】复阳气。

【主治】老年虚弱尿频，下半身常冷，咳唾痰稀，眩晕短气，脉沉无力。《金匮要略》：肺痿，吐涎沫而不咳者，其人不渴，必遗尿，小便数。

【宜忌】忌海藻、菘菜。

方二

【方源】（清）沈金鳌《杂病源流犀烛》卷一。

【组成】炙草四钱，炮干姜二钱。

【主治】肺痿，吐而不咳。

甘草桔梗射干汤

【方源】（清）庆云阁《医学摘粹》。

【组成】甘草（生）二钱，桔梗三钱，半夏三钱，射干三钱。

【用法】水煎半杯，热漱，徐服。

【主治】咽喉肿痛生疮。

甘草散

方一

【方源】（宋）王怀隐《太平圣惠方》卷十。

【组成】甘草（生用）一两，川升麻半两，射干半两。

【用法】上锉细。都以水三大盏，煎至二盏，去滓，分为四服，日三服，夜一服。

【主治】伤寒二三日，毒气攻咽喉痛肿。

方二

【方源】（宋）王怀隐《太平圣惠方》卷三十一。

【组成】甘草（炙微黄，锉）一两，黄芩一两，麦门冬（去心，焙）一两。

【用法】上为粗散。每服三钱，以水一中盏，煎至六分，去滓温服，不拘时候。

【主治】骨蒸肺痿，心中烦热。

方三

【方源】（宋）王怀隐《太平圣惠方》卷八十七。

【组成】甘草（炙微赤，锉）一分，地榆（锉）一分，蚺蛇胆（细研）一分，蜗牛壳（炒令微黄）一两，麝香（细研）一钱，兰香根灰一分，人粪灰一分，龙脑（细研）半钱。

【用法】上为细散。入龙、麝等，研令匀，每服半钱，以粥饮调下。亦可吹于鼻中，三岁以下可服一字。

【功用】小儿鼻疳生疮，痛痒不止。

甘草鼠粘汤

【方源】（清）沈金鳌《杂病源流犀烛》卷二十四。

【组成】炒甘草二两，桔梗（米泔浸一夜，炒）一两，鼠粘根二两。

【用法】上为末。每服二钱，水一钟半，加阿胶一钱煎服。

【主治】肺热，咽喉痛。

甘草汤

方一

【方源】（汉）张仲景《伤寒论》。

【组成】甘草二两。

【用法】以水三升，煮取一升半，去滓，温服七合，一日二次。

【功用】①《直指小儿》：涌吐痰涎。②《金匮要略论注》，清少阴客热。

【主治】伤寒少阴病，咽喉干燥，疼痛灼热；肺痿涎唾；小儿撮口；痈疽热毒。①《伤寒论》：少阴病二三日，咽痛。②《玉函经》：小儿撮口发噤。③《备急千金要方》：肺痿涎唾多，心中温温液液者。④《外台秘要》：羸劣老弱，体性少热，因服石散，而寒气盛，药伏胸膈，冷热不调，烦闷短气欲死，药既不行，又不能大便。⑤《太平圣惠方》：中蛊欲死。⑥《圣济总录》：热毒肿，身生熛浆，舌卒肿起，满口塞喉，气息不通，顷刻杀人。⑦《伤寒总病论》：豌豆疮欲出。⑧《仁斋直指方论》：诸痈疽，大便秘。

【备注】《外台秘要》本方用生甘草（切）四两。以水五升，煮去折半，去滓，令顿服之。当大吐，药亦与病俱去，便愈矣。

方二

【方源】（宋）赵佶《圣济总录》卷一四五。

【组成】甘草（炙）一两，白茯苓（去黑皮）一两，杏仁（汤浸去皮尖双仁，炒，研）三分，人参一两。

【用法】上除杏仁外，为粗末，入杏仁拌匀。每服三钱匕，水一盏，煎至七分，去滓温服，不拘时候。

【主治】坠扑，伤损肺气，咳唾血出。

甘草丸方

【方源】（宋）刘昉《幼幼新书》卷十六。

【组成】甘草（炙微赤，锉）半两、杏仁（汤浸，去皮尖、双仁，麸炒微黄，研如膏）、桂心各一分。

【用法】上件药捣，罗为散。杏仁研令匀，炼蜜和丸如绿豆大。每服以乳汁研化三丸服之，日三、四服。

【主治】小儿未满百日，咳嗽上气。

甘草饮

【方源】（宋）赵佶《圣济总录》卷六十五。

【组成】甘草（半炙半生）半两，黑豆（半炒半生）一百粒，生姜（半煨半生）半两，乌梅肉（半炒半生）一枚。

【用法】以酒、水各一盏，同入银石器内，煎至一盏，去滓，更入蜜一匙，重煎至一盏，食后、临卧放温细呷。

【主治】暴患热嗽。

甘草饮子

【方源】（唐）王焘《外台秘要》卷九引《广济方》。

【组成】甘草（炙）六分，款冬花七分，豉心一合，生麦门冬（去心）八分，葱白一握，槟榔（合子碎）十颗，桔梗六分，地黄汁半升。

【用法】上切。以水六升，煮取二升，绞去滓，下地黄汁，分温三服。如人行四五里进一服。

【主治】肺热咳嗽，涕唾多黏。

【宜忌】忌生菜、热面、炙肉、海藻、菘菜，鱼、蒜、黏食、猪肉、芜荑。

甘草猪胆丸

【方源】（民国）吴克潜《儿科要略》章六。

【组成】甘草（去赤皮）二两，猪胆汁五枚。

【用法】用猪胆汁五枚，浸三日，取出，火上炙干为细末，炼蜜为丸。

【主治】醋呛咳嗽。

甘胆丸

【方源】（明）孙一奎《赤水玄珠》

卷七。

【组成】甘草（去皮，作二寸段，中半劈开，以猪胆汁五枚，浸三日，取出火上炙干）二两。

【用法】上为末，炼蜜为丸。每服四十丸，卧时茶清吞下。

【主治】吃醋呛喉，咳嗽不止，诸药无效。

甘桂汤

【方源】（宋）刘昉《幼幼新书》卷十四引《庄氏家传》。

【组成】甘草（炙）、官桂（去皮）、五味子、黄芩各一两半，柴胡四两。

【用法】上㕮咀。每服三钱，水一盏，加生姜五片，煎七分，去滓温服。以二服滓再合煎一服。

【主治】春间疫气欲作，气壅畏风，痰嗽头昏，鼻塞困闷。

甘桔柴芩汤

【方源】（清）黄元御《四圣悬枢》卷三。

【组成】甘草（生）一钱，桔梗二钱，柴胡一钱，黄芩一钱。

【用法】流水煎半杯，温服。

【主治】咽痛。

【加减】风盛咽燥，加生地、白芍。

甘桔二生汤

【方源】（元）王好古《医垒元戎》卷九。

【组成】甘草、桔梗各等分。

【用法】上锉，以水三升，煮取一升，去柤，分二服，必然吐出脓血矣。

【主治】咳，胸中满，振寒，脉数，咽干不渴，时浊吐腥臭，久久吐脓如米粥，肺痿作痈也。脓在胸中者为肺痈。

甘桔防风汤

【方源】（清）佚名撰，钱沛增补《治疹全书》卷下。

【组成】甘草、桔梗、防风、薄荷、荆芥、牛蒡、射干、玄参、连翘、黄芩、银花。

【主治】疹后余毒不散，结于咽喉，破烂肿痛者。

甘桔黑豆汤

【方源】（清）汪汝麟《证因方论集要》卷一。

【组成】甘草、桔梗、黑大豆。

【功用】解毒开提。

【主治】肺痈初发。

【方论选录】甘草和中解毒，黑豆散热解毒，桔梗开提肺气，初发用之，毒自解散。

甘桔化毒汤

【方源】（清）罗国纲《罗氏会约医镜》卷二十。

【组成】甘草、桔梗、射干、黄连（酒炒）、牛蒡子（炒）各钱半。

【用法】水煎，入竹沥服。

【主治】痘灌脓之时，喉肿生疮。

甘桔加阿胶紫菀汤

【方源】（明）楼英《医学纲目》卷十七。

【组成】甘草二两，桔梗一两，阿胶、紫菀。

【用法】上㕮咀。每服五钱，水煎温服。

【主治】肺痿唾脓血。

甘桔牛蒡汤

方一

【方源】（清）沈巨源《疹科正传》。

【组成】粘子、甘草、桔梗、玄参、连翘、黄芩、麦冬。

【主治】咽痛失音。

方二

【方源】（清）朱载扬《麻症集成》

卷三。

【组成】桔梗、甘草、牛蒡、连翘、玄参、川连、栀子、豆根、酒芩、射干。

【主治】麻疹咽喉痛，毒火上升，火郁在肺。

甘桔清金散

【方源】（明）万全《痘疹世医心法》卷二十二。

【组成】桔梗一两，甘草五钱，牛蒡子（炒）七钱，连翘（去心）五钱，诃子皮五钱。

【用法】上为细末。每服一钱，加薄荷叶少许，同煎服。

【主治】①《痘疹心法》：肺热，声不清响者。②《景岳全书》：肺热咽痛。

甘桔射干汤

【方源】（清）景日昣《嵩崖尊生全书》卷六。

【组成】桔梗二钱，甘草、射干、连翘、豆根、牛蒡、玄参、荆芥、防风各一钱。

【用法】加竹叶，水煎服。

【主治】咽痛不肿。

甘桔汤

方一

【方源】（宋）钱乙《小儿药证直诀》卷下。

【组成】桔梗二两，甘草一两。

【用法】上为粗末。每服二钱，水一盏，煎七分，去滓，食后温服。

【功用】小儿肺热，手掐眉目鼻面。

【加减】加荆芥、防风，名“如圣汤”；热甚，加羌活、黄芩、升麻。

方二

【方源】（元）许国桢《御药院方》卷九。

【组成】桔梗、杏仁（汤浸，去皮尖，麸炒）各二两，甘草（炙）一两。

【用法】上㕮咀。每服五钱，水一盏半，煎至一盏，去滓，微温时时服。

【功用】下一切气。

【主治】胸中结气，咽喉不利。

方三

【方源】（宋）窦汉卿《疮疡经验全书》卷一。

【组成】甘草（生）二钱，桔梗二钱，花粉一钱，鼠粘子一钱，连翘、山栀仁各一钱，生黄连一钱，生地黄一钱。

【功用】疏风。

【主治】弄舌喉风。

方四

【方源】（明）龚信《古今医鉴》卷九。

【组成】甘草、防风、荆芥、薄荷、黄芩各一钱，桔梗三钱，加玄参一钱。

【用法】上锉一剂。水煎，食后频频噙咽。

【主治】喉闭。

【加减】咳逆，加陈皮；咳嗽，加知母、贝母；咳发渴，加五味子；唾脓血，加紫菀；肺痿，加阿胶；面目肿，加茯苓；呕，加半夏、生姜；少气，加人参、麦门冬；肤痛，加黄芪；目赤，加栀子、黄连；咽痛，加鼠粘子、竹茹；声哑，加半夏、桂枝；疫毒头痛、肿，加鼠粘子、大黄、芒硝；胸膈不利，加枳壳；心胸痞，加枳实；不得卧，加栀子；发斑，加防风，荆芥；酒毒，加干姜、陈皮之类。

方五

【方源】（明）芮经，纪梦德《杏苑生春》卷三。

【组成】薄荷、贝母、黄芩各一钱，山栀子、连翘各七分，甘草五分，桔梗一钱五分。

【用法】上㕮咀。用水煎熟，食后温服。

【主治】重衣厚被，或过食煎煿热物，致项热头重，喉音不清，咳嗽口燥。

方六

【方源】（明）申拱宸《外科启玄》卷十二。

【组成】桔梗八分，甘草一钱半，射干、牛蒡子（炒）各六分，防风、玄参各四分。

【用法】上吹咀，水煎服。

【主治】①《外科启玄》：咽痛。②《古方汇精》：痰塞声哑。

【备注】方中防风、玄参用量原缺，据《古方汇精》补。

方七

【方源】（明）谈志远《痘疹全书》卷下。

【组成】桔梗（米泔制）、牛蒡（炒，研）、甘草。

【用法】水煎服。

【主治】痘疮之后，咽喉痛。

方八

【方源】（明）万表《万氏家抄济世良方》卷六。

【组成】桔梗、甘草、防风、牛蒡子、玄参、升麻、射干。

【用法】水煎服。

【主治】痦后咽喉肿痛。

【加减】热甚，加黄芩；小便黄涩，加木通、天花粉、薄荷。

方九

【方源】（明）万全《万氏家传保命歌括》卷十七。

【组成】桔梗、当归、瓜蒌仁、汉防己、桑白皮、贝母、杏仁（炒）、甘草节、薏苡仁、百合、黄芪、玄参各等分。

【用法】上吹咀。水二盏，加生姜二片，煎服。

【主治】肺痈，咳唾脓血。

方十

【方源】（明）万全《万氏家传片玉痘疹》卷三。

【组成】甘草、桔梗、大力子、天花粉、山豆根、麦冬。

【用法】竹叶、灯心为引，水煎服。

【主治】痘起发光壮，收靥咽痛。

方十一

【方源】（明）万全《万氏家传幼科发挥》卷四。

【组成】桔梗、甘草各等分，紫苏叶减半，乌梅肉少许。

【用法】水煎，去滓，入阿胶化服。

【主治】咳嗽，风寒外感，不热不渴者。

方十二

【方源】（明）王銮《幼科类萃》卷二十五。

【组成】人参（去芦）五钱，桔梗（蜜浸，炒）一两，甘草（半生半炙）二钱。

【用法】上锉散。水煎，不拘时服。

【主治】小儿感冒风热，火气熏逼，痘疮蕴毒上攻，咽喉肿胀，痰气不顺，咳嗽失音。

方十三

【方源】（明）朱橚《普济方》卷三八四引《钱氏方》。

【组成】桔梗（末，浸一宿，焙干用）一两，甘草（炒）二两。

【用法】上为细末。每服二三钱，水一盏，加阿胶（炮过）半片，煎五分，食后温服。

【主治】①《普济方》引《钱氏方》：上焦热，咽痛。②《医学纲目》：嗽脓血。

方十四

【方源】（清）陈复正《幼幼集成》卷六。

【组成】生甘草芽、桔梗、熟石膏、净知母、牛蒡子。

【用法】生薄荷叶五片为引，水煎服。

【主治】小儿麻疹，胃火上炎肺金，咳嗽面浮，应出不出。

方十五

【方源】（清）李纪方《白喉全生集》。

【组成】甘草三钱，桔梗四钱，银花一钱五分，麦冬（去心）、僵蚕（姜汁炒）、鼠粘各二钱，冬桑叶三钱。

【用法】水煎服。

【主治】白喉虚热证。白见于关内，外色稍不润，喉内红肿，下午痛甚，口干不渴，舌苔虽黄而滑，小便略赤而长，饮食稍碍，心烦不眠。

方十六

【方源】（清）吴亦鼎《麻疹备要方论》。

【组成】甘草、桔梗、连翘、玄参、防风、牛蒡子。

【用法】水煎服。

【主治】麻疹，咽喉肿痛，不能食者。

方十七

【方源】（清）佚名撰，钱沛增补《治疹全书》卷下。

【组成】桔梗、前胡、牛蒡、杏仁、苏子、橘红、象贝母、羚羊角。

【主治】疹后感冒而呛者。

【加减】痰多者加莱菔子、白芥子。

方十八

【方源】（明）徐谦《仁端录》卷十三。

【组成】甘草、桔梗、牛蒡、荆芥、玄参、天花粉。

【功用】清利咽喉。

【主治】痘疹，咽喉痛。

方十九

【方源】（清）张璐《张氏医通》卷十五。

【组成】甘草、桔梗、山豆根、黑参、鼠粘子、荆芥各等分、麦门冬焙用。

【用法】水煎，温服。

【主治】麻疹咽痛，口舌生疮。

方二十

【方源】（清）张琰《种痘新书》卷十一。

【组成】桔梗、甘草、牛子、连翘、玄参、黄芩、山豆根。

【用法】水煎，噙。

【主治】喉痛。

方二十一

【方源】（清）张琰《种痘新书》卷十二。

【组成】甘草、桔梗、玄参、炒芩。

【用法】水煎，颇颇噙咽。

【主治】痘，口干，咽喉疼痛。

方二十二

【方源】（清）周震《幼科指南》卷下。

【组成】桔梗、甘草、杏仁泥。

【用法】水煎，加竹沥半钟和服，细茶咽下。

【主治】咳嗽，咽痛，声哑者。

甘桔泻肺汤

【方源】（清）沈巨源《疹科正传》。

【组成】石膏、知母、麦冬、粘子、橘红、桔梗、甘草、薄荷。

【主治】疹出未透，咳嗽气喘促，面目浮肿，毒火不能外达内熏。

【加减】气急加苏子、枇杷叶。

甘桔玄参汤

【方源】（明）翟良《医学启蒙汇编》卷四。

【组成】甘草、桔梗、玄参、黄芩、贝母、天花粉、枳壳、生地各等分。

【用法】水煎服。

【主治】鼻渊。

甘桔元射汤

【方源】（清）黄元御《四圣悬枢》卷三。

【组成】甘草二钱，桔梗二钱，元参一钱，射干一钱。

【用法】流水煎半杯，热服。

【主治】少阴咽痛者。

甘菊花散

方一

【方源】（宋）王怀隐《太平圣惠方》卷六。

【组成】甘菊花、人参（去芦头）、大腹皮（锉）、半夏（汤洗七遍，去滑）、木香、白术、威灵仙、枳壳（麸炒微黄，去瓤）、肉桂（去皴皮）、诃黎勒皮、赤茯苓、郁李仁（汤浸，去皮尖，微炒）、甘草（炙微赤，锉）各一两。

【用法】上为散。每服三钱，以水，一中盏，加生姜半分，煎至六分，去滓温服，不拘时候。

【主治】肺脏痰毒，胸膈壅滞。

【备注】《普济方》有桔梗，无枳壳。

方二

【方源】（宋）王怀隐《太平圣惠方》卷八十九。

【组成】甘菊花、白术、防风（去芦头）、人参（去芦头）、细辛、白茯苓、甘草（炙微赤，锉）各一分。

【用法】上为粗散。每服一钱，以水一小盏，入生姜少许，煎至五分，去滓温服，不拘时候。

【主治】小儿脑户伤于风冷，鼻内多涕，精神昏闷。

甘菊花汤

【方源】（宋）赵佶《圣济总录》卷一六七。

【组成】甘菊花一两，甘草（炙）一分，防风（去叉）半两，山茱萸七枚。

【用法】上为粗末。每服一钱匕，水一盏，煎至六分，去滓，分温三服，早晨、日午、晚后各一服。

【主治】小儿鼻多涕，是脑门为风冷所乘。

甘菊丸

【方源】（宋）杨倓《杨氏家藏方》卷二。

【组成】天南星（洗，焙为末，以好酒一升，煮成膏，并蜜同搜和诸药）四两，鸡苏（去土）四两，荆芥穗二两，细辛（去叶土）二两，川芎、防风（去芦头）、甘草（炙）各一两半，白僵蚕（炒去丝嘴）、菊花各一两。

【用法】上件除天南星外，并为细末，次入天南星膏子，并炼蜜和丸，如梧桐子大。每服二十丸，食后生姜汤吞下。

【主治】风痰壅盛，头目昏痛，肢节拘倦，鼻塞耳鸣，头皮肿痒。

甘露内消丸

【方源】（明）方广《丹溪心法附余》卷十引《应验方》。

【组成】薄荷叶一两，川芎二钱，桔梗（去芦头）三钱，甘草一钱，人参、诃子各半钱。

【用法】上为细末，炼蜜为丸，如皂角子大，朱砂为衣。每服一丸，噙化下，不拘时候。

【主治】咽喉肿痛不利，咽干痛，上焦壅滞，口舌生疮。

甘露散

方一

【方源】（宋）佚名《小儿卫生总微论方》卷七。

【组成】好滑石（研细，桂府白色者妙）二两，甘草末半两（一方更有防风半两，为末）。

【用法】二者拌匀。每服一钱，以浓煎萝卜汤调下。

【功用】解表发汗。

【主治】伤寒壮热，头疼体痛。

方二

【方源】（宋）赵佶《圣济总录》卷一二二。

【组成】白僵蚕（炒）、天南星各等分。

【用法】上为细散。每服一钱匕，生姜、薄荷汤调下。

【主治】咽喉肿痛。

甘露神膏

【方源】（清）冯兆张《冯氏锦囊秘录·杂症痘疹主治合参》卷九。

【组成】甘露（于草木上张布，设法取之）一钟，蜂白蜜大半钟，人乳一钟，人参一二钱至四五钱（随症轻重，煎汁一钟）。

【用法】四汁并作一处，重汤炼浓，温和，日服。

【主治】一切燥热咳嗽，吐血，干痨。

甘露丸

【方源】（宋）赵佶《圣济总录》卷九十二。

【组成】甘草（炙，锉）、地黄、金粉、大黄（蒸，锉，焙）、天门冬（去心，焙）各一两，防风（去叉）、远志（去心）、羌活（去芦头）、桑根白皮（锉，炒）、秦艽（去苗土）、地骨皮各三分，玄参、羚羊角（铸）、胡黄连各半两。

【用法】上为末，炼蜜为丸，如梧桐子大。每服二十丸，食后姜蜜汤下。

【主治】肺脏气极，风热所伤，津液不通。

甘露饮

方一

【方源】（清）李纪方《白喉全生集》。

【组成】生地黄四钱，熟地、麦冬（去心）各三钱，僵蚕（姜汁炒）二钱，银花、天冬各一钱五分，石斛、枳壳、粉草各一钱。

【用法】水煎服。

【主治】白喉虚热症。白见于关内外，色稍不润，喉内红肿，下午痛甚，口干不渴，舌苔虽黄而滑，小便略赤而长，饮食稍碍，心烦不眠。

方二

【方源】（清）秦之桢《伤寒大白》卷一。

【组成】知母、麦冬、连翘、薄荷、桔梗、黄芩、玄参、滑石、石膏、甘草。

【主治】三阳热毒上冲之咽喉痛。

方三

【方源】（清）沈铭三撰，田间来是庵增辑《灵验良方汇编》卷一。

【组成】枇杷叶（拭去毛）、生地黄、熟地、天冬、黄芩、石斛、山豆根、犀角屑、枳壳各一钱，甘草五分。

【用法】水二钟，煎七分，食后服。

【主治】口舌生疮，咽喉肿痛，牙眼肿烂，时出脓血。

方四

【方源】（清）俞天池《痘科金镜赋集解》卷六。

【组成】人参、白茯苓、甘草、生地、麦冬、五味子、知母、花粉、葛根。

【主治】喉舌牙疳，痘后牙疮出血，口臭口烂。

【加减】上焦火，加生藕汁、桔梗、山栀；中焦火，加石膏、黄连；下焦火，加黄柏、熟地，去葛根。

方五

【方源】（清）郑承瀚《重楼玉钥续编》。

【组成】大熟地三钱，大生地二钱，玉竹三钱，大麦冬（去心）二钱，天门冬（去心）一钱，马料豆二钱，炙甘草四分。

【用法】井水二钟，文火煎服。

【主治】喉白，咽干不润，咳嗽，唇燥舌干。

【备注】是方得人参更妙。

甘遂丸

方一

【方源】（宋）赵佶《圣济总录》卷一

一六。

【组成】甘遂一两，细辛（去苗叶）一两半，附子（炮裂，去皮脐）、木通（锉）各一两一分，干姜（炮裂）、吴茱萸（汤浸，焙干，炒）、桂（去粗皮）各一两。

【用法】上为末。炼蜜为丸，如枣核大。以绵裹纳鼻中。仰卧即涕出，日三易之，以愈为度。

【主治】鼻多清涕。

【宜忌】避风。

方二

【方源】（明）朱橚《普济方》卷五十六引《海上方》。

【组成】甘遂、通草、细辛、附子各等分。

【用法】上为末。以白雄犬胆和为丸，如枣核大。绵裹纳鼻中。辛热涕出，四五次愈。

【主治】鼻齆，及鼻塞不闻香臭，息肉。

甘葶散

【方源】（明）朱橚《普济方》卷三八七。

【组成】葶苈（炒）半两，麻黄（去节）一分，甘草、贝母、杏仁（去皮）各一钱。

【用法】上为末。三岁一钱，水半盏，煎三分，去滓温服。

【主治】小儿咳嗽，有痰气急；喘促胸闷，坐卧不安。

甘泽饮

【方源】（清）李文来《李氏医鉴》卷七。

【组成】甘草、泽泻、茯苓、通草、车前子、瞿麦、木通、扁蓄、栀子、琥珀。

【主治】上焦肺热，小便秘涩。

甘蔗粥

【方源】（宋）陈直《养老奉亲书》上籍。

【组成】甘蔗汁一升半，青粱米（净淘）四合。

【用法】上以蔗汁煮粥，空心渐食之，每日一二服。

【功用】①《养老奉亲书》：极润心肺。②《药粥疗法》：清热生津，养阴润燥。

【主治】①《养老奉亲书》：老人咳嗽虚热，口舌干燥，涕唾浓黏。②《药粥疗法》：热病恢复期，津液不足所致的心烦口渴，肺燥咳嗽，大便燥结。

感冒发散汤

【方源】（清）吴世昌《奇方类编》卷下。

【组成】防风一钱，紫苏一钱二分，干葛一钱四分，前胡一钱，桔梗一钱，苍术八分，羌活八分，陈皮三分，川芎三分，白芷三分，香附一钱，赤芍六分，细辛二分，甘草二分，生姜三片。

【用法】水煎，热服，取汗。如感冒重无汗，再服一剂，表症自除。

【主治】风寒感冒无汗。

感冒汤

【方源】（清）李文炳《仙拈集》卷一。

【组成】厚朴、陈皮、半夏、白芷、桔梗、茯苓各一钱，甘草五分，姜三片，葱白三寸。

【用法】水煎服。汗出愈。

【主治】时症恶寒发热，身痛头晕，咳嗽。

【加减】腹胀，加腹皮；恶心，加藿香；头痛，加川芎；食积，加枳壳、麦芽。

感通汤

【方源】（宋）赵佶《圣济总录》卷六十五。

【组成】甘草（炙，锉）、麻黄（去根节）、川芎、马兜铃、防风（去叉）各一两，黄明胶（炙燥）三钱。

【用法】上为粗末。每服二钱匕，水一

盏，煎至七分，去滓，早、晚食后温服。

【主治】暴感风邪咳嗽。

橄榄丸

【方源】（元）危亦林《世医得效方》卷十五。

【组成】川百药煎、乌梅、甘草、石膏各等分。

【用法】上为末，炼蜜为丸，如弹子大。每服一丸，噙化。

【功用】止渴润咽喉。

【主治】①《普济方》：妇人口干烦躁。②《证治要诀》：咳嗽。

gao

膏子药

【方源】（清）尤乘《尤氏喉科秘本》。

【组成】薄荷、玉丹、川贝母、灯草灰、甘草、冰片、百草霜。

【用法】先将玉丹、百草霜研和匀后，入灯草灰再研，入薄荷、甘草、贝母，研极细，方入冰片，再研和。白蜜调服，频频咽之。症重，兼服煎药及用吹药。

【主治】喉痈、喉癣、喉菌。

藁本汤

【方源】（宋）朱佐《类编朱氏集验医方》卷七。

【组成】藁本二两，晋矾、青皮、陈皮、罂粟壳各一两。

【用法】上五味，不犯铁器，杵烂，用瓦瓶煮，久煮为妙，食后服。

【主治】男子咳嗽，吐红不止。

藁本散

【方源】（宋）张锐《鸡峰普济方》卷五。

【组成】防风、白芷、何首乌、麻黄、甘草、白芍药、旋覆花各一两。

【用法】上件为细末，每服二钱，茶清调下，食后服。

【主治】头目昏重，鼻塞清涕。

ge

格楞藤饮

【方源】（明）陈文治《疡科选粹》卷三。

【组成】格楞藤不拘多少。

【用法】上捣汁。频呷，吐出恶涎立效。

【主治】咽喉肿痛。

隔竹煮粥

【方源】（宋）张锐《鸡峰普济方》卷十。

【组成】糯米、白蜡弹子大。

【用法】以青竹筒一个，入水一升，下米与蜡，密封了口，重汤煮熟。稍热，任意食之。

【主治】服乳石人咳嗽有血。

葛根葱白石膏汤

【方源】（清）恽树珏《热病学》。

【组成】葛根一钱半，黄芩一钱，黄连三分，石膏三钱，炙草六分，葱白二个。

【主治】风温热化，辄喉痛，喉间红肿，喉头见白腐，初起白点在两侧扁桃，继而延及悬壅垂，唇干舌绛，口燥而苦，面赤目赤，多汗骨楚，或壮热，或热有起伏。

葛根葱白汤

【方源】（宋）庞安时《伤寒总病论》卷三。

【组成】葛根一两，芍药、川芎、知母各半两，葱白（寸切）一握，生姜一两。

【用法】上㕮咀。水二升半，煮取一升，去滓，分二次温服。

【主治】《伤寒总病论》：伤寒，服葱白汤后，头痛未解者。②《医学入门》：阳明头痛，鼻干无汗。

葛根黄芩汤

【方源】（明）孙一奎《赤水玄珠》卷

二十八。

【组成】干葛、黄芩各二钱，黄连、芍药、石膏各一钱，五味子十一粒，甘草五分。

【用法】水煎服。

【主治】喘而有汗，发热咳嗽。

葛根解肌汤

【方源】（清）张璐《张氏医通》卷十五。

【组成】葛根、前胡、荆芥、鼠粘子、连翘、赤芍、蝉蜕、木通各等分，生甘草减半。

【用法】水煎，热服。

【主治】麻疹初起，发热咳嗽，或乍凉乍热。

葛根橘皮汤

【方源】（明）吴崑《医方考》卷二。

【组成】葛根、橘皮、杏仁、知母、麻黄、黄芩、甘草。

【主治】冬月肌中癍烂，咳而心闷者。

葛根麦门冬散

【方源】（明）武之望《疹科类编》。

【组成】干葛、麦门冬各一钱，石膏三钱，升麻五分，赤芍五分，白茯苓五分，甘草五分。

【用法】上锉细，加淡竹叶七片，水煎七分，去渣，温服。

【主治】疹子初发，身热头痛，烦渴咳嗽，喜饮水者，此方主之。

葛根汤

方一

【方源】（汉）张仲景《伤寒论》。

【组成】葛根四两，麻黄（去节）三两，桂枝（去皮）二两，生姜（切）三两，甘草（炙）二两，芍药二两，大枣（擘）十二枚。

【用法】上以水一斗，先煮麻黄、葛根减二升，去白沫，纳诸药，煮取三升，去滓，温服一升。覆衣被，取微似汗，余如桂枝法将息。

【功用】《伤寒附翼》：开表逐邪，调和表里。

【主治】外感风寒表实，项背强，无汗恶风，或自下利，或血衄；痉病，气上冲胸，口噤不语，无汗，小便少，或卒倒僵仆。①《伤寒论》：太阳病，项背强几几，无汗恶风者；太阳与阳明合病者，必自下利。②《金匮要略》：太阳病，无汗而小便反少，气上冲胸，口噤不得语，欲作刚痉。③《明医指掌》：妇人妊娠二三月以来，忽然卒倒僵仆。④《症因脉治》：阳明郁热，无汗而衄血者。

【宜忌】禁生冷、黏滑、肉、面、五辛、酒酪、臭恶等物。

方二

【方源】（宋）赵佶《圣济总录》卷二十四。

【组成】葛根（锉，焙）、麻黄（去根节）各二两，桔梗（炒）、杏仁（汤浸，去皮尖双仁，炒黄）、甘草（炙，锉）、葶苈（纸上炒）、石膏（研）各一两。

【用法】上为粗末。每服三钱匕，以水一盏。煎至八分，去滓温服，不拘时候。

【主治】伤寒，声不出，咳嗽头疼。

方三

【方源】（宋）赵佶《圣济总录》卷三十二。

【组成】葛根（锉）、青竹茹各一两，仓粳米一合。

【用法】上为粗末。每服三钱匕，以水一盏，入生姜（拍碎）一枣大，煎至六分，去滓，食后温服，一日三次。

【主治】伤寒后，咽喉疼痛。

葛槿散

【方源】（明）朱惠明《痘疹传心录》

卷十五。

【组成】牙皂五钱，紫葛一两，白槿花一两，龟版灰三钱，明矾二钱，硼砂二钱。

【用法】上为末。吹喉。

【主治】急慢喉风，咽喉肿痛。

葛犀汤

【方源】（清）陈耕道《疫痧草》。

【组成】葛根、犀角、牛子、桔梗、连翘、栀子、蝉衣、荆芥、马勃、楂炭、甘中黄。

【主治】烂喉痧，灼热神烦，喉腐，脉弦，痧隐成片，不分颗粒，无汗舌垢者。

蛤粉散

【方源】（宋）王怀隐《太平圣惠方》卷四十六，名见《灵验良方汇编》卷一。

【组成】白蚬壳（洗净）不拘多少。

【用法】上为细末。每服一钱，以粥饮调下，一日三四次。

【主治】卒咳嗽不止。

蛤粉丸

【方源】（清）景日昣《嵩崖尊生全书》卷九。

【组成】南星、半夏、香附、蛤粉、瓜蒌仁、贝母各一两五钱，杏仁（牙皂十四个煮，去牙皂）。

【用法】上为末，以杏仁泥和姜汁蒸饼为丸，青黛为衣。

【主治】痰火上炎，呕晕咳嗽。

【备注】方中杏仁用量原缺。

蛤蚧膏

【方源】（元）许国桢《御药院方》卷五。

【组成】麻黄（去根节）一斤，紫菀茸、艾叶（炮）、槐角（炒）、陈皮、枇杷叶（去毛）、桑白皮、甜葶苈、款冬花、薄荷叶、杏仁（去皮尖）、佛耳草、五味子、贝母、紫苏叶、皂角（去皮子）各半两。

【用法】上为粗末，用河水三斗，于锅内慢火熬至一斗半，搓揉匀，滤去滓，令极细。再用生绢袋滤过，以文武火再熬成膏，然后下后药二味：蛤蚧（雌雄各半，米泔刷洗二十遍，酥炙黄色）一对，潞参一两半，为细末，与膏和匀，丸如弹子大。每服一丸，食后、临卧任意汤送下。

【主治】远年近日咳嗽，上气喘满。

蛤蚧固金汤

【方源】（清）黄镐京《镐京直指医方》。

【组成】熟地六钱，怀山药三钱，冬虫夏草三钱，茜草根二钱，炙蛤蚧（去头足）一钱五分，白茯苓三钱，驴胶（后下）二钱，北沙参三钱，原川贝母一钱半，白石英四钱，女贞子四钱。

【主治】肺肾并亏，喘咳痰血，将成劳损。

蛤蚧救喘丹

【方源】（清）陈士铎《辨证录》卷十二。

【组成】人参二两，熟地二两，麦冬三钱，肉桂一钱，苏子一钱，蛤蚧二钱，半夏三分。

【用法】水煎服。三剂喘定，十剂全愈。

【功用】补气救脱，降逆平喘。

【主治】产后气喘，气血将脱者。

蛤蚧散

方一

【方源】（宋）陈言《三因极一病证方论》卷十二。

【组成】蛤蚧（炙）一对，成炼钟乳花、肉桂、白矾（飞过，别研）、甘草（炙）各半两。

【用法】上为末。每服半钱，空心、食前用芦管吸之；或觉咽干，即用米饮调下。

【主治】元气虚寒，上气咳嗽，久年

不愈。

方二

【方源】（宋）寇宗奭《本草衍义》卷十七，名见《赤水玄珠》卷七。

【组成】蛤蚧、阿胶、生犀角、鹿角胶、羚羊角各一两。

【用法】上药除胶外，皆为屑，次入胶，分四服。每服用河水三升，于银石器中，慢火煮至半升，滤去滓，临卧微温细细呷其滓。候服尽，再捶，都作一服，以水三升，煎至半升，如前服。若病人久虚不喜水，当递减水。

【主治】久嗽不愈，肺间积虚热，久则成疮，嗽出脓血，晓夕不止，喉中气塞，胸膈噎痛。

方三

【方源】（宋）孙用和《传家秘宝脉证口诀并方》卷中。

【组成】蛤蚧（酥炙）一对，槐角（炒黄）二两，杏仁（去皮）、茯苓各一两，皂角（去皮，酥炙）一两，鹿角胶（炙，为末）。

【用法】上为末。每服一大钱，腊茶清调下，极者三服。累经有验。

【主治】劳嗽吐血，涎痰不利。

【备注】方中鹿角胶用量原缺。

方四

【方源】（宋）王怀隐《太平圣惠方》卷二十六。

【组成】蛤蚧（用醋少许涂，炙令赤色）一对，白羊肺（分为三分）一两，麦门冬（去心，焙）半两，款冬花一分，胡黄连一分。

【用法】上药除羊肺外，为细散。先将羊肺一分。于砂盆内细研如膏，以无灰酒一中盏，暖令鱼眼沸，下羊肺，后入药末三钱，搅令匀，令患者卧，去枕用衣簟腰仰面，徐徐而咽，勿太急。久患不过三服。

【主治】肺劳咳嗽。

方五

【方源】（宋）王兖《博济方》卷二。

【组成】蛤蚧（新好者，用汤洗十遍，慢火内炙令香，研细末）一对，人参、茯苓、知母、贝母（去心，煨过，汤洗）、桑白皮各二两，甘草（炙）五两，大杏仁（汤洗，去皮尖，烂煮令香，取出，研）六两。

【用法】上为细末，入杏仁拌匀研细。每服半钱，加生姜二片，酥少许，水八分，煎沸热服。如以汤点，频服亦妙。

【主治】①《博济方》：肺痿咳嗽，即肺壅嗽。②《御药院方》：三二十年间肺气上喘咳嗽，咯唾脓血，满面生疮。遍身黄肿。

【宜忌】《医学正传》：忌油腻、生冷、毒物。

方六

【方源】（宋）赵佶《圣济总录》卷六十五。

【组成】蛤蚧（雌雄头尾全者，不得有蛀蚛，水洗净，焙干）一对，枇杷叶（拭去毛）三分，柴胡（去苗）半两，紫菀（净洗，焙干）三两，贝母（去心，炒）一两，人参半两，鹿角胶（炙燥）三分。

【用法】上为细散。每用梨一颗，去皮，细切，净器研之，生绢滤自然汁于银器内，用药末半钱匕，入梨汁中，以慢火熬三五沸取出，食后、临卧服。去枕仰卧一饭顷。

【主治】咳嗽，咽嗌不利。

蛤蚧汤

方一

【方源】（宋）赵佶《圣济总录》卷六十六。

【组成】蛤蚧（酒浸，酥炙）、知母（焙）、贝母（炮）、鹿角胶（炙令燥）、甘草（炙，锉）、杏仁（汤浸，去皮尖双仁，炒)、人参、葛根（锉）、桑根白皮（炙，锉）、枇杷叶（去毛，炙）各一两。

【用法】上为粗末，每服三钱匕，水一盏半，煎至八分，去滓温服，不拘时候。

【主治】①《圣济总录》：咳嗽咯脓血，虚劳。②《普济方》：肺痿羸瘦，涎涕稠黏，劳嗽咯血脓。

【备注】《普济方》有款冬花、紫菀茸、鳖甲各一两。

方二

【方源】（宋）赵佶《圣济总录》卷八十八。

【组成】蛤蚧（酥炙，去爪）一对，人参一两，杏仁（汤浸，去皮尖，研）五两，白茯苓（去黑皮）一两，甘草（炙，锉）四两，桑根白皮（米泔浸一宿，锉，焙）一两。

【用法】上为粗末，每服三钱匕，水一盏，加生姜三片，同煎至六分，去滓温服，空心、夜卧各一次。

【主治】虚劳咳嗽，痰唾不利，喘急胸满，呀呷有声，饮食不进。

方三

【方源】（清）武林潘《证治宝鉴》卷五。

【组成】蛤蚧、贝母、知母、鹿角胶、葛根、人参、杏仁、甘草、枇杷叶。

【主治】久嗽吐脓血及肺痿。

蛤蚧丸

方一

【方源】（宋）王怀隐《太平圣惠方》卷二十七。

【组成】蛤蚧（头尾全者。涂酥，炙令黄）一对，贝母（煨微黄）一两，紫菀（去苗土）一两，杏仁（汤浸，去皮尖双仁，麸炒微黄）一两，鳖甲（涂醋，炙令黄，去裙襴）二两，皂荚仁（炒令焦黄）一两，桑根白皮（锉）一两。

【用法】上为末，炼蜜为丸，如梧桐子大。每服二十丸，以大枣汤送下，一日二三次。

【主治】虚劳咳嗽，及肺壅上气。

【宜忌】忌苋菜。

方二

【方源】（宋）王怀隐《太平圣惠方》卷三十一。

【组成】蛤蚧（涂酥，炙微黄）一枚，人参（去芦头）半两，白前一两半，杏仁（汤浸，去皮尖双仁，麸炒微黄）一两，猪牙皂（去黑皮，涂酥，炙微焦，去子）半两，汉防己一两半，紫菀（洗去苗土）一两，甘草（炙微赤，锉）三分，羚羊角屑三分，槟榔二两，贝母（煨，微黄）一两，甜葶苈（隔纸炒令紫色）二两，郁李仁（汤浸，去皮尖，微炒）二两。

【用法】上为末，炼蜜为丸，如梧桐子大。每服二十丸，以桃仁汤送下，不拘时候。

【主治】骨蒸劳，咳嗽，涎唾稠黏。

方三

【方源】（宋）王怀隐《太平圣惠方》卷四十六。

【组成】蛤蚧（头尾全者，涂酥，炙令微黄）一对，汉防己半两，贝母（煨令微黄）半两，甜葶苈（隔纸炒令紫色）半两，桑根白皮（锉）一两，蝉蜕半两，猪苓（去黑皮）半两，赤芍药半两，陈橘皮（汤浸，去白瓤，焙）三分，人参（去芦头）三分，甘草（炙微赤，锉）一分，五味子半两。

【用法】上为末，炼蜜为丸，如梧桐子大。每服三十丸，食后以温粥饮送下。

【主治】久肺气咳嗽，涕唾稠黏，上气喘急。

方四

【方源】（宋）王怀隐《太平圣惠方》卷七十。

【组成】蛤蚧（涂酥，炙令黄）一对，紫菀（洗去苗土）一两，款冬一两，鳖甲（涂醋，炙令黄，去裙襕）一两，贝母一两，皂荚子仁（微炒）一两，杏仁（汤浸，去皮尖双仁，麸炒微黄）一两半。

【用法】上为细末，炼蜜为丸，如梧桐子大。每服二十丸，生姜汤送下。

【主治】妇人咳嗽不止，渐成劳气。

方五

【方源】（宋）严用和《济生方》卷四。

【组成】蛤蚧（酥炙）一枚，皂角（不蛀者，酥炙，去皮子）二锭，款冬花、木香（不见火）、杏仁（去皮尖，童便浸一昼夜，控干，蜜炒）、天麻、半夏（汤泡七次）、熟地（酒蒸，焙）、五味子各一两，丁香半两。

【用法】上为末。炼蜜为丸，如梧桐子大。每服十五丸至二十丸，食后生姜汤送下。

【主治】积劳咳嗽，日久不愈。

方六

【方源】（宋）赵佶《圣济总录》卷六十五。

【组成】蛤蚧（酥炙）一对，葶苈子（纸上炒，别研）、杏仁（汤浸，去皮尖双仁，炒）各二两，款冬花、贝母（去心）、诃黎勒皮各一两，甘草（炙，锉）半两。

【用法】上除葶苈、杏仁外，为末，别研二味再研匀，炼蜜为丸，如梧桐子大。每服二十丸，食后煎桑白皮汤送下。

【主治】咳嗽喘急。

方七

【方源】（宋）赵佶《圣济总录》卷六十五。

【组成】蛤蚧（雌雄头尾全者，酥炙）一对，人参半两，半夏（汤洗七遍，切，焙）一分，杏仁（汤浸，去皮尖双仁，蜜拌炒黄，研）一两，瓜蒌（大者，去皮子，取肉蒸熟，研）二枚，阿胶（炙燥）半两，青橘皮（汤浸，去白，焙）一分，干枣（煮熟，去皮核，研）二两。

【用法】上药除研者外，为细末，合研匀，入生蜜少许为丸，如梧桐子大。每服十丸，空心、临卧以糯米饮或熟水送下。

【主治】久咳嗽。

方八

【方源】（宋）赵佶《圣济总录》卷六十六。

【组成】蛤蚧（涂酥，炙）二对，人参、芸苔子、桔梗（炒）、知母（焙）、紫苏茎叶、猪牙皂荚（酥炙）、鳖甲（去裙襕，醋炙）、槟榔（锉）、白前各一两半，柴胡（去苗）二两，防己、杏仁（汤去皮尖双仁，炒）、羚羊角（镑）、郁李仁（炒，去皮）、紫菀（去苗土）、猪苓（去黑皮）各一两半，甜葶苈（隔纸炒）半两。

【用法】上为末，炼蜜为丸，如梧桐子大。每服十丸至十五丸，食后煎人参汤送下，一日三次。

【主治】咳嗽唾脓血，及肺痿羸瘦，涎涕稠黏。

方九

【方源】（宋）赵佶《圣济总录》卷八十六。

【组成】蛤蚧（炙）一对，天门冬（去心，焙）、麦门冬（去心，焙）、生干地黄（焙）各一两，贝母（去心，焙）四两，款冬花（焙）、紫菀（取须，焙）各二两，杏仁（去皮尖双仁，炒）三百枚。

【用法】上为末，炼蜜为丸，如梧桐子大。每服十丸至十五丸，食后煎淡生姜汤送下。

【主治】肺劳咳嗽。

方十

【方源】（宋）赵佶《圣济总录》卷八十七。

【组成】蛤蚧（去鳞，酥炙）一对，桂（去粗皮）、木香、五灵脂各一两，乌梅

（去核）二十枚，甘草（炙，锉）一分。

【用法】上为细末，煮枣肉为丸，如梧桐子大。每服二十丸，盐汤送下，妇人醋汤送下，一日三次。

【主治】风虚劳气，肢体无力，吃食减少，心胸不利，咳嗽涎唾；兼妇人血气风劳，不思饮食。

方十一

【方源】（宋）赵佶《圣济总录》卷八十七。

【组成】蛤蚧（酥炙）一对，胡黄连、知母（切，焙）、鳖甲（去裙襕，酥炙）、紫菀、桑根白皮（锉）、天门冬（去心，焙）、人参、黄芪（锉）、甘草（炙）、柴胡（去苗）、地骨皮、生干地黄（焙）各半两，杏仁（汤浸，去皮尖双仁，炒）、细辛（去苗叶）各一分。

【用法】上为末，炼蜜为丸，如梧桐子大。每服二十丸，食后卧时生姜汤送下。

【主治】热劳烦躁，面赤口干，骨节疼痛，夜多盗汗，咳嗽痰壅，力乏气促。

方十二

【方源】（明）孙一奎《赤水玄珠》卷十六。

【组成】蛤蚧（去嘴足，温水浸去膜，刮了血脉，用好醋炙）一对，诃子（煨）、阿胶（炒）、生地、麦门冬、北细辛、甘草（炙）各五钱。

【用法】为末，蜜丸，枣子大，每食后噙化一丸。

【主治】肺间邪气，胸中积血作痛，失音，并治久咳失音。

蛤蜊散

【方源】（清）李文炳《仙拈集》卷一。

【组成】蛤蜊壳（洗净，放炭火上烧焙，莫烧过性，烧出气味，放地上去火毒）。

【用法】上为末。瓷瓶收贮，遇痰火症，取一两，分三次服。少吃晚饭，先用面糊为丸，如黄豆大，少用滚水，将丸药两三口吞下。旋丸旋吞，不可放干，才吞下咽，痰即随丸而下。

【主治】痰火喘嗽。

gen

艮宫除害丹

【方源】（清）李纪方《白喉全生集》。

【组成】真珍珠（放水豆腐上蒸三尺香久）三钱，地虱婆（放银锅内微火焙焦）二厘，真玛瑙（入砂坛内火煅七尺香久）三钱，手指甲（瓦焙焦）五分，真珊瑚（入砂坛内火煅七尺香久）三钱，马勃三厘，真琥珀三钱，蚯蚓（瓦焙枯）六分，真辰砂（水飞）三钱，蚕茧（烧灰存性）七只，真麝香五分，大梅片六分。

【用法】上为极细末，过绢筛，再碾精细，瓷瓶收贮，蜡封固瓶口，勿使泄气。辨寒热症临时对用。

【主治】一切白喉证。

gou

钩藤散

【方源】（明）朱橚《普济方》卷三六六。

【组成】钩藤、玄参、升麻、黄芩、赤茯苓、苦梗、甘草、山栀子各等分。

【用法】上为末，炼蜜为丸，如皂角子大。每用以灯心、淡竹叶、薄荷煎汤化服。或研细雄黄调下。

【主治】风热喉痹。

【备注】本方方名，据剂型，当作“钩藤丸”。

狗脑丸方

【方源】（宋）刘昉《幼幼新书》卷六。

【组成】甘草（炙）、地黄各三分，防风、白术各二分，钟乳粉、牛黄各二铢。

【用法】上为末，狗脑丸如小豆大，二

岁饮服七丸，日再稍加之。

【主治】小儿解颅囟大，身羸汗出，肺胀咳上气，三、五岁不行。

枸杞汤

【方源】（宋）赵佶《圣济总录》卷六十六。

【组成】枸杞叶（焙干）不拘多少。

【用法】上切碎。每服三钱匕，水一盏，生姜三片，大枣（擘）一个，煎至七分，去滓温服，每日三次。

【主治】卒短气。

gu

古百花膏

【方源】（明）李梴《医学入门》卷六。

【组成】紫菀、款冬花各等分。

【用法】为末，蜜丸龙眼大。每一丸，食后临卧细嚼姜汤下。噙化尤佳。

【主治】喘咳不已，或痰有血，若虚弱人最易服之。

古拜散

【方源】（清）程国彭《医学心悟》卷五。

【组成】荆芥穗。

【用法】上为末，每服三钱，生姜汤调下。

【主治】《疡医大全》：鼻渊。

【备注】《医学心悟》本方用法：有火者，用陈茶调下。

古二母散

【方源】（明）李梴《医学入门》卷六。

【组成】知母、贝母各一两，巴霜十粒。

【用法】为末。每服一字，姜三片，临卧细嚼白汤下，便合口睡，其嗽即定，自胸膈必利下寒痰，粥补之。

【主治】远年近日诸般咳嗽，兼治痰证。

古方逍遥散

【方源】（清）唐宗海《医学见能》卷十二。

【组成】柴胡一钱，薄荷、当归一钱，白芍一钱，陈皮、甘草五分，茯苓一钱，白术（炒）一钱。

【用法】姜、枣、水煎服。

【主治】血虚肝燥，骨蒸劳热，咳嗽潮热，往来寒热，口干便涩，月经不调。

【加减】加丹皮、栀子名八味逍遥散。

古苦皂丸

【方源】（明）李梴《医学入门》卷六。

【组成】苦参末一斤，皂荚二斤。

【用法】以水一斗，浸揉取浓汁，去渣熬成膏，和丸梧子大。每三十丸，荆芥、薄荷酒下，或只用酒调下。

【主治】肺风，皮肤瘙痒，或生瘾癣及遍身风热，细疹痛痒，连胸、颈、脐、腹及近阴处皆然，涎痰亦多，夜多不睡。

古参附汤

【方源】（明）李梴《医学入门》卷六。

【组成】人参五钱，附子三钱。

【用法】姜煎。

【主治】阳虚气弱，气短气喘，自汗盗汗，头眩等症。

骨皮清膈散

【方源】（清）谢玉琼《麻科活人全书》卷三。

【组成】黄芩二钱五分，石膏七分，滑石七分半，地骨皮、当归、知母、桑白皮、紫菀茸（蜜炒）、白茯苓、桔梗、甘草各五分。

【用法】上加生姜三片为引，水煎服。

【主治】麻后毒流于肺经，肺中伏火，金虚叶焦，气喘，咳嗽连声不住者。

固经散

【方源】(宋) 魏岘《魏氏家藏方》卷九。

【组成】夜明螺（亦名蜒蜉，螺壳大扁者，火煅存性，研细末）二钱，降真末半钱。

【用法】上药同和，临用时入脑、麝各少许，以纸捻点药入鼻。每次用纸捻一条，每日三次。间服金沸草散。

【主治】鼻涕脓血。

固气汤

【方源】(宋) 赵佶《圣济总录》卷六十七。

【组成】乌药（锉）、沉香、赤茯苓（去黑皮）、麦糵（炒）、枳壳（去瓤，麸炒）、黄芪（锉）、木香、甘草（炙）各二两半。

【用法】上为粗末。每服三钱匕，水一盏，加生姜少许，同煎至七分，去滓温服，不拘时候。

【主治】上气喘满，痞胀气促。

固血汤

【方源】(清) 沈金鳌《妇科玉尺》卷四。

【组成】四物汤加黄柏、桑皮、楮白皮。

【主治】产后喘急。

固脂鸭

【方源】(清) 鲍相璈《验方新编》卷十一。

【组成】老鸭（去毛与肠杂，洗净）一只，固脂（黄柏六分，煎水泡固脂一夜，晒干，烘干亦可，再用盐水炒）三钱，核桃肉三钱，陈甜酒（陈绍兴酒亦可）一茶碗，好酱油三酒杯。

【用法】共入鸭肚内，以线缝好，放瓦钵内，不用放水，盖好，加纸封口，放锅内蒸极融烂，去药，连汤食。如不见效，即用七制固脂丸蒸鸭食，必有奇验。

【主治】肾虚吐血，咳嗽，气虚喘。一切虚不受补者。

故锦散

【方源】(明) 朱橚《普济方》卷一六三。

【组成】故锦一寸。

【用法】烧灰。茶清调服。

【主治】喘。

gua

瓜贝去瘀汤

【方源】(清) 吴澄《不居集·下集》卷十一。

【组成】瓜蒌、贝母、当归、紫菀、栀子、丹皮、青皮、穿山甲、前胡、甘草。

【主治】咳嗽吐红痰，夹瘀血。

瓜蒂二陈汤

【方源】(清) 俞根初《重订通俗伤寒论》。

【组成】甜瓜蒂二十粒，姜半夏、广橘红各钱半。

【用法】以水煎成，冲生莱菔汁二瓢。

【功用】涌吐痰涎。

【主治】痰证类伤寒，寒痰在胸中，胸满气冲，憎寒壮热，恶风自汗，胸中郁痛，饥不能食，使人揉按之，反多涎唾，甚或下利日十余行，右脉微滑，左脉反迟。

瓜蒂散

方一

【方源】(宋) 王贶《全生指迷方》卷二。

【组成】瓜蒂、细辛（去苗）、黎芦（去苗）各等分。

【用法】上为细末。每用半字许，纳鼻中。以气通为度。

【主治】风湿鼻窒塞，气不通。

方二

【方源】（宋）赵佶《圣济总录》卷一一六。

【组成】瓜蒂二十七枚。

【用法】上为散。以少许吹入鼻中。

【主治】鼻窒塞，气息不通。

瓜矾散

【方源】（明）李梴《医学入门》卷七。

【组成】瓜蒂四钱，甘遂一钱，白矾（枯）、螺壳（煅）、草乌尖各五分。

【用法】上为末，用真麻油调令软硬得所，旋丸如鼻孔大。每日一次，以药入鼻内，令达痔肉上。其痔化为水，肉皆烂下即愈。

【主治】鼻痔。

瓜蒌丸

【方源】（清）汪绂《医林纂要探源》卷七。

【组成】瓜蒌一枚（用面包裹煨熟，去面用），百部四两，麻黄二两，黄芩一两，杏仁一两。

【用法】上为末，捣瓜蒌为丸，清晨服。

【主治】积年哮喘，偶触清寒即发。此有寒痰宿积于肺而胃气方实盛，故和缓则相安，更遇外寒触之，则阳气郁而忿争，积寒并发，气促而喘矣，此病小儿多有之者，不时喘咳，身有微热。

瓜蒌半夏丸

【方源】（明）方广《丹溪心法附余》卷五。

【组成】瓜蒌、杏仁（去皮尖）、枯矾各一两，半夏（汤泡）二两，款冬花一两半，麻黄（去根节）一两。

【用法】上为末，用瓜蒌汁、生姜自然汁，用水糊为丸，如梧桐子大。每服三十丸，食后、临卧淡茶汤下。

【主治】咳嗽，喘满。

【宜忌】忌生冷咸寒。

瓜蒌方

【方源】（宋）刘昉《幼幼新书》卷十六引《吉氏家传方》，名见《古今图书集成·医部全录》卷四二三。

【组成】瓜蒌（大者，开一盖子）一个，阿胶一分，砂糖半两。

【用法】二味入瓜蒌内。以盖子依旧封着，白纸都糊，入饭甑蒸两遍，倾出，随儿大小约多少，冷服。

【主治】小儿伤冷，气喘涎多。

瓜蒌根汤

【方源】（清）熊立品《治疫全书》卷四。

【组成】瓜蒌根、葛根、石膏各二钱，人参、香附各一钱。

【用法】水煎，温服。

【主治】风温，喘渴多睡，痰气喘促等。

瓜蒌煎

【方源】（宋）王怀隐《太平圣惠方》卷八十三。

【组成】瓜蒌（熟，去仁，以童子小便一升相和，研绞取汁）一颗，酥一两，甘草（生，为末）一分，蜜三两。

【用法】上于银锅子中慢火煎如稀饧。每服半钱，以清粥饮调下，一日四五次。

【主治】小儿咳嗽不止，心神烦闷。

瓜蒌煎丸

【方源】（宋）张锐《鸡峰普济方》卷十一。

【组成】瓜蒌二个，杏仁一两二钱，半夏一两。

【用法】上件药，并依法修事，先将瓜蒌瓤用银石器内熬成膏，次入杏仁再熬，候冷，入半夏、瓜蒌皮末，为丸，如梧桐子大。每服三十丸，煎人参汤下，临卧服，食前亦得。

【主治】肺经攻注，面生风疮，上喘气促，咳嗽。

瓜蒌麦冬黄芩贝母甘草汤

【方源】（清）刘世祯《医理探源》卷六。

【组成】瓜蒌三钱，麦冬（去心）三钱，黄芩三钱，贝母三钱，甘草（炙）钱半。

【主治】燥邪入肺，标本相应，脉当数，按之不坚，口渴咳嗽，皮毛枯焦。

瓜蒌青黛丸

【方源】（元）朱震亨《丹溪心法》卷二，名见《杂病源流犀烛》卷一。

【组成】瓜蒌仁一两，青黛三钱。

【用法】蜜为丸。含化。

【主治】酒嗽。

瓜蒌仁汤

【方源】（清）怀抱奇《古今医彻》。

【组成】瓜蒌霜、米仁各二钱，川贝母（去心）、天门冬（去心）、金银花、麦门冬（去心）、百合各钱半，甘草节三分，桑白皮（蜜炙）、桔梗各一钱。

【用法】水煎服。

【主治】肺痈，咳唾稠痰，腥秽如脓，黄赤间杂，甚则咳出白血，手掌干涩，皮肤不泽，脉数而疾。

【加减】久而不敛，加白及、阿胶，去桑白皮；寒月加款冬花、紫菀；夏月加生地、牡丹皮。

瓜蒌散

方一

【方源】（宋）王怀隐《太平圣惠方》卷五十五。

【组成】瓜蒌（干者）一枚，柴胡（去苗）半两，甘草（炙微赤，锉）半两，款冬花半两，芦根（锉）半两，贝母（煨令微黄）半两。

【用法】上为散。每服五钱，以水一大盏，加生姜半分，煎至五分，去滓温服，不拘时候。

【主治】肺黄。

方二

【方源】（明）朱棣《普济方》卷一六三。

【组成】瓜蒌二个，明矾（如枣子大）一块。

【用法】将明矾入瓜蒌内，烧煅存性，为末。将萝卜烂煮，蘸药末服之，汁过口。药尽病除。

【主治】喘证。

瓜蒌汤

方一

【方源】（宋）赵佶《圣济总录》卷五十。

【组成】大瓜蒌（五枚，去壳取瓤并子，剁令极匀细微，以白面同和作饼子，焙干，捣罗为末）三两，杏仁（去皮尖双仁，麸炒令黄，砂盆内研令极细）、山芋各三两，甘草（炙，取末）一两。

【用法】上将山芋与瓜蒌同于银石器中，慢火炒令香熟，取出，与甘草、杏仁末和拌匀，更用蓝花三分，细研同和匀。每服一钱，沸汤点下。

【功用】润肺化痰，利咽膈。

【主治】肺热痰实壅滞。

方二

【方源】（宋）赵佶《圣济总录》卷六十六。

【组成】瓜蒌（取瓤，入蛤粉一匙同炒黄）一枚，马兜铃（炒）、防己、葛根（锉）、贝母（去心）、甘草、杏仁（汤浸，去皮尖双仁，炒）、阿胶（锉，入糯米二合同炒，去米）各一两。

【用法】上为粗末。每服三钱匕，水一盏，蜜半匙，煎至七分，去滓温服，日三次，夜一次。

【主治】咳嗽咯血，喘满肺痿。

方三

【方源】（明）江梅授《医经会解》卷三。

【组成】瓜蒌子、萝菔子、芥菜子、枳实、天台乌、桑白皮子、杏仁、桔梗（水煎熟磨）、沉香（刺服）。

【主治】肺实喘急，有汗者宜。

【加减】有痰加贝母、皂角炙。

瓜蒌丸

方一

【方源】（宋）杨倓《杨氏家藏方》卷八。

【组成】瓜蒌（大者，去瓤）一枚，天南星（炮）、半夏（汤洗七次）、细辛（去叶土）、防风（去芦头）、当归（洗，焙）、寒水石、白矾各半两。

【用法】上件除瓜蒌外，余为末，入在瓜蒌内，用纸数幅紧裹，于饭上蒸二次后，却于新瓦上焙干，研为细末，醋糊为丸，如绿豆大，每服二十丸，食后以生姜蜜汤送下。

【主治】风热咳嗽，痰涎壅盛，头目不利，鼻塞不通。

方二

【方源】（元）朱震亨《丹溪治法心要》卷二。

【组成】瓜蒌仁、半夏、山楂、神曲各等分。

【用法】上为末，以瓜蒌水为丸。姜汤入竹沥，送下二十丸。

【主治】食积，痰壅滞喘。

瓜蒌杏连丸

【方源】（朝鲜）许浚《东医宝鉴·杂病篇》卷五引《丹溪心法》。

【组成】瓜蒌仁、杏仁、黄连各等分。

【用法】上为末，以竹沥、姜汤煮糊为丸服。

【主治】酒痰嗽。

瓜蒌枳壳汤

【方源】（明）龚廷贤《万病回春》卷二。

【组成】瓜蒌（去壳）、枳壳（麸炒）、桔梗、抚芎、苍术（米泔浸）、香附、杏仁（去皮尖）、片芩（去朽）、贝母（去心）各一钱，砂仁五分，陈皮一钱，木香（另研）五分。

【用法】上锉一剂。加生姜三片，水煎，入竹沥、姜汁少许，磨木香调服。

【主治】痰郁。

瓜蒌枳实汤

方一

【方源】（明）龚廷贤《万病回春》卷二。

【组成】瓜蒌（去壳）、枳实（麸炒）、桔梗（去芦）、茯苓（去皮）、贝母（去心）、陈皮、片芩（去朽）、山栀各一钱，当归六分，砂仁、木香各五分，甘草三分。

【用法】上锉一剂，生姜煎，入竹沥、姜汁少许，同服。外用姜渣揉擦痛处。

【主治】痰结咯吐不出，胸膈作痛、不能转侧，或痰结胸膈满闷作寒热气急，并痰迷心窍不能言语者。

【加减】痰迷心窍，不能言语，加石菖蒲，去木香；气喘，加桑白皮、苏子。

方二

【方源】（明）龚廷贤《万病回春》卷五。

【组成】瓜蒌仁、枳实、贝母、桔梗、片芩、陈皮、山栀子、麦门冬（去心）、茯苓（去皮）、人参、当归、苏子各等分，甘草三分。

【用法】上锉一剂，加生姜一片，竹

沥、姜汁少许，水煎同服。

【主治】痰火发痉。

瓜霜散

【方源】（清）张绍修《时疫白喉捷要》。

【组成】西瓜霜一两，人中白（火煅）一钱，辰砂二钱，雄精二分，冰片一钱。

【用法】上为细末，再乳无声，用瓷瓶紧贮。凡患白喉、喉蛾及一切喉痧等症，急用此药吹入喉内患处，连吹十数次，凡一切红肿喉风之症均可吹之，凡牙疳、牙痈及风火牙痛、牙根肿痛、舌痛诸病，用此散擦覆其上，吐出涎水，再擦再吐。

【主治】白喉，喉蛾及一切喉痧，红肿喉风。牙疳，牙痈及风火牙痛，牙根肿痛。舌痛诸病。

【加减】此药专治白喉，若非白喉，须去雄精一味。

栝蒌半夏丸

【方源】（清）喻昌《医门法律》卷五。

【组成】栝蒌仁（另研）、半夏（制）各一两。

【用法】上为细末，汤浸蒸饼为丸，如梧桐子大，每服五十丸，姜汤下。

【主治】肺热痰嗽。

挂金散

【方源】（清）马文植《青囊秘传》。

【组成】鸡内金一钱，青黛三分，薄荷四分，白芷三分，蒲黄三分，冰片一分，甘草三分，鹿角炭一钱，挂金灯子二钱。

【用法】上为末。吹。

【主治】口痈，舌菌，重舌，喉蛾。

guan

观音茶

【方源】（清）李文炳《仙拈集》卷三。

【组成】黑芝麻（微炒）、藕粉、山药（微炒）、粘黄米（面炒）、白糖各一斤，莲肉（微炒）八两。

【用法】上为末。每日当茶汤，不拘多少，滚水冲服。

【功用】补虚损。

【主治】咳嗽。

观音救苦散

【方源】（朝鲜）金礼蒙《医方类聚》卷一一七引《修月鲁般经》。

【组成】人参、当归、滑石、甘草、粟壳（蜜炙）。

【用法】上㕮咀。用乌梅一枚，水二钟，临睡煎服。

【主治】嗽。

观音普济丹

【方源】（清）太医院《医方配本·妇女诸病门》。

【组成】古墨一斤，天麻斤半，没药一斤，野天麻一斤，益母草一斤，百草霜二斤。

【主治】男妇痰喘咳嗽，五劳七伤，妇女痨血劳伤，产后诸证，男子吐血，潮热等证，并皆治之。妇人产后，头眩疼痛不止。

观音人参胡桃汤

【方源】（宋）王璆《是斋百一选方》卷五引《夷坚·已志》卷三。

【组成】新罗人参一寸许，胡桃肉（去壳，不剥皮）一个。

【用法】煎汤服。

【功用】《医宗必读》：定嗽止喘。

【主治】肺肾虚衰喘嗽。①《是斋百一选方》引《夷坚·已志》：痰喘。②《仁斋直指方论》：肺虚发喘，气乏。③《证治宝鉴》：肾虚而气不归原，冲脉之火上冲清道，气喘。④《兰台轨范》：老人虚嗽。

【方论选录】①《是斋百一选方》引《夷坚·已志》：人参定喘，带皮胡桃敛肺。②《古方选注》：胡桃可解膈内之痰饮，膈间痰化而嗽止声清；连皮能收肺经耗散之气，连膈能通命门之火。

【备注】《永类钤方》引《澹寮集验方》作“观音梦感参桃汤”，用法：切碎，用生姜五片，大枣二枚，食后临卧水煎服。《证治宝鉴》有白蜜。

观音应梦饮

【方源】（清）唐宗海《医学见能》卷十二。

【组成】人参一钱，胡桃二枚，去壳留衣。

【用法】姜、枣、水煎，临卧煎服。

【功效】定喘止嗽。

官桂渴忒饼儿

【方源】（元）忽思慧《饮膳正要》卷二。

【组成】官桂（为末）二钱，渴忒一两二钱，新罗参（去芦，为末）一两二钱，白纳八（研）三两。

【用法】将渴忒用玫瑰水化成膏，和药末为剂，用诃子油印作饼子。每用一饼，徐徐噙化。

【功效】生津，止寒嗽。

贯众散

【方源】（宋）唐慎微《证类本草》卷十引《本草图经》，名见《赤水玄珠》卷九。

【组成】贯众根。

【用法】上为末。每服一钱匕，水调下。

【功用】止鼻血。

贯众汤

【方源】（宋）赵佶《圣济总录》卷六十六。

【组成】贯众（锉）、苏枋木（锉）各一两。

【用法】上为粗末。每服三钱匕，水一盏，加生姜二片，煎至七分，去滓温服，一日三次。

【主治】年深咳嗽，唾脓血。

guang

广笔鼠粘汤

【方源】（明）缪希雍《先醒斋医学广笔记》卷三，名见《医宗金鉴》卷六十六。

【组成】贝母（去心）三钱，鼠粘子（酒炒，研）二钱，玄参二钱五分，射干（不辣者是）三钱，甘草二钱五分，天花粉二钱，怀生地三钱，白僵蚕（略炒，研）一钱，连翘二钱，竹叶二十片。

【用法】水二钟，煎八分，饥时服。

【主治】喉癣内热，咽隘暗红，痛痒而燥，次生苔癣，甚则有小孔如蚁蛀，时吐臭涎，妨碍饮食。①《先醒斋医学广笔记》：喉癣内热。②《医宗金鉴》：咽嗌干燥，初觉时痒，次生苔癣，色暗木红，燥裂疼痛，时吐臭涎，妨碍饮食。③《医碥》：胃火上炎灼肺，喉间生红丝如哥窑纹，又如秋海棠叶背，干燥而痒，久则烂开，有小孔如蚁蛀，名天白蚁。④《喉科种福》：喉内红色，暗而不鲜，于暗红色中，现出白色，疼痛而痒。

【宜忌】《医宗金鉴》：患者清心寡欲，戒厚味发物。

【备注】《医宗金鉴》本方用法：服汤同时，未溃吹矾精散，已溃吹清凉散。

gui

归命散

【方源】（明）朱橚《普济方》卷三六九。

【组成】荆芥穗半两，白术（去芦）二钱半，人参（去芦）三钱，净苍术（锉，炒）二两，白茯苓（去皮）二钱，石膏半两，甘草（炙）二钱半。

【用法】上为粗末。每服三钱，水一盏，同煎至八分，去滓，乳母多宜服之，小儿任意服，不拘时候。

【主治】小儿伤风，身壮热，气粗，咳嗽，或传疮疹。

归沫汤

【方源】（清）陈士铎《辨证录》卷九。

【组成】熟地二两，山萸肉、玄参各一两，天冬、女贞子、生地、百合各三钱，款冬花一钱。

【用法】水煎服。

【主治】肾热火沸，吐痰纯是白沫，咳嗽不已，日轻夜重。

归气定喘汤

【方源】（清）翁藻《医钞类编》卷六。

【组成】人参、牛膝、熟地、麦冬、枣皮、五味、枸杞、胡桃、故纸。

【用法】水煎服。

【主治】短气微息，似喘非喘。

归气汤

【方源】（清）陈士铎《辨证录》卷四。

【组成】麦冬三两，北五味三钱，熟地三两，白术二两。

【用法】水煎服。

【主治】久嗽伤肺后，忽然大喘不止，痰出如泉，身汗如油。

归芍地黄汤

【方源】（明）秦昌遇《症因脉治》卷二。

【组成】生地、归身、白芍药、枸杞、丹皮、知母、人参、甘草、地骨皮。

【用法】补血。

【主治】血虚咳嗽。

归芍二陈汤

【方源】（清）爱虚老人《古方汇精》卷一。

【组成】当归、白芍（炒）、广皮、茯苓各一钱，炙甘草五分，法制半夏三钱。

【用法】加生姜一片，大枣二枚为引，食远服。

【主治】痰饮呕恶，风寒咳嗽，或头眩心悸，或中脘不快，或吃生冷，饮酒过多，脾胃不和。

归芍天地煎

【方源】（明）秦昌遇《症因脉治》卷二。

【组成】天门冬、生地、当归、白芍药、丹皮、山栀。

【用法】玄武胶收厚膏服。

【主治】房劳竭精，肾火刑金，而致内伤嗽血。

归源汤

【方源】（清）许克昌《外科证治全书》卷二。

【组成】大附子（生者去皮脐，切作大片，用白蜜涂，炙令透老黄色为度）一枚。

【用法】上收贮。临用取如粞一粒，口含，咽津。

【主治】格阳喉痹，顷刻暴痛。

龟胸方

【方源】（清）蒋示吉《医宗说约》卷四。

【组成】天冬（去心）、百合、杏仁（去皮尖，麸炒）、木通、枳壳（麸炒）、桑皮（蜜炙）、葶苈（隔纸炒）、石膏（煨）各二钱，川大黄（酒蒸）六分。

【用法】共为细末，炼蜜为丸如绿豆大，每服五丸，白汤化下，食后临卧服。外灸两乳前各一寸半，上两行三骨间六处，各灸三壮，春夏从下灸起，秋冬从上灸起。

【主治】小儿心胸高如覆掌，是肺热胀满之故。

鬼头顶

【方源】（清）鲁照《串雅补》卷一。

【组成】白信（用豆腐一大方块，中挖一池，放信于池内，以原豆腐盖好，煮一炷香，去腐用信）五钱，雄黄五钱，陀僧五钱，生半夏一两。

【用法】上为细末，炼蜜为丸，如绿豆大。每服六丸，姜汤送下。壮者七丸，弱者四五丸。

【主治】四日两头疟，哮病。

桂膏

【方源】（宋）王怀隐《太平圣惠方》卷三十七。

【组成】桂心、细辛、干姜（炮裂，锉），川椒（去目及闭口者，微炒去汗）各半两，皂荚一分。

【用法】上为末，以青羊脂和成膏。每用如枣枝大，绵裹塞鼻中。

【主治】鼻塞，恒有清涕。

桂花饼

【方源】（明）李梴《医学入门》卷三。

【组成】桂花一两，儿茶五钱，诃子七个，甘草五分。

【用法】上为末，桂花水调为丸饼。每嚼一丸，滚水送下。

【功用】清痰降火，止嗽生津。

桂椒锭

【方源】（朝鲜）康命吉《济众新编》卷七。

【组成】橘皮一两五钱，天门冬一两，桂皮五钱，干姜、胡椒各二钱，丁香一钱。

【用法】上为细末，干柿（去核）百个，同和捣为泥，作锭用之。

【功用】补脾开胃，消滞温中，解酒毒。

【主治】痰喘咳，胸腹冷痛。

桂苓白术丸

【方源】（金）刘完素《黄帝素问宣明论方》卷九。

【组成】拣桂、干生姜各一分，茯苓（去皮）、半夏各一两，白术、红皮（去白）、泽泻各半两。（一法更加黄连半两、黄柏二两）

【用法】上为末，面糊为丸，如小豆大。每服二三十丸，生姜汤送下，一日三次。病在膈上，食后服；在下，食前服；在中，不拘时候。

【功用】消痰逆，止咳嗽，散痞满壅塞，开坚结痛闷，推进饮食，调和脏腑，流湿润燥，宣平气液，解酒毒。

【主治】寒湿，湿热呕吐泻利，肺痿劳嗽，水肿腹满。

桂苓甘味合附子都气丸

【方源】（清）丁甘仁《丁甘仁医案》卷四。

【组成】桂枝八分，云苓三钱，炙甘草五分，五味子五分，生白术五钱，制半夏二钱，炙远志一钱，炒补骨脂五钱，熟附块五钱，怀山药三钱，大熟地（炒松）三钱，核桃肉二枚。

【功用】温化痰饮，摄纳肾气。

【主治】咳嗽气喘。

桂苓汤

【方源】（宋）王怀隐《太平圣惠方》卷四十二，名见《普济方》卷一八四。

【组成】桂心半两，赤茯苓一两，半夏（汤洗七次去滑）一两，细辛半两，麻黄（去根节）二两，五味子一两。

【用法】上为粗散。每服五钱，以水一大盏，加生姜半分，煎至五分，去滓温服，不拘时候。

【主治】上气不得喘息，喉中作水鸡声。

桂苓五味甘草去桂加干姜细辛半夏汤

【方源】（汉）张仲景《金匮要略》卷中。

【组成】茯苓四两，甘草、细辛、干姜

各二两，五味子、半夏各半斤。

【用法】以水八升，煮取三升，去滓，温服半斤，一日三次。

【主治】①《金匮要略》：支饮者法当冒，冒者必呕。②《金匮要略方义》：肺寒留饮，咳嗽痰多，清稀色白，头昏目眩，胸满呕逆，舌苔白腻，脉沉弦滑。

桂苓五味甘草汤

【方源】（清）张璐《张氏医通》卷十三。

【组成】桂枝、茯苓各四钱，甘草（炙）三钱，五味子二钱。

【用法】水煎，去滓，温分三服。

【主治】咳逆气从小腹上冲。

桂皮散

【方源】（宋）赵佶《圣济总录》卷四十八。

【组成】桂（去粗皮）、陈橘皮（汤浸，去白，焙）各一两，白槟榔（锉）一两半，牵牛子（半生半熟）二两。

【用法】上为散。每服三钱匕，空心、食前温酒调下，一日二次。

【主治】肺脏喘急，胸膈壅滞，大肠不利。

桂汤

【方源】（唐）孙思邈《备急千金要方》卷三。

【组成】桂汁一升。

【用法】浓煮桂汁，服一升，覆取汗。亦可末桂著舌下，渐渐咽汁。

【主治】卒失音。

桂心散

方一

【方源】（唐）孙思邈《备急千金要方》卷五，名见《外台秘要》卷九引《广济方》。

【组成】桂心、杏仁各半两。

【用法】上为末。以绵裹如枣大，含咽汁。

【功用】《普济方》：温润肺气。

【主治】喉痹失音，咳嗽上气，咽燥嗽血。①《备急千金要方》：小儿喉痹。②《外台秘要》引《广济方》：咽喉干燥。咳嗽，语无声音。③《圣济总录》：上气，心中烦闷。④《普济方》引《全婴方》：嗽血。⑤《普济方》：伤风冷气不通。

【宜忌】①《外台秘要》引《广济方》：忌生葱、油腻。②《普济方》引《全婴方》：疮痘声哑不可用。

【方论选录】《千金方衍义》：桂心导龙火，杏仁下结气，从治之法也。

方二

【方源】（宋）王怀隐《太平圣惠方》卷六。

【组成】桂心三分，白术三分，厚朴（去粗皮，涂生姜汁，炙令香熟）一两，人参（去芦头）三分，陈橘皮（汤浸，去白瓤，焙）一两，半夏（汤洗七遍去滑）半两，附子（炮裂，去皮脐）三分，赤茯苓三分，五味子三分，麻黄（去根节）三分，干姜（炮裂，锉）半两，杏仁（汤浸，去皮尖双仁，麸炒微黄）半两，细辛半两，甘草（炙微赤，锉）半两。

【用法】上为散。每服三钱，以水一中盏，加生姜半分，大枣三枚，煎至六分，去滓，稍热服，不拘时候。

【主治】肺脏外伤风寒，头目不利，多涕。

【宜忌】忌生冷、猪鱼、油腻。

方三

【方源】（宋）王怀隐《太平圣惠方》卷四十六。

【组成】桂心三分，诃黎勒皮三分，干姜（炮裂，锉）三分，人参（去芦头）半两，赤茯苓半两，甘草（炙微赤，锉）一分，杏仁（汤浸，去皮尖双仁，麸炒微黄）

三分。

【用法】上为散，每服三钱，以水一中盏，加大枣二枚，煎至六分，去滓温服，一日三次。

【主治】咳嗽声不出。

方四

【方源】（宋）王怀隐《太平圣惠方》卷四十六，名见《普济方》卷一六二。

【组成】桂心三分，人参（去芦头）二分，阿胶（捣碎，炒令黄燥）一两，紫菀（去苗土）三分，熟干地黄一两半，桑根白皮（锉）二两。

【用法】上为粗散。每服四钱，以水一中盏，加生姜半分，煎至六分，去滓，加黑饴半两更煎，候饴消，温服，不拘时候。

【主治】咳嗽唾脓血，气短，不得眠卧。

方五

【方源】（宋）王怀隐《太平圣惠方》卷七十八。

【组成】桂心、陈橘皮（汤浸，去白瓤，焙）、人参（去芦头）、当归（锉，微炒）各一两，紫苏子（微炒）半两，五味子半两。

【用法】上为细散。每服一钱，以粥饮调下，不拘时候。

【主治】产后血气上攻于肺，虚喘。

桂心汤

方一

【方源】（宋）张锐《鸡峰普济方》卷十一。

【组成】人参二两，桂、白茯苓各一两，麻黄、贝母各半两，甘草、远志各一分。

【用法】上为粗末。每服五钱，水二盏，煎至一盏，去滓温服。

【主治】心咳，脉浮恶风者。

方二

【方源】（宋）张锐《鸡峰普济方》卷十一。

【组成】紫苏叶二两，桂一两，黄橘皮、桔梗各三钱，甘草、细辛、附子各半两，半夏、人参。

【用法】上为粗末，每服五钱，水二盏，煎至一盏，去滓温服。

【主治】肺气逆行，乘于心之肺心痛。心痛不得卧，动则痛甚，面色不变，其脉涩。

【备注】方中半夏、人参用量原缺。

方三

【方源】（宋）赵佶《圣济总录》卷四十八。

【组成】桂（去粗皮）二两半，麻黄（去节，煮，掠去沫，焙）半两，甘草（炙）、款冬花（焙）、杏仁（汤退去皮尖双仁，麸炒）各一两。

【用法】上为粗末。每服三钱匕，水一盏，煎至七分，去滓温服，一日三次。

【主治】肺中寒，咳唾喘息。

方四

【方源】（清）程林《圣济总录纂要》卷四。

【组成】桂心二两，石菖蒲一两。

【用法】水煎三钱，温服，取微汗，未退再服。

【主治】邪气伤肺，失音不语。

桂心丸

方一

【方源】（宋）王怀隐《太平圣惠方》卷四十六。

【组成】桂心一两，杏仁（汤浸，去皮尖双仁，麸炒微黄，研如膏）一两，甘草（炙微赤，锉）一分，干姜（炮裂，锉）一分，百合一分，麦门冬（去心，焙）半两。

【用法】上为末，炼蜜为丸，如羊枣大。以绵裹一丸，徐咽津，不拘时候。

【主治】咳嗽，咽喉干燥，语无声音。

方二

【方源】（宋）王怀隐《太平圣惠方》卷四十六，名见《普济方》卷一六〇。

【组成】桂心一两，不蛀皂荚（去黑皮，涂酥炙黄焦，去子）五挺，瓜蒌（全者，炙令干）一枚，甜葶苈（隔纸炒令紫色）一两。

【用法】上为末，炼蜜为丸，如梧桐子大。每服十五丸，以粥饮送下，不拘时候。

【主治】咳嗽，喉中呀呷。

方三

【方源】（明）朱橚《普济方》卷二十八。

【组成】桂（去粗皮）、细辛（去苗芦）、白芷、防风（去叉）、干姜（炮）、甘草（炙）、川芎各一两。

【用法】上为细末，炼蜜为丸，如梧桐子大。每服三十丸，食后温水送下。

【主治】肺寒，内外合邪，清涕多，语声不出。

桂辛丸

【方源】（宋）赵佶《圣济总录》卷四十九。

【组成】桂（去粗皮）、细辛（去苗叶）、白芷、防风（去叉）、干姜（炮）、甘草（炙）、川芎各一两。

【用法】上为末，炼蜜为丸，如梧桐子大。每服三十丸，食后温米饮送下。

【主治】肺寒，内外合邪，清涕多，语声不出。

桂杏丸

方一

【方源】（宋）张锐《鸡峰普济方》卷十八。

【组成】款冬花半两，马兜铃一分，杏仁一两，苦葶苈半两，桂心一钱。

【用法】上为细末，蒸枣肉为丸，如梧桐子大。每服二十丸，临卧温水送下。

【主治】肺胃气不调，上膈痰滞，喘满气促，语声不出。

方二

【方源】（宋）赵佶《圣济总录》卷六十六。

【组成】桂（去粗皮）半两，杏仁（去皮尖双仁，麸炒）一两半。

【用法】上为末，炼蜜为丸，如樱桃大。每服一丸，含化咽津。

【主治】咳嗽，语声不出。

桂枝黄芪白薇款冬花散

【方源】（明）卢之颐《痎疟论疏》。

【组成】桂枝（去皮）三钱，黄芪（去头上皱皮，蜜水润透，蒸半烛香，取出炙燥，槐砧上锉碎）五钱，白薇（取山东所产者，柔黄而香，用糯米泔浸一宿，取出晒干，槐砧土锉碎，蒸之，从巳至申）五钱，款冬花（取微见花者良，如已芬芳则无气力，拣去向里裹花蕊、壳并向里实如栗零壳及枝叶，用甘草水浸一宿，却取款冬叶拌，蒸一夜，去叶晒干）三钱，芍药（削去皮一层，蜜水润，蒸三次，晒三次，锉碎）六钱，石膏（研细，甘草水飞，澄，晒）五钱，知母（槐砧上锉碎，干木臼中捣烂）五钱。

【用法】上为粗末。每服五七钱，水煎服。

【主治】肺疟。

桂枝加厚朴杏子汤

【方源】（汉）张仲景《伤寒论》。

【组成】桂枝（去皮）三两，甘草（炙）二两，生姜（切）三两，芍药三两，大枣（擘）十二枚，厚朴（炙，去皮）二两，杏仁（去皮尖）五十枚。

【用法】以水七升，微火煮取三升，去滓，温服一升。覆取微似汗。

【主治】太阳病表未解，下之微喘。

桂枝加杏仁厚朴汤

【方源】（宋）庞安时《伤寒总病论》卷二。

【组成】桂枝汤加厚朴一两，杏仁四十枚。

【主治】太阳病，下之微喘者，表未解也。

桂枝去芍加皂角汤

【方源】（明）周礼《医圣阶梯》卷五。

【组成】桂枝、甘草、大枣、皂角（去皮，炙）。

【用法】上水煎姜。

【主治】肺痿。

桂枝去芍药加皂荚汤

【方源】（唐）孙思邈《备急千金要方》卷十七。

【组成】桂枝、生姜各三两，甘草二两，皂荚一挺，大枣十二枚。

【用法】上㕮咀。以水七升，煮取三升，去滓，分三次服。

【主治】肺痿吐涎沫不止。

桂枝汤

方一

【方源】（汉）张仲景《伤寒论》。

【组成】桂枝（去皮）三两，芍药三两，甘草（炙）二两，生姜（切）三两，大枣（擘）十二枚。

【用法】上㕮咀三味，以水七升，微火煮取三升，去滓，适寒温，服一升。服已须臾，啜热稀粥一升余，以助药力。温覆令一时许，遍身漐漐微似有汗者益佳，不可令如水流漓，病必不除。若一服汗出病愈，停后服，不必尽剂，若不汗，更服依前法，又不汗，后服小促其间，半日许令三服尽。若病重者，一日一夜服，周时观之。服一剂尽，病证犹在者，更作服，若不汗出，乃服至二三剂。

【功用】解肌发表，调和营卫。①《伤寒论》：解肌发汗，和营卫。②《古今医鉴》：实表散邪。③《伤寒来苏集》：滋阴和阳，调和营卫。

【主治】外感风寒，汗出恶风，头痛发热，鼻鸣干呕，苔白不渴，脉浮缓或浮弱；杂病、病后、妊娠、产后等见时发热，自汗出，微恶风，属营卫不和者。①《伤寒论》：太阳中风，阳浮而阴弱，阳浮者，热自发，阴弱者，汗自出，啬啬恶寒，淅淅恶风，翕翕发热，鼻鸣干呕，头痛者。太阳病，下之后，其气上冲者。太阳病，外证未解，脉浮弱者。太阴病，脉浮者。霍乱吐利止而身痛不休者。②《金匮要略》：妇人妊娠得平脉，阴脉小弱，其人渴，不能食，无寒热。产后风续之数十日不解，头微痛，恶寒，时时有热，心下闷，干呕，汗。

【宜忌】①《伤寒论》：禁生冷、黏滑、肉面、五辛、酒酪、恶臭等物。若其人脉浮紧，发热汗不出者，不可与之。若酒客病，不可与桂枝汤。②《注解伤寒论》：桂枝下咽，阳盛则毙。

方二

【方源】（唐）孙思邈《备急千金要方》卷五。

【组成】桂枝半两，甘草二两半，紫菀十八铢，麦门冬一两十八铢。

【用法】上㕮咀。以水二升，煮取半升，以绵著汤中，捉绵滴儿口中，昼夜四五次与之。

【主治】婴儿猝得謦咳，吐乳呕逆，暴嗽昼夜不得息。

【宜忌】宜节乳哺。

【方论选录】《千金方衍义》：桂枝汤风伤卫药也，以本方无治謦咳药，故去芍药、姜、枣，而易紫菀、门冬引领桂枝、甘草以开发肺胃逆气，皆长沙方中变法，岂特婴儿主治哉。

方三

【方源】（日本）后藤省仲介《伤风约言》。

【组成】桂枝、芍药各二大圆匕，生姜七分。

【用法】以水三合，煎取一合，去滓顿服。中病即止。

【主治】外感风寒，脉浮数者。

桂枝皂角汤

【方源】（明）徐春甫《古今医统大全》卷四十五。

【组成】桂枝一两，甘草半两，大枣（去核）十二枚，皂角（炙，去皮弦）四条。

【用法】水煎，分三次服。

【主治】肺痿。

gun

滚痰丸

方一

【方源】（明）黄惟亮《医林统要通玄方论》卷二。

【组成】大黄、黄芩各八两，青礞石（硝煅）一两，沉香、朱砂、雄黄各二两，玄明粉四两。

【用法】各为细末，丸如梧桐子大。每服四五十丸，临时食后服。

【主治】痰火虚热气促喘。

方二

【方源】（明）徐彦纯撰，刘纯续增《玉机微义》卷四引《养生主论》。

【组成】大黄（酒蒸）、片黄芩（酒洗净）各半斤，沉香五钱，礞石（捶碎，焰硝一两，入小砂罐内，及稍盖之，铁线缚定，盐泥固济，晒干，火煅红，候冷取出）一两。

【用法】上为细末，水丸梧桐子大。每服四五十丸，临卧用茶清或温水送下，量虚实加减服。

【功用】降火逐痰。

【主治】实热老痰，发为癫狂惊悸，或怔忡昏迷，或咳喘痰稠，或痰闭子宫不孕，大便秘结，舌苔黄厚而腻，脉滑数有力者。

【宜忌】孕妇禁服。

【方论选录】方中礞石驱逐顽痰，力甚猛峻；大黄荡涤陈积，开下行之路，黄芩清上焦之火，消除成痰之因，二味用量独重，有正本清源之意；沉香调达气机，为诸药之开导。四药共奏降火逐痰之效。

【备注】一方加朱砂二两研为细末为衣。

guo

国老汤

【方源】（宋）张锐《鸡峰普济方》卷十。

【组成】桔梗三两，甘草二两。

【用法】上为粗末。每服二钱，水一盏，煎至六分。去滓，临卧温服。

【主治】肺经积热，外感寒邪，口干喘满，咽燥肿痛，挟寒咳嗽，唾有脓血。

过夜消

【方源】（清）李文炳《仙拈集》卷二。

【组成】冰片、牛黄各一分，硼砂八分，雄黄八分，孩儿茶八分，山豆根二钱，胆矾三分，陈霜梅（去核）三个。

【用法】上为末，次将霜梅捣烂，入药和匀为丸，如龙眼大。临卧含口中，过夜即消。

【主治】一切喉证。

H

hai

海浮石滑石散

【方源】（清）陈念祖《医学从众录》

卷二。

【组成】海浮石、飞滑石、杏仁各四钱，薄荷二钱。

【用法】上为极细末。每服二钱，用百部煎汤调下。

【主治】小儿天哮，一切风湿燥热，咳嗽痰喘。亦治大人。

海蛤散

【方源】（宋）王怀隐《太平圣惠方》卷四十六。

【组成】海蛤（研细）一两，泽漆叶一两，汉防己一两，桑根白皮（锉）一两，百合一两，赤茯苓一两半，槟榔一两，木通（锉）一两，牵牛子（微炒）一两，甜葶苈（隔纸炒，令紫色）一两，郁李仁（汤浸，去皮，微炒）一两。

【用法】上为粗散。每服三钱，以水一中盏，煎至六分，去滓温服，不拘时候。以利为度。

【主治】肺气咳嗽，面目浮肿，小便不通，喘息促急，欲成水病。

海蛤丸

【方源】（明）孙一奎《赤水玄珠》卷七。

【组成】海蛤（烧，为粉）、瓜蒌仁（带瓤）。

【用法】同研和匀为丸，麻子大，白汤下。

【主治】咳逆上气，痰饮心痛。

海螵蛸散

【方源】（宋）刘昉《幼幼新书》卷十六引《惠眼观证》。

【组成】海螵蛸（浮石也）、牡蛎（煅过）、马兜铃、木香各二钱，牵牛子（生、熟各半）一钱半。

【用法】上为末。每服半钱，用生姜煎汤调下。

【功用】定喘。

【主治】小儿咳喘。

【宜忌】不得近盐、醋。

海青丸

【方源】（清）沈金鳌《杂病源流犀烛》卷一。

【组成】海蛤粉、青黛、瓜蒌仁、诃子皮、便香附、半夏各一两。

【用法】姜汁糊为丸。每服三十丸，姜汤送下。

【主治】火郁肺胀，气急息重者。

海犀膏散

【方源】（宋）唐慎微《证类本草》卷十六引《斗门方》，名见《杂病源流犀烛》卷十七。

【组成】海犀膏一大片。

【用法】于火上炙令焦黄色，后以酥涂之，又炙，再涂令通透，可碾为末，用汤化三大钱匕，放冷服之。即止血。

【主治】肺破出血，忽嗽血不止者。

【备注】海犀膏即水胶。

海藻汤

【方源】（唐）孙思邈《备急千金要方》卷十八。

【组成】海藻四两，半夏、五味子各半升，细辛二两，杏仁五十枚，生姜一两，茯苓六两（一方无五味子、生姜）。

【用法】上㕮咀。以水一斗，煮取三升，去滓，分三次服，一日三次。

【主治】咳而下利，胸中痞而短气，心中时悸，四肢不欲动，手足烦，不欲食，肩背痛，时恶寒。

海藏加味四君子汤

【方源】（明）王肯堂《证治准绳·幼科》集之九。

【组成】人参、白术、白茯苓、甘草、杏仁、桑白皮各等分，半夏曲减半。

【用法】水煎服。

【主治】涎嗽。

海藏橘皮茯苓生姜汤

【方源】（元）王好古《医垒元戎》卷八。

【组成】陈皮一两，炙草、生姜各三钱，茯苓五钱。一法加葛根、神曲、半夏（切）。

【用法】生姜煎服。

【主治】咳逆，解酒毒，止呕吐。

海藏紫菀散

【方源】（民国）秦伯未《内科纲要》。

【组成】人参五分，紫菀、知母、贝母（去心）、桔梗、茯苓、真阿胶、蛤粉（炒成珠）各一钱，五味子、炙甘草各三分。

【功用】润肺止嗽。

【主治】肺痿。

海藻丸

【方源】（南北朝）僧深《深师方》。

【组成】海藻三分，麦门冬五分（去心），昆布、干姜、细辛、文蛤、桂心、蜀椒（汗）各二分。

【用法】上为末，蜜和。每服如杏仁许，夜卧一丸，着舌上，稍稍咽汁，尽更着一丸。

【主治】三十年咳，气奔上欲死。

【宜忌】忌食生葱、生菜等。

han

含膏丸

【方源】（宋）苏颂《本草图经》引《箧中方》。

【组成】曹州葶苈子（纸衬，熬令黑）一两，知母一两，贝母一两。

【用法】上为末，以枣肉半两，别销砂糖一两半，同入药中和为丸，如弹丸大。每服以新绵裹一丸含之，徐徐咽津，甚者不过三丸。

【主治】咳嗽。

含化贝母丸

【方源】（宋）王怀隐《太平圣惠方》卷七十。

【组成】贝母（酥炙微黄）一两，款冬花二两，桂心一两，百合一两，紫菀（洗去苗土）一两，杏仁（汤浸，去皮尖双仁，麸炒微黄）二两，木乳（去粗皮，涂酥炙令黄）二两，甘草（炙微赤，锉）半两。

【用法】上为细末，研入杏仁令匀，炼蜜为丸，如弹子大。常含一丸咽津，不拘时候。

【主治】妇人咳嗽不止。

含化菖蒲煎

【方源】（宋）王怀隐《太平圣惠方》卷六。

【组成】菖蒲（末）一两，桂心二两，生姜（绞取汁）半两，白蜜十二两。

【用法】上先以水一大盏，煎菖蒲、桂心取五分，次入姜汁，白蜜炼成膏。取一茶匙含化咽津，不拘时候。

【功用】温肺顺气通声。

【主治】风冷伤肺，声音嘶哑。

含化桂心丸

【方源】（宋）王怀隐《太平圣惠方》卷四十六。

【组成】桂心一两，杏仁（汤浸，去皮尖双仁，麸炒微黄，研如膏）一两，甘草（炙微赤，锉）一分，干姜（炮裂，锉）一分，百合一分，麦门冬（去心，焙）半两。

【用法】上为末，炼蜜为丸，如羊枣大。每以绵裹一丸，徐徐含咽津，不拘时候。

【主治】咳嗽，咽喉干燥，语无声音。

含化金蕊丸

【方源】（宋）王怀隐《太平圣惠方》卷三十五。

【组成】朱砂一钱，白矾（生用）一分，甘草（捣罗为末）半两，铅霜一钱，麝香一钱，太阴玄精一分，蛇蜕皮（全者，去头，以皂荚水浸一伏时，滤出，晒令干，炒令焦黄色）三条。

【用法】上为末，炼蜜为丸，如皂荚子大。每用一丸，于食后及夜卧时用薄绵裹含化咽津。

【主治】风热毒气，上攻喉中，咽喉痒痛。

含化萝卜子丸

【方源】（宋）王怀隐《太平圣惠方》卷七十。

【组成】萝卜子（微炒）一两，冬瓜子仁（微炒）半两，栝蒌子仁半两，诃黎勒皮半两，麦门冬（去心，焙）一两，五味子半两，皂荚子仁（微炒）半两，桂心半两，甘草（炙微赤，锉）半两。

【用法】上为细末，炼蜜为丸，如弹子大，常含一丸咽津，不拘时候。

【主治】妇人肺虚，上气咳嗽，胸膈痰滞。

含化马牙硝丸

【方源】（宋）王怀隐《太平圣惠方》卷三十五。

【组成】马牙硝（细研）三分，犀角屑一分，川升麻半两，甘草（炙微赤，锉）一分，真珠末一分，黄药一分，硼砂（细研）一分，牛黄（细研）半两。

【用法】上为末，入研了药令匀，炼蜜为丸如鸡头实大。每服一丸，含化咽津。

【主治】咽喉风毒肿痛，烦热不止，四肢不利。

含化密陀僧丸

【方源】（宋）王怀隐《太平圣惠方》卷四十六。

【组成】密陀僧（绵裹，用萝卜煮一炊时）二两，银箔五十片，黄丹（炒令紫色）一两，绿豆粉半两，腻粉半分，胡粉（炒令黄色）半两，金箔五十片，葛粉半两。

【用法】上为末，煮枣肉为丸，如半枣大。每取一丸，于临卧时绵裹含化咽津。

【主治】积年肺气喘嗽。

含化射干丸

【方源】（宋）王怀隐《太平圣惠方》卷十八。

【组成】射干一两，川升麻一两，硼砂（研）半两，甘草（炙微赤，锉）半两，豉心（微炒）二合，杏仁（汤浸，去皮尖双仁，麸炒微黄，细研）半两。

【用法】上为末，入研了药令匀，炼蜜为丸，如小弹子大。每含一丸咽津。

【主治】热病，脾肺壅热，咽喉肿塞，痛连舌根。

含化升麻散

【方源】（宋）王怀隐《太平圣惠方》卷三十五。

【组成】川升麻一两半，射干一两，白矾（烧灰，细研）半两，络石一两，甘草（生，锉）三分，白药三分，黄药一两，天竹黄（细研）二两，犀角屑三分，白龙脑（细研）三分，马牙硝（细研）一两。

【用法】上为细散，入瓷盒盛贮。每用一钱，以绵裹含化咽津。

【主治】热毒上攻，咽喉干燥疼痛。

含化升麻丸

方一

【方源】（宋）王怀隐《太平圣惠方》卷十五。

【组成】川升麻、玄参、射干、百合、马蔺根、甘草（炙微赤，锉）各一分，马牙硝半两。

【用法】上为末，用牛蒡根捣汁为丸，如樱桃大。常含一丸咽津。

【主治】时气热毒上攻，咽喉疼痛，闭塞。

方二

【方源】（宋）王怀隐《太平圣惠方》卷三十五。

【组成】川升麻一分，川大黄（锉，微炒）一分，玄参一分，甘草（炙微赤，锉）半两，射干一分，马牙硝三分，杏仁（汤浸，去皮尖双仁，麸炒微黄）半两。

【用法】上为末，炼蜜为丸，如杏核大。每服以绵裹一丸咽津，一日五六次。

【主治】热毒在肺脾，上焦壅滞，咽喉肿痛，心神烦闷。

含化太阴玄精丸

【方源】（宋）王怀隐《太平圣惠方》卷十五。

【组成】太阴玄精（细研）、川升麻、玄参、射干、寒水石（细研）、甘草（炙微赤，锉）各半两，马牙硝（细研）一两。

【用法】上为末，都研令匀，炼蜜为丸，如小弹子大。常含一丸咽津。

【主治】时气热毒攻咽喉。

含化丸

【方源】（明）王肯堂《证治准绳·女科》卷三。

【组成】枇杷叶（去毛）、桑白皮、款冬花、木通、紫菀、杏仁各等分，大黄减半。

【用法】上为细末，炼蜜丸如樱桃大。食后、夜卧，含化一丸。

【主治】昔有妇人，患肺热久嗽，身如炙，肌瘦将成肺劳。

含化丸方

【方源】（宋）陈自明《妇人大全良方》卷五。

【组成】蛤蚧（去口足，炙）一双，诃子（去核）、阿胶（粉炒）、麦门冬（去心）、北细辛、甘草、生干地黄各半两。

【用法】为细末，炼蜜为丸如鸡头子大。食后含化一丸。

【主治】肺间邪气，胸中积血作痛，失音。

含化犀角丸

【方源】（宋）王怀隐《太平圣惠方》卷十八。

【组成】犀角屑半两，射干三分，黄药半两，子芩半两，郁金半两，川大黄（锉碎，微炒）半两，天门冬（去心，焙）一两，玄参半两，川升麻半两，络石叶三分，甘草（炙微赤，锉）半两，马牙硝一两。

【用法】上为末，入马牙硝研令匀，炼蜜为丸，如小弹子大。常含一丸咽津，不拘时候。

【主治】热病，心脾虚热，肺气暴壅，咽中肿痛，口舌干燥，咽津有妨，不下饮食。

含化杏仁丸

【方源】（宋）王怀隐《太平圣惠方》卷三十五。

【组成】杏仁（汤浸，去皮尖双仁，麸炒微黄）一两，射干二两，人参（去芦头）一两，附子（炮裂，去皮脐）半两，桂心半两。

【用法】上为末，炼蜜为丸，如鸡头子大。以新绵裹一丸，含化咽津，以利为度。

【主治】风冷伤肺，上焦壅滞，气道痞塞，咽喉不利。

含化止嗽丸

【方源】（明）朱橚《普济方》卷一五七。

【组成】款冬花（炒）、杏仁（去皮尖，麸炒）、贝母（去心泡）各一两，吴白芷、甘草（炙）各一两半。

【用法】上为细末，炼蜜为丸，每两作十五丸。每用一丸或二丸，时时含化，不拘时候。

【功用】润养心肺。

【主治】肺气不和，咳嗽。

含元散

【方源】（明）徐谦《仁端录》卷九。

【组成】绿豆、赤豆、黑豆。

【用法】加灯心煎汁，磨沉香服。

【功用】定喘。

寒咳嗽丹方

【方源】（清）吴明仕《民众万病验方大全》章四。

【组成】核桃（连皮），冰糖。

【用法】用核桃（连皮），加冰糖少许，捣烂，开水冲服。

【主治】寒咳嗽。

寒痰咳嗽丹方

【方源】（清）吴明仕《民众万病验方大全》章四。

【组成】烧酒四两，猪脂、蜜、香油、茶末各四两。

【用法】同浸酒内，煮成一处，每日挑食，以茶下之，极效。

【主治】寒痰咳嗽。

汉防己散

方一

【方源】（宋）王怀隐《太平圣惠方》卷六。

【组成】汉防己一两，赤茯苓一两，白前一两，桔梗（去芦头）一两，川大黄（锉碎，微炒）一两，陈橘皮（汤浸，去白瓤，焙）一分，木通（锉）一两，紫菀（去苗）一两，紫苏茎叶一两，天门冬（去心）一两，枳壳（麸炒微黄，去瓤）一两，甘草（炙微赤，锉）一两。

【用法】上为散。每服三钱，以水一中盏，煎至六分，去滓温服，不拘时候。

【主治】肺脏壅热，烦躁喘粗，不思饮食。

方二

【方源】（宋）王怀隐《太平圣惠方》卷四十六。

【组成】汉防己三分，桑根白皮（锉）一两，木通（锉）一两，赤茯苓一两，泽漆半两，百合一两，甜葶苈（隔纸炒令紫色）三分，郁李仁（汤浸，去皮，微炒）三分。

【用法】上为粗散。每服三钱，以水一中盏，加生姜半分，煎至六分，去滓温服，不拘时候。

【主治】肺脏气壅，闭隔不通，致令面目浮肿，咳嗽喘急，坐卧不安。

方三

【方源】（宋）王怀隐《太平圣惠方》卷五十四。

【组成】汉防己半两，桑根白皮（锉）一两，木通（锉）一两，赤茯苓一两，郁李仁（汤浸去皮，微炒）半两，泽漆半两，甜葶苈（隔纸炒令紫色）半两，陈橘皮（汤浸，去白瓤，焙）一两，百合一两。

【用法】上为粗散。每服五钱，以水一大盏，加大枣四枚，煎至五分，去滓，食前温服。

【主治】水气，咳逆上气，四肢浮肿，坐卧不安。

方四

【方源】（宋）王怀隐《太平圣惠方》卷六十一。

【组成】汉防己三分，麦门冬（去心皮）三分，桑根白皮（锉）一两，赤茯苓一两，枳实（麸炒微黄，去瓤）三分，地骨皮三分，前胡（去芦头）一两，黄芪（锉）一两，甘草（炙微赤，锉）半两。

【用法】上为散。每服四钱，以水一中盏，加生姜半分，煎至六分，去滓温服，不拘时候。

【主治】肺痈，喘急咳嗽脓血，心神烦闷，咽干多渴。

方五

【方源】（宋）王兖《博济方》卷一。

【组成】汉防己、万州黄药各一两。

【用法】上为细末。每服一钱，水一盏，小麦二十粒，同煎七分，食后温服。

【主治】咯血。

汉防己丸

方一

【方源】（宋）王怀隐《太平圣惠方》卷六。

【组成】汉防己一两，干姜（炮裂，锉）半两，甜葶苈（隔纸炒令紫色）三分，猪牙皂荚（去黑皮，涂酥炙令焦黄，去子）一两。

【用法】上为末。以枣肉为丸，如梧桐子大。每服十丸，煎桑根白皮汤送下，不拘时候。

【主治】肺气喘急，坐卧不得。

方二

【方源】（宋）王怀隐《太平圣惠方》卷六。

【组成】汉防己一两，商陆一两，麻黄（去根节）一两，赤芍药一两，桑根白皮（锉）一两半，甜葶苈（隔纸炒令紫色）一两，蛤蚧（头尾全者，涂酥炙微黄）一对，杏仁（汤浸，去皮尖双仁，麸炒微黄）一两。

【用法】上为末。炼蜜为丸，如梧桐子大。每服二十丸，以生姜汤送下，粥饮下亦得，不拘时候。

【主治】肺脏气壅，面目四肢浮肿，喘促咳嗽，胸膈满闷烦热。

方三

【方源】（宋）王怀隐《太平圣惠方》卷四十六。

【组成】汉防己一两，苦葫芦子（微炒）半两，泽泻三分，陈橘皮（汤浸去白瓤，焙）半两，甜葶苈（隔纸炒令紫色）一两。

【用法】上为末。炼蜜为丸。如梧桐子大。每服三十丸，以粥饮送下，一日三次。

【主治】咳嗽不愈，面目浮肿。

【备注】本方原名汉防己散，与剂型不符，据《医方类聚》改。

方四

【方源】（朝鲜）金礼蒙《医方类聚》卷十引《简要济众方》。

【组成】汉防己一两，陈橘皮（汤浸，去瓤，焙）半两，甜葶苈（微炒）三分，猪牙皂荚（去黑皮，涂酥炙黄）一两。

【用法】上为末，煮枣肉为丸，如梧桐子大。每服十丸至十五丸，食后、临卧煎桑白根皮汤送下。

【主治】肺气咳嗽喘促，坐卧不得。

汉椒丸

【方源】（明）朱橚《普济方》卷一六三。

【组成】汉椒（去目及闭口者，炒出汗）一两，猪牙皂角（去黑皮，酥炙黄，去子）一两，干姜（炮，锉）三分，甜葶苈（隔纸炒紫色）三分。

【用法】上为末，用枣肉为丸，如梧桐子大。每服二十丸，以桑白皮汤送下，不拘时候。

【主治】咳嗽喘急，坐卧不得。

焊肺丹

【方源】（明）龚廷贤《万病回春》卷五。

【组成】白矾三两，生黄蜡二两。

【用法】上为末，溶蜡为丸，梧子大。每二十丸，蜜汤送下，临卧服。

【功用】护膈膜，不致溃透心肺。

【主治】肺痈。

he

诃勒散

【方源】（清）程林《圣济总录纂要》卷七。

【组成】诃梨勒（煨，取皮）。

【用法】为末，每以二钱，用雄猪胰（去脂，切）一枚搀末，入乌梅肉一枚令匀，以芭蕉包纸裹，煨熟，慢嚼。

【主治】咳嗽。

诃黎勒皮散

【方源】（宋）王怀隐《太平圣惠方》卷四十六，名见《普济方》卷一六一。

【组成】诃黎勒皮三分，甘草（炙微赤，锉）三分，干姜（炮裂，锉）半两，陈橘皮（汤浸，去白瓤，焙）三分，杏仁（汤浸，去皮尖双仁，麸炒微黄）三分，白术一两。

【用法】上为散。每服四钱，以水一中盏，加大枣六枚，煎至六分，去滓温服，不拘时候。

【主治】咳嗽呕吐，不下饮食，心膈气滞，四肢不和。

诃黎勒散

方一

【方源】（宋）王怀隐《太平圣惠方》卷二十七。

【组成】诃黎勒（用皮）二两，鳖甲（涂醋炙令黄，去裙襕）一两，枳壳（麸炒微黄，去瓤）半两，白茯苓一两，紫菀（去苗土）半两，柴胡（去苗）一两，黄芪（锉）一两，杏仁（汤浸，去皮尖双仁，麸炒微黄）半两，百合一两，甘草（炙微赤，锉）半两，酸枣仁一两。

【用法】上为粗散。每服四钱，以水一中盏，加生姜半分，煎至六分，去滓温服，不拘时候。

【主治】虚劳咳嗽，或时寒热，不得眠卧。

【宜忌】忌苋菜。

方二

【方源】（宋）王怀隐《太平圣惠方》卷三十七。

【组成】诃黎勒（煨，用皮）一两，白术一两，防风（去芦头）三分，细辛三分，前胡三分，木通（锉）三分，附子（炮裂，去皮脐）一两，麻黄（去根节）二分，甘草（炙微赤，锉）半两。

【用法】上为散。每服三钱，以水一中盏，加生姜半分，煎至六分，去滓，食后温服。

【主治】肺虚，外感风冷，致鼻塞常流清涕，头目昏疼，四肢不利。

【备注】方中前胡用量原缺，据《医方类聚》补。

方三

【方源】（宋）王怀隐《太平圣惠方》卷四十二。

【组成】诃黎勒皮二两，半夏（汤洗七遍去滑）三分，赤茯苓一两，陈橘皮（汤浸，去白瓤，焙）一两，甘草（炙微赤，锉）半两，人参（去芦头）三两，前胡（去芦头）一两，杏仁（汤浸，去皮尖双仁，麸炒微黄）一两半，白术一两，槟榔一两，紫苏茎叶一两。

【用法】上为散。每服五钱，以水一大盏，加生姜半分，大枣三枚，煎至五分，去滓温服，不拘时候。

【主治】上气，心胸痰壅，喘促呕吐。

方四

【方源】（宋）王怀隐《太平圣惠方》卷四十二。

【组成】诃黎勒皮一两，槟榔三分，桑根白皮（锉）一两，赤茯苓一两，陈橘皮（汤浸，去白瓤，焙）三分，麻黄（去根节）一两，甘草（炙微赤，锉）半两，枳壳（麸炒微黄，去瓤）三分，紫菀（洗去苗土）三分，半夏（汤洗七遍去滑）三分，杏仁（汤浸，去皮尖双仁，麸炒微黄）三分。

【用法】上为散。每服五钱，以水一大盏，加生姜半分，煎至五分，去滓温服，不拘时候。

【主治】上气，咽喉窒塞短气，不得睡卧，腰背强痛，四肢烦疼，腹满不能食。

方五

【方源】（宋）王怀隐《太平圣惠方》卷四十六。

【组成】诃黎勒皮三分，陈橘皮（汤浸，去白瓤，焙）三分，人参（去芦头）一两，桔梗（去芦头）三分，吴茱萸（汤浸七遍，焙干，微炒）半两，甘草（炙微赤，锉）半两，杏仁（汤浸，去皮尖双仁，麸炒微黄）三分。

【用法】上为散。每服三钱，以水一中盏，加生姜半分，煎至六分，去滓温服，不拘时候。

【主治】咳嗽短气，腹胁痛。

方六

【方源】（宋）王怀隐《太平圣惠方》卷四十六。

【组成】诃黎勒皮一两半，熟干地黄一两，附子（炮裂，去皮脐）三分，甘草（炙微赤，锉）半两，桂心三分，黄芪（锉）三分，紫菀（去苗土）三分，五味子三分，木香三分，人参（去芦头）三分，桃仁（汤浸，去皮尖双仁，麸炒微黄）三分，当归（锉，微炒）三分。

【用法】上为散。每服四钱，以水一中盏，加生姜半分，大枣三枚，煎至六分，去滓温服，一日三次。

【主治】气嗽。肠胃中痛，邪冷气上攻，肺脏不调。

方七

【方源】（宋）王怀隐《太平圣惠方》卷五十。

【组成】诃黎勒皮一两，木香三分，陈橘皮（汤浸，去白瓤，焙）一两，五味子三分，半夏（汤洗七遍去滑）三分，人参（去芦头）三分，桂心三分，赤茯苓三分，芦根（锉）一两，枳壳（麸炒微黄，去瓤）三分。

【用法】上为粗散。每服三钱，以水一中盏，加生姜半分，煎至六分，去滓稍热服，不拘时候。

【主治】膈气妨闷，不能下食，吐逆烦喘。

方八

【方源】（宋）赵佶《圣济总录》卷六十五。

【组成】诃黎勒（紧实者，炮熟，去核）不拘多少。

【用法】上为细散。每服二钱匕，用猪胰（去脂膏）一枚劈开，渗药在内，更入打破乌梅一枚合定，以芭蕉叶包之，外以湿纸重裹，煨令香熟，去纸、叶、乌梅，只将药并胰慢慢嚼吃，一日三二次。

【主治】咳嗽。

方九

【方源】（宋）王怀隐《太平圣惠方》卷八十四。

【组成】诃黎勒（煨，用皮）一两，白术半两，五味子半两，白茯苓半两，麦门冬（去心，焙）半两，细辛一分，甘草（炙微赤，锉）半两，人参（去芦头）半两，陈橘皮（汤浸，去白瓤，焙）半两。

【用法】上为粗散，每服一钱，以水一小盏，煎至五分，去滓温服，不拘时候。

【主治】小儿胸膈有寒，或时嗽逆，不欲乳食。

诃黎勒汤

【方源】（宋）赵佶《圣济总录》卷六十七。

【组成】诃黎勒皮半两，五味子（炒）一两，麻黄（去根节）、杏仁（汤浸，去皮尖双仁，炒）各半两，甘草（炙，锉）一分。

【用法】上为粗末。每服二钱匕，水一盏，加生姜三片，煎至六分，去滓热服，不拘时候。

【主治】上气喘急。

诃黎勒丸

方一

【方源】（宋）王怀隐《太平圣惠方》卷十一。

【组成】诃黎勒皮一两，大腹皮（锉）一两，半夏（汤洗七遍，去滑）一两，桑根白皮（锉）一两，前胡（去芦头）一两，枳实（麸炒令微黄）一两，汉防己半两，紫菀（洗去苗土，炒微黄，令紫色）三分，杏仁（汤浸，去皮尖双仁，麸别研如膏）一两，甜葶苈（隔纸炒别研如膏）一两。

【用法】上为末，加杏仁、葶苈更研令匀，炼蜜为丸，如梧桐子大。每服二十丸，以生姜汤送下，不拘时候。

【主治】伤寒气壅，心腹不利，上气咳嗽，腹胁妨闷。

方二

【方源】（宋）王怀隐《太平圣惠方》卷四十六，名见《普济方》卷一六〇。

【组成】诃黎勒皮一两，黄连（去须）一两，露蜂房（炙微黄）一两。

【用法】上为末，炼蜜为丸，如梧桐子大。每服三十丸，不拘时候，以温浆水送下。

【主治】咳嗽，喉中呀呷作声，无问年月远近。

方三

【方源】（宋）王怀隐《太平圣惠方》卷七十。

【组成】诃黎勒皮一两，贝母三分，射干三分，紫菀（洗，去苗土）三分，桂心三分，紫苏子（微炒）三分，前胡（去芦头）三分，桔梗（去芦头）三分，木通（锉）三分，皂荚子仁（微炒）一两，郁李仁（汤浸，去皮，微炒，别研入）一两半。

【用法】上为细末，研入郁李仁令匀，炼蜜为丸，如梧桐子大。每服二十丸，以生姜汤送下，不拘时候。

【主治】妇人咳嗽不止，痰毒壅滞，心胸不利，咽喉噎塞。

方四

【方源】（清）沈金鳌《杂病源流犀烛》卷一。

【组成】诃子皮五钱，海粉、瓜蒌仁、青黛、便香附、杏仁、贝母各二钱半。

【用法】姜汁和蜜丸，樱桃大，含化。

【主治】劳嗽。

诃黎散

【方源】（明）朱橚《普济方》卷二三一引《永类钤方》。

【组成】赤茯苓二两，诃黎勒皮三两，木香五钱，槟榔一两，当归（炒）一两，大黄（炒）一两，吴茱萸（汤泡七次，炒）五钱。

【用法】上㕮咀。每服三钱，加生姜三片，水一盏，煎六分，温服。

【主治】劳嗽上气。

诃黎丸

【方源】（明）李梴《医学入门》卷七。

【组成】诃于皮五钱，海石、瓜蒌仁、青黛、杏仁、贝母、便制香附各二钱半。

【用法】上为末，姜汁和蜜为丸。含化，徐徐咽下。

【主治】肺胀喘满，气急身重，及劳嗽干咳无痰。

诃子膏

【方源】（宋）佚名《小儿卫生总微论方》卷十四。

【组成】诃子一两，甘草一分。

【用法】诃子每个分作两片，加甘草，水一大盏，煮至水尽为度，焙，轧为末，炼蜜和膏，如鸡头子大。每用一大豆许，以薄荷熟水化下，不拘时候。

【主治】小儿咳嗽。

诃子青黛丸

【方源】(清) 沈金鳌《杂病源流犀烛》卷一。

【组成】诃子、青黛、杏仁、海粉、便香附、瓜蒌仁、半夏曲、姜汁。

【用法】蜜丸含化。

【主治】肺胀。

诃子散

方一

【方源】(明) 方广《丹溪心法附余》卷五。

【组成】诃子 (去核，半煨半生) 三钱，甘草 (半炒半生) 二钱，木通三钱，桔梗 (半炒半生) 五钱。

【用法】水一盏半，煎至八分，加生地黄汁一小盏搅匀。临卧徐徐咽。

【主治】咳嗽声音不出。

方二

【方源】(明) 朱橚《普济方》卷一六三引《海上名方》。

【组成】汉防己一两，麻黄 (去根节)、诃子 (炮)、杏仁 (麸炒，去皮尖) 各半两。

【用法】上为粗末。每服三钱，水一盏半，煎至一盏，去滓，加好茶一钱，再煎至七分，食后温服。

【主治】喘嗽。

诃子汤

【方源】(金) 刘完素《黄帝素问宣明论方》卷二。

【组成】诃子 (半炮半生) 四个，桔梗 (半炙半生) 一两，甘草 (半炙半生) 二寸。

【用法】上为细末，每服二钱，用童子小便一盏，同水一盏，煎至五七沸，温服。

【主治】失音不能言语。

【方论选录】①《证治准绳·类方》：桔梗通利肺气，诃子泄肺导气，童便降火甚速。②《医方集解》：诃子敛肺清痰、散逆破结，桔梗利肺气，甘草和元气，童便降火润肺。

诃子丸

【方源】(宋) 许叔微《普济本事方》卷三。

【组成】诃子 (去核)、白茯苓 (去皮)、桃仁 (去皮尖，炒)、枳壳 (去瓤，锉，麸炒)、桂心 (不见火)、槟榔、桔梗 (炒)、白芍药、川芎 (洗)、川乌 (炮，去皮尖)、人参 (去芦)、橘红、鳖甲 (淡醋煮，去裙襕，洗净，酸醋炙黄) 各等分。

【用法】上为细末，炼蜜为丸，如梧桐子大。每服二十丸，以酒送下，熟水亦得。

【主治】伏积注气，发则喘闷。

诃子饮

方一

【方源】(宋) 许叔微《普济本事方》卷三。

【组成】诃子 (煨，去核)、青皮 (去白)、麦门冬 (水浥，去心) 各半两，槟榔四个，半夏 (汤浸七次) 三分，甘草 (炙) 一分。

【用法】上为粗末。每服四钱，水二盏，加生姜七片，同煎至七分，去滓温服，每日二三次。

【功用】①《普济本事方》：利膈去涎，思食止嗽。②《本事方释义》：健运中宫。

【主治】①《普济本事方》：风痰停饮，痰癖咳嗽。②《本事方释义》：咳嗽痰涎，致中膈不利，纳食减少。

方二

【方源】(宋) 严用和《济生方》卷二。

【组成】诃子 (去核) 一两，杏仁 (泡，去皮尖) 一两，通草二钱五分。

【用法】上㕮咀。每服四钱，水一盏，加煨生姜 (切) 五片，煎至八分，去滓，食后温服。

【主治】久咳语声不出。

方三

【方源】（明）朱棣《普济方》卷一五九引《卫生家宝方》。

【组成】诃子（去核）三两，生姜（煨熟）一两，灯心半两。

【用法】上各为散，合一处。每服五钱，水一升，煎取半升，空心随意服之。

【主治】久嗽，无语，声不出。

喝起散

【方源】（明）李恒《袖珍方》卷一。

【组成】麻黄、葛根、石膏、川芎、升麻、甘草、羌活、防风各等分。

【用法】上㕮咀。每服一两，水二盏，煎至一盏，去滓通口服，不拘时候。

【主治】秋冬伤风、伤寒。

【加减】春，加麻黄；夏，减麻黄五钱，加石膏。

合欢饮

【方源】（明）张介宾《景岳全书》卷六十四。

【组成】合欢皮、白蔹。

【用法】同煎服。

【主治】肺痈久不敛口。

何首乌散

【方源】（宋）陈师文《太平惠民和剂局方》卷八。

【组成】荆芥穗、蔓荆子（去白皮）、蚵蚾、草（去土）、威灵仙（净洗）、何首乌、防风（去芦叉）、甘草（炙）各五斤。

【用法】上为末。每服一钱，食后温酒调下，沸汤亦得。

【主治】脾肺风毒攻冲，遍身癣疥瘙痒，或生瘾疹，搔之成疮，肩背拘倦，肌肉顽痹，手足皴裂，或风气上攻，头面生疮，及紫癜、白癜、顽麻等风。

何首乌丸

【方源】（元）危亦林《世医得效方》卷十，名见《普济方》卷五十七。

【组成】何首乌一两半，防风、黑豆（去皮）、荆芥穗、地骨皮（净洗）各一两，桑白皮、天仙藤、苦参、赤土各半两。

【用法】上为末，炼蜜为丸，如梧桐子大。每服三四十丸，食后茶清送下。兼服大风油。

【主治】肺风面赤鼻赤。

和兑饮

【方源】（清）爱虚老人《古方汇精》卷一。

【组成】生姜汁一小匙，白蜜二匙。

【用法】上和匀，重汤炖服。

【主治】新久咳嗽，未经见血者。

和肺引子

【方源】（明）龚居中《痰火点雪》卷二。

【组成】阿胶（炒珠）一钱，人参五分，麦门冬（去心）一钱，山药一钱，贝母八分，白茯苓一钱，百合一钱，杏仁（去皮、尖）八分，甘草（炙）八分。

【用法】上九味作一剂，入黄蜡一块，水煎，食后服。

【主治】诸血后咳嗽多痰。

和肺饮

【方源】（清）王清源《医方简义》卷四。

【组成】活水芦根（即苇茎）五钱，百合五钱，生地五钱，桔梗一钱五分，生甘草五分，青果二枚。

【主治】失音症，由实火上刑肺金者。

和肺饮子

【方源】（明）龚居中《红炉点雪》卷二。

【组成】阿胶（炒珠）一钱，人参五分，麦门冬（去心）一钱，山药一钱，贝母八分，白茯苓一钱，百合一钱，杏仁（去皮尖）八分，甘草（炙）八分。

【用法】上作一剂。入黄蜡一块，水煎，食后服。

【主治】咯血后咳嗽多痰。

和剂玉壶丸

【方源】（宋）崔嘉彦《医灯续焰》卷八。

【组成】天南星、生半夏各一两，头白面三两。

【主治】风痰吐逆，头痛目眩，胸膈烦满，饮食不下及咳嗽痰盛，呕吐涎沫。

和解散

【方源】（明）孙一奎《赤水玄珠》卷一。

【组成】紫苏、杏仁、陈皮、半夏、前胡、薄荷、葛根、甘草（炙）、桔梗、桑白皮、姜三片，葱白三根，枣子一枚。

【主治】伤风，鼻塞，咳嗽，胸胁串痛，发热，口渴。

【加减】风邪重，加防风。

和解四物汤

【方源】（明）龚廷贤《鲁府禁方》卷三。

【组成】当归（酒洗）、川芎、赤芍、生地黄各八分，藁本、羌活、前胡、防风、白芷各一钱，甘草三分。

【用法】上锉。加生姜三片，葱二根水煎，热服。

【主治】伤风感冒，四肢倦怠，头目昏痛，身热。

和解汤

方一

【方源】（宋）张锐《鸡峰普济方》卷五。

【组成】白芍药、桂各二分，厚朴、甘草、干姜、白术各一两，人参、茯苓各一两半。

【用法】上为粗末。每服二钱，水一盏，生姜三片，大枣一个，煎至六分，去滓温服，不拘时候。

【主治】血气虚弱，外感寒邪，身体疼倦，壮热恶寒，腹中疞痛，鼻塞头昏，痰多咳嗽，大便不调。

方二

【方源】（清）谈金章《幼科诚书》卷十四。

【组成】羌活、防风、人参各一钱，川芎、干葛、升麻、甘草各五分，芍药、荆芥各三分。

【用法】上加生姜、大枣，水煎服。

【主治】感寒壮热，烦躁，鼻塞多涕，惊悸。

【加减】如无汗，加麻黄；嗽甚，加杏仁、桔梗。

和金汤

【方源】（清）陈士铎《辨证录》卷四。

【组成】麦冬五钱，苏叶一钱，桔梗二钱，甘草一钱，茯苓三钱，黄芩一钱，半夏五分，百合三钱。

【用法】水煎服。

【主治】水亏火旺，肺郁，咳嗽气逆，心胁胀满，痛引小腹，身不能反侧，舌干嗌燥，面陈色白，喘不能卧，吐痰稠蜜，皮毛焦枯。

和中汤

【方源】（清）钱敏捷《诊验医方歌括》中。

【组成】苏子一钱五分，沉香五分，海浮石三钱，蒌仁四钱，莱菔二钱，芥子一钱，橘红一钱，半夏一钱，桑皮二钱，贝母二钱，杏仁三钱。

【用法】姜汁两小匙，冲服。

【主治】肺实而咳，胸脘喘满，时吐稠痰。

和中益气丸

【方源】（清）林开燧《活人方》卷二。

【组成】人参二两，白术四两，茯苓一两，广橘红一两二钱五分，泽泻一两，丹皮七钱五分，沉香七钱五分，川椒五钱，肉桂五钱，桑皮一两，苏子一两，附子二钱五分。

【用法】水叠丸。每服二三钱，早空心滚汤吞服。

【功用】培补气焦不足之正，温养在下之真气，疏泄肠胃有余之浊气火，消散凝结之至阴。

【主治】喘嗽，肿胀。

河车丸

【方源】（宋）陈自明《妇人大全良方》卷五。

【组成】河车（初生男子者尤良。于长流水中荡洗尽血，净入锅内熟煮，以手擘成小片，焙干，须在一日内便碾成末）一枚。雪白茯苓半两，拣参一两，干山药二两。

【用法】上为细末，面糊为丸，如梧桐子大，以少麝香末为衣。每服三五十丸，米饮、温酒、盐汤送下，空心服；嗽甚者，五味子汤送下。

【主治】劳嗽，一切劳瘵，虚损，骨蒸等疾。

荷叶散

【方源】（宋）唐慎微《证类本草》卷二十三引《经验后方》，名见《医方考》卷三。

【组成】荷叶（焙干）。

【用法】上为末。每服二钱匕，米汤下。

【主治】吐血、咯血。

【方论选录】《医方考》：荷叶有仰盂之形，得震卦之象；有清香之气，得清和之体，故能和阳定咯而运血。

鹤顶丹

方一

【方源】（宋）杨士瀛《仁斋直指方论》卷七，名见《金匮翼》卷二。

【组成】虢丹、白矾各二两。

【用法】以钱王砖挖一火孔，先入虢丹，次入白矾，盖顶，用炭一斤，煅至火尽矾枯丹黑，出火毒，研细，煮稀面糊为丸，如麻子大。每服十五丸，用沸汤泡生姜汁送下。诸顽痰迷塞，关窍不通，声音不出，以三十丸研末，入全蝎少许，用自然姜汁澄取清者调灌，须臾吐痰即效。凡喘促胸膈澎湃，寸脉急数，须从权吐之，中满由实而喘者，与解毒雄黄丸。

【功用】控痰开窍。

【主治】①《仁斋直指方论》：喘嗽，顽痰迷塞，关窍不通，声音不出。②《鸡鸣录》：痰厥。

方二

【方源】（宋）赵佶《圣济总录》卷一二二。

【组成】甜硝（炒）四两。

【用法】上为细末，先掘地作坑子，揩净，入甜硝在内一时辰，出火毒，取出加熟甘草末半两，麝香、生龙脑各一钱，硼砂二钱半，马牙硝一两，丹砂一钱半共为细末，水为丸，如鸡头子大。每服一丸，含化咽津。小儿只作散，每服半钱匕，新汲水调下。

【主治】喉咽肿痛。

方三

【方源】（元）曾世荣《活幼心书》卷下。

【组成】明白矾一两，真银朱半两。

【用法】上为末，用熨斗盛少炭火，坐小瓦盏在上，平炒矾、朱末一钱；入盏中熔化，急刮出就搓成丸。每服一丸，研细，茶清调匀温服，或入姜汁少许同炒下。听心上有隐隐微声，结者自散。不动脏腑，不伤真气，无问虚实证皆可投。

【主治】结胸，痰症发热，或咽喉如拽锯及痰厥。

hei

黑八宝丹

【方源】（清）巢崇山《千金珍秘方选》。

【组成】川黄连八分，梅片八分，人中白一钱，马勃一钱，西瓜霜二钱，麝香一分，橄榄炭二钱，硼砂五分，雄鼠粪一钱，广尖五分，灯草炭五分。

【用法】上为细末，瓷瓶收贮。吹之。

【主治】一切喉症。

黑吹药

【方源】（清）杨龙九《囊秘喉书·附录》。

【组成】辰砂二钱，元寸、西黄、硼砂各三分，琥珀五分，珍珠、玄明粉各二分，冰片一钱，皂荚（煅灰，去筋子）五荚，灯草灰少许，方八（煅黑存性）三十粒，制猪胆六钱，肉灰五分。

【用法】研末。吹患处。

【主治】烂喉痧。

【备注】制猪胆法：川连、僵蚕、硼砂、青黛、雄黄、牙硝、白矾、薄荷各五钱，研细末，用雄猪胆四个，将胆汁和药拌匀，仍纳猪胆壳内，立冬日放地坑中，春分日取起，再研入药。

黑虎丸

【方源】（宋）张锐《鸡峰普济方》卷九。

【组成】不蚛皂角（去皮心，以醋炙令焦，为末，每用皂角末一分）一挺，巴豆（去皮，出油，和匀）七个。

【用法】以淡醋磨好墨为丸，如麻子大。每服三丸，食后橘皮汤送下，一日三次；至隔日又增一丸，每隔日增一丸。以利动为度。

【功用】常服大消酒食。

【主治】食气遍身黄肿，气喘，吃食不得，心胸满闷。

黑金丹

【方源】（明）龚信《古今医鉴》卷四引云莱弟方。

【组成】黄连、黄芩、黄柏、山栀子、连翘、石膏、泽泻、赤芍药、大黄、枳壳、薄荷、牡丹皮、玄参、桔梗、防风、赤茯苓、荆芥各等分。

【用法】上大合一剂，水八碗，煎七碗，去滓，入芒硝一斤于内化开，澄去泥水，将药入锅内煎至干，须慢火铲起，入新罐内，上用新灯盏一个盖住，入水于盏内，火煅，候干，水三盏为度，取出放地上，去火毒，研为细末，入甘草末五钱搅匀。每服二钱，茶清送下。

【主治】上焦邪热，咽喉肿痛，及牙齿疼痛；伤寒误补，大潮大热，声哑不出，胸膈作痛，鼻衄吐红；痰壅火盛，癫狂谵语，一切实热之证。

黑金散

【方源】（宋）赵佶《圣济总录》卷六十五。

【组成】猪蹄合子（黑者，水浸洗净）四十九枚，天南星（大者，锉）一枚，款冬花（带蕊者，末）半两。

【用法】用瓶子一枚，铺猪蹄合子在内，上以天南星匀盖之，合了盐泥、赤石脂固济，火煅白烟出为度，候冷取出，入款冬花末并麝香一分，龙脑（为末）少许。每服一钱匕，食后煎桑根白皮汤调下；若年少即用生犀角，中年即用羚羊角末各半两代猪蹄合子。

【主治】久咳嗽喘息。

黑龙煎

【方源】（宋）庞安时《伤寒总病论》卷三。

【组成】人参半两，甘草一两，无灰酒一升，不蚛皂角四十条。

【用法】水三斗，浸皂角一宿，净铛内煎令水减半，次下人参、甘草细切，又同煎三分耗二，布绞去滓，下酒，更入釜煤一匕半，搅煎如饧稀，入瓷盒内，埋地中一宿。若用时取一丸如鸡头子大，盏中以温酒一呷化之；先以水漱口，以鹅毛点药入喉中扫之，有恶涎或自出或下腹，可二三次，引药方歇，良久，令吐，候恶物出尽了，令吃少许水浸蒸饼及软饭粥压之。次含甘草一寸咽汁。如木舌难下药，以匙按舌，用药扫喉中。

【主治】咽喉肿痛九种疾：急喉闭、缠喉风、结喉、烂喉、重舌、木舌、遁虫、蚛喋、飞丝入喉。

【宜忌】忌炙煿、胡饼、猪肉、腌藏等物。

黑龙散

【方源】（宋）佚名《小儿卫生总微论方》卷七。

【组成】麻黄（去根节）三分，竹茹一分，苏木一分，蝎梢二十一个，乌龙土一分。

【用法】上为末。每服半钱，水五分，煎至三分，温服，不拘时候。

【主治】小儿伤寒在表，服冷药寒伏于中，危困不得汗。

黑龙丸

【方源】（宋）佚名《急救仙方》卷六。

【组成】明矾（枯）、池矾（枯）、五味子（米泔浸一宿）各一分，猪牙皂角（去皮弦）一分，南星（炮）、半夏（炮）、百药煎、乌梅肉（焙干）各二分。

【用法】上为末，面糊为丸，如梧桐子大。每服三十丸。冷嗽，临睡淡姜汤送下；热嗽，睡时茶清送下。

【功用】善化痰涎。

【主治】诸般咳嗽，不问老少远年近日。

黑马蹄香散

【方源】（明）朱橚《普济方》卷一六三。

【组成】马蹄香（焙干）。

【用法】上为细末。每服二三钱，如正发时，用淡醋调下，少时咳吐出痰涎为效。

【主治】哮呴、久嗽。

黑散子

【方源】（宋）刘昉《幼幼新书》卷十七引丁时发方。

【组成】天南星、半夏、猪牙皂角、巴豆、白矾各等分。

【用法】上入瓦罐子，用火煅存性。每用半钱，齑汁调下，或麦门冬、桑白皮汤入蜜下。

【主治】小儿涎壅，咳嗽吐逆。

黑神丸

【方源】（宋）陈师文《太平惠民和剂局方》卷一。

【组成】牡丹皮、白芍药、川芎、麻黄（去根节）各四两，赤芍药、甘草各十两，荆芥、草乌（炮）各六两，乌豆八两，何首乌（米泔浸，切，焙）十二两。

【用法】上为细末，水糊为丸，如芡实大。每服一丸，细嚼，茶、酒任下，不拘时候。妇人血风流注，用黑豆淋酒下；小儿惊风，煎金银汤下；伤风咳嗽，酒煎麻黄下；头痛，葱茶下。

【主治】一切风疾，及瘫痪风，手足颤掉，浑身麻痹，肩背拘急，骨节疼痛；及妇人血风，头旋眼晕，精神困倦；流注；小儿惊风，伤风咳嗽，头痛。

heng

恒山汤

【方源】（唐）孙思邈《备急千金要方》卷十。

【组成】恒山三两，秫米二百二十粒，甘草半两。

【用法】上㕮咀。以水七升，煮取三升，分三服。至发时令三服尽。

【主治】肺热痰聚胸中，来去不定，转为疟，其状令人心寒，寒甚则发热，热间则善惊，如有所见者。

【宜忌】《外台秘要》：忌生葱、生菜、海藻、菘菜等。

hong

红花散

【方源】（清）竹林寺僧《胎产新书·女科秘要》卷三。

【组成】红花、黄芩、苏木各八分，花粉六分。

【用法】水煎，空心服。

【功用】推血下行。

【主治】妇人月经从口鼻出，五心发热，咳嗽气急。

【备注】先服红花散七帖，再服冬花散止嗽下气，不须五七帖即安。

红椒丸

方一

【方源】（元）危亦林《世医得效方》卷五。

【组成】灵砂（细研）一两，人参、木香各二钱半，大香附子（杵净）、大红椒（去合口并子，焙出汗）各半两。

【用法】上为末，糕糊为丸，如麻子大。每服二十丸，空心橘皮汤送下。

【主治】虚劳喘嗽，眩晕。

方二

【方源】（明）朱橚《普济方》卷一六〇。

【组成】川椒、干姜、款冬花、紫菀各一两，礜石、附子、细辛、皂角各半两。

【用法】上为细末，炼蜜为丸，如梧桐子大。每服二十粒，米饮送下。

【主治】肾咳，恶寒。

红蓝花散

方一

【方源】（宋）王怀隐《太平圣惠方》卷六。

【组成】红蓝花一两，犀角屑三分，茅根（锉）三分，麦门冬（去心）三分，伏龙肝（以水五大盏浸，滤取汁）半斤。

【用法】上为散。每服三钱，以浸伏龙肝水一中盏，加竹茹一分，煎至六分，去滓，不拘时候，温服。

【主治】肺壅热，吐血不止。

方二

【方源】（宋）王怀隐《太平圣惠方》卷三十七，名见《普济方》卷一九〇。

【组成】红蓝花二两，伏龙肝一合，甘草（生用）半两。

【用法】上为细末。每服二钱，食后煎竹茹汤调下。

【主治】心肺热极，吐血不止。

红绵散

方一

【方源】（明）鲁伯嗣《婴童百问》卷十。

【组成】全蝎、天麻、苏木、麻黄、荆芥、朱砂、僵蚕、南星、干葛、胭脂各等分。

【用法】绵包，加生姜、薄荷，水煎服。

【主治】小儿乳嗽。

【加减】有热，加防风。

方二

【方源】（明）徐用宜《袖珍小儿方》卷四。

【组成】全蝎（去毒）五个，麻黄（去节）、僵蚕（炒，去嘴）、川芎、白芷、天麻各二钱，甘草一钱，苏木一钱，桔梗二钱（一方有防风、羌活、白附子、蝉退、茯苓、藿香，随症加减）。

【用法】上锉散。每服二钱，用绵包裹，煎服。

【功用】退热化痰。

【主治】伤风咳嗽，鼻塞流涕，亦治乳嗽。

【加减】有热，加荆芥。

方三

【方源】（明）朱橚《普济方》卷四〇三。

【组成】天麻（炮）、荆芥穗各三钱，甘草（炙）、麻黄（去节）各二分，全蝎七个。

【用法】上为末。薄荷三叶，紫草三寸，入酒三五滴，同水煎，热服。如痘未出，再进一服，如二服不出，即非痘证。

【主治】小儿伤风伤寒，麻痘身热，发搐，疑是痘证。

【宜忌】《奇效良方》：有汗者不可服。

红内消散

【方源】（宋）佚名《咽喉脉证通论》。

【组成】大蜈蚣（去头足，切断，同米炒，以米黑为度）、乳香（去油尽）、血竭（另研）、雄黄、象贝母、穿山甲（炒）、没药（去油尽）、辰砂（水飞净）各等分，麝香（拣去毛皮，干研）少许。

【用法】上为细末，每服七分，小儿减半，和煎药同服，酒下亦可。

【主治】咽喉一切诸证，并无名肿毒，已溃未溃，均可使用。

红散子

【方源】（明）朱橚《普济方》卷一六三。

【组成】土朱不拘多少。

【用法】上为极细末。米醋调下，时时进一二服。

【主治】哮呴，呀呷有声，睡卧不得。

红狮丹

【方源】（清）张宗良《喉科指掌》卷一。

【组成】鹅不食草三分，北细辛六分，硼砂一钱五分，麝香一分，飞滑石二钱，朱砂一钱，通草一分，鸡内金（焙存性）五分，壁钱（炒存性）五分，青黛一钱，枯矾五分，冰片三分。

【用法】上为细末。吹用。亦可吹鼻，作通关之用。

【功用】祛风消痰，清热败毒，消肿。

【主治】喉病，风症初起。

【加减】风痰不重，去细辛、鹅不食草，加青黛。

红柿粥

【方源】（朝鲜）康命吉《济众新编》卷七。

【组成】红柿不拘多少。

【用法】下筛取汁，和糯米泔煮粥，和蜜尤好，任食之。或和黏米粉成泥，作粳团饼。

【功用】润心肺，止消渴，疗肺痿，清心热，开胃气，解酒热，安胃热，止口干，止吐血，补元气，补中益气。

红秫散

【方源】（明）朱橚《普济方》卷二十六引《类编朱氏集验医方》。

【组成】红秫黍根二两，萹蓄一两半，灯草一百根。

【用法】上为散。每服五钱，用河水二盏，煎至七分，去滓，空心、食前温服。

【主治】小便不通，上喘。

红消散

【方源】（清）巢崇山《千金珍秘方选》引徐洄溪方。

【组成】炙蜈蚣（去头、足、尾）、血竭、水飞雄黄、乳香（去油）、没药（去油）各等分。

【用法】上为极细末，生蜜为丸，如梧桐子大（以糯米粥为丸更妙）。薄荷汤送下一丸，重则三丸。

【主治】喉风，兼治无名肿毒。

红枣散

【方源】（清）鲍相璈《验方新编》卷一。

【组成】红枣（去核，烧枯）四两，明雄（勿经火）七钱五分，枯矾、真犀、牛黄、牙色梅花冰片、铜绿（煅）、真麝香各一分。

【用法】上为细末，收入瓷瓶，勿令出气。用时以红纸卷管吹入喉中，仰卧少时，吐出浓痰以多为妙；若烂喉痧，吹入过夜即安。

【主治】喉风，烂喉痧。

hou

喉闭丸

【方源】（明）洪基《摄生秘剖》卷三。

【组成】雄黄一钱，郁金五钱，巴豆七粒一钱，冰片少许，麝香少许。

【用法】上为末，醋糊为丸，如麻子大。每服五分，茶清送下。如口燥喉塞，用竹管纳药入喉中，须臾吐痰立解，未吐再服。

【主治】缠喉风喉闭，先胸膈气紧，蓦然咽喉肿痛，手足厥冷，气不能通，顷刻不活。

【方论选录】雄黄能破结气，巴豆能下稠痰，郁金能散恶血，冰、麝能透关窍，尽此四者，闭则通矣。

喉闭饮

【方源】（清）李文炳《仙拈集》卷二。

【组成】巴豆（三生，四炒存性）七粒，雄黄、郁金各一个。

【用法】上为末，每服半匙，茶调细呷。如口噤咽塞，以竹筒吹药入喉中，须臾吐利即醒。

【主治】缠喉风，单双蛾。

【备注】方中雄黄用量原缺。

喉痹甘桔汤

【方源】（宋）王怀隐《太平圣惠方》卷三十五，名见《中国医学大辞典》。

【组成】桔梗（去芦头）一两，甘草（生用）一两。

【用法】上为散，以水二大盏，煎至一大盏，去滓，分为二服。服后有脓出即消。

【主治】喉痹作痛，饮食不下。

喉痹散

【方源】（元）杜思敬《杂类名方》。

【组成】僵蚕一两，大黄二两。

【用法】上为末，生姜汁为丸，如弹子大。井花水调蜜送下。

【主治】大头病及喉痹。

喉痹饮

【方源】（清）景日昣《嵩崖尊生全书》卷六。

【组成】桔梗、玄参、牛蒡、贝母、荆芥、薄荷、僵蚕、甘草、前胡、忍冬花、花粉、灯心。

【主治】喉痹。

喉蛾煎

【方源】（清）李文炳《仙拈集》卷二。

【组成】石膏（煅）、菊花、杏仁各五钱，麦冬一两，苦参四钱。

【用法】水三碗，煎一碗半，加蜜一盏，缓服。即开。

【主治】单、双蛾并喉闭。

喉蛾散

【方源】（清）吴世昌《奇方类编》卷上，名见《绛囊撮要》。

【组成】墙上喜蛛窠（以箸夹住，烧存性）。

【用法】上为末。加冰片少许，吹入喉。即愈。

【主治】双、单蛾。

喉风夺命丹

【方源】（清）杨龙九《囊秘喉书·附录》。

【组成】真西黄、珍珠、当门子各一钱，辰砂四钱，枪硝一两五钱，硼砂五钱，僵蚕一钱，雄精二钱，人中黄一钱。

【用法】上各为细末，瓷瓶收储，勿泄气。如遇急喉风，痰声漉漉，呼吸气促者，急吹此丹二三管。痰即随药而下，顷刻而愈。

【主治】急喉风，痰涌气逆。

喉煎方

【方源】（清）杨龙九《咽喉经验秘传》。

【组成】牛蒡子一钱五分，前胡一钱，连翘（炒）一钱，山栀（炒黑）八分，天花粉二钱，玄参二钱，桔梗一钱，甘草六分，薄荷八分。（先本有银花）

【主治】一切喉症。

【加减】发寒热，加柴胡；头痛，加煅石膏；口渴，加麦冬、知母；胸膈饱闷，加枳壳；郁热，加芍药、贝母。

喉科保元汤

【方源】（清）封一愚《咽喉秘传》。

【组成】柴胡、麦冬、橘红、桔梗、地骨皮、甘草、生地、玄参、山栀、知母、黄柏、人参、五味子，加萱花、糯稻根。

【主治】内症作渴，蒸热面红，咳嗽多痰。

喉科回春锭

【方源】（清）许半龙《药奁启秘》。

【组成】牙皂（煨，切片，研）一百四十荚，延胡索（生晒，研）三两，青黛一钱二分，麝香一钱。

【用法】上为极细末，和匀，用大麦粉煮成浆，杵拌打成锭。每块重三分，亮干，收入瓷瓶，勿令泄气。每服一块，重症加服，用冷水磨汁，将冷开水冲下，或用萝卜汁冲下更妙。如遇牙关紧闭，即从鼻孔灌入，即开。

【主治】喉风急闭，痰如潮涌，命在顷刻者；并治喉痧、烂喉、单双乳蛾诸险症，斑痧症不能发出者；兼治小儿惊风。

喉痧妙药散

【方源】（清）刁步忠《喉科家训》卷四。

【组成】真尖黄、提濂珠、三梅片、西硼砂、银粉霜、天竺黄、飞朱砂。

【用法】上为极细末。吹喉。

【主治】喉痧。

喉痛饮

【方源】（清）李文炳《仙拈集》卷二。

【组成】甘草、贝母、黄芩、黄连、薄荷、川芎各一钱，桔梗三钱，玄参二钱。

【用法】水煎服。

【主治】喉肿痛。

喉药万应散

【方源】（民国）佚名《集成良方三百种》。

【组成】冰片一分，薄荷、人中白、胆星、钟乳、鸡内金、僵蚕、硼砂、川连、粉甘草、川贝、朱砂、生石膏、珍珠、琥珀各三分，青黛、牛蒡子、胆矾、雄黄各五分，儿茶一钱。

【用法】上为细末。吹喉。

【主治】一切喉症。

喉症金丹

【方源】（清）马文植《青囊秘传》。

【组成】硼砂二钱，风化霜（制风化霜法：将嫩黄瓜一条，挖去瓤，以银硝研细纳入，挂于檐下透风处，三日后，瓜皮自有白霜透出，拭下，以瓷器收贮待用）二钱，僵蚕（炙）三钱，薄荷一钱，明矾（入巴豆二枚，煅，去巴豆用）一钱，大泥五分，滴水石三钱，人中白（煅）三钱。

【用法】上为末。吹之。

【主治】喉症。

喉症开关方

【方源】（清）叶桂《种福堂方》卷三。

【组成】牙皂、巴豆。

【用法】上为末，米汤调，刷纸上晒干，作捻子。用时将捻子点火，以烟熏鼻孔。立能开口，鼻流涕涎。

【主治】十八种喉闭。

喉症汤药方

【方源】（民国）周吉人《吉人集验方》。

【组成】大生地五钱，黑玄参四钱，白芍药（炒）二钱，象贝母二钱，粉丹皮二钱，破麦冬三钱，薄荷（后下）一钱二分，生甘草一钱，射干一钱，板蓝根二钱，粉前胡一钱，桔梗一钱，蝉衣五分。

【用法】水煎服。

【主治】喉症。

【加减】咽喉肿胀，加煅石膏三钱；胸闷，加焦楂二钱，神曲三钱；口渴，加天冬三钱，马兜铃三钱；溺黄赤短，加小木通一钱，知母三钱，泽泻一钱五分，车前子三钱；身热舌黄，加金银花三钱，连翘一钱五分；便结，加大黄三钱，元明粉（冲）二钱；如唇焦舌黑、口出臭气、谵语神昏者，加犀角（磨，冲服）一钱，龙胆草二钱。如遇症重，照各症见象加重可也。

厚朴大黄汤

【方源】（汉）张仲景《金匮要略》卷中。

【组成】厚朴一尺，大黄六两，枳实四两。

【用法】上三味，以水五升，煮取二升，分温再服。

【主治】支饮胸满。

【方论选录】《备急千金要方》：夫酒客咳者，必致吐血，此坐久饮过度所致也。其脉虚者必冒，其人本有支饮在胸中也。

厚朴六合汤

【方源】（元）王好古《医垒元戎》。

【组成】四物汤四两，厚朴（姜制）一两，枳实（麸炒）半两。

【主治】虚劳气弱，咳嗽喘满；妊娠伤寒汗下后，虚痞胀满者。

厚朴麻黄汤

【方源】（汉）张仲景《金匮要略》。

【组成】厚朴五两，麻黄四两，石膏（如鸡子大），杏仁半斤，半夏半斤，干姜二两，细辛二两，小麦一升，五味子半斤。

【用法】上九味，以水一斗二升，先煮小麦粥，去渣，内诸药，煮取三升，温服一升，日三服。

【主治】咳而脉浮者。

厚朴散

方一

【方源】（宋）王怀隐《太平圣惠方》卷七十。

【组成】厚朴（去粗皮，涂生姜汁，炙令香熟）一两，白茯苓一两，桂心一分，白术一两，诃黎勒皮二分，陈橘皮（汤浸，去白瓤，焙）二分，人参（去芦头）一两，细辛半两，甘草（炙微赤，锉）一分。

【用法】上为粗散。每服四钱，以水一中盏，加生姜半分，大枣三个，煎至六分，去滓温服，不拘时候。

【主治】妇人体虚，感于寒气，时有咳嗽。

方二

【方源】（宋）王怀隐《太平圣惠方》卷四十六。

【组成】厚朴（去粗皮，涂生姜汁，炙令香熟）二两，白术三分，贝母（煨微黄）二分，紫菀（去苗）一两，陈橘皮（汤浸，去白瓤，焙）一两，人参（去芦头）一两，杏仁（汤浸，去皮尖双仁，麸炒微黄）三两，甘草（炙微赤，锉）半两，半夏（汤洗七遍去滑）一两。

【用法】上为散。每服四钱，以水一中盏，加生姜半分，煎至六分，去滓温服。不拘时候。

【主治】咳嗽，呕吐，寒热，不下饮食。

厚朴汤

方一

【方源】（唐）孙思邈《备急千金要方》卷十七。

【组成】厚朴、麻黄、桂心、黄芩、石膏、大戟、橘皮各二两，枳实、甘草、秦艽、杏仁、茯苓各三两，细辛一两，半夏一升，生姜十两，大枣十五枚。

【用法】上㕮咀。以水一斗三升，煮取四升，分为五服。

【主治】肺劳。风虚冷，痰僻水气，昼夜不得卧，头不得近枕，上气胸满，喘息气绝。

方二

【方源】（宋）赵佶《圣济总录》卷三十九。

【组成】厚朴（去粗皮，生姜炙）三分，大黄（锉，炒）二两，槟榔（锉）、枳壳（去瓤，麸炒）、朴硝、高良姜各三分。

【用法】上为粗末，每服五钱匕，水一盏半，煎至一盏，去滓温服。

【主治】霍乱，胀满，咳嗽。①《圣济总录》：干霍乱。②《医学入门》：胀满。③《不居集》：寒痰咳嗽。

方三

【方源】（宋）赵佶《圣济总录》卷四十八。

【组成】厚朴（去粗皮，生姜汁炙）一两，人参、草豆蔻（去皮）各半两，干姜（炮）一钱半，甘草（炙，锉）一分。

【用法】上为粗末。每服三钱匕，水一盏，煎至八分，去滓，空心温服。

【功用】益脾补肺。

【主治】脾气亏乏，不能生肺，而肺气不足，多感风邪。

方四

【方源】（宋）赵佶《圣济总录》卷一二四。

【组成】厚朴（去粗皮，生姜汁炙）、赤茯苓（去黑皮）各一两半，陈橘皮（汤浸，去白，焙）、人参各一两。

【用法】上为粗末。每服五钱匕，水一盏半，加生姜（拍破）半分，煎至一盏，去滓，分二次温服。

【主治】咽喉干痛，心腹满闷，不能饮食。

方五

【方源】（唐）王焘《外台秘要》卷十六引《删繁方》。

【组成】厚朴（炙）四两，枳实（炙）、桂心、橘皮、大黄各三两，甘草（炙）二两，五加皮、生姜各五两，大枣（擘）二十个。

【用法】上切。以水一斗二升，煮取三升，去滓，分三次温服。

【主治】肺虚劳寒，腹胀膨膨，气急，小便数少。

【宜忌】忌海藻、菘菜、生菜。

厚朴丸

【方源】（宋）赵佶《圣济总录》卷七十。

【组成】厚朴（去粗皮）、瓦砾（并砂姜）、粪堆土瓜苗心各等分。

【用法】上为末，炼蜜为丸，如鸡头子大。每服三丸，葱一握细切，面一匙，盐半钱同炒黄，沸汤点下。

【主治】鼻衄不止。

厚朴温肺散

【方源】（宋）赵佶《圣济总录》卷六十七。

【组成】厚朴（去粗皮，用糯米粥浸一次饭久，晒干，为末）一两半，葶苈子（微炒，捣为细末）一两，皂荚子（不蛀者，蒸两遍，焙干，为末）一升，接骨草（阴干，为末）三两，诃黎勒（煨，取皮为末）半两。

【用法】上为散。每服两钱匕，空心以生姜蜜汤调下，晚饭后再服。若远行，炼蜜为丸，如弹子大，每服一丸，含化。

【主治】久患上气，胸胁支满。

厚朴枳壳汤

【方源】（宋）赵佶《圣济总录》卷六十七。

【组成】厚朴（去粗皮，涂生姜汁炙）、枳壳（去瓤，麸炒）、甘草（炙，锉）各三分，秦艽（去苗土）一两半，陈橘皮（汤浸，去白，焙）三分，半夏（汤洗去滑，生姜汁制）一两半，桂（去粗皮）、麻黄（去根节）、杏仁（汤浸，去皮尖双仁，炒）、黄芩（去黑心）、石膏（碎）、赤茯苓（去黑皮）、细辛（去苗叶）各半两，大戟（去苗，锉）一分。

【用法】上为粗末。每服三钱匕，生姜三钱，大枣（擘破）二个，水一盏，煎至七分，去滓温服，每日三次。

【主治】上气胸满，喘息气绝，痰水盛溢。

hu

胡黄连点眼方

【方源】（宋）赵佶《圣济总录》卷一〇九。

【组成】胡黄连（去须，锉如豆大）一两，密陀僧（研）半两，蜜四两（重汤煮）。

【用法】上先将黄连于蜜内浸一宿，次日入密陀僧末和匀，月白瓷碗盛，却用黑豆一斗于锅内，以水煮候热，却将药碗放在豆上，勿令豆汁入内，候豆熟为度，取出用绵滤过，入龙脑半钱匕，以银石器盛。三日后点眼，不拘时候。

【主治】肝肺热盛，目赤生胬肉。

胡黄连散

方一

【方源】（宋）赵佶《圣济总录》卷八十六。

【组成】胡黄连、獭肝（炙）、芜荑仁（焙）、秦艽（去苗土）、白术（锉）各一分，柴胡（去苗）、鳖甲（去裙襕，醋炙）各半两。

【用法】上为散。每服三钱匕，取猪肾一只，小便一合，别煎酒二合沸，浸小便与肾，入药，以碗盖，候通口即服，猪肾不吃。

【主治】虚劳，嗜欲过伤，肾气衰竭，咳嗽唾涎，瘦弱不能食。

方二

【方源】（宋）赵佶《圣济总录》卷一二二。

【组成】胡黄连一分，升麻半两，铅霜（研）一分。

【用法】上除铅霜外，捣罗为散，再同和匀。每服半钱匕，绵裹含化咽津，一日三五度，不拘时候。

【主治】咽喉中壅塞如核，连颊肿痛。

胡黄连汤

【方源】（宋）赵佶《圣济总录》卷六十五。

【组成】胡黄连、皂荚（去皮，涂酥炙令黄）、白槟榔、郁李仁（汤浸，去皮尖双仁，炒干，研如粉）各一两。

【用法】上为粗末。每服三钱匕，水一盏，煎至七分，去滓温服，一日三次，不拘时候。

【主治】呀呷咳嗽。

胡黄连丸

方一

【方源】（宋）刘昉《幼幼新书》卷二十三引《万全方》。

【组成】胡黄连、当归（锉，微炒）、诃黎勒皮、木香各半两，青橘皮（汤浸，去白瓤，焙）、紫苏子、杏仁（汤浸，去皮尖，麸炒微黄）各一分，麝香（研入）一钱。

【用法】上为末，用粟米饭和丸，如绿豆大。每服三丸，以粥饮下。

【主治】小儿肺疳，不欲乳食，时复腹痛。

方二

【方源】（宋）王兖《博济方》卷四。

【组成】胡黄连半两，肉豆蔻一个，槟榔一个，诃子（以一个煨，一个生用）二个，丁香半两，红雪一两，密陀僧半两。

【用法】上研细末，入麝香一分和匀，次入绿豆末少许，同水和为丸，如麻子大。三岁以下一丸，三岁以上五丸。脑疳鼻痒及烂，黄连汤下；脾胃羸瘦，泄痢，四肢虚肿，青州枣汤下，肝疳，眼涩生疮，甘草汤下；骨疳，卧冷地，爱食土，紫苏茶调下；常服，米饮下；肺疳，上气喘急，橘皮汤下；筋疳，泻血，盐汤下；虫疳及泻无定，生姜汤下。

【主治】小儿疳痢；脑疳，鼻痒及烂；脾胃羸瘦，泄痢，四肢虚肿；肝疳，眼涩生疮；骨疳，卧冷地，爱食土；肺疳，上气喘急，筋疳，泻血；虫疳及泻无定。

方三

【方源】（明）芮经，纪梦德《杏苑生春》卷五。

【组成】胡黄连、银柴胡、人参、地骨皮、犀角、知母、秦艽各三钱二分，鳖甲五钱，牛黄（另研）一钱，当归、茯神、半夏（姜制，作曲用）、杏仁各（另研）四钱二分，紫菀一钱七分。

【用法】上为末，和匀，炼蜜搜剂，捣千余下，丸如梧桐子大。每服五十丸，食前米汤送服。

【主治】一切虚劳，骨蒸潮热，吐咯嗽血，咳嗽声嘶，痰喘不宁，心神恍惚，夜梦遗精。

胡椒半夏丸

【方源】（明）朱橚《普济方》卷一六三。

【组成】半夏、干姜各一两，胡椒、丁香各一分。

【用法】上为细末，生姜自然汁煮薄糊为丸，如梧桐子大。每服三十丸，细嚼，食后干柿汤送下。

【主治】虚寒喘嗽，冷痰不止。

胡椒理中丸

【方源】（唐）王焘《外台秘要》卷九引《古今录验》。

【组成】胡椒、荜茇、干姜、款冬花、甘草（炙）、橘皮、高良姜、细辛各四两，白术五两。

【用法】上为细末，炼蜜和丸，如梧桐子大。每服五丸，一日二次。

【主治】①《外台秘要》引《古今录验》：咳嗽逆气，不能饮食，短气。②《太平惠民和剂局方》：肺胃虚寒，气不宣通，咳嗽喘急，逆气虚痞，胸膈噎闷，腹胁满痛，迫塞短气，不能饮食，呕吐痰水不止。

【宜忌】忌桃李、雀肉、生菜、海藻、菘菜。

胡椒丸

【方源】（唐）王焘《外台秘要》卷十引《古今录验》。

【组成】胡椒、荜茇、干姜各三两，白术二两，桂心、高良姜、人参、款冬花、紫菀、甘草（炙）各二两。

【用法】上为细末，蜜和为丸，如梧子大。每服五丸，一日二服。不知，增之，以知为度。

【主治】咳嗽上气，胸满，时复呕沫。

【宜忌】忌生冷、醋、滑飞猪、鱼、肉、蒜、桃李、雀肉、生葱、海藻、菘菜。

胡麻散

方一

【方源】（宋）陈师文《太平惠民和剂局方》卷一。

【组成】胡麻十二两，苦参、荆芥各八两，甘草（炙）、威灵仙各六两，何首乌（洗，焙）十两。

【用法】上为细末。每服二钱，食后薄荷茶点服；或酒调，或蜜汤点亦得。服此药后，频频洗浴，贵得汗出。

【主治】脾肺风毒攻冲，遍身皮肤瘙痒，或生疮疥，或生瘾疹，用手搔时，浸淫成疮，久而不瘥，愈而复作。面上游风，或如虫行，紫癜白癜，顽麻等风；或肾脏风，攻注脚膝生疮。

方二

【方源】（宋）王怀隐《太平圣惠方》卷二十七。

【组成】胡麻、桂心、甘草（炙微赤，锉）、人参（去芦头）、泽泻、黄芪（锉）、白茯苓各一两，五味子、麦门冬（去心，焙）、地骨皮、天门冬（去心）各半两，熟干地黄二两。

【用法】上为散。每服四钱，以水一中盏，入薤白两茎，生姜半分，煎至六分，去滓温服，不拘时候。

【主治】虚劳不足，咳逆上气，不欲饮食，四肢乏力。

方三

【方源】（宋）赵佶《圣济总录》卷十一。

【组成】胡麻（炒令香熟）、枳壳（去瓤，麸妙）各二两，防风（去叉）、蔓荆实、威灵仙（去土）、苦参、何首乌（米泔浸透，去黑皮，切，麸炒干）、川芎、荆芥穗、甘草（炙）各一两，薄荷（用叶）半两。

【用法】上为散。每服二钱匕，温酒调下；或炼蜜为丸，如梧桐子大，每服三十丸，温酒下亦得。

【主治】脾肺风毒攻注，皮肤瘙痒，手足生疮，及遍身痦瘤，发赤黑靥，肌热疼痛。

胡麻粥

【方源】（明）徐春甫《古今医统大全》卷八十七。

【组成】乌油麻（去皮蒸一炊，晒干，再微炒香熟）不以多少，白杭米一升，胡麻半升。

【用法】如常煮粥法，临熟加蜜糖空心食之。

【功用】壮颜色，润肌肤，润肺止嗽。

胡桃散

【方源】（宋）朱佐《类编朱氏集验医方》卷五引《夷坚志》。

【组成】生姜二钱，人参（作四段）三寸，胡桃（去壳）二个。

【用法】上为散。入夜含于口中。

【主治】咳嗽。

胡桃汤

【方源】（元）危亦林《世医得效方》卷五。

【组成】胡桃肉三个，生姜三片。

【用法】水煎，临卧食毕，饮汤三两呷，又再嚼，如前饮汤，就枕即安。

【主治】痰喘。

葫芦酒

【方源】（明）董宿《奇效良方》卷五十九。

【组成】苦葫芦子（碎，以醇酒半升浸之，春三、夏一、秋五、冬七日）。

【用法】上少纳鼻中。

【主治】鼻塞眼昏，疼痛脑闷。

琥珀抱龙丸

方一

【方源】（元）曾世荣《活幼心书》卷下。

【组成】真琥珀、天竺、黄檀香（细锉）、人参（去芦）、白茯苓（去皮）各一两半，粉草（去节）三两，枳壳（水浸润，去壳，锉片，麦麸炒微黄）、枳实（去瓤，锉片，麦麸炒微黄）各一两，朱砂（水飞，先以磁石引去铁屑，次用水乳钵内细杆，取浮者飞过，净器中澄清，去上余水，如此法一般精制作，见朱砂尽干用）五两，山药（去黑皮，锉作小块，慢火炒令热透，候冷用）一斤，南星（锉碎，用腊月黄牛胆酿，经一夏用）一两，金箔（去护纸，取见成药一两，同在乳钵内极细杵，仍和匀前药末用）百片。

【用法】上十二味，除朱砂、金箔不入研，内余十味。檀香不过火，外九味或晒或焙，同研为末，和匀朱砂、金箔，每一两重，取新汲井水一两重，入乳钵内略杵匀，随手丸此○样大一粒，阴干，晴霁略晒，日色燥甚则捩折，宜顿放当风处，取其自干。用葱汤化服，不拘时候，或薄荷汤送下；痰壅嗽甚，淡姜汤送下；痘疮见形有惊，温净汤送下；心悸不安，灯心汤送下；暑天迷闷，麦门冬熟水送下；百日内婴孩，每丸分三次投；二岁以上者只一丸或二丸。常用瓦瓶入麝香同贮，毋使散泄气味。

【功用】祛风化痰，镇心解热，和脾胃，益精神。

【主治】①《活幼心书》：小儿诸惊；四时感冒风寒、温疫邪热，致烦躁不宁，痰嗽气急；疮疹欲出发搐。②《医宗金鉴》：小儿急惊之后，余热尚在者。

方二

【方源】（明）王肯堂《证治准绳·幼科》卷二。

【组成】琥珀（研）一两五钱，牛黄（研）一钱，人参、檀香、白茯苓各一两半，朱砂（研）、珍珠（研）各五钱，枳壳、枳实、牛胆、南星、天竺黄各一两，山药十两，甘草（以上各为细末）三两，金箔四百片，蜂蜜二斤，黄蜡二十五斤。

【用法】上药一料五百丸，每丸五分重。初生数月者，每丸作四次服，或三分之一，或半丸；数岁者，每服一丸，葱白煎汤或薄荷汤送下，不拘时服；痰壅咳甚，生姜汤送下；痘疹见形有惊，白汤送下；心悸不安，灯心汤送下。

【功用】驱风化痰，镇心解热，安魂定惊，和脾健胃，添益精神。

【主治】小儿诸惊；四时感冒，瘟疫邪热，烦躁不宁，痰嗽气急；疮疹欲出发搐。

护肺饮

【方源】（清）陈士铎《辨证录》卷八。

【组成】白术、人参、百合各二钱，白薇、天冬各一钱，麦冬三钱，款冬花五分，天花粉、桔梗各六分。

【用法】水煎服。

【主治】心痨而传之肺，咳嗽吐痰，气逆作喘，卧倒更甚，鼻口干燥，不闻香臭，时偶有闻，即芬郁之味，尽是腐朽之气，恶心欲吐，肌肤枯燥，时作疼痛，肺管之内，恍似虫行，干皮细起，状如麸片。

hua

花粉栀子黄芩甘草汤

【方源】（清）刘世祯《医理探源》卷六。

【组成】花粉三钱，栀子三钱，黄芩三钱，甘草（炙）钱半。

【主治】热邪入肺，脉当浮细而数，口渴，咽干舌燥，或咯血。

花蕊石丸

【方源】（清）谢玉琼《麻科活人全书》卷四。

【组成】地骨皮、百部、百合、天冬、麦冬各五钱，薏苡仁、花蕊石各一两，寒水石、胡黄连各三钱，真熊胆三钱。

【用法】上为末，绿豆粉为丸。白汤送下。

【主治】麻后余毒未清，留滞肺经，致吐痰如黄脓者，乃成肺痈之候，以桑连汤、百部汤治之不愈者。

华盖散

方一

【方源】（宋）陈言《三因极一病证方论》卷十二。

【组成】甜葶苈半两，苦葶苈（并用纸隔炒）半两，茯苓、人参、细辛、干姜（炮）、桔梗（锉，炒）、杏仁（去皮尖，麸炒）、紫菀、款冬花、甘草（炙）、陈皮各一分。

【用法】上为细末，用羊肺一个心血不透者，切细研烂，旋旋入药掺肺内，再研匀，药尽为度，泥土墙上，以湿纸七重盖覆，每日去纸一重，七日药就，候干刮下，再研，罗为细末。每服二钱，空心温酒盐汤调下，米饮亦得，一日二次。

【主治】肺虚，或感风寒暑湿，及劳逸、抑郁、忧思、喜怒、饮食饥饱，致脏气不平，咳唾脓血，渐成肺痿，憎寒发热，羸瘦困顿，皮肤甲错，将成劳瘵。

方二

【方源】（宋）窦材《扁鹊心书》。

【组成】麻黄（浸，去沫）四两，苍术（米泔浸）八两，陈皮、官桂、杏仁（去皮尖）、甘草各二两。

【用法】上为末。每服四钱，水一盏半，煎八分，食前热服。取汗。

【主治】伤寒，头痛发热，拘急；感冒，鼻多清涕，声音不清；四时伤寒，瘟疫瘴气。

方三

【方源】（宋）王衮《博济方》卷二。

【组成】紫苏子（炒）、麻黄（去根节）、杏仁（去皮尖）、陈皮（去白）、甘草（炙）半两，桑白皮、赤茯苓（去皮）各一两。

【用法】上为末。每服二钱，水一盏，煎至六分，食后温服。

【功用】宣肺解表，祛痰止咳。

【主治】①《博济方》：肺感寒气，有痰咳嗽，久疗不愈。②《太平惠民和剂局方》：肺感寒邪，咳嗽上气，胸膈烦满，项背拘急，声重鼻塞，头昏目眩，痰气不利，呀呷有声。

【备注】方中杏仁，《校注妇人良方》作生姜。

方四

【方源】（宋）王衮《博济方》卷三。

【组成】桑白皮、神曲（炒）、桔梗各一两，人参三分，百合三分，甘草（炙）、杏仁（去皮尖）各半两。

【用法】上为末。每服一钱，水一盏，煎至六分，食后温服。

【主治】上喘咳嗽，兼治膈热。

方五

【方源】（宋）王兖《博济方》卷三。

【组成】麻黄（不去节）三两，甘草一两，杏仁（汤浸，去皮尖）二两。

【用法】上三味，先以前二味为粗末，后入杏仁，研细，同拌令匀。每服三钱，水一盏。煎至七分，去滓服，一日三次。

【功用】解表，滋润皮肤。

【主治】咳嗽。

方六

【方源】（宋）赵佶《圣济总录》卷四十九。

【组成】黄芪（锉）、人参、桑根白皮（炙，锉）、防风（去叉）、白茯苓（去黑皮）各一两，甘草（炙）三分。

【用法】上为散。每服三钱匕，生姜蜜汤调下；常服入生姜二片，如茶点，不拘时候。

【主治】肺气壅热，胸膈痞闷，痰唾咳嗽。

方七

【方源】（宋）赵佶《圣济总录》卷五十。

【组成】赤茯苓（去黑皮）、甜葶苈（隔纸炒）、桑根白皮（锉）各一两，大黄（湿纸裹，煨熟）半两。

【用法】上为散。每服二钱匕，生姜汤调下，食后临卧服。

【主治】肺痈，上喘咳嗽，胸膈满闷，口干烦热及吐血。

方八

【方源】（明）朱橚《普济方》卷一四九引《医学切问》。

【组成】苍术二两，桔梗一两，厚朴一两，杏仁五钱，陈皮五钱，乌梅五钱，麻黄二钱，甘草一两。

【用法】上为粗末。每服三钱，水一盏，加生姜三片，煎至七分，去滓温服。

【主治】伤风冒湿，头目昏重，憎寒壮热，四肢疼痛，咳嗽失音，涕唾稠黏。

【加减】如发汗，加葱头。

方九

【方源】（清）刘仕廉《医学集成》卷二。

【组成】麻黄、杏仁、茯苓、陈皮、桑皮、前胡、苏子、桔梗、甘草、生姜。

【主治】伤寒咳嗽。

方十

【方源】（清）翟良《医学启蒙汇编》卷四。

【组成】紫苏子（炒）、赤茯苓、陈皮、桑白皮、杏仁（去皮尖）、麻黄各一两，枳壳、生姜、半夏各五钱。

【用法】上为末。每服二钱，水一钟，煎七分，食后温服。

【主治】肺受风寒，咳嗽声重，胸膈烦滞，头目昏眩。

方十一

【方源】（清）朱载扬《麻症集成》卷四。

【组成】杏仁、僵蚕、力子、防风、甘草、苏子、瓜蒌、川贝、连翘、荆芥、前胡、炙麻黄。

【主治】肺受风痰，表实喘促标闭。

华盖汤

【方源】（清）丁甘仁《诊方辑要》。

【组成】蜜炙麻黄一钱五分，云苓三钱，炙桑皮五钱，光杏仁三钱，制半夏三钱，炙白苏子三钱，清炙草一钱，广橘红一钱，款冬花一钱五分。

【主治】痰饮哮喘。

华盖饮

【方源】（明）孙文胤《丹台玉案》卷四。

【组成】赤茯苓、桑白皮、橘红、苏子各一钱五分，干葛、桔梗、杏仁各一钱，麻黄五分。

【用法】加生姜三片，水煎，食远服。

【主治】肺感寒邪咳嗽声重，胸膈胀满，头目昏眩。

华盖煮散

【方源】（宋）赵佶《圣济总录》卷六十五。

【组成】款冬花（去梗）、知母（焙）、贝母（去心，炒）各一两，紫菀（去苗土）、桔梗（炒）各三分，木香、甜葶苈（微炒）各半两，杏仁（去皮尖双仁，炒）三分，防己半两，蝉壳一两。

【用法】上为散。每服三钱匕，水一盏，入酥少许，煎至七分，食后温服。

【主治】咳嗽上气。

化疔漏芦汤

【方源】（清）张正《外科医镜》。

【组成】漏芦钱半，白蔹一钱，黄芩一钱，连翘一钱，犀角一钱，赤芍一钱，桔梗一钱，甘草（生）八分。

【用法】水煎服。

【主治】鼻内生疔。

化毒丹

【方源】（清）金德鉴《焦氏喉科枕秘》。

【组成】防风、连翘、桔梗、荆芥穗、当归（酒洗）各一两，甘草、赤芍、山栀、黄芩、元参、薄荷、山豆根、犀角、羚羊角各五分。

【用法】上为极细末，炼蜜为丸。灯心、竹叶汤送下。

【主治】咽喉肿毒疼痛。

化毒漏芦饮

【方源】（清）张正《外科医镜》。

【组成】漏芦二钱，连翘二钱，元参二钱，牛蒡子二钱，大黄（随证酌用），生甘草八分，犀角（此味不可用升麻代之）一钱，黄芩一钱，蓝叶（或青黛亦可）。

【用法】水煎服。

【主治】喉外生痈。

【加减】肿热甚，加芒硝。

【备注】方中蓝叶用量原缺。

化毒清表汤

【方源】（清）庄一夔《增补慈幼新编》卷二。

【组成】牛蒡子（制）、连翘、天花粉、地骨皮、黄连、黄芩、山栀（炒）、知母、干葛、玄参各八分，桔梗、前胡、木通各六分，甘草、薄荷、防风各三分。

【主治】疹症四五六日四时，尚有余毒留于肺胃。咳嗽气粗，外热不退者，宜参服。

【加减】口渴加麦门冬（去心）一钱，白石膏（煅研）三钱。大便涩，加酒炒大黄一钱二分。

化毒汤

【方源】（元）曾世荣《活幼心书》卷下。

【组成】桔梗（锉，炒）半两，薄荷叶、荆芥穗、甘草各二钱半，山豆根（取净皮）一钱半，牙硝、硼砂、朴硝、雄黄、朱砂各二钱。

【用法】上前五味焙，为末；后五味入乳钵细杵，同前药末一处再杵匀。每用一字至半钱，干点舌上化下，或以温汤浓调，少与含咽亦可。

【主治】风热上攻，咽喉肿痛，饮食不便。

化肝煎

【方源】（明）张介宾《景岳全书》卷五十一。

【组成】青皮、陈皮各二钱，芍药二钱，丹皮、栀子（炒）、泽泻各钱半（如血见下部者以甘草代之），土贝母二三钱。

【用法】水一钟半，煎七分，食远温服。

【主治】①《景岳全书》：怒气伤肝，因而气逆动火，致为烦热、胁痛、胀满、动血等。②《谦斋医学讲稿》：肝脏气火内郁的胸胁满痛，或气火上逆犯肺的咳吐痰血。

【加减】如大便下血者，加地榆；小便下血者，加木通一钱五分；如兼寒热，加柴胡一钱；如火盛，加黄芩一二钱；如胁腹胀痛，加白芥子一钱；胀滞多者勿用芍药。

化老汤

【方源】（清）陈士铎《辨证录》卷四。

【组成】人参三分，白术一钱，生地二钱，款冬花三分，白芥子、白芍、地骨皮各三钱，柴胡四分，甘草一钱，麦冬五钱。

【用法】水煎服。

【主治】老痰之病，咳嗽长年不愈，吐痰色黄，结成顽块，凝滞喉间，肺气不清，用尽气力，始得出于口者。

化里散

【方源】（明）杨清叟《仙传外科集验方》。

【组成】玄参、木通、大黄（生用）、淡竹叶、栀子、生地黄、灯草各等分。

【用法】上㕮咀。水煎，温服。

【主治】咽喉风热上攻急闭，腮颊肿痛；并双蛾、单蛾、结喉、重舌、木舌。

化龙丹

【方源】（清）方坞樵《喉科种福》卷四。

【组成】鲤鱼胆、伏龙肝。

【用法】共和。涂咽外。

【主治】急喉痹，颈项肿痛，面赤口红，头痛身疼，气促痰鸣，牙关紧闭，语言不出，汤水不下。

化散汤

【方源】（清）陈士铎《洞天奥旨》卷十二。

【组成】青黛二钱，桔梗二钱，白芷八分，百部一钱，茯苓三钱，木通一钱，黄芩二钱，天冬三钱，玄参二钱，甘草一钱，辛夷五分。

【用法】水煎，服四剂。

【主治】鼻痔。鼻内生疮，痒时难忍，言语糊涂，声音闭塞。

化湿清火汤

【方源】（清）刁步忠《喉科家训》卷二。

【组成】薄荷、连翘、川贝、元参、云苓、银花、苡仁、焦栀、淡竹、荷叶、六一散。

【用法】水煎服。

【主治】湿热风火，上熏喉窍，咽痛身热，微汗烦渴，脉来浮缓或细数，舌苔黄腻，小便短赤。

化丝汤

【方源】（清）陈士铎《辨证录》卷三。

【组成】熟地一两，麦冬五钱，贝母一钱，玄参五钱，茯苓三钱，苏子一钱，地骨皮三钱，沙参三钱，荆芥（炒黑）一钱。

【用法】水煎服。

【主治】肾中之火上冲咽喉，心火相刑肺金，痰中吐血如血丝，日间则少，夜间则多，咳嗽不已，多不能眠。

【方论选录】①《辨证录》：此方肺、肾、心二经并治，加之去痰退火之剂，消弭于无形，故能成功之速。倘不用补剂，而唯事于去痰退火，吾恐痰愈多而血愈结也。②《辨证奇闻评注》：久咳痰红，由肾水不足，虚火上炎。方用大剂熟地滋水，麦冬、地骨皮养阴清火，苏子、贝母化痰，荆芥止血，标本兼治，咳血自止。

化痰定喘丸

【方源】（明）秦景明《幼科折衷》卷上。

【组成】雄黄、朱砂、蝉退、全蝎、僵蚕、南星、白附、轻粉。

【主治】因惊发喘，逆触心肺，暴急张口，虚烦神困。

【备注】《幼科释谜》本方用雄黄、朱砂各一钱，蝉退、全蝎、僵蚕、地龙、南星、白附子各二钱半，轻粉五分。糊为丸，如麻子大。每服三十丸，薄荷茶清送下。

化痰膏

【方源】（清）王士雄《鸡鸣录》。

【组成】梨汁、藕汁、莱菔汁、鲜薄荷汁各二杯，酒炒枯芩细末一两，白糖霜一两。

【用法】细火熬成膏。每服三五匙，一日三次，不拘时候。

【主治】虚劳火嗽。

化痰桔梗丸

【方源】（唐）王冰《元和纪用经》。

【组成】桔梗二两，半夏（净洗去滑）、茯苓各四两，干姜半两。

【用法】上为末，稀糊为丸，如梧桐子大。每服十五或二十丸，饮送下。

【功用】化痰。

化痰生津噙化丸

【方源】（明）缪希雍《先醒斋医学广笔记》卷二。

【组成】五倍子（拣粗大者）。

【用法】安大钵头内，用煮糯米粥汤浸，盖好，安静处，七日后常看，待发芽金黄色，又出黑毛，然后将箸试之，若透，内无硬，即收入粗瓦钵中擂如酱，连钵日中晒，至上皮干了，又擂匀，又晒；晒至可丸，方丸如弹子大，晒干收用。

【功用】生津化痰。

【主治】胶痰。

【宜忌】不治阴虚痰火。

化痰铁刷丸

【方源】（元）许国桢《御药院方》卷五。

【组成】白附子（炮）、南星（炮）、半夏（汤洗）、白矾（生用）各半两，寒水石（烧）一两，干生姜七钱半，硇砂、轻粉各一钱，皂角（去皮子）一两。

【用法】上为细末，水面糊为丸，如梧桐子大。每服二三十丸，食后生姜汤送下。

【功用】化痰坠痰，止嗽定喘。

【主治】男子妇人风痰、酒痰、茶痰、食痰、气痰，一切痰逆呕吐，痰厥头痛，头目昏眩，肺痿咯脓，声如拽锯。

化痰丸

方一

【方源】（宋）许叔微《普济本事方》卷三。

【组成】半夏（汤洗七次，别末）、人参（去芦）、白茯苓（去皮）、白术、桔梗（切作小块，姜汁浸）各一两，枳实（去瓤，麸炒）、香附子（麸炒，舂去皮）、前胡（去苗，净洗）、甘草（炙）各半两。

【用法】上为细末，用半夏、姜汁煮糊为丸，如梧桐子大。每服三四十丸，生姜汤送下。

【主治】停痰宿饮。

方二

【方源】（宋）佚名《急救仙方》卷六。

【组成】明矾（枯）一分，白附子、南星（半生半熟）、半夏（炮）各半两。

【用法】上为末，姜汁煮糊为丸，如梧桐子大。每服二三十丸，食后生姜汤送下。

【功用】化痰。

【主治】诸般咳嗽。

方三

【方源】（元）萨理弥实《瑞竹堂经验方》卷二。

【组成】石膏（水飞）一两，石绿（水飞）半两。

【用法】上为末，面糊为丸，如绿豆大。每服十丸，温汤送下。有痰即吐，去一二碗不损人。

【主治】顽痰不化。

方四

【方源】（元）萨理弥实《瑞竹堂经验方》卷二。

【组成】半夏（洗）、南星（去皮膜）、白矾皂角（切碎）、生姜各一斤。

【用法】上用水同煮至南星无白点为度，拣去皂角不用，将生姜切片，同半夏、南星晒干，无白色，火焙，再加青皮（去瓤）、陈皮（去白）、紫苏子（炒）、萝卜子（炒，别研）、杏仁（去皮尖，炒，另研）、干葛、神曲（炒）、麦蘖（炒）、糖毬子、香附子（炒，去毛）。上加药共半斤，与前药合和一处，碾为细末，生姜自然汁浸蒸饼打糊为丸，如梧桐子大。每服五七十丸，临睡、食后茶、酒送下。

【功用】快脾顺气，化痰消食。

【主治】痰湿食积内阻，咳嗽气喘，胸膈胀闷。①《瑞竹堂经验方》：痰饮。②《医学纲目》：久喘或作或止者。③《医方集解》：酒食生痰，胸膈满闷，五更咳嗽。

方五

【方源】（明）秦昌遇《症因脉治》卷二。

【组成】瓜蒌霜、天冬、海石、青黛、连翘、桔梗。

【主治】肺经咳嗽。

方六

【方源】（明）孙一奎《赤水玄珠》卷六。

【组成】半夏三两，陈皮、干姜、白术各一两。

【用法】姜汁糊为丸。每服二十丸，生姜汤送下。

【主治】寒痰。

方七

【方源】（明）孙志宏《简明医彀》卷四引丹溪方。

【组成】陈皮、半夏、枳实各六两，茯苓、黄芩（枯）、黄连、南星各五两，瓜蒌仁、杏仁、天粉、前胡各四两，甘草二两。

【用法】上为末，竹沥、姜汁或水为丸，如绿豆大。每服二钱，食后白汤送下。

【主治】上焦痰火壅盛，咳嗽烦热，胸满气急。

方八

【方源】（明）王纶《明医杂著》卷一。

【组成】麦门冬（去心）、黄芩（酒炒）、海粉、橘红各一两，桔梗、连翘、香附（杵碎，淡盐水浸炒）各五钱，青黛（另研）、芒硝（另研）各三钱，瓜蒌仁（取肉另研）一两。

【用法】上为细末，炼蜜入生姜汁少许，和药杵极匀为丸，如小龙眼大。噙化一丸，或嚼烂，清汤细咽之；或丸如黍米大，淡姜汤送下五六十丸。

【功用】开郁降火，清润肺金，消凝结之痰。

【主治】痰因火上，肺气不清，咳嗽时作，及老痰、郁痰结成黏块，凝滞喉间。

方九

【方源】（明）吴旻《扶寿精方》。

【组成】半夏（泡七次）、南星（水泡，姜汁拌）、黄芩、寒水石（煅）、黄连（去毛）各一两，猪牙皂角、薄荷各五钱，甘草（炙）三钱。

【用法】上为细末，淡姜汁打糊为丸，如赤豆大。每服五十丸，食远茶清送下。

【主治】热在上焦，火盛成痰，或作痛。

方十

【方源】（明）武之望《济阳纲目》卷二十四。

【组成】南星（去皮，切块）四两（同皂角、生姜、白矾各三两同煮无白星为度，取出，晒干，皂角不用），半夏四两，香附、瓜蒌仁（去壳，另研）、陈皮（去白）、茯苓、紫苏子（炒）、萝卜子（炒）、杏仁（去皮尖，另研）、枳壳（麸炒）各二两。

【用法】上为末，姜汁浸蒸饼为丸，如梧桐子大。每服一百丸，临卧或食后用茶汤送下。

【功用】快脾顺气，消食化痰。

【主治】痰饮。

【加减】酒痰，加青皮、葛根；食积痰，加神曲、麦芽、山楂各二两；气壅者，加沉香五钱；热厥，加枯芩、青黛各一两。

方十一

【方源】（明）武之望《济阳纲目》卷二十八。

【组成】黄芩（酒洗）一两半，南星、贝母（去心）各一两，滑石、白芥子（去壳）各五钱，风化硝二钱半。

【用法】上为末，汤浸蒸饼为丸服。

【主治】痰嗽。

方十二

【方源】（明）张时彻《摄生众妙方》卷六。

【组成】天络丝（即丝瓜，烧存性为细末）。

【用法】枣肉为丸，如弹子大。每服一丸，好酒送下。

【功用】化痰。

方十三

【方源】（明）朱橚《普济方》卷一五七。

【组成】南星、生姜各一两，半夏、枯矾各一两半。

【用法】上为细末，水糊为丸，如梧桐子大。每服二十丸，食后温齑汁送下，一日二次。

【主治】咳嗽涎喘。

方十四

【方源】（明）朱橚《普济方》卷一五八。

【组成】干姜（或用姜屑）、半夏（炮）、南星（炮）、枯矾、滑石各一两，巴豆霜一钱。

【用法】上为细末。水糊为丸，如梧桐子大。每服五七丸，生姜汤送下。食后微溏利妙。

【功用】化痰坠涎，止嗽定喘。

方十五

【方源】（明）朱橚《普济方》卷一六五引《卫生家宝方》。

【组成】天南星（生用）、半夏（生用）、薄荷叶、人参、茯苓、白矾各等分。

【用法】上为细末，生姜汁面糊为丸，如梧桐子大。每服三十丸，食后生姜汤送下。

【功用】凉膈，止嗽。

【主治】痰嗽，头眩。

方十六

【方源】（清）吴世昌《奇方类编》卷上。

【组成】陈皮、半夏、茯苓、川芎、苍术、砂仁、栀子（炒黑）、制香附各一钱，甘草、山楂各三分，白术四分。

【用法】生姜为引，水煎，食远服。

【主治】痰嗽。

化痰涎方

【方源】（宋）许叔微《本事方续集》卷五，名见《普济方》卷一六五。

【组成】明矾（枯过）一两，白僵蚕（去头脚丝）半两。

【用法】上为末，研生薄荷令烂为丸，如绿豆大。每服二十丸，薄荷汤送下，一日三次。

【功用】化痰涎。

【主治】①《本事方续集》：痰饮。②《赤水玄珠》：咳嗽。

化痰消饮丸

【方源】（宋）魏岘《魏氏家藏方》卷二引陆仲安方。

【组成】橘红（用生姜一斤同捣，晒干；再用生姜一斤又同捣，候干用）一斤，人参（去芦）、神曲（炒）、半夏（汤泡七次）、麦芽（炒）各二两，白茯苓（去皮）四两，缩砂仁二两。

【用法】上为细末，姜汁煮薄面糊为丸，如梧桐子大。每服三五十丸至六七十丸，生姜汤或熟水送下，不拘时候。

【主治】痰饮。

化痰延寿丹

【方源】（金）张从正《儒门事亲》卷十五。

【组成】天麻半两，枸杞子二两半，白矾（半生半熟）一两半，半夏（汤洗七次）一两半，干生姜一两半，人参一两。

【用法】上为细末，好糯酒拌匀如砂糖，用蒸饼剂蒸熟，去皮，捣为丸；如干，入酒三点为丸，如小豆大。每服三五十丸，生姜汤送下。

【功用】解醒，宽胸利膈。

【主治】①《儒门事亲》：咳嗽痰涎。②《卫生宝鉴》：劳风心脾壅滞，痰涎盛多，喉中不利，涕唾稠黏，嗌塞吐逆，不思饮食，或时昏愦。③《普济方》：酒痰食积，一切积气。

化痰延寿丸

【方源】（明）朱橚《普济方》卷一六三引《海岳居士秘方》。

【组成】香附（炒）四两，南星（炮）一两，半夏（浆水浸）四两，枳壳（麸炒，去瓤）二两，白矾半两，黑牵牛（头末，微黄）四两，商陆一两。

【用法】上为细末，酒打面糊为丸，如梧桐子大。每服五六十丸，食远、临卧生姜汤送下。

【主治】痰喘中满，咽喉作声；或中风偏枯，不能行步。

【加减】嗽，加人参一两；喘，加紫参一两。

化痰饮

【方源】（清）陈士铎《石室秘录》卷三。

【组成】天花粉一钱，甘草一钱，陈皮五分，半夏一钱，苏子一钱。

【主治】痰在上焦，痰盛闭塞作痛。

化痰玉壶丸

【方源】（宋）陈师文《太平惠民和剂局方》卷四。

【组成】天南星（生）、半夏（生）各一两，天麻半两，头白面三两。

【用法】上为细末，滴水为丸，如梧桐子大。每服三十丸，用水一大盏，先煎令沸，下药煮五七沸，候药浮即熟，滤出放温，别用生姜汤下，不拘时候服。

【主治】①《太平惠民和剂局方》：风痰吐逆，头痛目眩，胸膈烦满，饮食不下，及咳嗽痰盛，呕吐涎沫。②《幼幼新书》卷二十七引《王氏手集》：小儿久吐。

化痰止嗽丸

【方源】（明）俞政《虺后方》。

【组成】寒水石（火煅，为末）四两，朱砂五钱，玄明粉五钱。

【用法】上为末，炼蜜为丸，如弹子大。每噙化一丸。痰自化。

【主治】暴感风嗽。

化丸

【方源】（明）王銮《增订幼科类萃》卷五。

【组成】芜荑、芦荟、青黛、川芎、白芷梢、胡黄连、虾蟆灰等分。

【用法】上为末，糊丸，麻子大，每服十丸，米饮下。

【主治】小儿肺疳。

化息散

【方源】（清）陈士铎《洞天奥旨》卷

十五。

【组成】雄黄五分，枯矾五分，苦丁香（鲜的取汁）三钱。

【用法】上为末。调稀，搽在患处。

【主治】鼻息、鼻痔。

【备注】一方加轻粉、细辛，犬胆调。

化涎饼子

【方源】（宋）赵佶《圣济总录》卷一六八。

【组成】铁粉（研）、人参、白术各一分，蓬砂、马牙硝、粉霜、牛黄、麝香（研）各一钱，丹砂（研）二钱。

【用法】上为细末，炼蜜为丸。如皂子大，捻作饼子，别以丹砂为衣。二岁儿服半饼子，薄荷汤化下。

【主治】小儿风热涎盛，发喘咳嗽。

化涎散

【方源】（宋）赵佶《圣济总录》卷六十四。

【组成】凝水石（炭火煅）一两，铅白霜（研）、马牙硝、雄黄（研）各一钱，白矾（熬令汁枯）、甘草（微炙，锉）各一分。

【用法】上为散，别入龙脑少许，更研匀。每服一钱匕，蜜水调下；小儿风痰涎，用砂糖水调半钱匕。

【功用】化热痰，利胸膈，止烦渴。

【主治】热痰。咽喉干燥，或塞或壅，头目昏重，咳唾稠浊，面目热赤。

【宜忌】此药大凉，不得多吃。

化癣神丹

【方源】（清）陈士铎《辨证录》卷三。

【组成】玄参一两，麦冬一两，五味子一钱，白薇一钱，鼠粘子一钱，百部三钱，甘草一钱，紫菀二钱，白芥子二钱。

【用法】水煎服。

【功用】补肾水，益肺气，杀虫。

【主治】咽门生喉癣，喉咙疼痛。

化血丹

【方源】（清）张锡纯《医学衷中参西录·治吐衄方》。

【组成】花蕊石（煅存性）三钱，三七二钱，血余（煅存性）一钱。

【用法】上为细末。分两次，开水送服。

【功用】理瘀血。

【主治】咳血，吐衄及二便下血。

化䗪丸

【方源】（宋）杨士瀛《仁斋直指小儿方论》卷三。

【组成】芜荑、芦荟、青黛（干）、川芎、白芷梢、胡黄连、川黄连、虾蟆灰各等分。

【用法】上为末，猪胆汁浸糕糊为丸，如麻子大。每服二十丸，食后、临卧、杏仁煎汤送下。其鼻常用熊胆泡汤，小笔蘸洗。俟前药各进数服，却用青黛、当归、赤小豆、瓜蒂、地榆、黄连、芦荟等分，雄黄少许，细末，入鼻敛疮。

【主治】肺热疳，鼻蟹蚀穿孔，汗臭，或生息肉。

化滞丸

【方源】（明）朱橚《普济方》卷一六九引《家藏经验方》。

【组成】荆三棱、蓬莪术、桔梗、大黄、陈橘皮（用温汤洗过）各一两，半夏（破作两片）一个，白术（与前件并锉如皂角子大）一两，旋覆花一两，鳖甲（去裙，作四片）二两，葶苈子（淘净，生绢袋盛之）一两半，紫苏叶一两，木香（研干）三两，沉香（锉细，生用）半两，麦蘖（微炒）一两，槟榔（生用）半两，舶上茴香（水淘去上，干称）半两，硼砂（细研锉，用瓷器纳入前药内，用米醋三升浸，重汤煮取二升半）一两半。

【用法】上用煮药，作一处焙罗，和入

生药，除木香、沉香、麦糵、茴香、槟榔不入醋煮，余皆煮药作一处，焙，捣罗为细末，用煮药醋调面糊煮，搜和，入石臼中多杵为丸，如梧桐子大。每服二十丸，温熟水送下；妇人血气心痛，炒姜醋汤送下。

【功用】宽中化痰，快美饮食，消化停滞。

【主治】脾肺气滞，水饮停积，胸痹口满，咳嗽涎壅，呕吐头昏，饮食不下，或痰痞气隔，阴阳不通并厥，口噤昏默，不省人事，状似中风。

桦皮散

【方源】（宋）陈师文《太平惠民和剂局方》卷八。

【组成】杏仁（去皮尖，用水一碗，于银铫子内熬，候水减一半以来，取出放令干）、荆芥穗各二两，枳壳（去瓤，用炭火烧存性，取出于湿纸上令冷）、桦皮（烧成灰）各四两，甘草（炙）半两。

【用法】上药除杏仁外，余药为末，先将杏仁别研令极细，次用诸药末旋旋入研令匀。每服二钱，食后温酒调下，一日三次。疮疥甚者，每日频服。

【主治】肺脏风毒，遍身疮疥，及瘾疹瘙痒，搔之成疮；面上风刺，及妇人粉刺。

huai

怀加花粉散

【方源】（民国）唐世泰《人己良方》。

【组成】真天花粉。

【用法】每服一钱，朝午滚汤送下。童痨与地黄丸相兼服之更妙。

【主治】小儿热咳吐脓痰，痰中带血或咳伤之后全是血出，潮热身热，日久成童痨。

槐豆散

【方源】（宋）赵佶《圣济总录》卷一五六。

【组成】槐豆（炒），当归（酒浸，切，焙），贝母（去心），川芎、人参各一两。

【用法】上为散。每服二钱匕，温酒调下，一日三次。

【功用】安胎气。

【主治】妊娠咳嗽。

槐花散

【方源】（宋）朱佐《类编朱氏集验医方》卷七。

【组成】槐花（炒为末）。

【用法】每服二钱，糯米饮下，仰卧。

【主治】咯血、失血。

槐角利膈丸

【方源】（元）罗天益《卫生宝鉴》卷十二。

【组成】牵牛一两半，皂角（酥炙）一两，槐角（炒）、半夏各五钱。

【用法】上为末，生姜汁打糊丸桐子大，每服三五十丸，食后生姜汤送下。

【主治】风胜痰实、胸膈痞满及喘满咳嗽。

坏痰丸

【方源】（元）许国桢《御药院方》卷五。

【组成】皂角（刮去黑皮，酥炙黄色，去子）、枯白矾各半斤。

【用法】上为细末，水浸蒸饼为丸，如梧桐子大。每服三四十丸，食后生姜汤送下，或温水送下。

【功用】利咽膈，破积滞，散疼痛，止咳嗽。

【主治】风痰。

坏涎丸

【方源】（宋）刘昉《幼幼新书》卷十七引郑愈方。

【组成】半夏（研，以生姜自然汁搜作饼子，用慢火炙黄干）二钱，粉霜、铅白霜、巴豆霜、雄黄、蝎梢各半钱。

【用法】上各为末，面糊为丸，如黍米大。每用五丸，灯心汤化破。如涎未下，再投灯心汤即吐。如取涎，连三服即泻，次补。

【主治】小儿咽喉涎鸣如锯，兼伤寒身热面赤。

huan

欢喜散

【方源】（宋）佚名《小儿卫生总微论方》卷七。

【组成】防风（去芦并叉枝）、人参（去芦）、甘草（炙）、天麻（去芦）、前胡（去芦）各二钱半，细辛（去苗）、柴胡（去芦）各一钱半，白茯苓（去黑皮）、桔梗（去芦）各二钱，枳壳（去瓤，麸炒）二钱半，川芎三钱。

【用法】上为细末，每三岁以上抄一钱，水六分，薄荷二叶，同煎三两沸，通口服，不拘时候。

【主治】小儿伤风寒，发热头痛，无汗恶风，或温热鼻塞流清涕，泪出喷嚏。

还元水

【方源】（清）汪昂《医方集解》。

【组成】童便。

【用法】取十一二岁无病童子，不茹荤辛，清彻如水者，去头尾。热饮，冬则用汤温之，或加藕汁、阿胶和服。

【主治】咳血、吐血，及产后血运，阴虚久嗽，火蒸如燎。

【加减】有痰，加姜汁。

【方论选录】此手太阴、足少阴药也。童便咸寒，降火滋阴，润肺散瘀，故治血证、火嗽、血运如神。

还源汤

【方源】（清）陈士铎《辨证录》卷三。

【组成】熟地一两，山茱萸五钱，炒黑荆芥三钱，地骨皮五钱，麦冬三钱，天门冬二钱，甘草、贝母各三分，桔梗五分。

【用法】水煎服。三十剂愈。

【主治】肾中之火冲入咽喉，而火不得下归于命门，火沸为痰而上升，而心火又欺肺金之弱，复来相刑，是水之中，兼有火之气，致痰中吐血如血丝，日间则少，夜间则多，咳嗽不已，多不能眠。

缓息丹

【方源】（宋）齐仲甫《女科百问》卷下。

【组成】半夏曲（半夏汤洗七次，研成末，姜汁和，候干，再为末，姜汁再和，共七八次。取吃之，不辣为度）二两，橘红五钱，天门冬半两，杏仁（去皮尖，别研成霜）二两。

【用法】上为末。次拌研细杏仁霜，炼蜜和，每两分十五丸。每服一丸，食后服，随津调下。

【主治】肺气不调，痰壅咳嗽，上气喘满，咳嗽唾痰沫，日夕不安止。

缓息汤

【方源】（宋）佚名《小儿卫生总微论方》卷十四。

【组成】桑白皮一两半，白茯苓半两，白僵蚕（炒去丝）半两，炙甘草一分，杏仁（去皮尖，研，后入）半两，人参（去芦）一分，桔梗（去芦）半两，白术半两，陈皮（去白）半两。

【用法】上为细末。每服一钱，水一盏，加生姜三片，杏仁二个，煎至六分，去滓，时时温服。

【主治】风伤肺气，虚喘，咳嗽上气。

涣邪汤

【方源】（清）陈士铎《辨证录》卷四。

【组成】白芍、熟地、麦冬各五钱，甘草、柴胡、香附各一钱，陈皮三分，白术、玄参各三钱，天花粉五分，苏子一钱。

【用法】水煎服。

【主治】阴气素虚，更加气恼，偶犯风邪，因而咳嗽。

鲩鱼胆膏

【方源】（宋）王怀隐《太平圣惠方》卷八十九。

【组成】鲩鱼胆二枚，灶底土（研）一分。

【用法】上药相和，调涂咽喉上，干即易之。

【主治】小儿咽喉痹肿，乳食难下。

huang

黄白散

方一

【方源】（元）孙允贤《类编南北经验医方大成》卷八引《易简方》。

【组成】雄黄、白矾、细辛、瓜丁各等分。

【用法】上为细末。搐于鼻中。

【主治】鼻齆，息肉，鼻痔。

方二

【方源】（清）许克昌《外科证治全书》卷二。

【组成】轻粉、杏仁（去皮尖）、白矾、雄黄各一钱，麝香少许。

【用法】上药用乳钵先研杏仁如泥，后入雄，矾、麝香为极细末，瓷器收贮。患者于卧时用箸头蘸米粒许，点息肉上，每日一次。半月效。

【主治】厚味拥湿热蒸于肺门，致患鼻痔，生鼻孔内，如肉赘下垂，色紫微硬，撑塞鼻孔，气息不通，香臭莫辨；或臭不可近，痛不可摇。

黄柏汤

方一

【方源】（宋）赵佶《圣济总录》卷一二三。

【组成】黄柏（去粗皮，炙）半两，升麻、木通（锉）各一两，竹茹三分，麦门冬（去心焙）一两半，玄参一两，前胡（去芦头）、大青各三分。

【用法】上为粗末。每服三钱匕，水一盏，煎至七分，去滓，入芒硝末一钱，搅令匀，温服。如鼻中有疮，以地黄汁少许滴鼻中，一日三五次，不拘时候。

【主治】咽喉闭塞生疮，及干呕、头痛、食不下。

【加减】要通利，加芒硝；不欲利，去之。

方二

【方源】（宋）赵佶《圣济总录》卷一八一。

【组成】黄柏（去粗皮，蜜炙）、甘草（炙）各一分。

【用法】上为粗末。每次一钱匕，以水半盏，煎至三四分，去滓温服，不拘时候。

【主治】小儿咽喉肿胀，咽气不利。

黄柏饮

方一

【方源】（宋）赵佶《圣济总录》第七十。

【组成】黄柏（去粗皮）、葛根（锉）、黄芩（去黑心）各一两半，鸡苏一两，凝水石二两，生竹茹半两。

【用法】上为粗末。每服三钱匕，水一盏，加生地黄（切）半分，煎至七分，去滓，食后、临卧温服。

【主治】鼻衄汗血。

方二

【方源】（宋）赵佶《圣济总录》卷一一六。

【组成】黄柏（去粗皮）二两。

【用法】上以冷水浸一两日，绞取浓汁一盏服之。

【主治】鼻中热气生疮，有脓臭兼

有虫。

黄吹药

【方源】（清）窦氏原本，朱翔宇嗣辑《喉症全科紫珍集》卷下。

【组成】明雄三钱，软石膏五钱，硬石膏五钱，泥片三分。

【用法】共为细末。吹之。

【主治】喉症。

【备注】本方为原书“三色吹药”内容之一。

黄瓜霜

【方源】（清）陈念祖《急救经验良方》。

【组成】烟消八成，白矾二成。

【用法】将大黄瓜瓤取出，纳消、矾于内，悬风处，俟霜出刮下，加冰片少许，为细末。用时吹患处。

【主治】喉证。

【宜忌】吹药时不可又服别药。

黄昏汤

【方源】（唐）孙思邈《备急千金要方》卷十七。

【组成】黄昏（是合欢皮）手掌大一片。

【用法】上㕮咀。以水三升，煮取一升，分二服。

【主治】肺痈，咳有微热，烦满，胸心甲错。

黄金散

【方源】（宋）吴彦夔《传信适用方》卷二。

【组成】大黄、郁金、天南星、宣连、蝎各半两，巴豆（别研）二钱半。

【用法】上除巴豆，余为末，入和匀。壮者一钱，老少者半钱，生姜蜜水调下。

【主治】喉闭肿腮，涎结成核，走马缠喉，诸风欲死者。

【宜忌】此药有毒，须量人气血虚实加减服；凡服此药，以泻为度。

黄金丸

【方源】（宋）赵佶《圣济总录》卷六十五。

【组成】葶苈子（隔纸微炒）、半夏（炒赤色）各三两，青橘皮（汤浸去白，焙）半两，干姜（炮）一枣许，大黄（锉，炒）三分。

【用法】上为末，别用生姜自然汁煮面糊为丸，如绿豆大。每服十五丸，稍加至三十丸，临卧温熟水送下。

【主治】肺热咳嗽。

黄精粥

【方源】《饮食辨录》卷二。

【组成】黄精（切碎），米。

【用法】上二味同煮粥食。

【功用】补脾胃，润心肺。

【主治】一切诸虚百损，不拘阴阳气血衰惫。

黄连导痰汤

【方源】（明）武之望《济阳纲目》卷二十四。

【组成】半夏、陈皮、茯苓、甘草、黄连、枳实。

【用法】上锉。加生姜，煎服。

【主治】热痰。

黄连阿胶栀子汤

【方源】（清）王清源《医方简义》卷二。

【组成】黄连八分，阿胶（蛤粉炒）一钱半，焦栀子三钱，竹叶二十片。

【主治】温邪咯血鼻血。

黄连防风通圣散

【方源】（清）吴谦《医宗金鉴》卷三十九。

【组成】防风通圣散加黄连。

【主治】鼻渊，久病热郁深者。

黄连膏

【方源】（清）何梦瑶《医碥》卷六。

【组成】川连四两，金、银各一锭。

【用法】水九碗，煎二碗；再用水六碗，煎一碗；再用水二碗，煎半碗，共成膏，加入人乳、牛乳，童便各一碗，姜汁、韭汁、侧柏叶汁、田螺汁各一碗，再煎，入薄蜜收之，渐渐服。

【主治】哮喘。脉洪实，遍身痰气火气，坐卧不得。

黄连化痰丸

【方源】（清）沈金鳌《杂病源流犀烛》卷一。

【组成】黄连、梨汁、藕汁、莱菔汁、生薄荷汁各等分。

【用法】入砂糖，细火熬膏。以匙挑服。

【主治】热嗽。伤于暑热而得嗽，其脉数，必兼口燥，声嘶，烦热引饮，或吐涎沫，甚至咯血。

黄连清肺饮

【方源】（清）林珮琴《类证治裁》卷六。

【组成】黄连、山栀、豆豉。

【功用】清解。

【主治】鼻塞属肺火盛者。

黄连清膈丸

【方源】（金）李杲《内外伤辨惑论》卷中。

【组成】麦门冬（去心）一两，黄连（去须）五钱，鼠尾黄芩（净刮）三钱。

【用法】上为细末，炼蜜为丸，如绿豆大。每服三十丸，食后以温水送下。

【主治】心肺间有热及经中热。

黄连清喉饮

【方源】（清）许克昌《外科证治全书》卷二。

【组成】川连一钱，桔梗、牛蒡子（炒）、玄参、赤芍、荆芥各一钱五分，甘草一钱，连翘、黄芩、天花粉、射干、防风各一钱五分。

【用法】水煎，热服。

【主治】喉痈。喉间红肿疼痛。

【备注】此方治喉痈实火证也。但喉病实火者少，虚火者多，不可轻试。若寒，必先投苏子利喉汤一二剂，不应，且有口干便秘烦热之证，方可用之。

黄连散

方一

【方源】（宋）王怀隐《太平圣惠方》卷十。

【组成】黄连（去须）二分，黄芩一两，栀子仁半两，甘草（炙微赤，锉）半两，伏龙肝三分，淡竹茹一两。

【用法】上为散。每服五钱，以水一大盏，加生姜半分，煎至五分，去滓，入生地黄汁一合，乱发灰一钱，搅令匀，更煎三两沸，放温频服，不拘时候。以愈为度。

【主治】伤寒心肺热毒，鼻衄不止，或兼唾血。

方二

【方源】（宋）王怀隐《太平圣惠方》卷七十。

【组成】黄连（去须）一两，犀角屑一两，刺蓟二两，鸡苏叶二两，生干地黄一两。

【用法】上为散。每服四钱，以水一中盏，煎至六分，去滓温服，不拘时候。

【主治】妇人鼻衄不止，心神烦躁。

方三

【方源】（宋）王怀隐《太平圣惠方》卷八十三。

【组成】黄连（去须）、射干、川升麻、赤茯苓、麦门冬（去心，焙）、玄参、甘草（炙微赤，锉）、桑根白皮（锉）、黄芩各半两。

【用法】上为散。每服一钱。以水一小盏，加青竹叶七片，煎至五分，去滓，入蜜半合，更煎一两沸，放温，时时与儿呷之。

【主治】小儿心肺积热，渴不止，咽喉干痛。

方四

【方源】（明）李恒《袖珍方》卷三引《经验方》。

【组成】黄连、黄芩、柏叶、甘草各等分，豆豉二十粒。

【用法】上㕮咀。每服一两，水二盏，煎至一盏，去滓，食后通口服。

【主治】大人、小儿热气盛，热乘于血，血随气散溢于鼻，致患鼻衄。

黄连汤

方一

【方源】（唐）王焘《外台秘要》卷二十五引《近效方》。

【组成】黄连一两，茯苓二两，阿胶（炙）一两。

【用法】先捣黄连、茯苓为末，以少许水溶阿胶为丸，众手丸之，晒干。量患轻重，每服三四十丸，渐渐加至六十丸，空腹以饮送下。不过五六服必愈。

【主治】大人小儿肠胃气虚，冷热不调，下痢赤白，状如鱼脑，里急后重，脐腹疼痛；及肺热咯血，诸痔热泻。①《外台秘要》引《近效方》：痢，无问冷热。②《太平惠民和剂局方》：肠胃气虚，冷热不调，下痢赤白，状如鱼脑，里急后重，脐腹疼痛，口燥烦渴，小便不利。③《幼幼新书》引《庄氏家传》：小儿痢。④《世医得效方》：肺热咯血，热泻，诸痔作热频泻。

方二

【方源】（宋）赵佶《圣济总录》卷三十。

【组成】黄连（去须）一两半，荷叶（微炙）一两，艾叶（微炒）一两，柏叶三分。

【用法】上为粗末。每服五钱匕，水一盏半，煎至一盏，去滓，下生地黄汁一合，搅令匀，食后温服。

【主治】伤寒心肺积热，吐血不止。

方三

【方源】（宋）赵佶《圣济总录》卷三十六。

【组成】黄连（去须）一两半，当归（切，焙）一两，干姜（炮）半两。

【用法】上为粗末。每服三钱匕，水一盏。煎至七分，去滓，临发时服。

【主治】肺疟心虚。

方四

【方源】（宋）赵佶《圣济总录》卷一二三。

【组成】黄连（去须）半分，豉半合，薤白（切）四茎，猪胆半个。

【用法】上先以童便八合煎黄连、豉、薤白，取四合，去滓，下猪胆，煎至三合，空腹顿服，每隔日依法再服。

【主治】喉中生疮，久患积劳，不下食，日渐羸瘦。

方五

【方源】（宋）赵佶《圣济总录》卷一八〇。

【组成】黄连（去须）一两一分，艾叶（炒）、升麻各三分，防风（去叉）半两，朴硝二两，大黄（锉，炒）三分。

【用法】上为细末，炼蜜为丸，如绿豆大。每服三五丸，食后临卧以温水送下。

【主治】小儿齆鼻。

方六

【方源】（宋）王怀隐《太平圣惠方》卷六。

【组成】黄连（去须）、川大黄（锉碎，微炒）、苦参（锉）、防风（去芦头）、枳壳（麸炒微黄，去瓤）、川升麻、牛蒡子（微炒)、木通（锉)、秦艽（去苗)、黄芩各一两。

【用法】上为末，炼蜜为丸，如梧桐子大。每服三十丸，以温浆水送下，不拘时候。

【主治】肺脏风毒攻皮肤生疮。

黄连消毒饮

【方源】(清）景日昣《嵩崖尊生全书》卷六。

【组成】柴胡、黄连、黄芩、连翘、防风、荆芥、羌活、川芎、白芷、桔梗（焙)、枳壳、牛蒡、射干、甘草、大黄各等分。

【主治】喉痹，连头项肿。

黄连杏仁汤

方一

【方源】(明）武之望《疹科类编》。

【组成】黄连一两，杏仁五钱，麻黄五钱，陈皮五钱，枳壳五钱，葛根五钱。

【用法】上锉，每服二钱，水煎。

【主治】婴孩受邪热后或作麻痘，成痘疹之症，其疮渐出，咳嗽烦闷，呕逆清水，眼赤，咽喉口舌生疮，作泻。

【加减】作泻，加制厚朴、甘草。

方二

【方源】(清）佚名撰，钱沛增补《治疹全书》卷中。

【组成】麻黄、葛根、陈皮、枳壳、杏仁、牛蒡、黄连、连翘。

【功用】解毒发表清热。

【主治】疹已潮出，感冒风寒，咳嗽烦闷，呕吐清水，目赤咽干，口舌生疮，发热无汗。

方三

【方源】(清）朱载扬《麻症集成》卷四。

【组成】酒炒黄连、炙麻黄、杏仁、干葛、橘红、甘草、栀子、力子、连翘、木通。

【主治】麻疹心肺邪毒壅盛，咳嗽烦躁。

【加减】泻，加厚朴。

黄连饮

【方源】(宋）赵佶《圣济总录》卷一七九。

【组成】黄连（去须）一两，豉二百粒。

【用法】上将黄连为粗末。每服半钱匕，水七分，入豉二十粒，同煎取三分，去滓温服，一日三次。

【主治】小儿心肺热吐血。

黄连汁

【方源】(宋）赵佶《圣济总录》卷一一六。

【组成】黄连（去须）二两，蒺藜苗二握。

【用法】上锉细，用水二升，煎至一升，取一合，灌鼻中。不过再灌，大嚏即愈。

【主治】鼻塞多年。清水出不止。

黄龙散

【方源】(清）佚名《喉舌备要秘旨》。

【组成】草乌二两，姜黄二两，南星一两，赤芍一两，肉桂（去皮）五钱。

【用法】上为末。调黄酒敷患处。

【主治】喉舌阴症。

黄龙汤

【方源】(宋）王怀隐《太平圣惠方》卷十八。

【组成】伏龙肝半两，当归（锉，微炒）三分，甘草（炙微赤，锉）三分，赤芍药二分，黄芩三分，川朴硝三分，川升麻三分，生干地黄一两半。

【用法】上为粗散。每服五钱，以水一大盏，入竹茹一分，煎至五分，去滓，不拘时候温服。

【功用】去五胜热气。

【主治】热病鼻衄。

黄明胶散

方一

【方源】（宋）许叔微《本事方续集》卷五，名见《普济方》卷一六三。

【组成】黄明胶（锉，炙）二两，马兜铃、甘草（炙）、半夏（姜汁浸三日）、杏仁（去皮尖）各一两，人参半两。

【用法】上为末。每服一大钱，水一盏，煎至七分，临睡、食后服。心嗽，面赤，或汗流，加干葛煎服；肝嗽，眼中泪出，入乌梅一个，糯米三四粒煎服；脾嗽，不思饮食，或一两时恶心，入生姜三片煎；胃嗽，吐逆，吐酸水，入蚌粉煎；胆嗽，令人卧睡，用药半钱，茶清调下；肺嗽，上喘气急，入桑白皮煎服；膈嗽，咳出痰如圆块，生姜自然汁调药咽下；劳嗽，入秦艽末同煎；冷嗽，天晓嗽甚，葱白三寸同煎；血嗽，连顿不住，当归末、枣子同煎；暴嗽，涕唾稠，入乌梅、生姜煎；产嗽，背甲疼痛，甘草三寸同煎；气嗽，肚痛胀满，入青皮（去白）同煎；热嗽，夜甚，蜜一匕，葱白同煎；哮嗽，声如拽锯，入半夏两个同煎；肾嗽，时复二三声，入黄芪、白饴饧煎。

【主治】诸嗽。

方二

【方源】（清）沈金鳌《杂病源流犀烛》卷十七。

【组成】黄明胶（炙干）、花桑叶（阴干）各二两。

【用法】上为末。每服三钱，生地汁调下。

【主治】肺痿而吐血者。

黄牛散

【方源】（宋）朱佐《类编朱氏集验医方》卷五。

【组成】大黄一两，白牵牛二两。

【用法】上为末。每服二钱，蜜水调下；用皂角膏为丸亦可。

【主治】肺热，脉滑大，气急喘满。

黄芪补肺汤

方一

【方源】（宋）张锐《鸡峰普济方》卷十一。

【组成】黄芪一两，芍药一两半，半夏一两一分，人参、甘草各半两。

【用法】上为粗末。每服四钱，水二盏，加生姜五片，大枣二个，饧一杏核大，同煎至一盏，去滓，食后温服。

【主治】肺虚有热。

方二

【方源】（明）芮经，纪梦德《杏苑生春》卷五。

【组成】黄芪一钱五分，五味子、人参各一钱，麦门冬八分，桑白皮五分，枸杞子六分，熟地黄七分。

【用法】上㕮咀。水煎熟，不拘时候服。

【主治】虚劳嗽血。

【加减】本方治上症，加阿胶；如气急，加杏仁、桑白皮。

黄芪川芎羌活汤

【方源】（清）邹汉璜《邹氏寒疫论》。

【组成】黄芪（生用）三钱，川芎四钱，羌活二钱五分，白芷二钱，紫苏二钱。

【主治】太阳寒疫，头痛、鼻塞、背微寒，邪在风府，前及缺盆也。肺尚未受病，寸口脉左浮右弱。

黄芪膏

【方源】（清）张锡纯《医学衷中参西录·治肺病方》。

【组成】生箭芪四钱，生石膏（捣细）四钱，净蜂蜜一两，粉甘草（细末）二钱，生怀山药（细末）三钱，鲜茅根（锉碎，如无鲜者，可用干者二钱代之）四钱。

【用法】上先将黄芪、石膏、茅根煎十余沸去滓，澄取清汁二杯，调入甘草、山药末同煎，煎时以箸搅之，勿令二末沉锅底。一沸其膏即成，再调入蜂蜜，令微似沸，分三次温服下，一日服完，如此服之，久而自愈。然此乃预防之药，喘嗽未犯时，服之月余。能拔除病根。

【主治】肺有劳病，薄受风寒即喘嗽，冬时益甚者。

黄芪膏子煎丸

【方源】（元）王好古《医垒元戎》。

【组成】人参、白术各一两半，柴胡、黄芩各一两，白芷、知母、甘草（炙）各半两，鳖甲（半手指大，酥炙）一个。

【用法】上为细末，黄芪膏子（上用黄芪半斤，为粗末，水二斗，熬一斗，去滓，再熬，令不住搅成膏，至半斤。入白蜜一两，饧一两，再熬令蜜、饧熟，得膏十两，放冷）为丸如梧桐子大。每服三五十丸，空心以百沸汤送下。

【功用】除烦解劳，去肺热。

【主治】①《医垒元戎》：上焦热，咳衄；心热，惊悸；脾胃热，口甘，吐血；肝胆热，泣出口苦；肾热，神志不定；上而酒毒，膈热消渴，下而血滞，五淋血崩。②《医学纲目》：气虚，呼吸少气，懒言语，无力动作，目无睛光，面色㿠白。

黄芪劫劳散

【方源】（明）孙一奎《赤水玄珠》卷七。

【组成】白芍药四两，黄芪、粉草、人参、半夏、熟地、茯苓、北五味子、归身、阿胶各两半。

【主治】心肾俱劳，咳嗽，时复三两声，无痰，夜则发热，热过即冷，时有盗汗，四肢倦怠，体劣黄瘦，饮食减少睡中有血丝，名曰肺痿。

黄芪理中汤

【方源】（唐）孙思邈《备急千金要方》卷二十。

【组成】黄芪、桂心各二两，丹参、杏仁各四两，桔梗、干姜、五味子、茯苓、甘草、川芎各三两。

【用法】上十味，㕮咀，以水九升，煮取三升，分为三服。

【主治】上焦虚寒，短气不续，语声不出。

黄芪散

方一

【方源】（宋）唐慎微《证类本草》卷七引《席延赏方》，名见《鸡峰普济方》卷三十。

【组成】好黄芪四两，甘草一两。

【用法】上为末。每服三钱，如茶点服，入羹粥中亦可服。

【主治】①《证类木草》引《席延赏方》：虚中有热，咳嗽脓血，口舌咽干，又不可服凉药者。②《鸡峰普济方》：胸满短气。

方二

【方源】（宋）王怀隐《太平圣惠方》卷六。

【组成】黄芪（锉）、赤茯苓、人参（去芦头），麦门冬（去心）、枳壳（麸炒，微黄，去瓤）、川升麻、前胡（去芦头）、百合、赤芍药、紫菀（洗去苗土）、甘草（炙微赤，锉）、沙参、知母各一两。

【用法】上为散。每服三钱，以水一中盏，煎至六分，去滓温服，不拘时候。

【主治】肺脏壅热，心胸不利，吃食全少，四肢烦疼。

方三

【方源】（宋）王怀隐《太平圣惠方》卷十四。

【组成】黄芪（锉）三分，木通（锉）半两，赤茯苓三分，桔梗（去芦头）三分，甜葶苈（隔纸炒令紫色）半两，桑根白皮（锉）半两。

【用法】上为散。每服四钱，以水一中盏，加生姜半分，煎至六分，去滓温服，不拘时候。

【主治】伤寒后，肺痿劳嗽，涎唾不止。

方四

【方源】（宋）王怀隐《太平圣惠方》卷二十六。

【组成】黄芪（锉）一两，赤芍药一两，桂心三分，五味子一两，天门冬（去心）一两，白茯苓（微炒）一两，甘草（炙微赤，锉）三分，半夏（汤洗七遍，去滑）三两，人参（去芦头）一两，杏仁（汤浸，去皮尖双仁，麸炒微黄）一两，生干地黄一两。

【用法】上为散。每服四钱，以水一中盏，加生姜半分，大枣三枚。煎至六分，去滓温服，不拘时候。

【功用】补虚，思食，助力。

【主治】肺劳气，津夜不通，皮毛枯燥。

【宜忌】忌鲤鱼、饴糖。

方五

【方源】（宋）王怀隐《太平圣惠方》卷三十五。

【组成】黄芪（锉）半两，甘草（生锉）半两，栀子仁半两，黄芩三分，玄参一两，赤茯苓半两，槟榔半两，川升麻三分，紫菀（洗去苗土）半两，麦门冬（去心，焙）一两，牛蒡子半两。

【用法】上为粗散。每服二钱，以水一中盏，煎至六分，去滓温服，不拘时候。

【主治】咽喉内生疮疼痛。

方六

【方源】（宋）王怀隐《太平圣惠方》卷四十六。

【组成】黄芪（锉）一两，桂心一两，熟干地黄一两，赤茯苓一两，紫菀（去苗土）一两，陈橘皮（汤浸，去白瓤，焙）一两，当归一两，五味子一两，麦门冬（去心）一两，甘草（炙微赤，锉）一两，白前一两，桑根白皮（锉）一两半，人参（去芦头）一两，鹿角胶（捣碎，炒令黄燥）二两。

【用法】上为散。每服四钱，以水一中盏，加大枣三枚，竹茹一分，煎至六分，去滓温服，不拘时候。

【主治】咳嗽唾脓血，胸满痛，不能食。

方七

【方源】（宋）王怀隐《太平圣惠方》卷六十一。

【组成】黄芪（锉）一两，白蒺藜三分，枳壳（麸炒微黄，去瓤）三分，紫苏茎叶一两，杏仁（汤浸，去皮尖双仁，麸炒微黄）三分，赤茯苓一两，桑根白皮（锉）一两，川大黄（锉碎，微炒）一两，天门冬（去心）一两，生干地黄一两，当归半两，甘草半两。

【用法】上为散。每服四钱，以水一中盏，加生姜半分，煎至六分，去滓温服，不拘时候。

【主治】肺痈。心胸气壅，咳嗽脓血，肩背烦闷，小便赤黄，大便多涩。

方八

【方源】（宋）王兖《博济方》卷二。

【组成】黄芪（去芦，蒸出，擘破，于槐砧上碎锉）一两，甘草（炙）半两，柴胡（去芦，以布拭去土净，锉，勿犯铁器）一两，人参一两，秦艽（须是于脚下左交裂者，以布拭却毛）一两，川升麻半两，山栀子（如雀脑者，去皮，以甘草水浸一宿，焙用）一两，黄芩一两，地骨皮半两，茯苓（赤者，以水中澄去浮者，炒用）一两。

【用法】上为末，以瓷器内盛贮。每服三钱，水一盏，同煎至六分，去滓，食后温服。

【主治】肺脏壅塞咳嗽，涕唾稠黏，咽喉不利。

方九

【方源】（宋）许叔微《普济本事方》卷五。

【组成】黄芪（蜜炙）、麦门冬（水浥，去心）、熟地黄（酒洒，九蒸九晒，焙，称）、桔梗（炒）各半两，甘草（炙）一分，白芍药半两。

【用法】上为粗末。每服四钱，水一盏半，加生姜三片，煎七分，去滓温服，日三服。

【主治】因嗽咯血成劳，眼睛疼，四肢倦怠，脚无力。

【方论选录】《本事方释义》：黄芪气味甘平，入手足太阴：麦门冬气味甘寒微苦，入手太阴少阴；熟地黄气味甘寒微苦，入足少阴；桔梗气味苦平，入手太阴；白芍药气味酸微寒，入足厥阴；甘草气味甘平，入足太阴，能行十二经络，能缓诸药之性；加生姜以泄卫。此咳嗽咯血成劳诸症，非补气补血之药不能挽回也。

方十

【方源】（宋）张锐《鸡峰普济方》卷十八。

【组成】黄芪一两，薏苡仁半两，人参一分，甘草二钱。

【用法】上为细末。每服一钱，水一盏，煎至七分，去滓，食后温服。

【功用】通流荣卫，调适阴阳。

【主治】久嗽痰多，虚烦食少。

方十一

【方源】（宋）赵佶《圣济总录》卷六十五。

【组成】黄芪（细锉）、桑根白皮（细锉，炒）、人参、白茯苓（去黑皮）各一两，甘草（炙，锉）三分。

【用法】上为细散。每服一钱匕，沸汤点服，不拘时候。

【主治】大肠咳。

方十二

【方源】（宋）赵佶《圣济总录》卷九十。

【组成】黄芪（锉）一两，赤茯苓三分，麦门冬（去心）三分，枳壳（麸炒微黄，去瓤）三分，桑白皮三分，射干三分，桔梗（去芦头）三分，甘草（炙微赤，锉）半两。

【用法】上为散，每服四钱匕，水一中盏，加生姜半分，煎至六分，去滓温服，不拘时候。

【主治】虚劳。上焦浮热，咳唾稠黏。

方十三

【方源】（宋）赵佶《圣济总录》卷一一六。

【组成】黄芪（锉）、人参、防风（去叉）、防己、生干地黄（焙）、桔梗（炒）、芍药、黄芩（去黑心）、泽泻、石楠叶、紫菀（去苗土）、桂（去粗皮）、甘草（炙）、牛膝（酒浸一宿，切，焙）、白术（米泔浸一宿，锉）、赤茯苓（去黑皮）各三两。

【用法】上为散。每服一钱匕，温酒调下。如要丸，炼蜜丸，如梧桐子大。每服三十丸，亦温酒下。四时服食。

【功用】顺肺气。

【主治】齆鼻。

方十四

【方源】（明）朱橚《普济方》卷一八八引《指南方》。

【组成】黄芪、糯米、阿胶（炒燥）各等分。

【用法】上为末。每服二钱，米饮调下，不拘时候。

【主治】①《普济方》引《指南方》：吐血。②《景岳全书》：嗽久劳嗽唾血。

黄芪芍药汤

【方源】（金）李杲《兰室秘藏》卷中。

【组成】葛根、羌活各五钱，白芍药、升麻各一两，炙甘草二两，黄芪三两。

【用法】上㕮咀，每服五钱，水二盏，煎至一盏，食后。

【主治】鼻衄血多，面黄，眼涩多眵，手麻木。

黄芪四一散

【方源】（宋）郭坦《十便良方》卷十七引《删繁方》。

【组成】好黄芪四两，甘草一两。

【用法】上为末，不拘时，如茶点服或入羹粥中亦可。

【主治】虚中有热，咳嗽脓血，口苦咽干，药者。

黄芪汤

方一

【方源】（唐）孙思邈《备急千金要方》卷十七。

【组成】黄芪四两，人参、白术、桂心各二两，大枣十枚，附子三十铢，生姜八两（一方不用附子）。

【用法】上㕮咀。以水八升，煮取三升，去滓，分四服。

【主治】①《备急千金要方》：气极。虚寒，皮毛焦，津液不通，虚劳百病，气力损乏。②《医方考》：肺劳。短气虚寒，皮毛枯涩，脉来迟缓。

方二

【方源】（金）刘完素《黄帝素问宣明论方》卷一。

【组成】黄芪三两，五味子、人参、桑白皮（锉）各二两，麦门冬（去心）二两，枸杞子、熟地黄各一两半。

【用法】上为末，每服五钱，水二盏，煎至一盏，去滓，温服，无时。

【主治】肺消，饮少溲多，补肺平心。移寒在肺痿劣。

方三

【方源】（宋）王贶《全生指迷方》卷二。

【组成】黄芪（蜜炙）一两，白术（炒）二两，人参、甘草（炙）各一两，白芍一两，陈皮半两，藿香半两。

【用法】上为散。每服四钱，水一盏半，煎至七分，去滓温服。

【主治】悲忧伤肺，吐血，血止后嗽，嗽中血出如线，痛引胁下，日渐羸瘦。

方四

【方源】（宋）杨士瀛《仁斋直指小儿方论》卷三。

【组成】黄芪（蜜炙）、当归、川芎、白芍药、生干地黄、虾蟆（去足，炙焦）、鳖甲（醋炙焦）各三钱，人参、白茯苓、橘皮、半夏曲、柴胡、使君子（略煨）、甘草（炙）各二钱。

【用法】上为粗末。每服二钱，加生姜、大枣煎，食前服。

【主治】①《仁斋直指小儿方论》：小儿疳劳。②《世医得效方》：小儿疳劳，咳嗽不定，虚汗骨蒸，渴而复泻，乳食迟进。

方五

【方源】（金）张元素《洁古家珍》。

【组成】黄芪一两，人参二钱半，地骨皮五钱，桑白皮二钱，甘草二钱半。

【用法】上㕮咀。水煎，放温，时时温服。

【主治】小儿热入肺经为客热，咳嗽喘逆，身热，鼻干燥，呷呀有声者。

方六

【方源】（宋）赵佶《圣济总录》卷四十八。

【组成】黄芪三两，五味子、人参、麦门冬（去心，焙）、桑根白皮各二两，枸杞、熟干地黄（焙）各一两一分。

【用法】上㕮咀，如麻豆大。每服五钱

匕，以水二盏，煎取一盏，去滓温服，日三次。

【功用】补肺平心。

【主治】肺消，饮少溲多。

方七

【方源】（宋）赵佶《圣济总录》卷五十四。

【组成】黄芪（锉）、人参、白术、当归（切，焙）各三分，赤茯苓（去黑皮）、百合、糯米、桔梗（锉，炒）、桑根白皮（锉）各一两，枳壳（去瓤，麸炒）一两半。

【用法】上为粗末。每服三钱匕，水一盏，加紫苏五叶，同煎至七分，去滓，食后稍热服。

【功用】调脾肺，养气。

【主治】三焦咳嗽，减食息高。

方八

【方源】（宋）赵佶《圣济总录》卷八十。

【组成】黄芪（锉）三分，桑根白皮（炙，锉）、柴胡（去苗）、赤芍药（锉，微炒）、赤茯苓（去黑皮）各半两，陈橘皮（汤浸去白，焙）、麦门冬（去心，焙）、恶实（微炒）、甘草（炙）各三分。

【用法】上为粗末。每服三钱匕，水二盏，煎至七分，去滓温服，不拘时候。

【主治】水气，面体浮肿，咳嗽气促；虚劳，上气喘息，不得安卧，咳唾，面目虚浮，小便不利。

方九

【方源】（宋）赵佶《圣济总录》卷八十七。

【组成】黄芪（锉）、款冬花、贝母（去心，焙）各一两半，麻黄（去节）、柴胡（去苗）、甘草（炙，锉）、桂（去粗皮）、麦门冬（去心，焙）、人参、生干地黄（焙）、桑根白皮（锉）、紫菀（去苗土）、白茯苓（去黑皮）、杏仁（去皮尖双仁，炒）各一两。

【用法】上为粗末。每服五钱匕，水一盏半，加生姜七片，同煎至八分，去滓，食后温服。

【主治】暴急劳疾，痰嗽喘满。

【备注】方中黄芪、款冬花用量原缺，据《普济方》补。

方十

【方源】（宋）赵佶《圣济总录》卷一二三。

【组成】黄芪（锉）二两，人参一两，桂（去粗皮）半两，甘草（炙）一两，赤茯苓（去黑皮）一两半。

【用法】上为粗末。每服三钱匕，水一盏，加生姜（拍破）半分，大枣（擘）二枚，煎至五分，去滓，空腹食前各一服。

【主治】咽喉中肿痒，微嗽声不出。

方十一

【方源】（宋）赵佶《圣济总录》卷一二三。

【组成】黄芪（炙，锉）、甘草（炙）、麦门冬（去心，焙）、山栀子仁各半两，黄芩（去黑心）、人参、赤茯苓（去黑皮）、槟榔（煨，锉）、贝母（去心，麸炒）、紫菀（去苗）各一分。

【用法】上为粗末。每服二钱匕，水一盏，煎至六分，去滓，食后温服，日三次。

【主治】咽喉疼痛生疮。

方十二

【方源】（宋）赵佶《圣济总录》卷一六四。

【组成】黄芪（锉）、桔梗（炒）、人参、白茯苓（去黑皮）、山萸各半两。

【用法】上为粗末。每服三钱匕，水一盏，煎七分，去滓温服，不拘时候。

【主治】产后肺气虚寒，咳嗽喘闷。

方十三

【方源】（宋）赵佶《圣济总录》卷一六四。

【组成】黄芪（锉）二两，人参、茯神（去木）、麦门冬（去心，焙）、桂（去粗皮）、陈橘皮（去白，焙）、当归（切，焙）、天门冬（去心，焙）、甘草（炙）、生干地黄（焙）、五味子各一两。

【用法】上为粗末。每服三钱匕，水一盏半，加生姜二片，大枣（擘）一枚，同煎一盏，去滓温服，不拘时候。

【主治】产后咳嗽。

方十四

【方源】（明）薛铠《保婴撮要》卷五。

【组成】人参、黄芪、茯苓、白术、芍药各一钱，干姜、陈皮、藿香各五分。

【用法】水煎服。

【主治】小儿感冒风邪，咳嗽喘逆，不时咬牙，右腮色赤。

方十五

【方源】（明）朱橚《普济方》卷二十八。

【组成】黄芪（锉）、熟干地黄（焙）各二两、桂（去粗皮）、白芍药、当归（焙，切）各一两，麦门冬（去心，焙）一两半，白龙骨、甘草（炙，锉）各半两。

【用法】上为末。每服五钱，水一盏半，加生姜五片。大枣二枚。煎至八分，去滓，空心、食前温服，日三次。

【主治】肺痿。小便数，无力，不进饮食。

黄芪丸

【方源】（宋）赵佶《圣济总录》卷六十五。

【组成】黄芪（锉碎）、天花粉（锉）各一两一分，甘草（炙，锉）二两，大黄（蒸过，锉碎，炒干）一两，杏仁（汤退去皮尖双仁，研如脂）二两，马牙硝（熬，研细）一两一分。

【用法】上先捣前四味为细末，与杏仁、马牙硝同研令匀，炼蜜为丸，如梧桐子大。每服十五丸，空腹以温水送下，每日二次。

【主治】呷嗽。声音不出，喉中作声。

黄芪五味子散

【方源】（明）芮经，纪梦德《杏苑生春》卷五。

【组成】麦门冬、黄芪、熟地黄各一钱，甘草（炙）、五味子、人参各五分，白芍药、桔梗各八分。

【用法】上㕮咀。水煎熟，食远温服。

【主治】咳血咯血成痨，眼睛疼痛，四肢困倦，脚膝无力。

黄芪饮子

【方源】（宋）严用和《济生方》卷一。

【组成】黄芪（蜜炙）一两半，当归（去芦，酒浸）、紫菀（洗，去须）、石斛（去根）、地骨皮（去木）、人参、桑白皮、附子（炮，去皮脐）、鹿茸（酒蒸）、款冬花各一两，半夏（汤泡七次）、甘草（炙）各半两。

【用法】上㕮咀。每服四钱，水一盏半，生姜七片，枣一枚，煎至七分，去滓温服，不拘时候。

【功用】温补荣卫。

【主治】诸虚劳损，四肢倦怠，骨节酸疼，潮热乏力，自汗怔忡，日渐黄瘦，胸膈痞塞，不思饮食，咳嗽痰多，甚则唾血。

【宜忌】枯燥者，不宜进。

【加减】唾血不止者，加阿胶、蒲黄各半两。

黄芪煮散

【方源】（宋）赵佶《圣济总录》卷四十八。

【组成】黄芪（锉）、桑根白皮（锉）、杏仁（去皮尖双仁，炒）、紫菀（去苗土）、黄芩（去黑心）、麻黄（去根节）、麦门冬（去心，焙）、升麻、贝母（去心）、羌活（去芦头）、蛤蚧（酥炙）各一分，胡黄连一钱。

【用法】上为散。每服三钱匕，水一盏，生姜（拍碎）一枣大，煎至九分，去姜，食后、临卧温服。

【主治】肺气盛实，其气上蒸，发嗽多痰，心胸烦躁，往往咯血。

黄芩白芍汤

【方源】（清）王清源《医方简义》卷二。

【组成】黄芩（酒炒）一钱五分，白芍（酒炒）一钱五分。

【用法】水煎服。

【主治】春温。

【加减】咳嗽，加杏仁（光）三钱，川贝一钱，桑叶一钱；气急痰多，加苏梗、桔梗、橘红各一钱。

黄芩半夏汤

【方源】（明）徐春甫《古今医统大全》卷四十四引《医经大旨》。

【组成】半夏、枳壳、黄芩（酒炒）、桔梗、紫苏、麻黄、杏仁、甘草各等分。

【用法】上水二盏，加姜三片，枣一枚，煎八分，食远服。

【主治】①《古今医统大全》引《医经大旨》：寒包热兼表里。②《赤水玄珠》：寒包热哮喘，咳嗽。

【加减】天寒，加桂枝。

黄芩半夏丸

【方源】（明）李恒《袖珍方》卷一。

【组成】制过半夏粉一两，黄芩末二钱。

【用法】上和生姜汁为丸，如梧桐子大。每服七十丸，用淡生姜汤送下，食后服。

【主治】上焦有热，咳嗽生痰。

黄芩贝母汤

【方源】（清）庆云阁《医学摘粹》卷三。

【组成】黄芩二钱，柴胡、玄参、桔梗、杏仁、芍药、贝母（去心）各三钱，五味一钱。

【用法】煎半杯，热服。

【主治】鼻孔发热生疮。

黄芩荆芥汤

【方源】（清）孙伟《良朋汇集经验神方》卷四。

【组成】柴胡、黄芩、荆芥各一钱五分，牛蒡子、连翘、瞿麦、车前子、赤芍药、滑石、栀子、木通、当归、防风各四分，蝉蜕五分，甘草一钱五分。

【用法】加竹叶十片，灯心十寸，水二钟，煎八分，不拘时候，频频服。

【主治】小儿感冒发热，痰壅风热，丹毒疼痛，颈项有核，腮赤痈疖，眼目赤肿，口舌生疮，咽喉疼痛，小便淋沥，胎毒痘疹，一切余毒。

黄芩清肺汤

方一

【方源】（元）罗天益《卫生宝鉴》卷十七。

【组成】黄芩二钱，栀子（擘破）二个。

【用法】上作一服。水一盏半，煎至七分，去滓，食后温服。

【主治】肺燥所致小便不通。

【加减】不利，加盐豉二十粒。

方二

【方源】（清）陈歧《医学传灯》卷上。

【组成】荆芥、薄荷、黄芩、山栀、连翘、麦冬、白芍、桔梗、甘草、桑皮。

【主治】心火燔灼，胃火助之，元气未损，真精未亏，或因饮酒之蕴热，或因暴热之外侵之实火，目赤，喉痛，胸满，气喘。

黄芩清肺饮

【方源】（明）陈实功《外科正宗》

卷四。

【组成】川芎、当归、赤芍、防风、生地、干葛、天花粉、连翘、红花各一钱，黄芩二钱，薄荷五分。

【用法】水二钟，煎八分，食后服，用酒一杯过口。

【主治】肺风、粉刺，鼻齄初起红色，久则肉皰发肿者。

黄芩散

方一

【方源】（宋）刘昉《幼幼新书》卷十六引丘松年方。

【组成】黄芩（用童子小便浸三日，取出锉碎，焙干）不拘多少。

【用法】上为细末。每服一字或半钱，乳食后以白汤少许调下。

【主治】小儿咳嗽。

方二

【方源】（宋）王怀隐《太平圣惠方》卷十八。

【组成】黄芩一两，川大黄（锉碎，微炒）一两，栀子仁半两，刺蓟一两，蒲黄半两。

【用法】上为散。每服四钱，以水一中盏，煎至六分，去滓温服，不拘时候。

【主治】热病，鼻衄不止。

黄芩芍药汤

【方源】（明）孙一奎《赤水玄珠》卷七。

【组成】黄芩、芍药、甘草。

【用法】水煎服。

【主治】鼻血不止。

黄芩射干汤

方一

【方源】（宋）赵佶《圣济总录》卷一二四。

【组成】黄芩（去黑心）、射干各一两，枳实（去瓤，麸炒）、半夏（汤洗七遍，去滑，焙）、甘草（炙，锉）各三分，升麻一两半，桂（去粗皮）一两一分。

【用法】上为粗散。每服五钱匕，水一盏半，入生姜五片，同煎至八分，去滓温服，每日三次。

【主治】咽喉如有物噎塞。

方二

【方源】（清）翁藻《医钞类编》卷十二。

【组成】黄芩、射干。

【用法】水煎服。

【主治】肺胃两经热毒所致喉中腥臭。

黄芩汤

方一

【方源】（唐）王焘《外台秘要》卷二十二引《古今录验》。

【组成】黄芩、黄连、甘草（炙）、黄柏各一两。

【用法】上切。以水三升，煎取一升，含之，冷吐取愈。

【主治】口疮，喉咽中塞痛，食不得入。

方二

【方源】（宋）严用和《济生方》卷一。

【组成】泽泻、栀子仁、黄芩、麦门冬（去心）、木通、生干地黄、黄连（去须）、甘草（炙）各等分。

【用法】上㕮咀。每服四钱，水一盏半，加生姜五片，煎至八分，去滓温服，不拘时候。

【主治】①《济生方》：心劳实热，口疮，心烦腹满，小便不利。②《仁斋直指方论》：心肺蕴热、咽痛膈闷，小便淋浊不利。

方三

【方源】（宋）赵佶《圣济总录》卷四十八。

【组成】黄芩（去黑心）、黄芪（锉）、柴胡（去苗）、秦艽（去土）、赤茯苓（去黑皮）、人参、栀子仁各一两，甘草（炙，锉）、升麻、地骨皮各半两。

【用法】上为粗末。每服三钱匕，水一盏，煎至六分，去滓，食后温服。

【主治】肺脏热实，涕唾稠黏，喉咽不利。

方四

【方源】（宋）赵佶《圣济总录》卷一二二。

【组成】黄芩（去黑心）一两半，升麻一两，木通（锉）一两，芍药一两，枳实（去瓤，麸炒）一两半，柴胡（去苗）一两，羚羊角（镑）一两，石膏（碎）二两，杏仁（汤浸，去皮尖双仁，炒）一两。

【用法】上为粗末。每服三钱匕，以水一盏，煎至五分，去滓温服。

【主治】风热客于肺经，上搏咽喉，气壅肿痛，语声不出。

【加减】热毒大盛，加大黄一两。

方五

【方源】（宋）赵佶《圣济总录》卷一二四。

【组成】黄芩（去黑心）、升麻、射干、木通（锉）各三分，甘草（炙，锉）、犀角（镑）各半两。

【用法】上为粗末。每服五钱匕，以水二盏，煎至一盏，去滓，下芒硝一钱匕，细细温呷。

【主治】喉痹，胸满，噎塞不通。

方六

【方源】（明）朱橚《普济方》卷二十七引《杨子建护命方》。

【组成】黄芩（去黑心）、杏仁（去皮尖双仁，炒）、麻黄（去根节，汤煮，掠去沫，焙）、羌活（去芦）、人参、升麻、桔梗（炒）各三分，黄连（去须）半分，蛤蚧（酥炙）半两。

【用法】上药治下筛。每服三钱，水一盏，煎五沸，去滓，先宜吃解上焦散子，食后、临卧服；未愈，更服葶苈丸。

【主治】上焦壅热，久患肺气喘急，喉中作声，不能起动。

方七

【方源】（明）朱橚《普济方》卷六十三。

【组成】黄芩、荜茇各等分。

【用法】上为末。煎汤漱口。

【主治】咽喉肿疼，口疮。

方八

【方源】（清）邹岳《外科真诠》卷上。

【组成】黄芩一钱，白芍一钱，洋参一钱，麦冬一钱五分，川贝一钱，桑皮一钱五分，连翘一钱五分，桔梗一钱，薄荷七分，甘草五分。

【主治】鼻痘。

黄芩泻白散

【方源】（明）秦昌遇《症因脉治》卷一。

【组成】泻白散加黄芩。

【主治】①《症因脉治》：房劳不慎，水中之火刑金而致内伤腋痛，肺经有热而致热结小便不利。②《伤寒大白》：肺中伏火之胁痛，肺火嗽。

黄芩泻肺汤

【方源】（清）张璐《张氏医通》卷十五。

【组成】黄芩（酒炒）、大黄、连翘、山栀（熬黑）、杏仁（去皮尖）、枳壳、桔梗、薄荷、生甘草。

【用法】水煎温服。

【主治】肺热喘嗽，里实便秘。

黄芩一物汤

【方源】（明）秦昌遇《症因脉治》卷二。

【组成】黄芩一两。

【主治】火伤肺血，咳嗽痰血。

黄芩知母汤

【方源】（明）万表《万氏家抄济世良方》卷二，名见《古今医统大全》卷四十四、《医学集成》卷二、《罗氏会约医镜》卷六。

【组成】黄芩、山栀、桑皮、杏仁、甘草、知母、贝母、桔梗、天花粉。

【用法】水煎服。

【主治】火嗽，夏月嗽，有声痰火面赤。

【备注】《医学集成》此方加天冬，治疗鼻中干燥。

黄土汤

【方源】（唐）王焘《外台秘要》卷三引《深师方》。

【组成】当归、甘草（炙）、芍药、黄芩、川芎各三两，桂心一两，生地黄一斤，釜月下焦黄土（如鸡子大，碎，绵裹）一枚，青竹皮五两。

【用法】上切。以水一斗三升，煮竹皮，减三升，去滓，纳诸药，煮取三升，分四服。

【功用】去五脏热结。

【主治】鼻衄或吐血。

【宜忌】忌海藻、菘菜、生葱。

黄丸子

【方源】（朝鲜）金礼蒙《医方类聚》卷一一七引《易简方》。

【组成】雄黄（研）、雌黄（研）各一钱，山栀（去皮）七枚，绿豆四十九粒，信砒。

【用法】上为末，面糊为丸，如绿豆大。每服二丸，临卧以生薄荷茶清送下。

【功用】消痰定喘。

【主治】痰饮喘嗽。

黄硝汤

【方源】（宋）赵佶《圣济总录》卷六十一。

【组成】大黄（锉，炒），硝石（碎）各半两。

【用法】上药都拌匀。用水二盏，煎至一盏，去滓，空心分二次温服。

【主治】肺黄，烦渴欲得饮水，及大便不利。

黄药散

方一

【方源】（宋）刘昉《幼幼新书》卷三十引《吉氏家传》。

【组成】黄药。

【用法】上为细末。每服半钱或一钱，井水调下。

【主治】小儿鼻衄不止。

方二

【方源】（明）朱橚《普济方》卷一八九引《肘后救卒方》。

【组成】黄药子一两。

【用法】上为散。每服三钱，煎阿胶汤调下。良久以新汲水调生面一匙投之。

【主治】鼻衄不止。

hui

回疳散

【方源】（清）李文炳《仙拈集》卷二。

【组成】鹿角（煅）、白矾（枯）各一两，头发（烧存性）五钱。

【用法】上为末。先用花椒汤洗净，掺药于疳上，三四次即愈。如疮不收口，瓦松烧存性，为末，搽即收。

【主治】疳烂通鼻孔。

回绝神奇汤

【方源】（清）陈士铎《辨证玉函》卷一。

【组成】人参三两，熟地四两，麦冬三两，山茱萸二两，玄参一两，牛膝一两，白芥子三钱。

【主治】阴喘。

回龙汤

【方源】（清）刘善述《草木便方》卷三。

【组成】生姜汁、红糖汁各适量，自已热尿（去头尾）。

【用法】生姜汁、红糖汁各适量兑自已热尿（去头尾）一碗服。

【主治】久嗽。

回生丹

方一

【方源】（明）万表《万氏家抄济世良方》卷二。

【组成】石膏（薄荷煎浓汁一碗，将石膏火煅七次，淬七次）一大块，生白矾三钱。

【用法】上为细末。每服三钱，生姜汤调下。令吐痰出效。

【主治】痰。

方二

【方源】（清）郑宏纲《重楼玉钥》卷上。

【组成】大梅片六厘，麝香四厘，硼砂一钱，提牙硝（用萝卜同煮透，再滤入清水内，露一夜，沉结成马牙者佳）三分。

【用法】上为细末，以洁净为妙，入瓷瓶封固口临用挑少许，吹患处。

【主治】一切喉证。

【加减】开关后，次日并体虚头晕者，去麝香（名品雪丹）；毒肿渐平，并用刀破后者，再去牙硝（麝、消双去者，名吕雪丹），加青黛（名青雪丹）。

回生救苦上清丹

【方源】（宋）陈氏《经验方》卷下。

【组成】白僵蚕（焙存性）一钱，生硝尖、煅硝尖、白硼砂各五分，明矾、熟矾各二分，海螵蛸三分，冰片一分。

【用法】上为极细末，瓷瓶收贮。每用少许吹上。吐出痰涎即愈。

【主治】咽喉十八种急症。

回生散

方一

【方源】（宋）魏岘《魏氏家藏方》卷九。

【组成】鸭嘴胆矾（别研）、草乌头（不去皮）各等分。

【用法】上为细末，和调。遇喉闭吞咽不下，以芦管吹一字入鼻中，先含水一口，药入咽中，即时涎出。若觉涎少，复用川大黄三块如骰子大，水一盏，煎至七分，入朴硝一钱，再煎一沸，令温服，搐鼻了，咽喉即开。

【主治】喉闭危急之疾。

方二

【方源】（清）窦氏原本，朱翔宇嗣辑《喉症全科紫珍集》卷下。

【组成】生白丑一两，熟白丑一两，桔梗五钱，五加皮二两，甘草五钱，熟白鲜皮二两，生白鲜皮二两，连翘二两，花粉一两，银花一两，苏薄荷二两，皂角子（炒）一两，山栀一两，山豆根二两，土茯苓四两（一方有玄参）。

【用法】灯心为引，上药或酒煮，或煎服。

【主治】一切口鼻喉疳。

回生丸

【方源】（清）吴氏编《方症会要》卷一。

【组成】熟地四两，山药三两，知母、丹皮各一两五钱，枸杞、茯神、泽泻、黄柏、山萸、杜仲各二两。

【主治】肺嗽，喉痹，潮热盗汗，梦遗。

回声饮子

【方源】（宋）陈直《养老奉亲书》。

【组成】皂角（刮去黑皮并子）一挺，萝卜（切作片）三个。

【用法】以水二碗，同煎至半碗以下服之。不过三服便语，吃却萝卜更妙。

【主治】失音。

回香草散

【方源】（明）陈实功《外科正宗》卷四。

【组成】回香草、高良姜各等分。

【用法】晒干为末。用此先吹鼻痔上两次。片时许，随后方行取法，其痔自然易脱。

【主治】鼻痔。

回阳升陷汤

【方源】（清）张锡纯《锡纯验方》。

【组成】生黄芪八钱，干姜六钱，当归身四钱，桂枝尖三钱，甘草一钱。

【主治】心肺阳虚，大气又下陷者。其人心冷、背紧、恶寒，常觉短气。

回音饮

【方源】（清）李文炳《仙拈集》卷二。

【组成】甘草、桔梗、乌梅、乌药各等分。

【用法】水煎服。

【主治】声音哑。

会仙救苦丹

【方源】（明）朱橚《普济方》卷六十二引《太平圣惠方》。

【组成】拣甘草、寒水石（烧）、乌鱼骨、白僵蚕各一两，缩砂仁（炒）、白茯苓、贯众各半两，麝香少许，南硼砂、象牙（末）各一钱。

【用法】上为细末，重罗，面糊为丸，如鸡头子大，用朱砂为衣。每服一丸，噙化咽津。

【主治】咽喉闭塞不通，有妨咽物。骨鲠。

惠眼内金丸

【方源】（明）王肯堂《证治准绳·幼科》集之九。

【组成】鸡内金、雌黄（细研，水飞过，去水，露三日方使）、半夏生、延胡索各等分。

【用法】上为末，枣肉为丸，如小豆大。周岁三丸至四丸，灯心汤下。

【主治】小儿齁鼾咳嗽。

hun

浑金丹

方一

【方源】（宋）刘昉《幼幼新书》卷十六引《惠眼观证》。

【组成】黄丹、信砒末各抄二钱，飞罗面（炒）一钱。

【用法】上为极细末，滴水为丸，如黍大。每服三丸，用糖冷水五更初吞下。如天明不吐，再进一二丸，小儿服一丸。

【主治】大人，小儿齁齁咳嗽。

方二

【方源】（宋）刘昉《幼幼新书》卷十六引茅先生方。

【组成】巴豆粉（不出油）、砒霜末、白丁香末各等分。

【用法】上为末，用皂角揉水浓煎膏相合为丸，如绿豆大。每服三丸至五丸，用鲫鱼淡煎汤吞下。掠出涎。

【主治】小儿齁鮯嗽。

huo

活鳖煎

【方源】（明）朱橚《普济方》卷二二八引《全生指迷方》。

【组成】附子（去皮脐）、白术、当归、人参、枳壳、桃仁、杏仁各半两，三棱、陈橘皮、白芷、茯苓、甘草、秦艽、柴胡、桑白皮、阿胶、麻黄、官桂各半两，槟榔、豆蔻各一个。

【用法】上锉细。用大鳖一枚，汤中爁过，折去头尾肠肚，却入药在腹内，将甲合定，以麻皮缠湿纸裹七重，盐泥固济，令四面厚薄匀，用瓮一口入砻糠三斗，在瓮内放鳖在中间，再用砻糠三斗盖之，四畔发一伏时，次日取出候气冷，取出打破，开鳖并肉及药作三处焙燥，再捣为细末。每服二钱，湿酒调下。如咳甚，饮酒不得者，以酒糊为丸，如梧桐子大；每服三十丸，米饮送下，空心服。

【主治】虚劳咳嗽喘急，唾如浓涕，渐渐瘦弱。

【宜忌】忌雀、鸽、苋菜、鱼腥、海味等。

活命神丹

方一

【方源】（清）巢峻《千金珍秘方选》。

【组成】当门子一钱，冰片一钱，蟾酥一钱，巴豆（去油）一钱，硼砂三分，山豆根五分，老姜粉（绞汁晒干）一钱。

【用法】临用时用红枣一枚去核，取药如黄豆大一粒，嵌入枣内，塞鼻，男左女右，令病者闭口目，避风片时，即能得嚏，喉中即松；如有黄水滴出喉，以金银花、甘草汤嗽口。病甚者更换一粒，天不神效。

【主治】一切喉症。

【宜忌】阴虚者忌用。

方二

【方源】（清）窦氏原本，朱翔宇嗣辑《喉症全科紫珍集》卷上。

【组成】真正当门子麝香一钱，硼砂（净末）三分，真正大泥冰片，头山豆根（净末）五分，真道地蟾蜍（不见火，晒，研，净末）一钱，老生姜（取汁澄粉）三分，新江子仁（去净油）一钱，大干地龙（去泥）二条。

【用法】上药照方拣选道地，逐一研极细末，秤准，制，合匀，瓷瓶收贮，蜡口封固。临时用小红枣一枚，去蒂去核，入药黄豆大。但取核，只开近蒂半截，免走药性。将枣开蒂孔一头，塞入鼻中，令病人闭口目，避风，少顷即能得涎嚏，或出脓，以银花、甘草汤漱之，喉中便觉通快。俟鼻内热时，即将药枣拿去。病甚者，再换药枣一枚，无不立效。凡左蛾塞左，右蛾塞右，双蛾，左右先后塞之。唯喉风喉痹，男左女右塞之。

【主治】喉风喉痹，双单喉蛾。

【宜忌】虚人、孕妇及阴虚喉痛不可用。

活命神方

【方源】（清）爱虚老人《古方汇精》卷二。

【组成】当门子、新江子仁（去油）、真大泥冰片、麻黄各一钱，细辛、山豆根各五分，真西牛黄六分，硼砂末、老姜汁（澄粉）各三分。

【用法】各取净末。遇症用芦管吹之。

【主治】喉风喉痹，单蛾双蛾。

【宜忌】阴虚喉痛者不可用。

活人败毒散

【方源】（清）邹汉璜《邹氏寒疫论》。

【组成】羌活一两，独活一两，前胡一两，柴胡一两，茯苓一两，枳壳一两，桔梗一两，人参一两，川芎一两，甘草半两。

【用法】上为细末。每服二钱，水一盏，入生姜三片，煎至七分，温服，或沸汤点亦得。

【主治】伤寒、瘟疫、风湿、风眩、拘踡、风痰、头痛、目眩、四肢痛、憎寒壮热、项强、睛痛寒疫初起，头痛、鼻塞、发热。

活人羌活附子散

【方源】（明）徐彦纯撰，刘纯续增《玉机微义》卷三十六。

【组成】羌活、附子（炮）、茴香（微

炒）各半两，木香、干姜各一枣许。

【用法】上细末，每服一钱，水一盏，盐一捻，同煎，热服。

【主治】咳逆。

活人五味子汤

【方源】（清）唐宗海《医学见能》卷十二。

【组成】五味子二钱，人参、麦冬、杏仁、橘红各二钱五分，姜三片，红枣三枚。

【用法】水煎服。

【主治】喘促脉伏而数者。

活血饮

【方源】（明）孙一奎《赤水玄珠》卷七。

【组成】滑石一钱五分，桃仁一钱，红花五分，桔梗五分，粉草四分，瓜蒌二钱，丹皮八分，茜草八分，贝母八分，柴胡五分，香附曲五分。

【用法】水煎服，或作末以韭菜汁拌为丸服。

【主治】怒气积血在胸胁，咳嗽年久不愈，每咳则隐隐而痛。

火刺仙丹

【方源】（明）吴崑《医方考》卷五，名见《急救经验良方》。

【组成】巴豆油。

【用法】用巴豆油涂纸上，捻成条子，以火点着，才烟起即吹灭之。令病人张口，带火刺于喉间，俄顷吐出紫血，即时气宽能言，及啖粥饮。

【主治】一切喉痹、缠喉，命在顷刻。

火候丹

【方源】（明）龚居中《寿世仙丹》卷一。

【组成】猪肺一个，白砒（为末，入肺内包煅存性，要肺并药乌金纸炭色为度。若色不黑恐毒伤人，全要火候功夫，不可儿戏）一两四钱，淡豆豉二两，生石膏、熟石膏、生白矾、熟白矾、炒枳壳母、全胡花、青皮各一两。

【用法】其为细末，醋打面糊为丸如绿豆大，每服二十丸。火，酒温送下，或茶亦可。小人十五丸，年久重极三十丸。

【主治】哮喘。

豁痰汤

方一

【方源】（明）万表《万氏家抄济世良方》卷五。

【组成】半夏、南星、紫苏、黄芩、枳壳、桔梗、前胡、杏仁、橘红。

【用法】水煎，加竹沥、生姜汁服。

【主治】感冒或惊风痰盛。

【加减】风痰吐涎，加防风；结痰，加瓜蒌仁；温痰，加白术；寒痰嗽喘，加麻黄、干姜；食积面黄少食，或多食即饥，皆胃热化为痰。吐出黄色有稠黏者，加神曲、山楂、麦芽；热痰，是肺热不已，吐出成块，加山楂、天花粉。

方二

【方源】（明）徐春甫《古今医统大全》卷四十三引《养生主论》。

【组成】柴胡、半夏各二钱，茯苓、人参、甘草、紫苏、陈皮、厚朴、南星、薄荷叶、枳壳、羌活各五分。

【用法】上药以水二盏，加生姜五片，煎八分，内服，不拘时候。

【主治】一切痰疾。

【加减】中风者，加独活；胸膈不利者，加枳实；内外无热者，去黄芩。

豁痰丸

【方源】（明）万全《万氏家传育婴秘诀》卷三。

【组成】南星三钱，半夏（二味切片，用浓皂角水浸一宿，取出焙干为末）二钱，白附子、五灵脂、白僵蚕（炒）、细辛、枯白矾各一钱，全蝎三分半。

【用法】为末，皂角浓汁，煮面糊丸，黍米大，姜汤下。

【主治】咳嗽痰涎壅塞通用。

藿香半夏散

【方源】（宋）王璆《是斋百一选方》卷五。

【组成】藿香、官桂各一两，半夏曲、陈皮（去白）、苍术（洗）各半两，干姜二钱，厚朴（姜制）二分，皂角（火煅令烟绝）十挺，甘草一分。

【用法】上为散。每服三钱，水一盏半，加生姜三片，煎八分，不拘时候服。伤风头痛，壮热恶心，以生姜、葱、枣煎；伤冷中露，声音不出，用生姜入油煎捻头二三枚同煎，立效。

【功用】洗肺和胃，祛痰，治咳嗽，建中，通畅三焦，进美饮食。

藿香正气散

方一

【方源】（明）薛己《内科摘要》卷下。

【组成】桔梗、大腹皮、紫苏、茯苓、厚朴（制）各一钱，甘草（炙）五分，藿香一钱五分。

【用法】加生姜、大枣，水煎，热服。

【主治】外感风寒，内停饮食，头疼寒热，或霍乱泄泻，或作疟疾。

方二

【方源】（明）朱橚《普济方》卷一三六。

【组成】大腹皮、白芷、茯苓、枳壳、羌活（去芦）、独活（去芦）、川芎、防风、半夏、荆芥、薄荷、桑白皮各一两。

【用法】上㕮咀，如法修制。每服五钱重，水一盏半，加生姜三片，大枣一个，同煎八分，去滓温服，不拘时候，滓再煎。如要汗，加连须葱白一根，同煎。

【主治】伤寒头疼，憎寒壮热，上喘咳嗽，五劳七伤，八般风疾，五般隔气，心腹冷痛，反胃呕逆，霍乱吐泻，脏腑虚鸣，山岚瘴气，遍身虚肿；妇人胎前产后；小儿脾疳。

方三

【方源】（清）沈麟《温热经解》。

【组成】藿香一钱，川朴八分，甘草八分，茯苓二钱，制半曲一钱半，薄荷八分，陈皮一钱，苏梗一钱，白术八分，建曲一钱半，大腹皮一钱，豆豉一钱半。

【主治】夏令外感风寒，身温无汗，吐泻交作者。

藿香散

【方源】（明）程云鹏《慈幼新书》卷九。

【组成】茯苓、紫苏、藿香、苍术、陈皮、厚朴、桔梗、半夏、甘草、大腹皮。

【主治】感冒，兼痰嗽气壅。

J

ji

机要歉气丸

【方源】（明）徐彦纯撰，刘纯续增《玉机微义》卷八。

【组成】青皮、陈皮、槟榔、木香、杏仁（炒）、郁李仁、白茯苓、泽泻、当归各一两，马兜铃、苦葶苈各三两，人参、防己各五钱，牵牛头末一两半。

【用法】上为末，姜汁糊丸桐子大。每二十丸至五六十丸，煎水下。

【主治】咳久，痰喘，肺气浮肿。

鸡鸣出关方

【方源】（清）方坞樵《喉科种福》卷三。

【组成】大雄鸡（劈破背脊）。

【用法】置雄黄、灯心于鸡内，喷醋、烧酒于上，敷胸膛上，以一炫香久为度。不及一炷香久则毒未拔动，过久则毒反入内。毒重则灯心色黑，臭不可闻。

【功用】拔毒。

【主治】白喉病，白垢不退。

鸡鸣丸

方一

【方源】（明）龚廷贤《万病回春》卷二。

【组成】知母（炒）四两，杏仁（去皮尖）二钱，桔梗（去芦）五钱，阿胶（数炒）四钱，葶苈（火上焙）三钱，款冬花四钱，旋覆花一两，半夏（姜汁炒）三钱，甘草（炙）一两，陈皮（去白）一两，兜铃一两，五味子四钱，麻黄一两，人参五钱。

【用法】上为细末，炼蜜为丸，如弹子大。每服一丸，五更，乌梅、生姜、大枣汤送下。

【功用】宣肺化痰定喘。

【主治】男妇不问老少，十八般咳嗽吐血、诸虚等症。

【方论选录】《医学纲目》：从来咳嗽十八般，只因邪气入于肝。胸膈咳嗽多加喘，胃嗽膈上有痰涎。大肠咳嗽三焦热，小肠咳嗽舌上干。伤风咳嗽喉多痒，胆嗽夜间不得安。肝风嗽时喉多痹，三因嗽时船上滩。气嗽夜间多沉重，肺嗽痰多喘嗽难。热嗽多血连心痛，膀胱嗽时气多寒。暴嗽日间多出汗，伤寒嗽时冷痰酸。此是神仙真妙诀，用心求取鸡鸣丸。

方二

【方源】（明）张时彻《摄生众妙方》卷六。

【组成】半夏、贝母、杏仁（去皮尖）、苦葶苈、桔梗、陈皮、北五味、旋覆花、紫苏子、甘草、阿胶（炒灰）、人参、御米壳各等分。

【用法】上为细末，炼蜜为丸，如弹子大。每服一丸，用乌梅一个，大枣三枚，煎汤，食远嚼药吞下。

【主治】诸般咳嗽。

方三

【方源】（朝鲜）许浚《东医宝鉴·杂病篇》卷五引《中朝方》。

【组成】知母（酒炒）、贝母（炒）、陈皮（去白）、桑白皮（蜜炒）、款冬花、旋覆花、天门冬、麦门冬、人参、葶苈子（炒）、桔梗、杏仁（麸炒）、半夏（姜制）、阿胶珠、甘草各等分。

【用法】上为末，炼蜜为丸，如弹子大。以乌梅汤或生姜汤化下一丸。

【主治】喘嗽。

鸡清膏

【方源】（元）李仲南《永类钤方》卷二十一。

【组成】无雄鸡子一个。

【用法】取清，入轻粉，抄十钱拌和，银器盛，汤瓶上顿熟，三岁尽食。当吐痰或泻，即愈。

【主治】小儿涎鸣喘急，服药不退，气实者。

鸡清散

【方源】（宋）刘昉《幼幼新书》卷三十引《朱氏家传》。

【组成】郁金（用皂荚浆水一盏，或酸菜汁亦得，煮干为度）半两，滑石（生）半两，雄黄（醋煮半干用）半两。

【用法】上为细末。每服一字，常服，薄荷汤调下；止嗽，螺粉水下；嗽血，鸡子清调下。

【主治】咳嗽出血下涎。

鸡舌香散

【方源】（宋）王怀隐《太平圣惠方》

卷四十六。

【组成】鸡舌香半两，汉防己三分，木香三分，泽泻一两，紫苏茎叶一两，桑根白皮（锉）二两，附子（炮裂，去皮脐）半两，郁李仁（汤浸，去皮，微炒）一两，羌活半两，槟榔一两，甘草（炙微赤，锉）半两。

【用法】上为粗散。每服三钱，以水一中盏，煎至六分，去滓。不拘时温服。

【主治】肺气咳嗽。面目浮肿，喘息促急。

鸡舌香汤

【方源】（宋）张锐《鸡峰普济方》卷十二。

【组成】人参、黄橘皮各二分，鸡舌香、半夏各一钱，甘草、神曲各四钱，生姜六钱，草豆蔻三个。

【用法】上为细末。每服二钱，沸汤点下。

【主治】脾胃虚弱，久积寒痰，呕逆涎沫，哆逆恶心，宿食不消，胸膈痞闷，咳逆喘息，目眩头旋，不欲饮食，肢体倦怠。

鸡苏饼

【方源】（明）王三才《医便》卷五。

【组成】鸡苏薄荷（净叶）三两，紫苏叶五钱，白葛粉一两，乌梅肉（另研如泥）二两五钱，檀香二钱，硼砂五钱，柿霜四两，白冰糖八两。

【用法】上为极细末，加片脑一分五厘，再研和匀，入炼蜜得中，印成樱桃大饼子。每服一丸噙化，不拘时候。

【功用】清上焦，润咽膈，生津液，化痰降火，止嗽，醒酒，解酒毒。

鸡苏散

方一

【方源】（宋）王怀隐《太平圣惠方》卷三十七。

【组成】鸡苏茎叶一两，赤茯苓一两，甘草（炙微赤，锉）半两，半夏（汤浸，洗七遍去滑）一两，桔梗（去芦头）一两，生干地黄二两，黄芪（锉）一两，麦门冬（去心，焙）一两半。

【用法】上为粗散。每服五钱，以水一大盏，加生姜半分，煎至五分，去滓，食后温服。

【主治】肺脏壅热，痰唾内有血，咽喉不利。

方二

【方源】（宋）严用和《济生方》卷二。

【组成】鸡苏叶、黄芪（去芦）、生地黄（洗）、阿胶（蛤粉炒）、白茅根各一两，桔梗（去芦）、麦门冬（去心）、蒲黄（炒）、贝母（去心）、甘草（炙）各半两。

【用法】上㕮咀。每服四钱，水一盏半，加生姜五片，煎至七分，去滓温服，不拘时候。

【主治】①《济生方》：伤劳肺经，唾内有血，咽喉不利。②《医学纲目》引《赤水玄珠》：肺金受相火所制，鼻衄血。

【备注】《世医得效方》有桑白皮半两，大枣一枚。

方三

【方源】（宋）赵佶《圣济总录》卷七十。

【组成】鸡苏三两，防风（去叉）一两。

【用法】上为散。每服二钱匕，温水调下，更以鸡苏叶于新水内揉软，纳鼻窍，血即止。

【主治】鼻衄不止。

方四

【方源】（明）万全《万氏家传保命歌括》卷八。

【组成】鸡苏（即薄荷叶也）、黄芪、生地黄、阿胶、白茅根、贝母各一钱，麦门冬、蒲黄炒、桔梗、生甘草各五分。

【用法】水煎服。

【主治】劳伤肺经，咳嗽有血。

方五

【方源】（清）谢玉琼《麻科活人全书》卷三。

【组成】辰砂益元散加薄荷少许。

【功用】清肺热。

【主治】暑月小便不利。

方六

【方源】（清）郑元良《郑氏家传女科万金方》卷二。

【组成】蒲黄、茅根、薄荷、黄芪、鸡苏、贝母、麦冬、阿胶、栀子、甘草、桔梗、生地。

【用法】加生姜为引。

【主治】劳伤肺嗽，痰涎有血。

鸡苏丸

方一

【方源】（宋）杨倓《杨氏家藏方》卷三。

【组成】鸡苏叶半斤，荆芥穗一两，防风（去芦头）一两，黄芪（生用）、生干地黄、桔梗（去芦头，炒）各半两，甘草（炙）、川芎、甘菊花各一分，脑子（别研）半钱。

【用法】上为细宋，炼蜜为丸，每一两作十丸。每服一丸，麦门冬（去心）煎汤嚼下。

【主治】虚热上壅，头昏面赤，咽干烦渴，痰嗽咳血或衄血。①《杨氏家藏方》：虚热上塞，头目不清，面赤咽干，痰嗽烦渴。②《云岐子保命集》：虚热，昏冒倦怠，下虚上壅，嗽血衄血。

方二

【方源】（宋）赵佶《圣济总录》卷一一六。

【组成】鸡苏叶（干者）、麦门冬（去心，焙）、桑根白皮（锉）、川芎、黄芪（炙，锉）、甘草（炙，锉）各一两，生干地黄（切，焙）二两。

【用法】上为末，炼蜜为丸，如梧桐子大。每服二十丸，食后、临卧人参汤送下。

【主治】脑热肺壅，鼻渊多涕。

方三

【方源】（清）竹林寺僧《竹林女科证治》。

【组成】川贝母（去心）四两，萝卜子一升。

【用法】上为末，炼蜜为丸。每服五十粒，白汤送下。

【主治】妇女经来常咳嗽。

【备注】本方名“鸡苏丸”，但方中无鸡苏，疑脱。

鸡子汤

【方源】（唐）王焘《外台秘要》卷九引《深师方》。

【组成】鸡子一枚，甘草（炙）二分，甘遂一分，大黄二分，黄芩二分。

【用法】上切。以水六升，煮取二升，去滓，纳鸡子搅令调，尽饮之，良。

【主治】咳逆唾脓血。

【宜忌】忌海藻、菘菜。

急风散

【方源】（宋）洪遵《洪氏集验方》卷五。

【组成】青胆矾（成片好者）。

【用法】每用少许，研细。新水调少许咽之。吐痰为妙。

【主治】小儿喉闭，咽痛。大人亦治。

急喉丹

【方源】（明）万表《万氏家抄济世良方》卷三。

【组成】山豆根、僵蚕（炒）、蚤休各一两，连翘、玄参、防风、射干各七钱，白芷五钱，冰片三分。

【用法】上为极细末，糯米粉糊和成锭，铜绿二钱为衣。水磨服。

【主治】单蛾、双蛾、重舌。

急喉一匙金

【方源】(清)孙伟《良朋汇集经验神方》卷三。

【组成】山豆根皮。

【用法】醋浸。每服一匙，咽下。痰退立消。

【主治】咽喉肿痛。

急救回生丹

【方源】(清)张锡纯《医学衷中参西录·治霍乱方》。

【组成】朱砂(顶高者)一钱五分，冰片三分，薄荷冰二分，粉甘草(细末)一钱。

【用法】上为细末。分作三次服，开水送下，约半小时服一次。若吐剧者，宜予甫吐后急服之；若予将吐时服之，恐药未暇展布即吐出。服后温覆得汗即愈。服一次即得汗者，后二次仍宜服之；若服完一剂未全愈者，可接续再服一剂。若其吐泻已久，气息奄奄，有将脱之势，但服此药恐不能挽回，宜接服急救回阳汤。

【主治】霍乱吐泻转筋，诸般痧症暴病，头目眩晕，咽喉肿痛，赤痢腹疼，急性淋证。

集成金粟丹

【方源】(清)陈复正《幼幼集成》卷二。

【组成】九制牛胆南星二两，明天麻(姜汁炒)、明乳香(去油，净)各一两，净全蝎(拣去尾足，以滚汤泡净，去其盐泥，晒干，炒)、节白附(姜汁炒)各一两，梅冰片三分，代赭石(火煅红，以好醋淬之，煅七次，淬七次，研细末，以水飞，晒干)、直僵蚕(炒去丝)各一两，赤金箔五十张，真麝香三分。

【用法】上为细末，炼蜜为丸，如皂角子大，贴以金箔，每服一丸，姜汤化下。

【功用】疏风化痰，清火降气。

【主治】咳嗽上气，喘急不定，嗽声不转，眼翻手搐。

【宜忌】虚寒之痰，无根之气，绝脱之证，不可用之，以其降令重也。

【备注】《青囊秘传》有没药一两。

集灵膏

【方源】(清)钱敏捷《医方挈度》卷三。

【组成】人参、杞子各一斤，天冬、麦冬各一斤十二两，生地三斤，牛膝四两，酒蒸仙灵脾五两。

【用法】甜水砂锅熬浓，加白蜜六两收膏，白汤调服。

【主治】气血两虚，身弱，咳嗽，咽干，羸瘦。

集雪膏

【方源】(清)佚名撰，钱沛增补《治疹全书》卷下。

【组成】生地、玄参、丹皮、杏仁、桔梗、贝母、百部、知母、橘红、薄荷、麦冬、鳖甲(醋炒)，桑白皮、石菖蒲各一两。

【用法】上药水熬三次，去滓，再熬至三碗，入炼蜜慢火熬成膏，埋地出火毒收贮。每服数匙，津液化下，不拘时候。

【主治】疹后火邪克金，咽喉肿痛，痰涎咳嗽，口渴发热，欲成疹怯者。

蒺藜贝母汤

【方源】(宋)赵佶《圣济总录》卷六十五。

【组成】蒺藜子(炒，去角)、贝母(去心)、紫菀(去苗土)、百合、麻黄(去根节)、天雄(炮裂，去皮脐)、枳壳(去瓤，麸炒)、赤石脂各一两半，桑根白皮(锉)、桂(去粗皮)、地榆、五味子、贯众、黄连(去须)各一两，黄芩(去黑心)半两，旋覆花(微炒)三分。

【用法】上为粗末。每服五钱匕，水一盏半，入生姜三片，煎至八分，空心、食前去滓温服。

【主治】久咳嗽。

蒺藜子散

【方源】（宋）佚名《小儿卫生总微论方》卷十八。

【组成】蒺藜子半掬。

【用法】上为细末，以水一小盏，煎至减半。令患者仰卧，满含饭一口，以药汁灌鼻中。不过再即嚏而气出。

【主治】鼻塞不闻香臭，水出不止。

济生排脓散

【方源】（宋）崔嘉彦《医灯续焰》卷十四。

【组成】生绵黄芪（细磨）二两。

【主治】肺痈。得吐脓后，以此排脓补肺。

济生消毒饮

【方源】（明）方隅《医林绳墨》卷八。

【组成】郁金、巴豆、雄黄、黄蜡。

【用法】上为丸。每服七丸。

【主治】时行咽痛。

济阴丹

【方源】（明）孙文胤《丹台玉案》卷四。

【组成】紫菀、麦冬、辽五味各四两，人参二两，知母、青蒿各三两，紫河车二具。

【用法】上为细末，以陈荷叶煎汤为丸。每服三钱，空心白滚汤送下。

【主治】酒色过度，怒气伤肝，阴虚火动，咳嗽吐痰，咯血盗汗。

济阴化痰饮

【方源】（清）窦氏原本，朱翔宇嗣辑《喉症全科紫珍集》卷上。

【组成】小生地三钱，银花、玄参各一钱五分，广皮七分，远志、柴胡各八分，桔梗一钱二分，川贝一钱，赤苓二钱，甘草六分。

【用法】水煎服。投五七剂，兼用吹散可愈。

【功用】济阴化痰。

【主治】阴虚火灼，忧思郁虑，致成喉证。

蓟菀汤

【方源】（清）吴澄《不居集·下集》卷十一。

【组成】小蓟、紫菀、丹皮、桃仁、滑石、贝母、桑皮、枳壳、甘草、栀子、白芍。

【功用】清上化痰去瘀。

【主治】咳嗽，吐红痰挟瘀血，上盛下虚

【方论选录】方中小蓟、紫菀，丹皮、桃仁、滑石消痛；贝母、桑皮、枳壳清肺化痰；甘草、栀子、白芍养阴除热。

jia

加减八味地黄汤

【方源】（清）冯兆张《冯氏锦囊秘录·杂症大小合参》卷十二。

【组成】怀熟地八钱至一两余，丹皮一钱，山茱肉二钱，茯苓二钱五分，山药二钱四分，泽泻（盐水炒）一钱，牛膝一钱，麦冬三钱，五味子六分，肉桂（盐煎，刮去粗皮）一钱。

【用法】水三大碗，煎一碗，食前温服，日一剂，不煎渣，服后随进饮食压之。数剂后，热退嗽减，六脉洪缓无力，身体倦怠，照前方冲参汤服。愈后，每早淡盐汤吞服八味丸四五钱。

【主治】凡咳嗽不止，痰唾槁枯，身热骨痛，头眩目胀，或时畏寒，六脉弦数，肌肉日瘦，夜不能寐，甚有两颊之间肿硬者。

【加减】如尺脉无神者，加热附子一钱。

加减八味丸

【方源】（清）张璐《医通祖方》。

【组成】八味丸去附子，加五味子一两。

【主治】肾虚火不归源，烘热咳嗽。

加减败毒散

【方源】（明）龚廷贤《寿世保元》卷二。

【组成】防风一钱五分，荆芥二钱，羌活二钱，独活二钱，前胡二钱，升麻五分，干葛一钱，赤芍二钱，桔梗八分，川芎一钱五分，白芷二钱，薄荷八分，牛蒡子三钱，甘草八分，柴胡八分。

【用法】上锉。加生姜、葱，水煎，热服出汗。

【主治】天行时疫，头面肿大，咽喉不利，舌干口燥，憎寒壮热。四时瘟疫，皆可通用。

加减薄荷煎丸

【方源】（元）许国桢《御药院方》卷一。

【组成】薄荷叶八两，川芎一两，桔梗二两，防风一两，甘草半两，缩砂仁半两，脑子半两，白豆蔻仁一两。

【用法】上为细末，炼蜜和，每两分作二十丸，每服一丸，噙化服。

【功用】除风热，消疮疹，通利七窍，爽气清神。

【主治】头目昏眩，口舌生疮，痰涎壅塞，咽喉肿痛。

加减补中益气汤

方一

【方源】（明）龚廷贤《寿世保元》卷二。

【组成】补中益气汤加柴胡八分，升麻（蜜炒）一钱，白芍（酒炒）二钱，桂枝八分，酸枣仁（炒）二钱，熟附、麻黄根各八分，浮小麦三钱，倍加黄芪。

【主治】伤寒误投攻击发表之药过多，发得表虚，上气喘急，口干不食，肢体昏沉，冷汗大出，以致亡阳。

方二

【方源】（明）龚廷贤《寿世保元》卷四。

【组成】黄芪（蜜炒）一钱，人参一钱，白术（去油芦，炒）一钱五分，当归（酒洗）一钱，白茯苓（去皮）一钱，陈皮六分，白芍（酒炒）一钱，莲肉一钱，怀山药一钱，甘草（炙）三分半。

【用法】上锉。加生姜、大枣，水煎服。

【主治】虚劳发热，口干咳嗽，吐痰喘急，自汗，四肢困倦无力，不思饮食，大便泄泻，肚腹鼓胀而肿，六脉浮数无力。

【加减】痰盛，加姜制半夏；嗽甚，加五味子；口渴，加麦门冬；腹胀，加厚朴（姜炒）；胸痞，加枳实（麸炒）；泄泻，加炒黑干姜；呕吐，加姜炒半夏；肿满，加猪苓、泽泻、木通；憎寒发热，加柴胡；元气下陷，加升麻；元气虚惫，加熟附子、肉桂。

方三

【方源】（明）万全《万氏家传保命歌括》卷五。

【组成】白术一钱，黄芪、人参各五分，甘草、白芍、黄连、桑白皮各二分。

【主治】四肢发热烦躁，口苦咽干，喘嗽有痰。

【加减】痰喘，去参，加半夏、生姜。

加减葱白香豉汤

【方源】（清）张璐《张氏医通》卷十三。

【组成】葱白香豉汤葱白减半，加葳蕤

二钱，白薇、青木香、桔梗各一钱，甘草、薄荷各三分，白蜜三匕。

【主治】三时风热，咳嗽咽喉肿痛。

加减大安丸

【方源】（明）万全《万氏家传幼科发挥》卷四。

【组成】陈皮（去白）、半夏、白茯苓、白术、枳实（炒）、桔梗各等分，苏子（炒）、甘草（炙）、莱菔子（炒）各减半。

【用法】上为末，姜汁煮神曲糊为丸，如麻子大。淡姜汤送下。

【主治】伤乳喘嗽。

加减代赭旋覆花汤

【方源】（清）黄镐京《镐京直指医方》。

【组成】旋覆花（包）三钱，代赭石四钱，浮海石三钱，姜半夏二钱，白茯苓三钱，炒苏子一钱五，炙甘草五分，炙白前二钱，化橘红一钱，老姜（去皮）三片。

【主治】伏饮内停，年有喘吼者。

加减定喘汤

【方源】（清）康宿卿《医学探骊集》卷四。

【组成】白果仁七个，粟壳四钱，麻黄三钱，桑白皮四钱，龙骨（煅）三钱，海浮石三钱，紫蔻仁一钱，黄芩四钱，甘草二钱。

【用法】元酒一钟，水二钟，煎服。

【主治】嗽喘。脾胃不健，气血亏虚，气不相接而喘，血亏孤阳偏盛，遍体发热恶寒，午后更甚者。

加减二陈合四物汤

【方源】（明）万全《万氏家传保命歌括》卷三十二。

【组成】二陈汤、四物汤二方相合，去地黄，加南星、青皮、香附、真青黛。

【用法】入姜汁服。

【主治】咳嗽引胁下痛。

加减二陈汤

方一

【方源】（清）康宿卿《医学探骊集》卷四。

【组成】法半夏三钱，广陈皮三钱，紫菀三钱，诃子三钱，桔梗二钱，牛蒡子三钱，五味子一钱，炮姜二钱，甘草二钱。

【用法】水煎，温服。

【主治】咳嗽，脉象沉紧者。

方二

【方源】（清）陈笏庵《胎产秘书》卷上。

【组成】枯芩二钱，川连、橘红、川贝、茯苓、桑皮各一钱，前胡七分，枳壳八分，甘草五分，瓜蒌一钱。

【主治】妊娠子嗽痰喘，因火乘肺金者。

加减二母宁嗽汤

【方源】（清）康宿卿《医学探骊集》卷四。

【组成】川贝母二钱，天门冬三钱，广砂二钱，知母三钱，蒌仁三钱，云茯苓四钱，麦门冬三钱，粟壳三钱，甘草二钱。

【用法】水煎，温服。

【主治】咳嗽，脉象洪数者。

加减防风汤

【方源】（明）秦昌遇《症因脉治》卷一。

【组成】防风、荆芥、桔梗、甘草、薄荷、天花粉、半夏、连翘、山栀、黄芩、瓜蒌仁。

【主治】外感风热痰壅。身热神昏，声如齁，喘急不宁，语言不便，脉浮数。

加减葛根汤

【方源】（清）陈耕道《疫痧草》。

【组成】葛根、牛子、香豉、桔梗、枳

壳、薄荷、马勃、蝉衣、荆芥、防风、连翘、栀子、赤芍、甘草。

【主治】烂喉疫痧，邪尚在表，火不内炽，无汗痧隐，舌白脉郁，喉烂不甚者。

加减葛花汤

【方源】（清）费伯雄《医醇賸义》卷三。

【组成】葛花二钱，鸡椇子三钱，花粉二钱，石斛三钱，沙参四钱，麦冬一钱半，茯苓二钱，苡仁四钱，橘红一钱，陈贝母二钱，杏仁三钱，橄榄（打碎者亦可用）二枚。

【主治】嗜饮太过，伤肺而咳者。

加减桂枝汤

【方源】（明）秦昌遇《症因脉治》卷一。

【组成】桂枝、麻黄、杏仁、半夏、生姜、甘草。

【主治】外感风寒痰壅，身热神昏，声如驹睡，喘急不宁，语言不便，脉浮紧。

加减黑膏汤

【方源】（清）丁甘仁《喉痧症治概要》。

【组成】淡豆豉三钱，薄荷叶八分，连翘壳三钱，炙僵蚕三钱，鲜生地四钱，熟石膏四钱，京赤芍二钱，净蝉衣八分，鲜石斛四钱，生甘草六分，象贝母三钱，浮萍草三钱，鲜竹叶三十张，茅芦根（去心，节）一两。

【主治】疫邪不达，消烁阴液，痧麻布而不透，发热无汗，咽喉红肿燥痛白腐，口渴烦躁，舌红绛起刺，或舌黑糙无津之重症。

加减黄连解毒汤

【方源】（清）康宿卿《医学探骊集》卷四。

【组成】元参三钱，生地黄四钱，黄芩三钱，山栀子三钱，黄连二钱，煅石膏四钱，川大黄六钱，芒硝二钱，木通三钱，甘草二钱。

【用法】水煎，温服。

【主治】结热触动相火，客于咽嗌，咽喉肿痛，日复一日，水浆不能下咽，初起经刺少商出血及服药而肿仍不消、脉洪而数者。

【备注】原书治上症，并以锋针刺尺泽出血，泄其上焦之热。

加减黄芩知母汤

【方源】（清）梁希曾《疬科全书》。

【组成】黄芩二钱，知母二钱，桑白皮三钱，天花粉三钱，杏仁（去皮尖）二钱，焦山栀二钱，川贝（另包，冲服）、桔梗各二钱，生甘草一钱，煅牡蛎二钱，元参三钱，郁金一钱五分。

【主治】伤肺疬，因咳嗽日久所致。

【加减】如挟初感风寒，酌加荆芥、防风。

加减建中汤

【方源】（明）朱橚《普济方》卷二三一引《卫生家宝方》。

【组成】黄芪二两或三两，白芍药六两，桂二两，甘草二两，半夏五两。

【用法】上为粗末。水一盏半，药末四钱，加生姜五片，大枣二枚，同煎至七分，去滓，入饧少许，再煎饧溶，食前温服。

【主治】虚劳咳嗽，痰盛，渐成劳疾。

【加减】腹胀者，去枣，加茯苓三两；心忡悸者，加柏子仁三两；潮热者，加柴胡三两；喘者，加五味子三两；自汗，加小麦同煎服。

加减降气汤

【方源】（宋）叶大廉《叶氏录验方》上卷。

【组成】紫苏子（纸铫微炒）、前胡（去芦头）、厚朴（姜汁浸一宿）、炒香（甘草炙)、黄陈皮（去白）、当归、半夏曲、桂心（不见火）、黄芪（生锉，焙）、五加皮（姜汁涂炙）各半两，人参一分，沉香（不得见火）一钱半，北桔梗（去芦头）一分，阿胶（用黄秫米炒）半两，川羌活一分。

【主治】肺满及浮气不升降，时时喘促，兼治风冷痰嗽。

加减凉膈散

方一

【方源】（明）龚居中《内科百效全书》卷三。

【组成】栀子、连翘、黄芩、薄荷、大黄、甘草、桔梗、知母、黄柏、桑白皮、地骨皮、滑石。

【功用】降火清金。

【主治】火热嗽，痰少面赤，甚则吐血。

方二

【方源】（清）黄镐京《镐京直指医方》。

【组成】鲜生地六钱，黄芩一钱五分，淡竹叶一钱五分，瓜蒌皮二钱，鲜石斛三钱，炒栀子三钱，银花三钱，生甘草五分，元参心四钱，杏仁三钱，象贝二钱。

【主治】肺胃火盛，咳嗽痰黏，舌黄黑燥，脉数，口干咽燥。

【加减】便秘，可加硝、黄。

加减流气饮

【方源】（明）万表《万氏家抄济世良方》卷五。

【组成】木香、枳壳、蓬术、陈皮、育皮、槟榔、三棱、苍术、草果、大腹皮、砂仁。

【用法】水煎服。

【主治】胸膈痞塞，气不升降，喘急不安。

加减六味丸

【方源】（清）张璐《张氏医通》卷十六。

【组成】六味丸去山茱萸，加葳蕤四两。

【主治】阴虚咳嗽，吐血骨蒸，及童劳晡热消瘦。

【备注】亦可作膏。

加减麻黄汤

【方源】（宋）杨士瀛《仁斋直指方论》卷八。

【组成】麻黄（去节）一两，辣桂、甘草（炙）各半两，杏仁（去皮尖，微炒，别研）五十枚，陈皮、半夏（制）各半两。

【用法】上细锉，拌和杏仁。每服三钱，加紫苏三叶，生姜四片，水煎服。

【主治】肺感寒邪咳嗽。

加减麻杏石甘汤

【方源】（清）丁甘仁《喉痧症治概要》。

【组成】净麻黄四分，熟石膏四钱，象贝母三钱，鲜竹叶三十张，光杏仁三钱，射干八分，炙僵蚕三钱，白莱菔汁一两，生甘草六分，连翘壳二钱，薄荷叶一钱，京元参一钱五分。

【主治】痧麻不透，憎寒发热，咽喉肿痛，或内关白腐，或咳嗽气逆之重症。

加减木香丸

【方源】（宋）赵佶《圣济总录》卷八十二。

【组成】木香、白芍药、枳壳（去皮，麸炒）各二分，槟榔（细锉）四枚，桂（去粗皮）半两，大黄（锉，炒）二两。

【用法】上为末，炼蜜为丸，如梧桐子大。每服十五丸。空腹酒送下，日午再服。渐加至三十丸，以大便通利为度。

【主治】脚气，上气抬肩，喘冲心痛。

【备注】用乌豆汤谍脚后，服本方。

加减普济消毒饮

方一

【方源】（清）刘鸿恩《医门八法》卷三。

【组成】生当归五钱，生地黄五钱，生黄芩三钱，马勃一钱，板兰根三钱，南薄荷三钱，生栀子三钱，川大黄五钱，天花粉三钱，怀牛膝三钱（孕妇勿用），元明粉三钱（冲服，孕妇勿用）。

【主治】咽喉肿痛，其肿在咽喉两旁，色多红紫，伴见烦躁发渴，大便秘结，舌生黄苔等实热症。

方二

【方源】（清）俞鼎芬《重订广温热论》卷二。

【组成】青连翘钱半，苏薄荷一钱，炒牛蒡一钱半，马勃四分，荆芥穗一钱，白僵蚕一钱，大青叶一钱半，玄参一钱，新银花一钱半，苦桔梗一钱，生甘草八分。

【用法】用活水芦根两煎汤代水，煎服。

【主治】温毒痄腮及发颐。初起咽痛喉肿，耳前后肿，颊肿，面正赤；或喉不痛，但外肿；甚则耳聋，口噤难开。

加减七宝散

【方源】（清）刘仕廉《医学集成》卷二。

【组成】火硝三钱，硼砂、磁石、明雄各一钱，全蝎一钱，枯矾、冰片各一分。

【用法】上为细末。吹喉。

【主治】喉证，红肿痰盛，属阳证者。

加减青州白丸子

【方源】（朝鲜）金礼蒙《医方类聚》卷二十三，引《必用全书》。

【组成】齐州半夏、南星（去浮皮）各二两，川乌（去皮脐）三只，天麻、全蝎（去毒）各二两。

【用法】上药将前三味水浸软，切作片子，用生绢袋盛，水盆浸之，春六、夏三、秋七、冬十，每日一换水，日晒夜露，晒干，同天麻、全蝎为末，用糯米粥清为丸，如梧桐子大。每服五七丸，或十丸、十五丸，生姜汤送下，食后、临卧服。

【主治】痰嗽、诸风。

【备注】方中半夏、南星用量原缺。

加减清肺饮

【方源】（清）张琰《种痘新书》卷十二。

【组成】麦冬、桔梗各二钱，陈皮、知母、花粉各一钱，诃子、杏仁各八分，荆芥、黄芩各六分，甘草三分。

【主治】痘实热，咳嗽喘急，痘色绛紫。

加减三拗汤

方一

【方源】（宋）朱佐《类编朱氏集验医方》卷五引梁国佐方。

【组成】麻黄（不去节，沸汤洗，焙干，去毛）半钱，杏仁（不去皮）、苦梗各二钱，甘草（生）、旋覆花（去蒂）各半钱。

【用法】上㕮咀。每服一大钱，水一盏，加生姜一片，五味子数粒，竹叶一片，不可多，糯米数粒，煎至半盏，分作两次，食后温服。

【主治】伤风咳嗽。

方二

【方源】（明）李梴《医学入门》卷七。

【组成】麻黄一钱，杏仁、桑白皮各七分，甘草五分，苏子、前胡各三分。

【用法】加生姜三片，水煎服。

【主治】风寒喘。

【加减】痰盛，加南星、半夏；烦喘，加石膏；火喘，口干，加黄芩、瓜蒌仁、薄荷；寒喘，加细辛、肉桂；气喘，加兜铃、乌梅；气短而喘，去麻黄，加人参、茯苓。

方三

【方源】（明）王肯堂《证治准绳·幼科》卷九。

【组成】麻黄（去根节，水煮，去沫，焙干）三钱，桂枝二钱，杏仁（去皮尖，炒黄，另研如膏）七个，甘草（炙）一钱。

【用法】上为粗末，入杏膏拌匀。每服一钱，水六分，煎至四分，去滓温服，无时。以汗出为度。

【主治】感冒风邪，鼻塞声重，语音不出，或伤风头疼，目眩，四肢拘倦，咳嗽多痰，胸满气短。

【宜忌】自汗者不宜服之。

加减三奇散

【方源】（明）朱橚《普济方》卷一六三。

【组成】人参、知母、贝母、半夏、杏仁（生用）、麻黄（不去节）各半两，马兜铃十个，天仙藤二两。

【用法】上为粗末。每服三钱，用乌梅一枚，水二盏，蜜一匙，煎至八分，去滓，食后温服。

【主治】咳嗽上气，痰涎喘促，胸膈不利。

【宜忌】忌酒、醋、鸡、面、咸、酸、生冷等物。

加减三奇汤

方一

【方源】（金）李杲《医学发明》卷四。

【组成】桔梗（去芦）半两，半夏（汤洗）七钱，陈皮（去白）、甘草、青皮（去白）、人参（去芦）各半两，杏仁（研）三钱，五味子四钱，紫苏叶、桑白皮各半两。

【用法】上㕮咀。每服四钱，水二大盏，加生姜三片，煎至一盏，去滓，食后温服。

【主治】咳嗽上气，痰涎喘促，胸膈不利。

方二

【方源】（明）万全《万氏家传幼科发挥》卷四。

【组成】桔梗、陈皮（去白）、白茯苓、青皮、苏子（炒）、人参、桑白皮（炒）各五钱，半夏（面炒）七钱，枳实（炒）、甘草（炙）各三钱，杏仁十枚。

【用法】上为末，姜汁煮神曲糊为丸，如黍米大。滚白水送下。

【主治】伤乳嗽，痰涌吐乳。

加减射干鼠粘汤

【方源】（明）王肯堂《证治准绳·幼科》卷六。

【组成】射干、山豆根、白僵蚕各一钱一分，鼠粘子、紫草茸、紫菀各一钱二分，桔梗、石膏、诃子、木通各一钱，升麻、蝉蜕各八分，甘草五分。

【用法】锉为粗散。每服四五钱，水煎，食送服。

【主治】痘证热毒上冲，咽喉肿痛。

加减参紫饮

【方源】（明）万全《万氏女科》卷二。

【组成】人参、紫苏、陈皮、白茯、甘草、枳壳、桔梗、前胡、黄芩各一钱。

【用法】生姜为引，薄荷叶少许，水煎，食后服，得微汗而解。

【主治】妊娠咳嗽，初得之恶风寒，发热鼻寒，或流清涕者。

加减渗湿汤

【方源】（宋）朱佐《类编朱氏集验医方》卷五。

【组成】嫩苍术（炒）三钱，白术三钱，赤茯苓四钱，丁香、缩砂仁、木瓜、神曲、绵姜、陈皮、草果、厚朴（制炒）各三钱，甘草二钱半。

【用法】上㕮咀。加生姜、大枣，水煎服。

【主治】喘疾。医用下痰疏导之药，引客邪入肾经，而两足并外肾发肿者。

【备注】先用灵砂合来复丹服，若单服灵砂则秘，合服则通，次用本方。

加减升麻汤

【方源】（清）张琰《种痘新书》卷四。

【组成】升麻一钱，防风六分，桔梗、川芎、陈皮各五钱，牛蒡、连翘各八分，山楂、柴胡各八分，蝉蜕四分，赤芍六分，甘草三分，木通五分。

【主治】痘疮初热，外感风寒，憎寒壮热，咳嗽流涕，体性旺者。

加减圣效散

【方源】佚名《痧书》卷下。

【组成】卜子（炒）、砂仁（炒，研）、槟榔、陈皮、延胡各八钱，厚朴、防风、苍术、藁本、藿香叶、柴胡、独活、石菖蒲、泽泻、枳壳、细辛各五钱，草豆蔻（去壳）十个。

【用法】上为粗末。每服五钱，水盏半，煎至一盏，去滓温服，不拘时候。取遍身微汗即愈。时气不和，空心饮之，可辟邪疫。

【主治】伤寒时疫风湿，阴阳两感，表里未辨，或外热内寒，或外寒内热，肢节拘急，头项腰脊疼痛，发热恶寒，呕逆喘咳，鼻塞声重，及食饮生冷，伤在胃脘，胸膈饱满，肠胁胀痛，心下痞结，手足逆冷，肠鸣泄泻，水谷不消，小溲不利。

加减四七汤

【方源】（明）龚廷贤《寿世保元》卷六。

【组成】苏梗八分，陈皮一钱五分，厚朴八分，南星二钱，半夏二钱，茯苓三钱，枳实一钱，青皮二钱，砂仁八分，益智仁一钱五分，白豆蔻八分，神曲（炒）二钱，槟榔一钱。

【用法】上锉。加生姜，水煎服。

【主治】梅核气。

加减四物汤

【方源】（明）周礼《医圣阶梯》卷七。

【组成】当归、川芎、芍药、黄芩、白术、枳壳、五味、门冬、白皮、甘草、紫苏、贝母。

【用法】上水煎。

【主治】血虚咳嗽久不止者。

加减苏子降气汤

【方源】（明）万全《万氏家传育婴秘诀》卷三。

【组成】真苏子、半夏曲、炙甘草、前胡、陈皮、厚朴（姜汁炒）、肉桂（去皮）、大腹皮、桑白皮各等分。

【用法】水煎服。

【主治】咳嗽气盛，兼治面部浮肿。

加减葶苈丸

【方源】（明）万全《万氏家传片玉心书》卷五。

【组成】大黄（煨）、天冬（去心）、杏仁（去皮尖，另研）、百合、桑白皮（炒）、木通、甜葶苈（炒）。

【用法】炼蜜为丸。滚白水送下。

【主治】龟胸。肺热，其胸高肿，状如龟样。

加减葳蕤汤

【方源】（清）俞根初《重订通俗伤寒论》。

【组成】生葳蕤二钱至三钱，生葱白二枚至三枚，桔梗一钱至钱半，东白薇五分至一钱，淡豆豉三钱至四钱，苏薄荷一钱至钱半，炙草五分，红枣两枚。

【功用】滋阴发汗。

【主治】阴虚之体，感冒风温，及冬温咳嗽，咽喉痰结者。

加减胃苓五皮汤

【方源】（明）万全《万氏家传保命歌括》卷二十六。

【组成】胃苓汤加桑白皮、大腹皮、茯苓皮、生姜皮、五加皮。

【用法】上吹咀。加生姜三片，水煎服。

【主治】诸肿及喘。

加减五拗汤

【方源】（明）万全《万氏家传幼科发挥》卷四。

【组成】麻黄（连根节）、杏仁（留皮尖）、紫苏叶、苦梗、甘草各等分。

【用法】上锉，加生姜，水煎服，得微汗止。

【功用】发散。

【主治】外感风寒，咳嗽，洒洒恶寒，鼻流清涕，或鼻塞。

加减五味汤

【方源】（明）陶华《伤寒全生集》卷三。

【组成】橘红、桔梗、紫苏、五味、人参、麦冬、杏仁、桑皮。

【用法】加生姜，水煎，磨沉香服。

【主治】喘而气促者。

加减息奔丸

【方源】（金）李杲《东垣试效方》卷二。

【组成】川乌头一钱，干姜一钱半，人参二钱，厚朴八分，黄连一两三钱，紫菀一钱，巴豆霜四分，桂枝三钱，陈皮一钱半，青皮七分，川椒（少去汗）一钱半，红花少许，茯苓一钱半，桔梗一钱，白豆蔻一钱，京三棱一钱半，天门冬（去心）一钱半。

【用法】上为细末，汤浸蒸饼为丸，如梧桐子大。初服二丸，一日加一丸，二日加二丸，加至大便微溏利为度，再从二丸加服，食前煎生姜汤送下。

【功用】益元气，泄阴火，破滞气，削其坚。

【主治】仲夏合，其积为病，寒热喘咳，气上奔，脉涩。

【宜忌】忌酒、湿面、五辛大料热物之类，及生冷硬物。

加减逍遥散

【方源】（清）孟河《幼科直言》卷五。

【组成】白术（炒）、白茯苓、白芍（炒）、陈皮、甘草、柴胡、石斛。

【用法】生姜一片，红枣二枚为引。

【主治】小儿虚喘，或出汗面青唇白，或兼泄泻。

加减消风百解散

【方源】（明）王三才《医便》卷三。

【组成】川芎、白芷、陈皮各一钱，苍术一钱半，紫苏一钱一分，麻黄（去根）一钱半，桂枝八分，甘草五分。

【用法】加生姜三片，葱白二根，乌豆一撮，水一钟半，煎一钟，温服。以汗为度，无汗再服。

【主治】冬月外感风寒，头痛项强，壮热恶寒，身体烦痛，四肢倦怠，痰壅喘嗽，涕唾稠黏，自汗恶风。

加减小柴胡汤

【方源】（宋）赵佶《圣济总录》卷二十四。

【组成】柴胡（去苗）二两，黄芩（去黑心）、半夏（汤洗去滑）、甘草（炙）各三分，五味子（炒）一合，干姜（炮）半两。

【用法】上锉，如麻豆。每服五钱匕，水一盏半，加生姜四片，煎至八分，去滓温服。

【主治】伤寒五六日，往来寒热，或微热咳嗽。

加减小青龙汤

【方源】（清）郑睿《女科指南》。

【组成】香羌七分，半夏一钱二分，苏

子一钱，广皮一钱，细辛三分，桔梗四分，白芷八分，干姜六分，杏仁十粒，马兜铃四分或加前胡、薄荷。

【用法】加葱（带须白）一枝，生姜二片，荷筒三段，每段二寸，水煎服。

【主治】远年冷哮、喘咳。

【宜忌】忌酸物。

加减泻白散

方一

【方源】（金）李杲《医学发明》卷四。

【组成】桑白皮一两，地骨皮七钱，甘草、陈皮、青皮（去白）、五味子、人参（去芦）各半两，白茯苓三钱。

【用法】上㕮咀。每服四钱，水一盏半，入粳米十粒，同煎至一盏，去滓，食后大温服。

【主治】阴气在下，阳气在上，咳嗽呕吐喘促。

方二

【方源】（元）罗天益《卫生宝鉴》卷十一。

【组成】桑白皮三钱，桔梗二钱，地骨皮、甘草（炙）各一钱半，知母七分，麦门冬、黄芩各五分，五味子二十个。

【用法】上㕮咀。作一服，水二盏，煎至一盏，去滓，食后温服，一日二次。

【主治】因膏粱而饮，劳心过度，肺气有伤，以致气出腥臭，唾涕稠黏，口舌干燥者。

【宜忌】忌酒、面、辛热之物。

方三

【方源】（元）罗天益《卫生宝鉴》卷十二。

【组成】知母、陈皮（去白）各五钱，桑白皮一两，桔梗、地骨皮各五钱，青皮（去白）、甘草、黄芩各三钱。

【用法】上㕮咀。每服五钱，水二盏，煎至一盏，去滓，食后温服。

【主治】胸膈不利，烦热口干，时时咳嗽。

方四

【方源】（明）陶华《伤寒全生集》卷三。

【组成】桑皮、知母、橘红、黄芩、贝母、桔梗、甘草、瓜蒌、地骨皮、苏子。

【用法】水煎服。

【主治】烦热胸膈不利，上气喘促，口燥或咳者。

方五

【方源】（清）谢玉琼《麻科活人全书》卷一。

【组成】桑白皮（蜜炒）、地骨皮、炒甘草、人参、白茯苓、肥知母、枯黄芩。

【用法】粳米一撮为引。

【主治】肺炎喘嗽。

加减泻白汤

【方源】（元）朱震亨《丹溪摘玄》卷十一。

【组成】桑皮一钱，甘草五钱，陈皮五钱，地骨皮七分，五味子五钱，青皮一钱，人参五钱，白茯苓一两。

【用法】上锉，每五钱入精粳米数粒煎。

【备注】一方无五味、人参、茯苓，有短母、桔梗各一钱，黄柏三钱。

【主治】阴气在下、阳气在上，咳呕喘促。

加减惺惺散

方一

【方源】（明）徐彦纯撰，刘纯续增《玉机微义》卷五十引《全婴方》。

【组成】苍术、川芎、细辛、羌活、防风、白芷、天花粉、甘草、赤芍、桔梗、麻黄、荆芥、当归、薄荷各等分。

【用法】加生姜一片，水煎服。

【主治】小儿伤风风热。及伤寒鼻塞，

发热惊悸，头痛咳嗽，时行风热。

方二

【方源】（明）万全《万氏家传育婴秘诀》卷三。

【组成】人参、白术、茯苓各一钱，炙甘草七分，防风、川芎、藿香各三钱半，细辛二钱。

【功用】补脾胃，发散风邪。

【主治】小儿风泄，其症口中气热，呵欠顿闷，乍凉乍热，睡多气粗，大便黄白色，呕吐乳食不消，时作咳嗽。

加减芎苏饮

【方源】（清）陈氏《陈氏幼科秘诀》。

【组成】黄芩、柴胡、紫苏、前胡、枳壳、半夏、桔梗、防风、山楂、茯苓、陈皮、甘草、干葛。

【主治】伤风。

【加减】头痛加川芎或白芷；偏身及肢节痛加羌活；夹食去枳壳加青皮、枳实或苍术；四五日热不退加麻黄，服麻黄又不退，热入里也，去紫苏、枳壳、防风，加枳实、竹叶、石膏，用余家小红丸下之。有痰，前饮内加贝母、天花粉或胆星；热稍退而嗽，前饮内去紫苏、防风，加桑白皮、杏仁或贝母，先当用小红丸下之；嗽不转者，热郁在肺，而气不得宣通，加麻黄、石膏；嗽甚见血，加山栀、石膏；嗽久虽无血，亦加山栀；略有余热，前饮内去紫苏、柴胡、防风，加石膏。

加减玄武汤

【方源】（明）朱权《臞仙活人方》卷二。

【组成】白术、芍药各一两，白茯苓七钱，甘草三钱。

【主治】伤寒数日未解，六脉浮沉，身疼头痛，恶寒潮热，咳嗽痰喘，遍身疼痛，手足冷痹，饮食少思，大翻溏痢，不问四时伤寒，一切治之。

【加减】头痛加川芎、细辛；泄泻加木香、藿香；咳嗽加五味子、半夏；遍身疼痛加官桂、川芎；有痰加南星、陈皮；水泻加军姜、木香；四肢疼痛加附子，名真武汤；心烦加人参、麦门冬；热未除加黄芩、干葛；三日无汗如疟，恶寒恶热，加麻黄、桂枝。

加减养心汤

【方源】（清）黄镐京《镐京直指医方》。

【组成】丹参、生地、归身、枣仁（炒）、远志、柏子仁、麦冬、紫菀（炙）、川贝、茯苓、橘红、莲子。

【主治】劳心操志，耗液亏阴，咳嗽白痰坚滑，滑不粘手。

加减银翘散

【方源】（清）黄镐京《镐京直指医方》。

【组成】连翘三钱，粘子三钱，蝉蜕一钱五分，荆芥二钱，防风一钱五分，前胡一钱五分，薄荷一钱五分，象贝二钱，桔梗一钱，广郁金二钱。

【功用】畅肺，导痰，透发。

【主治】冬温、春温、风温、麻瘄，初时恶咳嗽肋痛。

加减滋阴清肺汤

【方源】（清）丁甘仁《喉痧症治概要》。

【组成】鲜生地六钱，细木通八分，薄荷叶八分，金银花三钱，京玄参三钱，川雅连五分，冬桑叶三钱，连翘壳三钱，鲜石斛四钱，甘中黄八分，大贝母三钱，鲜竹叶三十张，活芦根（去节）一两。

【主治】疫喉白喉，内外腐烂，身热苔黄，或舌质红绛，不可发表之症。

【加减】如便秘，加生川军三钱，开水泡，绞汁冲服。

加减紫菀汤

【方源】（明）龚信《古今医鉴》卷十二。

【组成】贝母、前胡、紫菀、白术、桑皮、甘草、黄芩、紫苏、陈皮、五味子、知母、杏仁、赤芍、当归、麻黄。

【功用】止嗽安胎。

【主治】妊娠咳嗽，因感风寒伤肺而成，谓之子嗽。

加参安肺生化汤

【方源】（清）傅山《傅青主女科·产后编》卷下。

【组成】川芎一钱，人参一钱，知母一钱，桑白皮一钱，当归二钱，杏仁（去皮尖）十粒、甘草四分，桔梗四分，半夏七分，橘红三分。

【主治】产后虚弱，旬日内外感风寒，咳嗽声重有痰，或身热头痛及汗多者。

【加减】虚人多痰，加竹沥一杯，姜汁半匙。

加参宁肺止嗽生化汤

【方源】（清）竹林寺僧《女科秘要》卷七。

【组成】川芎、知母、诃子皮、瓜蒌仁、生地各一钱，当归三钱，兜铃、桔梗、甘草各四分，款冬花六分。

【用法】水煎服。

【主治】产后虚弱，百日内患风寒咳嗽，声重有痰，或身热、头痛、无汗。

加参生化汤

【方源】（民国）冯绍蘧《宋氏家传产科全书秘本》卷一。

【组成】当归四钱，川芎二钱，甘草四分，人参二钱，桃仁十粒，炮姜五分，大枣二枚。

【用法】须连服二三帖。

【主治】产后气促似喘，有块痛者。

加味八物汤

【方源】（明）龚廷贤《济世全书·坎集》。

【组成】人参一钱半，白术（去芦）一钱半，白茯苓（去皮）八分，当归（酒洗）一钱半，川芎七分，白芍（酒炒）一钱，熟地黄一钱半，麦门冬（去心）一钱，五味子十五个，陈皮一钱，贝母八分，瓜蒌仁八分，黄柏（酒炒）七分，知母（酒炒）七分，紫苏七分，甘草四分，生姜三片。

【用法】水煎服。

【主治】四肢倦怠，气血亏损，咳嗽吐痰，喘急发热，自汗。

加味八正散

【方源】（清）吴谦《医宗金鉴》卷四十三。

【组成】扁蓄、木通、瞿麦、栀子、滑石、甘草、车前子、大黄、石苇、木香、冬葵子、沉香。

【主治】肺热而为气淋。

加味白虎汤

【方源】（明）孙一奎《赤水玄珠》卷七。

【组成】白虎汤加瓜蒌仁、枳壳、黄芩。

【主治】热痰喘嗽，火迫肺金。

加味白薇汤

【方源】（清）马文植《马培之医案》。

【组成】白薇二钱，蒌仁三钱，橘红一钱，杏仁二钱，象贝二钱，丹皮五钱，桑白皮二钱，青蒿一钱，竹茹一钱，浮石三钱，雪梨三片。

【主治】肺胃痰热，壅于膈上，身热咳嗽，气粗痰鸣，口干作渴。

加味白术散

【方源】（元）危亦林《世医得效方》卷五。

【组成】陈皮、半夏、人参、白茯苓、白术、甘草（炙）、山药（炮）各二两，白扁豆（制）一两半，缩砂、桔梗（炒）、石莲肉、薏苡仁各一两。

【用法】上锉散。加生姜、桑白皮，水煎服。

【主治】喘嗽，每遇饮酒必发。

加味百花膏

【方源】（明）李梴《医学入门》卷七。

【组成】紫菀、款冬花各一两，百部五钱。

【用法】上为末。每服三钱，加生姜三片，乌梅一个，煎汤调，食后、临卧各一服；或炼蜜为丸服亦好。

【主治】久嗽不愈。

加味百花丸

【方源】（清）汪昂《医方集解》。

【组成】百合、款冬花、紫菀、百部、乌梅。

【用法】炼蜜为丸，如龙眼大，食后、临卧姜汤下或噙化；煎服亦可。

【主治】喘嗽不已，或痰中有血，虚人尤宜。

【备注】本方原名“加味百花膏”，与剂型不符，据《全国中药成药处方集》改。

加味败毒散

方一

【方源】（明）龚居中《外科百效全书》卷三。

【组成】薄荷、瓜蒌、白芷、乌梅、生黄、黄芩、归尾、半夏、桑白皮、茅根、灯心。

【主治】肺痈初起，口燥咽干，胸胁隐痛，咳唾脓血，气息腥臭。

方二

【方源】（明）龚廷贤《寿世保元》卷八。

【组成】羌活、独活、前胡、柴胡、白茯苓（去皮）、人参、枳壳（去瓤，麸炒）、桔梗、天麻、全蝎、僵蚕、白附子、地骨皮、川芎、甘草。

【用法】上作一剂，加生姜三片，水煎，热服。

【主治】小儿急惊风，初起发热，手足搐搦，眼上视，并一切感冒风寒，咳嗽鼻塞声重，头疼发热，及痘疹欲搐发搐，并时行瘟疫。

方三

【方源】（明）朱橚《普济方》卷一〇五引《余居士选奇方》。

【组成】前胡（去芦）、柴胡（银州者，去苗）、人参、甘草（冬服用炙，夏月不用）、羌活、独活、桔梗、茯苓（去皮）、枳壳（汤浸，去瓤，麸炒令香）、川芎各一两，半夏（汤洗七次）、苍术（米泔浸炒）各等分。

【用法】上为细末。每服二钱，水一盏，入生姜、薄荷，同煎至八分，去滓温服。如觉着风，即并热进三两服。微汗出立愈。

【主治】风气上攻头目，咽燥舌涩，心胸烦满，痰涎不利，头旋目眩；兼解伤寒阳证，脚气，踝上赤肿疼痛，寒热如疟，自汗恶风，或无汗恶风。

【加减】热甚者，加大黄。

方四

【方源】（明）方隅《医林绳墨大全》卷八。

【组成】黄芩、半夏、桔梗、薄荷、人参、独活、柴胡、羌活、枳壳、茯苓、甘草、川芎、前胡各一钱。

【用法】加生姜三片，水煎服。

【主治】咽喉风燥，干枯如毛刺，吞咽有碍。

【加减】痰甚，加石膏。

加味半夏茯苓汤

方一

【方源】（宋）杨士瀛《仁斋直指方论》卷八。

【组成】半夏（制）二钱半，茯苓一两半，陈皮、五味子各一两，人参、细辛、甘草（炙）各半两。

【用法】上锉散。每服四钱，加生姜七片，煎服。

【主治】咳嗽痰多。

方二

【方源】（明）朱橚《普济方》卷三八七。

【组成】半夏曲二两，茯苓一两半，陈皮、五味子各一两，人参、北细辛、羌活、桔梗（去芦）、葶苈（炒）各一两。

【用法】上锉。加生姜、桑白皮，水煎服。

【主治】痰嗽。

加味保元汤

【方源】（清）刘仕廉《医学集成》卷二。

【组成】人参、黄芪、肉桂、杏仁、五味、炙草。

【主治】气虚作喘。

加味冰硼散

方一

【方源】（清）俞根初《重订通俗伤寒论》。

【组成】冰片一分，硼砂一钱，风化硝、山豆根、青黛、胆矾、牛黄各二分。

【用法】上为细末。吹喉。

【主治】风温伤寒，风寒搏束内热，喉痛者。

方二

【方源】（清）张觉人《外科十三方考》。

【组成】熊胆三分，儿茶五分，血竭、乳香、没药、硼砂、寒水石各五钱，青黛六钱，冰片一钱。

【用法】上为末。吹入喉中，使其尽量流出涎水，约七日后出脓，即愈。

【主治】喉风，外面红肿者。

【备注】喉风治法，内服中九丸，兼服加减甘桔汤及败毒散。若外面红肿者，以麻凉膏敷之，再吹加味冰硼散。

加味补肝散

【方源】（明）秦昌遇《症因脉治》卷二。

【组成】当归、生地、白芍、川芎、广皮、甘草、柴胡、山栀、黄芩。

【主治】肝血虚，火旺，内伤嗽血。

加味补中益气汤

方一

【方源】（明）李中梓《医宗必读》卷八。

【组成】人参一钱，白术（炒黄）一钱，黄芪一钱二分，甘草三分，当归五分，陈皮六分，升麻三分，柴胡一分，茯苓二钱，车前子一钱。

【用法】水二钟，加煨姜三片，大枣二枚，水煎八分服。

【主治】脾肺虚，小便黄赤。

方二

【方源】（清）武林潘《证治宝鉴》卷七。

【组成】补中益气汤加白芍、熟地、知母、黄柏、茯苓、牡蛎、地骨皮。

【用法】煎汤下。

【主治】劳役太过，脾肺气虚，色白倦怠，气口脉大无力。

【加减】有热加黄柏、生地。

加味柴陈汤

【方源】（清）陈岐《医学传灯》卷上。

【组成】柴胡、黄芩、半夏、甘草、陈皮、白茯、枳壳、桔梗、杏仁、金沸草。

【主治】伤风，邪传少阳胆经，耳中气闭，咳嗽口苦。

加味柴苓汤

【方源】（清）孟河《幼科直言》卷五。

【组成】柴胡、白茯苓、甘草、陈皮、防风、白芍（炒）、当归身、白术（炒）。

【用法】生姜一片，红枣一枚为引，水煎服。

【主治】小儿伤风咳嗽，面青唇白，体弱，或兼大便不实者。

加味葱豉汤

【方源】（清）顾靖远《顾松园医镜》卷四。

【组成】淡豆豉、葱白、荆芥、薄荷、牛蒡子、象贝母、橘红、连翘。

【主治】产后风温。新产风邪犯肺，鼻塞声重，气逆，咳痰。

加味导痰汤

【方源】（清）沈善谦《喉科心法》。

【组成】陈皮（去白）、茯苓、枳壳（炒）、真胆星、杏仁（去皮尖，炒，研）、桔梗各二钱，桑白皮一钱半，法夏四钱，甘草一钱半（或加石膏、知母、瓜蒌霜、老姜汁）。

【主治】咽喉痛失音，起于四五日，肥人痰多体实者。

加味地骨皮散

【方源】（明）王肯堂《证治准绳·幼科》卷六。

【组成】地骨皮（鲜者）三钱，桑白皮（鲜者）二钱，麦门冬二钱，银柴胡、赤芍药、干葛各一钱，甘草、生犀屑各五分。

【用法】水煎，调大小无比散五七分服。

【主治】疹出发热不退，饮食不进，亦治喘急不止。

加味地黄汤

方一

【方源】（清）陈士铎《辨证录》卷五。

【组成】熟地、茯苓各五钱，山茱萸、泽泻、丹皮各三钱，山药、麦冬各五钱，北五味一钱，肉桂五分。

【用法】水煎服。一剂咽痛除，二剂下利止，三剂胸不满，心亦不烦。

【功用】补水济心，补金生肾。

【主治】春月伤风后阴虚，肾水不能上济于心，虚火上越，致下利，咽痛，胸满心烦。

方二

【方源】（清）孟河《幼科直言》卷五。

【组成】熟地、山萸、山药、丹皮、泽泻、白茯苓、麦冬、沙苑、蒺藜。

【用法】水煎，饿时服。

【主治】小儿虚痨咳嗽，夜热咽痛，大便干结；或有女子经闭。小儿病中服药不当，以闭肾气耳聋者。

方三

【方源】（清）孟河《幼科直言》卷五。

【组成】熟地黄、山萸肉、山药、丹皮、泽泻、白茯苓、麦冬、葳蕤、黄柏（炒）、车前子。

【用法】水煎服。

【主治】小儿肺肾不交，鼻常流血，身体干瘦，毛发不润，心慌气弱。

加味地黄丸

方一

【方源】（明）宋林皋《宋氏女科秘书》。

【组成】熟地四两，山药二两，白茯苓一两五钱，丹皮一两五钱，泽泻（去毛）一两，当归（酒拌）一两，香附（童便制）一两，桃仁（去皮尖）一两，山萸肉（去核净肉）四两，土红花一两。

【用法】上为末，炼蜜为丸，如梧桐子

大，每服百丸，空心温酒或盐汤送下。

【主治】妇人经闭发热或咳嗽。

方二

【方源】（明）孙志宏《简明医彀》卷四。

【组成】六味地黄丸加黄柏（制）四两，当归、白芍、知母（生）、麦冬各三两，五味子一二两。

【主治】阴虚火动，手足心热，口干唇燥，夜卧不安，遗精白浊，咳嗽失血，痰涎壅盛，面黄肌瘦，骨蒸劳热；肾消，小便淋浊。

方三

【方源】（清）梁廉夫《不知医必要》卷一。

【组成】熟地一两，怀山七钱，茯苓六钱，萸肉四钱，丹皮二钱，北五味四钱，麦冬（去心）三钱，蛤蚧（去头足，炙）五钱，泽泻（盐水炒）三钱。

【用法】炼蜜为丸，如绿豆大，每服四钱，白汤送下。

【主治】虚劳咳嗽。

方四

【方源】（清）罗国纲《罗氏会约医镜》卷九。

【组成】怀庆元支地黄八两（加元砂仁微炒，三钱，研末，与米酒同蒸同晒九次，勿少），怀山药四两，枣皮（去核，酒蒸）三两，白茯苓（去皮）四两，粉丹皮一两七钱，建泽泻（淡盐水浸，晒）一两三四钱，甘枸杞（去梗，酒蒸）三两，菟丝子（淘尽泥砂，酒浸，蒸，晒干）三两，真阿胶（蛤粉炒成珠）三两，麦冬（去心，酒蒸）二两，杜仲（淡盐水炒断丝）三两，北五味（微炒）七八钱。

【用法】先将地黄、枣皮、枸杞、麦冬于石臼内捣成膏，然后将余药磨成细末，合前膏加炼蜜捣匀为丸。每晨服七八钱，用淡盐水送下。凡一切虚弱之人，每年夏季服一料，可以扶体，免阴虚火炎之病，但须间服温脾汤，更妙。

【功用】平补肝肾，养肺清热。

【主治】阴虚失血，胸背痛，小便赤，遗精潮热，咳嗽气喘。

【宜忌】忌铁与三白。

【加减】若精滑者，枣皮可加至四五两；若血虚有热者，粉丹皮可加至二两四五钱；小便短者，建泽泻用一两八钱。

方五

【方源】（清）罗国纲《罗氏会约医镜》卷十二。

【组成】熟地三钱，枣皮一钱半，茯苓一钱半，山药二钱，丹皮一钱，泽泻七分，五味（炒）三分，麦冬一钱半，阿胶（蛤粉炒）二钱。

【用法】空心服。

【主治】水亏干燥，咽痛便结，皮枯筋急。

加味洞下丸

【方源】（明）徐春甫《古今医统大全》卷四十三引《医学集成》。

【组成】橘红（食盐一两，微以水拌炒）半斤，南星（制）、半夏（制）、黄芩、黄连、甘草各一两。

【用法】上为细末，汤浸蒸饼为丸，如梧桐子大。每服五十丸，白汤送下。

【主治】上焦有热，咳嗽生痰。

加味二陈汤

方一

【方源】（明）程玠《松崖医径》卷下。

【组成】陈皮（去白）、半夏（汤泡）、桔梗（米泔水浸）、川芎各五分，白术一钱，黄芩（酒炒）、薄荷各三分，防风、甘草（炙）各四分，白茯苓（去皮）、桑白皮（蜜炙）各七分。

【用法】上切细。用水一盏半，加生姜三片，煎至八分，去滓服。

【主治】小儿感冒发热，鼻流清涕，或咳嗽痰吐，病情沉重者。

方二

【方源】（明）龚居中《痰火点雪》卷一。

【组成】陈皮（去白）、半夏（姜泡）、茯苓（去皮）、南星（牛胆制佳）、香附（去毛，童便炒）、青皮（去白）、青黛各等分。

【用法】生姜为引，水煎服。

【主治】咳嗽胁痛。

方三

【方源】（明）陶华《伤寒全生集》卷三。

【组成】茯苓、半夏、陈皮、枳实、甘草、桔梗、杏仁、贝母、瓜蒌仁、黄连。

【用法】加生姜，水煎服。

【主治】痰实结胸。喘咳，胸胁满痛，作寒热，脉洪滑，心烦口渴者。

【加减】胸腹满，加砂仁，去甘草；痰渴，去半夏，加知母，天花粉；嗽，加五味；喘，加桑皮、苏子；胁满痛，加青皮、白芥子、木香；有热痰结，加柴、芩、竹沥、姜汁少许，去半夏；有寒痰结，加干姜、姜汁，去贝母、黄连；风痰结，加南星、竹沥、姜汁；火痰，加山栀、黄芩、竹沥、姜汁少许，去半夏。

方四

【方源】（明）武之望《济阳纲目》卷二十四。

【组成】陈皮（去白）、杏仁（去皮尖）各一钱半，白茯苓、贝母（去心）、半夏（汤泡）、瓜蒌仁、桔梗、前胡（去芦）、片芩各一钱，枳壳（麸炒）、石膏各八分，甘草（炙）三分。

【用法】上锉。加生姜三片，水煎，食远服。

【功用】泻肺胃火，消痰止嗽。

方五

【方源】（明）武之望《济阳纲目》卷二十八。

【组成】陈皮（去白）、半夏、茯苓、甘草（炙）、桔梗、桑白皮、瓜蒌仁、杏仁。

【用法】上锉。加生姜三片，水煎服。

【主治】嗽动有痰，痰出嗽止。

【加减】如胸膈作闷，加枳壳、紫苏；春，加薄荷、荆芥；夏，加黄芩、黄连；有火，亦加芩、连。

方六

【方源】（清）罗国纲《罗氏会约医镜》卷九。

【组成】陈皮（去白）一钱，半夏一钱半，茯苓二钱，甘草一钱，桔梗，枳壳各一钱半，麻黄（去节）八分，杏仁（去皮尖）二十粒，桂枝一钱。

【用法】水煎，加生姜汁合服。

【主治】肺感风寒，痰稠喘急，脉浮紧者。

方七

【方源】（清）罗国纲《罗氏会约医镜》卷九。

【组成】陈皮（去白）一钱半，半夏二钱，茯苓一钱半，甘草一钱，桔梗二钱，枳壳一钱半，桂枝一钱，杏仁（去皮）一钱，苍术一钱，当归一钱，紫苏叶七分，北细辛三分。

【用法】加生姜八分，水煎，热服。

【主治】四时感冒，咳嗽，寒热，身痛，鼻塞，或病愈而咳痰，久不止者。

【加减】肺寒而邪不散者，加麻黄（留节）六七分；肺有火者，加黄芩一钱，甚者，再加栀仁（炒黑）七八分；如痰盛气滞，胸胁不快者，加白芥子七八分；如咳嗽遇秋冬即发者，此寒包热也，但解其寒，其热自散；宜用此方加麻黄（去节）七八分。

加味二冬汤

【方源】（清）李用粹《证治汇补》卷五。

【组成】天冬、麦冬各一钱半，生地、熟地各二钱，款冬、桔梗、贝母、紫菀、茯苓、甘草、沙参、瓜蒌霜各一钱。

【用法】水煎服。

【主治】火盛水亏之咳嗽，痰涎腥秽，将成痈痿者。

【加减】如兼虚者，加白术一钱半，山药（炒黄）三钱；如兼火者，加黄芩、花粉各一钱半，石膏二钱。

加味二母丸

【方源】（明）李梴《医学入门》卷七。

【组成】知母、贝母（用巴豆同炒黄色，去巴豆）、白矾、白及各等分。

【用法】上为末，姜汁和蜜为丸。含化。

【主治】久嗽、痨嗽、食积嗽。

加味茯菟汤

【方源】（清）费伯雄《医醇賸义》卷三。

【组成】茯苓三钱，菟丝四钱，杜仲三钱，补骨脂一钱半，当归二钱，贝母二钱，橘红一钱，半夏一钱，杏仁三钱，白术一钱。

【用法】核桃肉二枚过口。

【主治】肾咳不已，则膀胱受之，膀胱咳状，咳而遗溺，膀胱为津液之腑，咳则气不能禁而遗溺。

加味甘桔汤

方一

【方源】（明）万全《万氏女科》卷三。

【组成】甘草、桔梗、款冬、贝母、前胡、枳壳、白茯、五味、麦冬各等分。

【用法】加淡竹叶十五片，水煎，食后温服。

【功用】清肺宽中。

【主治】产后咳久不止，涕唾稠黏。

【宜忌】如产后吃盐太早者难治。

方二

【方源】（明）万全《万氏家传片玉痘疹》卷五。

【组成】桔梗、甘草、牛蒡子（炒，研）、射干、荆芥、升麻。

【主治】痘疮咽喉肿痛。

方三

【方源】（明）万全《万氏家传保命歌括》卷六。

【组成】桔梗、甘草、升麻、连翘、防风、牛蒡子、黄芩（酒炒）各一钱。

【用法】水煎，加薄荷三叶，煎八分，食后细细呷之。

【主治】大毒流行，咽痛喉痹。

方四

【方源】（明）武之望《济阳纲目》卷一〇六。

【组成】桔梗三钱，甘草、防风、荆芥、薄荷、黄芩、元参各一钱。

【用法】上锉。水煎，食后频频噙咽。

【主治】喉痹。

【加减】咳逆，加陈皮；咳嗽，加知母、贝母；发渴，加五味子；唾脓血，加紫菀；肺痿，加阿胶；面目肿，加茯苓；呕，加半夏、生姜；少气，加人参、麦门冬；肤痛，加黄耆；目赤，加栀子、黄连；咽痛，加鼠粘子、竹茹；声哑，加半夏、桂枝；疫毒，头痛肿，加鼠粘子、大黄、芒硝；胸膈不利，加枳壳；心胸痞，加枳实；不得卧，加栀子；发斑，加荆芥、防风；酒毒，加干葛、陈皮之类。

方五

【方源】（明）张介宾《景岳全书》卷六十三。

【组成】桔梗八分，甘草一钱二分，牛蒡子、射干各六分，防风、玄参各四分。

【用法】水一钟煎服。或加生姜一片。

【主治】咽喉肿痛。

【加减】热甚者，加黄芩，去防风。

方六

【方源】（清）陈士铎《洞天奥旨》卷九。

【组成】桔梗三钱，甘草一钱，甘菊二钱，青黛二钱，茯苓三钱，白附子八分，天花粉二钱，白芷五分。

【用法】水煎服。

【主治】肺风，渣鼻疮。

方七

【方源】（清）程国彭《医学心悟》卷三。

【组成】甘草五分，桔梗、川贝母、百部、白前、橘红、茯苓、旋覆花各一钱五分。

【用法】水煎服。

【主治】表寒束其内热，致成哮喘。

方八

【方源】（清）程国彭《医学心悟》卷四。

【组成】甘草（炙）三钱，桔梗、荆芥、牛蒡子（炒）、贝母各一钱五分，薄荷三分。

【用法】水煎服。

【主治】外感风热，咽喉肿痛，或生悬痈、口菌及大头天行。《医学心悟》：喉痹，君相二火冲击，咽喉痹痛；缠喉风，咽喉肿痛胀塞，红丝缠绕，口吐涎沫，食物难入，甚则肿达于外，头如蛇缠；走马喉风，又名飞疡，喉舌之间，暴发暴肿，转肿转大；缠舌喉风，硬舌根而两旁烂；悬痈，脾经蕴热所致，生于上腭，形如紫李；虾蟆瘟，颏下漫肿无头；大头天行，头面尽肿。②《外科证治全书》：口菌，由火盛血热气滞而生，多生在牙龈肉上，隆起形如菌，或如木耳，紫黑色。③《证因方论集要》：风火郁热初起之咳嗽。

【加减】若内热甚，或饮食到口即吐，加黄连一钱；若口渴，唇焦舌燥，便闭溺赤，更加黄柏、黄芩、山栀、黄连，若有肿处，加金银花五钱。

方九

【方源】（清）刘仕廉《医学集成》卷二。

【组成】荆芥、贝母、大力、薄荷、细辛、桔梗、甘草。

【用法】水煎服。外用人指甲煅、研，吹上即破。

【主治】乳蛾，喉生大白泡。

【主治】热甚，加芩、连；肿甚，加银花。

方十

【方源】（清）罗国纲《罗氏会约医镜》卷七。

【组成】甘草一钱半，桔梗一钱半，元参一钱，赤药、生地、防风各一钱，荆芥七分，薄荷七分，山豆根、连翘、黄芩各一钱，北细辛三分，羌活六分，独活七分，白芷八分。

【用法】水煎服。

【主治】喉肿痛。

【加减】肝胆火，加白芍、栀子、胆草；胃火，加石膏三钱；若大便秘结者，加大黄、芒硝；毒甚而烂者，加牛蒡子、金银花。

方十一

【方源】（清）罗国纲《罗氏会约医镜》卷二十。

【组成】连翘、甘草、桔梗、射干、牛蒡子、黄连（酒炒）、黄芩（酒炒）各一钱。

【用法】水煎服。外用苦参三钱，僵蚕二钱，为末吹之。

【主治】麻疹后余毒喉病。

方十二

【方源】（清）孟河《幼科直言》卷五。

【组成】甘草、桔梗、桑皮、丹皮、陈皮、黄芩、白芍、乌梅肉、使君子肉。

【用法】生姜一片为引，兼服抱龙丸。

【主治】小儿肺胃湿热，鼻内出虫者。

方十三

【方源】（清）王清源《医方简义》卷四。

【组成】桔梗、白及片、橘红、甜葶苈（炒）各一钱，甘草节、川贝母各一钱五分，米仁、银花各五钱（加丝瓜筋二三钱亦佳）。

【用法】水煎服。

【主治】肺痈咳嗽，吐脓血，胸中及右胁疼痛，不能右卧者。

【加减】如肺痈初起，加荆芥、防风各一钱；如溃后者，加人参、绵黄芪各一钱。

方十四

【方源】（清）吴谦《医宗金鉴》卷五十八。

【组成】牛蒡子（炒）、苦桔梗、生甘草、射干。

【用法】水煎服。

【主治】痘疹呛水。火盛热毒壅于会厌，咽门肿痛，水不易入，溢于气喉，气喷作呛。

方十五

【方源】（清）吴谦《医宗金鉴》卷五十八。

【组成】射干、牛蒡子（炒）、元参、连翘（去心）、麦门冬（去心）、栀子（炒）、苦桔梗、甘草（生）。

【用法】水煎服。

【主治】痘疹热毒塞遏肺窍，痘未灌浆而音已先哑者，或痘毒不能发越于外，火热壅塞隔间，上冲咽喉肿痛，甚而不能呼吸，饮食难入。

方十六

【方源】（清）熊立品《痘麻绀珠》。

【组成】甘草一钱，桔梗三钱。

【用法】加猪肤皮，水煎服。

【主治】痘疹咽喉肿痛，不能饮食者。

方十七

【方源】（清）朱载扬《麻症集成》卷四。

【组成】甘草、豆根、力子、麦冬、蒌仁、桔梗、元参、连翘、荆芥。

【主治】麻症咽喉肿痛不食。

方十九

【方源】（清）邹岳《外科真诠》卷上。

【组成】生地一钱，元参一钱，枳壳一钱，桔梗一钱，牛子一钱，丹皮一钱五分，防风一钱，连翘一钱，山甲二片，银花一钱，公英三钱，甘草五分。

【用法】水煎内服。外敷洪宝膏，溃后用乌云散盖膏。

【主治】结喉痈，生于项前结喉之上，肿甚则堵塞咽喉，汤水不下。

加味华盖散

方一

【方源】（明）孙一奎《赤水玄珠》卷七。

【组成】苏子、陈皮、赤茯苓、桑皮、麻黄、杏仁各二钱，甘草一钱。

【用法】加生姜三片，大枣二个，水煎服。

【主治】肺受风寒，喘而胸满声重。

方二

【方源】（清）吴谦《医宗金鉴》卷五十三。

【组成】麻黄、杏仁（去皮尖，炒）、苏子（炒）、前胡、橘红、甘草（生）、桑皮（炒）、桔梗、赤茯苓。

【用法】水煎，食后温服。

【主治】小儿感受风寒，寒邪壅蔽，致气促胸满咳嗽者。

加味化痰丸

【方源】（明）王纶《明医杂著》卷四。

【组成】半夏（汤泡七次，姜汁水拌渗透）、橘红（盐水洗）各三两，桔梗、海蛤粉（另研）、瓜蒌仁（另研）各一两，香附米（淡盐水炒）、枳壳（麸炒）、连翘、枯黄芩（炒）各五钱，贝母（去心，炒）一两，诃子皮、枯矾各二钱五分。

【用法】上为末，炼蜜、姜汁为丸，如黍米大。每服四五十丸，淡姜汤送下。

【主治】痰满胸膈，咽喉不利。

【宜忌】不可过服，恐伤上焦元气。

加味活血退赤散

【方源】（清）欧阳履钦《眼科歌括》卷三。

【组成】桑白皮、炙甘草、牡丹皮（酒洗）、黄芩（酒炒）、天花粉、桔梗、赤芍、归尾、栀子（炒黑）、红花、玄参、生地。

【用法】上锉，水三盅煎一盅，温服。

【主治】色似胭脂症，因肺热干嗽者治之。

加味藿香正气散

【方源】（清）祝补斋《卫生鸿宝》卷四。

【组成】苏叶、陈皮、茅术（炒）、葛根（煨）、蝉蜕各一钱，藿香梗、厚朴（炒）、半夏曲（炒）各钱半，牛蒡子（炒，研）、赤苓各三钱，焦神曲二钱，甘草四分。

【用法】水煎服。

【主治】烂喉痧，形寒发热，面若装朱，痧不出肌，上吐下泻，腹痛如绞，甚至发厥口噤，目闭神昏，乃内挟宿滞痧秽，外感戾毒暴寒，折伏表里为病。

【宜忌】吐泻之后，津液大伤，必然发揭，切勿与蔗梨一切寒凉之物。

加味降气汤

【方源】（明）方隅《医林绳墨大全》卷八。

【组成】当归、川芎、木香、三棱、莪术、桔梗、黄芩、甘草。

【用法】水煎服。

【主治】喉痹失音。

加味桔梗汤

【方源】（清）程国彭《医学心悟》卷三。

【组成】桔梗（去芦）、白及、橘红、甜葶苈（微炒）各八分，甘草节、贝母各一钱五分，苡仁、金银花各五钱。

【用法】水煎服。

【主治】肺痈。

【加减】初起，加荆芥、防风各一钱；溃后，加人参、黄芪各一钱。

加味解毒汤

【方源】（清）吴谦《医宗金鉴》卷五十八。

【组成】元参、苦桔梗、麦门冬（去心）、当归尾、赤芍、生地黄、连翘（去心）、牛蒡子（炒，研）、丹皮、红花、甘草（生）、木通。

【用法】加灯心，水煎服。

【主治】痘症火盛，毒壅会厌，咽喉肿痛，水不易入，气喷作呛。

加味金沸草散

【方源】（明）王肯堂《证治准绳·幼科》卷六。

【组成】旋覆花（去梗）、麻黄（去节，水煮去沫晒干）、前胡（去芦）各七钱，荆芥穗一两，甘草（炙）、半夏（汤泡七次，姜汁拌炒）、赤芍药各五钱，鼠粘子（炒）、浮萍各七钱。

【用法】上为末。每服三钱，加生姜二片，薄荷叶三五片，水煎服。

【主治】麻疹初起，咳嗽喷嚏，异流清涕，眼胞肿，其泪汪汪，面浮腮赤，或呕恶，或泻利，或手掐眉、目、鼻面等较重者。

加味金花丸

【方源】（朝鲜）许浚《东医宝鉴·杂

病篇》卷三引《必用》。

【组成】黄连、黄柏、黄芩（并酒炒）、栀子各一两，大黄（煨）、人参、半夏、桔梗各五钱。

【用法】上为末，滴水为丸，如梧桐子大。每服三十丸，茶清送下。

【功用】泻三焦火，止嗽化痰，清头目。

【主治】三焦火。

加味金锁匙

【方源】（清）刘仕廉《医学集成》卷二。

【组成】火硝三钱，硼砂二钱，冰片八厘，雄黄六分，姜蚕四分，寒水石一钱，人中白、灯草灰各三分。

【用法】上为细末。吹喉。

【主治】阳证喉痹，六脉洪数。

加味荆防败毒散

【方源】（清）过铸《治疗汇要》卷下。

【组成】荆芥、防风、牛蒡子、连翘、胆星、独活、前胡、枳壳、苏子、瓜蒌、杏仁、生地黄、黄芩、黄柏、黑山栀、元参、灯心二十茎（需原枝）。

【用法】长流水煎，和保命丹同服。

【主治】一切喉证，脉洪大，六七至者。

【加减】如大便不行，去荆芥、防风，加枳实、青皮、大黄。

加味荆防葛根汤

【方源】（清）祝补斋《卫生鸿宝》卷四。

【组成】葛根钱半（虚者一钱），荆芥、桔梗、象贝、防风各钱半。蝉退、枳壳（炒）各一钱，生甘草四分，牛蒡子、白杏仁、枇杷叶、浮萍各三钱。

【用法】水煎服。

【主治】①《卫生鸿宝》：厉邪痧症。形寒壮热，咽喉肿痛，头痛体痛，咳嗽胸闷，鼻塞呕恶，两目汪汪，手足指冷，脉来濡数，或浮数。②《痧喉阐解》：风塞外束，皮肤闭密，痧发不出。

加味救肺散

【方源】（清）吴谦《医宗金鉴》卷五十五。

【组成】麦冬（去心）、人参、黄芪（炙）、郁金、五味子、当归（酒洗）、白芍药（酒炒）、川贝母（去心，研）、甘草（炙）、马兜铃。

【用法】水煎服。

【主治】小儿痨伤，无热咳嗽，痰中带血。

加味救肺饮

【方源】（清）吴谦《医宗金鉴》卷四十。

【组成】当归、白芍、麦冬、五味子、人参、黄芪、炙草、百合、款冬花、紫菀、马兜铃。

【主治】金被火刑，肺损嗽血。

加味救肺饮加郁金汤

【方源】（清）吴谦《医宗金鉴》卷四十。

【组成】加味救肺饮加郁金末。

【主治】劳伤吐血、嗽血。

加味控涎丸

【方源】（元）危亦林《世医得效方》卷五。

【组成】大戟、芫花、甘遂、甜葶苈、巴豆（去壳）各一两，黑牵牛（炒，取头末）三两，白芥子（炒）二两。

【用法】上为末，米糊为丸，如粟米大。每服三七粒，茶清吞下；或温水亦可。得利则效。

【功用】消浮退肿，下水。

【主治】风热上壅，或中脘停留水饮，喘急，四肢浮肿，脚气入腹，平常腹中痰热，诸气结聚。

【宜忌】服后未可服甘草药及热水。

加味款冬散

【方源】（明）芮经，纪梦德《杏苑生春》卷五。

【组成】杏仁、桑白皮各七分，款冬花一钱，阿胶二钱，半夏七分，贝母、知母各一钱，甘草五分。

【用法】上㕮咀，加生姜三片，水煎，温服。

【功用】泻肺火，豁痰结。

【主治】肺受火邪，咳嗽发热。

【方论选录】杏仁、桑皮泄肺火，款冬、阿胶润肺止嗽，半夏、贝母豁痰，知母清热，生草泄火和药。

加味理中汤

【方源】（宋）杨士瀛《仁斋直指方论》卷八。

【组成】人参、白术、干姜（不炒）、甘草（炙）、半夏（制）、茯苓、橘红、细辛、北五味子各等分。

【用法】上锉细。每服二钱半，加生姜、大枣，水煎，食前服。

【功用】温养脾肺。

【主治】脾肺虚寒，咳嗽不已；中寒口噤，身体强直。①《仁斋直指方论》：肺胃俱寒，咳嗽。②《外科发挥》：肺胃俱寒，发热不已。③《景岳全书》：脾肺俱虚，咳嗽不已。④《文堂集验方》：中寒，身体僵直，口噤不语，四肢战掉，洒洒恶寒，脉浮紧，无汗。⑤《杂病证治新义》：虚寒咳嗽。

加味丽泽通气散

【方源】（明）万全《万氏家传片玉心书》卷五。

【组成】羌活、独活、苍术、防风、升麻、荆芥穗、葛根、甘草（炙）、细辛、麻黄、白芷、川芎、木通。

【用法】加生姜三片，大枣二枚，葱二寸，水煎，食后服。

【主治】肺受风寒，久而不散，则肺气壅闭而鼻塞，脓涕结聚而不开，使不闻香臭，则成鼻齆。

加味凉膈煎

【方源】（清）俞根初《重订通俗伤寒论》。

【组成】风化硝一钱，煨甘遂八分，葶苈子一钱半，苏薄荷一钱半，生锦纹（酒洗）一钱，白芥子八分，片黄芩一钱半，焦山栀三钱，青连翘一钱半，小枳实一钱半，鲜竹沥两瓢，生姜汁（同冲）两滴。

【功用】下痰通便。

【主治】温热挟痰火壅肺，痰多咳嗽，喉有水鸡声，鼻孔煽张，气出入多热，胸膈痞胀，腹满便秘，甚则喘胀闷乱，胸腹坚如铁石，胀闷欲死。

加味凉膈散

方一

【方源】（明）方隅《医林绳墨大全》卷八。

【组成】黄连、荆芥、石膏、山栀、连翘、黄芩、防风、枳壳、当归、生地、甘草、桔梗各等分，薄荷、白芷。

【用法】细茶为引，水煎服；或为细末，调服亦可。

【主治】实火蕴热积毒，二便闭塞，风痰上壅，将发喉痹，胸膈不利，脉弦而数。

方二

【方源】（清）叶桂《叶氏女科证治》卷二。

【组成】黄芩一钱，连翘（去心）一钱五分，山栀仁（炒）、薄荷、桔梗各八分，竹叶十片，牛蒡子一钱，甘草五分。

【用法】水煎服。

【主治】妊娠口痛，口舌无疮，及咽喉肿痛。

加味苓桂术甘丸

【方源】（清）俞根初《重订通俗伤寒论》。

【组成】生於术（米泔浸）、浙茯苓、鹿脊骨（用麻黄四钱煎汤，炙）各三两，桂枝木八钱，竹沥、半夏二两，杏仁霜两半，北细辛三钱，炙甘草六钱。

【用法】水泛为丸。每服钱半至二钱，淡盐汤送下。

【主治】哮喘时止时发，上气郁闷，咳痰不出，勉强咳出一二口，痰中稍杂以血点。盖因伏饮之踞，始则阳衰浊泛，继则阴亦渐损，此哮喘属于虚寒，而阳伤略及阴分也。

加味六君子汤

【方源】（清）陈念祖《医学从众录》卷二。

【组成】人参、白术、炒茯苓、半夏各二钱，陈皮、甘草（炙）、干姜各一钱，细辛八分，五味七分。

【用法】水煎服。

【主治】肺脾虚寒，痰嗽气喘。

加味龙麝紫金饼

【方源】（清）武林潘《证治宝鉴》卷十。

【组成】生地、玄参、琥珀、犀角（生，镑）、羚羊角（镑）、薄荷、桔梗、升麻、凝水石（煅）、连翘、人参、牙硝（另研）、赤茯苓各五钱，川芎、朱砂（水飞）各一两，诃子（去核）、牛黄、冰片、青黛各四钱，石膏三钱，麝香少许，金箔（为衣）百张。

【用法】上为末，蜜同甘草膏为丸，如芡实大。每服一丸，不拘时含化。

【主治】上焦风热，咽喉肿痛，口舌生疮，肺经不清，声音不利，痰涎壅盛。

【备注】本方方名，据剂型，当作“加味龙麝紫金丸”。

加味龙石散

【方源】（明）朱橚《普济方》卷二九九。

【组成】寒水石（烧）四两，朱砂（飞研）二钱，马牙硝（枯）一钱，铅白霜半钱，硼砂半钱，脑子二钱半，或加甘草（末）二钱。

【用法】上为极细末。每用少许，干掺患处，吐津，误咽了，不妨。

【主治】口舌生疮，时时血出，咽喉肿塞，疼痛妨闷。

加味麻黄汤

方一

【方源】（明）万全《万氏家传育婴秘诀》卷三。

【组成】麻黄、苏叶、桑白皮（蜜炙）各等分，甘草减半。

【用法】上㕮咀。以水煎服。得汗咳止。

【主治】肺感风寒，痰涎咳嗽。

【加减】身热而渴者，加知母、石膏。

方二

【方源】（清）康宿卿《医学探骊集》卷三。

【组成】麻黄三钱，桂枝二钱，苏叶三钱，黄芩（酒洗）三钱，芥穗三钱，滑石四钱，豆豉四钱，木通三钱，甘草一钱，葱头一个，杏仁二钱，川贝母二钱，皂刺三钱。

【用法】酒、水各半煎服。

【主治】伤寒咳嗽，有声无痰者。

方三

【方源】（清）林珮琴《类证治裁》卷二。

【组成】麻黄、桂枝、杏仁、甘草、半夏、橘红、苏叶、生姜、大枣。

【主治】伤寒嗽，恶寒无汗，脉紧。

加味七粒紫金丹

【方源】（清）张觉人《外科十三方考》。

【组成】信石末一钱，枯矾末一钱，淡豆豉一两，射干五两，麝香四分。

【用法】先将豆豉蒸软，然后同药末捣和成丸，如绿豆大。每服七丸，冷茶送下。小儿酌服一二丸，以服至不喘为度。

【主治】冷痰哮喘，天雨便发，坐卧不得，饮食不进，兼治寒痰疯狂。

【宜忌】服药后一小时内，当忌热食，以免引起恶心呕吐。

加味七味丸

方一

【方源】（明）兰茂《医门擥要》。

【组成】熟地黄八两，山茱萸四两，茯苓三两，怀山药四两，牡丹皮二两，泽泻二两，五味子一两，麦冬三两，肉桂一两。

【功用】滋补肺肾，纳气平喘。

【主治】肺肾两虚证。咳嗽气喘，虚烦劳热，潮热盗汗，腰痛等。

方二

【方源】（清）冯兆张《冯氏锦囊秘录·杂症大小合参》卷十一。

【组成】熟地黄（清水煮，捣烂入药）八两，山茱萸（去核，酒蒸，晒干，炒）四两，牡丹皮（炒）三两，茯苓（人乳拌透，晒干，焙）三两，怀山药（炒黄）四两，泽泻（淡盐酒拌，晒干，炒）二两，五味子（每个用铜刀切作二片，蜜酒拌蒸，晒干，焙）一两，麦冬（去心，炒）三两，肉桂（临磨刮去粗皮）一两（不见火）。

【用法】上为末，用熟地捣烂入药，加炼蜜为丸。每早空心服四钱，淡盐汤送下；或生脉饮送服。

【功用】清肺火，补肾水，纳气藏原，引火归原。

加味羌活胜湿汤

【方源】（明）武之望《济阳纲目》卷一〇〇。

【组成】羌活、独活各一钱，防风、藁本、蔓荆子、川芎、黄芩、桔梗、甘草各五分。

【用法】上锉。水煎，食后服。

【主治】咽痛，颊肿，面赤，脉洪大者。

加味青龙汤

【方源】（清）郑元良《郑氏家传女科万金方》卷四。

【组成】白茯苓、干姜、白芍各三钱五分，杏仁、半夏、甘草各三钱，当归、桔梗、川芎、桂枝、五味各一钱半，麻黄、陈皮各一钱。

【用法】上㕮咀，分五帖。加生姜三片，水一钟半，煎七分，空心热服。

【功用】发散风邪，顺气化痰。

【主治】产后失于调理，肺经空虚，风寒乘入，以致气紧咳嗽痰多。

【加减】如气急，加苏叶、枳实各二钱。

加味青州白丸

【方源】（明）朱橚《普济方》卷九十四引《格物堂经验良方》。

【组成】白附子、天南星、半夏、川姜各二两，白僵蚕、天麻、干蝎各一两，川乌头（去皮尖）半两。

【用法】上并生为细末，白面糊为丸，如梧桐子大。每服三五十丸，生姜汤送下，不拘时候。

【功用】常服去风痰，利壅膈，安神定志。

【主治】中风，半身不遂，口眼㖞斜，痰涎闭塞，咳嗽咯血，胸膈满闷，小儿惊风，妇人血风，大人洗头风，并宜服之。

【宜忌】孕妇忌用。

加味清肺降火汤

【方源】（清）谢玉琼《麻科活人全书》卷三。

【组成】陈皮、枯黄芩、麦冬、桑白皮、生地黄、贝母、栀仁、瓜蒌仁、天花粉、石膏、葶苈子、地骨皮、苏子（炒）。

【用法】灯心二十根为引，水煎服。

【主治】麻出喘急。

加味清肺饮

【方源】（明）翟良《痘科类编释意》卷三。

【组成】人参、柴胡、杏仁（去皮）、桔梗（去头）、芍药、麻黄、半夏、粟壳（盐水泡，去筋膜，蜜炙）、甘草、五味子、旋覆花、阿胶（麸炒成珠）、桑白皮、知母、乌梅（水泡，去黑衣，去核）。

【用法】加生姜三片，葱一根，水一钟半，煎至八分，温服。

【主治】热毒在肺，传于皮肤之间，而致痘疮发紫泡血泡者。

【加减】紫泡、血泡，加当归、生地，去五味子、粟壳；白泡，加生地、酒炒黄芩。

加味清喉煎

【方源】（清）刁步忠《喉科家训》卷二。

【组成】润元参、大生地、粉丹皮、荆芥穗、玉桔梗、焦山栀、天花粉、牛蒡子、生甘草、南薄荷、青防风。

【用法】水煎服。

【主治】虚烂喉风。本原不足，虚火上炎，喉间白斑，痛烂连扁桃腺及内外黏膜，视之不肿，六脉细数。

【加减】尺脉旺，去荆、防，加知母、黄柏。

加味清凉饮

【方源】（清）康宿卿《医学探骊集》卷三。

【组成】大熟地四钱，黄芩四钱，栀子三钱，滑石三钱，广陈皮二钱，黄柏三钱，木通三钱，茯苓三钱，甘草一钱，大海三个，山豆根三钱。

【用法】水煎服。

【主治】伤寒咽痛，已得出大汗，脉静自安者。

加味清宁膏

【方源】（清）何炫《何嗣宗医案》。

【组成】生地（酒拌略蒸）四两，麦冬四两，白花百合八两（晒干四两），桑白皮（蜜炙）三两，款冬花二两，百部三两，玉竹四两，薄荷三两，贝母三两，山药（蒸熟）六两（以上三味，研细入膏），桔梗一两，枇杷叶（蜜炙）八两，橘红一两，米仁（炒）八两，茯苓二两，白芍（酒炒）三两，炙甘草一两，龙眼肉四两，大枣六两。

【用法】上药煎成膏，加饴糖、白蜜各一斤，俱煎极熟收之，候冷入薄荷、贝母、山药末拌匀。时时挑置口中噙化，或白汤调服亦可，临卧及睡觉噙之更佳；亦可小剂作煎饮。空心兼服保阴、回生之属。

【功用】补阴，清肺，益脾，降气，消痰。

【主治】阴虚咳嗽，或多痰，或干咳，或痰血红，或纯血。

【加减】泄泻，再加炒米仁四两。

加味清胃汤

【方源】（清）沈金鳌《幼科释谜》卷六。

【组成】升麻、当归、黄连、丹皮、生地黄、茯苓、陈皮。

【主治】小儿胃热生痰，咳逆羸瘦。

加味清咽利膈汤

【方源】（明）秦景明《幼科金针》卷下。

【组成】连翘一钱，川连一钱，元参一钱，金银花一钱，黄芩一钱，桔梗一钱，甘草一钱，青防风一钱，牛蒡一钱，荆芥一钱，朴硝二钱，薄荷头一钱，山栀一钱，大黄一钱。

【用法】水煎服。

【主治】喉痹。

加味人参款花膏

【方源】（明）万全《万氏家传育婴秘诀》卷三。

【组成】人参、五味子、天冬、麦冬、款冬花、贝母、桑白皮（炒）、阿胶（炒）各一钱，黄芩、黄连、炙甘草、桔梗、当归各一钱半。

【用法】上为末，炼蜜为丸，如圆眼大。每服一丸，陈皮汤化下。

【功用】止咳。

【主治】咳嗽不止，气逆血亦逆，口鼻出血者。

【备注】本方方名，据剂型当作“加味人参款花丸”。

加味人参紫菀散

【方源】（宋）杨士瀛《仁斋直指方论》卷九。

【组成】人参、北五味子、紫菀茸、陈皮、贝母（去心）、紫苏叶、桑白皮（炒）、白茯苓、杏仁（去皮，炒）、甘草（炙）各三分，加川芎、半夏曲各一两，阿胶（炒酥）半两。

【用法】上为粗末。每服二钱，加生姜七片，大枣三枚，乌梅一个，食后煎服。

【主治】虚劳咳嗽。

加味如圣散

【方源】（明）吴崑《医方考》卷六。

【组成】桔梗二钱，牛蒡子、麦门冬各一钱五分，甘草、玄参、荆芥各一钱，防风七分，生犀角、黄芩各五分。

【主治】①《医方考》：痘症痰嗽风热，声哑喉痛者。②《痘学真传》：痘家风痰热壅，烦渴不宁，痘色干红，在五六朝前不润泽起胀者。

加味如圣汤

【方源】（明）武之望《济阳纲目》卷一〇六。

【组成】桔梗三钱，甘草一钱半，黄芩、黄连、薄荷、天花粉、元参各一钱。

【用法】水煎，频频咽之。滓再煎服。

【主治】咽喉一切病证。

【加减】如风热壅盛，欲结毒溃脓，加射干、连翘各一钱，牛蒡子八分，羌活、防风各七分；大便秘，加大黄二钱；口燥咽干，加生地黄、知母各一钱；阴虚火动声哑，加黄柏、蜜炙知母、麦冬各一钱，五味子二十粒。

加味三拗汤

方一

【方源】（元）危亦林《世医得效方》卷五。

【组成】杏仁（去皮尖）七钱半，陈皮一两，甘草三钱半，麻黄一两二钱，北五味子七钱半，辣桂五钱。

【用法】上锉散。每服四钱，水一盏半，加生姜三片，水煎服。

【主治】肺感寒邪发喘。

【加减】喘甚，加马兜铃、桑白皮；夏月，减麻黄。

方二

【方源】（明）方隅《医林绳墨大全》卷四。

【组成】杏仁（去双仁，不去皮尖）二钱半，麻黄二钱，生甘草五分，羌活、桔梗各八分，防风（去芦）一钱，生姜（切细）三钱。

【用法】水煎，热服。

【主治】咳嗽因于寒，误服凉药失声者。

加味上清丸

【方源】（明）龚廷贤《万病回春》卷二。

【组成】南薄荷叶四两，柿霜四两，玄明粉五钱，硼砂五钱，冰片五片，寒水石五钱，乌梅肉五钱，白粉八两。

【用法】上为细末，甘草水熬膏为丸，如芡实大。每服一丸，噙化茶汤送下。

【功用】清声润肺，宽肠化痰，生津止渴，爽气凝神。

【主治】咳嗽烦热。

加味射干汤

【方源】（清）杨龙九《囊秘喉书》卷下。

【组成】射干、生地各一钱，桔梗、连翘、黄芩、贝母、元参、甘草各七分，荆芥五分，牛蒡七分。

【用法】水煎服。

【主治】喉痹肿痛。

加味参苏饮

方一

【方源】（明）孙一奎《赤水玄珠》卷二十一。

【组成】参苏饮加五味子、杏仁。

【主治】妊娠咳嗽，项背强急，鼻塞头眩，时发寒热。

方二

【方源】（清）费伯雄《医醇賸义》卷二。

【组成】人参二钱，苏子二钱，沉香五分，桑皮三钱，蒌皮三钱，橘红一钱，半夏一钱，丹参二钱，柏子仁二钱，苡仁五钱，生姜二片。

【主治】悲伤。悲则气逆，膹郁不舒，积久伤肺，清肃之令不能下行。

加味参术苓桂汤

【方源】（清）陈士铎《辨证录》卷九。

【组成】人参、茯苓、麦冬、山药各五钱，白术一两，补骨脂一钱，苏子、肉桂各一钱。

【用法】水煎服。

【主治】胃气上逆，咳逆倚息短气，其形如肿，吐痰不已，胸膈饱闷。

加味生化补中益气汤

【方源】佚名《女科秘要》卷六。

【组成】川芎一钱，当归三钱，干姜四分，炙草五分，人参三钱，桃仁十二粒，茯苓一钱。

【用法】新罐煎服。

【主治】产后气短似喘。

【加减】如汗多，不用茯苓，加黄芪一钱，五味子十粒。

【备注】若日久食少，闻药即吐，及误用寒药、食寒物，以致呕不纳谷者，急用人参二三钱，姜三片，仓米一大撮煎服。

加味生化汤

方一

【方源】（清）傅山《傅青主女科·产后编下卷》。

【组成】川芎一钱，当归二钱，杏仁十粒，桔梗四分，知母八分。

【主治】产后外感风寒，咳嗽，及鼻塞声重。

【宜忌】产后不可发汗。

【加减】有痰，加半夏曲；虚弱有汗咳嗽，加人参。

方二

【方源】（清）竹林寺僧《宁坤秘籍》卷中。

【组成】川芎二钱，当归三钱，人参三四钱，炙甘草五分，陈皮三分，杏仁（去皮尖）七粒。

【主治】产后头痛发热，气急喘汗。

【加减】如在产后七日内，加用黄芪三钱，枣仁一钱，麦冬一钱。

方三

【方源】（清）竹林寺僧《宁坤秘籍》卷中。

【组成】川芎一钱，当归三钱，炙甘草四分，杏仁（去皮尖）十粒，枣仁（炒）一钱，桔梗四分，人参二钱，半夏八分。

【主治】产后气短痰嗽，声重汗出。

【加减】痰多，加黄芪一钱；前症汗多，加黄芪并参；如腹中块痛不除，暂停参，芪以定块。

加味生脉散

【方源】（清）祁坤《外科大成》卷三。

【组成】麦冬五钱，人参二钱，五味子一钱，姜炭三分。

【用法】水二钟，煎八分，食远服。亦可代茶。

【主治】鼻衄。

加味收敛散

【方源】（明）龚居中《内科百效全书》卷三。

【组成】阿胶、诃子肉、杏仁、五味子、黄芩、瓜蒌仁、香附制、马兜铃、知母、天门冬、桑白皮。

【用法】水煎服。

【主治】肺气胀满，夜不得眠，动则发喘。

加味鼠粘子散

【方源】（明）王肯堂《证治准绳·幼科》卷五。

【组成】桔梗、射干、山豆根、防风、干葛、陈皮、荆芥、连翘。

【用法】水煎，细细呷之。

【主治】小儿咽中有疮作呕。

加味鼠粘子汤

【方源】（明）谈志远《痘疹全书》卷上。

【组成】桔梗、牛蒡子（炒）、射干、防风、甘草（炙）、荆芥、陈皮（去白）、连翘、山豆根。

【用法】上㕮咀。水煎服，细分呷之。

【主治】痘疹，喉中有疮作痛闭塞，饮食时硬塞而呕。

加味四君汤

【方源】（清）陈士铎《辨证录》卷九。

【组成】人参、白芍各三钱，白术、茯苓各五钱，陈皮五分，益智仁一钱，甘草三分。

【用法】水煎服。

【主治】痰证。胃气怯弱，水流胁下，咳唾引痛，吐痰甚多，不敢用力。

加味四君子汤

方一

【方源】（明）楼英《医学纲目》卷三十九引海藏方。

【组成】人参、白术、白茯苓、甘草、杏仁、桑白皮各等分，半夏曲减半。

【用法】水煎服。

【主治】涎嗽。

方二

【方源】（明）徐春甫《古今医统大全》卷八十二。

【组成】人参、白术、茯苓、甘草、秦艽、黄蜡各等分。

【用法】上㕮咀。每服半两，水煎服。

【主治】劳嗽。

【宜忌】服药后，止可食淡者。猪蹄肉仍须先煮去元汁，再以白汤熟煮。忌房劳及一切生冷鱼腥咸毒腌藏等物。

方三

【方源】（清）陈复正《幼幼集成》卷三。

【组成】人参、漂白术、白云苓各一钱，粉甘草八分，芽桔梗一钱，大麦冬二钱，黑栀仁一钱，片黄芩一钱五分。

【用法】加灯心十茎，竹叶七片，水

煎，热服。

【主治】脾热传肺，虚火上炎，血从鼻出。

方四

【方源】（朝鲜）许浚《东医宝鉴·杂病篇》卷五引《万病回春》。

【组成】人参、白术各一钱三分，甘草一钱，当归八分，赤茯苓、陈皮、厚朴、缩砂、苏子、桑白皮各六分，沉香、木香各五分（并水磨取汁）。

【用法】上锉，作一帖。加生姜三片，大枣二个。水煎，和二香汁调服。

【主治】气喘。

加味四七汤

方一

【方源】（宋）窦汉卿《疮疡经验全书》卷九。

【组成】紫苏叶、白茯苓各五钱，半夏（姜汁浸，炒）、桑皮各三钱，木香二钱，枳实、厚朴各三钱，甘草二钱。

【用法】分四服。加生姜七片，水煎服。

【主治】疮疡喘嗽多痰。

方二

【方源】（明）龚廷贤《寿世保元》卷三。

【组成】半夏（汤泡）五两，白茯苓（去皮）四两，川厚朴（姜炒）三两，紫苏二两，桔梗二两，枳实（麸炒）二两，甘草一两。

【用法】上锉作十剂。加生姜七片，大枣一枚，水煎，热服。

【主治】七情之气，结成痰涎，状如破絮，或如梅核，在咽喉之间，咯不出，咽不下；或中脘痞闷，气不舒快，或痰涎壅盛，上气喘急；或因痰饮，恶心呕吐。

方三

【方源】（明）龚廷贤《万病回春》卷五。

【组成】白茯苓（去皮）、川厚朴（去皮，姜炒）、苏梗、半夏（姜汁炒）、广橘红、青皮、枳实、砂仁、南星（姜汁炒）、神曲（炒）各一钱，白豆蔻、槟榔、益智仁各五分。

【用法】上锉一剂，加生姜五片，水煎，临卧服。

【功用】行气化痰。

【主治】气郁生痰，如有梅核，或如破絮，在咽喉之间，咯不出，咽不下；或中脘痞满，气不舒快；或痰涎壅盛，上气喘急；或因痰饮，恶心呕吐。

加味四物汤

方一

【方源】（明）武之望《济阳纲目》卷二十八。

【组成】当归、川芎、白芍药、熟地黄、知母、黄柏、人参、麦门冬、五味子、桑白皮、地骨皮。

【用法】上锉。水煎服。

【主治】咳嗽吐红。

【备注】或云不宜用人参。

方二

【方源】（明）武之望《济阳纲目》卷二十八。

【组成】当归、川芎、芍药、地黄（酒炒）、桃仁、诃子、青皮。

【用法】上锉。水煎，加竹沥、姜汁服。

【主治】痰挟瘀血，致肺胀而嗽，或左或右不得眠。

方三

【方源】（明）武之望《济阳纲目》卷二十八。

【组成】当归、川芎、芍药、熟地黄、桔梗、黄柏（炒）各一钱。

【用法】上锉。水煎，加竹沥服。

【功用】补阴降火。

【主治】痰郁火邪在肺，干咳嗽。

方四

【方源】（清）鲍相璈《验方新编》卷三。

【组成】当归、熟地各三钱，川芎、芍药各二钱，柳树根（酒炒）一两。

【用法】水煎服。

【主治】痨热咳嗽。

方五

【方源】（清）傅山《傅青主女科·产后编下卷》。

【组成】川芎、白芍、知母、瓜蒌仁各一钱，生地、当归各二钱，诃子二钱，冬花六分，桔梗四分，甘草四分，兜铃四分，生姜一大片。

【主治】半月后干嗽有声痰少者。

方六

【方源】（清）孟河《幼科直言》卷五。

【组成】当归、川芎少许，白芍（炒）、熟地黄、苡仁、葳蕤、白茯苓、山药、扁豆（炒）。

【用法】水煎服。兼服肥儿丸。

【功用】保肺健脾。

【主治】小儿单龟胸，气壅已平。

方七

【方源】（清）陈笏庵《胎产秘书》卷下。

【组成】川芎、蒌仁、知母、诃皮各一钱，当归、熟地各二钱，桔梗、兜铃各四分，款冬六分。

【用法】水煎服。

【主治】产后半月，干嗽有声而痰少者。

方八

【方源】（清）窦氏原本，朱翔宇嗣辑《喉症全科紫珍集》卷上。

【组成】当归、白芍各一钱，生地三钱，川芎七分，丹皮八分，柴胡五分。

【用法】水二钟，加大枣二枚，水煎服。

【主治】血虚咽喉燥痛，微烦热恶寒，午后尤甚；劳伤火动，口破咽疼，晡热内热，脉数无力；血热口疮，或牙根肿溃，烦燥不宁。

【加减】三阴虚火咽痛者，加黄柏、知母各一钱，桔梗、元参各一钱五分；渴者，加麦冬、花粉各一钱五分。

方九

【方源】（清）刁步忠《喉科家训》卷二。

【组成】蒸熟地、杭白芍、西归身、真川芎、生甘草、黑元参、剖麦冬、白桔梗、制香附。

【用法】水煎服。

【主治】阴虚液少，午后咽痛喉燥，舌干无苔，一切贫血症经久不愈。

加味五仙散

方一

【方源】（清）谢玉琼《麻科活人全书》卷一。

【组成】知母、贝母各二钱，款冬花四钱，桑白皮七钱，桔梗七钱，芽茶五钱。

【用法】上为末。每用一钱，杏仁煎汤调下。

【主治】咳嗽不止。

方二

【方源】（清）朱载扬《麻症集成》卷四。

【组成】川贝、知母、款冬、茯苓、桔梗、桑皮、杏仁、瓜蒌、甘草、雨茶。

【主治】肺胃虚火咳嗽。

加味戊己汤

【方源】（明）秦昌遇《症因脉治》卷二。

【组成】白芍、甘草、黄柏、知母。

【主治】脾阴不足，土中之火刑金，而

致内伤嗽血。

加味犀角地黄汤

方一

【方源】（明）龚居中《寿世仙丹》卷四。

【组成】犀角一两，白芍（另磨，煨过）、生地（酒洗）、熟地（酒蒸）、蒲黄（炒焦）、栀子（炒黑）、郁金、黄柏、丹皮（酒蒸）、条芩各五钱。

【用法】上㕮咀，分作五剂，水二钟，煎一钟，临服入磨犀角，童便一小杯同服，不拘时饮之。

【主治】鼻血不止。

方二

【方源】（清）康宿卿《医学探骊集》卷四。

【组成】犀牛角二钱，生地黄五钱，丹皮二钱，白芍三钱，滑石四钱，酒黄芩五钱，炒栀子四钱，竹叶一钱，木通三钱。

【用法】水煎，温服，再以复元散闻之。

【主治】鼻衄。

加味陷胸丸

【方源】（清）张璐《张氏医通》卷十五。

【组成】黄连（姜汁炒）、半夏（姜制）、瓜蒌实、焰硝各三钱，轻粉二钱半，滑石（飞净）一两。

【用法】炼蜜为丸，如芡实大。大儿五六丸，周岁儿一丸，沸汤调化服。

【主治】痰积痞满，痏热喘嗽。

加味香薷饮

【方源】（明）武之望《济阳纲目》卷二十四。

【组成】香薷三钱，厚朴、白扁豆、炒五味子各一钱半。

【用法】上锉，水煎服。

【主治】感暑而嗽。

加味香苏散

【方源】（清）程国彭《医学心悟》卷二。

【组成】紫苏叶一钱五分，陈皮、香附各一钱二分，甘草（炙）七分，荆芥、秦艽、防风、蔓荆子各一钱，川芎五分，生姜三片。

【用法】上锉一剂。水煎，温服，微覆似汗。

【主治】四时感冒，寒热头痛，咳嗽。

【加减】若头脑痛甚者，加羌活八分，葱白二根；自汗恶风者，加桂枝、白芍各一钱；若在春夏之交，唯恐夹杂温暑之邪，不便用桂，加白术一钱五分；若兼停食，胸膈痞闷，加山楂、麦芽、卜子各一钱五分；若太阳本症未罢，更兼口渴溺涩者，此为膀胱腑症，加茯苓、木通各一钱五分；喘嗽，加桔梗、前胡各一钱五分，杏仁七枚；鼻衄或吐血，去生姜，加生地、赤芍、丹参、丹皮各一钱五分；咽喉肿痛，加桔梗、蒡子各一钱五分，薄荷五分；便秘，加卜子、枳壳；若兼四肢厥冷，口鼻气冷，是兼中寒也，加干姜、肉桂之类，虽有表症，其散药只用一二味，不必尽方；若挟暑气，加入知母、黄芩之类；干呕发热而咳，为表有水气，加半夏、茯苓各一钱五分；时行疫疠，加苍术四分；梅核气症，咽中如有物，吞之不入，吐之不出者，加桔梗、苏梗各八分；妇人经水适来，加当归、丹参；产后受风寒，加黑姜、当归，其散剂减去大半；若体质极虚，不任发散者，更用补中兼散之法。

加味香苏饮

【方源】（清）唐宗海《医学见能》卷一。

【组成】香附二钱，陈皮二钱，紫苏三钱，薄荷一钱，甘草一钱，杏仁三钱，辛夷二钱，桔梗三钱。

【主治】鼻流清涕，如有窒塞不通者。

加味逍遥散

【方源】（清）唐宗海《医学见能》卷二。

【组成】当归二钱，白芍二钱，茯苓三钱，柴胡二钱，煨姜二钱，薄荷一钱，丹参二钱，香附二钱，半夏二钱，黄芩二钱，五味子七分，丹皮二钱，白术二钱，甘草一钱。

【主治】小儿咳嗽，连呛数十余声者，肝血之不和也。

加味消毒饮

【方源】（清）张璐《张氏医通》卷十五。

【组成】鼠粘子一钱半，甘草五分，荆芥七分，紫草一钱，防风六分，糯米一撮。

【用法】水煎，不拘时服。

【主治】痘疹血热，咽喉不利。

加味消风散

【方源】（明）方隅《医林绳墨大全》卷八。

【组成】薄荷、玄参、全蝎、升麻、荆芥、紫苏、干葛、赤芍、桔梗、甘草。

【用法】水煎服。

【主治】咽喉肿痛，因于呕吐咯伤。或因食恶物及谷芒刺涩，风热与气血相搏者。

加味消黄散

【方源】（清）杨龙九《囊秘喉书》卷上。

【组成】牙硝二钱，蒲黄五分，冰片一分五厘，僵蚕（制）一分，牙皂（制）一分二厘，白芷一分。

【主治】一切喉症。

【加减】痰甚，加蜒蚰梅。

加味小柴胡汤

【方源】（明）王肯堂《证治准绳·伤寒》卷五。

【组成】柴胡（上）、人参（中）、黄芩（中）、半夏（中）、甘草（下）、黄连（中）、升麻（中）、白芍药（中）、玄参（中），生姜三片，大枣二枚。

【主治】发斑肌热，潮热，或往来寒热，口苦咽干，目眩耳聋，胁痛胸满，心烦，或干呕，或烦渴，或喘，或咳嗽不止者，宜服之。

加味小青龙汤

【方源】（明）王三才《医便》卷二。

【组成】干姜（炒黑）、细辛、麻黄、桂枝、甘草各五分，白芍药、五味子各一钱，半夏（姜制）一钱五分，枳壳、桔梗各五分，白茯苓、陈皮各八分。

【用法】加生姜三片，水煎，食少时稍热服。

【主治】春初寒邪，伤肺咳嗽。

加味泻白散

方一

【方源】（明）秦昌遇《症因脉治》卷一。

【组成】桑白皮、地骨皮、桔梗、杏仁、防风、黄芩、瓜蒌仁、知母、薄荷、枳壳、橘红、甘草。

【主治】外感风邪，伤肺腋痛。

【加减】口渴加石膏、花粉、竹叶。

方二

【方源】（明）秦昌遇《症因脉治》卷二。

【组成】桑白皮、地骨皮、甘草、防风、荆芥、桔梗。

【主治】伤风咳嗽，脉浮数，自汗身热。

方三

【方源】（明）万全《万氏家传幼科发挥》卷下。

【组成】桔梗、防风各二钱，甘草一钱，地骨皮一钱二分。

【主治】诸气喘促，上气咳嗽，面肿。

方四

【方源】（明）武之望《济阳纲目》卷二十八。

【组成】桑白皮、地骨皮、桔梗、知母、陈皮各一钱二分，黄芩、青皮各一钱，甘草四分。

【用法】用水二钟，煎八分，食后温服。

【主治】感热喘嗽，口干烦热，胸满有痰。

方五

【方源】（清）吴谦《医宗金鉴》卷五十三。

【组成】桑皮（蜜炙）、地骨皮、甘草（生）、川贝母（去心，研）、麦冬（去心）、知母（生）、桔梗、黄芩、薄荷。

【用法】水煎服。

【主治】火嗽，面赤咽干燥，痰黄气秽带黏稠，便软。

方六

【方源】（清）谢玉琼《麻科活人全书》卷三。

【组成】桑白皮、地骨皮、白茯苓、知母、黄芩、人参、甘草。

【用法】糯米一百粒为引，水煎，食后服。

【主治】小儿麻症，肺炎喘嗽。

【备注】原书治上症，以本方去人参、甘草。

方七

【方源】（清）许克昌《外科证治全书》卷二。

【组成】桑白皮（生）、地骨皮各三钱，生甘草八分，桔梗、辛夷各二钱，黄芩、陈皮、木通各一钱五分。一方加山栀仁（生研）一钱。

【用法】水煎，食远服。

【主治】鼻痔。生鼻孔内，如肉赘下垂，色紫微硬，撑塞鼻孔，气息不通，香臭莫辨，或臭不可近，痛不可摇。

方八

【方源】（清）张璐《张氏医通》卷十三。

【组成】桑根皮（姜汁和蜜炙）、地骨皮各一两，甘草（炙）五钱，橘红，桔梗。

【用法】上为散。每服四五钱，入粳米一百粒，竹叶一把，水煎服。

【主治】肺热咳，手足心热。

【宜忌】如有客邪禁用。

【加减】有热，更加知母、黄芩。

【备注】方中橘红、桔梗用量原缺。

加味泻心汤

【方源】（清）刘耀先《眼科金镜》卷三。

【组成】黄芩、川大黄、桔梗、知母、马兜铃、玄参、防风各二钱，栀子、生地各三钱。

【用法】上锉剂，水煎，食远温服。

【主治】心热伤肺，火炎上攻，目痛如针刺。

加味芎苏饮

【方源】（明）张浩《仁术便览》卷一。

【组成】川芎、陈皮、白芷、款冬花各八分，紫苏梗叶、茯苓各七分，苍术、半夏、麻黄、杏仁各一钱，甘草、桑白皮（炒）各五分，细辛三分。

【用法】水二盏，加生姜五片，煎服。

【主治】冬月时病咳嗽，头痛拘急，痰多，恶逆痞闷。

【加减】有汗，去麻黄；无汗，加葱白；热，加黄芩；渴，加乌梅。

加味养荣丸

【方源】（宋）窦汉卿《疮疡经验全书》卷十三。

【组成】当归三两，熟地一两半，白芍、丹皮各一两半，香附四两，人参、贝母、阿胶、山药、茯苓、黄芩、川芎各一两，白术一两。

【用法】上为末，炼蜜为丸，如梧桐子大。每日早、晚服八九十丸，淡盐汤送下。

【主治】妇人病愈后，气血衰少，发热咳嗽。

加味养心汤

【方源】（清）沈金鳌《杂病源流犀烛》卷六。

【组成】茯苓、茯神、黄芪、半夏、归身、川芎各二钱半，炙甘草二钱，柏子仁、远志、肉桂、人参、五味子、枣仁各一钱二分，生姜，大枣。

【用法】水煎，加羚羊角、犀角，俱磨冲服。

【主治】不寐，心肺有火，方卧即大声鼾睡，少顷即醒者。

加味养血汤

【方源】（清）孟河《幼科直言》卷五。

【组成】黄芪、当归、白芍（炒）、白茯苓、沙参、苡仁、百合、甘草、白术（炒）、麦冬。

【用法】莲米（去皮心）五枚为引，水煎服。

【主治】童子痨。咳嗽吐痰，面青唇白，骨蒸发热。

加味银翘马勃汤

【方源】（清）曹炳章《秋瘟证治要略》。

【组成】金银花、连翘各二钱，马勃一钱，射干钱半，炒牛蒡子二钱，淡竹茹、苦丁茶、蝉衣各钱半，焦山栀三钱，鲜枇杷叶五片，鲜茅根一支，人中黄一钱。

【主治】秋瘟证，头胀耳聋，呃逆鼻衄，舌白尖红燥，咽痛。

加味元冬汤

【方源】（清）陈士铎《辨证录》卷十。

【组成】元参一两，丹参三钱，麦冬一两，北五味子一钱。

【用法】水煎服。

【主治】心火克肺，口渴，舌上无津，两唇开裂，喉中干燥，遂致失音。

加味越婢加半夏汤

【方源】（清）张锡纯《医学衷中参西录·治伤寒方》。

【组成】麻黄二钱，石膏（煅捣）三钱，生山药五钱，寸麦冬（带心）四钱，清半夏三钱，牛蒡子（炒，捣）三钱，元参三钱，甘草一钱五分，大枣（擘开）三枚，生姜三片。

【主治】素患劳嗽，因外感袭肺，而劳嗽益甚，或兼喘逆，痰涎壅滞者。

加味贞元饮

【方源】（清）刘鸿恩《医门八法》卷四。

【组成】当归身五钱，熟地五钱，炙草一钱，党参五钱，乌梅（去核）五个。

【功用】敛肝而兼敛肺。

【主治】产后荣血暴竭，卫气无依，孤阳上越，而致气喘。

加味真武汤

【方源】（清）唐宗海《医学见能》卷二。

【组成】白术二钱，茯苓三钱，白芍三钱，五味子七分，附子三分，干姜二分，细辛五分。

【主治】久咳上气，痰涎多而声易者。

加味知母散

【方源】（清）叶桂《叶氏女科证治》卷二。

【组成】黄芪、赤茯苓各一钱，子芩、麦冬（去心）、知母（炒）、甘草、山栀仁（炒）各五分。

【用法】加竹沥为引，水煎服。

【主治】妊娠燥渴，咽间作痛。

加味枳壳半夏汤

【方源】（明）徐春甫《古今医统大全》卷四十四。

【组成】枳壳、半夏、桔梗、茯苓、苦葶苈（微炒）、防己、薄荷、紫苏、马兜铃、桑白皮（炒）各一钱，甘草（炙）五分。

【用法】上作二服。水盏半，加生姜三片。煎八分，食远服。

【主治】上焦有热，咳嗽黄痰，痞满气喘。

加味珠黄散

【方源】（清）丁甘仁《喉痧症治概要》。

【组成】珠粉七分，西黄五分，琥珀七分，西瓜霜一钱。

【用法】上为细末。吹喉部。

【功用】消肿止痛，化毒生肌。

【主治】喉症。

加味猪苓汤

【方源】（清）唐宗海《医学见能》卷二。

【组成】阿胶二钱，百合三钱，麦冬三钱，贝母一钱，泽泻一钱，滑石二钱，猪苓二钱，五味子七分，茯苓三钱，丹皮二钱，海蛤一钱，生地二钱。

【主治】久咳上气，声干涩而痰凝者。

加味紫金丹

【方源】（清）俞根初《重订通俗伤寒论》。

【组成】信砒（研细，水飞如粉）五分，淡豆豉（晒干研末）一两五钱，麻黄（去节）四钱，当门子四分。

【用法】上为极细末，和匀，真绿豆粉捣和为丸，如芥菜子大。每服十丸，少则五丸，麻黄二陈汤送下。

【功用】速通内闭。

【主治】哮证，外内皆寒者。

加味紫菀汤

【方源】（清）汪绂《医林纂要探源》卷十。

【组成】紫菀（炒）一钱，阿胶（蛤粉炒成珠）一钱，知母一钱，贝母一钱，桔梗五分，生甘草五分，人参五分，茯苓五分，五味子十二粒，牛蒡子五分，金银花五分。

【主治】肺痿，久而气极，劳热自汗，皮毛枯悴，气息奄奄，咳嗽稠痰，喉间腥臭。且或吐血，痿而变痈，肺气虚极而邪火愈盛。

家宝丹

【方源】（清）马文植《外科传薪集》。

【组成】薄荷头二钱，枪消二钱，灯心灰二分，雄精五分，大梅片三分。

【用法】上为细末。吹喉。

【主治】喉风。

家传安胎保肺膏

【方源】（宋）陈沂《陈素庵妇科补解》卷二。

【组成】当归、白芍、生地、熟地、天冬、麦冬、百合、贝母、茯苓、山药、白术、黄芩、杜仲、川断、阿胶、龟胶、款冬花、梨汁。

【用法】早、晚调服。

【主治】妊娠体虚感邪，失于表散，邪客肺分，干嗽声嘶，气急不能伏枕，精神困敝。

家秘清胃汤

【方源】（明）秦昌遇《症因脉治》卷二。

【组成】升麻、生地、川连、山栀、甘草、干葛、石膏。

【主治】积热咳嗽，面赤烦躁，嗽则多汗，夜卧不宁，清晨嗽多，小便赤涩，由于中焦积热者。

家秘润肺饮

【方源】（明）秦昌遇《症因脉治》卷三。

【组成】米仁、百合、杏仁、人参、天冬、麦冬、知母、五味子。

【主治】喘咳气逆，肺壅不得卧，由肺燥液干者。

家秘温肺汤

【方源】（明）秦昌遇《症因脉治》卷三。

【组成】款冬花、生姜、陈皮、百部、苏子、桔梗。

【主治】喘咳气逆，肺壅不得卧，由于肺有寒者。

家秘泻白散

方一

【方源】（明）秦昌遇《症因脉治》卷二。

【组成】桑白皮、地骨皮、甘草、白芍、川连。

【主治】脾经咳嗽。咳而右胁隐痛，神衰嗜卧，面色萎黄，腹胀黄肿，身重不可以动，动则咳剧而肺有热者。

方二

【方源】（明）秦昌遇《症因脉治》卷三。

【组成】桑白皮、地骨皮、甘草、黄芩、山栀、川黄连。

【主治】肺壅不得卧。肺素有热，喘咳气逆，时吐痰涎，右胁缺盆牵引作痛，甚则喘息倚肩不得卧。

方三

【方源】（明）秦昌遇《症因脉治》卷三。

【组成】桑白皮、地骨皮、甘草、桔梗、石膏、川黄连、黄芩。

【主治】肺痿。肺热痿软，皮毛干揭，上则喘咳，下则挛拳，脉浮数者。

【备注】原书治上症，合二母二冬汤同用。

方四

【方源】（明）秦昌遇《症因脉治》卷一。

【组成】桑白皮、地骨皮、甘草、黄芩、石膏、川黄连。

【主治】实火刑金，肺热喘咳，唇焦便赤。

甲乙饼

【方源】（宋）陈言《三因极一病证方论》卷十二。

【组成】青黛一分，牡蛎粉二钱匕，杏仁（去皮尖，研）七粒。

【用法】上为末，入黄蜡一两，熔搜为丸，如弹子大，压扁如饼。每用中日柿一个（去核），入药在内，湿纸裹煨，纳药熔，方取出，去火毒。细嚼，糯米饮送下。

【主治】《三因极一病证方论》：咳出血片，兼涎内有血条，不问年久月深，但声在。《寿亲养老》：痰喘咳嗽。

甲乙化土汤

【方源】（清）唐宗海《血证论》卷七。

【组成】白芍五钱，甘草三钱。

【用法】水煎服。

【主治】出血后，脾阴虚，脉数身热，咽痛声哑等。

jian

兼朴厚朴汤

【方源】（唐）王焘《外台秘要》卷十八。

【组成】吴茱萸一升（一方用三两），半夏（洗）七两，干地黄二两，生姜一斤，川芎二两，桂心二两，浓朴（炙）二两，芍药二两，当归二两，人参二两，黄芪三两，甘草（炙）三两。

【用法】上十二味切。以水二斗煮猪蹄

一具，取一斗二升，去上肥，纳清酒三升，合煮取三升，分四服，相去如人行二十里久。

【主治】诸气咳嗽逆气呕吐。

【主治】肺气咳嗽，面目浮肿，喘息促急。

减味普济消毒饮

【方源】（清）张采田，孟劬《白喉证治通考》。

【组成】连翘一两，薄荷三钱，马勃四钱，牛蒡子六钱，芥穗三钱，僵蚕（直者）五钱，元参一两，银花一两，板兰根五钱，苦桔梗一两，生甘草五钱。

【用法】上为粗末。每服六钱，重者八钱，以鲜苇根汤煎，去滓服。

【主治】湿毒咽痛喉肿。

剪红丸

【方源】（元）李仲南《永类钤方》卷二十。

【组成】干漆（炒令烟尽）一钱，紫菀花（醋拌炒）一钱，巴豆（去皮膜心，不去油）七个，斑蝥（去头足翅，炒研时塞口鼻）七个，南木香、雷丸、三棱（生）、莪术（生）、百部（微炒）各半两，贝母、槟榔、大黄（生）各二两，使君子仁（半生半炒）四十九个，牵牛（半斤，取头末）三两半。

【用法】上药前四味为末，醋糊为丸，如梧桐子大，用红纱包，红线缚定，用时剪下来，南木香以下诸药另为细末；用肥皂角十挺（捶碎），山茵陈一两、苦楝根皮二两，水四五碗，于砂锅中以慢火煎至一小碗，将前末搜为丸，如梧桐子大，小儿粟米大，晒干。每服前丸一丸，后丸二钱半。各随后证改汤使引下，五更初服。小儿齁鮯喘急，咳嗽，桑白皮汤送下；取寸白虫，煎石榴根汤送下；脚气，肿不可行，木瓜汤或蜜水送下；取蛔虫，沙糖水送下；小儿一切诸证，蜜水或沙糖水送下；酒痢、酒积，百药煎汤送下；妇人血脉不行，淡醋汤、红花汤送下；妇人血蛊病，葱白汤送下；肠风下血，煎山栀子汤送下；大小便不通，淡醋汤送下；食积气块诸证，用温蜜水，温茶汤送下。

【功用】磨癖积，杀诸虫，进饮食。

【主治】小儿齁鮯喘急咳嗽，寸白虫、蛔虫，脚气肿不可行，酒痢，酒积，妇人血脉不行，血蛊病，肠风下血，大小便不通，食积痞块。

剪金散

【方源】（明）朱橚《普济方》卷一八九引《指南方》。

【组成】剪金花连茎叶（阴干用）不拘多少。

【用法】浓煎汁服。

【主治】鼻衄。

见晛丸

【方源】（明）孙一奎《赤水玄珠》第七卷。

【组成】姜黄、京三棱、荜澄茄、陈皮（去白）、高良姜、人参、蓬莪术各等分。

【用法】上等分为末，萝卜水煮烂，研细，将汁煮面糊为丸，梧子大，萝卜子汤下。

【主治】伤咸冷饮食而喘者。

建元宁喘汤

【方源】（明）万全《万氏家传点点经》卷三。

【组成】干葛、陈皮、枳壳、当归、腹皮、桑皮、冬花、白术、桂心、天雄、甘草。

【用法】生姜、大枣为引。

【主治】酒毒所犯，喘息不休，四肢逆冷，不渴，脉迟缓，胸膈胀闷。

建中汤

【方源】（唐）王焘《外台秘要》卷十

六引《删繁方》。

【组成】黄芪、芍药各三两，甘草（炙）二两，桂心三两，生姜六两，半夏（洗）五两，大枣（擘）十二个，饴糖十两。

【用法】上切。以水八升，煮取三升，分三次服。

【功用】补气。

【主治】肺虚损不足。

健脾温中丸

【方源】（清）张朝震《揣摩有得集》。

【组成】潞参二两，白术（土炒）一两，云苓一两，炮姜五钱，附子五钱，橘红五钱，杏仁（炒）一两，法夏一两，归身一两，川芎（炒）五钱，炙草五钱，紫菀八钱（炙），上元桂五钱。

【用法】上为细末，炼蜜为丸，如梧桐子大。每服三钱，每天早、晚开水送下。

【功用】温补。

【主治】年老天凉咳嗽，或久病气虚咳嗽，属脾胃虚寒者。

健土杀虫汤

【方源】（清）陈士铎《辨证录》卷八。

【组成】白术五钱，人参二钱，白薇二钱，万年青一片，熟地一两，麦冬一两，山茱萸三钱，生枣仁三钱，车前子二钱，贝母一钱。

【用法】水煎服。

【主治】心痨而传之肺，咳嗽吐痰，气逆作喘，卧倒更甚，鼻口干燥，不闻香臭，时偶有闻，即芬郁之味，尽是朽腐之气，恶心欲吐，肌肤枯燥，时作疼痛，肺管之内，恍似虫行，干皮细起，状如麸片。

健猪肺

【方源】（清）李文炳《仙拈集》卷二。

【组成】健猪肺。

【用法】照常洗净，少放汤，煨极烂极稠，少放些酱油、醋，盖好，次日五更，病人不曾说话时，着人用开水炖热吃下，再睡一觉，次日又复如此。一肺可分两三服，重者不过三四肺。

【主治】久嗽劳病。

jiang

姜附发散膏

【方源】（明）郭鉴《医方集略》卷三。

【组成】生姜（去皮为汁）不拘多少，香附子（去毛，醋炒）二两，官桂（去皮）五分，人参（去芦）五钱，薄荷叶（水洗）一两，杏仁（去皮尖）一两，甘草（炙）五钱，麻黄（去根节，蜜炒）一两。

【用法】共为细末，炼蜜为丸，如弹子大，少入姜汁，每服一丸，热黄酒研下，取汗自愈。

【主治】伤风发热，痰嗽，头痛。

姜附汤

【方源】（唐）孙思邈《备急千金要方》卷十七。

【组成】生姜八两，附子四两。

【用法】上㕮咀。以水八升，煮取三升，分四服。

【主治】痰冷癖气，胸满短气，呕沫头痛，饮食不消化，亦主卒风。

姜桂二陈汤

【方源】（清）费伯雄《医醇賸义》卷三。

【组成】炮姜五分，桂枝五分，橘红一钱，半夏一钱，葶苈子二钱，当归一钱五分，茯苓二钱，白术一钱，苏子一钱五分，杏仁三钱，苡仁一两（煎汤代水）。

【主治】肺寒而咳，乃水邪射肺，水冷金寒，咳吐痰沫，胸脘作懑，肌肤凛冽。

姜桂散

方一

【方源】（宋）赵佶《圣济总录》卷七

十八。

【组成】干姜（炮）三两，甘草（锉）一两（二味用砂糖二两，水微化开，同炒干），桂（去粗皮）一分。

【用法】上为散。每服二钱匕，白汤调下。

【功用】止虚渴。

【主治】①《圣济总录》：洞泄、飧泄，里急后重，腹痛。②《不知医必要》：顷刻间咽喉痛极难忍。

方二

【方源】（明）武之望《济阴纲目》卷十三。

【组成】肉桂五钱，姜汁三合。

【用法】上锉，同煎，服三合。以大火炙手，摩令背热，时时涂药汁尽妙。

【主治】产后咳逆，三日不止，欲死。

姜桂丸

【方源】（金）张元素《洁古家珍》。

【组成】南星（洗）、半夏（洗）各一两，官桂（去粗皮）一两。

【用法】上为细末，蒸饼为丸，如梧桐子大。每服三五十丸，食后生姜汤送下。

【主治】寒痰咳嗽，脉沉，面黧黑，小便急痛，足寒面逆，心多恐怖。

姜黄丸

【方源】（明）龚信《古今医鉴》卷九。

【组成】僵蚕一两，大黄二两。

【用法】上为末，姜汁为丸，如弹子大。每服一丸，井水入蜜少许研，徐徐食后呷服。

【主治】头面肿大疼痛并喉痹。

姜椒汤

方一

【方源】（唐）孙思邈《备急千金要方》卷十八。

【组成】姜汁七合，蜀椒三合，半夏三两，桂心、附子、甘草各一两，橘皮、桔梗、茯苓各二两（一方不用甘草）。

【用法】上㕮咀，以水九升，煮取二升半，去滓，纳姜汁煮取二升，分三服。服三剂佳。

【主治】胸中积聚痰饮，饮食减少，胃气不足，咳逆呕吐。

【方论选录】《千金方衍义》：川椒、桂、附子入二陈汤中，但加桔梗舟揖之剂，载诸药以破胸中冷积寒痰也。

方二

【方源】（唐）王焘《外台秘要》卷九引《古今录验》。

【组成】生姜、椒（去目、汗）各一两。

【用法】以水五升，煮取三升，每服一合。

【主治】咳嗽，及短气胁痛。

姜苓半夏汤

【方源】（清）黄元御《四圣心源》卷五。

【组成】茯苓三钱，泽泻二钱，甘草二钱，半夏二钱，橘皮三钱，生姜三钱。

【用法】煎大半杯，温服。

【主治】痰饮咳喘。

姜蜜汤

【方源】（明）程守信《商便奇方》卷一。

【组成】生姜自然汁一碗，好蜜（真的）八两，米糖八两，猪油（去皮筋）八两。

【用法】共用瓷盆煮热收贮，不时热汤调下

【功用】除咳嗽，痰火亦效

【主治】咳嗽不愈，速咳二、三十声者神效

姜酥膏

【方源】（宋）张锐《鸡峰普济方》卷十七。

【组成】酥三两、杏仁、阿胶、紫苏子各二两，生姜汁一合，白蜜五合。

【用法】相和于银锅内，以慢火熬成膏。每服一茶匙，以温粥饮调下，一日四五次。

【主治】咳嗽喘急，喉中似有物，唾脓血不止。

姜髓煎

【方源】（宋）赵佶《圣济总录》卷六十六。

【组成】生姜汁六合，牛髓、油（别炼）各三合，桂（去粗皮）一两，川芎、独活（去芦头）、防风（去叉）各三两，秦椒（去目并闭口，炒出汗）三分。

【用法】上为散，与姜汁、油、髓等和匀，于微火上煎五七沸，又以酒一升二合和煎，令成煎。每服一匙头，含化，一日三五次。

【主治】肺感风邪，气道凝涩不利，声音嘶嗄。

姜糖煎

【方源】（明）徐春甫《古今医统大全》卷八十七。

【组成】生姜汁五合，砂糖四两。

【用法】上和，微火煎一二十沸。每含半匕，渐渐咽之。

【主治】老人上气，咳嗽气急，炽热，饮食不下，食即呕逆，腹内胀满。

姜饴煎

【方源】（宋）赵佶《圣济总录》卷六十五。

【组成】干姜（炮裂，为细末）三两，胶饴一斤。

【用法】上拌匀，以瓷器盛置，饭上蒸令极熟。每服一枣大，含化咽津，日三夜二。

【主治】冷嗽。

姜枣竹叶汤

【方源】（清）徐大椿《医略六书》卷三十。

【组成】竹叶一钱半，人参一钱半，麦冬（去心）三钱，浮小麦一钱半，炙草一钱半，生姜二片，大枣三枚。

【用法】水煎，去滓温服。

【主治】产后胃虚挟热，心肺受病，心烦浮热，自汗短气不休，脉数浮短者。

姜汁背心

【方源】（民国）吴克潜《儿科要略》第六章。

【组成】生姜。

【用法】捣取自然汁，用以浆布背心。贴肉著之，数易即愈。

【主治】寒痰壅塞经络，不时发哮。

姜汁汤

【方源】（宋）张锐《鸡峰普济方》卷十八。

【组成】半夏半两、桔梗、橘皮（黄者）、茯苓各二两，附子、甘草、桂各一两，椒一两半。

【用法】上为粗末。每服三钱，水一盏半，煎至八分，去滓，入姜汁半醋勺，再煎，食前服。

【主治】胸中痰饮，积聚不消，咳嗽逆吐，饮食不下，脾胃久虚，肌体羸瘦，或自下者。

姜汁丸

【方源】（宋）杨倓《杨氏家藏方》卷八。

【组成】半夏（汤洗七次）、干生姜各一两，巴豆（去皮心膜油，取霜）二钱半。

【用法】上为细末，入巴豆霜再研匀，姜汁面糊为丸，如黍米大。每服十丸，食后生姜汤送下。

【主治】肺气壅盛，喘满咳嗽，呕吐饮

食，便溺不利。

姜汁雪梨百花膏

【方源】（清）吴世昌《奇方类编》卷上。

【组成】雪梨、生姜各一两。

【用法】共捣汁，去滓，加蜜四两，共煎一滚，入瓷瓶内封固，不拘时服。

【功用】滋阴降火。

【主治】肺痿声哑，气急哮喘，久嗽。

僵蚕散

方一

【方源】（宋）赵佶《圣济总录》卷一二二。

【组成】白僵蚕三枚，枯矾一分。

【用法】上为散。每服一钱匕，生姜，蜜水调下，细呷。

【主治】缠喉风，一切喉痹急危。

方二

【方源】（明）朱橚《普济方》卷六十引《仁存方》。

【组成】僵蚕一条，马勃（瓦上揩成末）拳大者，白矾（生）皂子大，天南星（炮）一个。

【用法】上为末。大人每服一钱，小儿每服半钱，生姜自然汁调下。

【主治】喉闭。

方三

【方源】（清）怀远《古今医彻》卷三。

【组成】僵蚕二钱（汤净），半夏、防风、前胡、荆芥、桔梗、葛根、枳壳、玄参、薄荷各一钱，大力子（焙）一钱半，甘草三分，生姜一片。

【用法】水煎服。

【主治】喉风。

僵蚕汤

【方源】（元）萨理弥实《瑞竹堂经验方》卷六。

【组成】好末茶一两，白僵蚕一两。

【用法】上为细末，放碗内，用盏盖定，倾沸汤一小盏，临卧再添汤点服。

【主治】喘嗽，喉中如锯，不能睡卧。

僵黄丸

【方源】（朝鲜）许浚《东医宝鉴·杂病篇》卷七引易老方。

【组成】白僵蚕一两，大黄二两。

【用法】上为末，生姜汁为丸，如弹子大。每服一丸，井水研下。

【主治】大头病及喉闭。

降火安金汤

【方源】（清）罗国纲《罗氏会约医镜》卷四。

【组成】知母二钱，麦冬、生地各一钱半，桔梗、牛膝、甘草各一钱，桑皮、陈皮各一钱。

【用法】水煎服。

【主治】实火上炎，肺受火烁，咳嗽烦甚，脉洪大者。

降火导痰汤

【方源】（元）朱震亨《脉因证治》卷上。

【组成】芩、连、瓜蒌、海石。

【主治】火逆咳嗽。

降火清喉汤

【方源】（明）芮经，纪梦德《杏苑生春》卷六。

【组成】薄荷、黄芩各七分，桔梗、黄柏（酒炒）、知母、生地黄各一钱，贝母（炒）六分，山栀仁（炒）六分，甘草四分。

【用法】上㕮咀。水煎，食远温服。

【主治】虚火炎上喉疼，吞吐如碍。

降火清金汤

【方源】（明）武之望《济阳纲目》卷三十一。

【组成】黄芩（炒）、山栀（炒）各一钱半，知母（炒）、贝母（去心）、桑白皮、麦门冬（去心）、桔梗各一钱，橘红八分，茯苓一钱，甘草四分。

【用法】水二钟，煎八分。食后服。

【主治】火喘。

降火汤

【方源】（清）郑玉坛《郑氏彤园医书四种》卷四。

【组成】当归、生地、白芍、元参、麦冬、条芩、茯苓各钱半，知母、花粉（姜炒）、川连、甘草、连须各一钱。

【主治】心肾水火不升降，火炎无制，上灼于肺，致咳血嗽咯者。

降气和中汤

【方源】（清）费伯雄《医醇賸义》卷三。

【组成】苏子一钱五分，沉香五分，海石三钱，蒌仁四钱，莱菔二钱，芥子一钱，橘红一钱，半夏一钱，桑皮二钱，贝母二钱，杏仁三钱。

【用法】加生姜汁两小匙，冲服。

【主治】肺实而咳，胸脘喘满，时吐稠痰。

降气汤

【方源】（清）徐时进《医学蒙引》。

【组成】苏子、枇杷叶、桑皮、贝母、花粉、杏仁、白前、前胡、麦冬、车前。

【主治】肺气上逆。

降气饮

【方源】（清）吴杖仙《医方絜度》卷三。

【组成】苏子一钱五分，枇杷叶（去毛）四钱，郁金、降香、川贝各二钱。

【用法】水煎服。

【主治】肝气上逆，吐血，呃逆，咳嗽，胁痛。

降痰丸

【方源】（明）孙一奎《赤水玄珠》第六卷。

【组成】木香、槟榔、青皮、陈皮、枳壳麸、大黄、半夏（汤泡）、京三棱、黑牵牛各一两。

【功用】治三焦气涩，下痰饮，消食，利隔。升降滞气，消化痰涎。

【主治】痞满，咳唾稠黏，面热目赤，肢体倦怠，不思饮食。

绛雪

方一

【方源】（明）孙志宏《简明医彀》卷五。

【组成】软石膏（煅，飞）、玄明粉各二钱，朱砂（飞）、硼砂各一钱，冰片二分。

【用法】上研细匀。频掺患处，咽下不妨；喉痛，芦管吹入。

【主治】舌疮，口疮，咽喉肿痛。

方二

【方源】（清）郑宏纲《重楼玉钥》卷上。

【组成】寒水石二钱，蓬砂一钱，辰砂三钱，大梅片三分，孩儿茶二钱。

【用法】上为极细末。每用一字，掺于舌上，津液咽之；或吹患处。

【主治】咽喉肿痛，咽物妨碍，及喉癣，口舌生疮。

绛雪丹

【方源】（清）祝补斋《卫生鸿宝》卷二引《方氏喉科参指掌》。

【组成】飞硝一两（马牙硝，用大西瓜上好头藤者一二个，挖去瓤，装满硝，悬屋檐下，用瓷盆接其所滴之水，冰凝成雪；冬令其雪凝于瓜皮上者名银粉雪，更佳，其瓜内不尽之硝取出，加硝，另装入一瓜，如法再取，其硝装过四五个瓜者，虽未飞雪亦可用），朱砂（水飞）一钱，冰片、麝香各二分。

【用法】研匀，每用少许吹患处，其凉如雪。

【主治】喉风肿痛，重舌，重颚，牙痈，悬痈，燕口，舌疔，及喉癣，喉疳溃烂者。

绛雪散

方一

【方源】（宋）赵佶《圣济总录》卷一二二。

【组成】硇砂（研）、白矾（研）各一钱，硝石（研）四两，铅丹（研）半两，马牙硝（研）一分，巴豆（去皮）六枚。

【用法】上将五味入罐子内烧，候有火焰，乃入巴豆，良久又入蛇蜕皮一条取出，煅熟。放冷研末。每用少许，吹人喉中。腊月合尤佳。

【主治】咽喉肿痛，气息难通。

方二

【方源】（宋）赵佶《圣济总录》卷一二二。

【组成】木通（锉）、桔梗（锉，炒）、槟榔各二两，枳壳（去瓤，麸炒）、犀角（镑）各一两半，柴胡（去苗）、升麻、木香、赤茯苓（去黑皮）各二两，桑根白皮（锉）、山栀子仁各四两，桂（去粗皮）、人参各二两，苏枋木五两，朴硝（研）一斤，丹砂（研）一两，麝香（研）一分，诃黎勒（去核）五枚。

【用法】上除朴硝、丹砂、麝香外，各锉细，以水二斗，于银器内慢火熬至七升，以生绢滤去滓，再煎至五升，下朴硝，以柳木蓖搅，勿住手，候稍凝，即去火，倾入盆中，将丹砂、麝香末拌令匀，瓷器盛之，勿令透气，每服一钱或二钱，食后临卧，以冷蜜汤调下。

【主治】热结喉间，连颊肿不消，心膈烦满。

方三

【方源】（清）沈善谦《喉科心法》。

【组成】硼砂二钱，生石膏一钱，熟石膏一钱半，牙硝一钱，朱砂一钱，冰片五分（或加制姜虫一钱、蒲黄粉一钱）。

【用法】上为极细末。吹患处。

【主治】阳症喉痹重症，红肿俱甚者。

方四

【方源】（清）佚名撰，钱沛增补《治疹全书》卷下。

【组成】石膏二钱、薄荷、硼砂、血竭各五钱，朱砂三分、明矾二分、冰片二分。

【用法】共为末。敷患处。

【主治】牙疳疼痛，口疮舌破，喉痛腮肿，并目赤鼻皶，面风。

绛朱丹

【方源】（宋）佚名《小儿卫生总微论方》卷六。

【组成】南星（炮）二两，半夏（汤洗七次去滑）三两，白矾（枯）一两半、滑石（火煅通赤）二两，铅霜（研）半两。

【用法】上为末，糊为丸，如麻子大，朱砂为衣。每服十丸，乳食前以生姜汤送下。

【主治】惊痫涎痰，咳嗽喘满。

jiao

交泰散

【方源】（明）陈文治《疡科选粹》卷三。

【组成】大南星。

【用法】以酽醋磨，涂涌泉穴。

【主治】咽喉肿痛。

胶豉汤

【方源】（宋）赵佶《圣济总录》卷六十五。

【组成】牛皮胶（黄明者，炙燥，为末）一钱匕，人参（为细末）二钱匕。

【用法】用薄豉汁一盏，加葱白一寸，煎一二沸，去滓，常令温暖，遇嗽时，呷三五呷后，依前温之，候嗽时再服。

【主治】咳嗽经久不愈。

胶膏丸

【方源】（清）叶桂《临证指南医案》卷二。

【组成】熟地四两，生地二两，天冬二两，麦冬二两，茯神二两，龟板三两，海参胶二两，淡菜胶二两，川斛膏四两，女贞一两半，北沙参二两，旱莲草一两半。

【主治】肺痈咳血。

胶菀清金汤

【方源】（清）汪绮石《理虚元鉴》。

【组成】紫菀、犀角、桔梗、生地、白芍、丹皮、麦冬、玄参、川贝、茯苓、阿胶、甘草。

【主治】咳嗽痰中带血。

胶菀犀角汤

【方源】（明）汪绮石《理虚元鉴》。

【组成】紫菀、犀角、地骨皮、百部、白芍、丹皮、麦冬、玄参、川贝、茯苓、阿胶、甘草。

【主治】劳嗽吐血。

胶饴煎

【方源】（宋）赵佶《圣济总录》卷六十六。

【组成】胶饴五斤，蜀椒（去目并闭口，炒出汗）二升，杏仁（去皮尖双仁，炒）一升（研成膏），干姜（炮）、人参各一两，附子（炮裂，去皮脐）五枚，桂（去粗皮）一两半，天门冬（去心，焙）二两半。

【用法】上八味，六味为细末，与杏仁膏同捣千杵，入胶饴和匀。每服半匙，含化，日三夜二。

【主治】咳嗽呕吐。

椒蟾散

【方源】（清）武林潘《证治宝鉴》卷五。

【组成】胡椒四十九粒。

【用法】上药入活虾蟆腹中，盐泥固，煅存性。卧时分五次好酒调服。

【功用】劫寒痰。

【主治】哮证遇冷即发，属中外皆寒者。

椒红丸

方一

【方源】（汉）华佗（元化）《中藏经》。

【组成】川椒（拣净去目，炒出汗）二两，干山药一两，川附子（炮，去皮脐）一两。

【用法】上为细末，以好酒煮淡木瓜为丸，如梧桐子大。每服十五至二十丸，空心食前盐汤、温酒任下。泄泻，米饮送下；如喉中痰涎如水鸡声，晓夕不止者，一二服见效。

【功用】补中益气，进食。

【主治】泄泻。嗽不止，喉中痰涎如水鸡声，晓夕不止者。

方二

【方源】（宋）王贶《全生指迷方》卷四。

【组成】椒（去目，炒出汗）半两、款冬花、紫菀（去苗及枯燥者）、干姜各一两，矾石（火煅一伏时）、附子（炮，去皮脐）、细辛（去苗）、皂荚（去子，酥炙）各半两。

【用法】上为细末，炼蜜为丸，如梧桐子大。每服三十丸，食前米饮送下。

【主治】①《全生指迷方》：肾咳。咳则腰背相引疼痛，恶寒，唾冷沫，小便数，脉紧。②《鸡峰普济方》：寒嗽。

椒目瓜蒌汤

【方源】（清）费伯雄《医醇賸义》卷三。

【组成】椒目五十粒，瓜蒌果五钱（切），桑皮二钱，葶苈子二钱，橘红一钱，半夏一钱五分，茯苓二钱，苏子一钱五分，蒺藜三钱，姜三片。

【主治】悬饮者，水流胁下，肝气拂逆，肺失清肃，咳而引痛也。

椒目散

【方源】（明）孙一奎《赤水玄珠》卷二十六。

【组成】川椒目（沉水者，略炒）。

【用法】上为末。每服一钱，姜汤调下。

【主治】水泛于肺，肺得水而浮，故喘不得卧。

jie

劫喘药

【方源】（元）朱震亨《丹溪心法》卷一。

【组成】好铜青研细，虢丹少许，炒转色。

【用法】右为末。每服半钱，醋调，空心服。

【主治】喘。

劫劳散

方一

【方源】（元）张璧《云岐子保命集》卷下。

【组成】白芍药六两，黄芪、甘草、人参、当归、半夏（洗）、白茯苓、熟地黄、五味子、阿胶（炒）各二两。

【用法】上㕮咀。每服三大钱，水一盏半，生姜十二片，大枣三个，煎至九分。温服，每日三次。

【主治】肺痿。心肾俱虚，劳嗽，唾中有红丝，发热，盗汗。

方二

【方源】（清）李用粹《证治汇补》卷五。

【组成】白芍、茯苓、当归、贝母、黄芪各一钱，甘草五分，熟地二钱，枣仁一钱半，阿胶（蛤粉炒）一钱二分。

【用法】合生脉散同煎服。

【主治】心肾俱虚，发咳二三声，无痰，遇夜即热，热已即冷，时有盗汗，四肢倦怠，体瘦食少，夜卧恍惚，或有血丝者。

劫嗽方

【方源】（清）李用粹《证治汇补》卷五。

【组成】诃子、五味子、风化硝、五倍子各等分，甘草减半。

【用法】水煎服。稳卧。

【主治】肺气耗散，久咳失音。

劫嗽丸

【方源】（明）吴崑《医方考》卷二。

【组成】诃子仁、百药煎、荆芥穗各等分。

【用法】上为末，炼蜜为丸。噙化。

【主治】久咳失气。

【方论选录】《内经》曰："薄之劫之。"薄者，雷风相薄之薄，药病摩荡之名也，劫者，曹沫劫盟之劫，取之不以正也。久咳失气，不用补剂，而用诃子、药煎之涩，肺有火邪，不用润剂，而用荆芥穗之辛，故曰劫也。

劫痰方

【方源】（宋）许叔微《本事方续集》卷五，名见《赤水玄珠》卷七。

【组成】青黛三钱，辰砂一分，雌黄、雄黄、明矾、信石各一钱（并生用）。

【用法】上为末，淡豆豉一百粒，汤浸去壳，研入膏，入药末为丸，如梧桐子大。临卧冷茶吞一丸。

【主治】①《本事方续集》：劳嗽。②《赤水玄珠》：哮喘痰涌。

桔干汤

【方源】（清）林珮琴《类证治裁》卷二。

【组成】荆芥、防风、连翘、桔梗、牛蒡、射干、玄参、山豆根、竹叶、甘草。

【主治】痰热客肺，喘急上气，致失音者。

桔梗白散

【方源】（明）孙一奎《赤水玄珠》卷七引《外台秘要》。

【组成】桔梗、贝母各三两，巴豆七分。

【用法】上三味为散，壮人服五分，弱者减之。病在膈上吐脓血，膈下者泻出。若下多不止者，饮冷水一杯。

【主治】肺痈。咳而胸满振寒，脉数，咽干不渴，时出浊唾腥臭，久久吐脓如米粥者。

桔梗二陈汤

【方源】（清）沈金鳌《杂病源流犀烛》卷一。

【组成】茯苓、陈皮、半夏、甘草、桔梗、枳壳、黑山栀、黄芩、黄连。

【主治】火喘。

桔梗甘草汤

【方源】（宋）赵佶《圣济总录》卷二十五。

【组成】桔梗（炒）、甘草（炙，锉）、半夏（汤洗去滑，焙）各三分，旋覆花、大腹皮（锉）、枳壳（去瓤，麸炒）、赤茯苓（去黑皮）各半两，芍药三分，前胡（去芦头）一两。

【用法】上为粗末。每服五钱匕，用水一盏半，加生姜（拍碎）半分，同煎至八分，去滓，食前温服。

【主治】伤寒咳嗽，胸膈壅闷，心神烦躁。

桔梗前胡汤

【方源】（清）江涵暾《笔花医镜》卷二。

【组成】桔梗一钱，前胡、苏子、赤芍、桑白皮（蜜炙）、陈皮各一钱五分，杏仁（姜汁炒）三钱，竹茹一钱，生甘草五分。

【主治】肺气闭塞闷咳。

桔梗散

方一

【方源】（宋）孙用和《传家秘宝脉证口诀并方》卷中。

【组成】半夏（浆水煮四五沸，切，焙干）三分，桔梗、桑白皮（炙）、天南星（洗过）各一两。

【用法】上为末。每服二钱，水二盏，加生姜半分，细切，同煎至半盏，去姜和滓，细呷服，一日三次。久虚痰嗽，劳疾，食后临卧服。

【主治】脾肺寒热，劳痰嗽，不下食，及痰盛呕哕咳嗽者。

方二

【方源】（宋）王怀隐《太平圣惠方》卷六。

【组成】桔梗（去芦头）三分，甘草（炙微赤，锉）一两，赤茯苓二两。

【用法】上为散。每服三钱，以水一中盏，煎至六分，去滓温服，不拘时候。

【主治】肺痿咳嗽，胸中满而振寒，脉数，咽干或渴，时时出唾，又吐脓如米粥者。

方三

【方源】（宋）王怀隐《太平圣惠方》卷六。

【组成】桔梗（去芦头）一两，桑根白皮（锉）三分，甘草（炙微赤，锉）半两，诃藜勒皮三分，花桑叶半两，贝母（煨令微黄）半两。

【用法】上为细散。每服一钱，以糯米粥饮调下，不拘时候。

【主治】肺气喘急咳嗽。

方四

【方源】（宋）王怀隐《太平圣惠方》卷二十六。

【组成】桔梗（去芦头）一两，知母一两，柴胡（去苗）一两，杏仁（汤浸，去皮尖双仁，麸炒微黄）一两，人参（去芦头）一两，鳖甲（涂醋炙令黄，去裙襕）一两，郁李仁（汤浸，去皮尖，微炒）一两，赤茯苓一两，白前一两，槟榔半两，半夏（汤浸七遍，去滑）一两，陈橘皮（汤浸，去白瓤，微炒）半两。

【用法】上为散。每服四钱，以水一中盏，加生姜半分，煎至六分，去滓，每于食后温服。

【主治】肺劳。痰唾稠黏，日晚即寒热，面色赤，胁肋妨满。

方五

【方源】（宋）王怀隐《太平圣惠方》卷二十八。

【组成】桔梗（去芦头）一两，柴胡（去苗）一两，赤芍药三分，赤茯苓三分，旋覆花半两，五味子三分，人参（去芦头）一两，鳖甲（涂醋炙微黄，去裙襕）一两，陈橘皮（汤浸，去白瓤，焙）一两，白术三分，槟榔三分，甘草（炙微赤，锉）一分。

【用法】上为粗散。每服三钱，以水一中盏，加生姜半分，大枣三枚，煎至六分，去滓，稍热服，不拘时候。

【主治】虚劳痰饮，胸胁气不利。

方六

【方源】（宋）王怀隐《太平圣惠方》卷二十九。

【组成】桔梗（去芦头）三分，黄芪（锉）一两，桑根白皮（锉）一两，麦门冬（去心，焙）一两半，枳壳（麸炒微黄，去瓤）三分，甘草（炙微赤，锉）三分，桂心三分，前胡（去芦头）三分，五味子三分。

【用法】上为粗散。每服三钱，以水一中盏，加生姜半分，煎至六分，去滓温服。不拘时候。

【主治】虚劳。上焦气滞，喘促，唾稠如胶，心神烦热。

方七

【方源】（宋）王怀隐《太平圣惠方》卷三十五。

【组成】桔梗（去芦头）一两，犀角屑一两，羚羊角屑一两，赤芍药一两，川升麻二两，栀子仁一两，杏仁（汤浸，去皮尖双仁，麸炒微黄）一两，甘草（炙微赤，锉）一两。

【用法】上为粗散。每服四钱，以水一中盏，煎至六分，去滓温服，不拘时候。

【主治】咽喉肿痛，结毒气冲其心胸。

方八

【方源】（宋）王怀隐《太平圣惠方》卷四十二。

【组成】桔梗（去芦头）半两，射干一两、麦门冬（去心）一两，青橘皮（汤浸，去白瓤，焙）三分，杏仁（汤浸，去皮尖双仁，麸炒微黄）一两，麻黄（去根节）一两，赤茯苓三分，前胡（去芦头）二分，木通（锉）三分，大腹皮（锉）三分，甘草（炙微赤，锉）半两。

【用法】上为散。每服三钱，以水一中盏，加生姜半分，煎至六分，去滓温服，不拘时候。

【主治】肺实热，上气胸满烦闷，呼吸气促，咽喉不利。

方九

【方源】（宋）王怀隐《太平圣惠方》卷四十六。

【组成】桔梗（去芦头）一两，紫菀（去苗土）一两，桑根白皮（锉）一两，木通（锉）一两，旋覆花半两，槟榔一两，款冬花三分。

【用法】上为粗散。每服四钱，以水一中盏，加生姜半分，煎至六分，去滓温服，不拘时候。

【主治】肺气咳嗽，痰唾稠黏。

方十

【方源】（宋）王怀隐《太平圣惠方》卷七十四。

【组成】桔梗（去芦头）、桑根白皮（锉）、贝母（煨微黄）、紫苏茎叶、人参（去芦头）、甘草（炙微赤，锉）各半两，天门冬（去心）一两，赤茯苓一两，麻黄（去根节）二分。

【用法】上为散。每服四钱，以水一中盏，入生姜半分，煎至六分，去滓温服，不拘时候。

【主治】①《太平圣惠方》：妊娠肺壅咳嗽，喘急不食。②《妇人良方》：妇人风寒咳嗽。

【备注】《广嗣纪要》有杏仁，无贝母。

方十一

【方源】（宋）王怀隐《太平圣惠方》卷八十三。

【组成】桔梗（去芦头）一分，紫菀（去苗土）半两，麦门冬（去心，焙）半两，甘草（炙微赤，锉）半两，人参（去芦头）一分，陈橘皮（汤浸，去白瓤，焙）一两。

【用法】上为粗散。每服一钱，以水一小盏，煎至五分，去滓，量儿大小，以意分减服之。

【主治】小儿卒得咳嗽，吐乳。

方十二

【方源】（宋）赵佶《圣济总录》卷八十六。

【组成】桔梗（锉，炒）、旋覆花、贝母（去心）、防风（去杈）、陈橘皮（汤浸，去白，炒）、麦门冬（去心，焙）、枳壳（去瓤，麸炒）各半两，桑根白皮（锉）、人参、前胡（去芦头）、鳖甲（去裙襕，醋炙）、白茯苓（去黑皮）、蒺藜子（炒去角）、甘草（炙，锉）、黄芪（锉）各一分，天门冬（去心，焙）一两半。

【用法】上为散。每服三钱匕，沸汤点下，不拘时候。

【主治】肺劳咳嗽，痰涎涕唾，上气喘急，时发寒热，疼痛；亦治肠风下血，诸气羸弱。

桔梗汤

方一

【方源】（汉）张仲景《伤寒论》。

【组成】桔梗一两，甘草二两。

【用法】以水三升，煮取一升，去滓，温分再服。

【功用】宣肺祛痰，利咽宽胸，解毒排脓。①《兰室秘藏》：快咽喉，宽利胸膈。②《医方类聚》引《吴氏集验方》：解野葛毒。③《医宗金鉴》：解肺毒，排脓肿。

【主治】风热客于少阴，咽喉肿痛；风热郁于肺经，致患肺痈，咳唾脓血。①《伤寒论》：少阴病二三日，咽痛不瘥者。②《幼幼新书》引《养生必用》：喉痹舌颊肿，咽喉有疮。③《太平惠民和剂局方》：风热毒气上攻咽喉，肿塞妨闷。④《证类本草》引《杜壬方》：口舌生疮，嗽有脓血。⑤《圣济总录》：肺气上喘。⑥《兰室秘藏》：小儿斑已出。⑦《医方类聚》引《吴氏集验方》：野葛毒。⑧《内台方议》：肺痿。⑨《外科发挥》：肺气壅热，胸膈不利，痰涎壅盛。⑩《内科摘要》：心脏发咳，咳而喉中如梗状。⑪《医统大全》：痘疹咽喉疼痛生疮。

【方论选录】①《内台方议》：用桔梗为君，桔梗能浮而治上焦，利肺痿，为众药之舟楫也，以甘草为臣佐，合而治之，其气自下也。②《伤寒大白》：以桔梗开发肺气，同甘草泻出肺中伏火。因此，悟得欲清肺中邪结，必要开肺清肺，二味同用，则肺中之邪始出。③《医宗金鉴》：肺痈今已溃后，虚邪也，故以桔梗之苦、甘草之甘，解肺毒排痈脓也，此治已成肺痈，轻而不死者之法也。

方二

【方源】（唐）孙思邈《备急千金要方》卷六，名见《圣济总录》卷一二三。

【组成】桔梗二两。

【用法】以水三升，煮取一升，顿服之。

【主治】①《备急千金要方》：喉痹及毒气。②《圣济总录》：喉痹肿盛，语声不出。

方三

【方源】（唐）王焘《外台秘要》卷十引《古今录验》。

【组成】桔梗三升，白术二两，当归一两，地黄二两，甘草（炙）、败酱、薏苡仁各二两，桑白皮（切）一升。

【用法】上切。以水一斗五升，煮大豆四升，取七升汁，去豆，纳清酒二升，合诸药煮之，取三升，去滓，服六合，日三次，夜二次。

【功用】《重订通俗伤寒论》：肺脾双补，清肃余毒。

【主治】①《外台秘要》引《古今录验》：肺痈经时不愈。②《重订通俗伤寒论》：赤膈伤寒，毒蕴于肺成痈，经治诸证皆安，唯痰中血丝终不能除，胸中尚隐隐痛，大便已转嫩黄，时溏时燥。

方四

【方源】（宋）刘昉《幼幼新书》卷十六引张涣方。

【组成】桔梗（去芦头）、半夏（汤洗七遍，焙干）、紫苏叶（微炒）、石膏、甘草（炙）各半两，皂荚（烧炭存性）一分。

【用法】上为细末。每服一钱，水一盏，加生姜三片，煎至五分，去滓，放温时时与服。

【主治】①《幼幼新书》引张涣方：小儿咳嗽呀呷，咽膈不利。②《小儿卫生总微论方》：痰壅。

【备注】《医方类聚》引《医林方》有人参。

方五

【方源】（宋）赵佶《圣济总录》卷二十四。

【组成】桔梗（炒）一两，紫菀（去苗土）一两半，桑根白皮（锉）、赤茯苓（去黑皮）、贝母（去心，焙）、杏仁（汤浸，去皮尖双仁，炒）、人参各一两，甘草（炙，锉）三分。

【用法】上为粗末。每服五钱匕，水一盏半，加大枣（擘破）三枚，同煎至八分，去滓，食后温服。

【主治】伤寒后咳嗽。

方六

【方源】（宋）赵佶《圣济总录》卷四十八。

【组成】桔梗（炒）、大黄（锉，炒）、麻黄（去根节）、枳壳（去瓤，麸炒）、大腹皮（锉）、柴胡（去苗）、杏仁（去皮尖双仁，炒）、羌活（去芦头）、木香各一分。

【用法】上为粗末。每服三钱匕，水一盏，生姜（拍碎）一枣大，煎至七分，去滓，食后、临卧温服。

【主治】肺实上气，面目浮肿，大便燥。

方七

【方源】（宋）赵佶《圣济总录》卷一二三。

【组成】桔梗（锉，炒）、甘草（生）、恶实（微炒）各一两。

【用法】上为粗末。每服三钱匕，水一盏，加竹叶十片，煎至六分，去滓温服，不拘时候。

【主治】咽喉内生疮疼痛；咽喉干痛，吐咽不利。

【备注】原书卷一二四本方用法：入竹茹一弹丸大。

方八

【方源】（宋）赵佶《圣济总录》卷一二四。

【组成】桔梗（炒）二两，半夏（汤洗七遍，切，焙）一两，人参、甘草（炙，锉）各半两。

【用法】上为粗末。每服三钱匕，水一大盏，加生姜五片，同煎至六分，去滓，食后、临卧温服。

【主治】①《圣济总录》：咽喉中如有物妨闷。②《御药院方》：咽喉疼痛。

方九

【方源】（宋）赵佶《圣济总录》卷一七五。

【组成】桔梗（炒）、紫菀（去苗土）各三分，麦门冬（去心，焙）一两三分，甘草（炙，锉）一分。

【用法】上为粗末。每服一钱匕，水七分，煎至四分，去滓温服。

【主治】小儿月内及百晬暴嗽，吐乳呕逆，不得息。

方十

【方源】（金）李杲《兰室秘藏》卷中。

【组成】当归身、马勃各一分，白僵蚕、黄芩各三分，麻黄（不去节）五分，桔梗、甘草各一钱，桂枝少许。

【用法】上为粗末，作一服。水二大盏，煎至一盏，去滓，食后稍热服之。

【主治】咽肿微觉痛，声破。

方十一

【方源】（明）薛己《外科枢要》卷四。

【组成】桔梗（炒）、贝母（去心）、当归（酒浸）、瓜蒌仁、枳壳（麸炒）、薏苡仁、桑白皮（炒）、甘草节、防己（去皮）各一钱，黄芪（盐水拌炒）、五味子（捣，炒）、百合（蒸）各一钱五分，葶苈（炒）、地骨皮、知母（炒）、杏仁各五分。

【用法】加生姜，水煎服。

【主治】肺痈咳嗽，胸膈两胁作痛，咽干口燥，烦闷作渴，时出臭浊。

方十二

【方源】（明）虞抟《医学正传》卷六引《录验》。

【组成】桔梗、贝母各一钱，当归、瓜蒌子各八分，枳壳（炒）五分，薏苡仁八分，桑白皮五分，防己五分，甘草节三分，黄芪五分，杏仁（去皮，炒，另研）、百合各三分。

【用法】上细切，作一服。水一盏半，加生姜五片，煎至八分，去滓温服，不拘时候。

【功用】《增订治疗汇要》：清热散肿。

【主治】肺痈。心胸气壅，咳嗽脓血，神烦闷，咽干多渴，两脚肿满，小便赤黄，大便多涩。

【备注】《增订治疗汇要》有玄参、防风。

方十三

【方源】（明）朱橚《普济方》卷二十七。

【组成】桔梗（炒，锉）、旋覆花、好贝母（去心）、防风（去杈）、陈橘皮（汤浸，去白，炒）、麦门冬（去心，焙）、枳壳（去瓤，麸炒）各半两，桑根白皮（锉）、人参、前胡（去芦头）、鳖甲、白茯苓（去黑皮）、蒺藜子（锉，去角）、甘草（炙，锉）、黄芪（锉）各一分，天门冬（去心，焙）一两半。

【用法】上为末。每服三钱，沸汤调下，不拘时候。

【主治】肺劳咳嗽，唾痰涎，上气喘急，时发寒热，疼痛；亦治肠风下血，诸气羸弱。

方十四

【方源】（明）朱橚《普济方》卷二八六引《卫生家宝方》。

【组成】桔梗、甘草、薏苡仁各二两。

【用法】上为粗末。每服五钱，水二盏，煎至一盏，去滓服。

【主治】肺痈初期。

方十五

【方源】（清）洪金鼎《医方一盘珠》卷七。

【组成】桔梗、甘草各三钱，葱三根，豆豉一撮。

【用法】水煎，缓缓服。

【主治】产后外感风寒，咳嗽。

方十六

【方源】（清）江涵暾《笔花医镜》卷二。

【组成】桔梗、白及、橘红、炒甜葶苈各八分，甘草、贝母各一钱五分，苡仁、金银花各五钱。

【主治】肺痈。

方十七

【方源】（清）金德鉴《焦氏喉科枕秘》。

【组成】桔梗、瓜蒌仁、百合、防风、当归、枳壳、黄芪、贝母、玄参、白鲜皮、苡仁各八分，杏仁、甘草各五分，黄芩八分。

【用法】水煎服。

【主治】肺痈，咳嗽吐脓血。

方十八

【方源】（清）景日昣《嵩崖尊生全书》卷十四。

【组成】天冬六分，桔梗一钱半，紫苏八分，知母四分，甘草四分，杏仁十粒，陈皮四分，黄芩八分，贝母八分。

【主治】妇人风寒咳嗽。

方十九

【方源】（清）景日昣《嵩崖尊生全书》卷十五。

【组成】桔梗三钱，甘草一钱，抚芎、香附、炒栀、前胡、贝母各一钱。

【用法】加生姜，水煎服。

【主治】小儿郁火，干咳无痰。

方二十

【方源】（清）李用粹《证治汇补》卷四。

【组成】牛蒡、玄参、升麻、桔梗、犀角、黄芩、木通、甘草。

【功用】《医略六书》：疏热开结。

【主治】①《证治汇补》：咽喉诸病。②《杂病证治》：风火结痰，喉痹疼肿，咽物妨碍。

【备注】《医略六书》有荆芥穗，无升麻。

方二十一

【方源】（清）沈金鳌《杂病源流犀烛》卷一。

【组成】桔梗、香附、山栀、黄芩、前胡、贝母、知母。

【主治】火郁于肺，咳嗽。

方二十二

【方源】（清）吴谦《医宗金鉴》卷四十六。

【组成】紫苏叶、桔梗、麻黄、桑白皮、杏仁、赤茯苓、天冬、百合、川贝母、前胡。

【主治】风寒子嗽。

方二十三

【方源】（清）朱载扬《麻症集成》卷四。

【组成】川贝、桑皮、瓜蒌、玄参、当归、桔梗、竹叶、甘草、枳壳、杏仁、百合。

【主治】上焦风壅热毒，喉痹热肿。

桔梗丸

方一

【方源】（明）杨清叟《仙传外科集验

方》卷五。

【组成】桔梗半两，贝母半两，巴豆（去油）一钱。

【用法】上总为细末，炼蜜为丸，如梧桐子大。强人进粥饮下五丸，羸人下三丸。若病在膈上者，吐出也，若膈下者利出也，若下多不止者，冷饮三四匙补之即止。

【主治】肺痈、胸中满、振寒、脉数、咽干不渴，时出浊唾腥臭、久久吐脓如硬米粥者用。

方二

【方源】（朝鲜）金礼蒙《医方类聚》卷十引《神巧万全方》。

【组成】桔梗、细辛、菖蒲、紫菀各三分，肉桂、陈橘皮（去瓤）各一两，百合、杏仁（去皮，炒令黄）、人参各半两，甘草（炙）一分。

【用法】上为末，炼蜜为丸，如弹子大。每服一丸，绵裹，咽津含化。

【主治】肺脏伤风冷，喘促咳嗽，言语声嘶，咽喉不利。

桔梗香薷汤

【方源】（明）程玠《松崖医径》卷下。

【组成】桔梗、香薷、陈皮、枳壳、黄芩、贝母、桑根白皮、地骨皮、青皮、柴胡、泽泻、甘草梢、天门冬、灯心。

【主治】肺胀咳。

桔梗杏仁煎

【方源】（明）张介宾《景岳全书》卷五十一。

【组成】桔梗、杏仁、甘草各一钱，阿胶、金银花、麦冬、百合、夏枯草、连翘各二钱，贝母三钱，枳壳一钱半，红藤三钱。

【用法】水二钟，煎八分，食远服。

【主治】咳嗽吐脓，痰中带血，或胸膈隐痛，将成肺痈者。

桔梗玄参汤

【方源】（清）庆云阁《医学摘粹》卷三。

【组成】桔梗三钱，玄参三钱，杏仁三钱，橘皮三钱，半夏三钱，茯苓三钱，甘草二钱，生姜三钱。

【用法】水煎大半杯，热服。

【主治】肺气郁升，鼻塞涕多者。

桔梗饮

【方源】（宋）赵佶《圣济总录》卷一七六。

【组成】桔梗（锉，炒）一两，桑根白皮（锉）、贝母（去心）、白茯苓（去黑皮）、大青、五味子、吴蓝、人参各三分，甘草（炙，锉）一两半。

【用法】上为粗末。每服一钱匕，水八分，煎至四分，去滓，食后温服。

【主治】小儿上气咳嗽，不得安卧。

桔梗饮子

【方源】（明）薛己《校注妇人良方》卷四。

【组成】桔梗（炒）、甘草（炒）、黄芪（炒）、人参、麦门冬各一钱，青皮三分。

【用法】上水煎服。

【主治】妇人劳瘵，心气不足，懈倦，溢血，或喘嗽痰甚。

捷妙丹

【方源】（清）郑宏纲《重楼玉钥》卷上。

【组成】牙皂角一两（切碎），丝瓜子一两二钱。

【用法】上二味，用新瓦文火炙干为细末，加冰片少许收固。每吹人鼻中，打喷一二次即消，在左吹右，在右吹左；双蛾者，左右并吹。

【主治】双单蛾风。

解表二陈汤

【方源】（朝鲜）许浚《东医宝鉴·杂病篇》卷五引《医鉴》。

【组成】二陈汤一贴加紫苏叶、麻黄、杏仁、桑白皮、紫菀、贝母、桔梗各五分。

【用法】加生姜三片，水煎服。

【主治】哮吼。

解表散

【方源】（元）曾世荣《活幼心书》卷下。

【组成】麻黄（不去根节）、杏仁（汤泡，去皮尖）、赤茯苓（去皮）各一两，川芎、防风（去芦）、枳壳（水浸润，锉片，麦麸炒微黄）各二两，甘草（半生半炙）七钱半。

【用法】上㕮咀。每服二钱，水一盏，加生姜一二片，葱一根，煎七分，不拘时候温服。

【主治】伤风感冷，咳嗽痰喘，呕吐泻痢，惊悸有热，证在表里者。

解毒辟瘟丹

【方源】（清）龚自璋《医方易简新编》卷四。

【组成】苍术十两，厚朴（姜汁炒）四两，陈皮三两，炙草二两，苏叶六两，藿香四两，羌活六两，防风六两，北细辛四两，川芎四两，白芷三两，石膏五两，山楂肉四两，麦芽（炒）四两，枳壳（炒）二两，黄芩六两，升麻三两，黑山栀三两，神曲八两。

【用法】上为细末，神曲打糊为丸，如弹子大，或丸如梧桐子大亦可。每服姜、葱煎汤送下。

【功用】解散。

【主治】四时感冒风寒，头痛发热，及瘟疫、山岚瘴气。

解毒连翘汤

【方源】（清）竹林寺僧《竹林女科证治》。

【组成】连翘二钱，枳壳二钱，牛蒡子一两。

【主治】妇人产后失音。

解毒汤

【方源】（清）包三述《包氏喉证家宝》。

【组成】元参、木通、淡竹叶、生地、生山栀各等分，灯草心二十根。

【用法】水煎，将好时加入生大黄四钱，朴硝（水泡去滓）二钱，滚二三沸，温服；或将朴硝冲服更妙。

【主治】咽喉三十六证。

解毒提癍汤

【方源】（清）刁步忠《喉科家训》卷二。

【组成】犀角、连翘、葛根、元参、赤芍、丹皮、麦冬、紫草、川贝、人中黄。

【用法】水煎服。

【主治】风温温毒时行热邪深入阳明荣分，口渴咽痛，目赤唇肿，气粗烦躁，舌绛齿燥，痰咳，甚至神昏谵语，下利黄水者。

解毒香豉饮子

【方源】（宋）王怀隐《太平圣惠方》卷十八。

【组成】香豉二两，石膏三两，栀子仁一两，大青一两，川升麻一两，川芒硝一两，甘草（生用）半两，川大黄（锉碎，微炒）一两。

【用法】上细锉，拌合令匀。每服半两，用水一大盏，入生姜半分，葱白七寸，煎至五分，去滓，不拘时候温服。

【主治】心肺脏热，毒攻于皮肤，遍生赤斑，重者其色紫黑。

解风散

【方源】（宋）张锐《鸡峰普济方》卷五。

【组成】荆芥、麻黄、石膏、细辛、羌活、人参、川芎各一两，甘草半两。

【用法】上为细末，每服二钱，水一

盏，煎至七分，温服，不拘时候。

【功用】解利风寒。

【主治】风寒头昏，拘急，体倦。

解寒汤

【方源】（清）景日昣《嵩崖尊生全书》卷六。

【组成】羌活、前胡、紫苏、桔梗、旋覆花、甘草、枳壳、陈皮、升麻、干葛。

【主治】感冒鼻塞兼咳嗽。

解肌发汗散

【方源】（明）朱橚《普济方》卷三六九。

【组成】麻黄（去节）四两，杏仁（炒）、桂心各一两，大黄十二铢。

【用法】上为末。二百日儿，乳汁和服大豆大四丸。抱汗出。

【主治】小儿伤寒发热。

解肌宁嗽丸

【方源】（清）太医院《医方配本·小儿百病门》。

【组成】人参一两，川芎一两，桔梗一两，薄荷一两，羌活一两，柴胡一两，独活一两，丹皮八钱，赤苓八钱，甘草八钱。

【用法】每用一丸，四五岁者服二丸，解表微汗为度。伤寒无汗，姜汤化服。伤食感冒，山楂汤化服。惊风壮热，薄荷汤化服。疹痘初起，芫荽汤化服。

【主治】小儿四时感冒，瘟疫伤寒，头疼目眩，咳嗽痰喘，鼻寒声重，惊风搐搦，一切伤风伤寒，或痘或疹，初起之时。

解肌散

方一

【方源】（宋）王怀隐《太平圣惠方》卷八十四。

【组成】麻黄（去根节）二分，杏仁（汤浸，去皮尖双仁，麸炒微黄）半两，赤芍药半两，贝母（煨微黄）半两，石膏（细研）一两，柴胡（去苗）半两，葛根（锉）半两，甘草（炙微赤，锉）半两。

【用法】上为散。每服一钱，以水一小盏，煎至五分，去滓，不拘时候温服。

【主治】小儿时气壮热，头疼咳嗽，不能食。

方二

【方源】（明）鲁伯嗣《婴童百问》卷十。

【组成】人参、钓藤、桔梗、甘草、川芎各三钱，葶苈（炒）一钱，白茯苓二钱，杏仁（去皮尖）四十九个，石膏（煅），麻黄（去节）各四钱。

【用法】上为散。每服二钱，加大枣一枚，水一盏，煎半盏服。

【主治】婴孩伤寒风，面部红赤，呲呀，浑身壮热，咳嗽，齁船，咽喉间如拽锯之声，服人参散后得热退，患稍轻，脉候不洪数，面不大赤，不加烦躁，呻吟谵语，为轻可之候者。

【宜忌】若是麻痘疮疹，便不得下此药。

解肌丸

【方源】（宋）刘昉《幼幼新书》卷三十引《王氏手集》方。

【组成】防风、地骨皮各一分。

【用法】上烧沙糖为丸。每服一丸，食后煎紫苏汤下。

【主治】外搏风邪，内挟痰饮，寒热往来，烦渴颊赤，心忪减食，咳嗽有血。

解结提金散

【方源】（朝鲜）金礼蒙《医方类聚》卷一五四引《寿域神方》。

【组成】柴胡二两（去芦），川芎五钱，甘草五钱，陈皮（去白）五钱，人参一两五钱，桔梗五钱，乳香一两，没药五钱，粟壳（去顶，切丝，水泡，晒干，蜜炒黄色）十两。

【用法】上为细末。每服三钱，用乌梅三个同煎，用水一大盏，煎至七分，去乌梅，临卧或空心连滓温服，一日一服。

【主治】五劳七伤，久年咳嗽，诸药不效者。

解热化痰汤

【方源】（明）龚廷贤《万病回春》卷二。

【组成】苏子、白芥子、枳实、黄连、桔梗、黄芩、瓜蒌仁、石膏、杏仁、乌梅、黄柏。

【用法】上锉一剂。加生姜一片，水煎，温服。

【主治】伤寒结胸，有痰、有热、有气滞，并咳嗽失声。

解疝汤

【方源】（清）陈士铎《辨证录》卷九。

【组成】黄连五分，天花粉二钱，黄芩一钱，麦冬一两，茯苓五钱，桔梗一钱，甘草三分，陈皮三分，神曲五分。

【用法】水煎服。一剂渴解，二剂痰消，不必三剂。

【功用】清心肃肺，消痰降火。

【主治】心火克肺，肺失清肃，水邪入之，气凝不通，液聚不达，口吐涎沫，渴欲饮水，然饮水又不能多，仍化为痰而吐出。

解鼿汤

【方源】（清）陈士铎《石室秘录》卷四。

【组成】黄芩三钱，甘草三钱，桔梗五钱，紫菀二钱，百部一钱，天门冬五钱，麦冬三钱，苏叶一钱，天花粉三钱。

【用法】水煎服。四剂可消。

【功用】清其肺中之邪，去其鼻间之火。

【主治】①《石室秘录》：肺金之火热壅于鼻而不得泄，鼻大如拳，疼痛欲死。②《疡医大全》：鼻疮。

解郁化痰丸

【方源】（明）张时彻《摄生众妙方》卷六。

【组成】天门冬（去心）一两，黄芩（酒炒）一两，海粉（另研）二两，瓜蒌仁（另取肉）一两，橘红（去白）一两，桔梗（去草）五钱，香附米（淡盐水浸透，炒去毛）五钱，连翘（去枝）五钱，青黛（另研）二钱，芒硝（去土）二钱，牛黄（另研）五分，竹沥一两。

【用法】上为细末，炼蜜为丸，如龙眼核大。细嚼化后，用清汤送下。

【功用】解郁化痰。

【主治】痰嗽。

解燥汤

【方源】（清）余国佩《医理》。

【组成】南沙参三钱，桔梗一钱，瓜蒌皮二钱，知母一钱，薄荷五分，甜杏仁一钱半，甘草五分，牛蒡子一钱半，薤白二钱，梨皮、甘蔗皮为引。

【主治】燥从上降，肺金先受，故多从肺家见症，干咳，胸满，气逆，或牵引胸臆作痛不能转侧，喘急呕吐，鼻干唇燥，咽疼嗌干，舌燥少津，皮肤皴裂，寒热身痛。

介潜汤

【方源】（清）吴杖仙《医方絜度》卷一。

【组成】龟板、鳖甲、牡蛎、淡菜、蛤壳、螺狮壳、石决明、蚌珠各等分。

【用法】水煎服。

【主治】阴亏阳浮，痰饮气逆，面赤，足冷，喘嗽。

芥菜卤

【方源】（明）缪希雍《先醒斋医学广笔记》卷三，名见《仙拈集》卷四。

【组成】百年芥菜卤（久窨地中者）。

【用法】每服数匙。

【主治】①《先醒斋医学广笔记》：肺痈。②《仙拈集》：肺痿。

芥子酒

【方源】（宋）赵佶《圣济总录》卷三十二。

【组成】白芥子五合（研碎）。

【用法】上药同酒煮令半熟，带热包裹，熨项颈周遭，冷则易之。

【主治】伤寒后，肺中风冷，失音不语。

芥子散

【方源】（清）吴氏《方症会要》卷一。

【组成】白芥子五钱，橘红、胆星、香附各二钱五分，枯芩、青黛、麻黄各二钱，杏仁三钱，苏梗、桑皮、贝母各一钱五分，萝卜子三钱五分。

【用法】朱砂为衣。

【主治】小儿咳嗽。

jin

金箔丸

【方源】（宋）赵佶《圣济总录》卷六十四。

【组成】金箔（研）十五片，牛黄（研）、麝香（研）各半钱，龙脑（研）、真珠末（研）、马牙硝（研、硼砂各一钱，丹砂（研）一两，甘草末二两。

【用法】上为末，炼蜜为丸，如鸡头子大。每服一丸，食后温薄荷或人参汤嚼下。

【主治】腑痰结实，咽喉不利，咳嗽喘息。

金不换散

方一

【方源】（宋）陈自明《妇人大全良方》卷六。

【组成】罂粟壳半两（制），杏仁（制）、甘草各三钱，枳壳四钱。

【用法】上㕮咀，每服三钱。水一盏半，姜三片，乌梅半个，煎至八分，食后，临卧渐渐热服。

【主治】男子、女人肺胃虚寒，久嗽不已，喘促满闷，咳嗽涎盛，腹胁胀满，腰背倦痛；或虚劳冷嗽，咳唾红痰；及远年近日一切喘疾，诸药不效者。

方二

【方源】（明）朱橚《普济方》卷三二〇引《太平圣惠方》。

【组成】罂粟壳（去项蒂，蜜炙）七钱，白术一钱，款冬花一钱，陈皮（去白）一钱，黄连一分半。

【用法】上为末，作五服。水一盏半，生姜三片，乌梅一个，煎至七分，温服。

【主治】诸嗽。

金不换丸

【方源】（明）朱橚《普济方》卷一五九引《格物堂经验良方》。

【组成】天南星（半炮半生）、半夏（半炮半生）、白矾（半生半枯）、皂角（半烧存性，半生去皮）各等分。

【用法】上为末，生姜汁煮糊为丸。每服二十丸，淡姜汤送下。

【功用】化痰止嗽。

【主治】大人、小儿经久寒嗽。

金肺散

【方源】（金）刘完素《黄帝素问宣明论方》卷十四。

【组成】锡灰一钱，汉防己二钱，郁金一钱半，砒黄二钱，半夏一钱半（汤洗七次）。

【用法】上为细末。每服半钱，小儿加减，食后煎猪肉汤调下，一日二次。

【主治】小儿诸般喘嗽，急惊风。

金沸草散

方一

【方源】（宋）王兖《博济方》卷一。

【组成】荆芥穗四两，旋覆花三两，前胡三两，半夏（洗净，姜汁浸）一两，赤芍药一两，麻黄（去节）三两，甘草（炙）一两。

【用法】上为末。每服二钱，水一盏，加生姜、大枣，同煎至六分，热服。如汗出并三服。

【主治】伤寒感冒，发热恶寒，无汗恶风，肢体疼痛，鼻塞声重，咳嗽不已，痰涎不利，胸膈满闷；及外感风寒，齿浮，舌肿，牙痛。①《博济方》：伤寒壮热，风气塞盛，头目心胸不利，妇人血风潮发，丈夫风气上攻，状如中脘有痰，令人壮热，头疼项筋紧急，时发寒热，皆类伤风，有寒气剧出汗，如风盛则解利。②《太平惠民和剂局方》：头目昏痛，颈项强急，往来寒热，肢体烦疼，胸膈满闷，痰涎不利，咳嗽喘满，涕唾稠黏，及时行寒疫，壮热恶风。③《三因极一病证方论》：风寒伤于心脾，令人憎寒发热，齿浮，舌肿牙痛。

【备注】《三因极一病证方论》本方用法：每服四大钱，水一盏半，姜七片，枣二个，煎七分，去滓，漱口，吐一半，吃一半。

方二

【方源】（明）陶华《伤寒全生集》卷二。

【组成】金沸草、荆芥、前胡、麻黄、半夏、桂枝、干姜、五味、甘草、细辛、杏仁、枳壳、桔梗。

【主治】冷痰哮喘，冷而淋背，多吐冷沫，舌上白苔。

方三

【方源】（明）武之望《济阳纲目》卷六。

【组成】旋覆花（去梗）二两，荆芥穗四两，麻黄（去节）、前胡（去芦）各二两，甘草（炙）、赤芍药、半夏（姜制）各一两。

【用法】上㕮咀，每服五钱，加生姜三片、枣一枚，水煎，温服。

【主治】肺经受风，头目昏疼，咳嗽声重，涕唾稠黏。

方四

【方源】（明）武之望《济阳纲目》卷六十一。

【组成】旋覆花二钱，前胡、赤芍药（煨）、山栀、桑白皮（炒）、荆芥穗、黄芩、橘红各一钱，甘草五分，阿胶。

【用法】上锉散。

【主治】热嗽有血。

【加减】痰盛，加瓜蒌、贝母。

【备注】方中阿胶用量原缺。

方五

【方源】（明）张浩《仁术便览》卷二。

【组成】旋覆花（去梗）一两，荆芥穗四两，麻黄（去节）、杏仁（不去皮尖）、甘草（生）、赤芍一两，半夏（姜制）一两。

【用法】上药每服五钱，加生姜三片，大枣一枚，水煎服。

【主治】感冒寒邪，鼻塞声重，咳嗽不已；肺经受风，头目昏痛，咳嗽声重，涕唾稠黏；时行寒疫，壮热恶风，或头痛身痛。

方六

【方源】（明）朱橚《普济方》卷三八七。

【组成】荆芥穗一两，麻黄（去节）、北柴胡、旋覆花各五钱，半夏（汤泡）、赤芍药、甘草各二钱半。

【用法】上锉。加生姜、桑白皮煎，食后服。

【主治】伤风，鼻塞流涕，痰壅热嗽。

方七

【方源】（清）高斗魁《四明心法》卷三。

【组成】金沸草、前胡、麻黄、荆芥穗、黄芩、甘草。

【用法】生姜、大枣为引，水煎服。

【主治】咳嗽初起。年壮力盛即久亦可用。

方八

【方源】（清）熊立品《治疫全书》卷四。

【组成】旋覆花、前胡、细辛、荆芥、赤苓、甘草、杏霜。

【用法】生姜、大枣为引，水煎服。

【主治】风温，咳嗽多痰，上气喘促。

方九

【方源】（清）朱载扬《麻症集成》卷四。

【组成】金沸草、前胡、黄芩、枳壳、桔梗、赤芍、荆芥、橘红、麻黄、甘草。

【用法】加生姜水，煎服。

【主治】肺伤风，头目昏痛，咳嗽多痰。

金沸草汤

方一

【方源】（清）徐大椿《医略六书》卷三十。

【组成】金沸草（绢包）一钱半，麻黄（炒）八分，赤芍（醋炒）八分，杏仁（去皮）二钱，五味五分，茯苓一钱半，甘草五分。

【用法】水煎，去滓温服。

【主治】产后感风咳嗽，脉浮者。

【方证选录】产后感冒风邪，不能随时解散而入舍于肺，故肺络不清，咳逆不止焉。金沸草解散风邪以理咳，炒麻黄开发肤腠以逐邪，赤芍利营破血，杏仁降气流痰，茯苓渗湿清治节，五味敛肺生津液，甘草缓中以和药也。水煎温服，使风邪解则肺络清和而肺气自顺，何有咳逆不已哉。

方二

【方源】（清）徐大椿《医略六书》卷十八。

【组成】金沸草（绢包）一钱半，嫩前胡一钱半，北细辛五分，荆芥穗一钱半，法半夏，白通草一钱半，生甘草八分，鲜生姜二片，细白葱一根。

【用法】水煎，去滓温服口。

【主治】伤风，鼻塞声重，发热咳嗽，痰多脉弦者。

【方论选录】肺受风邪，清阳不能发越，故发热痰多，鼻塞声重而咳嗽不止焉。脉弦为风邪挟痰饮之象，金沸、前胡消痰理咳嗽，荆芥、通草通窍散风湿，细辛搜水气，半夏化痰涎，生草和中以缓逆气也。加生姜散表，白葱通阳，俾风邪外解则发热自除而鼻塞无不通，痰嗽无不止矣。此疏风化痰之剂，为伤风咳嗽痰多之专方。

金粉散

【方源】（宋）刘昉《幼幼新书》卷十六引《惠眼观证》。

【组成】麻黄（不去节）、贝母、糯米、郁金（皂角水煮）、杏仁（去皮尖，别研）、甘草（炙）、天南星（姜汁浸一宿，作饼子炙）、人参、地胆、知母各等分。

【用法】上为末，却入杏仁膏同研匀。每服一钱，水半盏，蜂糖二分盏，薄荷二叶，同煎五七沸服。

【主治】伤风咳嗽或回嗽后多吐。

金花散

方一

【方源】（宋）刘昉《幼幼新书》卷十六引《卫生家宝方》。

【组成】郁金、防风、半夏各一分，巴豆二十一粒，皂角一茎。

【用法】以水一升，于银器内煮令干，去巴豆、皂角不用，温汤泽洗，余三味，焙干为末。每服婴孺一字，二三岁半钱或一钱，薄荷蜜熟水调下。

【主治】小儿婴孩咳嗽。

方二

【方源】（宋）王兖《博济方》卷二。

【组成】绿豆粉四两，雄黄三分，甘草末七钱，朴硝五钱，甜硝五钱，白豆蔻半两，生脑子半钱，麝香半钱。

【用法】上为末，旋滴生蜜少许，研令匀，入瓷器内收贮。每服半钱，用薄荷水调下。

【主治】心肺积热，咽喉不利，口舌生疮，心胸烦闷，痰涎并多；及小儿惊风。

方三

【方源】（宋）杨士瀛《仁斋直指方论》卷八。

【组成】槐花。

【用法】新瓦上炒香熟，三更后床上仰卧，随意食之。

【主治】失音，喉痹。

金花五味子汤

【方源】（明）芮经，纪梦德《杏苑生春》卷五。

【组成】桔梗、贝母各一钱，紫菀、当归各八分，桑白皮、麦门冬、薄荷各六分，五味子、山栀仁各五分，连翘五分，生地黄七分，半夏四分，黄芩（中枯者）一钱，甘草（生）三分，乌梅半枚，生姜三片。

【用法】上㕮咀，水煎熟。食后服。

【主治】咳嗽有痰，痰中有血丝，此火刑金，最难痊愈。

金华丸

【方源】（宋）赵佶《圣济总录》卷六十六。

【组成】滑石（为末）一两，款冬花四两。

【用法】以款冬花捣为粗末，入沙盒内，铺底盖头，置滑石于中，固济盒子令密，用炭火五斤煨之通赤，候冷取出，不用款冬花灰，只取滑石末研极细，别以款冬花细末二两，白面三钱匕，水一碗化开，慢火熬成稀膏，入前滑石末和匀为丸，如梧桐子大，临卧以一丸于生油内滚过干咽。

【主治】一切喘嗽，痰涎吐逆。

金黄散

方一

【方源】（宋）赵佶《圣济总录》卷一七五。

【组成】郁金一两（入防风去叉、皂荚各半两，巴豆十四枚，用河水两碗煮水尽，不用三味，只取郁金捣为末），甜硝（研）、雌黄（研）各半两。

【用法】上为散。每服一字匕，煎蝉蜕、乌梅汤调下。

【主治】小儿咳嗽。

方二

【方源】（清）姚俊《经验良方》。

【组成】金硫黄五厘，甘草三分。

【用法】上为末。一日服尽。

【主治】咳嗽，因感冒伤冷毒者。

金井散

【方源】（明）朱橚《普济方》卷三八七。

【组成】金井石。

【用法】上为末。三岁一字，藕汁入蜜调下。

【主治】小儿脾肺壅毒，肺损吐咳嗽。

金鲤汤

【方源】（明）陈实功《外科正宗》卷二。

【组成】金色活鲤鱼（约四两重）一尾，贝母一钱。

【用法】先将鲤鱼连鳞剖去肚肠，勿经水气，用贝母细末掺在鱼肚内，线扎之，用上白童便半大碗，将鱼浸童便内，重汤炖煮，鱼眼突出为度，少倾取出，去鳞骨，取净鱼肉浸入童便内炖热。肉与童便作二三次一日食尽。

【主治】肺痈已成未成，胸中隐痛，咯吐脓血。

金莲散

【方源】（宋）刘昉《幼幼新书》卷二十引东方先生方。

【组成】白矾（枯者）二钱，故棕榈、新绵各一两，男子乱发一分。

【用法】上三味烧灰，入矾研匀。每服一钱，麝香汤调下。

【主治】嗽喘，涎盛吐红，气息渐乏。

金露膏

【方源】（宋）佚名《小儿卫生总微论方》卷十九。

【组成】寒水石（煅通赤，研）四两，雄黄（研，水飞）一两，硼砂（研）二钱，甘草末四钱，脑子（研）一字。

【用法】上拌匀，炼蜜为丸，如梧桐子大。食后含化一丸。

【主治】小儿咽喉肿痛塞闷。

金露散

【方源】（宋）张锐《鸡峰普济方》卷十一。

【组成】人参、白术各三分，五味子三分，甘草一分。

【用法】上为细末。每服二钱，白汤点服，

金露丸

【方源】（宋）张锐《鸡峰普济方》卷十一。

【组成】人参、知母、贝母、甘草各三分，乌梅肉一分，桃仁、杏仁各半分。

【用法】上为细末，炼蜜为丸，如鸡头大。每服一丸，含化咽津下，不拘时候。

【主治】痰多咳嗽。

金牛汤

【方源】（清）费伯雄《医醇賸义》卷三。

【组成】郁金二钱，牛蒡子（炒，研）三钱，陈麻黄（蜜水炒）四分，瓜蒌皮三钱，苏子一钱半，芥子一钱，沉香五分，贝母二钱，杏仁三钱，橘红一钱，半夏一钱，桑皮二钱，枇杷叶（刷毛，蜜炙）二张。

【主治】咳嗽，痰气闭结，语音不出，此为塞金不鸣。

金水膏

方一

【方源】（清）林开燧《活人方》卷二。

【组成】麦门冬六两，紫菀茸六两，葳蕤（炒）六两，怀生地十二两，麦冬肉八两，白芍（炒）四两，百合四两，款冬花四两，知母（炒）二两，山药（略炒）二两，陈皮二两，川贝母（另研细末听用）二两，茜草二两。

【用法】如法熬膏，炼蜜收，冷后调入贝末，噙化口中，不拘时候，听其自然，临睡及睡醒时服妙。

【功用】清痰治嗽，和伤止血，滋肺滋金，培金水之化源。

【主治】虚痨烦咳，肺痿痰红。

方二

【方源】（清）林开燧《活人方》卷一。

【组成】天门冬三两，麦门冬四两，款冬花二两，紫菀茸三两，炒白芍二两，炒知母一两，制首乌六两，百合二两，陈皮（盐水炒）一两，细川贝（另研细末听用）一两，茯苓二两，白蒺藜（去刺）一两，地榆一两，金石斛三两。

【用法】先将金石斛及门冬等熬将好，去滓净，再入贝末，炼蜜收冷。噙化口中，不拘时候。

【主治】里热湿郁不清，咳嗽咽干，喉哑声嘶者。

金水济生丹

方一

【方源】（清）费伯雄《医醇賸义》卷三。

【组成】天冬一钱五分，麦冬一钱五

分，生地（切）五钱，人参一钱，沙参四钱，龟版八钱，玉竹三钱，石斛三钱，茜草根二钱，蒌皮三钱，山药三钱，贝母二钱，杏仁三钱，淡竹叶十张，鸡子清一个，藕（煎汤代水）三两。

【主治】肺脾虚之甚者，火升体羸，咳嗽失血，咽破失音。此为碎金不鸣，症极危险。

方二

【方源】（清）马文植《青囊秘传》。

【组成】北沙参六两，大生地八两，当归四两，白芍二两，云茯苓二两，杏仁四两，半夏二两，新会陈皮二两。

【用法】炼蜜为丸。每服三钱。

【主治】肺肾虚寒，水泛为痰，或年迈阴虚，多痰喘息。

金水两润汤

【方源】（清）陈士铎《辨证录》卷五。

【组成】熟地一两，麦冬一两，柴胡一钱，甘草一钱，丹皮三钱。

【用法】水煎服。连服二剂而微硬解，再服二剂而潮热除矣。

【功用】润肺金之燥。

【主治】伤风潮热，大便微硬。

金水两滋汤

【方源】（清）陈士铎《辨证奇闻》卷九。

【组成】麦冬、熟地一两，天冬、茯苓、白术三钱，桔梗、甘草、紫菀一钱，山药五钱，肉桂三分，白芥子二钱。

【主治】感冒外邪，伤风咳嗽，睡卧不宁。

金水六君煎

方一

【方源】（明）张介宾《景岳全书》卷五十一。

【组成】当归二钱，熟地三五钱，陈皮一钱半，半夏二钱，茯苓二钱，炙甘草一钱。

【用法】水二钟，生姜三五七片，煎七八分。食远温服。

【功用】①《成方便读》：润枯燥湿。②《中药成方配本》：益阴化痰。

【主治】肺肾虚寒，水泛为痰。或年迈阴虚，血气不足，外受风寒，咳嗽，呕恶多痰，喘急等症。

方二

【方源】（清）洪金鼎《医方一盘珠》卷四。

【组成】熟地四钱，当归四钱，白苓三钱，半夏、陈皮、甘草、核桃。

【用法】煨姜为引，水煎服。

【主治】夜咳不愈。

【备注】方中半夏以下四药用量原缺。

金水六君丸

【方源】（清）凌奂《饲鹤亭集方》。

【组成】党参四两，熟地八两，天冬四两，白术四两，茯苓四两，甘草二两，陈皮二两，半夏三两。

【用法】上为末，水为丸。每服三钱，淡盐汤送下。

【主治】肺肾虚寒，水泛为痰，年迈阴虚，气血不足，外受风寒，咳嗽呕恶，多痰喘急等症。

金水六君子汤

【方源】（清）刘鸿恩《医门八法》卷二。

【组成】党参五钱，归身（炒）五钱，熟地五钱，陈皮五分，法夏五分，茯苓一钱，炙草一钱。

【用法】加大乌梅五个，生姜三片为引，水煎服。

【主治】咳嗽。

金水平调散

【方源】（清）马文植《医略存真》。

【组成】北沙参三钱，麦冬二钱，怀山

药二钱，怀牛膝一钱五分，当归一钱五分，女贞子三钱，旱莲草一钱五分，黑料豆三钱，茯苓二钱，玉竹三钱，毛燕二钱，桑寄生三钱，红枣三枚。

【主治】鸡胸龟背，短气，脚弱，不能站立。

金粟散

【方源】（宋）张锐《鸡峰普济方》卷二十五。

【组成】白术、芍药（赤者）、川芎、当归各一两。

【用法】上为粗末。每服二钱，水一盏，入粟米百粒，大枣一枚，同煎至六分，去滓，食前温服。

【主治】肺热。

金粟丸

方一

【方源】（宋）唐慎微《证类本草》卷四引《胜金方》。

【组成】叶子雌黄一两。

【用法】上为细末，用纸筋泥固济小盒子一个，令干，勿令泥厚，将泥入盒子内，水调赤石脂封盒子口，更以泥封之，候干，坐盒子于地上，上面以未入窑瓦坯子弹子大壅盒子，令作一尖子，上用炭十斤，簇定顶上，着火一熨斗笼起，令火从上渐炽，候火硝三分去一，看瓦坯通赤，则去火候冷，开盒子取药，当如镜面光明红色，入乳钵内细研，汤浸蒸饼心为丸，如粟米大。每服三丸五丸，甘草水服，服后睡良久妙。

【主治】久嗽，暴嗽，劳嗽。

方二

【方源】（明）朱棣《普济方》卷一五七。

【组成】粟壳（去筋，蜜炒）一两，五味子半两，杏仁（炒）半两，胡桃肉半两。

【用法】上为末，炼蜜为丸，如弹子大。水一盏煎服。

【主治】一切嗽。

方三

【方源】（明）朱棣《普济方》卷一五七引《内外伤辨惑论》。

【组成】雌黄、雄黄、信各等分。

【用法】上为末。糯米粽和丸，如萝卜子大。每服四丸，食后、临卧茶清送下。

【主治】咳嗽，不问新旧。

金锁匙

方一

【方源】（明）龚居中《外科百效全书》卷二。

【组成】川乌（去皮）一钱，怀地（去皮）四钱，薄荷叶一钱。

【用法】上为末。每服一钱，食后淡茶调下。

【功用】疏风消肿。

【主治】咽生疮，或满，或红，或白。

方二

【方源】（明）龚信《古今医鉴》卷九。

【组成】朱砂三分三厘，硼砂一分二厘，枯矾一分六厘，雄胆一分，焰硝一分，片脑一分，麝香少许。

【用法】上为细末。竹筒吹入喉中。

【主治】咽喉疾患。

方三

【方源】（明）李梴《医学入门》卷七。

【组成】朴硝一两，雄黄五钱，大黄一钱。

【用法】上为末。吹入喉中。

【主治】一切风热咽喉闭塞。

方四

【方源】（明）吴球《活人心统》卷三。

【组成】鸡内金（烧灰存性）、冰片。

【用法】研。吹之。

【主治】咽喉肿痛。

方五

【方源】（明）朱棣《普济方》卷六十

引《仁存方》。

【组成】雄黄末半钱，巴豆（去油）一粒。

【用法】上作一服，生姜自然汁调，灌下，或吐或下皆愈。一方细研，每遇急患不可针药者，用酒瓶装灰，坐瓶嘴下，装火一灶焚之，候咽起，将瓶嘴入一边鼻中，用纸覆瓶口熏之。

【主治】咽喉肿塞。

方六

【方源】（清）黄真人《喉科秘诀》卷下。

【组成】雄黄一钱五分，牛黄三分，白矾二分，朴硝一钱五分，僵蚕三分，硼砂三分，老竺黄一钱五分，珍珠五分，麝香三分，牙皂角二分，乳香二分，血竭一分。

【用法】上为细末。吹喉。

【主治】喉症。

金消丸

方一

【方源】（宋）赵佶《圣济总录》卷一二二。

【组成】郁金（锉）、马牙硝（研）、甘草（锉）、山栀子（去皮）、天花粉各二两，大黄（锉）、玄参、白矾（研）、硼砂（研）各一分。

【用法】上为末，炼蜜为丸，如鸡头子大。每用一丸，绵裹，含化咽津。

【主治】咽喉痹痛，不能喘息，水浆不得入。

方二

【方源】（朝鲜）许浚《东医宝鉴·外形篇》卷二引《易简方》。

【组成】黄柏、荆芥、射干、黄芩各等分。

【用法】上为末，炼蜜为丸，如樱桃大。每用一丸，含化。

【主治】咽喉肿痛。

金星丸

【方源】（明）孙一奎《赤水玄珠》第二十五卷。

【组成】茯神、白附子、南星（炮）各三钱，人参、郁金、雄黄各一分，轻粉五分，巴霜七分，全蝎、僵蚕（炒）各一钱，乳香三字，远志十四粒，南星一个，蝎梢（去心）一钱。

【用法】上为末，牛胆汁丸，梧桐子大，每服三丸，小者一丸丸至十五丸，次大者三十丸、金银薄荷汤下。定心丸温惊用此。

【主治】风热结聚，喉内痰鸣，喘粗咳嗽，两颊红，颊腮赤肿，咽隔壅塞，目闭不开，狂言发热，烦躁多渴，欲作惊风，或大便不通，小便如血。

金杏煎丸

【方源】（宋）刘昉《幼幼新书》卷十六引《灵苑方》。

【组成】杏仁（去皮尖，生研）四十九个，瓜蒌（大者）一枚，不蛀皂角（捶碎）一锭，生百部一两（三味各用水挼捣碎，绞取浓汁，入银器内，慢火熬成膏，入后药），牵牛子（捣为末）一两，木香（为细末）半两。

【用法】上为丸，如绿豆大。每服五丸至七丸，用糯米饮下。量儿大小加减丸数。

【主治】小儿咳嗽。

金杏丸

【方源】（宋）刘昉《幼幼新书》卷十六引茅先生方。

【组成】杏仁（去皮尖）、汉防己、甜葶苈、马兜苓（去皮）各等分。

【用法】上为末，炼蜜为丸，如绿豆大。每服十丸，用麦门汤吞下。

【主治】小儿咳嗽。

金钥匙

方一

【方源】（明）武之望《济阳纲目》卷一〇六。

【组成】朱砂三分二厘，硼砂一分二厘，枯矾、胆矾各一分六厘，熊胆、焰硝、片脑各一分，麝香少许。

【用法】上为细末。竹筒吹入喉中。

【主治】喉闭喉风，痰涎壅塞。

方二

【方源】（明）薛己《外科发挥》卷六。

【组成】焰硝一两五钱，硼砂五钱，脑子一字，白僵蚕一钱，雄黄二钱。

【用法】上药各为细末，和匀。以竹管吹患处，痰涎即出。如痰虽出，咽喉仍不消，急针患处，去恶血。

【主治】喉闭，缠喉风，痰涎壅塞盛者，水浆难下。

金液噙化丸

【方源】（明）胡正心《万病验方》卷六。

【组成】麦门冬（去心）、生知母各三两，生地黄一两，五味子六钱，小甘黄三钱。

【用法】俱咀和匀，晒极干。用雪梨捣自然汁拌温晒干，如此五次，研末。真柿霜三两，和入，将生白蜜调极细白米粉成膏，蒸熟，为丸弹子大，晒干。每晚用水漱净口，临卧噙化一丸，自有全津生液。

【主治】不论有咳无咳，专治膈热口干，口苦，煤烟心烦燥热，气短闷郁等证。

金玉散

【方源】（明）郑泽《墨宝斋集验方》卷上。

【组成】人参、白术、茯苓、干葛、紫苏、半夏、荆芥穗、桔梗、杏仁（去皮尖）、麻黄（去节）、防风、陈皮、甘草、桑白皮、枳壳、前胡各等分。

【用法】上为散。每料五钱，加生姜三片，乌梅一枚，好醋和匀浸一宿，挤去醋，文火炒干，以前醋拌炒，醋尽为度，待干，研极细末听用。每服二钱或一钱，照后汤调服：心嗽面赤流汗，加干姜汤；肝嗽眼中泪出，加乌粟米汤；肺嗽上喘气壅，加桑白皮汤；脾嗽不思饮食，加生姜汤；胆嗽令人不卧，加姜汁调白汤；冷嗽，加葱白汤；暮嗽涕唾稠黏，加生姜汤，热嗽目胀闷，蜜水调下；气嗽胸腹胀满，加青皮汤；伤风流涕，加防风荆芥汤；痰结成块，加五味子汤；劳嗽四肢羸弱，加秦艽汤；血嗽连声不止，加当归汤；产后嗽背痛，加黄蜡泡汤。

【主治】诸喘般咳喘急。

金珠化痰圆

【方源】（宋）陈师文《太平惠民和剂局方》卷四。

【组成】皂荚仁（炒）、天竺黄、白矾（光明者，放石铁器内熬汁尽，放冷，研铅白霜细研）各一两，半夏（汤洗七次）、用生姜二两（洗，刮去皮）同捣细，作饼子，炙微黄色，四两，生白龙脑（细研）半两，辰砂（研，飞）二两，金箔为衣，二十片。

【主治】痰热，安神志，除头痛眩运，心忪恍惚，胸膈烦闷，涕唾稠黏，痰实咳嗽，咽嗌不利。

锦节丸

【方源】（宋）严用和《济生方》卷二。

【组成】真锦灰、藕节灰各半两，滴乳香一钱（别研）。

【用法】上为细末，炼蜜为丸，如龙眼大。每服一丸，食后及临卧噙化。

【主治】咳血，呕血。

近制清暑益气汤

【方源】（明）张三锡《医学六要》卷四。

【组成】人参、白术、麦门冬、五味子、陈皮、甘草（炙）、黄柏（炒）、黄芪

(蜜炙)、当归身。

【用法】加生姜、大枣，水煎服。

【主治】①《医学六要》：夏月体虚。②《杂病广要》：夏月外感湿热，四肢困倦，精神短少，懒于动作，胸满气促，肢节沉痛，或气高而喘，身热而烦，心下膨痞，小便黄而少，大便溏而频，或痢出黄糜，或如泔色，或渴或不渴，不思饮食，自汗体重，或汗少，脉洪缓者。

jing

京都保赤万应散

【方源】（清）佚名《孟河丁氏秘方录》。

【组成】陈胆星一两，巴霜二钱，朱砂一两，六神曲一两五钱。

【用法】研极细末，每服一分，重症服二分。服此药后得大便一二，次则诸症见痊。

【主治】小儿一切痰滞，咳嗽气逆，胸闷腹胀等症。

经效阿胶丸

【方源】（宋）沈括、苏轼《苏沈良方》卷五。

【组成】阿胶（锉碎，微炒）、卷柏（去尘土）、干山药、生干地黄、鸡苏、大蓟（独根者最佳，晒干、五味子（净）各一两，柏子仁（别研）、茯苓、人参、百部、远志（去心）、麦门冬、防风（净）各半两。

【用法】上为末，炼蜜为丸，如弹子大。每服半丸，加至一丸，浓煎小麦并麦门冬汤送下，不拘时候。

【主治】①《苏沈良方》：嗽，并嗽血唾血。

经效方

【方源】（明）王肯堂《胤产全书》卷四引《经效产宝》。

【组成】前胡、五味子、紫菀、贝母各一两，桑白皮、茯苓各二两，淡竹叶二十片。

【用法】上㕮咀，水二升，煎至八合，去滓，食后分二服。

【主治】咳嗽多痰，唾黏气急。

经验方

【方源】（清）周学霆《三指禅》卷二。

【组成】人参、焦术、云苓、法夏、陈皮、波蔻、砂仁、炙草，姜枣引。

【主治】内伤咳嗽。

经验散

【方源】（清）徐大椿《医略六书》卷三十。

【组成】桑皮一两半，前胡一两半，贝母（去心）二两，紫菀二两，五味八钱，茯苓一两半，竹叶一两。

【用法】上为散。每服五钱，水煎。去滓温服。

【主治】产后风热干于肺脏，肺金不得施化之令，自汗心烦，喘咳不止，脉浮数。

荆防败毒散

方一

【方源】（清）李纪方《白喉全生集》。

【组成】防风（去芦）三钱，柴胡（去芦）、僵蚕（姜汁炒）、法夏（姜汁炒）、桔梗、前胡、独活各二钱，荆芥、羌活、银花各一钱五分，枳壳、粉草各一钱，生姜三片。

【用法】水煎服。

【主治】白喉初起，白见于关内或关外，色必明润而平，满喉淡红微肿略痛，头痛，恶寒发热，饮食如常，舌苔白，二便和，寒邪尚在表者。

方二

【方源】（清）恬素氏《集验良方拔萃》卷一引《伤寒蕴要全书》。

【组成】人参五分（无力服参者或用潞

党参三四钱)，羌活、荆芥、独活、防风、枳壳（麸炒)、柴胡、桔梗、前胡、茯苓、川芎各一钱，甘草五分。

【用法】上药十二味，加生姜三片，薄荷少许，水二钟，煎八分，食远服。

【主治】伤寒头痛，憎寒壮热，项强睛暗，鼻塞声重，风痰咳嗽，及时气疫疠，岚瘴鬼疟，或声如蛙鸣，赤眼口疮，湿毒流注，脚肿腮肿，喉痹毒痢，诸疮斑疹等症。

方三

【方源】（清）王清源《医方简义》卷四。

【组成】荆芥、防风、薄荷、桔梗各一钱五分，元参、牛蒡子（炒）各三钱，人中黄、象贝母、射干、黄芩（炒）各一钱。

【用法】加竹叶二十片，青果两个，水煎服。

【主治】时毒。风邪上干肺胃，致咽喉肿痛，两颐发肿，身有寒热。

方四

【方源】（清）方坞樵《喉科种福》卷四。

【组成】荆芥，防风，柴胡，前胡，皂角刺三个，羌活，独活，川芎，薄荷，生姜一片，桔梗，枳壳，茯苓，甘草，苏叶三分。

【主治】喉闭初起。因肝肺火盛，复受风寒，寒气客于会厌，致咽喉肿痛，面赤腮肿，项外漫肿，甚则喉中有块如拳，汤水难入，猝然如哑，暴发寒热。

【备注】方中荆芥、防风、柴胡、前胡、羌活、独活、川芎、薄荷、桔梗、枳壳、茯苓、甘草用量原缺。

方五

【方源】（清）周震《幼科指南》卷下。

【组成】生地、防风、荆芥、红花（酒洗)、黄芩、连翘、牛蒡子、升麻、玄参、黄柏（酒炒)、桔梗、人参、甘草。

【用法】水煎服。

【功用】清热解毒。

【主治】小儿麻疹发热，面燥腮赤，目胞亦赤，呵欠烦闷，乍寒乍热，咳嗽喷嚏，手足稍冷，惊悸多睡。

【加减】水煎服。

荆防甘桔汤

【方源】（明）秦昌遇《症因脉治》卷二。

【组成】荆芥、防风、桔梗、甘草、薄荷。

【主治】风热痰嗽，脉浮数者。

荆防葛根汤

方一

【方源】《烂喉丹痧》。

【组成】葛根一钱半或一钱，牛蒡子三钱，桔梗一钱半，炒荆芥一钱半，枳壳一钱，白杏仁（去皮尖）三钱（便溏者勿研)，生甘草四分，土贝三钱（去心，研)，炒防风一钱半，浮萍草二钱。

【主治】时令平和时之烂喉丹痧，初起发热者。

【备注】防风、荆芥不炒亦可。

方二

【方源】（清）刁步忠《喉科家训》卷四。

【组成】荆芥穗、青防风、粉葛根、冬桑叶、鲜菖蒲、薄荷叶、大力子、大贝母、淡竹叶、净蝉衣。

【用法】水煎服。

【功用】解肌散表。

【主治】烂喉痧初起，壮热烦渴，斑密肌红，宛如锦纹，喇喉疼痛肿烂。

荆防散

【方源】（清）陈念祖《医医偶录》卷一。

【组成】荆芥一钱，防风、苏梗、川芎、陈皮各八分，杏仁二钱，甘草、姜皮各三分。

【主治】小儿外感终日发热，或拘束肢冷，鼻塞流清涕，咳嗽，头痛，脉浮而不渴者。

荆防汤

【方源】（清）怀抱奇《古今医彻》卷一。

【组成】防风、荆芥、前胡、桔梗、广皮、枳壳各一钱，甘草三分。

【用法】加生姜一片，水煎服。

【主治】伤风咳嗽。

荆防泻白散

方一

【方源】（明）秦昌遇《症因脉治》卷二。

【组成】荆芥、防风、桑白皮、地骨皮、甘草。

【主治】风热入肺，肺风痰喘，脉浮数者。

方二

【方源】（清）沈金鳌《杂病源流犀烛》卷七。

【组成】荆芥、防风、连翘、桔梗、金银花、元参、赤芍、甘草、生地、黄芩、桑皮、青黛、葛花。

【主治】肺伤风热，鼻流浊涕。

荆防饮

【方源】（清）秦之桢《伤寒大白》卷三。

【组成】荆芥、防风、桔梗、甘草、桑白皮、杏仁。

【主治】伤风咳嗽。

【方论选录】此方用桔梗开肺窍，桑白皮、杏仁泻肺气，荆芥、防风将肺中之风轻轻泻出。

荆黄汤

【方源】（元）孙允贤《类编南北经验医方大成》卷七引《太平惠民和剂局方》。

【组成】荆芥四两，大黄一两。

【用法】上㕮咀，每服三钱，水一盏，煎六分，空心服。

【主治】①《类编南北经验医方大成》引《太平惠民和剂局方》：风热结滞，或生疮疖；风热上壅，脏腑实热，咽喉肿痛，大便秘结。②《世医得效方》：恶疮生背胁、头脑、四肢要害处。

荆芥败毒散

【方源】（清）高思敬《外科医镜》。

【组成】荆芥一钱半，防风一钱半，桔梗一钱半，赤芍一钱半，牛蒡子二钱，金银花二钱，浙贝母二钱，连翘二钱，薄荷一钱，生甘草八分，青果一个。

【用法】水煎服。

【主治】时毒喉痛，斑疹腮肿，风痰咳嗽，头痛发热。

荆芥地黄汤

【方源】（宋）王怀隐《太平圣惠方》卷三十七，名见《金匮翼》卷二。

【组成】荆芥。

【用法】上为细末。每服二钱，以生地黄汁调下，不拘时候。

【主治】①《太平圣惠方》：呕血。②《金匮翼》：风热入络，血溢络外，吐血，乍寒乍热，咳嗽口干，烦躁者。

荆芥桔梗汤

【方源】（宋）佚名《小儿卫生总微论方》卷十九。

【组成】荆芥穗、桔梗（去芦）、甘草（生）、牛蒡子（炒）各等分。

【用法】上为细末。每月一钱，水一小盏，煎至六分，去滓温服。

【主治】小儿喉中生疮。

荆芥散

方一

【方源】（宋）杨倓《杨氏家藏书》

卷二。

【组成】荆芥四两，防风（去芦头）、白蒺藜（炒，去刺）、白僵蚕（炒去丝嘴）、杏仁（去皮尖，炒）、甘草（炙）各一两。

【用法】上为细末。每服二钱，食后茶清调下。

【主治】肺风皻疱。

方二

【方源】（宋）赵佶《圣济总录》卷一一六。

【组成】荆芥穗、藿香叶各一两，川芎、莎草根（炒去毛）各二两，石膏（研如粉）一两半，龙脑（研）一钱。

【用法】上为散。每服二钱匕，食后荆芥汤调下。

【主治】肺壅脑热，鼻渊不止。

方三

【方源】（明）武之望《济阳纲目》卷五十九。

【组成】荆芥（烧灰，置地上出火毒）。

【用法】上为末。每服三钱，陈米汤调下。

【主治】酒色伤心肺，口鼻俱出血。

荆芥汤

方一

【方源】（宋）陈言《三因极一病证方论》卷十六。

【组成】荆芥穗半两，桔梗二两，甘草一两。

【用法】上为散。每服四钱，水一盏，加生姜三片，煎至六分，去滓温服。

【主治】风热壅肺，咽喉肿痛，语声不出，喉中如有物哽，咽之则痛甚。

方二

【方源】（宋）赵佶《圣济总录》卷一六二。

【组成】荆芥穗、麻黄（去根节，煎，掠去沫，焙）、干姜（炮）、五味子、石膏、甘草（炙）、人参、芍药各一两。

【用法】上为粗末。每服三钱匕，水一盏，煎至七分，去滓温服，不拘时候。

【主治】产后伤寒，头目昏痛，咳嗽痰壅，肢节疼痛。

方三

【方源】（清）佚名撰，钱沛增补《治疹全书》卷下。

【组成】荆芥、防风、川芎、乌药、薄荷、藁本、桔梗、黄芩、苍耳子、石菖蒲。

【主治】疹潮时被寒风吹入鼻内，热毒不散，结于肺窍，致鼻塞不闻香臭。

荆芥丸

【方源】（元）李仲南《永类钤方》卷十一引《杨氏家藏方》。

【组成】荆芥穗十二两，天麻、附子（炮）、白附子（炮）、乌药、当归、川芎各一两。

【用法】细末，蜜丸，每两作十丸，朱砂为衣，每一丸，食后细嚼，茶酒任下。

【主治】风邪攻头目，咽膈不利，或伤风发热，头疼鼻塞声重。

荆芥饮

方一

【方源】（宋）赵佶《圣济总录》卷一五六。

【组成】荆芥穗、旋覆花、前胡（去苗）各三两，芍药、半夏（生姜汁制，去毒）、甘草各一两（炙），麻黄（去节，煎，掠去沫，焙）一两半。

【用法】上为粗末。每服三钱匕，水一盏，加生姜三片，煎至六分，去滓温服，不拘时候。

【主治】妊娠感风冷，咳嗽痰壅，头目昏痛。

方二

【方源】（明）江梅授《医经会解》卷三。

【组成】荆芥、麻黄、桔梗、杏仁、甘草。

【主治】喘息有音，甚则唾血。肺实咳嗽者宜。

方三

【方源】（清）翁藻《医钞类编》卷七。

【组成】荆芥、茅花各一钱，当归、生地各三钱，白芍二钱，辛夷五分，木通五分。

【用法】水煎服。服后仰卧片时立止。

【主治】鼻衄不止。

荆术散

【方源】（元）李仲南《永类钤方》卷二十引《集验方》。

【组成】荆芥穗、赤芍各一两，制苍术二两，甘草（炒）半两。

【用法】上为细末。每服一二钱。伤风伤寒，壮热咳嗽，鼻塞声重，生姜、葱白汤送下，伤风潮热，或变蒸发热，薄荷汤送下；风热伤肺，鼻涕气粗，紫苏汤送下；暴卒急惊风热，宜疏风散调下；久病后急慢惊热，宜保婴全蝎散调下；发汗，去节麻黄汤调下；盗汗、自汗，牡蛎、浮麦汤调下；丹毒风热，煎四顺饮汤调下；眼暴赤热肿，煎羌活、黄芩、生地黄汤调下；口舌腮项热肿生疮，煎防风牛蒡子汤调下；咽喉肿痛，重舌，煎升麻、枳壳、大黄、防风、薄荷汤调下。

【功用】疏风顺气。

【主治】小儿一切热证，伤风伤寒，壮热咳嗽，鼻塞声重；伤风潮热，或变蒸发热；风热伤肺，鼻涕气粗，急慢惊风；自汗，盗汗；丹毒风热，眼暴赤热肿，口舌腮项热肿生疮，咽喉肿痛，重舌。

粳米桃仁粥

【方源】（宋）王怀隐《太平圣惠方》卷九十六。

【组成】粳米二合，桃仁（去皮尖双仁，研）一两。

【用法】以桃仁和米煮粥。空腹食之。

【主治】上气咳嗽，胸膈伤痛，气喘。

净脓汤

【方源】（明）龚廷贤《寿世保元》卷六。

【组成】甘草四两。

【用法】锉作大帖，水煎。吃鸭后顿服。

【主治】肺痈。咳嗽吐脓血，腥臭不可闻。

【备注】本方“吃鸭后顿服”，其鸭制法为：黄芪（蜜水炒）、防风、金银花、忍冬藤、金沸草、牛膝、桔梗各等分，用鸭一只缢死，破开，入前七味药末于鸭肚内，用好酒煮尽为度。吃鸭，药滓晒干，为末，酒调服。服后再服净脓汤。

jiu

九宝丹

【方源】（清）太医院《医方配本·小儿百病门》。

【组成】麻黄二两，桑皮二两，杏仁二两，陈皮二两，薄荷二两，腹皮二两，官桂二两，苏叶二两，甘草二两。

【用法】蜜为丸，重一钱。每服一丸，五六岁者服二丸。如伤食咳嗽，山渣汤化服。风寒咳嗽，姜汤化服。如久嗽不止，梨汤化服。

【功用】清肺解表，舒风化痰，开胃和中。

【主治】小儿肺经不清，痰喘咳嗽，感冒风寒，身热头疼，鼻流清涕，畏怕风寒，睡卧不宁，夜啼惊悸等证。

九宝散

方一

【方源】（宋）沈括、苏轼《苏沈良方》卷五。

【组成】大腹并皮、肉桂、甘草（炙）、干紫苏、杏仁（去皮尖）、桑根白皮各一两，麻黄（去根）、陈皮（炒）、干薄荷各三两。

【用法】上为粗末。每服十钱匕，用水一大盏，童便半盏，加乌梅二个，生姜五片，同煎至一中盏，滤去滓，食后、临卧服。

【主治】感风伏热，肺气壅滞，咳嗽喘急，积年累发；或时下感冒，鼻塞流涕。①《苏沈良方》：积年肺气。②《妇人良方》：感风伏热，一切咳嗽喘急。③《易简方》：时下感冒，头重鼻塞，或流清涕，或作咳嗽。④《洪氏集验方》：小儿因伤寒邪，不曾解利，致成远年嗽。

方二

【方源】（明）王肯堂《证治准绳·幼科》卷九。

【组成】麻黄（去节）、薄荷、大腹皮、紫苏各半两，陈皮、杏仁（去皮尖）、桑白皮（炙）、肉桂、枳壳各二钱半，甘草一钱。

【用法】上锉散。每服二钱，加生姜、乌梅，水煎服。

【主治】小儿咳嗽，肺脏感寒。

九宝汤

方一

【方源】（宋）薛古愚《女科万金方》。

【组成】桑皮、陈皮、官桂、杏仁、乌梅、薄荷、甘草、紫苏、茅根、大腹皮。

【用法】加生姜三片，水二钟煎，食远服。

【主治】男妇咳嗽，睡卧不得，有血。

方二

【方源】（明）孙一奎《赤水玄珠》第七卷。

【组成】麻黄、薄荷、陈皮、肉桂、紫苏、杏仁、甘草、桑皮、大腹皮各等分。

【用法】加姜葱，水煎服。

【主治】咳而身热，喘急恶寒。

方三

【方源】（明）朱橚《普济方》卷一五八。

【组成】薄荷、贝母、橘红、甘草、紫苏、杏仁、槟榔、麻黄、半夏、桑叶、乌梅、官桂各等分。

【用法】加生姜五片，用水二盏，煎至一盏，食后服。

【主治】痰嗽。

九味平胸丸

【方源】（清）张霞谿《麻疹阐注》卷三。

【组成】百合、天冬、杏仁、桑皮、石膏、大黄、葶苈、木通、枳壳。

【用法】上为末，炼蜜为丸，如绿豆大，清汤送下。

【功用】清肺，化痰，降火。

【主治】麻后余毒，留于肺经，阳火熏灼而成龟胸。

九味羌活汤

【方源】（元）王好古《此事难知》卷上引张元素方。

【组成】羌活一两半，防风一两半，苍术一两半，细辛五分，川芎一两，香白芷一两，生地黄一两，黄芩一两，甘草一两。

【用法】上㕮咀，水煎服。若急汗，热服，以羹粥投之；若缓汗，温服之，而不用汤投之。

【功用】解利伤寒。

【主治】外感风寒湿邪，恶寒发热，无汗头痛，肢体骨节痠痛，口中苦而微渴，苔薄白，脉象浮或浮紧者。①《伤寒全生集》：感冒风寒，非时暴寒，春可治温，夏可治热，秋可治湿，四时时疫，脉浮紧，发热恶寒，头痛，骨节烦疼之表证。②《医方考》：水病，腰以上肿者。③《证治准绳·

幼科》：痘出不快。

【备注】《洁古家珍》载此方，有方名而无内容，方见《此事难知》。

九味汤

方一

【方源】（唐）孙思邈《备急千金要方》卷五，名见《幼幼新书》卷十六引《婴孺方》。

【组成】半夏四两，紫菀二两，款冬花二合，蜜一合，桂心、生姜、细辛、阿胶、甘草各二两。

【用法】上㕮咀。以水一斗，煮半夏，取六升，去滓；纳诸药，煮取二升五合，五岁儿服一升，二岁服六合。

【主治】小儿咳逆喘息如水鸡声。

【备注】本方用法中“以水一斗”，原书作“以水一升”，据《幼幼新书》改。

方二

【方源】（明）朱橚《普济方》卷二十六引《护命》。

【组成】黄芪（锉）一分，厚朴（去粗皮，生姜汁炙）一分，陈皮（汤浸，去白，焙）、白术、诃黎勒皮、防风（去叉）、甘草（炙，锉）、桂（去粗皮）、细辛（去苗叶）各一分。

【用法】上每服三钱，水一盏，加生姜三片，煎至九分，去滓，空心温服。。

【主治】肺气虚冷，胸中气微，不能太息，形体怯寒，鼻多清涕。

九仙散

方一

【方源】（金）张从正《儒门事亲》卷十五。

【组成】九尖蓖麻子叶三钱，白矾（飞过）二钱。

【用法】上用猪肉四两，薄批，棋盘摊开，掺药二味，荷叶裹，文武火煨熟。细嚼，白汤送下，后用干食压之。

【主治】咳嗽痰涎。

方二

【方源】（元）罗天益《卫生宝鉴》卷十二引太医王子昭方。

【组成】人参、款冬花、桑白皮、桔梗、五味子、阿胶、乌梅各一两，贝母半两，御米壳（去顶，蜜炒黄）八两。

【用法】上为细末。每服三钱，白汤点服。嗽住止后服。

【主治】一切咳嗽。

方三

【方源】（清）鲁照《串雅补》卷一。

【组成】川木鳖一斤（水浸一日，用陈酒四吊，煎百沸，脱去皮毛，用真麻油一斤，放入锅内，同煎至黄色，勿令焦枯，取起放瓦上，草灰拌干晒燥，为细末，分作九包，包好候用。九包药汁，配上九包木盆，将九味药各煎汁一钟，每一钟放末一包，须要浸一宿，晒干炒燥，再研细末用之），花椒、石菖蒲、川乌、草乌、皂角、麻黄、生老姜、地葱、生甘草各二两。

【用法】上九味，各煎汁九钟，浸药九包，各制燥为末，和匀收藏，每服一、二、三分，小儿减半。感冒发热，姜汤送下；狂热不识人事，薄荷汤送下；呕吐，砂仁、煨姜汤送下；哮喘痰火，陈皮汤送下；痰多气多，白芥子、半夏、南星泡汤和姜汁送下；四肢身背风痛，防风、薄荷、羌活、老姜汤送下；鼻塞，细辛辛夷汤送下；去邪退热，远志朱砂、竹茹汤送下；恶寒，老姜汤送下；咳嗽，姜汤送下；劳伤虚损，咳痰带血丝者，知母、麦芽、童便送下；痰咳，柏叶、茅根汤送下；鼻血流不止，硼砂一钱为末，白汤送下。

【主治】感冒发热，咳嗽哮喘。

九珍散

【方源】（宋）杨倓《杨氏家藏方》卷八。

【组成】细辛（去叶土）、射干、半夏（汤洗七次）、麻黄（去根节）、黄芩、白芍药、五味子、款冬花、甘草（炙）各等分。

【用法】上㕮咀。每服三钱，水一盏半加生姜七片，煎至八分，去滓，食后、临卧热服。

【主治】肺脏乘寒，咳嗽喘急，喉中有声。

九制草灵丹

【方源】（清）祁坤《外科大成》卷四。

【组成】槐角子十斤，侧柏叶三斤（冬至后取者佳），陈皮十斤，枸杞一斤。

【用法】合一处，黄酒洗，入甑内蒸透，晒干，再用酒浸透，蒸之如式；九蒸九晒足，为末，炼蜜为丸，如梧桐子大。每服一二钱，空心白滚汤送下。

【功用】止嗽化痰。

【主治】肺痈，肺痿，肠风痔漏。

九种气嗽欲死百病方

【方源】（唐）王焘《外台秘要》卷九引《备急千金要方》。

【组成】干姜二分，半夏（洗）、细辛、紫菀、吴茱萸、芫花、茯苓、甘遂、防葵、甘草（炙）、人参、乌头（炮）、大黄、葶苈子（熬）、巴豆（去皮心，熬）、厚朴（炙）、杏仁（去皮尖两仁者，熬）各一分，五味子、远志（去心）、枳实（炙）、皂角（去皮子，炙）、当归、桂心、前胡、菖蒲、大戟、蜀椒各半分，白薇三分。

【用法】上二十八味，捣合蜜丸，先食服如梧子二丸，日三服，以知为度，不知增之。

【主治】《备急千金要方》九种气咳嗽欲死百病方。

九转灵丹

【方源】（清）师成子《灵药秘方》卷下。

【组成】灵砂、石菖蒲（一寸九节者佳）各一两，生矾九钱，制辰砂、制雄黄各五钱。

【用法】以上俱为细末，枣肉杵烂为丸，如粟米大，金箔为衣，阴干，收固。

【功用】固精添髓，壮颜补虚。每服二十丸，枣汤下。

【主治】四时伤寒五痨七伤，中风痰喘，膈食疟痢，痰嗽，男妇诸般病症。

久咳嗽上气方

【方源】（唐）王焘《外台秘要》卷十引《肘后救卒方》方。

【组成】猪胰三具，干枣一百颗。

【用法】上二味，以酒三升，渍数日。服二三合，至四五服，愈，服尽此则瘥。

【主治】久咳嗽上气。

久上气方

【方源】（唐）王焘《外台秘要》卷十引《备急千金要方》方。

【组成】莨菪子（熬令色变）、熟羊肺（薄切，曝干，为末）。

【用法】上二味，各别捣，等分，以七月七日神酢，拌令相着。夜不食，空肚服二方寸匕，须臾拾针两食间，以冷浆白粥二口止之，隔日一服。

【主治】积年上气不差，垂死者。

久嗽不止丸

【方源】（民国）周吉人《吉人集验方》。

【组成】马勃。

【用法】炼蜜为丸，如梧桐子大。每服二十丸，开水送下，自愈。

【主治】久嗽不止。

久嗽方

【方源】（清）汪昂《医方集解》卷二。

【组成】白蜜一斤，生姜（取汁）二斤。

【主治】久嗽。

【方论选录】此手太阴药也。白蜜滑能

润肺，生姜辛能散寒。

久嗽噙化丸

【方源】（明）缪希雍《先醒斋医学广笔记》卷二。

【组成】真龙脑薄荷叶三两五钱，百部（酒浸，去心）三两五钱，麦门冬（去心）二两，天门冬（去心）二两，桑白皮（蜜炙）三两，枇杷叶（蜜炙）三两，贝母（去心）二两，桔梗（米泔浸，蒸，去芦）一两，甘草（蜜炙）七钱，天花粉二两，玄参一两，北五味（蜜炙）一两，款冬花蕊二两，紫菀八钱，真柿霜二两，橘红一两。

【用法】上为极细末，炼蜜为丸，如弹子大。不拘时候噙化，临卧更佳。

【主治】久嗽。

久嗽神膏

【方源】（清）吴澄《不居集·上集》卷十五。

【组成】萝卜（捣汁）一斤，生姜五钱，大贝母二两。

【用法】入蜜二两，饴糖半斤熬成膏。不拘时候服。

【主治】久嗽。

久嗽丸子

【方源】（明）楼英《医学纲目》卷二十六引丹溪方。

【组成】海蛤粉（研细）、胆星、杏仁、诃子、青黛、皂角荚。

【用法】上为末，姜汁为丸，如梧桐子大。姜汤送下。

【主治】久嗽。

久远年老咳嗽方

【方源】（清）刘善述《草木便方》卷三。

【组成】新人中白、黑芝麻、黑豆、蜂蜜、桔饼、兔耳风、肺经草、糯米、饴糖各适量。

【主治】年老久嗽。

酒癥丸

【方源】（元）许国桢《御药院方》卷三。

【组成】寒食面半斤，神曲三两，雄黄二钱，巴豆（去皮心膜，不去油）五十个。

【用法】上同为细末，滴水为丸，如梧桐子大。窨干，用谷糠同药丸一处，炒令糠焦为度。每服二三丸，茶酒任下，不拘时候。每服两丸，食后细嚼，烧生姜温酒送下。伤食后温水下，心气痛醋汤下。若取转，使物隐破两丸，临卧冷水送下。量虚实加减丸数。常服，食后一丸，用茶酒任下。

【主治】男子妇人一切酒食所伤。日久成积，心腹胀满，不思饮食，四肢无力，时发寒热，涎痰咳嗽，两胁刺痛及肚里疼。

酒煮矾

【方源】（宋）魏岘《魏氏家藏方》卷九。

【组成】白矾（明亮有墙壁者）五七两或十两。

【用法】上为细末。砂石器内以无灰酒煮至紫黑色为度，入砂合内收，与面油膏相似。每用半匙许含化。候取出痰即消。此药煮时须慢火煎熬，热时须搅稀放冷，如稍健硬，即又添酒煮，直至紫色为度。

【主治】喉闭，咽喉肿痛。

救暴散

【方源】（宋）张锐《鸡峰普济方》卷十。

【组成】真明净乳香一块（皂子大）。

【用法】上用倒流水于砚瓦中，以墨同研，约半盏，碎尽香为度。顿服。

【主治】鼻血。

救肺败毒至圣丹

【方源】（清）陈士铎《石室秘录》

卷四。

【组成】玄参、麦冬各半两，生甘草五钱，金银花九钱。

【用法】用水七碗煎金银花，取四碗，取二碗浸前药，加水二碗又煎之，煎一碗服之。

【主治】肺痈。

救肺散

【方源】（元）朱震亨《丹溪手镜》卷中。

【组成】当归、川芎、芍药、熟地、人参、黄芪、升麻、柴胡、牡丹皮、陈皮、甘草。

【功用】泻火补气以坠气。

【主治】气盛而咳血。

救肺生化汤

【方源】（清）王清源《医方简义》卷六。

【组成】白蛤壳五钱，桃仁十三粒，川芎二钱，当归三钱，炙甘草五分，炮姜五分，琥珀一钱，黑料豆一合，川贝（炒）二钱，真化橘红一钱，苏木五分，降香四分。

【用法】水煎，加酒半盏、童便一盏冲服。

【主治】败血冲肺。

救肺饮

方一

【方源】（元）朱震亨《脉因证治》十五。

【组成】升麻、柴胡、术、芍各一钱，归尾、熟地、芪、参各二钱，苏木、陈皮、甘草各五分。

【用法】作一服。

【主治】咳、吐血。

方二

【方源】（清）何梦瑶《医碥》卷六。

【组成】当归、白芍、麦冬、五味子、人参、黄芪、炙甘草、百合、款冬花、紫菀、马兜铃。

【主治】①《医碥》：虚损劳瘵。②《医学集成》：劳嗽吐血。

【备注】《医学集成》有郁金。

救涸汤

【方源】（清）陈士铎《辨证录》卷三。

【组成】麦冬二两，熟地二两，地骨皮一两，丹皮一两，白芥子三钱。

【用法】水煎服。

【主治】嗽血。

救喉汤

【方源】（清）陈士铎《辨证录》卷三。

【组成】射干一钱，山豆根二钱，玄参一两，麦冬五钱，甘草一钱，天花粉三钱。

【用法】水煎服。

【主治】咽喉忽肿大作痛，吐痰如涌，口渴求水，下喉少快，已而又热呼水，咽喉长成双蛾，既大且赤，其形宛如鸡冠，即俗称为缠喉风。

【方论选录】玄参为君，实足以泻心肾君相之火；况佐之豆根、射干、天花粉之属，以祛邪而消痰，则火自归经，而咽喉之间，关门肃清矣。

救急汤

【方源】（清）陈士铎《洞天奥旨》卷十二。

【组成】青黛二钱，山草根二钱，玄参五钱，麦冬五钱，甘草一钱，天花粉二钱，生地五钱。

【用法】水煎服。

【主治】喉痹，阴阳二火所致者。

救急稀涎散

【方源】（宋）唐慎微《证类本草》卷十四引《孙尚药方》。

【组成】猪牙皂角（须肥实不蛀，削去黑皮）四挺，晋矾（光明通莹者）一两。

【用法】上为细末，再研为散。如有患者，可服半钱，重者三字匕，温水调灌下，不大呕吐，只是微微稀冷出，或一升二升，当时惺惺，次缓而调治，不可大呕吐之，恐伤人命。

【功用】开关涌吐。

【主治】中风闭证，痰涎壅盛，喉中痰声漉漉，气闭不通，心神瞀闷，四肢不收，或口眼㖞斜，脉滑实者；亦治风痫，喉痹。①《证类本草》引《孙尚药方》：卒中风，昏昏若醉，形体惛闷，四肢不收，或倒或不倒，或口角似利微有涎出，斯须不治，便为大病，此风涎潮于上膈，痹气不通。②《点点经》：一切风痫，人事不知，口吐痰涎。③《医方集解》：喉痹不能进食。

救绝汤

【方源】（清）傅山《傅青主男科》卷上。

【组成】人参、熟地各一两，山萸三钱、牛膝、五味子、白芥子各一钱，麦冬五钱。

【用法】水煎服。

【主治】虚喘，气少息，喉无声，肩不抬。

救苦丹

【方源】（清）佚名《增补神效集》卷上。

【组成】紫苏叶、葛根、川羌活各四两，北细辛、生甘草、黄芩（酒炒）各一两，防风、白芷、生地黄、川芎、广陈皮各二两，香附（炒）、苍术各三两。

【用法】共研末，姜汁糊飞罗面为丸，皂荚子大，朱砂为衣。每服少壮五七丸，老弱二三丸，葱汤下。

【主治】男妇一切中风寒暑气，伤寒头痛、身热、畏风怯寒、停食饱胀、胸腹疼痛、疟痰，红白痢疾、伤风咳嗽、吐泻、霍乱及感冒、四时不和之气。

救劳汤

【方源】（清）李文炳《仙拈集》卷二。

【组成】白芍、人参、黄芪、当归、熟地、炙草、茯苓、款冬、百合、五味子、麦冬。

【用法】加生姜、大枣，水煎服。

【主治】劳嗽，发热盗汗，痰中带血，或成肺痿等病。

救衊丹

【方源】（清）陈士铎《辨证录》卷六。

【组成】黄连二钱，丹皮三钱，茯神二钱，麦冬五钱，玄参一两，生枣仁三钱，生地三钱，柏子仁一钱。

【用法】水煎服。

【主治】心热之极，火刑肺金，鼻中出黑血不止，名曰衄衊。

救命散

【方源】（宋）赵佶《圣济总录》卷一二三。

【组成】大黄（锉，炒）、黄连（去须）、白僵蚕（直者，炒）、甘草（生）各半两，腻粉三钱匕，五倍子一分。

【用法】上为细散。每服一字，大人以竹筒子吸之，小儿以竹筒子吹之。如余毒攻心肺，咽有疮，用孩儿奶汁，调药一字，以鸡翎探之，呕者生，不呕者死。

【主治】脾胃热毒上攻心肺，喉咽有疮，并缠喉风。

救生丹

方一

【方源】（宋）王兖《博济方》卷二。

【组成】鸡内金三七枚（旋取，去却谷食，净洗，阴干，每夜露七宿），甜葶苈半两（洗，焙），黑牵牛子半两（用瓦上爆令下焦），砒信一分（别研细，每夜露七宿，至晚收于床下），半夏一分（洗净，焙，浸一宿，换水七遍，生用），黄丹半两（亦如砒信制)。

【用法】上为细末，煮青州枣（大者）十二枚，去皮核，捣和为丸，如干，即入淡醋少许，丸如绿豆大，以朱砂为衣。食后、临卧温葱茶下七丸，甚者十丸。

【主治】远年日近肺气喘急，坐卧不能。

方二

【方源】（朝鲜）金礼蒙《医方类聚》卷一一九引《王氏集验方》。

【组成】虢丹、马牙硝、信石各一钱（细刷一处，夜露七宿），半夏、甜葶苈（隔纸炒香）、桑白皮各半两，杏仁（去皮尖，另研）半两，鸡内金十个。

【用法】上为细末，同前三味拌匀，枣肉为丸，如梧桐子大。每服七丸，临睡茶清送下。

【主治】大人、小儿齁船喘嗽，及疟疾。

救生散

方一

【方源】（宋）洪遵《洪氏集验方》卷五。

【组成】白僵蚕（去丝，锉，略炒）半两，甘草（生）一钱。

【用法】上各为末，和匀。每服一钱匕，以生姜汁调药令稠，灌下，便急以温茶清冲下。

【主治】产前产后急喉闭。

方二

【方源】（元）许国桢《御药院方》卷九。

【组成】雄黄（另研）、黎芦、猪牙皂角（生，去皮尖）、白矾（生用，另研）各二钱。

【用法】上除研药外，为细末，入研药同研匀细。每用一字，搐两鼻内。出黄水为效。

【主治】咽喉闭塞，气息难通。

救生丸

【方源】（明）朱橚《普济方》卷六十一引《经效济世方》。

【组成】蚵蚾草（又名皱面草）。

【用法】上为细末，用生蜜为丸，如弹子大。噙化一二丸，即愈。如无新者，只用干者为末，以生蜜为丸，不必成弹子，但如弹子大一块。

【主治】缠喉风。

救脱活母汤

【方源】（清）傅山《傅青主女科·女科下卷》。

【组成】人参二两，当归（酒洗）一两，熟地（九蒸）一两，枸杞子五钱，山萸（蒸，去核）五钱，麦冬（去心）一两，阿胶（蛤粉炒）二钱，肉桂（去粗皮，研）一钱，黑芥穗二钱。

【用法】水煎服。

【主治】产后气喘。

救痿丹

【方源】（清）陈士铎《石室秘录》卷六。

【组成】麦冬三两，元参三两，金银花三两，白芥子三钱，桔梗三钱，生甘草三钱。

【用法】水煎服。

【主治】肺燥复耗之，必有吐血之苦，久则成肺痿。

救咽丹

【方源】（清）陈士铎《辨证录》卷五。

【组成】熟地二两，山茱萸八钱，山药一两，肉桂一钱，补骨脂二钱，胡桃肉一个。

【用法】水煎，冷服。

【主治】春月伤风二三日，咽中痛甚。

救阴理痨汤

【方源】（清）唐宗海《医学见能》卷十一。

【组成】生地（姜汁酒炒透）二钱，当归身（酒洗）一钱，麦冬（去心）二钱，白芍（酒炒）一钱，北五味三分，人参六分，炙甘草四分，莲子（去心）三钱，不去衣苡仁三钱，橘红八分，丹皮一钱。

【用法】加枣一枚，煎一盅，作二次，徐徐呷之。

【主治】阴虚火动，皮寒骨热，食少痰多，咳嗽短气，倦怠焦烦。

救元汤

【方源】（民国）彭逊之《竹泉生女科集要》。

【组成】野山参、山萸肉、制首乌、黑降香（磨冲）、胡桃肉（连皮用）、煅龙骨、北五味、紫苏子、灵磁石（先煎，去黑水）。

【主治】喘息上奔。

ju

菊花散

方一

【方源】（宋）刘昉《幼幼新书》卷三十三引张涣方。

【组成】甘菊、防风各一两，细辛、桂心各半两，甘草一分。

【用法】上为末。每服半钱，入乳香少许，乳后荆芥汤调下。

【主治】鼻塞多涕。

方二

【方源】（清）谈金章《幼科诚书》卷七。

【组成】甘菊、防风、前胡各五钱，细辛、桂心各二钱半，甘草。

【用法】上为末。临服加麝香少许，荆芥汤下。

【主治】鼻塞多涕。

【备注】方中甘草用量原缺。

菊花丸

【方源】（宋）陈言《三因极一病证方论》卷十六。

【组成】甘菊花、枸杞子、肉苁蓉（酒浸，洗，切）、巴戟（去心）各等分。

【用法】上为末，炼蜜为丸，如梧桐子大。每服三十至五十丸，米汤送下。

【主治】脾肺气虚，忧思过度，荣卫枯耗，唇裂沉紧，或口吻生疮，容色枯瘁，男子失精，女子血衰。

橘甘散

方一

【方源】（明）李梴《医学入门》卷七。

【组成】橘皮（去白）四两、甘草（炙）一两。

【用法】上为末，每服二钱，白汤调下。

【主治】痰嗽。

方二

【方源】（朝鲜）许浚《东医宝鉴·杂病篇》卷五引《医学正传》。

【组成】橘皮、生姜（焙干）、神曲（炒）各等分。

【用法】上为末，温水为丸，如梧桐子大。每服五七十丸，米饮送下，一日两次。

【主治】气嗽，痰嗽。

【备注】本方方名，据剂型，当作“橘甘丸”。

橘甘汤

【方源】（朝鲜）金礼蒙《医方类聚》卷八十九引《施圆端效方》。

【组成】桔梗二两，甘草（炙）、橘皮、半夏（姜制）各一两。

【用法】上为粗末。每服三钱。水二小盏，加生姜七片，同煎至一盏，去滓温服，不拘时候。

【主治】咽喉噎塞堵闭，咳咯脓或血。

橘姜丸

【方源】(明）李梴《医学入门》卷七。

【组成】陈皮、生姜（同捣，焙干）各二两。

【用法】上为末，用神曲末二两，打糊为丸，如梧桐子大。每服三五十丸，食后临卧米饮送下。

【主治】久患气嗽。

橘皮茯苓汤

【方源】(元）王好古《医垒元戎》卷九。

【组成】陈皮一两，茯苓半两，甘草七钱。

【用法】上为细末，生姜煎服。

【主治】咳嗽。

橘皮干姜汤

方一

【方源】(宋）朱肱《类证活人书》卷十八。

【组成】橘皮、通草、干姜（炮）、桂心各二两，人参一两，甘草（炙）二两。

【用法】上锉，如麻豆大，每服四钱，水一盏，煎至六分，去滓温服，一日三次。

【主治】①《类证活人书》:哕。②《普济方》：胃中有寒咳逆。

方二

【方源】(元）吴恕《伤寒图歌活人指掌》卷五。

【组成】陈皮、通草、干姜、人参。

【用法】每服水二盏，煎至八分，去滓，分二次服。

【主治】①《伤寒图歌活人指掌》：咳逆哕恶。②《医学入门》：伤寒初病，但恶寒，不发热，口中和，脉微细而呃逆者。

橘皮煎丸

【方源】(元）许国桢《御药院方》卷六。

【组成】陈橘皮（去瓤）一十五两，石斛、巴戟（去心）、牛膝、肉苁蓉、菟丝子、鹿茸、杜仲、阳起石、肉桂、厚朴、干姜（炮裂）、荆三棱、甘草一两、萆薢末，并修事，各秤三两。

【用法】上为末，熬膏，用酒五升于银石器内，将橘皮末于酒内煎如饧，倾在诸药末内，一处搅和搜匀，更入臼内捣五百许，丸如梧桐子大。每服二十丸至三十丸，空心温酒下，盐汤亦得。

【主治】久虚积冷，心腹疼痛，呕吐痰水，饮食减少，胁肋胀满，脐腹弦急，大肠虚滑，小便利数，肌肤瘦瘁，面色痿黄，肢体怠堕，腰膝缓弱。及治痃癖积聚，上气咳嗽，久疟久痢，肠风痔凄，妇人血海虚冷，赤白带下，久无子息，并宜服之。

橘皮散

【方源】(清）吴谦《医宗金鉴》卷五十三引《太平圣惠方》。

【组成】人参、贝母、苏叶、陈皮、桔梗、杏仁（去皮尖，炒）。

【用法】引用红枣，水煎服。

【主治】肺虚饮冷致咳嗽，面色㿠白，痰多清稀，鼻流清涕。

橘皮汤

方一

【方源】(唐）孙思邈《备急千金要方》卷十七。

【组成】橘皮、麻黄各三两，干紫苏、柴胡各二两，宿姜、杏仁各四两，石膏八两。

【用法】上㕮咀。以水九升，煮麻黄两沸，去沫，下诸药，煮取三升，去滓，分三次服。不愈，与两剂。

【主治】肺热气上，咳息奔喘。

方二

【方源】(宋）杨士瀛《仁斋直指方论》

卷七。

【组成】半夏（制）五两，茯苓、陈皮各三两，细辛、青皮、桔梗、枳壳、甘草（炒）各二两，人参、旋覆花（去叶）各一两。

【用法】上锉散。每服三钱，加生姜五厚片，水煎服。

【主治】①《仁斋直指方论》：胸膈停痰。②《幼幼集成》：咳嗽，痰甚呕吐。

方三

【方源】（宋）赵佶《圣济总录》卷八十八。

【组成】陈橘皮（汤浸，去白，焙）三两，半夏（汤洗七遍，去滑，麸炒黄色）、大腹皮（锉）、赤茯苓（去黑皮）、芍药各半两，前胡（去芦头）、枇杷叶（去毛，炙）各三分。

【用法】上为粗末，每服三钱匕，水一盏，加生姜半分（拍碎），煎至六分，去滓温服，不拘时候。

【主治】虚劳痰饮，不思饮食，胸满气逆。

方四

【方源】（宋）赵佶《圣济总录》卷四十八。

【组成】陈橘皮（汤浸，去白，焙）半两，麻黄（去根节，先煮，掠去沫）、羌活（去芦头）、防风（去叉）、川芎、紫菀（去苗土）、桔梗各一分，细辛（去苗叶）一钱半，甘草二钱（炙）。

【用法】上为粗末。每服三钱匕，水一盏，加生姜二片同煎，取七分，去滓温服，不拘时候。

【主治】肺脏本热，因伤于风，寒壅相交，痰唾稠浊，发而成嗽，服凉药其嗽愈加。

方五

【方源】（宋）赵佶《圣济总录》卷四十八。

【组成】陈橘皮（汤浸，去白，炒）、麻黄（去节根）各一两。

【用法】上为粗末。每服五钱匕，水一盏半，小麦半匙，煎至小麦熟，去滓温服，不拘时候，一日三次。

【主治】肺气虚乏，胸喉中干。

橘皮通气汤

【方源】（唐）孙思邈《备急千金要方》卷十一。

【组成】橘皮四两，白术、石膏各五两，细辛、当归、桂心、茯苓各二两，香豉一升。

【用法】上㕮咀。以水九升，煮取三升，去滓，分三次服。

【主治】筋实极则咳，咳则两胁下缩痛，痛甚则不可转动。

橘皮丸

方一

【方源】（晋）葛洪《肘后救卒方》卷三，名见《鸡峰普济方》卷十一。

【组成】陈橘皮、桂心、杏仁（去皮尖，熬）各等分。

【用法】上为末，炼蜜为丸。每服二十丸，饭后茶汤送下。

【主治】气嗽，不问多少时者。

方二

【方源】（宋）张锐《鸡峰普济方》卷十七。

【组成】海藻、白前、黄橘皮各三分，杏仁、茯苓、芍药、桂各五分，人参、白术、吴茱萸、葶苈各一两，昆布、枣肉、桑白皮、苏子各五合。

【用法】上为细末，炼蜜为丸，如梧桐子大。每服十五丸至二十丸，白汤送下，不拘时候。

【主治】风虚支满，膀胱虚冷，气上冲肺，气息奔冷，咽喉气闷。

方三

【方源】（宋）赵佶《圣济总录》卷

十九。

【组成】陈橘皮（汤浸，去白，焙）、桔梗（锉，炒）、干姜（炮裂）、厚朴（去粗皮，生姜汁炙）、枳实（去瓤，麸炒）、细辛（去苗叶）各三分，胡椒、蜀椒（去闭口及目，炒汗出）、乌头（炮裂，去皮尖）各二两，荜拨二两半，人参、桂（去粗皮）、附子（炮裂，去皮脐）、白茯苓（去黑皮）、前胡（去芦头）、防葵、川芎各一两，甘草（炙）、当归（切，焙）各二两，白术、吴茱萸（汤洗，焙干，炒）各一两半，大黄（湿纸裹，煨香熟）半两，槟榔（锉）一两，葶苈（隔纸炒）一分，紫苏子（炒）二两。

【用法】上为末，炼蜜为丸，如梧桐子大。每服十丸，温酒送下，一日三次；觉有热者，空腹服之。

【主治】肺痹。上下痞塞不能息。

橘皮五味子汤

【方源】（宋）赵佶《圣济总录》卷六十六。

【组成】陈橘皮（汤浸，去白，焙）、五味子、人参、紫苏子各五两。

【用法】上为粗末。每服五钱匕，水一盏半，加生姜（拍碎）一枣大，煎至一盏，去滓温服。

【主治】咳嗽呕吐。

橘皮一物汤

【方源】（晋）葛洪《肘后救卒方》卷三，名见《仁斋直指方论》卷五。

【组成】橘皮五两。

【用法】水三升，煮取一升，去滓顿服。

【主治】①《肘后救卒方》：卒失声，声噎不出。②《仁斋直指方论》：诸气攻刺，及感受风寒暑湿，初症通用。又凡酒食所伤，中脘痞塞妨闷，呕吐吞酸。

橘苏半夏汤

【方源】（明）董宿《奇效良方》卷六十四。

【组成】橘红、半夏（姜制）、贝母各七分，紫苏、白术、杏仁（去皮尖）、桑皮各五分，五味子、甘草各三分，桔梗、黄芩各五分。

【用法】用水一钟，加生姜三片，煎至五分，食后服。

【主治】小儿咳嗽，身热有痰。

橘苏散

【方源】（朝鲜）金礼蒙《医方类聚》卷一一七引《济生方》。

【组成】橘红、紫苏叶各一两，杏仁（去皮）、桑白皮（炙）、半夏（洗七次）、贝母（去心）、白术、五味子各二两，甘草（炙）五分。

【用法】上㕮咀。每服四钱，水一盏，加生姜五片，煎至七分，温服，不拘时候。

【主治】伤寒咳嗽，身热有汗，恶风，脉浮数，有热，服杏子汤不得者。

橘苏汤

【方源】（明）熊均《山居便宜方》卷四。

【组成】橘皮一两，紫苏叶二两。

【用法】每服剉五钱，水一盏半，煎至七分，去滓温服。

【主治】上气喘急。

【备注】一方有枣一枚，同煎。

咀华清喉丹

【方源】（清）张锡纯《医学衷中参西录·治咽喉方》。

【组成】大生地黄（切片）一两，硼砂（研细）一钱半。

【用法】将生地黄一片，裹硼砂少许，徐徐嚼细咽之，半日许宜将药服完。

【主治】咽喉肿疼。

举肺汤

【方源】（清）景日昣《嵩崖尊生全书》卷七。

【组成】桔梗、甘草、竹茹、二冬、阿胶、沙参、百合、贝母。

【功用】《医碥》：散火热，以复肺之清肃。

【主治】肺痿。久咳气虚，有热则成痿，其症寒热，气急烦闷，多唾或带血。

juan

蠲毒流气饮

【方源】（宋）窦汉卿《疮疡经验全书》卷一。

【组成】白芷、防风、陈皮、连翘、人参、香附、川芎、当归、玄参、天花粉、枳壳、甘草、桔梗、小柴胡、鼠粘子、山栀仁。

【用法】急服四七气汤二三帖，次用冰片散，后服蠲毒流气饮。

【主治】伤寒喉闭。伤寒遗毒不散，热毒入于心经脾经，致八九日后喉闭。

蠲痰疏气汤

【方源】（明）孙志宏《简明医彀》卷四

【组成】前胡、半夏各二钱，人参、枯芩、陈皮、南星、枳壳、紫苏、薄荷叶、厚朴、羌活、甘草各五分。

【用法】加生姜五片，水煎服。日服此汤，夜服滚痰丸。

【主治】一切痰疾及肺气壅塞。

卷柏阿胶散

【方源】（宋）孙用和《传家秘宝脉证口诀并方》卷下。

【组成】棕皮（烧灰存性）半斤，卷柏、人参（去芦头）、阿胶（炒）、艾叶、子芩、地榆、生干地黄、伏龙肝、柴胡（去苗）、甘草（炙）各一两。

【用法】上为细散。每服二钱，糯米饮煎服。

【主治】吐血，咯血。

jun

均气八仙汤

【方源】（明）龚廷贤《寿世保元》卷三。

【组成】麻黄二钱，杏仁二钱，石膏三钱，桔便一钱，片茶二钱，贝母（用北细辛三分煎汤，拌抄三次，为末）一钱，生甘草一钱，知母二钱。

【用法】上锉一剂。水煎，温服。

【主治】哮喘气急而不息者。

均气散

【方源】（元）许国桢《御药院方》卷十一。

【组成】桑白皮二两，陈皮（去白）一两半，桔梗、甘草（炙）、赤茯苓各一两，霍香叶半两，木通四两。

【用法】上为粗末。每服二钱，水一小盏，加生姜一二片，煎至五分，去滓，食前温服。

【主治】小儿脾肺气逆，喘嗽面浮，胸隔痞闷，小便不利。

K

kai

开肺解毒汤

【方源】（清）王清源《医方简义》卷二。

【组成】桔梗、牛蒡子、黄芩（酒炒）各一钱五分，连翘、银花各二钱，赤小豆、生甘草各一钱，马勃五分。

【主治】湿温咽痛、衄血。

开关润喉蓬莱雪

【方源】(明)董宿《奇效良方》卷六十一。

【组成】麝香各一字，硼砂、明乳香、没药各三钱，全蝎(去毒)、防风(去叉)、百药煎、朴硝、薄荷叶、粉草各半两。

【用法】上为细末。每用少许，以匙挑干掺咽间及疮上；如在关下，掺舌下，旋旋咽下。仍用薄荷、桔梗、甘草煎水噙漱，或以薄荷研自然汁调成膏，噙化亦妙。

【功用】开关润喉。

【主治】干喉风。

开关散

方一

【方源】(明)王銮《幼科类萃》卷二十六。

【组成】香附子(炒，去皮)、川芎(去土)、荆芥穗、僵蚕(去嘴丝)、细辛叶、猪牙皂角各等分。

【用法】上为细末。入生葱白捣成膏，用红帛盛，夜睡贴囟门。

【主治】鼻塞。

【备注】方中诸药用量原缺，据《慈幼新书》补。

方二

【方源】(明)朱橚《普济方》卷六十引《博济方》。

【组成】硝石六两，铅丹四两，白矾、砒霜各半两。

【用法】上为细末，用瓷罐子一个，先入硝石二两铺底，次下砒霜，又入硝石二两，方下白矾，更入硝石二两，方下铅丹，后用圆瓦一片盖口，干净地上，用方砖一片衬药罐子，以炭火五斤煅令通赤，罐子固济，熔成水，以炭条子搅令彻底匀，方去火放冷于地上，经宿，打罐子取药，研如粉。用箸头蘸冷水惹药，深点咽喉内，渐渐咽津。至甚者不过三两度点。

【主治】走马缠喉风及喉痹。

方三

【方源】(清)张宗良《喉科指掌》卷二。

【组成】皂角刺一钱，细辛五分，冰片二分。

【用法】上为细末，吹入鼻内；再针颊车左右两穴，点艾数壮。牙关可开。

【主治】缠喉风，因肺感时邪，风痰上壅，阴阳闭结，内外不通如蛇缠，颈下壅塞，甚者角弓反张，牙箝紧闭。

方四

【方源】(清)马文植《医略存真》。

【组成】川芎(研)五钱，牙皂(焙)一两，麝香一分。

【用法】上各为细末和匀，瓷瓶收贮，勿令泄气。用时以少许吹鼻。

【功用】取嚏。

【主治】喉风，积热在中，风痰鼓动，骤然上涌，才觉胸膈不利，旋即紧痛，咽塞项肿，汤饮难入，势极险暴。

方五

【方源】(清)王于圣《慈航集》卷下。

【组成】白僵蚕(烘)二钱，全蝎(洗去尾勾)二钱，牙硝二钱，硼砂二钱，胆矾三钱，薄荷叶一钱，牙皂二钱，冰片三分。

【用法】上各为细末，瓷瓶收好，不可走其药性。遇咽喉急症，吹入。吐出风涎，即愈。

【主治】喉闭、喉风、喉痹、双单蛾、喉瘟。

方六

【方源】(清)杨龙九《囊秘喉书》卷下。

【组成】牙皂一钱，僵蚕八分。

【用法】上为末。吹之。

【主治】牙喉关闭。

方七

【方源】《李氏医鉴》卷二。

【组成】蜂房灰、白僵蚕各等分。

【用法】上为末。吹入喉内，或用乳香五分煎服。

【主治】喉痹肿痛。

开关神应散

方一

【方源】（明）龚廷贤《寿世保元》卷六。

【组成】盆硝（研细）四钱，白僵蚕（微炒，去嘴）八分，青黛八分，蒲黄五分，麝香一分，甘草八分，马勃三分，片脑一分。

【用法】上各为细末，称足，同研极匀，瓷瓶收贮。如有病症，每用药一钱五分，以新汲水小半盏调和，细细呷咽。如是喉痹，即破，出血便愈；如不是喉痹，自然消散。若是诸般舌胀，用药半钱，以指蘸药擦在舌上，下咽津唾；如是小儿，一钱作为四五服，亦如前法用，并不拘时候。

【主治】急慢喉痹，肿塞不通。

方二

【方源】（明）龚廷贤《万病回春》卷五。

【组成】蜈蚣（焙，存性）二钱，胆矾、全蝎（去毒，焙，存性）、僵蚕（去丝嘴）各一钱，蝉退（焙，存性）一钱，蟾酥三钱，穿山甲（麸炒）三钱，川乌尖一钱，乳香五分。

【用法】上为末。每服一钱半或三钱，小儿每服一分或七厘，同葱头捣烂，和酒、药送下。出汗为度。如口不能开，灌服。

【主治】一切喉风。

开结化痰汤

【方源】（明）龚廷贤《寿世保元》卷三。

【组成】陈皮一钱，半夏（制）二钱，茯苓二钱，桔梗八分，枳壳七分，贝母一钱，瓜蒌仁二钱，黄连五分，黄芩二钱，栀子二钱，苏子二钱，桑皮三钱，朴硝八分，杏仁三钱，甘草八分。

【用法】上锉。水煎，入姜汁磨木香服。

【主治】痰结。热痰在胸膈间不化，吐咯不出，寒热气急，满闷作痛。

开痰顺气汤

【方源】（明）万全《万氏家传点点经》卷三。

【组成】枳壳、青皮、木香、沉香、槟榔各一钱。

【用法】俱不咀捣，用分葱泡水，各磨浓汁一匙，外用神金三张，入汁内拌匀，沸汤兑服。

【主治】五行有犯，四气有触，日夜不眠，喘息咳嗽，痰涎流沫。

开痰饮

【方源】（清）陈士铎《辨证录》卷九。

【组成】柴胡一钱，半夏一钱，甘草一钱，炒栀子一钱，陈皮一钱，薄荷一钱，枳壳三分，苍术二钱，茯苓五钱。

【用法】水煎服。

【主治】痰气流行，胁下支满，发嚏而痛，轻声吐痰，不敢重咯。

开郁化痰汤

【方源】（明）武之望《济阳纲目》卷二十四。

【组成】半夏（汤泡）一钱二分，枳实（麸炒）二钱，贝母（去心）、香附各一钱半，白茯苓、山楂各一钱，陈皮（去白）、黄连（炒）各八分，苍术（米泔浸）、桔梗各七分，甘草二分。

【用法】上锉作一服。加生姜三片，水煎。食远服。

【主治】郁痰、老痰。

开郁降痰汤

【方源】（明）孙文胤《丹台玉案》卷四。

【组成】杏仁（去皮尖）、枳壳、黄芩（酒炒）、苏子（炒）各一钱，桔梗（炒）、香附（童便制）、贝母（去心）、瓜蒌仁（去油）、山楂各二钱，甘草二分。

【用法】加灯心三十茎，食后服。

【主治】郁痰咳嗽，胸胁胀懑，并积痰咳嗽。

kan

坎离膏

【方源】（明）龚廷贤《万病回春》卷四。

【组成】黄柏、知母各四两，生地黄、熟地黄、天门冬（去心）、麦门冬（去心）各二两，杏仁（去皮）七钱，胡桃仁（去皮尖，净仁）四两，蜂蜜四两。

【用法】先将黄柏、知母，放入童便三碗，侧柏叶一把，煎至四碗，去滓；又将天、麦门冬，生、熟地黄入汁内，添水二碗，煎汁去滓；再捣烂如泥。另用水一二碗熬熟，绞汁入前汁，将杏仁、桃仁，用水擂烂，再滤，勿留渣，同蜜入前汁内，用文武火熬成膏。瓷罐收贮封固，入水内去火毒。每服三五匙，侧柏叶煎汤调，空心服。忌铜、铁器。

【主治】劳瘵发热，阴虚火动，咳嗽吐血、唾血、咯血、咳血、衄血，心慌喘急，盗汗。

坎离既济丸

方一

【方源】（清）凌奂《饲鹤亭集方》。

【组成】人参、生地、熟地、天冬、麦冬、萸肉、白芍各四两，知母、川柏、肉桂、苁蓉、枸杞子、五味子、山药、茯苓、茯神、丹皮、泽泻、枣仁、远志各三两。

【用法】炼蜜为丸。每服三钱，空心淡盐汤送下。

【功用】常服养精神，和血脉，宁神益肾。

【主治】五劳七伤，心肾不交，虚火上炎，口燥舌干，骨蒸发热，五心烦躁，虚痰咳嗽，自汗盗汗，夜梦遗精，五淋白浊。

方二

【方源】（清）太医院《医方配本·补益虚损门》。

【组成】当归六两，生地六两，白芍四两，川芎三两，知母三两，黄柏三两，肉桂二两，川附一两。

【用法】每服二钱，淡盐汤送下。

【功用】滋肾水，抑心火，健脾胃，添精髓。

【主治】肾水一亏，相火随旺，头目昏花，耳作蝉鸣。咳嗽痰喘，遍身疼痛，胃脘不开，心膈烦热，梦遗盗汗，手足厥冷。

坎离汤

【方源】（宋）朱佐《类编朱氏集验医方》卷五。

【组成】荜澄茄、石菖蒲各半钱，白术、茯苓、木香各一钱，甘草、半夏（泡七次）、紫苏子各二钱。

【用法】水一盏半，煎服。

【功用】定喘。

【主治】①《类编朱氏集验医方》：喘证。②《证治准绳·幼科》：虚喘昼轻夜重，食减神昏。

坎离丸

方一

【方源】（明）李梴《医学入门》卷七。

【组成】黄柏、知母各等分（用童便九蒸九晒九露）。

【用法】上为末，以地黄煎膏为丸；脾弱者山药糊丸服。

【主治】阴火遗精，盗汗，潮热，咳嗽。

方二

【方源】（明）张时彻《摄生众妙方》卷二。

【组成】全当归（用好酒浸洗二日，晒干，锉碎）、白芍（温水洗，锉碎，用好酒浸一日，晒干，炒赤）、川芎（大者，小者不用，清水洗净，锉碎）各四两，厚黄柏（去皮）八两（二两酒浸，二两盐水浸，二两人乳浸，二两蜜浸，俱晒干，炒赤），知母八两（去毛，四制与黄柏同），熟地黄八两（怀庆者佳，四两用砂仁，四两用白茯苓同入绢袋，用好酒二壶煮干，去砂仁、茯苓二味，只用地黄）。

【用法】上药和匀，平铺三四分厚，夜露日晒三日三夜，以收天地之精，日月之华，为细末。用正冬蜜一斤八两，加水半碗，共炼至滴水成珠；再加水一碗，煎滚，和前药为丸，如梧桐子大。每服八九十丸，空心盐汤送下；冬月温酒送下。

【功用】生精益血，升水降火。

【主治】①《摄生众妙方》：虚损。②《证治宝鉴》：阴虚咳嗽。

ke

咳喘丸

【方源】（清）赵濂《内外验方秘传》卷下。

【组成】款冬花一两，桔梗一两，苏梗一两，川朴八钱，前胡八钱，叭杏二两，降香末一两，明矾二两，海螵蛸（焙黄）一两五钱，轻粉一钱，郁金一两，宋半夏一两，陈皮一两，木香六钱，沈香片四钱。

【用法】上晒干为末，水泛为丸，如榧子大，二十个。每次一丸，海蜇皮一两煎汤送下。

【主治】咳哮气喘。

咳肺散

【方源】（宋）郭坦《十便良方》卷十七。

【组成】大半夏、大杏仁各三十六个。

【用法】上以坩锅子内烧存性。每服末半钱至一钱，温米饮调下，不以时候服。

【主治】嗽。

咳后调理方

【方源】（民国）吴克潜《儿科要略》第六章。

【组成】沙参、白术、旋覆花、陈皮、黄芪、半夏、茯苓、川贝母各二钱，甘草、青皮各一钱。

【用法】清水煎服。

【主治】普通伤风咳嗽，病虽愈而余波未平，痰多作嗽。

咳嗽丹方

【方源】（清）吴明仕《民众万病验方大全》第四章。

【组成】猪腰一具。

【用法】薄切煮食，神效。

【主治】咳嗽。

咳嗽方

【方源】（清）孙复初《续经验集》

【组成】胡桃（去壳切，勿去皮，研）一斤，白蜜一斤。

【用法】将猪油一斤熬汁去渣，入二药同滚热，贮磁器内，每早取二调羹滚水冲服，虽一年半载之痼疾亦可逐渐减除，精神复旧。

【主治】咳嗽。

咳嗽加减主方

【方源】（明）龚居中《痰火点雪》卷一。

【组成】麦门冬（去心）一钱五分，天门冬（去心、皮）一钱五分，大甘草（生用）八分，沙参一钱，栝蒌仁（炒）一钱，桔梗（去头）一钱，枯黄芩（蜜炒）一钱，百部（去苗）一钱，鲜知母（去毛，蜜炒）

一钱，川贝母八分，百合一钱，天花粉一钱。

【用法】十二味作一剂，用干柿五片，水煎。食远，趁热徐徐缓服。

【主治】阴虚火盛，咳而咽干，脉来弦长紧实，滑数有力，皆火郁内实，不受补者。

咳嗽劳症膏

【方源】（清）马文植《青囊秘传》。

【组成】独角老鼠叶。

【用法】水煎取汁，加冰糖收膏。每服一匙，开水冲下。百日乃痊。

【主治】咳嗽劳症。

咳嗽脓血方

【方源】（唐）王焘《外台秘要》卷九引《广济方》。

【组成】人参二分，瓜蒂三分，杜蘅五分。

【用法】上三味，捣筛为散。平旦空腹以热汤服方寸匕，当吐痰水恶汁一二升。吐已，复煮白粥食淡水未尽，停三日，更进一服。

【主治】瘕癖吐脓损肺。

【备注】《肘后救卒方》用杜蘅三分、人参一分，服一钱匕。

咳嗽散

【方源】（清）张朝震《揣摩有得集》。

【组成】白术（土炒）一钱，云苓一钱，法夏一钱，杏仁（去皮尖，炒，研）一钱，橘红五分，归身（土炒）一钱，制草三分，枇杷叶（去毛，蜜炙）五分，煨姜一片。

【用法】水煎服。

【主治】小儿脾寒肺虚，精神短少，口舌不燥，动则嗽重，静则嗽轻。

咳嗽神效方

【方源】（清）马文植《马评外科症治全生集》。

【组成】叭嗒杏仁一两，泡去皮尖，内有双仁者弃之。

【用法】买新镭钵、新研槌，将杏仁捣烂如泥，分为三服，每服内加水晶糖三钱，共入盖碗，用泉水煎滚冲入，盖片刻俟温，连仁末服下，早晚各一次，三服而愈。如以杏仁同煎，无效。

【主治】咳嗽。

咳血丹

【方源】（元）朱震亨《脉因证治》卷上。

【组成】青黛、瓜蒌仁、诃子、海石、杏仁、四物汤、姜汁、童便、栀。

【用法】蜜调噙化。

【主治】咳血，因身热痰盛血虚。

咳血方

【方源】（元）朱震亨《丹溪心法》卷二。

【组成】青黛、瓜蒌仁、诃子、海粉、山栀。

【用法】上为末，以炼蜜同姜汁为丸，噙化。

【功用】《古今名方》：清热化痰，敛肺止咳。

【主治】①《丹溪心法》：咳血。②《古今名方》：肺热咳嗽，痰中带血，咯痰不爽，心烦口渴，颊赤便秘，舌苔黄，脉弦数。

渴忒饼儿

【方源】（元）忽思慧《饮膳正要》卷二

【组成】渴忒一两二钱，新罗参（去芦）一两，菖蒲一钱（各为细末），白纳八三两（研，系沙糖）。

【用法】将渴忒用葡萄酒化成膏，和上药末，令匀为剂，用诃子油印作饼。每用一饼，徐徐噙化。

【功用】生津止渴。

【主治】渴，嗽。

克痞丸

【方源】（明）李恒《袖珍方》卷一引秘方。

【组成】丁香、藿香、官桂、茯苓（去皮）、甘草、小茴香各五钱，干姜一两半，桔梗二钱半。

【用法】上为末，用面糊为丸，如梧桐子大。每服七八十丸，生姜汤送下。

【主治】脾胃虚寒，痰饮不化，胸膈疠闷，呕逆喘嗽，体倦头痛。

克效散

【方源】（宋）佚名《小儿卫生总微论方》卷三。

【组成】龙脑薄荷叶二两（薄荷之一种），白僵蚕（去丝嘴）半两（微炒），玄胡索（去皮）半两。

【用法】上为末。每服半钱，或一钱，蜜汤调下，不拘时候。

【主治】小儿温壮风热，睡卧不稳，咳嗽喘急。

kong

空肠丸

【方源】《仙传济阴方》。

【组成】麻仁、厚朴、枳壳、大黄、杏仁、川乌各等分。

【用法】上为细末。炼蜜为丸，米饮送下。

【主治】肺脏虚热，大便闭结。

ku

枯矾散

方一

【方源】（清）马文植《青囊秘传》。

【组成】枯矾一钱，制僵蚕一钱，硼砂三分，薄荷三分，大梅片一分，雄精一钱，胆矾一分，山豆根二分，苦甘草一分。

【用法】上为散，加麝香少许。吹之。

【功用】开痰闭。

【主治】一切风火喉症。

方二

【方源】（清）陶承熹《经验方》卷下。

【组成】臭花娘子草根（水浸一宿，捣汁）。

【用法】以枯白矾研细，入汁内，晒干，再取汁如前，数次其矾色绿，研细收贮。烂喉痧每服五分，开水冲下，庶可出痰；如症重者，须连服下七次，以呕痰为度，立见消肿；凡遇喉风，吹喉取吐亦可。

【主治】烂喉痧。

苦参汤方

【方源】（唐）王焘《外台秘要》卷二。

【组成】苦参三分，黄连二两，栀子（擘）二七枚，大黄一两，地黄（生干者）一两。

【用法】上五味，切，以水五升，煮取一升半，去滓，分再服。

【主治】衄鼻。

【备注】一方更用石榴花半两。

苦参丸

【方源】（宋）赵佶《圣济总录》卷一二四。

【组成】苦参一分，白矾（烧枯）半两，山栀仁一两，木通（锉）、杏仁（汤浸，去皮尖双仁，炒）各半两，甘菊花三分，大黄（生，锉）一两，防风（去叉）半两，射干、玄参、甘草（炙，锉）、恶实（炒）、白药各一分，马勃二分。

【用法】上为末，炼蜜为丸，如酸枣大。每服绵裹一丸，夜后含化，咽津。

【主治】咽喉肿痛，语声不出，痰唾稠浊。

苦梗散

【方源】（明）王肯堂《证治准绳·女科》卷四。

【组成】桔梗、紫苏、人参、桑白皮、贝母、甘草各半两，天门冬（去心）、赤茯苓各一两，麻黄七钱半。

【用法】每服四钱，水二钟，生姜三片，煎至一钟，不拘时候服。

【主治】妊娠肺壅，咳嗽喘急。

苦药子散

【方源】（宋）赵佶《圣济总录》卷一八一。

【组成】苦药子、白僵蚕各等分。

【用法】上为细散。每服半钱匕，白矾水调下。

【主治】小儿咽喉肿痛。

kuai

快风膏

【方源】（明）朱棣《普济方》卷三八四引《傅氏活婴方》。

【组成】防风一钱，荆芥穗一钱，苦梗（研，用糯米同炒）一钱，白术半钱，甘草，大黄（湿纸裹，火熬）一钱。

【用法】上为末。每服半钱，用淡竹叶三片同煎，温服。如不退，与青金丹微利，再与此药服之。

【功用】通利肺腑。

【主治】诸热。

【备注】方中甘草用量原缺。

kuan

宽咽酒

【方源】（宋）魏岘《魏氏家藏方》卷九。

【组成】酒一盏，皂角半条。

【用法】将皂角就酒揉挼，浓汁出，急煎一沸，淘温与服。立便冲破，吐出水及血痰。如口噤吞咽不得，即以麻油揉挼皂角汁灌。

【主治】喉闭，逡巡不救。

宽中沉参散

【方源】（宋）张锐《鸡峰普济方》卷十八。

【组成】半夏五分，五味子、鹿角胶、茯苓各三分，白术、沉香、款冬花、川芎、紫菀、石斛、山药各二分，人参四分。

【用法】上为细末。每服二钱，食前生姜汤调下。

【功用】消饮，养肺，止咳。

款冬冰糖汤

【方源】（清）陈念祖《医学从众录》卷二。

【组成】款冬花三钱，晶糖五钱。

【用法】上放茶壶内，泡汤当茶饮。

【主治】小儿吼嗽及大人咳嗽。

款冬花膏

方一

【方源】（宋）吴彦夔《传信适用方》卷一。

【组成】人参、白术、款冬花（去梗）、甘草（炙）、川姜（炮）、钟乳粉各半两。

【用法】上为细末，炼蜜为丸，每两作十丸。每服一丸，食前米饮送下。

【功用】温益肺气，止嗽。

【主治】痰嗽。

方二

【方源】（宋）杨倓《杨氏家藏方》卷八

【组成】款冬花、紫菀、百部各半两，人参（去芦头）、白术、甘草（炙）各一两，干姜二两（炮）。

【用法】上为细末，炼蜜为丸，每一两作十五丸。每服一丸，食后、临卧含化。

【主治】肺气虚寒，咳嗽不止，痰唾并多，或吐血、咯血、劳嗽。

【备注】本方方名，据剂型，当作“款冬花丸”。

方三

【方源】（明）万表《万氏家抄济世良方》卷五。

【组成】款冬花、紫苏、杏仁（去皮尖，炒）、桑皮各一两，乌梅肉（蒸过，捣烂）一两。

【用法】上前四药为粗末，与乌梅肉和匀，晒干，再为细末，炼蜜调成膏。噙化。

【主治】嗽。

款冬花散

方一

【方源】（唐）王焘《外台秘要》卷九引《删繁方》。

【组成】款冬花、当归各六分、桂心、川芎、五味子、附子（炮）各七分，细辛、贝母各四分，干姜、干地黄各八分，白术、甘草（炙）、杏仁（去皮尖）各五分，紫菀三分。

【用法】上为散。每服方寸匕，清酒调服。每日二次。

【主治】肺偏损，胸中虚，肺偏痛，唾血气咳。

方二

【方源】（宋）陈师文《太平惠民和剂局方》卷四。

【组成】款冬花（去梗）、知母、桑叶（洗，焙）各十两，半夏（汤洗七遍，姜汁制）、甘草（爁）各二十两，麻黄（去根节）四十两，阿胶（碎，炒如珠子）、杏仁（去皮尖，麸炒）、贝母（去心，麸炒）各二十两。

【用法】上为粗末。每服二钱，水一盏，加生姜三片，同煎至七分，去滓，食后温服。

【主治】寒热相交，肺气不利，咳嗽喘满，胸膈烦闷，痰实涎盛，喉中呀呷，鼻塞清涕，头痛眩冒，肢体倦疼，咽嗌肿痛。

【备注】方中桑叶，《奇效良方》作“桑根白皮”。

方三

【方源】（宋）王怀隐《太平圣惠方》卷十二。

【组成】款冬花、杏仁（汤浸，去皮尖双仁，麸炒微黄）、紫菀（去苗土）、生干地黄、百部、赤茯苓、甘草（炙微赤，锉）各三分。

【用法】上为散。每服四钱，以水一中盏，加生姜半分，煎至六分，去滓温服，不拘时候。

【主治】伤寒咳嗽，喘息不得。

方四

【方源】（宋）王怀隐《太平圣惠方》卷十四。

【组成】款冬花半两，桑枝（锉）一两半，紫菀（洗，去苗土）半两，獭肝（微炙）三分，蛤蚧（涂酥，炙微黄）三分，桔梗（去芦头）半两，贝母（煨令微黄）半两，赤芍药三分，赤茯苓三分，甘草（炙微赤，锉）半两。

【用法】上为粗末。每服四钱，以水一中盏，加生姜半分，煎至六分，去滓温服，不拘时候。

【主治】伤寒后肺痿劳嗽，唾如牛涎，日夜数升，坐卧不安，胁下痛。

方五

【方源】（宋）王怀隐《太平圣惠方》卷十五。

【组成】款冬花一两，天门冬（去心）三分，黄芪（锉）一两，石膏一两半，紫菀（去苗土）一两，杏仁（汤浸，去皮尖双仁，熬炒微黄）一两，甘草（炙微赤，锉）三分。

【用法】上为散。每服五钱，以水一大盏，加生姜半分，煎至五分，去滓温服，不拘时候。

【主治】时气发热，咳嗽烦躁，或时时气喘。

方六

【方源】（宋）王怀隐《太平圣惠方》卷四十二。

【组成】款冬花三分，杏仁（汤浸，去皮尖双仁，麸炒微黄）一两，紫菀（洗，去苗土）三分，木通（锉）一两，桔梗（去芦头）一两，马兜铃三分，赤茯苓三分。

【用法】上为散。每服四钱，以水一中盏，入生姜半分，煎至六分，去滓温服，不拘时候。

【主治】上气肺壅，喘息不利，咽喉作水鸡声。

方七

【方源】（宋）王怀隐《太平圣惠方》卷七十四。

【组成】款冬花、麻黄（去根节）、贝母（煨微黄）、前胡（去芦头）、桑根白皮（锉）、紫菀（去苗土）各半两，旋覆花一两，石膏一两，白前一分，甘草（炙微赤，锉）一分。

【用法】上为散。每服四钱，以水一中盏，入生姜半分，煎至六分，去滓温服，不拘时候。

【主治】妊娠心隔痰毒壅滞，肺气不顺，咳嗽，头疼。

【备注】《普济方》有白术，无白前。

方八

【方源】（宋）王怀隐《太平圣惠方》卷七十八。

【组成】款冬花、贝母（煨微黄）、桔梗（去芦头）、紫菀（洗，去苗土）、旋覆花、五味子、海蛤、天门冬（去心，焙）、赤茯苓各半两，汉防己一分，甘草（炙微赤，锉）一分。

【用法】上为粗散。每服三钱，以水一中盏，煎至六分，去滓温服，不拘时候。

【主治】妇人产后咳嗽，涕唾稠黏，胸膈壅闷，喘息不调，四肢无力。

方九

【方源】（宋）杨倓《杨氏家藏方》卷八。

【组成】人参（去芦头）、白茯苓（去皮）、五味子、马兜铃、款冬花、贝母（炮）、知母、柴胡（去苗）、苦葶苈（微炒）、甘草（炒）、细辛（去土叶）、陈橘皮（去白）各半两，杏仁（炒，去皮尖）四两，肉桂（去粗皮）一两，鳖甲（醋炙）一两。

【用法】上㕮咀。每服二钱，水一盏。加生姜五片，乌梅一枚，煎至七分，去滓，食后温服。

【主治】肺经积寒，咳嗽涎多，上气喘急，发热自汗。

方十

【方源】（宋）赵佶《圣济总录》卷六十五。

【组成】款冬花（新者）。

【用法】上为细散。每用二钱匕，置于香饼子上烧烟，令病人食后吸烟咽之，每日二次。

【主治】久咳嗽。

【备注】《御药院方》本方用法，于密室中如香焚之，烟起以笔管吸其烟则咽之；或坐卧处如香焚之不吸亦妙。重病数日见效，轻者便效。

方十一

【方源】（宋）赵佶《圣济总录》卷六十五。

【组成】款冬花（去梗）、阿胶（炒燥）各一两，天南星（锉，炒）三分，恶实（炒）一分，甘草（炙，锉）半两。

【用法】上为散。每服三钱匕，水一盏，煎至六分，食后、临卧温服。

【主治】久咳嗽。

方十二

【方源】（元）许国桢《御药院方》卷五。

【组成】款冬花、紫菀（去苗土）各一两。

【用法】上为粗末。每服四钱，水一大盏。加生姜五片，同煎至六分，去滓，食后温服。

【主治】咳嗽，痰涎不利。

方十三

【方源】（明）朱橚《普济方》卷三八七。

【组成】款冬花、知母、贝母、阿胶（炒）、甘草各等分。

【用法】上为粗末。三岁儿每服一钱，水半盏，煎至三分，去滓。

【主治】小儿久新咳嗽，气急不食。

方十四

【方源】（明）朱橚《普济方》卷三八七引《博氏活婴方》。

【组成】苦葶苈、杏仁、甘草各一钱，款冬花（蜜炒）一钱。

【用法】上为末。干柿沙糖煎汤调下。

【主治】小儿咳嗽。

款冬花汤

方一

【方源】（宋）赵佶《圣济总录》卷四十八。

【组成】款冬花、桑根白皮（锉）、人参、前胡（去芦头）、杏仁（去皮尖双仁，麸炒）、甘草（炙）、桔梗（炒）、半夏（汤浸七遍去滑）、细辛（去苗叶）各半两，陈橘皮（汤浸，去白）三分。

【用法】上为粗末。每服四钱匕，以水一盏，加生姜五片，煎取七分，去滓温服。

【主治】肺中寒，咳呕浊唾不止。

方二

【方源】（宋）赵佶《圣济总录》卷四十九。

【组成】款冬花、山栀子仁各三分，甘草（炙）半两、灯心一小束。

【用法】上锉细。每服五钱匕，水一盏半，入蜜一匙，同煎至八分，食后去滓温服。

【主治】肺热烦喘。

方三

【方源】（宋）赵佶《圣济总录》卷六十五。

【组成】款冬花二两，桑根白皮（锉）、贝母（去心）、五味子、甘草（炙，锉）各半两，知母一分，杏仁（去皮尖双仁，炒，研）三分。

【用法】上为粗末。每服三钱匕，水一盏，煎至七分，去滓温服。

【主治】暴发咳嗽。

方四

【方源】（宋）赵佶《圣济总录》卷六十六。

【组成】款冬花一两，不蛀皂荚（去黑皮，酥炙）一挺，杏仁（汤浸，去皮尖双仁，麸炒）二两，黄明胶（炙令燥）一片，甘草（炙，锉）、贝母（去心）各一两，知母（焙）半两，麻黄（去根节，汤煮，掠去沫）三两。

【用法】上为粗末。每服三钱匕，水一盏，煎至七分，去滓温服，日三夜一。

【主治】咳唾脓血。

方五

【方源】（宋）赵佶《圣济总录》卷六十七。

【组成】款冬花（去梗）二两，麻黄（去根节）三两，五味子（炒）、半夏（汤洗去滑，生姜汁制，焙干）各二两，紫菀（去苗土）、细辛（去苗叶）各一两，射干二两。

【用法】上为粗末。每服三钱匕，加生姜半分，大枣二枚（劈），水一盏，煎至七分，去滓温服。日三夜一。

【主治】上气，咽中不利。

款冬花丸

方一

【方源】（唐）王焘《外台秘要》卷九引《深师方》。

【组成】款冬花十八分，紫菀十二分，杏仁（去皮尖双仁，熬）八分，香豉（熬）十分，人参二分，甘草（炙）三分，蜀椒（汗）三分，天门冬（去心）六分，干姜、桂心、干地黄各三分。

【用法】上为末，炼蜜为丸，如弹丸大。含化，稍稍咽汁，日四次夜一次。

【主治】咳逆气喘不息，不得眠，唾血呕血，短气连年。

方二

【方源】（唐）王焘《外台秘要》卷九引《深师方》。

【组成】款冬花六分，桂心四分，紫菀六分，杏仁（去皮尖双仁，熬）四分，附子（炮）二两，黎芦四分，干姜六分，甘草（炙）七分，细辛六分，防风八分，芫花（熬）六分，蜀椒（汗）八分，野葛（去心）四分。

【用法】上为末，炼蜜为丸，如梧桐子大。每服三丸，稍加，每日三次。

【主治】三十年上气咳嗽。

方三

【方源】（唐）王焘《外台秘要》卷十引《删繁方》。

【组成】款冬花七分、桂心、五味子各六分，干姜、川芎、甘草（炙）各五分，附子（炮）四分，桔梗四分，苏子（熬）五合，蜀椒一升，百部汁七合，白蜜一升，干枣（去皮）五十枚，姜汁一升。

【用法】上为细末，以姜、蜜汁和，微火上煎，取下为丸，如梧桐子大。每服三十丸，加至四十丸，温酒送下，每日二次。

【主治】大肠虚寒，欠呿咳，气短，少腹中痛。

方四

【方源】（宋）王怀隐《太平圣惠方》卷四十六。

【组成】款冬花一两，杏仁（汤浸，去皮尖双仁，麸炒微黄，研如膏）一两，紫菀（去苗土）一两半，蛤蚧（头尾全者，涂酥，慢火炙令黄）一对，柏叶三分，白石英（细研，水飞过）一两半，人参（去芦头）三分，甘草（炙微赤，锉）三两，五味子三分，白茯苓一两，天门冬（去心，焙）一两半，鹿角胶（捣碎，炒令黄燥）二两，干姜（炮裂，锉）半两，桂心三分，熟干地黄一两。

【用法】上为末，炼蜜为丸，如梧桐子大。每服二三十丸，粥饮送下，不拘时候。

【主治】久咳嗽，气逆，眠睡不安，唾脓血，喘急，连年不愈。

方五

【方源】（宋）王怀隐《太平圣惠方》卷八十三。

【组成】款冬花、甘草（炙微赤，锉）、紫菀（洗，去苗土）各一分，麻黄（去根节）、贝母（煨微黄）、麦门冬（去心，焙）、赤茯苓、杏仁（汤浸，去皮尖双仁，麸炒微黄，细研）各半两。

【用法】上为末，人杏仁研令匀，炼蜜为丸，如绿豆大。每服五丸，以清粥饮研化服。

【主治】小儿咳嗽不愈，喉鸣喘急。

方六

【方源】（宋）王怀隐《太平圣惠方》卷八十三。

【组成】款冬花一分，紫菀（洗，去苗土）一分，伏龙肝一分，桂心半两，麻黄（去根节）半两，紫苏子一分。

【用法】上为末，炼蜜为丸，如绿豆大。每服三丸，以温水化下，不拘时候。

【主治】小儿咳逆上气，昼夜不得睡卧。

方七

【方源】（宋）赵佶《圣济总录》卷五十。

【组成】款冬花（焙）半两，马兜铃、杏仁（去皮尖双仁，炒）各一分，苦葶苈（隔纸微炒）半两，桂（去粗皮）一钱。

【用法】上为细末，煮枣肉为九，如梧桐子大。每服二十丸，食后、临卧温水送下。

【主治】肺气不调，上膈痰滞，喘满气促，语声不出。

方八

【方源】（宋）赵佶《圣济总录》卷六十六。

【组成】款冬花、石斛（去根）、紫菀（去苗土）、细辛（去苗叶）、防风（去叉）、川芎、人参、当归（切，焙）、藁本（去苗土）、甘草（炙，锉）、蜀椒（去目并闭口，炒出汗）、白术（锉）、天雄（炮裂，去皮脐）、菖蒲（切）、麻黄（去根节，汤煮掠出沫）各二两，半夏（汤洗七遍去滑，焙，生姜汁制）二两，桂（去粗皮）、独活（去芦头，锉）各半两，芫花（醋浸，炒干）、钟乳粉（研）、桃仁（汤浸，去皮尖双仁，研）各二两。

【用法】上为末，和匀，炼蜜为丸，如梧桐子大。每服二十丸，煎桑根白皮汤送下，日三夜一。

【主治】积年咳嗽，唾脓血，喘急不得卧。

方九

【方源】（宋）赵佶《圣济总录》卷六十九。

【组成】款冬花、紫菀（去苗土）各三两，杏仁（汤浸，去皮尖双仁，炒）、豉（炒）各二两半，人参、桂（去粗皮）各半两，天门冬（去心，焙）、甘草（炙，锉）、蜀椒（去目并合口，炒出汗）、柏叶（去梗，焙）、生干地黄（焙）各三分。

【用法】上为末，炼蜜为丸，如弹子大。每服一丸，冷熟水嚼下，日三夜二。

【主治】呕血唾血，咳逆气喘短气。

方十

【方源】（宋）赵佶《圣济总录》卷一一六。

【组成】款冬花、槟榔（锉）、百合、麦门冬（去心，焙）、桔梗（炒）、天门冬（去心，焙）、地骨皮、羚羊角（镑）、贝母（去心）、山栀子仁、大黄（锉，炒）、黄芩（去黑心）、防风（去叉）、杏仁（去皮尖双仁，炒）、郁李仁（去皮，炒）各二两，人参、山芋、柴胡（去苗）各一两半，百部、甘草（炙）、苦参各一两，桑根白皮（锉）、旋覆花各四两，牛黄（研）、木香各半两，蛤蚧一对（全者，酥炙）。

【用法】上为末，炼蜜为丸，如梧桐子大。每服二十丸至三十丸，食后温浆水送下。

【主治】鼻塞不闻香臭。

方十一

【方源】（明）秦景明《幼科金针》卷上。

【组成】款冬花、茯苓、杏仁、贝母、五味、桑白皮、乌梅肉、紫菀、百合、百部、阿胶各等分。

【用法】上为末，炼蜜为九，如芡实大。竹沥磨化服。

【主治】小儿天哮。因时行传染，嗽起连连不已，呕吐涎沫，涕泪交流，眼胞浮肿，吐乳鼻衄，呕血睛红。

方十二

【方源】（明）吴旻《扶寿精方》。

【组成】款冬（去梗）二两，桑白皮一两半，人参、京紫菀、杏仁（去皮尖）、知母（去毛）、贝母各一两，五味子、桔梗各五钱，苏叶三钱，槟榔一钱半，广木香一钱。

【用法】上为细末，炼蜜为丸，如弹子大。每临睡时嚼一丸，滚水送下。

【主治】年老气虚，痰盛涎涌，喘嗽不已，遇寒尤甚，并劳瘵久嗽，痰气。

方十三

【方源】（明）朱橚《普济方》卷二三一。

【组成】葶苈、马兜铃、南星、半夏、枯矾、款冬花、佛耳草各等分。

【用法】上为细末，水糊为丸，如梧桐子大。每服二十丸，食后生姜、胡桃汤送下，日进二服。

【主治】虚劳喘嗽，面目浮肿。

款冬花熏方

【方源】（宋）赵佶《圣济总录》卷六十五。

【组成】款冬花、木鳖子各一两。

【用法】上锉细。每用二钱匕，烧香饼慢火焚之，吸烟。良久吐出涎，凡如是，熏五六次，每次以茶清润喉，次服补肺药。

【主治】肺虚咳嗽日久。

款冬煎

【方源】（唐）孙思邈《备急千金要方》卷十八。

【组成】款冬花、干姜、紫菀各三两，五味子二两，芫花（熬令赤）一两。

【用法】上㕮咀。先以水一斗煮三味，取三升半，去滓，纳芫花、干姜末，加蜜三升，合投汤中令调，于铜器中微火煎令如糖。每服半枣许，每日三次。

【主治】新久咳嗽。

款冬汤

方一

【方源】（宋）刘昉《幼幼新书》卷三十引《婴孺方》。

【组成】款冬花、干姜、阿胶（炙）各二两，吴茱萸一升，桂心五寸，艾鸡子、鲤鱼（长一尺二寸）一条。

【用法】上为细末，以酒调和置鱼肚中，铜器中蒸熟，取汁。大人每服一升，小儿每服一合，以意裁之。

【主治】少小咳唾中有血。

方二

【方源】（清）竹林寺僧《竹林女科证治》卷一。

【组成】款冬花、桔梗、粟壳（蜜炙）、苏子（炒）、紫菀、知母各八分，石膏、桑白皮（蜜炙）、杏仁（去皮尖）各一钱。

【用法】水煎，温服。先服红花汤七剂，再服本方。

【功用】止嗽下气。

【主治】妇人经从口鼻出，五心烦热，咳嗽气急。

款冬丸

方一

【方源】（唐）孙思邈《备急千金要方》卷十八。

【组成】款冬花、紫菀、细辛、石斛、防风、川芎、人参、当归、藁本、甘草、蜀椒、白术、半夏、天雄、菖蒲、钟乳、桂心、麻黄各三两，独活二两，桃仁二十枚，大枣二十五枚，芫花、附子、乌头各一两。

【用法】上为末，炼蜜为丸，如梧桐子大。每服二十丸，酒送下，不知加之；酒渍服亦得。

【主治】三十年上气咳嗽，唾脓血，喘息不得卧。

方二

【方源】（唐）孙思邈《备急千金要方》卷十八。

【组成】款冬花、干姜、蜀椒、吴茱萸、桂心、菖蒲各三分，人参、细辛、芫花、紫菀、甘草、桔梗、防风、芫花、茯苓、皂荚各三分。

【用法】上为末，炼蜜为丸，如梧桐子大。每服三丸，酒送下，每日三次。

【主治】三十年上气咳嗽，唾脓血，喘息不得卧。

方三

【方源】（唐）孙思邈《备急千金要方》卷十八。

【组成】蜀椒五合，吴茱萸六合，款冬花、干姜、桂心、紫菀各三分，杏仁、皂荚、礜石（一作矾石）、菖蒲、乌头各一分，细辛二分。

【用法】上为末，炼蜜为丸，如梧桐子大。每服五丸，酒送下，日三夜一。二十年嗽，五十日即愈。

【主治】咳嗽喉鸣上气，及三十年上气咳嗽，唾脓血，喘息不得卧。

方四

【方源】（宋）赵佶《圣济总录》卷六十六。

【组成】款冬花、麻黄（不去根节）、甘草（生）、杏仁（不去皮尖）各一两。

【用法】上为末，炼蜜为丸，如樱桃大。每服一丸，含化。

【功用】款肺气，化痰涎。

【主治】寒壅咳嗽，语声不出。

款肺散

方一

【方源】（宋）王兖《博济方》卷三。

【组成】麻黄（去根节，炒）二两，贝母、桑白皮（炒，锉）各一两，柴胡（去芦，炒）一两半，杏仁（去皮尖，炒）一两，糯米一两，款冬花（去尘，炒）一两。

【用法】上用新好者，杵为末。每服一大钱，水一盏，煎至七分，温服，不拘时候。

【主治】寒湿相交，咳嗽不止，胸膈闷乱，痰涎并多。

【备注】方中柴胡用量原缺，据《普济方》补。

方二

【方源】（宋）佚名《小儿卫生总微论方》卷十四。

【组成】白僵蚕（净洗，去丝头足，焙干）五两，玄胡索（去皮）三两。

【用法】上为末。每服一字或半钱，淡韭汁温调服之；婴孩每服半字，乳汁调下，不拘时候。

【主治】小儿风壅痰盛，咳嗽气急，壮热颊赤，昏愦呕吐，面目浮肿，乳食减少。

方三

【方源】（宋）张锐《鸡峰普济方》卷十一。

【组成】大半夏、杏仁各三十六个。

【用法】上入坩锅子内烧烟出，存性，为末。每服半钱至一钱，温米饮调下，不拘时候。

【主治】嗽。

方四

【方源】（宋）张锐《鸡峰普济方》卷十一。

【组成】五味子、紫菀、赤茯苓各一两，槟榔、枳壳各半两，桔梗、大腹皮、白术各三分，贝母、人参各一两，甘草半两。

【用法】上为粗末。每服三钱，水一大盏，入生姜少许，同煎至七分，去滓温服，不拘时候。

【主治】肺虚气痞，咳嗽喘满，胸膈不利，痰涎呕逆，不思饮食。

款肺汤

方一

【方源】（宋）赵佶《圣济总录》卷四十九。

【组成】知母（焙）、百合、百部、白前、芍药、黄芪（锉）、款冬花、马兜铃、贝母（去心）、五味子、前胡（去芦头）、枳实（麸炒）、甘草（炙）、葛根、防己、青橘皮（汤浸，去白，焙）、防葵、大黄（生，锉）、麻黄（去根节）、桃仁（去皮尖双仁，焙黄）、白术（锉，炒）、升麻、紫菀（去苗土）、大枣（去核，焙）各一两。

【用法】上为粗末。每服三钱匕，水一大盏，煎至七分，去滓温服，不拘时候。

【主治】肺脏壅热，咳嗽多痰，面赤口干，气急烦满，大肠不利。

方二

【方源】（宋）赵佶《圣济总录》卷六十五。

【组成】贝母（去心）、桔梗（炒）、紫菀（去苗土）各一两，甘草（炙，锉）三分。

【用法】上为粗末。每服三钱匕，水一盏，煎至七分，去滓，食后温服。

【主治】五心烦热，肢体倦怠，夜卧壮热，咳嗽。

方三

【方源】（宋）赵佶《圣济总录》卷六十六。

【组成】人参、半夏（汤洗五遍去滑，炒干）各半两，甘草（炙，锉）一两，陈橘皮（去白，焙）二两。

【用法】上为粗末。每服三钱匕，水一盏，加生姜三片，煎至七分，去滓温服，每日三次。

【主治】咳逆短气。

款肺丸

【方源】（宋）张锐《鸡峰普济方》卷十七。

【组成】牵牛六两，木香、槟榔、青皮、半夏曲各一两，五灵脂二两，苏子三分。

【用法】上为细末，冷水为丸，如豌豆大。每服二十丸，食后生姜汤送下。

【主治】支饮上乘，上气喘急，痰涎不利，咳嗽不得卧。

款花贝母散

【方源】（明）朱橚《普济方》卷一六三。

【组成】款冬花、人参、半夏（姜制）、知母、贝母、甜葶苈（炒）、御米壳（蜜炒）、乌梅肉各等分。

【用法】上为末。每服一钱，水一盏，加生姜五片，煎至七分，食后温服。

【主治】喘嗽虚弱。

款花补肺汤

方一

【方源】（明）楼英《医学纲目》卷二十六引李东垣方。

【组成】黄芪半两，甘草（炙）一钱，当归七分，佛耳草一钱，款冬花二分，陈皮七分，丹皮三分，黄柏（酒浸）三分，苍术二钱，曲末七分。

【用法】上㕮咀。每用三钱，水煎，去滓，食后稍热服。

【主治】年高气弱，肌体瘦困，短气，遇秋冬咳嗽大作，夜间尤甚，三五百声不绝，春夏稍缓。

方二

【方源】（明）孙一奎《赤水玄珠》卷九。

【组成】人参、麦门冬各一钱二分，五味子十五粒，款冬花、紫菀、桑白皮（炒）各一钱，当归一钱五分，芍药、知母、贝母、茯苓、橘红各八分，甘草五分。

【用法】水煎服。

【主治】咳血。

款花膏

【方源】（明）翁仲仁《痘疹金镜录》卷上。

【组成】款花、茯苓、杏仁、桑白皮、五味、贝母、紫菀、乌梅各等分。

【用法】将乌梅蒸过，杵烂去仁，余药为末，与乌梅和匀，晒干，再共为末，炼蜜为丸，如芡实大。姜汤磨服。

【主治】痰嗽久不止。

款花清肺散

【方源】（元）罗天益《卫生宝鉴》卷

十二。

【组成】人参、甘草（炙）、甜葶苈（生）、白矾（枯）、款冬花各一两，御米壳（醋炒）四两。（一方加乌梅一两）

【用法】上为末。每服二钱，食后温米饮调下。

【主治】咳嗽喘促，胸膈不利，不得安卧。

款花清肺汤

【方源】（元）朱震亨《丹溪摘玄》卷七。

【组成】人参、半夏、黄芩、柴胡、甘草、橘红、茯苓、白术、黄白、知母、贝母、款花、五味、天门冬、麦门冬。

【用法】上㕮，姜三片，水煎。

【主治】虚热咳嗽。

款花汤

方一

【方源】（宋）窦汉卿《疮疡经验全书》卷二。

【组成】款花一两五钱（去梗），甘草一两（炙），桔梗二两，薏苡仁一两。

【用法】上作十剂。水煎服。

【主治】肺痈。嗽而胸满振寒，脉数，咽干，大渴，时出浊唾腥臭，日久吐脓如粳米粥状者。

方二

【方源】（明）万表《万氏家抄济世良方》卷五。

【组成】款花、五味子、麻黄、杏仁（去皮尖）、甘草各等分。

【用法】水煎服。

【主治】小儿久嗽。

款花五味子汤

【方源】（清）冯兆张《冯氏锦囊秘录·杂症大小合参》卷十二。

【组成】款冬花、五味子、麻黄、马兜铃、杏仁（去皮尖）各二钱，甘草（炙）一钱。

【用法】水煎，食远服。

【主治】小儿久嗽。

款气秘效丸

【方源】（宋）赵佶《圣济总录》卷六十七。

【组成】苦葶苈（纸衬炒紫色，别研为细末）二两，桑根白皮（炙黄，锉）三钱，马兜铃根（去土）一两，麻黄（去根节）一分。

【用法】上除葶苈外，余为末，再入葶苈研，拌令匀，煮枣肉为丸，如梧桐子大。每服二十丸。食后、临卧煎阿胶皂子汤送下。

【主治】肺胃气虚，触冒风寒，短气喘促，眠睡不得。

款气散

【方源】（宋）魏岘《魏氏家藏方》卷二。

【组成】白术（炒）、糯米各二两，半夏曲四两，人参（去芦）、白茯苓（去皮）、甘草（炒）各半两。

【用法】上为细末。每服二钱，水一大盏，加生姜三片，枣子一枚，煎至六分服，不拘时候。

【功用】除痰下气，止嗽进食。

【主治】痰饮。

款气汤

方一

【方源】（宋）赵佶《圣济总录》卷二十四。

【组成】赤茯苓（去黑皮）、前胡（去芦头）各一两，杏仁（汤浸，去皮尖双仁，炒）一两半，甘草（炙，锉）三分，款冬花三分，麻黄（去根节）一两，天门冬（去心，焙）半两。

【用法】上为粗末。每服五钱匕，水一盏半，入生姜半分（拍碎），同煎至八分，去滓，食后温服。

【主治】伤寒邪热攻肺，喘咳心闷

唾脓。

方二

【方源】（宋）赵佶《圣济总录》卷一七五。

【组成】牵牛子（炒熟）一两，马兜铃一两，木香半两。

【用法】上为粗末。每服一钱匕，水七分，煎至四分，去滓温服，不拘时候。

【主治】①《圣济总录》：小儿心腹气胀，喘粗不下食。②《普济方》引《全婴方》：小儿疮气食积。

款气丸

【方源】（金）刘完素《素问病机气宜保命集》卷下。

【组成】青皮（去白）、陈皮（去白）、槟榔、木香、杏仁（去皮尖）、郁李仁（去皮）、茯苓、泽泻、当归、广茂（炮）、马兜铃、苦葶苈各三两，人参、防已各五钱，牵牛（取头末）一两。

【用法】上为细末，生姜汁面糊为丸，如梧桐子大。每服一二十丸，加至五七十丸，食后生姜汤送下。

【主治】久咳痰喘，肺气浮肿。

kun

坤髓膏

【方源】（清）何炫《何氏虚劳心传》。

【组成】黄牛脊髓腿髓（全用弥佳，去筋膜捣烂）八两，山药（蒸，研细末）八两，炼白蜜八两。

【用法】共捣匀，入磁器内，隔汤煎一炷香为度。空心用鸡子大一块，白汤调服。

【功用】补中填骨髓，润肺泽肌肤，安脏平三焦，续绝阳，益气力，除消渴，宁咳嗽。久服增年，虚损更宜。

【主治】虚劳咳嗽。

L

la

蜡矾丸

【方源】（明）吴球《活人心统》卷一。

【组成】南星、大半夏各一两，明矾（半熟半生）一两二分。

【用法】上为末，好黄蜡二两化开候温，入前末搅匀，丸如梧桐子大。每服十五丸，卧时好酒送下。

【主治】久年风痰咳嗽。

蜡煎散

方一

【方源】（宋）杨倓《杨氏家藏方》卷八

【组成】百合（去苗）、人参（去芦头）、麦门冬（去心，焙）、干山药、贝母（去心，微炒）、白茯苓（去皮）、甘草（炙）、黄明鹿角胶（炙。如无，以阿胶代之）、杏仁（去皮尖双仁者不用，麸炒黄，别研）。

【用法】上各等分，㕮咀，将杏仁别研，拌匀。每服二钱，水一中盏，入黄蜡一皂子大，煎至七分，去滓，食后、临卧温服。

【主治】久嗽不止，痰多气喘，或虚劳咯血。

方二

【方源】（宋）张锐《鸡峰普济方》卷十一。

【组成】防风、桑白皮、甘草各等分（米泔浸一日）。

【用法】上为细末。每服二钱，以蜡一块子同煎，水一盏，煎至七分，去滓，食后温服。更不须丸。

【主治】壅嗽。

方三

【方源】（元）许国桢《御药院方》卷五。

【组成】款冬花、紫菀（洗去土，焙干）、甘草（炙）各三分，五味子（炒）半两，桑白皮（炒），桔梗、杏仁（汤浸，去皮尖，麸炒）、紫苏叶各一两。

【用法】上为粗末。每服四钱，水一大盏，入黄蜡少许，同煎至七分，去滓，食后、临卧温服。

【功用】顺肺气，利咽膈，止咳嗽，化痰涎。

【备注】《济阳纲目》有茶花。

lai

来复汤

方一

【方源】（清）陈士铎《辨证录》卷九。

【组成】人参、茯苓、白术、天花粉各三钱，远志、甘草各一钱，黄连三分，麦冬一两，陈皮三分，苏叶一钱五分。

【用法】水煎服。

【功用】补肺气，兼补胃土，于胃中散邪。

【主治】昼夜诵读不辍，眠思梦想，劳瘁不自知，饥饿不自觉，内伤于肺，遂至感入风邪，咳嗽身热。

方二

【方源】（清）张锡纯《医学衷中参西录·治阴虚劳热方》。

【组成】萸肉（去净核）二两，生龙骨（捣细）一两，生牡蛎（捣细）一两，生杭芍六钱，野台参四钱，甘草（蜜炙）二钱。

【用法】水煎服。

【主治】寒温外感诸证，大病愈后不能自复，寒热往来，虚汗淋漓；或但热不寒，汗出而热解，须臾又热又汗，目睛上窜，势危欲脱，或喘逆，或怔忡，或气虚不足以息。

来泉散

【方源】（清）陈杰《回生集》卷上。

【组成】雄黄一钱，鸡内金（焙脆存性）三个，生白矾一钱。

【用法】上为细末，入瓶收贮听用。令患者先用凉水漱口，将药用竹管吹至喉中，即吐涎水碗许，其痛立止。

【主治】乳蛾。

来苏丹

【方源】（宋）许叔微《普济本事方》卷九。

【组成】雄黄、雌黄、砒霜各等分。

【用法】上为粗末，入瓷罐内盛，勿令满，上以新瓷盏盖头，赤石脂水调泥合缝，候透干，以炭火簇罐子，盏内盛清水半盏，水耗再添水，自早至晚后住火，经宿取出，药在盏底结成，取下药研细，枣肉或蒸饼为丸，如麻子大。每服三丸，加至五丸，温汤送下，不拘时候。

【功用】定喘。

【主治】久嗽。

来苏汤

【方源】（清）费伯雄《医醇賸义》卷二。

【组成】天冬二钱，麦冬二钱，生地三钱，熟地三钱，南沙参三钱，北沙参三钱，白芍一钱，赤芍一钱，沙苑三钱，贝母二钱，磁石四钱，杜仲三钱，茜草根二钱，牛膝二钱，杏仁三钱，莲子（去心）十粒。

【用法】水煎服。

【主治】肾劳者，真阴久亏，或房室太过，水竭于下，火炎于上，身热腰疼，咽干口燥，甚则咳嗽吐血。

莱菔丸

【方源】（宋）唐慎微《证类本草》卷

二十七引《胜金方》，名见《圣济总录》卷六十五。

【组成】莱菔子半升（淘择洗，焙干，炒黄）。

【用法】上为末，以沙糖为丸，如弹子大。绵裹含化。

【主治】肺疾咳嗽。

莱菔饮

【方源】（宋）严用和《严氏济生方》。

【组成】萝卜（不拘多少）。

【用法】上捣取自然汁，每服一钱，入盐少许，冷服，不拘时候，或滴少许入鼻中亦可。

【主治】鼻衄不止。

莱菔子煎

【方源】（宋）赵佶《圣济总录》卷六十六。

【组成】莱菔子（烂研）半两，桃仁（去皮尖双仁，研如膏）、杏仁（去皮尖双仁，研如膏）、蜜、酥饧各一两。

【用法】上药慢火同煎，如稀饧。每服半匙，沸汤化下，不拘时候。

【主治】咳嗽多痰，上喘，唾脓血。

莱菔子汤

【方源】（清）程林《圣济总录纂要》卷七。

【组成】莱服子（研）五钱，白蜜、牛酥、桃仁、杏仁（二味同去皮尖，烂研成膏）一两，饴糖二两。

【主治】咳嗽吐脓血，痰涎。

莱菔子粥

【方源】（清）尤乘《寿世青编》卷下。

【组成】莱菔子三合。

【用法】煮粥食。

【功用】①《老老恒言》：化食除胀，利大小便，止气痛。②《长寿药粥谱》：化痰平喘，行气消食。

【主治】①《寿世青编》：气喘。②《长寿药粥谱》：老年慢性气管炎，肺气肿，咳嗽多痰，胸闷气喘，不思饮食，嗳气腹胀。

莱子丸

【方源】（元）朱震亨《丹溪心法》卷二，名见《惠直堂方》卷二。

【组成】杏仁（去皮尖）、萝卜子各半两。

【用法】上为末，粥为丸服。

【主治】①《丹溪心法》：痰嗽。②《惠直堂方》。风痰咳喘，或吐脓血，并老人痰喘。

【备注】《惠直堂方》本方用法：共捣烂，加蜜为丸，如梧桐子大。每服一钱，清汤送下。

lan

烂喉痧散

【方源】（清）马文植《青囊秘传》。

【组成】熟石膏二分，人中黄（煅）二分，煅硼砂二分，煅儿茶二分，薄荷二分，朱砂二分，冰片二分，麝香五厘，濂珠五厘，琥珀五厘，牛黄五厘。

【用法】上为细末。吹口。

【主治】烂喉痧。

lang

莨菪子散

【方源】（宋）赵佶《圣济总录》卷六十五。

【组成】莨菪子（新者）、木香、雄黄（无石者，研）各半两。

【用法】先捣前二味为细散，与雄黄同研，令匀；用青纸一张，先以羊脂涂，次以散药再渗脂上，卷裹之。早晨空腹，烧令烟出，吸十咽，每日三次。

【主治】三十年呷嗽。

lao

劳咳蜜油膏

【方源】（明）程守信《商便奇方》卷一。

【组成】猪油一斤，甘枸杞（为末）四两，米糖一斤，真蜜半斤，白果肉（去皮心，烂）八两，麦冬（去心为末）一两，阿胶（为末）三两，桑白皮（为末）二两。

【主治】劳伤咳嗽，胃口不进饮食，痰火蒸热。

劳嗽丹

【方源】（元）朱震亨《脉因证治》卷上。

【组成】四物汤加竹沥、姜汁。

【主治】劳嗽。

劳嗽方

【方源】（元）朱震亨《脉因证治》二十六

【组成】四君子、百合、款花、细辛、肉桂、五味子、阿胶、半夏、天门冬、杏子、白芍、甘草，煎食。

【主治】劳嗽。

老年气喘丹方

【方源】（清）吴明仕《民众万病验方大全》第四章。

【组成】萝卜子（研末）。

【用法】将萝卜子炒研末，蜜丸梧子大，每服五十丸，白汤下。

【主治】老年气喘。

老痰丸

【方源】（明）徐春甫《古今医统大全》卷四十三引王节斋方。

【组成】天门冬（去心）、黄芩（酒炒）、海粉（另研）、橘红（去白）各一两，连翘半两，桔梗、香附子（淡盐水浸，炒）各半两，青黛（另研）一钱，芒硝（另研）二钱，瓜蒌仁（另研）一两。

【用法】上为细末，炼蜜（入姜汁少许）为丸，如龙眼大。嘴嚼一丸，细咽之，清汤送下；或丸如绿豆大，淡姜汤送下五六十丸。

【功用】润燥开郁，降火消痰。

【主治】火邪炎上，凝滞于心肺之分，肺气不清，老痰郁痰结成黏块，凝滞喉间，吐咯难出。

老鸭果

【方源】（清）李文炳《仙拈集》卷二引王永光方。

【组成】老白鸭一只。

【用法】去毛，水洗净，用竹刀剖开，去肠肝肺，不见水，仍入内，再入龙眼肉四十九个，桃仁十个，莲肉一两五钱，贝母五钱，线缝紧密。用新砂锅一个，陈酒一斤，童便二斤，甜水一斤，煮极烂熟，先用肚内果子鸭汤，随用鸭肉，可下饭。至重者四五服痊愈。

【主治】痨病痰嗽。

leng

冷哮散

【方源】（清）俞根初《重订通俗伤寒论》。

【组成】胡椒四十九粒。

【用法】入活癞虾蟆腹中，盐泥裹，煅存性。分五七服。

【主治】冷哮痰喘。

【宜忌】若有伏热者忌用。

冷哮丸

【方源】（清）林珮琴《证治宝鉴》卷五。

【组成】麻黄、生乌、细辛、牙皂肉、蜀椒、生白矾、半夏曲、胆星、生草、杏仁、紫菀、款冬花。

【用法】上为末，姜汁调神曲糊为丸。发时、临卧以生姜汤送服。发止住服，进补药。

【功用】《重订通俗伤寒论》：散寒化痰，平喘止哮。

【主治】①《证治宝鉴》：哮证遇冷即发，属中外皆寒者。②《张氏医通》：背受寒气，遇冷而发喘嗽，顽痰结聚，胸膈痞满，倚息不得卧。

【备注】《张氏医通》本方用量：麻黄、川乌、细辛、蜀椒、白矾、牙皂、半夏曲、陈胆星、杏仁、甘草各一两，紫菀茸、款冬花各二两。

li

离中丹

【方源】（清）张锡纯《医学衷中参西录·诊余随笔》。

【组成】生石膏（细末）二两，甘草（细末）六钱，朱砂末一钱半。

【用法】上和匀。每服一钱，日再服，白水送；热甚者，一次可服一钱半。

【主治】肺病发热，咳吐脓血；暴发眼疾，红肿作痛，头痛齿痛，一切上焦实热之症。

梨膏方

【方源】（清）太医院《太医院秘藏膏丹丸散方剂》卷三。

【组成】嫩藕（分取汁用）一斤，秋梨（去皮核，取汁）二十个，红枣肉（煮取汁用）八两，冰糖二斤，盆糖二斤，麦冬（煎汁用）二两，川贝母（煎汁用）二两，薄荷（煎汁用）二两，白蜜一两五钱。

【用法】将冰糖、盆糖、白蜜化开，滤去渣，熬成膏饼。

【功用】清金降火，止嗽化痰，解渴除烦，添津润燥。

【主治】阴虚火旺，口燥咽干，咳久嗽血，吐血咯血，痰中带血，肺经虚损。

梨浆饼子

【方源】（宋）刘昉《幼幼新书》卷十五引《吉氏家传》。

【组成】铁彻粉、朱砂各一钱，硼砂、轻粉、粉霜、腊茶末、龙脑、荆芥末、水银砂、铅白霜各半分，麝香少许。

【用法】上为末，炼蜜为膏，如钱眼大一饼一服，薄荷汤、鹅梨汁下，梨枝汁亦可。下涎是效。

【主治】小儿伤寒候，胸膈溢滞；痰饮，咳嗽涎多，及急惊风。

梨硼膏

【方源】（朝鲜）康命吉《济众新编》卷七。

【组成】生梨一个（带边，作小孔，去瓤），硼砂五分（入梨内）。

【用法】梨用清蜜满入，封其孔，先以湿纸裹之，次以黄土泥裹，煨，待浓熟。食之。

【主治】天行咳嗽失音，咽痛，小儿咳喘。

梨乳膏

【方源】（清）翁藻《医钞类编》卷六。

【组成】人乳二碗，梨汁一碗。

【用法】上用慢火熬成膏，入饴糖四两。每天未明时咽下。

【主治】干咳，虚咳。

藜芦丸

【方源】（南北朝）谢士泰《删繁方》卷六。

【组成】藜芦一两，皂荚（去皮子）一两，常山一两，巴豆（去皮熬）三十枚，牛膝一两。

【用法】上五味，熬藜芦、皂荚色令黄，合捣为末，蜜丸如小豆。旦服一丸，未发前一丸，正发一丸，一日勿食饮。

【主治】胃腑疟者，令人善饥而不能

食，四肢胀满，气喘。

李仁丸

【方源】（明）武之望《济阳纲目》卷三十八。

【组成】葶苈（隔纸炒）、杏仁（去皮尖）、防己、郁李仁（炒）、真苏子、陈皮、赤茯苓各五钱。

【用法】上为末，炼蜜为丸，如梧桐子大。每服四十丸，食后紫苏汤送下。

【主治】水气乘肺，动痰作喘，身体微肿。

李家宰药酒

【方源】（明）吴旻《扶寿精方》。

【组成】桃仁、杏仁（俱去皮尖）各一斤，脂麻（去皮，炒熟）一升，苍术（去皮）四两，白茯苓、艾（揉去筋）、薄荷、小茴香各三钱，好铜钱五文，荆芥一两。

【用法】上为细末，炼蜜和作一块，高烧酒一大坛，入药煮一时，将药煮散，厚纸封，埋土中七日。取出，空心饮二三杯。

【功用】明目养血，除膈气，去风湿，驻颜益寿。

【主治】虚损咳嗽。

理肺发表汤

【方源】（清）秦之桢《伤寒大白》卷一。

【组成】羌活、柴胡、干葛、枳壳、枳梗、桑皮。

【主治】寒热喘咳无汗症。

理肺膏

【方源】（元）危亦林《世医得效方》卷十九。

【组成】诃子（去核）、百药煎、五味子（微炒）、条参（去芦）、款冬花蕊、杏仁、知母、贝母、甜葶苈子、紫菀、百合、甘草节各五钱。

【用法】上为末，白茅根净洗，称三斤，研取自然汁，入瓷石器中熬成膏，更添入好蜜二两，再熬匀候冷，调和前药为丸，如梧桐子大。温水吞下。

【主治】肺痈正作，咳唾不利，胸膈迫塞。

【备注】本方方名，据剂型，当作“理肺丸”。

理肺散

【方源】（明）朱橚《普济方》卷一六三。

【组成】杏仁（去皮尖，炒）、马兜铃（炒）、汉防己、茯苓、陈皮、桔梗各一两，葶苈一分。

【用法】上为末。每服三钱，水一盏半，加生姜五片，煎至七分，和滓，食后温服。

【主治】喘嗽，胁肋刺痛，不得眠睡。

理气丸

【方源】（宋）陈言《三因极一病证方论》卷十三。

【组成】杏仁（去皮尖，麸炒，别研）、桂枝（去皮）各一两、益智（去皮）、干姜（炮）各二两。

【用法】上为末，炼蜜为丸，如梧桐子大，以钟乳粉为衣。每服三十丸，空腹以米汤送下。

【主治】气不足，动便喘咳，远行久立皆不任，汗出鼻干，心下急，痛苦悲伤，卧不安。

理嗽汤

【方源】（清）王清源《医方简义》卷四。

【组成】霜桑叶一钱五分，百合三钱，桔梗一钱五分，前胡一钱五分，象贝母一钱，橘红八分，薄荷一钱五分，栀子（炒）三钱。

【用法】加青果一枚，竹叶廿片，水煎服。

【主治】咳嗽，不拘新久虚实。

理痰汤

【方源】（清）张锡纯《医学衷中参西录·治痰饮方》。

【组成】生芡实一两，清半夏四钱，黑脂麻（炒，捣）三钱，柏子仁（炒，捣）二钱，生杭芍二钱，陈皮二钱，茯苓片二钱。

【主治】痰涎郁塞胸膈，满闷短气。或渍于肺中为喘促咳逆；停于心下为惊悸不寐，滞于胃口为胀满哕逆，溢于经络为肢体麻木或偏枯，留于关节、着于筋骨为腑仰不利、牵引作疼，随逆气肝火上升为眩晕不能坐立。

理咽散

【方源】（清）张琰《种痘新书》卷四。

【组成】桔梗、牛蒡、玄参、山豆根、黄芩、甘草。

【主治】痘疮喉痛。

理阴煎

【方源】（清）徐大椿《医略六书》卷二十六。

【组成】熟地五钱，当归（醋炒）三钱，炮姜（盐水炒）五分，肉桂（盐水炒）五分。

【用法】水煎，去滓温服。

【主治】女子鼻衄，阳虚血走，脉细数者。

理饮汤

【方源】（清）张锡纯《医学衷中参西录·治痰饮方》。

【组成】於术四钱，干姜五钱，桂枝尖二钱，炙甘草二钱，茯苓片二钱，生杭芍二钱，橘红一钱半，川厚朴一钱半。

【主治】心肺阳虚，致脾湿不升，胃郁不降，饮食不能运化精微，变为饮邪，停于胃口为满闷，溢于膈上为短气，渍满肺窍为喘促，滞腻咽喉为咳吐黏涎，甚或阴霾布满上焦，心肺之阳不能畅舒，转郁而作热。或阴气逼阳外出为身热，迫阳气上浮为耳聋。

理营疏肺饮

【方源】（清）徐大椿《医略六书》卷二十六。

【组成】当归三钱，赤芍一钱半，前胡一钱半，苏子（炒）三钱，杏仁（去皮）二钱，枳壳（炒）一钱半，桔梗八分，茯苓一钱半，甘草（炙）八分，西河柳（糖拌炒）三钱。

【用法】水煎，去滓温服。

【主治】临经寒热咳嗽，脉浮涩者。

理中汤

【方源】（明）龚廷贤《万病回春》卷二。

【组成】砂仁、干姜（炒）、苏子、厚朴（姜汁炒）、官桂、陈皮、甘草（炙）各一钱，沉香、木香各五分（水磨入）。

【用法】上锉一剂。加生姜三片，水煎，磨沉、木香同服。

【主治】寒喘。

理中丸

【方源】（宋）杨士瀛《仁斋直指方论》卷八。

【组成】人参、干姜、白术、甘草（炙）各等分。

【用法】上为末，炼蜜为丸，如弹子大。每服一丸，加炒阿胶、五味子煎服。

【功用】补肺，止寒嗽。

鲤鱼煎

【方源】（明）徐春甫《古今医统大全》卷四十四。

【组成】鲜鲤鱼一尾（不论大小，将鲤去鳞，血洗净，切作脍，榨去血水）。

【用法】以姜、醋制而食之，加蒜、齑亦得。

【主治】上气咳嗽，胸膈烦闷，气喘。

鲤鱼汤

【方源】（唐）王焘《外台秘要》卷十引《古今录验》。

【组成】生鲤鱼一尾，熟艾二升，白蜜一升，紫菀、牡蛎各四两（熬），款冬花一升，杏仁二十枚，豉半升，射干二两，细辛三两，饴八两，菖蒲二两。

【用法】上吹咀。药和纳鱼腹中，置铜器中，蒸之五斗米饭下，药成，服一升，日三次，夜一次。

【主治】咳逆上气，喉中不利。

醴泉饮

【方源】（清）张锡纯《医学衷中参西录·治阴虚劳热方》。

【组成】生山药一两，大生地五钱，人参四钱，玄参四钱，生赭石（轧细）四钱，牛蒡子（炒青）三钱，天冬四钱，甘草二钱。

【主治】虚劳发热，或喘或嗽，脉数而弱。

立安散

方一

【方源】（宋）杨倓《杨氏家藏方》卷八。

【组成】麻黄（去根不去节，炒焦黄）九两，石膏（生用）一两半，罂粟壳（蜜炒）一两，苦葶苈（微炒）半两，藿香半两，人参（去芦头）一分。

【用法】上为细末。每服二钱，食后、临卧白沸汤调下。

【主治】一切咳嗽喘急，坐卧不宁。

方二

【方源】（明）程守信《商便奇方》卷三。

【组成】广陈皮（水泡去白）一两，枳壳（去穰）一两，明矾七钱，贝母、江子（即巴豆，去壳）二七粒。

【用法】上用水二钟，将四味药入内煮干，去江子用三味，加贝母同为末，调熟水服或五分一钱，气即下，喘自息，痰自消。

【主治】痰气壅盛，咳嗽喘急，睡卧不得。

方三

【方源】（明）朱橚《普济方》卷一五八。

【组成】皂角（不蛀者，去黑皮并子）一条，江子（即巴豆，去壳油）三粒，半夏三粒，杏仁（去皮尖，炒焦黄色）三粒。

【用法】每服半钱，生姜汁调，放手掌中，口舔吃。立效。

【主治】暴嗽。

立除冷哮散

【方源】（清）俞根初《重订通俗伤寒论》。

【组成】胡椒四十九粒。

【用法】入活癞虾蟆腹中，盐泥裹，煅存性。分五七服，用小青龙汤送下。

【功用】散寒定哮。

【主治】冷哮痰喘，遇冷即发者。

立定散

【方源】（明）万表《万氏家抄济世良方》卷二。

【组成】大皂角（一个，劈开去子，入巴豆在内，缚定，炙焦黄，去巴豆，为末）一钱，半夏（姜制）、杏仁（香油煮黄色）各一钱。

【用法】上为末。柿饼蘸吃，百沸汤下。

【主治】哮喘。

立解咽喉肿塞方

【方源】（清）爱虚老人《古方汇精》卷二。

【组成】夏枯草花十斤，瓮水梨肉一百斤。

【用法】同煮膏，贮瓮中，埋地下，一

年后取出。含少许即消。

【主治】咽喉肿塞。

立马回疔夺命散

【方源】（明）朱棣《普济方》卷二七四。

【组成】牡蛎、当归、牛蒡子、白僵蚕各五钱，大黄一两。

【用法】每服五钱，用青石磨刀水、酒各一盏煎，去滓，连进二服。

【主治】疔疮，咽喉乳蛾肿痛，喉痹。

立马开关饮

【方源】（清）余春泽《喉证指南》卷四。

【组成】生鸡子（去壳，倾入碗内，不搅）一枚，生白矾（研极细末，挑入鸡子黄内，勿搅）五六分或一钱。

【用法】将病者扶起正坐，囫囵灌下。立效。

【主治】喉闭肿痛，汤水不下诸急证。

立圣膏

【方源】（宋）王璆原《是斋百一选方》卷十。

【组成】巴豆、齐州半夏各三七粒。

【用法】将半夏轻捶，每粒分作四片，巴豆剥去心膜，于银铜石器内，用米醋三碗，文武火熬尽醋为度，用清醋微洗过，研为膏子。每患缠喉风，或喉闭，或痫疾，用一斡耳，以生姜自然汁一茶脚化下。甚者，灌药少时，自然吐出恶涎如鱼冻相似，立愈。

【主治】缠喉风，喉闭，痫疾。

立胜散

【方源】（明）朱棣《普济方》卷三八七。

【组成】胆矾一钱，轻粉少许。

【用法】上为细末，用浆水半盏，小油一二点，打散灌之。

【主治】小儿咽喉作呀呷声不止。

立通散

【方源】（宋）赵佶《圣济总录》卷一二二。

【组成】蛐蜒（阴干）二七条，矾石（半生半烧）一分，白梅肉（炒燥）二七枚。

【用法】上为散。每用半钱匕，吹入喉内；或水调下。得吐立通。

【主治】咽喉闭塞不通。

立消散

【方源】（明）孙文胤《丹台玉案》卷三。

【组成】白硼砂、灯心灰（以灯心塞入幼内固济，煅之堪红为度）、风化硝、黄柏、青黛、冰片各等分。

【用法】上为极细末。以芦管吹入喉中。

【主治】喉痹。

立效方

【方源】（清）林珮琴《类证治裁》卷二

【组成】蒌、杏、桔、贝、五味子、款冬、天冬、葱白、川椒（每岁一粒）。

【用法】共为末，纳猪肺中，荷叶包蒸，五更服。

【主治】嗽痰。

立效散

方一

【方源】（宋）王怀隐《太平圣惠方》卷三十七，名见《普济方》卷一八九。

【组成】龙骨一两。

【用法】上为散。以水一大盏，煎至半盏，温温尽服之。

【主治】①《太平圣惠方》：鼻衄。②《普济方》：咯吐血不止。

方二

【方源】（明）王銮《幼科类萃》卷二

十五。

【组成】硼砂、龙脑、雄黄、朴硝各半钱。

【用法】上为极细末，干掺。

【主治】小儿咽喉痹痛，不能吞咽。

方三

【方源】（明）徐春甫《古今医统大全》卷六十五。

【组成】白矾（为末）、净朴硝（为末）各五分。

【用法】土牛膝根洗净，捣汁半盏。入二味和匀。咽漱吐出，有物即随汁出，二三次愈。

【功用】开喉。

【主治】喉痹，卒不能言，水浆不入。

方四

【方源】（明）朱橚《普济方》卷六十四引《十便良方》。

【组成】酒、酥各一升，干姜（末）十两。

【用法】以酒一合、酥一匕、姜末二匕相和，食后服，一日三次。

【主治】咽伤语声不彻，肺痛。

方五

【方源】（清）窦氏原本，朱翔宇嗣辑《喉症全科紫珍集》卷下。

【组成】诃子肉、文蛤、枯矾各等分。

【用法】上为细末，搽贴唇上。

【主治】唇紧疮，喉痛。

立效丸

【方源】（元）许国桢《御药院方》卷五。

【组成】黄蜡（滤去滓，用浆水煮）八两，蛤粉四两。

【用法】上件每两作十五丸，用前蛤粉为衣养药。每服一丸，胡桃瓤半个细嚼，临卧温水送下。

【主治】肺虚膈热，咳嗽气急，胸中烦满，肢体倦疼，咽干口燥，渴欲饮冷，肌瘦发热，减食嗜卧，音声不出。

立效咽喉散

【方源】（清）窦氏原本，朱翔宇嗣辑《喉症全科紫珍集·补遗》。

【组成】火硝一两五钱，明雄黄二钱，硼砂五钱，僵蚕三钱，冰片三分，山豆根五钱，鸡内金二钱。

【用法】上为细末，用瓷瓶贮。临时关开，吹患处。

【主治】一切喉证。

立验丸

【方源】（宋）齐仲甫《女科百问》卷上。

【组成】葶苈（研，炒，为末）十分，贝母三分，杏仁（炒，去皮尖）一两半，赤茯苓、紫菀、五味子各三分，人参一两，桑白皮（炙）一两。

【用法】上为细末，炼蜜为丸，如梧桐子大。每服十丸，日二服，甚者夜一服，加至三十丸，枣汤送下。肿甚者食后服。

【功用】消肿下气止嗽。

【主治】肺热而咳，上气喘急，不得坐卧，身面浮肿，不下饮食。

立应散

【方源】（宋）魏岘《魏氏家藏方》卷九。

【组成】大硼砂半铢。

【用法】上为细末。用笔管吹入喉中。

【主治】咽喉肿痛，语声不出者。

立应丸

方一

【方源】（宋）王璆《是斋百一选方》卷十。

【组成】白僵蚕、白矾各等分。

【用法】上为末，炼蜜为丸，含化。

【主治】缠喉风，急喉痹。

方二

【方源】（明）朱橚《普济方》卷六十引《十便良方》。

【组成】南星（刮去皮。一方炮，地埋一夜出火毒）一个，白僵蚕七个。

【用法】上挖南星心空作孔子，入蚕于内，湿纸裹，文武火煨熟取出，等分为末，粥饮为丸，如梧桐子大。如不丸，只用绵裹药末吞之亦便。如开口不得，揩齿上亦妙。

【主治】缠喉风，急喉闭。

立愈丸

【方源】（宋）张锐《鸡峰普济方》卷十。

【组成】朱砂、硼砂、牙硝各一钱。

【用法】上为细末，醋煮面糊为丸，如麻子大。遇衄时，先用新汲水洗两脚心净，次用蒜二片研如泥贴在脚心上，次一药丸贴在蒜上，却以纸裹定，立地抬头三次，立止。

【主治】鼻衄不止。

立止咳血膏

【方源】（清）俞根初《重订通俗伤寒论》。

【组成】剪草一斤，地锦二斤，野百合、黑木耳、白及、没石子各一两，鲜藕节二两，鲜枇杷叶（去毛筋，净）、鲜刮淡竹茹、鲜茭白根各八两。

【用法】先煎，去滓滤净，加净白蜜一斤、奎冰糖八两，煎浓成膏。寻常咳血妄行，每服一小匙，日二夜一，空心服，如久病损肺咳血，五更服此，上下午服琼玉膏。

【功用】降气泻火，补络填窍。

【主治】咳血妄行，或久病损肺咳血。

立止哮喘烟

【方源】（清）张觉人《外科十三方考》。

【组成】曼陀罗花一两五，火硝一钱，川贝一两，法夏八钱，泽兰六钱，冬花五钱。

【用法】上为细末，用老姜一片，捣烂取汁，将药末合匀，以有盖茶钟一只，盛贮封固，隔水蒸一时久，取出，以熟烟丝十两和匀，放通风处吹至七八成干（不可过干，恐其易碎）时，贮于香烟罐中备用。每日用旱烟筒或水烟袋如寻常吸烟法吸之，哮即渐次痊愈。

【主治】哮喘。

丽金汤

【方源】（清）刘泽芳《名医类编》。

【组成】紫苏、桑白皮（炒）、黄芩（酒炒）、前胡、当归（酒洗）、连翘（研）、防风、天冬（去心）、赤茯苓、桔梗（炒）、炙甘草、生地黄各等分。

【用法】水煎服。

【主治】喘逆咳嗽，肺热痯蟹，蚀为穿孔，汁臭息肉。

丽泽通气散

【方源】（清）陈复正《幼幼集成》卷四。

【组成】川羌活、川独活、漂白术、北防风、绿升麻、荆芥穗、粉干葛、香白芷、正川芎、淮木通各一钱，净麻黄、北细辛、炙甘草各五分，生姜三片，大枣三枚。

【用法】水煎，食后服。

【主治】小儿鼻塞、鼻涕、鼻齆。

丽泽通气汤

【方源】（清）张璐《张氏医通》卷十五。

【组成】羌活、独活、防风、苍术（去皮，切，麻油拌炒）、升麻、葛根各八分，麻黄（连节）四分，川椒五分，白芷一钱，黄芪钱半，甘草（炙）七分，生姜三片，大枣二枚，葱白三寸。

【用法】水煎，食远服。

【主治】久风鼻塞。

利鼻白芷膏方

【方源】（南朝）刘涓子《刘涓子鬼遗

方》

【组成】白芷、通草、蕤核各一分，薰草二铢，羊髓八铢，当归一分。

【用法】上㕮咀，以清酒炼羊髓三过，煎，膏成绞去滓。用小豆大纳鼻中，日3次。

【主治】鼻中塞。

利肺汤

方一

【方源】（清）陈士铎《辨证录》卷九。

【组成】紫苏一钱，人参二钱，白术三钱，茯苓五钱，甘草一钱，桔梗一钱，半夏一钱，神曲三分，附子一分。

【用法】水煎服。

【功用】补其肺气，兼带利水。

【主治】身常入水中，遏抑皮毛，肺气闭塞，时而发热，畏寒恶冷。

方二

【方源】（清）孟河《幼科直言》卷五。

【组成】苏子（炒）、桔梗、薄荷、前胡、独活、杏仁（炒）、枳壳、陈皮。

【用法】加生姜一片为引。

【主治】发热齁喘，痰壅初起。

方三

【方源】（清）朱载扬《麻症集成》卷四。

【组成】茯苓、枳壳、川贝、力子、麦冬、橘红、木香、桔梗、桑皮、甘草、南朴。

【主治】麻症湿痰气壅，满闷不食。

利膈化痰丸

【方源】（元）朱震亨《丹溪心法》卷二。

【组成】南星，蛤粉（研细）一两，半夏，瓜蒌仁，贝母（去心），香附半两（童便浸）。

【用法】上为末，用猪牙皂角十四梃敲碎，水一碗半，煮杏仁（去皮尖）一两，煮水将干，去皂角，擂杏仁如泥，入前药搜和，再入姜汁泡，蒸饼为丸，如绿豆大，青黛为衣。每服五十丸，姜汤送下。

【功用】①《丹溪心法》：利膈化痰。②《杏苑生春》：豁痰疏郁，泄火散热，降逆气，润肺止嗽。

【主治】①《杏苑生春》：一切痰涎壅塞，郁火热于胸膈之间，痰喘不利。②《济阳纲目》：痰火大盛，胸膈迷闷，呕吐烦躁，头眩咳嗽。

【备注】方中南星、半夏、瓜蒌仁、贝母用量原缺。《杏苑生春》本方用：南星二两，半夏一两五钱，贝母二两，哈粉一两，瓜蒌仁（另研）、香附各二两，牙皂、青黛各一两，杏仁（另研泥）一两五钱。

利膈汤

【方源】（清）尤怡《金匮翼》卷七引《普济本事方》。

【组成】鸡苏叶、荆芥、桔梗、牛蒡子、甘草、僵蚕、元参各一两。

【用法】上为末，每服一钱，沸汤点服。

【主治】郁热者，由肺先有热，而寒复客之，热为寒郁，肺不得通，则喘咳暴作。其候恶寒，时有热，口中干，咽中痛，或失音不出是也。

【备注】《普济本事方》：薄荷、荆芥、防风、桔梗、甘草、人参、牛蒡子（炒）等分，为末，每服二钱，治脾肺火热，虚烦上壅，咽痛生疮。

利膈丸

方一

【方源】（宋）刘昉《幼幼新书》卷十六引《保生信效方》。

【组成】黑牵牛（半生半熟）四两，青橘皮（去白）、槐角子各半两，皂角（不蛀、肥者，去皮子，涂酥炙）二两，齐州半夏（汤浸洗七次，切，焙）一两。

【用法】上为细末，生姜自然汁打面糊为丸，如梧桐子大。每服十五丸，要疏风痰，加至三四十丸。小儿风涎痰热，可作小丸，量多少与之。

【主治】大人、小儿风盛痰实，喘满咳嗽，风气上攻。

方二

【方源】（金）李杲《医学发明》卷一。

【组成】木香七钱，槟榔七钱半，厚朴（姜制）二两，人参、藿香叶、当归、炙甘草、枳实（麸炒）各一两，大黄（酒浸，焙）二两。

【用法】上为细末，滴水为丸，或少用蒸饼亦可，如梧桐子大。每服三五十丸，食后诸饮送下。

【功用】《卫生宝鉴》：利脾胃壅滞，调大便秘利，推陈致新，消饮进食。

【主治】①《医学发明》：胸中不利，痰嗽喘促，脾胃壅滞。②《张氏医通》：肠胃壅滞，噎膈不通，大便燥结。

【方论选录】《医略六书》：方中大黄荡涤热壅之结，枳实消化痞满之气，厚朴散满宽中，槟榔破滞攻实，霍香开胃气，木香调中气，人参扶元鼓胃气，当归养血荣胃口，甘草缓中和诸药也。水、酒为丸，米饮送下，使脾胃输化有权，则热实壅结自开而津气四汔，大便无不通，膈塞无不痊矣。此推荡之剂，为热实塞膈之专方。

【备注】《医略六书》本方用法：水、酒为丸。每服三钱，米饮送下。

方三

【方源】（金）张从正《儒门事亲》卷十二。

【组成】牵牛（生）四两，槐角子（炒）一两，木香一两，青皮一两，皂角（去皮，酥炙）、半夏（洗）各二两。

【用法】上为细末，生姜面糊为丸，如梧桐子大。每服四五十丸，水送下。

【主治】①《儒门事亲》：上喘中满，醋心腹胀，时时作声，否气上下，不能宣畅。②《卫生宝鉴》：风热痰实，咳嗽喘满，风气上攻。

利金汤

方一

【方源】（明）李中梓《医宗必读》卷九。

【组成】桔梗（炒）、贝母（姜汁炒）各三钱，陈皮（去白）三钱，茯苓二钱，甘草五分，枳壳（麸炒）各钱半。

【用法】水二钟，生姜五片，煎一钟，不拘时服。

【功用】《医略六书》：清肺利金。

【主治】①《医宗必读》：肺经操痰气壅，脉涩面白，气上喘促，洒淅寒热，悲愁不乐，其痰涩而难出。②《张氏医通》：肺燥涩不利而咳。

【方治】《医略六书》：方中桔梗清金利膈，甘草和胃缓中，枳壳化滞气以快膈，茯苓渗湿热以和中，橘红利气化痰，川贝清肺化痰，生姜之辛以润肺燥，白蜜之甘以滋津液也。使润燥痰行，则肺气通利而清阳外敷，恶寒无不自退，何干咳之足虑哉？此清肺利金之剂，为肺燥恶寒干咳之专方。

【备注】《张氏医通》有白蜜。

利金汤

【方源】（清）孟河《幼科直言》卷五。

【组成】车前子、桑白皮、黄芩、黄连、归尾、怀牛膝、甘草梢、木通、红花。

【用法】加白果肉为引。

【功用】清热分利。

【主治】小儿肺热流于小肠，小便撒血。

利金汤

【方源】（清）张璐《张氏医通》卷十六

【组成】桔梗汤加贝母、橘红、枳壳、茯苓、生姜、白蜜。

【主治】肺燥涩，不利而咳。

利惊丸

【方源】（明）王大纶《婴童类萃》上卷。

【组成】胆星三钱，牛胆（制）、天竺黄二钱，礞石二钱，牛黄一钱，轻粉一钱，朱砂一钱，麝香二分，冰片一分，巴豆肉（去油）五分。

【用法】各为净末，神面糊丸，萝卜子大，金箔为衣。一岁三四丸，随岁加数。大人中风痰厥，三十丸姜汤下。

【主治】一切惊风搐搦，胎惊变蒸，伤风咳嗽。

利生丸

【方源】（清）陶承熹《惠直堂经验方》卷一。

【组成】茅苍术、乌药（二味俱米泔浸一宿，晒干）、香附（一半童便浸，炒，一半米醋浸，炒）、藿香、纯苏叶、厚朴（姜汁炒）、陈皮、青皮（醋炒）、赤芍（酒炒）、砂仁（去壳）、小茴（微炒）、木香、草果（面裹，煨，去壳）各二两，川芎（微炒）、归身（微炒）、黄芩（微炒）、枳壳（麸炒）、白茯苓、木通、鸡心槟榔各一两，粉甘草五钱。

【用法】上药日晒干为末，陈早米糊为丸，每重一钱五分，亦须晒干，每丸九分。每服一丸。心痛，灯心二分，生姜一片，煎汤送下；肚痛，生姜一片捣碎，入炒盐三分，开水冲服；胸腹膨胀，生姜皮五分，大腹皮一钱，煎汤送下；疟疾发日，用桃脑七个、生姜一片，煎汤送下；风痰喘嗽，苏叶、薄荷汤送下；赤痢，白蜜二钱，米汤调下；白痢，红糖二钱、生姜汁一匙，同米汤调下；疝气，小茴川楝汤送下；隔食呕酸，小儿痞积，生姜汤送下；血崩，恶露不净，当归一钱，煎汤送下；身面黄胖，湿痰流注，无名肿毒，俱陈酒下。

【功用】调气止痛，利湿祛痰。

【主治】心腹胀痛，风痰喘嗽，膈食呕酸，赤白痢疾，疟疾，身而黄胖，湿痰流注，无名肿毒，疝气，妇人血崩，恶露不净，小儿痞积。

利胁丸

【方源】（明）武之望《济阳纲目》卷二十四

【组成】人参、当归、厚朴各三钱，甘草（炙）五钱，木香、槟榔、麝香各一钱，大黄（酒炒）、枳实各二钱。

【用法】上为细末，水丸桐子大，每服三五十丸，白汤下。

【功用】利脾胃壅滞，调秘泄藏，推陈致新，化食，治利膈气

【主治】胸中不利，痰涎咳嗽，喘促。

利咽散

方一

【方源】（清）顾世澄《疡医大全》卷三十三。

【组成】山豆根一钱，桔梗七分，甘草一分，元参一分五厘，绿豆十粒。

【用法】水煎服。

【主治】痘疹咽喉疼痛，难进饮食。

方二

【方源】（清）谢玉琼《麻科活人全书》卷二。

【组成】牛蒡子（炒）、元参、防风。

【用法】水煎服。

【主治】麻疹咽喉肿痛。

利咽汤

【方源】（明）朱橚《普济方》卷六十。

【组成】桔梗、枳壳、牛蒡子、荆芥、甘草、升麻、玄参、大黄、紫苏、人参各等分。

【用法】上㕮咀。每服五钱，水二盏，煎服。

【主治】咽喉诸疾。

栗灰散

【方源】（宋）赵佶《圣济总录》卷

七十。

【组成】生栗（宣州大者）七枚。

【用法】上逐一微刮破皮，连皮烧存性，碗盖候冷，入麝香少许同研。每服二钱匕，温水调下。

【主治】鼻衄不止。

lian

连贝丸

【方源】（清）董西园《医级宝鉴》卷八。

【组成】黄连（制）、贝母、茯苓、玄参、甘草。

【用法】上为末，炼蜜为丸，如弹子大。每服一丸，白汤调下。

【主治】木火刑金，痰随火动，多怒咳烦，声嘶气促，脉洪数者。

连胆丸

【方源】（明）李梴《医学入门》卷六。

【组成】黄连（猪胆汁浸）五钱，瓜蒌根，乌梅、莲肉、杏仁各二钱。

【用法】上为末，牛胆汁浸糕为丸，如麻子大。每服五丸，乌梅、姜、蜜煎汤送下。

【主治】小儿五疳。心疳，舌干多啼；肝疳，干啼，眼不转睛；脾疳，搭口痴眼，口干作渴；肺疳，声焦皮燥，大便干结；肾疳，身热肢冷，小便干涩。

连翘败毒丸

【方源】（清）太医院《太医院秘藏膏丹丸散方剂》卷二。

【组成】归尾一两，赤芍一两，天花粉一两，杭白芷一两，连翘一两，黄芩八钱，金银花三两，银柴胡八钱，薄荷五钱，防风八钱，甘草节一两，荆芥穗六钱，川军二钱，乳香二两五钱，没药二两五钱。

【用法】共为细末，用酒四两打糊为丸，如梧桐子大。用白滚水送下，在身上者卧时服，在身下者空心服，或早晚各讲一服亦可。

【主治】三焦积热，风毒等无名肿毒，诸般疮疡，起初发热憎寒，四肢倦怠，内热发干，鼻塞头眩，大小便结，及遍身大风疮小风疮，疥癣瘾疹痒痛红肿，并皆治之。

连翘赤小豆汤

【方源】（清）黄镐京《镐京直指医方》。

【组成】连翘三钱，赤小豆三钱，银花三钱，杏仁三钱，葶苈三钱，生甘草八分，象贝二钱，户郁金二钱，生石膏六钱。

【用法】先用陈年竹灯盏，锻炭研细。每服二钱，开水送下，服后宜吐，吐去秽痰二次后，服连翘赤小豆汤。

【主治】热毒乘肺，肺痈咳吐脓痰，右胁隐痛，右寸脉数有力。

连翘散

【方源】（清）沈金鳌《杂病源流犀烛》卷二十二。

【组成】连翘、川芎、白芷、片芩、桑白皮、黄连、沙参、荆芥、山栀、贝母、甘草各七分。

【用法】水煎，食后服。

【主治】面生谷嘴疮，俗名粉刺。及面上肺火肺风疮。

连翘汤

【方源】（清）孟河《幼科直言》卷五。

【组成】连翘、花粉、牛蒡子、桔梗、贝母、黄芩、麦冬、枳壳、陈皮。

【用法】加竹叶三片为引。兼服牛黄锭子。

【主治】小儿唇红面赤，内热作喘者。

连翘饮

方一

【方源】（宋）赵佶《圣济总录》卷一八三。

【组成】连翘茎叶（新者）一两，生地黄二两，苍耳茎叶（新者）、陈橘皮（汤浸去白）、鸡苏茎叶（新者）各一两。

【用法】上锉碎，以水少许，都捣令烂，生绢绞取汁。每服三合，不拘时候。未止再服。

【主治】因饵乳石发，心肺中热，鼻中衄血。

方二

【方源】（清）佚名《异授眼科》。

【组成】连翘、甘草、黄芩、栀子、薄荷、大黄（酒炒）、朴硝各等分。

【用法】上为末，滚水送下。或蜜丸亦可。

【主治】肺金克肝木，风邪在肺，金旺而木衰，致目有白膜遮睛者。

方三

【方源】（清）余春泽《喉症指南》卷四。

【组成】连翘、葛根、牛蒡子、玄参、黄芩、桔梗各二钱，赤芍、栀仁、淡竹叶、甘草、木通各一钱，升麻六分。

【用法】水煎服。

【主治】肺胃邪热，咽喉疼痛。

连砂散

【方源】（清）杨龙九《囊秘喉书》。

【组成】薄荷、牙硝各二钱，硼砂一钱，蒲黄五分，川连四分，朱砂二分，冰片三分。

【用法】上为散。吹喉。

【主治】风热喉症。

敛鼻散

【方源】（明）秦景明《幼科折衷》卷上。

【组成】赤小豆、当归、地榆、芦荟、青黛、瓜蒂、黄连各等分，雄黄少许。

【用法】上为末。入鼻。

【功用】敛疮。

【主治】肺疳。多啼咳嗽，口鼻生疮，昏昏爱睡，体瘦肢软，吐血泻脓，大便滑泄。

敛肺丹

【方源】（元）朱震亨《脉因证治》二十六

【组成】诃子、杏仁、青黛、瓜蒌、半夏、香附。

【主治】肺胀及火郁。

敛肺汤

方一

【方源】（明）朱棣《普济方》卷二十七。

【组成】知母（焙）、百部、百合、白前、芍药、黄芪（锉）、款冬花、马兜铃、贝母（去心）、五味子、前胡（去芦头）、青橘皮（汤浸去白，焙）、防葵、大黄（生，锉）、麻黄（去根节）、桃仁（去皮尖双仁，炒黄）、白术（锉，炒）、升麻、紫菀（去苗土）、大枣（去核，焙）、槟榔（麸炒）、甘草（炙）、葛根、防己各一两。

【用法】上为末。每服三钱，加水一大盏，煎至七分，去滓温服，不拘时候。

【主治】肺脏壅热，咳嗽多痰，面色赤，口干，气急烦满，大肠不利。

方二

【方源】（清）沈金鳌《杂病源流犀烛》卷二。

【组成】北五味三钱，黄芩二钱，麦冬三钱，甘草节五分。

【主治】疹收之后，喘急闷乱，头折眼吊，胸膛高陷，角弓反张，目睛直视，唇白面黄，口鼻歪斜，名曰肺气耗散，正气不归原也。

方三

【方源】（清）张秉成《成方便读》卷四。

【组成】百药煎、诃子皮、五味子、黄

芪皮、白及片、胡桃肉、罂粟壳、甜杏霜。

【主治】久嗽，纯虚无邪。

【方论选录】方中百药煎、诃子皮、罂粟壳皆清虚之品，入肺而敛其耗散；五味子敛而兼补，且能保肺滋肾；芪皮固肺气；白及补肺损；胡桃、杏仁润肺燥耳。

敛阴泻肝汤

【方源】（清）张锡纯《医学衷中参西录·详论咽喉证治法》。

【组成】生杭芍一两半，天花粉一两，射干四钱，浙贝母（捣碎）四钱，酸石榴（连皮捣泥）一个。

【用法】上同煎汤一钟半。分两次温服下。

【功用】酸敛止汗，凉润复液，宣通利咽。

【主治】咽痹。

炼石补天

【方源】（清）方坞樵《喉科种福》卷四。

【组成】制乳香一钱，赤石脂三钱，制没药一钱，北细辛一分，人中白二钱，白马粪二钱，象皮一钱，人中黄二钱，血竭二钱，上冰片一分，朱砂一钱。

【用法】上为末。吹之。

【主治】咽痛微嗽，口烧而不渴，足心如烙，阴燥，喉久烂者。

liang

良方补肺汤

【方源】（明）徐彦纯撰，刘纯续增《玉机微义》卷八引《云岐子保命集》。

【组成】桑白皮、熟地黄各二两，人参、紫菀、黄芪、川五味子各一两。

【用法】上为末，每二钱，水煎，入蜜少许服。

【主治】劳嗽。

凉肺散

【方源】（元）曾世荣《活幼心书》卷下。

【组成】桑白皮（去粗皮，锉碎，蜜水炒过）二两，桔梗（锉，炒），天花粉（净者），干葛、麻黄（不去根节），薄荷（和梗），黄芩、杏仁（不去皮尖），知母、贝母、木通（去节）各一两，款冬花（净者），麦冬（去心）各七钱半，甘草（土用）一两八钱。

【用法】上㕮咀。每服二钱，水一大盏，加生姜三片，葱一根，煎八分，温服，不拘时候。

【主治】小儿大人一切实嗽。

凉肺散方

【方源】（清）刘耀先《眼科金镜》卷一。

【组成】生地、桑白皮、杭白芍、玄参各三钱，菊花二钱，寸冬三钱，归身、甘草各二钱，车前子（另包）三钱。

【用法】上剉剂，水三盅煎一盅，食后温服。忌辛热之物。

【主治】外偃月，由肺热，白珠下垂。

凉肺汤

方一

【方源】（明）李中梓《医宗必读》卷六。

【组成】知母（去毛，炒），贝母、天门冬（去心）、麦门冬各一钱半，黄芩、橘红各一钱，甘草五分、桑皮八分。

【用法】水一钟半，煎八分服。

【主治】肺劳实热，咳嗽喘急。

方二

【方源】（明）孙文胤《丹台玉案》卷六。

【组成】黄芩、贝母、天花粉、枳壳各七分，橘红、山栀、桔梗、麦门冬、甘草各五分。

【用法】加灯心三十茎，水煎，食远服。

【主治】肺热咳嗽，痰盛音哑。

凉风化痰丸

【方源】（明）翁仲仁《痘疹金镜录》卷一。

【组成】半夏（泡）二两，南星（姜制）二两，白附子一两、明矾五钱。

【用法】上为末，大米糊为丸，如黍米大，滑石或朱砂为衣。

【主治】小儿风痰咳嗽，惊热及喘。

凉膈甘露丸

【方源】（宋）赵佶《圣济总录》卷一二四。

【组成】蓬砂（研）半两，丹砂（研）一分，龙脑（研）一字，甘草（炙）一两半（为末），百药煎（椎碎，焙干，研）一两。

【用法】上为末，糯米粥清为丸，如梧桐子大。每服一丸，含化，不拘时候。

【主治】咽喉痛，多痰。

凉膈散

【方源】（清）沈金鳌《杂病源流犀烛》卷二十三。

【组成】桔梗、黄芩、防风、荆芥、花粉、山楂、枳壳、赤芍、甘草。

【用法】外以辛夷末入冰片，麝香少许，绵裹塞之。

【主治】脾胃蕴热移于肺致鼻内生疮。

凉膈丸

【方源】（宋）赵佶《圣济总录》卷六十五。

【组成】甘草二两。

【用法】上药以猪胆汁浸五宿，漉出炙香，为末，炼蜜为丸，如绿豆大。每服十五丸，食后以薄荷汤送下。

【主治】热嗽。

凉血地黄汤

方一

【方源】（明）李恒《袖珍方》卷三引《经验方》。

【组成】生地黄、赤芍药、当归、川芎各等分。

【用法】上㕮咀。水二盏，煎至一盏，去滓，食后温服。

【主治】荣中有热及肺壅鼻衄生疮，一切丹毒。

方二

【方源】（清）鲍相璈《验方新编》。

【组成】生地四钱，白芍二钱，丹皮一钱，犀角（要尖子佳）一钱，黄芩二钱，甘草五分，栀子（炒）二钱，黄连一钱，川柏二钱。

【主治】胃火热盛、吐血衄血、嗽血便血、蓄血如狂、嗽水不欲咽及阳毒发斑等症。

凉血地黄丸

【方源】（清）太医院《太医院秘藏膏丹丸散方剂》卷四。

【组成】生地黄（酒洗）一两，山栀仁（炒黑）五钱，当归（酒洗）一两，青皮（醋炒）一两，槐花一两，牡丹皮（酒洗）一两，黄柏（盐水炒）二两，知母（盐水炒）二两，蒲黄（隔纸炒）五钱，侧柏叶（炒黑）五钱。

【用法】共为细末，滴水为丸，为梧桐子大。

【主治】阴虚火动，素有积热，面赤心烦，吐血、呕血、咯血、衄血，一切失血之症。

凉血四物汤

【方源】（清）吴谦《医宗金鉴》卷六十五。

【组成】当归、生地、川芎、赤芍、黄芩（酒炒）、赤茯苓、陈皮、红花（酒洗）、甘草（生）各一钱。

【用法】水二钟，加生姜三片，煎八分，加酒一杯，调五灵脂末二钱热服。

【功用】化滞血。

【主治】酒渣鼻。胃火熏肺、风寒外束、血瘀凝结，鼻准头及鼻两边先红后紫，久变为黑。

凉血饮

【方源】（清）张琰《种痘新书》卷十二。

【组成】花粉（酒炒）、麦冬（去心）、天冬（去心，酒蒸）、甘草、桔梗（酒洗）、当归各五分，白芍（酒炒）、黄芩（酒炒）、丹皮（蜜炒）、知母各四两。

【用法】加生姜一片，水煎，加发灰一钱调服。

【主治】鼻衄血。

两地汤

【方源】（清）陈士铎《辨证录》卷三。

【组成】熟地、生地、玄参各一两，肉桂三分，黄连、天花粉各三钱。

【用法】水煎服。下喉即愈，不必二剂。

【主治】喉痹。喉忽肿大而作痛，吐痰如涌，口渴求水，下喉少快，已而又热，呼水，咽喉长成双蛾，既大且赤，其形宛如鸡冠。

两泻汤

【方源】（清）陈士铎《辨证录》卷三。

【组成】白芍一两，丹皮一两，地骨皮一两，炒黑栀子三钱，玄参一两。

【用法】水煎服。连服二剂，而黑血变为红色矣。再服二剂而咳嗽除，血自止。

【主治】肾经实火，挟心包相火上冲，吐黑血，虽不至于倾盆，而痰嗽必甚，口渴思饮。

【方论选录】此方虽泻肝木，其实是两泻心包与肾经也。火得水而解，血得寒而化，此黑血之所以易变，而吐血之所以易止也。

两仪汤

【方源】（清）郑承瀚《重楼玉钥续编》。

【组成】人参、大熟地。

【用法】长流水煎服，或加麦冬亦可。

【主治】咽喉白腐，打呛，音哑，气喘。

两治汤

【方源】（清）陈士铎《辨证奇闻》卷九。

【组成】白芍五钱，当归三钱，麦冬五钱，人参一钱，甘草一钱，桔梗二钱，苏叶八分，天花粉一钱。

【用法】水煎服。

【功用】益肝肺，补气血，消痰火。

【主治】人有终日高谈，连宵聚语，气血内伤，口干舌渴，精神倦怠，因而感冒风寒，头痛鼻塞，气急作喘。

晾玉膏

【方源】（宋）崔嘉彦《医灯续焰》卷二。

【组成】生地（新鲜者，取汁）四斤，白茯苓十三两，人参六两。

【用法】以参、苓为极细末，以地黄汁和蜜拌入。

【主治】吐血咳嗽。

liao

疗久咳不瘥方

【方源】（唐）王焘《外台秘要》卷九。

【组成】兔矢四十九枚，胡桐律一分，硇砂三分。

【用法】上三味，捣筛，蜜和为丸。服如梧子三丸，令吐冷物尽则瘥。

【主治】久咳不瘥。

疗咳方

方一

【方源】（唐）王焘《外台秘要》卷九引《备急千金要方》。

【组成】杏仁（去尖、皮、两仁者，熬）半斤，紫菀二两。

【用法】上二味，先研杏仁取汁使尽，细切紫菀更煎，少浓去滓，纳蜜使稠。细细饮之，立定。

【主治】咳。

方二

【方源】（唐）王焘《外台秘要》卷九引《必效》。

【组成】枣（去核）一百二十颗，豉一百粒，桃仁（去皮尖两人者，熬令色黄）一百二十颗。

【用法】上三味，合捣为丸如枣大，含之无不瘥。

【主治】咳。

疗冷嗽方

【方源】（唐）王焘《外台秘要》卷九引《备急千金要方》。

【组成】干姜三两，末胶饴一斤。

【用法】上二味，搅令和调，蒸五升米下，令熟，以枣大含化，稍稍咽之，日五夜三。

【主治】冷嗽。

疗上气方

【方源】（唐）王焘《外台秘要》卷十引《广济方》。

【组成】葶苈子（熬紫色，别捣如泥）五合，桑根白皮（切），大枣（擘）二十枚。

【用法】上三味，以水四升，煮取一升，绞去滓，纳葶苈子泥如枣大煮之，三分减一，顿服，以快利为度。

【主治】上气。

疗上气咳肺气胸痛方

【方源】（唐）王焘《外台秘要》卷十引《救急方》。

【组成】杏仁（去皮、尖、双仁者，研如泥）三大升，白蜜一大升，牛酥二大升。

【用法】上将杏仁于瓷盆中，用水研取汁五升；净磨铜铛，勿令脂腻。先倾三升汁于铛中，刻木记其深浅，又倾汁二升，以缓火煎，减至于所记处，即纳白蜜、牛酥，还至木记处，药乃成，贮于不津瓷器中。每日三度，以暖酒服一大匙，不能饮酒，和粥服亦得。服至一七日，唾色变白，二七日唾稀，三七日咳断。

【主治】咳嗽而上气。其状喘咳上气，及多涕唾，面目浮肿，则气逆也。兼补虚损，去风冷，悦肌肤，白如瓠。

疗瘵汤

【方源】（清）陈士铎《辨证录》卷八。

【组成】白芍、熟地各五钱，当归四钱，鳖甲三钱，鳗鱼骨（烧黑灰）三分，北五味十粒。

【用法】水煎服。

【主治】肺痨次传于肝，两目（肮肮），面无血色，两胁隐隐作痛，热则吞酸，寒则发呕，痰如鼻涕，或清或黄，臭气难闻，泪干眦涩，尝欲合眼，睡卧不安，多惊善怖。

疗癥瘕吐脓损肺方

【方源】（唐）王焘《外台秘要》卷九引《广济方》。

【组成】人参二分，瓜蒂三分，杜蘅五分，上三味，捣筛为散。平旦空腹以热汤服方寸匕，当吐痰水恶汁一二升。

【用法】吐已，复煮白粥食淡水未尽，停三日，更进一服。

【主治】癥瘕吐脓损肺。

嘹亮丸

【方源】（明）龚廷贤《万病回春》

卷五。

【组成】人乳四两，白蜜四两，梨汁四两，香椿芽汁四两（如无，用浅香椿芽为末四两，入放上三味内）。

【用法】上共一处和匀，重汤煮热，不拘时服，白滚水送下。

【主治】久失音声哑。

ling

灵宝烟筒

【方源】（明）徐春甫《古今医统大全》卷四十四。

【组成】黄蜡、雄黄各三钱，佛耳草、款冬花各一钱，艾叶三分。

【用法】先将蜡熔化涂纸上，次以艾叶铺上，将三味细研掺匀，卷成筒。每用火点烟一头，熏入口内，吸烟一口，清茶吞下。

【主治】一切寒喘咳嗽。

灵飞散

【方源】（宋）赵佶《圣济总录》卷八十二。

【组成】干蝎（全者，炒）一两，硇砂（去夹石者，生用）三分，巴戟天（去心）一两，阳起石（研细）三分，真珠（捣研）、木香、附子（炮裂，去皮脐）各半两，芫花（醋炒）三两半，青橘皮（汤浸，去白，焙）、硫黄（研）各半两，阿魏（研）一分，磁石（锻赤，淬七遍，研）二两。

【用法】上为散。每服一钱匕，空心热酒调下，良久以饭压之，至午食前再服，不拘时候。

【主治】脚气冲心闷极者。脚气发时，或肿或咳，不头痛，不嗽逆，心间妨闷，上气急促者尤宜服之。

灵砂丹

方一

【方源】（宋）刘昉《幼幼新书》卷二十三引《医方妙选》。

【组成】人参半两（去芦头），甜葶苈（研）、五灵脂、胡黄连（并为细末）、麝香、芦荟（各细研）、杏仁（麸炒，去皮尖）各一分，辰砂半两（研细）。

【用法】上件一处拌匀，以粳米饭为丸，如黍米大。每服十粒，煎人参汤下。

【主治】①《幼幼新书》引张涣方：小儿因嗽成疳，气疳。②《小儿卫生总微论方》：肺疳，因咳嗽羸瘦，皮枯毛落。

方二

【方源】（金）张元素《医学启源》卷中。

【组成】独活、羌活、细辛、石膏、防风、连翘、薄荷各三两，川芎、山栀、荆芥、芍药、当归、黄芩、大黄（生）、桔梗各一两，全蝎（微炒）半两，滑石四两，菊花、人参、白术各半两，寒水石（生用）一两，砂仁一钱，甘草（生）三两，朱砂一两为衣。

【用法】上为细末，炼蜜为丸，每两作十丸，朱砂为衣。每服一丸，食后茶清嚼下。

【主治】风热郁结，血气蕴滞，头目昏眩，鼻塞清涕，口苦舌干，咽嗌不利，胸膈痞闷，咳嗽痰实，肠胃燥涩，小便赤；或肾水阴虚，心火炽甚，及偏正头风痛，发落齿痛，遍身麻木，疥癣疮疡，一切风热。

方三

【方源】（清）太医院《太医院秘藏膏丹丸散方剂》卷四。

【组成】天麻二两，羌活二两，独活二两，细辛二两，石膏二两，连翘（去心）二两，薄荷二两，川芎五钱，山栀（炒）五钱，白芍（炒）五钱，荆芥五钱，当归（酒洗）五钱，黄芩（炒）五钱，大黄五钱，全蝎（去微毒，炒）五钱，菊花五钱，人参五钱，白术（土炒）五钱，防风二两，寒水石二两，桔梗二两，朱砂二两，砂仁七钱五分，滑石四两，甘草二两。

【用法】上为细末，炼蜜为丸，每丸重二钱，朱砂为衣，每服一丸，不拘时细嚼或研化，用清茶或姜汤送下。

【主治】伤时疫，憎寒壮热，浑身疼痛，伤风咳嗽，鼻塞声重，偏正头疼，山岚瘴气，无汗疟疾，大头瘟病等症。

方四

【方源】（朝鲜）金礼蒙《医方类聚》卷一一二引《经验秘方》。

【组成】杏仁（去皮尖）十个，南巴豆（去皮膜油）三十个，好白面一匙，黄丹三钱。

【用法】上先以杏仁、巴豆杀研极细，入黄丹研如泥，方入面一匙，滴新水为丸，如黄米大。每服三丸。比及取积，服药先服白粥三日，除粥外，都休吃他物。服此药人，不以大小生活并不得做，亦不得高声唱叫，也不得往来行走，只可睡坐。若妇人病患，服药须令男子将药丸递于患妇口中，用饮子药下。服药人并不大便，十年证候，十日取下来，五年证候，五日取下。

【主治】二十四般积证。脾积，不思饮食，肺积，上喘咳嗽。肾积，腰疼耳鸣；胆积，口苦舌干；食积，口吐酸水；大肠积，风痔瘘；小肠积，五种淋涩；惊积，涎潮发搐；气积，四肢虚肿；风积，遍身麻木；水积，肚肿脚细；虚积，夜多盗汗；劳积，吃食不肥；冷积，脐腹疼痛；疟积，发寒发热；酒积，面色痿黄；忧积，翻胃吐食；血积，精脉不调；心积，心狂发热；肝积，令人眼涩；暑积，怕热眼涩；痢积，便脓便血；疳积，头发如柳；脾积，吃泥吃土。

灵犀饮

【方源】（明）孙一奎《赤水玄珠》第二十五卷。

【组成】犀角、秦艽、甘草、羌活、柴胡、地骨皮、胡黄连各五钱，茯苓、人参各一两。

【用法】上每服三五钱，加乌梅、竹叶煎服。

【主治】小儿骨蒸潮热盗汗，咳嗽不食，多渴，面黄消瘦。

灵应散

【方源】（明）朱橚《普济方》卷一五七引《卫生家宝方》。

【组成】钟乳粉、款冬花、枯白矾各一两，甘草（炙）半两，轻粉一钱，桂六钱。

【用法】上为细末，入钟乳粉、轻粉同研令匀。每服半钱。用匙挑入喉中，咽津，随用茶清压下。每日临卧只一服。小儿或以糖少许和服。

【主治】一切咳嗽，不问久新、轻重。

灵泽饮

【方源】（明）鲁伯嗣《婴童百问》卷六。

【组成】犀角（镑屑）半两，胡黄连半两，茯苓（去皮）一两，人参（去芦）一两，川芎一两，秦艽一两，甘草一两，羌活一两，柴胡一两，桔梗一两，地骨皮一两。

【用法】上㕮咀。三岁每服一钱，用水半盏加乌梅、竹叶少许，煎服。

【主治】小儿骨蒸潮热，盗汗，咳嗽，不食多揭，面黄肌瘦，腹急气粗。

苓甘五味加姜辛半杏大黄汤

【方源】（汉）张仲景《金匮要略》卷中。

【组成】茯苓四两，甘草三两，五味半升，干姜三两，细辛三两，半夏半升，杏仁半升，大黄二两。

【主治】咳逆倚息不得卧。若面热如醉，此为胃热上冲熏其面。

苓甘五味姜辛汤

【方源】（汉）张仲景《金匮要略》卷中。

【组成】茯苓四两，甘草、干姜、细辛

各三两，五味半升。

【用法】上五味，以水八升，煮取三升，去滓，温服半升，每日三次。

【主治】①《金匮要略》支饮，气逆上冲，服茯苓桂枝五味甘草汤后，冲气即低，而反更咳胸满者。②《鸡峰普济方》：肺经感寒，咳嗽不已。

【方论选录】《金匾要略心典》：服前汤已，冲气即低，而反更咳胸满者，下焦冲逆之气即伏，而肺中伏匿之寒饮续出也。故去桂枝之辛而导气。加干姜、细辛之辛而入肺者，合茯苓、五味、甘草消饮驱寒，以泄满止咳也。

苓桂术甘汤

【方源】（汉）张仲景《金匮要略》。

【组成】茯苓四两，桂枝（去皮）三两，白术二两，甘草（炙）二两。

【用法】上四味，以水六升，煮取三升，去滓，分温三服。

【功用】温阳化饮，健脾利湿。

【主治】中阳不足之痰饮。胸胁支满，目眩心悸，短气而咳，舌苔白滑，脉弦滑或沉紧。

苓泽姜苏汤

【方源】（清）黄元御《四圣心源》卷八。

【组成】茯苓三钱，泽泻三钱，生姜三钱，杏仁二钱，甘草二钱，橘皮二钱，紫苏三钱。

【用法】水煎半杯，热服。

【主治】鼻渊。

羚羊角豉汤

【方源】（唐）王焘《外台秘要》卷二十三引《古今录验》。

【组成】豉一升半，犀角屑一两，羚羊角屑一两，芍药三两，升麻四两，杏仁（去皮尖）一两，栀子七枚，甘草（炙）一两。

【用法】上切。以水七升，煮取一升半，去滓，分三次服。

【主治】喉痛肿结，毒气冲心胸。

羚羊角散

方一

【方源】（唐）孙思邈《备急千金要方》卷十七，名见《普济方》卷二十六。

【组成】羚羊角、玄参、射干、鸡苏、芍药、升麻、柏皮各二两，淡竹茹（鸡子大）一枚，生地黄（切）一升，栀子仁四两。

【用法】上㕮咀。以水九升，煮取三升，分三服；须利者，下芒硝二两，更煮三沸。

【主治】肺热喘息，鼻衄血。

【方论选录】《千金方衍义》：肺热喘衄，良由龙雷煽虐，反侮肺金之象。故用羚羊角入肝散血，射干入肺散气，栀子、柏皮分解于内，升麻、鸡苏开提子上，芍药、地黄顺血下注，元参、竹茹抑火、芒硝以急夺之，自然龙火潜踪，金不受侮，焉有喘衄之患乎。

方二

【方源】（宋）王怀隐《太平圣惠方》卷六。

【组成】羚羊角屑、赤茯苓、防风（去芦头）、麦门冬（去心，焙）、犀角屑、白蒺藜（微炒，去刺）、苦参（锉）、秦艽（去苗）、子芩、川升麻、地骨皮、牛蒡子（微炒）、桑根白皮（锉）、枳壳（麸炒微黄，去瓤）、黄芪（锉）、柴胡（去苗）、川大黄（锉碎，微炒）、玄参、栀子仁、甘草（炙微赤，锉）各半两。

【用法】上为细散。每服二钱，以温浆汤水调下，不拘时候。

【主治】肺脏风毒攻皮肤，生疮肿疼痛，心神烦热。

方三

【方源】（宋）赵佶《圣济总录》卷五。

【组成】羚羊角（镑）、人参、防风（去叉）、赤箭、麻黄（去根节）、藁本（去苗土）、羌活（去芦头）、细辛（去苗叶）、甘菊、赤芍药、枳壳（去瓤，麸炒）、当归（切，焙）、甘草（炙）各一两，麝香（研）半分，牛黄（研）一分。

【用法】上除二味研药外，为散，入研药和匀。每服二钱匕，荆芥薄荷汤调下，不拘时候。

【主治】肺中风，项背强直，心胸烦闷，冒闷汗出，语声嘶塞，少气促急。

方四

【方源】（清）马文植《外科集腋》卷二。

【组成】马齿苋、白蒺藜、浮萍各二钱，玄参二钱，知母、连翘、杭菊、蝉衣各一钱五分，川黄柏、赤芍、荆芥各一钱，甘草五分。

【用法】水煎服。

【主治】肺胃吸受毒疠，斑红作肿，目赤泪多，四肢筋脉作痛，体虚者。

【备注】本方名“羚羊角散”，但方中无羚羊角，疑脱。

方五

【方源】（清）赵濂《医门补要》卷中。

【组成】知母、生石膏、栀子、羚羊角、元参、麦冬、苍耳子、黄芩。

【主治】鼻痔。

羚羊角汤

方一

【方源】（宋）赵佶《圣济总录》卷一八〇。

【组成】羚羊角（镑屑）一分，升麻三分，射干、陈橘皮（汤浸，去白，焙）各一分，白药半两。

【用法】上为粗末。每服一钱匕，以水七分，煎至四分，去滓，分三次温服。早晨、日午、夜卧各一服。

【主治】小儿喉痹痛，咽塞不利。

方二

【方源】（宋）赵佶《圣济总录》卷一二四。

【组成】羚羊角屑、赤茯苓（去黑皮），半夏（汤洗七遍，去滑，炒），木通（锉），射干各半两，仓粟米（炒）二合、桔梗（炒）一分、芦根（锉）一两。

【用法】上为粗末。每服五钱匕，以水一盏半，加生姜一枣大（拍碎），煎至八分，去滓，食后温服，每日三次。

【主治】咽喉如有物妨闷，食即噎塞不下。

方三

【方源】（宋）赵佶《圣济总录》卷一一六。

【组成】羚羊角（镑）、桂（去粗皮）、白茯苓（去黑皮）、细辛（去苗叶）、杏仁（去皮尖双仁，炒，研）、麻黄（去根节）、防风（去叉）、防己、麦门冬（去心，焙）各一两。

【用法】上为粗末。每服三钱匕，以水一盏，煎至七分，去滓温服。

【主治】肺风。面色干白，鼻燥塞痛。

羚羊角丸

方一

【方源】（宋）王怀隐《太平圣惠方》卷三十七。

【组成】羚羊角屑一两，连翘、汉防己、麦门冬（去心，焙）、薯蓣、槟榔、茯神各二分，白鲜皮、人参（去芦头）、羌活、细辛、白芷、当归、黄芪（锉），防风（去芦头），旋覆花、枳壳（麸炒微黄，去瓤）各半两。

【用法】上为末，炼蜜为丸，如梧桐子大。每服三十丸，食后温水送下。

【主治】鼻痈。窒塞不通气息。

方二

【方源】（宋）赵佶《圣济总录》卷五。

【组成】羚羊角（镑）二两，白鲜皮一两半，升麻一两，蔓荆实一两，升麻二两（白者），秦艽（去苗土）二两，恶实（炒）一两，枳壳（去瓤，麸炒）一两。

【用法】上为细末，炼蜜为丸，如梧桐子大。每服十五丸，食后煎桑根白皮汤送下，每日三次。

【主治】肺中风，气急，背项强硬，语声嘶败。

羚羊角饮

【方源】（唐）王焘《外台秘要》卷十引《延年秘录》。

【组成】羚羊角屑二两，贝母、生姜、茯苓各三两，橘皮、人参、芍药各二两。

【用法】上切。以水五升，煮取一升八合，去滓，分三次温服，每服如人行八九里久更服。

【主治】肺热，胸背痛，时时干咳，不能食。

羚羊清肺汤

【方源】（明）陈实功《外科正宗》卷四。

【组成】羚羊角（镑）、黄连、银柴胡、玄参、石膏、川芎、当归身、白芍、生地、蒲黄、地骨皮、山栀各一钱，芦荟、甘草各五分，藕节三个、白茅根（捣汁，用水一碗，和绞去滓）四两。

【用法】上用茅根汁一大碗，煎至七分，入童便一杯，食后服。

【主治】鼻中无故出血不止，及寻常吐血、咳血者。

liu

留线汤

【方源】（清）陈士铎《辨证录》卷十。

【组成】熟地五钱，款冬花一钱，山茱萸二钱，麦冬五钱，地骨皮五钱，贝母、苏子各一钱，山药、芡实各三钱，百部三分。

【用法】水煎服。

【主治】肾水涸，劳损弱怯，喘嗽不宁，渐渐瘖哑，气息低沉。

流行感冒通用方

【方源】（民国）聂云台《伤寒解毒疗法》。

【组成】麻黄六分，杏仁三钱，石膏七钱，甘草七分，荆芥一钱，蝉蜕一钱，象贝三钱，连翘三钱，桑白皮三钱，桑叶三钱，木通一钱半，黄芩二钱，白芷二钱，辛夷花五分，鲜茅根一札，芦根一尺。

【主治】流行感冒。

流金膏

【方源】（明）徐春甫《古今医统大全》卷四十三引《经验方》。

【组成】白石膏（微煅，研细末，无滓为度）、大黄（锦纹者，不见铁器捣碎，如豆大，好酒浸半日，蒸熟晒干，九蒸九晒为度）各二两，片黄芩（酒洗）、橘红各一两半，连翘（去枝，酒洗）、川芎、桔梗、贝母各一两，腊胆、南星、苏州薄荷叶、香附子各半两。

【用法】上药各精制，为极细末，炼蜜为丸，如弹子大。每服一丸，午后或临卧细嚼。

【主治】火痰咳逆。

流金丸

方一

【方源】（明）方广《丹溪心法附余》卷二十二引《全婴方》。

【组成】半夏（制）二钱，白矾（枯）二钱，寒水石（煅）六钱，朱砂一钱，雄黄一钱。

【用法】上为末，面糊为丸，如绿豆大。每服二十丸，生姜汤送下。

【主治】小儿咳嗽痰盛。

方二

【方源】（明）王大纶《婴童类萃》

中卷。

【组成】大黄一斤（酒浸，蒸三次），胆星、半夏曲、青黛、礞石各二两，硼砂一两，枳实四两，沉香一两（为末，竹沥为丸）。

【用法】每服四五十丸，姜汤、茶汤下。

【主治】一切痰火咳嗽。

硫黄膏

【方源】（宋）赵佶《圣济总录》卷五十。

【组成】硫黄（研）一钱。

【用法】上为末，以葱白三寸拍碎，童便二合，浸一宿研，绞取涎和成膏。临卧时浆水洗面拭干，涂后便卧，不得见风。

【主治】肺脏风毒，面部生疮。

榴花散

【方源】（明）张四维《医门秘旨》卷六。

【组成】千层叶、石榴花。

【用法】烧存性，吹入鼻孔内。

【主治】鼻衄。

柳华散

【方源】（清）程国彭《医学心悟》卷三。

【组成】真青黛、蒲黄（炒）、黄柏（炒）、人中白各一两，冰片三分，硼砂五钱。

【用法】上为细末。吹喉。

【主治】喉疮，并口舌生疮，走马牙疳，咽喉肿痛。

柳黄散

【方源】（清）杨龙九《囊秘喉书》卷下。

【组成】黄连、黄柏、蒲黄、青黛、硼砂、胡黄连、芒硝各等分，冰片少许。

【用法】上为细末。吹之。

【主治】喉痛，口舌生疮，破烂。

柳枝汤

【方源】（宋）赵佶《圣济总录》卷八十八。

【组成】柳枝（锉）半两，柴胡（去苗）、鳖甲（去裙襕，醋炙）各二两，大黄（煨）、青橘皮（汤浸，去白，焙）、木香、甘草（炙，锉）各半两。

【用法】上为粗末。每服四钱匕，水一盏半，入青蒿（切）一握，小麦二百粒，同煎至一盏，去滓，食后温服。

【主治】虚劳肌热，烦躁少力，痰嗽颊赤，潮热，夜多盗汗，饮食无味，日渐羸瘦，五心烦热，骨节疫疼。

六安煎

【方源】（明）张介宾《景岳全书》卷五十一。

【组成】陈皮一钱半，半夏二三钱，茯苓二钱，甘草一钱，杏仁（去皮尖，切）一钱，白芥子五七分。

【用法】水一钟半，加生姜三五七片，煎七分，食远服。

【主治】风寒咳嗽，及非风初感，痰滞气逆者。

六陈顶

【方源】（清）鲁照《串雅补》卷一。

【组成】巴霜一钱，白土（豆腐制）二钱，雄黄三钱，枯矾四钱，半夏五钱，南星六钱。

【用法】上为细末，绿豆粉为丸。每服三分，冷茶送下。

【主治】哮喘痰症。

六合定中丸

方一

【方源】（清）太医院《医方配本·暑湿燥火门》。

【组成】苏叶八两，藿香八两，香薷八

两，木香二两，檀香二两，甘草二两，赤苓四两，枳壳五两，厚朴二两，木通二两。

【用法】蜜为丸，重一钱五分。每服一丸，淡姜汤下，汗为度。

【主治】四时伤风，伤寒，中暑，中湿，中痰，头疼鼻塞，痰涎壅盛，面度发痒，憎寒壮热，或暴感风邪，内停饮食，霍乱吐泻，胸膈痞满，以及时疫流行，疟疾初起，远行不服水土，山岚瘴气，四肢无力，头目眩晕，厥逆，痰喘，咽喉肿痛。

方二

【方源】（清）佚名《济急丹方》卷上。

【组成】香薷四两，木瓜二两，茯苓二两，枳壳二两，紫苏四两，甘草五钱，厚朴二两，广木香一两，广藿香二两，阳春砂仁二两。

【用法】上药水泛为丸，每药末净重一钱三分为一丸，收贮瓷瓶。每用一丸，小儿半丸。四时痧症、霍乱转筋，阴阳水（滚水、凉水各半）送下；感冒风寒，紫苏、葱头汤送下，或生姜汤送下；头痛发热，葱头汤送下；心腹饱胀，砂仁汤送下；疟疾，姜、枣汤送下；痢疾，红糖汤送下；伤食，炒萝卜子汤送下；受暑，凉藿香汤送下；山岚瘴气，槟榔汤送下。

【功用】解暑毒，祛风寒。

【主治】感冒风寒，四时痧症，受暑，痢疾，疟疾，伤食，山岚瘴气等。

六合汤

方一

【方源】（明）朱橚《普济方》卷三二〇。

【组成】紫菀（洗去土，锉，炒）、杏仁（去皮尖）、款冬花（去枝梗子）、人参（去芦）、甘草（炙）、紫苏叶各等分。

【用法】上㕮咀。每服三钱，水一盏，加蜜少许，煎至五分，食后温服。

【主治】肺虚作嗽喘急。

方二

【方源】（清）曹炳章《暑病证治要略》下编。

【组成】人参、白术各钱半，茯苓一钱，甘草五分，半夏钱半，扁豆二钱，砂仁八分，苦杏仁二钱，厚朴一钱，藿香钱半，生姜一片，大枣一枚。

【用法】煎成澄冷，调入麝香一分灌下，关格即开。

【主治】伤暑，秽毒痰浊客于上焦手太阴经者，懊热胸胁痛、痞塞上膈，食物至口即出，不能过关入胃，或上气喘急。

六君贝母丸

【方源】（清）梁廉夫《不知医必要》卷一。

【组成】党参（去芦，米炒）、贝母（姜汁炒）、半夏（制）各一两五钱，茯苓一两二钱，陈皮一两，白术（净，炒）二两，炙草五钱。

【用法】用竹沥水一茶杯，老生姜汁半茶杯，与各药和匀，晒干后，再和竹沥、姜汁，二次晒干，研细末，炼蜜为丸，如绿豆大。每服三钱，白汤送下。

【主治】虚弱之人哮喘，无论已发未发者。

六君加味汤

【方源】（清）梁廉夫《不知医必要》卷一

【组成】党参（去芦，饭蒸）、白术（净，炒）、杏仁（杵）、半夏（制）、茯苓各一钱五分，陈皮一钱，炙草七分。

【用法】加生姜二片，红枣二个，水煎服。

【主治】外感咳嗽，久服散药未愈者。

六君子煎

【方源】（清）刘鸿恩《医门八法》卷二。

【组成】党参三钱，白术二钱，茯苓二

钱，炙甘草一钱，陈皮二钱，法夏（研）二钱。

【用法】生姜三片为引。

【主治】虚痰喘促。

六神散

方一

【方源】（宋）齐仲甫《女科百问》卷上。

【组成】柴胡（去苗）、白术、青皮（去白）、当归、牛膝、牡丹皮各等分。

【用法】上为粗末。每用六两，加蜜四两炒令焦，入酒并童便各一碗，煎八九沸，去滓，分作六服，空心、食前服。

【主治】妇人热劳咳嗽，月水不通。

方二

【方源】（宋）赵佶《圣济总录》卷五十。

【组成】人参、百合、白术、山芋、白茯苓（去黑皮）各一两，甘草（炙）半两。

【用法】上为散。每服二钱匕，白汤点下。一日三次。

【主治】肺脏痰毒壅滞。

六味地黄汤

【方源】（清）李纪方《白喉全生集》。

【组成】熟地五钱，怀药（炒）八钱，僵蚕（姜汁炒）一钱五分，云苓三钱，丹皮（去骨）、泽泻（盐水炒）、麦冬（去心）、炙草各一钱，桂圆三粒。

【用法】水煎服。

【主治】白喉愈后，阴虚有热者。

六味汤

【方源】（清）张宗良《喉科指掌》卷二。

【组成】荆芥穗三钱，薄荷（要二刀香者妙）三钱，炒僵蚕二钱，桔梗二钱，生粉草二钱，防风二钱。

【用法】上为末，煎数滚去滓，温好，连连漱下，不可大口一气吃完。如煎不得法，服不得法，则难见效。倘要紧之时，用白滚水泡之亦可。

【主治】喉科七十二症。

六一散

【方源】（宋）魏岘《魏氏家藏方》卷九。

【组成】黄芪（炙）六两，甘草（炙）一两。

【用法】上为细末。如常点服，不拘早晚，干吃亦得。

【主治】咯血，发寒热。

long

龙齿汤

【方源】（宋）赵佶《圣济总录》卷十三。

【组成】龙齿（碎）二两半，黄芩（去黑心）、防风（去叉）、赤芍药、白茯苓（去黑皮）各一两半，升麻一两，大青三分，大腹皮（锉）二两。

【用法】上为粗末。每服五钱匕，以水一盏半，加生姜两枣大者（拍碎），竹沥半合，银半两许，同煎至八分，去滓，食后温服。

【主治】劳风。肺热气壅，卧即多惊，时复头旋。

龙胆安神丸

【方源】（明）秦昌遇《幼科金针》卷下。

【组成】全当归二钱，龙胆草二钱，黄连二钱，全蝎七只，石菖蒲一钱五分，茯苓一钱五分。

【用法】上为末，加猪心血，米糊为丸，如麻子大，朱砂为衣。灯心汤送下。

【主治】小儿痧痨，邪热不清，久嗽不止，肌肉瘦削。

龙胆膏

【方源】（宋）赵佶《圣济总录》卷一

二二。

【组成】龙胆一两，胆矾（研）、乳香（研）各一分。

【用法】上药捣研令匀，炼沙糖为丸，如豌豆大。每服一丸，绵裹含化咽津，未愈再服

【主治】咽喉肿痛，及缠喉风，粥饮难下者。

龙胆煎

【方源】（宋）赵佶《圣济总录》卷一二三。

【组成】龙胆、黄连（去须）、黄柏（去皮，蜜炙）、升麻（去土）、苦竹叶（切）、槐白皮、大青各一两，白蜜半合，酥半合。

【用法】上药细锉七味如麻豆大，以水三升半，煮取七合，绞去滓，纳蜜及酥。再煎五六沸。每服一匙头，含化咽津，一日五六次。

【主治】喉中疮，并口疮。

龙胆丸

【方源】（宋）王怀隐《太平圣惠方》卷八十三。

【组成】龙胆（去芦头）三钱，胡黄连二钱，牛黄（细研）一钱，川大黄二钱，犀角屑二钱。

【用法】上为末，入牛黄都研令匀，炼蜜为丸，如绿豆大。每服五丸，以薄荷汤化破服。

【主治】小儿心肺风热。

龙胆泻火汤

【方源】（明）万全《万氏家传点点经》卷四。

【组成】胆草、升麻、柴胡各二钱，黄柏、山栀、黄芩、青黛、苍耳子、羌活、川芎、白芷各一钱五分，甘草三分，生石膏（引）三钱。

【主治】五阳冲头，肺气猖越天精湖，鼻流臭水，口疮破裂，咽喉肿痛，并齿痛脑崩。

龙肤散

【方源】（明）朱橚《普济方》卷三六八。

【组成】天南星（牛胆制者）八钱，雄黄、甘草各半钱，天竺黄二钱，朱砂、麝香各一钱。

【用法】上为末。每服一字，薄荷汤调下，中暑烦闷，雪水调下。

【主治】小儿伤寒盛疫，身热昏睡气粗，风热痰实壅嗽，惊风潮搐，中暑冒闷。

龙骨牡蛎汤

【方源】（清）赵海仙门人《赵海仙医案》。

【组成】参须一钱，牡蛎、半夏粉、甘草、白芍、附片五分，白奴（即刘寄奴）五分，黄芪、茯神、南枣、青龙骨、生姜三片。

【主治】咳久金伤，曾经失血，营卫两亏，为寒为热，胁痛侧眠，自汗食减，脉来细数。

龙骨汤

【方源】（宋）赵佶《圣济总录》卷四十九。

【组成】龙骨、黄芪（锉）、肉苁蓉（酒浸，切，焙）各一两，白薇、牡蛎（煅）、附子（炮裂，去皮脐）各三分，甘草（炙，锉）半两。

【用法】上㕮咀，如麻豆大。每服三钱匕，水一盏，加生姜三片，大枣二枚（擘破），煎至七分，去滓，空心、食前温服，一日三次。

【主治】肺痿，小便数，渐觉气弱。

龙虎二仙汤

【方源】（清）张绍修《时疫白喉捷要》。

【组成】龙胆草二钱，大生地一两，生石膏一两，川黄连三钱，真犀角八钱，黑栀仁三钱，板蓝根四钱，鼠粘子四钱，知母四钱，僵蚕五钱，木通四钱，元参四钱，甘草一钱，黄芩五钱，马勃（用绢包煎）四钱，大青叶五钱。

【用法】粳米二合为引，日服三四剂。

【主治】白喉极险者。

龙虎二汁饮

【方源】（清）夏云《疫喉浅论》卷下。

【组成】青橄榄肉、生白萝卜各等分。

【用法】二味取自然汁。隔水顿温，频饮，或漱喉亦可。

【主治】疫喉乍起，已破未破者。

龙火拔毒散

【方源】（元）朱震亨《脉因证治》卷下。

【组成】阳起石（煅）、伏龙肝各三钱。

【用法】新水扫之。

【主治】缠喉急症。

龙脑安神丸

【方源】（元）许国桢《御药院方》卷一。

【组成】茯神（去粗皮，取末）、人参（去芦头）、麦门冬（去心）、乌犀（取末）、朱砂各二两，真地骨皮、甘草（取末）、桑白皮（取末）各一两，马牙硝（别研）一钱，龙脑（别研）、牛黄（别研）、麝香（别研）各三钱，金箔三十五箔。

【用法】上为细末，炼蜜为丸，如弹子大，金箔为衣。如有风痫病多岁，冬月用温水化下，夏月凉水化下，不拘时候，多岁病服如二三年病，日进三服，小儿一丸二次服。治男子妇人盛劳发热喘嗽，新汲水一盏化开。男子妇人语涩舌强，日进三服，食后，温凉水化下。

【主治】男子、妇人虚劳发热喘嗽，语涩舌强。

龙脑丹砂丸

【方源】（宋）赵佶《圣济总录》卷一一二。

【组成】龙脑（研）一钱，丹砂（研）半两，人参、白茯苓（去黑皮）各一两，羚羊角（镑）、犀角（镑）、甘草（炙，锉）、升麻、恶实（炒）各半两，麦门冬（去心，焙）一两半，马牙硝（研）、黄药各一分。

【用法】上为末和匀，炼蜜为丸，如鸡头子大。每服一丸，食后、临卧含化咽津。

【主治】咽喉肿痛，连舌颊、牙根赤肿，心烦，咽干多渴，眠睡不稳。

龙脑膏

方一

【方源】（宋）王兖《博济方》卷四。

【组成】龙脑半钱，白矾一分（铫子内炼过，煎却矾汁，泣干为度），蝉壳三十个（去足，研末，炒），牛黄（研）半字，蛇退皮一条（长二尺，铁器上煿焦为度，除下黑者，生者再煿焦，研为末），元明粉一钱。

【用法】上一处烂研，加沙糖少许为丸，如梧桐子大。每服一丸，冷水化下。

【主治】小儿风热，咽喉肿痛，塞闷生疮，搔头躁闷，及虫咬心痛。

方二

【方源】（清）蒋廷锡《古今图书集成·医部全录》卷一六二引《太平惠民和剂局方》。

【组成】缩砂五粒，薄荷叶一斤，甘草三两，防风、川芎、桔梗各二两，焰硝一两，片脑一钱，白豆蔻三十粒。

【用法】上为末，炼蜜为丸，如弹子大。噙化咽下。

【主治】喉痹肿痛。

方三

【方源】（清）谈金章《幼科诚书》卷十一

【组成】龙脑一字，朱砂一钱，赤茯苓、人参、钩藤、甘草（炙）各一钱五分。

【用法】上为末，蜜为丸。米汤送下。

【主治】肺疳，鼻下赤烂痒极，发焦揩眼，下血痢。

龙脑鸡苏丸

方一

【方源】（宋）陈师文《太平惠民和剂局方》卷六。

【组成】柴胡（要真银州者，锉，同木通以沸汤大半升浸一二宿，绞汁后入膏）二两，木通（锉，同柴胡浸）、阿胶（炒微燥）、蒲黄（真者，微炒）、人参各二两，麦门冬（汤洗，去心，焙干）四两，黄芪（去芦）一两，鸡苏（即龙脑薄荷也，净叶）一斤，甘草（炙）一两半，生干地黄末（后入膏）六两。

【用法】上除别研药后入外，并为细末，将好蜜二斤先炼一二沸，然后下生干地黄末，不住手搅，时时入绞下前木通、柴胡汁，慢慢熬成膏，勿令焦，然后将其余药末同和为丸，如豌豆大。每服二十丸，嚼破，热水送下，不嚼亦得。虚劳烦热，消渴惊悸，煎人参汤送下；咳嗽唾血，鼻衄吐血，将麦门冬（汤浸，去心）煎汤送下，并食后、临卧服之，惟血崩下血，诸淋疾，皆空心食前服；治淋，用车前子汤送下。

【功用】①《太平惠民和剂局方》：除烦解劳，消谷下气，散胸中郁热，凉上膈，解酒毒，常服聪耳明目，开心益智。②《医方集解》：清热理血。

【主治】肺热咳嗽，鼻衄吐血，肺热喉腥。

【方论选录】《医方集解》：此手足太阴、少阳药也。肺本清南，或受心之邪焰，或受肝之亢害，故见诸证。薄荷辛凉，轻扬升发，泻肺搜肝，散热理血，故以为君；生地黄凉血，炒蒲黄止血，以疗诸血；柴胡平肝解肝热；木通利水降心火；麦冬、阿胶润澡清肺；参、芪、甘草泻火和脾。此亦为热而涉虚者设，故少佐参、芪也。

方二

【方源】（宋）赵佶《圣济总录》卷一二四。

【组成】龙脑（研）一分，鸡苏、甘草（炙）、乌梅（用肉）、紫苏叶各一两，麦门冬（去心，焙）、白梅（用肉）、人参各半两，天门冬（去心，焙）半分，麝香（研）、甜硝（研）各一钱。

【用法】上为末，再同研匀，炼沙糖为丸，如鸡头子大。每服一丸，食后人参汤嚼下。

【主治】上膈虚热，咽干。

方三

【方源】（元）王好古《医垒元戎》卷五。

【组成】鸡苏叶（龙脑薄荷是也），黄芪二两，麦门冬（去心）四两，甘草一两半，黄连一两，干地黄六两（为末），人参二两，木通二两，新蒲黄二两，阿胶（炒焦）二两，柴胡（银州鼠尾红色者）二两（锉，同木通沸汤半升，浸一日夜，绞取汁）。

【用法】上为细末，用西路好蜜二斤余，先炼一二沸，然后下生地黄末，不住手搅，时时入绞下者木通、柴胡汁，慢火熬成膏，勿令火紧，焦了；然后将余药末为丸，如豌豆大。每服二十丸，白汤送下。虚劳烦热，栀子汤送下，肺热，黄芩汤送下；唾咯衄血，去心麦门冬汤送下。以上诸证，并食后、临卧服。痰嗽者，生姜汤送下；气逆者，橘皮汤送下。

【功用】除劳解热，下气散郁，清神爽气，润肺开心，益志滋肝，补肾，令人身强体轻，耳目聪明，利膈，化热痰。

【主治】肺热咳血，心热惊悸。

【备注】《兰台轨范》有黄芩，无黄芪。

龙脑破毒散

【方源】（元）许国桢《御药院方》卷九。

【组成】盆硝（研细）四两，白僵蚕（微炒，去嘴，为末）八钱，甘草（生，为末）八钱，青黛八钱，马勃（末）三钱，蒲黄半两，脑子一钱，麝香一钱。

【用法】上为细末，用瓷合子收。如有病证，每用药一钱，用新汲水少半盏调匀，细细呷咽。若是诸般舌胀，用药半钱，以指蘸药，擦在舌上下，咽津如是。小儿一钱作四五服，亦如前法用，并不拘时候。

【主治】急慢喉痹，咽喉肿塞不通。

龙脑散

方一

【方源】（宋）王怀隐《太平圣惠方》卷三十五。

【组成】白龙脑（细研）、牛黄（细研）、犀角屑、羚羊角屑、马牙硝（细研）、玄参、沉香、朱砂（细研）、甘草（炙微赤，锉）各一分，川升麻半两，硼砂一钱（细研）。

【用法】上为粗散。每服三钱，以水一中盏，加竹叶七片，煎至六分。去滓，入马牙硝一钱，搅令匀，细细含咽。

【主治】马喉痹，颊肿咽痛。

方二

【方源】（宋）王怀隐《太平圣惠方》卷三十五。

【组成】龙脑（细研）一分，朱砂（细研）三分，犀角屑三分，真珠末（研）半两，白药二分，马牙硝（细研）一两，黄芪（锉）半两，甘草（生，锉）半两。

【用法】上为细散，都研令匀。每服二钱，不拘时候，以新汲水调下。

【主治】咽喉内卒肿痛。

方三

【方源】（宋）王怀隐《太平圣惠方》卷三十五。

【组成】龙脑一分，石膏（细研，水飞）二两，滑石半两，朱砂一分，硼砂一分。

【用法】上为细散。每服半钱，不拘时候，以新汲水调下。绵裹含咽津亦得。

【主治】咽喉闭塞疼痛。

方四

【方源】（宋）王怀隐《太平圣惠方》卷八十九。

【组成】龙脑（细研）半钱，瓜蒂十四枚，赤小豆三十粒，黄连（去须）二大茎。

【用法】上为散，入龙脑研令匀。每夜临卧时，以绿豆大吹入鼻中。每用有少许清水出为效。

【主治】小儿鼻痈，不闻香臭。

方五

【方源】（宋）赵佶《圣济总录》卷一二四。

【组成】龙脑（研）一钱，鸡苏（去梗，焙干），荆芥穗一两半，白豆蔻（去皮）一分，甘草（炙，锉）一两。

【用法】上为细散。每用半钱匕，温水调下。合时且各自贮之，临用旋合和，气味尤全。

【主治】喉热干燥，津液不足。

方六

【方源】（元）许国桢《御药院方》卷九。

【组成】硼砂、脑子、朱砂各一分，滑石（细末）半两，石膏（水飞）二两，甘草（生取末，炒）半钱。

【用法】上为细末。每服半钱。用新汲水调下；或干掺，咽津亦得。

【主治】咽喉肿痛。因风热在于脾肺，邪毒蕴滞，胸膈不利，故发疼痛及急喉痹，闭塞肿痛，粥饮难咽。

方七

【方源】（明）朱橚《普济方》卷六十

二引《仁存方》。

【组成】朴硝一两，甘草、龙脑、薄荷各半两。

【用法】上为末。咽中生疮，竹筒吹入；口疮，用井花水调漱。

【主治】咽喉肿，颊舌生疮。

方八

【方源】（清）陶承熹《惠直堂经验方》卷二。

【组成】薄荷、山豆根各五钱，青黛（飞净）三钱，硼砂一钱五分，儿茶一钱。

【用法】上为细末。每一钱加冰片一分，吹之。立消。

【主治】喉痹。

龙脑丸

方一

【方源】（宋）王怀隐《太平圣惠方》卷三十五。

【组成】龙脑半两，朱砂半两，牛黄半两，硇砂半两，麝香一钱，马牙硝一分。

【用法】上为细末，用大羊胆一枚，取汁为丸，如梧桐子大，铺于纸上令干，收于瓷器中。如患者，将一丸擘为两片，安在两边鼻内。良久，吐出恶物即愈。

【主治】咽喉风毒，及急喉闭肿痛，汤饮不得下。

方二

【方源】（宋）王怀隐《太平圣惠方》卷三十五。

【组成】龙脑一分，白芍一两（捣罗为末）。

【用法】上为末，炼蜜为丸，如鸡头子大。常含一丸，咽津。

【主治】咽喉肿痛。

方三

【方源】（宋）王怀隐《太平圣惠方》卷三十五。

【组成】龙脑（细研）一钱，牛黄（细研）一钱，朱砂（细研，水飞过）半两，赤茯苓一两，羚羊角屑半两，犀角屑半两，麦门冬（去心，焙）一两半。

【用法】上为末，入研了药令匀，炼蜜为丸，如梧桐子大。每服十丸，不拘时候，以温水送下。

【功用】通津液，利咽喉。

【主治】脾肺壅热，咽喉不利。

【备注】《普济方》有人参一两。

方四

【方源】（宋）许叔微《本事方续集》卷二。

【组成】龙脑，薄荷五两，真蒲黄一两，麦门冬二两，阿胶一两，甘草一两半，人参一两，川当归一两，黄芪一两半，木通一两，生干地黄三两，柴胡半两。

【用法】上为末，炼蜜为丸，如梧桐子大。每服二十丸。病上焦，饭后用熟水吞下，微嚼破更好；病下焦，空心服，小儿加减与之。

【主治】胸中郁热，肺热咳嗽，口臭喉腥，脾疸口甘，丈夫吐血，妇人血崩。

【备注】方中生干地黄用量原缺，据《普济方》补。

方五

【方源】（宋）赵佶《圣济总录》卷六十六。

【组成】龙脑（细研）一钱，诃黎勒皮半两，皂荚（炙令黄色，去皮子）一挺。

【用法】上药先捣诃黎勒皮、皂荚为细末，次入龙脑同研令匀，炼蜜为丸，如梧桐子大。每次七丸，空腹煎贝母汤送下，日二夜一。

【主治】多年上气咳嗽。

方六

【方源】（宋）赵佶《圣济总录》卷六十四。

【组成】龙脑（研）三钱，丹砂（研）一两，白矾（熬令汁枯）半两，半夏（汤洗七遍去滑，阴干为末）三两。

【用法】上为末，生姜自然汁煮面糊为丸，如豌豆大。每服十五丸，食后、临卧温水送下。

【主治】膈痰结实，咽喉不利。

方七

【方源】（宋）赵佶《圣济总录》卷六十四。

【组成】龙脑一字，铅白霜（研）一分，甘草（炙，锉）半两，凝水石（用火烧令通赤，研）一分。

【用法】上为细末，用烧饭为丸，如梧桐子大。每服含化三丸至五丸。

【主治】热痰，咽干烦渴。

方八

【方源】（宋）赵佶《圣济总录》卷十六。

【组成】龙脑（研）、丹砂（研）、马牙硝（研）各一分，麝香（研）半钱。

【用法】上药再同研令匀细，于碟内盛，用羊胆滴汁入药中，旋和成丸，如黑豆大，以净合盛。每用一粒，以芦管吹入鼻中，以手小指送近上，两鼻皆如此。去枕仰卧少时，候药溶入脑，涎唾从喉内出，其病立愈。

【主治】头痛头眩眼花，及喉痹缠喉风等。

方九

【方源】（宋）赵佶《圣济总录》卷一八一。

【组成】龙脑（研）半钱，白矾（铫子内炼沸泣尽汁为度，研），玄明粉一钱，蝉壳（去足，炒，研末）三十枚，牛黄（研）半字，蛇蜕皮（长二尺，铁器上焨焦，研为末）一条。

【用法】上药再一处研细，加沙糖少许为丸，如梧桐子大。冷水化破一丸服之。

【主治】小儿风热，咽喉肿塞生疮，摇头烦闷及虫咬心痛。

方十

【方源】（宋）赵佶《圣济总录》卷一二二。

【组成】龙脑（研）、升麻、甘草、马牙硝（研）各一分，玄明粉（研）三分，麝香（研）、石膏（碎）、大黄（锉）、黄芪（锉）各一分，生地黄（绞取汁）二两。

【用法】上药除地黄汁外，捣罗为末，以地黄汁和，如干，更入炼蜜少许，为丸如小弹子大。用绵裹，含化咽津，一日四五次，不拘时候。

【主治】咽喉连颊颔肿，日数深远，咽津液热，发渴疼痛。

方十一

【方源】（宋）赵佶《圣济总录》卷一二四。

【组成】龙脑一分，丹砂一钱，芒硝半两，麝香半钱。

【用法】上为细末，用鲤鱼胆汁为丸，如绿豆大。鼻两孔各纳一丸。良久，牙关开，涎出愈。

【主治】缠喉风。

方十二

【方源】（明）朱橚《普济方》卷一六七。

【组成】草龙脑、白矾（烧沸定）各四两，天南星二两，半夏二两半（水浸，切作片，用浆水、雪水一钟半同煎三五沸，焙干，各称二两）。

【用法】上为细末，面糊为丸，如梧桐子大。每服三十丸，食后、临卧腊茶清送下。

【功用】解暴热，化痰凉膈，清头目。

【主治】热痰壅膈，头目眩重；岭南瘴气，意思昏闷；咽喉肿疼，口舌生疮。

龙脑芎犀丸

【方源】（宋）陈师文《太平惠民和剂局方》卷一。

【组成】石膏（细研）、川芎各四两，生龙脑（别研）、生犀角、山栀子（去皮）各一两，朱砂（研，飞）四两（内一两为衣），人参（去芦）、茯苓（去皮，用白者）、细辛（去苗）、甘草（炙）各二两，阿胶（碎，炒）一两半，麦门冬（去心）三两。

【用法】上除别研后入外，并为细末，炼蜜为丸。每服一丸至二丸，食后细嚼，茶酒任下。

【功用】消风化痰，除心肺邪热，去头面诸风。

【主治】偏正头痛，心忪烦郁，面热目瞤，鼻塞脑昏，痰热咳嗽，咽膈不利。

龙脑芎辛丸

【方源】（宋）赵佶《圣济总录》卷十六。

【组成】川芎二两，细辛（去苗叶）、甘草（炙）各半两，龙脑（研）一分，天南星（炮）、秦艽（去苗土）、丹砂（研）各一两。

【用法】上为末，炼蜜为丸，如樱桃大。每服一丸，食后嚼，以茶清或荆芥汤送下。

【主治】风热头痛，痰涎壅闷，眩晕昏倦。

龙脑饮子

【方源】（宋）陈师文《太平惠民和剂局方》卷六。

【组成】缩砂仁、瓜蒌根各三两，藿香叶二两四钱，石膏四两，甘草（蜜炒）十六两，大栀子仁（微炒）十二两。

【用法】上为末。每服一钱至二钱，用新水入蜜调下。又治伤寒余毒，潮热虚汗，用药二钱，水一盏，加竹叶五六片，煎至七分，食后温服。

【主治】大人、小儿蕴积邪热，咽喉肿痛，赤眼口疮，心烦鼻衄，咽干多渴，睡卧不宁，及痰热咳嗽，中暑烦躁，一切风壅。或伤寒余毒，潮热虚汗。

龙硼丹

【方源】（明）徐谦《仁端录》卷七。

【组成】硼砂、青黛、山豆根各五分，冰片五厘。

【用法】上为末。吹喉。

【主治】痘后咽喉肿痛。

龙麝丹

【方源】（明）朱橚《普济方》卷六十。

【组成】白矾（飞过）、雄蛇蜕一两（火煅过用），硼砂半两（研），麝香半两（另研）。

【用法】上研匀，用牛蒡子自然汁为饼子，如钱大，以红绵包，噙化。如牛蒡子汁稀，入糊少许。

【主治】缠喉风。

龙麝聚圣丹

【方源】（元）许国桢《御药院方》卷九。

【组成】川芎一两，生地黄、犀角屑、羚羊角、南琥珀（研）、南玄参、桔梗、连翘各半两，马牙硝（研）、人参、赤茯苓（去皮）、升麻、牛黄（研）、麝香（研）、脑子（研）各三钱，南硼砂（研）一两，铅白霜（研）一钱，朱砂（水飞）半两，金箔（为衣）五十片。

【用法】上为细末。炼蜜为丸，每两作十五丸，用金箔为衣。每服一丸，用薄荷汤化下；或新水化服亦得，更或细嚼服，并噙化咽津皆可，食后、临卧服，一日三二次。

【主治】心脾客热，毒气攻冲，咽喉赤肿疼痛，或成喉痹，或结硬不消，愈而复发，经久不愈，或舌本肿胀，满口生疮，饮食难咽。

龙麝散

【方源】（明）朱橚《普济方》卷一

八九。

【组成】伏龙肝半两，麝香一钱，羊胫炭皮（拍碎，炒令通赤）一两。

【用法】上为细末。每服二钱，冷水调下，或研小蓟汁调下亦得。

【主治】鼻衄。

龙石散

【方源】（宋）刘昉《幼幼新书》卷三十四引《张氏家传》。

【组成】寒水石（烧一日）一斤，生脑子一钱，朱砂（飞）一两。

【用法】上为细末，每用少许擦患处，咽津。儿疮疹攻口齿，先用化毒丹，次用此药擦之。

【主治】上膈壅热。咽喉肿塞疼痛，口舌生疮。

龙蜕饼子

【方源】（宋）施发《续易简方论》卷五。

【组成】消毒饼子。

【用法】上为细末，以砂糖拌为饼子。嚼下。

【主治】小儿痘疮，余毒上攻咽喉，语声不出。

龙爪散

【方源】（宋）佚名《小儿卫生总微论方》卷十四。

【组成】猪蹄甲四十九个。

【用法】洗净控干，每个猪甲内入半夏、白矾末各一字，入一罐子内封闭，不透烟，火煅通赤，放冷，为细末，入研细麝香一钱拌匀。每服半钱，空腹糯米饮调下。

【主治】小儿涎喘咳嗽。

龙朱散

【方源】（宋）王怀隐《太平圣惠方》卷五十三，名见《普济方》卷一七九。

【组成】马牙硝半斤，川芒硝四两，寒水石四两，石膏三两。

【用法】以水五升，浸三日，用银器中煎至水尽，后入寒水石及石膏，候凝硬，阴干，别入龙脑半两、朱砂一两，同研为末。每服一钱，不拘时候，以蜜水调下。

【主治】心肺热渴，面赤口干，兼治喉痹肿痛。

龙珠丸

【方源】（宋）赵佶《圣济总录》卷十六。

【组成】长蚯蚓不拘多少。

【用法】上五月五日取，以龙脑、麝香相和研匀，为丸如麻子大。每用以生姜汁涂鼻中，逐边各纳一丸，立愈。

【主治】头痛目运，及喉痹缠喉风等。

lou

蒌矾散

【方源】（清）李文炳《仙拈集》卷一。

【组成】瓜蒌二个，明矾一指大。

【用法】上同烧存性，研末。以熟萝卜蘸食。药尽病除。

【主治】喘嗽。

蒌苏饮

【方源】（清）陈士铎《辨证录》卷九。

【组成】瓜蒌三钱，甘草一钱，半夏三钱，苏叶三钱，竹沥一合，陈皮一钱。

【用法】水煎服。

【主治】痰饮。因多食青梅而得，痰饮随气升降，日间胸膈中如刀之刺，至晚而胸膈痛止，膝胻大痛。

漏芦散

【方源】（宋）王怀隐《太平圣惠方》卷十。

【组成】漏芦、陈橘皮（汤浸，去白瓤，焙）、前胡（去芦头）、麻黄（去根节）、黄芩、杏仁（汤浸，去皮尖双仁，麸炒微黄）各一两。

【用法】上为散。每服四钱，以水一中盏，煎至六分，去滓温服，不拘时候。

【主治】伤寒斑出，隐疹如锦文，咳嗽，心神烦闷，呕吐不止。

漏声散

【方源】（清）程林《圣济总录纂要》卷七。

【组成】五味子、款冬、人参、木通、细辛、竹茹、石菖蒲、牛酥三两，杏仁、白蜜、姜汁一升，枣肉二升，桂心三两。

【用法】水煎诸味，去滓，入酥汁蜜枣，慢煎稠。酒下一匙，日三。

【主治】咳嗽声不出。

lu

卢同散

【方源】（金）刘完素《黄帝素问宣明论方》卷九。

【组成】款冬花、井泉石、鹅管石、钟乳石、官桂、甘草、白矾、佛耳草各等分。

【用法】上为末。每服一钱，竹筒子吸吃，一日三次。

【主治】男子妇人一切咳嗽喘急。

芦根清肺饮

【方源】（清）曹炳章《暑病证治要略》第三章。

【组成】鲜芦根二两，鲜冬瓜皮五钱，茯苓二钱，通草一钱，大豆卷一钱，滑石四钱，生桑皮二钱，黄芩一钱，栝蒌皮钱半，生苡仁四钱。

【主治】暑湿伤上焦气分肺者，症状：面色淡黄，头身重痛，脘闷，身热汗出，心烦口渴，咳嗽黄痰，喘急，舌苔糙腻，脉浮弦细濡。

芦根散

方一

【方源】（宋）王怀隐《太平圣惠方》卷三十一。

【组成】芦根（锉）二两，赤茯苓二两，陈橘皮（汤浸，去白瓤，焙）三分，麦门冬（去心）一两，子芩三分，地骨皮一两，甘草（炙微赤，锉）半两，桑根白皮（锉）三分。

【用法】上为散。每服四钱，以水一中盏，加生姜半分，煎至六分，去滓温服，不拘时候。

【主治】骨蒸肺痿，手足烦热，多渴，或不能食。

方二

【方源】（宋）王怀隐《太平圣惠方》卷七十四。

【组成】芦根（锉）一两，前胡（去芦头）一两，陈橘皮（汤浸，去白瓤，焙）一两，甘草（炙微赤，锉）半两，赤茯苓一两，半夏（汤浸七遍去滑）二两。

【用法】上为散。每服三钱，以水一中盏，加生姜半分，大枣三个，煎至六分，去滓温服，不拘时候。

【主治】妊娠七八月，伤寒烦热，心胸妨闷，咳嗽呕逆，不下饮食。

芦根饮

【方源】（清）张拯滋《通俗内科学》。

【组成】芦根、麦冬、地骨皮、生姜各一钱，栀皮、茯苓各五分。

【用法】水二钟，煮八分，温服。

【主治】肺痨。

芦根饮子

【方源】（唐）王焘《外台秘要》卷十三引苏游方。

【组成】芦根（切）、麦门冬（去心）、地骨白皮各十两，生姜十两（合皮切），橘皮、茯苓各五两。

【用法】上切。以水二斗，煮取八升，绞去滓，分五次温服，服别相去八九里，昼三次，夜二次。覆取汗，未愈更作。

【主治】骨蒸肺痿，烦躁不能食。

芦荟丸

方一

【方源】（宋）刘昉《幼幼新书》卷二十四引《庄氏家传》。

【组成】芦荟（研）、芜荑各半分，干蟾（用头并脊背）、木香、宣连、干蜗牛、辰砂（研）各一分，熊胆（真者，研）一钱，丁香二钱（新者），麝香一字（研），使君子（取仁）一分。

【用法】上为细末，面糊为丸，如麻子大。每服二十丸，加至三十丸，米饮送下，一日三二次。

【主治】小儿诸疳，头面微肿，腹内作痛，色黄肚胀，不思饮食，多嗽不止。

方二

【方源】（明）朱橚《普济方》卷三七九引《太平圣惠方》。

【组成】芦荟（研）、宣连（去须，为末）、水银、瓜蒂（为末）、陈皮、蜗牛、麝香、门子（另研）、龙脑（另研）、朱砂（另研，同水银再研不见星）、犀角（为末）、蟾酥（剪，研，同草药一处为末）、蝉蜕（去土）各等分。

【用法】上为末，为丸如黍米大。每服三岁以上三五丸，五岁五六丸。脑疳即鼻疳，黄连汤送下；肺疳即气喘促，陈皮汤送下；食疳即吐泻，生姜汤送下；脾疳即羸瘦，枣汤送下；气疳即吐胀，青皮汤送下；筋疳即泻血，盐汤送下；肝疳即目涩，甘草汤送下；骨疳即爱卧冷地及吃泥土，茶清送下。

【主治】小儿八般疳疾。

芦筒

【方源】（明）芮经，纪梦德《杏苑生春》卷五。

【组成】佛耳草、款冬花各五分，鹅管石、雄黄各三分。

【用法】上药各为细末，先用熟艾铺纸上，以前药分作三分，用芦管作筒子，烧烟吸入口中，以温茶常呷一二口，每一分作三四夜吸。但嗽稍止，便住吸。

【主治】冷雨搭背，或感风寒，患成冷嗽，遇寒喧面哮喘。

芦筒散

方一

【方源】（金）刘完素《黄帝素问宣明论方》卷九。

【组成】冬花、井泉石、鹅管石、钟乳石、官桂、甘草、白矾、佛耳草各等分。

【用法】上为末。每服一钱，竹筒子吸吃，一日三次。立效。

【主治】男子妇人，一切嗽喘急。

方二

【方源】（元）许国桢《御药院方》卷五。

【组成】钟乳石半钱，白矾（枯）二钱，人参（去芦头）、佛耳草各三钱，甘草（炙）、官桂（去粗皮）各二钱。

【用法】上为细末。每服半钱，夜卧抄在手内，竹筒子吸咽后，用茶清送下，频用。

【主治】年深日近咳嗽。

方三

【方源】（明）朱橚《普济方》卷三八七引《全婴方》。

【组成】款冬花、官桂（去皮）、鹅管石、井泉石、甘草（炙）、白矾。

【用法】上为末。三岁一字，藕汁调下，杏仁汤亦得。十岁以上，芦筒内吸之。

【主治】小儿久新咳嗽，气急有痰，或咯血

芦吸散

方一

【方源】（明）孙文胤《丹台玉案》卷四。

【组成】肉桂、明雄黄、鹅管石、款冬花、粉甘草各等分。

【用法】上为极细末。以芦管挑药，轻轻含之，吸入喉内，徐徐以清茶过口。

【主治】寒痰凝结肺经，喘嗽气急，午后发寒。

方二

【方源】（明）翟良《医学启蒙汇编》卷四。

【组成】款冬花、佛耳草、甘草、桂心、鹅管石各等分。

【用法】上为极细末。吹少许入咽，嗽止。

【主治】肺受风寒，久嗽不愈。

方三

【方源】（清）张璐《张氏医通》卷十三。

【组成】款冬花、川贝母（去心）、肉桂、甘草（炙）各三钱，鹅管石（煅）五钱。

【用法】上为极细末。以芦管吸少许，噙化咽之，一日五七次。

【主治】冷哮寒嗽，喘促痰清。

【方论选录】此即《黄帝素问宣明论方》焚香透隔散之变法，彼用雄黄、佛耳，此用桂心、贝母、甘草；彼取无形之气，以散肺中之伏寒，此用有形之散，以搜肺络之伏饮。药虽相类，而用法悬殊，总取钟乳、款冬之温肺利窍也。

鹿黄丸

【方源】（明）孙一奎《赤水玄珠》卷九。

【组成】枇杷叶、款冬花、北紫菀、杏仁（去皮尖）、木通、鹿茸（炙），桑白皮各一两，大黄五钱。

【用法】上为末，炼蜜为丸，临睡含化。

【主治】酒色过度，饥饱失时，吐血，咳血，痰血等。

【备注】原书云本方引自“丹溪”，查《丹溪心法》卷二有治嗽血方；红花、杏仁（去皮尖），枇杷叶（去毛），紫草茸、鹿茸（炙）、木通、桑白皮、大黄。与本方类似。

鹿角胶煎

【方源】（宋）王怀隐《太平圣惠方》卷四十四。

【组成】鹿角胶（捣碎，炒令黄燥）四两，赤茯苓一两，紫菀（去苗土）一两，紫苏子（微炒）二两，贝母（煨微黄）一两，百合一两（上六味为末），杏仁（汤浸，去皮尖双仁，麸炒微黄，研如膏）二两，生地黄汁五合，生姜汁三合，白蜜八两，牛酥五合。

【用法】上都作一处，与地黄汁等相和，搅令匀，于银器中以慢火煎成膏，每次半枣大，食后含咽津。

【主治】久肺气咳嗽。

鹿角胶散

方一

【方源】（宋）王怀隐《太平圣惠方》卷四十六。

【组成】鹿角胶（捣碎，炒令黄燥）、柏叶（炙令微黄）、川椒（去目及闭口者，微炒去汗）、干姜（炮裂）、白蒺藜（微炒，去刺）、麻黄（去根节）、紫菀（去苗）、人参（去芦头）、刺蓟各半两，芫花半两（醋拌炒令干）。

【用法】上为细散。每服一钱，以水一小盏，煎三两沸，和滓温服，不拘时候。

【主治】咳嗽吐脓血，日夜不止，喘息短气。

方二

【方源】（宋）王怀隐《太平圣惠方》卷七十四。

【组成】鹿角胶（捣碎，炒令黄燥）一两，前胡（去芦头）一两，麦门冬（去心）

三分，陈橘皮（汤浸，去白瓤，焙）一两，贝母（煨令微黄）一分，细辛二分，甘草（炙微赤，锉）半两，赤茯苓一两，川芎半两。

【用法】上为散。每服四钱，以水一中盏，煎至六分，去滓稍热服，不拘时候。

【主治】妊娠，心胸烦闷，两胁微疼，烦渴咳嗽。

鹿角胶汤

【方源】（宋）赵佶《圣济总录》卷六十五。

【组成】鹿角胶（炙燥）、甘草（炙，锉）、杏仁（去皮尖双仁，炒，研）、麻黄（去根节）、半夏（汤浸三七遍，生姜一两同捣作饼，焙干）各一两。

【用法】上为粗末。每服三钱匕，水一盏，入生姜三片，同煎至七分，去滓，食后、临卧各一服。

【主治】大肠咳。

鹿茸汤

【方源】（宋）魏岘《魏氏家藏方》卷四。

【组成】鹿茸（燎去毛，炙）一两，川芎、肉苁蓉（酒浸，去皮）、当归（去芦，浸）、生干地黄（洗）、白芍药、白术各半两（炒），五味子（去皮）三钱。

【用法】上为粗末。每服五大钱，水二盏，煎至一盏，去滓温服，不拘时候。

【功用】补心血。

【主治】虚劳咳嗽。

鹿髓煎

【方源】（宋）王怀隐《太平圣惠方》卷二十七。

【组成】鹿髓半斤，蜜二两，酥二两，生地黄汁四合，杏仁三两（汤浸，去皮尖双仁，以酒一中盏，浸研取汁），桃仁三两（汤浸，去皮尖双仁，以酒半盏研取汁）。

【用法】先以桃仁、杏仁、地黄等汁于银锅内，以慢火煎令减半，次下鹿髓、酥、蜜同煎如饧，每服一茶匙，食后含咽。

【主治】虚劳伤中，脉绝筋急，肺痿咳嗽。

鹿子丸

【方源】（明）龚廷贤《万病回春》卷五。

【组成】嫩鹿茸（去毛，酥炙微黄）、大附子（炮，去皮脐）、盐花各等分。

【用法】上为末，枣肉为丸。每服三十丸，空心好酒送下。

【主治】肺痿，胸前有孔；兼治腰痛。

露蜂房丸

【方源】（宋）佚名《小儿卫生总微论方》卷十四。

【组成】露蜂房（炒）二钱，蝉壳（去土，炒）二钱，蛤蚧（重四钱，酥涂、炙干）一只，丁香、木香、人参（去芦）、地黄、麻黄（去节根）、马兜铃子、五倍子（去虫）各二钱，五味子（去枝梗）、贝母（去心，焙）、杏仁（童子小便浸二宿，去皮尖，炒）、半夏曲各二钱半，款冬花（去枝梗）半两。

【用法】上为细末，炼蜜和丸，如绿豆大。食后服二三十丸，生姜汤送下，每日三四次。

【主治】肺胃虚寒，咳嗽喘满，呕逆不食。

luo

萝卜茶

【方源】（清）刘鸿恩《医门八法》卷二。

【组成】辣萝卜四两。

【用法】上切细丝，盛碗内放壶口上熏热，白糖一两为引，滚水冲服。

【主治】肺热，为风寒所束，咽痛干嗽者。

萝卜膏

【方源】（清）康宿卿《医学探骊集》卷四。

【组成】大萝卜十二斤，白梨三个，鲜姜四两，香油四两，白蜂蜜二两，紫蔻仁二钱，广砂四钱，川贝二钱。

【用法】上药先将紫蔻仁、广砂、川贝研极细末，各包，后将大萝卜去根叶洗净，连皮切片，用水煮烂，再将萝卜片取出，用白布拧取汁并煮萝卜之水，用细布拧于器内，再将梨、姜切碎合一处，生捣取汁，即入在熟萝卜汁内，用砂锅合而熬之，遂熬遂添，俟将此汁添完，其砂锅中之汁若起泡如酸枣大。将紫蔻等三味药面入内，再将白蜜、香油入内调匀，以器盛之。每早、晚服龙眼大一匙。若恐其凉，取出一匙，于微火上温热服之。

【主治】久嗽。

萝卜子散

【方源】（宋）王怀隐《太平圣惠方》卷八十三。

【组成】萝卜子一分，皂荚子（煨熟，去皮）十枚，麻黄（去根节）一分，甘草（炙微赤，锉）一分。

【用法】上为粗散。每服一钱，以水一小盏，加灯心二十茎，煎至五分，去滓，分为二服。不拘时候。

【主治】①《太平圣惠方》：小儿咳逆，上气喘促。②《普济方》：喘急，作呀呷声。

萝卜子汤

【方源】（明）张介宾《景岳全书》卷五十四。

【组成】萝卜子一合。

【用法】研碎，水煎，食后服。

【主治】积年上气喘促，唾脓血不止，而气实者。

萝卜子丸

【方源】（宋）王怀隐《太平圣惠方》卷七十。

【组成】萝卜子（微炒）一两，冬瓜子仁（微炒）半两，瓜蒌子仁半两，诃黎勒皮半两，麦门冬（去心，焙）一两，五味子半两，皂荚子仁（微炒）半两，桂心半两，甘草（炙微赤，锉）半两。

【用法】上为细末，炼蜜为丸，如弹子大。常含一丸，咽津，不拘时候。

【主治】妇人肺虚，上气咳嗽，胸膈痰滞。

萝皂丸

【方源】（清）吴谦《医宗金鉴》卷四十一。

【组成】瓜蒌仁、海浮石、南星、萝卜、牙皂。

【主治】痰盛作喘。

络石煎丸

【方源】（宋）王怀隐《太平圣惠方》卷三十五。

【组成】络石半两，射干半两，川大黄一分，木通（锉）一分，白药、川升麻半两，牛蒡子一分，玄参一分，甘草半两，白蜜二两，白蒺藜一分，马牙硝一分，黄药一分，地黄汁半斤。

【用法】上除药汁外，捣罗为末，先以地黄汁及蜜，于银锅中，以慢火煎成膏，后入诸药末，相和令匀为丸，如小弹子大。用绵裹一丸，含咽津。

【主治】咽喉干燥热疼。

络石散

方一

【方源】（宋）王怀隐《太平圣惠方》卷十。

【组成】络石、玄参、川升麻、射干、子芩、木通（锉）各半两，甘草（生用）

一分。

【用法】上为散。每服四钱，以水一中盏，煎至六分，去滓温服，不拘时候。

【主治】伤寒，毒气攻咽喉痛。

方二

【方源】（宋）王怀隐《太平圣惠方》卷三十五。

【组成】络石一两半，木通二两，川升麻，射干一两，犀角屑一两，玄参一两，栀子仁半两，桔梗（去芦头）一两半，赤芍药一两，马牙硝二两。

【用法】上为散。每服三钱，以水一中盏，入青竹茹一分，煎至六分，温服，不拘时候。

【主治】咽喉肿痛。热毒气在于胸心，及一切风热。

方三

【方源】（宋）王怀隐《太平圣惠方》卷三十五。

【组成】络石半两，细辛一分，玄参半两，黄药三分，甘草（生，锉）半两，赤芍药半两，川大黄（锉碎，微炒）三分。

【用法】上为散。每服三钱，以水一中盏，入竹叶二七片，煎至六分，去滓温服，不拘时候。

【主治】咽喉卒肿痛。

络石射干汤

【方源】（宋）赵佶《圣济总录》卷一二二。

【组成】络石三分，射干一两半，芍药、升麻各一两一分，露蜂房（炙）、蒺藜子（炒去角）各一两。

【用法】上为粗末。每服三钱匕，水一盏，煎至六分，去滓，入马牙硝一钱匕，搅匀，食后临卧温服。细细含咽亦得。

【主治】咽喉肿痛，咽物不得。

络石汤

【方源】（宋）赵佶《圣济总录》卷一二四。

【组成】络石、紫菀（去苗土）各半两，升麻、射干各三分，桔梗（炒）、木通（锉）、赤茯苓（去黑皮）各一两。

【用法】上为粗末。每服五钱匕，水一盏半，煎至八分，去滓，食后温服。

【主治】咽喉中如有物噎塞。

lü

吕洞宾仙传芦吸散

【方源】（明）龚廷贤《万病回春》卷二。

【组成】款冬花蕊五钱，鹅管石二钱五分，陈皮二钱五分。

【用法】上为细末，分作七帖，作七日服。每服一帖，夜仰卧将药一帖作三次入竹筒内，病者口噙竹筒，近咽喉用入一吸，将白温水一口送下。

【主治】新久咳嗽，百药无功。

吕雪丹

【方源】（民国）温悦堂《温氏经验良方》。

【组成】冰片六厘，硼砂一钱。

【用法】用萝卜一个，同煮熟，入冷水内一夜，水底沉结如冰者佳，取出，加青黛一分，为极细末，收瓶内。用时吹患处。

【主治】孕妇咽喉破烂疼痛。

绿袍散

方一

【方源】（清）刘仕廉《医学集成》卷二。

【组成】樟脑五钱，薄荷三钱（研细入宝罐内，碗覆罐上，湿纸封固，微火升起刮下），黄柏（末）一两，人中白五分，青黛少许。

【用法】吹喉。

【主治】虚火上炎，喉痹舌痛诸证。

方二

【方源】（清）黄真人《喉科秘诀》卷下。

【组成】青黛、川黄柏、煅人中白、寒水石、明白矾各等分。

【用法】水煎服。

【主治】喉风。

绿狮丹

【方源】（清）张宗良《喉科指掌》卷一。

【组成】人中白（煅）一钱，青黛三钱，元明粉一钱，硼砂一钱，儿茶三钱，龙骨（煅）一钱，雄黄一钱，黄柏三钱，瓜消一钱，蚕茧（煅用，咬破者佳）七个，黄连三分。

【用法】上为细末，收贮便用。

【主治】咽喉口舌风火。

绿霞散

【方源】（宋）佚名《小儿卫生总微论方》卷十五。

【组成】柏叶（末）二钱，蝎（末）一钱，大南星（炮过为末）一分，白僵蚕（去丝嘴，末）一钱，郁金（末）一钱，雄黄（水飞末）一钱。

【用法】上为细末。每服一字或半钱，薄荷蜜水调下，不拘时候。

【主治】小儿外感风热，体如汤火，夜啼不乳。

绿雄散

【方源】（明）万表《万氏家抄济世良方》卷三。

【组成】雄黄七分，绿矾三分，硼砂（煅）五分。

【用法】上为极细末。吹入。如热痰盛，用生硼砂。

【主治】喉疮毒盛，或有虫者。

绿云散

方一

【方源】（宋）唐慎微《证类本草》卷十三引《经验后方》。

【组成】桑叶（好者，净洗过，熟蒸一宿后，晒干）。

【用法】上为末。每服二钱匕，水调下。

【主治】肺毒疮，如大风疾。

方二

【方源】（宋）佚名《小儿卫生总微论方》卷十九。

【组成】螺青、盆硝、生蒲黄、生甘草各等分。

【用法】上为细末。每服一钱，生姜自然汁调，细细含咽。若已闭塞不通者，用苇筒入药吹入喉中。重舌、木舌，生姜汁调涂患处。肿痛咽颔者，依此用之。

【主治】喉痹，马喉，缠喉，乳蛾，重舌，木舌，一切咽喉之疾。又口疮，舌上生疮。

M

ma

麻桂二陈汤

【方源】（清）罗国纲《罗氏会约医镜》卷八。

【组成】陈皮一钱半，半夏二钱，茯苓二钱，甘草一钱，桔梗一钱半，枳壳一钱，苍术一钱半，厚朴（姜炒）一钱，麻黄五七分，桂枝一钱，白芷一钱，川芎一钱，黄芩一钱，防风一钱。

【用法】上加生姜五分，水煎，热服。

【主治】外冒风寒，痰嗽寒热，头痛身疼，鼻塞声重。

麻桂各半汤

【方源】（清）罗国纲《罗氏会约医镜》卷四。

【组成】麻黄七八分，桂枝一钱，白芍、甘草各一钱，杏仁（去皮尖）二十一粒。

【用法】生姜为引，水煎服。

【主治】寒邪在表，发热恶寒，气喘，以及一切感冒。

麻桂香苏饮

【方源】（清）刘渊《医学纂要·吉集》。

【组成】香附、苏叶、陈皮、炙草、当归、麻黄、桂枝、杏仁、厚朴。

【主治】肺经感寒，伤风咳嗽，鼻塞流涕，喘急无汗证。

麻黄苍术汤

【方源】（金）李杲《兰室秘藏》卷下。

【组成】麻黄八钱，苍术五钱，黄芪一钱五分，草豆蔻六分，柴胡、羌活各五分，生甘草、当归梢、防风各四分，炙甘草、黄芩各三分，五味子九个。

【用法】上㕮咀，分作二服。以水二盏，煎至一盏，临卧稍热服。

【主治】秋冬每夜五更嗽。连声不绝，乃至天晓日高方缓，口苦，两胁下痛，心下痞闷，卧而多惊，筋挛，肢节疼痛，痰唾涎沫，日晚神昏呵欠，不进饮食。

麻黄柴胡升麻汤

【方源】（金）李杲《兰室秘藏》卷下。

【组成】麻黄、草豆蔻仁、益智仁各一钱五分，吴茱萸、厚朴各二分，当归梢、甘草、柴胡、生黄芩各一分，升麻、神曲、苏木各半分，全蝎二个，红花少许。

【用法】上锉，如麻豆大，分作二服，以水一大盏，煎至七分，食远服。微有汗则效。

【主治】小儿寒郁而喘，喉鸣，腹中鸣，腹满，鼻流清涕，脉沉急而数。

麻黄定喘汤

方一

【方源】（明）孙一奎《赤水玄珠》第七卷。

【组成】麻黄、草蔻、益智仁各两分半，甘草、归身、红花、黄芩、生柴胡各一分，升麻、神曲各五分，吴茱萸三分，苏木半分，全蝎。（李东垣方：麻黄、草豆蔻各一钱，益智仁一分半，厚朴、吴萸各二分，甘草、柴胡稍、黄芩各一分，当归尾、苏木、升麻、神曲各五厘，红花少许，全蝎一枚，治小儿寒郁而喘。）

【用法】上分二服，水煎，微微汗愈。

【主治】小儿寒郁喘，喉中鸣，腹内响，坚满，鼻流清涕，脉沉急而数。

方二

【方源】（清）曾鼎《痘疹会通》卷五。

【组成】麻黄、杏仁、甘草、蝉蜕、赤芍、前胡、桑皮、瓜蒌霜。

【用法】加淡竹叶，水煎服。

【主治】麻疹，严冬腠理不密，虚喘气不清者。

方三

【方源】（清）张璐《张氏医通》卷十二。

【组成】麻黄（去节）八分，杏仁（泡，去皮尖，研）十四粒，厚朴（姜制）八分，款冬花（去梗）、桑皮（蜜炙）、苏子（微炒，研）各一钱，甘草（生，炙）各四分，黄芩、半夏（姜制）各一钱二分。

【用法】水煎去滓，以生银杏七枚捣烂入药，绞去滓，乘热服之。去枕仰卧，暖覆取微汗。

【主治】①《张氏医通》：寒包热邪，哮喘痰嗽，遇冷即发。②《医略六书》：寒滞郁热，逆满喘急，脉浮紧数者。

麻黄二陈汤

【方源】（清）俞根初《重订通俗伤寒论》。

【组成】麻黄五分，光杏仁三钱，姜半夏二钱，广橘红一钱，前胡、白前各一钱半，茯苓三钱，炙草五分。

【主治】夹痰伤寒。感寒邪而生痰，毛窍外闭，肺气逆满，邪气无从发泄，咳喘痰多，证情较重者。

麻黄甘草汤

【方源】（宋）庞安时《伤寒总病论》卷四。

【组成】麻黄、杏仁、桑白皮、甘草各一分。

【用法】上㕮咀。以水一升，煮取四合，放温分减服。若脉数有热，以竹沥代水一半煎之。

【功用】定烦喘。

麻黄葛根汤

【方源】（清）佚名撰，钱沛增补《治疹全书》卷上。

【组成】麻黄、葛根、升麻、柴胡、防风、荆芥、枳壳、杏仁、山楂、麦冬。

【用法】水煎服。

【主治】疹不出，喘急妄语，及浑身壮热，足冷，咳嗽呕吐，腹胀不食，鼻流清涕。

麻黄桂枝汤

【方源】（明）徐谦《仁端录》卷十三。

【组成】麻黄、桂枝、赤芍、杏仁、甘草、当归、牛蒡、黄连、黄芩、川芎、蝉蜕、蚕蜕。

【用法】水煎服。

【功用】发汗。

【主治】痘疹，身痒咳嗽。

麻黄厚朴汤

【方源】（明）朱橚《普济方》卷一六〇引《指南方》。

【组成】厚朴（制）、麻黄（去节）、杏仁（去皮尖）、橘皮各一两，甘草半两，半夏（洗）半两。

【用法】上为散。每服四钱，以水一盏半，加生姜三片，煎至七分，去滓温服。

【主治】脾咳。咳则右胁下痛，引肩背痛，甚则不可以动，动则咳，恶风脉浮。

麻黄人参附片杏仁茯苓半夏汤

【方源】（清）刘世祯《医理探源》卷六

【组成】麻黄二钱，人参三钱，附片三钱，杏仁（去皮尖）三钱，茯苓三钱，半夏四钱。

【主治】寒邪入肺，脉当浮发，按之濡弱，恶寒咳嗽，吐清水。

麻黄散

方一

【方源】（唐）孙思邈《备急千金要方》卷十八。

【组成】麻黄半斤，杏仁百枚，甘草三两，桂心一两。

【用法】上为散，别研杏仁如脂，纳药末和合。临气上时服一方寸匕，食久气未下，更服一方寸匕，日至三匕。气发便服，即止。

【主治】止气嗽。

方二

【方源】（宋）陈师文《太平惠民和剂局方》卷四。

【组成】麻黄（去根节）十两，款冬花（去芦枝梗）、诃子皮（去核）、甘草（爁）各五两，桂（去皮，不见火）六两，杏仁（去皮尖，麸炒）三两。

【用法】上为细末。每服二钱，以水一盏，加好茶一钱，同煎八分，食后夜卧通口服。如半夜不能煎，但以药末入茶和匀，沸汤点，或干咽亦得。

【主治】久近肺气咳嗽，喘急上冲，坐卧不安，痰涎壅塞，咳唾稠黏，脚手冷痹，心胁疼胀。兼伤风咳嗽，膈上不快。

方三

【方源】（宋）王怀隐《太平圣惠方》卷八十三。

【组成】麻黄（去根节）半两，甘草（炙微赤，锉）半两，五味子半两，桂心三分，半夏（汤洗七遍，去滑）一分。

【用法】上为粗散。每服一钱，以水一小盏，如生姜少许，煎至五分，去滓，分二次服，不拘时候。

【主治】小儿咳逆，上气喘促，不得安卧。

方四

【方源】（宋）王怀隐《太平圣惠方》卷八十四。

【组成】麻黄（去根节）半两，川大黄（锉碎，微炒）一两，木通（锉）半两，射干一分，皂荚子（煨熟）二十枚，桂心半两。

【用法】上为粗散。每服一钱，以水一小盏，煎至五分，去滓温服，不拘时候。

【主治】小儿伤寒，咳嗽气急。

方五

【方源】（宋）王怀隐《太平圣惠方》卷二十六。

【组成】麻黄（去根，锉）一两，五味子一两，前胡（去芦头）一两半，杏仁（汤浸，去皮尖双仁，麸炒微黄）一两，细辛一两，桂心一两，半夏（汤洗七遍，去滑）半两，紫苏茎叶一两，汉防己一两，陈橘发（汤浸去白瓤，焙）一两，桑根白皮（锉）一两，槟榔一两。

【用法】上为散。每服三钱，以水一中盏，加生姜半分，煎至六分，去滓温服，不拘时候。

【主治】肺劳。气喘鼻张，面目苦肿，心胸不利。

方六

【方源】（宋）王怀隐《太平圣惠方》卷二十六。

【组成】麻黄（去根节）一两，杏仁（汤浸，去皮尖双仁，麸炒微黄）一两，桂心半两，五味子三分，麦门冬（去心）一两，细辛半两，诃黎勒（煨，用皮）一两半，甘草（炙微赤，锉）半两，紫苏子（微炒）半两。

【用法】上为粗散。每服三钱，以水一中盏，加生姜半分，大枣三枚，煎至六分，去滓温服，不拘时候。

【主治】气极肺虚，上气喘急。

方七

【方源】（宋）王怀隐《太平圣惠方》卷六。

【组成】麻黄（去根节）二两，赤茯苓一两，桂心一两，桔梗一两半（去芦头），杏仁（汤浸，去皮尖双仁，麸炒微黄）四十九枚，甘草（炙微赤，锉）半两。

【用法】上为散。每服四钱，以水一中盏，煎至六分，去滓温服，不拘时候。

【主治】肺气喘急，腹胁疼痛。

方八

【方源】（宋）王怀隐《太平圣惠方》卷六。

【组成】麻黄（去根节）三分，附子（炮裂，去皮脐）三分，天麻三分，白花蛇肉（酥拌，炒微黄）三分，防风（去芦头）三分，细辛三分，川芎三分，菖蒲三分，荆芥三分，桑根白皮（锉）三分，白蒺藜（微炒去刺）三分，杏仁（汤浸，去皮尖双仁，麸炒微黄）三分，牛黄（研细）一分，麝香（研细）一分。

【用法】上为细散。每服一钱，以薄荷汤调下，不拘时候。

【主治】肺脏中风。心胸气促，项背强硬，皮肤不仁。

方九

【方源】（宋）王怀隐《太平圣惠方》卷六。

【组成】麻黄（去根节）三分，五味子三分，桂心三分，甘草（炙微赤，锉）一分，半夏（汤洗七遍，去滑）半两，人参（去芦头）三分，干姜（炮裂，锉）半两，陈橘皮（汤浸，去百瓤，焙）三分，杏仁（汤浸，去皮尖双仁，麸炒微黄）一两。

【用法】上为散。每服三钱，以水一中盏，加生姜半分，大枣三枚，煎至六分，去滓，稍热服，不拘时候。

【主治】肺脏伤风冷，语声嘶不出，喘促痰逆。

方十

【方源】（宋）王怀隐《太平圣惠方》卷七十四。

【组成】麻黄（去根节）、陈橘皮（汤浸，去白瓤，焙）、前胡（去芦头）各一两，半夏（汤浸七遍，去滑）、人参（去芦头）、白术、枳壳（麸炒微黄，去瓤）、贝母（煨微黄）、甘草（炙微赤，锉）各半两。

【用法】上为散。每服四钱，以水一中盏，加葱白五寸，生姜半分，大枣三枚，煎至六分，去滓温服，不拘时候。

【主治】妊娠外伤风冷，痰逆咳嗽，不思饮食。

方十一

【方源】（宋）王怀隐《太平圣惠方》卷十八。

【组成】麻黄（去根节）三分，大麻仁一两，前胡（去芦头）三分，桑根白皮（锉）一两，麦门冬（去心，焙）一两半，紫苏子三分，甘草（炙微赤，锉）半两，杏仁（汤浸，去皮尖双仁，麸炒微黄）一两。

【用法】上为粗散。每服五钱，以水一大盏，煎至五分，去滓温服，不拘时候。

【主治】热病咳嗽不止，心胸烦闷，上气喘促。

方十二

【方源】（宋）王怀隐《太平圣惠方》卷十二。

【组成】麻黄（去根节）三分，川升麻一分，葛根（锉）一分，前胡（去芦头）半两，猪苓（去黑皮）半两，知母一分，枳壳（麸炒微黄，去瓤）半两，甘草（炙微赤，锉）一分，贝母（煨令微黄）三分。

【用法】上为散。每服四钱，以水一中盏，加生姜半分，煎至六分，去滓温服，不拘时候。

【主治】伤寒咳嗽，胸膈壅闷，心神烦躁。

方十三

【方源】（宋）王怀隐《太平圣惠方》卷十二。

【组成】麻黄（去根节）一两，桔梗（去芦头）半两，五味子半两，桂心一分，甘草（炙微赤，锉）一分，知母半两，紫苏子（微炒）半两。

【用法】上为细散。每服一钱，如茶煎五七沸，稍热服，不拘时候。

【主治】伤寒风冷入肺，咳嗽不止。

方十四

【方源】（宋）王怀隐《太平圣惠方》卷十四。

【组成】麻黄（去根节）三分，桔梗（去芦头）一两，天门冬（去心）一两，白蒺藜（微炒，去刺）一两，五味子一两，紫苏茎叶一两。

【用法】上为散。每服四钱，以水一中盏。加生姜半分，煎至六分，去滓温服，不拘时候。

【主治】伤寒后肺痿劳嗽，四肢烦疼，痰唾不止。

方十五

【方源】（宋）王怀隐《太平圣惠方》

卷十五。

【组成】麻黄（去根节）一两，赤芍药一两，桂心半两，甘草（炙微赤，锉）半两，细辛半两，杏仁（汤浸，去皮尖双仁，麸炒微黄）三分。

【用法】上为散。每服四钱，以水一中盏，煎至六分，去滓热服，不拘时候，衣覆取汗。

【主治】时气三日，表不解，热毒相搏，或呕或嗽。

方十六

【方源】（宋）王怀隐《太平圣惠方》卷十五。

【组成】麻黄（去根节）一两，黄芪（锉）一两，石膏一两半，天门冬（去心）二分，人参（去芦头）一两，杏仁（汤浸，去皮尖，生用）一两，甘草（锉，生用）三分。

【用法】上为散。每服五钱，以水一大盏，加生姜半分，煎至五分，去滓温服，不拘时候。

【主治】时气头痛，咳嗽烦闷。

方十七

【方源】（宋）王怀隐《太平圣惠方》卷四十二。

【组成】麻黄（去根节）一两，紫菀（洗去苗土）一两，射干一两，款冬花一两，细辛三分，五味子三分，半夏（汤洗七遍，去滑）半两。

【用法】上为散。每服五钱，以水一大盏，加生姜半分，大枣三枚，煎至五分，去滓温服，每日三四次。

【主治】①《太平圣惠方》：上气，喉中作水鸡声。②《圣济总录》：风热客搏于肺脾经，血脉壅遏，喉间肿痛，语声不出。

方十八

【方源】（宋）王怀隐《太平圣惠方》卷四十二。

【组成】麻黄（去根节）二两，甘草（炙微赤，锉）一两，桂心一两，马兜铃一两，杏仁（汤浸，去皮尖双仁，麸炒微黄）一两，细辛一两。

【用法】上为散。每服五钱，以水一大盏，加生姜半分。煎至五分，去滓温服，不拘时候。

【主治】卒上气喘急，气奔欲绝。

方十九

【方源】（宋）王怀隐《太平圣惠方》卷四十二。

【组成】麻黄（去根节）一两，杏仁（汤浸，去皮尖双仁，麸炒微黄）一两，赤茯苓一两、桑根白皮（锉）一两，紫苏茎叶一两、陈橘皮（汤浸，去白瓤，焙）一两，甜葶苈（隔纸烧令紫色）一两。

【用法】上为散。每服五钱，以水一盏，加生姜半分，煎至五分，去滓温服，入拘时候。

【主治】久上气喘急，坐卧不得。

方二十

【方源】（宋）王怀隐《太平圣惠方》卷四十六。

【组成】麻黄（去根节）一两，甘草（炙微赤，锉）半两，阿胶（捣碎，炒令黄燥）一两，干姜（炮裂，锉）三分，杏仁（汤浸，去皮尖双仁，麸炒微黄）一两。

【用法】上为散。每服三钱，以水一中盏，加大枣三枚，煎至六分，去滓温服，不拘时候。

【主治】咳嗽上气。

方二十一

【方源】（宋）王怀隐《太平圣惠方》卷四十六。

【组成】麻黄（去根节）一两，桑根白皮（锉）一两，甜葶苈（隔纸炒令紫色）一两，五味子三分，白前三分，甘草（炙微赤，锉）半两，木通（锉）三分，川大黄（锉碎，微炒）一两半，黄芪（锉）一两，陈橘皮（汤浸，去白瓤，焙）三分。

【用法】上为散。每服四钱，以水一中盏，加生姜半分，煎至六分，去滓温服，不拘时候。

【主治】久咳嗽，肺壅上气，坐卧不安。

方二十二

【方源】（宋）杨倓《杨氏家藏方》卷八。

【组成】阿胶（蛤粉炒）、皂角（去皮，炙令黄色）、杏仁（去皮尖，炒）、甘草（炙）、麻黄（去节，称）各半两。

【用法】上为细末。每服二钱，临卧白汤调下。

【主治】肺感寒邪，暴生咳嗽，涎痰上喘。

方二十三

【方源】（明）董宿《奇效良方》卷六十三。

【组成】麻黄、杏仁、桑白皮、甘草各八分，紫菀、天门冬各二钱半，桔梗一钱七分，竹茹弹子大。

【用法】上作一服，以水二钟，煎至一钟，去滓，入蜜半匙，再煎二沸，不拘时候服之。

【主治】妊娠咳嗽不止，胎动不女。

方二十四

【方源】（朝鲜）金礼蒙《医方类聚》卷二六三引《医林方》。

【组成】麻黄（去节）半两，人参三钱，杏仁（去皮尖，微炒）三钱。

【用法】上为细末。每服一钱，水一盏，生姜同煎，去滓，食后温服。

【主治】小儿冬月伤寒，连声呷呀，咳嗽不绝者。

方二十五

【方源】（明）谈志远《痘疹全书》。

【组成】升麻（酒洗），麻黄（蜜酒同炒），人中黄，牛蒡子（炒），蝉壳（去土足翅）。

【用法】水煎服。

【主治】①《痘疹全书》：毒气拂郁于内，疹子淹延不出，毛孔尽闭，皮肤干燥。②《古方选注》：严寒之时风邪袭肺，玄窍为寒所闭，痧疹不得出，目微红，泪汪汪，鼻塞喘嗽，咽肿。

方二十六

【方源】（明）朱橚《普济方》卷三八七。

【组成】麻黄二两，甘草、人参、知母（去心）各二两半，陈皮一分，桔梗、阿胶（炒）、百部各半两。

【用法】上为末。三岁儿每服一钱，以水半盏，煎至三分服。

【主治】小儿咳嗽。

麻黄生姜汤

【方源】（宋）赵佶《圣济总录》卷四十八。

【组成】麻黄（去根节，煎掠去沫，焙）一两，五倍子、甘草（炙）各二两，杏仁（去皮尖双仁）八十枚，淡竹叶（切）一升，石膏（研）六两。

【用法】上㕮咀，如麻豆。每服六钱匕，以水二盏，煎取一盏，去滓温服，每日三次。

【主治】肺气喘急。

麻黄十味丸

【方源】（唐）王焘《外台秘要》卷九引许仁则方。

【组成】麻黄（去节）二两，白前二两，桑白皮六两，射干四两，白薇三两，百部根五两，干地黄六两，地骨皮五两，橘皮三两。

【用法】上为末，炼蜜为丸，如梧桐子大。煮桑白皮饮下之。初服十丸，稍稍加至十五丸，每日二次。

【主治】肺气嗽，经久将成肺痿，昼夜嗽常不断，唾白如雪，细沫稠黏，喘息气上，乍寒乍热，发作有时，唇口喉舌干焦，亦有时唾血。

麻黄汤

方一

【方源】（汉）张仲景《伤寒论》。

【组成】麻黄（去节）三两，桂枝（去皮）二两，甘草（炙）一两，杏仁（去皮尖）七十个。

【用法】上以水九升，先煮麻黄，减二升，去上沫，纳诸药，煮取二升半，去滓，温服八合。覆取微似汗，不须啜粥，余如桂枝法将息。

【功用】发汗解表，宣肺平喘。

【主治】外感风寒，恶寒发热，头身疼痛，无汗而喘，口不渴，舌苔薄白，脉浮而紧。①《伤寒论》：太阳病，头痛发热，身疼腰痛，骨节疼痛，恶风，无汗而喘者；太阳与阳明合病，喘而胸满者；太阳病，脉浮紧，无汗，发热，身疼痛，八九日不解，表证仍在者。②《证治准绳·类方》：肺脏发咳嗽而喘急有声，甚则唾血。③《医宗金鉴》：风寒湿成痹，肺经壅塞，昏乱不语，冷风哮吼者。

【方论选录】①《金镜内台方议》：麻黄味苦辛，专主发汗，故用之为君；桂枝味辛热，以辛热之气佐之散寒邪，用之为臣；杏仁能散气解表，用之为佐；甘草能安中，用之为使。经曰：寒淫于内，治以甘热，佐以辛苦是也。先圣配此四味之剂以治伤寒者，乃专主伤寒脉浮紧、恶寒无汗者之所主也。若脉微弱自汗者，不可服此也。②《医方考》：麻黄之形，中空而虚，麻黄之味，辛温而薄；空则能通腠理，辛则能散寒邪，故令为君。佐以桂枝，取其解肌；佐以杏仁，取其利气，入甘草者，亦辛甘发散之谓。③《伤寒来苏集》：麻黄色青入肝，中空外直，宛如毛窍骨节状，故能旁通骨节，除身疼，直达皮毛，为卫分驱风散寒第一品药。然必借桂枝入心通血脉，出营中汗，而卫分之邪乃得尽去而不留，故桂枝汤不必用麻黄，而麻黄汤不可无桂枝也。杏为心果，温能散寒，苦能下气，故为驱邪定喘之第一品药。桂枝汤发营中汗，须啜稀热粥者，以营行脉中，食入于胃，浊气归心，淫精于脉故尔；麻黄汤发卫中汗，不须啜稀热粥者，此汗是太阳寒水之气，在皮肤间，腠理开而汗自出，不须假谷气以生汗也。④《古方选注》：麻黄汤，破营方也。试观立方大义，麻黄轻清入肺，杏仁重浊入心，仲景治太阳初病，必从心营肺卫入意也。分言其功能，麻黄开窍发汗，桂枝和阳解肌，杏仁下气定喘，甘草安内攘外，四者各擅其长，有非诸药之所能及。兼论其相制七法，桂枝外监麻黄之发表，不使其大汗亡阳；甘草内守麻黄之出汗，不使其劫阴脱营。去姜、枣者，姜性上升，又恐碍麻黄发表；枣味缓中，又恐阻杏仁下气。辗转回顾，无非欲其神速，一剂奏绩。若喜功屡用，必不戢而召亡阳之祸矣。故服已又叮咛不须啜粥，亦恐有留恋麻黄之性也。

方二

【方源】（唐）孙思邈《备急千金要方》卷五。

【组成】麻黄、生姜、黄芩各一两，甘草、石膏、芍药各半两，杏仁十枚、桂心半两。

【用法】上㕮咀。以水四升，煮取一升半，分二次服。

【主治】少小伤寒。发热咳嗽，头面热者。

方三

【方源】（唐）孙思邈《备急千金要方》卷五。

【组成】麻黄四两，甘草一两，桂心五寸，五味子半升，半夏、生姜各二两。

【用法】上㕮咀。以水五升，煮取二升，百日儿每服一合，大小节度服之。

【主治】①《备急千金要方》：恶风入肺，少小肩息，上气不得安。②《普济方》，咳逆上气，喘促不能安卧。

【方论选录】《千金方衍义》：寒伤营也，以本方无治肩息药，故借小青龙去白芍、细辛，易生姜，以辟除恶风疾气，皆长沙方中变法，岂特婴儿主治哉。

方四

【方源】（唐）孙思邈《备急千金要方》卷十七。

【组成】麻黄、芍药、生姜、细辛、桂心各三两，半夏、五味子各半升，石膏四两。

【用法】上㕮咀。以水一斗，煮取三升。分三服。

【主治】肺胀。心下有水气，咳而上气，咽燥而喘，脉浮者。

【方论选录】《千金方衍义》：于射干麻黄汤中除去生姜、半夏、细辛、五味、紫菀、麦冬，但加甘草一味以和中气也。

方五

【方源】（唐）王焘《外台秘要》卷九引《古今录验》。

【组成】麻黄（去节）八分，蜀椒（汗）四分，细辛三分，藁本二分，杏仁（去皮尖两仁者，碎）五十枚。

【用法】上切。以水七升，煮取三升，分三次服，每日三次。

【主治】人三十年寒冷，咳逆上气。

方六

【方源】（唐）王焘《外台秘要》卷九引《深师方》。

【组成】麻黄（去节）、细辛各二两，甘草（炙）半两，桃仁（去皮尖及两仁者，研）二十枚（一本作杏仁）。

【用法】上切，以水七升，煮取三升，去滓，分三次服。

【主治】卒咳逆，上气肩息，昼夜不止欲绝。

方七

【方源】（唐）王焘《外台秘要》卷九引《深师方》。

【组成】麻黄（去节）四两，桂心二两，甘草二两，大枣（劈）十四枚。

【用法】上切。以水九升，煮取三升，去滓，分温三服，每日三次。

【主治】新久咳嗽，唾脓血，连年不愈，昼夜肩息。

方八

【方源】（唐）王焘《外台秘要》卷十引《深师方》。

【组成】麻黄（去节）八两，射干二两，甘草（炙）四两，大枣三十颗。

【用法】上切，以水一斗，先煮麻黄三沸，去上沫，纳诸药，煮取三升，分三次服。

【主治】脉浮咳逆，咽喉水鸡鸣，喘息不通，呼吸欲死。

方九

【方源】（唐）王焘《外台秘要》卷十引《深师方》。

【组成】麻黄（去节）六两，桂心一两、甘草（炙）、杏仁（去尖皮）各二两，生姜八两。

【用法】上切，以水七升。煮取三升半，分五次服。得力后，长将丸服。

【主治】上气咳嗽，喉中水鸡鸣，唾脓血腥臭。

方十

【方源】（唐）王焘《外台秘要》卷十六引《删繁方》。

【组成】麻黄（去节）四两，甘草（炙）二两，杏仁（去皮尖两仁）四十枚，桂心二两，生姜二两，半夏（洗，四破）五十枚，石膏（碎）六两，紫菀一两。

【用法】上切。以水九升，煮麻黄两沸，去上沫，下诸药，煮取三升，去滓，分三次服。

【主治】气极伤热，肺虚多汗，咳唾上气喘急。

方十一

【方源】（宋）刘昉《幼幼新书》卷十五引《婴孺》。

【组成】竹叶（切）八合，贝母八分，柴胡、升麻各七分，枳实（麸炒）、紫菀各三分，栀子仁、杏仁（去皮尖）各六分，甘草（炙）、麻黄（去节）各二分，大黄十分。

【用法】上切。以水四升，煮一升三合，期岁儿分为四服，四岁儿分为二服。

【主治】小儿伤寒，咳嗽喘急。

方十二

【方源】（宋）刘昉《幼幼新书》卷十六引《婴孺》。

【组成】麻黄（去节），细辛、甘草各二分（炙），款冬花、柴胡、紫菀、茯苓、百部、枳实（炙）各三分，贝母、大黄各五分，黄芩四分，杏仁六分（炒）。

【用法】上为末，炼蜜为丸，如乌豆大。四五岁儿每服二十丸，每日二次，稍加之。

【主治】小儿咳嗽，经年不愈，喉鸣喘。

方十三

【方源】（宋）刘昉《幼幼新书》卷十六引《婴孺》。

【组成】麻黄、茯苓各三分，紫菀四分，五味子、杏仁（去皮尖）、细辛、桂心、干姜各二分。

【用法】上为末，炼蜜为丸，如小豆大。三四岁儿每服二三丸，不知稍增之。

【功用】逐水。

【主治】少小胸中痰实嗽，及伤寒水气。

方十四

【方源】（宋）王怀隐《太平圣惠方》卷九。

【组成】麻黄（去根节）一两，桂心三分，石膏三分，黄芩半两，甘草（炙微赤，锉）一分，赤芍药半两，杏仁（汤浸，去皮尖双仁，麸炒微黄）二十一枚。

【用法】上为散。每服四钱，以水一中盏，加生姜半分，煎至六分，去滓，稍热频服，不拘时候。汗出愈。

【主治】①《太平圣惠方》：伤寒二日，头痛发热，烦闷。②《活人书》：小儿伤寒，未发热，咳嗽，头面热。

方十五

【方源】（宋）王硕《易简方》。

【组成】麻黄、甘草、杏仁、五味子、茯苓各等分，橘红倍之。

【主治】肺感寒邪，咳嗽喘急。

方十六

【方源】（金）张从正《儒门事亲》卷十五。

【组成】麻黄（不去节），甘草（生用），杏仁（生用）。

【用法】上为粗末，每服二三钱，水煎，温服。

【主治】因风寒衣服薄致嗽。

方十七

【方源】（宋）赵佶《圣济总录》卷二十四。

【组成】麻黄（去根节，汤煮，掠去沫，焙）、桑根白皮（锉）、赤茯苓（去黑皮）各一两，紫苏茎叶、葛根、五味子（炒）、甘草（炙，锉）、紫菀（去苗土）各半两，石膏一两半，葶苈（微炒）一分，桂（去粗皮）一两。

【用法】上为粗末。每服五钱匕，以水一盏半，加生姜半分（拍碎），大枣三枚（擘破），同煎至八分，去滓，食后温服。

【主治】伤寒咳嗽，日夜不止。

方十八

【方源】（宋）赵佶《圣济总录》卷四十八。

【组成】麻黄（去根节，煎，掠去沫，

焙)、半夏(汤浸七遍,焙)、桑根白皮(锉)各二两半,杏仁(去皮尖双仁,炒)三两,石膏(碎)五两,赤茯苓(去黑皮)二两,紫菀(去土)一两半。

【用法】上锉,如麻豆大。每服五钱匕,以水一盏半,加生姜半分(切),竹叶二七片,煎至八分,去滓温服。

【主治】肺实热,喘逆胸满,仰息气急。

方十九

【方源】(宋)赵佶《圣济总录》卷四十八。

【组成】麻黄(去根节,先煮,掠去沫,焙炒)、陈橘皮(去白,焙)各半两,桔梗(炒)、防风(去叉)、川芎、紫菀(去苗土)、羌活(去芦头)、杏仁(汤浸,去皮尖双仁,麸炒)、甘草(炙)、细辛(去苗叶)各一分。

【用法】上为粗末。每服三钱匕,以水一盏,加生姜二片,同煎取七分,去滓,稍热徐徐服,不拘时候。

【主治】①《圣济总录》:肺气感寒,先觉发嚏,次加喘急。②《普济方》:男女远年肺气,初感寒邪,先觉如发噎,加之喘急气促,打喷嚏。

方二十

【方源】(宋)赵佶《圣济总录》卷四十九。

【组成】麻黄(去根节,先煮,掠去沫,焙)一两,前胡(去芦头)、白前(去苗)各三分,桑根白皮(锉,炒)一两,甘草(炙)半两,紫菀(去土)一两,杏仁(汤浸,去皮尖双仁,炒)三分。

【用法】上为粗末。每服三钱匕,以水一盏,加葱白三茎,煎至七分,去滓,食后温服,每日三次。

【主治】肺感风冷多涕。

方二十一

【方源】(宋)赵佶《圣济总录》卷五十。

【组成】麻黄(去根节,汤煮,掠去沫)、羌活(去芦头)、川芎、射干、荆芥穗、山栀子仁、紫苏叶、杏仁(汤浸,去皮尖双仁,炒)、牡丹皮、细辛(去苗叶)、白僵蚕(炒去丝)、牵牛子(炒)各半两。

【用法】上为粗末。每服三钱匕,以水一盏,加生姜二片,煎取七分,去滓,食后临卧温服。

【主治】肺脏风热,头目昏眩,皮肤瘙痒,夜卧身体如虫行。

方二十二

【方源】(宋)赵佶《圣济总录》卷六十六。

【组成】麻黄(去根节,煎,去沫,焙)二钱,甘草三钱(生用),杏仁二十一枚(去皮尖双仁,麸炒),乌梅七枚(捶碎)。

【用法】上㕮咀。用水三盏,石器内煎,去滓,取一盏半,分为三服,食后温服。

【主治】咳嗽声嘶。

方二十三

【方源】(宋)赵佶《圣济总录》卷九十二。

【组成】麻黄(去根节)二两,甘草(生,锉)、桂(去粗皮)、川芎各一两,杏仁十五枚(汤去皮尖双仁,生,研)。

【用法】上四味为粗末,入研杏仁拌匀,每用五钱匕,以水一盏半,煎至一盏,去滓。分二次温服,空腹、夜卧各一次。

【主治】气极热。肺虚多汗,咳唾上气喘急。

方二十四

【方源】(宋)赵佶《圣济总录》卷一二二。

【组成】麻黄(去根节)、干姜(炮)各二两,细辛(去苗叶)一两半,五味子(炒)一两,桂(去粗皮)半两,半夏(汤洗七遍）一分。

【用法】上为粗末。每服三钱匕，用水一盏，煎至七分，去滓，食后温服，每日三次。

【主治】风热客于脾肺经，喉间肿痛，语不出。

方二十五

【方源】（宋）赵佶《圣济总录》卷一六二。

【组成】麻黄（去根节，煎，掠去沫，焙）、前胡（去芦头）、白前、桑根白皮（锉）、杏仁（炒，去皮尖双仁）、甘草（炙）、贝母（去心）、当归（切，炒）各一两。

【用法】上为粗末。每服三钱匕，以水一盏，加生姜三片，葱白三寸，同煎至七分，去滓温服，不拘时候。

【主治】产后伤寒咳嗽，痰壅气短。

方二十六

【方源】（宋）赵佶《圣济总录》卷一七六。

【组成】麻黄（去根节，煎，去沫，焙）、射干、紫菀（去苗土）、甘草（炙，挫）各一两，桂（去粗皮）半两，半夏（生姜汤洗十遍，炒）五枚。

【用法】上为粗末。五六岁儿每服一钱匕，以水一盏，加大枣一枚，生姜少许，煎至五分，去滓，纳蜜半钱匕。更煎一二沸。食后温服，每日三次。

【主治】①《圣济总录》：小儿咳逆喘息，如水鸡声。②《普济方》：小儿咳嗽。心胸痰壅，攻咽喉作呀呷声。

方二十七

【方源】（宋）赵佶《圣济总录》卷一八〇。

【组成】麻黄（去根节）半两，桂（去粗皮）一分，射干一分，杏仁（汤浸，去皮尖双仁、炒）一分。

【用法】上为粗末。每服一钱匕，以水七分，煎至四分，去滓，食后分二次温服。

【主治】小儿喉痹，咽喉傍肿，喉中噎塞。

方二十八

【方源】（宋）赵佶《圣济总录》卷一八一。

【组成】麻黄（去根节，煎，去沫，焙干）、桑根白皮（锉）、桂（去粗皮）各半两，大黄（生）、射干、杏仁（汤浸，去皮尖双仁）各一分。

【用法】上为粗末。每服一钱匕，以水半盏，煎至三四分，去滓温服，不拘时候。

【主治】小儿咽喉肿热，肺胀气急，喉中似有物塞。

方二十九

【方源】（明）秦景明《幼科金针》卷上。

【组成】柴胡、麻黄、苏叶、甘草、桔梗、枳壳、橘红、防风、苏子、熟半夏。

【用法】上加生姜三片，水煎服。

【功用】发散寒邪。

【主治】小儿寒嗽而多痰者。

方三十

【方源】（明）朱橚《普济方》卷一五九引《集验良方拔萃》。

【组成】麻黄（去节）、杏仁（去皮尖双仁，研）、紫菀各三两，柴胡、橘皮各四两。

【用法】上切。以水六升，煮取二升半，去滓，分三次服。一剂不愈，频服三剂。

【主治】久患气嗽，发时奔喘，坐卧不得，并喉里呀呷，声气欲绝。

麻黄五味子汤

【方源】（唐）王焘《外台秘要》卷九引《古今录验》。

【组成】麻黄（去节）四两，五味子五合，甘草（炙）二两，半夏（洗）二两，干姜五合，细辛二两，桂心六两，杏仁（去皮尖两仁者）三两。

【用法】上以水一斗，煮取四升，去滓，分温五服，日三次夜二次。

【主治】咳嗽。

麻黄细辛附子汤

【方源】（汉）张仲景《伤寒论》。

【组成】麻黄（去节）二两，细辛二两、附子（炮去皮，破八片）一枚。

【用法】上以水一斗，先煮麻黄，减二升，去上沫，纳诸药，煮取三升，去滓，温服，每日三次。

【功用】温经解表。

【主治】素体阳虚，外感风寒，无汗恶寒，发热，蜷卧，苔白，脉沉。亦治肾咳及寒厥头痛。①《伤寒论》：少阴病，始得之，反发热，脉沉者。②《三因极一病证方论》：少阴伤寒，口中和，而背恶寒，反发热倦怠，自汗而渴，其脉尽寸俱沉而紧者。③《内科摘要》：肾脏发咳，咳则腰背相引而痛，甚则咳涎。④《东医宝鉴·杂病篇》：少阴病，但欲寐，发热脉沉。⑤《张氏医通》：水肿喘咳。大寒犯肾，暴哑不能出，咽痛异常，卒然面起，或欲咳而不能咳，或无痰，或清痰上溢，脉弦紧，或数疾无论。

麻黄泻白散

【方源】（明）万全《万氏家传保命歌括》卷十八。

【组成】桑白皮、地骨皮各一钱，甘草、麻黄、杏仁各半钱。

【用法】上㕮咀。加生姜三片，水煎服。

【主治】风寒伤肺，喘急咳嗽。

麻黄杏仁甘草石膏汤

【方源】（汉）张仲景《伤寒论》。

【组成】麻黄（去节）四两，杏仁（去皮尖）五十个，甘草（炙）二两，石膏（碎，绵裹）半斤。

【用法】上以水七升煮麻黄，减二升，去上沫，纳诸药，煮取二升，去滓，温服一升。

【功用】清宣肺热。辛凉宣泄，清肺平喘。

【主治】邪热壅肺，发热喘急，烦渴，汗出，苔黄，脉数。①《伤寒论》：伤寒发汗后，汗出而喘，无大热者。②《医垒元戎》：太阳与阳明合病，喘而胸满。③《医宗金鉴》：温热内发，表里俱热，头痛身疼，不恶寒反恶热，无汗而喘，大烦大渴，脉阴阳俱浮。④《医钞类编》：痘疹烦喘渴燥，如疹初出不透，无汗喘急。⑤《清代名医医案精华》：肺痈。风伤皮毛，热伤血脉。身热咳逆，痰有腥味，脉象数大。

麻黄杏仁汤

【方源】（明）秦昌遇《症因脉治》卷二。

【组成】麻黄、杏仁、桔梗、甘草。

【主治】伤寒咳嗽，寒伤肺，无郁热，恶寒无汗，头痛喘咳，脉浮紧者。

麻黄杏仁饮

【方源】（明）李梴《医学入门》卷四。

【组成】麻黄、桔梗、前胡、黄芩、陈皮、半夏各一钱，杏仁、细辛各八分，防风七分、甘草四分。

【用法】加生姜三片，水煎温服。

【主治】太阳伤寒轻证，发热恶寒，头痛无汗，脉浮紧而咳嗽。

麻黄杏子汤

方一

【方源】（宋）庞安时《伤寒总病论》卷六。

【组成】桔梗、麦门冬各一两，麻黄一两半，杏仁、黄芩、甘草各三分。

【用法】上为粗末。每服五钱，以水一盏半，煎至八分，温服，每日可服四五次。

【主治】时气八九日，喘闷烦躁。

方二

【方源】（明）秦昌遇《症因脉治》卷一。

【组成】麻黄、杏子、米仁、桑白皮、桔梗、甘草。

【主治】外感腋痛。风寒壅肺，恶寒发热，喘急嗽痰，腋下作痛。

麻黄宣肺散

【方源】（清）祁坤《外科大成》卷三。

【组成】麻黄、麻黄根各三两。

【用法】以头生酒五壶，重汤煮三炷香，露一宿，早晚各饮三五杯。至三五日，出脓成疮，十余日则脓尽而愈。

【主治】酒皶鼻。

麻黄引气汤

【方源】（唐）孙思邈《备急千金要方》卷十七。

【组成】麻黄、杏仁、生姜、半夏各五分，石膏八两，紫苏四分，白前、细辛、桂心各三分，竹叶（切）一升，橘皮二分。

【用法】上㕮咀。以水一升，煮取三升，去滓，分三次服。

【主治】肺劳实，气喘鼻张，面目苦肿。

【方论选录】《千金方衍义》：劳役而邪并于肺，故用金匮厚朴麻黄汤中麻黄、石膏、细辛以泄肺满，泽漆汤中半夏、生姜、白前、桂心以涤痰垢，参入紫苏、橘皮、竹叶以助麻黄、半夏、石膏之力，引清气上升，浊气下降，喘息面肿随手可愈矣。

麻黄饮

【方源】（宋）赵佶《圣济总录》卷四十八。

【组成】麻黄（去根节，汤煮，去浮沫）、前胡（去芦头）、白前、桑根白皮（锉）、杏仁（去皮尖双仁，炒）各一两半。

【用法】上为粗末。每服三钱匕，以水一盏，加葱白三寸（切），煎至七分，去滓温服。

【主治】肺中寒气，头痛咳逆，涕唾稠浊，鼻塞短气。

麻仁丸

方一

【方源】（晋）葛洪《肘后救卒方》卷七，名见《普济方》卷二九九。

【组成】大麻子（捣）一升，黄柏（末）二两。

【用法】上以炼蜜为丸。服之。

【主治】连月饮酒，喉咽烂，舌上生疮。

【备注】《普济方》用法：上为细末，炼蜜为丸，如芡实大。每服一粒，含化。

方二

【方源】（唐）孙思邈《备急千金要方》卷二十五，名见《普济方》卷二五三。

【组成】大麻仁一升，黄芩二两。

【用法】上为末，炼蜜为丸。含之。

【主治】连月饮酒，咽喉烂，舌上生疮。

麻药

【方源】（清）窦氏原本，朱翔宇嗣辑《喉症全科紫珍集》卷上。

【组成】草乌、川乌、淮乌（即何首乌），烧盐各五钱，半夏、全蝎、白芷各三钱，南星、细辛各一钱五分，川椒二十一粒。

【用法】上药各为末，和匀备用。喉疔喉核须用刀针刺割者，用此先吹患处，再下刀针。但吹后痰涎必须吐净，不可咽下；用刀针后，恶血必须漱净，再吹本秘诸药方。

【主治】喉疔、喉核须用刀针刺割者。

麻子汤

【方源】（唐）孙思邈《备急千金要方》卷十七。

【组成】麻子一升，桂心、人参各二两，阿胶、紫菀各一两，生姜三两，干地黄四两，桑白皮一斤，饧一斤。

【用法】上㕮咀。以酒一斗五升，水一斗五升，煮取四升，分五次服。

【主治】肺气不足，咳唾脓血，气短不得卧。

【方论选录】《千金方衍义》：此炙甘草汤之变方。因咳唾血脓，肺中津伤，故用人参、阿胶、地黄、麻仁以滋津血之燥，生姜、桂枝以散肺气之结，紫菀即甘草之变味，桑皮即麦冬之变味，饧糖则大枣之变味耳。

麻子粥

【方源】（宋）赵佶《圣济总录》卷一八九。

【组成】大麻子仁一合（生，研）。

【用法】上同白米作粥食之。每日三次。

【主治】暴咳嗽。

马鞭草散

【方源】（宋）陈言《三因极一病证方论》卷十六。

【组成】马鞭草根。

【用法】上捣自然汁。每服咽一合许。一法用马衔铁汁服，亦妙。

【主治】马喉痹，洪肿连颊，吐气数者。

马齿丹

【方源】（清）方坞樵《喉科种福》卷三。

【组成】马齿苋、白面。

【用法】醋捣。厚敷颈上。

【主治】瘟疫红喉，颈项肿者。

马兜铃丹

【方源】（宋）刘昉《幼幼新书》卷十六引张涣方。

【组成】马兜铃、紫苏子、人参各一两，款冬花、木香各半两，杏仁一分。

【用法】上为细末，炼蜜为丸，如黍米大。每服十丸，姜汤送下。

【主治】肺壅咳嗽，大便不利。

马兜铃牛蒡子汤

【方源】（清）邹汉璜《邹氏寒疫论》。

【组成】马兜铃十五个，牛蒡子二钱，前胡二钱半，桔梗二钱半，黄芩二钱。

【主治】太阳寒疫，肺痈，鼻干、发热、泄而沫白，邪从肺伤大肠也，寸口右脉滞大、尺中右脉微涩。

马兜铃散

方一

【方源】（宋）唐慎微《证类本草》卷十一引《简要济众方》，名见《普济方》卷一六三。

【组成】兜铃（只有里面子，去却壳，酥半两，入碗内拌，和匀，慢火炒干）二两，甘草（炙）一两。

【用法】上为末。每服一钱，水一盏，煎六分，温呷；或以药末含，咽津亦得。

【主治】肺气喘嗽。

方二

【方源】（宋）王怀隐《太平圣惠方》卷六。

【组成】马兜铃三分，桑根白皮三分（锉），汉防己半两，麻黄（去根节）三分，白茯苓、柴胡（去苗）各三分，白前半两，大腹皮（锉）三分，陈橘皮（汤浸，去白瓤，焙）一两，桔梗（去芦头）三分，五味子半两，甘草（炙微赤，锉）一分，紫菀（洗去苗土）半两，杏仁（汤浸，去皮尖双仁，麸炒令微黄）五十枚。

【用法】上为散。每服三钱，以水一中盏，加生姜半分，煎至六分，去滓温服，不拘时候。

【主治】肺气喘急，时嗽，坐卧不得，喉中鸣，心胸满闷。

【备注】方中茯苓，《普济方》用一两。

方三

【方源】（宋）王怀隐《太平圣惠方》卷六。

【组成】马兜铃一两，桑根白皮（锉）一两，汉防己半两，甘草（炙微赤，锉）半两，半夏（汤浸七遍，去滑）三分，甜葶苈（隔纸炒令紫色）半两，百合三分，天门冬（去心）三分，赤茯苓三分。

【用法】上为散。每服三钱，以水一中盏，加生姜半分，煎至六分，去滓温服，不拘时候。

【主治】肺气咳嗽，喘急妨闷，面目浮肿。

方四

【方源】（宋）王怀隐《太平圣惠方》卷十四。

【组成】马兜铃半两，桑根白皮（锉）一两，甘草（炙微赤，锉）一分，白前半两，桔梗（去芦头）一两，款冬花半两。

【用法】上为散。每服二钱，以水二中盏，加灯心半束，煎至六分，去滓温服，不拘时候。

【主治】伤寒后肺痿劳嗽，上气喘促。

方五

【方源】（宋）王怀隐《太平圣惠方》卷三十五。

【组成】马兜铃一两，黄芪（锉）一两，甘草（生用，锉）半两，玄参一两，杏仁（汤浸，去皮尖双仁，麸炒微黄）半两，络石一两。

【用法】上为粗散。每服二钱，以水一中盏，煎至六分，去滓温服，不拘时候。

【主治】咽喉疼痛，喘息急闷。

方六

【方源】（宋）王怀隐《太平圣惠方》卷四十二。

【组成】马兜铃一两，人参（去芦头）一两，贝母（煨微黄）一两，甘草一两，杏仁（汤浸，去皮尖双仁，麸炒微黄）一两，甜葶苈（隔纸炒令紫色）一两，麻黄（去根节）一两，五味子一两，威灵仙一两，桑根白皮（锉）一两，款冬花一两，陈橘皮（汤浸，去白瓤，焙）一两，皂荚（去黑皮，涂酥炙令焦黄，去子）一两。

【用法】上为散。每服五钱，用淡浆水一大盏，煎至五分，去滓温服，不拘时候。

【主治】上气，喘急不止。

方七

【方源】（宋）王怀隐《太平圣惠方》卷四十六。

【组成】马兜铃一两，人参（去芦头）一两，贝母（煨微黄）一两，甘草（炙微赤，锉）一两，杏仁（汤浸，去皮尖双仁，麸炒微黄）一两，甜葶苈（隔纸炒令紫色）一两，麻黄（去根节）一两，知母一两，皂荚（去黑皮，涂酥，炙微黄焦，去子）一两，五灵脂一两，威灵仙一两，桑根白皮（锉）一两，款冬花一两，陈橘皮（汤浸，去白瓤，焙）一两，黄明胶（捣碎，炒令黄燥）二两。

【用法】上为粗散。每服五钱，以淡浆水一中盏，煎至六分，去滓温服，不拘时候。

【主治】咳嗽喘急，面目四肢浮肿。

方八

【方源】（宋）王怀隐《太平圣惠方》卷四十六。

【组成】马兜铃一两，桑根白皮（锉）一两，川升麻半两，灯心三束，甘草（炙微赤，锉）三分，大腹皮（锉）一两，赤茯苓一两，枳壳（麸炒微黄，去瓤）一两。

【用法】上为散。每服五钱，以水一大盏，加生姜半分，煎至五分，去滓温服，不拘时候。

【主治】咳嗽喘急，胸膈烦闷。

方九

【方源】（宋）赵佶《圣济总录》卷六十六。

【组成】马兜铃、黄芩（去黑心）、知母（切，焙）、白茯苓（去黑皮）、紫菀（去苗土）、麻黄（去根节）、甘草（炙，锉)、杏仁(去皮尖双仁,炒黄)、贝母(去心)、大黄(锉,炒)各半两。

【用法】上为散。每服二钱匕,煎桑根白皮、枣汤调下。

【主治】肺热上气喘逆,咳嗽咯血。

方十

【方源】(宋)赵佶《圣济总录》卷六十七。

【组成】马兜铃根一两,木香、楝实(微炮)各三分。

【用法】上为散。每服二钱匕,食后、临卧浓煎乌梅、蜜汤调下。

【主治】上气喘急。

方十一

【方源】(宋)王怀隐《太平圣惠方》卷七十四。

【组成】马兜铃半两,紫苏叶一两,桔梗(去芦头)半两,人参(去芦头)半两,桑根白皮(锉)二两,甘草(炙微赤,锉)半两,大腹皮(锉)一两,贝母(煨微黄)半两,陈橘皮(汤浸,去白瓤,焙)一两,五味子二分。

【用法】上为散。每服四钱,以水一中盏,加生姜半分,煎至六分,去滓温服,不拘时候。

【主治】妊娠胎气壅滞,咳嗽喘急。

方十二

【方源】(明)万全《万氏家传广嗣纪要》卷十二。

【组成】马兜铃、枳壳(炒)、桔梗、甘草(大)、腹皮、陈皮、苏叶各一钱,五味子七粒。

【用法】加生姜三片,水煎服。

【主治】妊娠七八月以后,受肺与大肠之气,胎气壅盛,咳嗽喘急。

方十三

【方源】(明)朱橚《普济方》卷一六三。

【组成】马兜铃(炒)、甘草(炒)、百部、杏仁(去皮尖,炒熟)各一两。

【用法】上为末。每服三钱,水一盏,煎至七分,去滓,食后温服。

【主治】喘嗽,咳脓涎。

方十四

【方源】(清)叶其蓁《女科指掌》卷三。

【组成】马兜铃、苏子、枳壳、桔梗、甘草、桑白皮、陈皮、砂仁。

【主治】妊娠喘息。

方十五

【方源】(朝鲜)金礼蒙《医方类聚》卷十引《简要济众方》。

【组成】马兜铃一两,麻黄(去节)一两,五味子一两,甘草(炙令黄色)一两。

【用法】上为散。每服二钱,水一中盏,加沙糖少许,同煎至六分,食后、临卧温服。

【主治】①《医方类聚》引《简要济众方》:肺脏虚实不调或痰滞咳嗽,颊红虚烦。②《外科大成》:鼻渊。

马兜铃汤

方一

【方源】(宋)赵佶《圣济总录》卷二十四。

【组成】马兜铃、杏仁(去皮尖双仁,炒黄)、柴胡(去苗)、贝母(炒,去心)、桔梗(锉,炒)、紫菀(去苗土)、麻黄(去根节,汤煮,掠去沫,焙)、麦门冬(去心,焙)、大腹皮各一分,大黄三铢,羌活半两。

【用法】上为粗末。每服四钱匕,水一盏半,加生姜三片,同煮一二沸,去滓温服。

【主治】伤寒热病发咳,坐卧喘急不安,其脉右手寸关洪大浮数。

方二

【方源】(宋)赵佶《圣济总录》卷二

十四。

【组成】马兜铃一分，木通（锉）一两，陈橘皮（汤浸去白，焙）半两，紫苏茎叶三分。

【用法】上为粗末。每服五钱匕，水一盏半，加灯心十五茎，大枣三个（擘破），同煎至七分，去滓，食后温服，一日三次。

【主治】伤寒后，肺气喘促。

方三

【方源】（宋）赵佶《圣济总录》卷四十八。

【组成】马兜铃七个，桑根白皮（锉）三两，升麻一两，甘草（炙，锉）二两。

【用法】上药锉，如麻豆大，每服五钱匕，水二盏，煎至一盏，去滓温服。

【主治】肺热实卒嗽，气促急妨闷，喘息不安。

方四

【方源】（宋）赵佶《圣济总录》卷六十五。

【组成】马兜铃、桑根白皮各一两，甘草（炙）、葶苈（炒）各半两，半夏（汤洗，去滑，生姜汁制，焙干）三分。

【用法】每服五钱七，水一盏，加生姜五片，煎取七分，去滓，食后温服。

【主治】肺热嗽，气急喘闷。

方五

【方源】（明）朱橚《普济方》卷一六三。

【组成】桔梗三两，甘草（炒）一两，马兜铃（炒）二两。

【用法】上为末。每服五钱，水二盏，加糯米一合，同煎至七分，去滓温服。

【主治】喘嗽。咽燥烦渴，咳脓血腥臭。

马兜铃丸

【方源】（宋）杨倓《杨氏家藏方》卷八。

【组成】马兜铃二两，半夏（汤浸，去滑）二两，杏仁（研）一两半，巴豆（去油）二十粒。

【用法】上为细末，用不蚛皂角五挺（炮过，去皮），用水一大碗，揉皂角汁，滤去滓，于锅内慢火熬成膏子，入上件药末和为丸，如梧桐子大，用雄黄为衣。每服五七丸，临卧乌梅汤送下。

【功用】消壅化痰，定喘。

【主治】①《杨氏家戴方》：咳嗽。②《卫生宝鉴》：多年喘嗽不止。

马兜铃饮

方一

【方源】（宋）王兖《博济方》卷三，名见《圣济总录》卷六十五。

【组成】马兜铃半两，桂（去粗皮）一分，甜葶苈（微炒）半两。

【用法】上为粗末。每服一钱，水一盏，煎至八分，时时呷，令药香常在咽嗽中。

【主治】咳嗽。

方二

【方源】（宋）赵佶《圣济总录》卷四十九。

【组成】马兜铃七枚，桑根白皮（锉）三两，甘草（炙）二两，升麻一两，灯心一小束。

【用法】上㕮咀，如麻豆大。每服五钱匕，水一盏半，煎至八分，去滓温服，一日三次。

【主治】肺热咳嗽，气急喘促。

马蔺根散

方一

【方源】（宋）王怀隐《太平圣惠方》卷三十五。

【组成】马蔺根二两，川升麻一两，射干一两半，犀角屑二两，玄参二两半，木通（锉）一两，蓬麦一两，甘草（生，锉）半两。

【用法】上为粗散。每服三钱，以水一中盏，煎至六分，去滓温服，不拘时候。

【主治】咽喉卒肿痛，热毒在胸膈。

方二

【方源】（宋）王怀隐《太平圣惠方》卷十八。

【组成】马蔺根一两，川升麻一两，川大黄（生用）三分，射干二分，犀角屑半两，木通（锉）半两，玄参一两，棘针半两，甘草（炙微赤，锉）半两。

【用法】上为散。每服五钱，以水一大盏，煎至五分，去滓温服，不拘时候。

【主治】热病，咽喉闭塞，连舌肿疼。

马蔺根汤

【方源】（宋）赵佶《圣济总录》卷三十。

【组成】马蔺根、升麻各一两，瞿麦、射干各三分，犀角屑、木通（锉）各半两，玄参一两。

【用法】上为粗末。每服三钱匕，水一盏，煎至七分，去滓，食后温服，一日二次。

【主治】伤寒喉咽闭塞，连舌肿疼，小便赤涩。

马蔺汤

【方源】（宋）赵佶《圣济总录》卷一八〇。

【组成】马蔺子（炒）、升麻各一分。

【用法】上为粗末。每服一钱匕，水半盏，煎至三分，去滓，下白蜜少许，搅匀，分温二服。如无马蔺子，即用根少许，入水捣，纹取汁，细呷。

【主治】小儿喉痹。

马脾风散

【方源】（明）李梴《医学入门》卷六。

【组成】辰砂二钱半，轻粉五分，甘遂一钱半。

【用法】上为末。每一字，温浆少许，上滴香油一点，抄药在油花上沉下，却去浆水灌之。

【主治】因肺寒甚，痰嗽齁船。

马衔汤

【方源】（宋）魏岘《魏氏家藏方》卷九。

【组成】马衔铁一具。

【用法】水三盏，煎至一盏，温服。

【主治】马喉闭。喉闭深肿连颊，吐气。

马牙硝散

方一

【方源】（宋）王怀隐《太平圣惠方》卷八十九。

【组成】马牙硝、马勃、牛黄（细研）、川大黄（锉，微炒）、甘草（炙微赤，锉）各一分。

【用法】上为细散。每服半钱，以新汲水调下，不拘时候。

【主治】小儿喉痹疼痛，水浆不入。

方二

【方源】（宋）王怀隐《太平圣惠方》卷三十五。

【组成】马牙硝、硝石、硼砂各半两。

【用法】上药以瓷瓶子纳盛，用盐泥固济，候干，以慢火煅成汁，良久，取出候冷，于地坑子内，先以甘草水洒，后用纸三重裹药，以土盖之三宿，出火毒后取出，细研为散。每服半钱，用蓖子抄纳咽中，咽津，更以竹管吹入喉中。

【主治】喉痹气欲绝。

方三

【方源】（宋）赵佶《圣济总录》卷一一七。

【组成】马牙硝（研末）一两。

【用法】上为末。每服一钱匕，含咽津，一日三五次。

【主治】口疮，喉痈，及伤寒热病后，咽痛闭塞不通，毒气上冲。

方四

【方源】（朝鲜）金礼蒙《医方类聚》卷七十四引《神巧万全方》。

【组成】马牙硝、硝石、硼砂、山豆根各半两，甘草（炙）一分（上二味别为末）。（一法入真龙脑一分）

【用法】上药前三味，以瓷盒内盛，用盐泥固济，候干，以慢火断成汁，良久，取出候冷，于地坑内，先以甘草水洒，后用纸三重裹药，以土盖之三宿，出火毒后取出，细研为散，却入后二味末和匀。每服半钱，以蓖子抄纳咽中咽津；甚者，以竹管吹入喉中。

【主治】喉痹气欲绝。

mai

麦冬二陈汤

【方源】（明）徐春甫《古今医统大全》卷八十二引《集验方》。

【组成】麦门冬、陈皮、半夏、白茯苓、白术、当归身各一钱，黄芩（姜炒）八分，甘草（炙）四分。

【用法】上水一盏半，加生姜一片，煎七分，空腹服。

【主治】妇人肺火咳嗽，呕吐痰饮。

麦冬平肺饮

【方源】（明）陈实功《外科正宗》卷二。

【组成】人参、麦门冬、赤芍、槟榔、赤茯苓、陈皮、桔梗各一钱，甘草五分。

【用法】水二钟，煎八分，空腹服。

【主治】①《外科正宗》：肺痈初起，咳嗽气急，胸中隐痛，呕吐脓痰者。②《杂病源流犀烛》：麻疹后毒归于肺，肺焦叶举，咳嗽，气喘息高，连声不止，甚至咳血，或呛出饮食。

麦冬清肺汤

【方源】（清）谢玉琼《麻科活人全书》卷三。

【组成】麦冬、知母、贝母、黄芩、杏仁、天花粉、枳壳、陈皮、丹皮、楂肉、桔梗。

【用法】水煎服。

【主治】麻疹热毒乘肺，咳嗽吐血。

麦冬清肺饮

【方源】（清）张琰《种痘新书》卷十二。

【组成】牛子（炒）、石膏、马兜铃各等分。

【用法】糯米为引，水煎服。

【主治】麻疹咳嗽出血，或呛哽食。

麦冬熟地汤

【方源】（清）陈士铎《辨证录》卷三。

【组成】熟地二两，麦冬一两。

【用法】水煎服。

【主治】劳伤虚损肾水而嗽血者。

麦冬汤

【方源】（清）景日昣《嵩崖尊生全书》卷十二

【组成】薄荷一两半，麦冬二钱，甘草一钱半，生地六钱，黄连一钱，黄芪、蒲黄、阿胶、人参、木通、柴胡各二钱。

【主治】上焦热，咳衄，口甘口苦，神不定，消渴，淋浊。

麦冬饮子

【方源】（清）李用粹《证治汇补》卷二。

【组成】麦冬、黄芪、当归、生地、人参、五味子、阿胶。

【用法】水煎服。

【主治】肺虚内热血证。

【方论选录】《医略六书》：肺虚热迫，迫动血络，而血不归经，故咳血衄血不止焉。生地滋阴凉血以止血，麦冬润肺清心以降热，黄芪补气摄血，人参扶元固经，阿胶滋阴益血，当归养血归经，合五味敛热安肺而咳血衄血无不止矣。

麦冬竹叶汤

【方源】（宋）赵佶《圣济总录》卷九十二。

【组成】麦门冬（去心）三两，小麦一合，麻黄（去根节）一两半，甘草（锉）一两，石膏（碎）三分。

【用法】上为粗末。每用五钱匕，水一盏半，加生姜一枣大拍碎，大枣二枚（去核），竹叶五片，生地黄半分（锉碎），同煎至一盏，去滓，分二次温服，空腹、夜卧各一。

【主治】气极伤热，气喘唾血，气短不欲食，口燥咽干。

麦诃饮

【方源】（清）张中和《资蒙医径》卷上。

【组成】瓜蒌根一钱，麦门冬（去心）三钱，诃子（煨，去核）二钱，玄参（去芦）一钱，黄芩（酒炒）二钱，玄明粉二钱，桔梗二钱，甘草（蜜炙）五分，前胡八分，北五味子三分。

【用法】上㕮咀，水二盏，煎一盏，渣水一盏，煎八分，入姜汁些些，热服。

【主治】咳嗽，热极生风，咽痛失音，痰稠气急，昼夜不宁，头眩烦渴，不得倒枕，气促难伸。

麦花散

【方源】（宋）朱佐《类编朱氏集验医方》卷五。

【组成】大麦面、芫花（醋浸一宿，煮干，炒）各等分。

【用法】上为末。每服一钱，食后柳枝煎汤调下。

【主治】肺气胀实，喘急胸满。

麦煎散

方一

【方源】（宋）陈师文《太平惠民和剂局方》卷十。

【组成】知母、地骨皮（拣净）、赤芍药、甘草（炙）、石膏、葶苈子、白茯苓（去皮）、杏仁（去皮尖，麸炒）、人参、滑石各半两，麻黄（不去根节）一两半。

【用法】上为细末。每服一钱，麦子煎汤调下。如初生孩儿感冒风冷，鼻塞身热，喷嚏多啼，每服一字许，并用麦子煎汤下。

【主治】小儿外感风寒，内有蕴热，壮热呕吐，咳嗽气喘，面赤自汗；营卫不调，夜有盗汗，形体消瘦，四肢烦疼者。①《太平惠民和剂局方》：小儿夹惊伤寒，吐逆壮热，表里不解，气粗喘急，面赤自汗，或狂言惊叫，或不语无汗；及瘾疹遍身赤痒，往来潮热，时行麻豆疹子余毒未尽，浑身浮肿，痰涎咳嗽；或变急慢惊风，手足搐搦，眼目上视，及伤风涎喘头疼。②《医方大成》：荣卫不调，夜多盗汗，四肢烦疼，肌肉消瘦。③《医方考》：湿热内淫，肺病喘急。

方二

【方源】（宋）孙用和《传家秘宝脉证口诀并方》卷下。

【组成】鳖甲（九肋者，童便浸，炙黄，去裙襕称一两半，取末）一两，人参一两半，白茯苓、玄参、干葛各一两，干姜（炮）、川乌头（生）各半两，秦艽（去芦头）、柴胡（去芦头）各一两。

【用法】上为细末。每服一大钱，用小麦汤七分，煎至五分，和滓温服，一日二五次。

【功用】止嗽定喘，止汗，进饮食。

【主治】虚劳身热，骨节疼痛，烦痹。

方三

【方源】（明）朱橚《普济方》卷三六八。

【组成】麻黄（去节）、贝母（炒）、知母、大黄（蒸）、羌活、甜葶苈、地骨皮（炒）、石膏（煅）、甘草（炙）、滑石各一分。

【用法】上为末。每服一钱，水半盏，加小麦十粒，薄荷一叶，煎至三分服之。

【主治】小儿伤寒咳嗽，大便不通。

方四

【方源】（明）朱橚《普济方》卷三六八。

【组成】人参（去芦）、白茯苓、苦桔梗（去芦）、杏仁（不去皮）各五钱，白术、柴胡（去芦）、桑白皮（蜜炙）、麻黄（去节）一钱，知母、贝母（去心）、葶苈（炒）、甘草各三钱。

【用法】上为末，或㕮咀。发散，生姜、葱白汤下；嗽不止，炼蜜为糕，夜睡嚼服之。

【功用】利肺经，化痰涎，止喘嗽。

【主治】小儿四时伤寒，头痛发热，气喘痰嗽。

方五

【方源】（明）朱橚《普济方》卷三六八。

【组成】知母、贝母、麻黄（去节）、人参、石膏、甜葶苈、茯苓、地骨皮、杏仁、滑石、柴胡、甘草、桔梗、大黄（蒸）、干葛各等分。

【用法】上㕮咀。每服加葱白、薄荷、小麦子二十粒，煎服。

【主治】小儿伤寒咳嗽，气急鼻塞。

麦门冬煎

方一

【方源】（宋）王怀隐《太平圣惠方》卷八十三。

【组成】麦门冬（去心）一两，杏仁（汤浸，去皮尖双仁）三两，生姜汁半两，酥二合，蜜二合。

【用法】先以水一大盏，煎麦门冬及杏仁至四分，入砂盆内，研绞取汁，都入银器中，次纳生姜汁等，以慢火熬成膏，收入瓷器中。每服半茶匙，以清粥饮调下，日三服，夜一服。

【主治】小儿咳嗽壮热，胸膈壅滞。

方二

【方源】（宋）王怀隐《太平圣惠方》卷四十六。

【组成】生麦门冬汁四合，生地黄汁一升，酥三合，生姜汁二合，白砂糖三合，白蜜五合，贝母（煨微黄）一两，五味子一两，赤茯苓二两，射干一两半，杏仁（汤浸，去皮尖双仁，麸炒微黄，别捣如膏）二两。

【用法】上药先捣罗贝母等四味为末，入麦门冬汁、杏仁膏等子银锅内，都搅令匀，以慢火煎成膏，收于不津器中。每服一茶匙，含化咽津，不拘时候。

【主治】暴热咳嗽，心胸烦闷，口舌干燥，上焦壅滞。

麦门冬清肺汤

【方源】（清）叶霖《痧疹辑要》卷二。

【组成】天门冬、麦门冬（各去心）、知母、贝母、杏仁（去皮尖，炒，研）、款冬花、甘草、桔梗、马兜铃、地骨皮各等分。

【用法】上锉片。水一盏，煎七分，去滓温服。

【主治】疹后咳嗽不止。

麦门冬散

方一

【方源】（宋）王怀隐《太平圣惠方》卷六。

【组成】麦门冬（去心）一两，柴胡（去苗）二两，杏仁（汤浸，去皮尖双仁，麸炒微黄）一两，石膏三两，麻黄（去根节）一两，赤茯苓三分，紫菀（洗，去苗土）三分，吴蓝三分，甘草（炙微赤，锉）半两。

【用法】上为粗散。每服三钱，以水一

中盏，加生姜半分，竹叶二七片，煎至六分，去滓温月良，不拘时候。

【主治】肺脏壅热，喘促心烦，食少。

方二

【方源】（宋）王怀隐《太平圣惠方》卷十一。

【组成】麦门冬（去心）一两，甘草（炙微赤，锉）半两，半夏（汤洗七遍去滑）三分，紫菀（洗去苗土）三分，桑根白皮（锉）一两，木通（锉）半两，五味子半两，桔梗（去芦头）三分，陈橘皮（汤浸，去白瓤，焙）半两。

【用法】上为散。每服五钱，用水一大盏，加生姜半分，淡竹茹一分，煎至五分，去滓温服，不拘时候。

【主治】伤寒，心肺气壅，涕唾稠黏，胸胁胀满，上气喘促。

方三

【方源】（宋）王怀隐《太平圣惠方》卷十四。

【组成】麦门冬（去心）一两，桔梗（去芦头）三分，紫菀（洗，去苗土）三分，五味子三分，麻黄（去根节）三分，续断三分，贝母（煨微黄）三分，桑根白皮（锉）三分，甘草（炙微赤，锉）半两。

【用法】上为散。每服四钱，以水一中盏，加生地黄一分，竹茹一鸡子大，煎至六分，去滓温服，不拘时候。

【主治】伤寒后肺痿劳嗽，气喘唾血。

方四

【方源】（宋）王怀隐《太平圣惠方》卷十五。

【组成】麦门冬（去心）一两，人参（去芦头）三分，葛根（锉）一分，桔梗（去芦头）二分，前胡（去芦头）三分，半夏（汤浸七遍去滑）三分，贝母（煨微黄）一两，甘草（炙微赤，锉）三分。

【用法】上为散。每服五钱，以水一大盏，加生姜半分，煎至五分，去滓温服，不拘时候。

【主治】时气心胸痰呕，虚烦咳嗽，时时气促。

方五

【方源】（宋）王怀隐《太平圣惠方》卷十八。

【组成】麦门冬（去心，焙）一两半，葛根（锉）三分，柴胡（去苗）一两，贝母（煨微黄）三分，川升麻半两，百合半两，栀子仁一分，甘草（炙微赤，锉）一分。

【用法】上为粗散。每服四钱，用水一中盏，加豉半合，葱白二茎，煎至六分，去滓温服，不拘时候。

【主治】热病壮热，头痛，咳嗽。

方六

【方源】（宋）王怀隐《太平圣惠方》卷三十一。

【组成】麦门冬（去心，焙）二两，甘草（炙微赤，锉）半两，黄芪（锉）三分，赤茯苓二两，射干三分，川升麻三分。

【用法】上为散。每服四钱，以水一中盏，加生姜半分，煎至六分，去滓温服，不拘时候。

【主治】骨蒸肺痿，咽中干燥。

方七

【方源】（宋）王怀隐《太平圣惠方》卷四十二。

【组成】麦门冬（去心）一两半，半夏（汤洗七遍去滑）三分，人参（去芦头）一两半，甘草（炙微赤，锉）三分，前胡（去芦头）一两，五味子一两。

【用法】上为散。每服三钱，以水一中盏，加生姜三分，大枣三枚，煎至六分，去滓温服，不拘时候。

【主治】肺热短气，呼吸不利。

方八

【方源】（宋）王怀隐《太平圣惠方》卷七十四。

【组成】麦门冬（去心）一两半，赤茯苓一两，知母一两，黄芪（锉）一两，白茅根（锉）一两，人参（去芦头）一两，甘草（炙微赤，锉）半两，百合一两。

【用法】上为散。每服四钱，以水一中盏，加葱白五寸，煎至六分，去滓温服，不拘时候。

【主治】妊娠烦渴，咳嗽口苦。

方九

【方源】（宋）王怀隐《太平圣惠方》卷八十三。

【组成】麦门冬（去心，焙）、栀子仁、犀角屑、知母、甘草（炙微赤，锉）、黄芩各半两。

【用法】上为粗散。每服一钱，以水一盏，加竹叶七片，煎至五分，去滓温服，不拘时候。

【主治】小儿心肺热壅，闷烦，渴不止。

方十

【方源】（宋）王怀隐《太平圣惠方》卷八十三，名见《普济方》卷三八七。

【组成】麦门冬（去心，焙）、杏仁（汤浸，去皮尖双仁，麸炒微黄）、甘草（炙微赤，锉）、贝母（煨微黄）、款冬花各一分，紫菀半两（洗，去苗土）。

【用法】上为散，每服半钱，以乳汁调下，一日三四次。

【主治】小儿咳嗽，声不出。

方十一

【方源】（宋）王怀隐《太平圣惠方》卷八十四。

【组成】麦门冬（去心，焙）一两，杏仁（汤浸，去皮尖双仁，麸炒微黄）半两，赤芍药半两，川升麻一分，贝母（煨微黄）三分，甘草（炙微赤，锉）半两。

【用法】上为粗散。每服一钱，以水一小盏，煎至五分，去滓，加淡竹沥半合，更煎一二沸，温服。

【主治】小儿时气，咳嗽壮热。

方十二

【方源】（宋）王兖《博济方》卷二。

【组成】麦门冬（去心）半两，桔梗、半夏各一分，贝母、升麻各半两，蔓荆子一分，甘草半两，前胡、防风、款冬花、桑白皮各半两，杏仁一分，白术一分，五味子一分（用新者），赤芍药半两，菊花一分。

【用法】上药各洗择令净，焙，杵罗为末。每服二钱，水七分盏，加生姜一片，同煎至三分，去滓温服，食后、夜卧各进一服。

【主治】三焦不利，心肺多壅，痰涎并积，口舌干燥，咽嗌肿疼，肌体黄瘁，气血不调。

方十三

【方源】（宋）杨士瀛《仁斋直指方论》卷二十一。

【组成】生地黄、生麦门冬各三钱，生姜一钱，白药、蒲黄各二钱，白蜜一合。

【用法】上为细末。以井水二大碗，煎七分，分二次服。

【主治】鼻衄。

方十四

【方源】（宋）杨倓《杨氏家藏方》卷二

【组成】麦门冬（去心）、桔梗（去芦头）、赤芍药、甘草（炙）、前胡（去芦头）、防风（去芦头）、旋覆花、白蒺藜（炒去刺）、升麻各半两，白术、半夏（汤洗七次，生姜汁制）、杏仁（去皮尖，麸炒）、五味子、菊花、栝楼根、蔓荆子、地骨皮各一分。

【用法】上㕮咀。每服二钱，水一盏，加生姜五片，煎至七分，去滓，食后温服。

【主治】肺壅气不升降，中脘有痰，口燥舌干，眼涩多眵，面赤生痤，神思不爽。

方十五

【方源】（明）徐春甫《古今医统大全》

卷四十二。

【组成】麦门冬（去心）、生地黄各一钱，白芍药、蒲黄各二钱。

【用法】水二盏，加生姜五片，煎八分，食。

【主治】鼻衄。

麦门冬汤

方一

【方源】（汉）张仲景《金匮要略》卷上。

【组成】麦门冬七升，半夏一升，人参二两，甘草二两，粳米三合，大枣十二枚。

【用法】以水一斗二升，煮取六升，温服一升。日三夜一服。

【功用】滋养肺胃，降逆和中。①《金匮要略》：止逆下气。②《医方集解》：降火利咽。③《古方选注》生津救燥。④《血证论》：润利肺胃。⑤《成方便读》：养胃除烦，平逆气。

【主治】肺阴不足，咳逆上气，咯痰不爽，或咳吐涎沫，口干咽燥，手足心热，舌红少苔，脉虚数；胃阴不足，气逆呕吐，口渴咽干。①《金匮要略》：火逆上气，咽喉不利。②《三因极一病证方论》：呕逆，喘急。③《圣济总录》：肺胃气壅，风热客搏，咽喉烦闷。④《医门法律》：胃中津液干枯，虚火上炎之证。⑤《血证论》：燥痰咳嗽，膈食，及冲气上逆，夹痰血而干肺者。⑥《霍乱论》：霍乱后，余热未清，神倦不饥，无苔而渴，或火升气逆，干咳无痰。⑦《金匮要略本义》：肺虚而有热之痿。

方二

【方源】（唐）王焘《外台秘要》卷三十八，名见《圣济总录》卷一八四。

【组成】生麦门冬（去心）、葳蕤、石膏（碎）各三两，生地黄汁七合，葱白一握（和须）、干葛四两，豉心三合。

【用法】上切。以水七升，煮取三升，分三服。

【主治】乳石发，热冲头面，兼口干嗽。

方三

【方源】（宋）陈言《三因极一病证方论》卷五。

【组成】麦门冬（去心）、香白芷、半夏（汤洗去滑）、竹叶、甘草（炙）、钟乳粉、桑白皮、紫菀（取茸）、人参各等分。

【用法】上锉散。每服四钱，水一盏半，加生姜四片，大枣一枚，煎七分，去滓，食前服。

【主治】肺经受热，上气咳喘，咯血痰壅，嗌干耳聋，泄泻，胸胁满痛，连肩背两臂膊疼，息高。

方四

【方源】（宋）刘昉《幼幼新书》卷十五引《医方妙选》。

【组成】麦门冬（去心）、款冬花、人参（去芦头）、紫菀（洗，焙干）各一两，桂心半两，甘草（炙）一分。

【用法】上为细末。入杏仁二十粒，麸炒，去皮尖，细研拌匀，每服一钱，水一钟，加生姜三片，煎至五分，去滓，令时时温服之。

【主治】伤寒未除，咳嗽喘急。

方五

【方源】（宋）佚名《小儿卫生总微论方》卷十四。

【组成】麦门冬（去心）一两，紫菀（去芦）三分，甘草二钱半，桂枝半两。

【用法】上为末，每服二钱，水一盏，煎至七分，以绵蘸滴儿口中，昼夜四五遍。仍节乳哺。

【主治】初生儿十日至五十日，卒得謦咳，吐乳呕逆，暴嗽昼夜不息。

方六

【方源】（宋）赵佶《圣济总录》卷二

十四。

【组成】麦门冬（去心，焙）、桑根白皮（炙，锉）、生干地黄各一两，半夏（汤洗七遍，焙干）、紫菀（去苗土）、桔梗（炒）、淡竹茹、麻黄（去根节）各三分，五味子、甘草（炙）各半两。

【用法】上为粗末。每服五钱匕，水一盏半，加生姜一分（拍碎），大枣三枚（劈破），同煎至七分，去滓，食后温服。

【主治】①《圣济总录》：伤寒后伤肺。咳唾有血，胸胁胀满。上气羸瘦。②《玉机微义》：诸病后火热乘肺，咳嗽有血，胸胁胀满，上气羸瘦，五心烦热，渴而烦闷。

方七

【方源】（宋）赵佶《圣济总录》卷三十。

【组成】麦门冬（去心，焙）、大黄（锉，焙）、防己、玄参、葛根、木通、青竹茹、滑石（碎）各半两，甘草（炙，锉）一分，木香一分半。

【用法】上为粗末。每服五钱匕，水一盏半，加生姜半分（拍碎），葱白五寸（切），同煎至八分，去滓，食后温服。

【主治】伤寒咽喉壅塞，小便不通，气胀，口舌干燥。

方八

【方源】（宋）赵佶《圣济总录》卷三十六。

【组成】麦门冬（去心）一两半，升麻、知母（锉，焙）、甘草（炙，锉）、鳖甲（醋炙，去裙襕）、柴胡（去苗）、前胡（去芦头）、桃仁（去皮尖双仁，炒研）、枳壳（去瓤，麸炒）各一两，栀子（去皮）、芦根（锉）、乌梅肉（炒）各半两，人参三分。

【用法】上为粗末。每服三钱匕，水一盏半，加桃、柳枝各五寸（锉），生姜三片，煎至八分，去滓，入石膏末半钱匕，更煎沸，未发前一二服。

【功用】兼补心气。

【主治】肺疟。

方九

【方源】（宋）赵佶《圣济总录》卷四十九。

【组成】麦门冬（去心，焙）二两，赤茯苓（去黑皮）一两半，人参、桑根白皮（锉，炒）各一两，陈橘皮（汤浸去白）半两。

【用法】上为粗末。每服三钱匕，水一盏，加生姜一枣大（拍碎），煎至六分，去滓温服，一日三次，不拘时候。

【主治】肺热气满。

方十

【方源】（宋）赵佶《圣济总录》卷五十。

【组成】麦门冬（去心，焙）二两，桔梗（去芦头）五两，甘草（炙，锉）三分。

【用法】上为粗末。每服三钱匕，水一盏，加青蒿心叶十片，同煎至七分，去滓温服。稍轻者，粥饮调下亦得，不拘时候。

【主治】肺痈涕唾涎沫，吐脓如粥。

方十一

【方源】（宋）赵佶《圣济总录》卷一五六。

【组成】麦门冬（去心，焙）、半夏（生姜自然汁浸一宿，切炒）、贝母（炮）各半两，青橘皮（去白，焙）、干姜（炮）、甘草（炙）各一分。

【用法】上为粗末。每服三钱匕，加生姜三片，水一盏，慢火煎至七分，去滓，空心、食前通口服。

【功用】止烦渴，定咳嗽。

【主治】妊娠痰逆，不思饮食。

方十二

【方源】（明）吴旻《扶寿精方》。

【组成】黄芩、黄连。

【用法】上药用水二盏，熬熟。外用生麦门冬三两，去心捣烂，取自然汁半盏；将柏叶、茅根各一大把，捣汁拌前药，共服一碗。又将麦门冬、柏叶、茅根滓，与前药滓共用水三碗煎，倾出滓，将瓦罐装此药，时时温服。

【主治】咳嗽。

方十三

【方源】（明）薛己《内科摘要》卷下。

【组成】麦门冬（去心）、防风、白茯苓各二钱，人参一钱。

【用法】水煎服。

【主治】火热乘肺，咳唾有血。

方十四

【方源】（明）虞抟《医学正传》卷二。

【组成】麦门冬（去心）、桑白皮（蜜炒）、生地黄各七分，紫菀茸、桔梗、淡竹叶各五分，五味子、甘草各三分，贝母六分，天门冬七分。

【用法】上细切，作一服。加生姜三片，水一盏半，煎至一盏，温服。

【主治】①《医学正传》：诸病后，火热乘肺，咳唾有血，胸胁胀满，上气喘急，羸瘦，五心烦热，渴而烦闷。②《罗氏会约医镜》：上焦热甚而声喑者。

【备注】方中贝母、天门冬用量原缺，据《景岳全书》补。

方十五

【方源】（明）张介宾《景岳全书》卷六十三引万氏方。

【组成】麦门冬、葛根（去皮）各一钱，升麻（去须）四分，赤芍药（酒炒）、茯苓各六分，炙甘草四分，石膏（煅）一钱半。

【用法】水煎服。

【主治】①《景岳全书》：表邪内热，咳嗽甚者。②《麻科活人全书》：麻疹咳嗽。

麦门冬丸

方一

【方源】（唐）王焘《外台秘要》卷十引《经心录》。

【组成】干姜六分，麦门冬（去心）十分，昆布（洗）、海藻（洗）各六分，细辛、海蛤、蜀椒（熬）、桂心各四分。

【用法】上为末，炼蜜为丸，如梧桐子大。每服十丸，以饮送下。渐加至二十丸，一日三次。或为散，每服方寸匕，一日三次。

【主治】风虚得冷，辄胸中上气，喉中常如吹管声，咳嗽唾清沫。

方二

【方源】（宋）王怀隐《太平圣惠方》卷四十二。

【组成】麦门冬（去心，焙）一两半，昆布（洗去咸味）三分，干姜（炮裂，锉）半两，细辛半两，川椒（去目及闭口者，微炒去汗）半两，海蛤（细研）一两，桂心半两。

【用法】上为末。炼蜜为丸，如梧桐子大。每服三十丸，食前以温生姜汤送下。

【主治】上气咳逆，心胸烦闷，小便不利。

【备注】本方原名麦门冬散，与剂型不符，据《普济方》改。

方三

【方源】（宋）赵佶《圣济总录》卷一八六。

【组成】麦门冬（去心，焙）二两半，天门冬（去心，焙）一两三分，茯神（去木）、杜仲（去粗皮，炙，锉）、柏子仁、石菖蒲（切，焙）、枸杞子、生干地黄（焙）、百部根（去皮）各一两，白茯苓（去黑皮）、山芋、人参、肉苁蓉（酒浸，切，焙）、贝母（去心，炒）各一两半，防风（去叉）、五味子、丹参各一两一分，远志（去心）半两。

【用法】上为细末，炼蜜为丸，如梧桐子大。每服二十丸，空心米饮送下，食后常含化一丸。

【功用】补心育神，强力益志，兼止肺嗽，及肾脏风冷。

方四

【方源】（明）朱橚《普济方》卷六十二。

【组成】麦门冬一两，黄连半两。

【用法】上为末，炼蜜为丸，如梧桐子大。每服三十丸，食前门冬汤送下。

【主治】虚热上攻，脾肺有热，咽喉生疮。

麦门冬五膈下气丸

【方源】（唐）王焘《外台秘要》卷十六引《删繁方》。

【组成】麦门冬十分（去心），椒四分（汗），远志皮、附子（炮）、细辛各六分，甘草十分（炙），干姜、桂心、人参、百部、白术、黄芪各五分，杏仁四十枚（熬，去皮尖双仁者）。

【用法】上为末，以白蜜为丸，如弹子大，将一丸纳牙齿间含，稍稍咽其汁。

【主治】肺劳热，损肺生虫，形如蚕，在肺为病，令人咳逆气喘，或为忧膈、气膈、恚膈、寒膈、热膈，皆劳气所生。

麦门冬饮

方一

【方源】（唐）孙思邈《备急千金要方》卷二十一。

【组成】麦门冬二十五个，米二十五粒。

【用法】以水一升，和煮米熟，去滓，食后送下丸药四丸，一日三次。以喉中干，口粘浪语为候。数日小便大利，佳。

【主治】肺热水肿，或疮疡误灸，火毒入里，浮肿而喘者。①《备急千金要方》：水气肿鼓胀，小便不利。②《医方考》：肺热失其降下之令，不能通调水道，下输膀胱，渍于高源，淫于皮肤，胶体皆肿，少腹不急，初病便有喘满。③《医宗金鉴》：痈疽阴疮，法当艾灸，或灸太过者，或阳疮不应灸而误灸者，以致火毒人里，令患者头项浮肿，神昏痰涌，吁吁作喘。

【备注】用法中之丸药，用葶苈子一升，羚羊肺一具。先洗羊肺，汤微渫之，薄切，晒干作末，以三年大酢渍葶苈子一晬时，出，熬令变色，熟捣如泥，和肺末，炼蜜为丸，如梧桐子大。《医方考》《医方集解》、《医宗金鉴》等用本方治上证，均不用此丸。

方二

【方源】（唐）王焘《外台秘要》卷六引《延年秘录》。

【组成】麦门冬二两（去心），人参一两，橘皮一两，生姜三两，羚羊角一两（屑）。

【用法】上切。以水五升，煮取一升五合，去滓，分三次温服。

【主治】①《外台秘要》引《延年秘录》：风邪热气冲心，心闷短气，吐不下食。②《太平圣惠方》：脚气，痰壅呕逆，心胸满闷，不下饮食。

方三

【方源】（宋）赵佶《圣济总录》卷四十九。

【组成】麦门冬（去心）二两，栝楼根、知母（焙）、甘草（炙）、五味子、生干地黄（焙）、人参、葛根、茯神（去木）各一两。

【用法】上㕮咀，如麻豆大。每服五钱匕，水二盏，加竹叶数片，煎至一盏，去滓温服，日二夜一。

【主治】①《圣济总录》：膈消。胸中烦满，津液躁少，短气多消。②《医略六书》：上消属虚热，脉虚浮数者。

方四

【方源】（宋）赵佶《圣济总录》卷一五六。

【组成】麦门冬（去心，焙）一两，紫菀（去土）、杏仁（去皮尖双仁，炒）、桑根白皮（锉）各半两，桔梗（炒）三分，甘草（炙）一分。

【用法】上为粗末。每服三钱匕，加竹茹如鸡子大，水一盏半，煎减半，加蜜少许，打转去滓，温服，一日三次。

【主治】妊娠咳嗽不止。

方五

【方源】（明）万表《万氏家抄济世良方》卷二，名见《古今医统大全》卷四十四。

【组成】川芎、当归、芍药、生地、麦门冬、知母、黄柏、五味子、桑皮。

【用法】水二钟，煎服。

【主治】阴虚咳嗽，午后嗽者。

【备注】①《古今医统大全》本方用量：川芎、当归、芍药、生地、麦冬、知母、黄柏各一钱，五味子十三粒，桑皮八分。②《医门法律》加生姜一片、大枣一枚煎服。

麦门冬饮子

【方源】（金）刘完素《素问病机气宜保命集》卷下。

【组成】麦门冬、生地黄各等分。

【用法】上锉。每眼一两，煎服。

【主治】衄血不止。

麦门冬汁

【方源】（宋）赵佶《圣济总录》卷六十九。

【组成】生麦门冬汁、生地黄汁、生藕汁、冷熟水各一盏，白药一两为末。

【用法】上药和匀。每服二盏，略煎沸温服，不拘时候。

【主治】呕血，吐血及鼻衄血。

麦汤散

方一

【方源】（宋）刘昉《幼幼新书》卷十四引《保生信效方》。

【组成】麻黄（去节）、滑石、甘草、杏仁、大黄、北葶苈、地骨皮各等分。

【用法】上为细末。每服一钱，减至一字，小麦、薄荷汤下。

【主治】小儿变蒸伏热，伤寒咳嗽喷嚏，体热面赤。

方二

【方源】（宋）刘昉《幼幼新书》卷十四引《刘氏家传》

【组成】麻黄（去根节，姜汁浸一宿）、知母、石膏（煅）、葶苈（隔纸炒）、地骨皮、杏仁、滑石各等分。

【用法】上为末。每服半钱，小麦汤调下。

【主治】小儿伤风伤寒，壮热，咳嗽痰盛。

方三

【方源】（宋）刘昉《幼幼新书》卷十五引《卫生家宝方》。

【组成】地骨皮（炒）、甘草（炙）、滑石各半分，麻黄（去节）、人参、知母、羌活、大黄（湿纸裹，煨令熟）、甜葶苈（隔纸炒）各一分。

【用法】上为末。婴儿每服一字或半钱，三五岁一钱，水半盏，加小麦七粒或二七粒煎数沸服。

【功用】《陈氏小儿痘疹方论》：发表散邪，疏通内热。

【主治】①《幼幼新书》引《卫生家宝方》：小儿伤寒，咳嗽温壮，水痘。②《陈氏小儿痘疹方论》：小儿水痘，遍身作痛，壮热烦躁，作渴饮冷，大便秘结，小便涩滞，喘嗽。

方四

【方源】（元）危亦林《世医得效方》卷十一。

【组成】滑石、石膏、知母、贝母、麻黄、杏仁（炒，别研）、甘草、甜葶苈（隔纸炒）、人参、北地骨皮（去骨）各等分。

【用法】上为末。每服一钱，小麦二十

粒煎汤下；涎盛气促，桑白皮汤下。

【主治】小儿夹惊夹食伤寒，气急嗽声。

麦味地黄丸

【方源】（清）高秉钧《疡科心得集》。

【组成】麦冬、生地、茯苓、五味子、郁金、白芍、乌药、丹皮、泽泻、萸肉、山药、归身。

【用法】上为末，炼蜜为丸，每服五钱。

【主治】肾阴不足，火烁肺金，喘咳劳热，或有鼻衄，鼻渊。

man

鳗鲡煎丸

【方源】（清）程林《圣济总录纂要》卷十三。

【组成】大鳗（三条，醋洗断截，酒煮取肉，再入酒散成煎）、桔梗、柴胡、青蒿子、人参、附子、炙甘草、知母、秦艽、鳖甲。

【主治】肺劳，咳嗽日久。

鳗鲡鱼煎丸

【方源】（宋）赵佶《圣济总录》卷八十六。

【组成】大白鳗鲡鱼（用醋汤洗净，段截后以无灰酒于银锅内慢火煮熟，滤出取肉，细研，再入酒二升，慢火煎成煎）三条，青蒿子、桔梗（锉，炒）、秦艽（去苗土）、柴胡（去苗）、知母（焙）、甘草（炙，锉）、鳖甲（九肋者，去裙襕，醋浸三日后，炙令黄熟）、人参、附子（炮裂，去皮脐）各一两。

【用法】除鳗鲡鱼为煎外，余为末，以鱼膏拌和匀，更捣百十杵，为丸如梧桐子大。或干，更入炼蜜少许。每服二十丸，空心、午后、临卧用炒栝楼根酒送下。

【主治】肺劳，咳嗽日久。

鳗鱼丸

【方源】（清）谢元庆《良方集腋》卷上。

【组成】干地黄（炒）四两，女贞子（蒸，晒）一两五钱，龟腹版（刮白，盐水炙）二两，旱莲草（晒）一两五钱，天门冬（去心，焙）一两，麦门冬（焙，去心）一两五钱，左牡蛎（另研极细）二两，川贝母（去心）一两五钱，云茯神（切片，晒）二两，淡贡菜（漂净，切片炒）二两，人中白（漂淡，生用）一两，鳗鱼粉八两。

【用法】上为细末，用放胖旗参四两，川石斛三两，煎浓汁为丸。制鳗鱼粉法：用鳗鱼三斤，切，勿经水。锅内入百部一斤，同水煎蒸，甑上用薄荷叶、牡丹皮二味铺满，将夏布一方盖在药面，然后将鳗鱼置在布上，蒸一炷香，起甑捣烂，入怀山药粉拌匀做饼，烘干，磨末听用，配药合丸。

【主治】三阴不足，阳明有余，阴虚火旺，吐血咯血，传尸骨蒸，杀蛲虫，疗痨瘵等症。

蔓荆实散

【方源】（宋）赵佶《圣济总录》卷四十九。

【组成】蔓荆实（去白皮）、大黄（锉）、威灵仙（去土）、天麻各一两。

【用法】上为散。每服二钱匕，蜜酒调下。

【主治】肺热壅盛，痰嗽喘急。

mao

茅葛汤

【方源】（清）景日眕《嵩崖尊生全书》卷八。

【组成】茅花三钱，干葛三钱。

【主治】鼻血，饮酒多者。

茅根散

【方源】（宋）王怀隐《太平圣惠方》

卷四十六，名见《普济方》卷一六二。

【组成】茅根二两，生地黄二两，生姜一分。

【用法】上锉细和匀。每服半两，以水一中盏，煎至五分，去滓温服，不拘时候。

【主治】咳嗽伤肺，唾血。

茅根汤

方一

【方源】（明）万全《万氏家传片玉心书》卷五。

【组成】陈皮（去白）、半夏（炒）、茯苓、甘草、天冬（去心）、杏仁泥、片芩、栀子、贝母、知母、石膏、瓜蒌霜、生地、桔梗。

【用法】水煎，取茅根自然汁和服。

【主治】咳久连声不已，口鼻出血者。

方二

【方源】（清）梁廉夫《不知医必要》卷二。

【组成】白茅根一两，侧柏（炒成炭）二钱。

【主治】水煎服。

方三

【方源】（清）谢玉琼《麻科活人全书》卷三。

【组成】茅根、当归、生地黄、山栀仁、枯黄芩。

【用法】水煎，加百草霜入药中服。

【主治】衄血。

茅花汤

方一

【方源】（清）景日昣《嵩崖尊生全书》卷六。

【组成】茅花一钱，辛夷五分，当归、生地各三钱，白芍二钱，木通六分，荆穗（酒炒黑存性）一钱。

【用法】服后仰卧。立止。

【主治】鼻出血不止。

方二

【方源】（清）张琰《种痘新书》卷十一。

【组成】茅花、归尾、丹皮、生地、甘草、玄参百草霜。

【用法】水煎服。

【主治】衄血。

【备注】原书卷十二有竹茹，无玄参。

mei

梅豆汤

【方源】（明）李梴《医学入门》卷七。

【组成】乌梅一个，黑豆百粒，薏苡仁二合。

【用法】水煎，入阿胶、生蒲黄各一钱，再煎服。

【主治】肠痈冷热证，及肺痈咳唾脓血不止。

梅膏丸

【方源】（宋）杨倓《杨氏家藏方》卷八。

【组成】乌梅四两，巴豆（去壳，用水三碗同乌梅一处煮水尽，留巴豆七粒，同乌梅肉研为膏）十四粒，白矾（生用）一两，半夏（汤洗七次，焙干）二两，葶苈子（炒）、款冬花、皂角（炙令黄，去黑皮）、马兜铃、人参（去芦头）各一分。

【用法】上为细末，入膏子内为丸，如绿豆大。每服五七丸，食后用生姜汤送下；如喘促痰咳，煎桑白皮、萝卜汤送下。

【功用】化痰止咳嗽，定喘消停饮。

梅花蟾酥丸

【方源】（清）窦氏原本，朱翔宇嗣辑《喉症全科紫珍集》卷下。

【组成】蟾酥五分，梅片三分，辰砂二钱，明矾二钱，细辛二钱，青鱼胆三钱，白芷一钱，牙皂一钱，僵蚕二钱。

【用法】上为细末，入人乳为丸。如绿

豆大，金箔为衣。每服一丸，含化。待关开气顺自愈。

【主治】咽喉七十二症。

梅花点舌丹

【方源】（清）窦氏原本，朱翔宇嗣辑《喉症全科紫珍集》卷下。

【组成】朱砂一钱，明雄一钱，梅片五分，牛黄一分，琥珀五分，苦葶苈五分，龙胆草二钱，乳香一钱，没药一钱，硼砂五分，沉香三分，血竭二分，蟾酥三分，苦参五分。

【用法】上为细末，人乳为丸，金箔为衣。每服一丸，与患者压舌底。

【主治】咽喉口舌诸症。

梅花散

【方源】（清）窦氏原本，朱翔宇嗣辑《喉症全科紫珍集·补遗》。

【组成】梅花片、大黄、川连、半夏各等分。

【用法】将黄、夏、连三味为细末，用鸡子清调敷足底心，男左女右，另将梅片整块安置敷药中间。喉患有痰即吐，无痰亦自愈矣。但梅片切不可同研，亦不可研细，慎之。

【主治】喉症火气甚。

梅花饮

【方源】（明）薛铠《保婴撮要》卷六。

【组成】硼砂、马牙硝、片脑、人参各一两，甘草五钱，芒硝、辰砂、麝香各一分。

【用法】上药各为末，瓷器收贮。每服半匙，麦门冬汤调下；气急喘嗽，桑白皮汤下；常服、薄荷汤下。

【主治】五脏积热，喉中有痰，面色赤白，鼻流清涕，气逆喘急，目赤咳嗽，或因惊夜啼。

梅青丸

【方源】（元）许国桢《御药院方》卷五。

【组成】青黛二钱半，半夏（汤洗七遍）四两，硝石三两，桔梗、天南星（生）、蛤粉各一两，白矾（生）半两。

【用法】上为末，水浸蒸饼为丸，如豌豆大。每服五六十丸，食后温生姜汤送下。

【功用】平肺气，止咳嗽，利咽膈，化痰涎。

梅砂丸

【方源】（清）李文炳《仙拈集》卷二。

【组成】霜梅肉一个，硼砂少许。

【用法】将砂纳梅，含口中。酸水下，毒自解。或为丸如龙眼大，口中噙化更妙。

【主治】咽喉肿痛。

梅柿饮

【方源】（清）景日昣《嵩崖尊生全书》卷六。

【组成】乌梅肉五分，柿霜二钱，天冬、麦冬各二钱，玄参二钱，硼砂二钱。

【用法】炼蜜为丸。噙化。

【主治】久嗽喉痛。

梅苏丸

【方源】（明）龚廷贤《鲁府禁方》卷一。

【组成】乌梅（不拘多少，温水洗净，取肉）半斤，白砂糖半斤。

【用法】上为细末，入南薄荷头末半斤，再捣成膏为丸，如弹子大。每用一丸，口中噙化。行路备之，戒渴极妙。

【功用】润肺生津。

【主治】上焦热。

梅酥饼

【方源】（明）龚廷贤《寿世保元》卷十。

【组成】南薄荷叶三两，紫苏叶五钱，白粉葛一两，白砂糖八两，乌梅肉（另末）一两半。

【用法】上为细末，入片脑一分半，研细放入，同研匀，加炼蜜为丸，略带硬些，如樱桃大。每用一丸，噙化。

【功用】清上焦，润咽膈，生津液，化痰降火，止咳嗽。

梅药

【方源】（明）芮经，纪梦德《杏苑生春》卷六。

【组成】黄药、大黄、风化硝各等分。

【用法】用陈霜白梅（去核）杵烂如膏，入药为丸，如芡实大。时时噙咽即愈。

【主治】喉痛不妨咽物，咽物则微痛。

men

门冬清肺汤

方一

【方源】（明）王肯堂《证治准绳·幼科》卷六。

【组成】天门冬（去心）、麦门冬（去心）、知母、贝母、桔梗、款冬花、甘草、牛蒡子、杏仁（去皮尖，研）、马兜铃、桑白皮、地骨皮各等分。

【用法】上锉细。水一盏，煎七分，去滓，食后温服。

【主治】疹后热毒乘肺，咳嗽气喘，连声不住，甚至饮食汤水俱呛出者。

方二

【方源】（清）陈复正《幼幼集成》卷六。

【组成】天门冬、麦门冬、净知母、鲜桑叶、怀生地、枯黄芩、地骨皮、信前胡、北沙参、炙甘草。

【用法】灯心为引。水煎服。

【主治】麻后咳嗽不已，身热而烦。

门冬清肺饮

方一

【方源】（金）李杲《内外伤辨惑论》卷中。

【组成】紫菀茸一钱五分，黄芪、白芍药、甘草各一钱，人参（去芦）、麦门冬各五分，当归身三分，五味子三个。

【用法】上㕮咀，分作二服。每服水二盏，煎至一盏，去滓，食后温服。

【主治】①《内外伤辨惑论》：脾胃虚弱，气促气弱，精神短少，衄血吐血。②《证治汇补》：劳伤气虚，火旺咳嗽。

【方论选录】①《杏苑生春》：方中人参、黄芪补中益气为君，紫菀、麦冬、五味泄火清肺金为臣，白芍、归身救阴血为使。②《张氏医通》：此生脉、保元合用，以滋金化源。其紫菀佐黄芪而兼调营卫，深得清肺之旨。其余芍药酸收，当归辛散，且走血而不走气，颇所非宜，不若竟用生脉、保元清肺最妥。先哲有保元、生脉合用，气力从足膝涌出，以黄芪实胃，五味敛津，皆下焦之专药耳。

方二

【方源】（明）万表《万氏家抄济世良方》卷下。

【组成】知母、贝母、天门冬、麦门冬、桔梗、甘草、牛蒡子、石膏、杏仁、马兜铃、糯米。

【用法】水煎服。

【主治】疹后嗽甚，气喘连声不住。

方三

【方源】（明）万全《万氏家传广嗣纪要》。

【组成】天冬、麦冬各一钱，桑白皮（蜜炙）、杏仁（去皮尖）、黄芩、五味子、阿胶、桔梗各五分，甘草五分，苏叶五分，乌梅肉半个。

【用法】水煎服。

【主治】久嗽不止，痰中带血。

门冬饮子

方一

【方源】（元）王好古《医垒元戎》引

易老方。

【组成】人参、枸杞、白茯苓、甘草各三钱，五味子、麦门冬（去心）各半两。

【用法】上为粗末，加生姜，水煎服。

【主治】①《医垒元戎》：老弱虚人大渴。②《风劳臌膈四大证治》：肺虚，皮肤干燥，日渐黑瘦。

方二

【方源】（明）秦昌遇《症因脉治》卷二。

【组成】天门冬、麦门冬、桑白皮、枳壳、桔梗、荆芥、甘草。

【主治】伤燥咳嗽喘急，口渴唇焦，烦热引饮，吐痰不出，或带血缕，二便带赤。

方三

【方源】（清）秦之桢《伤寒大白》卷二。

【组成】麦门冬、地骨皮、知母、石膏、生地、丹皮、白芍药。

【主治】鼻血。

门冬知母汤

【方源】（明）秦昌遇《症因脉治》卷二。

【组成】门冬、知母。

【用法】水煎服。

【主治】燥火伤肺胃，喘逆呕吐，吐则气急，呕少难出，口唇干燥，烦渴引饮。

门冬粥

【方源】（清）尤乘《寿世青编》卷下。

【组成】麦门冬。

【用法】用麦门冬浸汁，和米煮粥。

【主治】咳嗽及翻胃。

meng

礞石丸

【方源】（明）孙一奎《赤水玄珠》第七卷。

【组成】礞石、南星、茯苓各五钱，半夏七钱半，风化硝二钱。

【用法】神曲糊为丸。

【主治】痰嗽。

mi

秘传百解散

【方源】（明）程玠《松崖医径》卷下。

【组成】人参七钱，甘草（炙）三钱五分，白术、白茯苓各六钱，黄芪（炒）、陈皮（去白）、糯米（炒）各五钱，升麻（炒）二钱，川芎、白芷各三钱，天麻二钱五分，僵蚕（炒）一钱五分，南星（姜制）五分。

【用法】上为细末。每服三分，伤风用生姜汤或葱汤，欲出麻疹用生姜汤，热甚用薄荷汤调服。

【主治】小儿感冒风寒，身热咳嗽，欲出瘾疹，并痘后欲出麻疹。

秘传洞关散

【方源】（明）程玠《松崖医径》卷下。

【组成】珍珠五分，牛黄、片脑麝香各三分，朱砂一钱。

【用法】上为细末。用少许，吹入喉中。

【主治】喉痈。

秘传夺命丹

【方源】（清）窦氏原本，朱翔宇嗣辑《喉症全科紫珍集》卷上。

【组成】枯矾、直僵蚕（炒，去丝），硼砂、皂角末各等分。

【用法】上为细末。每用少许，吹入喉中，有痰吐出。

【主治】急喉风，痰涎壅塞。

秘传梨汁饮

【方源】（明）程玠《松崖医径》卷下。

【组成】好消梨。

【用法】杵汁，频频饮之；若患者能自

嚼咽下亦可，多食妙。

【功用】大解热毒。

【主治】喉痹及喉中热痛，口舌生疮，痈疽，发背。

秘传三仙丹

【方源】（清）何镇《何氏济生论》卷二。

【组成】柏枝、槐角子、生矾。

【用法】面糊为丸，如梧桐子大。每服一百丸，临卧以冷茶送下。

【主治】咳嗽。

秘方防风散

【方源】（明）朱橚《普济方》卷六十四。

【组成】防风（去芦）一两，白药三两（黑牵牛半两同炒，香熟为度，去牵牛一半）。

【用法】上为细末。每服一钱匕，食后以茶酒任下。

【主治】风热上壅，咽喉不利。

秘方黄丸子

【方源】（明）朱橚《普济方》卷一六三引《易简方》。

【组成】雄黄（研）、雌黄各二钱，杏仁（去皮）七枚，绿豆四十九粒、信砒少许。

【用法】上为末，面糊为丸，如绿豆大。每服二丸，临卧时以生薄荷清茶送下。

【功用】消痰定喘。

【主治】喘。

秘方平肺汤

方一

【方源】（元）李仲南《永类钤方》卷十三

【组成】紫苏、陈皮各一两，制半夏、桔梗（炒）、杏仁（炒）、乌梅肉、紫菀、桑白皮（蜜炙）、知母、五味子、罂粟壳（去蒂，蜜炒）各七钱半，甘草（炙）半两，薄荷七钱半。

【用法】㕮咀，三钱服，水一盏，姜三片煎，食后温服。

【主治】肺气上壅，喘嗽痰实，寒热往来，咽干口燥。

方二

【方源】（元）孙允贤《类编南北经验医方大成》卷二引《易简方》。

【组成】陈皮一两，半夏（洗七次）、桔梗（炒）、薄荷各七钱半，紫苏、乌梅（去核）、紫菀、知母、桑白皮（蜜炒）、杏仁（炒）、五味子、罂粟壳（蜜炒）各七钱半，甘草（炙）半两。

【用法】上㕮咀。每服三钱，水一盏，生姜三片，煎六分，食后温服。

【主治】肺气上壅，喘嗽痰实，寒热往来，咽干口燥。

秘方噙化丸

【方源】（清）何镇《何氏济生论》卷二。

【组成】熟地、阿胶（蛤粉炒成珠）、五味子、贝母（去心）、杏仁（炒），款冬花（去梗）、炙草、人参各等分。

【用法】炼蜜为丸，如芡实大。噙化。

【主治】久嗽不止。

秘授甘露饮

【方源】（清）郑宏纲《重楼玉钥》卷上。

【组成】童便。

【用法】取童便半酒坛，要坛口大者，先用铁丝作四股络子，悬饭碗一个于坛内，约离童便三寸许，再用铅打成帽笠式，倒置坛口上，四围用盐泥封固，外加皮纸数层糊密，勿令泄气，再用砖搭成炉式，将坛放上，用桑柴文武火炼烧一炷香，去火候温，再将铅笠轻轻取起，勿令泥灰落下，则坛中所悬碗内自有清香童便露一碗。取出另倾茶碗内，与病者服下，每日早、晚共服二钟。取童便，须择无病无疮疖者五六人，每早烹好松萝茶一大壶，令各童饮下，俟便出时，去头去尾不用，取中间者，以坛盛之。

【功用】《喉证指南》：降阴火。

【主治】真阴亏竭，火炎灼肺，虚损失血，内热发为咽疮，喉癣。

秘痰丸

【方源】《经验方》卷二。

【组成】人参、木香、白术（煨），茯苓、青皮、陈皮（去白）各一两，槐角子、半夏各七钱半，天麻一两，猪牙皂角（去皮弦，酥炙）五钱。

【用法】上为末，生姜自然汁糊为丸，如梧桐子大。每服五七十丸，食后、临卧以温酒送下；姜汤亦可。

【主治】风痰喘嗽。

秘药方

【方源】（清）马文植《青囊秘传》。

【组成】黄连、黄芩、黄柏、栀子、黄芪、薄荷、防风、荆芥、连翘、细辛、白芷、玄参、川芎、羌活、独活、山柰、槟榔、厚朴、苦参、甘草、木通、半夏、川乌、草乌、苍术、麻黄、赤芍、升麻、大黄、僵蚕、川牛膝、桔梗、射干、干葛、皂刺、车前、桑皮、五加皮、牛蒡子、麦冬、杏仁、地骨皮、山豆根、生地、归尾、花粉、生南星、银花、参三七、川槿皮各一两，鲜车前草、骨牌草、金星草、五爪龙草、土牛膝草、紫背天葵草、地丁草各四两。

【用法】用新缸一只，清水浸之，日晒夜露四十九日，如遇风雨阴晦之日，用盖盖之，晒露须补足日期。取起滤去滓，铜锅煎之，槐柳枝搅之，煎稠如糊，再加下药：明雄黄五钱，青礞石（童便煅七次）、乳香（去油）、没药（炙）、熊胆（焙）、龙骨（煅）、玄明粉、血竭、石燕（醋煅七次）、海螵蛸（纸包，焙）、炉甘石（童便煅七次）、青黛各五分，枯矾、儿茶各一钱，轻粉、黄丹（水飞）各三分，硼砂七分，桑枝炭三钱。上为细末，入前膏内和匀，做成小饼，如指头大，晒露七日夜，放地上，以瓦盆盖之，一日翻一次，七日取起，置透风处阴干，收藏瓦罐内，三个月方可用之。用时为极细末，每饼二分，加后七味：冰片、珍珠、珊瑚（水飞）各四分，麝香二分，牛黄二分，轻粉一厘，月石二分，为细末，和匀，密收小瓶，封口勿令泄气。每以铜吹筒取药少许，吹患上。预为修合，陈者愈佳。

【主治】咽喉诸症。

秘制白龙丹

【方源】（清）马文植《青囊秘传》。

【组成】真川贝母一斤。

【用法】蜜水为丸服。

【主治】肺痈。

秘制保婴丸

【方源】（清）太医院《医方配本·小儿百病门》。

【组成】防风一两，黄芩一两，花粉一两，南楂一两，柴胡一两，桔梗一两，三川柳一两，芥穗一两，羌活一两，升麻一两，连翘一两，薄荷一两，牛蒡一两，赤芍一两，元参五钱，甘草三钱。

【用法】蜜为丸，重一钱，朱砂为衣。每服一丸，白滚水化服，三五岁者服二丸。伤寒无汗发热，姜葱汤下。惊风潮搐发热，薄荷汤下。火盛，茶清下。伤寒发热，山楂汤下。瘢疹发热初起，三川柳汤送下。

【主治】小儿四时瘟疫，外感风寒，憎寒壮热，头疼身热，鼻塞清涕，惊风搐搦，咳嗽痰涎，一切风热郁结，寒火相急等证。痘疹发热，芫荽汤下。凡小儿发热，或惊或痰，疾病初起，未分伤风伤寒、伤食伤热，或痘或疹，一切难明之际，宜服此药。

密传麻黄汤

【方源】（清）翁藻《医钞类编》卷六引《通治方》。

【组成】麻黄（不去根节，无汗去之）、细辛、升麻、桑白皮、桔梗、甘草各等分。

【主治】外感六淫喘嗽。

密陀僧丸

【方源】（宋）王怀隐《太平圣惠方》卷四十六。

【组成】密陀僧二两（用绵裹以萝卜煮之一炊时），银箔五十片，黄丹一两（炒令黄紫），绿豆粉半两，腻粉半两，胡粉半两（炒令黄），金箔五十片，葛粉半两。

【用法】上为末，煮枣肉为丸，如梧桐子大。每临睡时，绵裹一丸，含化咽津。

【主治】积年肺气喘嗽。

蜜瓜膏

【方源】（宋）刘昉《幼幼新书》卷十六引丘松年方。

【组成】瓜蒌皮（蜜涂，慢火炙）。

【用法】上为末。每服一钱，蜜调成膏。时抹儿口。

【主治】小儿咳嗽。

蜜煎

【方源】（晋）葛洪《肘后救卒方》卷四，名见《备急千金要方》卷十八。

【组成】常山四两，甘草半两。

【用法】水七升，煮取三升，纳蜜半升，每服一升，不吐更服。

【主治】胸膈上痰饮。

蜜煎方

【方源】（宋）刘昉《幼幼新书》第十六卷引《婴孺》。

【组成】细辛、甘草、桂心、干姜、射干、款冬花、紫菀各一两。

【用法】上以蜜煎之，用蜜三升，微火煎及二升，服一合。

【主治】少小胸中有痰结熏肺，令儿呕咳。

蜜梨噙

【方源】（明）龚廷贤《万病回春》卷七。

【组成】甜梨一个。

【用法】刀切勿断，入蜜于内，面裹，灰火煨熟。去面吃梨。

【主治】咳嗽喘急。

蜜酥煎

【方源】（唐）王焘《外台秘要》卷十引《延年秘录》，名见《古今医统大全》卷四十四引《良方》。

【组成】杏仁（去皮尖，研如泥）三大升，白沙蜜一大升，牛酥二大升。

【用法】杏仁于瓷盆中捣碎，用水研取汁五升，净铜铛内勿令脂腻，先倾三升汁于铛内，刻木记其浅深，又倾二升汁，以缓火煎，减至于所记处，即入蜜、酥二味，还煎至所记处，药乃成，贮不津瓷器中。每服一匙，温酒调下，每日三次。不能饮酒，和粥服亦得。妇人服之更佳。

【功用】补虚损，去风冷，悦泽肌肤。

【主治】上气咳嗽，胸痛。

蜜油膏

【方源】（清）康宿卿《医学探骊集》卷四。

【组成】蜂蜜二两，香脂油（生）二两。

【用法】将生香脂油切碎，入蜜内，再入净水半茶钟，微火上炖之，俟其油熟。趁热用羹匙饮之。

【主治】咳嗽气来过猛，冲击咽喉之皮膜，失其润泽之常，不痛不肿，惟言语费力，不易作声者。

mian

绵灰散

方一

【方源】(宋)赵佶《圣济总录》卷六十八。

【组成】新绵(烧灰)一两,黄明胶(炙令燥)、黄柏(去粗皮,蜜炙,为末)各一两。

【用法】上为细散。每服一钱匕,食后临卧用地黄汁糯米饮相和调下。

【主治】吐血,咯血。

方二

【方源】(明)朱橚《普济方》卷一九〇。

【组成】绵灰三钱,麝香少许,青黛三钱,蛤粉三钱。

【用法】上为末。小蓟汤调服。如无小蓟,灯心汤调服。

【主治】劳伤肺经,咯血,吐血,诸方不愈。

绵胶散

【方源】(宋)赵佶《圣济总录》卷六十八。

【组成】新绵(烧灰,研)、黄明胶仁(炙燥,捣末)各等分。

【用法】上为散。每服一钱匕,临卧糯米饮调下。

【主治】肺损吐血。

绵球散

【方源】(明)龚信《古今医鉴》卷九引王伯泉方。

【组成】草乌(重一钱)一个,胡椒、荜茇、红豆、细辛、牙皂(生)各一钱。

【用法】上为末,用乌梅去核,捻作饼,包药末在内,仍以药末掺之,以绵裹,缚箸头上,先以鹅翎管,削针刺破,将绵球蘸淡醋缴喉中患处,去痰为度;如牙关不开,先用开关散搐鼻,嚏涕即开。

【主治】喉闭。

miao

妙安散

【方源】(明)朱橚《普济方》卷六十一。

【组成】巴豆两粒。

【用法】纸紧角,可通得入鼻,用刀子切断两头壳子,将针穿作孔子,纳鼻中,久即愈。一方,用绵裹纳鼻中,喉通即取出。一方用七粒,灯上烧存性,绵裹含一粒即止。如痹已死,有余气者,绵裹纳两鼻孔,约至眉间,专把余绵,良久大喘勿怪,吐则拔去之。

【主治】喉闭,缠喉风及走马咽痹。

【备注】《赤水玄珠》:风化硝三钱,黑丑半斤。

妙灵丹

【方源】(清)爱虚老人《古方汇精》卷一。

【组成】麝香、蟾酥、雄黄、母丁香、朱砂各五钱,真茅术(米泔浸透,剖去皮净,研末)一两。

【用法】上方宜子午月午日修制,各药取净细末,用真麦烧酒,将蟾酥泡透,搅黏,入群药和丸,如芥子大,阴干,朱砂为衣。治各种急痧,用七丸,轻用五丸,生姜汤送下;治胃疼,用四五丸;治男妇阴症,用二十一丸;治伤寒时气,用七丸;治肚疼,用七丸。以上俱生姜汤送下。喉痹,用五丸,未愈,再五丸;喉风,用五丸,未愈,再五丸。以上俱薄荷汤送下。小儿急慢惊风,一岁一丸,淡姜汤送下。

【主治】各种急痧,胃疼,男妇阴症,伤寒时气,肚疼,喉痹,喉风,小儿急慢惊风。

妙香丸

方一

【方源】（宋）陈师文《太平惠民和剂局方》卷六。

【组成】巴豆（去皮心膜，炒熟，研如面油）三百一十五粒，牛黄（研）、龙脑（研）、腻粉（研）、麝香（研）各三两，辰砂（飞，研）九两，金箔（研）九十箔。

【用法】上为末，炼黄蜡六两，入白沙蜜三分，同炼令匀，为丸，每两作三十丸。如治潮热、积热，伤寒结胸发黄，狂走躁热，口干面赤，大小便不通，煎大黄，炙甘草汤送下一丸；毒利下血，煎黄连汤调腻粉少许送下。如患酒毒、食毒、茶毒、气毒、风痰伏痞、吐逆等，并用腻粉、龙脑、米饮送下；中毒吐血、闷乱烦躁欲死者，用生人血送下，立愈。小儿百病，惊痫，急慢惊风，涎潮搐搦，用龙脑、腻粉、蜜汤送下绿豆大二丸；诸积食积热，颊赤烦躁，睡卧不宁，惊哭泻利，并用金银薄荷汤送下，更量岁数加减；如大人及妇人因病伤寒时疾，阴阳气交结，伏毒气胃中，喘躁眼赤，潮发不定，再经日数七八日已下至半月日未安，医不能明其证候，脉息交乱者，可服气一丸，或分作三丸亦可，并用龙脑、腻粉、米饮调半盏送下，此一服，取转下一切恶毒涎，并药丸泻下。如要却收，水洗净，以油单子裹，埋入地中，五日取出，可再与。大人、小儿依法服一丸，救三人即不堪使。如要药速行，即用针刺一眼子，冷水浸少时服气之，即效更速。

【功用】①《太平惠民和剂局方》：解五毒。②《证治准绳·幼科》：安神，通关，辟恶气。

【主治】时疾伤寒，阴阳气交结，伏毒气胃中，喘躁眼赤，潮发不定，潮热，积热，伤寒结胸发黄，狂走躁热，口干面赤，大小便不通，毒利下血。酒毒、食毒、茶毒、气毒，风痰伏痞，吐逆；中毒吐血，闷乱烦躁欲死者；小儿百病，惊痫，急慢惊风，涎潮抽搐，诸积食积热，颊赤烦躁，睡卧不宁，惊哭泻利等。

方二

【方源】（宋）孙用和《传家秘宝脉证口诀并方》卷下。

【组成】辰砂（水飞过）二两，巴豆（肥好者，去心皮膜，不出油，研如面油）一百五十粒，生龙脑一分，麝香一分，轻粉一分，大金箔三十五片，真牛黄半分，犀角一分。

【用法】上药各为极细末，再一处同研令匀后，用上好黄蜡一两，溶化去脚，只取清者，放瓷器中和上件药，以竹蓖子搅匀，再熔温化，令药匀，温软可丸。小儿每服一大丸，可分至十小丸，每服三丸至五丸，金银汤送下；或有惊风积滞，痰涎等，以生龙脑少许，轻粉一钱，研匀，用金银花汤送下五七丸；如伤寒时疾，阴阳气交结，伏毒气胃中，喘躁眼赤，潮发不定，再经日数七八日已下至半月日未安，医不能明其证候，脉息交乱者，可服一丸，如丸大难咽可分作三丸，用龙脑、腻粉、米饮调半盏送下。此一服，取转下一切恶毒涎，并药丸泻下，如要却收，水洗净，用朱砂末、龙脑、麝香内收之，可再与服。

【主治】风热潮热，搐搦，伤寒时疾，阴阳气交结，伏毒气胃中，喘躁眼赤，潮发不定，一切惊热烦赤，睡卧不宁，泄泻积食。

妙应汤

【方源】（宋）赵佶《圣济总录》卷二十七。

【组成】甘草（炙，锉）、人参、赤茯苓（去黑皮）各一两，大黄（煨，锉）、山栀子（去皮）、麻黄（去根节）各半两，陈橘皮（去白，炒）、木香各一分。

【用法】上为粗末。每服三钱匕，水一盏，入蜜一匙，生姜汁少许。煎至八分，去滓冷服，不拘时候。

【主治】阳毒伤寒，遍身壮热，大喘，上气躁闷。

mie

灭邪汤

【方源】（清）陈士铎《石室秘录》卷一。

【组成】柴胡一钱，茯苓二钱，当归一钱，黄芩一钱，麦冬二钱，射干一钱，桔梗二钱，甘草、半夏各一钱。

【用法】水煎服。

【主治】忽感风邪，寒入肺经，以致一时喘急，抬肩大喘，气逆痰吐不出，人不能卧。

【方论选录】此方妙在用柴胡、射干、桔梗以舒发肺金之气；用半夏以祛痰，用黄芩以去火。盖外感寒邪，则内必变为热症。今用黄芩以清解之，然徒用黄芩，虽曰清火，转足以抑遏其火气。妙在用桔梗、射干、柴胡一派辛散之品，转足以消灭火邪，此急治之一法也。

ming

明胶散

【方源】（宋）王怀隐《太平圣惠方》卷六，名见《普济方》卷一八九。

【组成】黄明胶一合（捣碎，炒令黄燥），桑叶一两，伏龙肝一两半。

【用法】上为细散。每服一钱，以糯米粥饮调下，不拘时候。

【主治】肺壅热极，肺胀喘，吐血不止。

mo

摩顶膏方

【方源】（宋）刘昉《幼幼新书》第三十三卷引《太平圣惠方》。

【组成】羊髓、野猪脂各三两，细辛、白芷、木通、当归（锉、微炒）各三分。

【用法】上件药锉碎。先下脂髓于铛中，入诸药，以慢火煎，候白芷色焦黄药成。以绵滤去滓，于瓷盒内盛令凝。每用以少许涂顶门上摩之，兼以少许入鼻内，立效。

【主治】小儿鼻塞、脑闷、吃奶不得。

【备注】《婴孺》只用猪脂。

没药散

【方源】（宋）王怀隐《太平圣惠方》卷三十七。

【组成】没药、干蝎（微炒）、天南星（炮裂）、雄黄（细研）、当归（锉，微炒）、朱砂（细研）、牛黄（细研）、胡黄连、麝香（细研）、丁香、甘草（炙微赤，锉）、桂心各一分，白芷半两，乌蛇（酒浸，去皮骨，炙令微黄）一两，白附子（炮裂，去皮脐）半两。

【用法】上为细散。每服一钱，食后以温酒调下。

【主治】风冷搏于肺脏，上攻于鼻，则令鼻痛。

mu

母鸡汤

【方源】（清）林珮琴《类证治裁》卷八。

【组成】黄雌鸡一只，当归、熟地、黄芪、白术、桂心各三钱。

【用法】先以水七钟煮鸡汁至三钟，每用汁一钟煮药。每服四钱，一日三次。

【主治】妇人产后褥劳，寒热咳嗽，肌羸色悴。

母姜酒

【方源】（唐）孙思邈《备急千金要方》卷六。

【组成】母姜汁二升，酥、牛髓、油各一升，桂心、秦椒各一两，防风二两半，川芎、独活各一两六株。

【用法】上药桂心以下为末，纳姜汁中煎，取相淹濡，下髓酥油等令调，微火，三上三下煎之。平旦温清酒一升，下膏二合，即细细吞之，日三夜一。

【主治】①《备急千金要方》：咽门者，肝胆之候，若脏热，咽门则闭而气塞；若腑寒，咽门则破而声嘶。②《太平圣惠方》：咽喉肿痛，声嘶不出。

牡丹皮散

【方源】（明）秦昌遇《症因脉治》卷二。

【组成】冬瓜子、当归、赤芍药、丹皮、酒煮大黄、桃仁。

【主治】产后内伤而喘，血分有热，热壅不不行者。

牡丹皮汤

【方源】（明）龚廷贤《万病回春》卷六。

【组成】牡丹皮一钱半，当归一钱半，川芎八分，白芍、生地黄、陈皮、白术、香附各一钱，柴胡、黄芩各一钱，甘草四分。

【用法】上锉一剂，水煎服。

【主治】室女经闭，咳嗽发热。

牡荆子丸

【方源】（宋）王怀隐《太平圣惠方》卷六，名见《普济方》卷二十八。

【组成】牡荆子二两，防风三两（去芦头），皂荚十挺（去皮，徐酥，炙黄焦，去子），桑螵蛸二两（微炒）。

【用法】上为末，炼蜜为丸，如梧桐子大. 每服二十丸，以荆芥汤送下，不拘时候。

【主治】肺脏风毒，皮肤生疮疥。

牡蛎散

方一

【方源】（宋）王怀隐《太平圣惠方》卷十四。

【组成】牡蛎（烧为粉）一两半，紫菀（洗去苗土）一两，旋覆花半两，甘草（炙微赤，锉）半两，桔梗（去芦头）一两，葳蕤一两，沙参（去芦头）三分，黄芪（锉）一两，柴胡（去苗）一两。

【用法】上为散。每服四钱，以水一中盏，加生姜半分，煎至六分，去滓，入生地黄汁半合，更煎一两沸，放温服，不拘时候。

【主治】伤寒后肺痿劳嗽，唾多稠涎，羸瘦喘促，仍多盗汗。

方二

【方源】（宋）王怀隐《太平圣惠方》卷五十三，名见《普济方》卷一七六。

【组成】白羊肺（切片）一具，牡蛎（烧为粉）二两，胡燕窠中草（烧灰）一两。

【用法】上为细散。每服二钱，食后以新汲水调下。

【功用】润肺。

【主治】消渴。

【备注】方中白羊肺，《普济方》作“白羊肝”。

方三

【方源】（宋）王贶《全生指迷方》卷四。

【组成】左顾牡蛎（文片色白正者）二两。

【用法】先杵为粗末，以干锅子盛，火烧通赤，放冷。研为细末。每服一钱，浓煎卿鱼汤（卿鱼重四两者一个，去鳞肚，浓煎，煎时不许动）调下，不拘时候。

【主治】肺气盛，不得卧而喘，脉满大。

方四

【方源】（明）芮经，纪梦德《杏苑生

春》卷三。

【组成】牡蛎粉六钱，白术一两，防风二两。

【用法】上为细末。每服二钱，用薄荷、荆芥煎酒调下，茶调亦得。

【主治】酒过中风，卫虚畏寒，头面多汗，口干善渴，不能劳事，喘息者。

牡仲汤

【方源】（宋）赵佶《圣济总录》卷八十六

【组成】杜仲（去粗皮，涂酥炙）一两一分，萆薢、桂（去粗皮）各一分，白术一两一分，甘草（炙）三分，附子（炮裂，去皮脐）三分。

【用法】上锉，如麻豆大。每服五钱匕，用水一盏半，大枣（擘破）三枚，生姜（拍碎）一分，煎至一盏，去滓温服，一日二次。

【功用】《普济方》：温中下气。

【主治】肺劳虚寒，腰背苦痛，难以俯仰，短气，唾如脓胶。

木防己加茯苓芒硝汤

【方源】（汉）张仲景《金匮要略》卷中。

【组成】木防己、桂枝各二两，人参四两，芒硝三合，茯苓四两。

【用法】以水六升，煮取二升，去滓，纳芒硝，再微煎，分二次温服。微利则愈。

【主治】①《金匮要略》：膈间支饮，其人喘满，心下痞坚，面色黧黑，其脉沉紧，得之数十日，医吐下之不愈，用木防己汤后三日复发。②《家塾方与方极》：心下痞坚而悸。

【方论选录】《医门法律》：木防己味辛温，能散留饮结气，又主肺气喘满；石膏辛甘微寒，主心下逆气，清肺定喘；人参甘美，治喘消膈饮，补心肺不足；桂枝辛热，通血脉，开结气，宣导诸气。在气分，服之即愈。若饮在血分，深连下焦，必愈而复发，故去石膏气分之药，加芒硝入阴分，开痞结，消血。石膏与茯苓，去心下坚，且伐肾邪也。

木防己汤

【方源】（汉）张仲景《金匮要略》卷中。

【组成】木防己三两，石膏（鸡子大）十二枚，桂枝二两，人参四两。

【用法】上以水六升，煮取二升，分二次温服。

【功用】补虚散饮。

【主治】膈间支饮，其人喘满，心下痞坚，面色黧黑，其脉沉紧，得之数十日，医吐下之不愈，属虚者。

【方论选录】①《医门法律》：木防己味辛温，能散留饮结气，又主肺气喘满；石膏辛甘微寒，主心下逆气，清肺定喘；人参甘美，治喘消膈饮，补心肺不足；桂枝辛热，通血脉，开结气，宣导诸气，在气分服之即愈。②《千金方衍义》：用木防己以散留饮结气；石膏主心肺逆气；人参助胃祛水；桂心和荣开结，且支饮得温则行。若邪客之浅，在气分多而虚者，服之即愈；若邪客之深，在血分多而实者，则愈后必复发。

木瓜汤

【方源】（元）许国桢《御药院方》卷三。

【组成】木瓜（切作片，去皮子）一斤，盐白（好者）、甘草、生姜（切作片）各四两。

【用法】上一处拌匀，瓷盒器内淹一宿，焙干，捣罗为细末。每服一分，沸汤点服，不拘时候。

【功用】调气利隔，消痰止嗽。

【主治】胸膈烦闷，口干多渴。治脚气。

木瓜丸

【方源】(宋) 王怀隐《太平圣惠方》卷四十五。

【组成】木瓜(干者)一两,陈橘皮(浸去白瓤,焙)、人参(去芦头)一两,桂心半两,丁香半两,槟榔二两。

【用法】上为末,炼蜜为丸,如梧桐子大。每服三十丸,以生姜汤送下,不拘时候。

【主治】湿脚气上攻,心胸壅闷,痰逆。

木金两治汤

【方源】(清) 陈士铎《辨证玉函》卷二。

【组成】白芍一两,当归五钱,柴胡三钱,炒栀子二钱,苍术二钱,甘草一钱,神曲一钱,白芥子三钱或五钱,防风五分,枳壳五分。

【用法】水煎服。

【主治】肝虚作嗽。

木乳散

方一

【方源】(宋) 王怀隐《太平圣惠方》卷三十一。

【组成】木乳(涂酥炙令黄)一两,麻黄(去根节)三分,栀子仁三分,甘草(炙微赤,锉)半两,贝母(煨,炙微黄)三分,百合三分,杏仁(汤浸,去皮尖双仁,麸炒微黄)三分,桑根白皮(锉)二两,款冬花三分,紫菀(洗去苗土)三分。

【用法】上为粗散。每服三钱,以水一中盏,加生姜半分,煎至六分,去滓温服,不拘时候。

【主治】骨蒸劳热,咳嗽,涕唾稠黏。

方二

【方源】(宋) 王怀隐《太平圣惠方》卷四十六。

【组成】皂荚树白皮(涂酥,炙微黄)二两,贝母(煨微黄)一两,枳壳(麸炒微黄,去瓤)一两,麻黄(去根节)一两,百合一两,甘草(炙微赤,锉)半两。

【用法】上为粗散。每服三钱,以水一中盏,加生姜半分,煎至六分,去滓温服,一日三四次。

【主治】久咳嗽不愈。

方三

【方源】(宋) 赵佶《圣济总录》卷五十。

【组成】木乳(皂荚根皮,于秋冬间采取,皮如罗纹者,阴干,酥炙黄)、蒺藜子(炒去角)、黄芪(锉)、人参、枳壳(去瓤,麸炒)、甘草(炮)各等分。

【用法】上为散。每服一钱匕,沸汤点服,不拘时候。

【主治】肺脏风毒。

方四

【方源】(宋) 王怀隐《太平圣惠方》卷七十。

【组成】木乳(去粗皮,涂酥,炙令黄)三分,贝母(酥炒微黄)二两,甘草(涂酥,炙微赤,锉)一两,杏仁(汤浸,去皮尖双仁,酥炒令黄)二两。

【用法】上为细散。每服一钱,食后以生姜、橘皮汤调下。

【主治】妇人咳,嗽久不止。

木乳丸

【方源】(宋) 杨倓《杨氏家藏方》卷八。

【组成】皂角(去皮弦子,焙干)、天南星(生用)、半夏(汤洗七次,焙干)、白附子(生用)、晋矾(生用)各一两。

【用法】上为细末,用生姜自然汁煮面糊为丸,如梧桐子大。每服二十丸至三十丸,食后、临卧浓煎生姜汤送下。

【主治】风痰上盛,咳嗽连声,唾出稠黏。

木通散

方一

【方源】（宋）王怀隐《太平圣惠方》卷十。

【组成】木通（锉）一两，羚羊角屑一两，川升麻一两，射干一两，赤芍药半两，芦根（锉）二两，甘草（生用）一两。

【用法】上为粗散。每服五钱，以水一大盏，煎至五分，去滓，不拘时候温服。

【主治】伤寒，咽喉闭塞不通，小便赤涩。

方二

【方源】（宋）王怀隐《太平圣惠方》卷十五。

【组成】木通（锉）一两，桑根白皮（锉）一两，葛根（锉）三分，射干三分，紫菀（去苗土）三分，半夏（汤浸七遍去滑）一两，马兜铃半两。

【用法】上为散。每服五钱，以水一大盏，加生姜半分，煎至五分，去滓温服，不拘时候。

【主治】时气咳嗽，咽喉不利，心胸烦闷。

方三

【方源】（宋）王怀隐《太平圣惠方》卷十八。

【组成】木通（锉）一两，栀子仁二分，川升麻三分，紫苏茎叶一两，杏仁（汤浸，去皮尖双仁，麸炒微黄）三分，赤茯苓一两，贝母（煨令微黄）一两，桑根白皮（锉）一两，枳壳（麸炒微黄，去瓤）三分。

【用法】上为散。每服五钱，以水一大盏，煎至五分，去滓温服，不拘时候。

【主治】热病，胸中烦满，咳嗽不止。

方四

【方源】（宋）王怀隐《太平圣惠方》卷三十五。

【组成】木通（锉）二两，赤茯苓二两，羚羊角屑一两半，川升麻一两半，马蔺根一两，川大黄（锉碎，微炒）一两半，川芒硝二两，前胡（去芦头）二两，桑根白皮（锉）二两。

【用法】上为粗散。每服三钱，以水一中盏，煎至六分，去滓，不拘时候温服。

【主治】喉痹，心胸气闷，咽喉妨塞不通。

方五

【方源】（宋）王怀隐《太平圣惠方》卷三十七。

【组成】木通（锉）一两，防风（去芦头）半两，栀子仁半两，川升麻一两，石膏二两，麻黄（去根节）三分，桂心半两。

【用法】上为散。每服三钱，以水一中盏，煎至六分，去滓，每于食后温服。

【主治】鼻塞不闻香臭。

方六

【方源】（宋）王怀隐《太平圣惠方》卷三十七。

【组成】木通（锉）二两，麦门冬（去心）一两半，赤茯苓一两，白前一两，石膏二两，桑根白皮（锉）一两，犀角屑半两，杏仁（汤浸，去皮尖双仁，麸炒微黄）一两，甘草（炙微赤，锉）半两。

【用法】上为散。每服三钱，以水一中盏，煎至六分，去滓，每于食后温服。

【主治】肺脏积热，两颊时赤，皮肤枯燥，鼻干无涕，头目多疼。

方七

【方源】（宋）王怀隐《太平圣惠方》卷四十六。

【组成】木通（锉）半两，麻黄（去根节）半两，甜葶苈（隔纸炒令紫色）半两，松萝一两，桔梗（去芦头）半两，乌梅肉（微炒）半两，桑根白皮（锉）半两，甘草（炙微赤，锉）三分。

【用法】上为散，每服四钱，以水一中

盏，煎至七分，去滓温服，以吐为度。虚羸人相度服之。

【主治】咳嗽，痰唾稠黏不散，胸中壅闷。

木通汤

方一

【方源】（宋）赵佶《圣济总录》卷三十。

【组成】木通（锉）、络石（碎）各一两，升麻半两，射干半分，犀角屑半两，玄参、桔梗（炒）各三分，山栀子仁半两，芍药三分，青竹茹半两，朴硝一两。

【用法】上为粗末。每服三钱匕，水一盏，煎至七分，去滓，食后温服。

【主治】伤寒热病，热毒气聚于心胸，咽喉闭塞，连舌根肿痛。

方二

【方源】（宋）赵佶《圣济总录》卷三十二。

【组成】木通（锉）、羚羊角（镑）、芍药、络石各一两，升麻二两，射干一两半，杏仁（汤浸，去皮尖双仁）半两。

【用法】上为粗末。每服三钱匕，水一盏，加竹叶七片，煎至六分，去滓，食后温服，一日三次。

【主治】热病，喉中闭塞疼痛。

方三

【方源】（宋）赵佶《圣济总录》卷五十。

【组成】木通（锉）、桔梗（炒）、桑根白皮、升麻、黄芩（去黑心）各一两半，牵牛子（炒）一合，生地黄（切）三两。

【用法】上㕮咀，如麻豆大。每服五钱匕，以水一盏半，煎取八分，去滓温服，一日三次。

【主治】久嗽肺热，咳唾稠浊，胸满痛闷。

方四

【方源】（宋）赵佶《圣济总录》卷一八〇。

【组成】木通（锉）一两，升麻一分，大黄（锉，炒）一分，麻黄（去根节）一分，犀角（镑）一分，石膏（碎）半两，甘草（炙）一分。

【用法】上为粗末。每服二钱匕，水一盏，煎至七分，去滓，下朴硝末一钱匕搅匀，再煎一二沸，分二次温服，早食后、临卧各一次。

【主治】小儿脾肺蕴热，血气结塞，致患喉痹。

方五

【方源】（宋）赵佶《圣济总录》卷一二二。

【组成】木通（锉）一两，赤茯苓（去黑皮）、桑根白皮（锉）、射干、百合各三分，大腹三枚。

【用法】上为粗末。每服三钱匕，水一盏，煎至六分，去滓，下朴硝一钱匕，搅匀，食后温服，良久再服。

【主治】咽喉肿痛，胸满心下坚，妨闷刺痛，坐卧不安。

木通丸

方一

【方源】（宋）王怀隐《太平圣惠方》卷三十七，名见《普济方》卷五十六。

【组成】木通（锉）、细辛、附子（炮裂，去皮脐）各一两。

【用法】上件药，捣罗为末，炼蜜和丸，如枣核大。每夜临卧，纳一丸于鼻中，瘥。

【主治】①《太平圣惠方》：鼻塞，气息不通。②《普济方》：鼻有息肉及鼻齆。

方二

【方源】（宋）王怀隐《太平圣惠方》卷四十二。

【组成】木通（锉）二两，杏仁（汤浸，去皮尖双仁，麸炒微黄）二两，紫苏茎叶一两，柴胡（去苗）一两，陈橘皮（汤浸，去白瓤，焙）一两，五味子一两。

【用法】上为散。每服五钱，以水一中盏，煎至六分，去滓温服，不拘时候。

【主治】肺气实，上焦烦热，短气胸满，呼吸不利。

【备注】本方方名，据剂型当作“木通散”。

方三

【方源】（宋）王怀隐《太平圣惠方》卷八十九。

【组成】木通（锉）、昆布（洗去咸味）、干姜（炮裂，锉）、甜葶苈（隔纸炒令紫色）各半两，羚羊角屑、人参（去芦头）、海藻（洗去咸味）、射干、槟榔各一分。

【用法】上为末，炼蜜为丸，如麻子大。每服十丸，以温酒送下，不拘时候。

【主治】小儿瘿气，咽喉肿塞妨闷。

木通饮

【方源】（宋）赵佶《圣济总录》卷四十九。

【组成】木通（锉）、桔梗（炒）、桑根白皮（锉）、升麻、黄芩（去黑心）各一两半，恶实（炒）一两。

【用法】上为粗末。每服五钱匕，水一盏半，加生地黄半分（切），煎至八分，去滓温服。

【主治】肺胀，胸膈膨胀，喘嗽，缺盆中痛。

木犀煎

【方源】（明）朱橚《普济方》卷一八四引《十便良方》。

【组成】蓬莪术（醋煮，切片，焙干为末）一分，甘草（末）半两，檀香（末）二两，熟蜜二两。

【用法】上拌匀为膏。每服取一小匙头，沸汤点服。

【功用】通中下气，散滞清神。

【主治】冷气。呼吸少气，胁肋刺痛，皮肤拘急，恶寒战栗，关节痠痛，咳嗽声嘶，膈脘痞塞。

木香半夏丹

【方源】（宋）刘昉《幼幼新书》卷十六引《医方妙选》。

【组成】木香、半夏（汤洗七次，焙干）、肉豆蔻各一两，藿香叶、丁香、白术（炮）各半两。

【用法】上为细末，取生姜自然汁和，如黍米大。每服十粒，煎人参汤送下。

【主治】小儿胃寒咳嗽。

木香槟榔丸

方一

【方源】（宋）赵佶《圣济总录》卷九十七。

【组成】木香、槟榔（锉）、羌活（去芦头）、川芎、桂（去粗皮）各一两，郁李仁（去皮双仁，研）、大黄（锉，炒）各二两。

【用法】上药捣罗六味为末，与郁李仁同研匀，炼蜜为丸，如梧桐子大。每服二十丸，食前生姜汤送下；或诸气痛，温酒送下。

【主治】胃气虔弱，饮食无味，上膈寒壅冷积，癥瘕癖气，食不消化，肺气积聚，心胸痰逆喘急；卒中风毒脚气，大肠秘涩，奔豚气痛。

方二

【方源】（朝鲜）金礼蒙《医方类聚》卷一五三引《经验秘方》。

【组成】木香、沉香（沉水者佳）、槟榔（鸡心者佳）、广茂（炮）、黄连（去须）、青皮（去瓤）、陈皮（汤浸，去白）、巴戟、当归（去芦）、枳壳（去瓤，麦麸炒）各一两，大黄（锦纹者佳）、拣香附子（炒）、黄柏皮（去粗皮）各三两，黑牵牛

（头末）四两。

【用法】上为细末，滴水为丸，如梧桐子大。每服五十丸，温水送下，一日二次，渐加至一百丸无妨。病上，食前勿服，食后服；病下，食后勿服，食前服。

【功用】流湿润燥，推陈致新，滋阴代阳，散瘀破结，活血通经，解一切酒毒。

【主治】男子妇人呕吐酸水，痰涎不利，头目不清，转筋，小便浑浊，米谷不化，下痢脓血，大便闭涩，风壅积热，口舌生疮，涕唾稠黏，咳嗽咯血，尿血，鼓胀满闷，手足痿弱，四肢无力，面色萎黄；酒疸食黄，宿食不消，口舌烦渴，骨蒸肺痿，寒热往来，中暑疟疾，肠风痔瘘，发痛消渴，消风瘾瘕，血块积恶，疮肿炊毒，背疽疔疮；四方人不服水土，伤寒热证；妇人赤白带下，崩漏下血。

木香分气丸

【方源】（宋）陈师文《太平惠民和剂局方》卷三。

【组成】木香、甘松（洗去泥）各一两，甘草（炙）六两，香附子十六两，蓬莪术（煨）八两。

【用法】上为细末，水糊为丸。每服二十粒，煎生姜橘皮汤送下，不拘时候。脾胃虚弱人，最宜常服。

【功用】宽中顺气，进食。

【主治】一切气逆，心胸满闷，腹胁虚胀，饮食不消，干呕吐逆，胸膈痞满，上气咳嗽，冷痰，气不升降。

木香膏

方一

【方源】（宋）王怀隐《太平圣惠方》卷八十九。

【组成】木香半两，零陵香半两，细辛三分。

【用法】上为末，用醍醐三分，与药相和，入铫子内，慢火煎令极香，绞去滓，收瓷合中。取少许涂头上及鼻中，一日三四次。

【主治】小儿鼻塞不通，吃乳不得。

方二

【方源】（宋）赵佶《圣济总录》卷一一六。

【组成】木香、细辛（去苗叶）、当归（切，焙）、川芎、木通、蕤仁（研）、白芷各半两。

【用法】上细锉，纳银石器中，入羊髓微火煎，候白芷色黄膏成，去滓澄凝。每取小豆大，纳鼻中，一日二次。以愈为度。

【主治】鼻中窒塞，气不通利。

木香蛤蚧丸

【方源】（宋）杨士瀛《仁斋直指方论》卷九。

【组成】蛤蚧（尾全者，洗净，酥炙）一对，生鳖甲（去裙，醋炙焦）、白茯苓、川芎、当归、北五味子、牛膝各七钱半，绵黄芪、柴胡、知母、贝母（去心）、鸡心槟榔、明阿胶（炒酥）、巴戟（酒浸，去心）、桃仁（酒浸，去皮，焙）各半两，肉豆蔻（生）三个，木香、秦艽（洗）、羌活、补骨脂（炒）、生发（纸燃火烧存性）各三钱。

【用法】上为细末，炼蜜为丸，如弹子大。每服一丸，煎枣汤空心嚼下。

【主治】劳瘵久嗽声干，骨痿瘦瘁。

木香芥粒丸

【方源】（宋）佚名《小儿卫生总微论方》卷十二。

【组成】陈粟米二合，巴豆（去皮膜，同米炒至米焦，去巴豆用米）半两，陈皮半两，槟榔（研细）一两，人参（去芦）一分，木香一分。

【用法】上为细末，饭和为丸，如芥子大，每用三五丸，米汤送下，不拘时候。

【主治】疳积黄瘦，盗汗，腹胀泄泻，

宿滞不化，气促发喘。

木香金铃子散

【方源】（金）刘完素《素问病机气宜保命集》卷中。

【组成】大黄半两，金铃子、木香各三钱，轻粉少许，朴硝二钱。

【用法】上为细末。每服三钱或四钱，食后煎柳白皮汤调下。以利为度，喘止即止。

【主治】暴热，心肺上喘不已。

木香流气饮

方一

【方源】（明）陈实功《外科正宗》卷三。

【组成】川芎、当归、紫苏、桔梗、青皮、陈皮、乌药、黄芪、枳实、茯苓、防风、半夏、白芍各一钱，甘草节、大腹皮、木香、槟榔、泽泻、枳壳各五分，牛膝下部加一钱。

【用法】水三钟，加生姜三片，大枣一枚，煎八分，食远服。

【主治】流注瘰疬，及郁结为肿，或血气凝滞，遍身走注作痛，或心胸痞闷，咽嗌不利，胁腹膨胀，呕吐不食，上气喘急，咳嗽痰盛，或四肢面目浮肿者。

方二

【方源】（明）张时彻《摄生众妙方》卷六。

【组成】半夏（汤浸七次，焙）二两，香附子（去毛）、甘草（炙）、蓬术（煨）、紫苏（去梗）、大腹皮、白芷、陈皮（去白）、丁香皮、肉桂、厚朴（去皮，姜炒）、藿香叶、槟榔、木香、草果仁、天门冬（去心）、赤茯苓、干木瓜、白术、人参（去芦）、石菖蒲。

【用法】上㕮咀。每服四钱，加生姜三片，大枣一枚，水一钟半，煎至七分，温服。

【主治】诸气痞塞不通，胸膈膨胀，面目虚浮，四肢肿满，口苦咽干，大小便秘结。

方三

【方源】（明）翟良《医学启蒙汇编》卷四。

【组成】半夏一钱五分，陈皮二钱四分，青皮、甘草、香附子、紫苏各一钱二分，人参、赤茯苓、白术、川芎、菖蒲各一钱半，白芷三分，草果、官桂、莪术、大腹皮、丁皮、槟榔、木香、藿香各四分半，木通六分。

【用法】加生姜、大枣，水煎服。

【主治】诸气痞塞不通，胸膈膨胀，面目虚浮，四肢肿满，口苦咽干，大小便秘。

木香散

方一

【方源】（宋）王怀隐《太平圣惠方》卷三十五。

【组成】木香半两，犀角屑一两，玄参一两半，羚羊角屑一两，桑根白皮（锉）一两半，川升麻一两半，紫雪二两，射干一两，槟榔一两。

【用法】上为粗散。每服三钱，以水一中盏，煎至六分，去滓，不拘时候温服。

【主治】咽喉中如有物，噎塞不通，吞不能入，吐不能出。

方二

【方源】（宋）王怀隐《太平圣惠方》卷五十一。

【组成】木香半两，鳖甲（涂醋，炙令微黄，去裙襕）一两，前胡（去芦头）一两，赤芍药一两，枳壳（麸炒微黄，去瓤）二分，半夏（汤洗七遍，去滑）三分，甘草（炙微赤，锉）三分，白术三分，槟榔一两。

【用法】上为散。每服四钱，以水一中盏，加生姜半分，煎至六分，去滓，不拘时候温服。

【主治】痰癖，心腹气滞，攻于胁肋，疼痛。

方三

【方源】（宋）王怀隐《太平圣惠方》卷五十一。

【组成】木香半两，赤茯苓三分，槟榔半两，木通（锉）二分，前胡（去芦头）三分，半夏（汤浸七遍，去滑）三分，枳壳（麸炒微黄，去瓤）半两，草豆蔻（去皮）三分，甘草（炙微赤，锉）一分，人参（去芦头）半两，白术三分，陈橘皮（汤浸，去白瓤，焙）三分。

【用法】上为散。每服五钱，以水一大盏，加生姜半分，大枣三枚，煎至五分，去滓，不拘时候温服。

【主治】冷痰饮，气滞，心胸满闷，不下饮食。

方四

【方源】（宋）王怀隐《太平圣惠方》卷五十一。

【组成】木香一两，青橘皮（汤浸，去白，焙）二两，白豆蔻（去皮）三分，郁李仁（汤浸，去皮，微炒，别研成膏）二两。

【用法】上药除郁李仁外，三味为细末，和研令匀。每服二钱匕，空心、食前煎椒汤调下。

【主治】气逆膈气，胸中痰结，饮食不下。

方五

【方源】（宋）张锐《鸡峰普济方》卷十一。

【组成】木香、白术、五味子、细辛、甘草各三钱，干姜、款冬花、桂各半两，附子。

【用法】上为粗末。每服二钱，水一盏，大枣一枚（劈破），同煎至七分，去滓，食后温服。

【主治】寒嗽。

【备注】方中附子用量原缺。

方六

【方源】（明）朱橚《普济方》卷一六〇。

【组成】木香（酥炙）三两，贝母（去心，酥炒）二两，甘草（炙，锉）一两，杏仁（汤浸，去皮尖双仁，麸炒）二两。

【用法】上为细散。每服一钱，食后生姜、橘皮汤调下。

【主治】肝咳，两胠下满。

木香顺气丸

【方源】（明）张浩《仁术便览》卷二。

【组成】广木香（不见火）一两，大川乌（火炮，去皮脐）七钱，三柰五钱，巴豆（去皮油，取霜）七钱。（一方加丁香三钱，川芎五钱，萝卜子七钱）

【用法】上为末，酒煮肥枣（去皮核），捣如泥为丸，如黄豆大，或面糊为丸。每服一丸，嚼白萝卜送下，再吃萝卜压之；气虚弱喘嗽，服绿豆大一丸。

【主治】脾胃饮食所滞，生痰上攻，气喘不宁，堵塞不通，吐痰不绝，胸膈胀满，气滞不散，风痰壅盛，气促不安。

木香四七丸

【方源】（清）景日昣《嵩崖尊生全书》卷六。

【组成】木香五分，射干、羚羊角、犀角、槟榔各一钱，元参、桑白皮、升麻各一钱半，半夏、厚朴、陈皮各一钱，赤茯苓二钱。

【用法】加生姜，水煎服。

【主治】喉中如有物，不能吞吐。

木香塌气丸

【方源】（元）朱震亨《脉因证治》卷下。

【组成】胡椒、草蔻（面裹，煨）、木香各二钱，蝎梢三钱五分（去毒）。

【主治】肿胀。

木香汤

方一

【方源】（宋）赵佶《圣济总录》卷十七。

【组成】木香、枳壳（去瓤，麸炒）、旋覆花、白术、桑根白皮（锉）、半夏曲各半两，人参一两，赤茯苓（去黑皮）、槟榔（锉）、前胡（去芦头）、甘草（炙）各三分，细辛（去苗叶）一分。

【用法】上为粗末。每服三钱匕，水一盏，加生姜一枣大（拍碎），同煎至六分，去滓，不拘时候，稍热服。

【主治】风痰心胸不利，头目昏疼，呕吐痰涎。

方二

【方源】（宋）赵佶《圣济总录》卷七十九。

【组成】木香、陈橘皮（汤浸，去白，焙）、白术、桑根白皮（炙，锉）、桂（去粗皮）各半两，木通（锉，炒）三分。

【用法】上为粗末，别用牵牛子二两，于铁铫内，以纸衬手搅，乘热捣罗为末。每服以前药末三钱匕，同牵牛末一钱半匕，水一盏半，煎至八分，去滓，五更温服。平明时吃热生姜茶粥；次用芜荑、桑根白皮各一分，煮白羯羊肉半斤，烂熟与吃。

【主治】十种水气。

方三

【方源】（宋）赵佶《圣济总录》卷八十七。

【组成】木香、枸杞子、沉香、山芋、附子（炮裂，去皮脐）、天麻、半夏（汤洗七遍，焙）、秦艽（去苗土）、当归（切，焙）、鳖甲（去裙襕，醋炙）、黄芪、牛膝（酒浸，切，焙）各半两，羌活（去芦头）、枳壳（去瓤，麸炒）、巴戟天（去心）、白茯苓（去黑皮）各一分，肉豆蔻（去壳）四枚，柴胡（去苗）、人参、甘草（炙）各一两。

【用法】上㕮咀，如麻豆大。每服三钱匕，水一盏，加生姜二片，葱白一寸，煎至七分，去滓温服，不拘时候。

【主治】气劳，身体羸瘦，四肢少力，面色萎黄，饮食减少，呕逆痰沫，咳嗽胸满。

方四

【方源】（宋）赵佶《圣济总录》卷一二四。

【组成】木香、陈橘皮（汤浸，去白，焙）、厚朴（去粗皮，生姜汁炙）、半夏（生姜汁浸一宿，汤洗三遍，切，焙）、白术、甘草（炙）、桂（去粗皮）、大腹皮各半两，黄芪（锉）、人参、桔梗（炒）、芍药各三分。

【用法】上为粗末。每服三钱匕，水一盏，加生姜一枣大（拍碎），煎至六分，去滓，食后热服，一日三次。

【主治】咽喉噎滞，如有物妨闷。

方五

【方源】（明）朱橚《普济方》卷一八四。

【组成】木香一两，青橘皮（汤浸，去白，焙）二两，白豆蔻（去皮）三分，郁李仁（汤浸，去皮，微炒，研成膏）二两。

【用法】上除郁李仁外，三味为细末，和研令匀。每服二钱，空心、食前煎胡椒汤送下。

【主治】气逆膈闷，胸中痰结，饮食不下。

木香调气散

【方源】（清）李中梓《病机沙篆》卷上。

【组成】木香、藿香、砂仁、豆蔻、甘草。

【用法】加生姜水煎服。

【主治】①《病机沙篆》：七情成胀。②《杂病源流犀烛》：胀喘，呃逆。

木香丸

方一

【方源】（宋）王怀隐《太平圣惠方》卷五十四。

【组成】木香一两，海蛤（细研）一两，肉桂（去皴皮）半两，槟榔一两，诃黎勒皮一两，汉防己一两，桑根白皮（锉）一两半，旋覆花半两，郁李仁（汤浸，去皮，微炒）一两。

【用法】上为末，炼蜜为丸，如梧桐子大。每服二十丸，煎大腹皮汤送下，日四五次。

【主治】气水肿满，上气喘息。

方二

【方源】（宋）赵佶《圣济总录》卷二十四。

【组成】木香一两，昆布（汤洗，去咸味，焙令干）、海藻（汤洗，去咸味，焙令干）、干姜（炮裂）各三分，细辛（去苗叶）、海蛤（别研如粉）、蜀椒（去目及闭口，微炒令汗出）各半两。

【用法】上药将六味捣罗为末，入海蛤同研令匀，炼蜜为丸，如梧桐子大。每服十五丸，空心米饮送下。

【主治】伤寒后肺气上喘，咽喉噎塞，头面虚浮。

方三

【方源】（宋）赵佶《圣济总录》卷六十七。

【组成】木香、槟榔（锉）、肉豆蔻仁、大黄（煨，锉）、牵牛子（生捣，取粉用）、郁李仁（汤去皮）各一两，续随子（去壳）、木通（锉）、胡椒各半两。

【用法】上为细末，炼蜜为丸，如豌豆大。每服五丸至七丸，食后生姜汤送下。

【功用】调顺正气，消腹胁胀满，利胸膈。

【主治】上气胸胁支满。

方四

【方源】（宋）赵佶《圣济总录》卷六十三。

【组成】木香一两，牵牛子（盐炒黄）、皂荚（不蚛者，去皮，酥炙）各二两。

【用法】上为末，炼蜜为丸，如梧桐子大。每服五丸，食后生姜汤送下。

【功用】下气。

【主治】支饮。

方五

【方源】（宋）赵佶《圣济总录》卷一五六。

【组成】木香、甘草、白术、陈橘皮（汤洗，去白焙）各一两，天南星、半夏（生姜汁浸一宿，炒）、白芷各半两，干姜一分（炮）。

【用法】上为末，同粟米饭为丸，如梧桐子大。每服二十丸，食后煎生姜、枣汤送下。

【主治】妊娠痰饮，咳嗽呕逆，不思饮食。

方六

【方源】（明）朱橚《普济方》卷一九二。

【组成】木香一分，乳香一分，朱砂（研）半钱，甘遂（炒微黄）半钱，槟榔（一生，一炮熟）二枚，苦葫芦子（炒）一分。

【用法】上为末，以烂饭和作四十丸，丸用面裹，于铫子内以水煮熟，令患人和汁吞之，以尽为度。从早晨服药至午时，其水便下，不计行数，水尽自止。

【主治】皮水，身体面目悉浮肿。

木香枳壳汤

【方源】（宋）赵佶《圣济总录》卷六十六。

【组成】木香、枳壳（去瓤，麸炒）、黄连（去须）各一两，麻黄（去根节）、贝母（去心）、百合、紫菀（去苗土）、款冬花（去梗）、桑根白皮、天雄（炮裂，去皮脐）、白石脂、昆布（洗去咸，焙）各一两半，黄芩（去黑心）半两，旋覆花（微炒）三分，杏仁（汤浸，去皮尖双仁，炒）十枚。

【用法】上锉，如麻豆大，每服五钱匕，水一盏半，加生姜三片，同煎至八分，去滓温服。

【主治】咳嗽气促。

N

na

纳气丸

【方源】（清）张璐《张氏医通》卷十六。

【组成】八味丸去桂、附，加沉香一两，砂仁二两。

【用法】炼蜜为丸。如泄泻少食者，用干山药末，调糊为丸。

【主治】脾肾皆虚，蒸热咳嗽，倦怠少食。

纳肾通督丸

【方源】（清）俞根初《重订通俗伤寒论》。

【组成】熟地（水煮）四两，归身、嫩毛鹿角、泽泻、姜半夏（炒黄）各一两五钱，茯苓、生白术（米泔浸，晒干）、羊脊骨（炙黄，打碎）、杏仁霜各三两，橘红（晒）一两，炙黑甘草五钱，熟附子七钱，怀牛膝一两四钱，生牡蛎（研细，水飞）二两，北细辛（晒）三钱，蛤蚧两对（去头足，炙为末）。

【用法】上药以薏仁煮浆为丸。每服三钱，早晚空肚淡姜盐汤送下。

【功用】摄纳肾阳，温通督脉，疏刷肺气，开豁浊痰。

【主治】虚寒哮喘，咳痰不出，上气郁闷，勉强咳出一二口，痰中稍杂以血点。

纳舞甘草丸

【方源】（宋）王怀隐《太平圣惠方》卷三十七。

【组成】甘草（生用）、木通（锉）、细辛、附子（生用）各一分。

【用法】上为末，以自雄犬胆为丸，如枣核大。以绵裹一团，纳鼻中，每日换二次。

【主治】①《太平圣惠方》：痈鼻梁起，疼痛胀。②《普济方》：齆鼻，不闻香臭。

【备注】《普济方》：一方用羊胆汁为丸。

nai

奶豆膏

【方源】（宋）刘昉《幼幼新书》卷十六引《茅先生方》。

【组成】瓜蒌瓤、蜜各半盏，人参、铅白霜各半两，陈槐花一分，瓜蒌子百二十粒。

【用法】上将瓜蒌瓤及蜜炼成青，入诸药末，同为膏。每服一大黄豆大，用杏仁煎汤调服。

【主治】小儿咳嗽。

nan

南极寿星汤

【方源】（明）龚廷贤《寿世保元》卷八。

【组成】胆星、防风、白附子、蝉退、薄荷、甘草。

【用法】上锉。水煎服。

【主治】小儿急惊搐搦，眼翻口噤，摇头，天吊，痰嗽喘热。

南吕丸

【方源】（日本）吉益为则《家塾方》。

【组成】黄芩四两，甘遂、青礞石各二钱，大黄八钱。

【用法】上为末，糊丸如梧桐子大。每服二十丸，或至三四十丸，温水送下，一日三次。

【主治】诸痰饮咳嗽，大便不利者。

【备注】本方乃滚痰丸，以甘遂代沉香。

南木香膏

【方源】（明）徐春甫《古今医统大全》卷六十二。

【组成】南木香、川当归、川芎、通草、细辛、藕仁（去壳）、白芷各等分。

【用法】上㕮咀，和羊髓熬白芷色黄，去滓为丸，如豆大。每用一粒，塞鼻内，立通。

【主治】鼻塞不利。

南星防风散

【方源】（宋）王璆《是斋百一选方》卷十引丘永兴方。

【组成】当归（焙干）二钱，天麻（生用）三钱，白僵蚕（焙干）、南星（汤洗净，捣细，姜汁制，焙干）、防风（生用，不见铁器）各半两，猪牙皂角（去黑皮，烙干）三条。

【用法】上为末。每服二钱，水一盏，姜钱三片，入荆芥少许，同煎至七分，食后温服，一日三次。

【主治】风塞腮额肿，内生结核，缠喉风等。

南星腹皮散

【方源】（元）曾世荣《活幼心书》卷下。

【组成】南星（制）一两，大腹皮（净洗，烙干）、生姜皮、陈皮（去白）、青皮（去白）、桑白皮（锉，炒）、甘草（炙）、扁豆（制）各半两。

【用法】上㕮咀。每服二钱，水一盏，加生姜二片，煎七分，温服，不拘时候。

【主治】肿疾欲愈未愈之间，脾胃虚慢，气促痰喘，腹胀胸满，饮食减，精神困，小便不利，面色痿黄。

南星末

【方源】（宋）朱佐《类编朱氏集验医方》卷五引许六五郎方。

【组成】大南星（锉成片，用生姜半斤取汁，文火炙干，却入蜜半匙直炒黄色，取出为末）一两。

【用法】上入贝母末半两。每用放掌心，以舌尖点咽下。

【主治】痰疾咳嗽。

南星散

方一

【方源】（宋）杨士瀛《仁斋直指方论》卷八。

【组成】生南星一两，枳壳（制）、细辛各半两，木香、甘草（炙）各一分。

【用法】上㕮咀，每服三钱，生姜七厚片，慢火煎服。

【主治】风气动痰，发嗽。

方二

【方源】（宋）朱佐《类编朱氏集验医方》卷九。

【组成】绛矾（煅），牙硝（飞过），南星，薄荷。

【用法】上各量多少，为细末，水湿手点药，重掺肿处，须用力掺之，至痛无害，然后服药。

【主治】①《类编朱氏集验医方》：咽喉肿。②《普济方》：咽喉生疮。

南星丸

方一

【方源】（宋）叶大廉《叶氏录验方》中卷。

【组成】细辛（去土，并根叶秤），半夏（汤洗七遍），大南星（汤洗七遍，温姜炮）。

【用法】上各等分为末，以生姜自然汁打糊为丸，如黍米大，每服二十粒，生姜汤下。常服即以独活代细辛。

【主治】伤风咳嗽。

方二

【方源】（明）朱橚《普济方》卷三八七引《全婴方》。

【组成】南星（切片，皂脔水浸一夕，煮干）、半夏（姜汁浸）、僵蚕（一半醋浸，一半生用）、白矾各等分。

【用法】上为末，姜糊丸，如小豆大，三岁三十丸，生姜汤吞下。如惊风涎盛，皂角水化破服。

【主治】小儿咳嗽涎盛，咽膈不利。

南星饮

【方源】（朝鲜）金礼蒙《医方类聚》卷七十五引《吴氏集验方》。

【组成】半夏（每个作四片）七枚，大皂角（去黑皮）一寸，南星半个，生姜拇指大一块，甘草三寸。

【用法】上用水一碗，煎取一茶盏，候冷服。

【主治】痰涎，咽喉不通。

nao

脑漏散

【方源】（明）孙一奎《赤水玄珠》卷三。

【组成】川芎、荆芥、防风、干姜、白芷、甘松各一两，羌活、甘草各半两。

【用法】上为末。每服二钱，食后以茶清送下。

【主治】鼻流清浊涕，积年不愈。

脑子散

【方源】（明）王肯堂《证治准绳·幼科》卷九。

【组成】大黄一分，郁金二钱。

【用法】上先以猪牙皂角煮一复时，取切片子，焙干为末，次入粉霜、脑子各少许，再同研令匀。每服一字，以沙糖水调下。

【主治】小儿伤风咳嗽不住兼瘕呷。

nei

内补汤

【方源】（清）窦氏原本，朱翔宇嗣辑《喉症全科紫珍集》卷下。

【组成】黄柏、黄连、当归、赤芍、银花、连翘、黄芩、花粉、苏薄荷、川芎、防风、陈皮、茯苓、栀子、瓜蒌、元参、青皮、桔梗、黄芪各等分（一方有款冬花、栀子）。

【主治】喉口疳疮。

内金丸

方一

【方源】（宋）刘昉《幼幼新书》卷十六引《惠眼观证》。

【组成】鸡内金、雌黄（细研，水飞过，去水，露三日方使）、半夏（生）、延胡索各等分。

【用法】上为末，枣肉为丸，如小豆大。周岁三丸至四丸，灯心汤送下。

【主治】小儿齁䶎咳嗽。

方二

【方源】（明）朱橚《普济方》卷一六三引《仁存方》。

【组成】鸡内金二十一个，信石二钱半，黄丹半两。

【用法】上各为细末，露星七宿，再入

白牵牛末半两、葶苈末半两、半夏二钱半，共为末，蒸枣肉取膏为丸，如麻子大，露星二宿，朱砂为衣。每服七丸，临卧冷清茶送下。

【主治】哮喘。

内托散

【方源】（清）方坞樵《喉科种福》卷四。

【组成】生黄芪三钱，白芍药钱半，苏细党四钱，当归钱半，金银花一钱，天花粉一钱，北防风一钱，川芎八分，荆芥穗一钱，生甘草一钱，牛蒡子一钱，陈皮八分，苦桔梗二钱，皂角刺二个，白术（蜜炒）一钱，连翘一钱。

【功用】托里透脓。

【主治】乳蛾，蛾顶上现白点，是蛾将成脓，其痛必倍。

内造蟾酥丸

【方源】（清）陈士铎《洞天奥旨》卷十四。

【组成】蟾酥（酒化）三钱，轻粉五分，枯矾一钱，寒水石一钱，铜绿一钱，乳香一钱，胆矾一钱，麝香一钱，雄黄一钱，蜗牛二十一个，朱砂（为衣）三钱。

【用法】上各为细末，先将蜗牛研烂，再用蟾酥和研调匀，方入各药，共捣极匀为丸，如绿豆大，朱砂为衣。每服三丸，引用葱白五寸，患者自嚼烂，吐入手心，男左女右，包药在内，用无灰热酒一钟送下，盖被出汗，如人行五六里，出汗为度，甚者再进一服。

【主治】一切恶毒、发背、痈疽、鱼口、对口、喉闭、喉痈、喉瘾疹、三十六种疔、任节疔、红丝疔，及蛇伤虎咬、疯犬所伤。

ning

宁肺化痰汤

【方源】（明）佚名《儒医心镜》。

【组成】陈皮、半夏、茯苓、甘草、杏仁、麻黄、前胡、枳壳、桔梗、黄芩、栀子。

【主治】风寒在肺，使人鼻塞声重。

宁肺桔梗汤

【方源】（清）沈金鳌《杂病源流犀烛》卷一。

【组成】桔梗、贝母、当归、黄芪、枳壳、桑皮、防己、瓜蒌仁、甘草节、五味子、百合、苡仁、葶苈、杏仁、地骨皮、知母。

【主治】肺痈，吐脓，不卧。

宁肺散

方一

【方源】（金）刘完素《黄帝素问宣明论方》卷九。

【组成】御米壳四两，木瓜（同御米壳一处用蜜二两水化，同炒微黄）三两，五味子一两，人参一两，皂角二两。

【用法】上为末。每服二钱，乌梅同煎，临卧含服。

【主治】一切寒热痰盛，久新咳嗽不止者。

方二

【方源】（金）张从正《儒门事亲》卷十二。

【组成】御米（蜜炒，去瓤）、甘草、干姜、当归、白矾、陈皮各一两，

【用法】上为末。每服三钱，煎荠汁调下。

【主治】寒嗽。

方三

【方源】（元）危亦林《世医得效方》卷五。

【组成】玄胡索一两，枯矾二钱半。

【用法】上为末。每服二钱，用软饴糖一块和药含化，小儿一钱，用蜜亦可。

【主治】咳嗽。

方四

【方源】（明）李恒《袖珍方》卷一引《太平圣惠方》。

【组成】乌梅八钱，罂粟壳（制）一斤。

【用法】上为末，每服二钱，煎乌梅汤调下，不拘时候。

【主治】久新肺气不通，渐咯脓血，壅滞不利，咳嗽黏涎，坐卧不安，语言不出。

方五

【方源】（明）万全《万氏家传育婴秘诀》卷二。

【组成】桑白皮（炒）、葶苈子（炒）、赤茯苓、车前子、山栀仁各等分，炙甘草减半。

【用法】加生姜、大枣为引，水煎服。

【主治】病后热在心肺，发热喘咳，身热饮水，鼻干唇燥，脉疾有力。

方六

【方源】（清）张琰《种痘新书》卷九。

【组成】知母、牛子、桔梗、陈皮、马兜铃、杏仁、全地、川贝、桑皮、橘红、炒芩、甘草。

【功用】清金降火。

【主治】痘疮余毒流入于肺，肺热生痰咳嗽者。

宁肺生化汤

【方源】（清）田间来是庵《灵验良方汇编》卷下。

【组成】川芎一钱，当归二钱，杏仁十粒，知母六分，甘草、干姜（炙）、桔梗各四分。

【主治】产后半月内，感风寒而嗽，鼻塞声重。

宁肺汤

方一

【方源】（宋）吴彦夔《传信适用方》卷上。

【组成】罂房半两（去枝梗，锉，蜜炒黄脆），五味子（去枝梗）半两，乌梅（去核）四两。

【用法】上为粗末。每服四钱，水一盏半，加生姜三片，同煎至七分，去滓食服。

【主治】咳嗽喘急，不问久新。

方二

【方源】（宋）杨倓《杨氏家藏方》卷八。

【组成】人参（去芦头）、白术、当归（去芦头，洗，焙）、熟干地黄、川芎、白芍药、甘草（炙）、麦门冬（去心）、五味子、桑白皮、白茯苓（去皮）各半两，阿胶一两（蚌粉炒）。

【用法】上㕮咀。每服五钱，水一盏半，加生姜五片，同煎至七分，去滓温服，不拘时候。

【功用】①《杨氏家藏方》：安肺消痰，定喘止嗽。②《历代名医良方注释》：养阴培元，止咳化痰。

【主治】①《杨氏家藏方》：荣卫俱虚，发热自汗，气短怔忡。②《普济方》：肺气喘急，咳嗽痰唾。

方三

【方源】（明）谈志远《痘疹全书》卷下。

【组成】知母、牛蒡子（炒）、马兜铃、桔梗、杏仁、软石膏、地骨皮、甘草。

【主治】痘毒入肺，咳嗽喘气者。

方四

【方源】（清）陈士铎《石室秘录》卷三。

【组成】麦冬五钱，桔梗三钱，甘草一钱，天花粉一钱，陈皮三分，玄参五钱，百部八分。

【用法】水煎服。

【主治】燥病初起，咽干口燥，嗽不已，痰不能吐，面目红色，不畏风吹者。

方五

【方源】（清）沈金鳌《杂病源流犀烛》卷五。

【组成】黄芩、桑皮、贝母、花粉、杏仁、知母、天冬、沙参、枇杷叶。

【主治】毒归于肺，肺焦叶举，疹后嗽，气喘息高，连声不止，甚至咳血，或呛出饮食，而或体实者；手足肿至腹，病为从外入内，或朝宽暮急，或朝急暮宽，或先喘后胀。

方六

【方源】（清）朱载扬《麻症集成》卷四。

【组成】沙参、归身、尖生、麦冬、阿胶、力子、川贝、酒芍、丹参、蒌仁皮、甘草。

【主治】疹后气血俱虚，肺热喘嗽，发热自汗。

宁肺丸

【方源】（明）陈实功《外科正宗》卷二。

【组成】乌梅（蜜拌蒸，取肉）八钱（捣膏），罂粟壳（去膜，蜜拌炒，为末）一两。

【用法】用乌梅膏加生蜜少许，调为丸。每服二钱，乌梅汤送下，不拘时候。

【主治】①《外科正宗》：久嗽咯吐脓血，胸膈不利，咳嗽痰盛，坐卧不安，言语不出，甚则声音哑嗌者。②《灵验良方汇编》：咳嗽吐脓，痰中有血，胸膈、两胁作痛，口燥喉干，烦闷多渴，或吐臭浊。

宁肺饮

【方源】（清）严洁《盘珠集胎产证治》卷下。

【组成】天冬、知母、紫苏、桔梗、炙甘草。

【主治】风寒客肺之咳嗽。

宁肺止嗽散

方一

【方源】（清）太医院《医方配本·痰喘咳嗽门》。

【组成】桔梗八两，荆芥八两，紫菀八两，百部八两，白前八两，陈皮四两，甘草三两。

【用法】每服三钱，如初感者，苏叶下。表清者，牛蒡下。

【主治】诸般咳嗽及伤风外感邪郁等证。

方二

【方源】（清）阎纯玺《胎产心法》卷上。

【组成】麦冬（去心）二钱，知母一钱，桔梗、紫苏各五分，杏仁（去皮尖）十粒，桑白皮六分，甘草四分。

【用法】水煎服。

【主治】孕妇风寒咳嗽。

【加减】有痰，加橘红四分，竹沥、姜汁。火嗽，加黄芩八分。虚嗽，加紫菀一钱，款冬花六分。寒甚，加麻黄。虚损，加栝蒌一钱，竹沥、姜汁。嗽而心胸不舒，加去心贝母、百合各一钱，紫菀八分。若嗽不止，胎不安，宜服人参一钱，甘草五分，去皮尖杏仁十四粒，桑皮一钱，紫菀一钱二分，去心天门冬一钱二分，桔梗八分，乌梅一个。水煎服。

【备注】方中麦冬，《胎产新书》作“天冬”。

宁沸汤

【方源】（清）陈士铎《辨证录》卷六。

【组成】麦冬三两，山茱萸三两，茯苓一两。

【用法】水煎服。一剂渴少止，再剂渴

又止，饮半月痊愈。

【功用】纯补其水。

【主治】肾火上沸之消渴，口干舌燥，吐痰如蟹涎白沫，气喘不能卧，但不甚大渴，渴时必须饮水，饮之后，即化为白沫。

【方论选录】此方用山茱萸三两，以大补肾水，尽人知之。更加入麦冬三两者，岂滋肺以生肾乎！不知久渴之后，日吐白沫，则熬干肺液。使但补肾水，火虽得水而下降，而肺中干燥无津，能保肺之不告急乎！肺痿、肺痈之成，未必不始于此。故补其肾而随滋其肺，不特子母相生，且防祸患于未形者也。加入茯苓者，因饮水过多，膀胱之间必有积水，今骤用麦冬、山萸至六两之多，不分消之于下，则必因补而留滞，得茯苓利水之药以疏通之，则补阴而无腻膈之忧，水下趋而火不上沸，水火既济，消渴自除矣。

宁火丹

【方源】（清）陈士铎《辨证录》卷五。

【组成】玄参一两，甘草一钱，生地三钱，青蒿五钱。

【用法】水煎服。

【主治】春月伤风脉浮，发热口渴，鼻燥衄血。

【方论选录】玄参、生地以解其胃中之炎热，泻之中仍是补之味；青蒿同甘草用之，尤善解胃热之邪，使火从下行而不上行也，且青蒿更能平肝经之火。脉浮者，风象也，肝火既平，则木自安，而风何动哉！

宁气补肺汤

【方源】（南朝）陶弘景《辅行诀脏腑用药法要》。

【组成】麦门冬二升，五味子一升，白截浆五升，芥子半升，旋覆花一两，竹叶三把。

【用法】上六味，但以白哉浆共煮，取得三升，温分（一作“分温”）三服，日尽之。

【主治】肺虚，气极，烦热，汗出，口舌渴燥。

宁气散

【方源】（明）朱橚《普济方》卷一五八。

【组成】麻黄（去根节）二两，杏仁（去皮尖，炒）三两，石膏一两半，御米壳（去蒂，蜜炒）四两，甘草（炒）半两。

【用法】上为细末。每服二钱，食后白汤调下。

【主治】肺感风寒，咳嗽涎喘。

宁气汤

方一

【方源】（元）许国桢《御药院方》卷五。

【组成】御米壳二两半（蜜水淹一宿，炒黄）、甘草（炙）、杏仁（去皮尖，麸炒）、紫菀（去土）、桔梗各七钱半，五味子、甜葶苈（隔纸炒）、人参、半夏（生姜制）、桑白皮（锉，炒）、紫苏叶、陈橘皮（去瓤）各一两。

【用法】上为粗末。每服五钱，水一大盏，加生姜七片，煎至六分，去滓，食后稍热服。

【主治】肺气不利，咳嗽声重，咽嗌干燥，痰唾稠黏，少得睡眠。

方二

【方源】（明）董宿《奇效良方》卷三十。

【组成】佛耳草、白茯苓（去皮）、款冬花、陈皮（去白）、知母、贝母、桔梗各一两，汉防己，猪牙皂角（去皮弦，酥炙）各一两半。

【用法】上为细末。每服三钱，水一大盏，入黄蜡、乌梅各少许，同煎至五分，去乌梅，和滓温服。

【功用】调肺止嗽，顺气消痰。

【主治】咳嗽不得息者。

宁气丸

【方源】（宋）赵佶《圣济总录》卷六十六。

【组成】猪牙皂荚（去皮，酥炙）五挺，马兜铃半两，甜葶苈（炒）二钱半，槟榔（锉）一枚，半夏（汤洗七遍，切、焙）二钱半。

【用法】上为末，用枣肉为丸，如绿豆大。每服五丸至七丸，喘满浮肿，煎桑根白皮汤送下；咳嗽痰涎，煎灯心蜜汤送下；吐逆，煎藿香汤送下。看虚实加减。

【主治】肺嗽痰涎，喘满浮肿。

宁神丹

【方源】（明）朱橚《普济方》卷一六二。

【组成】防风一斤，乌梅肉、桔梗、甜葶苈各半斤，人参、知母、紫苏叶各四两。

【用法】上为末。用麻黄五斤，去根，切作二寸，水洗过，用长流水三斗，运取于银石器内，同麻黄熬水至五升，将麻黄就于水内，一把搓尽，去麻黄，将麻黄水用罗子隔去净，再于银石沙器内，熬成膏，点些入水中，不散为度，将前项药末，同麻黄膏子相和匀，杵一千之上，然后为丸，如弹子大。每服一丸，水一盏半，煎至四五沸化开，如不开时，用匙杓研开，卧时热服。汗出为度。

【主治】远年近日，咳嗽喘满，不得眠卧，或因风寒入腠理，不得眠者。

宁神散

方一

【方源】（金）刘完素《黄帝素问宣明论方》卷九。

【组成】御米囊一斤（生醋炒），乌梅四两。

【用法】上为末。每服二三钱，食后沸汤点下，一日三次，常服。

【主治】①《黄帝素问宣明论方》：一切痰嗽不已。②《玉机微义》：咳嗽多年不已，常自汗，服药不效者。

方二

【方源】（金）张从正《儒门事亲》卷十二。

【组成】御米壳二两（蜜炙），人参、苦葶苈各一两。

【用法】上为末。入乌梅同煎三五沸，去滓，食后稍热服。

【主治】寒嗽，风冷寒湿咳嗽。

方三

【方源】（明）朱橚《普济方》卷一六〇。

【组成】甜葶苈（炒）、木瓜各一两半，御米壳（蜜炒）四两，乌梅（切，炒）、五味子、人参各一两。

【用法】上为末。每服二钱，食后白汤调下。

【主治】一切肺虚咳嗽，涎喘不止。

宁神丸

【方源】（元）许国桢《御药院方》卷五。

【组成】白茯苓（去皮）、五味子（炒）、干山药、杏仁（去皮尖，麸炒，别捣）、阿胶（炒珠子）、熟干地黄各一两，柏子仁（别捣）、麦门冬（去心）、杜仲（炒丝断）、百部、肉桂（去粗皮）、川芎、当归（去芦头）、细辛（去苗）、人参（去芦头）、甘草（炙，锉）、贝母（去心）各半两。

【用法】上为细末，炼蜜为丸，每两作二十丸。每服一丸，含化咽津，不拘时候。常令咽喉中药气不歇益佳。

【主治】一切咳嗽。

宁嗽百花膏

【方源】（清）林开燧《活人方》卷三。

【组成】乌梅二两，粉甘草二两，知母

二两，紫菀三两，肉桂一两，杏仁霜二两，广陈皮二两，麻黄二两，嫩桑皮三两，粟壳二两，前胡二两，苏叶三两，款冬花三两。

【用法】上为细末，炼白蜜烂和。不拘时候噙化。

【主治】腠理不密，易于伤风受寒，寒痰伏于肺窍，气道不清，痰涎壅闭，咳嗽不已，积久遂成喘嗽，不时举发。

宁嗽丹

方一

【方源】（清）陈士铎《辨证录》卷四。

【组成】苏叶、甘草、天花粉、天冬、款冬花各一钱，桔梗、生地各三钱，麦冬五钱。

【用法】水煎服，二剂愈。

【主治】骤感风寒，一时咳嗽，鼻塞不通，嗽重，痰必先清后浊，畏风畏寒。

方二

【方源】（清）陈士铎《辨证录》卷六。

【组成】麦冬二两，五味子二钱，天冬三钱，生地一两，桑白皮二钱，款冬花、紫菀、桔梗各一钱，甘草五分，牛膝三钱。

【用法】水煎服。

【主治】肺燥咳嗽，吐痰不已，皮肤不泽，少动则喘。

宁嗽定喘饮

【方源】（清）张锡纯《医学衷中参西录·论肺病治法》。

【组成】生怀山药两半，甘蔗自然汁一两，酸石榴自然汁六钱，生鸡子黄四个。

【用法】先将山药煎取汤一大碗，再将余三味调入碗中，分三次温饮下，约两点钟服一次。若药已凉，再服时须将药碗置开水中温之，然不可过热，恐鸡子黄熟、服之即无效。

【主治】伤寒温病，阳明大热已退，其人或素虚或在老年，益形怯弱，或喘，或嗽，或痰涎壅盛，气息似甚不足者。

宁嗽膏

方一

【方源】（宋）王怀隐《太平圣惠方》卷四十六，名见《古今图书集成·医部全录》卷二四五。

【组成】紫苏子（微炒）三两，生姜汁一合，白蜜一中盏，鹿角胶（捣碎，炒令黄燥）三两，杏仁（汤浸，去皮尖双仁，麸炒微黄）三两，生地黄汁一盏。

【用法】上药都捣令熟，入生姜、地黄、蜜相和，以慢火熬成膏，于不津器中，密收之。每服半匙，以温粥饮调下，一日三四次。

【主治】久咳嗽上气，心胸烦热，吐脓血。

方二

【方源】（明）龚廷贤《寿世保元》卷八。

【组成】麻黄、杏仁（去皮尖）、桔梗（去芦）、甘草、知母、贝母、款冬花、黄芩、紫菀各五钱，黄连一钱，香附二钱（童便炒），牛胆南星一两。

【用法】上为细末，炼蜜为丸，如芡实大，每服一丸，食后白汤化下。

【主治】小儿一切咳嗽不已。

方三

【方源】（明）龚信《古今医鉴》卷七。

【组成】天冬（去心）半斤，杏仁（去皮）四两，贝母（去心）四两，百部四两，百合四两，款冬花五两，紫菀三两，白术四两。

【用法】上锉，用长流水二十碗煎五碗，滤滓再煎，如是者三次，共得药汁十五碗，入饴糖半斤，蜜一斤再熬，又加阿胶四两、白茯苓细末四两，和匀如膏。每服三五匙。

【功用】①《古今医鉴》：敛肺。②《仙拈集》：止咳化痰。

【主治】①《古今医鉴》：阴虚咳嗽，火动咯血。②《万病回春》：阴虚火动发热，咯血吐血。

【备注】《寿世保元》无白术。

方四

【方源】（明）孙志宏《简明医彀》卷四。

【组成】天冬、麦冬各一两，粟壳（去瓤，取衣）、陈皮各七钱，五味子、萝卜子、贝母各五钱，冬花、百合、百部、天花粉、枳实、马兜铃、紫菀各三钱。

【用法】加白果三十个（打碎），新砂锅煎首汁，滤滓煎二汁，再煎三汁，麻布绞去滓，滤第三汁，入锅煎减半，入二汁，又减半，下首汁熬，加饴糖八两，熬稠，倾瓷碗内，生水中一日。每服半杯，重汤顿温服。

【主治】嗽久，诸邪服药已清，唯嗽不止者。

宁嗽化痰汤

【方源】（明）王肯堂《证治准绳·类方》卷二。

【组成】桔梗、枳壳（麸炒）、半夏（姜汤泡七次）、陈皮、前胡、干葛、茯苓各一钱，紫苏一钱二分，麻黄（冬月加，夏月减）一钱，杏仁（炒，去皮尖）、桑皮各一钱，甘草四分。

【用法】水二钟，加生姜三片，煎八分，食远热服。

【主治】感冒风寒、咳嗽鼻塞。

宁嗽化痰丸

【方源】（朝鲜）金礼蒙《医方类聚》卷一一七引《修月鲁般经后录》。

【组成】半夏五钱，陈皮（去白）二钱半，人参、薄荷各一两，麦门冬（去心）三钱，桑白皮（蜜炙）半两，贝母（去心）三钱，黄芩（片子者）半两，甘草（炙）七钱，青黛三钱，五味子二钱，干姜（炮）二钱。

【用法】上为末，水糊为丸，如梧桐子大。每服二十至三十丸，食少远以白汤送下。

【主治】肺经有热，咳嗽喘急，痰涎壅盛。

宁嗽煎

【方源】（清）吴世昌《奇方类编》，名见《仙拈集》卷一。

【组成】知母（去皮毛，切片，隔纸炒）一钱，杏仁（姜汁泡，去皮尖，焙）五钱。

【用法】水一钟半，煎一钟，次以萝卜子、杏仁等分（为末），米面糊为丸，如梧桐子大。每服五十丸，食远姜汤送下，绝病根。

【主治】久嗽气急。

宁嗽琼玉散

【方源】（明）翟良《医学启蒙汇编》卷三。

【组成】诃子肉（煨，去核）一两，白桔梗一两，百药煎五钱，五倍子（炒）一两，罂粟壳（蜜水泡，去筋）五钱，生甘草五钱，乌梅肉（炕）五钱。

【用法】上为细末。每服一钱，食后、临卧蜜汤调下。白汤嗽口，服后仰卧片时。

【主治】久嗽。

宁嗽润肺丸

【方源】（明）翁仲仁《痘疹金镜录》卷一。

【组成】桑皮六钱，麻黄五钱，杏仁二两，阿胶五钱，款花三两，乌梅肉二两，粟壳（去筋蒂）一两。

【用法】炼蜜为丸，如芡实大。姜汤磨服。

【主治】止嗽定喘。

宁嗽汤

方一

【方源】（宋）杨士瀛《仁斋直指方论》卷八。

【组成】桑白皮（炒）、紫苏、细辛、北五味子、橘皮、半夏（制）、茯苓、杏仁（去皮）、缩砂仁、枳壳（制）、北梗、甘草（炒）各等分。

【用法】上锉散，每服三钱，加生姜四片，乌梅半个，水煎，食后服。

【主治】诸嗽。

方二

【方源】（明）孙一奎《赤水玄珠》卷九。

【组成】五味子十五粒，茯苓一钱，桑白皮一钱二分，陈皮一钱，知母一钱，马兜铃一钱五分，川芎一钱，麦冬一钱二分，粉草五分。

【用法】水煎服。

【主治】咳血。

方三

【方源】（清）沈金鳌《杂病源流犀烛》卷一。

【组成】桔梗、半夏、枳壳、陈皮、前胡、葛根、桑皮、茯苓、苏叶、杏仁、甘草。

【用法】加生姜、葱。服此方后，再用加味二陈汤一剂。

【主治】表病嗽。

方四

【方源】（清）朱楚芬《麻疹集成》卷三。

【组成】葶苈、枯芩、米仁、石膏、甘草、桑皮、百合、花粉、栀子。

【主治】麻疹后，肺胃实火喘促。

宁嗽糖

【方源】（朝鲜）康命吉《济众新编》卷七。

【组成】百合二两，天门冬一两，桂皮、胡椒、橘皮各三钱，桔梗二钱。

【用法】上为细末，糯米一斗造稀糖，同和再熬成软糖，随量服，不拘时候。

【功用】补盛乏，益气力，润五脏，消痰止嗽；镇心神。

【主治】肺气喘嗽，肺痿咳嗽。

宁嗽丸

方一

【方源】（清）凌奂《饲鹤亭集方》。

【组成】南沙参、桑叶、杏仁、茯苓、川贝、姜夏、前胡、薄荷各二两，苏子一两五钱，橘红一两，米仁三两，炙草五钱。

【用法】上为末。用川斛一两，生谷芽二两，煎汤法丸。每服三四钱，淡姜汤送下。

【功用】清热润肺，止咳化痰，定嘴。①《饲鹤亭集方》：止咳宁嗽，清热消痰。②《重订通俗伤寒论》：防变肺痿肺痨。③《药庵医学丛书》：润肺定喘，降有余之邪火。

【主治】①《重订通俗伤寒论》，咳尤不止，痰中兼有血丝血珠者。②《鳞爪集》：邪留肺经，久嗽不宁。

【备注】方中杏仁、姜夏，《冲顶通俗伤寒论》作“甜杏仁”“竹沥半夏”。

方二

【方源】（清）恬素《集验良方拔萃》卷四。

【组成】瓜蒌仁（略炒熟）一两，花椒（去椒目）一钱五分，麦面（炒熟）一钟。

【用法】上为细末，炼蜜为丸，如小指头顶大，不时噙化。

【主治】咳嗽。

宁嗽抑火汤

【方源】（明）孙文胤《丹台玉案》卷四。

【组成】知母、瓜蒌仁（去油）、贝母

各二钱，玄参、麦门冬、黄芩、天花粉、山栀仁、枳实各一钱，竹茹、桔梗各八分。

【用法】生姜三片，煎服。

【主治】肺火上炎，咳嗽痰多，午后面赤。

凝神辟秽丹

【方源】（清）曹氏《同寿录》卷一。

【组成】白术（东壁土炒）、紫厚朴（姜汁炒）、陈皮、苍术（米泔水浸一宿，刮去皮）各三两，甘草、白蒺藜（炒去刺）、丹参各一两五钱。

【用法】上各为细末，炼蜜为丸，如龙眼大。淡姜汤或滚汤送下。

【主治】感冒风邪或寒暑疟疾；或早起，或冷暖不时，或食油腻，或闻秽气，呕吐腹泻；饮食不调，胃气不和，腹痛胸胀。

凝神饮子

【方源】（元）危亦林《世医得效方》卷九。

【组成】人参（去芦）、当归（去尾）、白芍药、白茯神、白茯苓、黄芪（去芦）、白术、半夏曲、五味子、熟地黄（洗，酒蒸）、甘草、莲肉（去心）、大麦门冬（去心）、桔梗各等分。

【用法】上为散。每服四钱，水一盏半，加乌梅、红枣各一个，煎服。

【主治】劳瘵。憎寒发热，口干咽燥，自汗烦郁，咳嗽声重，唾中血丝，瘦剧倦乏。

凝水石散

【方源】（宋）赵佶《圣济总录》卷一二二。

【组成】凝水石、甜硝各半两（并用无油瓷合盛，火煅通赤，合于地上出火毒一宿），白僵蚕（麸炒黄，如粉）一两。

【用法】上为细散。每取少许掺咽喉中。病甚，每服二钱匕，温水调下。若紧急，只于鼻中吸入。

【主治】马喉痹，即缠喉风。卒然喉痹，急如奔马，喉颊俱肿。

凝唾汤

【方源】（唐）孙思邈《备急千金要方》卷十九。

【组成】茯苓、人参各半两，前胡三两，甘草一两，大枣三十枚，麦门冬五两，干地黄、桂心、芍药各一两。

【用法】上九味，㕮咀，以水九升，煮取三升，分温三服。

【主治】虚损短气，咽喉凝唾不出，如胶塞喉。

niu

牛蒡甘桔汤

【方源】（清）朱载扬《麻症集成》卷三。

【组成】桔梗、牛蒡、连翘、射干、甘草、黑栀、京参、山豆根、酒炒黄连、酒炒黄芩。

【主治】毒火上升，火郁在肺，咽喉肿痛，不饮食。

牛蒡槐花饮

【方源】（清）武林潘《证治宝鉴》卷十。

【组成】牛蒡、槐花（炒）、僵蚕（炒）各二钱，黄连一钱五分、黄芩、桔梗、陈皮、连翘、紫苏各一钱，玄参二钱，甘草三分。

【用法】水煎服。

【主治】双乳蛾之心火壅盛者。

牛蒡羚羊散

【方源】（清）王清源《医方简义》卷四。

【组成】羚羊角（镑）二钱，蝉衣一钱，牛蒡子（炒）三钱，桔梗、防风、薄荷各一钱五分，生甘草、射干各八分，草河车二钱。

【用法】加竹叶二十片、青果二枚，水煎服。

【主治】风火伤及肺胃，喉症咽痛，或生单蛾、双蛾。

牛蒡前胡汤

【方源】（清）刁步忠《喉科家训》卷四。

【组成】牛蒡、前胡、桑叶、白蒺、杏仁、蒌仁、杷叶。

【主治】痧后肺胃余风未清。

牛蒡散

【方源】（明）朱橚《普济方》卷四〇四。

【组成】牛蒡子（炒）一两，荆芥二两半，白芷半两，全蝎三钱，甘草（炙）三钱，防风半两。

【用法】上为末。水七分，煎服。

【功用】凉膈去痰。

【主治】小儿斑疮，及疹痘未出，一切毒疮，咽喉肿痛。

牛蒡汤

方一

【方源】（元）曾世荣《活幼心书》卷下。

【组成】牛蒡子（略炒，研碎）三两，大黄一两半，防风（去芦），薄荷（去老梗）各一两，荆芥（去根老梗）四两，甘草一两一钱半。

【用法】上㕮咀。每服二钱，水一盏，煎七分，不拘时候温服。

【主治】小儿伤风发热烦躁，鼻塞气喘，痰嗽惊啼；及诸疮赤紫丹毒，咽喉肿痛。

方二

【方源】（清）景日昣《嵩崖尊生全书》卷六。

【组成】牛蒡子一钱，升麻、黄药子、玄参、浮萍、桔梗、甘草、天花粉。

【主治】①《嵩崖尊生全书》：喉中生疮。②《杂病源流犀烛》：喉痹。

牛蒡子汤

【方源】（朝鲜）金礼蒙《医方类聚》卷七十四引《济生方》。

【组成】牛蒡子、玄参、升麻、桔梗（去芦）犀角、木通（去节）、黄芩、甘草各等分。

【用法】上㕮咀。每服四钱，水一盏半，加生姜三片，煎至八分，去滓温服，不拘时候。

【主治】风热上壅，咽喉肿痛，或生乳蛾、疮痛、缠喉风。①《医方类聚》引《济生方》：风热上壅，咽喉窒塞，或痛，或不利，或生疮疡，或状如肉脔，疼痛妨闷。②《玉机微义》引《澹寮集验方》：乳蛾。③《医学入门》：咽喉肿痛，牙关紧急，或生疮痛。或愈后复攻胸胁，气促身热，不能坐卧。④《杏苑生春》：缠喉风痰壅，牙关紧急，汤水难下。

牛蒡子丸

【方源】（明）董宿《奇效良方》卷六十一。

【组成】牛蒡子（微炒）一两，川升麻、黄药子、干浮萍草、玄参、甘草（生用）各半两。

【用法】上为细末，炼蜜为丸，如小弹子大。常含一丸，咽津。

【主治】咽喉内热毒所攻，生疮肿痛。

牛胆膏

【方源】（明）朱橚《普济方》卷六十引《仁存方》。

【组成】青黛（研）一钱，僵蚕（去丝）半两，朴硝（研）一两，甘草（生）二钱半。

【用法】上为末，用腊月黄牛胆，安药在内，当风挂百日，再入研麝香少许。每服半钱，或调服，或研碎吹入喉中。

【主治】锁喉风。

牛黄抱龙丸

【方源】（明）龚信《古今医鉴》卷十三。

【组成】南星（为末，腊月纳牛胆中，阴干，百日取研）一两，天竺黄五钱，雄黄二钱，辰砂二钱半，麝香一钱，珍珠一钱，琥珀一两，牛黄五分，金箔（为衣）十片。

【用法】上为细末，水煮甘草膏和为丸，如芡实大，金箔为衣。每三岁儿服一丸，五岁儿服二丸，十岁儿服三五丸，滚水待温，磨化服；惊风，薄荷汤磨化下。

【功用】镇惊安神，宁心定智，除诸热，住痰涎，止嗽定喘。

【主治】小儿急慢惊风，痰嗽潮搐，及伤风瘟疫，身热昏睡，气粗风热，痰实壅嗽喘急，一切发热，并痘疹首尾。

牛黄冰连散

【方源】（清）马文植《外科传薪集》。

【组成】牛黄一分，黄连二钱，冰片一分。

【用法】上为末。吹口舌。

【主治】咽喉各症。

牛黄点舌丹

【方源】（清）祁坤《外科大成》卷三。

【组成】牛黄五分，熊胆五分，蟾酥三分，犀角三分，羚羊角三分，珍珠三分，冰片五分，麝香三分，沉香五分，辰砂，雄黄，硼砂，血竭，乳香，没药，葶苈各一钱。

【用法】上各为细末，和匀，乳汁为丸，如绿豆大，金箔为衣。每用一丸，呷舌下噙化，徐徐咽之，化尽口内麻，以冷水漱口咽之，则患处出汗。

【主治】喉风喉痹，痰火壅盛，并大头瘟及痈毒。

牛黄夺命丹

【方源】（明）王大纶《婴童类萃》中卷。

【组成】白牵牛、黑牵牛各一两（半生半熟），青皮、陈皮各六钱，大黄一两五钱，槟榔一两。

【用法】每服二三钱，姜汤下。

【主治】大小肺胀喘满，胸胁气急，两肋扇动，陷下作坑，鼻孔开扇，痰涎壅盛，心烦口渴，俗云马脾风，此方神效。及辛辣浓味，肺热作喘。

【方论选录】牵牛，苦寒泻肺气，利湿热为君。陈皮苦温，理其肺气；青皮苦辛，散肺中滞气为臣。槟榔辛温，性沉重，下痰降气；大黄苦寒，荡涤邪热为使。

牛黄夺命散

方一

【方源】（清）沈金鳌《幼科释谜》卷五。

【组成】白丑、黑丑（各取半生半熟头末）五钱，大黄一两，槟榔二钱半，木香钱半，轻粉一字。

【用法】每末一钱至二钱，蜜水调下，微利为度。

【主治】小儿肺胀胸满，喘粗气急，两胁肩动，两鼻窍张，痰涎潮塞，闷乱喘渴，死在旦夕者。

方二

【方源】（清）翁藻《医钞类编》卷六。

【组成】黑牵牛、酒大黄、枳壳。

【用法】上为末。白汤调下，临服加蜜数匙，以气平为度。

【主治】小儿暴喘，俗名马脾风，此心火凌肺，故热痰壅盛。

牛黄膏

方一

【方源】（明）董宿《奇效良方》卷六十四。

【组成】绿豆粉二两，牛黄（另研）一钱，脑子少许，甜硝三钱，甘草末半钱，硼砂（一方朱砂半钱）二分半。

【用法】上为末，和匀，炼蜜为丸，如芡实大，金箔为衣。每服一丸或半丸，薄荷汤磨化服，不拘时候。

【功用】治惊化痰，祛邪热，止涎嗽。

方二

【方源】（明）解缙《永乐大典》卷九七六引《保婴集验名方》。

【组成】人参（去芦）五钱，甘草（炙）五钱，蛤粉（水飞）七钱，龙脑（另研）半钱，雄黄（水飞）七钱半，寒水石（煅）五钱，牙硝（枯）一钱，朱砂（水飞）五钱。

【用法】上将人参、甘草为细末，入飞研药令匀，炼蜜为丸，每两作三十丸。每一岁儿服半丸，煎薄荷汤化，不拘时候。

【主治】小儿惊风咳嗽，痰涎壅塞，咽膈不利，精神昏愦。

牛黄豁痰散

【方源】（明）徐谦《痘疹仁端录》卷九。

【组成】天竺黄三分，川山甲、胎骨灰、牛黄各一分，蟾酥三厘，绿豆四十九粒，甘草三分。

【用法】上为末服。

【功用】豁痰。

【备注】痘疮标时，若左右两颧稠密，不分珠而红者，至灌浆时必然发痰，宜先清脏腑，服清肺饮一二剂，六日预服牛黄豁痰散，则痰必不发。

牛黄解毒丸

【方源】（宋）佚名《咽喉脉证通论》。

【组成】牛黄五分，青黛（飞净）一两，冰片五分，雄黄五钱，儿茶三钱，官硼五钱，薄荷（另研）三两，胆星四两。

【用法】上为细末，生蜜为丸，如芡实大。每噙一丸，待其自化咽下。一日夜须噙四丸，小儿减半。

【主治】一切喉风痹闭，咳嗽喘急，痰涎壅塞，胸膈迷闷，并口舌等症。

牛黄利喉丸

【方源】（清）宋光祚《瘟疫条辨摘略》。

【组成】牛黄五分，寒水石五钱，硼砂三钱，大黄五钱，白秋石五钱，小生地五钱，薄荷叶五钱，儿茶五钱，牙皂一钱，赤石脂五钱，西瓜霜五钱，生白蜜一两五钱。

【用法】上为极细末，须用生蜜共捣透，和润不粘为丸，每丸重二分（惟生蜜易于粘手，留细末三钱为衣）。如吹药后，因药轻病重无效，危在倾刻，即以此丸含于口中，不可嚼烂，亦勿整吞，宜含化苦水，徐徐咽下，立时见功。

【主治】咽喉肿痛险证。

牛黄清心丸

【方源】（宋）窦汉卿《疮疡经验全书》卷一。

【组成】牛胆南星一两，麝香五分，珍珠五分，冰片五分，黄连末二钱，防风末一钱，荆芥末一钱，五倍末一钱，桔梗末一钱，玄参一钱，茯神一钱，当归一钱，雄黄二钱，轻粉三分，天竺黄一钱，犀角末一钱。

【用法】上为细末，和匀，甘草膏为丸，如龙眼大，辰砂为衣，日中晒干。入瓷瓶中塞紧，瓶口勿令出气。每服一丸，用薄荷汤磨服。

【功用】《医宗金鉴》：开关解热。

【主治】①《疮疡经验全书》弄舌喉风②《医宗金鉴》：锁喉毒。初生于耳前听会穴，形如瘰疬，渐攻咽喉，肿塞疼痛，妨碍饮食。

牛黄散

方一

【方源】（宋）王怀隐《太平圣惠方》卷六。

【组成】牛黄（细研）、犀角屑、杏仁（汤浸，去皮尖双仁，麸炒微黄）、防风（去芦头）、细辛、天竺黄（细研）、茯神、白鲜皮、川大黄（锉碎，微炒）、羌活、子芩、麦门冬（去心，焙）、白僵蚕（微炒）、槟榔、羚羊角屑、甘草（炙微赤，锉）各半两，麝香（细研）一分。

【用法】上为细散，入牛黄、麝香，更研令匀。每服一钱，以荆芥汤调下，不拘时候。

【主治】肺风，皮肤瘙痒，搔之成疮，心神虚烦，头目不利。

方二

【方源】（宋）王怀隐《太平圣惠方》卷三十五。

【组成】牛黄（微炒）一两，龙脑（细研）一分，真珠末三分，金箔五十片，铅霜一分，犀角末三分，太阴玄精（烧熟）三两。

【用法】上为细末。每服一钱，以新汲水半盏调下，一日五七次；若干含半钱，咽津亦可。

【主治】咽喉风毒，肿塞疼痛。

方三

【方源】（宋）王怀隐《太平圣惠方》卷八十三。

【组成】牛黄（细研）一分，蝉壳（微炒）半两，柴胡（去苗）一分，瓜蒌子一分。

【用法】上为细散。每服一字，以蜜水调下，一日三次。二岁以上加之半钱。

【主治】小儿咳嗽，喘急烦热，喉中作呀呷声。

方四

【方源】（宋）王怀隐《太平圣惠方》卷八十九。

【组成】牛黄（细研）一分，黄连（去须）半两，赤茯苓半两，犀角屑半两，铅霜（细研）半两，麦门冬（去心，焙）一两，朱砂（细研）半两，马牙硝半两，龙脑（细研）半分，甘草（炙微赤，锉）一分，升麻半两，子芩半两。

【用法】上为细散，入研了药，都研令匀。每服半钱，用温蜜水调下，不拘时候。

【主治】小儿心肺壅热，脑干无涕，时有烦躁。

方五

【方源】（宋）赵佶《圣济总录》卷五十。

【组成】牛黄、苦参、丹砂（研，水飞）、麝香（研）各一分，羌活（去芦头），当归（切，焙）、人参、独活（去芦头）、秦艽（去苗土）、前胡（去芦头）、枳壳（去瓤，麸炒）各三分，桂（去粗皮）、茯苓（去黑皮）、白术、白附子、玄参、丹参、防风（去叉）、蔓荆实、干姜（炮）、沙参、防己、白芷、半夏（汤洗七遍，姜制）、干蝎（酒浸一宿，炒）、天南星（炮）各半两，牛膝（酒浸一宿，切，焙），附子（炮裂，去皮脐）、麻黄（去根节，汤煮掠去沫，焙）各一两，川芎、仙灵脾、黄芪（锉）各一分，乌蛇（酒浸，去骨，炙）一条。

【用法】上为散。每服一钱匕，温酒调下，不拘时候。如欲作丸，即炼蜜为丸，如弹子大，每丸分作六服，豆淋酒或薄荷酒嚼下。

【功用】化痰涎，除喘急。

【主治】肺脏风热，皮肤生疮，骨痛筋急，口面㖞斜。

方六

【方源】（宋）赵佶《圣济总录》卷一八一。

【组成】牛黄（研）半分，代赭三两，

麝香（研）半钱，玄参三分，厚朴（去粗皮，生姜汁炙）三分，升麻一两，射干半两，大黄（锉，炒）一两一分，木香三分，白术半两，犀角（镑屑）三分，甘草（炙）半两。

【用法】上十二味，捣罗十味为细散，入研药和匀。每服半钱匕，以人乳汁一蛤蜊壳许调下，空腹一日一次，三岁至五岁以上，每服一钱匕，枣汤调下，米饮亦可，一日二次。

【主治】小儿咽喉项肿，啼声不出。

方七

【方源】（明）龚信《古今医鉴》卷十四。

【组成】牛黄一分，片脑一分，硼砂一分，雄黄二分，青黛二分，朴硝一分半，黄连（末）八分，黄柏（末）八分，辰砂二分。

【用法】上为细末。每用少许，敷入口内。

【主治】小儿口中百病，鹅口、口疮，重腭不能吮乳，及咽喉肿塞，一切热毒。

方八

【方源】（明）孙一奎《赤水玄珠》卷七。

【组成】白牵牛（炒）二两，大黄（煨）一两。

【用法】上为末，每服二钱，蜜水调下。

【主治】热痰暴喘欲死者。

方九

【方源】（明）朱橚《普济方》卷三八四。

【组成】铅霜、牛黄各半分，铁粉一分。

【用法】上为细末，令匀。每服一字，以竹沥调下。

【主治】小儿心肺积热，夜卧不安。

牛黄丸

方一

【方源】（宋）王怀隐《太平圣惠方》卷六。

【组成】牛黄（细研）半两，赤箭半两，羌活半两，细辛半两，桂心半两，当归（锉，微炒）半两，甘菊花半两，防风（去芦头）半两，天雄（炮裂，去皮脐）半两，麻黄（去根节）半两，蔓荆子半两，白术半两，杏仁（汤浸，去皮尖双仁，麸炒微黄）半两，萆薢（锉）半两，茯神半两，山茱萸半两，羚羊角屑半两，川芎半两，犀角屑半两，五加皮半两，五味子半两，阿胶（捣碎，炒令黄燥）半两，人参（去芦头）半两，枫香半两，天南星（炮裂）半两，白附子（炮裂）半两，龙脑（细研）一分，麝香（细研）一分。

【用法】上为末，入研了药，更研令匀，炼蜜为丸，如梧桐子大。每服十五丸，以荆芥汤送下，不拘时候。

【主治】肺脏中风。项强背痛，四肢缓弱，言语不出，胸闷咽干，手足颤掉，心胸短气，目眩头旋，皮肤顽痹。

方二

【方源】（宋）王怀隐《太平圣惠方》卷六。

【组成】牛黄半两（细研），人参（去芦头）一两，赤茯苓一两，诃黎勒（煨，用皮）三分，蛤蚧（头尾全者，涂酥，炙令微黄）一对，杏仁（汤浸，去皮尖双仁，麸炒微黄）三分，甘草（炙微赤，锉）半两。

【用法】上为末。入牛黄更研令匀，炼蜜蜡同为丸。如鸡头子大。不拘时候，含一丸咽津。

【功用】定喘嗽。

【主治】肺气喘嗽。

方三

【方源】（清）孟河《幼科直言》卷四。

【组成】羌活一两，连翘五钱，陈胆星一两，甘草五钱，花粉五钱，黄芩（炒）八钱，牛蒡子三钱，薄荷三钱，天麻三钱，枳壳五钱，全蝎（去尖及子）五钱，僵蚕五钱，牛黄五分。

【用法】上为细末，炼蜜为丸，重五分。有风邪，用生姜汤化下；如内热，用竹叶汤化下。

【主治】痰多急惊，肺间郁热，唇红作渴，及久伤风，顿咳气喘。

方四

【方源】（清）孙克任《应验简便良方》卷下。

【组成】牛黄五钱，生南星一两，尖贝五钱，生半夏一两，白矾三钱，朱砂、明雄各（作衣）五钱，绿豆一两三钱。

【用法】上为末，面糊为丸，如绿豆大。大人每服十三丸，小儿每服七丸。

【主治】哮病，疟疾。

【备注】未服丸时，先服药方：白芍三钱，桂枝四钱，甘草一钱，生姜三片，水煎服。

方五

【方源】（民国）张山雷《疡科纲要》卷下。

【组成】上品陈胆南星十两，天竺黄四两，川古勇黄连、广郁金、五倍子、乌芋粉各三两，象山贝母六两，关西牛黄五钱，透明腰黄二两。

【用法】上药各为极细末，以好黄酒化陈胆星，杵和为丸，如大豆大，辰砂为衣。密收勿透空气，弗用石灰同藏。每服三五七丸，细嚼缓咽下。

【主治】风热痰壅，作腮发颐，时毒，痰核瘰疬及咽喉肿痛腐烂，肺痈，胃痈，咯吐脓血。

牛黄犀角丸

【方源】（明）王銮《幼科类萃》卷二十六。

【组成】牛黄半钱，犀角末、川芎、升麻、细辛、麻黄、甘草（炙）各一钱半，朱砂、龙脑各半钱，麝香一字。

【用法】上为极细末，炼蜜为丸，如芡实大。用荆芥煎汤研化服。

【主治】小儿肺壅鼻干。

牛黄益金散

【方源】（明）张介宾《景岳全书》卷六十。

【组成】黄柏（为末，用蜜丸，炙数次，以熟为度，另研为极细末）、白僵蚕（净）、白硼砂各钱半，牛黄三分。

【用法】上为末，用蜜调如稀糊，徐敷患处；或为丸如龙眼大，含化咽之。

【主治】虚火炎上伤肺，咽喉生疮破烂。

【备注】此方必加冰片半分方妙。

牛黄珍珠散

【方源】（清）朱载扬《麻症集成》卷四。

【组成】牛黄、珍珠。

【主治】痰气壅盛标闭。

牛黄镇惊锭子

【方源】（清）孟河《幼科直言》卷四。

【组成】天麻二两，钩藤二两，广皮二两，羌活二两，枳实二两，僵蚕二两，青皮二两，生黄连一两，贝母一两，莪术一两，独活二两，生大黄二两，牛黄一钱，麝香二分，冰片二分，飞朱砂一两，薄荷二两，桔梗二两，赤芍二两，飞滑石二两，防风二两，柴胡二两，全蝎（去尾尖子，并洗净腹内）二两，陈胆星二两。

【用法】上为细末，用砂器炼好川白蜜，揉末为锭，每锭重一钱五分，晒干听用。每服一锭或半锭，有外感，用生姜汤磨服。余证用白滚水磨服。

【主治】一切风痰气喘，咳嗽发热，着

吓急惊；并肚腹膨胀疼痛，夹风夹食，大便不通。

牛黄至宝丹

【方源】（清）陈士铎《洞天奥旨》卷十二。

【组成】牛黄一分，胆矾二分，皂角末一分，麝香三厘，冰片一分，儿茶五分，百草霜一钱。

【用法】上为末，和匀。每用五厘，吹入喉中。必大吐痰而愈。后用煎剂漱喉汤。

【主治】阳火喉疮。

牛角散

【方源】（明）朱橚《普济方》卷六十一引《肘后救卒方》。

【组成】沙牛角（烧，刮取灰）。

【用法】上为细散。每服枣许大，酒调下；水调亦可。

【主治】喉痹。肿塞欲死者。

牛髓汤

【方源】（清）喻昌《医门法律》卷五。

【组成】牛髓（取月右边行骨中者）一斤，白蜜半斤，杏仁（去皮尖，研如泥）四两，干山药（炒）四两，胡桃仁（去皮，另研）四两。

【用法】上将髓、蜜二味，砂锅内熬沸，以绢滤去滓，盛瓷瓶内，将杏仁等三味入瓶内，以纸密封瓶口，重汤煮一日夜，取出冷定。每早晨服一二匙，白汤化下。

【功用】润肺。

【主治】咳嗽。

牛子解毒汤

【方源】（清）方坞樵《喉科种福》卷四。

【组成】牛子、连翘、栀子、元参、生地、黄芩、黄连、青皮、桔梗、防风、花粉、葛根、升麻、白术、甘草各等分。

【用法】水煎服。

【主治】酒伤喉闭。酒毒蒸于心脾，面赤、目睛上视，喉肿色黄。

nuan

暖胃胶

【方源】（明）万全《万氏家传点点经》卷二。

【组成】牙猪肚（洗净污秽，真七醋浸一住香）一个，白茯苓（乳汁拌蒸，晒干，为末）四两，胡椒（研末）一钱，净糯米一碗，麻油一两。

【用法】入肚内，用青线缝口，重汤煮至绒烂如胶。缓缓咽下，日服数次。若不吐出，接服二三个，自然胃气畅顺。

【主治】酒伤胃，膈噎痰涌，咳嗽，饮食难进。

暖胃汤

【方源】（元）许国桢《御药院方》卷五。

【组成】生姜（去皮，净洗，横纹切作片子，用盐二两掺入生姜中令匀，腌一宿取出，入银石器内，慢火炒，续入上好神曲细末一两，与姜同炒令干）一斤，丁香半两，齐州大半夏（汤洗七次，去滑，焙干，为细末，以生姜自然汁和作饼子，焙干）一两，大草豆蔻（去皮）三个，甘草（炙）一两，陈皮（汤浸，微去白瓤，焙）一两。

【用法】上为细末。每服一钱，空心或食前沸汤点服。

【功用】大辟风寒雾露之气。

【主治】痰嗽胸膈不快。多吐寒痰；兼治饮酒过多。

O

ou

藕节散

方一

【方源】（明）孙一奎《赤水玄珠》第七卷。

【组成】藕节汁、生地黄汁、大蓟汁各三合，生蜜五匙。

【主治】吐衄不止。

方二

【方源】（明）朱橚《普济方》卷一八八引《格物堂经验良方》。

【组成】藕节。

【用法】用藕节研汁，调飞罗面稀服。

【主治】吐咯血。

P

pai

排风散

方一

【方源】（宋）赵佶《圣济总录》卷一一六。

【组成】防风（去叉）、秦艽（去苗土）、山芋、吴茱萸（汤浸，焙炒）、天雄（炮裂，去皮脐）各一两，羌活（去芦头）半两。

【用法】上为散。每服二钱匕，空心温酒调下。

【主治】鼻塞不通，不闻香臭，或生息肉，生疮。

方二

【方源】（明）高濂《遵生八笺》卷五。

【组成】人参三钱，丹参五分，防风三钱，天雄（炮）三钱，秦艽三钱，山茱萸三钱，沙参二钱，虎骨（酥炙）五钱，山药五钱，天麻六钱，羌活三钱。

【用法】上为末。食前米饮调服三钱。为丸亦可。

【主治】皮肤疮癣疥癞，气满咳嗽，涕唾稠黏；肺有病，不闻香臭，鼻生息肉，或生疮疥，皮肤燥痒，气盛咳逆，唾吐脓血。

方三

【方源】（朝鲜）金礼蒙《医方类聚》卷六引《五脏六腑图》。

【组成】人参八分，玄参七分，防风八分，沙参五分，天雄八分，薯药十分，丹参七分，苦参八分，秦艽七分，山茱萸五分。

【用法】上为末。空腹以防风汤送下三钱。

【主治】肺有病，鼻塞不通，不闻香臭，鼻中有息肉，或生疮，皮肤骚痒，恶疮疥癣，上气咳嗽，涕唾脓血。

排脓补肺散

【方源】（清）郑元良《郑氏家传女科万金方》卷五。

【组成】黄芪、生地、人参、白芷、甘草（一方有五味）。

【用法】水煎服。先服丹皮、赤芍、黄芩、紫菀、桔梗、升麻、米仁、地榆、甘草节。吐脓之后，接服本方。

【主治】肺痈。在上乳间痛，口吐脓血，气腥。

排脓散

【方源】（元）危亦林《世医得效方》卷十九。

【组成】嫩黄芪二两，川白芷、北五味子（炒）、人参各一两。

【用法】上为末。炼蜜为丸，如小指头大。食后、临卧偃仰入口噙化，旋旋咽下。

【功用】排脓补肺。

【主治】肺痈，吐脓后。

排脓汤

【方源】（清）景日昣《嵩崖尊生全书》卷七。

【组成】黄芪、白芷、五味、人参各等分。

【功用】排脓补气。

【主治】肺痈已吐脓后。

pang

滂沱汤

【方源】（清）陈士铎《石室秘录》卷二。

【组成】元参九钱，升麻二钱，黄芩四钱，麦冬七钱，防风二钱，天花粉三钱，苏叶一钱，青黛三钱，生甘草三钱，生地九钱，桑白皮五钱。

【用法】水煎服。

【主治】伤寒发斑，身热，心内如火，口渴呼水，气喘舌燥，扬手出身；或中暑热之气，大渴饮水，数桶不止，汗如雨下，大喊狂呼，日重夜轻，此皆阳火。

pao

炮肾散

【方源】（明）董宿《奇效良方》卷四十。

【组成】巴戟（去心，麸炒）、甘遂（炒黄）、木香、苦葶苈（炒）、沉香（锉）、泽泻各一分，腻粉一钱，槟榔（一枚生，一枚炮）、陈皮（去白）、芫花（醋拌炒）、麦蘖各半两。

【用法】上为末。每服二钱，用猪腰子一枚，以竹刀割开，去筋膜，切作三片，掺药末在内，用湿纸裹，慢火煨令香熟；先煮葱白三茎令熟，细切，将葱白与粟米同煮粥一碗。先食粥一半，方食腰子，药后再食粥令尽，临卧时服。至五更大小便下赤黄恶物是效。

【主治】水气肿满。

pen

盆硝丸

【方源】（宋）赵佶《圣济总录》卷一七五。

【组成】盆硝、马牙硝、甜硝、铅白霜、丹砂、续随子、青黛、白矾（烧汁尽）、腻粉各一钱，龙脑、麝香各一字。

【用法】上为细末，粳米饭为丸。每服一丸，三岁以上如鸡头子大，二岁以下如梧桐子大，三两个月儿如小豆大，并用茶汤化下。

【主治】小儿哽气，咳嗽痰热。

peng

蓬莱雪

方一

【方源】（明）龚居中《外科百效全书》卷二。

【组成】硼砂一钱，雄黄、芒硝各二分，熊胆、儿茶各一分，枯矾一分半。

【用法】上为末。火上焙干，再研再焙干，入片脑二分。吹入喉中。内用防风通圣散加麝香一分，调人服之，以利为度。

【主治】喉风。

方二

【方源】（清）窦氏原本，朱翔宇嗣辑《喉症全科紫珍集》卷上。

【组成】黄芩（生）、黄连（生）、栀子（炒黑，各研细末）、雄黄、硼砂、牛胆消各三钱，鸡内金、人中白、枯矾各一钱，制青梅（煅存性）、青黛各五分（上为细末，人后七味），牛黄、麝香各三分，铜青、熊胆、珍珠、冰片各五片，儿茶八分。

【用法】上共研匀，收贮。每遇喉症，以少许吹于患处，一日夜十余次。徐徐流出痰涎，渐愈。如有腐烂臭秽，用猪牙皂、扁柏叶同捣，和水去滓，灌漱令净。

【主治】咽喉七十二症。

【备注】制青梅法：大青梅一斤（去核），入白矾、食盐各五钱，拌匀，再以蜒灿虫不拘多少，层层间之，一日夜取梅，晒干，以汁尽为度，煅存性用。

硼砂丹

【方源】（清）张璐《张氏医通》卷十五。

【组成】硼砂（生研）、白矾（生研）各一钱，西牛黄、人爪甲（焙脆，研）各一分。

【用法】上为极细末，以烂白霜梅肉三钱研糊作丸，分作四丸。噙化。

【功用】涌顽痰。

【主治】缠喉风，风热喉痹。

硼砂散

方一

【方源】（宋）陈师文《太平惠民和剂局方》卷七。

【组成】山药（生）六斤，脑子（研）七两，牙硝（生）二十四两，麝香（研）四两，甘草、硼砂（研）各二十两。

【用法】上为细末。每服半钱，如茶点服。

【主治】卒患喉痹，闭塞不通，肿痛生疮，语声不快，风壅痰毒，鼻衄出血。

方二

【方源】（宋）庞安时《伤寒总病论》卷三。

【组成】硼砂、僵蚕、牙硝、白矾、甘草、雄黄各一分，硇砂半分、草乌头尖四个。

【用法】上为细末。每服一钱，米饮调，细细呷之。

【主治】喉咽痛塞。

方三

【方源】（明）董宿《奇效良方》卷六十四。

【组成】硼砂、蒲黄、净硝、孩儿茶、薄荷、甘草各二钱，青黛一钱，片脑少许。

【用法】上为末。每用少许，敷点口中疮处。

【主治】小儿口舌生疮，咽喉不利，重舌马牙。

方四

【方源】（明）董宿《奇效良方》卷六十一。

【组成】硼砂半两，朴硝一两，片脑三钱，朱砂一钱，雄黄半钱，麝香少许。

【用法】上为细末。以竹筒纳药。吹入喉中。

【主治】喉风。

方五

【方源】（明）龚居中《外科百效全书》卷二。

【组成】脑子五厘，硼砂、牙硝各一钱，熊胆、麝香各一分。

【用法】上为末。或吹，或薄荷煎水吞下。

【主治】单双缠喉风，咽喉满塞。

方六

【方源】（明）李恒《袖珍方》卷三引《太平圣惠方》。

【组成】硼砂、僵蚕、百药煎、川芎各三钱，山豆根、盆硝、薄荷、紫河车各半两，青黛一钱。

【用法】上为末。每用半钱，小儿一字，吹掺咽中，水调亦可。

【主治】咽喉疮肿，闭塞不通。

方七

【方源】（明）朱橚《普济方》卷六十二引《博济方》。

【组成】硼砂（研）、胆矾（研）各一分，马牙硝（研）半两，龙脑一钱，铅白霜三钱。

【用法】上研细。每以著头点于悬痈子两边，如开口不得，以笔管吹之。

【主治】咽喉闭塞。

硼砂丸

方一

【方源】（宋）陈师文《太平惠民和剂局方》卷七。

【组成】麝香（研）一两，硼砂（研）、甘草（浸汁，熬膏）各十两，牙硝（枯，研）二两，梅花脑（别研）三分，寒水石（烧通赤红）五十两。

【用法】上为末，用甘草膏子和搜为丸。每两作四百丸。每服一丸，含化咽津。

【功用】化痰利膈，生津止渴。

【主治】风壅痛热，咽喉肿痛，舌颊生疮，口于烦渴。

方二

【方源】（宋）赵佶《圣济总录》卷一二二。

【组成】硼砂、马牙硝各一分，丹砂半分，斑蝥（去头翅足，炒）二枚。

【用法】上为末，以生姜自然汁煮面糊为丸，如梧桐子大，腊茶为衣。每服二丸，腊茶送下。

【主治】咽喉肿痛，及走马喉痹。

pi

坯煎散

【方源】（宋）刘昉《幼幼新书》第十四卷引《风髓经》。

【组成】川乌头（炮裂，去皮尖）半两，大黄（蒸熟）三钱，雄黄、白附子、甘草（炮）、川芎、天麻、僵蚕（去足）各一钱，麝香少许，麻黄（去节）四钱。

【用法】上为末。每服半钱或一钱，大者一钱半，水半盏，入坯子三粒，葱白半寸，同煎数沸，温温服。如出汗并三服。

【主治】小儿夹惊伤寒，浑身壮热，睡中惊掷，咳嗽烦躁，下泄多。

砒霜顶

【方源】（清）赵学敏《串雅内编》卷三。

【组成】精猪肉（切作骰子块）三十两，白信（研细末）一两。

【用法】将白信末拌在肉上，令匀，用纸筋黄泥包之，令干。白炭火于无人处锻，候青烟出尽，研细，以汤浸蒸饼为丸，如绿豆大。每服大人二十粒，小儿四五粒，食前茶汤送下，量虚实服之。

【主治】哮。

霹雳锭

【方源】（清）凌奂《外科方外奇方》卷兰。

【组成】牙皂（火煨）一百四十个，延胡索（生晒，研）二两，飞青黛六分，麝香一钱。

【用法】上为细末，水和成锭，每重二三分，晒干收贮，勿令泄气。如遇牙关紧闭，即从鼻孔灌入，药下即开。每服一锭，重者加服小锭，磨汁冲服。

【主治】喉风，喉痹风，双单乳蛾，斑痧，小儿惊风。

枇杷清肺饮

【方源】（清）祁坤《外科大成》卷三。

【组成】枇杷叶、桑白皮（鲜者更佳）各二钱，黄连、黄柏各一钱，人参、甘草各三分。

【用法】用水一钟半，煎七分，食远服。

【主治】肺风酒刺。

枇杷叶前胡散

【方源】（宋）孙用和《传家秘宝脉证

口诀并方》。

【组成】枇杷叶（去毛，生姜汁浸，炙）、前胡（去芦头）各三分，人参（去芦头）三分，茯苓三分，五味子二分，桔梗三分，白术五分，厚朴（去皮，生姜汁浸，炙）二分，白芷（炒）、防风各二分，当归、芍药各一分，牡丹皮一分，鳖甲（醋炙）二分，甘草（炙）二分，枳壳（去瓤，炙）一分，半夏（汤浸十遍）一两，知母一分，霍香五分，泽泻三分，木香、大腹皮（炙）三分，木通二分，荆三棱二分，诃子皮三分。

【用法】上为末，用马尾罗子过罗。每服五钱匕，加生姜二分（拍碎），大枣五枚，用水两汤碗半，同煎至五分，带热五更初服一次，申时服一次。

【功用】①《传家秘宝脉证口诀并方》：益五脏，大补肺脏，去风疼，补肾虚，正元气。②《圣济总录》：通心肺，健脾胃，止逆进食。

【主治】①《传家秘宝脉证口诀并方》：劳气及上逆痰涎。②《圣济总录》：三焦风壅，五脏虚弱，遍身风气劳闷，手脚风毒气，寒热烦躁。

枇杷叶散

方一

【方源】（宋）刘昉《幼幼新书》第十五卷引《太平圣惠方》。

【组成】枇杷叶（拭去毛，炙微黄）一分，川升麻、人参（去芦头）、贝母（煨微黄）各半两，茅根（锉）一两，竹茹三分。

【用法】上件药捣，粗罗为散。每服一钱，以水一小盏，入枣一枚，掰，生姜少许，煎至五分，去滓。不计时候，看儿大小以意加减，温服。

【主治】小儿伤寒壮热，咳嗽呕吐。

方二

【方源】（宋）骆龙吉《增补内经拾遗方论》卷四引《集验方》。

【组成】枇杷叶（去筋膜丝及毛衣）一两，山栀子五钱。

【用法】上为极细末。每服二钱或三钱，食后好酒调下。

【主治】肺风并糟鼻。

方三

【方源】（清）王应震《王应震要诀》。

【组成】陈香薷、赤苓皮、宣木瓜、新会皮、广藿梗、杜车前、桑白皮、瓜蒌仁。加枇杷叶、冬瓜皮、茅根、漂滑石。

【主治】咳嗽浮肿。

方四

【方源】（清）吴澄《不居集·上集》卷十五。

【组成】枇杷叶、苡仁、麦冬、橘红各等分。

【功用】降肺气。

【主治】劳嗽。

枇杷叶丸

【方源】（明）陈实功《外科正宗》卷四。

【组成】枇杷叶（去毛刺）八两，黄芩（酒炒）四两，甘草一两，天花粉四两。

【用法】上为末，新安酒跌丸，如梧桐子大。每服一钱五分，食后并临睡白滚汤、茶汤俱可送下。

【主治】肺风粉刺、鼻渣，初起红色，久则肉皰发肿者。

枇杷叶汁

【方源】（宋）佚名《小儿卫生总微论方》卷十。

【组成】枇杷叶（拭去毛，净）。

【用法】煮汁。饮之。

【主治】干呕烦热，亦治咳嗽。

pian

片根散

【方源】（清）陈士铎《洞天奥旨》卷十六。

【组成】冰片二分，雄黄一钱，山豆根一钱，儿茶一钱，青硼五分，枯矾五分。

【用法】上为细末。吹之。

【主治】喉闭，乳蛾。

ping

平安散

方一

【方源】（宋）陈沂《陈素庵妇科补解》卷三。

【组成】厚朴、甘草、川芎、当归、陈皮、前胡、腹皮、乌药、紫苏、桔梗、竹茹、紫菀、马兜铃、桑皮、五味子。

【功用】定喘、消肿、安胎。

【主治】妇人受孕后血气虚蔽，或风寒伤肺，或怒郁伤肝，或生冷伤胃，而致喘急，两胁刺痛，胸膈胀满者。

方二

【方源】（朝鲜）金礼蒙《医方类聚》卷二二四引《济生方》。

【组成】厚朴（去皮，姜汁制）、生姜各二两，干姜（炮）、陈皮（去白）各一钱，川芎半钱，木香二分，干地黄（洗）一钱，半甘草（炙）四钱。

【用法】上吹咀。每服四钱，水一盏半，入烧盐一捻，煎至一盏，去滓，通口服，不拘时候。

【主治】妊娠五脏不利，气血虚羸，因食生冷，或发憎寒，唇青面白。筋脉拘挛，骨节痠痛，皮毛干涩，上气喘急，两胁刺痛胀满，大便不通，呕吐频颇。

平补汤

【方源】（清）陈士铎《辨证录》卷四。

【组成】熟地一两，麦冬一两，甘草五分，白芍一两，柴胡一钱，人参五分，茯苓三钱，天花粉二钱，百合五钱，炒黑荆芥一钱。

【用法】水煎服。

【主治】阴气素虚，更加气恼，偶犯风邪，因而咳嗽。

平陈汤

【方源】（明）李梴《医学入门》卷五。

【组成】苍术、半夏各二钱，甘草七分，厚朴、陈皮、赤茯苓等各一钱二分半。

【用法】上锉一帖。加生姜三片，大枣二枚，水煎服。

【功用】祛邪逐痰。

【主治】①《医学入门》：食疟。②《医级宝鉴》：风寒风湿所伤，致痰嗽满闷。

平喘祛寒散

【方源】（清）叶桂《叶氏女科证治》卷三。

【组成】人参、麦冬（去心）、肉桂、白术（蜜炙）、吴茱萸（炮）。

【用法】水煎，微冷顿服。

【主治】少阴证三四日至六七日，忽然手足倦卧，息高气喘，恶心腹痛者。

平喘汤

【方源】（明）孙文胤《丹台玉案》卷四。

【组成】苏子（炒）、黄芩（酒炒）、枳实各二钱，山栀仁（炒黑）、桔梗（炒）、杏仁（去皮尖）、瓜蒌仁（去油）、桑白皮各一钱。

【用法】加灯心三十茎，水煎，空腹服。

【主治】火喘。乍进乍退，得食则减，食已复喘。

平喘仙丹

【方源】（清）陈士铎《辨证录》卷四。

【组成】麦冬五钱，桔梗三钱，甘草二钱，半夏二钱，黄芩一钱，山豆根一钱，射干一钱，白薇一钱，乌药一钱，苏叶八分，茯苓三钱。

【用法】水煎服。

【主治】偶感风寒，一时动喘，气急抬肩，吐痰如涌，喉中作水鸡声。

平肺宁嗽饮

【方源】（清）宋麟祥《痘疹正宗》卷下。

【组成】枯芩一钱，黄连八分，牛子一钱半，桔梗七分，甘草四分，贝母（去心）一钱。

【主治】肺中余火未清，疹后余嗽。

平肺散

方一

【方源】（元）许国桢《御药院方》卷五。

【组成】御米壳（锉碎，蜜水和，炒黄）四两，乌梅肉一两半，诃子皮一两，人身一两，贝母（去心）、百合各半两。

【用法】上为末，每服三钱，水一盏，煎至七分，食后、临卧热服。

【主治】久咳嗽。

方二

【方源】（宋）张锐《鸡峰普济方》卷十一。

【组成】人参、黄芪、五味子、桑白皮、款冬花、甘草、杏仁各半两。

【用法】上为粗末。每服二钱，水一盏，煎至七分。去滓，食后温服。

【主治】肺伤唾血。

方三

【方源】（宋）张锐《鸡峰普济方》卷十一。

【组成】桑斜、枸杞、水蓼、覆盆子各二两，皂儿、茴香、荆三棱各一两。

【用法】上为细末。每服二钱，加生姜一块，胡桃肉半枚，食后、临卧与药同嚼细咽津。

【主治】肺胃受寒，咳嗽上气，涎痰不利，咯唾涎沫，胸满气逆，喘鸣肩息，咽干喧气，语声嘶破，身体疼烦，时发寒热。

方四

【方源】（明）朱棣《普济方》卷一六五引《杨氏家藏方》。

【组成】豮猪肉四两。

【用法】起薄作三片。以皂角三寸，将水浸后，捻去水，用腻粉二钱，搽入肉内，以湿纸裹煨。至五更时烂嚼，以淡姜汤或桑白皮煎汤下。至日午泻下痰涎，是病根也。

【主治】痰涎咳嗽。

方五

【方源】（清）郑元良《郑氏家传女科万金方》卷五。

【组成】天冬、麦冬、五味、知母、生地、桑皮、白茯苓、甘草、橘红。

【主治】妇人久嗽不止。

平肺汤

方一

【方源】（唐）孙思邈《千金翼方》卷十五。

【组成】麻黄（去节）、橘皮各二两，小麦一升。

【用法】上㕮咀。以水五升，煮取一升半，分二次服。

【主治】肺气虚竭不足，乏气，胸中干，口中辟辟干。

方二

【方源】（宋）齐仲甫《女科百问》卷上。

【组成】五味子、紫菀（洗去土）、陈皮（去白）、甘草（炙）、杏仁（泡，去皮尖）、半夏（汤浸七次）、紫苏子、桑白皮。

【用法】上为末。每服二钱，水一盏，加生姜四片，煎至七分，去滓，食后温服。

【主治】妇人喘嗽。

方三

【方源】（宋）魏岘《魏氏家藏方》卷二。

【组成】桔梗（炒）、桑白皮（炒）、陈皮（炒）各一两，半夏（汤泡七次）、天南星（炮）、川姜（炮，洗）各二两，人参（去芦）一两半。

【用法】上为粗末。每服五钱，水二盏。加生姜五片，煎至七分，去滓，食后服。

【主治】肺经感寒邪，痰嗽盛者。

方四

【方源】（宋）杨士瀛《仁斋直指方论》卷七。

【组成】葶苈（微炒）、桑白皮（炒）、北梗、枳壳（制）、紫苏茎叶、半夏（制）各一两，麻黄（去节）三分，甘草（炒）半两。

【用法】上锉散。每用三钱，加生姜五片，水煎服。

【主治】肺与肾皆以至阴积水，喘嘈嗽咳。

方五

【方源】（宋）杨倓《杨氏家藏方》卷八。

【组成】知母、半夏（汤洗七次）、杏仁（去皮尖，炒）、麻黄（去节）、阿胶（蛤粉炒）、贝母各一两。桑叶、款冬花、甘草（炙）各半两。

【用法】上㕮咀。每服三钱，水一盏半，加生姜五片，同煎至八分，去滓，食后温服。

【主治】咳嗽上喘。

方六

【方源】（宋）张锐《鸡峰普济方》卷十一。

【组成】款冬花、五味子、白茯苓、阿胶、白术、川芎、人参、熟地黄、黄芪、紫菀、甘草、杏仁、桂各等分。

【用法】上为粗末。每服三钱，水一盏，同煎至六分，去滓，食后温服。

【主治】肺气久虚，喘急多倦。

方七

【方源】（宋）张锐《鸡峰普济方》卷十一。

【组成】人参、五味子、黄芪、桂、杏仁、白茯苓各一两，麻黄二钱。

【用法】上锉。每服二钱，水一盏，煎至七分，食后、临卧细细热呷。才温再暖，热呷之尤佳。

【功用】平肺气。

【主治】寒嗽。

方八

【方源】（宋）赵佶《圣济总录》卷五十。

【组成】黄芪（锉）一两，沉香半两，紫菀（去土）、人参、紫苏（去梗）各二两，杏仁（去皮尖双仁，麸炒）、橘皮（汤去白，焙）各一两。

【用法】上㕮咀，如麻豆大。每服五钱匕，水一盏半，煎至八分，去滓温服，一日三次。

【主治】肺痈，气逆喘咳。

方九

【方源】（明）朱橚《普济方》卷二十六。

【组成】黄芪一两，芍药一两半，半夏一两一钱，人参、甘草各半两。

【用法】上为细末。每服四钱。以水一盏半，加生姜五片，大枣二枚，饧一块，同煎至八分，去滓，食后温服。

【主治】肺虚有热。

方十

【方源】（明）朱橚《普济方》卷一六三引《指南方》。

【组成】天门冬、马兜铃、百部各半两。

【用法】上为粗末。每服五钱，水二盏，煎至一盏，去滓温服。

【主治】①《永乐大典》引《指南方》：喘，肌肉渐瘦，骨蒸。②《鸡峰普济方》：喘而发热，医者误投燥热，火邪熏肺，重加喘息，颊赤咽燥，其脉细数。

平肺丸

【方源】（宋）张锐《鸡峰普济方》卷十三。

【组成】真桑白皮（去赤皮，锉半寸，清水米泔浸十五日漉出，焙令干）二两，贝母、防己、甘草、杏仁（去皮尖双仁者，麸炒赤，别研）各一两。

【用法】上为细末。煮面为丸，如梧桐子大。每服三十丸，食后、临卧生姜汤或橘皮汤送下。

【主治】上焦有热，微寒外乘，客滞肺经，寒热相交，上抢咽膈，成咳嗽不已。或邪气留连日久，积动经络，或有恶物，或胸满气促，或饮食进退，或寒热不常，及咳嗽、气嗽、臊嗽，喉中呀齁，不得睡卧。

平肺饮

方一

【方源】（明）孙文胤《丹台玉案》卷六。

【组成】陈皮、前胡、桑皮、薄荷、防风各五分，瓜蒌仁、苏子、桔梗各四分。

【用法】加生姜三片，水煎服。

【主治】感风邪咳嗽，痰多，洒淅恶寒。

方二

【方源】（明）孙文胤《丹台玉案》卷六。

【组成】人参、麦门冬、赤芍、槟榔、赤茯苓、陈皮、桔梗各一钱，甘草五分。

【用法】水煎，空腹服。

【主治】肺痈初起，咳嗽气急，胸中隐隐作痛，呕吐脓痰。

平肝汤

【方源】（清）陈士铎《辨证录》卷十四。

【组成】神曲五分，麦冬二钱，元参二钱，桔梗一钱，苏叶三分，人参三分，枳壳二分，黄芩三分。

【用法】水煎服。

【功用】补胃以散火。

【主治】胃火上升，小儿生痱，上下牙床尽肿，口角流涎，咳嗽不已，咽喉肿痛。

平肝养肺汤

【方源】（清）黄镐京《镐京直指医方》。

【组成】生白芍三钱，石决明（煅）五钱，紫石英四钱，北沙参三钱，川贝母一钱五分，炙桑皮三钱，旋覆花（包）三钱，代赭石四钱，制香附二钱，甘枸杞三钱，橘红八分，叭杏仁（去皮尖）三钱，煅牡蛎五钱。

【用法】水煎服。

【主治】肝阳冲肺，痰色青灰，木扣金鸣之咳嗽。

平气散

方一

【方源】（宋）刘昉《幼幼新书》卷十六引《聚宝方》。

【组成】人参、白茯苓、百合、甘草（炙）、白术、桔梗各等分。

【用法】上为末。每服一钱，水八分，加生姜少许，煎五分，温服。

【功用】定喘和气，补虚思食。

【主治】小儿气不和，喘咳上气。

方二

【方源】（元）罗天益《卫生宝鉴》卷十二。

【组成】青皮（去白）、鸡心、槟榔各三钱，大黄七钱，陈皮（去白）五钱，白牵牛（半生半炒，取头末一半）二两。

【用法】上为末。每服三钱，煎生姜汤一盏调下，不拘时候。一服减半，再服喘愈。

【主治】湿热大盛，上攻于肺，腹胀喘满，神气躁乱。

【方论选录】《内经》曰：肺苦气上逆，急食苦以泻之。散用白牵牛苦寒，泻气分湿热，上攻喘满，故以为君；陈皮苦温，体轻浮，理肺气，青皮苦辛平，散肺中滞气，故以为臣；槟榔辛温，性沉重，下痰降气，大黄苦寒，荡涤满实，故以为使也。

平气汤

方一

【方源】（宋）赵佶《圣济总录》卷六十三。

【组成】甘草（锉）、厚朴（去粗皮）各四两，干姜（刮净、锉）二两，生姜（去皮，切）半斤，大枣一百枚。

【用法】用水七升，同于银石器中煮，候枣熟，剥去皮核，再煮，候水尽焙干，为粗末。每服三钱匕，水一盏，同煎至七分，去滓稍热服，不拘时候。

【主治】干呕气逆，饮食不下。

方二

【方源】（明）芮经，纪梦德《杏苑生春》卷七。

【组成】乌药、人参、茯神各一钱，甘草、五味子、紫苏、子木香各四分，白芷六分，当归八分，白术、川芎各七分。

【用法】上吹咀。加生姜五片、枣子二枚，水煎，食前温服。

【主治】脚气上攻，头目昏眩，脚膝皮疼，行步艰苦，诸气不和，喘满通促。

平气饮

方一

【方源】（宋）陈言《三因极一病证方论》卷十二。

【组成】人参、白术、川芎、当归、五味子、甘草（炙）、木瓜干、紫苏子（炒）、茯神、乌药（去木）、杏仁（去皮尖，麸炒）、桂心、白芷各等分。

【用法】上为末。每服二钱，水一盏，加生姜三片，大枣一个，煎至七分，温服。

【主治】一切咳嗽，吐痰涎，恶风，不能食。

方二

【方源】（宋）王硕《易简方》。

【组成】紫苏、桑白皮、麻黄、青皮、五味子、杏仁、甘草各等分。

【用法】加生姜七片，乌梅一个，水煎服。

【主治】久年咳嗽，暴嗽，气虚喘急。

平嗽丸

【方源】（清）马文植《青囊秘传》。

【组成】知母一两，真川母（去心）一两，巴豆霜二分。

【用法】上为末，用米汤浆糊为丸服。

【主治】多年冷嗽，气逆痰多，遇寒即发。

平胃二陈汤

【方源】（清）洪金鼎《医方一盘珠》卷四。

【组成】苍术、陈皮、甘草、厚朴（姜水炒）各一钱，白苓、半夏、山楂、神曲、（炒）各八分。

【主治】伤食腹痛，停痰咳嗽。

平胃敛阴汤

【方源】（清）罗国纲《罗氏会约医镜》卷四。

【组成】扁豆（炒，研）三钱，甘草一钱，麦冬一钱，牛膝一钱，白术八分，山药一钱，半葛根一钱，三七七分，白芍一钱，五味子（微炒，捣碎）三四分，当归一钱。

【用法】加百草霜、发余、蒲黄（炒黑）各三分，药调服。

【主治】胃气上冲，脾不统血，致鼻衄

而血多者。

平胃汤

【方源】（宋）窦材《扁鹊心书》。

【组成】葶苈（炒）一两，官桂（去粗皮，另研）一两，马兜铃（去丝蒂）三两。

【用法】上为末。每用三钱，水一盏，煎七分，食后细细呷之。

【主治】老人气喘咳嗽。

平险如意散

【方源】（清）李纪方《白喉全生集》。

【组成】赤小豆四钱，大黄四钱，芙蓉叶四钱，文蛤三钱，四季葱三根，鼠粘三钱，燕子窝泥五钱。

【用法】上为细末。将四季葱捣汁，以陈茶水、白酒各半调和，炒微热，敷颈项。

【功用】拔毒外出，消肿止痛。

【主治】白喉，内外俱肿急者。

平邪汤

【方源】（清）陈士铎《辨证录》卷五。

【组成】黄连三分，甘草一钱，苏梗一钱，紫菀一钱，葛根一钱，石膏三钱，麦冬五钱，贝母三钱，伏神三钱。

【用法】水煎服。

【功用】泻心火，安胃土。

【主治】春月伤风，阳明之火来刑肺金，身热咳嗽，吐痰恶热，口渴。

平治汤

【方源】（清）罗国纲《罗氏会约医镜》卷九。

【组成】枳壳一钱半，桔梗二钱，防风、茯苓各一钱半，瓜蒌仁（去油）一钱，紫苏子（微炒，研）八分，甘草一钱，杏仁（去皮尖）七分，半夏一钱半。

【主治】气喘，痰火内郁，风寒外束，气急有声，坐卧不宁。

瓶中关开神效散

【方源】（清）齐有堂《齐氏医案》卷四。

【组成】盆硝、僵蚕（去蛹，微炒）、青黛各八分，甘草二分，蒲黄五分，马勃三分，麝香、洋片各一分。

【用法】上药各为细末，称足和匀，瓷瓶收贮，如遇急慢喉痹，咽痛肿塞不通，即用前药一钱，以新汲水半盏调匀，细细呷咽。果是喉痹，即破出紫血而愈，不是喉痹，亦立消散。若是诸般舌胀，用药五分，以指蘸药擦在舌上下，咽唾，小儿只用二三分，亦如前法用，并不拘时候。

【主治】急慢喉痹，咽痛，肿塞不通，舌胀。

po

破隘汤

【方源】（清）陈士铎《辨证录》卷三。

【组成】桔梗三钱，甘草二钱，柴胡一钱，白芍五钱，玄参三钱，麻黄一钱，天花粉三钱，山豆根一钱。

【用法】水煎服。一剂而咽喉宽，再剂而双蛾尽消矣。

【主治】感冒风寒，阳火壅阻于咽喉，一时咽喉肿痛，其势甚急，变成双蛾者，其症痰涎稠浊，口渴呼饮，疼痛难当，甚则勺水不能入喉。

【方论选录】方中散太阳之邪者居其二，散各经之邪者居其五，尤加意子散肺之邪者，由近以散远也。

破棺丹

【方源】（明）李时珍《本草纲目》卷十一引《经验方》。

【组成】蓬砂、白梅各等分。

【用法】捣为丸，如芡实大。每噙化一丸。

【主治】咽喉肿痛。

破证夺命丹

【方源】（宋）王璆《是斋百一选方》

卷七。

【组成】人参一两（去芦，薄切）。

【用法】水一大升，银石器内煎至一盏，以新水沉之，取冷一服而尽。汗不自它出，只在鼻梁尖上，涓涓如水，是其应也。

【功用】益气固脱。

【主治】伤寒坏证，元气大亏，阳气暴脱，喘息脉微，吐血咯血等。①《是斋百一选方》：伤寒阴阳二症不明，或投药错误致患人困重垂死，七八日以后皆可服。②《仁斋直指方论》：吐血咯血。③《内经拾遗》：气虚喘急。

【备注】《内经拾遗》本方用法：水二钟，红枣十个，煎八分，食后温服。

pu

蒲黄散

方一

【方源】（宋）王怀隐《太平圣惠方》卷六。

【组成】蒲黄三分，当归（炒）半两，人参（去芦头）半两，天门冬（去心，焙）半两，麦门冬（去心，焙）半两，甘草（生用）半两，黄芪（锉）一两，赤芍药半两，阿胶（捣碎，炒令黄燥）一两，生干地黄一两。

【用法】上为细散口每服一钱，以粥饮调下，不拘时候。

【主治】肺壅热气逆，吐血。

方二

【方源】（宋）王怀隐《太平圣惠方》卷二十七。

【组成】蒲黄三分，甘草（炙微赤，锉）一分，当归（锉，微炒）、人参（去芦头）、白芍药、阿胶（捣碎，炒令黄燥）、麦门冬（去心，焙）一两，黄芪（锉）、刺蓟、生干地黄各半两。

【用法】上为细散。每服二钱，以粥饮调下，不拘时候。

【功用】虚劳肺热吐血。

方三

【方源】（宋）王怀隐《太平圣惠方》卷三十七，名见《普济方》卷一九〇。

【组成】蒲黄二两，石榴花（末）一两。

【用法】上为散。每服一钱，以新汲水调下。

【主治】鼻衄经久不止。

方四

【方源】（宋）赵佶《圣济总录》卷七十。

【组成】蒲黄、柏子仁（研）、当归（切，焙）、阿胶（炙燥）、棕榈（烧存性，研）、乱发灰（研）各一钱。

【用法】上为散。每服二钱匕，生藕节自然汁调下。如肺损吐血，地黄自然汁调下，肠风下血，用樗根皮煎汤调下；妇人带下，艾汤调下。

【主治】鼻衄，肺损吐血，肠风下血，妇人带下。

朴硝散

方一

【方源】（宋）赵佶《圣济总录》卷一八一。

【组成】朴硝一分，衣中白鱼（炒）三枚，盐少许。

【用法】上为细散。每服以指温少许在舌下。

【主治】小儿咽喉、舌肿胀，咽气不利。

方二

【方源】（明）朱橚《普济方》卷六十一引《选奇方》。

【组成】朴硝（研细）、黄丹（飞过，研细）。

【用法】上相拌和深粉红色。遇病用芦

管或笔管，以半钱许吹入喉中即破，吐涎而愈。甚者不过两次。

【主治】喉痹。

朴硝丸

【方源】（宋）王怀隐《太平圣惠方》卷六。

【组成】川朴硝二两（炼熟），川芒硝（炼熟）二两，硝石一两（以上三味同研令细），犀角屑一两，椒目一两（微炒过，以上二味捣罗为末），莨菪子（水淘去浮者，水煮令黄芽出，候干却炒令黑色）一两，甜葶苈（隔纸炒令紫色）一两，杏仁二两（汤浸，去皮尖双仁，麸炒微黄，以上三味同捣如膏）。

【用法】上为末，以枣肉为丸，如梧桐子大。每服十五丸，以枣汤送下，不拘时候。

【主治】肺气喘急，不得眠卧，头不着枕，无间昼夜，长倚物坐；兼治十种水病。

普化丹

【方源】（清）师施猷《痧喉证治汇言》。

【组成】冰片八分，牙皂一钱六分，铜青四分，甘草一钱六分，硼砂二钱五分，青黛二钱，人中白（煅存性）二钱五分，元明粉一钱五分，明雄黄一钱五分，白僵蚕二钱，山豆根一钱六分，鸡肫皮（不见水炒）二钱，川连（焙干）一钱五分，蒲黄（微炒）一钱六分，鸭胆矾（青鱼胆汁制）三钱，黄柏（用雄猪胆三枚，取汁拌匀晒干）一钱六分。

【用法】上为极细末。吹喉。

【主治】喉痧初起，恶寒发热，咳嗽咽痛，肌肉隐隐一片如粟粒。

普济方

【方源】《李氏医鉴》卷二。

【组成】白丁香三十个（乃雄雀屎，凡用研细，甘草水浸一宿，焙干用）。

【用法】以砂糖和作三丸。以一丸绵裹含咽。即时遂愈，甚者不过三丸。

【主治】咽塞生疮，喉痹，乳蛾。

普济回春丹

【方源】（清）太医院《医方配本·小儿百病门》。

【组成】升麻一两，桔梗二两，柴胡一两，黄芩一两，陈皮一两，花粉一两，大青叶一两六钱，连翘二两，犀角一两，甘草一两，柴胡一两，牛蒡二两，芥穗一两，元参二两，薄荷一两，僵蚕一两，羚羊一两，中黄一两，豆豉一两，花粉一两，甘草一两。

【用法】蜜丸，重一钱，朱砂为衣。

【功用】诸瘟消毒，解肌透表，疏卫气。

【主治】婴童小儿痘疹发热，疑似未明，及伤风伤寒，瘟疫传染，其证头疼身痛，乍寒乍热，呕吐恶心，跌仆惊恐，抽搐如风，口舌生疮，面赤喘急，肚腹发热，烦躁不宁，发渴饮水，昼夜无度，眼涩昏睡，呵欠烦闷，鼻流清涕，咳嗽喷嚏，腮项红肿，吐血衄血，狂言谵语，如见鬼神，一切温热之证。

普济通眩丸

【方源】（清）太医院《医方配本·风痰伤寒门》。

【组成】牛蒡子四两，白芷二两，川芎三两，防风四两，元参三两，赤芍三两，花粉三两，葛根二两，淡竹叶二两，连翘四两，桔梗四两，豆根二两，荆芥四两，川连二两，甘草二两，薄荷二两，石膏二两。

【用法】水法为丸，如绿豆大，青黛、黄柏为衣。每服一二钱，滚白水送下。小儿伤寒伤风瘟疹，每服三五分，芫荽汤化下。

【主治】四时不正瘟疫伤寒。头疼身热，脊强眼胀，口苦无味，恶心呕吐，不思饮食，遍身骨节酸疼，壮热憎寒，咽喉肿痛，咳嗽痰喘，夜卧不安，或感冒伤寒，鼻塞清涕，偏正头风，麻木不仁，并湿热风毒等证。

普济消毒饮

【方源】（清）祝补斋《卫生鸿宝》卷一。

【组成】柴胡二钱，川连（酒炒）、黄芩（酒炒）、陈皮（去白）、甘草、元参、桔梗、大力子（炒，研）、白芷、马勃、板蓝根（如无，以青黛代之）、薄荷各一钱，僵蚕、升麻各七分。

【用法】水煎，食后徐服。或蜜拌为丸，噙化。

【主治】大头天行，初觉憎寒体重，次传头面肿盛，口不能开，上喘，舌燥，咽喉不利。

普济药茶

【方源】（清）太医院《太医院秘藏膏丹丸散方剂》卷四。

【组成】南蓉香六两四钱，苍术七两二钱，木香七两六钱，半夏七两五钱，苏薄荷七两八钱，厚朴七两五钱，陈皮三两，荆芥八两一钮，脊皮六两，木瓜七两八钱，枳壳七两八钱，槟榔七两八钱，南苏叶八两一钱，甘草三两，生安化茶廿斤。

【用法】共研细末，拌匀听用。随便饮之。

【功用】消食散寒，宽中下气，解表消瘟，和胃止呕。

【主治】胸隔膨闷，腹脘嘈杂，食后倒饱，四时感冒，不正之气，头痛发热，恶寒伤风，咳嗽，呕吐涎水。

Q

qi

七宝散

方一

【方源】（宋）杨士瀛《仁斋直指方论》卷八。

【组成】人参、款冬花、钟乳石、鹅管石（并生研）、明矾（煅）各二钱，辣桂、甘草各一钱。

【用法】上为细末。临卧以少许咽下。

【主治】肺痿劳嗽、久嗽。

方二

【方源】（宋）王璆《是斋百一选方》卷五。

【组成】北五味子、罂粟壳（去顶蒂瓤）、陈皮、甘草各等分。

【用法】上同炒，用姜擦子搅令香，碾粗末。每服三钱，水一盏半，加乌梅一个，煎至一盏，食前、临卧去滓温服。

【主治】诸般咳嗽。

方三

【方源】（元）曾世荣《活幼心书》卷下。

【组成】紫苏（去老梗）、净香附各三两，陈皮（去白）、甘草各一两半，桔梗（锉，炒）二两半，川芎、白芷各一两。

【用法】上㕮咀。每服二钱，水一盏，加生姜二片，煎七分，不拘时温服。

【主治】时气伤风伤寒，头昏体热，咳嗽。及脾胃肺脏不和，口中腥气异常，或牙缝微有鲜血。

方四

【方源】（明）董宿《奇效良方》卷六

十一。

【组成】僵蚕（直者）十个，全蝎（头尾全者，去毒）十个，猪牙皂角（去皮弦）一挺，硼砂、雄黄、明矾各一钱，胆矾半钱。

【用法】上为细末。每用一字，吹入喉中。

【主治】喉闭及缠喉风。

方五

【方源】（明）徐春甫《古今医统大全》卷八十九。

【组成】大黄（面包，煨）、栀子仁、赤茯苓、黄芩、赤芍药（炒）、滑石、甘草（炙）各一钱。

【用法】上为极细末。用桑皮煎汤；喘急气满不睡，磨刀水澄清，温暖服。

【功用】散热化痰，定喘止嗽。

【主治】婴儿咳嗽，喘急气满。

方六

【方源】（清）凌奂《外科方外奇方》卷三。

【组成】西牛黄五分，真濂珠三钱，大梅片二分，真象牙屑（焙黄）三钱，真青黛六钱，人指甲（男用女、女用男）五分，壁喜窠（多多益善，板上者不用）四五个。

【用法】共乳无声为度。吹之。

【主治】喉痧，一切喉风急症。

方七

【方源】（清）吴师机《理瀹骈文》。

【组成】山豆根、牙硝、胆矾、白矾、鸡肫皮、辰砂、冰片各等分。

【用法】上为末。吹喉。

【主治】喉闭，喉缠，悬痈下垂。

七宝漱散

【方源】（清）祝补斋《卫生鸿宝》卷二。

【组成】紫荆皮四钱，荆芥穗、薄荷叶各三钱，僵蚕（炒）、苦桔梗、防风各二钱，甘草（生）钱半。

【用法】晒干，忌火，为末。煎数沸，去滓，满口细细漱服。

【主治】缠喉风、锁喉风、喉蛾、喉珠、悬雍风等证，初起肿痛，恶风发热。

【方论选录】方省庵曰：血结气壅，乃为喉风。君以荆皮，解血结也；臣以荆、防、蚕、薄，散风壅也，佐甘草以解毒，桔梗以载药上行。漱而服之者，欲使绾结之邪，尽从上散也。

七宝丸

【方源】（宋）赵佶《圣济总录》卷九十。

【组成】芦荟、柏子仁、茯神（去木）、款冬花、麦门冬（去心，焙）、知母各一两，生干地黄（焙）半两。

【用法】上为末，炼蜜为丸，如弹丸大。每服一丸，河水一盏，加生姜少许，煎至六分，和滓温服，不拘时候。

【主治】虚劳，喘急咳嗽，吐血咯血。

七粒金丹

【方源】（清）钱青抡《观心书屋经验良方》哮喘门引《仙拈集》。

【组成】精猪肉四两，白砒霜五钱。

【用法】将肉剁极碎，白砒研细末，入肉内拌匀，外用黄泥裹好，炭火烧肉，烟尽取出，为细末，大米饭捣为丸，如麻子大，朱砂为衣。每服七丸，俟病正发时，半夜子时，新汲凉水送下，二三服除根愈，神效。一用青橘皮一枚，切开去瓤，入巴肉一粒，用麻扎定，火上烧存性为末，姜汁和酒一杯呷服，到口便止。

【主治】哮吼。

七粒散

【方源】（明）龚廷贤《鲁府禁方》。

【组成】柿蒂（焙干）七个。

【用法】上为末，黄酒调下。外用雄黄二钱，酒一盏，煎至七分，急令患人嗅其热气即止。或用硫黄、乳香等分，酒煎嗅之亦可。

【主治】咳逆。

七拗汤

【方源】（明）张时彻《摄生众妙方》卷六。

【组成】麻黄（去节）、杏仁、半夏、石膏、芽茶、北五味、甘草（炙一半，生一半）各等分。

【用法】上用水二钟，加生姜三片，煎至七分服，于二更时分进一服，三更四更进一服。服毕以被覆之，少言语为佳。

【主治】喘病，及伤寒喘嗽。

七七散

【方源】（明）朱橚《普济方》卷一六三引《余居士选奇方》。

【组成】长皂荚（去黑皮，破开两边，去子，一荚入巴豆十粒，一荚入半夏十粒，一荚入杏仁十枚，用生姜汁制杏仁，麻油制巴豆，蜜制半夏）三条。

【用法】上件一处，火炙黄色，研为细末。每服用一字，安在手掌中，临睡用生姜汁调，舌点吃。

【主治】喘嗽。

七气汤

方一

【方源】（唐）蔺道人《仙授理伤续断方》。

【组成】青皮（去白，炒）、陈皮（去白）、三棱（湿纸裹，煨）、北梗（去芦）、肉桂（去粗皮）、藿香（去枝）、益智（去壳，炒）、香附子（炒）、甘草（炙）、半夏（汤泡）、赤芍药、乌药、独活（去芦）、羌活（去芦）、降真香各一两。

【用法】上㕮咀。每服五钱，水一大盏半，生姜三片，大枣一枚，煎至七分，去滓，随病上下服之。

【主治】积年久损，入经络，服药无效，腰背拘急，咳嗽痰涎，风劳发动，日渐羸瘦，每到秋来，损病复作。

方二

【方源】（唐）孙思邈《备急千金要方》卷十七。

【组成】半夏一升，人参、生姜、桂心、甘草各一两。

【用法】上㕮咀。以水一斗，煮取三升。分三服，一日三次。

【主治】①《备急千金要方》：虚冷上气、劳气等。②《太平惠民和剂局方》：寒气、热气、怒气、恚气、喜气、忧气、愁气，内结积聚，坚牢如杯，心腹绞痛，不能饮食，时发时止，发则欲死。

【方论选录】《医方类聚》引《易简方》：此汤之巧，盖以半夏之性，可为君子，可为小人，各随其所流而为之。今半夏辅人参、甘草，而人参为君，甘草国老，故能使其和五脏，调七情，顺诸气。诸气既顺，不滞为痰，病可去矣。

方三

【方源】（宋）张锐《鸡峰普济方》卷二十。

【组成】半夏一钱半，人参、甘草、生姜、五味子、桂各半两，紫苏子一钱。

【用法】上㕮咀。以水二盏，煎至七分，去滓，临卧温服。

【主治】虚冷上气，七气。

七气丸

【方源】（唐）孙思邈《千金翼方》卷五。

【组成】葶苈子（熬）、半夏（洗）各一两，大黄、玄参、人参、苦参、麦门冬（去心）、黄芩、干姜、川芎、远志（去心）各一两半，硝石一两，瞿麦一两半。

【用法】上为末，炼蜜为丸，如梧桐子大。每服六丸，以酒送下，一日一次。

【功用】理呕逆，破积聚。

【主治】妇人劳气、食气、胸满气、吐逆大下气。其病短气，胸胁满气结痛，小便赤黄，头重。

七伤散

【方源】（明）楼英《医学纲目》卷十七引丹溪方。

【组成】黄药子、白药子各一两半，赤芍药七钱半，知母、玄胡索各半两，郁金一钱半，当归半两，山药、乳香、没药、血竭各二钱。

【用法】上为末。每服二钱，茶汤调下。一法，红花、当归煎汤下。

【主治】劳嗽吐血痰。

七生丸

方一

【方源】（朝鲜）金礼蒙《医方类聚》卷一一三引《经验秘方》。

【组成】川芎、半夏、天南星、明矾、猪牙、白僵蚕（直者）、全蝎各等分。

【用法】上为细末，姜汁为丸，如梧桐子大。每服三十丸至五十丸，食前、临卧各一服。

【功用】去痰。

【主治】风热。

方二

【方源】（明）朱橚《普济方》卷一五八。

【组成】白附子、白僵蚕、大天南星、半夏（洗）、川姜、干葛、草乌头（水浸三宿，去皮脐，焙干用）各等分。

【用法】上七味，并用生者，以生姜汁煮糊为丸，如梧桐子大，以蛤粉为衣。每服十丸，每日空心一服，生姜自然汁浸温汤下。忌热物少时，以饭压之。

【主治】一切痰嗽。

七圣散

【方源】（宋）赵佶《圣济总录》卷一二二。

【组成】白矾二钱，马牙硝五钱，硝石一两，铅丹三钱，硇砂一钱，蛇蜕半条，巴豆（去壳）两枚。

【用法】上七味，先研白矾、牙硝、硇砂三味，入罐子内，次入硝石，次掺铅丹于上面，只用平瓦一小片盖，以慢火烧成汁，便用竹片子夹蛇蜕，搅五七度，又入巴豆，更搅五七度，取出候冷，研为散。如小可咽喉肿痛，咽津妨碍及口疮，只干掺一字；或大段喉痹及马喉痹，或腮颐生瘀肉，侵咽喉，即干掺半钱，安稳仰卧，其喉痈肿处自破。

【主治】马喉痹，咽颊肿痛，吐气不快。

七味半夏汤

【方源】（宋）赵佶《圣济总录》卷一七六。

【组成】半夏（汤洗十遍，炒）二两，紫菀（类苗上）、桂（去粗皮）、阿胶（炙令燥）、甘草（炙，锉）各一两，细辛（去苗叶）、款冬花各半两。

【用法】上为粗末。每服一钱匕，水一盏，加生姜少许，煎至五分，去滓，投蜜一匙搅化，食后服，一日三次。

【主治】小儿上气，咳逆不止。

七味汤

【方源】（宋）赵佶《圣济总录》卷八十八。

【组成】柴胡（去苗）、厚朴（去粗皮，姜汁炙）各二两，甘草（炙）、桂（去粗皮）、麻黄（去根节）、陈橘皮（汤浸，去白，焙）、半夏（为末，姜汁和作饼，焙干）各一两。

【用法】上为粗末。每服三钱匕，水一盏，加生姜三片，大枣二枚，同煎至七分，去滓温服。

【主治】虚劳发热，咳嗽。

七味鸭

【方源】（清）鲍相璈《验方新编》卷

十一。

【组成】生地、熟地、归身、茯神、白术（土炒）各三钱，川贝母二钱，地骨皮四钱。

【用法】用老鸭一只，去毛，原汤洗净，去肚杂，不可再见水。将前药加陈甜酒一碗，生晒酱油三酒杯，同入鸭肚内缝紧，用瓦盖盆盛贮。盆内不可放水，盖好，以棉纸将盆盖缝封固，放在锅内，亦不可放水，锅盖盖好。稻草三斤打成小草结，对锅脐慢慢烧之；如锅太热，少停再烧。草完鸭烂可吃能饮，再加老酒送服。

【主治】阴虚劳伤，咳嗽痰喘。

七物小五味子汤

【方源】（唐）王焘《外台秘要》卷三十六引《小品方》。

【组成】五味子（碎）、紫菀、黄芩、甘草（炙）、麻黄（去节）、生姜、桂心各一分。

【用法】上㕮咀。以水一升，煮取七合，分五服。

【主治】①《外台秘要》引《小品方》：小儿咳嗽腹胀。②《太平圣惠方》：小儿咳逆上气，睡卧不安。

七星散

方一

【方源】（唐）王焘《外台秘要》卷九引《深师方》。

【组成】蜀椒（汗）、桑根白皮、芫花根皮、款冬花、紫菀、代赭、细辛、伏龙肝各一两。

【用法】上为散，取作七星聚，聚如扁豆大，以竹筒口当药上，一一噏咽之，令药入腹中。先食讫，即服药，日三服。后三日不愈，复作七聚，以一脔肉炙令熟，以转展药聚上，令药悉在炙肉中。仰卧㕮咀炙肉汁，令药力歆歆，皆毒螫咽中；药力尽，吞肉。前后所疗皆不至，食肉便愈。若不愈，复作如初法，必愈乃止。

【主治】三十年咳嗽。

【备注】《备急千金要方》无蜀椒、芫花根。

方二

【方源】（宋）杨倓《杨氏家藏方》卷八。

【组成】成炼钟乳粉（别研）、款冬花、佛耳草、肉桂（去粗皮）各半两，白矾（飞过）三钱，甘草（炙）三钱。

【用法】上为细末。每服半钱，分七处，食后用芦管逐一吸之，用温白汤少许送下。

【主治】肺气虚寒，咳嗽不已，渐成劳证。

七珍散

方一

【方源】（明）孙一奎《赤水玄珠》第十六卷。

【组成】人参、石菖蒲、生地、川芎各一两，细辛、防风、辰砂（另研）各半两。

【用法】为末，每服一钱，薄荷汤调下。

【主治】产后败血闭塞心窍，令人不语。

方二

【方源】（清）景日昣《嵩崖尊生全书》卷八。

【组成】人参、白术、黄芪、山药、茯苓、阿胶、当归。

【主治】劳瘵咯血。

七珍汤

【方源】（明）徐春甫《古今医统大全》卷四十二。

【组成】四君子汤加山药、黄柏、粟米。

【用法】加生姜、大枣，水煎服。

【主治】痨瘵咯血。

七汁救命膏

【方源】（清）曹氏《同寿录》卷二。

【组成】茅根汁、竹沥汁、萝卜汁、韭

菜汁、生藕汁、梨汁、人乳、童便（须清白者）无灰好陈酒各一饭碗，姜汁一小杯（听用），川贝母、白硼砂、白茯苓（为末）各六钱，天冬、麦冬、地骨皮各四两，泽泻一两，知母、黄柏各二两。

【用法】以上粗药六味，用河水十大宫碗，煎至四碗，滤去滓，澄清，用重绢再沥过，方下前汁酒共十味，再熬至滴水不散为度，方下贝、硼、苓三末，收成膏。每用白滚汤调服二三匙。

【主治】痨怯咳嗽。

期颐饼

【方源】（清）张锡纯《医学衷中参西录·治痰饮方》。

【组成】生芡实六两，生鸡内金三两，白面半斤，白沙糖不拘多少

【用法】上先将芡实用水淘去浮皮，晒干，轧细，过罗；再将鸡内金轧细，置盆内浸以滚水半日许；再入芡实、白糖、白面，用所浸原水，和作极薄小饼，烙成焦黄色。随意食之。

【主治】老人气虚，不能行痰，致痰气郁结，胸次满闷，胁下作疼，诸气虚痰盛者；兼治疝气。

【方论选录】鸡内金以补助脾胃，大能运化饮食，消磨瘀积，食化积消，痰涎自除。再者，老人痰涎壅盛，多是下焦虚惫，气化不摄，痰涎随冲气上泛，芡实大能敛冲固气，统摄下焦气化，且与麦面同用，一补心、一补肾。使心肾相济，水火调和，而痰气自平矣。

岐伯养肺去痿汤

【方源】（清）陶承熹《惠直堂经验方》卷三。

【组成】金银花三钱，生甘草五分，生地二钱，麦冬三钱，紫菀五分，百合二个，款冬三分，贝母三分，白薇三分。

【用法】水煎服。

【主治】肺痿久嗽，皮肤黄瘦，毛悴色焦，膈上作痛，气息奄奄。

奇授藿香汤

【方源】（清）祁坤《外科大成》卷三。

【组成】藿香、连梗叶九钱。

【用法】水一碗，煎七分，加公猪胆汁一枚和匀，食后服。重者不过三服即愈，或以藿香为末，猪胆汁熬膏为丸。每服二钱，食远白汤送下。

【主治】鼻渊致虚，眩晕不已。

奇授藿香丸

【方源】（清）吴谦《医宗金鉴》卷六十五。

【组成】藿香、连枝叶八两。

【用法】上为细末，雄猪胆汁为丸，如梧桐子大。每服五钱，食后苍耳子汤送下，或黄酒送下。

【主治】鼻渊，浊涕淋漓。

荠苨散

【方源】（宋）赵佶《圣济总录》卷五十。

【组成】荠苨一两半，白花蛇（酒浸，去骨皮，炙）二两，天麻、槐子（炒）、独活（去苗）、防风（去叉）、晚蚕沙（炒）、蔓荆子（去萼）、人参、威灵仙、枳壳（去瓤，麸炒）、甘草（炙）、赤箭各一两，牡荆子半两，白鲜皮二两，沙参三分。

【用法】上为散。每服二钱匕，温酒或浆水调下，不拘时候。

【主治】肺脏风毒，遍身生疮，皮肤搔痒。

荠苨汤

【方源】（宋）赵佶《圣济总录》卷五。

【组成】荠苨二两，防风（去叉）、人参各一两半，独活（去芦头）、细辛（去苗叶）、赤箭、川芎、羚羊角（镑）各半两，麻黄（去根节）二两，桔梗（锉，炒）三

分，前胡（去芦头）、甘草（炙，锉）、石膏（碎）各一两，蔓荆子、白鲜皮各半两。

【用法】上为粗末。每服三钱匕，水一盏，煎至七分，去滓，食后、临卧温服。

【主治】肺中风。项强鼻塞，语声不出，喘鸣肩息，胸满短气。

蛴螬丸

【方源】（宋）王怀隐《太平圣惠方》卷七十二。

【组成】蛴螬（微炒）三分，生干地黄一两，牡丹三分，干漆（捣碎，炒令烟出）半两，赤芍药三分，牛膝（去苗）三分，土瓜根三分，桂心半两，桃仁（汤浸，去皮尖双仁，麸炒微黄）三分，黄芩半两，琥珀半两，虻虫（炒微黄，去翅足）一分，水蛭（炒微黄）一分，甜葶苈（隔纸炒令紫色）三分，赤茯苓一两，海藻（洗去咸味）三分，桑根白皮（锉）三分。

【用法】上为末，炼蜜为丸，如梧桐子大。每服二十丸，食前温酒送下。

【主治】妇人月水久不通，或成肿满，气逆咳嗽，羸瘦食少。

启关散

【方源】（清）陈士铎《洞天奥旨》卷十六。

【组成】胆矾一分，牛黄一分，皂角（烧灰，末）一分，冰片一分，麝香三厘。

【用法】上为极细末，和匀，吹入喉中。必大吐痰而快，可用汤药矣。

【主治】缠喉风。双喉蛾大作痛，药不能下喉者。

启云抱龙丸

【方源】（明）秦景明《幼科金针》卷上。

【组成】胆星一两，防风一两，花粉一两，薄荷一两，僵蚕五钱，白附子五钱，雄黄三钱，辰砂二钱。

【用法】炼蜜为丸，露水竹沥磨服。

【功用】降火清金，消痰驱风。

【主治】小儿天哮症。嗽起连连，呕吐涎沫，涕泪交流，眼胞浮肿，吐乳鼻衄，呕血睛红。

起死回生散

【方源】（明）龚廷贤《寿世保元》卷六。

【组成】蜈蚣（炮存性）三钱，胆矾一钱，全蝎（炒存性）三钱，蝉蜕（焙存性）一钱，僵蚕（去丝嘴，炒）一钱，穿山甲（麸炒）三钱，蟾酥一钱，乳香五分，川乌一钱。

【用法】上为细末。每服一钱五分或二钱。小儿每服一分或六七厘，用葱头捣烂和药，酒送下。出汗为度；如口不开，灌服。

【主治】喉风。

起危丹

【方源】（明）龚居中《寿世仙丹》卷一。

【组成】天竺黄、大黄、硼砂各三钱，南木香、郁金、朱砂、真鸦片各一钱，牛黄、麝香各三分，巴豆霜、熊胆各五分，蟾酥二分。

【用法】上制为末，绿豆粉煮糊为丸，如粟大，每服大人七八厘，小儿七八丸。日进三服，如神。

【主治】不拘风疾痰厥，口眼歪斜，远年近日，痰火咳嗽及小儿急慢惊风感冒等症。

起痿延生丹

【方源】（清）陈士铎《洞天奥旨》卷十五。

【组成】麦冬五钱，百部五分，款冬花五分，白薇五分，生甘草一钱，天门冬一钱，生地一钱，天花粉一钱，桔梗一钱，玄参三钱，山豆根三分。

【用法】水煎服。

【主治】肺痿损伤，焦瘦气促。

气喘方

【方源】（唐）孙思邈《备急千金要方》卷十七。

【组成】麻黄四两，五味子、甘草各三两，杏仁五十枚，母姜五两，淡竹叶（切）一升。

【用法】上六味，㕮咀，以水七升，先煮麻黄，去沫，下诸药，煮取二升，去滓，分三服。

【主治】肺热，饮酒当风，风入肺，胆气妄泄，目青。

气上方

【方源】（唐）王焘《外台秘要》卷十引《必效》。

【组成】橘皮、紫菀各三两，人参、茯苓、柴胡、杏仁（去尖、皮）。

【用法】上六味，切，以水六升，煮取二升，分为三服。患冷，加生姜二两；患热，加麦门冬三两去心；不能食，加白术二两、厚朴二两炙。忌醋物、桃、李、雀肉等。

【主治】上气咳嗽，呕逆不下食。

qian

千金吹喉散

【方源】（清）王于圣《慈航集》卷下。

【组成】白僵蚕（去头足，烘）三钱，人中黄三钱，犀牛黄三分，硼砂二钱，青黛（水飞）二钱，人中白（煅透）三钱，冰片六分，儿茶三钱。

【用法】上药各为细末，预为合就，瓷瓶收好，以备急用。吹之。

【主治】烂喉。

千金化痰丸

【方源】（明）龚廷贤《万病回春》卷二。

【组成】胆星四两，半夏（姜矾同煮半日）四两，陈皮（去白）二两，白茯苓（去皮）二两，枳实（去瓤，麸炒）一两，海石（火煅）一两，天花粉二两，片芩（酒炒）二两，黄柏（酒炒）一两，知母（酒炒）一两，当归（酒洗）一两，天麻（火煅）二两，防风（去芦）二两，白附子（煨）三两，白术（米泔浸，炒）二两，大黄（酒拌蒸九次）五两，甘草（生）三钱。

【用法】上为细末，神曲二两打糊为丸，如梧桐子大。每服六七十丸，茶送下。

【功用】健理脾胃，清火化痰，顽痰能软，结痰能开，疏风养血，清上焦之火，除胸膈之痰，清头目，止眩晕。

【主治】痰饮。

千金内补散

【方源】（明）戴元礼《秘传证治要诀及类方》卷三引《瑞竹堂方》。

【组成】人参、黄芪、川芎、当归、白芷、桔梗、官桂、甘草。

【用法】加生姜，水煎服。

【主治】嗽血。

千金内托散

【方源】（清）窦氏原本，朱翔宇嗣辑《喉症全科紫珍集》卷上。

【组成】党参、银花各一钱五分，甘草五分，当归、连翘（去心）、赤芍、花粉、蒌仁、桔梗、白术各一钱，陈皮、防风、川芎、青皮、厚朴、荆芥各七分，黄芪一钱五分。

【用法】加灯心二十寸，水二钟，煎七分，徐徐咽下。

【主治】乳蛾，喉痈，舌痈。

千金散

方一

【方源】（宋）刘昉《幼幼新书》卷十六引郑愈方。

【组成】川郁金十个（生用），半夏曲、青皮（去白）各一钱半，巴豆十粒（去皮，不出油）。

【用法】上为末。每服一字匕，用猪肉一片掺药，火上炙黄，任意细嚼，冷齑汁一呷送下。儿小少服。

【主治】虾嗽喘满，唾涎黄色。

方二

【方源】（宋）赵佶《圣济总录》卷六十四。

【组成】半夏半两（用生姜一两，同捣烂，作饼子，晒干），凝水石（煅）三钱，滑石（末）三钱，青蛤粉（末）五钱，甘草（末）三钱。

【用法】上为散。每服一钱匕，齑汁一盏，煎至六分，临卧温服。

【主治】热痰壅盛，咽膈不利。

方三

【方源】（清）吴亦鼎《麻疹备要方论》。

【组成】黄柏（酒炒）一钱半，黄芩二钱，玄参五分，硼砂三分，乳香几分，儿茶四分，雄黄五分。

【用法】上为细末。每用少许，用竹管吹入喉中。

【主治】麻疹见形，毒火抑郁上焦，咽喉肿痛，不能食者。

方四

【方源】（清）李文炳《仙拈集》卷二。

【组成】黄瓜一根（开头去瓤），火硝、生白矾各一两。

【用法】上为末，装瓜内，悬风檐下，待干，出白霜刮下，研细，收入瓷瓶。吹之最验。

【主治】单双蛾喉闭。

方五

【方源】（清）李文炳《仙拈集》卷三。

【组成】牛黄、冰片、琥珀各五厘，甘草一分，全蝎、僵蚕、黄连各半分，朱砂、天麻、胆星各二分。

【用法】上为极细末，贮瓷瓶，黄蜡封口。用薄荷、金银物煎汤，调五七厘，不拘时候温服。但能灌下，虽将死亦活。

【主治】小儿一切痰喘，脐风撮口，急慢惊风。

千金射干汤

【方源】（明）鲁伯嗣《婴童百问》卷六。

【组成】射干半两，麻黄半两，紫菀半两，甘草半两，生姜半两，细辛半两，阿胶半两，半夏五个，桂心五寸，大枣二十个。

【用法】上㕮咀。水七升，煎取一升五合，去滓，入蜜五合，煎一沸，分温服二合，一日三次。

【主治】小儿咳嗽，喘息如水鸡声。

千金升麻散

【方源】（清）谈金章《幼科诚书》卷六。

【组成】升麻、射干、姜各三钱，橘皮（有方加大黄）一钱。

【用法】水煎服。

【主治】热毒喉痛、咽塞。

千金汤

【方源】（明）朱橚《普济方》卷六十三引《杨氏家藏方》。

【组成】陈皮、升麻各半两，射干一两。

【用法】上㕮咀。每服三钱，水一盏，加生姜五片，煎七分，去滓温服，不拘时候。

【主治】咽喉肿痛。

千金丸

方一

【方源】（明）朱橚《普济方》卷一六三。

【组成】雄黄（鸡冠色）一两，明信（煅如灰）半两，玄精（龟背样）一两，雌黄一两，鹅管（如雪色）一两，明霜（火上飞）二两，蛤蚧（巴豆去壳六十枚，同炒，去巴豆）二两。

【用法】沙糖和蜜捣荷叶，乳为极细末，浥糕调糊为丸，如绿豆大。每服七丸，用冷齑调下。小儿量大小加减。

【主治】哮口勾，喉如拽锯声。

方二

【方源】（明）朱橚《普济方》卷一六三引《仁存方》。

【组成】南星、半夏各一两，白矾（枯）一两半。

【用法】以生瓜蒌一个，去子，入药在内，湿纸裹煨熟，取出为末。再用生白矾一两，将瓜蒌瓤、汁并瓜蒌仁研细为丸，如梧桐子大。每服十五丸，临卧用淡姜汤送下。

【主治】喘嗽。

千金苇茎汤加滑石杏仁汤

【方源】（清）吴瑭《温病条辨》卷一。

【组成】苇茎五钱，薏苡仁五钱，桃仁二钱，冬瓜仁二钱，滑石三钱，杏仁三钱。

【用法】水八杯，煮取三杯，分三次服。

【主治】太阴湿温喘促者。

千金消盐散

【方源】（清）沈善谦《喉科心法》卷下。

【组成】千金不换丹一两，西瓜蜒蚰消五钱，炒上白食盐二钱。

【用法】上为细末，用瓷瓶收贮，勿使受潮，受潮则化水也。须时时敷之。

【主治】重舌、木舌、重腭、牙眼暴肿，咽喉暴肿。

千两金丸

【方源】（宋）王璆《是斋百一选方》卷十。

【组成】蚵蚾皮、草（嫩者）半两，铜青二钱，大黄、猪牙皂角各半两。

【用法】上为细末，以白梅肥润者，取肉烂研，一处捣匀，每两作十五丸，每用，以新绵裹，口中含化，咽津，有顽涎吐出。若病得两日后，难开。

【主治】缠喉风，不间阳闭、阴闭，如急病内外肿塞，辄至不救者。

千缗导痰汤

【方源】（明）龚廷贤《寿世保元》卷三。

【组成】半夏七枚，天南星、陈皮、赤茯苓、枳壳各一钱，皂荚（蜜炙）、甘草（蜜炙）各一寸。

【用法】加生姜五片，清水煎服。

【主治】风痰哮。

千缗汤

方一

【方源】（宋）陈自明《妇人大全良方》卷六。

【组成】齐州半夏七枚（炮制，四片破之），皂角（去皮，炙）一寸，甘草（炙）一寸，生姜如指大。

【用法】水一碗，煮去半，顿服。

【主治】①《妇人大全良方》：痰喘不能卧。②《医门法律》：风痰壅盛喘急，日夜不得卧，人扶而坐者。

【方论选录】《医方考》：痰涎上涌，喉中有声，不渴者，此方主之。湿土生痰，故用半夏以燥湿；气壅则痰滞，故用皂角以利气，肺苦气上逆，故用甘草以缓急。又甘草能益脾，皂角能去垢，半夏能破逆。日千缗者，重其效也。

方二

【方源】（朝鲜）许浚《东医宝鉴·杂病篇》卷五引《纂要》。

【组成】半夏（炮，四破）七枚，皂角（炙）、甘草（炙）各一寸，南星（炮）一钱。

【用法】上锉作一贴，加生姜五片，水煎服。

【主治】痰喘。

方三

【方源】（清）张璐《医通祖方》。

【组成】二陈汤去茯苓、橘皮、乌梅，本方用半夏七枚，甘草一寸，生姜（切）指大，加皂荚（去皮、弦、子，酥炙）净末半两。

【主治】风痰喘急，脉证俱实者。

千盘定吼丸

【方源】（明）龚廷贤《寿世保元》卷三。

【组成】南星、半夏各四两（用生姜、牙皂各三两，浸星、半一宿，切片，再加白矾二两入汤内，同星、半煮至汤干，去姜、皂不用，用南星、半夏），锦纹大黄（酒拌，九蒸九晒）一两，白附子、贝母（杵碎）、枳实（麸炒）、黄连（姜炒）、连翘（去心）、天麻、僵蚕（炒）、瓜蒌各一两，桔梗一两，沉香五钱，青礞石（用硝煅如金色者）五钱，黄芩（酒炒）一两。

【用法】上为细末，竹沥、姜汁和为丸，如弹子大。每服一丸，临卧口含化下。或丸如黍米大，姜汤送下亦可。

【主治】素患哮吼之疾，发则喘急，痰嗽上壅，不时举发。

千针散

【方源】（宋）赵佶《圣济总录》卷七十。

【组成】刺蓟、木贼各一分，白面一钱。

【用法】上为散。每服一钱匕。研青蒿心七枚，新水调下，并二服。

【主治】鼻衄不止。

牵牛散

方一

【方源】（宋）王怀隐《太平圣惠方》卷五十四。

【组成】牵牛子（微炒）二两，甜葶苈（隔纸炒令紫色）一两，桑根白皮（锉）二两，槟榔一两，郁李仁（汤浸，去皮，微炒）二两，汉防已一两，猪苓（去黑皮）一两，木通（锉）一两。

【用法】上为粗散。每服三钱，以水一中盏，加生姜半分，煎至六分，去滓，空腹温服。如人行十里，当利三二行，如未利即再服。

【主治】水气遍身浮肿，气息喘急，小便赤涩。

方二

【方源】（宋）赵佶《圣济总录》卷一八一。

【组成】牵牛子（炒半生半熟）二两，杏仁（去皮尖双仁，炒）、甘草（炙）、吴茱萸（汤洗，焙干，炒）、陈橘皮（去白，焙）各一分。

【用法】上为细散。每眼半钱匕，空腹以沸汤调下。微利出恶物即愈。

【主治】小儿咽喉中鸣，咳嗽痰壅。

方三

【方源】（清）李用粹《证治汇补》卷三。

【组成】黑牵牛、白牵牛各一两（半生半炒），大豆一合，白术五钱，甘遂二钱五分。

【用法】上为末。每服三钱，米饮调下，以利为度口。

【主治】脾湿太过，遍身浮肿，喘不得卧，腹胀如鼓，大便不塘，小便涩滞。

牵牛汤

方一

【方源】（朝鲜）金礼蒙《医方类聚》卷一二九引《御医撮要》。

【组成】牵牛子（微炒）一两半，白槟榔（微煨）一两半。

【用法】上为细散。每服三钱，用水一盏半，煎至七分，温服，一日二次。

【主治】水气肿满。

方二

【方源】（明）李恒《袖珍方》卷三引《太平圣惠方》。

【组成】牵牛头末一两，厚朴（姜汁制）五钱。

【用法】上药每服二钱，姜、枣汤下。水丸亦可，姜、枣汤送下亦得。

【主治】腹中有湿热气，足胫微肿，中满气急，咳嗽喘息，小便不利。

牵牛丸

【方源】（宋）刘昉《幼幼新书》卷十六引丁时发方。

【组成】牵牛（末）半两，螺青、白矾（飞）各一分，硼砂一钱，巴豆（灯上烧）、杏仁各七粒。

【用法】上为末，糊为丸，如绿豆大。每服七丸，淡姜汤送下。

【功用】定喘。

【主治】痰鸣，咳嗽气粗，不食，涎潮。

牵牛子散

方一

【方源】（宋）王怀隐《太平圣惠方》卷四十六。

【组成】牵牛子（微炒）半两，甜葶苈（隔纸炒令紫色）半两，陈橘皮（汤浸，去白瓤，焙）半两，甘草（炙微赤，锉）半两，杏仁（汤浸，去皮尖双仁，麸炒微黄）半两。

【用法】上为散。每服三钱，以水一中盏，加生姜半分，大枣三个，煎至六分，去滓温服，不拘时候。

【主治】喘嗽，肺气不顺，面目浮肿。

方二

【方源】（明）朱橚《普济方》卷一九二。

【组成】牵牛子（炒）三两，桂心半两，羌活半两，当归（炒）半两，陈橘皮（浸，去白瓤，烙，炒）半两。

【用法】上为末。每服二钱，生姜汤下，不拘时候。

【主治】水气肿满，喘急，小便涩。

牵牛子丸

方一

【方源】（宋）王怀隐《太平圣惠方》卷六。

【组成】牵牛子（生用）一分，马牙硝（炼令汁尽）一两，鸡膍胵（生用，阴干）半两，甜葶苈（隔纸炒令黄色）半两，杏仁（汤浸，去皮尖双仁，麸炒微黄）半两。

【用法】上为末，炼蜜为丸，如梧桐子大。每服三十丸，温酒送下，不拘时候。

【主治】肺脏气实。胸隔塞滞，大肠不利。

方二

【方源】（宋）赵佶《圣济总录》卷八十。

【组成】牵牛子（炒）一两半，葶苈（炒熟）二两，杏仁（去皮尖双仁，麸炒）一百枚（别研），大枣（煮，去皮核）十个（研），芒硝（研）半两，牛酥半合。

【用法】上药先将前二味为末，入杏仁等研匀，次入牛酥，为丸如绿豆大。每服八丸至十丸，空心粥饮送下。

【主治】水肿，上气，大便涩。

铅红散

【方源】（金）刘完素《黄帝素问宣明论方》卷三。

【组成】舶上硫黄、白矾灰各半两。

【用法】上为末，少许入黄丹染，与病人面色同，每上半钱，津液涂之，洗嗽罢，临卧再服防风通圣散，效速。

【主治】风热上攻阳明经络，面鼻紫色，风瘾疹，俗呼为肺风者。

铅霜散

【方源】（宋）杨倓《杨氏家藏方》卷十一。

【组成】南硼砂、柿霜、糖霜、铅白霜各等分。

【用法】上为细末。每服半钱。食后咽下。

【功用】清凉咽膈。

【主治】咽喉肿痛。

前喘汤

【方源】(清)李文炳《仙拈集》卷三。

【组成】升麻八分，桑皮、栀子、黄芩各三分，桔梗一分半，天冬七分，知母四分半，生姜一片。

【用法】水煎服。

【主治】麻疹，七日以前喘急者。

前胡半夏汤

【方源】(宋)张锐《鸡峰普济方》卷十八。

【组成】前胡、人参各三分，陈橘皮、半夏曲、枳壳、甘草、木香各半两，紫苏叶、茯苓各三分。

【用法】上为细末。每服三钱，水一盏半，生姜七片，煎至一盏，去滓，取七分热服，一日二三次。

【主治】①《鸡峰普济方》：痰气客于上焦，呕逆不思饮食，头目昏眩。②《医统大全》：感冒停痰，咳逆。

前胡半夏丸

【方源】(宋)佚名《小儿卫生总微论方》卷十四。

【组成】前胡(去芦)一两，半夏(汤泡七次，焙干)一两，大黄(炮)半两，麦门冬(去心)半两，川朴硝半两。

【用法】上为细末，生姜自然汁为丸，如黍米大。每服十丸，煎人参汤送下，不拘时候。

【主治】风热痰实，肺气壅滞，涎流口出。

前胡发表饮

【方源】(清)徐灵胎《伤寒约篇》。

【组成】嫩前胡钱半，粉葛根钱半，淡豆豉钱半，甜桔梗八分，江枳壳(炒)钱半，广郁金钱半，粉甘草八分，荆芥穗钱半，西湖柳三钱。

【用法】水煎，去渣，温服。

【主治】寒热喘咳，发疹发斑，脉大弦浮滞数者。

【方论选录】前、荆降气疏邪，豉、葛解肌发表，甜桔梗清咽膈，江枳壳泻滞气，广郁金调和血气，粉甘草和缓中州，西湖柳以解表发斑疹也。

前胡散

方一

【方源】(宋)王怀隐《太平圣惠方》卷六。

【组成】前胡(去芦头)、紫菀(洗去泥土)、诃黎勒皮、枳实(麸炒微黄)各一两。

【用法】上为细散。每服一钱，以温水送服，不拘时候。

【主治】肺喘，痰毒壅滞，心膈昏闷。

方二

【方源】(宋)王怀隐《太平圣惠方》卷六。

【组成】前胡(去芦头)一两，桔梗(去芦头)半两，半夏(汤洗七遍去滑)半两，白术三分，人参(去芦头)三分，枳壳(麸炒微黄，去瓤)三分，桂心一两，甘草(炙微赤，锉)半两，陈橘皮(汤浸去白瓤，焙)一两，细辛半两，枇杷叶(拭毛，炙微黄)半两，厚朴(去粗皮，涂生姜汁炙令香熟)一两半。

【用法】上为散。每服三钱，以水一中盏，入生姜半分，大枣三枚，煎至六分，去滓稍热服，不拘时候。

【主治】肺脏因伤风冷，痰嗽不止，心膈烦满，或时呕逆，鼻中多涕。

方三

【方源】(宋)王怀隐《太平圣惠方》

卷十二。

【组成】前胡（去芦头）、麻黄（去根节）、桂心、甘草（炙微赤，锉）、葛根（锉）、百部、贝母（煨令微黄）各三分，柴胡（去苗）一两，石膏二两。

【用法】上为散。每服四钱，以水一中盏，煎至六分，去滓温服，不拘时候。

【主治】伤寒咳嗽，头目痛，痰滞胸膈不利。

方四

【方源】（宋）王怀隐《太平圣惠方》卷十四。

【组成】前胡（去芦头）一两，半夏（汤洗七遍去滑）二两，白鲜皮三分，柴胡（去苗）三分，桑根白皮（锉）三分，黄芪（锉）三分，大腹皮（锉）三分，诃黎勒皮三分，白术三分，青橘皮（汤浸去白瓤，焙）三分，甘草（炙微赤，锉）半两。

【用法】上为散。每服五钱，以水一大盏，入生姜半分，大枣三枚，煎至五分，去滓温服，不拘时候。

【主治】伤寒后夹劳，寒热时作，咳嗽盗汗，四肢疼痛，颊赤面黄，心胸不利。

方五

【方源】（宋）王怀隐《太平圣惠方》卷十五。

【组成】前胡（去芦头）二两，川升麻二两，百合一两半，贝母（煨令微黄）一两半，紫菀（去苗土）一两半，桔梗（去芦头）一两半，石膏三两，麦门冬（去心）二两，甘草（炙微赤，锉）半两，杏仁（汤浸去皮尖双仁，麸炒微黄）一两。

【用法】上为散。每服五钱，以水一大盏，入竹叶二七片，煎至五分，去滓温服，不拘时候。

【主治】时气壮热，咳嗽头痛，心闷。

方六

【方源】（宋）王怀隐《太平圣惠方》卷十五。

【组成】前胡（去芦头）一两，天门冬（去心）半两，川升麻一两，赤茯苓三分，桔梗（去芦头）半两，络石半两，射于半两，犀角屑半两，赤芍药半两，杏仁（汤浸去皮尖双仁，麸炒微黄）三分，甘草（炙微赤，锉）半两，枳壳（数炒微黄，去瓤）半两。

【用法】上为散。每服五钱，以水一大盏，煎至五分，去滓温服，不拘时候。

【主治】时气，热毒上攻，咽喉不利。

方七

【方源】（宋）王怀隐《太平圣惠方》卷十七。

【组成】前胡（去芦头）一两，赤茯苓一两，麦门冬（去心，焙）一两半，甘草三分（炙微赤，锉），紫菀（去根土）一两，陈橘皮（汤浸去白瓤，焙）三分，大腹皮（锉）一两，桔梗（去芦头）一两，枳壳（麸炒微黄，去瓤）一两。

【用法】上为粗散。每服五钱，以水一大盏，煎至五分，去滓温服，不拘时候。

【主治】热病气喘，心膈烦闷，或痰壅不能食。

方八

【方源】（宋）王怀隐《太平圣惠方》卷二十九。

【组成】前胡（去芦头）一两，麦门冬（去心）一两，诃黎勒皮一两，赤茯苓一两，枳壳（麸炒微黄，去瓤）三分，赤芍药三分，射干三分，生干地黄一两，人参（去芦头）三分，紫菀（去苗土）三分，甘草（炙微赤）三两。

【用法】上为散。每服三钱，以水一中盏，入生姜半分，煎至六分，去滓温服，不拘时候。

【主治】虚劳损乏，短气不足，上焦壅滞，唾稠如胶，咽喉不利。

方九

【方源】（宋）王怀隐《太平圣惠方》

卷三十一。

【组成】前胡（去芦头）三分，桑根白皮（锉）三分，地骨皮三分，桔梗半两（去芦头），木通（锉）三分，甘草（炙微赤，锉）半两，杏仁（汤浸，去皮尖双仁，麸炒微黄）三分，麦门冬（去心，焙）一两半，赤茯苓一两。

【用法】上为粗散。每服三钱，以水一中盏，入生姜半分，煎至六分，去滓温服，不拘时候。

【主治】骨蒸劳，咳嗽，胸背烦热。

方十

【方源】（宋）王怀隐《太平圣惠方》卷三十七。

【组成】前胡（去芦头）、木通（锉）、大青、青竹茹、麦门冬（去心）各三分，川升麻一两，玄参一两，黄柏（锉）半两，川芒硝一两。

【用法】上为散。每服三钱，以水一中盏，煎至六分，去滓，每于食后温服。

【主治】鼻中生疮，咽喉闭塞，及干呕头痛。

方十一

【方源】（宋）王怀隐《太平圣惠方》卷四十六。

【组成】前胡（去芦头）一两，麦门冬（去心）一两半，贝母（煨微黄）一两，桑根白皮（锉）一两，杏仁（汤浸，去皮尖双仁，麸炒微黄）半两，甘草（炙微赤，锉）一分。

【用法】上为散。每服四钱，以水一中盏，入生姜半分，煎至六分，去滓温服，不拘时候。

【主治】咳嗽，涕唾稠黏，心胸不利，时有烦热。

方十二

【方源】（宋）王怀隐《太平圣惠方》卷四十六。

【组成】前胡（去芦头）半两，桔梗（去芦头）半两，桑根白皮（锉）半两，人参（去芦头）半两，款冬花半两，大腹皮（锉）半两，半夏（汤洗七遍去滑）半两，陈橘皮（汤浸，去白瓤，焙）半两，甘草（炙微赤，锉）一分，杏仁（汤浸，去皮尖双仁，麸炒微黄）半两，枳实（麸炒微黄）三分。

【用法】上为散。每服五钱，以水一大盏，入生姜半分，大枣三枚，煎至六分，去滓温服，不拘时候。

【主治】咳嗽，气急不下食，食则呕吐，心胸满闷。

方十三

【方源】（宋）王怀隐《太平圣惠方》卷四十六。

【组成】前胡（去芦头）三分，木通（锉）三分，半夏（汤洗七遍去滑）半两，旋覆花半两，紫菀（去苗土）半两，款冬花半两，枳壳（麸炒微黄，去瓤）三分，杏仁（汤浸，去皮尖双仁，麸炒微黄）三分，甘草（炙微赤，锉）半两，桑根白皮（锉）半两。

【用法】上为散。每服三钱，以水一中盏，入生姜半分，煎至六分，去滓温服，不拘时候。

【主治】咳嗽，心胸痰滞，喉中作呀呷声。

方十四

【方源】（宋）王怀隐《太平圣惠方》卷七十八。

【组成】前胡（去芦头）三分，杏仁（汤浸，去皮尖双仁，麸炒微黄）半两，桂心半两，人参（去芦头）三分，麻黄（去根节）三分，赤茯苓三分，白术三分，细辛半两，甘草（炙微赤，锉）一分，赤芍药半两。

【用法】上为粗散。每服四钱，以水一中盏，入生姜半分，大枣三枚，煎至六分，去滓温服，不拘时候。

【主治】产后伤寒咳嗽，心胸不和，背膊烦疼。

方十五

【方源】（宋）王怀隐《太平圣惠方》卷八十九。

【组成】前胡（去芦头）半两，白茯苓一分，陈橘皮（汤浸去白瓤，焙）半两，桂心一分，白术一分，人参（去芦头）一分，细辛一分，甘草（炙微赤，锉）一分。

【用法】上为粗散。每服一钱，以水一小盏，煎至五分，去滓温服，一日三四次。

【主治】小儿肺脏伤冷，鼻流清涕。

方十六

【方源】（宋）张锐《鸡峰普济方》卷五。

【组成】前胡、川升麻、地骨皮、杏仁（汤去皮尖，麸炒黄）各一两，紫菀一两半，石膏二两半，麦门冬二两，甘草半两。

【用法】上为细末。每服五钱，水一大盏，竹叶五七片，煎至五分，去滓，非时温服。

【主治】热病，壮热咳嗽，头痛心闷。

方十七

【方源】（明）朱橚《普济方》卷二十八引《备急千金要方》。

【组成】前胡（去芦头）二两，半夏（汤洗七次，去滑）一两，枳壳（麸炒微黄，去瓤）半两，赤芍药二两，麻黄（去根节）一两，人参（去芦头）一两，赤茯苓一两，陈皮（洗，浸去白瓤）一两，白术一两，厚朴（去粗皮，生姜汁制）一两，甘草（炙微赤，锉）三两。

【用法】上为末。每服三钱，以水一中盏，入生姜半分，大枣三枚，煎至六分，去滓，不拘时候服。

【主治】肺急，胸膈不利，咳逆头痛，呕吐不下食。

方十八

【方源】（明）朱橚《普济方》卷一六六。

【组成】前胡、人参、赤茯苓（去皮）、紫苏各七钱半，陈皮（去白）、半夏曲、枳壳（麸炒，去瓤）、甘草、木香各半两。

【用法】上为末。每服三钱，水一盏半，生姜七分，煎至一盏，去滓，取七分热服，一日三次。

【主治】①《普济方》：温饮停留肢体，时疼痛，气膈，痰热客于上焦，心下痞闷，不欲饮食，头目眩昏。②《杏苑生春》：痰气客肺，上喘气促。

前胡苏子饮

【方源】（明）秦昌遇《症因脉治》卷二。

【组成】前胡、苏子、枳壳、半夏、橘红、桔梗、甘草。

【主治】哮病，外有感冒，身发热者。

前胡汤

方一

【方源】（唐）王焘《外台秘要》卷三引《广济方》。

【组成】前胡、升麻各八分，贝母、紫菀各六分，石膏（碎，绵裹）十二分，麦门冬（去心）八分，杏仁（去皮尖双仁）三十枚，竹叶（切）一升，甘草（炙）二分。

【用法】上切。以水八升，煮取二升五合，绞去滓，分温三服，相去如人行六七里进一服。不吐利愈。

【主治】天行壮热咳嗽，头痛心闷。

方二

【方源】（宋）赵佶《圣济总录》卷二十二。

【组成】前胡（去芦头）、升麻、麦门冬（去心，焙）各三分，贝母（去心）、紫菀（去苗土）、杏仁（去皮尖双仁，炒，研）各半两，甘草（炙）一分，石膏一两一分。

【用法】上为粗末。每服三钱匕，水一盏，加竹叶二七片，煎至七分，去滓温服，不拘时候。

【主治】时行疫疠，壮热咳嗽，头痛胸闷。

方三

【方源】（宋）赵佶《圣济总录》卷二十四。

【组成】前胡（去芦头）、桂（去粗皮）、玄参、射干、款冬花、马兜铃、杏仁（去皮尖双仁，炒，研）、贝母（去心）、甘草（炙，锉）各一两，麻黄（去根节）、旋覆花各一两半。

【用法】上为粗末。每服五钱匕，水一盏半，煎取八分，去滓，食后顿服。

【主治】肺脏感寒。咳嗽不止，兼头痛不可忍。

方四

【方源】（宋）赵佶《圣济总录》卷二十九。

【组成】前胡（去芦头）、甘草（炙）、白术、陈橘皮（汤浸，去白，焙）、大腹皮各三分，赤茯苓（去黑心）、旋覆花、桔梗（焙）各半两，半夏（汤洗七遍）一分。

【用法】上为粗末。每服五钱匕，水一盏半，加生姜一枣大（拍破），煎至八分，去滓，食后温服。

【主治】伤寒内热，鼻衄，痰壅吐逆。

方五

【方源】（宋）赵佶《圣济总录》卷四十九。

【组成】前胡（去苗）、紫菀（去苗土，焙）、柴胡（去苗）、赤茯苓（去黑皮）、桔梗（炒）、桑根白皮（锉，炒）各半两，百部（焙）、杏仁（汤浸，去皮尖双仁，炒）各一分，白前（去苗）三两，瓜蒌（锉，炒）一枚。

【用法】上为粗末。每服三钱匕，水一盏，煎至七分，去滓，食后温服，一日三次。

【主治】肺气壅热。

方六

【方源】（宋）赵佶《圣济总录》卷六十五。

【组成】前胡（去芦头）、五味子、生干地黄（焙）、半夏（汤洗七遍，焙）、泽泻各二两，贝母（去心，焙）、人参、山芋、白茯苓（去黑皮）、白术、杏仁（汤去皮尖双仁，麸炒）、麻黄（不去节）、甘草（炙，锉）、葛根、乌梅（取肉）各一两。

【用法】上锉，如麻豆大。每服三钱匕，水二盏，加生姜五片，同煎至七分，去滓，食后临卧温服。去枕仰睡。

【主治】五脏诸咳。

方七

【方源】（宋）赵佶《圣济总录》卷六十六。

【组成】前胡（去芦头）、陈橘皮（去白，炒）、桂（去粗皮）、甘草（炙，锉）、人参、紫菀（去苗土）、五味子（炒）各一两。

【用法】上为粗末。每服三钱匕，生姜二片，大枣（擘）一枚，水一盏，煎至七分，去滓温服，一日三次。

【主治】逆气咳嗽，胸中寒热，短气不足。

方八

【方源】（宋）赵佶《圣济总录》卷六十九。

【组成】前胡（去芦头）二两，小麦、茅根（锉）、麦门冬（去心，焙）、麻黄（去根节）、石膏（碎）、甘草（炙，锉）各一两。

【用法】上为粗末。每服三钱匕，水一盏，入生姜汁、生地黄汁各半合，同煎至七分，去滓温服。

【主治】肺伤唾血。

方九

【方源】（宋）赵佶《圣济总录》卷九十二。

【组成】前胡（去芦头）一两，半夏（汤洗去滑，焙）、麻黄（去根节）、芍药各半两，枳实（去瓤，麸炒）一分，黄芩（去黑心）一两。

【用法】上为粗末。每服五钱匕，水一盏半，入生姜（拍碎）一枣大，大枣（去核）二枚，煎至八分，去滓温服，一日三次，不拘时候。

【主治】气极。伤热，喘息冲胸，常欲恚怒，心腹满痛，内外有热，烦呕不安。

方十

【方源】（宋）赵佶《圣济总录》卷一一六。

【组成】前胡（去芦头）、木通（锉）、石膏各二两，黄芩（去黑心）、甘草（炙，锉）各一两半大黄（锉，炒）一两。

【用法】上为粗末。每服三钱匕，水一盏，入葱白一寸，豉二十粒，生姜一枣大（切），煎至七分，去滓温服，不拘时候。

【主治】鼻渊。脑热，鼻塞多涕。

方十一

【方源】（宋）赵佶《圣济总录》卷一六二。

【组成】前胡（去芦头）、麻黄（去根节，煎，掠去沫，焙）、柴胡（去苗）、人参、桔梗、川芎、细辛（去苗叶）、枳壳（去瓤，麸炒）、甘草（炙）各一两，半夏半两（洗七遍去滑，姜汁炒）。

【用法】上为粗末。每服三钱匕，水一盏，入生姜一枣大（切），煎至七分，去滓温服，不拘时候。

【主治】产后伤寒，发热，头疼体痛，咳嗽痰壅。

方十二

【方源】（宋）赵佶《圣济总录》卷一六三。

【组成】前胡（去芦头）、半夏（为末，生姜汁制作饼，焙）、白术、人参、甘草（炙，锉）、桔梗（炒）各一两，诃黎勒（炮，去核）半两，麦门冬（去心，焙）三分。

【用法】上为粗末。每服三钱匕，水一盏，生姜三片，大枣一枚（擘），同煎至七分，去滓温服，一日三次。

【主治】产后肺气不足，短气虚乏。

方十三

【方源】（宋）赵佶《圣济总录》卷一六四。

【组成】前胡（去芦头）、升麻、桂（去粗皮）、紫菀（去苗土）、白茯苓（去黑皮）、五味子、麦门冬（去心，炒）、杏仁（去皮尖双仁，炒）各一两半。

【用法】上为粗末。每服三钱匕，水一盏，煎七分，去滓温服，不拘时候。

【主治】产后肺寒咳嗽。

方十四

【方源】（朝鲜）金礼蒙《医方类聚》卷一五〇引《济生方》。

【组成】前胡（去芦）、半夏（汤饱七次）、杏仁（去皮尖，麸炒）、紫苏子（炒）、枳实（去瓤，麸炒）、橘皮（去白）、桑白皮（炙）、甘草（炙）各等分。

【用法】上㕮咀。每服四钱，水一盏半，加生姜五片，煎至八分，去滓温服，不拘时候。

【主治】①《医方类聚》引《济生方》：气实极，胸膈不利，咳逆短气。呕吐不下食。②《杏苑生春》：嘈杂，湿痰气滞，不喜饮食。

前胡丸

方一

【方源】（唐）王焘《外台秘要》卷九引《深师方》。

【组成】前胡六分，乌头（炮）二枚，

桔梗、干姜各二分，桂心八分，蜀椒（汗）八分。

【用法】上为末，炼蜜为丸，如樱桃大。每用一丸含化，稍咽之，一日三次。

【主治】新久咳嗽，昼夜不得卧，咽中水鸡声，欲死者。

方二

【方源】（宋）赵佶《圣济总录》卷六十七。

【组成】前胡（去苗）一两一分，葶苈（隔纸炒紫色，研如膏）、巴豆（去皮心，研）各三分，大黄（锉，炒）一两一分，甘遂（炒）、墨（炙）各半两。

【用法】上六味，除事劳、巴豆外，为末，再研匀，炼蜜为丸，如梧桐子大。每服三丸，空腹粥饮送下。吐利痰涎为度。若吐利多，即减丸数，三日一服。

【主治】上气呀嗽，喉中如水鸡声。

方三

【方源】（宋）赵佶《圣济总录》卷一七六。

【组成】前胡（去苗）、人参、半夏（汤浸去滑七遍，切，焙）、白术各一两，丁香一分。

【用法】上为细末。生姜自然汁煮面糊为丸，如绿豆大。每服五丸至七丸，食后、临卧生姜汤送下。

【功用】调顺胃气，进益饮食。

【主治】小儿咳逆上气，喘满气促。

前胡饮

方一

【方源】（宋）赵佶《圣济总录》卷二十四。

【组成】前胡（去芦头）、桔梗（炒，锉）、旋覆花（炒）、玄参、人参、桂（去粗皮）、生干地黄（焙）、甘草（炙，锉）各一两，厚朴（去粗皮，生姜汁炙）一两半，半夏（汤洗去滑，焙）二两。

【用法】上为粗末。每服五钱匕，水一盏半，加生姜一分（切），同煎取八分，去滓，食后顿服。

【主治】肺脏感寒，痰嗽不止，心膈烦满，饮食不得，常多呕逆。

方二

【方源】（宋）赵佶《圣济总录》卷五十。

【组成】前胡（去芦头）一两半，贝母（去心）、白前各一两，麦门冬（去心，焙）一两半，枳壳（去瓤，麸炒）一两，芍药（赤者）、麻黄（去根节）各一两半，大黄（蒸）一两。

【用法】上㕮咀，如麻豆大。每服三钱匕，以水一盏，煎取七分，去滓，食后温服，一日二次。

【主治】肺热，咳嗽痰壅，气喘不安。

方三

【方源】（宋）赵佶《圣济总录》卷八十七。

【组成】前胡（去芦头）、人参、白茯苓（去黑皮）、桂（去粗皮）、柴胡（去苗）、桔梗（炒）、生干地黄（焙）、黄芩（去黑心）、玄参、旋覆花、甘草（炙，锉）各一两，厚朴（去粗皮，生姜汁炙，锉）二两，麦门冬（去心，焙）、半夏（汤洗七遍，焙）、白术各一两半。

【用法】上为粗末。每服四钱匕，水一盏半，入生姜七片，同煎至七分，去滓温服，不拘时候。

【主治】暴急成劳，痰盛喘嗽。

前胡枳壳散

【方源】（明）薛铠《保婴撮要》卷十七。

【组成】前胡、枳壳（麸炒）、赤茯苓、大黄（炒）、甘草（炙）各等分。

【用法】上每服三钱，水煎。

【主治】涕唾稠黏，痰实壮热，胸中烦

闷，大便坚实，卧则喘急。

乾清散

【方源】（清）徐时进《医学蒙引》。

【组成】荆芥穗、薄荷叶、酒炒芩、黑山栀、白桔梗、生甘草。

【用法】共为细末，筛净渣末，每岁一钱，白滚水调下。

【主治】小儿感冒风邪，发热咳嗽，鼻塞流涕等症。

芡术汤

【方源】（清）陈士铎《辨证录》卷五。

【组成】白术、芡实各二两，茯苓一两，肉桂一钱，车前子五钱。

【用法】水煎服。二剂轻，四剂又轻，十剂愈。

【主治】上身先肿，因而下身亦肿，久之一身尽肿，气喘嗽不得卧，小腹如光亮之色。

茜根散

方一

【方源】（宋）王怀隐《太平圣惠方》卷三十七。

【组成】茜根草、黄芩、侧柏叶、阿胶（杵碎，炒令黄燥）、甘草（锉，生用）各一两。

【用法】上为粗散。每服三钱，以水一中盏，入生地黄半两，煎至六分，去滓，温服之。

【主治】鼻衄，终日不止，心神烦闷。

方二

【方源】（宋）王怀隐《太平圣惠方》卷四十六。

【组成】茜根三分，百合一两，桑根白皮（锉）一两，款冬花三分，贝母（爆微黄）半两，鸡苏茎叶一两，阿胶（捣碎，炒令黄燥）一两，麦门冬（去心）一两，川升麻半两，熟干地黄二两，黄芩一两，甘草（炙微赤，锉）半两，杏仁（汤浸，去皮尖双仁，麸炒微黄）三分。

【用法】上为粗散。每服四钱，以水一中盏，人竹茹一分，煎至六分，去滓温服，不拘时候。

【主治】久咳嗽不愈，气喘欲绝，肺伤唾脓血。

方三

【方源】（朝鲜）金礼蒙《医方类聚》卷八十五引《济生方》。

【组成】茜根、黄芩、阿胶（蛤粉炒）、侧柏叶、生地黄各一两，甘草（炙）半两。

【用法】上㕮咀。每服四钱，水一盏半，加生姜三片，煎至八分，去滓温服，不拘时候。

【主治】衄血不止，心神烦闷。①《医方类聚》引《济生方》：鼻衄终日不止，心神烦闷。②《丹台玉案》：吐血衄血，错经妄行，并妇人月信不止。③《证因方论集要》：阴虚衄血。

【方论选录】《证因方论集要》：肾阴虚则阳偏胜，故载血上行而致衄。是方也，阿胶能补虚，黄芩能养阴，甘草能缓急，茜根、侧柏、生地则皆去血中之热，能生阴于火亢之时者也。

【备注】《丹台玉案》本方用法：加童便半酒杯，温服。

茜蓟汤

【方源】（清）吴澄《不居集·下集》卷十一。

【组成】茜根、小蓟、滑石、甘草、桃仁、贝母、归尾、香附、栀子、枳壳、桑皮。

【功用】消瘀行气化痰。

【主治】积瘀胸背作胀，咳嗽吐红，如烂猪肺状。

qiang

羌防泻白散

【方源】（明）秦昌遇《症因脉治》

卷二。

【组成】桑白皮、地骨皮、甘草、羌活、柴胡、葛根、防风。

【主治】寒伤肺，郁而变热所致咳嗽。

羌活膏

方一

【方源】（明）龚廷贤《万病回春》卷七。

【组成】人参、白术、独活、前胡、川芎、桔梗、羌活、天麻各五钱，薄荷三钱，地骨皮二钱，甘草二钱。

【用法】上为细末，炼蜜为丸，如芡实大。每服一丸，姜汤研化下。

【主治】小儿风寒，外感惊风，内积发热，喘促，咳嗽痰涎，潮热搐搦，并痘疹初作。

羌活解郁汤

【方源】（明）徐谦《仁端录》卷十三。

【组成】羌活、白芷、防风、荆芥、连翘、牛蒡子、紫草、川芎、桔梗、甘草。

【主治】痘疮为风寒所搏，毒重蜜遏，不得达表，痘出不快，自发热以至见点，三日之内，气粗喘满，腹胀烦闷，谵语睡卧不宁，二便秘结，毛竖而浮，眼合。

【方论选录】羌活、白芷、防风能升提发散解毒，荆芥、连翘、牛蒡子善解郁热，紫草透肌滑窍，川芎、桔梗有开提匀气之功，甘草和中解毒。

羌活桔梗甘草汤

【方源】（清）邹汉璜《邹氏寒疫论》。

【组成】羌活三钱，桔梗二钱半，甘草二钱半，半夏二钱半，紫苏二钱半。

【主治】太阳寒疫，头痛、发热、咳嗽者，邪与肺气争也，寸口脉左右皆浮。

羌活散

方一

【方源】（宋）沈括、苏轼《苏沈良方》卷五引《灵苑方》。

【组成】羌活、附子（炮）、茴香（微炒）各半两，木香、干姜（炮）各枣许。

【用法】每服二钱，水一盏，盐一捻，煎一二十沸，带热服，一服止。

【主治】咳嗽气逆，寒证呕逆，寒厥疝痛。①《苏沈良方》引《灵苑》：咳逆。②《圣济总录》：风冷乘脾胃，致哕逆不止。③《医学入门》：阴症内寒，厥而呕逆。④《医级宝鉴》：感寒表症具而寒厥疝痛。

方二

【方源】（宋）王怀隐《太平圣惠方》卷四十五，名见《普济方》卷二四五。

【组成】萝卜子一两半（微炒），羌活一两，牵牛子二两（微炒），大麦蘖三分（炒令微黄）。

【用法】上为细散。每服二钱，以温酒调下，不拘时候。以利为度。

【主治】脚气，心腹胀满，喘促壅闷。

方三

【方源】（元）曾世荣《活幼心书》卷下。

【组成】人参（去芦）、羌活、赤茯苓（去皮）、柴胡（去芦）、前胡（去芦）、川芎、独活、桔梗（锉，炒）、枳壳（水浸润，去瓤，锉片，麦麸炒微黄）、苍术（米泔水浸一宿，去粗皮，滤干，锉片，用火炒至微黄色）、甘草各一两。

【用法】上㕮咀。每服二钱，水一盏，加生姜二片，薄荷三叶，煎七分，不拘时候温服。发散风邪，加葱白同煎，痢证，加生姜、仓米煎。

【功用】发散风邪。

【主治】①《活幼心书》：伤风时气，头痛发热，身体烦疼，痰壅咳嗽，失音鼻塞声重；及时行下痢赤白。②《幼科折衷》：汤火疮。

方四

【方源】（明）秦景明《幼科金针》卷上。

【组成】麻黄、羌活、半夏、前胡、枳实、桑白皮、橘红、桔梗、苏叶、甘草。

【用法】加生姜、葱白，水煎服。

【主治】肺风痰喘。

方五

【方源】（清）汪绂《医林纂要探源》卷十。

【组成】羌活、独活、前胡、柴胡、川芎、桔梗、枳壳、天麻、地骨皮、茯苓、人参各等分，甘草减半。

【用法】加生姜、薄荷，水煎服。

【功用】表外邪，平气热。

【主治】外淫滞于气分，淫入荣血，血为之浊，而致疮肿痈毒壮热，喘急胀满，胸膈闭闷，心志不宁。

【方论选录】羌活气雄而达肌表，独活气专而行脉里，此皆以去外邪；前胡降逆气而使之顺下，柴胡达郁气而使之上散，川芎行血中之气，清血中之浊；桔梗降泄肺气，枳壳宽胸膈气，天麻补肝而除风热，地骨皮滋阴以清血热，茯苓渗湿且以宁心；过表则内虚，恐无以和气血，故用人参。

羌活散郁汤

【方源】（明）翁仲仁《痘疹金镜录》卷四。

【组成】防风、羌活、白芷、荆芥、桔梗、地骨皮、大腹皮、川芎、连翘、甘草、紫草、升麻、鼠粘子。

【用法】上为粗散。水一钟，加灯心十四根，煎六分，温服。

【主治】痘疮实热壅盛，郁遏不得达表，气粗喘满，腹胀烦躁，狂言谵语，睡卧不宁，大小便秘，毛竖面浮，眼张若怒，并风寒外搏，出不快者。

【方论选录】《医林纂要》：羌活、防风、白芷宣达阳气，荆芥去血中风热，桔梗降逆气，大腹皮宽中气，前胡畅滞气；川芎达肝气，地骨皮滋肾水，连翘散心火，木通泄心火，牛蒡子散肺中结热、去皮肤风热，紫草茸活血散瘀，甘草缓肝和脾。

【备注】《医林纂要》有木通、前胡，无升麻。

羌活汤

方一

【方源】（宋）赵佶《圣济总录》卷一六二。

【组成】羌活（去芦头）、当归（切，炒）、麻黄（去根节，煎，掠去沫，焙）、陈橘皮（去白，焙）、杏仁（去皮尖双仁，炒）、人参、甘草（炙）各一两，桂（去粗皮）、紫菀（去苗土）各三分，吴茱萸一分（汤洗，炒），半夏半两（洗七遍，去滑，姜汁炒）。

【用法】上为粗末。每服三钱匕，水一盏，煎至七分，去滓温服，不拘时候。

【主治】产后伤寒，发热咳嗽，头疼壅闷。

方二

【方源】（明）秦昌遇《症因脉治》卷二。

【组成】羌活、防风、荆芥、桔梗、甘草、柴胡、前胡。

【主治】伤风咳嗽，脉浮紧，恶寒发热。

羌活丸

【方源】（宋）赵佶《圣济总录》卷七十三。

【组成】羌活（去芦头）、桂（去粗皮）、川芎、木香、槟榔（锉）各一两，郁李仁（汤浸，去皮，研如膏）五两，大黄（锉，炒）二两。

【用法】上药除郁李仁外，为末，与郁李仁研匀，炼蜜为丸，如梧桐子大。每服二十丸，空腹煎生姜汤或生姜、大枣汤送下；气痛，温酒送下。

【主治】结瘕气块，饮食不消，肺积气发，心胸痰逆气喘，卒中风毒脚气，大肠秘涩，奔豚气痛。

qin

芩半丸

【方源】（明）李梴《医学入门》卷七。

【组成】黄芩、半夏各一两。

【用法】上为末，姜汁糊为丸，如梧桐子大。每服七十丸，姜汤送下。

【主治】热嗽生痰。

芩连四物汤

【方源】（清）景日昣《嵩崖尊生全书》卷七。

【组成】当归二钱二分，川芎八分，白芍二钱，生地一钱半，黄连六分，黄芩一钱，麦冬一钱五分。

【主治】血虚火多，咳嗽声嘶。

芩连消毒汤

【方源】（明）陶华《伤寒六书》卷三。

【组成】黄芩、柴胡各一钱，桔梗、川芎、防风、羌活、枳壳各八分，甘草三分，连翘、射干、白芷、黄连各七分，荆芥。

【用法】水二钟，加生姜三片，煎至一钟，加鼠粘子一撮，再煎一沸，入竹沥，姜汁调服。先服加大黄，利一二次后去大黄，加人参、当归。

【主治】天行大头病，发热恶寒，头项肿痛，脉来洪，喉痹痰热。

芩麻地冬汤

【方源】（清）陈士铎《辨证录》卷九。

【组成】麦冬二两，黄芩、天门冬各三钱，升麻、甘草各一钱，生地五钱。

【用法】水煎服。

【主治】肺经火旺，移热大肠，大便闭塞不通，咳嗽不宁，口吐白沫，咽喉干燥，两脚冰冷。

秦艽扶羸汤

【方源】（宋）杨倓《杨氏家藏方》卷十。

【组成】软柴胡二钱，人参（去芦头）、鳖甲（米醋炙）、秦艽、地骨皮各一两半，半夏（汤洗七遍）各一钱，紫菀茸、甘草各一两五分，当归（洗，焙）一两一分。

【用法】上㕮咀。每服五钱，水一盏，加生姜五片，乌梅、大枣各一枚，煎至八分，去滓，食后通口服。

【主治】肺痿。骨蒸劳嗽，或寒或热，声嗄羸瘦，自汗，四肢怠惰，不美饮食。

【方论选录】《医方集解》：此手太阴、足少阳药也。柴胡、秦艽散表邪兼清里热，柴胡解肌热，秦艽退骨蒸；鳖甲、地骨滋阴血而退骨蒸，地骨皮凉血，退有汗骨蒸；参、草补气；当归和血；紫菀理痰嗽，润肺除痰；半夏发音声。肺属金，声之所从出也，有物实之，则金不鸣，燥湿除痰，则金清而声自开矣。有声嘶而哑者，是肺已损也，难治。表里交治，气血兼调，为扶羸良剂。

秦艽散

【方源】（宋）王兖《博济方》卷二。

【组成】秦艽（炙）、柴胡（去芦）、贝母（炮）、桔梗、麻黄各一两，陈皮（去白）一两，甘草（炙）三分，诃子（煨，去核，用肉，秤）一两半。

【用法】上为末。每服二钱，用小便一盏，乌梅一个，同煎三五沸，空心、晚食前温服。

【主治】肺痿劳，咳嗽不止，时觉寒热，涕唾稠浊。

秦艽汤

方一

【方源】（宋）赵佶《圣济总录》卷八

十八。

【组成】秦艽（去苗土）、柴胡（去苗）、知母、甘草（炙，锉）各一两。

【用法】上为粗末。每服三钱匕，水一盏，煎至七分，去滓温服。

【主治】虚劳潮热，咳嗽，盗汗不止。

方二

【方源】（宋）赵佶《圣济总录》卷八十八。

【组成】秦艽（去苗土）、甘草（炙，锉）各一两，桂（去粗皮）、柴胡（去苗）、当归（切，焙）各半两。

【用法】上为粗末。每服三钱匕，水一盏，加生姜二片，乌梅并枣各一枚（擘破），同煎至七分，去滓温服。

【主治】虚劳喘嗽，寒热盗汗。

秦艽丸

【方源】（宋）赵佶《圣济总录》卷十一。

【组成】秦艽、乌蛇（酒浸，去皮骨，炙）、苦参、升麻、枳壳（去瓤，麸炒）、黄芩（去黑心）、防风（去叉）各一两半，恶实二合，大黄（锉，炒）二两。

【用法】上为细末，炼蜜为丸，如梧桐子大。每服三十丸，食后以温浆水送下。

【主治】肺风热，皮肤疮癣，瘙痒。

噙化荜澄茄丸

【方源】（元）许国桢《御药院方》卷八。

【组成】荜澄茄半两，薄荷叶三钱，荆芥穗一钱半。

【用法】上为细末，糖霜蜜和为丸，如樱桃大。每次一丸，时时噙化咽津。

【主治】鼻塞不通。

噙化丹

【方源】（明）龚信《古今医鉴》卷七。

【组成】天门冬（酒蒸，瓦焙）一两，麦门冬（酒蒸，瓦焙）一两，生地一两五钱，熟地一两五钱，知母（酒炒）一两，贝母（炒）一两，杏仁（炒）一两，紫菀（炒）一两，款冬花（水洗，焙干）二两，阿胶（蛤粉炒成珠）八钱，当归（酒洗，焙干）一两，枳实（炒）一两，桔梗（炒）一两，半夏（制）一两，黄连（炒）一两，黄芩（炒）一两，米仁（炒）七钱，花粉（炒）一两，青礞石（煅）八钱，薄荷（水洗，焙）二两。

【用法】上为极细末，炼蜜为丸，如弹子大。夜卧口噙化下。

【主治】阴虚劳嗽。

噙化龙脑丸

【方源】（清）沈金鳌《杂病源流犀烛》卷二十四。

【组成】冰片、射干各二分半，钟乳粉、升麻、牙硝、黄芪各一钱，大黄、甘草各五分，生地五钱。

【用法】上为蜜丸服。

【主治】喉肿。

噙化润金丹

【方源】（明）孙文胤《丹台玉案》卷四。

【组成】玄参、贝母、款冬花、麦门冬各五钱，牛黄一钱，金沸草、知母各二钱，明硼砂八分，乌梅肉、当归各一钱八分。

【用法】上为细末，以梨汁蒸膏为丸，如芡实大。每次一丸，噙口中，润化咽下。

【功用】清气化痰，生津保肺，滋阴降火，止嗽定喘。

【主治】诸般咳嗽，久久不愈者。

噙化三黄丸

【方源】（明）李恒《袖珍方》卷三。

【组成】山豆根一两，硼砂二钱，龙脑少许，麝香少许。

【用法】上为末，青鱼胆汁为丸，如绿豆大。每服三五丸，噙化咽津。

【主治】咽喉痛。

噙化丸

方一

【方源】（明）陈实功《外科正宗》卷二。

【组成】胆矾、硼砂、明矾、牙皂、雄黄各等分。

【用法】上为末，红枣煮烂取肉为丸，如芡实大。空心噙化一丸，温黄酒一杯过口。内服苏子降气汤。

【主治】①《外科正宗》：梅核气，乃痰气结于喉中，咽之不下，吐之不出，如毛草常刺作痒，新则吐酸妨闷，久成闭塞。②《青囊秘传》：喉痈喉蛾，一切气火上逆，冲塞咽喉，汤水难下。

方二

【方源】（明）龚廷贤《万病回春》卷五。

【组成】拣参五钱，怀生地一两，生甘草二两，白桔梗三钱，山豆根八钱，片脑三分，南薄荷叶。

【用法】上为细末，炼蜜为丸，如龙眼大。每服一丸，分三次服，临卧时噙入口中，津液渐渐化下。

【主治】咽喉肿痛，或声不清，或声哑，咽喉干燥，或生疮者。

方三

【方源】（明）王肯堂《证治准绳·女科》卷三。

【组成】薄荷叶四两，桑白皮、天门冬（去心）、麦门冬（去心）、知母（去皮毛）、百部、贝母（去心）、柿霜各二两，枇杷叶（去毛，蜜炙）、诃子肉、阿胶、橘红、紫菀、款冬花各一两半，瓜蒌仁（去油）、瓜蒌皮瓤、黄芩、杏仁（炒，去皮尖油，取净霜）、白茯苓、元明粉、铅白霜、桔梗各一两，旋覆花、马兜铃、五味子各七钱半，硼砂五分、冰片（真者）一钱。

【用法】上为极细末，梨膏为丸，如无梨膏，则以白蜜、竹沥、梨汁熬至滴水不散为度，丸如龙眼大。噙化一丸。

【功用】清肺化痰，止嗽定喘。

【主治】妇人咳嗽。

方四

【方源】（明）方隅《医林绳墨大全》卷二。

【组成】香附（童便浸）、北杏仁（童便浸，去皮尖，炒）、山栀仁（炒）、青黛、海粉、瓜蒌仁、诃子肉、马兜铃。

【用法】上为细末，入白硼砂少许，和炼蜜姜汁少许为丸。每次噙化一丸，白汤送下。

【主治】咳嗽咯血。

方五

【方源】（清）何镇《何氏济生论》卷二。

【组成】青黛、贝母、硼砂、薄荷、山豆根、柿霜各等分。

【用法】上为末，炼蜜为丸，如芡实大。噙口中，用唾津徐徐化下。

【主治】咳嗽。

方六

【方源】（清）李文炳《仙拈集》卷二。

【组成】山豆根一两，硼砂二钱，冰片、麝香各少许。

【用法】上为末，用青鱼胆为丸，如弹子大。每服三五丸，噙化咽下。

【主治】喉痛。

方七

【方源】（清）林开燧《活人方》卷七。

【组成】生地二钱，麦冬二钱，紫菀二钱，川贝母二钱，知母一钱五分，百部一钱五分，桔梗一钱五分，青黛一钱，川黄连五分，硼砂五分，薄荷叶五分，粉甘草五分。

【用法】上为极细末，用金膏代蜜和丸。不时噙化。

【功用】清散上焦郁火，滋溉心肺燥热，顺气清痰，杀虫宁嗽。

方八

【方源】（清）凌奂《饲鹤亭集方》。

【组成】薄荷四两，川贝、桔梗、柿霜各二两，硼砂、儿茶、甘草、乌梅各一两。

【用法】上为末，冰糖为丸。每服一丸，开水送下。

【功用】生津液，清肺热。

【主治】真阴亏，少火旺，灼金，咳嗽气逆，口干咽燥。

方九

【方源】（清）沈金鳌《杂病源流犀烛》卷一。

【组成】熟地黄、阿胶、五味子、贝母、款冬花、杏仁、人参、炙甘草。

【用法】上为末，炼蜜为丸。噙化。

【主治】久咳不止，诸药不效。

方十

【方源】（清）窦氏原本，朱翔宇嗣辑《喉症全科紫珍集》卷上。

【组成】牛黄二钱，新江子仁（去净油）四十九粒，制半夏八分，雄黄五钱，陈胆星五钱，硼砂二钱，郁金六钱，川连六钱。

【用法】上为末，以好醋糊丸，如小梧桐子大。每服一丸，甘草汤送下。口内噙化更妙。

【主治】诸般喉症。

方十一

【方源】（清）龚自璋《医方易简新编》卷六。

【组成】孩儿茶一两，白檀香一两，白蔻仁一两，桔梗一两，麦冬（去心）一两，蛤粉一两，川贝（去心）一两，南薄荷、天门冬各五钱，木香三钱，麝香三分，真冰片五分。

【用法】上为细末，用甘草四两熬膏为丸，如梧桐子大。每次噙化一丸。

【功用】祛痰降气，止嗽定喘。

噙化仙方

【方源】（明）龚廷贤《万病回春》卷四。

【组成】甜梨汁、白萝卜汁、生姜汁、白糖各二两，辽五味（去梗）一两，款冬花、紫菀、桔梗各二两。

【用法】上共熬成膏，入人参末一钱和匀为丸，如弹子大，至晚噙化一丸。不过十丸，其病可痊。

【主治】五劳七伤，吐脓、吐血、吐痰，咳嗽喘急。

噙化止嗽丸

【方源】（元）许国桢《御药院方》卷五。

【组成】款冬花（炒）、杏仁（去皮尖，麸炒）、贝母（去心，炮）各一两，吴白芷、甘草（炙）各一两半。

【用法】上为细末，炼蜜为九，每两作十五丸。每服一丸至二丸，时时噙化，不拘时候。

【功用】润养心肺。

【主治】肺气不和，一切咳嗽。

噙化紫金丹

【方源】（明）孙文胤《丹台玉案》卷四。

【组成】川贝母、天花粉、紫参、玄参、款冬花、密蒙花、紫菀茸各五钱，牛黄八分、青礞石、海粉、黄芩、甘草、桔梗各二钱。

【用法】上为极细末，炼蜜六两为丸，如芡实大。每次一丸，噙化润下。

【主治】肺热咯血，劳嗽不止。

噙漱方

【方源】（明）俞政《虺后方》。

【组成】蕲艾二钱，花椒二钱，黑枣二钱，连须葱七根。

【用法】上用水三碗，煎熟豆为度。温

噙漱。

【主治】咳嗽。

qing

青冰散

【方源】（清）郑宏纲《重楼玉钥》卷上。

【组成】胆矾二钱，硼砂二钱。

【用法】上为末，取青鱼胆一个，将药末入胆内。阴干去皮，再研极细，加冰片二分，收固。每遇喉闭、双单蛾等症，以男左女右吹入鼻中。

【主治】喉闭，双单蛾。

青黛蛤粉丸

【方源】（清）陈念祖《医学从众录》卷二。

【组成】青黛（水飞极细，晒干，再研）三四钱，蛤粉三钱。

【用法】炼蜜为丸，如指头大。临卧噙化三丸。

【主治】咳嗽吐痰。面鼻发红者。

青黛海石丸

【方源】（明）秦昌遇《症因脉治》卷二。

【组成】青黛、海石、瓜蒌仁、川贝母。

【主治】肺经咳嗽，肺有热痰。

青黛丸

【方源】（明）徐春甫《古今医统大全》卷四十三引丹溪方。

【组成】青黛、瓜蒌仁、黄芩、香附子、贝母各一两，橘红二两。

【用法】上为末，汤浸蒸饼为丸，如梧桐子大。每服五十丸，白汤送下。

【主治】热痰咳咯不出。

青矾散

【方源】（宋）魏岘《魏氏家藏方》卷九。

【组成】白僵蚕、白矾、铜绿（螺青亦得）各半两，甘草（炙）一钱。

【用法】上件同于铁铫内煎，令白矾枯为末。每服一钱，生姜汁调下。涎出立愈。如口不开即灌之。

【主治】喉闭。

青凤散

【方源】（清）余春泽《喉症指南》卷四。

【组成】青果炭（烧存性）三钱，川贝、黄柏、儿茶、薄荷叶各一钱，冰片八分，凤凰衣五分。

【用法】上药各为极细末，再入乳钵内研匀，收贮瓷瓶封固。用时取少许吹患处。

【主治】白喉及喉风，一切热证。

青蛤丸

【方源】（清）叶桂《种福堂方》卷二，名见《卫生鸿宝》卷一。

【组成】青黛（水飞净）、蛤粉（新瓦煅）各三钱。

【用法】蜜为丸，如指头大，临卧噙化三丸。

【主治】咳嗽吐痰，面鼻发红者。

青黄散

方一

【方源】（清）梅启照《梅氏验方新编》卷一。

【组成】青鱼胆一钱，黄瓜霜一钱，梅花、冰片一分。

【用法】上为极细末。用瓷瓶收贮，勿令泄气。吹时俟喉中流吐痰涎即愈。

【主治】喉风，喉闭，一切喉疮、喉毒。

【备注】制青鱼胆法：冬月取大青鱼胆，每个入糯米数粒在内，勿将胆中苦水倾出，挂在背阴处风干，听用。制黄瓜霜法：拣老黄瓜，用竹刀将瓜蒂切下，挖去瓜子、瓜瓤。用皮消贮满瓜内，仍将瓜蒂盖上拴好，挂在有风无日处，待霜结瓜外，扫下听用。倘瓜烂无霜，将消倒出，仍可换瓜重制，每制必须多备几条，恐防瓜烂。

方二

【方源】（清）沈金鳌《杂病源流犀烛》卷十七。

【组成】青黛、蒲黄各一钱。

【用法】新汲水服之。

【主治】衄血。

青金丹

方一

【方源】（宋）陈言《三因极一病证方论》卷十二。

【组成】杏仁（去皮尖，牡蛎煅取粉，入杏仁同炒黄色，去牡蛎粉不用）一两，青黛一两。

【用法】上为末，入黄蜡一两熔为丸，如弹子大，压扁如饼。每用中日柿一个，去核入药在内，湿纸裹煨，约药溶方取出，去火毒，细嚼，糯米饮送下。

【主治】肺虚壅，咳嗽喘满，咯痰血。

方二

【方源】（宋）杨倓《杨氏家藏方》卷八。

【组成】晋矾（生）、半夏（生）各三两，焰硝二两，天南星（生用）一两。

【用法】上为细末，生姜自然汁煮面糊为丸，如梧桐子大，青黛为衣。每服二十丸，食后生姜汤送下。

【主治】风痰壅嗽，咽膈不利。

方三

【方源】（明）吴球《活人心统》卷一。

【组成】半夏二分，南星二分，牙硝八分，青黛一分，白矾一分半。

【用法】上为末，姜汁为丸，如绿豆大。每服五丸，淡姜汤送下。

【主治】喘急。

方四

【方源】（明）朱橚《普济方》卷一六二。

【组成】五灵脂、豆豉各半两，生杏仁、生半夏各四枚，生巴豆二枚，生白矾各一钱半。

【用法】上为细末，炼蜜为丸，如豌豆大，青黛为衣。每服一丸，菜叶裹，食后、临卧以温齑汁送下。

【主治】涎喘嗽，胸胁刺痛，久积痰饮，痞塞噎闷。

方五

【方源】（明）朱橚《普济方》卷一六三。

【组成】天南星一两，人参二钱半，半夏一两半，款冬花三钱，杏仁（去皮尖）二两，螺青半钱，百药煎二两，五味子五钱，僵蚕二个，白矾半钱，诃子五钱，皂角一两。

【用法】上为细末，姜汁糊为九，如梧桐子大。每服二十丸，临卧清茶送下，一日三次。

【主治】哮喘。

青金散

方一

【方源】（宋）刘昉《幼幼新书》卷三十引《王氏手集》。

【组成】白及、青黛各等分。

【用法】上为末，每服半钱，糯米饮调下。

【主治】肺嗽喘息有音，及热搏上焦，血溢妄行，咳唾血出。咽嗌疼痛，烦渴呕吐，寒热休歇，减食羸瘦。

方二

【方源】（元）许国桢《御药院方》卷九。

【组成】南硼砂（另研）一两，薄荷二两，甘草（炒）七钱半，百药煎三钱，马牙硝（枯，另研）、青黛（另研）各半两，紫河车二钱半，白僵蚕（直者，去头，微炒，取末）一钱半，脑子（另研）半钱。

【主治】风火喉痛。

方三

【方源】（明）朱橚《普济方》卷一八八引《肘后救卒方》。

【组成】干莲叶（即经霜败荷叶最佳）。

【用法】烧存性。每服二钱，食后及临卧，饭饮或井花水调下。一方焙干为末。

【主治】吐血，咯血。

青金丸

方一

【方源】（宋）魏岘《魏氏家藏方》卷二。

【组成】南硼砂（黄色者）半两，川甜硝（并别研）、天南星（炮）、真郁金各一分，片脑（别研）、麝香（别研）各少许。

【用法】上为细末，炼蜜为丸，如梧桐子大。每眼一丸，含化，以人参汤漱下。

【主治】痰涎潮盛，咳嗽，及小儿急惊风。

方二

【方源】（宋）赵佶《圣济总录》卷六十三。

【组成】硫黄、水银各一两（同结成沙子，研），滑石（研）半两，半夏（汤洗去滑，捣取末）半两。

【用法】上为末，水为丸，如梧桐子大。每服二十丸，食后温生姜汤送下。

方三

【方源】（明）方广《丹溪心法附余》卷二十四。

【组成】黄芩（半枯半实，炒黑色）。

【用法】天门冬膏为丸服。

【功用】降痰。

【主治】肺火。

【主治】支饮不消，喘咳不止。

青金泻白散

【方源】（明）秦昌遇《症因脉治》卷一。

【组成】桑皮、地骨皮、甘草、黄芩、山栀。

【主治】燥火伤肺金之血所致的腋痛。

青衿散

【方源】（金）张从正《儒门事亲》卷十二。

【组成】益光散加薄荷、青黛。

【用法】生蜜为丸，如弹子大。嚼化。

【主治】咽喉肿痛。

【备注】本方方名，据剂型，当作青衿丸。

青橘皮散

【方源】（宋）王怀隐《太平圣惠方》卷四十二。

【组成】青橘皮（汤浸，入白瓤，焙）一两，半夏（汤洗七遍去滑）一两，紫苏子（微炒）一两，五味子一两，杏仁（汤浸去皮尖双仁，麸微黄）一两，槟榔半两，枳壳（麸炒微黄，去瓤）半两，甘草（炙微赤，锉）半两。

【用法】上为散。每服三钱，以水一中盏，加生姜半分，煎至六分，去滓温服，不拘时候。

【主治】上气，肺壅胸满，喘息不利。

青莲散

方一

【方源】《经目屡验良方》。

【用法】上为极细末。收固听用，吹之。

【主治】一切喉风，生蛾等症。

方二

【方源】《经验方》卷下。

【组成】薄荷、天虫（炒）、火硝、青黛、黄连、硼砂、净朴硝、白矾各五钱。

【用法】上为细末。于腊月取雄猪胆七个，将胆汁入碗内和药拌匀，再灌入胆壳中，以线扎胆口，外用纸包，再掘地坑，深、阔一尺，用竹竿横放药胆间，悬于竹竿上，地坑四面悬空，上铺板，盖泥，不可漏气，至立春日取出，挂通风处阴干，去纸，研细。每药一两，加入大梅片三分，和匀。

【主治】喉风、乳蛾、咽喉诸症，及口内诸火。

青灵丹

【方源】（清）许克昌《外科证治全书》卷二。

【组成】牛黄、冰片各一分，胆矾三分，雄精、硼砂、儿茶、山豆根各八分。

【用法】上为细末，用白梅三枚去核，共捣作十丸。分十口噙服。

【主治】虚火上炎之喉癣，喉间生红丝，如戈窑纹，又如秋海棠叶背，不闭不肿，气出如常，干燥而痒，饮食不遂。

青灵膏

【方源】（清）沈金鳌《杂病源流犀烛》卷二十四。

【组成】薄荷三钱，贝母一钱，百草霜、甘草各六分，冰片三分，玉丹二钱，元丹八分。

【用法】上为细末，炼蜜为丸。噙化。

【主治】喉癣。

青龙丹

【方源】（日本）元伦维亭《名家方选》。

【组成】薄荷一两六钱，桔梗五钱，川芎三钱，皂荚五分，甘草四分，细辛四分，龙脑五分，麝香五厘。

【用法】上为末，炼蜜为丸。白汤送下。

【主治】咳嗽痰喘不得卧。

青龙胆

【方源】（明）朱权《臞仙活人方》。

【组成】好鸭嘴、胆矾、青鱼胆。

【用法】用好鸭嘴胆矾盛于青鱼胆内，阴干为末。吹入喉中。

【主治】咽喉闭塞肿痛，双单乳蛾。

青龙散

方一

【方源】（元）许国桢《御药院方》卷九。

【组成】石膏八两，朴硝、甘草（生）各一两，青黛半两。

【用法】上为细末。每服二三钱，煎薄荷汤调匀，热嗽冷吐，不拘时候。误咽不妨。

【主治】咽喉肿痛妨闷。

方二

【方源】（元）许国桢《御药院方》卷五。

【组成】人参（去芦头）、陈皮（去白）、五味子、紫苏叶各一两。

【用法】上为粗末。每服三钱，水一盏，加生姜三片，煎至七分，去滓温服，不拘时候。

【主治】咳嗽上气不得卧。

青龙汤

【方源】（清）雪岩禅师《女科旨要》卷三。

【组成】白茯苓、白芍、杏仁、半夏各二钱，当归、桔梗各二钱五分，桂枝、川芎、五味、干姜、陈皮各二钱，麻黄一钱，细辛七分，甘草一钱。

【用法】分四帖，加灯心一团，空心服。

【功用】消风祛痰。

【主治】产后失于调理，胎腹虚损，肺经欠安。感受风寒而致咳嗽气急，痰涎多者。

青梅煎

【方源】（明）徐春甫《古今医统大全》卷六十五引《经验方》。

【组成】青梅（五月初一用盐十两腌至初五，取梅汁和药）二十个，白芷、羌活、防风、桔梗各二两，明矾三两，猪牙皂角三十条。

【用法】上为细末，以梅汁拌和匀，用瓷罐收贮。用时以薄绵裹之，噙在口内，咽津液徐徐下，痰出为愈。

青硼砂散

【方源】（元）许国桢《御药院方》卷九。

【组成】防风（去芦头）、白茯苓（去皮）、五倍子（去瓤）、牙硝各四钱，甘草二两半，薄荷叶四两，白矾、紫河车各四钱。

【用法】上为细末。每用半钱，掺干患处，如咽喉疼痛，用蜜水调半钱，温服。

【主治】咽喉赤肿，疼痛不消，有妨饮食。

青狮丹

【方源】（清）张宗良《喉科指掌》卷一。

【组成】黄芩一钱五分，黄连一钱五，黑栀子一钱五分，青黛二钱五分，鸡内金（焙，存性）五分，硼砂一钱五分，人中白（煅）一钱五分，雄黄一钱五分，冰片五分，乌梅（煅）一钱，枯矾一钱，瓜消一钱五分，胆南星（焙）一钱，熊胆（竹箬炙）一钱，龙骨（煅）一钱，金果榄一钱。

【用法】上为细末。吹之。

【主治】一切口舌咽喉等症。

青霜散

方一

【方源】（清）窦氏原本，朱翔宇嗣辑《喉症全科紫珍集》卷下。

【组成】鸡内金（炙）一钱，胆矾一钱，白矾一钱，山豆根一钱，朴硝一钱，辰砂一钱，片脑三分。

【用法】上为细末。吹之。

【主治】咽喉诸症，舌肿痛。

方二

【方源】（清）赵濂《青囊立效方》卷一。

【组成】川柏一钱五分，山豆根一钱，青黛六分，射干一钱，芦荟一钱，真川连（晒，研）一钱，元明粉二钱，硼砂二钱，苏薄荷叶二钱，僵蚕一钱五分，细辛一钱，鸡内金一钱，白芷一钱，冰片五分。

【用法】上为细末，乳至无声。吹之，亦可掺膏药上贴之。

【主治】一切喉症，口舌诸疮，并因风热而起的颈项浮肿、时毒等病。

青苔散

【方源】（明）解缙《永乐大典》卷一〇三三引《全婴方》。

【组成】船底青苔。

【用法】晒干为末。三岁一钱，藕节汁入蜜少许调下；淋沥，木通汤调下。

【主治】小儿鼻衄，吐血；亦治淋沥，小便不通。

青苇散

【方源】（宋）王怀隐《太平圣惠方》卷六十，名见《普济方》卷二八六。

【组成】青苇二茎（锉），薏苡仁二合，甜瓜子二合，桃仁（汤浸，去皮尖）五十枚。

【用法】上药捣碎。先以水三大盏，煎苇至一大盏，去滓，入薏苡仁等三味，同煎至七分，分温二服，不拘时候。

【主治】肺痈咳。其声破嗄，体有微热。烦满，胸前皮甲错。

清嗌黄连解毒汤

【方源】（清）康宿卿《医学探骊集》卷四。

【组成】黄连二钱，山栀子四钱，胖大海三个，黄芩四钱，山豆根三钱，木通片三钱，射干三钱，黄柏三钱，甘草二钱。

【用法】水煎，温服。先取少商二穴，以锋针刺二三分，出血。内服本方。

【功用】散热消肿。

【主治】咽喉初起红肿作痛，脉微数者。

【方论选录】以黄连为君，清上焦之热；佐黄芩清血中之热，栀子清中焦之热，黄柏、木通清下焦之热；大海、射干、豆根清咽散肿，甘草调和诸药。服之庶可热散肿消矣。

清白散

【方源】（明）孙一奎《赤水玄珠》卷二十六。

【组成】桑白皮（蜜炒）、地骨皮各三钱，甘草一钱，贝母二钱，寒水石（煅）三钱，天花粉、酒芩、天门冬各一钱五分。

【用法】上为末。以蜜水调，食后服。或白通草煎汤送下，尤妙。

【主治】肺热痰火上壅，耳出白脓，名曰缠耳。兼治咳嗽。

清臭饮

【方源】（清）李文炳《仙拈集》卷二。

【组成】赤芍、黄芩、藁本、生地、黄连、石菖蒲、远志各等分，甘草三分。

【用法】水煎服。

【主治】鼻中臭气。

清肺补阴汤

【方源】（清）汪汝麟《证因方论集要》卷一。

【组成】天冬、麦冬、桑白皮、贝母、枇杷叶、地骨皮、五味子、白芍（炒），鳖甲、苏子、车前子。

【主治】肺阴虚内热。

【方论选录】肺为娇脏，少阳火旺，必克辛金。天、麦二冬清心保肺，桑皮、地骨能泻肺热，贝母润燥，五味收阴，枇杷叶、苏子治火上逆，可降肺气，白芍和脾，鳖甲制肝，车前子甘能益脾，脾气散精，上输于肺，则肺气清肃矣。

清肺膏

方一

【方源】（宋）刘昉《幼幼新书》卷三十三引张涣方。

【组成】瓜蒂半两，附子（炮，去皮脐）一枚，赤小豆、细辛、甘草各一分。

【用法】上为细末，入龙脑一钱研匀，炼蜜为丸，绵裹纳鼻中。

【主治】①《幼幼新书》引张涣方：齆鼻。②《小儿卫生总微论方》：齆鼻不闻香臭，出气不快。或生息肉。

方二

【方源】（清）吴师机《理瀹骈文》。

【组成】党参、陈皮、贝母、半夏、桔梗、茯苓、桑白皮、知母、枳壳、杏仁、款冬、麦冬、地骨皮、黄芩、生地各一两，黄连（炒），木通、五味、苏子、诃子肉、菖蒲、甘草、生姜各五钱，枇杷叶、百合各四两。

【用法】油熬丹收，入阿胶八钱，搅，贴胸。

【主治】肺病并失音者。

方三

【方源】（清）吴师机《理瀹骈文》。

【组成】生黄芩三两，南薄荷、桑白皮、地骨皮、知母、贝母、天冬、麦冬、连翘、苏子、花粉、葶苈、芫花各二两，桔梗、橘红、郁金、香附、荆穗、枳壳、牛子、山豆根、瓜蒌、旋覆花、苦杏仁、川芎、白芷、马兜铃、前胡、蒲黄、防风、苏梗、青皮、胆南星、防己、射干、白前、白槟榔、白丑头、款冬花、五倍子、玄参、生地、生甘草、忍冬藤、归尾、白芍、赤芍、丹皮、木通、车前子、枳实、黄连、黄柏、黑山栀、白及、白敛、大黄、芒硝、木鳖仁、蓖麻仁、山甲各一两，滑石四两、生姜（连皮）、葱白各二两，冬桑叶、白菊花（连根）、槐枝、柳枝、桑枝各八两，枇

杷叶

【用法】摊贴胸口或背心部位。

【主治】风热、暑热、燥热及酒煿过度，伤及肺脏而致咳喘。

清肺和肝饮

【方源】（清）马文植《马培之医案》。

【组成】杏仁二钱，橘络八分，云茯苓二钱，枳壳八分，佛手一钱半，瓜蒌皮二钱，丹参一钱半，蒺藜一钱半，当归一钱半，秦艽一钱半，川楝子（切）一钱半。

【主治】风冷着于肝俞，五六椎两旁作痛，牵引胁肋，咳嗽气粗。

清肺和疟汤

【方源】（清）王于圣《慈航集》卷下。

【组成】茯神五钱，麦冬五钱，大贝母二钱，生甘草五分，青皮一钱五分，柴胡六分，枳壳一钱五分（炒），草蔻仁二钱（研）。

【用法】以煨姜二片、大枣三枚为引，水煎服。

【主治】手太阴肺经之疟，初病心里寒，寒甚则热，善惊，如有所见，心喜清，内热熏蒸，耗其心血，神不安而生烦躁。

清肺化毒汤

【方源】（清）罗国纲《罗氏会约医镜》卷四。

【组成】甘草一钱半，桔梗、苦参、大黄各二钱，黄连一钱半，黄柏一钱，连翘（去心）、知母各一钱半，麦冬一钱二分，牛蒡子一钱，荆芥八分，白芷一钱，山豆根一钱。

【用法】水煎服。

【主治】阳毒喉肿，或疮痈脓血，便结脉实。

清肺化热汤

【方源】（宋）陈沂《陈素庵妇科补解》卷三。

【组成】荆芥、玄参、桔梗、甘草、射干、连翘、犀角、生地、白芍、薄荷、大力子。

【功用】清君相火，滋肺金而生肾水，利咽凉膈，清热解毒。

【主治】妊娠喉痹喉风。

【方论选录】是方急治标，缓治本。标者，心肾二火，本者，胎也。荆、薄去头面咽嗌风热；花、射、大力清热解毒；甘、桔治咽喉，开郁利膈；犀、连、地、芍凉血滋阴。君相二火平则咽喉肃清，饮食可下，而水谷之精气能化血而养胎矣。

清肺化痰汤

【方源】（清）姜天叙《风劳臌膈四大证治》。

【组成】山栀、淡芩、知母、贝母、麦冬、桑皮、桔梗、茯苓、橘红、瓜蒌仁、甘草。

【主治】火热乘肺，咽喉干痛，鼻出热气，咳喘上壅，甚则风嘶咯血，其痰咳而难出，色黄且浓。

清肺化痰丸

【方源】（明）吴球《活人心统》卷一。

【组成】白枯矾五分，枳实（炒）一两，黄芩一两，苏叶五分，半夏（炮）一两，甘草三分，茯苓一两，陈皮（泡）五分，瓜蒌五分，贝母一两，北梗一两，玄明粉五分。

【用法】上为末，姜汁为丸，如梧桐子大。每服七十丸，白汤送下。

【主治】痰火胸痞咳嗽。

清肺降火汤

【方源】（民国）李聪甫《麻疹专论》卷二。

【组成】石膏、麦冬、贝母、瓜蒌仁、地骨皮、生地各一钱，黄芩（炒）、杏仁、桑白皮、栀子（炒）各八分，葶苈子（炒）、苏子（炒）各五分，灯心草十根。

【功用】清热降火，宣肺平喘。

【主治】小儿麻疹喘促。

清肺解毒汤

【方源】（清）沈金鳌《杂病源流犀烛》卷二引《石氏治疹经验良方》。

【组成】黄芩、陈皮各一钱，麦冬二钱，贝母一钱半，赤苓七分，蜜桑皮、甘草各五分，酒炒黄连七分，蒲公英三钱。

【用法】煎好后，再用大黄三钱切片，开水泡一时，澄汁一小杯冲服。

【主治】疹收之后，余毒入肺，胸胀喘急，咳嗽闷乱，狂言谵语，手足动摇。

清肺桔梗汤

【方源】（清）时世瑞《疡科捷径》卷中。

【组成】桔梗八分，黄芪八分，五味子五分，枳壳（麸炒）八分，瓜蒌仁（研）八分，桑白皮（炒）八分，当归八分，防己八分，川贝母（炒）八分，百合八分，薏苡仁（炒）八分，地骨皮五分，葶苈子五分，知母（生）五分，甘草节八分，杏仁（炒，研）五分。

【主治】肺痈。

清肺散

方一

【方源】（宋）刘昉《幼幼新书》卷十六引《吉氏家传》。

【组成】半夏（姜汁浸一宿）、麻黄各半两，马兜铃、贝母、川升麻、杏仁（去皮尖）、地骨皮、青皮、细辛、麦门冬（去心）、桑白皮各一分，百合、款冬花、柴胡（去芦头）、桔梗、茯苓各三分。

【用法】上为末。每服二钱，以水一盏，加生姜三片，乌梅一个，煎七分，温服。

【主治】远年、近日肺气喘息咳嗽并劳病。

方二

【方源】（宋）赵佶《圣济总录》卷四十八。

【组成】蒲颓叶（一方用人参等分）。

【用法】上为细末。每服二钱匕，温水调下，发时服。

【主治】肺喘气短。

【备注】疾甚者，服药后胸上生小瘾疹，痒者，其疾则愈。

方三

【方源】（明）龚廷贤《万病回春》卷五。

【组成】连翘、川芎、白芷、黄连、苦参、荆芥、桑白皮、黄芩、山栀、贝母、甘草各等分。

【用法】上锉一剂。水煎，临卧服。

【主治】肺火，面生粉刺。

方四

【方源】（明）龚信《古今医鉴》卷九。

【组成】桑白皮、黄芩、菊花、枳壳、防风、荆芥、柴胡、升麻、赤芍、归尾、元参、苦参、蒺藜、木贼、旋覆花、甜葶苈、甘草。

【用法】上锉。水煎，食后服。

【主治】肺气上攻眼目，白睛肿胀，日夜疼痛。

方五

【方源】（明）张浩《仁术便览》卷四。

【组成】麻黄一钱半，知母一钱，荆芥一钱，麦冬一钱，菖蒲八分，诃子（去核）八分，天花粉一钱，桔梗一钱。

【用法】上以生姜汁、竹沥同水煎服。

【功用】清肺化痰，散风解表。

【主治】疹后肺热，咳嗽声哑。

方六

【方源】（明）朱橚《普济方》卷五十二。

【组成】蔓荆子、桑白皮各一两，甘草半两、荆芥穗一两半。

【用法】上为细末。食腊茶调下一大钱，每日二次。

【主治】肺经客热，鼻面风疮，面渣鼻。

方七

【方源】（清）爱虚老人《古方汇精》卷二。

【组成】桑白皮、元参、薄荷、黄芩、白蒺藜（去刺）、紫苏各一钱，白寇仁（研）五分，甘草三分，广橘红（盐水拌炒）七分。

【用法】水煎，食后服。

【主治】肺金气盛克肝，黑珠连生白星，昏花涩痛。

方八

【方源】（清）李用粹《证治汇补》卷四。

【组成】桑白皮、枯黄芩各一钱（酒炒），生甘草三分、辛夷花一钱、苦桔梗一钱、凤凰壳（煅，临吃调）一个。

【用法】上以水二钟，加灯心十二茎，煎服。

【主治】鼻中作痒，清晨打嚏，至午方住，明日亦然。

【方论选录】《医略六书》：热郁肺窍，肺气不得宣通而失降下之令，与热相搏，故鼻痒多嚏焉。黄芩清肺热以降下，辛夷散肺热以肃金，桔梗清肺之体，桑皮清肺之用，生甘草缓中和胃气，凤凰壳清肺肃气化也。为散，灯心汤下，以降心火，俾心火下潜，则肺金清肃而降下有权，呼吸如其常度，安有鼻痒多嚏之患乎？此清金达热之剂，为鼻痒多嚏之专方。

清肺散火汤

【方源】（清）杨龙九《囊秘喉书》卷下。

【组成】杏仁、紫苏各一钱，前胡、旋覆花、桑皮、贝母、麻黄、桔梗各七分，甘草五分，葱一茎，姜一片。

【用法】水煎服。

【主治】肺中有伏火，因风寒闭郁，或过服寒凉，火不得泄。

清肺汤

方一

【方源】（元）李仲南《永类钤方》卷十一。

【组成】大黄、当归、木通（去节）、赤芍、桑白皮（炙）、茵陈、地骨皮、干葛、麻黄（去根）、粉草（炙）、杏仁（去皮尖，炒）、知母（炒）各等分。

【用法】上㕮咀。每服三钱，水煎，食后服。

【主治】肺气壅盛，白云赤肿，胬肉侵睛，多泪。

方二

【方源】（宋）陈言《三因极一病证方论》卷八。

【组成】薏苡仁、防己、杏仁、冬瓜子仁各三分，鸡子白皮一分。

【用法】上锉为散。每服四钱，先以苇叶（切）半握，水二盏，煎盏半，入药同煎至七分，去滓，食前服。

【主治】肺实热，肺壅，汗出若露，上气喘逆咳嗽，咽中塞如呕状，短气客热，或唾脓血。

方三

【方源】（宋）陈言《三因极一病证方论》卷十三。

【组成】紫菀茸、杏仁（去皮尖），诃子（煨，去核）各二两，汉防己一两。

【用法】上锉为散。每服四钱，以水一盏半，加鸡子白皮一片，煎至七分，去滓，食后服。

【主治】①《三因极一病证方论》：上气，脉浮，咳逆，喉中如水鸡声，喘息不通，呼吸欲绝。②《永类钤方》：因食伤脾，停滞痰饮，发为寒热。

方四

【方源】(明) 龚廷贤《万病回春》卷二。

【组成】黄芩(去朽心)一钱半，桔梗(去芦)、茯苓(去皮)、陈皮(去白)、贝母(去心)、桑白皮各一钱，当归、天门冬(去心)、山栀、杏仁(去皮尖)、麦门冬(去心)各七分，五味子七粒，甘草三分。

【用法】上锉，加生姜、大枣，水煎，食后服。

【主治】一切咳嗽，上焦痰盛。

方五

【方源】(明) 龚廷贤《万病回春》卷二。

【组成】片黄芩一钱，山栀子、枳实、桑白皮、陈皮、白茯苓(去皮)、杏仁(去皮尖)、苏子、麦门冬(去心)、贝母(去心)各八分，沉香(磨水)、辰砂(研末，二味临服调入)各五分。

【用法】上锉一剂。加生姜一片，水煎，入竹沥同服。

【主治】火喘，乍进乍退，得食则减，止食则喘者。

方六

【方源】(明) 龚廷贤《万病回春》卷四。

【组成】茯苓(去皮)、陈皮、当归、生地黄、芍药、天门冬(去心)、麦门冬(去心)、黄芩、山栀、紫菀、阿胶(蛤粉炒)、桑白皮各等分，甘草减半，乌梅一个。

【用法】上锉一剂。加大枣二枚，水煎，温服。

【主治】肺有积热，先吐痰而后见血者。

方七

【方源】(明) 楼英《医学纲目》卷二十六。

【组成】黄芪四钱，苍术、防风、归身、茯苓各一钱，五味子三十粒，陈皮一钱二分，青皮五分，泽泻二钱，黄柏六分。

【用法】上锉如麻豆。每服五钱，水煎，去渣，临卧稍热服。

【功用】除湿热。

【主治】火嗽。

方八

【方源】(明) 万表《万氏家抄济世良方》卷六。

【组成】人参、前胡、瓜蒌仁、桔梗、薄荷、贝母、甘草、桑皮、大力子、茯苓、旋覆花、枳壳。

【用法】上加生姜三片，水煎服。

【主治】痘疮实热，声音不出，喘急咳嗽。

方九

【方源】(明) 万全《万氏家传幼科发挥》卷四。

【组成】白术、茯苓、陈皮、薄荷、南星、桑皮、细辛、甘草、桔梗。

【功用】清肺。

【主治】咳嗽。

方十

【方源】(明) 张介宾《景岳全书》卷六十三。

【组成】桔梗(去芦)，片芩、贝母各七分，防风(去芦)，炙甘草各四分，知母七分。

【用法】上以水一钟，煎至五分，加苏子(捣碎)五分，再煎温服。

【主治】斑疹咳嗽甚者。

方十一

【方源】(明) 朱橚《普济方》卷三二八引《易简方》。

【组成】当归、防风、大川芎(锉)，生地黄(洗，切)，赤芍药(锉)，黄芪(去根)，荆芥穗各一分，甘草(炙)半两。

【用法】上为末。每服二钱，以水一盏，煎至七分，食后通服，每日三次。

【主治】妇人肺热生风，面瘤。

方十二

【方源】（明）聂尚恒《痘疹活幼至宝》卷终。

【组成】酒炒花粉、麦冬（去心），天冬（酒蒸）、甘草、桔梗、当归（酒洗）各五分，生白芍（酒浸）、黄芩（酒炒）、丹皮（酒洗）、知母（蜜炒）各四分。

【用法】上加生姜一片，水煎服。一二服即止。加入发灰一钱，调服尤妙。

【主治】痘毒上冲，鼻中衄血。

方十三

【方源】（清）马云从《眼科阐微》卷三。

【组成】桑白皮（蜜水泡）三两，地骨皮（去，骨，生甘草水泡）三两，麦冬五两，栀仁（炒）二两，川黄连（用红花二钱酒煎，汤泡，炒）八钱，车前子（微炒）八钱，熟大黄二两。

【用法】上为末，菊花煎汤为丸，如绿豆大。每服三钱，早饭后或临卧滚白水送下。红退为度。

【主治】热在心肺，眼多红丝者。

方十四

【方源】（清）沈金鳌《杂病源流犀烛》卷一。

【组成】五味子、五倍子、黄芩、甘草各等分。

【主治】久咳失音。

方十五

【方源】（清）吴谦《医宗金鉴》卷四十一。

【组成】麦冬、天冬、知母、贝母、甘草、橘红、黄芩、桑皮。

【主治】肺燥热咳嗽。

方十六

【方源】（清）谢玉琼《麻科活人全书》卷三。

【组成】枯黄芩、贝母、桔梗各七分，防风、炙甘草各四分。

【用法】水煎服。

【主治】麻后咳甚。

方十七

【方源】（清）佚名撰钱沛增补《治疹全书》卷下。

【组成】麻黄一钱五分，麦冬二钱，桔梗二钱，知母、荆芥、花粉各一钱，诃子八分，杏仁十四粒，石菖蒲八分。

【用法】上水煎，加生姜汁、竹沥各数匙服。

【主治】疹后余毒留滞于肺，咽干声哑者。

方十八

【方源】（清）叶茶山《采艾编翼》卷二。

【组成】桑白皮、雪梨皮、陈米、白茯、陈皮、当归、生地、白芍、黄芩、天冬、栀子、紫菀、阿胶各等分，甘草减半，乌梅一个，大枣二枚。

【用法】水煎服。

【主治】内伤积热，咳嗽，先见痰后见血。

方十九

【方源】（清）张璐《张氏医通》卷十六。

【组成】桔梗汤加麦门冬、款冬花、杏仁、贝母、牛蒡子。

【主治】痘疹肺热，喘嗽吐痰。

方二十

【方源】（清）朱载扬《麻症集成》卷四。

【组成】荆芥、大力子、川贝、橘红、桑皮、防风、知母、杏仁、瓜蒌、麦冬。

【主治】肺火痰湿，及肺胃虚火，发热多汗，气喘咳嗽者。

清肺葶苈丸

【方源】（清）徐大椿《医略六书》卷二十。

【组成】葶苈（甜）二两，杏仁（去尖）二两，木通一两半，川贝（去心）二两，防己二两。

【用法】上为末，枣肉为丸。每服三钱，桑皮煎汤送下。

【主治】肺热内壅，肺气逆满，不能通调水道，喘急浮肿，右侧不眠，浮数者。

【方论选录】葶苈泻气分湿热，防己泻血分湿热，气血肃清则肺气无不清矣；杏仁降气疏风痰，川贝清心化热痰，痰化气清则肺气无不降矣；木通利小肠以降心火，火降湿消则肺行降下之令而无刑克之虞，何患肺胀不消，浮肿不退乎；丸以枣肉之缓中益脾，下以桑皮之泻火清肺也。此清肺以泻湿热之剂，为肺胀喘急、不眠之专方。

清肺丸

方一

【方源】（明）朱橚《普济方》卷三八七。

【组成】人参三钱，桑白皮三钱，马兜铃三钱，杏仁二钱，糯米七十粒，阿胶（面炒）三钱，苦梗一钱，甜葶苈三钱，甘草二钱，苦葶苈一钱。

【用法】上为末。先用百部根、蜂蜜煮糯米粥，捣烂为丸，如指头大。每服一丸，干柿汤送下。

【主治】婴孩咳喘。

方二

【方源】（清）李潆《身经通考》卷三。

【组成】黄连、赤茯苓各三两，阿胶一两。

【主治】肺热咳血，咳嗽，兼治血痢。

方三

【方源】（宋）刘昉《幼幼新书》卷十六引《吉氏家传》。

【组成】好连翘一两，脑子（研）少许。

【用法】上为末，炼蜜为丸，如弹子大。食后临卧含化。

【主治】小儿上焦壅热及心肺虚热，嗽下止。

方四

【方源】（元）许国桢《御药院方》卷五。

【组成】木香、青黛（研）、蛤粉（研）、前胡、人参（去芦头）、黄连各半两，桔硬（微炒）、枳壳（麸炒，去瓤）、薄荷叶、半夏（汤洗七次）、天南星（生）各一两，大黄（生）、牵牛（微炒）各二两。

【用法】上为细末，滴水为丸，如梧桐子大。每服五十丸，食后生姜汤送下。

【主治】心肺伏热，咳嗽烦闷，时有痰涎。喉中介介，咽嗌不利，气不宣畅。

清肺消毒化痰汤

【方源】（明）张介宾《景岳全书》卷六十三。

【组成】牛蒡子、防风、荆芥穗、贝母各五分，连翘、黄芩、前胡、茯苓各七分，桔梗、枳壳各一钱，甘草二分。

【用法】上以水一钟，煎至五分，分作十余次徐服之。

【主治】疹后喘嗽，声音不清，不思饮食，眼目不清，唇口干燥。

清肺益气汤

方一

【方源】（明）吴球《活人心统》卷下。

【组成】人参、黄芪、黄芩（酒炒）、百合、北梗（炒）、贝母、苡仁、升麻、甘草。

【用法】水一钟，煎五分，食远服，渣再煎。

【主治】肺痿叶焦，人形憔悴。

方二

【方源】（清）陈士铎《石室秘录》卷二。

【组成】元参三钱，麦冬五钱，天门冬一钱，甘草一钱，桔梗一钱，紫菀一钱，款冬花一钱，贝母一钱，苏子一钱。

【用法】水煎服。

【主治】肺燥，久咳不已。

清肺饮

方一

【方源】（宋）杨士瀛《仁斋直指方论》卷八。

【组成】前胡、荆芥、桑白皮（炒）、甘草（炙）、枳壳（制）各三分，知母、贝母（去心，炒），脑荷、赤茯苓、北梗、紫苏、阿胶（炒）、杏仁（去皮）、天门冬（去心）各半两。

【用法】上锉散，每服三钱，加生姜三片、乌梅一枚，食后水煎服。

【主治】肺气上热咳嗽。

方二

【方源】（宋）杨士瀛《仁斋直指小儿方论》卷三。

【组成】桑白皮（炒）半两，紫苏、北前胡、黄芩、当归、天门冬（去心）、连翘、防风、赤茯苓、北梗、生干地黄、甘草（炙）各一分。

【用法】上锉散。每服二钱，井水煎，食后服，次用化䘌丸。

【主治】①《仁斋直指小儿方论》：小儿肺热疳䘌，蚀为穿孔，汁臭，或生息肉。②《世医得效方》：肺疳咳嗽，气逆多啼，揉鼻咬甲，寒热。

方三

【方源】（元）曾世荣《活幼心书》卷下。

【组成】人参（去芦）半两，柴胡（净洗）二两，杏仁（汤泡，去皮尖），桔梗（锉，炒），赤芍药、荆芥、枳壳（去瓤，锉片，麦麸炒微黄），桑白皮（锉，炒），北五味子、麻黄（去节存根，锉碎，汤泡滤过，焙干），半夏（汤煮透，滤，仍锉，焙干）各一两，旋覆花五钱，甘草一两半。

【用法】上㕮咀。每服二钱，以水一盏，加生姜二片，葱一根，煎至七分，温服，不拘时候。或入薄荷同煎。

【主治】肺受风邪客热，嗽声不断，气促喘闷，痰壅鼻塞，流涕失音；及时行疹毒痘疮，涎多咳嗽，咽痛烦渴。

方四

【方源】（明）龚廷贤《鲁府禁方》卷一。

【组成】当归、白芍、生地、麦门冬、生知母、贝母、紫菀、前胡、黄连、五味子、地骨皮、人参、甘草各等分。

【用法】上水煎，入童便一钟，同服。

【主治】男子阴虚火动，发热咳嗽，吐血盗汗，痰喘心慌。

方五

【方源】（明）秦景明《幼科金针》卷上。

【组成】前胡、桑皮、枯芩、款冬花、杏仁、橘红、百部、川贝、桔梗、苏子、枳壳、甘草。

【用法】上加灯心一撮，水煎服。

【主治】风热咳嗽，声音壅滞。

方六

【方源】（明）秦昌遇《症因脉治》卷二。

【组成】桔梗、甘草、杏仁、天花粉、黄芩、山栀、薄荷、连翘。

【用法】水煎服。

【主治】肺经咳嗽，气急喘咳，痛引缺盆右胁下，洒淅恶寒，或右臂筋吊痛，痰咯难出，或吐白涎，口燥声嘶，寸口脉洪数者。

方七

【方源】（明）秦昌遇《症因脉治》卷三。

【组成】石膏、桔梗、山栀、知母、连翘、川黄连、甘草、麦冬、杏仁、枇杷叶。

【主治】湿火上消。湿热伤肺，烦渴引

饮，咳嗽面肿。

方八

【方源】（明）秦昌遇《症因脉治》卷四。

【组成】桔梗、黄芩、山栀、连翘、天花粉、玄参、薄荷、甘草。

【主治】热结小便不利，喘咳面肿，气逆胸满，舌赤便秘。

方九

【方源】（明）秦昌遇《症因脉治》卷一。

【组成】山栀、黄芩、薄荷、甘草、桔梗、连翘。

【用法】上加竹叶七片，水煎服。

【主治】外感腋痛。

方十

【方源】（明）宋林皋《宋氏女科秘书》。

【组成】当归、川芎、黄芩、贝母（去心）、知母（蜜水炒）、阿胶（炒成珠）、生地、蒲黄（炒）、陈皮各一钱，白芍药（酒炒）、天门冬（去心）、前胡各一钱，藕节（小片）、炙甘草三分。

【用法】食前徐徐温服。先服此方，后服逍遥散。

【功用】清热止血。

【主治】妇人虚劳热发，咳嗽吐血。

方十一

【方源】（明）孙文胤《丹台玉案》卷六。

【组成】银柴胡、玄参、陈皮、桔梗各一钱，白茯苓、地骨皮、麦门冬、薏苡仁、人参、甘草、瓜蒌仁各八分。

【用法】上加灯心三十茎，煎八分，食远服。

【主治】肺痈。咳吐脓痰，胸膈胀痛，上气喘急，发热。

方十二

【方源】（明）孙志宏《简明医彀》卷六。

【组成】麻黄一钱二分，麦门冬一钱五分，知母、天花粉、荆芥各八分，诃子（取肉）、菖蒲各六分。

【用法】上水煎，加竹沥小半钟，生姜汁三匙服。

【主治】痘疹，咽干声哑。

【备注】《种痘新书》方中有玄参、无菖蒲。

方十三

【方源】（明）陶华《伤寒全生集》卷三。

【组成】茯苓、白术、猪苓、泽泻、琥珀、木通、甘草、薄荷、瞿麦、萹蓄、滑石。

【用法】上加灯心，水煎服。

【主治】伤寒上焦有热，肺气伤而不清，渴而小便不利。

方十四

【方源】（明）万全《万氏家传育婴秘诀》卷三。

【组成】前胡（去芦）、柴胡、荆芥、桑白皮（蜜炙）、炙甘草、枳壳各三分，知母、贝母、薄荷叶、茯苓、桔梗、紫苏、阿胶（炒）、杏仁（去皮，另研）、天冬各五分。

【用法】上锉散，用乌梅同煎，去滓服。

【主治】①《万氏家传育婴秘诀》：肺气上逆咳嗽。②《幼幼集成》：气逆而咳，面白有痰。

方十五

【方源】（明）武之望《济阳纲目》卷二十八。

【组成】紫苏叶、陈皮、白茯苓、前胡、杏仁、香附、山栀仁（炒）各一钱，桔梗、桑白皮各一钱半，枳实七分、黄连三分、甘草二分。

【用法】上锉。加生姜、葱白，水煎，食后热服。

【主治】时气咳嗽。

方十六

【方源】（明）武之望《济阳纲目》卷六十。

【组成】五味子十粒，麦冬、人参、当归身、生地黄各五分（酒洗），黄芪一钱。

【用法】上㕮咀，作一服。水煎，食后温服。先以三棱针于气冲上点刺出血，更服此药尤妙。

【主治】衄血久不愈。

方十七

【方源】（明）朱一麟《治痘全书》卷十四。

【组成】麦冬、桔梗各二钱，知母、荆芥、天花粉各一钱，石菖蒲、诃子肉各八分。

【用法】水煎服。

【主治】痘疮，发热声变，咽干声哑，及气实痘形饱满，或咳嗽有痰，或发狂热，或气促闷乱。

方十八

【方源】（明）方隅《医林绳墨大全》卷二。

【组成】人参、当归、白芍、熟地、茯苓、麦冬、五味子、陈皮、知母、黄柏、甘草。

【用法】水煎服。

【主治】发热，咳嗽痰喘。

方十九

【方源】（明）薛己《疠疡机要》卷下。

【组成】茯苓一钱，猪苓三钱，灯心一钱，木通七分，瞿麦五分，萹蓄三分。

【用法】上为末，分作二剂。水煎服。

【主治】肺经有热，绝寒水生化之源，渴而小便不利。

方二十

【方源】（明）聂尚恒《痘疹活幼至宝》卷终。

【组成】石膏、生地各二钱，麦门冬（去心）、元参各一钱，桔梗、黄芩、当归尾、知母各八分，柴胡、陈皮各六分，甘草五分，僵蚕五条。

【用法】上加竹叶三片，水煎服。

【主治】痧证四五日，回时尚有余毒留于肺胃，咳嗽气粗，外热不退者。

方二十一

【方源】（清）景日昣《嵩崖尊生全书》卷六。

【组成】辛夷六分，黄芩、山栀、麦冬、百合、石膏、知母各一钱，甘草五分，枇杷叶三片，升麻三分。

【用法】内服。

【主治】鼻内肉赘臭痛。

方二十二

【方源】（清）李用粹《证治汇补》卷八。

【组成】茯苓、黄芩、桑皮、麦冬、山栀、泽泻、木通、车前。

【主治】肺脾气燥淋病。

方二十三

【方源】（清）李用粹《证治汇补》卷八引东垣方。

【组成】茯苓、黄芩、桑皮、麦冬、车前、山栀、木通各等分。

【用法】水煎服。

【主治】肺热口渴，小便不通。

方二十四

【方源】（清）林珮琴《类证治裁》卷二。

【组成】知母、贝母、杏仁、桔梗、薄荷、赤茯苓、天冬、甘草各七分，前胡、桑皮、枳壳各一钱。

【主治】肺热咳嗽，痰稠面红，身热喘满。

方二十五

【方源】（清）孟河《幼科直言》卷五。

【组成】连翘、陈皮、甘草、黄芩、苡仁、当归、生地（或加黄连）。

【用法】水煎服。

【主治】小儿肺经有热，流入大肠而便血者。

方二十六

【方源】（清）汪昂《医方集解》。

【组成】杏仁（去皮尖），贝母、茯苓各一钱，桔梗、甘草、五味子、橘红各五分。

【用法】上加生姜，水煎，食远服。

【主治】痰湿气逆而咳嗽。

【方论选录】此手太阴之药，治肺之通剂也。杏仁解肌散寒，降气润燥；贝母清火散结，润肺化痰；五味敛肺而宁嗽；茯苓除湿而理脾；橘红行气；甘草和中；桔梗清肺利膈，载药上浮，而又能开壅发表也。

方二十七

【方源】（清）汪汝麟《证因方论集要》卷二引黄锦芳方。

【组成】黄芩、生地、阿胶、甘草梢。

【主治】肺热移于小肠，溺血，饮食如故。

【方论选录】黄芩以清肺热；阿胶以润肺燥；生地以泻心火；甘草梢以通小肠，直入血分，不杂气药。

方二十八

【方源】（清）武林潘《证治宝鉴》卷十。

【组成】羚羊、葶苈、麦冬、桑叶、黄芩、甘草、牵牛、桔梗、芍药。

【主治】肺热、白睛赤脉交加涩痛，视物如烟花。

方二十九

【方源】（清）谢玉琼《麻科活人全书》卷三。

【组成】麦冬、牛蒡子、防风、茯苓、桑白皮、地骨皮、知母、桔梗、甘草。

【用法】水煎服。

【主治】麻后传肺胃二经，咳喘急。

方三十

【方源】（清）严洁《盘珠集胎产证治》卷下。

【组成】栀子、黄芩、知母、麦冬（去心）、桑皮、乌梅。

【主治】子嗽，嗽血不止。

方三十一

【方源】（清）赵濂《医门补要》卷中。

【组成】生地、生石膏、麦冬、知母、栀子、黄芩、苍耳子、丹皮、川芎。

【用法】上以猪胆汁为引。

【主治】鼻渊。

方三十二

【方源】（清）朱纯嘏《痘疹定论》卷四。

【组成】桑白皮（炙）五分，地骨皮五分，麦门冬（去心）一钱，柴胡六分，元参八分，桔梗七分，陈皮三分，黄芩（酒炒）七分，石膏（煅）一钱，天花粉八分，生地黄一钱，木通七分，生甘草三分。

【用法】灯心、淡竹叶为引煎，再磨羚角汁和服。

【主治】疹后咳嗽气粗。

方三十三

【方源】（清）朱载扬《麻症集成》卷三。

【组成】黄连、川贝、兜铃、橘红、阿胶、麦冬、桑皮、杏仁、甘草、五味、玉竹。

【用法】食前服。

【主治】肺虚热嗽。

方三十四

【方源】（民国）张觉人《外科十三方考》。

【组成】瓜蒌仁（去油）、桔梗、黄连、生地、二冬、陈皮各七分，黄芩、栀子、连翘、赤芍、前胡、半夏、川芎、茯苓、猪苓、木通、花粉、白芷各五分。

【用法】灯心为引，于七月七日收甜瓜蒂阴干，临用时以一分研末，再用白矾少许，棉裹塞鼻。

【主治】鼻息肉。

清肺饮子

方一

【方源】（明）龚廷贤《万病回春》卷六。

【组成】当归（酒洗）、川芎、黄芩、贝母（去心）、知母（蜜水炒）、阿胶珠、蒲黄（炒）、陈皮各八分，白芍（酒炒）、生地黄、天门冬（去心）、麦门冬（去心）、前胡各一钱，薄荷六分，枳壳（麸炒）五分，藕节十片，甘草（炙）三分。

【用法】上锉一剂。以水一钟半，煎至一钟，食后徐徐温服。先服此清热止血，后服逍遥散加减调理。

【主治】妇女虚劳发热，咳嗽吐血。

方二

【方源】（明）龚信《古今医鉴》卷九。

【组成】山茶花二两，黄芩二两，胡麻仁二两，山栀子二两，连翘一两，薄荷三两，荆芥一两，芍药一两，防风一两，葛花二两，苦参二两，甘草二两。

【用法】上为末。以茶清调服三钱。

【主治】肺风鼻红。

方三

【方源】（明）李恒《袖珍方》卷四引《汤氏方》。

【组成】桑白皮、地骨皮、黄芩、生干地黄各等分。

【用法】上㕮咀。水煎，食后服。

【功用】凉膈。

【主治】齆鼻。

清肺止血汤

【方源】（清）洪金鼎《医方一盘珠》卷三。

【组成】丹皮、生地黄（瓦炙干）、桑皮（炒黑）、桔梗三钱，赤芍、归尾、荆芥（炒黑）、牛子各一钱，丝茅根五钱。

【用法】京墨、童便调服。

【主治】鼻衄。

清肺滋阴散

【方源】（明）龚信《古今医鉴》卷七引杜次泉方。

【组成】川芎（酒洗）一钱，白芍（炒）一钱半，生地黄二钱，白术（炒）一钱，陈皮一钱，白茯苓八分，黄柏（蜜炒）一钱，知母一钱，贝母（去心）一钱，紫菀八分，五味子六分，款冬花八分，麦门冬一钱，地骨皮一钱，黄连（炒）五分，远志（甘草汤泡）八分，酸枣仁（炒）六分，甘草四分。

【用法】上锉一剂。加生姜一片，竹沥三匙，水煎服。

【主治】酒色太过，斫丧真阴，阴火上升，肺金受侮，以致唾痰稠浊，咳嗽咽疮。

清肝宁嗽汤

【方源】（清）陈歧《医学传灯》卷上。

【组成】柴胡、黄芩、花粉、甘草、陈皮、白茯、当归、白芍、麦冬、丹皮、桔梗、贝母。

【主治】咳嗽，肝火太甚，乘于肺金，脉弦数。

清疳丸

【方源】（清）叶其蓁《幼科指掌》卷四。

【组成】芦荟、青黛、胡连、川黄连、天冬、麦冬、陈皮、地骨皮、夜明砂、瓜蒌仁、甘草、朱砂、猪胆汁。

【用法】炼蜜为丸，如芥子大，朱砂为衣。每服三五十丸，米汤送下。

【主治】小儿肺疳（一名气疮）。鼻下生疮，咳嗽气逆，壮热恶寒，皮肤粟起，鼻痒流涕，咽喉不利，气胀毛焦，泄痢频并。

清膈导痰汤

【方源】（明）徐春甫《古今医统大全》

卷四十三引《黄帝素问宣明论方》。

【组成】黄芩、贝母各一钱，桔梗、甘草、陈皮各五分，天花粉、瓜蒌仁、白术、白茯苓各八分，石膏、朴硝各一钱半。

【用法】上以水二盏，加竹叶二十片，洗净，揉烂，煎八分，食远服。

【主治】胃火厚味，膈上热痰，咯吐不出，咳唾稠黏。

清膈化痰丸

【方源】（元）朱震亨《丹溪心法》卷二。

【组成】黄连一两，黄芩一两，黄柏半两，山栀半两，香附一两半，苍术二两。

【用法】上为末，蒸饼为丸，如绿豆大。白汤送下。

【功用】《医统大全》：清热去湿利痰。

【主治】①《丹溪心法》：痰证。②《医统大全》：上焦痰火壅盛，咳嗽烦热，口渴，胸中痞闷。

【备注】《医统大全》本方用法：止为细末，滴水为丸，如梧桐子大。每服五十丸，白汤送下。

清膈散

方一

【方源】（宋）吴彦夔《传信适用方》卷一。

【组成】麻黄（去节）一两，阿胶（炒）一两，罂粟壳（蜜炙）一两，乌梅肉一两，杏仁（去皮尖）半两。

【用法】上为细末。每服二钱，以水一盏，煎至七分，去滓，临卧温服。

【功用】发散肺寒。

【主治】痰嗽。

方二

【方源】（元）危亦林《世医得效方》卷五。

【组成】南星一两，铅白霜少许，桑白皮一两半，白附子五钱。

【用法】上锉为散。加生姜三片，水煎，食后，临卧服。

【主治】喘嗽，吐唾不利，膈热，口中苦气。

方三

【方源】（明）朱橚《普济方》卷三八一。

【组成】桑白皮（炒，研用）五钱，紫苏、黄芩、当归、前胡、连翘、防风、桔梗、天门冬（去心）、赤茯苓、甘草（炙）各二钱半（一方有生干地黄）。

【用法】上锉散。每服二钱，以水一盏煎，温服，不拘时候。次服化䘌丸。

【主治】肺疳（即气疳）。由乳哺不调，壅热伤肺，风湿之气乘虚客于皮毛，入于血脉，鼻下两旁疮湿痒烂，是名䘌。其疮汁所流，却又成疮，外证咳嗽喘逆，壮热恶寒，皮肤粟生，鼻干流涕，咽喉不利，颐烂唾红，气胀毛焦，泄痢频并，多啼，揉鼻咬甲，寒热。

清膈丸

方一

【方源】（宋）赵佶《圣济总录》卷一七五。

【组成】半夏（汤浸七遍，去滑，焙）、白矾（熬枯）、铅白霜、滑石、天竺黄各等分。

【用法】上为细末，面糊为丸，如绿豆大。每服五丸，薄荷汤下。

【主治】小儿肺感风寒，呀呷咳嗽。

方二

【方源】（宋）王硕《易简方》引《叶氏录验方》。

【组成】人参、赤茯苓、木通、黄芪（蜜炙）、生干地黄、桑白皮（蜜炙）、青皮（去白）、防风（去芦）、甘草（炙）各一两，枳壳（麸炒，去瓤）、麦门冬（去心）半两。

【用法】上为末，炼蜜为丸，如弹子大。每服一丸，以水七分盏，煎至六分，食后温服，每日三次。

【主治】肺气上壅，气促迫塞，面赤痰实，咽膈不利，头昏目眩，肩背拘急，及面生赤皶瘙痒。

【备注】一方只作散子，用蜜煎服。方中枳壳用量原缺。

清宫汤

方一

【方源】（清）费伯雄《医醇賸义》卷三。

【组成】沙参四钱，茯神二钱，远志（甘草水炒）五分，归身、麦冬二钱，贝母二钱，橘红一钱，半夏一钱，白术一钱，砂仁一钱，姜三片。

【主治】心移于小肠之咳，其状咳而失气，气与咳俱失。

方二

【方源】（清）吴瑭《温病条辨》卷一。

【组成】元参心三钱，莲子心五分，竹叶卷心二钱，连翘心二钱，犀角尖（磨冲）二钱，连心麦冬三钱。

【用法】水煎服。

【主治】太阴温病，神昏谵语者。

清骨散

【方源】（清）程国彭《医学心悟》卷三。

【组成】柴胡、白芍各一钱，秦艽七分，甘草五分，丹皮、地骨皮、青蒿、鳖甲各一钱二分，知母、黄芩、胡黄连各四分。

【用法】水煎服。加童便尤妙。

【主治】咳嗽吐红，渐成骨蒸劳热之症。胃强气盛，大便结，脉有力。

清骨汤

【方源】（清）陈士铎《辨证录》卷十一。

【组成】地骨皮一两，丹皮五钱，沙参五钱，麦冬五钱，玄参五钱，北五味子五分，金钗石斛二钱，白术三钱。

【用法】水煎服。连服一月而骨中之热自解，再服二月自可受孕矣。

【主治】妇人不孕，口干舌燥，骨蒸夜热，遍体火焦，咳嗽吐沫。

清喉消毒散

【方源】（清）杨龙九《咽喉经验秘传》。

【组成】金银花、甘草、玄参、薄荷、黄连、牛蒡子、山栀、连翘、防风、荆芥。

【用法】上加灯心三十根，取水二碗，煎至八九分，食后服。

【主治】喉症，咽喉壅肿疼痛者。

清壶丸

【方源】（宋）王硕《易简方》引《叶氏录验录》。

【组成】半夏一斤，天南星、神曲各半斤。

【用法】上为末，生姜自然汁和饼，焙干，每曲四两，入白术三两，枳实一两，为末，生姜糊为丸，如梧桐子大。每服五十丸，生姜汤送下。

【主治】痰饮。

清化膏

方一

【方源】（明）张三锡《医学六要·治法汇》卷三。

【组成】天门冬一斤，麦门冬一斤半，生地黄一斤，当归（洗）六两，知母四两，白术六两，甘草三两，陈皮三两。

【用法】上煎成浓膏，加竹沥、梨汁、白蜜各一碗，生姜汁半盏。每服十数匙，白汤调下。

【功用】清肃肺金，降火养阴。

【主治】阴虚肠胃干燥，口干，咳嗽，血枯噎膈者。

方二

【方源】（清）徐大椿《医略六书》卷十九。

【组成】生地五两，熟地五两，天冬（去心）三两，麦冬（去心）三两，川贝（去心）三两，瓜蒌霜一两半，柿霜三两。

【用法】上除柿霜外，水煎净汁炼膏，入柿霜收贮。空心温服三匙。

【功用】滋阴润燥豁痰。

【主治】燥痰。阴虚液燥，痰格喉间，咯不出，咽不下，脉涩数者。

【方论选录】方中生地滋阴壮水，熟地滋肾补阴，天冬清心凉肺以益肾水，麦冬润肺清心以生津液，瓜蒌霜润燥豁痰，柿霜润燥退热。炼膏温服，使阴液内充，则燥痰自化而咽嗌清和，何有咯不出、咽不下之患哉。洵为滋阴润燥豁痰之专方。

清化丸

方一

【方源】（元）朱震亨《丹溪心法》卷二。

【组成】贝母、杏仁、青黛。

【用法】上为末，沙糖入姜汁泡蒸饼为丸，如弹子大。噙化。

【主治】①《丹溪心法》：肺郁痰喘嗽，睡不安宁。②《重订通俗伤寒论》：梅核气。燥痰粘结喉头，咳逆无痰，喉间如含炙脔，咯之不出，咽之不下者。

方二

【方源】（明）方广《丹溪心法附余》卷五。

【组成】灯笼草（炒）。

【用法】上为末，蒸饼为丸。或为细末，醋调敷咽喉。与青金丸同用。

【主治】热嗽及咽痛。

方三

【方源】（明）孙一奎《赤水玄珠》卷二十六。

【组成】贝母、知母各一两，巴豆二十。

【用法】上同炒，去巴豆，只用二母为末，炼蜜为丸，如绿豆大。每服一二十丸，白汤送下。

【主治】火刑肺金，咳嗽喘急。

清化饮

【方源】（清）罗国纲《罗氏会约医镜》卷六。

【组成】白芍、麦冬各二钱，丹皮、茯苓、黄芩、生地各二三钱，白蒺藜三五钱，石斛一钱，苍耳（炒）二三钱。

【主治】湿热上蒸，津汁溶溢而下，离经腐散，致鼻流臭涕。

清火豁痰丸

【方源】（明）龚信《古今医鉴》卷四。

【组成】大黄（酒蒸）三两，礞石（煅）五钱，沉香二钱，黄芩（酒炒）二两，黄连（酒炒）二两，栀子（炒）二两，连翘一两，天南星（制）二两，半夏（制）二两，白术（炒）二两，枳实（炒）二两，贝母（去心）一两五钱，天花粉一两，陈皮一两，白茯苓一两，神曲（炒）一两，青黛五钱，玄明粉七钱，甘草五钱，白芥子（炒）二两。

【用法】上为末，生姜汁、竹沥为丸，如梧桐子大。每服四十丸，生姜汤送下。

【主治】上焦郁火，痰涎壅盛，胸膈不利，咽喉噎塞，吐不出，咽不下，如鲠状。

清火宁肺汤

【方源】（清）罗国纲《罗氏会约医镜》卷九。

【组成】当归二钱，白芍二钱，青蒿一钱，生地二钱，麦冬二钱，栀子（炒）一钱，黄芩一钱，甘草一钱。

【用法】水煎服。

【主治】水亏于下，火烁肺金，喉痒咳嗽，尺脉滑数。

清火永真膏

【方源】（明）龚信《古今医鉴》卷七。

【组成】生地黄（捣汁）四斤，天门冬六两，款冬花茸六两。

【用法】以款冬、天冬水熬，取渣捣烂再熬，然后入地黄汁，煎炼成稠，入白蜜一斤再煎，再用五味子一两，另熬汁半钟入膏内，再煎至稠黏为度。每日用一二次。

【主治】阴虚咳嗽，火动咯血。

清火止咳汤

【方源】（清）沈金鳌《杂病源流犀烛》卷一。

【组成】枳壳、杏仁、黄芩、石膏、山栀、瓜蒌霜、桔梗、桑皮、知母、贝母、前胡、甘草、生姜。

【主治】火嗽。

清火滋阴汤

【方源】（明）龚廷贤《万病回春》卷四。

【组成】天门冬（去心）、麦门冬（去心）、生地黄、牡丹皮、赤芍、栀子仁、黄连（去毛）、山药、泽泻、山茱萸（酒蒸，去核）、赤茯苓（去皮）、甘草。

【用法】上锉。水煎，入童便同服。

【主治】①《万病回春》：吐血，咳血，嗽血，唾血，呕血。②《寿世保元》：阴虚，先吐血而后见痰者。

清健方

【方源】（清）吴澄《不居集·下集》卷一。

【组成】桔梗三钱，杏仁三钱，苏子三钱，郁金三钱，前胡二钱，薄荷一钱，栀子一钱，海石一钱，半夏一钱，瓜蒌霜三钱。

【主治】风劳咳嗽，失血痰黄，气结者。

清健丸

【方源】（明）孙一奎《赤水玄珠》卷六。

【组成】枳实、白术各二两，陈皮、半夏、南星、山楂各一两，白芥子、黄芩、苍术各一两半，川连、川归、砂仁各五钱。

【用法】上为末，用神曲五两为粉，取竹沥二碗，生姜汁半盏，煮糊为丸，如梧桐子大，每服八九十丸，白汤送下。

【主治】痰饮。

清解散

【方源】（明）王肯堂《证治准绳·伤寒》卷二。

【组成】苍术（炒）、荆芥各二两，甘草一两，麻黄一两半。

【用法】上㕮咀。每服一两，以水二钟，加生姜三片，葱白一茎，同煎七分，去滓，温热服。以被盖覆，汗出为度。

【主治】一切感冒。

清金百部汤

【方源】（清）汪绮石《理虚元鉴》卷下。

【组成】桔梗、元参、川贝、生地、麦冬、丹皮、白芍、生甘草、地骨皮、灯心。

【主治】虚劳久嗽。

清金保肺汤

方一

【方源】（明）万表《万氏家抄济世良方》卷六。

【组成】麦门冬（去心）、桔梗、天门冬（去心）、黄芩、荆芥、知母、杏仁、天花粉、玄参、牛蒡子、五味子。

【用法】加生姜三片，水煎服。

【主治】痦后余毒未尽，壮热未除，咳嗽气急。

方二

【方源】（清）费伯雄《医醇賸义》卷二。

【组成】天冬一钱五分，麦冬一钱五分，南沙参三钱，北沙参三钱，石斛二钱，玉竹三钱，贝母二钱，茜根二钱，杏仁三钱，蒌皮三钱，茯苓二钱，蛤粉三钱，梨三片，藕五片。

【主治】肺受燥热。发热咳嗽。甚侧喘而失血。

清金丹

【方源】（明）楼英《医学纲目》卷二十七。

【组成】萝菔子（淘净，蒸令熟，晒干，为末）一两，猪牙皂角（火烧过，以碗覆地上，作灰末）三钱。

【用法】上为末，拌匀，用生姜汁浸蒸饼为丸，如萝卜子大。每服三十粒，慢咽下。一方劫喘，用姜汁炼蜜为丸，如梧桐子大，每服七八十丸，噙化咽下。

【主治】哮嗽，遇厚味即发者。

清金导赤散

【方源】（明）龚廷贤《寿世保元》卷六。

【组成】黄连六分，黄芩一钱五分，栀子二钱，木通二钱，泽泻二钱，生地黄四钱，麦门冬三钱，甘草八分。

【用法】上锉一剂。加生姜三片，水煎，食后频频服之。

【主治】心肺蕴热，口疮咽痛，膈闷，小便淋浊不利。

清金导赤饮

【方源】（明）孙一奎《赤水玄珠》卷二十八。

【组成】当归、白芍、陈皮、贝母、软石膏、白茯苓、甘草、黄芩（酒炒）、黄连（酒炒）、杏仁、桑白皮（蜜炒）、枳壳（炒）、木通、滑石、麦冬、车前子、人参、玄参各等分。

【用法】水煎服。

【主治】痘疮热乘肺金，当痂不痂，作喘，烦躁，谵语，小水不利，垂危。

清金定喘汤

【方源】（宋）薛古愚《女科万金方》。

【组成】赤芍、桔梗、茯苓、半夏、前胡、甘草、旋覆花。

【用法】水二钟，加生姜五片，水煎，不拘时候服。

【主治】咳嗽，痰中有血，气喘身热。

清金二母汤

【方源】（明）陈实功《外科正宗》卷二。

【组成】知母、贝母、桔梗、茯苓、当归、白术、陈皮各一钱，桑皮、紫苏、杏仁、柴胡、瓜蒌仁、黄芩、五味子、甘草、麦门冬各五分。

【用法】上用水二钟，煎八分，入童便一杯，食后服。

【主治】肺痿。多嗽少痰，午后发热，口干，烦躁不宁。

清金甘桔汤

方一

【方源】（清）汪绮石《理虚元鉴》卷下。

【组成】桔梗、川贝、麦冬肉、花粉、生地、元参、白芍、丹皮、粉甘草、灯心。

【用法】河水煎服。

【主治】虚劳干咳。

方二

【方源】（清）汪绮石《理虚元鉴》卷下。

【组成】桔梗、生地、白芍、丹皮、麦冬、元参、川贝、茯苓、阿胶、甘草。

【主治】虚劳咳嗽，痰中带血丝血珠。

清金膏

方一

【方源】（明）龚廷贤《寿世保元》卷三。

【组成】天门冬（去心）八两，麦门冬（去心）四两，贝母四两，杏仁（去皮）四两，半夏（姜制）四两。

【用法】上切片，水熬，去渣，取汁五

碗，加白粉葛末四两、蜜一斤，共前汁入坛内，重汤煮一日，成膏取出。每日频频服之，不拘时候。

【主治】久嗽痰喘，百药不效，并年久不愈者，或能饮酒人久嗽。

方二

【方源】（清）孙克任《应验简便良方》卷上。

【组成】天冬、麦冬、茯苓、川贝母各一斤。

【用法】水熬成膏。每日服数匙。

【功用】润肺清火。

【主治】劳病吐血。

清金攻毒饮

【方源】（明）翁仲仁《痘疹金镜录》卷下。

【组成】桔梗、甘草、牛蒡、大黄、元参、前胡、山楂、山豆根、枳壳、荆芥穗、蝉蜕、僵蚕、灯心各等分。

【用法】水煎服。

【主治】痘毒壅于肺，声音不清，喉间痛楚，烦渴壮热，痘不起者。

清金化毒汤

【方源】（明）徐谦《仁端录》卷十六。

【组成】知母、黄芩、石膏、桔梗、甘草、天冬、麦冬、兜铃、木通、山栀、花粉。

【主治】疹后咳嗽。

清金化痰丸

【方源】（清）林开燧《活人方》卷一。

【组成】紫菀五钱，茯苓五钱，杏仁四两，陈皮四两，苏子四两，黄芩三两，花粉三两，桑皮三两，黄连二两，蒌仁二两，半夏二两，桔梗二两，甘草一两。

【用法】水叠为丸。每服二钱，午后、临睡白滚汤送下。

【功用】润燥清咽，化痰缓嗽，和血止血。

【主治】金为火烁，水枯津燥，咽嗌不润而干咳；胃火熏蒸，气结痰凝，上焦不利而嗽喘；兼治老年肺胃痰火有余。

清金化癣汤

【方源】（清）刁步忠《喉科家训》卷二。

【组成】润元参、剖麦冬、白苏子、东白薇、生甘草、炙紫菀、牛蒡子、白芥子、蒸百部。

【用法】水煎服。

【主治】虚火上炎，肺金太旺，咽喉燥痒，红丝点粒缠绕，饮食阻碍，微痛，久则喉哑失音。

清金加减百合固金汤

【方源】（清）绮石《理虚元鉴》卷下。

【组成】百合、桔梗、川贝、桑皮、杏仁、花粉、麦冬、茯苓、陈皮、生甘草。

【主治】虚劳久嗽。

清金降火丹

【方源】（朝鲜）许浚《东医宝鉴·杂病》卷三。

【组成】天门冬、麦门冬、莲实各一两，五味子五钱，砂糖五两，龙脑三分。

【用法】上为末，炼蜜为丸，每两作二十丸。含化咽下。

【主治】心肺虚热。

清金降火汤

【方源】（明）龚信《古今医鉴》卷四。

【组成】陈皮一钱五分，半夏（泡）一钱，茯苓一钱，桔梗一钱，枳壳（麸炒）一钱，贝母（去心）一钱，前胡一钱，杏仁（去皮尖）一钱半，黄芩（炒）一钱，石膏一钱，瓜蒌仁一钱，甘草（炙）三分。

【用法】上锉一剂。加生姜三片，水煎，食远、临卧服。

【功用】泻肺胃之火，消痰上嗽。

【主治】咳嗽。

清金解毒汤

方一

【方源】（明）徐谦《仁端录》卷七。

【组成】知母、黄芩、石膏、桔梗、甘草、天冬、兜铃、木通、山栀。

【用法】水煎服。

【主治】口鼻生疳。

方二

【方源】（清）张锡纯《医学衷中参西录·治肺病方》。

【组成】生明乳香三钱，生明没药三钱，粉甘草三钱，生黄芪三钱，玄参三钱，沙参三钱，牛蒡子（炒捣）三钱，贝母三钱，知母三钱，三七（捣细，药汁送服）二钱。

【主治】肺脏烂损，将成肺痈，或咳嗽吐脓血，又兼治肺结核。

方三

【方源】（清）张琰《种痘新书》卷八。

【组成】黄芩、黄连、牛子、前胡、丹皮、麦冬、知母、百合、炒栀、甘草、人参。

【用法】水煎服。

【主治】痘疮收结时，身热唇紫，两颊通红，毒乘于肺，必将发肺痈。

清金利肺汤

【方源】（明）孙志宏《简明医彀》卷四。

【组成】陈皮、茯苓、贝母、枯芩、天冬、麦冬、桔梗、枳壳、杏仁、桑皮各一钱，甘草三分。

【用法】加生姜、大枣，水煎服。

【主治】诸嗽痰盛，气急胸满。

清金宁肺汤

【方源】（明）吴球《活人心统》卷下。

【组成】知母、贝母、麦冬、薏仁、桔梗、生地、薄荷、芍药、当归、苏子、桑白皮、条芩、白术、甘草。

【用法】水二钟，加生姜一片，煎七分，食远服，渣再煎。

【主治】男妇骨蒸劳热，咳嗽吐痰或血。

清金宁肺丸

【方源】（明）陈实功《外科正宗》卷二。

【组成】陈皮、茯苓、桔梗、贝母、人参、黄芩各五钱，麦门冬、地骨皮、银柴胡、川芎、白芍、胡黄连各六钱，五味子、天门冬、生地（酒浸，捣膏）、熟地（捣膏）、归身、白术各一两，甘草三钱。

【用法】上为细末，炼蜜为丸，如梧桐子大。每服七十丸，食远白滚汤送下。

【主治】肺痈。咳嗽日久，脓痰不尽，身热虚羸，渐成劳瘵。

清金宁嗽汤

【方源】（清）吴谦《医宗金鉴》卷五十九。

【组成】橘红、前胡、生甘草、杏仁（去皮尖，炒）、桑皮（蜜炙）、川连、瓜蒌仁、桔梗、浙贝母（去心）。

【用法】引用生姜、红枣，水煎服。

【主治】麻疹已出，肺为火灼，咳嗽。

清金润燥汤

【方源】（清）时世瑞《疡科捷径》卷中。

【组成】元参、连翘、生地黄、甘草、僵蚕、天花粉、牛蒡子、贝母、射干、灯心。

【主治】喉癣。

清金润燥天门冬丸

【方源】（清）喻昌《医门法律》卷五。

【组成】天门冬（去心，焙）一两半，百合、前胡、贝母（煨）、半夏（汤洗去滑）、桔梗、桑白皮、防己、紫菀、赤茯苓、生地黄、杏仁（汤浸，去皮尖双仁，麸炒黄，研如膏）各七钱半。

【用法】上为细末，炼蜜为丸。如梧桐子大。每服二十丸，一日三次，生姜汤送下，不拘时候。

【主治】肺脏壅热咳嗽，痰唾稠黏。

清金散

方一

【方源】（明）龚廷贤《寿世保元》卷八。

【组成】陈皮、半夏（姜制）、贝母、天花粉、麦门冬（去心）、桔梗、栀子（炒）、黄芩各等分，甘草（生）。

【用法】上锉，水煎，食远服。

【主治】痘余毒在脾肺咳嗽。

方二

【方源】（明）万全《万氏家传片玉痘疹》卷十二。

【组成】茯苓、陈皮、甘草、知母、桑白皮、桔梗、杏仁、前胡、黄芩、栀子仁、地骨皮、枳壳、胆星、款冬花、马兜铃、青木香。

【用法】水煎服。

【主治】痘疹收靥之后，余毒归肺，咳吐脓血者。

方三

【方源】（明）徐春甫《古今医统大全》卷九十。

【组成】铜青、白矾各一钱。

【用法】上为末，敷患处。

【主治】①《古今医统大全》：鼻下烂疮。②《本草纲目》：口鼻疳疮。

方四

【方源】（清）何炫《何氏虚劳心传》。

【组成】麦冬三四钱，天冬二钱，白花百合（有血倍用）一两，桑皮（蜜炙）二钱（咳甚倍用），骨皮（内热甚加一钱）二钱，薄荷一钱，花粉二钱，茯苓二钱，贝母（痰多痰红倍用）二钱，枇杷叶（蜜炙）三大片（咳甚用），米仁（食少有血倍用）五钱。

【用法】上加人乳、牛乳各一杯，煎成，加炼蜜或饴糖数匙，薄荷、贝母（研细）亦和匀其内，频频温服。

【主治】阴虚咳嗽，或多痰，或干咳，或痰血红，或纯血。

方五

【方源】（清）刘仕廉《医学集成》卷三。

【组成】沙参、赤苓、石膏、知母、麦冬、元参、黄芩、炒栀子、骨皮、杏仁、瓜蒌、大力、桔梗、竹心。

【主治】麻后咳嗽。

方六

【方源】（清）吴谦《医宗金鉴》卷五十二。

【组成】生栀子、黄芩、枇杷叶（蜜炙）、生地黄、花粉、连翘（去心）、麦冬（去心）、薄荷、元参、生甘草、桔梗。

【用法】引用灯心，水煎服。

【功用】清金化毒。

【主治】鼻疳。疳热攻肺，鼻塞赤痒痛，浸淫溃烂，下连唇际成疮，咳嗽气促，毛发焦枯，热盛者。

方七

【方源】（明）徐谦《仁端录》卷九。

【组成】焦紫麦冬、桔梗各二钱。

【用法】水煎服。

【主治】痘疹气热血燥，皮毛枯槁，咳嗽者。

清金散火汤

【方源】（明）徐谦《仁端录》卷九。

【组成】麻黄（蜜炙）、苏叶、枳壳、甘草、牛蒡。

【用法】水煎服。

【主治】痘疹，初热发喘。

【备注】《麻科活人全书》有桔梗，无枳壳。

清金汤

方一

【方源】（明）李恒《袖珍方》卷一引《太平圣惠方》。

【组成】粟壳（蜜炒）半两，甘草（炙）五钱，陈皮（去白）、茯苓（去皮）、杏仁（去皮尖，炒）、阿胶（炒）、五味子、桑白皮（炒）、薏苡仁、紫苏、贝母（去心）、半夏曲、百合、款冬花各一两，人参五钱。

【用法】上㕮咀。每服八钱，以水一盏半，加生姜三片，大枣二枚，乌梅一个，煎至八分，去滓，食后温服。

【主治】远年近日咳嗽，上气喘急，喉中涎声，胸满气逆，坐卧不安，饮食不下。

方二

【方源】（清）罗国纲《罗氏会约医镜》卷九。

【组成】天冬、麦冬各一钱半，杏仁（去皮尖）十一粒，桑白皮（蜜炙）、甘草、山栀各一钱，桔梗二钱。

【用法】水煎温服。

【主治】肺热喘急，右寸脉洪者。

方三

【方源】（清）汪汝麟《证因方论集要》卷一。

【组成】甘草、桔梗、玉竹、川贝、黑豆衣、桑叶、地骨皮、甜梨、白粳米。

【功用】苦降甘润。

【主治】风温不宜辛散者。

【方论选录】此足阳明手太阴药也，养胃即以清肺。甘草、粳米缓中；玉竹、贝母甘润以治温热；桑叶、地骨辛凉以平木火；盖风必生燥，温必伤津，甜梨甘寒以清燥生津；黑豆衣祛风；桔梗载诸药上行也。

方四

【方源】（清）张琰《种痘新书》卷十二。

【组成】知母、黄芩、石膏、桔梗、甘草、天冬、麦冬、木通、马兜铃、栀子、花粉、牛子各等分。

【用法】水煎服。

【主治】痘疮，口臭咳嗽。

清金退热饮

方一

【方源】（宋）薛古愚《女科万金方》。

【组成】柴胡、人参、黄芪、熟地、茯苓、川芎、桔梗、知母、五味、甘草、贝母、门冬。

【用法】水煎，食后服。

【主治】受胎身热有汗，咳嗽腹痛，有痰。

方二

【方源】（清）郑睿《女科指南》。

【组成】当归、芍药、人参、茯苓、黄芩、川芎、知母、贝母、桔梗、陈皮、软柴胡、五味子、桑皮、甘草、地骨皮。

【用法】加生姜，水煎服。

【主治】妇女虚火上炎，咳嗽发热，虚弱，月事不行。痨怯，男子亦治，更治子嗽。

清金丸

方一

【方源】（元）朱震亨《丹溪心法》卷二。

【组成】片子黄芩（炒）。

【用法】上为末，面糊为丸，或蒸饼为丸，如梧桐子大。每服五十丸。

【功用】泻肺火，降膈上热痰。

【主治】咳嗽。

方二

【方源】（元）朱震亨《丹溪心法》卷二。

【组成】贝母、知母各半两（为末），巴豆（去油膜）半钱。

【用法】上为末，生姜泥为丸，辰砂为

衣（一云青黛为衣）。每服五丸，食后白汤送下。

【主治】食积火郁痰嗽。

方三

【方源】（明）李时珍《本草纲目》卷二十六引《医学集成》。

【组成】萝卜子（淘净，蒸熟，晒干）。

【用法】研，和姜汁浸，蒸饼为丸，如绿豆大。每服三十丸，以口津咽下，每日三次。

【主治】齁喘痰促，遇厚味即发者。

方四

【方源】（清）顾靖远《顾松园医镜》卷十一。

【组成】桑皮、骨皮、甘草、麦冬、鲜百合一二两、款冬花、贝母、米仁、枇杷叶。

【功用】清金润燥，降气消痰。

【主治】阴虚咳嗽，或多痰，或干咳，或痰红，或纯红。

【备注】方中除鲜百合外，余药用量原缺。

方五

【方源】（清）林开燧《活人方》卷一。

【组成】黄芩四两，黄连二两，黄柏八钱，山栀一两六钱。

【用法】水泛为丸。午后临睡热茶吞服一二钱。

【主治】脏腑实火内炽，以致肺金枯燥，气逆喘嗽，甚至热极反兼风化，则头疼目胀，鼻息不利，或为渊，或为衄，耳脓胀闷，舌破喉干，斑疹发痒，三消燥渴，二便不通者。

方六

【方源】（清）陶承熹《惠直堂经验方》卷二。

【组成】枇杷叶（去毛，蜜炙）、桑皮、冬花、木通、紫菀、杏仁各等分，大黄减半。

【用法】上为末，以梨汁、竹沥、白蜜熬膏为丸。食后、夜卧俱可噙化。

【主治】痰喘咳嗽。

方七

【方源】（清）武林潘《证治宝鉴》卷十。

【组成】麦冬、防风、皂角刺、大黄、土木鳖、杏仁（上六味入酒炒少许，等分同研，饭上蒸一餐），人参、黄芪、黄芩、黄连（四味同蒸）。

【用法】上为末，粥糊为丸。每服九十丸一更时白汤送下。

【主治】鼻齆、息肉（一名鼻痔）。

清金消毒汤

【方源】（清）陈士铎《石室秘录》卷一。

【组成】元参，麦冬各九钱，生甘草三钱，金银花一两，当归七钱。

【用法】水煎服。

【主治】①《石室秘录》：肺痈。②《医门八法》：鼻渊。肺金有热，鼻流涕而多稠浊。

【方论选录】数品中麦冬为清肺火之品，余入脾、入肝、入心之药。入肝则平木，而不必肺金用力以制之，则肺金得养；入脾则脾土能生肺金，而肺金又得养；入心经则心火不凌肺金，而肺经又得养矣。

清金益气汤

【方源】（清）张锡纯《医学衷中参西录·治肺病方》。

【组成】生黄芪二钱，生地黄五钱，知母三钱，粉甘草三钱，玄参三钱，沙参三钱，川贝母（去心）二钱，牛蒡子（炒捣）三钱。

【主治】尪羸少气，劳热咳嗽，肺痿失音，频吐痰涎，一切肺金虚损之病。

清金饮

方一

【方源】（明）孙文胤《丹台玉案》卷六。

【组成】天花粉、桔梗、桑皮、知母各七分，玄参、连翘、干葛各八分。

【用法】上加灯心三十茎，水煎服。

【主治】痧症咳嗽，口干心烦。

方二

【方源】（明）万全《万氏家传幼科发挥》卷四。

【组成】前胡、杏仁、桔梗、桑皮、半夏、甘草、旋覆花、薄荷、陈皮。

【用法】水煎服。

【主治】伤风嗽吐。

方三

【方源】（清）沈金鳌《杂病源流犀烛》卷一。

【组成】苡仁、橘叶、黄芩、花粉、贝母、桑皮、桔梗、牛蒡、白蒺藜。

【主治】肺痈。

方四

【方源】（清）王纶《明医杂著》卷二，名见《东医宝鉴·杂病篇》卷五。

【组成】杏仁（去皮尖），白茯苓各一钱，橘红七分、五味子、桔梗、甘草（炙）各五分。

【主治】咳嗽。

清金壮水丸

【方源】（清）张璐《张氏医通》卷十六。

【组成】八味丸去桂、附，加麦门冬（去心）三两，五味子一两。

【主治】肾脏水亏火旺，蒸热咳嗽。

清咯汤

【方源】（明）龚廷贤《万病回春》卷四。

【组成】陈皮、半夏（姜制）、茯苓（去皮）、知母、贝母（去心）、生地各一钱，桔梗、栀子（炒黑）各七分，杏仁（去皮）、阿胶各五分，桑皮二钱半，甘草五分，柳桂二分。

【用法】上锉一剂。加生姜三片，水煎，温服。

【主治】咯血。

清咳汤

方一

【方源】（明）龚廷贤《万病回春》卷四。

【组成】当归、白芍、桃仁（去皮）、贝母各一钱，白术（去芦）、牡丹皮、黄芩、栀子（炒黑）各八分，青皮（去瓤）、桔梗各五分，甘草二分。

【用法】上锉一剂。水煎，温服。

【主治】咳血。

方二

【方源】（清）李文炳《仙拈集》卷二。

【组成】款冬花、百合、百部（蒸，焙）各等分。

【用法】上为末，炼蜜为丸，如龙眼大。每卧时嚼一丸，生姜汤送下。

【主治】痰内有血。

【备注】本方方名，据剂型当作“清咳丸”。

清凉华盖饮

【方源】（清）张锡纯《医学衷中参西录·治肺病方》。

【组成】甘草六钱，生明没药（不去油）四钱，丹参四钱，知母四钱。

【主治】肺中腐烂，浸成肺痈，时吐脓血，胸中隐隐作疼，或旁连胁下亦疼者。

【方论选录】甘草为疮家解毒之主药，且其味至甘，得土气最厚，故能生金益肺，凡肺中虚损糜烂，皆能愈之。特其性微温，且有壅滞之意，而调以知母之寒滑，则甘草虽多用无碍，且可借甘草之甘温，以化知母之苦寒，使之滋阴退热，而不伤胃也。丹参性凉清热，色赤活血，其质轻松，其味微辛，故能上达于肺，以宣通脏腑之毒血郁热而消融之。乳香、没药同为疮家之要药，而消肿止疼之力，没药尤胜，故用之以参赞丹参，而痈疮可以内消。三七化瘀解毒之力最优，且化瘀血而不伤新血，其解毒之力，更能佐生肌药以速于生肌，故于病之剧者加之。至脉虚者，其气分不能运化药力，方虽对证无功，又宜助以人参。而犹恐有肺热还伤肺之虑，是以又用天冬，以解其热也。

清凉散

方一

【方源】（明）龚廷贤《万病回春》卷五。

【组成】山栀、连翘、黄芩、防风、枳壳、黄连、当归、生地、甘草各等分，桔梗、薄荷减半，白芷减半（或不用亦可）。

【用法】上锉一剂。如灯心一团，细茶一撮，水煎，磨山豆根调服。

【主治】一切实火咽喉肿痛。

方二

【方源】（清）凌奂《外科方外奇方》卷三。

【组成】宋半夏末一钱，龙脑薄荷尖末一钱，桔梗末一钱，生大黄末一钱，漂芒硝一钱，漂硼砂一钱，珠母粉二钱，青黛一钱，冰片三分，雄精、炒天虫末、射干末各一钱，山豆根末一钱，元参末一钱，粉草末一钱，枯矾一钱，青果核（煅存性）十个，威灵仙末一钱，九制胆星一钱。

【用法】上为末。吹喉。

【主治】咽喉十八症。

方三

【方源】（清）吴谦《医宗金鉴》卷六十六。

【组成】硼砂三钱，人中白（煅）二钱，黄连末一钱，南薄荷六分，冰片五分，青黛四分。

【用法】上为极细末。吹入喉癣腐处。

【主治】喉癣腐裂疼痛。

清灵膏

【方源】（清）郑宏纲《重楼玉钥》。

【组成】薄荷三钱，贝母一钱，甘草六分，百草霜六分，冰片三分，玉丹二钱，玄丹八分。

【用法】上为细末，蜜调，噙化，随津唾咽下。

【主治】喉癣。

清龙散

【方源】（明）梁学孟《国医宗旨》卷二。

【组成】人参、陈皮、北五味、紫苏各一两。

【用法】每服一两，以水二盅，加生姜五片，水煎，食后服。

【主治】咳嗽上气不得卧。

清露饮

方一

【方源】（清）余春泽《喉症指南》卷四。

【组成】天冬（去心）、麦冬（去心）、生地、熟地（九制）、黄芩、枇杷叶（蜜炙）、鲜石斛、陈枳壳（麸炒）、茵陈蒿、甘草各等分。

【用法】水煎，食后服。

【主治】慢喉风，脉虚大，面赤，咽干不渴。

方二

【方源】（清）郑宏纲《重楼玉钥》卷上。

【组成】天冬（去心）一钱，麦冬（去心）一钱，生地一钱，熟地二钱，钗斛八分，桔梗八分，枳壳（麸炒）八分，甘草六分。

【用法】上加枇杷叶一片（蜜炙，刷去

毛)。以水二钟,煎八分,食后服。

【主治】咽干塞疼,脉虚大者。

清络饮加甘桔甜杏仁麦冬汤

【方源】(清)吴瑭《温病条辨》卷一。

【组成】清络饮、甘草一钱,桔梗二钱,甜杏仁二钱,麦冬三钱。

【主治】手太阴暑温,但咳无痰,咳声清高者。

【方论选录】咳而无痰,偏于火而兼湿,用清络饮清肺络中无形之热,加甘、桔开提,甜杏仁利肺而不伤气,麦冬、知母保肺阴而制火也。

清泥丸敛神汤

【方源】(明)龚廷贤《寿世保元》卷六。

【组成】人参、防风、麦门冬(去心)、当归头、枯芩(酒炒)、川芎、黄连(酒炒)各一钱,蔓荆子八分,升麻三分,生甘草二分,明天麻、制半夏各七分。

【用法】上锉。水煎,食远服。

【主治】鼻渊,头眩。

清宁膏

方一

【方源】(清)董西园《医级宝鉴》卷八。

【组成】天冬八两,麦冬、杏仁、半夏(制),贝母各四两,桔梗、甘草、诃子、北沙参各等分,桑皮、牛蒡子。

【用法】上以水熬二次,去渣,再熬至碗余。入葛粉四两,白蜜一斤,搅匀,重汤煮一日成膏,取出频服二二匙。

【主治】肺受火刑,咳嗽瘖哑。

【备注】方中桑皮、牛蒡子用量原缺。

方二

【方源】(清)徐大椿《医略六书》卷十九。

【组成】生地十两,麦冬(去心)六两,白术(久制)六两,桔梗六两,米仁(焙)十两,川贝(去心)二两,橘红一两,薄荷三两,桂圆(去壳核)十两。

【用法】米仁、川贝、薄荷为末,圆肉捣烂,余药煎稠去滓,搅和收炼成膏。噙化咽下。

【主治】肺脾亏损,邪郁劳嗽,食少痰多。便溏溺涩,脉数微涩者。

【方论选录】阳邪恋肺,内传于脾,遏久不解,真阴暗亏。盖脾阴亏则气立孤危而健运失职,肺阴虚,则营卫乘和而分布无权故潮热。咳嗽、食少痰多,便溏溺涩,将成劳瘵焉。生地壮水以滋脾肺之阴,麦冬清心以润肺脾之燥,橘红利气化痰,桔梗清咽利膈,米仁健脾清肺,渗湿热以治痰生之本,桂圆养心醒脾,滋血液以资生化之源,川贝清肺化热痰,兼以凉心解郁,薄荷散郁疏邪热,更能清头利目。白术制熟以培后天之本而无燥烁真阴之患也。炼膏噙化,肺脾完固则输化有权而虚邪自解,无不痰消嗽止,饮食日增,何便溏溺涩之足虑哉。此甘平疏补之剂,为邪恋肺脾,咳泄食少之专方。

清宁散

【方源】(宋)杨士瀛《仁斋直指小儿方论》卷一。

【组成】桑白皮(炒)、葶苈(炒)、赤茯苓、车前子、栀子仁各等分,甘草(炙)减半。

【用法】上为末。每服半钱,加生姜、大枣,水煎服。

【主治】①《仁斋直指小儿方论》:小儿惊热出于心肺。②《万氏家传育婴秘诀》:咳嗽心肺有热。

清衄汤

【方源】(明)龚廷贤《万病回春》卷四。

【组成】当归、芍药、生地、香附(炒)、黄芩各一钱,栀子(炒)一钱,黄连七分,赤芍、桔梗各五分,生甘草、柏叶七枚，藕节五个。

【用法】上锉作一剂。水煎，入童便共服。

【主治】衄血。

【备注】方中甘草用量原缺。

清脾降火汤

【方源】（清）窦氏原本，朱翔宇嗣辑《喉症全科紫珍集》卷上。

【组成】丹皮、黄芩、白芍、防风、白术、猪苓各一钱，青皮、薄荷、泽泻各七分，当归一钱二分，生地二钱，黄连五分，桔梗、赤茯苓、麦冬（去心）、元参各一钱五分。

【用法】上加须葱白二寸，灯心十寸，水煎服。

【主治】①《喉症全科紫珍集》：脾虚火灼，外感风热，咽喉刺痛。②《焦氏喉科枕秘》：脾经积热，上腭生疮，似粟如珠，或黄或白，口中腥臭，手足怕冷，身体畏寒。

清脾饮

【方源】（清）张琰《种痘新书》卷十二。

【组成】麻黄一钱五分，麦冬一钱，知母、花粉、荆芥、桔梗各一钱，诃子、菖蒲各八分，玄参五分。

【用法】上加竹沥、生姜汁为引，水煎服。

【主治】咽干声哑。

清气达痰丸

【方源】（清）林开燧《活人方》卷二。

【组成】广陈皮三两，茯苓三两，杏仁三两，苏子四两，甘草一两，嫩桑皮四两，制半夏四两，前胡四两，枳实三两，南星三两，白芥子三两，瓜蒌仁三两。

【用法】水泛为丸。午后、临睡茶清、白汤送服二三钱。

【主治】寒邪客于肺俞，郁热闭于上焦，肺气失之清润，致精液凝滞，而为痰为嗽，甚之痰气壅逆而喘急，或咽嗌不利，而烦咳或浊气痞结而不舒，或寒痰久伏而哮嗽，无论远年久日，一切有余痰火。

清气化痰方

【方源】（明）李时珍《本草纲目》卷三十九引《笔峰杂兴》。

【组成】百药煎、细茶各一两，荆芥穗五钱、海螵蛸一钱。

【用法】炼蜜为丸，如芡实大。每服噙化一丸。

【功用】清气化痰。

清气化痰健脾丸

【方源】（明）张浩《仁术便览》卷二。

【组成】白术（去黑心及梗，泔浸，炒）四两，枳实（去瓤，麸炒）二两，大半夏（姜片皂角水煮透）四两，南星（同上制）四两，白茯苓（去皮）四两，贝母（去心）二两，黄芩（炒）四两，黄连（姜汁浸炒）二两，瓜蒌仁（炒去油）四两，桔梗（去芦）三两，甘草（炙）二两，枯白矾二两，香附米（童便浸炒）二两，海石四两，紫苏子（炒）二两，杏仁（去皮尖双仁，炒）二两，神曲（炒）三两，麦芽（面炒）、山楂肉二两。

【用法】上为末。用薄荷叶煎汁一碗，姜汁一碗，打神曲糊为丸，如梧桐子大。每空心临卧白汤、姜汤、茶任下。

【主治】痰盛气滞，咳嗽喘满，脾胃虚弱少食，坐卧不宁。

清气化痰丸

方一

【方源】（明）龚信《古今医鉴》卷四引刘少保方。

【组成】南星、半夏、白矾、牙皂（不锉）、生姜各二两（上将南星、半夏、芽皂、生姜用水浸一宿，将星、半、姜锉作粗片。入白矾同煮，至南星无白点，去皂不用，余者晒干，入后药），青皮（麸炒）五钱，陈皮（去白）一两，枳实（麸炒）一两，白术一两，干葛五钱，白茯苓一两，苏子（炒）一两，莱菔子（炒）一两，瓜蒌仁一两，黄芩八钱，黄连五钱，海粉七钱，香附一两，神曲（炒）二两，麦芽（炒），山楂肉一两。

【用法】共为细末，以竹沥、生姜汁调，蒸饼为丸，如梧桐子大。每服五七十丸，食后生姜汤送下。

【主治】一切痰饮咳嗽，头旋目眩，胸膈痞闷气滞、食积酒积，呕吐恶心。

方二

【方源】（明）张介宾《景岳全书》卷五十五引丹溪方。

【组成】南星（制）三两、半夏（制）、黄连、黄芩各五两，瓜蒌仁、杏仁（去皮尖）、茯苓各四两，枳实（炒）、陈皮各六两，甘草二两。

【用法】上为细末，生姜汁煮糊为丸，如梧桐子大。每服五十丸，生姜汤送下。

【主治】①《景岳全书》引丹溪方。上焦痰火壅盛，咳嗽，烦热口渴，胸中痞满。②《医方类聚》引《修月鲁般经后录》：痰实，胸膈不利，头目不清。

【备注】方中甘草用丝原缺，据《赤水玄珠》补。

方三

【方源】（明）翟良《医学启蒙汇编》卷三。

【组成】橘红（去白）一斤，枳壳（麸炒）八两，黄芩（酒浸）八两，半夏曲（炒）八两，赤茯苓八两，生甘草五两，山栀仁八两，桔梗五两，滑石八两，天花粉八两，连翘五两，薄荷叶四两，荆芥穗五两，当归尾（酒洗）八两。

【用法】上为末，水滴为丸，如绿豆大。食远白汤、茶清化服。

【功用】降火顺气清痰，常服利膈宽中。

【主治】痰火。

方四

【方源】（明）龚廷贤《万病回春》卷二。

【组成】橘红（盐水洗，去白）二两，香附米（盐水浸，炒）三两，青黛四钱，半夏（温水洗七次，姜汁浸炒）二两，片芩（酒炒）一两，贝母（去心）二两，天门冬（水泡，去心）二两，瓜蒌（去壳，微炒，另研）二两，桔梗（去芦）二两，杏仁（水泡，去皮尖，微炒）二两，枳实（去瓤，麸炒）二两，山楂肉（蒸，去核）二两，黄连（去毛，姜汁炒）二两，白茯苓（去皮）二两，白术（不油者）二两，苏子（微炒）二两，连翘（去梗）一两，海石一两（另研），皂角（火炮，去皮弦了）一两（熬膏）。

【用法】上为细末，用神曲、竹沥打糊为丸，如梧桐子大。每服五十丸，食后白汤送下，清茶亦可。

【功用】化痰顺气，开郁清火，宁嗽止喘。

清气利咽汤

【方源】（清）金德鉴《焦氏喉科枕秘》卷二。

【组成】生荷叶、生柏叶、生地黄。

【用法】水煎，入童便半酒杯，温服。

【主治】蕴热上壅，咽喉肿痛者。

清气散

【方源】（明）董宿《奇效良方》卷三十二。

【组成】粟壳（去瓤蒂）、五味子、桑白皮、紫苏、青皮、款冬花、枳壳（麸炒）、陈皮各等分，甘草减半。

【用法】上用慢火炒焦色，急倾水中煎服。加半夏、生姜煎尤妙。

【主治】喘急。

清气汤

【方源】（唐）孙思邈《备急千金要方》卷十七，名见《普济方》卷二十六。

【组成】麻黄四两，五味子、甘草各三两，杏仁五十枚，母姜五两，淡竹叶（切）一升。

【用法】上㕮咀。以水七升，先煮麻黄去沫，下诸药，煮取二升，去滓，分三次服。

【主治】肺热饮酒当风，风入肺，胆气妄泄，目青气喘。

清热保金汤

【方源】（清）罗国纲《罗氏会约医镜》卷九。

【组成】生地二钱，熟地三钱，麦冬一钱半，白芍一钱半，百合二钱，元参二钱，桔梗一钱，茯苓一钱五分，甘草一钱，沙参二钱。

【用法】水煎服。

【主治】阴虚火炎。咳嗽吐衄，烦渴多热，脉与症俱有火。

清热化痰汤

【方源】（明）张时彻《摄生众妙方》卷六。

【组成】橘红、半夏各一钱，茯苓、枳壳、前胡、桔梗、白术、黄连、黄芩各一钱五分，南星一钱，枳实二钱，甘草五分。

【用法】上用水二钟，加生姜三片，煎至八分，食远服。

【主治】上焦有热有痰，咳嗽。

清热宁肺汤

【方源】（清）罗国纲《罗氏会约医镜》卷四。

【组成】桔梗一钱半，麦冬、黄芩、甘草、半夏、陈皮（去白）各一钱，麻黄（留节）四分，连翘（去心）八分，瓜蒌仁（去油）八分，桑白皮（蜜炙）一钱，枳壳一钱。

【用法】水煎服。

【主治】寒郁变热，肺燥喉痒，咳嗽不宁

清热宁嗽化痰定喘丸

【方源】（明）龚廷贤《寿世保元》卷三。

【组成】橘红五钱，青黛三钱，贝母七钱，胆星一两，天花粉七钱，桑白皮七钱，杏仁（去皮尖）七钱，桔梗七钱，黄芩五钱，前胡七钱，甘草三钱。

【用法】上为细末，炼蜜为丸。如龙眼大。每服一丸，淡生姜汤化下。

【主治】上气喘逆，咽喉不利，痰滞咳嗽，口舌干渴。

清上补下丸

【方源】（明）龚廷贤《寿世保元》卷三。

【组成】怀生地黄（砂锅内酒拌，蒸黑）四两，南枣（酒蒸，去核）二两，怀山药一两五钱，白茯苓（去皮）一两五钱，牡丹皮一两五钱，泽泻一两五钱，辽五味子一两五钱，天门冬（去心）一两五钱，枳实（麸炒）一两五钱，贝母一两五钱，麦门冬（去心）一两五钱，桔梗（去芦）一两五钱，黄连（姜炒）一两五钱，杏仁（去皮）一两五钱，半夏（姜汁炒）一两五钱，瓜蒌仁（去油）一两五钱，枯芩（酒炒）一两五钱，甘草五钱。

【用法】上为细末。炼蜜为丸，如梧桐子大。每服三钱，空心淡姜汤送下。

【主治】哮喘痼疾，逢寒即发，发则上气喘急咳嗽，痰涎上壅，年久不已。

清上化痰丸

【方源】（明）李时珍《本草纲目》卷十四引《简便方》。

【组成】薄荷末。

【用法】炼蜜为丸，如芡实大。每噙一

丸，白沙糖和之亦可。

【功用】清上化痰，利咽膈。

【主治】风热证。

清上梅苏丸

【方源】（明）龚廷贤《寿世保元》卷二。

【组成】乌梅（不拘多少，清水洗净，取肉）半斤，白沙糖半斤。

【用法】上为细末，入南薄荷头末半斤，共捣成膏，丸如弹子大。每用一丸，口中噙化。行路备之，解渴最妙。

【功用】清上焦热，润肺生津止渴。

清上噙化丸

【方源】（明）龚廷贤《万病回春》卷二。

【组成】瓜蒌霜、天门冬（去心）、橘红、枯芩（去朽，酒炒）、海石（煅）、柿霜各一两，桔梗（去芦）、连翘、玄参、青黛各五钱，风化硝三钱。

【用法】上为细末，炼蜜为丸，如龙眼大。食远噙化。

【功用】清火化痰，止嗽定喘。

【主治】咳喘。

清上丸

【方源】（明）龚信《古今医鉴》卷九。

【组成】熊胆一钱，雄黄五分，硼砂一钱，薄荷叶五钱，青盐五分，胆矾少许。

【用法】上为细末，炼化白砂糖为丸，如鸡头子大。卧时舌压一丸，自化入喉。

【主治】喉中热毒，肿痛、喉闭、乳蛾。

清上养中汤

【方源】（明）龚廷贤《寿世保元》卷六。

【组成】小甘草、桔梗各二钱，玄参、当归、黄芩各一钱，陈皮（去白）、白术（去芦）、白茯苓（去皮）、麦门冬（去心）、连翘各八分，人参、防风、金银花各八分。

【用法】上锉一剂。水煎，食远频服。

【主治】咽喉肿痛，属素虚弱者。或服凉药过多而作泻者。

清神散

方一

【方源】（宋）杨倓《杨氏家藏方》卷三。

【组成】龙脑薄荷叶、荆芥穗各二两，甘草（炙）一两，川芎、牛蒡子（炒）各一两。

【用法】上为细末。每服二钱，食后沸汤调下。

【主治】风壅热盛，咽膈不利。

【备注】本方原名“清神汤”，与剂型不符，据《普济方》改。

方二

【方源】（明）徐春甫《古今医统大全》卷八十八。

【组成】人参、白术、茯苓、甘草、防风、桔梗、细辛、天花粉各等分。

【用法】上㕮咀散。入薄荷少许煎服，不拘时候。

【主治】肺热鼻塞生疮，不闻香臭。

方三

【方源】（明）朱橚《普济方》卷三六一。

【组成】麻黄（去节）二钱，川芎半两，羌活二钱，防风二钱，荆芥二钱，苦梗二钱，甘草二钱，茯苓半两，人参三钱。

【用法】上为散。每服二钱，加薄荷同煎服。

【主治】小儿变蒸潮热；伤寒兼伤风，咳嗽气急，夜啼烦躁，头目昏沉；及伤风身热，咳嗽不进饮食，鼻塞气促，睡卧不安。

清爽化痰汤

【方源】（明）孙文胤《丹台玉案》卷三。

【组成】玄参、桔梗、甘草各一钱，生

地二钱，诃子肉八分，麦门冬、橘红、百部各一钱五分。

【用法】上加灯心三十茎，水煎服。不拘时候

【主治】喉音不清。

清肃汤

【方源】（清）吴澄《不居集·下集》卷十一。

【组成】青皮、枳壳、陈皮、贝母、桑皮、丹皮、滑石、桃仁、山栀、白芍、甘草。

【主治】老痰积瘀在上焦。

清痰定喘丸

【方源】（清）孙伟《良朋汇集经验神方》卷一。

【组成】橘红、半夏（姜制）、茯苓、瓜蒌仁（去油）各一钱，桑皮（蜜炒），枳壳、海石（火煅）各五分，杏仁（去皮尖）七个。

【用法】上以水二钟，加生姜三片，煎至八分，食远温服。

【主治】吼喘。

【备注】本方灯名，据剂型，当作“清痰定喘汤”。

清痰降火汤

【方源】（明）朱惠明《慈幼心传》卷下。

【组成】贝母、陈皮、甘草、茯苓、桔梗、知母、黄芩、杏仁、花粉、麦冬。

【用法】水煎服。

【主治】咳嗽痰喘。

清涎汤

【方源】（宋）魏岘《魏氏家藏方》卷二。

【组成】半夏（以白矾四两，逐旋泡浸，冬半月、夏五日、春秋七八日，候日数足，取出以生姜自然汁煮透，以无白星为度）一斤，缩砂四两，甘草（炙）二两，白豆蔻一两，丁香（不见火）半两（不用丁香亦得）。

【用法】上为细末。每服二钱，沸汤调下。

【主治】痰涎。

清心涤肺汤

【方源】（清）吕田《瘟疫条辨摘要》。

【组成】生地三钱，浙贝二钱，黄柏二钱，麦冬（去心）三钱，花粉二钱，知母二钱，天冬二钱，黄芩二钱，僵蚕（炒）二钱，甘草五分。

【用法】水煎服。

【主治】白喉。

清心解毒散

【方源】（明）吴球《活人心统》卷三。

【组成】荆芥穗、山栀子、黄连、黄芩各八分，升麻、玄参、羌活、牛蒡子、天花粉各六分，半夏、干葛、生甘草各五分，薄荷七分，防风一分，连翘四分。

【用法】煎八分，食远服。

【主治】口热，咽喉肿痛。

清心利膈汤

【方源】（明）董宿《奇效良方》卷六十一。

【组成】防风、荆芥、薄荷、桔梗、黄芩、黄连各一钱半，山栀、连翘各一钱，玄参、大黄、朴硝、牛蒡子、甘草各七分。

【用法】用水二钟，煎至一钟，食远服。

【主治】咽喉肿痛，痰涎壅盛。

清血散

【方源】（明）芮经，纪梦德《杏苑生春》卷六。

【组成】当归、川芎、白芍药、黄芩（中枯者）、熟地各一钱（俱酒浸），茯苓、陈皮各八分，生甘草、红花（酒浸）各五

分，生姜三片。

【用法】上㕮咀。水煎，调五灵脂末少许，食前热服。

【主治】酒渣鼻。

清血四物汤

【方源】（明）龚廷贤《万病回春》卷五。

【组成】当归（酒洗）、川芎、白芍（酒炒）、生地（酒洗）、黄芩（酒炒）、红花（酒洗）、茯苓（去皮）、陈皮各等分，甘草（生）减半。

【用法】上锉一剂。加生姜一片，水煎，调五灵脂末同服。如气弱，加酒浸黄芪。

【主治】鼻赤。热血入肺，成酒渣鼻。

清咽奠阴承气汤

【方源】（清）夏云《疫喉浅论》卷下。

【组成】元参、麦冬、大生地、甘草（生用）、知母、马勃、大黄、犀角、风化硝、北沙参。

【用法】上以水三钟，煎至八分，兑童便一钟，温服。如神识模糊者，急另服万氏牛黄清心丸一粒，竹叶、灯心汤送下。

【主治】疫喉。因内火大炽，津液已伤，致咽喉腐烂，灼热痧赤，谵语神烦，舌干绛或干黑，脉数，便闭，瘛疭抽搐。

清咽利膈散

【方源】（明）汪机《外科理例》。

【组成】金银花、防风、荆芥、薄荷、桔梗、黄芩、黄连各一钱半，山栀、连翘各一钱，玄参、大黄（煨）、朴硝、牛蒡子、甘草各七分。

【用法】水煎服。

【主治】①《外科理例》：积热咽喉肿痛，痰涎壅盛，或胸膈不利，烦躁饮冷，大便秘结。②《灵验良方汇编》：积热咽喉肿痛，痰涎壅盛；及乳蛾喉痛，重舌木舌。

清咽利膈汤

方一

【方源】（明）秦景明《幼科金针》卷下。

【组成】前胡、防风、荆芥、连翘、大力子、山豆根、元参、山栀、桔梗、甘草。

【用法】加灯心二十根，水煎服。

【主治】小儿乳蛾。

方二

【方源】（清）李纪方《白喉全生集》。

【组成】芒硝、银花、牛蒡子各三钱，大黄六钱，黄连八分，枳实、连翘、栀子、薄荷各一钱五分，僵蚕（姜汁炒）二钱，厚朴一钱，生石膏三钱，人中黄二钱。

【用法】水煎服。

【主治】白喉。热势渐重，白见于关内，外色必干焦或黄而凸，厚而多，牙关紧闭，满喉红肿，疼痛异常，痰涎壅壅甚，饮食难咽，语言不爽，舌苔深黄，甚或焦黑芒刺，口渴口臭，便闭便涩，目赤心烦，身轻恶热。

方三

【方源】（清）唐黉《外科选要》。

【组成】连翘、黄芩、甘草、桔梗、荆芥、防风、党参各一钱，大黄、朴硝各二钱。

【用法】水二钟，煎八分，食远服。

【主治】积热，咽喉肿痛，痰涎壅盛；及乳蛾，喉痹，喉痈，重舌，或胸膈不利，烦躁饮冷，大便秘结。

清咽利月箭膈汤

【方源】（明）王肯堂《证治准绳·幼科》卷三。

【组成】元参、升麻、桔梗（炒）、甘草（炒）、茯苓、黄连（炒）、黄芩（炒）、牛蒡子（炒，杵）、防风、芍药（炒）各等分。

【用法】每服一二钱，水煎服。

【主治】心脾蕴热，咽喉腮舌肿痛。

清咽宁肺汤

方一

【方源】（明）王肯堂《证治准绳·类方》卷二引《医学统旨》。

【组成】桔梗二钱，山栀（炒）、黄芩、桑皮、甘草、前胡、知母、贝母各一钱。

【用法】水二钟，煎八分，食后服。

【主治】咳嗽。

方二

【方源】（清）马云从《眼科阐微》卷三。

【组成】桔梗二钱，山栀（炒）、黄芩、桑白皮、甘草、前胡、知母、贝母各一钱，半夏各八分。

【用法】水煎，食后服。

【主治】咽喉不清，火气上炎。

清咽散

【方源】（清）刁步忠《喉科家训》卷二。

【组成】甘草、桔梗、荆芥、防风、牛蒡、枳壳、薄荷、前胡。

【用法】水煎服。

【主治】一切咽喉肿痛，或红或白，形寒恶热，头疼身痛，汗少不得宣达，风痰壅塞，汤饮难咽。

清咽双和饮

【方源】（清）窦氏原本，朱翔宇嗣辑《喉症全科紫珍集》卷上。

【组成】桔梗、银花各一钱五分，当归一钱，赤芍一钱二分，生地、元参、赤苓各二钱，荆芥、丹皮各八分，真川贝、甘草各五分，甘葛、前胡各七分。

【用法】加灯心一分，地浆水煎服。

【主治】一切喉症初起。

清咽太平丸

【方源】（明）万表《万氏家抄济世良方》卷二。

【组成】薄荷叶一两，川芎二两，桔梗三两，甘草二两，防风二两，柿霜二两，犀角（用人乳浸，焙干为末）二两。

【用法】上为细末，炼蜜为丸，如樱桃大。含化，不拘时候。

【主治】①《万氏家抄济世良方》：咽喉肿痛，流热涎。②《医方集解》：膈上有火，早间咯血，两颊常赤，咽喉不清。

【方论选录】《医方集解》：此手太阴药也。薄荷辛香升浮，消风散热；防风血药之使，泻肺搜肝；川芎血中气药，升清散瘀；柿霜生津润肺；犀角凉心清肝；甘草缓炎上之火势，桔梗载诸药而上浮，又甘桔相合，为清咽利膈之上剂也。

清咽太平饮

【方源】（清）朱载扬《麻症集成》卷四。

【组成】元参、桔梗、力子、苏荷、犀角、柿霜、甘草。

【用法】水煎服。

【主治】麻症，膈上有火。早间咯血，两颊赤色，咽喉不清。

清咽丸

方一

【方源】（明）龚居中《外科百效全书》卷二。

【组成】薄荷、桔梗、柿霜、甘草各四两，硼砂、儿茶各三钱，冰片二分。

【用法】上为末，炼蜜为丸，如弹子大。噙化，不拘时候。

【主治】喉痛。

方二

【方源】（明）孙文胤《丹台玉案》卷三。

【组成】薄荷叶五两，犀角一两五钱，川芎八钱，防风一两，桔梗二两，真柿霜一两五钱。

【用法】上为细末，炼蜜为丸，如龙眼大。噙化。

【主治】肺火作嗽，咽喉痛甚。

清咽消毒散

【方源】（明）薛己《外科发挥》卷六。

【组成】荆黄败毒散加黄芩、黄连、朴硝、大黄。

【主治】咽喉生疮肿痛，痰涎壅盛，或口舌生疮，大便秘结。

清咽消肿饮

【方源】（清）尤乘《尤氏喉科秘书》。

【组成】甘草、元参、前胡、薄荷、大力子、山栀、黄连、煅石膏、连翘、防风、荆芥、桔梗。

【用法】水煎服。

【功用】清咽消肿。

【主治】风势上涌，头目不清，咽喉肿痛，口舌生疮。

清咽屑

【方源】（明）王肯堂《证治准绳·类方》卷二。

【组成】半夏（制）一两，橘红、川大黄（酒制）各五钱，茯苓、紫苏叶、风化硝、真僵蚕（炒），桔梗各二钱半，连翘、诃子肉、杏仁、甘草各一钱二分。

【用法】上为末，姜汁、韭汁和捏成饼，晒干，捣碎如小米粒大。每用少许，置舌上干咽之，食后、临卧为佳。

【主治】梅核气，喉中如有物，咯之不出，咽之不下。

清咽养荣汤

【方源】（清）夏云《疫喉浅论》卷下。

【组成】西洋参、大生地、抱木茯神、大麦冬、大白芍、嘉定花粉、天门冬、拣元参、肥知母、炙甘草。

【用法】水四钟，煎六分，兑蔗浆一钟，温服。

【主治】疫喉痧透，舌绛无津，脉数少寐，筋惕肉瞤。

清咽抑火汤

【方源】（明）龚廷贤《寿世保元》卷六。

【组成】连翘一钱五分，片芩一钱，栀子一钱，薄荷七分，防风一钱，桔梗二钱，朴硝一钱，黄连一钱，黄柏五分，知母一钱，玄参一钱，牛蒡子一钱，大黄一钱，甘草五分。

【用法】上锉一剂，水煎，频频热服。

【主治】咽喉肿痛，痰涎壅盛，初起或壮盛人，上焦有实热者。

清咽滋肺汤

方一

【方源】（清）张璐《张氏医通》卷十五。

【组成】黑参、鼠粘子、荆芥、葳蕤、贝母（去心），天花粉、马兜铃、桔梗、麦门冬各等分，甘草减半。

【用法】水煎，温服。

【主治】麻后余热，咳嗽声瘖。

方二

【方源】（民国）李聪甫《麻疹专论》卷一。

【组成】荆芥、牛蒡子（炒）、前胡各八分，玄参、贝母（去心）、瓜蒌仁、麦冬、马兜铃、鲜桑叶、枇杷叶（去毛）、沙参、地骨皮各一钱，薄荷三分。

【功用】清热利咽，润肺止咳。

【主治】小儿麻疹后余热未退，咳嗽声瘖。

清阳降火汤

【方源】（明）龚居中《红炉点雪》卷二。

【组成】山栀仁（童便炒）八分，知母（乳蒸）一钱，黄柏（盐水蒸）八分，青皮（去瓤）八分，橘红五分，丹参九分，麦门冬（去心）四分，沙参（童便炒）一钱，茜根九分，姜一片，茅根一撮。

【用法】水煎，空心服。

【主治】男妇咳血，子午二潮，脉沉数。

清阳柳华散

【方源】（清）马文植《外科传薪集》。

【组成】黄柏一两，青黛一两，硼砂一两，人中白（煅）一两。

【用法】上为末。吹患处。

【主治】咽喉红肿。

清阳散

【方源】（清）马文植《青囊秘传》。

【组成】硼砂二钱，飞朱砂二分，梅片五厘。

【用法】吹口。

【主治】①《青囊秘传》：喉症红肿者。②《外科传薪集》：咽喉肿痛、胀痛者。

清音丹

【方源】（明）朱橚《普济方》卷一五九引《格物堂经验良方》。

【组成】人参二钱半，桔梗、知母、玄胡索各半两，甘草四钱。

【用法】上为末，炼蜜为丸，如小龙眼核大。绵裹一丸，卧时置口中，使之自化。

【主治】久年咳嗽声哑。

清音噙化丸

【方源】（明）陈实功《外科正宗》卷二。

【组成】诃子、真阿胶、天门冬（盐水拌炒）、知母各五钱，麦门冬（去心）、白茯苓、黄柏（蜜炙）、当归、生地、熟地各一两，人参三钱，乌梅肉十五个，人乳、牛乳、梨汁各一碗（共熬稠膏）。

【用法】上为细末，和膏，炼蜜为丸，如鸡头子大。每用一丸，仰卧嚼化，日用三丸。如改作小丸，每服一钱，诃子煎汤或萝卜汤送下，亦取效。

【主治】肺气受伤，声音嘶哑，或久嗽咳伤声哑。

清音丸

【方源】（明）王肯堂《证治准绳·类方》卷二引《医学统旨》。

【组成】桔梗、诃子各一两，甘草五钱，硼砂、青黛各三钱，冰片三分。

【用法】上为细末，炼蜜为丸，如龙眼大。每服一丸，噙化。

【功用】《医学六要》：化痰止咳，清金降火。

【主治】咳嗽。

清燥救肺汤

方一

【方源】（清）沈金鳌《杂病源流犀烛》卷十七。

【组成】桔梗、黄芩、麦冬、花粉、桑皮、生地。

【主治】肺燥伤气。

方二

【方源】（清）喻昌《医门法律》卷四。

【组成】桑叶（去枝梗）三钱，石膏（煅）二钱五分，甘草一钱，人参七分，胡麻仁（炒、研）一钱，真阿胶八分，麦门冬（去心）一钱二分，杏仁（泡去皮尖，炒黄）七分，枇杷叶（刷去毛，蜜涂炙黄）一片。

【用法】上以水一碗，煎六分，频频二三次滚热服。

【主治】诸气膹郁，诸痿喘呕。

【方论选录】①《医门法律》：桑叶经霜者，得金气而柔润不凋，取之为君；石膏禀清肃之气，极清肺热；甘草和胃生金；人参生胃之津，养肺之气。命名清燥救肺汤，大约以胃气为主，胃土为肺金之母也。②《医宗金鉴》：经云，损其肺者益其气。肺主诸气故也。然火与元气不两立，故用人参、甘草甘温而补气，气壮火自消，是用少火生气之法也。火燥膹郁于肺，非佐甘寒多液之品不足以滋肺燥，而肺气反为壮火所食益助其燥矣。故佐以石膏、麦冬、桑叶、阿胶、胡麻仁辈使清肃令行，而壮火亦从气化也。经曰：肺苦气上逆，急食苦以降之。故又佐以杏仁、枇杷叶之苦以降气。

清燥汤

方一

【方源】（宋）陈沂《陈素庵妇科补解》卷三。

【组成】黄芩、黄连、黄柏、人参、麦冬、川芎、当归、芍药、地黄、苍术、白术、甘草、茯苓。

【功用】清肺燥，滋肾水。

【主治】妊娠皮肤干涩。由荣血衰少，不能濡润肌肉，充达腠理，外则皮肤皱揭，内则口燥咽干，或二便闭或足痿无力。

方二

【方源】（清）罗国纲《罗氏会约医镜》卷八。

【组成】天冬、麦冬各二钱，白芍一钱，贝母（炒，研）一钱半，款冬花一钱三分，甘草一钱，百合二钱，当归一钱半，生地二钱，栀仁一钱，丹皮一钱，桔梗一钱半。

【用法】水煎服。

【主治】肺被火烁，咳痰不爽，喉痒便燥，脉不虚者。

方三

【方源】（清）秦之桢《伤寒大白》卷二。

【组成】桑叶、石膏、人参、麦门冬、枇杷叶、杏仁、阿胶、黄芩、知母。

【主治】燥热喘逆。

清镇丸

【方源】（金）刘完素《素问病机气宜保命集》卷下。

【组成】小柴胡汤内加人参一倍、青黛半两。

【用法】上为细末，面糊为丸，如桐子大。每服五十丸。生姜汤送下。

【主治】①《素问病机气宜保命集》：热嗽。②《脉因症治》：上焦气热所冲，食已暴吐，头痛有汗，脉弦。

清蒸丹

【方源】（清）景日昣《嵩崖尊生全书》卷十一。

【组成】紫河车（洗去紫血，入瓶内，酒一杯，花椒一钱，封口煮，去椒）一个，秋石一两五钱、人中白（年久夜壶内，入枣三十个，酒八分满，盐泥封，以炭火煅之，待酒耗三分，再封住口，用慢炭火煅一夜，去枣取白）一两半，五味一两，人参二两半，人乳粉二两半，阿胶珠、地骨皮、鳖甲（醋炙）各一两五钱，银柴胡一两半。

【用法】以百部、青蒿、童便、酒共熬膏和丸。每服四钱。

【主治】痨嗽骨蒸。

清蒸还致丹

【方源】（清）何镇《何氏济生论》卷二。

【组成】紫河车二具，真秋石三两，人中白（煅）三两，五味子二两，人参五两，人乳粉五两，阿胶（蛤炒）四两，地骨皮三两，鳖甲（醋炙）三两，银柴胡三两。

【用法】上加百部、青蒿、童便，共熬成膏为丸。白汤送下三钱。

【功用】清骨蒸。

【主治】劳嗽。

qiong

琼玉膏

【方源】（明）虞抟《医学正传》卷二引臞仙方。

【组成】人参十二两，沉香、琥珀各五钱，白砂蜜（煎沸，去沫）五斤，白茯苓

（去皮，净者）二十五两，生地黄（去芦，净者）十斤（洗净，银石器内杵细，取自然汁。大忌铁器）。

【用法】上人参、茯苓、沉香、琥珀俱为细末，先将地黄汁与白砂蜜搅匀，用密绢滤去细滓，入药末搅匀，入好瓷瓶或银瓶内，用绵纸十数层，外加箬箬包封，扎瓶口，入砂锅内或铜锅内，以长流水浸没瓶颈，用桑柴文武火煮三昼夜，取出，换蜡纸数重包扎瓶口，浸没井中半日，以出火毒，提起，仍入前锅内煮半日，以出水气，然后收藏。每日清晨及午前后，取一二匙，用温酒一盏调服；不饮酒人，白汤亦可。

【功用】滋阴润肺，安神降气。

【主治】阴虚内热之虚劳干咳，咯血失音，腹中隐痛，潮热盗汗；消渴；血虚皮肤干燥。①《医学正传》：虚劳，干咳嗽。②《证治汇补》：气散失音，干咳无痰，或见血线。③《张氏医通》：虚劳，肠中隐痛。④《医学六要》：血虚皮肤枯燥及消渴。

【方论选录】①《医钞类编》：地黄滋阴生水，水能制火；白蜜甘凉性润，润能去燥；人参益肺气而泻火，茯苓清肺热而生津；臞仙加琥珀降肺宁心，沉香升降诸气。②《成方便读》：方中以地黄滋肾水，白蜜养肺阴，使金水相生而燥咳自止；用人参者，取土旺金生、虚则补母之义；茯苓色白入肺，使金令下行，即有浊痰，亦可随之而下矣；加沉香、琥珀者，一则流动其气，一则通达其血耳。

琼珠膏

【方源】（明）高濂《遵生八笺》卷十八。

【组成】粟壳（去盖筋穰）三两，桑皮七钱，贝母八钱，五味子五钱，玄参七钱，薄荷五钱，陈皮六钱，桔梗六钱，甘草四钱。

【用法】上为极细末，炼蜜为丸，如弹子大。每服一丸，临睡以白滚汤送下。

【功用】止嗽。

【主治】①《遵生八笺》：痨症。②《济阳纲目》：久嗽。

琼珠散

【方源】（明）孙一奎《赤水玄珠》卷七。

【组成】桑白皮四两，五味子二两，甘草（炙）二两，陈皮二两，粟壳（去蒂膜，用醋浸三宿，晒干，再入醋浸，晒干）一斤。

【用法】上为末。用冷蜜汤调服。

【主治】①《赤水玄珠》：咳嗽，不问远近。②《仙拈集》：远近哮喘。

qu

驱二竖丸

【方源】（清）沈金鳌《杂病源流犀烛》卷一。

【组成】麦冬、炮姜、川椒、黄芪、人参、肉桂、百部、白术、远志肉、细辛、炙甘草、杏仁。

【用法】炼蜜为丸。含化。

【主治】肺劳热，生虫如蚕，咳逆气喘，谓之膏肓病，针灸不至者。

驱风膏

【方源】（宋）骆龙吉《增补内经拾遗方论》卷四。

【组成】杏仁（剥去皮尖）不拘多少。

【用法】上浸。晨未洗脸之先，齿咀杏仁，连汁涂之，后洗净。

【功用】驱肺风。

【主治】风寒外袭之皶痤。

驱风散

【方源】（清）祁坤《外科大成》卷四。

【组成】金银花三钱，牛蒡子（炒）、防风、荆芥、当归、川芎、白芍、黄芩、连翘各八分，木通、甘草各四分。

【用法】水二钟，煎八分，母子同服。

【主治】小儿紫赤丹毒，及诸疮咽喉肿痛，并伤风发热烦躁，鼻塞气喘，痰嗽惊风。

驱劳汤

【方源】（宋）赵佶《圣济总录》卷八十八。

【组成】秦艽（去苗土）、柴胡（去苗）、白茯苓（去黑皮）、鳖甲（去裙襴，醋炙）各半两，贝母（去心）、款冬花、紫菀（去苗土）、地骨皮、人参、麻黄（去根节）、桂（去粗皮）、半夏（姜汁浸三日，汤洗，切焙）各一分，诃黎勒皮三枚，杏仁（汤洗，去皮尖、双仁，研）一两。

【用法】上为粗末。每服五钱匕，水一盏半，加生姜五片，同煎至八分，去滓温服。

【主治】虚劳咳嗽喘急，涕唾稠黏，心膈满闷。

驱邪散

【方源】（明）徐春甫《古今医统大全》卷九十三引衡州欧大永方。

【组成】陈皮、紫苏、升麻、干葛、赤芍药、菖蒲、苍术、厚朴、半夏、香附子、藿香、大黄、川芎、川芎、山栀子、甘草、枳壳、香白芷各等分。

【用法】上㕮咀。加生姜、葱。水煎服，不拘时候。

【主治】天行伤寒坏证及诸不正之气，不问阴阳二证，头疼，恶心，喘急，身体疼痛，烦渴咽干。

祛毒牛黄丸

【方源】（元）许国桢《御药院方》卷九。

【组成】牛黄（研）二钱半，人参一两，南琥珀，犀角屑（取极细末），桔梗、生干地黄（沉水研）各半两，雄黄（飞）二两，川升麻、南玄参各三钱，蛤粉（水飞）四两，南硼砂半两，朱砂（飞研）七钱，铅白霜一钱，脑子三钱，金箔（为衣），寒水石（烧赤，去火毒，研）三两。

【用法】上为细末，炼蜜为丸，如小弹子大。金箔为衣，用瓷器内收。每服一丸，浓煎薄荷汤温化下，或新汲水化服亦得，食后一日二三次，更或含化咽津亦得。

【主治】大人小儿咽喉肿痛，舌本强硬，或满口生疮，涎潮喘急，胸膈不利，饮食难进。

祛风导气化痰丸

【方源】（明）朱橚《普济方》卷九十四引《瑞竹堂经验方》。

【组成】大川乌头（炮，去皮脐用）半两重，乌迭泥、天南星、白附子各三两（生用），天麻（酒浸，焙）一两，全蝎（不去毒，用薄荷叶炒）一两，半夏七两。

【用法】上各取净末，除南星、半夏生取末，以绢袋盛，安瓷器中，新水浸，日晒夜露三昼夜，每早换水，三日取出，晒干为细末，各依分两称，相和重罗，用苏合香油三两，如无苏合香丸，膏子亦可。如不敷，入糯米粉打薄糊为丸，如梧桐子大。每服五七十丸，食后临卧用姜汤送下，一日二次。药只阴干，不要晒干及焙。

【主治】咳嗽气积，呕吐痰涎，头目昏晕，半身不遂，偏废，口眼㖞斜，他药不疗者。

祛风清金散

【方源】（明）孙一奎《赤水玄珠》卷十四。

【组成】防风、天花粉、桔梗、枳壳、旋覆花、川芎各一钱，山栀、黄芩、贝母、瓜蒌仁（炒）、茯苓、天门冬、麦门冬、橘红各八分，五味子十五粒，甘草四分。

【用法】水煎服。

【主治】窒病，肺热壅盛，痰唾如脓。

祛风散

【方源】（朝鲜）金礼蒙《医方类聚》卷二十四引《烟霞圣效方》。

【组成】细辛、苍耳、贯芎、白芷、石膏、当归各等分。

【用法】上为末。口噙水，鼻内搐之半字；服茶调散半钱。

【主治】偏正头疼痛，鼻塞不通。

祛火利痰丸

【方源】（明）孙文胤《丹台玉案》卷三。

【组成】大黄（锦纹者，切片，好酒浸二日，上下柳叶蒸黑色，晒干为末）一斤，巴戟天（水泡，去骨）四两，萝卜子（炒）、真苏子（炒）、麦芽（炒）、枳实（炒）各二两。

【用法】上为细末，炼蜜为丸，如梧桐子大。每服五十丸，空心茶清送下。

【主治】一切痰火，久嗽不住。

祛火通关饮

【方源】（明）孙文胤《丹台玉案》卷三。

【组成】黄连、玄参、山豆根、桔梗、牛蒡子、枳实各二钱，大黄、玄明粉、瓜蒌仁各三钱。

【用法】加生姜二片，水煎，温服。

【主治】喉痹不通，饮食不下。

祛痰丸

方一

【方源】（元）萨理弥实《瑞竹堂经验方·补遗》。

【组成】木香、天麻各一两，槐角子七钱半，人参（去芦）、半夏七钱半，茯苓（去皮）、青皮（去瓤）、白术（煨）各一两，陈皮（去白）、牙皂角（去皮弦，酥炙）七钱。

【用法】上为细末，生姜自然汁打糊为丸，如梧桐子大。每服五七十丸，食后、临卧温酒送下；姜汤亦可。

【主治】风痰喘嗽。

方二

【方源】（清）蒋廷锡《古今图书集成·医部全录》卷二四五。

【组成】半夏一两，白术七钱，茯苓六钱，黄芩、陈皮（留白）、桔梗、枳壳、石膏（煅）各半两，僵蚕（炒）二钱半，五味子一钱半。

【用法】上用神曲糊丸，每服二十丸，姜汤送下，先与三拗汤加黄芩、白术二贴，夜与小胃丹十丸，以搅其痰。

【主治】疟后痰嗽，时时发热，痰稠如黄胶者。

祛邪补气散

【方源】（清）曾鼎《痘疹会通》卷三。

【组成】白芷、防风、桔梗、山楂、肉桂、川芎、人参、黄芪、甘草、慈菇。

【主治】痘疮贯脓二日在肺经。

祛邪饮

【方源】（宋）赵佶《圣济总录》卷九十三。

【组成】槟榔（煨）、大黄（锉，炒）各一两，阿魏（研）一钱，丹砂（研）、麝香（研）、秦艽（去苗土）各一分。

【用法】上药除麝香丹砂外，细锉如麻豆大，相和令匀，分为五服。每用东南桃柳梢各七枚，各长一握，细锉，青蒿一握，以童子小便一升半，隔夜浸至来日五更鸡鸣时，并药同煎十余沸，倾出，将细绢滤过，分为两服，空腹，相次服之。至明即转下恶物，似头发、马尾、鱼脑，转不止自住。

【主治】传尸劳，气满喘咳，大肠秘涩，羸瘦无力。

祛邪止嗽丸

【方源】（明）孙志宏《简明医彀》卷四。

【组成】紫苏叶、冬花蕊、紫菀茸、杏仁（研，纸压去油，另捣如泥）、乌梅肉（洗，蒸，捣）、粟壳（润，去瓤）各四两，麻黄（去根）、陈皮、桑皮（蜜炒）、知母、甘草各二两，官桂一两。

【用法】上为末，入梅拌，重晒，磨，和杏蜜为丸，如龙眼大。每服一丸，临睡姜、葱汤化下。

【主治】因感风寒雨湿成嗽，患久不已，冬月风冷嗽甚。

曲桂汤

【方源】（宋）赵佶《圣济总录》卷二十七。

【组成】陈曲（锉，炒）、桂（去粗皮）、百合、麻黄（去根节）、黄连（去须）、枳壳（去瓤，麸炒）、白石脂各一两半，桑根白皮（锉，焙）、地骨皮、附子（炮裂，去皮脐）各二两，款冬花、羚羊角屑、旋覆花（微炒）各一两，杏仁（汤浸，去皮尖双仁，炒）十枚，黄芩（去黑心）半两。

【用法】上为粗末。每服五钱匕，水一盏半，加生姜三片，同煎至八分，去滓温服。

【主治】伤寒食毒咳嗽。

曲麦二陈汤

【方源】（清）吴谦《医宗金鉴》卷五十三。

【组成】陈皮、半夏（姜制）、茯苓、甘草（生）、黄连（姜制）、山楂、麦芽（炒）、神曲（炒）、栝楼仁、枳实（麸炒）。

【用法】生姜、红枣为引，水煎服。

【主治】食积咳嗽，便溏。

曲麦山楂地骨知母汤

【方源】（清）沈麟《温热经解》。

【组成】神曲二钱，山楂二钱，麦芽二钱，知母三钱，地骨皮三钱。

【功用】消食降火。

【主治】外邪已解，五更咳嗽，胃中有积食。

取渊汤

【方源】（清）陈士铎《辨证录》卷三。

【组成】辛夷二钱，当归一两，柴胡一钱，炒栀子三钱，玄参一两，贝母一钱。

【用法】水煎服。一剂涕减，再剂涕又减，三剂病痊愈。

【主治】鼻渊。

【方论选录】辛夷最能入胆，引当归以补脑之气，引玄参以解脑之火；加柴胡、栀子以舒胆中之郁热，则胆不来助火，而自受补气之益也。然不去止鼻中之涕者，清脑中之火、益脑中之气，正所以止之也。盖鼻中原无涕，遏抑上游出涕之源，何必截下流之水乎？

去毒丸

【方源】（宋）赵佶《圣济总录》卷一二二。

【组成】青绿（信州者，煅微赤）、胡粉各等分。

【用法】上为末，醋煮面糊为丸，如皂子大。每服一丸，薄荷暖酒磨化下；如口不开，用白僵蚕末一字，吹入鼻内，口即开，吐下毒，立止。

【主治】一切喉风闭塞，咽喉诸疾。

去恶清肺汤

【方源】（清）费伯雄《医醇賸义》卷四。

【组成】当归二钱，川芎一钱，桃仁一钱，炮姜五分，楂炭三钱，延胡一钱，苏子二钱，桑皮三钱，橘红一钱，贝母二钱，苏木三分，降香五分，童便一杯（冲服）。

【主治】新产之后，恶露未行，不耐久坐，平卧太早，瘀血冲肺，气喘鼻掀，头汗微出。

去湿散邪汤

【方源】（清）陈士铎《石室秘录》

卷二。

【组成】白术五钱，防风一钱，荆芥一钱，苏叶一钱，陈皮五分，桔梗一钱，甘草一钱，茯苓三钱。

【用法】水煎服。

【功用】发汗疏泄。

【主治】邪居于腠理之间，不肯自出。

【方论选录】此方妙在用白术为主，而以表汗为佐使。盖人之脾气健，而皮毛腠理，始得开合自如。今用白术以健土，去湿而利腰脐，邪已难于久住，况有防风、荆芥、苏叶之品，尽散外邪，何敢再居营卫？又有甘草从中调治，则邪不必攻而自散矣，此泄治之佳者。

quan

全鳖丸

方一

【方源】（宋）杨士瀛《仁斋直指方论》卷九。

【组成】知母、贝母、杏仁（浸去皮）各三分，柴胡二两，川芎一两，当归、明阿胶（炒酥）各半两。

【用法】上粗截，入厚瓷器中，用中等活鳖一个生宰，于头土去鳖病，以鳖肉并血并药，用醇酒五升同浸一宿，密纸封，次早慢火同煮，俟熟取鳖，令病者随意食之。只留鳖甲并骨，并药焙干，为末，以浸药酒汁调米粉糊为丸，如梧桐子大。每服七十丸，米饮送下，不拘时候。

【主治】劳瘵虚热嗽喘。

方二

【方源】（清）董西园《医级宝鉴》卷九。

【组成】生地、熟地、知母、贝母、杏仁、款冬、沙参、丹皮、紫菀各一两，青蒿、前胡、柴胡各五钱。

【用法】用团鱼一个，斤外者佳，清水漾七日，将麻扎其头足，和药纳坛内，用水三碗，将箬扎坛，隔水煮一日，取起鱼，剔去甲骨，炙燥；鱼肉捣烂如泥；所存之药，另置砂锅煮干，炒和骨甲为末，外用米仁、莲肉粉各四两，以糯米糊为丸，如梧桐子大。每服三钱，黄芪麦冬汤送下。

【主治】肝肾阴虚，骨蒸劳嗽。

全肺汤

【方源】（清）陈士铎《辨证录》卷十三。

【组成】元参三两，生甘草五钱，金银花五两，天花粉三钱，茯苓三钱，白芍三钱，麦冬二两。

【用法】水煎服。一剂而痛减，二剂而内消矣。

【主治】肺热生痈，胸膈间作痛，咳嗽时更加痛极，手按痛处尤增，气急。

全生饮

【方源】（明）龚信《古今医鉴》卷七。

【组成】藕汁（磨墨）一寸，梨汁、茅根汁、韭汁、生地黄汁各一两，刺刺菜汁、萝卜汁、白蜜、竹沥、生姜汁、童便各半盏。

【用法】上合一处，频频冷服。

【主治】吐血、衄血、嗽血、咯血、唾血。

全蝎散

【方源】（清）蒋廷锡《古今图书集成·医部全录》卷四〇九。

【组成】全蝎二十四个，僵蚕二十四个，白附子一钱，南星一两，甘草、天麻、朱砂各二钱半，川芎一钱半。

【用法】上为末，姜汤调下；热甚，加薄荷汤调下。

【功用】下儿之痰。

que

雀子顶

【方源】（清）鲁照《串雅补》卷一。

【组成】白信一钱（制如前），麻黄一钱，雄黄一钱，寒水石（煅通红）一钱，鹅管石一钱。

【用法】上为细末。每服一分，早空心冷水送下，隔五日一服。不可多吃。夜空心服亦可。

【主治】冷热风痰，痰火哮喘。

R

re

热郁汤

方一

【方源】（明）王肯堂《证治准绳·类方》卷二。

【组成】连翘四钱，薄荷叶、黄芩各一钱五分，山栀仁二钱，麦门冬（去心）三钱，甘草五分，郁金一钱，瓜蒌皮瓤二钱，竹叶七片。

【用法】水煎服。

【主治】①《证治准绳·类方》：郁热，非阴虚，非阳陷，亦不发热，而常自蒸蒸不解者。②《杂病源流犀烛》：肺因壅热生风，在外风适与之相袭，症见声重鼻塞，咳嗽咽干音哑。

方二

【方源】（清）汪汝麟《证因方论集要》卷二。

【组成】熟地、麦冬、沙参、阿胶、五味子、胡桃。

【主治】阴人火灼肺金，气膹郁喘咳，壅塞而胀。

【方论选录】用熟地补益真阴；麦冬保肺；肺气散而不收，以五味敛之；沙参、阿胶以宣膹郁；胡桃定喘。

ren

人马平安散

【方源】（清）孙伟《良朋汇集经验神方》卷三。

【组成】川乌、草乌各用七个，重（生用）一钱，干姜、葱子（微炒）、川芎、硼砂各一钱，麝香三分，皂角、火硝各一钱五分，狗头（烧黑，用天灵盖）、雄黄各一钱，硇砂（煅存性）三分。

【用法】上为细末，入瓷罐内听用。以药少许，苇筒吹鼻中，男左女右；或用稀糊为丸，黄豆大，棉裹塞鼻中。眼目暴发，点之即愈。

【主治】偏正头痛，咽喉肿痛，乳蛾缠喉，喉闭，腹内寒疼，绞肠痧，干霍乱，眼目暴发。

人参安肺汤

【方源】（明）朱橚《普济方》卷一五七。

【组成】人参、杏仁、麻黄、枳壳、甘草、乌梅、五味子、桑白皮各等分。

【用法】上为细末。加枣子、生姜同煎，去滓，临卧温服。

【主治】咳嗽。

人参八仙丹

【方源】（明）朱橚《普济方》卷一五七。

【组成】人参、官桂、麻黄（去节）、甘草（炒）、百部、款冬花、杏仁（汤浸，去皮，炒）、枯白矾各等分。

【用法】上为细末，炼蜜为丸，如小弹子大。每服一丸，口含化，食后，晨、晚日二服之。

【主治】远年近日咳嗽痰喘，肌热盗汗，虚损肺痿。

人参白术汤

方一

【方源】（元）朱震亨《丹溪心法》卷三。

【组成】人参、黄芩、柴胡、干葛、栀子仁、甘草（炙）各半两，白术、防风、半夏（泡七次）、五味。

【用法】上吹咀。每服四钱，加生姜三片，水煎服。

【主治】气虚不足，咳逆有痰者。

【备注】方中白术、防风、半夏、五味用量原缺。

方二

【方源】（明）徐春甫《古今医统大全》卷四十四引《医抄》。

【组成】人参、白术、天门冬、麦门冬各一钱，五味子二十粒，半夏、阿胶（炒）各八分，甘草（炙）五分。

【用法】水二盏，加生姜三片，煎八分，通口服。

【主治】气逆喘急。

人参白术丸

【方源】（宋）赵佶《圣济总录》卷六十三。

【组成】人参、半夏曲、白术（锉）、白茯苓（去黑皮）各半两，天麻、丁香各一分，龙脑（研）一钱半，丹砂（研，水飞）一钱。

【用法】上药除研者外，捣罗为细末，和令匀，煮枣肉为丸，如梧桐子大。每服十丸至十五丸，食后温生姜汤送下，茶清亦得。

【功用】利胸膈，去痰逆。

【主治】胸膈痰逆，不思饮食。

人参百合汤

【方源】（元）朱震亨《丹溪心法》卷二，名见《东医宝鉴·杂病篇》卷五。

【组成】人参、白术、茯苓、百合、红花、细辛、五味、官桂、阿胶、黄芪、半夏、杏仁、甘草、白芍、天门冬。

【用法】上锉。水煎服。

【主治】劳嗽吐红。

【备注】《东医宝鉴·杂病篇》本方用白术、茯苓、百合、阿胶珠、天门冬各一钱，白芍药、人参、五味子、黄芪、半夏、杏仁各七分，细辛、红花、佳皮、甘草各三分。

人参败毒散

方一

【方源】（宋）陈师文《太平惠民和剂局方》卷二。

【组成】柴胡（去苗）、甘草（爁）、桔梗、人参（去芦）、川芎、茯苓（去皮）、枳壳（去瓤，麸炒）、前胡（去苗，洗）、羌活（去苗）、独活（去苗）各三十两。

【用法】上为粗末。每服二钱，水一盏，加生姜薄荷各少许，同煎七分，去滓，不拘时服，寒多则热服，热多则温服。

【功用】《医方集解》：扶正匡邪，疏导经络，表散邪滞。

【主治】外感风寒湿邪，正气不足，憎寒壮热，头痛项强，身体烦疼，无汗，胸膈痞满，鼻塞声重，咳嗽有痰，苔白腻，脉浮软者。也用于疮疡、痢疾等病证初起，见有上述症状者。①《太平惠民和剂局方》：伤寒时气，头痛项强，壮热恶寒，身体烦疼。及寒壅咳嗽，鼻塞声重；风痰头痛，呕秽寒热。②《类证活人书》：伤风、温疫、风温，头目昏眩，四肢痛，憎寒壮热，项强目睛疼。寻常风眩，拘倦。③《幼科证治大全》引《澹寮集验方》：小儿噤口痢，毒气冲心肺，食即吐逆。④《外科经验方》：痈疽、疔肿、发背、乳痈等证，憎寒壮热，甚至头痛拘急，状似伤寒者。

【方论选录】①《寓意草》：伤寒病有宜用人参入药者，其辨不可不明。若元气素弱之人，药虽外行，气从中馁。轻者半出不出，留连为困；重者随元气缩入，发热无休。所以虚弱之体，必用人参三、五、七分，入表药中，少助元气，以为驱邪之主，使邪气得药，一涌而出，全非补养虚弱之意也。②《医方集解》：此足太阳、少阳、手太阴药也。羌活入太阳而理游风，独活入少阴而理伏风，兼能去湿除痛，柴胡散热升清，协川芎和血平肝，以治头痛目昏。前胡、枳壳降气行痰，协桔梗、茯苓以泄肺热而除湿消肿，甘草和里而发表，人参辅正以匡邪，疏导经络，表散邪滞，故曰败毒。③《张氏医通》：问时疫初起，用人参败毒，得毋助邪为虐之患乎，又何以治非时寒疫，汗后热不止？盖时疫之发，必入伤中土，土主百骸合，无分经络，毒气流行，随虚辄陷，最难叵测。乘邪气未陷时，尽力峻攻，庶克有济。其立方之妙，全在人参一味，力致开合，始则鼓舞羌、独、柴、前，各走其经，而与热毒分解之门。继而调御津精血气，各守其乡，以断邪气复入之路。以非时之邪，混厕经中，屡行疏表不应，邪伏幽隐不出，非借人参之大力不能载之外泄也。④《温病条辨》：此证乃内伤水谷之酿湿，外受时令之风湿，中气本自不足之人，又气为湿伤，内外俱急。立方之法，以人参为君，坐镇中州，为督战之帅；以二活、二胡合芎䓖，从半表半里之际领邪外出，喻氏所谓逆流挽舟者此也；以枳壳宣中焦之气，茯苓渗中焦之湿，以桔梗开肺与大肠之痹，甘草和合诸药，乃陷者举之之法，不治痢而治致痢之源。痢之初起，憎寒壮热者，非此不可也。⑤《成方便读》：方中必先以人参补正却邪，羌活走表以散游邪，独活行里以宣伏邪，柴胡、桔梗散热升清，枳壳、前胡消痰降气，川芎芳香以行血中之气，茯苓淡渗以利气中之湿，甘草协和各药使之不争，生姜辟秽祛邪令其无滞，于是各建其长以收全功，皆赖人参之大力驾驭其间耳。至于治痢用此者，此喻氏逆流挽舟之法，以邪从表而陷里，仍使里而出表也。

方二

【方源】（清）李纪方《白喉全生集》。

【组成】洋参（或用条参）、防风（去芦）、白芷、浙贝（去心）各二钱，桔梗、银花、僵蚕（姜汁炒）、鼠粘各三钱，荆芥、人中黄各一钱，蝉蜕七只（去头翅足），皂角刺（煨）三针。

【用法】水煎服。

【主治】白喉热证尚轻，热邪尚在表，白见于外关，或薄或小，淡红微肿略痛，声音响亮，牙关饮食稍碍，口干，头闷目胀，舌苔与小便微黄。

人参半夏丹

【方源】（宋）刘昉《幼幼新书》卷十六引张涣方。

【组成】人参、半夏（汤洗七次，焙）、川面姜、白术、天南星（并炮）各一两。

【用法】上为细末，姜汁糊为丸，如黍米大。每服十丸，生姜汤送下。百晬儿，针头大，沾乳母乳头吮之。

【功用】消痰饮，止咳嗽。

【主治】小儿痰嗽。

人参半夏汤

方一

【方源】（宋）王衮《博济方》卷一。

【组成】半夏（汤洗三七遍）一两，大腹皮二枚，人参三分，枇杷叶（去毛，炙）三分，鳖甲（醋炙令黄）三分，柴胡（去苗）三分，茯苓（去皮）一两，前胡（去苗）三分，橘皮（去白）三分，芍药半两。

【用法】上为散。每服三钱，水一中盏半，加生姜三片，同煎至七分，温服。

【主治】①《博济方》：患劳气，心胸烦闷，痰涎壅塞，不思饮食，头目昏眩。②

《圣济总录》：虚劳，脾胃不调，痰饮留滞，心胸烦闷，不思饮食，呕逆头眩。

【备注】本方原名人参半夏丸，与剂型不符，据《圣济总录》改。

方二

【方源】（宋）佚名《小儿卫生总微论方》卷十四。

【组成】人参（去芦）、半夏曲、白芷各半两，藿香叶（去土）一分，丁香、杏仁霜各半分。

【用法】上为细末。每服二钱，水一钟，加生姜五片，陈粟米五十粒，煎至七分，去滓，时时呷服，一日三四次。

【主治】小儿痰逆，咳嗽不止。

人参半夏丸

方一

【方源】（宋）张锐《鸡峰普济方》卷十一。

【组成】人参、细辛、陈皮各二两，丁香、半夏、厚朴各四两。

【用法】上为细末，用生姜汁煮面糊为丸，如麻子大。食后服二十丸，生姜汤送下。

【主治】肺胃受冷，咳嗽气急，胸膈痞满，喉中呀呷，呕逆涎沫，饮食不下。

【备注】原书卷二十四无陈皮。服法中有三岁儿每服十丸，量儿大小加减。

方二

【方源】（金）刘完素《黄帝素问宣明论方》卷九。

【组成】白矾、天南星、半夏各半两，甘草（炙）二钱半，人参二钱，赤小豆四十九粒，杏仁四十九粒，猪牙皂角一钱。

【用法】上为末，用多年小米一升（一本作小米三升、醋一升），熬粥为丸，如梧桐子大。每服十五丸，临卧用炒萝卜子汤送下。

【主治】一切痰饮，喘嗽不已。

方三

【方源】（元）罗天益《卫生宝鉴》卷十二。

【组成】人参、茯苓（去皮）、南星、薄荷各半两，寒水石、白矾（生）、半夏、姜屑各一两，蛤粉二两，藿香二钱半。

【用法】上为末，水面糊为丸，如梧桐子大。食后每服三十丸，生姜汤送下，一日三次；温水送亦得。

【功用】化痰坠涎，止咳定喘。

【主治】风痰、食痰、一切痰逆呕吐，痰厥头痛。或风气偏正头痛，或风壅头目昏，或耳鸣、鼻塞、咽干、胸膈不利。

人参保肺汤

方一

【方源】（金）刘完素《黄帝素问宣明论方》卷九。

【组成】人参、柴胡、当归、芍药、桑白皮、知母、白术、川芎、黄芪、紫菀、荆芥、地骨皮各一分，茯苓（去皮）、黄芩、连翘、大黄、薄荷、山栀子仁各半两，甘草、桔梗各一钱，石膏、滑石、寒水石半两。

【用法】上为末。每服三钱，水一盏，加生姜三片，煎至七分，去滓温服。

【主治】①《黄帝素问宣明论方》：五劳七伤，喘气不接，涎痰稠黏，骨蒸潮热。②《御药院方》：一切风痰热证。

方二

【方源】（清）郑元良《郑氏家传女科万金方》卷二。

【组成】人参、桑皮、五味子、青皮、橘红、知母、天冬、地骨皮、甘草。

【用法】加生姜，水煎服。

【主治】胎前咳嗽。

人参鳖甲散

【方源】（明）朱橚《普济方》卷二三一。

【组成】柴胡（茸）、前胡、人参、秦艽、汉防己、木香、茯苓、桔梗、白术各五钱，鳖甲（去裙襕，醋炙）一个。

【用法】上为细末，每服二钱，酒炙猪脑子，少许同和，食前以热酒调下。衣盖汗出效。男用母猪，女用雄猪。

【主治】冷热虚劳，肌热盗汗，喘嗽困乏。

人参补肺散

方一

【方源】（金）张从正《儒门事亲》卷十二。

【组成】人参、麻黄（去节）、白术、防己、防风各等分，桑白皮倍加。

【用法】上㕮咀，每服半两，以浆水一碗，煎至半碗，去滓温服。

【主治】咳嗽。

方二

【方源】（明）朱橚《普济方》卷一五七。

【组成】半夏（制）、陈皮、知母、甘草、人参、款冬花各半两，御米壳（炒）一两。

【用法】上为细末。每服三钱，水一大盏，加生姜五片，煎至七分，去滓，食后温服。

【主治】咳嗽，肺上喘。

人参补肺汤

【方源】（明）薛己《外科枢要》卷四。

【组成】人参、黄芪、白术、茯苓、陈皮、当归各一钱，山茱萸肉、山药各二钱，五味子五分，麦门冬七分，甘草（炙）五分，熟地（自制）一钱半，牡丹皮八分。

【用法】加生姜、大枣，水煎服。

【主治】肺症，咳喘短气，或肾水不足，虚火上炎，痰涎涌盛，或唾脓血，发热作渴，小便短涩。

人参补肺饮

【方源】（明）秦昌遇《症因脉治》卷二。

【组成】人参、麦冬、五味子、天冬、薏苡、黄芪、百合、炙甘草。

【主治】肺经咳嗽，脉见迟细者。

人参定喘汤

方一

【方源】（宋）陈师文《太平惠民和剂局方》卷四。

【组成】人参（切片）、麻黄（去节）、甘草（炙）、阿胶（炒）、半夏曲各一两，桑白皮、五味子各一两半，罂粟壳（蜜刷，炙）二两。

【用法】上为粗末，入人参片拌匀。每服三大钱，水一盏半，加生姜三片，同煎至七分，去滓，食后温服。

【主治】丈夫、妇人远年近日肺气咳嗽，上喘气急，喉中涎声，胸满气逆，坐卧不安，饮食不下；肺感寒邪，咳嗽声重，语音不出，鼻塞头昏；小儿久病，肺气喘急，喉中涎声，胸膈不利，呕吐痰沫。

方二

【方源】（明）万全《万氏家传保命歌括》卷二十五。

【组成】人参一两，陈皮（去白）、甘草各五钱，杏仁（去皮尖，炒）一两（另研），木香三钱。

【用法】上为末。每服三钱，浓煎苏叶汤调，食远服。三服喘即止。

【主治】蛊胀有喘。

人参冬花膏

【方源】（清）陈复正《幼幼集成》卷三。

【组成】人参、天门冬、麦门冬、款冬花、贝母、桑白皮、金井胶、片枯芩、白当归各一钱，北五味、炙甘草各五分。

【用法】上为细末，炼蜜为丸，如龙眼

核大。每服一丸，灯心汤送下。

【主治】气逆咳血，痰中带血。

人参冬梨方

【方源】（清）陈念祖《医学从众录》卷二。

【组成】人参、天冬、麦冬各一钱五分，茯苓五分，杏仁（去皮尖）二个，红枣（去核）二个，莲子（去皮心）六个，人乳三匙，白蜜三匙，大甜梨（铜刀挖去心）一个。

【用法】将前药制碎，纳梨内，仍以梨盖盖之，用绵纸封固，饭上蒸熟。日间吃其药，临卧吃此梨。

【主治】痰火骨蒸，吐血不足。

人参阿胶散

【方源】（明）万全《万氏女科》卷二。

【组成】人参、白术、茯苓、甘草（炙）、苏叶、阿胶、桔梗各等分。

【用法】水煎，食后服。

【主治】妊妇久嗽不已，谓之子嗽，引动其气，恐其堕胎。

人参防己汤

【方源】（宋）赵佶《圣济总录》卷五十。

【组成】人参半两，防己一分，羌活（去芦头）、川芎、槟榔（锉）、连翘、天麻、玄参、防风（去叉）、犀角（镑）、木香各半两，恶实（微炒）、甘草（炙）各一两。

【用法】上为粗末。每服三钱匕，水一盏，加生姜三片，葱白一寸，堪至六分，不拘时候，去滓温服。

【主治】肺脏壅热，咽喉肿痛，头目昏重，烦满引饮，客热痰毒，大小便秘涩。

【备注】方中防己，《普济方》用一两。

人参枫香丸

【方源】（宋）赵佶《圣济总录》卷五十。

【组成】人参、天南星（炮）、枫香、羚羊角（镑）各一两，赤箭三分，黄芪（锉）、白茯苓（去黑皮）、防风（去叉）、零陵香叶、天麻、白鲜皮、木香、马牙硝、龙脑（研）、麝香（研）、秦艽各半两。

【用法】上药除研外，捣罗为末，入研药和令匀，炼蜜为丸，如鸡头子大。每服一丸，薄荷汤嚼下，不拘时候。

【主治】肺脏风毒，皮肤生疮瘙痒。

人参佛耳散

【方源】（明）朱橚《普济方》卷二三二。

【组成】人参、佛耳草、款冬花、寒水石、没药（另研）各二钱。

【用法】上为细末，加大枣十四枚（去核），以没药末入于枣内。每服枣二枚，药末一钱，同枣相合，细嚼，白沸汤或淡姜汤下。

【主治】劳伤虚怯，咳嗽咯血，虚热喘急胁痛。

人参茯苓汤

【方源】（明）朱橚《普济方》卷一五八。

【组成】人参（去芦头）、川芎、白茯苓、桂心、知母、贝母（炒）、杏仁（去皮尖，麸炒）、苦葶苈（炒）、柴胡（去芦头）、半夏（汤泡七次，为粗末，取生姜自然汁制三次）、麻黄（去根节）各二钱半，石膏二钱，陈皮（去白）一两，诃子（煨，取去皮）二两，白术一两，甘草（炙）一两，羌活半两，马兜铃半两。

【用法】上为粗末。每服五钱，水一盏半，加生姜七片，枣子二枚，煎至八分，去滓，不拘时候温服。

【功用】降气。

【主治】痰盛，喘满咳嗽。

人参茯苓丸

【方源】（宋）赵佶《圣济总录》卷四十八。

【组成】人参、白茯苓（去黑皮）、白术各二两半，桂（去粗皮）、干姜（炮）、当归（切，炒）、甘草（炙，锉）、川芎、黄芪（锉）各二两，陈橘皮（汤浸，去白，焙）一两半。

【用法】上为末，炼蜜为丸，如梧桐子大。每服三十丸，空心酒送下；生姜汤亦得，一日二次。稍加至五十丸。

【主治】肺气虚寒，咳逆，下利，少气。

人参复脉散

【方源】（明）龚廷贤《寿世保元》卷三。

【组成】人参二钱，白术（去芦）一钱半，麦门冬（去心）二钱，白茯苓（去皮）三钱，五味子四分，陈皮二钱，半夏（姜炒）二钱，竹茹四钱，甘草八分。

【用法】上锉。加生姜五片，水煎服。

【主治】咳逆而无脉者。

人参甘草汤

【方源】（朝鲜）金礼蒙《医方类聚》卷七十五引《经验秘方》。

【组成】甘草（去皮）一两，桔梗五钱，人参二钱半，黄芪二钱。

【用法】上㕮咀。每服三钱，加生姜三片，水一盏半，煎至一盏，去滓，临卧极热细呷。

【主治】咽喉肿痛。

人参甘桔汤

【方源】（元）曾世荣《活幼心书》卷下。

【组成】人参（去芦）半两，桔梗（锉，用蜜水浸透）一两，甘草（半生半炙）三钱。

【用法】上㕮咀。每服二钱，水一盏，煎七分，不拘时候温服。

【主治】感冒风热，火气熏逼，痘疮蕴毒上攻，咽喉肿痛，痰气不顺，咳嗽失音，饮食减少者。

人参膏

【方源】（明）朱橚《普济方》卷一五八引《格物堂经验良方》。

【组成】人参、知母、黄芩、款冬花、贝母、紫菀、杏仁、猪牙皂角、桔梗、荆芥、防风、甘草各等分。

【用法】上为细末，炼蜜成膏，为丸如皂荚子大。每服一丸，用好蜜和熟水化下。

【主治】大人小儿，伤风咳嗽，气粗多涎，身热。

人参膏子

【方源】（明）朱橚《普济方》卷一五八。

【组成】人参（好者，生用）半两，麻黄（不去节）半两，甘草一分，汉防己（生用）半两，杏仁（汤泡，去皮尖，研细）四十九枚，百部（生用）一分。

【用法】上为细末，炼蜜为膏子。每日含化一钱。

【主治】大人小儿，肺壅痰嗽。

人参固本膏

【方源】（清）冯兆张《冯氏锦囊秘录·痘疹全集》卷十一。

【组成】人参一两，天冬、麦冬、生地、熟地各四两。

【用法】以二冬、二地熬成膏，以人参细末和匀。时时挑少许，口中噙化。

【主治】肾虚肺热，喘嗽烦渴，肺痰咯血。

【方论选录】天一生水，故肾为万物之元，乃人身之本也。奈人自伐其元，则本不固，而劳热作矣。热则火刑于金而喘嗽生焉。二地补肾为君，精不足者，补之以味也；二冬保肺为臣，虚则补其母也，火刑金而肺气衰，非人参莫可救援，东垣所谓无阳则阴无以生也。况肺主气，水之母也，根于丹田。人参大补元气，无所不宜，以气药引之则补阳，以血药引之则补阴。倘泥于肺热伤肺之说，则孤阴不长，不几坐而待毙耶。

人参固本丸

【方源】（宋）王硕《易简方》引《叶氏录验方》。

【组成】生地黄（洗）、熟地黄（洗，再蒸）、天门冬（去皮）、麦门冬（去心）各一两，人参半两。

【用法】上为末，炼蜜为丸，如梧桐子大。每服三十丸，空心温酒、盐汤送下。

【功用】①《医略六书》：扶元润燥。②《饲鹤亭集方》：滋阴养血，清金降火，补精益肾。

【主治】虚劳肺肾阴虚，咳嗽痰血，盗汗自汗，虚热澡渴，小便短赤；反胃，津枯胃燥者。①《外科发挥》：肺气燥热作渴，或小便短少赤色，及肺气虚热，小便涩滞如淋。②《医略六书》：反胃，津枯便燥脉涩者。③《饲鹤亭集方》：肺劳虚热，真阴亏损，咳嗽失血，自汗盗汗，水泛为痰。

【方论选录】①《医方类聚》引《叶氏录验方》：夫人心生血，血生气，气生精，精盛则须发不白，颜貌不衰，延年益寿；其夭阏者，多由服性热之药，不能滋生精血也。而药之滋补者，无出生熟二地黄，天麦二门冬，人徒知服二地黄，而不知以二门冬为引也。盖生地黄能生精血，用天门冬引入所生之地，熟地黄能补精血，用麦门冬引入所补之地，四味互相该载；本草又以人参为通心气之主使，五味并归于心。而药之滋补，诚无过此。②《医方集解》：此手太阴、足少阴药也。肺主气，而气根于丹田，故肺肾为子母之脏，必水能制火，而火不刑金也，二冬清肺；二地益肾水，人参大补元气，气者水之母也，且人参之用，无所不宜，以气药引之则补阳，以血药引之亦补阴也。②《成方便读》：夫虚劳一证，有阴虚阳虚之分，其由于阴虚者，皆始于肾，而终于肺。以肾水不足，则虚火凌逼肺金，金受火刑，不能生水。于是肾俞虚，金愈燥，煎熬焚灼，不至同归于尽不止也。故以二地滋肾水，二冬保肺金，然二地二冬，皆重浊滋腻，有质而无气，虽有补肾保肺之能，而不能使金水相生，循环上下，不得不赖人参之气厚力足者，从中而赞助之。且脾胃者，中流砥柱，肺肾阴虚之盛者，总宜以甘药补中，使上下受荫耳。

人参官桂饮

【方源】（明）朱橚《普济方》卷二三一

【组成】人参、官桂、佛耳草、款冬花、寒水石各等分。

【用法】上焙干，研为细末。食后服一大钱，用芦筒干吸之；若呕吐，用生姜嚼之，温水浣漱。

【主治】咳嗽，五劳七伤。

人参蛤蚧散

【方源】（宋）杨倓《杨氏家藏方》卷十。

【组成】蛤蚧（蜜炙）一对，人参（去芦头）、百部、款冬花（去梗）、贝母（去心）、紫菀茸各半两，阿胶（蛤粉炒）、柴胡（去苗）、肉桂（去粗皮）、黄芪（蜜炙）、甘草（炙）、鳖甲（醋炙）、杏仁（汤浸，去皮尖）、半夏（生姜汁制）各一分。

【用法】上为细末。每服三钱，水一盏半，加生姜三片，煎至一盏。温服，不拘时候。

【主治】虚劳咳嗽咯血，潮热盗汗，不思饮食。

人参诃子散

【方源】（宋）王兖《博济方》卷一。

【组成】人参、干葛、厚朴（去皮）、

地黄各二分，丁香一分，诃子七枚，豆蔻一个（去皮）。

【用法】上为末。水一盏，药末二钱，加生姜、大枣，水煎，热服。

【主治】伤寒气不顺，食呕，胸膈不利，有时泻泄。

人参诃子丸

【方源】（宋）陈师文《太平惠民和剂局方》卷四。

【组成】缩砂仁、诃子（去核）、藿香（去梗）、龙脑、薄荷叶各一两，百药煎、葛粉各八两，甘草五两，乌梅肉三两，人参一两二钱。

【用法】上为末，面糊为丸。每服一二丸，食后、临卧含化咽津。

【主治】大人、小儿上膈热，或伤风感冷，搏于肺经，语声不出，痰涎不利，咳嗽喘急，日夜不止，咯唾稠黏。

人参化痰丸

【方源】（宋）吴彦夔《传信适用方》卷一引朱季益方。

【组成】半夏（大者，切作四破，以汤浸七遍，却用萝卜切作大片，拌匀，用水慢火煮，直候尝其味不袭人方止，焙干，去萝卜不用）、人参各等分。

【用法】上为末，水浸燕饼为丸，如梧桐子大，食后生姜汤送下。

【主治】痰嗽。

人参黄芪散

【方源】（宋）张锐《鸡峰普济方》卷十。

【组成】黄芪二两，紫菀、款冬花、知母、芍药、人参、阿胶各一两，食茱萸、桂各半两，糯米半升，伏龙肝一鸡子大，鳖甲一个。

【用法】上为细末。水一盏，煎三钱，食后、临卧热服。

【主治】劳嗽，呕咯血出。

人参加味汤

【方源】（清）方坞樵《喉科种福》卷五。

【组成】洋参、姜汁、淡竹叶。

【主治】孕妇虚寒白喉，痰涎阻塞喉咙，声如拽锯者。

人参煎

【方源】（宋）赵佶《圣济总录》卷六十五。

【组成】人参（末）一两，瓜蒌（取肉，捣研）、酥、蜜各二两。

【用法】上药调匀，盏子盛，于饭上蒸九度，每服一匙，温水化下，一日三次。

【主治】积年咳嗽。

人参煎丸

【方源】（明）朱橚《普济方》卷一五八。

【组成】紫菀（去根，洗，焙干）、人参（去芦）、贝母（去心）、款冬花（去梗）、枳壳（麸炒）、百合、茯苓、桑白皮（自取者）、地黄（生，干）各半两，甘草一钱，真酥（别研）二钱，杏仁（去皮尖，别研）一两。

【用法】上为末，入杏仁、真酥和匀，炼蜜为丸，如梧桐子大。每服三十丸，食后、临卧茶清送下。

【主治】咳嗽，痰盛喘急。

人参交龙散

【方源】（宋）佚名《急救仙方》卷六。

【组成】人参、阿胶（炒）、款冬花、粟壳（米醋炒）各等分。

【用法】每服三钱，加乌梅一个，水煎，半夜服。

【主治】诸嗽不愈者。

人参桔梗散

方一

【方源】（宋）赵佶《圣济总录》卷六

十五。

【组成】人参一两，桔梗（炒）四两，甘草（炙，锉）一两半，白茯苓（去黑皮）、恶实（慢火炒）各二两。

【用法】上为细散。每服一钱匕，不拘时候，沸汤点服。

【主治】心咳，咽喉肿痛。

方二

【方源】（宋）赵佶《圣济总录》卷一六八。

【组成】人参、白茯苓（去黑皮）、桔梗（微炒）、甘草（炙，锉）各等分。

【用法】上为散。每服半钱匕，熟水调下。

【主治】小儿风热。

人参荆芥散

方一

【方源】（宋）严用和《济生方》卷二。

【组成】荆芥穗、麻黄（去根节）、细辛（去上，洗）、桔梗（去芦，锉，炒）、陈皮（去白）、半夏（汤泡七次）、杏仁（去皮尖）、人参、通草、甘草（炙）各半两。

【用法】上㕮咀。每服四钱，水一盏半，加生姜五片，煎至八分，去滓，食后温服。

【主治】肺感寒邪，或感风热，痰多咳嗽，头目不清，言语不出，咽干痰实，或项背强硬，皮肤不仁。

方二

【方源】（金）张元素《洁古家珍》。

【组成】人参半两，荆芥穗一两，大黄二。

【用法】上为细末。水煎，调槟榔、木香细末各半钱，轻粉一字，乳后服。

【功用】下膈去热。

【主治】小儿身热痰嗽，胸膈不利。

方三

【方源】（清）吴澄《不居集·上集》卷二十八。

【组成】人参、肉桂、桑寄生、当归、茯苓、白芍、桃仁、熟地、麦冬、甘草各五钱，续断二钱五分，牛膝七钱五分，鳖甲、黄芪各一两。

【用法】上为细末。猪肾一对，去膜脂，用水二盏，加生姜三片，大枣三枚，煎一盏，入末药二钱，葱三寸，乌梅半个，荆芥五穗，水煎，空心服。

【主治】产后蓐劳，虚羸咳嗽，头目昏痛，发渴盗汗，寒热如疟，臂膊拘急。

人参款冬花膏

方一

【方源】（明）龚廷贤《寿世保元》卷八。

【组成】人参八钱，紫菀一钱，款冬花（去梗）八钱，桑白皮（炒）一两，贝母二钱半，桔梗（炒）二钱半，紫苏五钱，槟榔五钱，木香五钱，杏仁（去皮，炒）八钱，五味子八钱，马兜铃二钱半。

【用法】上为末，炼蜜为丸，如龙眼大，每服一丸。生姜汤化下。

【主治】小儿脾胃虚寒，久嗽不已。咽膈满闷，咳嗽痰涎，呕逆恶心，肚腹膨胀，腰背倦痛，诸药无效者。

方二

【方源】（明）朱橚《普济方》卷一五七。

【组成】麻黄（去节）、桔梗、粉草、杏仁、葶苈（炒）、知母、贝母、款冬花、人参、乌梅各等分。

【用法】上为细末，炼蜜为丸，如弹子大。含化一丸。

【主治】多年咳嗽变为瘕。

人参款冬花散

【方源】（宋）陈师文《太平惠民和剂局方》卷四。

【组成】款冬花（去梗）、人参（去

芦)、五味子(去梗,炒)、紫菀(去芦,洗)、桑白皮(去赤皮)各一两。

【用法】上为细末,炼蜜为丸,如鸡头子大。每服一丸,食后细嚼,淡姜汤送下。或每一大丸分作四小丸,含化亦得。

【主治】肺胃虚寒,久嗽不已,咽膈满闷,咳嗽痰涎,呕逆恶心,腹胁胀满,腰背倦痛,或虚劳冷嗽,及远年日近一切嗽病。

【备注】本方方名,据剂型当作“人参款花丸”。

人参款花膏

【方源】(元)罗天益《卫生宝鉴》卷十二。

【组成】款冬花、人参、五味子各八钱,紫菀、桑白皮各一两,杏仁八钱,木香、槟榔、紫苏叶、半夏(汤洗)各五钱。

【用法】上为粗末,炼蜜为丸,如鸡头子大。每服一丸,食后细嚼,淡姜汤送下。

【主治】肺胃虚寒,久嗽不已,咽膈满闷,咳嗽痰涎,呕逆恶心,腹胁胀满,腰背倦痛,或虚劳冷嗽,及远年日近一切嗽病。

【备注】本方方名,据剂型当作“人参款花丸”。

人参理肺散

【方源】(元)罗天益《卫生宝鉴》卷十二。

【组成】麻黄(去节,炒黄)、木香、当归各一两,人参(去芦)二两,杏仁二两(麸炒),御米壳(去顶,炒)三两。

【用法】上为末。每服四钱,水一盏半,煎至一盏,食后去滓温服。

【主治】咳嗽不止。

人参理肺汤

【方源】《李氏医鉴》卷五。

【组成】人参、杏仁、当归、罂粟壳、木香。

【主治】久喘不除。

人参莲心散

【方源】(清)尤怡《金匮翼》卷二。

【组成】人参一钱,莲子心一分。

【用法】上为末。每服二钱,空心用水送下。以愈为度。

【主治】鼻衄。

人参六合汤

【方源】(元)王好古《医垒元戎》。

【组成】四物汤四两,人参、五味子各五钱。

【主治】妊娠伤寒,汗下后,咳嗽不止者。

【方论选录】《济阴纲目》:以咳嗽而用人参、五味,人皆难之,此重在“汗下后”三字。

人参木香散

【方源】(宋)王璆《是斋百一选方》卷五引张子驷方,名见《普济方》卷二三一。

【组成】人参、补骨脂(微炒,不可焦)各一两,木香一钱,罂粟壳(去蒂,并拣取不蛀,净蜜炙,为末,不可焦)半斤。

【用法】上为细末,炼蜜为饼子,半两重。每服一饼,水一盏半,加生姜三片,枣子二枚,慢火煎至一盏,去滓温服。

【主治】劳嗽。

人参宁肺汤

方一

【方源】(明)董宿《奇效良方》卷三十。

【组成】人参、陈皮各二钱,粟壳、乌梅各一钱半,桑皮、甘草各一钱。

【用法】上作一服。用水二钟,煎至一钟,入蜜一匙,临睡服。

【主治】日久咳嗽不止。

方二

【方源】(清)冯兆张《冯氏锦囊秘录·

杂症大小合参》卷十二。

【组成】人参、五味子、茯苓、白术、陈皮（去白)、甘草（炙）各三钱。

【用法】加生姜、大枣，水煎，食远服。

【主治】小儿肺胃俱寒，涎喘气急，不得安眠。

人参平肺散

方一

【方源】（金）李杲《医学发明》卷六。

【组成】桑白皮一两，知母七钱，炙甘草、地骨皮各半两，五味子三百个，茯苓、青皮、人参各四钱，陈皮（去白）半两，天门冬（去心）四钱。

【用法】上㕮咀。水二盏，煎至一盏，食后去滓温服。

【主治】①《医学发明》：心火刑肺，传为肺痿，咳嗽喘呕，痰涎壅盛，胸膈痞满，咽嗌不利。②《证治准绳·类方》：肺受热而喘。

方二

【方源】（明）龚居中《外科百效全书》卷二。

【组成】桑皮倍下，人参、知母、地骨皮、五味子、青皮、陈皮、半夏、茯苓、黄芩、麦门冬各等分。

【用法】上为末，炼蜜为丸，如弹子大。含化。

【主治】火盛咳嗽。

【备注】本方方名，据剂型当作“人参平肺丸”。

方三

【方源】（明）秦昌遇《症因脉治》卷二。

【组成】人参、桑白皮、甘草、地骨皮、款冬、橘红、川贝母。

【主治】心经咳嗽。咳则心痛，喉中介介如梗状，甚则舌肿咽痛，右寸虚数。

方四

【方源】（明）秦昌遇《症因脉治》卷三。

【组成】人参、桑白皮、地骨皮、肥知母、天门冬、橘红、甘草。

【主治】肺痹。烦满喘呕，逆气上冲，右胁刺痛，牵引缺盆，右臂不举，痛引腋下，属气虚上逆者。

方五

【方源】（明）陶华《痈疽神秘验方》。

【组成】桑白皮（炒)、知母（炒）各七分，杏仁（去皮尖，炒)、地骨皮、紫苏、橘红、半夏（姜制)、茯苓、青皮、人参各一钱，五味子二十粒（炒，杵)，甘草（炙）五分。

【用法】水二钟，加生姜三片，煎八分，食远服。

【主治】心火克肺，痈疽喘急，恍惚嗜卧。

【备注】《痈疽验方》薛己按：此方理气清肺化痰之剂，若肺脉洪数无力者宜用。若兼发热作渴，脉洪数有力者，宜用如金解毒散。此证火克金为恶候，面赤者亦不治。

人参平肺汤

方一

【方源】（清）汪汝麟《证因方论集要》卷一

【组成】人参、天冬、橘红、知母、甘草、茯苓、地骨皮、桑白皮。

【用法】加生姜，水煎服。

【主治】肺痿。

【方论选录】萎靡之象，无非木火上炎，肺脏之真气全泄而迫血外溢。人参、甘草益气，天冬清金，知母、地骨养胃生津，桑皮泻燥，生姜、橘红辛通，茯苓味甘和脾，气平肺和，津生燥平，金得保全矣。

方二

【方源】（清）吴澄《不居集·下集》

卷四。

【组成】人参、青皮、茯苓、知母、桑白皮、麦冬、天麻、甘草、梗米、五味子、地骨皮、滑石粉。

【用法】水煎服。

【主治】伤暑咳嗽。

人参平胃散

【方源】（清）刘仕廉《医学集成》卷二。

【组成】人参、茯苓、陈皮、青皮、桑皮、骨皮、黄芩、天冬、知母、五味、甘草、生姜。

【主治】喘由心火克肺金，而不能生肾水。

人参前胡汤

【方源】（元）孙允贤《类编南北经验医方大成》卷十引汤氏方。

【组成】前胡一两、柴胡、半夏（汤洗七次）、黄芩（去心）、人参、桔梗（各去芦）、甘草（炙）各半两。

【用法】上㕮咀。每服二钱，水半盏，加生姜、大枣，水煎服。

【主治】①《类编南北经验医方大成》引汤氏方：感冒发热。②《普济方》：寒热往来。

人参羌活散

方一

【方源】（宋）陈师文《太平惠民和剂局方》卷十。

【组成】柴胡（去苗）、独活（去芦）、羌活（去苗）各二两，人参（去芦）、川芎、枳壳（去瓤，酒浸，炙）、地骨皮（去土）各半两。

【用法】上为散。每服一钱，水七分盏，入薄荷少许，煎至五分，去滓温服，不拘时候。

【功用】《普济方》：散风邪，除风热。

【主治】①《太平惠民和剂局方》：小儿寒邪温病，时疫疮疹，头痛体痛，壮热多睡，及潮热烦渴，痰实咳嗽。②《普济方》：初作急惊；小儿疹痘，因服热药，多发而不透，身体头面两目皆肿，连日风搐，奋身硬直。

方二

【方源】（朝鲜）金礼蒙《医方类聚》卷六十二引《经验秘方》。

【组成】人参、川芎、羌活、白芷、升麻、芍药、甘草、紫苏、香附子、干姜各一两。

【用法】上㕮咀。水一盏半，加生姜三片，煎至一盏，如要出汗，热服；小儿感冒，呕吐发热，白水煎服。

【主治】阴阳二感，风寒发热，头疼伤食，呕吐，心胸烦闷，酒食所伤。

人参羌活汤

【方源】（宋）齐仲甫《女科百问》。

【组成】白茯苓、羌活、独活、前胡、川芎、枳壳（炒）、桔梗、人参各一两，甘草（炙）半两，干葛、陈皮各一两。

【用法】上为细末。每服三钱，水一盏，加生姜五片，大枣一枚，煎七分，去滓温服。

【主治】妊娠感冒，发热头疼，身体痛。

人参轻骨散

【方源】（宋）陈师文《太平惠民和剂局方》卷二。

【组成】贝母（去心）、白茯苓（焙）、半夏（煮）各一两，枳壳（去瓤，炒）二两半，苍术（浸一宿）六两，人参、白术（焙）、白芷（不见火）、陈皮（去白）、秦艽、赤芍药各二两，川芎、当归（去芦，焙）、肉桂（去粗皮）、干姜（炮）各一两半，柴胡（去芦）、麻黄（去根节）各三两，桔梗（去芦）、甘草（爁）、厚朴各四两（姜汁浸）。

【用法】上件为细末。每服三钱，水一盏，加生姜三片，同煎至七分，通口稍热服，不拘时候。

【主治】四时伤寒，头痛壮热，项背拘急，骨节烦疼，憎寒恶风，肢体困倦，大便不调，小便赤涩，呕逆烦渴；或伤风感寒，头痛体热，鼻塞声重，咳嗽痰涎；或山岚瘴气，时行疫疠，潮热往来。或疗五劳七伤，中脘气滞，心腹痞闷，停痰呕逆，冷气奔冲，攻注刺痛；妇人血气撮痛，经候不调。

人参清肺散

方一

【方源】（元）许国桢《御药院方》卷九。

【组成】人参（去芦头）、甘草（生）、山栀子、盆硝各一两，薄荷叶、黄芩（净）、川大黄（生）各一两半，连翘三两，黄连（去须）五钱，白附子（去皮）七钱。

【用法】上为粗末。每服五钱，水一盏半，煎至一盏，去滓，食后温服。

【主治】脾肺不利，风热攻冲，咽喉肿痛，咽物妨闷。

方二

【方源】（元）朱震亨《丹溪心法》卷二。

【组成】人参一钱半，陈皮一钱半，半夏一钱，桔梗一钱，麦门冬半钱，五味子十个，茯苓一钱，甘草半钱，桑白皮一钱，知母一钱，地骨皮一钱，枳壳一钱，贝母一钱半，杏仁一钱，款冬花七分，黄连一钱。

【用法】加生姜三片，水煎服。

【主治】痰嗽咽干，声不出。

人参清肺汤

【方源】（宋）薛古愚《女科万金方》。

【组成】白芍、赤芍、知母、桔梗、白术、人参、当归、柴胡、川芎、黄芪、连翘、薄荷、滑石、地骨皮、山栀仁。

【主治】胎前咳嗽。

人参清肺饮

【方源】（明）朱惠明《痘疹传心录》卷十七。

【组成】四君子汤加贝母、麦冬、五味、款冬花。

【主治】肺虚咳嗽。

人参润肺汤

【方源】（明）李恒《袖珍方》卷一引《太平圣惠方》。

【组成】人参、桔梗、白芷、麻黄（去节）、干葛、白术、甘草（炙）各一两，干姜五钱。

【用法】上㕮咀。每服八钱，水一盏半，加生姜三片，葱白三茎，煎至八分，去滓，通口服，不拘时候。

【主治】肺气不足，喘急咳嗽不已，并伤寒壮热，头疼身痛。

人参润肺丸

方一

【方源】（宋）陈师文《太平惠民和剂局方》卷四。

【组成】人参、款冬花（去梗）、细辛（去叶，洗）、杏仁（去皮尖，麸炒）、甘草（爁）各四两，知母六两，肉桂（去粗皮）、桔梗各五两。

【用法】上为细末，炼蜜为丸，如鸡头子大。每服一丸，食后细嚼，淡姜汤送下，含化亦得。

【主治】肺气不足，咳嗽喘急，痰涎不利，胸膈烦闷，涕唾稠黏，唇干口燥，及风壅痰实，头目昏眩，精神不爽；或肺胃俱虚，久嗽不已，渐成虚劳，肢体羸瘦，胸腹短气，行动喘乏，饮食减少，或远年日近诸般咳嗽。

方二

【方源】（明）李恒《袖珍方》卷一。

【组成】人参、山药、莲肉、款冬花、蛤粉、杏仁（去皮尖）各一两，藕节五两，红枣（炙，去核），半斤大萝卜（煮熟）一个。

【用法】上为末，枣肉为丸，如梧桐子大。每服五十丸，食后白汤下。

【主治】咳嗽。

人参散

方一

【方源】（宋）陈言《三因极一病证方论》卷十二。

【组成】人参、款冬花、罂粟壳各等分（醋炙）。

【用法】上锉散。每服四大钱，水一盏半，阿胶一片，加乌梅半个，同煎七分，去滓，睡正着时，急唤醒眼。

【主治】咳嗽，肺虚不能制下，大肠泄泻，上气喘咳，服热药不效。

方二

【方源】（宋）刘昉《幼幼新书》卷十六引《张氏家传》。

【组成】人参、贝母（去心，炒）、款冬花、半夏（水煮透，干为末，用姜汁作饼子，焙干）、甘草（炙黄）各一钱。

【用法】上为细末。每服半钱，水四分，加杏仁二粒（去皮尖），同煎至二分，温服。

【主治】小儿虚热，生涎咳嗽。

方三

【方源】（宋）王怀隐《太平圣惠方》卷十二。

【组成】人参（去芦头）、赤茯苓、陈橘皮（汤浸，去白瓤，焙）、紫苏茎叶、前胡（去芦头）、白术、紫菀（去苗土）各半两，甘草（炙微赤，锉）一分。

【用法】上为散。每服四钱，以水一中盏，加生姜半分，煎至六分，去滓，不拘时候温服。

【主治】伤寒，咳嗽呕逆，不纳饮食。

方四

【方源】（宋）王怀隐《太平圣惠方》卷二十。

【组成】人参一两（去芦头），五味子半两，桂心三分，杏仁半两（汤浸，去皮尖双仁，麸炒微黄），细辛三分，石菖蒲三分，附子三分（炮裂，去皮脐），诃黎勒皮半两，甘草一分（炙微赤，锉）。

【用法】上为散。每服三钱，以水一中盏，加生姜半分，大枣三枚，煎至六分，去滓，不拘时候，稍热服。

【主治】风冷失声，肺寒少气。

方五

【方源】（宋）王怀隐《太平圣惠方》卷四十二。

【组成】人参（去芦头）一两，陈橘皮（汤浸，去白瓤，焙）三分，紫菀（洗去苗土）一两，赤茯苓一两，款冬花三分，射干一两，细辛三分，杏仁（汤浸，去皮尖双仁，麸炒微黄）三分，菖蒲三分。

【用法】上为散。每服五钱，以水一大盏，加生姜半分，煎至五分，去滓，不拘时候温服。

【主治】上气咳逆，喉中不利。

方六

【方源】（宋）王怀隐《太平圣惠方》卷四十六。

【组成】人参（去芦头）一两，杏仁（汤浸，去皮尖双仁，麸炒微黄）三分，干姜（炮裂，锉）三分，麻黄（去根节）三分，桂心半两，甘草（炙微赤，锉）半两，五味子三分，紫菀（去苗土）三分，陈橘皮（汤浸，去白瓤，焙）三分。

【用法】上为散。每服四钱，以水一中盏，加大枣二枚，煎至六分，去滓温服，一日三次。

【主治】气嗽，心胸滞闷，四肢不和。

方七

【方源】（宋）王怀隐《太平圣惠方》卷四十六。

【组成】人参（去芦头）一两，赤茯苓

一两，半夏（汤洗七遍去滑）半两，枳壳（麸炒微黄，去瓤）三分，甘草（炙微赤，锉）半两，旋覆花三分，前胡（去芦头）一两，杏仁（汤浸，去皮尖双仁，麸炒微黄）三分。

【用法】上为散。每服四钱，以水一中盏，加生姜半分，煎至六分，去滓，不拘时候温服。

【主治】咳嗽痰壅，呕吐不食，心胸妨闷。

方八

【方源】（宋）王怀隐《太平圣惠方》卷七十。

【组成】人参（去芦头）一两，细辛半两，白术三分，陈橘皮（汤浸，去白瓤，焙）一两，肉桂（去皱皮）三分，厚朴（去粗皮，涂生姜汁，炙令香熟）二两，紫菀（洗，去苗土）三分，五味子半两，白茯苓三分，干姜（炮裂，锉）三分，桔梗（去芦头）半两，甘草（炙微赤，锉）半两。

【用法】上为散。每服三钱，以水一中盏，加生姜半分，大枣三枚，煎至六分，去滓，不拘时候温服。

【主治】妇人肺脏虚冷，时有咳嗽，不思饮食。

方九

【方源】（宋）王怀隐《太平圣惠方》卷七十八。

【组成】人参（去芦头）、白术、陈橘皮（汤浸，去白瓤，焙）、干姜（炮裂，锉）厚朴（去粗皮，涂生姜汁，炙令香熟）、白茯苓各三分，紫菀（洗，去苗土）、桂心、细辛、甘草（炙微赤，锉）各半两。

【用法】上为散。每服三钱，以水一中盏，加大枣三枚，煎至六分，去滓，不拘时候温服。

【主治】产后伤冷，肺寒咳嗽，鼻多清涕，不欲饮食，四肢少力。

方十

【方源】（宋）王怀隐《太平圣惠方》卷七十八。

【组成】人参（去芦头）、续断、白茯苓、黄芪（锉）、熟干地黄、白术各三分，白薇、五味子、当归（锉，微炒）、川芎各半两，麦门冬（去心，焙）一两，甘草（炙微赤，锉）一分。

【用法】上为粗散。每服四钱，以水一中盏，加生姜半分，大枣三枚，煎至六分，去滓，不拘时候温服。

【主治】产后虚乏，短气咳嗽，不思饮食。

方十一

【方源】（宋）王怀隐《太平圣惠方》卷八十三。

【组成】人参（去芦头）、半夏（汤洗七遍去滑）、紫苏子各半两，桂心、紫菀（洗去苗土）、甘草（炙微赤，锉）、款冬花、陈橘皮（汤浸，去白瓤，焙）各一分。

【用法】上为粗散。每服一钱，以水一小盏，加生姜少许，煎至五分，去滓，不拘时候温服。

【主治】小儿咳逆上气，乳食即吐。

方十二

【方源】（宋）王怀隐《太平圣惠方》卷八十三。

【组成】人参（去芦头）三分，桔梗（去芦头）、赤茯苓、麦门冬（去心，焙）、前胡（去芦头）、子芩、款冬花、甘草（炙微赤，锉）各半两。

【用法】上为粗散。每服一钱，以水一小盏，加竹叶七片，煎至六分，去滓，量儿大小，以意加减温服。

【主治】小儿咳嗽，心胸壅闷，喘急，不欲乳食。

方十三

【方源】（宋）王怀隐《太平圣惠方》卷八十九。

【组成】人参（去芦头）、前胡（去芦头）、细辛、杏仁（汤浸，去皮尖、双仁，麸炒微黄）、桂心、甘草（炙微赤，锉）各一分。

【用法】上为粗散。每服一钱，以水一小盏，加生姜少许，大枣一枚，煎至五分，去滓，不拘时候温服。

【主治】小儿肺寒，鼻多清涕，精神不爽，少欲乳食。

方十四

【方源】（宋）王衮《博济方》卷一，名见《圣济总录》卷六十八。

【组成】人参。

【用法】上为末。每服一大钱，以鸡子清投新水半盏调下。

【主治】①《博济方》：暴吐血不止。②《普济方》：吐血、咯血。

方十五

【方源】（宋）赵佶《圣济总录》卷五十四。

【组成】人参（紫团者）、甘草（炙）各二两，前胡（去芦头）、五味子（炒）、桔梗（炒）、木香、大腹（锉）、益智（去皮）、白茯苓（去黑皮）、山芋、乌药、蓬莪术、沉香（锉）、姜黄、槟榔（锉）、白术、檀香（锉）、莎草根（去毛）、藿香叶、白芷各一两，丁香皮、京三棱各一两半，丁香、陈橘皮（汤浸，去白，焙）各三分，白豆蔻（去皮）、青橘皮（汤浸，去白，焙）各半两。

【用法】上药以京三棱、乌药、篷莪术、白术等四味细锉。别用陈曲末，同四味药炒令黄色，去陈曲，同余药为散。每服二钱匕，水一盏，加生姜半分（切），同煎至七分，不去滓，食前温服。

【功用】上引肺气，补气。

【主治】三焦俱虚。

方十六

【方源】（宋）赵佶《圣济总录》卷六十五。

【组成】人参一两　白茯苓（去黑皮），黄芪（锉，炙）、山芋、甘草（炙，锉）、乌药各一分。

【用法】上为细散。每服一钱匕，沸汤点，不拘时候温服。

【主治】膀胱咳，咳而遗溺。

方十七

【方源】（宋）赵佶《圣济总录》卷六十七。

【组成】人参、白术（锉，炒）各二两，白茯苓（去黑皮）一两，甘草（炙、锉）、干姜（炮）各半两，粟米一合。

【用法】上为散。每服二钱匕，用竹茹、生姜煎汤调下。

【主治】上气呕吐，或胸中痰饮，停积呕吐。

方十八

【方源】（宋）赵佶《圣济总录》卷六十七。

【组成】人参一两，葶苈子（隔纸炒）、麻黄（去节）、木通（锉）、桑根白皮（锉）、桔梗（炒）、紫菀（去苗土）、款冬花、甘草（炙、锉）各三分，赤茯苓（去黑皮）半两，乌梅七枚（取肉）。

【用法】上为粗末。每服五钱匕，以水一盏半，煎取八分，去滓，空心顿服。要转下痰，并煎服之。

【主治】肺气喘息不安，胸满上气。

方十九

【方源】（宋）赵佶《圣济总录》卷九十。

【组成】人参半两，黄署葵花一两。

【用法】上为散。每服一钱匕，食后糯米饮调下。

【主治】肺劳吐血。

方二十

【方源】（宋）赵佶《圣济总录》卷一五六。

【组成】人参、陈橘皮（汤浸去白，焙）、甘草（炙）各三两，生姜五两（洗，切作片子，焙）。

【用法】上为散。每服二钱匕，沸汤调下。

【主治】妊娠咳嗽。

方二十一

【方源】（元）危亦林《世医得效方》卷十五。

【组成】人参、知母、秦艽、款冬花、麻黄、杏仁、苦梗、马兜铃、寒水石、南星、地骨皮、粉草、半夏各等分。

【用法】上锉散。每服三钱，水一盏半，麦门冬（去心）二十粒，水煎，温服。

【主治】妇人血风劳嗽，乍寒乍热；伤寒咳嗽，起坐不能。

方二十二

【方源】（明）李恒《袖珍方》卷一引《太平圣惠方》。

【组成】人参、知母、贝母、半夏、杏仁（生）、马兜铃（去皮，用肉）、麻黄（不去节）各半两，天仙藤二两。

【用法】上㕮咀。每服八钱，水二盏，加乌梅一个，蜜一匙，煎至八分，去滓，食后、临卧温服。年久者四五服，日近者三四服。加生姜五片，水一盏半，煎至八分，去滓，通口临卧服。

【主治】诸咳嗽喘急，语言不出者。

方二十三

【方源】（明）徐春甫《古今医统大全》卷六十二。

【组成】人参、白茯苓、陈皮、黄芩、麻黄、羌活、川椒（去目及合口者，炒出汗）各半两。

【用法】上㕮咀。每服五钱，水一盏半，煎七分，食后温服。

【主治】肺气不通，鼻塞上壅。

方二十四

【方源】（明）朱橚《普济方》卷一五七。

【组成】御米壳（蜜炒黄）二两，甜葶苈、乌梅肉、桔梗各一两，人参、甘草（炒）、紫菀各半两。

【用法】上为细末。每服一钱，白汤调下。

【功用】止嗽。

【主治】咳嗽。

方二十五

【方源】（明）朱橚《普济方》卷一五八引《格物堂经验良方》。

【组成】人参、茯苓、紫苏叶各一两，枳壳（去瓤，麸炒）半两。

【用法】上为粗末。每服三钱，水一盏，煎七分，去滓，温热服。

【主治】老人痰嗽逾年。

方二十六

【方源】（明）朱橚《普济方》卷三八七引《医方集成》。

【组成】人参、天花粉各等分。

【用法】上为末。每服半钱，蜜水调下。

【主治】小儿咳嗽发热，气喘面红。

人参生化汤

方一

【方源】（清）罗国纲《罗氏会约医镜》卷十五。

【组成】人参（少者，以蜜炙黄芪一二两略可代之）、当归五钱，川芎一钱半，甘草（炙）八分，干姜（炒黑）五七分，熟地二三钱。

【用法】大枣为引，温服。或加附子一钱，以助药力。外以鞋底炙热，于小腹上下熨之。

【功用】补气生血。

【主治】产后喘促。

方二

【方源】（清）汪蕴谷《杂症会心录》卷下。

【组成】人参三钱，当归五钱，川芎二钱，炮姜一钱，甘草（炙）五分，桃仁（去皮尖）十粒。

【用法】水二钟，加酒少许，煎一钟，温服。

【功用】补元逐瘀。

【主治】产后恶露未尽，败血停凝，上熏肺金，令人喘者。

人参生犀散

【方源】（宋）钱乙《小儿药证直诀》卷下。

【组成】人参（切，去芦）三钱，前胡（去芦）七钱，甘草（炙黄）二钱，桔梗、杏仁（去皮尖，略晒干，为末）各五钱。

【用法】将前四味为末，后入杏仁，再粗箩罗过，每服二钱，水一盏，煎至八分，去滓，食后温服。

【功用】解时气，调胃进食。

【主治】小儿时气寒壅，咳嗽，痰逆喘满，心忪惊悸，脏腑或秘或泄；及一切风热，服寻常凉药即泻而减食者。

【方论选录】《小儿药证直诀译注》：方用前胡之祛风宣肺、下气祛痰，桔梗宣肺开闭、祛痰排脓，桔梗主升，前胡能降，故两药相配，为一升一降，是宣肺祛痰的主药；杏仁疏肺散寒，降气祛痰以平喘咳；人参、炙草补虚扶正。故本方能治体虚而外感风寒咳嗽有痰之方。

人参石膏汤

方一

【方源】（金）刘完素《黄帝素问宣明论方》卷六。

【组成】人参二钱半，石膏一两，川芎一两，黄芩二钱，茯苓三钱，甘草半两，防风三钱。

【用法】上为细末。每服五钱水一盏半，煎至六分，去滓温服，不拘时候。

【功用】清头目，定喘嗽。

【主治】①《黄帝素问宣明论方》：伤寒头痛，心烦闷；风热并汗后余热，自汗多。②《伤寒标本》：咳嗽不已。

方二

【方源】（金）刘完素《黄帝素问宣明论方》卷六。

【组成】人参一钱，石膏三两，川芎半两，半夏（去滑）二钱，白术半两，茯苓半两，甘草（炙）一两，大栀子三钱，知母一两半，黄芩三钱。

【用法】上为末。每服一钱，水一盏，加生姜三片，煎至六分，去滓温服。

【主治】伤寒咳嗽不已，心烦；及风热头痛，精神不利，昏愦。

人参柿蒂汤

【方源】（明）芮经，纪梦德《杏苑生春》卷三。

【组成】人参、柿蒂、橘红各一钱五分，白茯苓一钱，半夏一钱，甘草（炙）四分，竹茹一团，生姜五片。

【用法】上㕮咀。水煎，食前温服。

【主治】病久胃虚，痰火咳逆。

人参苏木汤

【方源】（清）王清源《医方简义》卷六。

【组成】人参二钱，苏木一钱五分。

【用法】水煎，加陈酒二匙冲入。

【主治】产后败血冲肺，面赤呕逆，喘急欲死。

人参汤

方一

【方源】（晋）葛洪《肘后救卒方》卷三，名见《医心方》卷二十二引《产经》。

【组成】生姜五两，人参二两，甘草二两，大枣十二枚。

【用法】上㕮咀。以水三升，煮取一升半，分再服。

【主治】肺痿咳嗽，吐血。①《肘后救

卒方》：肺痿咳嗽，吐涎沫，心中温温，咽燥而不渴者。②《医心方》引《产经》：妊娠咳逆若伤寒咳。③《医心方》引《古今录验》：吐血。

【方论选录】《千金方衍义》：肺痿日久，胃气并虚，虽用甘草，不得人参协助之力，无以建温肺之功；且津气既衰，不能胜干姜之燥，故易生姜散肺之络；佐以大枣运脾之津。土沃金生，虚则补其母，上皆属寒主治。

方二

【方源】（唐）孙思邈《备急千金要方》卷十七。

【组成】人参、麦门冬、干姜、当归、茯苓、甘草、五味子、黄芪、芍药、枳实各一两，桂心三两，半夏一升，大枣十五枚。

【用法】上㕮咀。以水九升，煮取三升，去滓，一服九合，从旦至晡令尽，皆热服，慎勿冷。

【功用】安食下气，理胸胁。

【主治】肺积气，并客热。

【方论选录】《千金方衍义》：方中参、芪、甘草、麦冬、五味，保元生脉之制也；更兼干姜、桂、苓、枳、半、大枣理中运痰；当归、芍药以和营血。

方三

【方源】（唐）王焘《外台秘要》卷十引《古今录验》。

【组成】桂心、甘草（炙）各三两，人参、干姜、防风各二两，白术一两半。

【用法】上切。以水八升，煮取三升，分三服，一日三次。

【主治】肺客热，并心肝家气。

方四

【方源】（宋）赵佶《圣济总录》卷四十八。

【组成】人参、桂（去粗皮）各二两，阿胶（炙令燥）、紫菀（去苗土）各一两，桑根白皮（锉，炒）八两，熟干地黄（切，炒）四两。

【用法】上为粗末。每服五钱匕，水一盏半，加生姜（拍碎）一枣大，饴糖一枣大，煎至八分，去滓温服，日三夜一。

【主治】肺虚短气，咳嗽唾脓血，不得卧。

方五

【方源】（宋）赵佶《圣济总录》卷六十六。

【组成】人参、杏仁（去皮尖双仁，炒）、白茯苓（去黑皮）、柴胡（去苗）各二两，陈橘皮（汤浸，去白，炒）、紫菀（去苗土）各三两。

【用法】上为粗末。每服三钱匕，加生姜（拍碎）半两，水一盏，煎至七分，去滓温服，一日三次。

【主治】上气咳嗽，呕逆不下食。

方六

【方源】（宋）赵佶《圣济总录》卷八十八。

【组成】人参、鳖甲（去裙襴，醋炙）、泽泻、柴胡（去苗）、防风（去叉）、枳壳（去瓤，麸炒）、生干地黄（焙）、白术、胡黄连、羚羊角（镑）、款冬花、甘草（炙，锉）各等分。

【用法】上为粗末。每服二钱匕，水一盏，入乌梅一枚，竹叶五片，煎至六分，去滓温服，一日三次。

【主治】虚劳，潮热咳嗽，心腹妨闷，肢体疼痛，饮食减少。

方七

【方源】（宋）赵佶《圣济总录》卷八十八。

【组成】人参半两，柴胡（去苗）、白术、黄芪（锉）、知母各一两，槟榔（锉）一枚，桔梗（炒）半两，当归（切，焙）、陈橘皮（去白，焙干）、甘草（炙，锉）、白茯苓（去黑皮）、白檀香（锉）各一两，山芋、黄芩（去黑心）各半两。

【用法】上为粗末。每服三钱匕，水一盏，煎至七分，去滓，食前温服。

【功用】进饮食，退肌热。

【主治】虚劳潮热，咳嗽盗汗。

方八

【方源】（宋）赵佶《圣济总录》卷八十九。

【组成】人参一分，白茯苓（去黑皮）半两，桂（去粗皮）半两，紫菀（去苗土）半两，木香一分，青橘皮（汤浸，去白，焙）半两，桔梗一两（炒），赤芍药一两，五味子一两，川芎半两，诃黎勒皮半两，羌活（去芦头）半两，当归（切，焙）半两，防己一分，秦艽（去苗土）半两，甘草（炙，锉）一两，鳖甲一两（醋炙令焦黄），柴胡（去苗）半两，地骨皮一两。

【用法】上为粗末。每服二钱，加葱白二寸，生姜（切碎）半分，同煎至半盏，去滓，入童子小便半盏，再煎一两沸，每日食前温服。

【主治】虚劳羸瘦，肌热盗汗，四肢少力，不思饮食，咳嗽多痰。

方九

【方源】（宋）赵佶《圣济总录》卷一一六。

【组成】人参、白茯苓（去黑皮）、黄芩（去黑心）、麻黄（去根节）、陈橘皮（汤浸，去白，炒）、蜀椒（去目及闭口者，炒出汗）、羌活（去芦头）各半两。

【用法】上为粗末。每服三钱匕，水一盏半，煎至七分，去滓，食后温服。

【主治】肺风上攻，鼻塞不通。

方十

【方源】（宋）赵佶《圣济总录》卷一二四。

【组成】人参一两，诃黎勒皮一两，甘草（炙）、射干（去毛）、陈橘皮（汤浸，去白，焙）、桂（去粗皮）、乌梅（去核）各半两，陈曲（炒）三分。

【用法】上为粗末。每服三钱匕，水一盏，煎至六分，去滓温服，不拘时候。

【主治】咽喉如有物噎塞。

方十一

【方源】（宋）赵佶《圣济总录》卷一五〇。

【组成】人参、荆芥穗、柴胡（去苗）、白术、鳖甲（去裙襕，醋炙）、酸枣仁（微炒）、紫菀（去土）、黄芪（锉）、厚朴（去粗皮，生姜汁炙）各二两，木香、桂（去粗皮）、白茯苓（去黑皮）、桔梗（炒）、五味子（炒）、陈橘皮（去白，焙）、枳壳（去瓤，麸炒）、细辛（去苗叶）、大腹皮各一两，沉香（锉）半两。

【用法】上为粗末。每服三钱匕，水一盏，加生姜三片，乌梅半枚，同煎至七分，去滓温服，一日三次。

【主治】妇人血风劳气，肌瘦寒热，咳嗽，盗汗，减食。

方十二

【方源】（宋）赵佶《圣济总录》卷一六三。

【组成】人参、陈橘皮（汤浸，去白，焙）、厚朴（去粗皮，生姜汁炙）、麻黄（去根节）、白前、防己、桑根白皮（锉）、杏仁（汤浸，去皮尖双仁，研如膏）、诃黎勒（炮，去核）、当归（切，焙）各一两。

【用法】上为粗末。每服二钱匕，水一盏，煎至七分，去滓温服，不拘时候。

【主治】产后上气，喘急烦闷。

方十三

【方源】（宋）赵佶《圣济总录》卷一六三。

【组成】人参、诃黎勒（炮，去核）、木香、五味子、陈橘皮（汤浸，去白皮）、白茯苓（去黑皮）、白术、杏仁（汤浸，去皮尖双仁，炒）各一两。

【用法】上为粗末。每服三钱匕，水一盏，煎至七分，去滓温服，不拘时候。

【主治】产后短气，上膈壅闷。

方十四

【方源】（明）李恒《袖珍方》卷一引《经验方》。

【组成】麻黄（去节）、杏仁（去皮尖，炒）各一两，甘草（炙）四两，桑白皮、五味子、粟壳（制）、陈皮各五钱，麦门冬三钱，紫菀一两，人参（去芦）四钱，阿胶（炒）七钱。

【用法】上㕮咀。每服一两，水二盏，煎至八分，去滓，食后温服。

【主治】远年咳嗽。

方十五

【方源】（明）朱橚《普济方》卷一六〇。

【组成】人参二两，官桂、茯苓各一两，麻黄、贝母、菖蒲各半两，甘草一分。

【用法】上为粗末。每服五钱，水一盏，煎至半盏，去滓服。

【主治】心咳恶风。

人参葶苈丸

【方源】（元）罗天益《卫生宝鉴》卷十四。

【组成】人参一两（去芦），苦葶苈四两（炒）。

【用法】上为末，枣肉为丸，如梧桐子大。每服三十丸，食前煎桑白皮汤送下。

【主治】一切水肿，及喘满不可当者。

人参退热散

【方源】（明）朱橚《普济方》卷三九〇。

【组成】人参、知母、乌梅、草果、陈皮（消热可用青皮代之）、莪术、白芷、甘草、川芎、苏叶。

【用法】上㕮咀。水煎服。

【功用】下痰去积。

【主治】疟疾寒热，胸膈多痰。

人参丸

方一

【方源】（宋）孙用和《传家秘宝脉证口诀并方》卷三。

【组成】人参（去芦）半两，生蒲黄半两，甘草一分，门冬（浸，去心，焙干），生地黄一两，当归（净洗去尘，锉，研，焙）半两。

【用法】上为末，炼蜜为丸，如酸枣仁大。每服一丸，温水化下，日可三五服。

【主治】鼻衄及咯血咳嗽。

方二

【方源】（宋）赵佶《圣济总录》卷六十五。

【组成】人参、诃黎勒皮、木香各一分。

【用法】上细末，生蜜和作七丸。每服一丸，水二盏，煎沸，以药散为度，去滓服，不拘时候。

【主治】脾胃虚，痰壅咳嗽。

方三

【方源】（宋）赵佶《圣济总录》卷六十六。

【组成】人参一两，蛤蚧（全者净洗，酥炙）一对，百部（切）、紫菀（去苗土）各一两，大黄（锉，炒）半两，葶苈（隔纸炒）一分，款冬花、百合、贝母（去心）、知母（焙）、白前各半两，山芋、半夏（汤洗十遍，焙）、桑根白皮（炙黄，锉）、五味子（炒）各三分。

【用法】上为末，炼蜜为丸，如梧桐子大。每服二十丸，糯米饮送下，橘皮汤亦得。

【主治】年深喘嗽，春秋发动，痞满短气，痰涕如胶，睡卧不宁。

方四

【方源】（宋）赵佶《圣济总录》卷六十四。

【组成】人参、半夏（汤洗，去滑）、白矾（烧令枯）、干姜（炮裂）等分。

【用法】上为末，将皂荚五挺（去皮尖），小挼滤汁，煮成煎，和上件药为丸，如梧桐子大。每服二十丸，温水下，不拘时候。

【主治】咯唾冷痰，膈脘不利，不思饮食

方五

【方源】（宋）赵佶《圣济总录》卷八十六。

【组成】人参、桔梗（炒）、梅（捶碎）、麻黄（去根节）、甘草（炙，锉）、杏仁（去皮尖双仁，炒）各一两。

【用法】上药先以童便五升浸三宿，同煎至小便尽，焙干，捣罗为末，炼蜜为丸，如梧桐子大。每服二十丸，蜜汤送下，临时看患深浅加减。

【主治】肺劳咳嗽。

方六

【方源】（宋）赵佶《圣济总录》卷十七。

【组成】人参、甘草（炙，锉）、白术、旋覆花（微炒）各一两，麦门冬（去心，焙）、前胡（去芦头）、枳壳（去瓤，麸炒）各二两，木香半两。

【用法】上为细末，以汤浸炊饼为丸，如梧桐子大。每服二十丸，食后温生姜汤送下。

【主治】风头旋目眩，痰逆恶心，胸膈痞滞，咳嗽痰涎，喘满呕逆，不欲饮食。

方七

【方源】（宋）赵佶《圣济总录》卷一一六。

【组成】人参、防风（去叉）、细辛（去苗叶）、黄芪（锉）、沙参、木通（锉）、甘菊花（微炒）各半两。

【用法】上为末，炼蜜为丸，如梧桐子大。每服十丸，温水送下，一日二次。

【主治】肺风上攻，鼻塞不通。

方八

【方源】（明）董宿《奇效良方》卷三十。

【组成】人参、桔梗、甘草（炙）各一两，阿胶（蛤粉炒如珠）、北五味子各半两，肉桂（去皮）、杏仁（泡去皮，炒）、乌梅肉各二钱半。

【用法】上为细末，炼蜜为丸，每两作十五丸，每服一丸，用新绵裹定，于汤内湿过，噙化咽津。

【主治】远年近日咳嗽，诸药不效者。

方九

【方源】（明）徐彦纯撰，刘纯续增《玉机微义》卷五十。

【组成】人参、半夏、白术、川姜、南星（炮）等分。

【用法】上为末，姜糊为丸，如小豆大。每服三十丸，生姜汤送下。

【功用】《普济方》：消痰饮，止嗽。

【主治】小儿咳嗽有痰，气急恶心。

方十

【方源】（明）朱橚《普济方》卷一六三。

【组成】人参二钱半，苦葶苈（炒）五两，南星三钱，半夏三两。

【用法】上为细末，生姜自然汁调面糊为丸，如黍米大。每服五十丸，生姜汤送下。渐加亦可，小儿减数服之。

【主治】喘。

人参五味子散

【方源】（宋）杨士瀛《仁斋直指方论》卷八引《太平圣惠方》。

【组成】人参、五味子、桔梗、白术、白茯苓、甘草（炙）、熟地黄、当归（焙）半两，地骨皮、前胡（去苗）、桑白皮（炒）、枳壳（去瓤，炒）、黄芪（炙）、陈皮（去白）柴胡各三钱。

【用法】上㕮咀。每服八钱，水一盏半，加生姜三片，煎至八分，去滓，食后温服，一日三次。

【主治】虚劳，气血两虚，热邪内伏，咳唾脓血，寒热往来，夜卧盗汗，形体羸瘦。①《仁斋直指方论》：男女老幼，诸虚百损，气血劳伤，涎喘咳脓，或嗽咯血，寒热往来，夜有盗汗，羸瘦困乏，一切虚损。②《外科理例》：劳复，咳脓或咯血。③《景岳全书》：肺痰。④《不居集》：肺痈。

人参五味子汤

【方源】（清）陈复正《幼幼集成》卷三。

【组成】人参一钱，漂白术一钱五分，白云苓一钱，北五味五分，杭麦冬一钱，炙甘草八分。

【用法】加生姜三片，大枣三枚，水煎，温服。

【主治】久嗽脾虚，中气怯弱，面白唇白。

人参五味子丸

【方源】（明）万全《万氏家传育婴秘诀》卷三。

【组成】人参、五味子、桔梗、白术、白茯苓、炙甘草、熟地黄、当归各五钱，地骨皮、前胡、桑白皮、枳壳（炒）、黄芪（炒）、陈皮（去白）、柴胡各三钱。

【用法】上为末，炼蜜为丸，如芡实大。每服一丸或三丸，生姜、大枣汤化下。

【主治】小儿咳嗽久病，胃气虚者。

人参泻肺汤

【方源】（明）李恒《袖珍方》卷三。

【组成】黄芩、栀子、枳壳、人参、薄荷、连翘、甘草（炙）、杏仁（炒，去皮）、桑白皮（炒）、大黄加桔梗（炒）各等分。

【用法】上㕮咀。每服一两，水二盏，煎至一盏，去滓，食后通口服。

【主治】肺经积热。上喘咳嗽，胸胁胀满，痰多，大便涩滞。

【方论选录】《医门法律》：此方清肺经积热，以人参泻肺立名，可见泻其肺热，必不可伤其肺气也。况人参之温，以一味清凉，监之有余，如此大队寒下之药，不推之为君，其敢用乎？

人参辛梗汤

【方源】（明）董宿《奇效良方》卷六十四。

【组成】人参七分，细辛五分，桔梗、干葛、升麻、白术、茯苓、柴胡各七分，薄荷、甘草各五分。

【用法】上作一服。用水一盅，加生姜三片，煎至五分，不拘时服。

【主治】小儿伤风发热，鼻塞咳嗽，时行疮疹。

人参杏子汤

【方源】（明）徐彦纯撰，刘纯续增《玉机微义》卷八。

【组成】人参、半夏、茯苓、白芍、桂枝、干姜、细辛、甘草各一钱，五味子半钱，杏仁一钱。

【用法】上㕮咀。加生姜，水煎服。

【功用】止嗽。散风寒，逐痰饮。

【主治】咳嗽。

人参芎归汤

【方源】（宋）杨士瀛《仁斋直指方论》卷八。

【组成】当归、川芎、白芍药各二分，人参、半夏（制）、橘皮、赤茯苓、阿胶（炒）、细辛、北五味子、甘草（炙）各一分。

【用法】上锉。每服三钱，加生姜四片，大枣二个，水煎服。

【主治】虚劳少血，津液内耗，心火自炎，燥热乘肺，咳嗽咯血，及血不荣肌，动辄毛寒、咳嗽。

人参燕窝百合汤

【方源】（清）陈念祖《医医偶录》卷二。

【组成】人参一钱（如无力，以洋参、沙参二三钱代之），燕窝三钱，百合五钱。

【用法】共炖烂食之。

【功用】润肺清金。

【主治】肺痿。

人参养肺汤

方一

【方源】（明）李恒《袖珍方》卷一。

【组成】人参（去芦）、甘草、阿胶珠各一钱，茯苓一钱半，柴胡四钱，五味子、贝母、杏仁（炒）、桔梗（炒）各一钱半，桑白皮二钱，枳实一钱半。

【用法】上㕮咀。每服八钱，加生姜三片，枣子一枚，水一盏半，煎至八分，去滓，食后温服。

【主治】肺痿证。咳嗽有痰，午后热，并声嘶者。

方二

【方源】（清）汪蕴谷《杂症会心录》卷上。

【组成】人参一钱五分，茯苓一钱，炙甘草一钱，黄芪（蜜炙）一钱，阿胶一钱，五味子二十粒。

【用法】水煎，温服。

【主治】肺痿。咳吐痰涎色白，痿顿，脉大无力，肺虚之证。

【方论选录】《证因方论集要》：肺痿一证，大抵君火灼于上，肾气不相顾，土气不相救而阴液内耗。以参、芪、炙草补脾，大建中气，阿胶清肺，五味敛气归肾，茯苓以通阳明。如是则胃津大生，以救肺燥，金水相生，而清肃令行矣。

人参养肺丸

【方源】（宋）陈师文《太平惠民和剂局方》卷四。

【组成】黄芪（去芦，蜜涂炙）、人参各一两八钱，白茯苓（去皮）、瓜蒌根各六两，杏仁（去皮尖，麸炒）二两四钱，皂角子（炒）三百个，半夏（洗，为末，姜汁作曲）四两（炒）。

【用法】上为细末，炼蜜为丸，如弹子大。每服一丸，食后细嚼，用紫苏汤送下；如喘急，用桑白皮汤送下。

【主治】肺胃俱伤，气奔于上，客热熏肺，咳嗽气急，胸中烦悸，涕唾稠黏，或有鲜血，上气喘急，不得安卧，肢体倦痛，咽干口燥。饮食减少，渐至瘦弱喘乏；或坠堕恐惧，渡水跌仆，或因叫怒，醉饱房劳，致伤肺胃，吐血呕血。

人参养荣汤

【方源】（明）龚廷贤《寿世保元》卷二。

【组成】熟地黄六分，白芍七分，麦门冬一钱，五味子六个，黄柏（酒炒）三分，远志四分，陈皮三分，人参四分，白术六分，白茯苓四分，归身（酒洗）四分，川芎四分。

【用法】上锉一剂。水煎，温服。

【主治】伤风寒后，余毒未散，上攻头颈，鼻塞身重；怒气上攻，时常有血，从脑上落至口中，或出红痰。

【备注】上证是阳道不利作梗，非血症病也。先用防风五分，川芎七分，辛夷五分，生甘草四分，薄荷五分，羌活三分，独活七分，升麻六分，葛根七分，白芷四分，藁本四分，黄芩（酒炒）八分，生姜一片，水煎服，清阳道以通关窍，次服本方。

人参益肺散

【方源】（金）李杲《医学发明》卷五。

【组成】柴胡、升麻、黄芪各一钱，羌活、防风、人参、甘草、陈皮各五分，藁本三分，青皮、黄芩、白豆蔻仁各二分。

【用法】上㕮咀，都作一服，水二盏，

煎至一盏，食后去滓温服。

【功用】泻风热。

【主治】风热乘肺，肺气郁甚，肩背痛，汗出，小便数而欠者。

人参饮

方一

【方源】（宋）杨士瀛《仁斋直指方论》卷七。

【组成】人参、桔梗、半夏曲、五味子、细辛、枳壳（制）、赤茯苓各一分，甘草（炒）半分。

【用法】上锉散。每服三钱，加生姜五片，煎服。

【主治】咳嗽痰壅。

方二

【方源】（宋）杨士瀛《仁斋直指方论》卷八。

【组成】人参、北梗、半夏曲、五味子、细辛、枳壳（制）、赤茯苓、杏仁（不去皮）各一分，甘草（炙）半分。

【用法】上锉细。每服三钱，加生姜五片、乌梅半个，食后煎服。

【主治】咳嗽痰壅。

方三

【方源】（明）李恒《袖珍方》卷一。

【组成】半夏（汤洗七次）、天南星、寒水石、柴胡（去苗）、五味子、猪牙皂角、甘草（炙）、款冬花。

【用法】上㕮咀。每服八钱，加生姜五片，水一盏半，煎至八分，去滓，通口临卧服。

【主治】诸嗽。

【备注】本方名人参饮，但组成中无人参，疑脱。

人参饮子

方一

【方源】（宋）王璆《是斋百一选方》卷五。

【组成】人参（去芦）、桔梗、半夏（汤洗七次）、五味子、赤茯苓、白术各一两，枳壳、甘草（炙）各半两。

【用法】上㕮咀。每服三钱，水一盏半，加生姜五片，煎至七分，去滓，空心服。

【主治】①《是斋百一选方》：痰嗽，寒热壅嗽。②《世医得效方》：时行病，寒热上壅，咳嗽痰涎。寒暑之交，气盛人衣厚作壅，忽痰盛微热，此药最宜。

方二

【方源】（明）朱橚《普济方》卷二三一引《海上名方》。

【组成】粟壳（去顶蒂，蜜炙）二两，人参（去芦头）、杏仁（汤浸，去皮尖）各一两，甘草（炙）一两。

【用法】上为末。每服三大钱，水一盏，加乌梅一个，大枣三个，同煎至七分，去滓温服，食后或临卧时服。

【主治】劳嗽喘急。

人参应梦散

【方源】（清）吴澄《不居集·上集》卷十五。

【组成】甘草六两，人参、桔梗、青皮、白芷、干葛、白术各三两，干姜五钱五分，生姜三片，大枣二枚。

【主治】久嗽。

人参针头丸

【方源】（明）朱橚《普济方》卷一六三。

【组成】巴豆（去皮）五个，半夏（研，汤洗七次）五个，杏仁（去皮尖）五个，蓖麻（去皮）五个，白矾二钱。

【用法】上为细末，枣肉为丸。针签药于灯焰上燎过，青烟起，吹息药，齑菜叶裹之，浆水送下，临卧服之。

【主治】风饮喘嗽。

人参枳壳散

【方源】（明）朱橚《普济方》卷一六二。

【组成】枳壳、陈皮、杏仁、甘草、槟榔、香附子、火麻灰、桑白皮、人参各一钱，紫苏二钱。

【用法】上㕮咀。每服用水二盏，加生姜三片，大枣一枚，水煎服。

【主治】七情所伤，饮食不美，忧闷之气，忽患咳嗽有痰，倒头不得，气急喘促，睡卧不得，每日咽喉如拽锯之声，不思饮食，胸膈满闷。

人参枳壳汤

【方源】（元）许国桢《御药院方》卷五。

【组成】人参一两（去芦头），枳壳（麸炒，去瓤）一两，陈皮（去白）三两，半夏（汤洗七次）二两半。

【用法】上㕮咀，作一剂。每用药二两半为一服，用泉水二大盏半，先扬水二百一十遍，加生姜（切碎）一钱匕光，慢火同熬至六分，滤去滓，食后温服。

【功用】消痰利膈，下气润肠胃，消导一切气。

【主治】痰饮。

人参枳实汤

【方源】（宋）杨士瀛《仁斋直指小儿方论》卷四。

【组成】人参一分，枳实（制）、桑白皮（炒）、半夏（制）、赤茯苓、五味子、细辛（净）、北梗、麻黄（去节）、阿胶（炒酥）、甘草（炙）各半两。

【用法】上锉散。每服一钱，如生姜三片，紫苏三叶，水煎服。

【主治】感冒嗽喘，胸满痰滞。

【备注】《仁斋直指小儿方论》：凡治喘嗽，不论其肺实肺虚，可汗、可温、可下，药中须用阿胶，便得安肺润肺，其性和平，肺经要药。

人参枳术丸

【方源】（明）朱橚《普济方》卷一六四。

【组成】人参半两，枳壳（炒）三两，木香三钱，半夏五钱，茯苓半两，神曲（炒）三钱，白术一两，麦芽（炒）三钱，南星半两。

【用法】上为细末，水浸蒸饼为丸，如绿豆大。每服八九丸，茶汤送下，不拘时候。

【功用】祛痰，消食。

【主治】痰饮。

人参煮散

【方源】（宋）赵佶《圣济总录》卷五十六。

【组成】人参一两，丁香、草豆蔻（去皮）各一分，羌活（去芦头）、甘草（炙，锉）、陈曲各半两，京三棱（煨，锉）三分。

【用法】上为散。每服三钱匕，水一盏，煎至七分，和滓温服，不拘时候。

【主治】心掣气乏，咳逆泄利。

人参紫苏丹

【方源】（明）李恒《袖珍方》卷一。

【组成】五味子三钱，官桂（去皮）五钱，紫苏、人参各五钱。

【用法】上为末，炼蜜为丸，如弹子大。每服一丸，噙化，临卧服。

【主治】一切喘嗽。

人参紫菀煎

【方源】（宋）杨倓《杨氏家藏方》卷八。

【组成】人参（去芦头）、紫菀、百合、贝母、款冬花、杏仁（汤浸，去皮尖，麸炒）、甘草（炙）、桔梗各一两，细辛（去叶土）半两。

【用法】上为细末，次研杏仁令细，同前药和匀，炼蜜为丸，每一两作十五丸。食后、临卧每服一丸，细嚼，温热水送下。

【主治】肺感寒邪，咳嗽喘急，胸膈满闷，肢体烦疼。

【备注】本方方名，据剂型当作“人参紫菀丸”。

人参紫菀散

方一

【方源】（宋）杨倓《杨氏家藏方》卷十。

【组成】人参（去芦头）一两，紫菀（洗，去芦头）一两，陈橘皮（去白）一两，贝母（去心）二两，甘草半两（炙），紫苏叶四两，桑白皮二两，白茯苓去皮）半两，杏仁（去皮尖，用麸炒令熟）半两，五味子二两。

【用法】上为细末。每服三钱，水一盏，加生姜五片，煎至七分，温服，不拘时候。

【主治】虚劳咯血，痰涎上盛，咳嗽喘急，寒热往来，肩背拘急，劳倦少力，盗汗发渴，面目浮肿。

方二

【方源】（明）朱橚《普济方》卷一五七。

【组成】柴胡、紫菀、乌梅肉（炒）、甘草各半两（炒），人参三钱，罂米壳（蜜水炒）二两。

【用法】上为细末。每服二钱，白汤调下。

【主治】远年近日咳嗽痰涎。

人参紫菀汤

方一

【方源】（明）李恒《袖珍方》卷一。

【组成】紫苏、橘皮、半夏（姜制）、桔梗（炒）、杏仁（炒）、乌梅（去核）、紫菀、知母、薄荷、桑白皮、五味子、粟壳（蜜炙）、人参、甘草（炙）。

【用法】上㕮咀。每服八钱，加生姜三片，水一盏半，煎至八分，去滓，食后、临卧温服。

【主治】咳嗽痰喘。

【备注】方中诸药用量原缺。《古今医统大全》用人参、紫菀、陈皮、半夏、桔梗、杏仁各七分，乌梅三枚，罂粟壳二钱，五味子、桑白皮、紫苏、薄荷、知母、甘草各五分。

方二

【方源】（宋）王璆《是斋百一选方》卷五。

【组成】人参、五味子、甘草、桂枝各一分，京紫菀、款冬花、杏仁各半两，缩砂仁、罂粟壳（去顶瓤，用姜汁制炒）各一两。

【用法】上并为饮子。每服四钱，水一盏半，加生姜五片，乌梅二个，煎至七分，去滓温服。

【主治】肺气不调，咳嗽喘急，胸膈烦闷，痰涎不利，坐卧不安，昼夜不止，日久不愈。以致形容瘦减，力气羸劣者。

方三

【方源】（元）许国桢《御药院方》卷五。

【组成】人参、川芎、木香、防己、白术各一两，紫菀（去土）、苦葶苈（炒紫色）各二两。

【用法】上为粗散。每服三钱，水一大盏，加生姜四片，乌梅一个，煎至八分，去滓，食前温服，日进三服。

【主治】湿热流注，足胫浮肿，痰咳等。

rong

荣卫饮子

【方源】（元）曾世荣《活幼口议》卷十七。

【组成】川当归、熟干地黄（净洗）、

人参、白茯苓、川芎、白术、甘草（炙）、白芍药、枳壳（炒，别研）、黄芪（蜜炙）、陈皮各等分。

【用法】上㕮咀。每服二钱匕，水一小盏，煎至半，去滓，通口服，不拘时候。

【主治】婴孩气血俱虚，荣卫不顺，四肢头面手足俱浮肿，以至喘急者。

rou

柔肝宣肺汤

【方源】（清）赵濂《医门补要》卷中。

【组成】石决明、羚羊角、丹皮、白菊花、白前、杏仁、苏子、桑叶、象贝、枇杷叶。

【主治】肝火冲肺咳。

肉苁蓉汤

【方源】（唐）王焘《外台秘要》卷九引深师方。

【组成】肉苁蓉五两，干地黄四两，大枣（擘）二十枚，乌头（炮）一两，甘草（炙）、豁心、紫菀、五味子各二两，生姜、石膏（碎，绵裹）、麦门冬（去心）各三两。

【用法】上切，以水一斗五升，煮取七升，去滓，分为七服。日四次，夜三次。一方用大枣五十枚，水一斗二升，煮取九升。

【主治】伤中，咳嗽短气，肠中痛，流饮厥逆，宿食不消化，寒热邪癖，五内不调。

肉苁蓉丸

【方源】（宋）赵佶《圣济总录》卷八十六。

【组成】肉苁蓉（去皲皮，酒浸，炙令干）、白术、龙骨、牡蛎（熬）、杜仲（去粗皮，涂酥炙）、胡桃肉（别研）各三分，附子（炮裂，去皮脐）、巴戟天（去心）、远志（去心）、丁香、鹿角胶（炙令燥）各半两，杏仁（汤浸，去皮尖双仁，生用，别研）一两。

【用法】上十味为末，入研杏仁、胡桃肉，再研令匀，以煮熟枣肉及熟蜜，砂盆内研如面糊，和药为丸，如梧桐子大。每服三十丸，空腹米饮下。

【主治】肺劳虚损，咳嗽唾血，下焦冷惫，腹胁疼痛。

肉汤丸

【方源】（宋）王兖《博济方》卷四。

【组成】铜青末一钱，皂角末、大黄末各二钱。

【用法】上为末，油饼面和为丸，如小豆大。每服五七丸，肥猪肉汤送下。

【主治】①《博济方》卷四：小儿瘕，呷咳不止。②《普济方》引《全婴方》：小儿咳嗽，痰涎不通，气急，或痰壅成块。

ru

如金解毒散

【方源】（明）陶华《痈疽神秘验方》。

【组成】桔梗一钱，甘草一钱半，黄连（炒）、黄芩（炒）、黄柏（炒）、山栀（炒）各七分。

【用法】水二钟，煎至八分，作十余次呷之，不可急服。

【功用】降火解毒。

【主治】肺痈。发热烦渴，脉洪大。

如妙辰砂化痰丸

【方源】（清）叶其蓁《幼科指掌》卷四。

【组成】胆星、天麻各一两，全蝎、僵蚕、白附子（俱用苏叶包，煨）各七钱，滑石、蝉蜕、人参、川乌、玄明粉各五钱，防风、天竺黄、石菖蒲各四钱，桔梗、青黛、枯矾、礞石各三钱，雄黄、硼砂、朱砂、巴霜、轻粉各二钱，冰片、麝香各三钱，水银三钱，硫黄（熔化，入水银同研）八钱，石菖蒲、薄荷、荆芥各一两。

【用法】上煎膏为丸，如芡实大，以青黛、朱砂、雄黄、金箔、银箔作五色衣。每服一丸，淡姜汤化下。

【主治】小儿风热，身热恶风鼻塞，身重咳嗽有痰，面赤唇干，微汗尿赤者。

如神膏

【方源】（宋）赵佶《圣济总录》卷一一六。

【组成】蓖麻子（去壳）、杏仁（去皮尖）、印子盐、川芎、防风（去叉）、松脂各一分，蜡半两，油一升。

【用法】先入油于银器中，次将诸药作粗散，入油中，微火上煎成膏，滤去滓，瓷器盛。每用约大小贴之，每日一换。

【主治】鼻塞，不闻香臭。

如神散

方一

【方源】（宋）朱佐《类编朱氏集验医方》卷九引张太医方。

【组成】胆矾（纯绿者，研细如粉）。

【用法】上用酸黄醋一呷调，咽下，自服不得者灌之。即时吐下稠黏痰涎，便愈。吐不止者，可少以冷水解之。

【主治】咽喉病，深在咽下，针刀不能及者。

方二

【方源】（清）李文炳《仙拈集》卷一。

【组成】粟壳（醋炒）四两，杏仁二两，五味（焙干）一两，枯矾五钱。

【用法】上为末。每服二钱，白汤调下。

【主治】诸般咳嗽。

方三

【方源】（朝鲜）金礼蒙《医方类聚》卷七十五引《施圆端效方》。

【组成】白僵蚕（炒）、白矾（生）、藜芦、玄参（去皮弦，炒）、雄黄各二钱，乳香一字。

【用法】上为细末。每用一字，分两鼻内搐之，口含水，及舌下搽。嚏出涎，立效。

【主治】咽喉一切急患不得开。

如神汤

方一

【方源】（明）李恒《袖珍方》卷一引《太平圣惠方》

【组成】茆根（生用，旋采）一握，桑白皮各等分。

【用法】上㕮咀，水二盏，煎至一盏，去滓，食后温服。

【主治】喘。

方二

【方源】（清）陶承熹《惠直堂经验方》卷二。

【组成】生茅草根一握。

【用法】打碎。水二盏，煎至一盏，食后温服。甚者三服止。

【主治】肺热气喘。

如神丸

【方源】（宋）赵佶《圣济总录》卷一二三。

【组成】蜗牛二七枚，白矾（末）、马勃（末）、陈白梅肉、大黄（末）各一分。

【用法】上于端午日午时同研为丸，如苦楝子大。每遇患开口不得者，取一丸，以水磨，用竹管子吹下，入喉中即愈；轻可只以绵裹含化一丸。

【主治】喉中忽然结塞不通。

如圣黄芪汤

【方源】（宋）赵佶《圣济总录》卷九十。

【组成】黄芪（锉）、乌梅（去核）、知母（焙）、甘草（炙，锉）、款冬花、秦艽（去苗土）、贝母（去心，炒）、半夏（汤洗七遍，焙）各一两，糯米、桑根白皮（锉）各一分，桃仁（去皮尖，麸炒）、鳖甲（去裙襕，醋炙黄）各半两，人参一两半，柴胡（去苗）二两。

【用法】上为粗末。每服三钱匕，水一盏半，加生姜三片，桃枝、柳枝、葱白、薤白各少许，同煎至六分，去滓温服，不拘时候。

【主治】虚劳，心肺俱伤，咳唾脓血。

如圣金锭

【方源】（明）李梴《医学入门》卷七。

【组成】硫黄、川芎、腊茶、薄荷、川乌、硝石、生地各等分。

【用法】上为末，生葱汁和成锭子。每服一锭，先以凉水灌漱，次嚼薄荷五七叶，却用药同嚼烂，以井花水咽下，甚者连进二服，并含之。

【主治】咽喉急闭，腮颔肿痛，乳蛾结喉，木舌重舌。

如圣散

方一

【方源】（宋）王怀隐《太平圣惠方》卷六十五，名见《太平惠民和剂局方》卷八。

【组成】胡粉一两，水银（并胡粉点少许水，研令星尽）一分，蛇床子（捣为末）半两，黄连（去须，捣为末）三分。

【用法】上件药，都以生麻油和如稀膏。每用药时先以盐浆水洗疮令净，后以药涂之，干即更换。不过三五度愈。

【功用】《太平惠民和剂局方》：活血脉，润皮肤，散风邪，止瘙痒。

【主治】①《太平圣惠方》：干疥久不愈，皮肤瘙痒。②《太平惠民和剂局方》：肺脏风毒，攻发皮肤，血气凝涩，变生疥疮，瘙痒，搔之皮起作痂，增展侵引，连滞不愈。

方二

【方源】（宋）赵佶《圣济总录》卷一一六。

【组成】胡粉半两，麝香（研）一字，甜瓜蒡（为末，入粉内同研）七枚。

【用法】上为末，用蟾酥少许，水浸一宿，次日取蟾水，先和胡粉，次同和丸，如绿豆大。每用二丸，水化敷疮上。鼻下赤烂者，涂赤烂处。小儿每用一丸。

【主治】疳虫蚀鼻生疮，及鼻下赤烂。

方三

【方源】（宋）赵佶《圣济总录》卷一二二。

【组成】白僵蚕（直者，炒）、天南星（炮）各半两。

【用法】上为散。每服一字，以生姜自然汁调下，如咽喉大段不通，即以小竹筒灌之。涎出后，用生姜一片，略炙，含化咽津。

【主治】喉痹。

方四

【方源】（宋）赵佶《圣济总录》卷一二二。

【组成】白僵蚕（直者，新瓦上炒）不拘多少。

【用法】上为末，用生姜自然汁为丸，如鸡头子大。含化。急者生姜汁调药末一大钱，以竹筒子灌入喉中。

【主治】缠喉风，一切喉痹危急。

【备注】本方改为丸剂，名“如圣丸”“如神丸”（见《普济方》）。

方五

【方源】（宋）赵佶《圣济总录》卷一二三。

【组成】赤芍药一两，防风（去叉）三分，天麻半两。

【用法】上为散。每服一钱匕，冷茶调下，不拘时候。

【主治】狗咽，及咽喉紧急。

方六

【方源】（宋）赵佶《圣济总录》卷一二四。

【组成】瓜蒌（用瓤）二枚，杏仁（去皮尖双仁，炒）一两半，甘草（炙）三分，皂荚（炙）一寸（与甘草同为末）。

【用法】上药先研瓜蒌、杏仁烂，次以甘草皂荚末，和为饼子，铛中煿令干，重捣为细末。每服一钱匕，腊茶一钱匕，调下黄腊少许，水一盏，同煎七分，热服亦得，未效再服。

【主治】咽物误置喉中不出。

方七

【方源】（元）许国桢《御药院方》卷九。

【组成】雄黄（细研）、藜芦（厚，去皮用心，并生用）、白矾（飞）、猪牙皂角（去皮，炙黄）各等分。

【用法】上为细末。每用一豆大，各鼻内搐之。

【主治】时气缠喉风，渐入咽塞，水谷不下，牙关紧，不省人事。

方八

【方源】（明）孙一奎《赤水玄珠》卷七引钱氏方。

【组成】桔梗、甘草、阿胶（炒白）。

【用法】煎甘、桔取清，纳胶化服。

【主治】肺痈。

方九

【方源】（朝鲜）金礼蒙《医方类聚》卷七十七引《经验秘方》。

【组成】川芎、桔梗、薄荷叶、甘草、盆硝各等分。

【用法】上为细末。每用一钱，干掺。

【主治】舌肿喉痹。

如圣胜金锭

方一

【方源】（宋）陈师文《太平惠民和剂局方》卷七。

【组成】硫黄（细研）、川芎、腊茶、薄荷（去枝梗）、川乌（炮）、硝石（研）、生地黄各二两。

【用法】上为细末，绞生葱自然汁搜和为锭。每服先用新汲水灌漱吐出，次嚼生薄荷五七叶微烂，用药一锭同嚼极烂，以井水咽下，甚者连进三服即愈。重舌腮肿，先服一锭，次以一锭安患处，其病随药便消；治冒暑伏热，不省人事，用生薄荷水调研一锭，灌下即苏；如行路常含一锭，即无伏热之患；口舌生疮，不能合口及食热物，如上法服讫，用水灌漱，嚼薄荷十叶，如泥吐出，再水灌嗽，嚼药一锭含口内聚涎裹之，觉涎满方吐出，如此服三锭，便能食酒醋；遇食咸、酸、酢脯、炙煿，喉中生泡，须掐破吐血，方与薄荷数叶，以一锭同嚼，井水吞下；砂淋、热淋，小便出血，同车前草七叶、生姜小块研烂，水调去滓，嚼药一锭，以水送下。此药常常随身备急。小儿只服半锭。

【功用】分阴阳，去风热，化血为涎，化涎为水。

【主治】急喉闭，缠喉风，飞疡，单双乳蛾，结喉，重舌木舌，腮颔肿痛，不能吞水粥. 及冒暑伏热，不省人事，砂淋、热淋，小便出血。

方二

【方源】（宋）陈师文《太平惠民和剂局方》卷七。

【组成】朴硝四两，川芎一两，硫黄（细研）一两半，贯众二两，薄荷叶、荆芥穗、嫩茶各半两。

【用法】同方一

【功用】同方一。

【主治】同方一。

如圣汤

方一

【方源】（明）朱橚《普济方》卷六十引《旅舍》。

【组成】桔梗一两，甘草（生）一两，

牛蒡子（炒）一两，麦门冬半两。

【用法】上为细末。沸汤调下，细细服。入竹叶煎，尤妙。

【功用】治痰祛热，利咽喉。

【主治】咽中有疮，咽物不下，及咳嗽咯血，肺痿痰唾气促，并小儿疮疹毒，攻咽喉肿痛。

方二

【方源】（朝鲜）金礼蒙《医方类聚》卷七十五引《施园端效方》。

【组成】桔梗二两，甘草（炒）、陈皮、半夏（姜制）各一两。

【用法】上为粗末。每服三钱，水一盏半，加生姜七片，同煎至五分，去滓，食后温服。

【主治】咽喉噎塞，咳脓血者。

如圣丸

方一

【方源】（明）王肯堂《证治准绳·疡医》卷二引《梅师方》。

【组成】樟脑（另研）、牛黄（另研）、桔梗、甘草（生用）各一钱。

【用法】上为细末，炼蜜为丸，每两作二十丸。每服一丸，噙化。

【主治】风热毒气上攻咽喉，痛痹肿塞妨闷，及肺痈喘嗽唾脓血，胸满振寒，咽干不渴，时出浊沫，气臭腥秽，久久咯脓状如米粥。

方二

【方源】（明）朱橚《普济方》卷六十。

【组成】僵蚕、南星、马勃各等分。

【用法】上为细末，用盐梅生姜汁为丸，如弹子大。噙化。

【主治】九种咽喉。

方三

【方源】（明）朱橚《普济方》卷六十引《博济方》。

【组成】大黄末一分，蜗牛二七枚，白矾末、陈白梅皮、马勃各一分。

【用法】上于五月五日午时，用白梅皮，蜗牛同研，和丸如楝实大。如患者开口不得，即以水磨，用竹管子吹下入喉中，立愈；如轻者，以绵裹含化一丸。

【主治】缠喉风及喉痹。

如圣围毒膏

【方源】（清）刁步忠《喉科家训》卷一

【组成】三梅片一钱，川黄柏一钱，生蒲黄一钱，生人中白一钱，生甘草五分，元明粉五分，西硼砂五分，川黄连一钱五分，薄荷叶一钱五分，净青黛五分，枯白矾四分。

【用法】上为细末。以蜜水调如膏，围敷患处，令其渐消，加上玉枢活血更妙，丹毒，以靛青水调敷。

【主治】喉外红肿焮痛，风毒发颐痄腮，温毒疫炎诸毒，兼治丹毒。

如圣饮

方一

【方源】（宋）王硕《易简方》。

【组成】生甘草、桔梗各等分。

【用法】水煎服。

【主治】小儿咽喉疼痛。

方二

【方源】（宋）赵佶《圣济总录》卷四十八。

【组成】麻黄（去根不去节，寸截，沸汤掠去沫，晒干）六两，甘草（炙）一两，桂（去粗皮）半两，杏仁（汤浸，去皮尖双仁）四十九枚。

【用法】上锉，如麻豆大，以水五盏，银石器内慢火煎取三盏，澄清放温，每服半盏，服罢去枕仰卧，其喘立止，余药以净瓶盛，外以温汤养之，旋旋服。

【主治】肺气上喘，不以久新。

方三

【方源】（明）翁仲仁《痘疹金镜录》

卷四

【组成】甘草一钱，桔梗三钱，麦冬一钱半，牛蒡一钱半，玄参一钱，荆芥一钱，防风七分。

【用法】加葱三茎，水煎服。

【主治】痘疹，风热痰嗽，声哑喉痛。

方四

【方源】（清）张璐《张氏医通》卷十五。

【组成】鼠粘子一钱，甘草五分，荆芥七分，桔梗六分，防风五分，麦门冬一钱，竹叶十片（一方无竹叶，有黑参）。

【用法】水煎，不时温服。

【主治】痘出不快，咽喉不利。

如圣饮子

【方源】（宋）杨倓《杨氏家藏方》卷八。

【组成】人参（去芦头）一两，款冬花一两，罂粟壳（去瓤）二两（炙），乌梅一两（捶碎）。

【用法】上㕮咀。每服五钱，用水二盏，煎至一盏，去滓，食后临卧热服。

【主治】肺气虚寒，咳嗽喘急。

如圣柘黄丸

【方源】（明）薛己《外科发挥》卷四。

【组成】柘黄（为末）一两，百齿霜（即梳垢）三钱。

【用法】面糊为丸，如梧桐子大，每服三五丸，米饮送下。

【主治】肺痈，咳而腥臭，或唾脓瘀，不问脓成与否，并效。

【备注】柘黄，乃柘树所生者，其色黄，状如灵芝，江南最多，北方鲜有。

如意丹

【方源】（明）孙文胤《丹台玉案》卷四。

【组成】青礞石（煅）、硼砂、款冬花、薄荷叶各四两，黄芩（酒炒）、玄明粉、桔梗各六钱，大黄（酒蒸九次）五钱。

【用法】上为末，乌梅肉捣烂为丸。每服二钱，白滚汤送下。

【主治】嗽久不愈，诸火上升，口苦面赤，顽痰壅塞，气逆口疳。

如意膏

方一

【方源】（元）曾世荣《活幼心书》卷下。

【组成】半夏（炮裂）、南星（炮裂）各一两半。

【用法】上为末，以生姜汁和匀，捻作小饼如钱样，用慢火炙干；再为末，复取姜汁如前，经二次炙干，仍焙为末，炼蜜为丸，如芡实大。每服一丸至二丸，用姜蜜汤化服，不拘时候，有热者，以薄荷汤化服。

【主治】①《活幼心书》小儿痰喘气促，咳嗽连声不已，冷热二证皆可用。②《幼科折衷》：小儿龟胸，风痰停饮，积聚心胸，唇红面赤，咳嗽喘促，致胸高如覆掌。

【备注】本方方名，据剂型当作“如意丸”。

方二

【方源】（明）秦景明《幼科折衷》卷上。

【组成】半夏、赤茯苓、枳壳、朴硝。

【用法】用消风化，以生姜打糊为丸，如绿豆大。淡姜汤送下。

【功用】祛风化痰。

【主治】小儿齁船，风痰潮紧，气促而喘。

如意饮

【方源】（明）邓苑《一草亭》。

【组成】人参一钱五分，黄芪一钱五分，麦冬（去心）一钱，贝母一钱，归身八分，陈皮五分，川芎五分，黄芩四分，家菊五分，麦芽四分，甘草三分。

【用法】水煎服。

【主治】脾土虚弱，两目昏昧，咳嗽头痛。

汝言化痰丸

【方源】（清）李用粹《证治汇补》卷二。

【组成】瓜蒌、杏仁、海粉、桔梗、连翘、五倍子、香附、蛤粉、瓦楞子、风化硝。

【用法】以姜汁少许。和竹沥捣入药，加蜜为丸，噙化；或作小丸，清茶送下。

【功用】《医略六书》：泻热软坚。

【主治】肺家老痰在于喉中，咯之不出，咽之不下。

【方论选录】《医略六书》：瓜蒌泻热润燥以涤痰，桔梗清咽利隔以开结，瓦楞子消痰积、血积，风化硝化积热、结痰，五倍软坚豁痰，海粉泻热豁痰，连翘清热结，香附调血气，杏仁降气豁痰涎，蛤粉益阴利湿热，姜汁散痰，竹沥润液。和蜜捣丸，清茶化下，使湿化热降，则肺清润而老痰软，咯咽如常，安有咽喉窒塞之患？此泻热软坚之剂，为痰热固结之专方。

乳石散

【方源】（宋）赵佶《圣济总录》卷六十五。

【组成】钟乳粉、款冬花（去梗）、甘草（炙，锉）各半两，杏仁（汤浸，去皮尖双仁，麸炒，研）、桂（去粗皮）各一两，瓜蒌（去皮子，用肉）一枚，白矾（枯）半两，不蛀皂荚（炙，去皮子。以上三味同杵烂，新瓦上摊，晒干）一挺。

【用法】先捣前五味，次捣研三味，同为细散。每眼二钱匕，热汤调温服。

乳头散

【方源】（明）朱橚《普济方》卷三八七。

【组成】甘草（大者）一寸，健猪胆一个。

【用法】上药合炙于为末，以少许敷乳头上，令儿咂；茶清调下亦得。

【主治】婴儿吃乳多嗽，并诸咳。

乳香半夏丸

【方源】（元）许国桢《御药院方》卷五。

【组成】半夏（汤次，焙干）洗七三两，天南星（用菌上文下汁煮熟）一两，白矾（枯）一两。

【用法】上药各修制讫，同为细末。水浸蒸饼为丸，如梧桐子大。每服五十丸，生姜汤送下，不拘时候。

【功用】除咳嗽，清头目。

【主治】风痰。

乳香炼

【方源】（清）姚俊《经验良方》。

【组成】乳香（上好者）。

【用法】上为末。用蜂蜜炼和，日服三四钱。

【主治】经久咳嗽。

乳香散

方一

【方源】（宋）朱佐《类编朱氏集验医方》卷九引张太医方。

【组成】乳香、青黛、朴硝、硼砂、粉草、雄黄各等分。

【用法】上为细末。每服一字，干咽下。

【主治】咽喉病。

方二

【方源】（日本）石原保秀《汉药神效方》。

【组成】诃子、乳香、莎草、紫檀各等分。

【用法】上加梅干肉三分之一，为细末。包布中含之，待津液满口中则吐出之；内饮亦佳。

【主治】喉痹，喉风。

乳香丸

【方源】（宋）赵佶《圣济总录》卷一二二。

【组成】乳香（研）、石亭脂（研）、阿魏密陀僧、安息香各一分，砒霜（研）半分，麝香（研）半两。

【用法】上药除安息香外，共为末，酒煮安息香为丸，如绿豆大。每服五丸，茶清送下，空心服。良久以热茶投令吐，更欲服，只用姜汤。

【主治】咽喉肿痛，喉痹及咽喉诸疾。

入圣散

【方源】（明）陈文治《疡科选粹》卷三。

【组成】鸡内金（炒存性）、飞矾、青黛各一钱，蟾酥、壁钱（炒存性）各五分。

【用法】上为极细末。吹入立愈。不能开口者，吹鼻内。

【主治】喉风。

rui

瑞金丸

【方源】（明）万表《万氏家抄济世良方》卷五。

【组成】胆星五钱，半夏（法制）一钱，广陈皮（去白）一钱五分，旋覆花一钱五分，杏仁（去皮尖，炒）一钱五分，紫苏子（微焙）一钱，甘草梢八分，贝母（去心）一钱五分，牛黄七分，人参一钱，桔梗一钱。

【用法】上各为净末，合一处，皂角煎汁浸蒸饼，入姜汁五匙，丸如黍米大。一岁儿一分三岁三分，淡姜汤空心送服。有真羚羊角入一钱，更妙。

【主治】小儿风痰喘急，并喘嗽惊悸。

run

润肠丸

【方源】（宋）赵佶《圣济总录》卷五十。

【组成】桑根白皮（锉）、甜葶苈（隔纸微炒）、防己、天门冬（去心，焙）、枳壳（去瓤，麸炒）各半两，槟榔（锉）一分，牵牛子（白者，炒香，为细末）一两。

【用法】上为末，炼蜜为丸，如梧桐子大。每服二十丸，煎人参汤待温送下，不拘时候。

【主治】肺脏壅盛，心胸满闷，咳嗽烦喘，咽隔痰滞，不欲饮食，大便多秘。

润肺除嗽饮

【方源】（明）虞抟《医学正传》卷二。

【组成】人参、杏仁、生甘草、薄荷各三分，五味子九粒，款冬花、紫菀茸、麻黄、陈皮（去白）、石膏（煅）、桔梗、半夏、桑白皮（蜜炒）、枳壳（麸炒）、乌梅、粟壳（去瓤，蜜炙）各等分。

【用法】上细切。加生姜三片，细茶一撮，水一盏半，煎至一盏服。

【主治】远年咳嗽。

润肺扶气汤

【方源】（明）孙文胤《丹台玉案》卷二。

【组成】茯苓、人参、白术、甘草、麦门冬、黄芩各一钱，桔梗、百合、薏苡仁各八分，北五味九粒，当归、生地各一钱二分。

【用法】水煎，加藕汁半钟，食后服。

【主治】痿症，肺枯气弱。

润肺膏

方一

【方源】（明）方广《丹溪心法附余》卷五。

【组成】紫菀、杏仁（去皮尖）、款冬花、核桃肉各一两，麻黄、桔梗、诃子、细辛各五钱，枯矾一钱，清油半斤，生姜（取汁）二两，蜜一斤。

【用法】先将油炼香热，次入蜜又炼，去沫，却下末药，搅匀。每服二三匙，临卧白汤调服。

【主治】咳嗽痰喘。

方二

【方源】《医方类聚》卷一五〇。

【组成】羊肺一具，干柿、真酥、绿豆粉、杏仁（研碎）各一两，白蜜二两。

【用法】上将羊肺洗净，次将五味药用水解薄打搅，令稠黏得所，灌入肺中，白水煮熟，如常服食。

【主治】劳久嗽，肺燥肺痿。

润肺膏丸

【方源】（宋）刘昉《幼幼新书》卷十六引《王氏手集》。

【组成】水蓼、桑针、覆盆子、枸杞子各半两，皂儿（炮）、杜茴香、生姜、甘草各一两，京三棱（炮），胡桃十个。

【用法】上为细末，炼蜜为丸，每一两作八十丸。细嚼，温熟水送下，儿小白汤化下。

【主治】小儿寒壅咳嗽。

润肺化痰膏

【方源】（清）冯兆张《冯氏锦囊秘录·杂症大小合参》卷十二。

【组成】大白梨汁一斤，白茯苓（乳制，晒干，研极细末）四两，麦冬（熬汁）四两，川蜜一斤，川贝母（去心，研末）二两，核桃肉（去皮净，捣烂）四两。

【用法】先将梨汁熬熟，次将蜜炼熟，入前药在内，再熬成膏。如痰有血，入童便四两在内，每早空心白汤调半茶钟服。

【主治】小儿哮喘。

润肺化炎汤

【方源】（清）陈士铎《洞天奥旨》卷八。

【组成】桔梗三钱，桑白皮三钱，炙甘草二钱，黄芩二钱，玄参五钱，麦冬三钱，天门冬三钱，贝母二钱，陈皮五分，生地三钱，升麻一钱。

【用法】水二碗，煎八分，食后服。数剂自消。

【主治】赤炎风疮，遍身有赤点子。

润肺豁痰宁嗽汤

【方源】（明）龚信《古今医鉴》卷四。

【组成】陈皮五分，半夏（姜制）五分，白茯苓四分，甘草（炙）三分，黄柏（酒炒）五分，黄芩（酒洗）三分，知母（酒炒）五分，贝母（去心）五分，天冬（去心）三分，麦冬（去心）三分，紫菀（酒洗）三分，款冬花（酒洗）三分，桔梗三分，熟地黄五分，当归三分。

【用法】上锉一剂。加生姜一片，水煎，温服。

【主治】咳嗽。

润肺降气汤

【方源】（清）费伯雄《医醇賸义》卷二。

【组成】沙参、蒌仁各四钱，桑皮、苏子各二钱，杏仁三钱，旋覆花（绢包）一钱，橘红一钱，郁金二钱，合欢花二钱，鲜姜皮五分。

【主治】肺燥。肺受燥凉，咳而微喘，气郁不下。

润肺散

方一

【方源】（宋）陈师文《太平惠民和剂局方》卷十。

【组成】贝母（去心，麸炒黄）、杏仁（汤浸，去皮尖及双仁者，焙干，麸炒）各二两半，麻黄（去根节）、人参各二两，阿胶（炒令黄燥）、桔梗各半两，陈皮（去白）一分，甘草（炙）一两。

【用法】上为粗末。每服一钱，水八分，煎至六分，去滓，食后温服。

【主治】小儿肺气不利，咳嗽喘急，语声不出，痰涎壅塞，胸膈烦满，鼻塞清涕，咽喉干痛。

方二

【方源】（宋）王兖《博济方》卷二。

【组成】甜葶苈一两（铫子内纸衬，慢火内炒热），肉桂一两，马兜铃（大者，微炒）二枚。

【用法】上为细末。每服一钱，水一盏，煎至七分，放温，食后时时呷一口，可自早至午服尽，或临卧温水调一字，或半字亦可。

【主治】①《博济方》：肺气壅滞，咳嗽不已。②《圣济总录》：壅滞咳嗽，面带浮肿。

方三

【方源】（宋）张锐《鸡峰普济方》卷十一。

【组成】阿胶、杏仁各一两，糯米五合。

【用法】上为细末。每服一钱，白汤调下，不拘时候。

【主治】肺虚咳嗽。

方四

【方源】（宋）张锐《鸡峰普济方》卷十一。

【组成】人参一两、陈皮、五味子、紫菀、干姜杏仁各三分，桂、甘草各半两。

【用法】上为细末。每服二钱。水一盏，入生姜三片，大枣一枚，同煎至七分，去滓，食后温服。

【主治】肺感寒气，咳嗽气喘，痰涎不利，胸满背痛。

方五

【方源】（金）刘完素《黄帝素问宣明论方》卷九。

【组成】瓜蒌实一枚（去子用瓤）。

【用法】上为末，以寒食面和为饼子，炙黄为末。每服一钱，温水化乳糖送下，一日三次。效乃止。

【主治】小儿膈热，咳嗽痰喘，甚者久不愈。

方六

【方源】（明）徐彦纯撰，刘纯续增《玉机微义》卷五十。

【组成】麻黄二钱，甘草一钱，人参、知母各二钱半，陈皮一分，桔梗、阿胶（炒）、百部各半钱。

【用法】上为末。三岁儿每服一钱，水煎服。

【主治】小儿涎嗽不已，气急烦渴。

方七

【方源】（明）楼英《医学纲目》卷二十六引朱丹溪方。

【组成】贝母一两，瓜蒌仁半两，青黛五钱。

【用法】上为末，姜蜜调成膏。噙化。

【主治】①《医学纲目》引朱丹溪：咳嗽。②《东医宝鉴·杂病篇》：燥痰干嗽，劳嗽。

润肺汤

方一

【方源】（宋）赵佶《圣济总录》卷二十四。

【组成】杏仁（汤浸，去皮尖双仁，炒）、甘草（炙，锉）各一两，干姜（炮）、麻黄（去根节，汤煮，掠去沫，焙）、知母（焙）、款冬花、桑根白皮、陈橘皮（汤浸，去白，焙）各半两。

【用法】上为粗末。每服三钱匕，水一盏，煎至七分，去滓，食后临卧热服。

【主治】伤寒客邪在肺，咳嗽声重，身体微热。

方二

【方源】（宋）赵佶《圣济总录》卷四十八。

【组成】杏仁（汤浸，去皮尖双仁，炒）一两，麻黄（去根节，汤煮，掠去沫，焙干）二两，甘草（炙）一两，紫苏子（炒）一分，贝母（炒，去心）一两。

【用法】上为粗末。每服三钱匕，水一盏，入干柿一枚（切），煎至六分，去滓温服，空心、日午、临卧各一次。

【主治】肺气喘急，四肢乏力，饮食无味。

方三

【方源】（宋）赵佶《圣济总录》卷六十六。

【组成】人参、生姜（切，与半夏同炒）各一两，半夏（汤洗七遍，焙，切，同生姜炒）半两，甘草（锉、炙）、陈橘皮（去白，焙）、竹叶各（切）二两。

【用法】上为粗末。每服三钱匕，水一盏半，加生姜五片，煎至七分，去滓温服，日三服，夜一服。

【主治】咳逆短气。

方四

【方源】（明）孙一奎《赤水玄珠》卷七。

【组成】知母二钱，紫菀（洗净）五钱半，山栀仁五分，甘草（炒）一钱半，麻黄（滚汤泡，去白沫，晒干）五分，荆芥（去梗）五分，马兜铃（去筋膜）五分，前胡（去芦）二钱，赤芍一钱，桑白皮（去红皮，用蜜炒）二钱半，半夏（汤泡七次，晒）三钱，赤茯苓（去皮）二钱，杏仁（去皮尖，研成泥用）五钱半，黄芩（去腐土）二钱半。

【用法】每服一两四钱半，用水二大钟，加生姜五片。初感风寒，加葱白三根；久患咳嗽，加枣二枚，不用葱白，煎至一钟半，去滓，临睡时，将身右卧，用绢帛顶住右软肚，次用竹筒缓缓吸药，热服不言语呼唤。

【主治】上盛下虚，脾肺湿热，气喘，咳嗽痰盛，心胸气闷，不思饮食，或寒热往来，或感冒风寒，喘嗽气急，五劳七伤，吐血。

方五

【方源】（明）朱橚《普济方》卷三二〇。

【组成】人参（去芦）、杏仁（去皮尖）、麻黄、紫菀（洗去皮后炒）各半两，陈皮（浸，去瓤）、桔梗（去芦，炒）、阿胶（锉，炒令沸燥）、甘草各三钱，贝母（去心，炒）。

【用法】上㕮咀。每服五钱，水一盏，煎至七分，热服之。

【主治】妇人咳嗽，咽痛，喉中鸣。

方六

【方源】（清）方肇权《方氏脉症正宗》卷一。

【组成】天冬二钱，麦冬八分，阿胶一钱，苡仁一钱，当归八分，白及一钱，百合八分，桔梗六分。

【功用】润肺。

润肺通窍汤

【方源】（清）洪金鼎《医方一盘珠》卷八。

【组成】茯苓、陈皮、当归、白术、葳蕤、杏仁各六分，肉桂、北芥子、半夏、莱菔子各三分，干姜、苏子各三分。

【主治】体虚，肺胀无汗，白面肌瘦，但气急鼻扇。

润肺丸

方一

【方源】（元）许国桢《御药院方》卷五。

【组成】鹅梨（去皮及子）二个，瓜蒌（去皮）二个，麻黄（去节）二两，皂角

（去皮弦并子，捶碎）三挺（上四味一处用河水一升半浸少时，银器内熬成膏为用），天南星、半夏各一两半，生姜（同半夏、天南星作曲炒干）三两，枯白矾一两半，寒水石（烧）二两。

【用法】上为细末，用前膏为丸，如梧桐子大，每服五七十丸，温生姜汤送下。

【主治】肺气不利，咳嗽痰实，咽嗌干燥。

方二

【方源】（元）许国桢《御药院方》卷五。

【组成】朱砂（水飞）、五灵脂（微炒）各二两，苦葶苈（隔纸炒）、杏仁（去皮尖，麸炒）、半夏曲各一两。

【用法】上为细末，生姜汁面糊为丸，如梧桐子大。每服四十丸，食后生姜汤送下。

【主治】肺气不调，咳嗽声重，日久不止，痰涕结搏，咽嗌不利，心神烦躁，头目昏重，精神不爽，心忪烦悸，喉中呀呷，逐气有声，一切痰实。

方四

【方源】（宋）张锐《鸡峰普济方》卷十一。

【组成】半夏、阿胶、紫菀、桔梗、贝母、款冬花、汉防己各一两，蛤蚧一对。

【用法】上为细末，炼蜜为丸，如梧桐子大。每服十五丸至二十丸，食后生姜汤下，白汤亦得。

【功用】化痰涎，止喘痞，利胸膈肺气。

【主治】风壅咳嗽。

方五

【方源】（明）李梴《医学入门》卷七。

【组成】诃子、五味子、五倍子、黄芩、甘草各等分。

【用法】上为末，炼蜜为丸。噙化。

【主治】嗽而失音。

方六

【方源】（清）徐大椿《医略六书》卷二十二。

【组成】百部二两，黄连一两，明矾一两，桑皮一两，使君子三两，鹤虱二两，楝根二两，甘草五钱。

【用法】上为末，白及膏糊丸。每服三钱，滚水送下。

【功用】杀虫，化湿热。

【主治】湿热生虫蚀肺，咳嗽不止，烦心恶热，脉数者。

【方论选录】湿热不消，变化生虫而侵蚀肺叶，故咳嗽不止。烦心恶热焉。黄连清热燥湿，百部温肺杀虫，明矾却湿以杜生虫之本，鹤虱杀虫以绝化虫之源，桑皮清肺气以肃金，甘草缓中州以和胃，使君子健脾气化积，楝根皮泻湿热杀虫，白及膏润补肺之残缺也。糊丸，滚汤下使湿热顿消则虫积自化，而肺损复完，安有咳嗽成劳之患乎？此杀虫化湿热之剂，为虫蚀肺叶咳嗽之专方。

润肺饮

方一

【方源】（明）李中梓《医宗必读》卷九。

【组成】贝母（糯米拌炒）、天花粉各三钱，桔梗一钱，甘草五分，麦门冬（去心）、橘红（去白）、茯苓（去皮）各一钱半，知母（酒炒）七分，生地黄二钱半。

【用法】用水二钟，加生姜三片，煎至七分，食后服。

【主治】肺经燥痰，脉涩面白，气上喘促，洒淅寒热，悲愁不乐，其痰涩而难出者。

方二

【方源】（清）陈士铎《辨证录》卷五。

【组成】麦冬、玄参各五钱，甘草、半夏各一钱，桔梗二钱，竹叶五十片。

【用法】水煎服。

【主治】春日感冒风寒，肺热逼胃，身热谵语。

润肺止嗽膏

【方源】（清）孙斐然《痘疹一贯》卷六。

【组成】清油一两，蜜二两，生姜汁（自然汁）半两，紫菀、麻黄、杏仁、细辛、桔梗、诃子、桔矾各二钱。

【用法】上除矾、蜜、姜汁外，将群药用水三碗，煎一碗，再用水二碗，煎六分；将药滓又加水一碗半，煎四分，共合二碗药汁熬成一碗，入矾、蜜、姜汁、慢火煎熬漆黑，则成膏子。临卧每服三五匙。六七岁小儿每服二三匙。

【主治】咳嗽。

润槁汤

【方源】（清）陈士铎《辨证录》卷九。

【组成】熟地、麦冬、葳蕤各一两，甘草五分，百合五钱，贝母一钱。

【用法】水煎服。

【主治】阴虚枯槁，肺气困乏，嗌塞喉干，咯痰动嗽。

润膈丸

【方源】（宋）赵佶《圣济总录》卷六十六。

【组成】阿胶（炒燥）、熟干地黄（焙）、白茯苓（去黑皮）、山芋、五味子各一两，麦门冬（去心，焙）、贝母（去心，炒）、百部、柏子仁（炒，别研）、丹参、茯神（去木）各半两，人参、远志（去心）、防风（去叉）各一两，杜仲（去粗皮，炙，锉）半两。

【用法】上为细末，炼蜜和丸，如弹子大。每服一丸。水一盏化破，煎至六分，时时温呷。

【主治】积年咳嗽上气，涎唾稠黏，五心烦躁，不思饮食，心肺留热。

润喉散

【方源】朱震亨《丹溪治法心要》卷六。

【组成】桔梗二钱半，粉草一钱，紫河车四钱，香附子三钱，百药煎一钱半。

【用法】上为细末。敷口内。

【主治】气郁夜热，咽干哽塞。

润喉汤

【方源】（清）陈士铎《洞天奥旨》卷十六。

【组成】熟地一两，山萸四钱，麦冬一两，生地三钱，桑白皮三钱，甘草一钱，贝母一钱，薏仁五钱。

【用法】水煎服。先服化癣神丹六剂后，续服本方。

【主治】喉生癣疮，先痒后痛。

润华膏

【方源】（明）龚居中《红炉点雪》卷二。

【组成】人参五钱，麦门冬（去心）一两，阿胶珠一两，款冬花五钱，紫苏五钱，五味子一两，杏仁（去皮尖）五钱，百药煎五钱，贝母一两，粟壳（去筋膜）五钱，乌梅肉一两，桔梗一两。

【用法】上为细末，炼蜜为丸，如弹子大。临卧噙化。

【主治】一切劳嗽，肺痿喘急。

【备注】本方方名，据剂型，当作“润华丸”。

润金饮

【方源】（清）朱载扬《麻症集成》卷四。

【组成】川贝、尖生、黄芩、黑栀、力子、甘草、麦冬、知母、花粉、连翘。

【主治】肺胃火热，口渴，咽痛。

润气煎

【方源】（宋）赵佶《圣济总录》卷一

六三。

【组成】陈橘皮（汤浸，去白，焙）、紫菀（去土）、人参、紫苏叶、甘草（炙，锉）、杏仁（汤浸，去皮尖双仁，炒）、五味子（去梗）各一两。

【用法】上为细末。蜜半盏，生姜自然汁三分同药和匀，置瓷器中，甑上炊熟。每服半匙许，热汤化下，不拘时候。

【主治】产后上气喘急，咽嗌不利。

润秋汤

【方源】（清）陈士铎《石室秘录》卷四。

【组成】麦冬五钱，北五味一钱，人参一钱，甘草一钱，百合五钱，款冬花一钱，天花粉一钱，苏子一钱。

【用法】水煎服。

【功用】润肺。

【主治】秋燥。

润下丸

方一

【方源】（元）朱震亨《丹溪心法》卷二。

【组成】南星一两，半夏二两（各依橘红制），黄芩、黄连各一两，橘红（以水化盐五钱，拌令得所，煮干，焙燥）半斤，甘草（炙）一两。

【用法】上为末，蒸饼为丸，如绿豆大。每服五七十丸，白汤送下。

【功用】降痰。

【主治】胸膈有痰，兼嗽。

方二

【方源】（明）万全《万氏家传幼科发挥》卷四。

【组成】陈皮（去白，淡盐水浸泡，刮锉，炒）二钱，枳壳（炒）、桔梗、大半夏（姜汤泡七次）、甘草、苏子（炒），莱菔子（炒）、白茯苓各一钱。

【用法】上为末，神曲糊丸，如黍米大。白汤送下。

【主治】小儿痰嗽，固痰甚气弱不可下者。

润燥安胎汤

【方源】（清）陈士铎《辨证录》卷十二。

【组成】熟地一两，山茱萸五钱，益母草二钱，黄芩一钱，麦冬五钱，生地三钱，阿胶二钱，五味子二分。

【用法】水煎服。

【功用】补肾添精，兼补肺清热。

【主治】妊妇怀妊至三四月，水虚，自觉口干舌燥，咽喉微痛，无津以润，以致胎动不安，甚则血流如经水。

润燥泻肺汤

【方源】（清）费伯雄《医醇賸义》卷二。

【组成】玉竹四钱，蒌皮三钱，桑皮三钱，沙参四钱，麦冬二钱，黄芩一钱，贝母二钱，杏仁三钱，苡仁四钱。

【用法】梨汁半杯冲服。

【主治】肺火自本经而发者，缘燥气相逼，清肃之令不能下行，故肺气焦满，微喘而咳，烦渴欲饮，鼻端微红，肌肤作痒。

润燥饮

【方源】（清）陈士铎《辨证录》卷九。

【组成】麦冬一两，熟地一两，苏子一钱，白芥子二钱，甘草一钱，桔梗三钱，天门冬三钱，山茱萸五钱，北五味五分，人参一钱。

【用法】水煎服。

【主治】阴虚枯槁，肺气困乏，嗌塞喉干，咯痰动嗽。

【方论选录】此方用二冬以润肺，用熟地、茱萸以补肾，肺肾相通；加人参、五味以益气，气旺而津液尤易生也；又恐过于补肾，而不上走益肺，故加桔梗升提之味，使益肺多于益肾；尚虑用参以助燥，更入苏子、甘草调和于上焦之间，同白芥子以消膈膜之痰，又不动火以增燥，亦何致有痰嗽之患哉。

润燥至神汤

【方源】（清）陈士铎《石室秘录》卷三。

【组成】熟地、元参各九钱，火麻子一钱，升麻二钱，牛乳一碗。

【用法】水二钟，煎六分，将牛乳同调一碗服之。

【主治】肺燥，大便闭结。

润字丸

【方源】（清）徐大椿《医略六书》卷十九。

【组成】大黄三两，前胡一两半，枳实（炒）一两半，杏仁二两，牙皂一两半，花粉三两，槟榔一两，楂肉（炒）三两，橘红一两半，半夏（制）一两半。

【用法】上为末，水泛为丸。每服二三钱，空心白滚汤化下。

【功用】疏痰通闭。

【主治】实痞喘嗽，大便闭结，脉沉者。

【加减】痰实内壅，不得施化，而大便闭结，遏热刑金，故喘嗽不止焉。杏仁疏痰降气，牙皂搜风涤痰，橘红利气化痰，半夏燥湿化痰，楂肉消滞化积，前胡降气疏痰，槟榔破滞气以消积，枳实攻坚积以推陈，花粉清热邪壅结，大黄荡地道不通。泛丸汤下，俾痰消热降，则胸宇廓然，而肺金清肃，喘嗽自宁；津液施化，大便无闭结之患矣。此疏痰疾通闭之剂，为痰实喘嗽秘结之专方。

ruo

弱痰汤

【方源】（清）陈士铎《辨证录》卷九。

【组成】人参一钱，茯苓五钱，荆芥一钱，苡仁一两，陈皮五钱，天花粉三钱，枳壳三分，白芥子二钱。

【用法】水煎服。

【主治】胃气怯而水旺，水流胁下，咳唾引痛，吐痰甚多，不敢用力。

【方论选录】此方上能消膜膈之痰，下能逐肠胃之水，助气则气旺而水降矣。倘徒用消痰之药，不补其胃气之虚，则气降而水升，泛滥之祸不止矣。

S

sa

撒豆成兵方

【方源】（清）方坞樵《喉科种福》卷四。

【组成】巴豆一粒，葱白一个。

【用法】捣烂，塞鼻孔。或用醋调巴豆末灌鼻中。

【主治】乳蛾。

sai

塞鼻丹

【方源】（清）吴师机《理瀹骈文》。

【组成】薄荷、细辛、巴霜、冰片末各等分。

【用法】上研末。棉裹塞鼻。一时头顶冰凉，咽喉即开。愈后鼻疮并无害，以银花甘草水洗之。

【主治】喉痹、喉蛾溃烂，水浆不入。

塞鼻甘遂散

【方源】（宋）王怀隐《太平圣惠方》卷三十七。

【组成】甘遂、细辛、附子（炮裂，去皮脐）、木通（锉）各一分。

【用法】上为细散。每用半钱，以绵裹

塞人鼻中。当有清水出，病重者或下三二升，当以卧时安药，若微痛则忍之。

【主治】鼻塞不闻香臭。

塞鼻瓜蒂散

方一

【方源】（宋）王怀隐《太平圣惠方》卷三十七。

【组成】瓜蒂一分，藜芦一分。

【用法】上为细散。每服半钱，用狗胆汁和，绵裹，塞于鼻中，一日三次。

【主治】鼻塞不闻香臭。

方二

【方源】（宋）王怀隐《太平圣惠方》卷三十七，名见《圣济总录》卷一一六。

【组成】瓜蒂。

【用法】上为末。绵裹，塞鼻中。

【主治】鼻塞。

塞鼻散

【方源】（宋）王怀隐《太平圣惠方》卷三十七。

【组成】猥皮一枚。

【用法】上烧为灰，细研。每用半钱，绵裹纳鼻中，数易之，乃愈。

【主治】鼻衄。

塞鼻雄黄丸

【方源】（宋）王怀隐《太平圣惠方》卷三十七。

【组成】雄黄半两，甘草一分（炙微赤，锉），附子一分（炮裂，去皮脐），细辛一分。

【用法】上为末，用狗胆和丸，如枣核大。以绵裹一丸，纳鼻中。移时恶物出三二升，愈。

【主治】①《太平圣惠方》：鼻痈。②《普济方》：齆鼻。

【备注】《普济方》用羊胆汁和丸。

塞鼻皂荚散

【方源】（宋）王怀隐《太平圣惠方》卷三十七。

【组成】皂荚、细辛、辛夷、川椒（去目及闭口者，微炒去汗）、附子（炮裂，去皮脐）各一分。

【用法】上为散。每取半钱，用棉裹，塞鼻中；以少许吹之亦得。

【主治】塞鼻不通。

san

三拗方

【方源】（明）郑泽《墨宝斋集验方》卷上。

【组成】麻黄（不去节）、干姜（不去皮）、杏仁（不去皮尖）各二钱。

【用法】葱、生姜为引，水煎服。微取汗。

【主治】伤寒伤风后咳嗽不止。

三拗汤

方一

【方源】（宋）陈师文《太平惠民和剂局方》卷二。

【组成】甘草（不炙）、麻黄（不去根节）、杏仁（不去皮尖）各等分

【用法】上为粗散。每服五钱，水一盏半，姜钱五片，同煎至一盏，去滓，通口服。以衣被盖覆睡，取微汗为度。

【功用】发汗解表，止咳平喘。

【主治】感冒风邪，鼻塞声重，咳嗽多痰，胸满气短，痰稠喘急。①《太平惠民和剂局方》：感冒风邪，鼻塞声重，语音不出；或伤风伤冷，头痛目眩，四肢拘倦，咳嗽多痰，胸满气短。②《普济方》：寒燠不常，人多暴嗽，咽痛声嘎鼻塞，痰稠喘急。③《医学正传》：肺感风寒，喘急不已。

【方论选录】《医方集解》：麻黄留节，发中有收；杏仁留尖，取其发，连皮取其涩；甘草生用，补中有发也。

方二

【方源】（明）吴旻《扶寿精方》。

【组成】麻黄五钱，石膏一两，细茶五钱，甘草（火炮，去皮）五钱。

【用法】水一碗煎，分三次温服。

【主治】痰涎咳嗽。

方三

【方源】（清）洪金鼎《医方一盘珠》卷九。

【组成】麻黄茸、杏仁、桔梗、荆芥各八分。

【用法】水煎服。

【主治】麻疹初发之时喘者。

三白饼子

【方源】（清）俞根初《重订通俗伤寒论》。

【组成】白面粉、白糖各二钱，饴糖饼（化汁）。

【用法】三药捻作饼子，炉内煤熟，铲出，加轻粉四钱捣匀，分作二三服。令病人食尽，吐出病根即愈。体虚及年幼者，分四五次服之。

【功用】搜涤瘀积，涌痰。

【主治】哮证，因酸盐过食，遇冷饮食而发。

三白顶

【方源】（清）鲁照《串雅补》卷一

【组成】生明矾三钱，枯矾三钱，生硼砂三钱，飞硼砂三钱，豆豉一两，白信一钱。

【用法】上为末，神曲糊为丸，如绿豆大。每日清晨白汤送下五分。至眼角红即愈。

【主治】哮病。

三白丸

【方源】（明）龚廷贤《万病回春》卷二。

【组成】白大半夏（生用）一两，白砒三钱，白矾三钱，雄黄（通明）三钱，巴豆仁（去油）三钱。

【用法】上将白矾溶化，入砒末在矾内，焙干取出擂烂，再炒成砂。同前药为细末，面糊为丸，如粟米大。大人服十丸，小儿三五丸。咳嗽，茶送下；吼气，桑白皮汤送下。

【主治】诸般咳嗽，吼气。

三倍丸

【方源】（宋）张锐《鸡峰普济方》卷十八。

【组成】木香一两，陈皮二两，半夏曲三两。

【用法】上为细末，生姜汁糊为丸，如梧桐子大。每服三四十丸，食后白汤送下。

【主治】痰饮不热不冷，呕吐不已。

三才丸

方一

【方源】（宋）杨倓《杨氏家藏方》卷二。

【组成】天麻（去苗）、人参（去芦头）、干熟地黄（洗，焙）各等分。

【用法】上为细末，炼蜜为丸，每一两作十丸。每服一丸，临睡含化。

【主治】肺气不和，上焦壅盛，头目昏重。

方二

【方源】（金）张从正《儒门事亲》卷十五。

【组成】人参、天门冬（去心）、熟干地黄各等分。

【用法】上为细末，炼蜜为丸，如樱桃大。含化服之。

【功用】①《御药院方》：滋阴养血，润补不燥。②《饲鹤亭集方》：生津润燥。

【主治】阴虚咳嗽。①《赤水玄珠》：痨瘵。②《症因脉治》：肾经咳嗽，真阴涸竭。③《张氏医通》：气血俱虚，精神不固，元阳失合。④《医方集解》：脾肺虚劳咳嗽。⑤《兰台轨范》：上下纯虚而不嗽者。

【方论选录】《医方集解》：天冬以补肺生水，人参以补脾益气，熟地以补肾滋阴。以药有天、地、人之名，而补亦在上、中、下之分，使天地位育，参赞居中，故曰三才也。

【备注】本方改为膏剂，名“三才膏”（见《幼科诚书》；改为汤剂，名“三才汤”（见《医方集解》）。

三豆蔻饮子

【方源】（宋）魏岘《魏氏家藏方》卷五。

【组成】肉豆蔻一两（锉），白豆蔻一两（锉），草豆蔻二两（锉），甘草一两半（锉），生姜七两。

【用法】上先以生姜二两研烂，入前药拌和，盦一时许打开，再以生姜二两研烂如前，以前药拌和，盦一时，再打开，再以生姜三两研烂，入前药拌和，趁湿捻成丸。如鸡子大，焙干。每服一丸，旋打散，用水一大盏半，煎至一盏，入盐一捻，再煎一二沸，约至八九分，热服，并二服。滓再煎服，不拘时候。

【主治】脾胃受冷过多，胸膈痞闷，气不舒畅，饮食之后，胸间噎塞，呼吸气短，全不思食，面无颜色，日渐气弱，遂成瘦怯者。

三分茶

【方源】（金）张从正《儒门事亲》卷十五。

【组成】茶二钱，蜜二两，荞麦面四两。

【用法】上以新水一大碗，约打千余数，连饮之。饮毕良久，下气不可停，人喘自止。

【主治】咳嗽痰涎气喘者。

三合汤

【方源】（明）朱棣《普济方》卷六十三。

【组成】升麻、桔梗（去芦）、甘草各半两。

【用法】上㕮咀。每服三钱，水一盏，煎至七分，食后服之。

【主治】喉痛。

三和汤

方一

【方源】（明）龚信《古今医鉴》卷七。

【组成】当归一钱五分，川芎五分，白芍药一钱，熟地黄二钱，陈皮八分，制半夏八分，茯苓一钱，黄连（姜汁炒）一钱，枯芩八分，黄柏（炒）八分，山栀（炒）八分，枳壳八分，桔梗、杏仁（去皮尖）、桑白皮、五味子（去梗）、知母（去毛）、贝母（去心）、玄参、白术（土炒）、阿胶（蛤粉炒或面炒成珠子）、马兜铃、甘草各等分。

【用法】上锉一剂。加生姜三片，水二碗，煎八分，空心服。

【主治】咳嗽痰盛，潮热阴虚。

方二

【方源】（明）朱棣《普济方》卷三六九。

【组成】麻黄（去节）三两，杏仁（去皮尖）二两，甘草（炙）一两。

【用法】上为末。每服三钱，水半盏，煎三分，热服，进三服。葱粥投之，衣被盖，汗出立愈。

【主治】小儿伤寒，鼻塞声重，痰嗽，体热烦躁。

三黄二香散

【方源】（民国）丁甘仁《喉痧症治概要》。

【组成】大黄二两，蒲黄一两，雄黄二钱，麝香二分，冰片三分。

【用法】用菜油调敷。

【功用】清火解毒。

【主治】时疫喉痧。

三黄凉膈散

【方源】（清）窦氏原本，朱翔宇嗣辑《喉症全科紫珍集》卷上。

【组成】黄连四分，甘草五分，川芎七分，黄柏、黄芩、栀子、赤芍、薄荷各一钱，青皮八分，陈皮、花粉、射干各一钱，银花、当归各一钱五分，元参二钱。

【用法】加灯心二十寸，竹叶十片，水煎服。

【主治】咽喉一切诸症，初起黄红，甚至紫黑，壅肿疼痛，恶寒发热。

三黄汤

【方源】（清）窦氏原本，朱翔宇嗣辑《喉症全科紫珍集》卷下。

【组成】川连、甘草、川芎、黄柏、黄芩、栀子、赤芍、薄荷各等分。

【用法】灯心、竹叶为引，水煎，食后凉服。

【功用】泻火。

【主治】咽喉诸症，初起黄红，甚至紫黑，壅肿疼痛，恶寒发热。

三黄丸

方一

【方源】（宋）刘昉《幼幼新书》卷十六引《家宝》方。

【组成】雄黄、郁金（焙）各一钱，巴豆三个。

【用法】上为末，烂饭为丸，如粟米大。婴孩三丸，饭饮送下。薄荷汤亦可。

【主治】小儿咳嗽有痰，并解诸药毒，及上焦壅热，身上生疮。

方二

【方源】（金）张从正《儒门事亲》卷十二。

【组成】大黄、黄芩、黄柏各等分。

【用法】上为末，水为丸。每服三十丸，水送下。

【主治】①《儒门事亲》：男子、妇人咯血、衄血、嗽血、咳脓血。②《良朋汇集经验神方》：杨梅疮。

方三

【方源】（明）李恒《袖珍方》卷三。

【组成】大黄、黄芩、黄连各二两半，黄药子、白药子各一两半，山豆根、黄柏、苦参各一两，硼砂二两，京墨三钱，麝香少许，片脑一钱半。

【用法】上为末，猪胆调，摊甑内蒸药三次后，入片、麝、硼为丸，如豆大。噙化一丸，后食。

【主治】喉痹。

方四

【方源】（清）黄真人《喉科秘诀》卷下。

【组成】大黄、黄芩、黄连、山豆根各等分。

【用法】加入冰片少许，共为细末，和熟，青鱼胆为丸，如绿豆大。每服三五丸。

【主治】喉风。

三灰散

【方源】（明）朱橚《普济方》卷三八七引《博济方》。

【组成】巴豆（去壳）、杏仁（去尖）、半夏等分。

【用法】上用瓷盒盛，以赤石脂闭口，炭火煅令透赤，取出放冷，为细末。二岁儿每服半钱匕，淡生姜汤下。

【主治】小儿咳嗽。

三妙煎

【方源】（清）李文炳《仙拈集》卷一。

【组成】知母、贝母、杏仁各五钱

【用法】加砂糖、姜汁泡，蒸饼为丸，如弹子大。每一丸，慢慢噙化。

【主治】喘急，血虚火盛。

【备注】本方方名，据剂型当作“三妙丸”。

三妙散

方一

【方源】（清）李文炳《仙拈集》卷二。

【组成】轻粉二钱，白矾五钱，杏仁七粒（去皮）。

【用法】上为末。吹鼻中。

【主治】鼻痔。

方二

【方源】（清）恬素《集验良方拔萃》卷一。

【组成】生明矾三钱，冰片五分，白茄子梗根（瓦上煅炭存性）一两。

【用法】上为细末。瓷瓶收贮。

【主治】一切咽喉疼痛，并烂喉痧症。

三妙汤

【方源】（明）朱橚《普济方》卷一五七引《家藏经验方》。

【组成】罂粟壳（大者）四个，乌梅（肥）二枚，北枣二枚。

【用法】上药于银石器中，用水两大盏，煎一半，候熟入少许饧。临睡随意热温冷饮数两，略仰卧少时嗽止。

【主治】嗽。

三奇顶

【方源】（清）赵学敏《串雅内编》卷三。

【组成】经霜天烛子、腊梅花各三钱，水蜒蚰一条（俱欲收）。

【用法】水煎服。

【主治】小儿天哮。

三奇散

方一

【方源】（明）朱橚《普济方》卷一六二引《经验方》。

【组成】款冬花二百枚，熟地黄（干）二两，佛耳草五十枚。

【用法】上药焙干，碾为粗末。每次二钱，装猛火于香炉中烧之，用纸作筒子，一头大，一头小，如粽样，安在炉上，以口吸烟尽为度，即以清茶咽下，有痰涎吐之。

【主治】一切咳嗽，不问新旧，喘顿不止，昼夜无时。

方二

【方源】（朝鲜）金礼蒙《医方类聚》卷八十五引《施圆端效方》。

【组成】乱发灰一钱，人中白半钱，麝香一字。

【用法】上为细末。鼻内搐少许。

【主治】衄血不止。

三奇汤

方一

【方源】（元）罗天益《卫生宝鉴》卷十一。

【组成】桔梗（蜜拌，甑蒸）三两，甘草（半生半炒）二两，诃子（去核，两个炮，两个生）大者四个。

【用法】上为末。每服十钱匕。入砂糖一小块，水五盏，煎至三盏，时时细呷，一日服尽，其声速出。

【主治】感寒语声不出。

方二

【方源】（明）朱橚《普济方》卷一五七引《海上方》。

【组成】乌梅（拍碎）三个，白饧两块，米囊皮（去瓤，蜜炙，为粗末）三个。

【用法】上药以齑汁大半盏煎，去滓，临卧服。

【主治】咳嗽。

三炁降龙丹

【方源】（清）陈葆善《白喉条辨》。

【组成】西洋参、生石膏、海浮石、牡蛎（生用）、阿胶（或用燕窝）、白芍药、生地黄、败龟板、珍珠母、麦门冬（去心）、犀角。

【用法】以旋覆花、荆竹茹先煎代水煎

药，服时冲入荆竹沥、鲜莱菔汁。

【主治】太阴燥火炽盛，白喉初起，咽燥无痰，七八日后忽痰声漉漉，甚则喘促心烦。

【方论选录】三炁降龙丹，导龙归海之药也。龟板、牡砺、真珠母得至静之精，介以潜阳，故名三炁；冬、地、西洋参专保肺液；阿胶、白芍兼导龙雷；石膏直清燥火，坠一切之热痰；犀角通利喉咙，载诸药以下行，旋复、竹茹用以代水，使重而不滞，尤能疏通经隧。

三仁丸

【方源】（宋）严用和《济生方》卷四。

【组成】郁李仁、杏仁（炮，去皮尖）、薏苡仁各一两。

【用法】上为细末，米糊为丸，如梧桐子大。每服四十丸，不拘时候，米饮送下。

【主治】水肿喘急，大小便不利。

三参饮

【方源】（清）武林潘《证治宝鉴》卷十。

【组成】沙参、人参、玄参、知母、黄芪、当归、黄柏（酒炒）、金银花、白芍、天冬、麦冬（去心）各一钱，北五味十二粒，生甘草五分。

【用法】水煎，食后服。

【主治】双乳蛾。

【备注】原书治上证，先服清咽抑火汤、牛蒡饮子、牛蒡槐花饮之类，继以本方调理。

三生丸

【方源】（金）张从正《儒门事亲》卷十五。

【组成】胡桃仁一两，生姜（去皮，细切）一两，杏仁一两。

【用法】上药同研如泥，就和作剂，可得十三四丸。临卧烂嚼一丸。

【主治】咳嗽。

三圣丹

【方源】（明）虞抟《医学正传》卷二。

【组成】天南星（炮制）一两，半夏（汤泡七次）二两，甘草（生用）五钱。

【用法】先以星、夏二味研为细末，用生姜自然汁拌匀。春、秋七日，冬十日，夏五日，取出，再同甘草共研为细末；别取淡竹沥一碗，将前药末用竹沥拌匀作饼子，焙干。又将竹沥沃湿，又焙干，如此沃焙十数次，待竹沥尽为度，研为极细末，用白砂蜜调如饧。每临卧抄一匙于口内，噙化下，再用竹沥漱口咽下。

【主治】久嗽。

三圣丸

方一

【方源】（清）林珮琴《类证治裁》卷二。

【组成】半夏、陈皮、黄连。

【用法】上为末，曲糊为丸，生姜煎汤送下。

【主治】顽痰，饮癖，呕酸嘈杂，心悬如饥。

方二

【方源】（清）吴澄《不居集·下集》卷八。

【组成】半夏一两，槟榔、雄黄各二钱。

【用法】研末为丸。姜汤送下。

【主治】虚劳，恶心欲吐并喘者。

三圣饮

【方源】（宋）朱佐《类编朱氏集验医方》卷五引肖行之方。

【组成】桔梗（用百合子根煮一伏时）、甘草、贝母（姜汁炒）各等分。

【用法】上为细末，热酒调服；如作㕮咀，则用姜煎亦可。

【主治】痰嗽。

三圣饮子

【方源】（唐）孙思邈《备急千金要方》

卷十八，名见《医学正传》卷四。

【组成】狼牙三两，东行桑根白皮（切）一升，东行吴茱萸、根白皮五合。

【用法】上㕮咀。以酒七升，煮取一升，平旦顿服之。

【主治】劳热生虫，在肺为病。

三十六种喉散

【方源】（清）佚名《喉舌备要秘旨》。

【组成】山豆根一钱半，粉甘草一钱半，川连一钱半，薄荷一钱半，寒水石（飞）二钱，儿茶一钱半，人中白二钱，白僵蚕二钱半，白莲花三钱，白硼砂二钱，青黛二钱（飞），大梅片钱半，川麝香二分，珍珠一钱（飞）。

【用法】上为极细末如尘，罐贮勿泄气，听用。

【主治】喉症。

三苏饮

【方源】（清）孟河《幼科直言》卷五。

【组成】苏梗、苏子（炒）、苏薄荷、陈皮、杏仁、川芎、防风、枳壳。

【用法】葱白一寸为引。

【主治】小儿伤风咳嗽，有涕泪，作喘者。

三味汤

方一

【方源】（宋）王怀隐《太平圣惠方》卷六，名见《圣济总录》卷四十九。

【组成】白芍药一两半，干姜（炮裂，锉）一两，甘草（炙微赤，锉）一两半。

【用法】上为散。每服三钱，以水一中钟，煎至六分，去滓，不拘时候温服。

【主治】肺痿多涎唾，小便数。

方二

【方源】（宋）赵佶《圣济总录》卷三十三。

【组成】常山一两，秫米半匙，甘草（炙，锉）一分。

【用法】上为粗末。每服五钱匕，水一盏半，加生姜（拍碎）一两半，同煎至八分，去滓，临发时温服

【主治】伤寒后肺疟。痰热聚于胸膈，令人心寒，甚则发热，热则惊，如有所见者。

三味丸

【方源】（宋）赵佶《圣济总录》卷四十八。

【组成】桔梗（切，用蜜拌，于饭上蒸三日）一两，诃黎勒（去核）四个（二个炮，二个生用，趁热捣），甘草（半生半炙）一两。

【用法】上为末，每服二钱匕，用马勃同砂糖少许拌和为丸。含化咽津。

【主治】肺虚声音不出。

三物备急丸

【方源】（明）朱橚《普济方》卷三六五。

【组成】木香（锉，炒）、干姜（炮）、巴豆（去皮心膜）各等分。

【用法】上为末，炼蜜为丸如绿豆大。每服五丸，温水送下。大便利为度。

【主治】小儿心脾经为邪所客，重舌肿胀，语声不出，水饮不下；喉痹，水浆不下。

三物汤

【方源】（明）孙一奎《赤水玄珠》卷七。

【组成】桑皮（蜜炙）、百部根、马兜铃各等分。

【用法】水煎服。

【主治】大人、小儿久嗽。

三仙丹

【方源】（清）佚名《方症会要》卷一。

【组成】柏枝、槐子、生矾各等分。

【用法】上为末，面糊为丸，如梧桐子大。每服百丸，临卧冷茶送下。

【主治】男妇久嗽不止。

三仙膏

方一

【方源】（明）陈文治《疡科选粹》卷三。

【组成】马兰菊、车前草、五爪龙草各等分。

【用法】上捣取汁。徐徐饮之。

【主治】咽喉肿痛。

方二

【方源】（清）李文炳《仙拈集》卷二。

【组成】百合四两，蜜半斤，梨汁一碗。

【用法】炼蜜成珠，将百合研末熬透，入梨汁搅匀。早、晚服数匙。

【主治】劳嗽。

三鲜饮

【方源】（清）翁藻《医钞类编》卷八。

【组成】鲜茅根（切碎）四两，鲜藕（切片）四两，鲜小蓟根二两。

【用法】煮汁，常常饮之。

【主治】虚劳证，痰中带血，兼有虚热者。

三因神秘汤

【方源】（明）秦昌遇《症因脉治》卷二。

【组成】苏梗、桔梗、桑白皮、地骨皮、青皮、陈皮、木香、枳壳。

【主治】肺胀。喘不得卧，短息倚肩，抬身撷肚，肩背皆痛，痛引缺盆，脉寸口独大，或见浮数，或见浮紧。

三汁膏

【方源】（清）李文炳《仙拈集》卷三。

【组成】萝卜汁、梨汁、姜汁各一钱。

【用法】加蜜半钟，蒸熟，不拘时服。

【主治】咳嗽痰喘。

三汁饮

【方源】（宋）王怀隐《太平圣惠方》卷三十七，名见《普济方》卷一八九。

【组成】刺蓟汁二合，生地黄汁一合，生姜汁半合。

【用法】上药调和令匀，徐徐饮之，仍将滓塞鼻中。

【主治】鼻中出血不绝，心闷欲绝。

三子养亲汤

方一

【方源】（明）龚廷贤《寿世保元》卷三。

【组成】白芥子（研）、萝卜子（研）、苏子（研）、南星（水泡）、半夏（水泡）、片芩（去朽）、赤茯苓（去皮）各八分，陈皮（去白）六分，枳实（炒）六分，甘草二分。

【用法】上锉一剂。加生姜三片，水煎，温服。

【主治】痰嗽气喘。

方二

【方源】（清）黄镐京《镐京直指医方》。

【组成】莱菔子（炒）八钱，苏子（炒）八钱，枳实三钱，白芥子五钱，葶苈四钱，瓜蒌子（杵）八钱。

【用法】水煎服。

【功用】涤痰降火。

【主治】气逆痰火，膈膜痰裹，大便秘结。

散蛾汤

【方源】（清）陈士铎《辨证录》卷二。

【组成】射干、枳壳、苏叶、当归各一钱，甘草二钱，桔梗三钱，天花粉三钱，山豆根八分，麻黄五分。

【用法】水煎服，一剂即愈。

【主治】感冒风寒，阳火壅阻于咽喉，一时咽喉肿痛，其势甚急，变成双蛾。其症痰涎稠浊，口渴呼饮，疼痛难当，甚则勺水不能入喉。

散风药

【方源】（清）黄真人《喉科秘诀》卷上。

【组成】全蝎（洗净，去头足，童便制）六分，草乌（去芦，制）一钱，薄荷一钱五分。

【用法】上为极细末，和入千金皮消散一钱，冰片一分，麝香五厘。先吹此药，针后封针口。

【主治】喉风。

散寒汤

【方源】（清）陈士铎《石室秘录》卷三。

【组成】甘草一钱，桔梗三钱，半夏一钱，射干一钱。

【用法】水煎服。

【主治】风寒犯肺，鼻塞出嚏，咳嗽不已，吐痰如败絮。

散聚汤

【方源】（宋）陈言《三因极一病证方论》卷八。

【组成】半夏（汤洗七次）、槟榔、当归各三分，橘皮、杏仁（熬炒，去皮尖）、桂心各二两，茯苓、甘草（炙）、附子（炮，去皮脐）、川芎、枳壳（麸炒，去瓤）、厚朴（姜汁制）、吴茱芙（汤洗）各一两。

【用法】上锉散。每服四钱，水一盏半，煎至七分，去滓，食前服。

【主治】久气积聚，状如癥瘕，随气上下，发作有时，心腹绞痛，攻刺腰胁，上气窒塞，喘咳满闷，小腹䐜胀，大小便不利，或腹痛泄泻，淋沥无度，遗精白浊，状若虚劳。

【方论选录】《医方考》：是方名曰散聚者，所以散六腑之聚气耳。盖中气之道，热则弛张，弛张弗聚也；寒则收引，收引则气斯聚矣。故桂心、附子、吴茱萸辛热之品也，半夏、陈皮辛温之品也，川芎、当归、杏仁辛润之品也，辛则能散聚，热则能壮气，温者能和中，润者能泽六腑；乃茯苓、甘草之甘平，可以使之益胃；而槟榔、枳壳、厚朴、大黄则皆推陈之品也。

【备注】《医方考》有大黄。

散痰汤

【方源】（清）陈士铎《辨证录》卷九。

【组成】桔梗三钱，紫苏二钱，黄芩一钱，麦冬五钱，半夏二钱，甘草一钱，陈皮一钱，茯苓三钱。

【用法】水煎服。一剂鼻塞通，二剂咳嗽止，三剂痰浊化，四剂痊愈。

【功用】散肺之邪。

【主治】风邪塞于肺经，鼻塞咳嗽，吐痰黄浊。

散郁神丹

【方源】（清）陈士铎《石室秘录》卷二。

【组成】白芍二钱，柴胡一钱，薄荷一钱，丹皮一钱，当归二钱，半夏一钱，白术一钱，枳壳三分，甘草一钱。

【用法】水煎服。

【主治】头疼身热，伤风咳嗽，或心事不爽，而郁气蕴于中怀，或怒气不舒而怨愤留于胁下。

sang

桑白皮根煎

【方源】（唐）王焘《外台秘要》卷十六引《删繁方》。

【组成】桑根白皮（东引，切）一升，狼牙三两，茱萸根皮（东行）五两。

【用法】上切。以酒三升，煮取一升，平旦服之。

【主治】肺劳热，生肺虫，在肺为病。

桑白皮煎

方一

【方源】（宋）刘昉《幼幼新书》卷十六。

【组成】桑根皮（东引者）五合，白狗肺一具，甘草、茯苓、芍药、升麻、贝母各十二分，杏仁（炒）十分，李根白皮四分，淡竹青皮八分，款冬花、麦门冬各六分，蜜、地黄汁各一升，黄芩十一分。

【用法】上以水一斗，煮取三升，去滓，下杏膏、地黄汁、蜜，微火煎，不住手搅，至二升三合，绵滤。二三岁儿，每服一合，温服，日、夜各三次。

【主治】小儿咳嗽，经久不愈，一嗽气绝；及伤肺见血。

方二

【方源】（明）朱棣《普济方》卷一六二。

【组成】桑白皮（切）五合，白羊肺（切）一具，芍药十分，款冬花六分，茯苓十二分，贝母十二分，麦门冬六分，杏仁（去皮尖，熬为膏）六分，升麻十二分，生地黄汁一升，黄芩十二分，蜜一升。

【用法】上切。以水一斗，煮取三升，去滓，内杏仁膏、地黄汁、蜜等，微火上煎如鱼眼沸，搅勿停手，取二升二合，净绵夹布滤。每服一合，食后含之，日夜三四度。

【主治】咳经年不愈，气喘欲绝，伤肺见血。

桑白皮散

方一

【方源】（宋）唐慎微《证类本草》卷十三引《经验方》，名见《杂病源流犀烛》卷十七。

【组成】鲜桑根白皮一斤。

【用法】上用米泔水浸三宿，刮去黄皮，锉细，入糯米四两，焙干，一处为末。每服二钱，米饮调下。

【主治】咳嗽甚者，或有吐血。

方二

【方源】（宋）王怀隐《太平圣惠方》卷六。

【组成】桑根白皮（锉）半两，桔梗（去芦头）三分，木通（锉）三分，紫菀（洗，去苗土）三分，槟榔三分，旋覆花半两，款冬花半两，前胡（去芦头）半两，杏仁（汤浸，去皮尖双仁，麸炒微黄）半两。

【用法】上为散。每服三钱，以水一中盏，入生姜半分，煎至六分，去滓，温服，不拘时候。

【主治】肺痿。咳嗽，涕唾稠黏，胸膈壅滞，咽喉不利。

方三

【方源】（宋）王怀隐《太平圣惠方》卷十二。

【组成】桑根白皮（生，锉）一两，白前一两半，木通一两（锉），旋覆花半两，甘草半两（炙微赤，锉），川朴硝三分，麦门冬一两（去心），川大黄一两（锉碎，微炒）。

【用法】上为散。每服四钱，以水一中盏，煎至六分，去滓，温服，不拘时候。

【主治】伤寒，肺热咳嗽，涕唾稠黏，背膊拘急，口干头痛，大小便秘涩。

方四

【方源】（宋）王怀隐《太平圣惠方》卷十八。

【组成】桑根白皮（锉）一两，木通（锉）三分，天门冬（去心）一两，款冬花一两，紫苏茎叶一两，皂角根皮（锉）一两，川大黄（锉碎，微炒）一两，甘草（炙微赤，锉）半两。

【用法】上为末。每服五钱，以水一大盏，煎至五分，去滓，温服，不拘时候。

【主治】热病咳嗽，气喘息促，不得睡卧。

方五

【方源】（宋）王怀隐《太平圣惠方》卷二十九。

【组成】桑根白皮（锉）一两，赤茯苓一两，麻黄（去根节）三分，杏仁（汤浸，去皮尖双仁，麸炒微黄）三分，甘草（炙微赤，锉）半两，泽泻三分，紫菀（去苗土）三分，柴胡（去苗）一两，大腹皮（锉）三分。

【用法】上为散。每服四钱，以水一中盏，入生姜半分。煎至六分，去滓，温服，不拘时候。

【主治】虚劳肺壅，心胸不利，每唾稠黏，不思饮食。

方六

【方源】（宋）王怀隐《太平圣惠方》卷三十一。

【组成】桑根白皮（锉）三分，赤茯苓三分，麻黄（去根节）三分，杏仁（汤浸，去皮尖双仁，麸炒微黄）三分，紫菀（去苗土）三分，泽漆三分，柴胡（去苗）一两，大腹皮（锉）三分。

【用法】上为粗散。每服三钱，以水一中盏，入生姜半分，煎至六分，去滓，温服，不拘时候。

【主治】骨蒸劳热，喘急咳嗽。

方七

【方源】（宋）赵佶《圣济总录》卷四十九。

【组成】桑根白皮（锉）、防风（去叉）、麦门冬（去心，焙）各半两，防己、紫苏叶、槟榔（面裹炮）各一分，甘草（炙，锉）半两。

【用法】上为散。每服二钱匕，食后沸汤调下。

【主治】肺热膈消。

方八

【方源】（宋）赵佶《圣济总录》卷八十六。

【组成】桑根白皮（锉）、桔梗（锉，炒）各一两，紫菀（去苗土）半两，木香、人参各一分。

【用法】上为散。每服三钱匕，用猪胰子一具，劈开，掺药在内，用麻缠定，水二盏，同煮令水尽为度，去麻缕，细嚼，食后米饮送下。

【主治】肺劳咳嗽，胸满短气。

方九

【方源】（明）倪维德《原机启微》卷下。

【组成】玄参、桑白皮、枳壳炒、升麻、杏仁炒、旋覆花、防风、赤芍、黄芩、甘菊花、甘草炙、甜葶苈炒各一两。

【用法】上为末。每四钱水煎，食后热服

【主治】肺气壅塞，毒气上攻眼目，白睛肿胀，日夜疼痛。

方十

【方源】（明）徐春甫《古今医统大全》卷四十四引《医林》。

【组成】桑白皮（炒）、桔梗、川芎、防风、薄荷、黄芩、前胡、柴胡、紫苏、赤茯苓、枳壳、甘草各等分。

【用法】上㕮咀。每服七钱，生姜三片，大枣一枚，煎七分，食远温服。

【主治】上焦热壅，血腥烦闷，咳嗽连声，气不得透。

方十一

【方源】（明）朱橚《普济方》卷二十八。

【组成】桑根白皮（锉）一两，半夏（汤浸七次，去滑）半两，赤茯苓一两，前胡（去芦头）一两，大腹皮（锉）三分，白术半两，木香半两，甘草（炙微赤，锉）一分，川大黄（微炙，锉碎）一两。

【用法】上为散。每服三钱，以水一中盏，加生姜半分，煎至六分，去滓，温服，不拘时候。

【主治】肺脏痰毒停滞，心胸满闷，肩背烦疼，不欲饮食。

方十二

【方源】（清）翁藻《医钞类编》卷十二。

【组成】桑皮、木通、大黄（炒）各二两，升麻一两半，炙草一两，石膏、葛根各三两。

【用法】上为散。每服三钱，水煎服。外以冰片、马牙硝、瓜蒂等分为末，吹鼻。

【主治】鼻干无涕。

方十三

【方源】（朝鲜）金礼蒙《医方类聚》卷十引《简要济众方》。

【组成】桑根白皮（锉细，炒）一两，甘草（炙黄色）半两，大黄（锉，炒）半两。

【用法】上为散。每服二钱，水一中盏，入葱白二寸，煎至六分，去滓，食后、临卧温服。

【主治】肺热久嗽不愈，涕唾多者。

桑白皮汤

方一

【方源】（宋）赵佶《圣济总录》卷四十八。

【组成】桑根白皮（锉，炒）、款冬花、麦门冬（去心，焙）、甘草（炙，锉）、干姜（炮）各一两，桂（去粗皮）二两，五味子、白石英（研）各一两一分。

【用法】前七味为粗末，与白石英粉拌令匀。每服三钱匕，水一盏，枣五枚（劈破），煎至六分，去滓，一日三次温服。

【主治】肺气不足，胸痛牵背，上气失声。

方二

【方源】（宋）赵佶《圣济总录》卷六十五。

【组成】桑根白皮（锉）、紫苏（连茎叶）、知母（焙）、贝母（去心，炒）、款冬花、半夏（汤洗七遍，焙干）、五味子各一两，厚朴（去粗皮，生姜汁炙）、甘草（炙，锉）、人参各半两。

【用法】上为粗末。每服三钱匕，水一盏，生姜三片，同煎至七分，去滓温服。一日三次。

【主治】咳嗽，胸满气急。

方三

【方源】（宋）赵佶《圣济总录》卷六十六。

【组成】桑根白皮（炙，锉）、麦门冬（去心，焙）、款冬花各一两，贝母（去心）、甘草（炙，锉）、黄明胶（炙令燥）各半两。

【用法】上为粗末。每服三钱匕，水一盏，煎至八分，去滓温服，一日三次。

【主治】咳嗽，唾脓血痰涎。

方四

【方源】（宋）赵佶《圣济总录》卷六十六。

【组成】桑根白皮、苍术（去皮）、木通、桂（去粗皮）、当归（切，焙）、黄连（去须）各一两，草豆蔻（去皮）三枚，天雄（炮裂，去皮脐）、瞿麦穗、大腹、射干、牵牛子（炒）各一两半，桃仁（去皮尖双仁，炒）二十枚，郁李仁（去皮，炒）三分、吴茱萸（炒）半两。

【用法】上锉，如麻豆大。每服五钱匕，水一盏半，入生姜七片，煮取八分，去滓，温服，不拘时候。

【主治】三焦咳嗽，面目虚浮，不得安卧，饮盛减食。

方五

【方源】（宋）赵佶《圣济总录》卷七十一。

【组成】桑根白皮（锉）、麦门冬（去心，焙）各一两半，桂（去粗皮）、甘草（炙，锉）各半两，陈橘皮（汤浸，去白，焙)、猪牙皂荚(酥炙，去皮)各一两。

【用法】上为粗末，每服三钱匕，水一盏，入生姜半分(拍碎)，煎至七分，去滓。温服，空心、晚食前各一次。

【主治】肺积息贲气胀满，咳嗽涕唾脓血。

【备注】本方方名，原书文瑞楼本作"桑根白皮汤"。

方六

【方源】(宋)赵佶《圣济总录》卷八十八。

【组成】桑根白皮(炙，锉)、白茯苓(去黑皮)各一两半，麻黄(去根节，汤煮，掠去沫)一两一分，杏仁(汤浸，去皮尖双仁，别研)、甘草(炙，锉)各一两。

【用法】上为粗末。每服三钱匕，水一盏，入生姜半分(拍碎)，煎至七分，去滓，温服，不拘时候顿服。

【主治】虚劳上气喘息，语声嘶嗄。

方七

【方源】(宋)赵佶《圣济总录》卷八十九。

【组成】桑根白皮(锉，炒)一两，青橘皮(去白，炒)、半夏(汤浸，洗去滑，姜汁制)各半两，沉香、柴胡(去苗)、贝母(去心)、附子(炮裂，去皮脐)、干姜(炮)、白茯苓(去黑皮)、赤芍药、白芷、甘草(炙，锉)、白术、鳖甲(去裙襕，醋浸，炙)、细辛(去苗叶)、麻黄(去节)各一两，大黄(煨)、木通、乌梅(炒，去核)、黄芪(锉，炒)、玄参、石斛(去根)、陈橘皮(去白，炒)、常山各半两。

【用法】上㕮咀，如麻豆大。每服三钱匕，水一盏半，同煎至一盏，去滓，温服，不拘时候。

【主治】虚劳损伤，骨节疼痛，肌热咳嗽。

方八

【方源】(宋)赵佶《圣济总录》卷一一六。

【组成】桑根白皮(切)、升麻、甘草(炙)、秦艽(去苗土)、大黄(锉，炒)各一两半，石膏(碎)、葛根各三两。

【用法】上为粗末，每服五钱匕，水一盏半，入竹沥一合，煎至一盏，去滓，早晚食后、临卧温服。

【主治】肺壅气促，四肢疼痛，鼻塞及痛。

方九

【方源】(宋)赵佶《圣济总录》卷一六三。

【组成】桑根白皮(锉，炒)、款冬花(去梗)、五味子(炒)、杏仁(去皮尖双仁，炒，研如膏)、当归(切，焙)、人参、甜葶苈(纸上炒)、防己(锉)各一两。

【用法】上为粗末。每服二钱匕，水一盏，煎至七分，去滓，温服，不拘时候。

【主治】产后上气，虚喘咳逆。

方十

【方源】(明)徐春甫《古今医统大全》卷四十四引《医林》。

【组成】桑白皮、半夏、苏子、杏仁、贝母、山栀、黄芩、黄连各八分。

【用法】上以水二盏，加姜三片，煎至八分，通口服。

【主治】肺气有余，痰火盛而作喘者。

方十一

【方源】(明)朱橚《普济方》卷一五九。

【组成】桑白皮一两，紫菀一两，百合一两，桔梗一两，半夏(姜汁制)半两，人参一两，知母(姜汁制)半两，贝母半两，阿胶(炒)一两，南星(姜汁制)半两，甘草半两，陈橘皮五分，钟乳粉一两，木香一两。

【用法】上㕮咀。每服半两，水二盏，

入生姜五片，大枣一枚，煎至八分，去滓，下钟乳粉一钱或半钱，调匀热服。

【主治】咳嗽。

方十二

【方源】（明）朱橚《普济方》卷一六一。

【组成】柴胡（去苗）、桑根白皮、天雄（炮裂，去皮脐）、羌活（去芦头）、枳壳（去瓤，麸炒）、大腹（连皮锉）各一两半，黄连（去须）、当归（切，焙）、麻黄（去根节）、桂（去粗皮）、甘草（炙，锉）各一两，白梅（拍碎）四块，黄芩（去黑皮）、旋覆花（微炒）各半两。

【用法】上锉，如麻豆大，每服五钱，水一盏半，入生姜三片，同煮八分，去滓，温服。

【主治】咳嗽，上气促急，心躁寒热，四肢烦疼，夜间甚者。

桑白皮丸

【方源】（宋）赵佶《圣济总录》卷一五六。

【组成】桑根白皮二两（锉），半夏（生姜汁浸一宿，焙）、阿胶（炒令燥）、人参各一两，丹砂（研）一分，甘草（炙）半两。

【用法】上为末，糯米粥为丸，如鸡头子大。每服一丸，食后、临卧含化咽津。

【主治】妊娠咳嗽，痰盛喘逆。

桑白皮饮

【方源】（宋）赵佶《圣济总录》卷四十九。

【组成】桑根白皮（锉）、木通（锉）、紫苏茎叶、桔梗（炒）、大腹皮各一两半，款冬花、紫菀、槟榔、旋覆花各一两，前胡（去芦头）、杏仁各半两（汤浸，去皮尖双仁，麸炒微黄）。

【用法】上为散。每服三钱匕，水一中盏，生姜半分，煎至六分，去滓，温服，一日三次。

【主治】肺气壅热，喘息咳嗽，不得安卧，咽嗌干燥。

桑白皮汁十味煎

【方源】（唐）王焘《外台秘要》卷九引《许仁则方》。

【组成】桑白（切）一升，地骨皮（切）三升（二味用水七升熟煎，取三升汁，去滓澄清），生地黄汁五升，生麦门冬汁二升，生姜汁一升，竹沥三升，生葛根汁三升，白蜜一升，牛酥三合，大枣膏一升。

【用法】上取生地黄汁以下，生葛根汁以上，于微火上和煎减半，内桑白皮等二物汁和煎之，三分减一，内酥蜜枣膏，搅之勿停手，得如稠饴状，置别器中收贮。每取胡桃大，于临卧时含之，细细咽津，稍加至鸡子大。昼间服之亦得。

【主治】咳嗽经久，将成肺痿，昼夜咳嗽不断，唾白如雪，细末黏稠，喘息气上，乍寒乍热，发作有时，唇口喉舌干焦，亦或唾血，渐觉瘦悴，小便赤，颜色青白，毛耸者。

【方论选录】《医林纂要探源》：桑白皮甘酸微辛，补肺泻火，肃敛清气；麦冬、地骨皮补肺清金，下滋肾水；生地大滋肾水，以靖君相之火；葛根清提胃气，以解膻中之热；竹沥升散阴中之火，祛除经络之痰；白蜜润肺止咳，枣肉补土生金，牛酥滋阴润肺，养血止咳。方皆寒凉之味，非辛莫化，故以生姜行痰，并以调剂，亦反佐也。

桑白皮粥

【方源】（明）朱橚《普济方》卷三八七引《傅氏活婴方》。

【组成】桑白皮（洗净，去粗皮，以水煮）二三升，糯米、猪肺、杏仁（去皮尖）、花椒、茴香。

【用法】上煮作粥，五更初吃。

【主治】肺痿。咳嗽吐痰。

桑白散

【方源】（明）佚名《银海精微》卷下。

【组成】桑白皮、元参、升麻、杏仁、旋覆花、赤芍药、菊花、葶苈、防风、黄芩、枳壳、甘草（炙）各一两。

【用法】上加生姜三片，用水一钟半，煎至八分，食远温服。

【主治】肺气壅塞，邪热上攻眼目，白睛肿胀，日夜疼痛，心胸烦闷。

桑贝芎归清肺汤

【方源】（清）阎纯玺《胎产心法》卷下。

【组成】前胡、紫菀、贝母（去心）、桑白皮、茯苓、当归、川芎、干姜、紫苏各一钱。

【用法】水煎服。

【主治】产后咳嗽。

桑丹泻白汤

【方源】（清）俞根初《重订通俗伤寒论》。

【组成】霜桑叶三钱，生桑皮四钱，淡竹茹二钱，清炙草六分，粉丹皮（醋炒）一钱半，地骨皮五钱，川贝母（去心）三钱，生粳米三钱，金橘脯（切碎）一枚，大蜜枣（对劈）一枚。

【用法】水煎服。

【功用】清肝保肺，蠲痰调中。

【主治】肝火燥肺，咳则胁痛，不能转侧，甚则吐血，或痰中夹有血丝血珠者。

【方论选录】何秀山：本方以桑、丹辛凉泄肝为君；臣以桑皮、地骨皮泻肺中之伏火，竹茹、川贝涤肺中之黏痰；佐以炙草、粳米温润甘淡，缓肝急以和胃气；使以橘、枣微辛甘润，畅肺气以养肺液。此为清开保肺，蠲痰调中之良方。适用于火郁生热，液郁为痰，痰热上壅，治节不行，而作咳喘者。

桑根白皮散

方一

【方源】（宋）王怀隐《太平圣惠方》卷六。

【组成】桑根白皮（锉）一两，半夏（汤洗七遍，去滑）半两，赤茯苓一两，前胡（去芦头）一两，大腹皮三分，白术半两，木香半两，甘草（炙微赤，锉）一分，川大黄（锉碎，微炒）一两。

【用法】上为散。每服三钱，以水一中盏，入生姜半分，煎至六分，去滓，温服，不拘时候。

【主治】肺脏痰毒壅滞，心胸满闷，肩背烦疼，不欲饮食。

方二

【方源】（宋）王怀隐《太平圣惠方》卷三十七。

【组成】桑根白皮（锉）一两，升麻一两半，甘草（炙微赤，锉）一两，木通（锉）一两，川大黄（锉碎，微炒）一两，石膏三两，葛根（锉）三两。

【用法】上为散。每服三钱，以水一中盏，煎至六分，去滓，食后温服。

【主治】肺脏积热，皮肤干燥，鼻痛无涕，头痛心闷。

方三

【方源】（宋）王怀隐《太平圣惠方》卷四十六。

【组成】桑根白皮（锉）一两，柴胡（去苗）一两，大腹皮（锉）三分，枳壳（麸炒微黄，去瓤）三分，杏仁（汤浸，去皮尖双仁，麸炒微黄）一两，赤芍药一两，赤茯苓一两，黄芪（锉）一两，陈橘皮（汤浸，去白瓤，焙）三分，麦门冬（去心）三分，牛蒡子（微炒）一两，甘草（炙微赤，锉）三分。

【用法】上为散。每服四钱，以水一中盏，入生姜半分，煎至六分，去滓，温服，不拘时候。

【主治】咳嗽，面目浮肿，或四肢肿，气促不得眠卧。

方四

【方源】（明）朱橚《普济方》卷一三九。

【组成】桑根白皮（锉），白前、麦门冬（去心）各一两半，木通、川大黄（锉碎，炒微黄）各一两，旋覆花、甘草（炙微赤，锉）各半两，川朴硝三分

【用法】上为粗末，每服四钱，水一中盏，煎六分，去滓，温服，不拘时候。

【主治】伤寒，肺热咳嗽，涕唾稠黏，背拘急，口干头痛，大小便秘涩。

桑根白皮丸

【方源】（宋）赵佶《圣济总录》卷七十。

【组成】桑根白皮（炙，锉）、山栀子（去皮壳）、黄芩（去黑心）、甘草（炙，锉）、羌活（去芦头）、防风（去叉）、当归（切，焙）、诃黎勒（煨，去核）、胡黄连各一分，地骨皮、人参、白茯苓（去皮）、柴胡（去芦头）各半两。

【用法】上为末，炼蜜为丸，如梧桐子大。每服二十丸，空心食前温酒送下。

【主治】鼻衄久不止。

桑根白皮饮

【方源】（宋）赵佶《圣济总录》卷八十八。

【组成】桑根白皮（锉）、木通（锉）、桔梗（锉，炒）、紫苏各一两半，槟榔（锉）二枚，款冬花、郁李仁（炒，去皮，研）各一两。

【用法】上为粗末，每服三钱匕，水一盏，煎至六分，去滓，食后温服，一日二次。

【主治】虚劳上气，咳嗽喘息不得卧。

桑煎

【方源】（唐）王焘《外台秘要》卷十八引《近效方》。

【组成】桑条二两。

【用法】上细锉如豆大。以水一大升，煎取三大合，每服半大合，空腹时当茶或羹粥饮。

【主治】水气袭肺，肺气壅肿，兼风气者。

【方论选录】桑枝性平，不冷不热，疗遍体风痒干燥，脚气风湿，四肢拘挛，上气眼晕，肺气咳嗽，消食，利小便。久服轻身，悦耳目，令人光泽；兼疗口干，可以常服。

桑桔杏仁煎

【方源】（清）董西园《医级宝鉴》卷七。

【组成】桑皮、桔梗、杏仁、甘草、栀子。

【主治】肺经感邪，郁热化火，或木火刑金，痰中见血。

桑菊饮

【方源】（清）吴瑭《温病条辨》卷一。

【组成】杏仁二钱，连翘一钱五分，薄荷八分，桑叶二钱五分，菊花一钱，苦梗二钱，甘草（生）八分，苇根二钱。

【用法】上用水二杯，煮取一杯。一日二服。

【功用】疏风清热，宣肺止咳。

【主治】太阴风温，但咳，身不甚热，微渴者。

桑菊愈风汤

【方源】（清）费伯雄《医醇賸义》卷二。

【组成】桑叶三钱，杭菊三钱，蔓荆子一钱半，当归一钱半，桔梗一钱，枳壳一钱，川贝二钱，杏仁三钱，川芎八分。

【用法】加黑芝麻一摄，煎服。

【主治】风邪伤脑，鼻窍不通，时流清涕。

桑连散

【方源】（清）谢玉琼《麻科活人全书》卷四。

【组成】绿豆粉、桑白皮（蜜蒸）、苦参各五钱，黄连、天花粉各二钱。

【用法】上为末。每服三四茶匙，白汤送下。

【主治】麻疹后，余毒未清，留滞肺经，致成肺痈，吐如黄脓者。

桑皮煎

【方源】（清）李文炳《仙拈集》卷二。

【组成】桑白皮（炒）八钱。

【用法】上水煎，早、晚温服。

【主治】鼻不闻香臭。

桑皮散

【方源】（宋）杨士瀛《仁斋直指方论》卷八。

【组成】脑荷、北桔梗、川芎、防风、桑白皮（炒）、黄芩、北前胡、柴胡、紫苏、赤茯苓、枳壳（制）各一分，甘草（炙）一分半。

【用法】上锉细。每服三钱，加生姜、大枣，水煎服。

【主治】上焦有热，壅血腥闷，嗽声连并，气不得透。

桑皮饮

方一

【方源】（宋）杨士瀛《仁斋直指方论》卷十七。

【组成】桑白皮（炒）、青皮、陈皮、槟榔（制）、枳壳、赤茯苓、青木香、当归、川芎、石韦（炙，去毛）、羌活各一分，牵牛（炒，末）、半夏（制）、葶苈（炒香）、甘草（炙）各一分半。

【用法】上锉细。每服三钱，加姜四片，用水煎服。

【主治】肺间积水，头面浮肿。

方二

【方源】（清）尤乘《寿世青编》。

【组成】桑根白皮四两。

【用法】上和米四合，煮烂食之。

【主治】水肿，腹胀喘急。

桑朴汤

【方源】（清）费伯雄《医醇賸义》卷四。

【组成】桑皮二钱，厚朴一钱，橘红一钱，半夏一钱，茯苓二钱，沉香五分，苏子一钱五分，杏仁三钱，蒌皮二钱，贝母二钱，郁金二钱，佛手五分。

【用法】上加生姜三片，水煎服。

【主治】肺痹。烦满，喘而呕者。

桑杏清肺汤

【方源】（清）俞根初《重订通俗伤寒论》。

【组成】霜桑叶、瓜蒌皮、蜜炙枇杷叶各三钱，光杏仁、川贝、炒牛蒡各二钱，杜兜铃、桔梗各一钱。

【用法】加鲜葱白三枚，淡香豉三钱，水煎服。

【功用】清宣肺气。

【主治】冬温兼寒。即寒包火，首先犯肺之轻证。

桑杏汤

【方源】（清）吴瑭《温病条辨》卷一。

【组成】桑叶一钱，杏仁一钱五分，沙参二钱，象贝一钱，香豉一钱，栀皮一钱，梨皮一钱。

【用法】上以水二杯，煮取一杯，顿服之。重者再作服。

【功用】清气分之燥。

【主治】秋感燥气，右脉数大，伤手太阴气分者。

桑枣酒

【方源】（清）李文炳《仙拈集》卷二。

【组成】桑叶（九月经霜者，阴干），红枣各一斤，好酒五斤。

【用法】上药入坛内，煮二烛香，空心服三小钟。不可多饮。

【主治】虚劳痰嗽。

seng

僧伽应梦人参散

【方源】（宋）陈师文《太平惠民和剂局方》卷二。

【组成】甘草（炙）六两，人参、桔梗（微炒）、青皮（去瓤）、白芷、干葛、白术各三两，干姜（炮）五钱半（一方无甘草）。

【用法】上为细末。每服二钱，水一盏，入生姜二片，大枣二个，煎七分，通口服；如伤寒，入豆豉同煎，热服，不拘时候。

【主治】伤寒体热头痛，及风壅痰嗽咯血。

sha

沙参款冬汤

【方源】（民国）张拯滋《家庭治病新书》。

【组成】北沙参、桑白皮、紫菀各二钱，款冬花三钱，五味子十四粒。

【用法】生姜、大枣为引，水煎服。

【主治】久嗽喘急。

沙参麦冬汤

【方源】（清）吴瑭《温病条辨》卷一。

【组成】沙参三钱，玉竹二钱，生甘草一钱，冬桑叶一钱五分，麦冬三钱，生扁豆一钱五分，花粉一钱五分。

【用法】水五杯，煮取二杯，每日服二次。

【功用】甘寒生津，清养肺胃。

【主治】燥伤肺胃或肺胃阴津不足，咽干口渴，或热，或干咳少痰。

沙参清肺汤

【方源】（民国）张拯滋《家庭治病新书》。

【组成】沙参、桑白皮、知母各一钱五分，地骨皮三钱，阿胶、罂粟壳各一钱，杏仁二钱，乌梅一个，生甘草八分。

【用法】大枣为引，水煎服。

【主治】哮喘。

砂仁粥

【方源】（清）曹廷栋《老老恒言》卷五。

【组成】粳米砂仁（炒，为末）。

【用法】先以粳米煮粥，待粥成后，调入砂仁细末服。

【功用】醒脾胃，通滞气，散寒饮，温肝肾。

【主治】呕吐，腹中虚痛，上气咳逆，胀痞。

shan

山豆根方

方一

【方源】（宋）杨士瀛《仁斋直指方论》卷二十二。

【组成】山豆根、紫苏叶。

【用法】上锉细。煎汤，临卧服，常常含汁咽下。

【主治】咽喉上膈热毒，患瘰疬者。

方二

【方源】（明）朱橚《普济方》卷六十。

【组成】山豆根、射干、升麻各等分。

【用法】上㕮咀。用井水二盏，同煎至一盏去滓，通口时时呷之。

【主治】咽喉热闭。

山豆根汤

方一

【方源】（明）杨清叟《仙传外科集验方》。

【组成】山豆根、凌霄根、栀子、淡竹叶、艾叶、灯草。

【用法】上㕮咀。吃酒者，用酒煎，不饮酒者，水煎亦可。灌漱去痰，噙之咽下即愈。

【功用】解毒生肌。

【主治】咽喉肿闭疼痛。

方二

【方源】（明）程云鹏《慈幼新书》卷二。

【组成】射干、麦冬、花粉、甘草、玄参、山豆根。

【主治】肉蛾，太阳少阴之火，为风寒壅遏，关隘不通，留连咽喉发肿，痰涎稠浊，疼痛难堪。

方三

【方源】（清）汪绂《医林纂要探源》卷十。

【组成】山豆根二分，射干二分，猪牙皂角二分，杏仁（去皮尖）十粒。

【用法】煎浓汁含漱，稍稍咽之。

【主治】喉痹。

【方论选录】山豆根降泻心火，主治喉痛；射干去君相二火，散血消肿，除痰结核；猪牙皂辛咸，行肝木之郁，散心火之结，荡除秽浊，破肿消坚，涌吐痰涎，通关利窍；杏仁降逆气，破坚，润心肺。

方四

【方源】（清）窦氏原本，朱翔宇嗣辑《喉症全科紫珍集》卷下。

【组成】山豆根一钱，桔梗一钱，连翘一钱，甘草五分，元参一钱，薄荷五分，射干一钱，陈皮（去白）一钱，麦冬一钱。

【用法】灯心三十寸为引。煎七分服。

【主治】饮酒太过，上焦火燥，致生喉癣。

山虎汤

【方源】（清）费伯雄《医醇賸义》卷三。

【组成】蛤蚧尾（酒洗）一对，生地（切片，蛤粉炒）四钱，沉香五分，补骨脂（核桃肉拌炒）一钱五分，人参二钱，沙参四钱，茯苓二钱，山药三钱，贝母二钱，杏仁三钱，麦冬一钱五分。

【用法】煎汤，加人乳半杯，姜汁两滴，同冲服。

【主治】肾经之咳，或呛或喘，痰味咸而有黑花。

善后养正汤

【方源】（清）姚惠安《经验各种秘方辑要》。

【组成】生玉竹五钱，生地黄三钱，熟地黄四钱，花粉二钱，怀山药四钱，茯苓三钱，制首乌四钱，麦门冬（去心）二钱，白芍二钱，女贞子三钱，当归三钱，炙甘草一钱。

【用法】白喉愈后隔一二日即服此方，每日一剂。

【功用】固本而清余毒。

【主治】白喉初愈。

善散汤

方一

【方源】（清）陈士铎《辨证录》卷四。

【组成】麦冬三钱，苏叶二钱，茯苓三钱，玄参二钱，甘草一钱，黄芩八分，天门冬三钱，款冬花五分，贝母一钱。

【用法】水煎服。

【主治】骤感风寒，一时咳嗽，鼻塞不通，咳重痰必先清后浊，畏风畏寒。

【方论选录】此方用麦冬、天冬以安肺气，用茯苓、甘草以健脾胃之土，用玄参以润肾经之水，用苏叶、款冬花以解散其阴阳之风邪，又加黄芩以清其上焦之火，贝母以消其内膈之痰。斟酌咸宜，调剂皆当，故奏功取胜耳。

方二

【方源】（清）陈士铎《辨证录》卷四。

【组成】熟地一两，山茱萸五钱，玄参一两，荆芥三钱，牛膝、炒枣仁、沙参各三钱，贝母一钱，丹皮二钱。

【用法】水煎服。一剂轻，二剂又轻，十剂全愈。

【功用】补肾水，泄肺金。

【主治】咳嗽气逆，心胁胀满，痛引小腹，身不能反侧，舌干咽燥，面陈色白，喘不能卧，吐痰稠密，皮毛焦枯，乃是肺气之郁。

shang

伤肺唾血方

【方源】（唐）王焘《外台秘要》卷九。

【组成】茅根。

【主治】疗伤肺唾血，主热渴。

商陆散

【方源】（宋）佚名《小儿卫生总微论方》卷七。

【组成】商陆根。

【用法】上切，杵烂炒熟。用手帕裹之，熨肿处，冷即易之。

【主治】伤寒咽喉肿痛。

上宫清化丸

【方源】（明）龚廷贤《寿世保元》卷六。

【组成】黄连（去毛）六钱，桔梗（去芦）六钱，山豆根四钱，粉草四钱，薄荷叶一钱，白硼砂六分。

【用法】上为细末，炼蜜为丸，如芡实大，时常噙化。

【主治】喉痹。积热上攻，痰涎壅塞，喉痛声哑，肿痛难禁。

上气丸

【方源】（明）朱橚《普济方》卷一六〇。

【组成】干姜四两，桂心、款冬花各一两，附子（炮）四个，五味子二两，巴豆（去心，研）六十枚（老者三十枚）。

【用法】上药治下筛，别捣巴豆如膏，纳药末，以蜜为丸，如麻子大。以一丸着牙上㕮咀，当暮卧时服，亦可日三服。

【主治】咳逆。

上清散

方一

【方源】（明）芮经，纪梦德《杏苑生春》卷六。

【组成】薄荷一钱五分，荆芥、防风、山栀仁各一钱五分，甘草（生）五分，黄芩、桔梗各八分，连翘一钱。

【用法】上㕮咀。水煎八分，食前热服。

【功用】风热伤肺，鼻塞清涕。

方二

【方源】（明）张浩《仁术便览》卷一。

【组成】薄荷、川芎、防风、桔梗、甘草、荆芥、菊花、玄参、黄芩。

【用法】水二钟，煎服。

【主治】清上焦火邪。

上清丸

方一

【方源】（明）董宿《奇效良方》卷六十一。

【组成】薄荷一斤，川芎、防风各二两，桔梗五两，砂仁半两，甘草四两。

【用法】上为细末，炼蜜为丸，如皂角子大。每服一丸，不拘时噙化。

【主治】咽喉肿痛，痰涎壅盛。

方二

【方源】（明）方广《丹溪心法附余》卷十一。

【组成】百药煎、薄荷（净末）各四

两，缩砂仁一两，片脑一钱，玄明粉、甘松、桔梗、诃子、硼砂各五钱，寒水石一两。

【用法】上为细末，甘草熬膏为丸，如梧桐子大。每服一丸，噙化；或嚼三五丸，茶汤送下。

【功用】清声润肺，宽膈化痰，爽气宁神。

【主治】口舌生疮，咽喉肿痛。咳嗽烦热。

方三

【方源】（明）龚廷贤《寿世保元》卷二。

【组成】龙脑（另研）二分，硼砂（另研）二分，薄荷末一两，川芎末五钱，桔梗末二钱，甘草末二钱。

【用法】上为细末，炼蜜为丸，如龙眼大。每服一丸，临卧噙化，或食后茶清咽下。

【主治】心脾有热，上焦痰火咳嗽。

方四

【方源】（明）龚廷贤《鲁府禁方》卷四。

【组成】乌梅肉（去核）一斤，薄荷八两，柿霜四两，沙糖四两，石膏（火煅）一两，粉草一两，冰片二分。

【用法】上为末，乌梅捣为丸，如梧桐子大。每服一丸，噙化。

【主治】化痰止嗽，清火，生津止渴。

方五

【方源】（明）吴球《活人心统》卷一。

【组成】硼砂三钱，川芎四钱，薄荷一两，桔梗二钱，冰片二分，玄明粉二钱。

【用法】上为末炼蜜为丸，如龙眼大。每服一丸，食远含化。

【主治】上焦火盛，口干；痰火证。

方六

【方源】（明）武之望《济阳纲目》卷一〇六。

【组成】南薄荷四两，桔梗、甘草各一两半，白豆蔻一两，片脑一钱。

【用法】上为末，炼蜜为丸。噙化。

【功用】清上，利咽喉。

【主治】喉痹。

方七

【方源】（明）徐春甫《古今医统大全》卷六十五。

【组成】苏州薄荷叶一斤，百药煎半斤，砂仁一两，硼砂二两，冰片二钱，桔梗一两，甘草、玄明粉、诃子各半两。

【用法】上为极细末，炼蜜为丸，如芡实大。每服一丸，临睡噙化。或为小丸，茶清送下亦可。

【功用】止嗽，清音，润肺，宽膈化气。

【主治】口舌生疮，咽喉肿捅，咳嗽。

方八

【方源】（明）张浩《仁术便览》卷一。

【组成】玄参五钱，乌梅三个，薄荷叶一斤，川芎、防风各二两，桔梗五钱，砂仁五钱，甘草四两（一方加硼砂五钱）。

【用法】上为末，炼蜜为丸。噙化。

【主治】咽喉肿痛，痰涎壅盛、堵塞。

方九

【方源】（清）林开燧《活人方》卷一。

【组成】薄荷叶四两，粉甘草一两，官硼砂五钱，嫩桔梗一两。

【用法】上为极细末，炼蜜为大丸。分为数份，不拘时，噙化口中。

【主治】火刑金燥，热极生风，痰凝喘嗽，口燥舌干，咽喉肿痛，鼻息不利，上焦一切浮火之症。

方十

【方源】（清）吴世昌《奇方类编》卷下。

【组成】玄参八两，南薄荷叶五两，荆芥穗五两，苦桔梗一两，生甘草八两，归尾五两，熟大黄一两，陈皮八两，片芩（酒炒）八两，枳壳（炒）八两，川芎四两。

【用法】水为丸，如梧桐子大。每服一钱，温汤送下。

【功用】清头目三阳之火。

【主治】风热上攻，发渴喉疼，口痛牙血。

方十一

【方源】（清）郑元良《郑氏家传女科万金方》卷三。

【组成】乌梅肉二两，薄荷四两。

【用法】上为末。用黑砂糖炒熟为丸，再以白砂糖掺上。

【主治】妇人胎前嗽血。

shao

芍药补气汤

【方源】（金）李杲《东垣试效方》卷九引张洁古方。

【组成】黄芪一两，白芍药一两半，橘皮（不去白）一两，泽泻半两，甘草（炙）一两。

【用法】上㕮咀。每服半两，水二盏，煎至一盏，去滓温服。

【主治】肺气不行，皮肤间麻木。

少阴甘桔汤

【方源】（明）陈实功《外科正宗》卷二。

【组成】桔梗二钱，甘草一钱，陈皮、川芎、黄芩、柴胡、玄参各六分，羌活、升麻各四分。

【用法】水二钟，加葱白一根，煎八分，不拘时服。

【主治】①《外科正宗》：少阴咽痛，头眩，脉沉细而身犹热者。②《喉证指南》：慢喉风，午后作痛、作渴。

she

蛇蜕皮散

【方源】（宋）王怀隐《太平圣惠方》卷三十五。

【组成】蛇蜕皮一分，白梅肉（微炒）一分，牛蒡子半两，甘草（生用）一分。

【用法】上为细散。每用绵裹一钱，汤浸少时，含咽津。

【主治】咽喉闭不通。

蛇蜕散

【方源】（宋）王怀隐《太平圣惠方》卷三十五，名见《圣济总录》卷一二二。

【组成】蛇蜕皮（烧令烟尽）一条，马勃一分。

【用法】上为细散。以绵裹一钱，含咽津。

【主治】咽喉肿痛，咽物不得。

射干煎

【方源】（唐）王焘《外台秘要》卷十引《深师方》。

【组成】射干八两，紫菀半两，胶饴五两，细辛半两，干姜（末）五两，生竹沥一升，芫花根半两，桑根白皮、款冬花各八两，附子（炮）半两，甘草（炙）半两，白蜜一升半。

【用法】上先切射干，合蜜、竹沥汁，煎五六沸，绞去滓，㕮咀诸药，以水一升四合，渍一宿，煎之，七上七下，去滓，乃合饴、姜末煎，令如餔。每服酸枣一丸许，日三夜一，不知，稍增之。

【主治】咳嗽上气。

【方论选录】《千金方衍义》：用附子摄肾归源，细辛下通肾气，射干上散肺结，款冬花、紫菀滋燥润肺，姜汁开发桑皮、竹沥之性，流动胶饴、白蜜之滞也。

射干麻黄汤

【方源】（汉）张仲景《金匮要略》卷上。

【组成】射干十三枚（一法三两），麻黄四两，生姜四两，细辛、紫菀、款冬花各三两，五味子半升，大枣七枚，半夏（大者，洗）八枚（一法半斤）。

【用法】以水一斗二升，先煎麻黄二沸，去上沫，纳诸药，煮取三升，分温三服。

【主治】咳而上气，喉中水鸡声。

【方论选录】①《千金方衍义》：上气而作水鸡声，乃是痰碍其气，气触其痰，风寒入肺之一验。故于小青龙方中，除桂心之热，芍药之收，甘草之缓，而加射干、紫菀、款冬、大枣。专以麻黄、细辛发表，射干、五味下气，款冬、紫菀润燥，半夏、生姜开痰，四法萃于一方，分解其邪，大枣运行脾津以和药性也。②《金匮要略心典》：射干、紫菀、款冬降逆气，麻黄、细辛、生姜发邪气，半夏消饮气，而以大枣安中，五味敛肺，恐劫散之药并伤及其正气也。

射干散

方一

【方源】（宋）王怀隐《太平圣惠方》卷十二。

【组成】射干一两，杏仁（汤浸，去皮尖双仁，麸炒微黄）五分，麻黄（去根节）一两，麦门冬（去心）一两，贝母（煨令微黄）三分，百合三分，甘草（炙微赤，锉）半两，赤茯苓一两，枳壳（麸炒微黄，去瓤）一两。

【用法】上为散。每服四钱，以水一中盏，加生姜半分，煎至六分，去滓温服，不拘时候。

【主治】伤寒咳嗽，气促喉鸣，干咳无唾，喉中如哽者。

方二

【方源】（宋）王怀隐《太平圣惠方》卷八十三。

【组成】射干、麻黄（去根节）、紫菀（洗去苗土），桂心各半两，半夏（汤洗七遍，去滑）半分，甘草（炙微赤，锉）一分。

【用法】上为粗散。每服一钱，以水一小盏，加生姜少许，煎至五分，去滓，入蜜半茶匙，搅令匀，温服，不拘时候。

【主治】小儿咳嗽，心胸痰壅，攻咽喉作呀呷声。

方三

【方源】（宋）王怀隐《太平圣惠方》卷八十三。

【组成】射干一分，木通（锉）三分，麻黄（去根节）一分，桂心半分，川大黄（锉，微炒）一分。

【用法】上为粗散。每服一钱，以水一小盏，煎至五分，去滓，分为二服，不拘时候。

【主治】小儿咳逆上气，大小便滞涩。

方四

【方源】（宋）王怀隐《太平圣惠方》卷八十九。

【组成】射干、川升麻、百合、木通（锉），桔梗（去芦头）、甘草（炙微赤，锉）各一分，马牙硝半两。

【用法】上为粗散，每服一钱，以水一小盏，煎至五分，去滓温服，不拘时候。

【主治】小儿脾肺壅热，咽喉肿痛痹。

方五

【方源】（宋）王怀隐《太平圣惠方》卷八十九。

【组成】射干半两，川升麻半两，麦门冬半两（去心，焙），黄连（去须）、犀角屑、子芩、甘草（炙微赤，锉）各一分，柴胡半两（去苗）。

【用法】上为粗散。每服一钱，以水一小盏，煎至五分，去滓温服，不拘时候。

【主治】小儿肺心壅热，鼻干无涕，咽喉不利，少欲乳食。

方六

【方源】（清）谢玉琼《麻科活人全书》卷四。

【组成】射干、玄参各一钱半，牛蒡子

一钱，升麻八分，桔梗、甘草各一钱。

【用法】水煎服。

【主治】咽喉肿痛。

射干汤

方一

【方源】（唐）孙思邈《备急千金要方》卷五。

【组成】射干一两，半夏五枚，桂心五寸，麻黄、紫菀、甘草、生姜各一两，大枣二十枚。

【用法】上㕮咀，以水七升，煮取一升五合，去滓，纳蜜五合，煎一沸，分温服二合，每日三次。

【主治】小儿咳逆，喘息如水鸡声。

【方论选录】《千金方衍义》：此于《金匮要略》射干麻黄汤中除去细辛、款冬、五味，易入桂心、甘草、蜂蜜。虽主治与《金匮要略》无异，而桂心和荣，较细辛搜肺之力稍缓；甘草和胃，较五味收津之味稍平；蜂蜜润燥，较款冬散结之性稍和。

方二

【方源】（宋）赵佶《圣济总录》卷二十四。

【组成】射干、杏仁（汤浸，去皮尖双仁，炒）各一两，半夏（汤洗，去滑，炒）、桔梗（炒）各三分，桑根白皮、麻黄（去根节，汤煮，掠去沫，焙）各一两，陈橘皮（汤浸，去白，焙）、紫菀（去苗土）各半两。

【用法】上为粗末。每服五钱匕，水一盏半，加生姜一分（拍碎），大枣三枚（擘破），同煎至八分，去滓，食后温服。

【主治】春、冬伤寒，秋、夏中冷，咳嗽喉鸣，声嗄干哕，喉中不利。

方三

【方源】（宋）赵佶《圣济总录》卷一二三。

【组成】射干半两，升麻、大黄（锉，生用）、恶实（生用）各一两，马蔺子（炒）半两，木通（锉）三分。

【用法】上为粗末。每服三钱匕，水一盏，竹叶七片，煎至七分，去滓，下马牙硝半钱匕，搅令匀，细细温服，不拘时候。

【主治】喉痛，咽嗌肿塞，及心肺热极，吐纳不利。

方四

【方源】（宋）赵佶《圣济总录》卷一七六。

【组成】射干、半夏（汤浸洗七遍，焙）各一两，桂（去粗皮）一两半。

【用法】上为粗末。五六岁儿，每服一钱匕水一盏，加生姜少许，煎至四分，去滓温服。

【主治】小儿上气喘息，如水鸡声。

方五

【方源】（宋）赵佶《圣济总录》卷一八〇。

【组成】射干、升麻、百合、木通（锉）、桔梗（炒）、甘草（炙）各一分。

【用法】上为粗末。每用一钱匕，以水七分，煎至四分，去滓，下马牙硝末半钱匕，搅匀，食后细细温呷。

【主治】小儿喉痹，咽喉旁肿如痄子，身体壮热。

方六

【方源】（明）朱橚《普济方》卷六十一引《肘后救卒方》。

【组成】射干（锉细）。

【用法】每服五钱匕，以水一盏半，煎至八分，去滓，入蜜少许，旋旋服。

【主治】喉痹。

方七

【方源】（明）朱橚《普济方》卷十六〇引《指南方》。

【组成】射干、麻黄（去节）各半两，五味子一两，半夏（炮）一两，款冬花二两，甘草半两。

【用法】上为散。每服五钱，水二盏，加生姜五片，煎至一盏，去滓，食后服。

【主治】肝咳。咳则两胁痛，甚则不可转侧，转侧则两胁下痞满，恶风脉浮。

方八

【方源】（清）董西园《医级宝鉴》卷八。

【组成】射干、豆根、玄参、犀角、银花（或加甘草、桔梗）。

【主治】内火喉痹，赤肿成痈。

方九

【方源】（清）怀抱奇《古今医彻》卷三。

【组成】射干一钱，防风、荆芥、桔梗、薄荷各一钱，大力子（焙，研）一钱半，广皮八分，甘草三分。

【用法】加灯心一握，生姜一片，水煎服。

【主治】喉痹。

方十

【方源】（清）刘仕廉《医学集成》卷二。

【组成】射干、豆根、连翘、大力、玄参、荆芥、防风、桔梗、甘草、竹心。

【主治】喉症实证，痛而不肿。

射干丸

方一

【方源】（唐）王焘《外台秘要》卷二十三引《古今录验》。

【组成】射干二两，豉三合，川芎、杏仁（去尖皮）各一两，犀角（屑）一两，升麻二两，甘草（炙）一两。

【用法】上药治下筛，炼蜜为丸。含之，稍稍咽津，每日五六次。

【主治】喉痹塞。

方二

【方源】（宋）赵佶《圣济总录》卷六十五。

【组成】射干一两，半夏（汤洗十遍，炒干）一两一分，干姜（炮裂）、款冬花（去萼，焙干）、皂荚（去皮子，炙）、陈橘皮（汤浸，去白，焙）各一两，百部（焙干）、五味子（拣净）各一两一分，细辛（去苗叶）、贝母（去心，炒令微黄）、白茯苓（去黑皮）、郁李仁（汤退，去皮尖双仁，研如脂）各一两。

【用法】前十一味为末，与郁李仁同研令匀，炼蜜为丸，如梧桐子大。每服七丸，稍加至十五丸，空腹饮下，一日二次。

【主治】久患呷嗽，喉中作声，发即偃卧不得。

麝香丹

【方源】（宋）刘昉《幼幼新书》二十三引张涣方。

【组成】紫苏子（炒）、五味子各一分，半夏（洗七遍）半两，胡黄连一两，干蟾（酥炙）一枚，麝香、芦荟、朱砂。

【用法】上为末，枣肉为丸，如黍米大。每服五七粒，米饮送下。

【主治】小儿肺疳，皮毛枯燥，咳嗽上气。

麝香散

【方源】（元）许国桢《御药院方》卷八。

【组成】白矾（枯过，别研）、白龙骨（粘舌者，另研）各半两，麝香（另研）半字。

【用法】上为细末。每用一字。先令冷水洗净，拭去鼻内血涕，然后吹药于鼻中；或以软纸湿过，蘸药鼻内尤妙。

【主治】鼻衄不止。

麝香丸

【方源】（宋）赵佶《圣济总录》卷六十七。

【组成】麝香（细研）、丹砂（细研）、木香、厚朴（去粗皮，生姜五钱同捣炒干)、肉豆蔻（去壳）各半两，槟榔末、半夏（汤洗七遍去滑，别捣末）各二两，桂（去粗皮）三分，乳香（细研）一分，丁香一分。

【用法】上除半夏末外，捣研为细末，再同研令匀，将半夏末以生姜自然汁同煮为膏，为丸如梧桐子大。空心、食前每服十五丸，以陈橘皮汤送下。

【主治】一切气逆，胸膈痞闷，中脘不快，痰癖留滞，呕吐恶心，肢体倦怠，不思饮食。

麝香朱砂丸

【方源】（元）许国桢《御药院方》卷九。

【组成】烧寒水石（拣净）一斤，马牙硝（生用）七钱，南硼砂二两，铅白霜、龙脑各三钱，麝香二钱，甘草（熬膏）二十两，朱砂（为衣）一两半。

【用法】上为极细末，用甘草膏子为丸，如梧桐子大，朱砂为衣。每服一两丸，噙化咽津，不拘时候。

【主治】咽喉肿塞闭痛，或作疮疖，或舌本肿胀，满口生疮，津液难咽。

shen

参贝润肺汤

【方源】（清）曹炳章《暑病证治要略》下编。

【组成】北沙参三钱，川贝钱半，知母二钱，天花粉一钱，苡仁三钱，六一散二钱，竹茹一钱，玄参三钱，黄芩一钱，枇杷叶五片。

【主治】暑伤上焦肺气分。症状：面垢胸闷，咳嗽黄痰，喘急，心烦口渴，身微热，舌白燥腻，脉滑濡数。

参冬饮

【方源】（明）秦昌遇《症因脉治》卷二。

【组成】人参、麦门冬各等分。

【用法】水煎服。

【主治】气虚喘逆，虚热，脉浮大，按之则空，或见濡软，散大无神。

参附散

【方源】（宋）赵佶《圣济总录》卷四十八。

【组成】人参一两半，附子（炮裂，去皮脐）、麻黄（去节，先煮，掠去沫，焙）、干姜（炮）、细辛（去苗叶）、防己、甘草（炙）各一两，五味子、独活（去芦头）各一两半。

【用法】上为散。每服一钱匕，温酒调下。

【主治】肺气虚弱，中风寒，咳唾不止。

参诃饮

【方源】（宋）魏岘《魏氏家藏方》卷二。

【组成】诃子（去核）、白术（炒）、黄芪（蜜炙）、白茯苓（去皮）、人参（去芦）、半夏曲各二钱半，陈皮（去白）、五味子各二钱，甘草（炙）、款冬花各一钱。

【用法】上为粗末。每服三大钱，水一盏半，加生姜三片，大枣一个，煎至七分，去滓，食前服。

【主治】虚寒痰嗽。

参胡饮

【方源】（清）吴杖仙《医方絜度》卷三。

【组成】人参一钱，胡桃三枚。

【用法】水煎服。

【主治】肾虚气不收纳，喘咳不休，吸入少力。

参花散

【方源】（明）龚廷贤《万病回春》卷七。

【组成】人参、天花粉各等分。

【用法】上为末。每服五分，蜜水调下。

【主治】咳嗽发热，气喘吐血。

参橘煎

【方源】（明）秦昌遇《症因脉治》卷二。

【组成】人参、橘红。

【功用】补气，顺气。

【主治】气虚喘逆。

参莲散

【方源】（宋）赵佶《圣济总录》卷七十。

【组成】人参一钱，莲子心一分。

【用法】上为散。每服一钱匕，新水调下。

【主治】鼻衄不止。

参苓散

【方源】（宋）刘昉《幼幼新书》卷十五引《形证论》。

【组成】人参、麻黄、甘草（炙）、款冬花各一钱，小半夏（汤浸十一次）、葶苈各半钱，马兜铃三个。

【用法】上为末。每服半钱，桑皮汤送下。

【功用】治嗽化痰。

参苓顺气散

【方源】（宋）窦汉卿《疮疡经验全书》卷一。

【组成】人参、茯苓、乌药、苍术、紫苏、白术、粉草、陈皮、枳壳、玄参、桔梗、鼠粘子、山栀仁、天花粉。

【主治】喉闭。聚毒塞于喉间，痰涎稠实，发寒热者。

参麦地黄丸

【方源】（清）张秉成《成方便读》。

【组成】六味地黄丸加西洋参、麦冬三各两。

【主治】金水两亏，阳虚火旺，肺中津液受灼，骨蒸劳热者。

参麦阿胶汤

【方源】（清）俞根初《重订通俗伤寒论》。

【组成】北沙参四钱，麦冬三钱，阿胶一钱半，芪皮一钱，北五味二十粒，糯米三十粒。

【功用】补肺。

【主治】夹血伤寒，呕血吐血，去血过多，阴液必虚，阳无所附者。

参麦六味丸

【方源】（清）凌奂《饲鹤亭集方》。

【组成】六味地黄丸加党参四两，麦冬三两。

【用法】蜜为丸服。

【主治】真阴不足，金水并亏，肺损咳嗽，口渴舌燥，咽喉作痛，骨蒸盗汗及遗精、淋浊。

参麦汤

【方源】（清）张锡纯《医学衷中参西录·治阴虚劳热方》。

【组成】人参三钱，干麦冬（带心）四钱，生山药六钱，清半夏二钱，牛蒡子（炒，捣）三钱，苏子（炒，捣）三钱，生杭芍三钱，甘草一钱半。

【主治】阴分亏损已久，浸至肺虚有痰，咳嗽劳喘，或兼肺有结核者。

【方论选录】人参为补肺之主药，而有肺热还伤肺之虞，有麦冬以佐之，则转能退热；麦冬为润肺之要品，而有咳嗽忌用之说，有半夏以佐之，则转能止嗽；至于山药，其收涩也，能助人参以补气，其枯润也，能助麦冬以滋液，虽多服久服，或有壅滞，而牛蒡子之滑利，实又可以相济；且牛蒡子能降肺气之逆，半夏能降胃气、冲气之逆，苏子与人参同用又能降逆气之因虚而逆，平其逆气，则喘与嗽不治自愈矣。用白芍者，因肝为肺之对宫，肺金虚损，不能清肃下行以填肝木，则肝火恒恣横而上逆，故加芍药以敛其火，且芍药与甘草同用，甘苦化合，味近人参，即功近人参，而又为补肺之品也。

参芪补肺汤

【方源】（明）李梴《医学入门》卷七。

【组成】人参、黄芪、白术、茯苓、陈皮、当归、山茱萸、山药、五味子、麦门冬、甘草各五分，熟地一钱半，牡丹皮一钱

【用法】姜煎服。

【主治】肺痈肾水不足，虚火上炎，咳吐脓血，发热作渴，小便不调。

参芪补脾汤

方一

【方源】（明）孙一奎《赤水玄珠》第二十四卷。

【组成】人参、白术各二钱，黄芪（炙）二钱半，茯苓、川归、陈皮各一钱，升麻三分，五味子四分，炙甘草、姜。

【用法】水煎服。

【主治】因脾气虚弱，咳唾脓涎，中满不食，宜兼服此药，以补脾土生肺金。

方二

【方源】（明）薛己《外科枢要》卷四。

【组成】人参、白术各二钱，黄芪（炒）二钱五分，茯苓、陈皮、当归各一钱，升麻三分，麦门冬七分，五味子四分，桔梗六分，甘草（炙）五分。

【用法】上加生姜、大枣，水煎服。

【主治】①《外科枢要》：肺疽，脾气亏损，久咳吐脓涎，或中满不食。②《保婴撮要》：肺痈。

参芪散

方一

【方源】（宋）杨士瀛《仁斋直指方论》卷九。

【组成】柴胡、明阿胶（炒酥）、黄芪（蜜炙）、白茯苓、紫菀茸、当归、川芎、半夏（制）、贝母（去心）、枳壳（制）、北梗、秦艽（洗）、甘草（焙）各半两，人参、北五味子、羌活、防风、杏仁（水浸，去皮）、款冬花、桑白皮（炒）各二钱半，生鳖甲（去裙，米醋炙黄）。

【用法】上为粗末。每服二钱半，加生姜、大枣，水煎，食后少顷服。

【主治】劳瘵嗽喘，咯血，声焦，潮热盗汗。

方二

【方源】（明）董宿《奇效良方》卷二十二。

【组成】人参、北五味子、杏仁（去皮、尖）、防风、羌活、款冬花、桑白皮（炒）各半钱，明阿胶（炒）、柴胡、白茯苓、黄芪（蜜炙）、紫菀茸、当归、川芎、半夏（制）、贝母（去心）、枳壳（麸炒）、秦艽（洗）、桔梗、甘草（炙）各八分，鳖甲（去裙，米醋炙黄）一钱。

【用法】上作一服，水二钟，生姜三片，红枣二枚，煎至一钟，食后服。

【主治】劳瘵嗽喘，咯血声嗄，潮热盗汗。

参熟桃苏汤

【方源】（清）陈士铎《辨证录》卷四。

【组成】人参、熟地各一两，补骨脂五分，茯神、麦冬各五钱，胡桃一个，生姜、苏子各一钱，山萸、巴戟天各二钱。

【用法】水煎服。

【主治】痰气上冲于咽喉，气塞肺管，作喘而不能取息。其息不粗，而无抬肩之状若者。

参苏半夏汤

方一

【方源】（元）许国桢《御药院方》卷五。

【组成】人参、桂（去粗皮）、甘草（炙）、木香各一两，五味子、桑白皮

(炒)、陈皮(去白)、白术、紫苏叶、半夏(生姜制)各二两。

【用法】上为粗末。每眼五钱,水一大盏半,生姜十片,煎至八分,去滓,食后温服。

【主治】咳嗽痰涎,咽膈不利,喘满,气不宣通。

方二

【方源】(明)张时彻《摄生众妙方》卷四。

【组成】半夏二钱,甘草五分,陈皮、茯苓、桔梗、枳壳、干葛、前胡、紫苏、桑皮、杏仁各一钱五分。

【用法】水一钟半,加生姜三片,煎服。

【主治】感寒咳嗽。

参苏温肺汤

方一

【方源】(金)李杲《医学发明》卷六。

【组成】人参、紫苏叶、甘草各半两,肉桂、五味子、木香各四钱,陈皮(去白)、白术各六钱,半夏(姜制)、白茯苓(去皮)各半两,桑白皮一两。

【用法】上为粗末。每服半两,水一盏半,加生姜三片,同煎至八分,去滓,食后大温服。

【主治】《医略六书》:补肺散寒。

方二

【方源】(明)孙一奎《赤水玄珠》第七卷。

【组成】人参、肉桂、甘草、木香、五味子、陈皮、半夏、白术、桑皮、紫苏茎叶各二两,茯苓一两。

【用法】每五七钱,姜三片,水煎服。如冬寒月,每服加不去节麻黄半分。

【主治】形寒饮冷则伤肺,喘烦心胸满,短气不能宣畅。

参苏温肺饮

【方源】(清)徐大椿《医略六书》卷二十二。

【组成】人参一钱半,苏叶一钱半,肉桂(去皮)一钱半,茯苓一钱半,白术(炒)一钱半,五味八分,半夏一钱半,陈皮一钱半,甘草五分。

【用法】水煎,去滓温服。

【功用】补肺散寒。

【主治】肺虚寒滞喘促,脉紧细。

【方论选录】寒束肺虚,阻遏肺气,失其升降之权,故呼吸不利,喘促不宁焉。人参扶元气补肺;苏叶疏肺络散邪;肉桂温营暖血,专祛寒邪遏伏;半夏燥湿化痰,兼理脾胃真元;白术培肺母以生金;五味收耗散以保肺;茯苓渗湿,理痰生之源;陈皮利气,杜生痰之因;更以甘草缓中和药也。

参苏芎归汤

【方源】(清)阎纯玺《胎产心法》卷下。

【组成】人参、紫苏、干葛各一钱,当归、川芎各二钱。

【用法】加生姜一片,水煎服。

【主治】产后感冒。

参苏饮

方一

【方源】(宋)陈言《三因极一病证方论》卷十三。

【组成】前胡、人参、紫苏叶、茯苓各三分,桔梗、木香各半两,半夏(汤)、陈皮、枳壳(炒)、甘草(炙)各半两。

【用法】上为锉散。每服四钱,水盏半,加生姜七片,大枣一个,煎至七分,去滓,空腹服。

【功用】益气解表,理气化痰。①《太平惠民和剂局方》:开胃进食。②《景岳全书》:解肌宽中。③《简明医彀》:疏邪清气,消痰除热。④《医林纂要》:调气,补中,解表。

【主治】虚人外感风寒,内有痰湿,发

热恶寒，头痛鼻塞，咳嗽痰多，胸膈满闷，苔白脉浮。①《三因极一病证方论》：痰饮停积胸中，中脘闭，呕吐痰涎，眩晕，嘈烦，忪悸，秽逆；及痰气中人，停留关节，手足亸曳，口眼㖞斜，半身不遂，食已即呕，头疼发热，状如伤寒。②《太平惠民和剂局方》：感冒发热头痛，或因痰饮凝结，兼以为热，中脘痞闷，呕逆恶心。③《万氏家传片玉心书》：小儿痘疹发热，面燥腮赤，目胞亦赤，呵欠烦闷，乍热乍凉，咳喷嚏，手足指冷，惊怖多睡。④《赤水玄珠》，伤风鼻塞，恶心有痰，胸膈不利。⑤《景岳全书》：孕妇伤寒，痘疹。⑥《证治宝鉴》：风寒气喘。⑦《医林纂要》：中气虚弱而感冒者。⑧《医钞类编》：四时感冒，伤寒头痛，发热无汗及伤风咳嗽声重，涕唾稠黏，潮热往来。

【方论选录】①《古今名医方论》：叶仲坚曰，此咳嗽声重，痰涎稠黏，涕唾交流，五液无主，寒湿稽留于胸胁，中气不固可知矣。故以人参为君；然非风寒之外邪来侮，则寒热不发，而痰涎不遽生，故辅以紫苏、干葛；凡正气虚者，邪气必盛，故胸膈满闷，辅以陈皮、枳壳，少佐木香以降之；痰涎壅盛于心，非辛燥不除，故用茯苓、半夏，少佐桔梗以开之；病高者宜下，故不取柴胡之升，而任前胡之降；欲解表者，必调和营卫，欲清内者，必顾及中宫，此姜、枣、甘草之所必须也。名之曰饮，见少与缓服之义。②《医方集解》：风寒宜解表，故用苏、葛、前胡；劳伤宜补中，故用参、苓、甘草；橘、半除痰止呕；枳、桔利膈宽肠，木香行气破滞，使内外俱和，则邪散矣。

【备注】《太平惠民和剂局方》有干葛；《易简方》有干葛，无木香。

方二

【方源】（宋）陈自明《妇人大全良方》卷二十二引胡氏方。

【组成】人参（另末）一两、苏木二两。

【用法】以水二碗，煮苏木，取一碗，去滓，调参末，随时加减服。

【主治】产后血入于肺，面黑发喘欲死者。

方三

【方源】（明）张时彻《摄生众妙方》卷六。

【组成】人参、紫苏、半夏、桔梗、杏仁（去皮尖）、麻黄（去节）、荆芥、陈皮、防风、甘草、桑白皮。

【用法】上㕮咀，为粗末。每服五钱，加生姜三片，乌梅一个，和匀，好酸醋浸一宿，慢火炒，复浸一宿，再炒，以醋干为度，为细末。心嗽，面赤流汗，干姜汤下；肝嗽，眼中泪出，乌粟米汤下；肺嗽，上气喘气，桑白皮汤下；脾嗽，不思饮食，生姜汤下；胆嗽，令人不睡，生姜自然汁下；冷嗽，夜间多嗽，葱白头汤下；热嗽，日间多嗽，蜜汤下；暮嗽，涕唾稠黏，生姜汤下；气嗽，肚腹胀满，青皮汤下；伤风嗽，流涕，荆芥防风汤下；肠嗽，痰结成块，五味子汤下；产嗽，背疼，黄蜡汤下；痨嗽，四肢羸瘦，秦艽汤下；血嗽，连声不止，当归汤下。

【主治】诸般咳嗽。

方四

【方源】（清）徐润之《松龄医铎》五编。

【组成】人参一两为末，苏木二两，

【用法】煎汤冲服。

【主治】虚喘，气喘盛者。

方五

【方源】（清）郑元良《郑氏家传女科万金方》卷一。

【组成】人参、紫苏、桑皮、桔梗、贝母、甘草、天冬、麻黄、赤苓。

【主治】妇女虚热，孕妇咳嗽喘息

急者。

方六

【方源】（清）郑元良《郑氏家传女科万金方》卷三。

【组成】人参、紫苏、枳壳、桔梗、干葛、前胡、桑皮、贝母、茯苓、甘草、橘红、生姜。

【主治】妊娠感冒发热，头疼骨痛，半身不遂，呕吐痰涎。

参苏饮加减

【方源】（明）佚名《儒医心镜》。

【组成】陈皮、半夏、茯苓、甘草、桔梗、麻黄、白术、防风、葛根、杏仁、紫苏、川芎。

【主治】遇冬则寒包热也。

参粟汤

【方源】（明）戴元礼《秘传证治要诀及类方》卷一引《太平惠民和剂局方》。

【组成】人参、款冬花、罂粟壳（醋炙）各等分。

【用法】水煎，加阿胶一钱，乌梅一枚，临卧服。

【主治】久嗽，脾胃如常，饮食不妨者。

参香丸

【方源】（宋）朱佐《类编朱氏集验医方》卷七。

【组成】辰砂、人参、乳香各等分。

【用法】上用乌梅肉为丸。麦门冬汤送下。

【主治】咳嗽，吐红。

参香温肺汤

【方源】（明）芮经，纪梦德《杏苑生春》卷五。

【组成】人参、桑白皮、橘皮、白茯苓、半夏、紫苏、五味子、木香、甘草、白术、肉桂、生姜。

【用法】上㕮咀。水二钟，煎取一钟，食远温服。

【主治】形寒饮冷伤肺，喘嗽胸满，气不通畅。

参杏膏

方一

【方源】（明）朱橚《普济方》卷三八七引《全婴方》。

【组成】人参、阿胶（炒）、杏仁（麸炒）、款冬花、五味子、甘草、诃子（炮，去核）、贝母各等分。

【用法】上为末，炼蜜为丸，如鸡头实大。三岁一丸，白汤送下。

【主治】小儿久新咳嗽气急，恶心有痰，不食，咯血。

方二

【方源】（清）赵学敏《串雅外编》卷三。

【组成】人参、款冬花、诃子、贝母、五味子、桑白皮、紫菀、杏仁、阿胶、茯苓、甘草各五钱。

【用法】上为末，炼蜜为丸，如芡实大。每服一丸，不拘时候含化。

【功用】止咳嗽，化痰。

参芎汤

【方源】（宋）朱佐《类编朱氏集验医方》卷五。

【组成】人参、川芎、甘草（炙）、白术、白茯苓、北芍药、白豆蔻仁（炒）、当归（酒浸，焙）、黄芪（蜜炙）、肉桂（去皮）各半两，罂粟壳（蜜炙）、五味子各一两。

【用法】上㕮咀。每服三钱，用水一盏半，加生姜三片，大枣二个，煎至八分，空心服。

【主治】男子、妇人一切虚证冷嗽。

参燕麦冬汤

【方源】（清）俞根初《重订通俗伤寒论》。

【组成】北沙参、麦冬各三钱，光燕条一钱，奎冰糖四钱。

【功用】①《重订通俗伤寒论》：清补肺脏。②《湿温时疫治疗法》：滋养气液。

【主治】①《重订通俗伤寒论》：风燥犯肺，干咳失血者，经治将愈，以此善后。②《湿温时疫治疗法》：五色痢，阴虚欲脱，挽救得转者。

参术补脾汤

【方源】（明）李梴《医学入门》卷七。

【组成】人参、白术各二钱，黄芪二钱半，茯苓、陈皮、当归各一钱，升麻三分，麦冬七分，桔梗六分，五味子四分，甘草五分。

【用法】姜煎服。

【主治】肺痈脾气虚弱，咳吐脓涎，中满不食，凡肺痈见脓血不愈，必兼服此药以补脾生肺，否则不治。

参术散

【方源】（宋）魏岘《魏氏家藏方》卷二。

【组成】人参（去芦）、桑白皮（炒）各半两，白术（炒）、诃子（去核）、白茯苓（去皮）、桔梗（炒）、甘草（炙）各一两，大腹子三枚。

【用法】上为细末。每服二钱，水一盏，加生姜三片，大枣一个，煎至七分，食后服。

【主治】上膈痰壅，咳嗽声微，或表中风邪，里则不消。

参术调中汤

【方源】（明）孙一奎《赤水玄珠》第二十六卷。

【组成】人参、白术、桑白皮（蜜炙）、炙甘草各三分，麦门冬、陈皮、茯苓各一钱，青皮三分，五味子二十粒。

【用法】水煎服。

【主治】补中，清热，定喘，除嗽。

参术饮

【方源】（明）江梅授《医经会解》卷三。

【组成】人参、白术、五味子、槟榔、赤芍、陈皮、天台乌、加贝母、半夏。

【用法】水煎，磨沉香刺服。

【主治】肺虚喘急有汗者宜。

神巴丸

【方源】（宋）魏岘《魏氏家藏方》卷九。

【组成】巴豆（去壳）二粒，乌梅肉一个（白梅亦可）。

【用法】上为丸，如绿豆大。每服三丸，置口中；如牙关紧闭者，用少许揩牙即开。

【主治】喉闭。

神白丸

【方源】（宋）刘昉《幼幼新书》卷十九引郑愈方。

【组成】天南星、半夏（汤洗七遍）各半两，白僵蚕、白矾（生用）各一分。

【用法】上为末，用杏仁（去皮尖）七个，巴豆一粒同研匀，再用去皮生姜汁为丸，如梧桐子大，阴干。每服五丸，暴嗽，以生姜汤吞下；久嗽，嚼胡桃肉、黄蜡各少许吞下。

【功用】利膈下涎，去心胸噎塞。

【主治】小儿心胸噎塞不止，咳嗽。

神闭汤

【方源】（明）芮经，纪梦德《杏苑生春》卷六。

【组成】白茯苓、紫苏、橘皮、人参各一钱，木香五分，桑白皮一钱五分，生姜七片。

【用法】上㕮咀，水煎熟，不拘时候服。

【主治】病人不得卧，卧则喘，水气逆行，上乘上肺，肺得水而浮，使气不通流，脉沉大。

神草汤

【方源】（宋）杨倓《杨氏家藏方》卷八。

【组成】人参（去头芦）、白术、白茯苓（去皮）各一两，当归（去芦头，切，酒浸一宿，焙干）一两半，黄芪二两，五味子二两，细辛（去叶土）一两，干姜（炮）一两，陈橘皮（去白），肉桂（去粗皮）一两半，白芍药一两，桑白皮（微炒）八钱，甘草（炙）八钱。

【用法】上㕮咀。每服五钱，水一盏半，入生姜三片，乌梅一枚，同煎至八分，去滓温服，不拘时候。

【主治】肺与大肠俱受风冷，咳嗽喘急，不进饮食，大便泄利，时作寒热。

神功辟邪散

【方源】（清）张绍修《时疫白喉捷要》。

【组成】粉葛二钱，生地四钱，木通二钱，连翘二钱，僵蚕三钱，浙贝三钱，黄芩二钱，牛子二钱，麦冬（去心）三钱，银花二钱，蝉蜕一钱，马勃二钱（绢包煎）。

【用法】生青果三个为引。

【主治】白喉重者。

神功散

方一

【方源】（宋）魏岘《魏氏家藏方》卷九。

【组成】白及。

【用法】上为细末。以雪水调令稀稠得所，涂遍鼻上，频用雪块熨药上；无雪则只用冷水扫，并用掠头子于发际处紧系。妇人无掠头子，用头发相接亦得。

【主治】鼻衄。

方二

【方源】（元）许国桢《御药院方》卷五。

【组成】雄黄（飞）半两，款冬花、甘草（炙）、肉桂（去粗皮）各一两。

【用法】上为细末，入雄黄令匀。每用半钱，吸入咽喉中，不拘时候。

【主治】久咳嗽。

神捷散

【方源】（朝鲜）金礼蒙《医方类聚》卷七十五引《吴氏集验方》。

【组成】鸭嘴胆矾、明矾、铜青、轻粉（并为细末）各一字。

【用法】上以江茶半钱，逐旋和，以新汲水调，呷咽。

【主治】咽喉紧闭作疼，乳蛾。

神灵丹

【方源】（明）朱橚《普济方》卷二五六引《医学切问》。

【组成】杏仁四十九枚，半夏四十九枚，巴豆四十九枚，防风（去芦）、滑石、草乌头（炮）、雄黄、木香、朱砂、百草霜各二钱。

【用法】上为末，醋糊为丸，如绿豆大，朱砂为衣。每服十五丸，量深浅加减服之。喉痹，甘草桔梗汤送下；食牛肉毒，温水送下；泄泻，陈皮汤送下；五淋，灯心汤送下；白痢，干姜汤送下；赤痢，甘草汤送下；解一切毒，甘草汤送下；痈瘟疮毒，气血不消，生姜、升麻汤送下；疥癞疮毒，白蒺藜、甘草升麻汤送下；追取劳虫，空心桑白皮汤送下；脾积，三棱、蓬术煎汤送下；痰嗽，生姜汤送下；酒食所伤，随物送下；脚气，槟榔煎汤送下；血痢，乌梅煎汤送下；打扑损伤，瘀血在内，童子小便送下；十种水气，四肢浮肿，大戟汤送下；一切痁疾，桃柳梢叶七片煎汤送下；大便秘结，麻子仁汤送下。

【主治】喉痹，食牛肉毒，泄泻，五淋，赤白痢，血痢，一切毒，痈瘟疮毒疥癞，劳虫，脾积，痰嗽，酒食所伤，脚气，打扑损伤，瘀血在内，十种水气，四肢浮肿，一切疟疾，大便秘结。

神秘方

【方源】（明）董宿《奇效良方》卷三十二。

【组成】猪爪甲（烧灰，研细）二枚，麝香当门子一枚。

【用法】上为细末。用腊茶清调下。

【主治】喘。

神秘散

【方源】（宋）陈言《三因极一病证方论》卷十三。

【组成】阿胶（炒）一两三分，鸡膍胵一两半，白仙茅（米泔浸三宿，晒干，炒）半两，团参一分。

【用法】上为末。每服二钱，空腹时糯米饮调下。

【功用】定喘，补心肾，下气。

【主治】喘。

神秘汤

方一

【方源】（宋）陈言《三因极一病证方论》卷十三。

【组成】橘皮、桔梗、紫苏、人参、五味子各等分。

【用法】上锉散。每服四钱，水一盏，煎六分，去滓，食后服。

【功用】《杏苑生春》：润肺，疏利壅塞，补肺益气。

【主治】①《三因极一病证方论》：上气，不得卧。②《杏苑生春》：肺气虚败，壅塞喘息。

方二

【方源】（宋）杨士瀛《仁斋直指方论》卷八。

【组成】陈皮、桔梗、紫苏、人参、五味子、槟榔、桑白皮（炒）、半夏（制）、甘草（炙）各等分。

【用法】上锉细，每服三钱，加生姜五片，水煎服。

【主治】水气作喘。

方三

【方源】（宋）张锐《鸡峰普济方》卷十七。

【组成】黄橘皮、桑白皮、人参、紫苏、生姜各半两。

【用法】上㕮咀。水三升，煮至一升，去滓，分三次温服。

【主治】喘。

方四

【方源】（金）李杲《医学发明》卷四。

【组成】橘皮（洗）、生姜、紫苏叶、人参、桑白皮（锉，炒）各半两，木香、白茯苓（去皮）各三钱。

【用法】上㕮咀。以水三升，煎至一升，去滓，分三次温服。

【主治】病人不得卧，卧则喘者，水气逆上乘于肺，肺得水而浮，而使气不通流，其脉沉大。

神妙五枝膏

【方源】（明）龚信《古今医鉴》卷十六。

【组成】川乌、草乌、防风、白芷、当归、熟地黄、木鳖子（去壳）、穿山甲、大黄、甘草各六钱，槐、桃、柳、椿、楮（用枝）各一寸，血余一握。

【用法】上锉，用香油一斤，入药用文武火煎至焦枯，滤去滓，将油再煎，随入黄丹（炒见火星为度）半斤，柳条搅不住手，滴水成珠为度。去火略待少时，入乳香一两、没药六钱、朱砂二钱、轻粉二钱，亦徐徐搅入内，倾碗中，坐水出火毒。腰痛贴痛处，咳嗽贴肺俞二穴，痞块贴块上，诸般疮毒随大小贴之。

【主治】腰痛，咳嗽，痞块及诸般疮毒。

神品散

【方源】（清）窦氏原本，朱翔宇嗣辑

《喉症全科紫珍集》卷下。

【组成】白矾五钱，牙皂五钱，黄连（新瓦上炙干）五钱。

【用法】上为细末。吹于喉内，有痰任流。

【主治】喉风、喉娥及一切喉闭。

神人阿魏散

【方源】（明）楼英《医学纲目》卷五引《济生方》。

【组成】阿魏三钱，青蒿（研）一握（研），东北方桃枝（细切）一握，甘草（细锉）如病人中指许大。

【用法】上以童便二升许，隔夜浸药，明旦煎取一大升，分为三服，每次调入槟榔末三钱，空心温服，如人行十里，更进一服。服至一二剂即吐出虫子，或泻出，更不须服余药；若未吐利，即当尽脓，病在上则吐，病在下则利，皆出虫如马尾、人发即愈。服药后觉五脏虚弱，魂魄不安，即以白茯苓汤补之。

【主治】骨蒸传尸等寒热羸劳，困倦喘嗽。

神砂抱龙丸

【方源】（宋）崔嘉彦《医灯续焰》卷十六。

【组成】胆星四两，朱砂（水飞）五钱，麝香五分，雄黄二钱五分，天竺黄一两（一方加金箔十张）。

【用法】上为极细末，甘草膏和丸，朱砂为衣。

【主治】小儿惊风，风寒痰喘。

神圣北庭丸

【方源】（宋）陈自明《妇人大全良方》卷七引《灵苑方》。

【组成】北庭（去砂石，研）、没药、木香、当归各一分，芫花、莪术各半两，巴豆（去皮膜心）四十粒。

【用法】上先研北亭、没药、巴豆如粉，用好米醋三升同煮为稀膏，然后将余四味为细末，入于膏内搜合成块，用新瓦盒盛之，丸如绿豆大。每服只五丸，临时加减丸数，用酒、醋各半盏煎数沸，通口服。不得嚼破，仍须吃尽酒、醋，立愈。或男子血气，亦依前方服食；如急喉闭者，男左女右，以一丸鼻中嗅之立愈。

【主治】妇人积年血气，攻刺心腹疼痛不可忍者，及多方医疗未愈；或治男子血气，急喉闭者。

神圣吹喉散

【方源】（宋）张锐《鸡峰普济方》卷二十一。

【组成】螺儿青、白僵蚕、焰硝、甘草各二两。

【用法】上为细末，用腊月内牛胆一个，取出汁，同药拌匀，却盛在胆内，于透风处阴一百日外，取出研细。每以一字或半钱，用筒子吹在喉内。

【主治】走马喉闭，及喉闭肿痛。

神圣膏

【方源】（宋）赵佶《圣济总录》卷一一七。

【组成】吴茱萸一两。

【用法】上为末，用酸醋一大盏，调熬成膏，再入地龙末半两搅匀。每临卧时，先用葱椒汤洗足拭干，用药遍徐两脚底心，或以帛绵系定。次日必减，未减再涂。

【主治】①《圣济总录》：下冷口疮。②《普济方》：咽喉痛。

神吸散

【方源】（明）龚廷贤《寿世保元》卷三引颜心吾方。

【组成】鹅管石（火煅，好醋淬七次）一钱，余粮石（火煅，醋淬七次）一钱，粉草三分，枯白矾五分，石膏（煅）五分，款冬花五分。

【用法】上为细末。每服三分二厘，至

夜食后静坐片时，将药放纸上，以竹筒五寸长，直插喉内，用力吸药，速亦不怕，吸药令尽为度，以细茶一口，漱而咽之。

【主治】年久近日咳嗽，哮吼喘急。

神仙百解散

【方源】（明）朱橚《普济方》卷三五五。

【组成】甘草、苦梗各六分，款冬花四分，麦门冬、生地黄各半三分，葱白一握，豉二合。

【用法】上㕮咀。水二升，煮取八合，去滓，食后分二次服。

【主治】产后感风伤寒，咳嗽多痰，唾黏。

神仙化痰丸

【方源】（宋）王璆《是斋百一选方》卷五。

【组成】天南星、半夏各四两（二味与生姜四两、皂角四两用水五升同煮，水尽去姜及皂角不用），丁香一两，橘红二两。

【用法】上为细末，白水面糊为丸，如梧桐子大。每服三十丸，食后生姜汤送下。

【主治】嗽，风秘。

神仙活命汤

方一

【方源】（清）梅启照《梅氏验方新编》卷一。

【组成】龙胆草一钱，金银花二钱，黄芩三钱，生地四钱，土茯苓五钱，生石膏三钱，木通二钱，马勃（绢包煎）三钱，车前子二钱，浙贝母三钱，蝉蜕一钱，僵蚕三钱。

【用法】上用生青果三个，水煎服，急喉险症，须每日三四剂，少则不效。

【主治】白喉重者，风热喉痛，或红或肿。

方二

【方源】（清）沈善谦《喉科心法》卷下。

【组成】龙胆草二钱，京元参八钱，马兜铃三钱（蜜炙），板蓝根三钱，生石膏五钱，炒白芍三钱，川黄柏一钱五分，生甘草一钱，大生地（当用鲜者）一两，全瓜蒌三钱，生栀子二钱。

【主治】①《喉科心法》：白喉。②《白喉治法抉微》：白喉初起，极疼且闭，饮水即呛，眼红声哑，白点立见，口出臭气者，或已延误二三日，症已危急；或误服表药，现出败象，非轻剂所能挽回者。

【备注】《白喉治法抉微》本方用法：重者日服三剂，俟病稍减，仍服养阴清肺汤。

神仙鸡鸣丸

【方源】（清）齐有堂《齐氏医案》卷三。

【组成】知母（去毛）、贝母（去心）、杏仁（去皮）、款冬（炒）、甜葶苈（隔纸炒）、甘草法子、北味（炒）、广皮（去白）、桔梗（炒）、鸡苏（晒）、天冬（去心）、粟壳（炒）、旋覆花、沙参（炒）、东阿胶（面炒珠，无真正者，以黄明胶代之）各一两。

【用法】上为极细末，炼白蜜为丸，如弹子大。每服一丸，用乌梅二枚，大枣三个，泡浓汤，细嚼送下，小儿一丸分四服。或以乌梅、枣肉、白蔻仁各一两，焙干。同前药磨末为丸，生姜汤送下。

【主治】诸般咳嗽。

神仙救苦丹

【方源】（明）龚廷贤《寿世保元》卷八引益藩方。

【组成】白附子（山东者佳）五钱，天竺黄二钱，全蝎二钱，胆星一两，僵蚕（炒）一两，肉豆蔻五钱，诃子（面包煨，去核）五钱，麝香一分，射干五钱，蒲公英五钱，朱砂一钱，雄黄二钱，川黄连二钱。

【用法】上为细末，煎膏为丸，如龙眼大，金箔为衣。滚水化下；如痘初出，葱白汤送下。

【主治】痘初起，三五日热不出，又泻又嗽，喉咙痛，腰痛，或痘或惊，惊风泄泻，咳嗽痰喘。

神仙驱毒一扫丹

【方源】（清）顾世澄《疡医大全》卷八。

【组成】雄黄、朱砂各二钱，牛黄、麝香各二分。

【用法】上为极细末、用猪胆汁调敷患处。外用桐油纸捻点，著近毒处照之，须冷气透出毒外自愈。

【功用】散毒止痛，初起扫之即消，已溃扫之即愈。

【主治】一切痈疽发背，无名肿毒，赤紫丹瘤，缠喉风证。

神仙如意丸

【方源】（宋）杨倓《杨氏家藏方》卷二十。

【组成】砒（别研）二两，黄丹（研，炒）五钱，草乌头（生，去皮尖，为末）五钱，朱砂（别研，一半入药一半为衣）一分，巴豆（去皮，不去油）十二枚，木鳖子（去壳，别研，生用）六枚，雄黄（别研）五钱，黄蜡二两，沥青（别研）二两。

【用法】上前七味研匀，次熔黄蜡、沥青二味，滤过，与前药末搜和为丸，如鸡头子大，以朱砂为衣。每服一丸，心痛及脾寒痁疾，烧铁淬醋汤送下；久痢，脱肛及休息痢，脾虚泄泻，以陈艾心七枚、枣三个、干姜皂子大一块、水一盏，煎至半盏送下；寒热气块，嚼干柿，用白汤送下；一切酒食伤，生姜汤送下；赤白痢，烧干姜灰半钱，温米饮调送下；眼多冷泪不止，煎椒盐汤送下；暑气并热嗽，乳糖、生姜汤送下；小便冷淋，茴香、木通酒调海金砂末一钱送下；男子小肠气，炒茴香盐酒送下；妇人赤白带下，烧秤锤淬醋送下；血崩及血瘕，烧秤锤淬酒送下；月事不匀，当归、红花汤送下；小儿急慢惊风，丸如黄米大，一周岁儿，每服三丸，急惊，金银薄荷汤送下，慢惊，金银汤送下；小儿泻痢，丸如绿豆大，每服一丸，以艾心三枚，大枣一个，干姜一豆大，水一盏，煎至三分送下。

【主治】一切风劳气冷，心腹积滞，脾寒痁疾，脓血泻痢，咳嗽，目疾，心痛，久痢脱肛，脾虚泄泻，寒热气块，一切酒食伤，暑气并咳嗽，小便冷淋，男子小肠气，妇人赤白带下、血崩、血瘕、月事不匀，小儿急慢惊风。

神仙太乙至宝万全膏

【方源】（朝鲜）金礼蒙《医方类聚》卷一九四引《经验秘方》。

【组成】当归、大黄、玄参、赤芍药、没药、肉桂、白芷、生干地黄、乳香各半两。

【用法】上切如松子大，用香油一斤浸药，春五日、夏三日、秋七日、冬十日，然后以文武火于砂锅内熬白芷赤黄色为度，绢绵滤去滓，将油再熬得所，下黄丹半斤，以柳枝搅，至滴油在水中不散成珠，看硬软不粘手，即用瓷器盛之。如摊时，用小器内分药，于文武火上化开摊之；如作丸，令如鸡头大，蛤粉为衣，煎汤使酒送下；蛇虎蝎犬、汤火刀斧所伤，并可内服外贴；发背，先以温水洗疮，拭干，用绵子摊膏药贴之，以温水下一丸；久远瘰疬，摊贴，温水下一丸；诸瘘疮，盐汤洗贴，酒下一丸；打扑损伤，外贴，橘皮汤下一丸；腰膝疼痛，外贴，盐汤下一丸；妇人血气，木通甘草汤下一丸；赤白带下，酒下一丸；吐血，桑白皮汤下一丸；风赤服，贴太阳穴，栀子汤下一丸；咳嗽咽喉肿，绵裹一粒，含化；一切风劳病，柴胡汤下一丸；一切疮疖并肿痛疮，及诸般疥疮，别炼入油少许，打膏令匀涂之；诸疾度其情而用之。

【主治】八发痈疽，一切恶疮，不问远年近日，已未成脓，蛇虎蝎犬、汤火刀斧所伤，发背，久远瘰疬，诸瘘疮，诸般疥疮，腰膝疼痛，妇人血气，赤白带下，吐血，风赤眼，咳嗽咽喉肿，一切风劳病。

神仙通隘散

【方源】（明）龚廷贤《寿世保元》卷六引贾兰峰方。

【组成】白硼砂二钱，孩儿茶一钱，蒲黄六分，青黛一钱，牙硝六分，枯矾六分，白滑石一钱，片脑二分，黄连末五分，黄柏末五分。

【用法】上为细末。吹喉中。

【主治】咽喉肿痛，生疮声哑，危急之甚，及虚劳声嘶喉痛。

【备注】《齐氏医案》无“白滑石”，有“潮脑”二分。

神仙饮

【方源】（明）孙文胤《丹台玉案》卷三。

【组成】黄芪、人参、白术、知母、附子各一钱，当归、柴胡、玄参各一钱五分。

【用法】水煎，温服。

【主治】阴经喉痹，服凉药反痛者。

神仙枣

【方源】（清）张宗良《喉科指掌》卷一。

【组成】江子霜、白细辛、牙皂、蟾酥、真当门麝香各等分。

【用法】上为极细末，用枣一个去核，并将枣肉稍去之，只留薄肉一层作卷筒，将药填内约一分许，两头留孔通气。用时塞鼻孔中（男左女右），俟嚏则取出，后再塞入一伏时去之。若痰多上壅者，用米饮灌之。

【主治】一切喉风、喉蛾。

神仙住喘汤

【方源】（清）景日昣《嵩崖尊生全书》卷七。

【组成】黑丑（头末）一钱，明矾三分，皂角四分，木香三分，人参一分。

【用法】上用莱菔汁调下。十服愈。

【主治】痰甚喘。

【备注】方中明矾用量原缺，据《杂病源流犀烛》补。

神效白术丸

【方源】（明）朱橚《普济方》卷一六五引《卫生家宝》。

【组成】半夏（汤泡，洗七次，去滑）八两，神曲六两。

【用法】上为细末，生姜自然汁和作饼子，以纸裹，当风处候干；用面一两，白术一两，同为末，生姜自然汁为丸，如梧桐子大。每服三十丸，姜汤送下，不拘时候。

【主治】痰壅喘嗽，不下饮食。

神效吹喉散

【方源】（明）陈实功《外科正宗》卷二。

【组成】薄荷、僵蚕、青黛、朴梢、白矾、火硝、黄连硼砂各五钱。

【用法】上为细末，腊月初一日取雄猪胆七八个，倒出胆汁，用小半和上药伴匀，复灌胆壳，以线札头，胆外用青缸纸包裹，将地挖一孔，阔深一尺，上用竹竿悬空横吊，上用板铺以泥密盖，候至立春日取出，挂风处阴干，去胆皮青纸，瓷罐密收，每药一两加冰片三分，同研极细，吹患上。

【主治】缠喉风闭塞，及乳蛾喉痹，重舌木舌。

神效丹

【方源】（明）龚廷贤《万病回春》卷八。

【组成】朱砂、雄黄、片脑各五分，乳

香、没药、轻粉各三分，血竭三钱，真蟾酥一钱，麝香（当门子者）二分。

【用法】上为末。用酥油或乳汁为丸，如扁豆大。每服一丸，噙化，用好酒漱咽下。

【主治】伤寒初起，诸般恶毒，疔疮发背，一切肿毒，遍身痒痛；及伤寒咳嗽，鼻涕，劳嗽久咳，小儿痘疮黑陷不起，喉痹肿痛；及蛊毒，破伤风。

神效桔梗汤

【方源】（明）申拱宸《外科启玄》卷十二。

【组成】桔梗一钱，贝母、知母、桑白皮、瓜蒌仁、当归、百合、杏仁、地骨皮、苡仁、枳壳、玄参、青黛、紫菀、麦冬各七分，甘草三分。

【用法】上㕮咀，作一剂。以水二钟，姜皮五分，煎煮，食后服，不拘时候。

【主治】肺痈。咳而胸膈隐痛，两胁肿满，咽干口燥，烦闷多渴，时出浊唾腥臭。

神效破棺散

【方源】（明）朱棣《普济方》卷六十三。

【组成】胆矾、铜绿、白僵蚕、马牙硝各等分。

【用法】上为末。每用一字，竹筒吹入喉中；如走马喉闭，牙关紧急，不省人事，用铁物斡开口，以冷水调一字灌之。

【主治】咽喉疮毒肿痛。

神效清震汤

【方源】（明）龚廷贤《鲁府禁方》卷一。

【组成】羌活一钱，荆芥、牛蒡子、防风、葛根、柴胡、赤芍、独活、白芷、前胡、川芎各八分，升麻、甘草各六分，薄荷七分。

【用法】加生姜、葱，水煎服。出汗。

【主治】天行瘟疫，头面肿盛，咽喉不利，舌干口燥，憎寒壮热。

神效散

方一

【方源】（宋）陈言《三因极一病证方论》卷十二。

【组成】杏仁（去皮尖，炒）一两半，甘草（炙），旋覆花各三两，白术、莲肉（去心皮）、射干（米泔浸）、前胡、御米（略炒）、百合（水浸，去沫）、白扁豆（略炒）、川芎各三两，人参、白茯苓各四两，神曲（炒）五两，桑白皮（炙）、干葛各六两，桔梗七两。

【用法】上为细末。每服二钱，水一盏，加生姜三片，大枣一个，煎七分，食前温服。

【主治】老少喘嗽。

方二

【方源】（宋）陈言《三因极一病证方论》卷十六。

【组成】荆芥穗（别为末）、蓖麻（生，去皮，别研）各等分（一方用朴硝，不用荆芥）。

【用法】上入生蜜少许为丸，如皂子大。以绵裹含化，急则嚼化。

【主治】喉闭热肿，语声不出。

【备注】本方方名，据剂型，当作“神效丸”。

方三

【方源】（宋）赵佶《圣济总录》卷六十八。

【组成】鹿角胶（炙令燥）、黄柏（去粗皮）各半两，杏仁四十九枚（汤浸，去皮尖，麸炒黄）。

【用法】上为散。每服一钱匕，用白面一钱，温水同调下，食后再服。

【主治】①《圣济总录》：吐血、咯血。②《普济方》：吐血后虚热，胸中痞，口燥。

方四

【方源】（清）尤怡《金匮翼》卷五。

【组成】猪牙皂角、霜梅。

【用法】上为末。噙之。

【主治】喉痹，语声不出。

方五

【方源】（清）张惟善《良方合璧》卷上。

【组成】川贝母（去心）二钱，黑元参一钱五分，皂角一钱，射干一钱五分，西河柳（嫩叶）一钱。

【用法】上用生荸荠芽一两煎汤，收干在药上，研来。先用皂角七分，研极细末，吹入鼻孔，令自嚏，然后服前末药。二次即愈。一服愈，停后服。

【主治】喉痧。

神效四时加减养肺汤

【方源】（宋）张锐《鸡峰普济方》卷十一。

【组成】紫菀、五味子、干姜、款冬花、半夏、人参、糯米、杜仲、白术、桂各一两，柴胡、茯苓、甘草、陈皮、丁香、细辛、射干、山药、独活、防风、钟乳各半两。

【用法】上为粗末。每服二钱，水一大盏，加生姜三片，大枣一个，同煎至五分，去滓稍热服，不拘时候。

【主治】肺气不足，病苦气逆，胸腹满，咳逆上气抢喉，喉中闭塞，咳嗽短气，自惊，或笑，或歌，或怒无常，或干呕，言语过多，触风邪便发咳嗽，四时往来不愈。

神效四仙汤

【方源】（明）郑泽《墨宝斋集验方》卷上。

【组成】陈麻黄、甘草各三钱，细茶一撮，生白果七粒（去壳，将肉掏碎）。

【用法】热服取汗。

【功用】定喘。

【主治】喘急欲死者。

神效汤

【方源】（宋）王璆《是斋百一选方》卷五。

【组成】不蛀皂角一挺（大者，去皮棱）。

【用法】上为两片，去子，每一孔内入巴豆肉一粒，线系定，童子小便浸一宿，火上炙令焦黄色，去巴豆不用，或入一二粒亦不妨，却用真杏仁一合，半夏一合，二味入麻油内煎令拆裂为度，用皂角为细末。每服一字，用干柿半片，蘸药吃，或用白糖亦可，临睡时服。服了不得吃汤水。

【主治】①《是斋百一选方》：一切嗽。②《朱氏集验方》：一切喘嗽。

神效仙方万亿丸

【方源】（明）龚信《古今医鉴》卷十六引张三峰方。

【组成】朱砂、巴豆（不去油）各五钱。

【用法】酒煎五钱寒食面，丸如黍米大，每服三五丸，外感风寒发热，姜、葱汤送下，出汗；内伤生冷饮食，茶清送下；心痛，艾醋汤送下；肠痛，淡姜汤送下；霍乱吐泻，姜汤送下；赤痢，茶清送下；白痢，淡姜汤送下；赤白痢疾，姜茶汤送下；疟疾寒热，姜汤送下；心膨气胀，姜汤送下；伏暑伤热，冷水送下；诸虫作痛，苦楝根汤送下；大便闭结，茶送下；小便不通，灯心汤送下；积聚发热，茶送下；咳嗽喘急，姜汤送下；小儿急慢惊风，薄荷汤送下。

【主治】小儿诸病。外感风寒发热，内伤生冷饮食，心痛，肠痛，霍乱吐泻，赤白痢，疟疾寒热，心膨气胀，伏暑伤热，诸虫作痛，大便闭结，小便不通，积聚发热，咳嗽喘急，小儿急慢惊风。

神效宣脑散

【方源】（明）朱橚《普济方》卷五

十七。

【组成】川郁金、川芎、青黛（水飞）、薄荷、小黄米各三分。

【用法】上为细末。每服少许，冷水噙之。取黄水鼻中下。

【主治】鼻渊。

神医七液丹

【方源】（清）林森《痧证汇要》卷一。

【组成】滑石十二斤（研细，以生甘草三十两，泡汤浸漂飞，以甘草汤尽为度，研极细，晒干，以后七液次第拌此，晒干），鲜萝卜汁（拌制过滑石晒干，以下同）、鲜佩兰叶、鲜紫苏叶、鲜藿香叶各三十两，鲜侧柏叶三十两（此难取汁，先将生藕汁浸，同捣烂，方绞得出汁，亦拌滑石，晒干），荷叶（取新嫩者，同上法）、生大黄片三十两（用无灰陈绍酒一斤，浸汁捣拌，晒干）。

【用法】每服三钱，小儿减半，仓卒不能取药引，即开水化亦可；外证可用葱汁调涂；痢疾红者，用黑山栀一钱，白者用姜三片，煎汤化服；痛痢、噤口痢，用广木香（磨）五分，开水化服；疟疾，用生姜三大片，姜制半夏一钱，煎服；烂喉痧并一切证，白滚汤化服。

【主治】瘟疫，疟痢，烂喉痧证，斑疹伤寒，时毒痈疽，一切疮毒，暑风卒忤，霍乱吐泻，诸般痧气。

神异膏

【方源】（明）龚廷贤《寿世保元》卷九。

【组成】木香、川芎、牛膝、生地黄、细辛、白芷、秦艽、归尾、枳壳、独活、防风、大枫子、羌活、黄芩、南星、蓖麻子、半夏、苍术、贝母、赤芍、杏仁、白敛、茅根、两头尖、艾叶、连翘、甘草节、川乌、肉桂、良姜、续断、威灵仙、荆芥、藁本、丁香、金银花、丁皮、藿香、红花、青风藤、乌药、苏木、玄参、白鲜皮、僵蚕、草乌、桃仁、五加皮、山栀子、牙皂、苦参、穿山甲、五倍子、降真香、骨碎补、苍耳头、蝉蜕、蜂房、鳖甲、全蝎、麻黄、白及各一两，大黄、蜈蚣二十一条、蛇蜕三条。

【用法】上用桃、槐、榆、柳、楮、桑、楝七色树枝，各三七二十一，共俱切粗片，用真麻油十七斤浸药，夏三宿、春五、秋七、冬十宿后，煎药枯油黑为度，用麻布滤去滓，贮瓷器内，另以松香不拘多少，先下净锅溶化后取起，每香二斤，用药油四两，搅匀，软硬得法，仍滤入水缸中，令人扯抽，色如黄金，即成膏矣。肿毒初发，杨梅肿块未破者，俱贴患处；肚腹疼痛，泻痢、疟疾，俱贴脐上，利白而寒尤效；咳嗽哮喘，受寒恶心，胸膈胀闷，面色微黄，心疼气痛，俱贴前心；负重伤力，浑身痛者，贴后心；腰眼痛、小肠气等症，贴脐下。

【主治】一切风寒湿气，手足拘挛，骨节酸疼，男子痞积、妇人血瘕，及腰胁诸般疼痛，结核瘰疬，顽癣顽疮，积年不愈，肿毒初发，杨梅肿块，腹痛泻痢，疟疾，咳嗽哮喘，受寒恶心，胸膈胀闷，面色微黄，心疼气痛，负重伤力，浑身痛，小肠气。

神应参丹

【方源】（朝鲜）金礼蒙《医方类聚》卷一四九引《易简方》。

【组成】炼朱砂末八两，灵砂末、代赭石末各二两。

【用法】上为极细末，用糯米末一两、人参末半两拌停，用热白汤和作饼二个，于汤内煮，令浮熟，取出，斟酌搜和，令稀稠得所，丸如小麻子大，顿在桑柴炭灰盘内，候三日，去灰，用新麻布袋打令光色。每服五粒，人参、北枣汤送下。病势重者，可服二十粒。

【主治】心肾亏盈，神气欲脱，咳嗽痰喘，咯血气急，寒热往来，形容瘦弱，风痰潮厥，肠滑泄利及一切虚证。

【备注】炼朱砂法：辰广二州朱砂，块颗如黑豆大者八两，分为三处，人参三十两亦分为三处，却用银锅或年深古铁锅，注溪水或湖水令满，安顿蒸笼于上，笼内用细密竹筛为礶，先将人参在内，次入朱砂三重间之，然后用炭一百五十斤，分为三处，每一昼夜，用炭五十斤，水五桶，水干渐添，至天明，取人参、朱砂出，拣其朱砂，每粒用木槌击为二三片，再用人参十两，仍旧如前安顿蒸，自午至天明，如是三日，满足取出，用水澄洗朱砂令净。却用硫黄一两、草茶一两，各为细末，先用硫黄末顿在熟铁铫内，麸炭火慢慢熔成汁，次以蒸了朱砂擲在汁内，炒停，候硫黄为烟，却用草茶末分掺在朱砂上，炒令停，存硫黄性为度，去茶焦末，净拣朱砂作末。其所择烂人参，日中晒干，雨则火焙，别为细末，枣汤调下，大治一切渴疾及伤寒过经无汗。炼代赭石法：丁头代赭石末三两，先用硫黄四钱为末，米醋调涂赭石上，次用盐泥固济，炭火三斤，煅硫黄化为烟，却去泥，取出赭石，再用米醋浸一时，久用火煅醋淬，凡三次，别研为末。

神应丹

方一

【方源】（金）刘完素《黄帝素问宣明论方》卷九。

【组成】薄荷叶四钱，甘草四钱，巴豆（灯烧存性）、盆硝各二钱，轻粉二钱，豆豉（慢火炒）一两，五灵脂二两。

【用法】上为末，炼蜜为丸，如梧桐子大。每服一丸，温齑汁送下。续后空咽津三五次，禁饮食少时，觉咽喉微暖效。心腹急痛，温酒下二丸，未效再服，得利尤良；带下，以温酒下二丸，或大便流利再服。

【主治】涎嗽喘满，上攻心腹卒痛，及利下血，兼妇人带下病，一切肋胁痛满。

【备注】方中薄荷叶用量原缺，据《普济方》补。

方二

【方源】（元）许国桢《御药院方》卷五。

【组成】麻黄（洗净，去土，捣烂，用河水四担浸一宿，砂锅熬至一担，去滓）十斤，贝母（炒，去心）、桑白皮（去土）、紫苏子、款冬花（去枝梗）、桔梗、知母各二两，瓜蒌大者一个，皂角（去皮弦子）二挺（以上八味捣烂，入前麻黄汁内，熬至一半，去滓，澄取清汁，再熬成稠膏），白茯苓二两（去皮），紫菀（洗去土）、天麻、人参（去芦头）各一两（为细末），阿胶（杵碎，炒为末）一两（入药拌匀）。

【用法】上以药末搜和前膏，杵熟为丸，如小弹子大。每服一丸，温齑汁化开，临卧时饮之，便去枕仰卧，不许久坐，如不得睡，乃药之效也。

【主治】诸远年喘咳。

方三

【方源】（元）危亦林《世医得效方》卷五。

【组成】砒石一两，绿豆六钱。

【用法】上药同煮，以豆烂为度，取出砒石，入黄丹一两，同研烂，用纸做卷五七重，如豆筒；又入砒石、黄丹，以黄泥固济，复烧红为度；又入黄丹一两，面四分，为丸如粟米大，又以黄丹二两为衣。每服二粒，新井花水送下。得效即止。

【主治】肺气喘急，晨夕不得睡，不问新久。

神应散

【方源】（明）龚廷贤《寿世保元》卷六。

【组成】雄黄、枯矾、藜芦（生用）、牙皂（炙黄）各等分。

【用法】上为末。每用豆大一粒，吹

鼻内。

【功用】吐痰。

【主治】时气缠喉，入喉肿塞，水谷不下，牙关紧闭，不省人事。

神御散

【方源】（宋）王璆《是斋百一选方》卷五引华宫使方。

【组成】御米壳（去顶蒂隔，蜜炙，细锉）四两，款冬花（去枝）、佛耳草、甘草（炙）、人参、陈皮（去白）、阿胶（蛤粉炒）、杏仁（去皮尖双仁，麸炒）各一两。

【用法】上为末。每服五钱，水一盏半，加生姜三片，肥乌梅一个（拍碎），同煎至七分，去滓温服，不拘时候，临卧服尤妙。

【主治】痰盛喘乏，咳嗽不已。

神愈散

【方源】（明）徐春甫《古今医统大全》卷六十二。

【组成】细辛、白芷、防风、羌活、当归、半夏、川芎、桔梗、陈皮、茯苓各等分。

【用法】上锉。加薄荷三钱、生姜，水煎服。

【主治】①《古今医统大全》：肺热，鼻流浊涕，窒塞不通。②《寿世保元》：鼻不闻香臭。

神术散

【方源】（宋）陈师文《太平惠民和剂局方》卷二。

【组成】苍术（米泔浸一宿，切，焙）五两，藁本（去土）、香白芷、细辛（去叶土）、羌活（去芦）、川芎、甘草（炙）各一两。

【用法】上为细末。每服三钱，水一盏，生姜三片，葱白三寸，煎七分，温服，不拘时。如觉伤风鼻塞，只用葱茶调下。

【主治】四时瘟疫，头痛项强，发热憎寒，身体疼痛，及伤风鼻塞声重，咳嗽头昏，并皆治之。

神术泻肺汤

【方源】（明）秦昌遇《症因脉治》卷二。

【组成】苍术、石膏、桑皮、地骨皮、桔梗、甘草。

【主治】湿热壅肺，气促咳嗽，脉沉数。

审平汤

【方源】（宋）朱端章《卫生家宝方》卷三。

【组成】人参、木香、半夏（生用）、阿胶（炒成珠子）、瓜蒌（连子炒熟）、紫菀（洗净）各一钱，五味子一两，款冬花（去皮梗）、真紫苏子、苦葶苈（锉）各一钱，陈皮（去白）半两，甘草（炙）、桂心、干姜（炮裂）各一两。

【用法】上为粗末。每服半两，用水二大盏，加生姜十片，慢火煎至半盏，去滓，放温，细细呷，不拘时候。

【主治】肺气不足，寒邪留滞，上气喘急，咳嗽无时。

肾喘汤

【方源】（宋）张锐《鸡峰普济方》卷十二。

【组成】左顾牡砺（文片色白者）二两，鲫鱼（四两重者）一个。

【用法】将牡蛎杵为粗末，以甘锅子盛，火烧通赤，放冷为细末。每服一钱，浓煎鲫鱼汤（煎时不得动）调下，不拘时候。

【主治】外肾喘。

sheng

升发二陈汤

【方源】（明）虞抟《医学正传》卷二引丹溪方。

【组成】陈皮（去白）一钱，半夏一钱

半，茯苓一钱，甘草五分，抚芎一钱，升麻、防风、柴胡各五分。

【用法】上切细，作一服。加生姜三片，水一盏半，煎至一盏，温服。

【主治】①《医学正传》：痰郁，火邪在下焦，大小便不利。②《杂病源流犀烛》：痰郁，动则喘满或嗽，寸脉沉而滑。

升发汤

【方源】（清）袁氏《原瘖要论》。

【组成】升麻、葛根、苏叶、羌活、赤芍、甘草。

【用法】水煎服。

【主治】夏秋之间，感冒风寒，皮肤干燥，毛窍不开，以致疹子不出，甚则内攻，腹胀气喘者。

升葛补中汤

【方源】（清）祁坤《外科大成》卷三。

【组成】升麻、葛根、赤芍、人参、桔梗各二钱，甘草一钱，生姜三片。

【用法】水二钟，煎八分，食远服。

【主治】咽喉口舌虚火肿痛生疮。

升麻导痰汤

【方源】（明）武之望《济阳纲目》卷九十二。

【组成】南星（泡）、橘红、赤茯苓、枳壳、甘草各一钱，半夏二钱，升麻五分。

【用法】上锉。水煎服。

【主治】痰涎阻滞气道，小便不通。

升麻防风散

【方源】（明）王肯堂《证治准绳·类方》卷八。

【组成】升麻、防风、人参各一两，蝎尾半两（炒），雄黄二钱，牛黄一钱，甘草、朱砂各二钱五分，麝香一钱，僵蚕半两（炒）。

【用法】上锉，炼蜜为丸，如樱桃大，朱砂为衣。每服一丸，薄荷汤送下。

【主治】鼻赤。

升麻膏

【方源】（晋）葛洪《肘后救卒方》卷五。

【组成】升麻、白蔹、漏芦、芒硝各二两，黄芩、枳实、连翘、蛇衔各三两，栀子二十枚，蒴藋根四两。

【用法】上切，舂令细。纳器中，以水三升，渍半日，以猪脂五升，煎令水竭，去滓敷之，一日五次，若急合，即水煎。

【主治】①《肘后救卒方》：丹毒肿，热疮。②《普济方》：肠痈，肺痈。

【方论选录】《千金方衍义》：升麻引诸药外达皮肉，和以猪脂，滋其血气而毒自化矣。

【备注】方中白蔹，《备急千金要方》作“白薇"。

升麻煎

【方源】（宋）王怀隐《太平圣惠方》卷十一。

【组成】川升麻一两，大青一两，射干一两，栀子仁一两，黄芩（柏）半两，玄参三分，蔷薇根一两，苦竹叶一两，生地黄汁半升，蜜半斤。

【用法】上锉细。都用水三大盏，煎至一大盏，去滓；下蜜、地黄汁搅和，煎如稀粥，入净器中盛，不拘时候，含一茶匙咽津。

【主治】伤寒肺心热，口内生疮，咽喉肿塞。

升麻苦梗汤

【方源】（明）芮经，纪梦德《杏苑生春》卷七。

【组成】升麻、苦桔梗各一钱，地榆、黄芩、薏苡仁、赤芍药、牡丹皮各八分，生甘草五分。

【用法】上㕮咀。水煎，食远温服。

【主治】肺有痈脓，腥气上冲，呕而咳

嗽，胸乳间隐隐而疼。

升麻散

方一

【方源】（宋）王怀隐《太平圣惠方》卷三十五。

【组成】川升麻半两，络石一两，当归半两，射干半两，犀角屑半两，甘草（炙微赤，锉）半两，杏仁（汤浸，去皮尖双仁，麸炒微黄）半两，木通（锉）半两。

【用法】上为散。每服四钱，以水一中盏，煎至六分，去滓，不拘时候，温服之。

【主治】咽喉闭塞不通，疼痛，饮食不得。

方二

【方源】（宋）王怀隐《太平圣惠方》卷三十五。

【组成】川升麻一两，防风（去芦头）半两，黄芪（锉）半两，甘草（炙微赤，锉）半两，细辛一分，黄芩三分，杏仁（汤浸，去皮尖双仁，麸炒微黄）三分，羚羊角屑半两，羌活半两。

【用法】上为粗散。每服三钱，以水一中盏，煎至六分，去滓，不拘时候，温温即灌之。

【主治】咽喉闭塞，疼痛口噤。

方三

【方源】（宋）王怀隐《太平圣惠方》卷三十五。

【组成】川升麻一两，马蔺子二两。

【用法】上为细散。每服一钱，以蜜水调下。

【主治】喉痹，肿热痛闷。

方四

【方源】（宋）王怀隐《太平圣惠方》卷三十五。

【组成】川升麻一两半，射干一两，白矾（烧灰，细研）半两，络石一两，甘草（生锉）三分，白药三分，黄药一两，天竺黄（细研）二两，犀角屑三分，白龙脑三分（细研），马牙硝（细研）一两。

【用法】上为细散，入前件药令匀，于瓷盒中盛。每服一钱，以绵裹，含化咽津。

【主治】咽喉热毒上攻，干燥疼痛。

方五

【方源】（宋）王怀隐《太平圣惠方》卷八十九。

【组成】川升麻、木通（锉）、川大黄（锉，微炒）、络石叶、犀角屑、甘草（炙微赤，锉）各一分，石膏三分、川朴硝三分。

【用法】上为粗散。每服一钱，以水一小盏，煎至五分，去滓，不拘时候，量儿大小，以意加减，温服。

【主治】小儿咽喉壅塞，疼痛。

方六

【方源】（宋）王怀隐《太平圣惠方》卷八十九。

【组成】川升麻半两，羚羊角屑、甘草（炙微赤，锉）、黄芩、赤芍药各一分。

【用法】上为粗散。每服一钱，以水一小盏，加淡竹叶七片，煎至五分，去滓，再加地黄汁半合，更煎一两沸。不拘时候，量儿大小，分减温服。

【主治】小儿鼻衄或唾血。

方七

【方源】（清）谈金章《幼科诚书》卷六。

【组成】川升麻、木通、络石叶（炒）、大黄、甘草（炙）、犀角各一分，川朴硝、石膏各三分。

【用法】上为末，水煎服。

【主治】咽喉肿塞。

升麻汤

方一

【方源】（唐）孙思邈《备急千金要方》卷五。

【组成】升麻、生姜、射干各二两，橘皮一两。

【用法】上㕮咀。以水六升，煮取二升，去滓，分三次服。

【主治】小儿喉痛，若毒气盛便咽塞；大人咽喉不利。

【方论选录】《千金方衍义》：升麻引射干上行散结，姜、橘开提痰气。

方二

【方源】（唐）王焘《外台秘要》卷二十三引《古今录验》。

【组成】甘草（炙）一两，升麻、石膏（碎）、牡丹皮各一两。

【用法】上切。以水七升，煮取三升，每服七合，一日三次。

【主治】咽喉生疮。

方三

【方源】（宋）许叔微《普济本事方》卷二。

【组成】川升麻、桔梗（炒）、薏苡仁、地榆、牡丹皮、芍药、子芩（刮去皮）各半两，甘草（炙）三分。

【用法】上锉为粗末。每服一两，水一升半，煎至五合，去滓，日二三服。

【主治】肺痈，吐脓血作臭气，胸乳间皆痛。

【方论选录】《本事方释义》：升麻气味苦辛微温，入足太阴、阳明之表药。桔梗气味苦辛平，入手太阴；薏苡仁气味甘微寒，入手足太阴、手少阴，地榆气味苦咸微寒，入手足阳明；子芩气味苦平，入手足少阳、阳明。此肺痈已成脓血，臭气上升，胸乳作痛，以表药提其清阳，以泄肺清热之药泻其浊阴，戊己二味和中，清既得升，浊亦得降，焉不奏功耶？

方四

【方源】（宋）薛古愚《女科万金方》。

【组成】升麻、桔梗、地榆、黄芩、米仁、丹皮、白芍、甘草、金银花。

【主治】肺痈吐脓血。

方五

【方源】（宋）赵佶《圣济总录》卷一二二。

【组成】升麻（锉）、木通各一两，射干、络石、羚羊角（镑）各三分，芍药、淡竹叶（洗）、杏仁（汤浸，去皮尖双仁，炒）各半两。

【用法】上八味，除竹叶外，为粗末。每服三钱匕，水一盏，加竹叶七片，煎至六分，去滓温服，一日三次。

【主治】喉中痛，闭塞不通。

方六

【方源】（宋）赵佶《圣济总录》卷一二三。

【组成】升麻、木通（锉）、黄柏（去粗皮，涂蜜炙）、玄参、麦门冬（去心，焙）各一两，竹茹、前胡（去芦头）、大青各三分，芒硝（别研，汤成下）。

【用法】上九味，除芒硝外，为粗末。每服三钱匕，水一盏，煎至六分，去滓，下芒硝末半钱匕，搅令匀，食后温服，一日三次。

【主治】咽喉生谷贼，咽物妨闷。

方七

【方源】（宋）赵佶《圣济总录》卷一八一。

【组成】升麻、木通（锉）、大黄（生）、麻黄（去根节）各一分，犀角（镑）、石膏（碎）、甘草（生，锉）各半两，朴硝（研）一两。

【用法】上为粗末。每服二钱匕，水一盏，煎至七分，去滓，量大小分减服。

【主治】小儿喉痹，血气结塞。

方八

【方源】（宋）赵佶《圣济总录》卷一八一。

【组成】升麻、射干、大黄（锉，炒）各半两。

【用法】上为粗末。每服一钱匕，水一盏，煎至四分，去滓，分温二服，早晨、日午各一次。

【主治】小儿咽喉肿痛，壮热躁渴不止。

方九

【方源】（宋）窦汉卿《疮疡经验全书》卷三。

【组成】升麻、桔梗、薏仁、地榆、黄芩、赤芍、丹皮、生草、黄芪、贝母。

【用法】水煎服。

【主治】肺痈，肺疽，胸乳间皆痛，口吐脓血作臭。

方十

【方源】（明）徐春甫《古今医统大全》卷十四。

【组成】升麻、苍术、麦门冬、麻黄各一钱，黄芩、大青各七分，石膏一钱，淡竹叶十片。

【用法】水二盏，煎一盏，温服。

【主治】①《古今医统大全》：无汗而喘，小便不利而烦渴。②《景岳全书》：发斑。

升麻丸

方一

【方源】（宋）王怀隐《太平圣惠方》卷十五。

【组成】川升麻、玄参、射干、百合、马蔺根、甘草（炙微赤，锉）各一分，马牙硝半两。

【用法】上为末，用牛蒡根捣汁为丸，如樱桃大。常含一丸，咽津。

【主治】时气热毒上攻，咽喉疼痛闭塞。

方二

【方源】（宋）王怀隐《太平圣惠方》卷三十五。

【组成】川升麻半两，马蔺子一分，白矾一分，马牙硝一分，玄参一分。

【用法】上为末，炼蜜为丸，如楝子大。用薄绵裹，常含一丸，咽津。

【主治】咽喉闭塞，津液不通。

升阳和中汤

【方源】（明）李梴《医学入门》卷四。

【组成】生甘草、黄柏、白茯苓、泽泻、升麻、柴胡各一分半，橘皮、当归、白术各二分，白芍、人参各三分，佛耳草、炙甘草各四分，黄芪五分。

【用法】水煎，食远热服。

【功用】补肺，泻阴火与湿，通行经脉，调和阴阳。

【主治】①《医学入门》：阳衰阴旺，非有风邪，闭目浑身麻木，昼减夜甚，觉而开目则麻渐退。②《杏苑生春》：有时痰嗽气促而喘，胸中不利。

【备注】《杏苑生春》有草豆蔻、苍术。

升阳解热汤

【方源】（清）余春泽《喉症指南》卷四。

【组成】芽桔梗、荆芥、红柴胡、防风、川贝母各一钱六分，薄荷、连翘（去心）、射干、牛蒡子（炒）、前胡、僵蚕各一钱，升麻八分，蝉蜕五个，生姜一片。

【用法】水煎。食远服。

【主治】咽喉风热初起。

生白丸

【方源】（宋）刘昉《幼幼新书》卷十六引郑愈方。

【组成】白附子（新罗者）、天南星各半两，半夏一两。

【用法】上为末，取生姜汁打面糊为丸。每服二十丸至三十丸，生姜汤下。

【主治】小儿痰涎不利，上喘咳嗽。

生半夏汤

【方源】（金）刘完素《素问病机气宜

保命集》卷下。

【组成】半夏（洗七遍，切作片）不拘多少。

【用法】每服称三钱，水一盏半，入生姜五大片，同煎至一盏，和滓食后服，一日二三服。服三日毕，再服权术丸，尽其痰为度。

【主治】湿痰咳嗽。

生地丹皮汤

【方源】（清）怀抱奇《古今医彻》卷二。

【组成】怀生地、牡丹皮、川贝母（去心，研）、麦门冬（去心）、广陈皮各一钱，炙甘草三分，沙参一钱。

【用法】加焙扁柏叶一钱，水煎服。

【主治】脉数内热，咳嗽痰血者。

生地冬芩汤

【方源】（清）陈士铎《辨证录》卷六。

【组成】麦冬、生地各二两，黄芩三钱。

【用法】水煎服。

【主治】心热之极，火刑肺金，鼻中出黑血不止。

生地黄煎

方一

【方源】（宋）王怀隐《太平圣惠方》卷六。

【组成】生地黄汁一升，生姜汁二合，生麦门冬汁半升，牛酥五两，白蜜半斤，枣肉（研）三十枚，桂心一两，贝母（煨令微黄）一两，细辛一两，杏仁（汤浸，去皮尖双仁，麸炒微黄，研如膏）一两，菖蒲一两，皂荚子仁（微炒）一两。

【用法】先将前六味相和于银锅中，慢火熬令稀稠得所；后药捣细罗为散，入前地黄煎中，搅令匀，取一茶匙，含化咽津，不拘时候。

【主治】肺脏气壅，外伤风冷，语声嘶不出，咽喉干痛。

方二

【方源】（宋）王怀隐《太平圣惠方》卷三十七。

【组成】生地黄汁一升，生姜汁一合，白蜜五合，生麦门冬汁三合，酥五合，白沙糖三两，杏仁（汤浸，去皮尖双仁，麸炒，研）三两。

【用法】上药都煎成膏。每服半匙，含化咽津，不拘时候。

【主治】肺热吐血，口干心燥。

方三

【方源】（宋）王怀隐《太平圣惠方》卷四十六。

【组成】生地黄汁二升，生天门冬汁二升，蜜五合，酥三合，生姜汁二合，贝母（煨微黄）二两，五味子二两，紫菀（去苗土）二两，甘草（炙微赤，锉）一两，鹿角胶（捣碎，炒令黄燥）五两，杏仁（汤浸，去皮尖双仁，麸炒微黄，研）三两。

【用法】上为末，研令极细，后取诸药汁及杏仁、酥、蜜等同于银器中，以慢火熬，不住手搅，候如膏，即收于不津器中。含一茶匙，咽津，不拘时候。

【主治】咳嗽上气，心膈烦闷，痰唾不利。

方四

【方源】（宋）王怀隐《太平圣惠方》卷四十六。

【组成】生地黄汁五合，生姜汁一合，白蜜二两，麻黄（去藕节）二两，杏仁（汤浸，去皮尖双仁，麸炒微黄）二两，白前一两，甘草（炙微赤，锉）一两。

【用法】上锉药，先捣罗麻黄、白前、甘草三味为末，于银锅中纳地黄汁等，下诸药末，以慢火熬成膏，收于不津器中。每服一茶匙，含化咽津，不拘时候。

【主治】心肺暴热，咳嗽不止。

方五

【方源】（宋）王怀隐《太平圣惠方》卷四十六，名见《普济方》卷一六二。

【组成】生地黄（取自然汁）八合，黑饧三合，白蜜三合，白沙糖三合，生姜汁一合，川升麻（捣末）三两，鹿角胶（捣碎，炒令黄燥）三两，杏仁（汤浸，去皮尖双仁，麸炒令黄，研如膏）三两，酥三合。

【用法】上药都于银锅中，以慢火煎，搅勿住手，候稀稠得所，以不津器盛之。每次含一茶匙，咽津，不拘时候。

【主治】肺脏虚热，咳嗽，咽于痛，时唾脓血。

方六

【方源】（宋）王怀隐《太平圣惠方》卷八十九。

【组成】生地黄（取汁）半斤，刺蓟（取汁）半斤，杏仁（汤浸，去皮尖双仁，麸炒黄，别研）一两，阿胶（捣研，炒令黄燥，为末）半两，蜜一合。

【用法】上药都入银锅中，以慢火熬为膏。每服一钱，用新汲水调下，不拘时候。

【主治】小儿鼻衄不止。

生地黄连汤

【方源】（明）孙一奎《赤水玄珠》第十七卷。

【组成】黄芩、山栀子、甘草、桔梗、生地、黄连、柴胡、川芎、芍药、犀角（如无，升麻代之）。

【用法】槌法，临服入茅根捣汁磨京墨调服。

【主治】鼻衄成流，久不止者。或热毒入深，吐血不止。

生地黄七味汤

【方源】（唐）王焘《外台秘要》卷九引《许仁则方》。

【组成】生地黄（切）一升，生姜（切）二合，桑根白皮（切）一升，射干（切）二升，干葛（切）六合，紫苏三合，竹沥一升。

【用法】上药细切。以水一斗，煮取三升，去滓，纳竹沥搅调，分作四服。每食后良久则服之。若觉可，则重合服之。病轻者三数剂则愈。

【主治】热嗽，但遇于热便发者。

生地黄散

方一

【方源】（宋）陈文中《陈氏小儿痘疹方论》。

【组成】生地黄半两，天门冬（去心）三钱，杏仁、款冬花、陈皮各二钱，甘草（炙）二钱半。

【用法】上为粗散。每服三钱，水一大盏，煎至六合，去滓，徐徐温服，不拘时候。

【主治】①《陈氏小儿痘疹方论》：小儿斑疹，身热口干，咳嗽心烦者。②《麻科活人》：麻疹，肺热喘咳。

【备注】薛己按：若肺经有热者，宜用此方；若痰气上壅，佐以抱龙丸。

方二

【方源】（宋）王怀隐《太平圣惠方》卷三十七。

【组成】生干地黄二两，黄芩、赤芍药、黄连（去须）、蒲黄、地骨皮各一两。

【用法】上为散。每服五钱，以水一大盏，入竹茹一鸡子大，煎至五分，去滓，频温服之。

【主治】心肺积热，流注大肠，大便下血。

方三

【方源】（宋）张锐《鸡峰普济方》卷二十一。

【组成】生地黄、麦门冬各一两半，鸡苏苗、赤茯苓、玄参各一两，甘草半两。

【用法】上为粗末。每服三钱，水一

盏，入竹茹一分，煎至六分，去滓，不拘时温呷。

【主治】咽喉内生疮，唾血不止。

方四

【方源】（明）孙一奎《赤水玄珠》第七卷。

【组成】枸杞子、柴胡、黄连、地骨皮、天门冬、白芍药、甘草、黄芩、生地黄、熟地黄各等分。

【主治】咯血、衄血、吐血。

生地黄汤

方一

【方源】（宋）杨士瀛《仁斋直指方论》卷二十一。

【组成】生地黄（洗净）二两，阿胶（炒酥）一两，川芎、北梗、蒲黄、甘草（生）各半两。

【用法】上锉。每服三钱，水煎熟，入生姜汁二匙，温服。

【主治】上热衄血。

方二

【方源】（宋）张锐《鸡峰普济方》卷十。

【组成】生干地黄半两，赤芍药、赤茯苓各三分，柏叶一两，阿胶、当归各半两。

【用法】上为细末。煎黄芪汤调下二钱，及搐向鼻内，先含水一口，闭目搐入，然后吐出水即止。

【主治】鼻衄，面无颜色者。

方三

【方源】（宋）赵佶《圣济总录》卷五十。

【组成】生地黄汁一升，当归（切，焙）、甘草（炙）、白石英（碎，绵裹）、人参各一两，附子（炮裂，去皮脐）一两，白豆小者二十粒，白鸡（男用雌，女用雄，治如食法）一只。

【用法】上药除地黄汁、鸡外，锉如麻豆。以水一斗五升，先煮鸡，取七升汁，去鸡纳地黄汁、诸药等，煮取三升，去滓，每服一盏，日三夜二。

【主治】肺痈。

方四

【方源】（明）龚廷贤《寿世保元》卷四。

【组成】生地黄三钱，川芎一钱，枯芩一钱，桔梗一钱，栀子一钱，蒲黄一钱，阿胶（炒）一钱，侧柏三钱，牡丹皮一钱，茅根三钱，甘草三分，白芍一钱。

【用法】上锉一剂。水煎，温服。

【主治】衄血。

方五

【方源】（明）孙一奎《赤水玄珠》第九卷。

【组成】生地、赤芍、当归、川芎各等分。

【主治】荣中有热，及肺壅鼻衄生疮，一切丹毒等疾。

方六

【方源】（明）朱一麟《治痘全书》卷十四。

【组成】生地一钱，麦冬五分，杏仁八分，款冬花八分，陈皮八分，甘草五分。

【用法】水煎服。

【主治】①《治痘全书》：身热口渴，嗽甚心烦，小儿斑疹，胃经有热者。②《保婴撮要》，肺经热。痘疹。小便不利。

生地黄饮

方一

【方源】（宋）赵佶《圣济总录》卷二十四。

【组成】生干地黄（焙）二两，大黄（生锉）、升麻、贝母（去心，炒黄）、麦门冬（去心，焙）、甘草（炙，锉）各一两。

【用法】上为粗末。每服三钱匕，水一盏，蜜一小匙头，同煎三两沸，去滓温服，不拘时候。

【主治】伤寒毒气攻肺，咳嗽，喉中生疮。

方二

【方源】（宋）赵佶《圣济总录》卷六十九。

【组成】生地黄（捣绞取汁）二十两，阿胶（每片如两指大）二两。

【用法】每以胶一片，入地黄汁一盏，纳饭甑蒸之，取出放温，旋服。

【主治】肺肝内伤，卒唾血。

方三

【方源】（宋）赵佶《圣济总录》卷七十。

【组成】生地黄四两，黄芩（去黑心）、赤芍药、竹茹各三两，蒲黄三大合，地骨皮五两。

【用法】上除蒲黄外，㕮咀如麻豆。每服五钱匕，水一盏半，煎至八分，食后去滓温服，一日二次。

【主治】大衄，口鼻出血，血上心胸，气急劳热。

方四

【方源】（清）谈金章《幼科诚书》卷七。

【组成】生地、熟地、地骨皮、枸杞子各一钱。

【用法】上为末，蜜汤调下。

【主治】衄血。

生地黄饮子

【方源】（宋）王怀隐《太平圣惠方》卷十八。

【组成】生地黄（切）二两，川升麻一两，玄参一两，川大黄（生用）一两，柴胡（去苗）二两，贝母（煨令微黄）一两，麦门冬（去心）一两，百合一两，甘草（炙微赤，锉）一两。

【用法】上锉细。每服半分。以水一大盏，煎至五分，去滓，入蜜一小匙。更煎一沸，放温服，不拘时候。

【主治】热病，毒气攻肺，咳嗽，喉中生疮。

生地黄汁汤

【方源】（唐）王焘《外台秘要》卷十引《古今录验》。

【组成】生地黄汁一升，当归、甘草（炙）、白石英（绵裹）、人参各一两，附子（炮）二分，白小豆三十粒，白鸡（男用雌，女用雄，疗如食法。一作雉）一只。

【用法】上切。以水一斗五升，煮鸡，取七升汁，去滓，纳地黄汁诸药等煮取三升，去滓，分服六合，日三次，夜二次。

【主治】肺痈。

生地煎

【方源】（清）程林《圣济总录纂要》之十六。

【组成】怀生地杏仁（去皮尖，炒研）三两，生姜（与生地同研取汗）二两，玄参（生）一斤，天冬（去心）半斤，麦冬（去心）一斤（二味用生者），牛蒡子（生用，与玄参、二冬、苏子同用水捣取汁）四两，苏子（炒）二两。

【主治】肺实，喘嗽，涕吐稠黏，咽膈不利。

生地芩连汤

方一

【方源】（明）龚廷贤《鲁府禁方》卷一。

【组成】生地黄、黄芩、黄连、犀角、茅根、甘草、人参、桔梗、山栀、当归。

【用法】加生姜、大枣，水煎，临服入捣韭汁墨磨一匙，调之温服。

【主治】鼻衄成流不止者；或热毒入营，吐血不止者。

【备注】若见耳、目、口、鼻并出血者，则为上厥下竭，不治。

方二

【方源】（明）陶华《伤寒六书》卷六。

【组成】黄芩、山栀、桔梗、甘草、生地黄、黄连、柴胡、川芎、芍药、犀角（如无，以升麻代之）。

【用法】水二钟，加大枣二枚，煎至八分，临服八茅根捣汁，磨京墨调饮，如无茅根以藕捣汁亦可。

【主治】鼻衄成流，久不止者；或热毒入深，吐血不止者。

方三

【方源】（清）时世瑞《疡科捷径》卷上。

【组成】生地、连翘、柴胡、桔梗、知母、淡芩、川连、川芎、黑栀、生草、犀角、赤芍、大枣、茅根汁、藕汁、金墨。

【主治】鼻衄不止。

生地清肺饮

方一

【方源】（清）吴谦《医宗金鉴》卷五十二。

【组成】桑皮（炒）、生地黄、天冬、前胡、桔梗、苏叶、防风、黄芩、生甘草、当归、连翘（去心）、赤苓。

【用法】加生姜、红枣为引，水煎服。

【主治】肺疳。面白，气逆咳嗽，毛发枯焦，皮上生粟，肌肤干燥，憎寒发热，常流清涕，鼻颊生疮。

方二

【方源】（清）顾靖远《顾松园医镜》卷五。

【组成】生地、麦冬、天冬、杏仁、川贝、米仁。

【主治】肺疳，鼻疮，口疮，咳血，音哑。

生地养阴汤

【方源】（清）康宿卿《医学探骊集》卷四。

【组成】生地黄八钱，川贝母三钱，青黛四钱，栀子三钱，黄芩四钱，万年灰三钱，藕节炭五钱，木通三钱，甘草三钱。

【用法】水煎，温服。

【主治】嗽血。

【方论选录】此方以清热为要，用生地为君，养其真阴，佐以贝母，清热止嗽，青黛、栀子、黄芩、木通清其三焦之热，藕节炭去瘀生新，万年灰清热止血，甘草和药解毒，盖热清而血自止矣。

生地饮

【方源】（清）陈笏庵《胎产秘书》卷上。

【组成】生地三钱，犀角三分，白芍、知母、天冬、麦冬各二钱，黄芩八分，桔梗八分，当归二钱，紫菀钱半，甘草四分。

【主治】妊娠子嗽，咳嗽吐血不止。

生地栀子汤

【方源】（清）谢玉琼《麻科活人全书》卷三。

【组成】生地黄、栀子、葛根、薄荷叶。

【用法】加灯心为引，水煎服。

【主治】心火上冲，衄血。

生干地黄散

方一

【方源】（宋）王怀隐《太平圣惠方》卷六。

【组成】生干地黄一两，甘草（炙微赤，锉）半两，麦门冬（去心）半两，赤茯苓一两，半夏（汤洗七遍去滑）三分，麻黄（去根节）三分，紫菀（洗去苗土）三分，五味子二分，柴胡（去苗）一两，射干半两，黄芩三分，桑根白皮（锉）三分。

【用法】上为散。每服三钱，以水一中盏，加生姜半分，大枣三个，煎至六分，去滓温服，不拘时候。

【主治】肺痿咳嗽，吐脓血，胸胁胀满，短气羸瘦，不思饮食。

方二

【方源】（宋）王怀隐《太平圣惠方》卷十一。

【组成】生干地黄一两，赤茯苓一两，紫苏子（微炒）、桔梗（去芦头）、杏仁（汤浸，去皮尖双仁，麸炒微黄）、陈橘皮（汤浸，去白瓤，焙）、人参（去芦头）各半两，甘草（炙微赤，锉）一分。

【用法】上为散。每服四钱，以水一中盏，加生姜半分，煎至六分，去滓温服，不拘时候。

【主治】伤寒，心烦喘急，咳逆，多涎唾血。

方三

【方源】（宋）王怀隐《太平圣惠方》卷十二。

【组成】生干地黄、车前子、桑根白皮（锉）、紫菀（去苗土）、鹿角胶各（捣碎，炒令黄燥）半两、赤茯苓三分，甘草（炙微赤，锉）一分。

【用法】上为散。每服四钱，以水一中盏，加生姜半分，煎至六分，去滓温服，不拘时候。

【主治】伤寒，咳嗽唾血。

方四

【方源】（宋）王怀隐《太平圣惠方》卷十五。

【组成】生干地黄、川升麻、玄参、赤芍药、紫菀（去苗土）、柴胡（去苗）、天门冬（去心）、麦门冬（去心）各一两，贝母（煨令微黄）一两半。

【用法】上为散。每服五钱，以水一大盏，煎至五分，去滓，入蜜半匙，更煎一二沸，不拘时候温服。

【主治】时气肺热，咳嗽，喉中生疮。

方五

【方源】（宋）王怀隐《太平圣惠方》卷三十一。

【组成】生干地黄一两，桑根白皮（锉）一两，诃黎勒（用皮）一两，甘草（炙微赤，锉）半两，柴胡（去苗）一两，麦门冬（去心，焙）一两半，人参（去芦头）半两，大麻仁一两。

【用法】上为粗散。每服四钱，以水一中盏，加生姜半分，煎至六分，去滓温服，不拘时候。

【主治】骨蒸寒热，肺痿喘促。

方六

【方源】（宋）王怀隐《太平圣惠方》卷三十五。

【组成】生干地黄一两半，鸡苏苗一两，赤茯苓一两，麦门冬（去心，焙）一两半，玄参一两，甘草（生，锉）半两。

【用法】上为粗散。每服三钱，以水一中盏，加竹茹一分，煎至六分，去滓温服，不拘时候。

【主治】咽喉内生疮唾血，不下食。

方七

【方源】（宋）王怀隐《太平圣惠方》卷三十五。

【组成】生干地黄一两半，鸡苏苗三分，赤茯苓三分，射干三分，犀角屑三分，麦门冬（去心，焙）一两半，玄参一两，甘草（炙微赤，锉）半两。

【用法】上为粗散。每服三钱，以水一中盏，加竹叶二七片，煎至六分，去滓温服，不拘时候。

【主治】脾肺壅毒，咽喉不利，肿痛烦热。

方八

【方源】（宋）王怀隐《太平圣惠方》卷三十七。

【组成】生干地黄三两，黄芩二两，阿胶（捣碎，炒令黄）二两，甘草（锉，生用）二两，柏叶一两，犀角屑一两，刺蓟一两。

【用法】上为散。每服三钱，以水一中盏，加青竹茹一鸡子大，煎至六分，去滓温服，不拘时候。

【主治】心肺暴热，毒入胃，卒吐血不止。

方九

【方源】（宋）王怀隐《太平圣惠方》卷八十三。

【组成】生干地黄、杏仁（汤浸，去皮尖双仁，麸炒微黄）、麦门冬（去心，焙）、五味子、川大黄（锉，微炒）各半两，滑石一分。

【用法】上为粗散。每服一钱，以水一中盏，入蜜半匙，煎至五分，去滓温服，不拘时候。

【主治】小儿寒热，咳逆上气，逆满，膈中有痰，食乳即吐。

【备注】方中滑石，《幼幼新书》作“消石”。

方十

【方源】（宋）王怀隐《太平圣惠方》卷八十四。

【组成】生干地黄一两，杏仁（汤浸，去皮尖双仁，麸炒微黄）三分，麦门冬（去心焙）一两，款冬花二分，陈橘皮（汤浸，去白瓤，焙）三分，甘草（炙微赤，锉）半两。

【用法】上为粗散。每服一钱，以水一中盏，加竹茹半分，煎至五分，去滓温服，不拘时候。

【主治】①《太平圣惠方》：小儿时气，壮热咳嗽，心胸胀闷，乳食不下。②《保婴摄要》：身热口干，咳嗽心烦。

生干地黄散方

【方源】（宋）刘昉《幼幼新书》第十六卷。

【组成】生干地黄、杏仁（汤浸，去皮尖、双仁，麸炒黄）、麦门冬（去心，焙）、川大黄（锉，炒）、五味子各半两，硝石一分。

【用法】上件药捣，粗罗为散。每服一钱，以水一小盏，入蜜半匙，头煎至五分，去滓。

【主治】小儿寒热咳逆，上气逆满，膈中有痰，食乳即吐。

生葛散

方一

【方源】（宋）严用和《严氏济生方》。

【组成】生葛根，小蓟根。

【用法】上二件洗净，捣取汁，每服一盏，荡温服，不拘时候。

【主治】鼻衄不止。

方二

【方源】（明）朱橚《普济方》卷一八九引《济生方》。

【组成】生葛根、小蓟根各半斤。

【用法】上洗净，捣取汁，每服一盏，烫温服，不拘时候。

【主治】鼻衄不止。

生化汤

【方源】（清）竹林寺僧《宁坤秘籍》卷中。

【组成】生化汤加杏仁、桔梗。

【主治】产后七日内，外感风寒嗽，鼻塞声重恶寒。

生化益气汤

【方源】（唐）昝殷《经效产宝并续集》。

【组成】川芎一钱，当归二钱，干姜（炙黑）三分，人参二钱，黄芪（生）二钱，枣仁（炒）二钱，甘草（炙）四分，麻黄根五分，桃仁（去皮尖，研）九粒，浮小麦二钱。

【用法】用水一盏半，煎七分，热服。

【主治】产后气短，似喘非喘，气不相续，或兼痰兼热，或头痛发热恶寒，有似外感。

生姜白糖汤

【方源】（清）汪绂《医林纂要探源》卷六。

【组成】生姜三钱，白糖一撮。

【用法】煎姜汤熟，盛白糖于碗中，以姜汤冲下，清晨服之。

【主治】寒痰上溢于肺，咳嗽多痰，而觉有冷气上冲喉者。

【方论选录】生姜辛以行痰，而泻肝之寒邪；白糖甘以补肺，且亦能化痰；清晨则百脉方朝于肺。

生姜半夏汤

【方源】（汉）张仲景《金匮要略》卷中。

【组成】半夏半升，生姜汁一升。

【用法】以水三升，煮半夏取二升，纳生姜汁，煮取一升半，小冷分四服，日三夜一服。止，停后服。

【主治】①《金匮要略》：病人胸中似喘不喘，似呕不呕，似哕不哕，彻胸中愦愦然无奈者。②《医学正传》：风痰上攻，头旋眼花，痰壅作嗽，面目浮肿，咳逆欲死。

【方论选录】①《金匮玉函经二注》：此方与小半夏汤相同，而取意少别。小半夏汤宣阳明之气上达，故用半夏为君，生姜为佐；半夏汤通阳明之经，故用姜汁为君，半夏为佐，取其行于经络，故用汁也。②《医宗金鉴》：彻心中愦愦然无奈者，总形容似喘不喘，似呕不呕，似哕不哕，心中愦乱无奈，懊侬欲吐之情状也，故以半夏降逆，生姜安胃也。③《医宗金鉴》引李彣：生姜、半夏，辛温之气，足以散水饮而舒阳气。然待小冷服者，恐寒饮固结于中，拒热药而不纳，反致呕逆。今热药冷饮下嗌之后，冷体既消，热性便发，情且不违，而致大益，此《内经》之旨也。此方与前半夏干姜汤略同，但前温中气，故用干姜，此散停饮，故用生姜；前因呕吐上逆，顿服之则药力猛峻，足以止逆降气，呕吐立除；此心中无奈，寒饮内结，难以猝消，故分四服，使胸中邪气徐徐散之。④《金匮要略心典》：生姜半夏汤，即小半夏汤而生姜用汁，则降逆之力少而散结之力多，乃正治饮气相搏，欲出不出者之良法也。

生姜附子汤

【方源】（元）许国桢《御药院方》卷二。

【组成】附子炮制，去皮脐，细切。

【用法】每服三钱，水二大盏，入生姜一十片，煎至一盏，去滓温服，空心食前

【主治】痰冷僻气，胸满短气，呕沫头痛，饮食不消化，亦主卒风。

生姜甘草汤

【方源】（清）沈金鳌《杂病源流犀烛》卷一。

【组成】生姜五钱，炙甘草三钱，人参二钱，枣五枚。

【主治】肺痿吐咳。

生姜甘桔汤

【方源】（宋）杨士瀛《仁斋直指方论》卷二十二。

【组成】北梗（去芦头）一两，甘草（生）、生姜各半两。

【用法】上锉细。每服三钱。井水煎服。

【主治】痈疽诸发，毒气上冲咽喉，胸膈窒塞不利。

生姜煎

【方源】（唐）王焘《外台秘要》卷三引《集验方》。

【组成】生姜（去皮，切如豆粒大）三两。

【用法】以饧半斤和，微煎令烂。每日无问早晚，少少含，仍嚼姜滓，一时咽之。

【主治】天行病上气咳嗽，多唾黏涎。日夜不定。

生姜橘皮丸

方一

【方源】（宋）魏岘《魏氏家藏方》卷二。

【组成】陈皮（去白）一斤，半夏曲、藿香叶各二两，白茯苓（去皮）、人参（去芦）各一两。

【用法】上为细末，用姜汁煮糊为丸，如梧桐子大。每服三十丸，食后生姜汤送下。

【功用】升降津气，消饮去痰，温中散寒，快膈美食。

【主治】痰饮。

方二

【方源】（宋）杨倓《杨氏家藏方》卷八。

【组成】陈橘皮（去白）一斤，生姜（洗）一斤（薄切，焙），神曲（微炒）二两。

【用法】上为细末，面糊为丸，如梧桐子大，每服五七十丸，加至百丸，食后米饮、熟水任下。无问老幼皆可服。

【功用】升降滞气，消饮去痰，温中散寒，快膈美食。

【主治】痰饮。

生姜汤

方一

【方源】（宋）陈直《养老奉亲书》。

【组成】杏仁（去皮尖）四两，生姜（去皮细横切之）六两，甘草三分，桃仁（去皮尖）半两，盐花三两。

【用法】上以杏仁、桃仁、姜湿纸同裹煨，沙盆内研极细后，入甘草、盐再研，洁器贮之。汤点服。

【主治】老人膈滞，肺疾痰嗽。

方二

【方源】（宋）赵佶《圣济总录》卷一八一。

【组成】生姜（切）二两，升麻（锉）二两，射干（锉）二两，陈橘皮（汤浸，去白）一两。

【用法】上锉，如麻豆大。每服三钱匕，水一盏，煎至七分，去滓温服。

【主治】小儿咽喉肿痛，毒气热极，咽塞不利。

生姜丸

【方源】（明）武之望《济阳纲目》卷二十八。

【组成】生姜（切作片子焙干）。

【用法】上为末，糯米糊为丸，如芥子大。每服三十丸，空心米饮下。

【主治】寒嗽。

生姜温中下气汤

【方源】（唐）王焘《外台秘要》卷十六引《删繁方》。

【组成】生姜一斤，大枣三十枚，杜仲皮五两，萆薢、桂心各四两，白术五两，甘草（炙），附子（炮）三两。

【用法】上切。以水九升，煮取三升，去滓，分温三服。

【主治】肺虚劳寒损，则腰背苦痛，难以俯仰，短气，唾如脓。

【备注】方中甘草用量原缺。

生姜五味子汤

【方源】（唐）王焘《外台秘要》卷九引《小品方》。

【组成】五味子五合，生姜八两，紫菀一两，半夏（洗）二两，吴茱萸一两，款冬花半两，细辛一两，附子（炮）一枚，茯苓四两，甘草（炙）二两，桂心一两。

【用法】上切。以水一斗，煮取五升，分温三服。老人可服五合。

【主治】咳嗽。

生姜五味子汤方

【方源】（唐）王焘《外台秘要》卷九。

【组成】五味子五合，生姜八两，紫菀一两，半夏（洗）二两，吴茱萸一两，款冬花半两，细辛一两，附子（炮）一枚，茯苓四两，甘草（炙）二两，桂心一两。

【主治】咳。

生姜饮

【方源】（明）朱橚《普济方》卷三六六。

【组成】南星（略炮）半两，生姜四钱，橘皮五钱。

【用法】上锉。每服三钱，加紫苏五叶，水煎服。

【主治】风邪风毒，缠喉不语。

生姜浴汤

【方源】（宋）佚名《小儿卫生总微论方》卷十四。

【组成】生姜四两。

【用法】煎汤沐浴。

【主治】小儿咳嗽。

生姜汁煎

【方源】（唐）孙思邈《备急千金要方》卷十八，名见《鸡峰普济方》卷十一。

【组成】杏仁、生姜汁各二升，糖、蜜各一升，猪膏二合。

【用法】先以猪膏煎杏仁黄出之，以纸拭令净，捣如膏，合姜汁、蜜、糖等合煎令可丸。每服一丸，如杏核大，日夜六七服。渐渐加之。

【主治】上气，咳嗽，喘息，喉中有物，唾血。

生金丸

【方源】（明）朱橚《普济方》卷三八七引《全婴方》。

【组成】人参、郁金、半夏、白矾末各一两。

【用法】上为末，姜糊丸，如小豆大。三岁三十丸，生姜汤送下。

【主治】小儿咳嗽有痰，气急不食。

生津利水饮

【方源】（清）沈铭三《灵验良方汇编》卷下。

【组成】人参、麦冬、黄芪、怀生五味、当归、葛根、升麻、甘草、茯苓。

【功用】助脾益肺，升举气血。

【主治】产后咽干口渴，小便不利。

生津起痿汤

【方源】（清）陈士铎《辨证录》卷六。

【组成】麦冬一两，甘草二钱，玄参一两，甘菊花五钱，熟地一两，天门冬三钱，天花粉一钱，贝母一钱，金银花五钱。

【用法】水煎服。

【功用】泻胃中之火，补肺经之气。

【主治】肺痿。胃火熏蒸，日冲肺金，遂至痿弱，不能起立，欲嗽不能，欲咳不敢，及至咳嗽，又连声不止，肺中大痛。

生津润肺丸

【方源】（清）黄真人《喉科秘诀》卷上。

【组成】硼砂（生、煅各半）三钱，寒水石二钱，山豆根二钱，五味子一钱，甘草二钱，枯芩二钱，乌梅一钱，薄荷三钱，上冰片二分。

【用法】上为细末，炼蜜为丸，如龙眼大。含化咽下。

【功用】生津降火。

【主治】虚热喉，初起其势不急，微微缓缓，咽津觉得干燥，吞气些碍，无鹅无肿，满喉或红或紫。

生津止渴益水饮

【方源】（清）傅山《傅青主女科·产后编》卷上。

【组成】人参、麦冬、当归、生地各三钱，黄芪一钱，葛根一钱，升麻、炙草各四分，茯苓八分，五味子十五粒。

【功用】助脾益肺，升举气血。

【主治】产后烦躁，咽干而渴，兼小便不利。

生津止嗽膏

【方源】（明）孙志宏《简明医彀》卷四。

【组成】雪梨汁十钟，藕汁、鲜地黄汁、茅根汁各五钟，麦门冬汁、萝卜汁各二钟半。

【用法】滤净，入新砂锅煎减半，入白蜜八两，饴糖四两，姜汁少许熬膏，每服半钟，温服。

【主治】劳瘵咳嗽。

生料鸡苏散

【方源】（明）武之望《济阳纲目》卷六十。

【组成】鸡苏叶、黄芪、生地（酒洗）、阿胶、白茅根各一两，麦冬（去心）、桔梗、蒲黄（炒）、贝母（去心）、甘草（炙）各五钱。

【用法】上㕮咀，每服四钱，加生姜三片，水煎服。

【主治】鼻衄血者，初出多不能止。

生麦门冬煎

方一

【方源】（宋）王怀隐《太平圣惠方》卷三十七。

【组成】生麦门冬汁三合，生地黄汁三合，生藕汁三合，生姜汁少许，白药一两。

【用法】上捣罗白药为末，以前四般汁更入熟水二合，同煎三五沸，用白药末搅令匀。分温二服，不拘时候。

【主治】鼻衄不止，心神烦闷。

方二

【方源】（朝鲜）金礼蒙《医方类聚》卷一一七引《神巧完全方》。

【组成】生麦门冬（去心，研汁）半升，杏仁（去皮，麸炒微黄）三两，生地黄汁半升，生姜汁一合，白蜜五合，紫苏子（研，滤取汁）三两，人参、白茯苓、五味子（同杵为末）各二两。

【用法】上先研杏仁如膏，与诸药合煎令稠。每服一茶匙，含化咽津，不拘时候。

【主治】心嗽，胸膈不利，喘息短气。

生脉地黄汤

【方源】（清）吴谦《医宗金鉴》卷四十。

【组成】六味地黄汤加生脉饮。

【主治】虚劳，火盛刑金者。

生脉散

方一

【方源】（金）张元素《医学启源》卷下。

【组成】人参、麦冬、五味子。

【功用】益气养阴，敛汗生脉。①《医学启源》：补肺中元气不足。②《医便》：止渴生津。③《万病回春》：清心润肺。④《景岳全书》：止渴消烦，定咳嗽喘促。⑤《嵩崖尊生全书》：清暑益气，生脉补虚。

【主治】气阴两伤，肢体倦怠，气短懒言，口干作渴，汗多脉虚；久咳伤肺，气阴两亏，干咳少痰，食少消瘦，虚热喘促，气短自汗，口干舌燥，脉微细弱；或疮疡溃后，脓水出多，气阴俱虚，口干喘促，烦躁不安，睡卧不宁。

【方论选录】①《内外伤辨》：圣人立法，夏月宜补者，补天真元气，非补热火也，夏食寒者是也。故以人参之甘补气，麦门冬苦寒泻热，补水之源，五味子之酸，清肃燥金，名曰生脉散。孙真人云：五月常服五味子，以补五脏之气，亦此意也。②《医方考》：肺主气，正气少故少言，邪气多故多喘。此小人道长，君子道消之象。人参补肺气，麦冬清肺气，五味子敛肺气，一补一清一敛，养气之道毕矣。名曰生脉者，以脉得气则充，失气则弱，故名之。东垣云：夏月服生脉散，加黄芪、甘草，令人气力涌出。若东垣者，可以医气极矣。

方二

【方源】（清）陈士铎《辨证录》卷九。

【组成】人参一两，麦冬二两，北五味子一钱，黄芩一钱。

【用法】水煎服。

【主治】小便不出，中满作胀，口中甚渴，投以利水之药不应，属于肺气干燥者。

【方论选录】夫膀胱者，州都之官，津液藏焉，气化则能出矣。上焦之气不化，由于肺气之热也。肺热则金燥而不能生水，投以利水药，益耗其肺气，故愈行水而愈不得水也。治法当益其肺气，助其秋令，水自生焉。方用生脉散治之。生脉散补肺气以生金，即补肺气以生水是矣。何以加黄芩以清肺，不虑伐金以伤肺乎？不知天令至秋而白露降，是天得寒以生水也。人身肺金之热，不用清寒之品，何以益肺以生水乎？此黄芩之必宜加入于生脉散中，以助肺金清肃之令也。

方三

【方源】（清）景日昣《嵩崖尊生全书》卷七。

【组成】人参、麦冬各二钱，白术、阿胶各一钱，陈皮八分，五味十个。

【主治】气不布息，呼吸不接续，出多入少。

生脉散合甘桔汤

【方源】（明）万全《万氏家传幼科发挥》卷四。

【组成】人参一钱，麦门冬二钱，五味子十粒，苦梗一钱，甘草减半。

【用法】上锉。分为五剂，每剂入阿胶五分，水煎服。

【主治】久嗽肺虚。

生脉汤

【方源】（明）孙一奎《赤水玄珠》卷二十六。

【组成】麦门冬（去心）五钱，人参三钱，五味子三十粒。

【主治】肺气大虚，气促上喘，汗出而息不续，命在须臾。

生南星汤

【方源】（明）朱橚《普济方》卷二八六。

【组成】生南星一两，知母、贝母（去心，炒）、生地黄、阿胶（炒）、川芎、桑白皮（炒）、甘草（炙）各三两，防风、射干、桔梗、天门冬（去心）、脑荷、杏仁（不去皮）、半夏（治）、紫苏叶、白芷、白及各半两。

【用法】上锉散。每用四钱，姜七片，乌梅一个，食后煎服。

【主治】肺有痈脓，腥气上冲，呕而咳嗽。

生熟二地汤

【方源】（清）陈士铎《辨证录》卷三。

【组成】生地、熟地各二两。

【用法】水煎服。

【主治】咯血。血不骤出，必先咳嗽不已，觉喉下气不能止，必咯出其血而后快。此为肾气之逆。

生熟罂粟丸

【方源】（明）徐春甫《古今医统大全》卷四十四。

【组成】新、陈罂粟壳（新者去顶，切，焙干；陈者泡去筋膜，炒）各一两。

【用法】上为末，炼蜜为丸，如弹子大。临卧嚼一丸。

【主治】一切久嗽劳嗽。

生息肉方

【方源】（唐）孙思邈《备急千金要方》卷三。

【组成】通草、细辛各一两。

【主治】小儿鼻塞生息肉。

生犀半夏丸

【方源】（宋）杨倓《杨氏家藏方》卷八。

【组成】生犀屑（入药臼中捣为细末）半两，半夏（用生姜四两去皮细切，同捣令烂，制作曲）四两，白茯苓（去皮）一两，桂心七钱半。

【用法】上为细末，以生姜自然汁煮面糊为丸，如绿豆大。每服三十丸，食后生姜、人参汤送下。

【主治】心肺冷热不和，痰盛气促咳嗽。

生犀散

【方源】（明）徐用宣《袖珍小儿方》卷四。

【组成】杏仁（去尖皮）三钱，桔梗二钱，茯苓一钱，前胡一钱半，人参一钱，半夏二钱，五味子一钱半，甘草一钱。

【用法】上锉散。每服二钱，加生姜、薄荷，水煎服。

【功用】解时气。

【主治】咳嗽，痰逆喘满，心忪惊悸，风热。

生犀丸

方一

【方源】（宋）赵佶《圣济总录》卷一二二。

【组成】犀角（镑）、枳实（去瓤，麸炒）、射干、海藻（洗去盐，焙）、升麻各一两，白附子（炮）半两，百合、胡黄连、蒺藜子（炒）各三分，杏仁（汤浸，去皮尖双仁，研）三分。

【用法】上为末，炼蜜为丸，如弹子大。每服一丸，绵裹咽津，不拘时候。

【主治】马喉痹。脾肺不利，热毒攻冲，发于咽喉，热冲喉间，连颊肿，数出气，烦满。

方二

【方源】（明）王銮《幼科类萃》卷六。

【组成】犀角、真珠、防风、羌活、天竺黄、茯神各三钱，大黄（煨）、甘草（炙）各二钱，朱砂（水飞）一钱。

【用法】上为细末，炼蜜为丸，如黄豆大。用薄荷汤研化，入麦门冬（去心），不拘时候服。冬至、立夏前宜服。

【功用】解散风热，清心肺，利咽喉。

【主治】小儿风热，邪风客于皮毛，入脏腑。呵欠面赤，恶风发热，汗出，目涩，多睡。

生犀香芎丸

【方源】（宋）赵佶《圣济总录》卷十五。

【组成】生犀（镑）半两，荆芥穗十五两，细辛（去土叶）十两，白芷十两，香附子（炒）二十两，龙脑薄荷叶五两，甘草（炙）五两，川芎半两。

【用法】上为末，水煮面糊为丸，如梧桐子大。每服三十丸，生姜汤送下，不拘时候。

【功用】清神志，明耳目。

【主治】风痰上壅，头昏时痛，鼻出清涕，语声不出，咽喉不利，咳嗽涎喘，头目焮赤，肌肉蠕动，痒如虫走。

生犀饮

【方源】（明）朱橚《普济方》卷六十三引《杨氏家藏方》。

【组成】大黄、盆硝各二两，荆芥、薄荷、甘草各一两。

【用法】上为粗末。水煎，食后服；或为末，蜜水调下。

【主治】脾肺积热，脏腑积滞，咽喉肿痛，痰嗽不利。

生银丸

方一

【方源】（宋）赵佶《圣济总录》卷一

二二。

【组成】人参半两，丹砂（研）、铅霜（研）、锡蔺脂、朴硝（研）、升麻各一分，硼砂（研）三钱，龙脑（研）一钱。

【用法】上为末，和匀，炼蜜为丸，如皂子大。每服一丸，含化咽津。

【主治】口干咽肿，喉颊胀痛。

方二

【方源】（明）朱橚《普济方》卷三八七引《全婴方》。

【组成】半夏（姜汤泡七次）一两，白矾（煅）一两，寒水石（煅）六两。

【用法】上为末，糊为丸，如小豆大。每服二十丸，生姜汤送下。

【主治】小儿咳嗽痰盛。

生朱丹

【方源】（元）许国桢《御药院方》卷一。

【组成】白附子（炮制，去皮脐）半斤，石膏（烧通红放冷）半斤，龙脑一字，朱砂（为衣）一两二钱半。

【用法】上件三味为细末，烧粟米饭为丸，如小豆大，朱砂为衣。每服三十丸，食后茶酒任下。

【主治】诸风痰甚，头痛目眩，旋晕欲倒，肺气郁滞，胸膈不利，呕哕恶心，恍惚健忘，颈项强直，偏正头痛，面目浮肿，筋脉拘急，涕唾稠黏，咽喉不利。

圣饼子

【方源】（汉）华佗《中藏经》附录。

【组成】青黛一钱，杏仁（去皮尖，以黄明蜡煎黄色，取出研细）四十粒。

【用法】上为细末，以所煎蜡少许溶开和之，捏作钱大饼子。每服用干柿一个，中破开，入药一饼，令定，以湿纸裹，慢火煨熟，取出。以糯米粥嚼下。

【主治】咯血。

圣功丹

【方源】（清）郑承瀚《重楼玉钥续编》。

【组成】青果炭一钱，凤凰衣一钱，儿茶一钱，川贝母（去心）一钱，黄柏八分，薄荷叶八分，冰片五厘。

【用法】上药各为细末，绢罗筛过，再为和匀，加入冰片同研收固，勿使泄气，每吹少许。

【主治】咽痛白腐糜烂，口舌白疮，口糜，唇疮，舌烂，舌根白疮。

圣惠陈橘皮散

【方源】（明）王肯堂《证治准绳·幼科》卷九。

【组成】陈橘皮（汤浸，去白，焙）、桔梗（去芦）、鸡苏、杏仁（汤浸，去皮尖，麸炒微黄）、人参（去芦）各一分，贝母（煨微黄）半两。

【用法】上件捣罗为粗散。每服一钱，以水一小盏，入灯心十茎，煎至五分，去滓温服，日三四服，量儿大小以意加减。

【主治】小儿咳嗽，胸中满闷，不欲乳食。

圣惠天门冬散

【方源】（明）王肯堂《证治准绳·幼科》卷九。

【组成】天门冬（去心，焙）、桑根白皮（锉）、赤茯苓、柴胡（去苗）、百合、紫菀（洗去苗土）、蓝叶、甘草（炙微赤，锉）各半两。

【用法】上件，捣罗为散。每服一钱，以水一小盏，入生姜少许，煎至五分，去滓，量儿大小，以意分减温服。

【主治】小儿心胸烦闷，体热咳嗽。

圣金散

方一

【方源】（清）巢峻《千金珍秘方选》。

【组成】荷叶二钱，百草霜一钱，冰片一钱二分，灯心灰一钱五分，西黄二钱，人中白二钱，玄明粉一钱，甘草一钱五分，硼砂二钱，蒲黄一钱五分。

【用法】上为极细末，吹患处。

【主治】喉症并口疳。

方二

【方源】（清）马文植《外科传薪集》。

【组成】淡秋石三钱，淡黄芩一钱半，川雅连五分，滴乳香一钱，真西黄一分，灯心炭五厘，薄荷头三分，大梅片三分。

【用法】上为细末，吹之。

【主治】咽喉红肿痛，微碎，痰涎喉痹。

圣金丸

【方源】（宋）杨倓《杨氏家藏方》卷八。

【组成】半夏（用生姜自然汁浸两宿，取出切作片子，新瓦上焙干）、威灵仙（净洗去根土，烙干，秤）各三两。

【用法】上为细末，用不蚛皂角五七钱，河水一碗、井水一碗，揉皂角为汁，滤去滓，用银、石器内熬成膏，和上件药为丸，如绿豆大。每服七丸，加至十丸，生姜汤送下，空心、日午、临卧各一服，服至一月，饮食增进为验。

【主治】停痰宿饮，上喘咳嗽，呕逆头疼，全不入食。

圣灵丹

方一

【方源】（元）罗天益《卫生宝鉴》卷十四。

【组成】人参（去芦）、木香、汉防己、茯苓（寒食面煨）、槟榔、木通（炒）各二钱，苦葶苈（炒）半两。

【用法】上为末，枣肉为丸，如梧桐子大。每服三十丸，食前煎桑白皮汤送下。

【主治】脾肺有湿，喘满肿盛，小便赤涩。

方二

【方源】（明）孙一奎《赤水玄珠》第五卷。

【组成】苦葶苈（炒）四两，防己二钱，赤茯苓（面炒）。

【用法】为末，以枣肉丸，梧子大，每服五十丸，桑白皮汤下。

【主治】脾肺有湿，喘满，风盛，小便赤涩。

方三

【方源】（清）林开燧《活人方》卷一。

【组成】苦葶苈四两，人参二钱五分，白术二钱五分，茯苓二钱五分，汉防己二钱五分，槟榔二钱五分，木通二钱五分。

【用法】枣肉为丸，如绿豆大。每服三十丸，食远，桑皮汤吞下。

【功用】导水渗湿，宽胀利喘。

【主治】脾肺肾三焦之元气为湿邪所蔽，上不能输运气道则喘嗽胀闷，下不能通调水道则二便不调。

圣散子

【方源】（宋）陈师文《太平惠民和剂局方》卷二。

【组成】厚朴（去粗皮，姜汁炙）、白术、防风（去芦头）、吴茱萸（汤洗一七次）、泽泻、附子（炮裂，去皮、脐）、藁本（去土）、高良姜、猪苓（去皮）、藿香（去枝）、土苍术、麻黄（去根、节）、细辛（去苗）、芍药、独活（去芦）、半夏（汤洗七次，姜汁制）、茯苓（去皮）、柴胡（去芦）、枳壳（去瓤，麸炒）各半两，甘草（炙）一两。草豆蔻仁十个，石菖蒲（去皮）半两。

【主治】伤寒、时行疫病、风温、湿温，一切不问阴阳两感，表里未辨，或外热内寒，或内热外寒，头项腰脊拘急疼痛，发热恶寒，肢节疼重，呕逆喘咳，鼻塞声重；

及食饮生冷，伤在胃脘，胸膈满闷，腹胁胀痛，心下结痞，手足逆冷，肠鸣泄泻，水谷不消，时自汗出，小便不利，并宜服之。

圣石散

【方源】（明）朱橚《普济方》卷六十一。

【组成】络石草二两。

【用法】上药用水一升半，煎取一盏，去滓。细细吃，须臾即通。

【主治】喉痹咽喉痛，喘息不通，须臾欲绝者。

圣烟筒

方一

【方源】（明）虞抟《医学正传》卷五。

【组成】蓖麻子。

【用法】上取肉捶碎，纸卷作筒。烧烟吸之。

【主治】喉痹。

方二

【方源】（清）吴师机《理瀹骈文》。

【组成】巴豆。

【用法】巴豆肉烧烟熏鼻，或巴豆压油于纸上，卷皂角末烧熏鼻，或用热烟刺入喉内，吐恶涎及血即醒；或巴豆仁捣烂，棉裹塞鼻，或巴豆、明矾熬，去豆取矾吹鼻，并点喉蛾。

【主治】一切风痰喉痹。

圣枣子

【方源】（明）朱橚《普济方》卷一五七引《卫生家宝方》。

【组成】佛耳草、天南星、半夏、甘草、款冬花、钟乳粉各二两，桂（去粗皮）半两，井泉石（研极细如粉）半两。

【用法】上为末，内用天南星、半夏，生姜汁制成饼子，炙黄，次入六味，用好皂角去黑皮，炙，捶碎，用齑汁浸一宿，接取汁，煎成青子和药，捻枣核子大。如服时，用好枣一枚去核，入药在内，湿纸裹，文武火煨香为度，临卧时糯米饮下。

【主治】老人、小儿诸般嗽疾。

胜冰丹

【方源】（宋）陈师文《太平惠民和剂局方》卷六。

【组成】白药子一两半，山豆根、红内消、黄药子、甘草（炙）、黄连各二两，麝香（研）、龙脑（研）各二钱。

【用法】上为末，用建盏盛，于饭上蒸，候冷，次入脑、麝，令匀，炼蜜为丸，如鸡头大。每用一丸，含化。又用津唾于指甲上，磨少许，点赤眼。

【主治】三焦壅盛，上冲头目，赤热疼痛，口舌生疮，咽喉不利，咽热有碍，神思昏闷。

胜金煎

【方源】（宋）张锐《鸡峰普济方》卷十九。

【组成】牛黄、昆布、海藻各二两半，牵牛二两，桂一两（冷者加作二两），甜葶苈三两，椒目一两。

【用法】上为细末，炼蜜为丸，如梧桐子大。每服二十丸，食前米饮送下，每日三次；渐加至四五十丸，每日三四次。以水利为效。寻常些小发动，觉气促痰盛，夜卧不安，数服见效。

【主治】大腹水气，背刺，喘急，息不能通。

胜金理中丸

【方源】（清）凌奂《饲鹤亭集方》。

【组成】肉桂、海螵蛸、白芥子、白胡椒各一两。

【用法】神曲、姜汁打和为丸。每服二钱，开水送下。

【主治】痰火哮喘，声如曳锯，无论新久。

【备注】冷哮最妙。

胜金散

方一

【方源】（宋）赵佶《圣济总录》卷一二二。

【组成】戎盐一两，青黛半钱。

【用法】上同研匀。每服半钱匕或一字，用小竹筒吹入喉咽，咽津。

【主治】咽喉卒肿，喉痹。

方二

【方源】（元）危亦林《世医得效方》卷十七。

【组成】郁金三两，大朱砂、南雄黄（其色胜如朱砂者妙）各五钱，麝香、干胭脂、绿豆粉各二钱半，白矾（半生半枯）、光粉各五钱。

【用法】上为末。薄荷汁同研少许调服。

【主治】咽喉肿痛，气急。

胜金丸

方一

【方源】（宋）张锐《鸡峰普济方》卷十一。

【组成】肥皂角五寸，马勃一分，干枇杷叶三片，厚朴半分，半夏一分，葶苈子半分，甘草、百部各一分，人参半分，吴术、紫菀各一分，青皮四片，鬲蜂窠一分，白茅半分，茯苓、石菖蒲、木通、贝母、百合、杏仁、熟地黄、甘松、麦门冬各一分。

【用法】上为细末，炼蜜为丸，如樱桃大。每服一丸，含化，不拘时候。

【主治】肺虚劳，咳嗽不出声者。

方二

【方源】（明）朱橚《普济方》卷三八七。

【组成】砒霜一分，黄丹一分。

【用法】上以砒霜研细，入丹同研；用鲫鱼一个，去肠肚，入砒霜在内，以纸七重裹湿，将黄泥固济，候干，煅红取出；再研细，露星一宿。

【主治】小儿齁鼻段，肺气喘急，变成龟胸。

方三

【方源】（清）高鼓峰《医家心法》。

【组成】三棱（醋炒）、莪术（醋炒）、高良姜、人参、陈皮、黄连（酒炒）各三钱。

【用法】神曲为丸，如梧桐子大。每服七十丸，空心白滚汤送下。

【主治】咸哮，醋哮。

胜金元散

【方源】（宋）张锐《鸡峰普济方》卷十五。

【组成】白薇半两，人参、藁本、蒲黄、川乌头、丹参各三分，吴茱萸、柏子仁、防风、厚朴、细辛各二分，桂心、干姜各一两一分，当归、川芎各一两三分，生干地黄八两，泽兰二两一分。上除桂心外，同杵，以马尾罗子筛为粗末，重炒褐色勿焦，候冷，再杵为细末，入桂心末拌和匀，后分为两处；候合成，后药取一半，入在此药中；却将此药一半，入在后药中，丸子如后：延胡索、五味子、白芷、白术、石菖蒲各三分，茯苓、桔梗、卷柏、川椒各一两，黄芪一两，白芜荑、甘草、白芍药各一两三分，石膏一两。

【用法】上药除石膏外同杵，以马尾罗子筛为粗末，重炒令褐色，候冷，依前再杵为细末，入石膏拌匀；亦分作两处，将一半换前药相和匀，炼蜜为丸，如梧桐子大。如有病证，每服用温酒调前散三钱，下此九三十丸；常服二钱，下此丸二十丸。

【主治】风劳气冷，伤寒咳嗽呕逆，寒热不定，四肢遍身疮痒，血海不调，血脏虚惫，赤白带下，血运血崩，瘀血流入四肢。头痛恶心，血癥积滞，漏下，过期不产。丈夫肾脏虚风。

【备注】妇人室女病至垂死，服之无不

见效。若服丸子，不可无散子。服散子，不可无丸子。

胜烟筒

【方源】（清）杨龙九《囊秘喉书》卷下。

【组成】蓖麻子仁二粒，巴豆肉二粒，麝香少许。

【用法】上为末，火纸卷。烧，熏吸鼻中，牙关立开。

【主治】喉闭不通。

shi

失音方

【方源】（明）熊均《山居便宜方》卷一。

【组成】槐花一味。

【用法】炒令香熟，三更后床上仰卧，随意含咽汁。

【主治】咯血。

十八味神药

方一

【方源】（清）张宗良《喉科指掌》卷一。

【组成】川黄连、木通、金银花各一钱，白鲜皮、黄芩、紫花地丁、当归、赤芍药、生甘草、连翘、天花粉、草河车、知母（盐水炒）各二钱，生栀子、川芎、皂角刺各一钱五分，乳香五分，生龟板三钱。

【用法】上药滚水煎服。

【主治】烂喉毒证。

方二

【方源】（清）孟劬《白喉证治通考》。

【组成】川连五分，白鲜皮五分，黄芩（酒炒）二钱，地丁二钱，当归二钱，草河车二钱，山栀一钱半，生龟板三钱，木通一钱，生甘草二钱，川芎一钱半，连翘二钱，乳香（去油）五分，银花一钱半，皂角刺一钱五分，知母（盐水炒）二钱。

【主治】白喉。

十宝丹

方一

【方源】（清）夏云《疫喉浅论》卷下。

【组成】西牛黄三分，大贝母（去心）三分，马勃三分，珍珠（入豆腐内煮，去油，另研）六分，冰片（溃烂者不宜多用）半分，人指甲（阴阳瓦上炙焦，如一时难觅，即用煅龙骨）、硼砂各四分，青鱼胆（大者佳，阴干收用，如无青鱼胆，即用干青果核三枚煅成炭代用）、煅人中白、血琥珀（另研）各五分。

【用法】上为细末。吹患处。

【功用】消肿止痛，化毒生肌。

【主治】一切已溃未溃肿痛色艳之烂喉痧证，并痘毒攻喉及疹痘后牙疳，杨梅毒结咽喉。

方二

【方源】（清）俞大文《良方汇录》卷下。

【组成】梅矾（取青梅圆大而脆者，用刀切下圆盖，去核，将明矾末捺实在内，仍以盖覆上，竹钉签好，过一宿，用炭火煅之，去梅灰，只用其矾，白如腻粉，味极平酸）、薄荷（用青鱼胆汁收之，去筋梗）各一两，僵蚕（洗净折断，无筋连者，去头足，瓦上炙脆）、冰片（另研）各四钱，孩儿茶二两，牛黄一钱，血竭、珍珠、琥珀各三钱，生甘草五钱。

【用法】上为极细末，瓷瓶收贮。

【主治】缠喉风，塞喉风一切急症及口喉诸病。

方三

【方源】（清）刁步忠《喉科家训》卷一。

【组成】薄荷末一两，生甘草五钱，孩儿茶二两，滴乳石四钱，真琥珀三钱，雪梅丹一两，上冰片四钱，真血竭三钱，明珍珠三钱，犀牛黄一钱。

【用法】上为极细末。吹患处。

【主治】一切口舌白腐或肿痛及喉蛾、痈、痹，喉内腐溃等。

十补脾散

【方源】（明）朱橚《普济方》卷一八二。

【组成】半夏二两，干姜、白术、陈皮、青皮、当归、香附子各一两，人参、甘草、木香各半两。

【用法】上为末，每服五钱，水一盏半，加生姜五片，大枣一个，煎至一盏，去滓温服，不拘时候。

【功用】下气消痰，调血理气。

十翻散

【方源】（宋）张锐《鸡峰普济方》卷二十。

【组成】人参、茯苓、厚朴、黄橘皮、京三棱、枳实、神曲、甘草、白术、诃子、干姜、桂各一两，槟榔、木香各一分（一法添麦芽一两，莪术一分，槟榔、木香各加一分）。

【用法】上为细末。每服一钱，入盐点之。如脾虚腹胀，心胸满闷，以水一盏，加生姜三片，大枣两个，盐少许，煎至七分，和滓热服。

【主治】冷、热、忧、悲、喜、怒、愁、恚、食、气疾十膈，并因忧惊冷热不调，又乖将摄，更加喜怒无则，贪嗜饮食，因而不化，滞积在胸中，上喘痰嗽，岁月渐深，胸膈噎塞，渐至疲羸。

【备注】方中枳实、黄橘皮，《卫生宝鉴》作“枳壳”“青皮”。

十膈气散

【方源】（元）许国桢《御药院方》卷四。

【组成】人参（去芦头）、白茯苓（去粗皮）、官桂（去粗皮）、枳壳（麸炒，去瓤）、甘草（锉，炙）、神曲（炒令黄）、麦芽（炒黄）、诃黎勒皮（煨，去核）、吴白术、陈橘皮（去白）、干生姜（炮）、荆三棱（煨，锉）、蓬莪术（煨，锉）各一两，厚朴（去粗皮，用生姜汁涂，炙）、槟榔（煨，锉）、木香各半两。

【用法】上为细末。每服一钱，入盐一字，白汤点服亦得。如脾胃不和，腹胀，心胸满闷，用水一盏，加生姜七片，大枣二个，盐少许，同煎至八分，空心、食前和滓热服。

【主治】十般膈气。冷膈、风膈、气膈、痰膈、热膈、忧膈、悲膈、水膈、食膈、喜膈，上喘痰嗽，岁月渐深，心胸噎塞，渐致羸瘦。

十灰散

【方源】（朝鲜）金礼蒙《医方类聚》卷一五〇。

【组成】大蓟、小蓟、柏叶、荷叶、茅根、茜根、大黄、山栀、牡丹皮、棕榈皮各等分。

【用法】烧灰存性，研极细，用纸包了，以碗盖地上一夕，出火毒。用时先将白藕捣破绞汁，或萝卜汁磨真京墨半碗，调灰五钱，食后服下。

【主治】劳证呕吐血，咯血，嗽血。

【方论选录】《成方便读》：此方汇集诸凉血、涩血、散血、行血之品，各烧灰存性，使之凉者凉，涩者涩，散者散，行者行。由各本质而化为北方之色，即寓以水胜火之意。

【备注】《张氏医通》有薄荷，无荷叶。

十金定喘丸

【方源】（清）李潆《身经通考》卷三。

【组成】人参一两五钱，沉香、紫菀各五钱，紫苏叶、枳壳（炒）各二钱，甜葶苈（炒）、桔梗各四两，桑白皮二钱五分，五味子三两，款冬花一两，乌梅肉四两，末细，麻黄五个。

【主治】一切痰喘，坐卧不宁。

十六味桔梗汤

【方源】（清）张璐《张氏医通》卷十六。

【组成】桔梗汤加薏苡、贝母、当归、桑皮、瓜蒌仁、百合、枳壳、葶苈、五味、地骨皮、知母、防己、黄芪、杏仁。

【主治】肺水实热，唾秽痰。

十六味清膈散

【方源】（明）薛铠《保婴撮要》卷十八。

【组成】人参、柴胡、当归、芍药、知母、桑白皮、白术、黄芪、紫菀、地骨皮、茯苓、甘草、桔梗，黄芩（炒）半两，石膏（煅）、滑石。

【用法】上每服三钱，加生姜，水煎，量儿服之。

【主治】涕唾稠黏，喘嗽痰盛，身热鼻干，大便如常，小便黄赤。

【备注】方中除黄芩外，余药用量原缺。

十全散

方一

【方源】（明）孙一奎《赤水玄珠》卷二十八。

【组成】黄芩、黄连、黄柏、苦参（各酒炒）各一钱，玄胡索三分，硼砂、乳香（制）各二分，孩儿茶、雄黄各五分。

【用法】上为细末。每用少许吹喉。

【主治】麻症咽喉肿痛。

方二

【方源】（明）王肯堂《证治准绳·幼科》卷六。

【组成】黄连、黄芩、黄柏各一钱，苦参、孩儿茶、雄黄各五分，硼砂、玄明粉各三分，乳香一分，片脑少许（临时入）。

【用法】上为极细末，每用五厘吹喉。

【主治】麻症咽喉肿痛。

十全丸

【方源】（明）朱橚《普济方》卷一五八引《卫生家宝方》。

【组成】南星（炮）一两，半夏（姜制）一两，真珠粉一两，石膏（煅）一两，白矾（飞）一两，桑白皮（炙）一两，冬花（焙）半两，罂粟壳（炙）一两，生姜（焙）一两。

【用法】上为末，用生姜汁打糊为丸，如梧桐子大，螺青半两为衣。每服三丸，姜汤送下。

【主治】痰嗽。

十全饮

【方源】（宋）陈师文《太平惠民和剂局方》卷五。

【组成】熟干地黄、白茯苓、人参、桂、川当归（去芦）、白芍药、川芎、白术、黄芪（去芦）、甘草（炙）各等分。

【主治】诸虚百损，荣卫不和，形体羸瘦，面色痿黄，脚膝酸疼，腰背倦痛，头眩耳重，口苦舌干，骨热内烦，心忪多汗，饮食进退，寒热往来，喘嗽吐衄，遗精失血，妇人崩漏，经候不调。凡病后未复旧，及忧虑伤动血气，此药平补有效，最宜服之。

十全育真汤

【方源】（清）张锡纯《医学衷中参西录·治阴虚劳热方》。

【组成】野台参四钱，生黄芪四钱，生山药四钱，知母四钱，玄参四钱，生龙骨（捣细）四钱，生牡蛎（捣细）四钱，丹参二钱，三棱钱半，莪术钱半。

【主治】虚劳，脉弦、数、细、微，肌肤甲错，形体羸瘦，饮食不壮筋力，或自汗、或咳逆、或喘促、或寒热不时、或多梦纷纭、精气不固。

十神汤

方一

【方源】（宋）陈师文《太平惠民和剂

局方》卷二。

【组成】陈皮（去瓤，去白）、麻黄（去根节）、川芎、甘草（炙）、香附子（杵去毛）、紫苏（去粗梗）、白芷、升麻、赤芍药各四两，干葛十四两。

【用法】上为细末。每服三大钱，水一盏半，加生姜五片，煎至七分，去滓热服，不拘时候。

【主治】①《太平惠民和剂局方》：时令不正，瘟疫妄行，阴阳两感，或风寒湿痹。②《景岳全书》：时气瘟疫，感冒风寒，发热憎寒，头痛，咳嗽，无汗。

方二

【方源】（清）吴仪洛《成方切用》卷三。

【组成】麻黄、葛根、升麻、川芎、白芷、紫苏、甘草、陈皮、香附、赤芍、姜、葱白。

【主治】时气瘟疫，病气初感。头痛发热，恶寒无汗，咳嗽鼻塞声重。

十圣丸

【方源】（宋）赵佶《圣济总录》卷八十。

【组成】大戟（炒）、桑根白皮（锉，炒）、甘遂（炒）、甜葶苈（纸上炒）、巴豆（去皮心膜，炒黑，研）各半两，续随子（去皮）、乌头（去皮脐，细锉，慢火炒令焦黑烟出为度）、槟榔（锉）各一分，杏仁（去皮尖双仁，炒，研）三分，牵牛子（炒，取末三分）二两。

【用法】上为细末，炼蜜为丸，如鸡头子大。每服一丸，生姜汤化下，更量病势加减。

【功用】消肿满。

【主治】水病喘急上气。

十水丸

【方源】（宋）杨倓《杨氏家藏方》卷十。

【组成】远志（去心）、石菖蒲（一寸九节者）、椒目（炒焦）、羌活（去芦头）、巴戟（去心）、肉豆蔻（面裹煨香）各一两，泽泻、木猪苓（去皮）、甜葶苈（纸衬炒黄）、白牵牛（炒黄）各半两。

【用法】上为细末，面糊为丸，如梧桐子大。每服二十丸，加至三十丸。空心、食前温米饮送下。

【主治】十种水气，四肢肿满，面目虚浮，以手按之，少时方起，喘急不得安卧，小便赤涩。

【备注】方中巴戟，《奇效良方》作“大戟”。

十四味建中汤

【方源】（宋）陈师文《太平惠民和剂局方》卷五。

【组成】当归（去芦，酒浸，焙干）、白芍药（锉）、白术（锉，洗）、甘草（炙）、人参（去芦）、麦门冬（去心）、川芎（洗净）、肉桂（去粗皮）、附子（炮、去皮脐）、肉苁蓉（酒浸一宿）、半夏（汤洗七次）、黄芪（炙）、茯苓（去皮）、熟地黄（洗去土，酒蒸一宿，焙干）各等分。

【用法】上为粗散。每服三钱，水一盏半，加生姜三片，枣子一个，煎至一盏，去滓，食前温服。

【主治】气血不足，脾肾久虚，虚损羸弱，面白脱色，短气嗜卧，手足多冷，夜卧汗多，梦寐惊悸，大便频数，小便滑利；肾虚腰痛，不能转侧。①《太平惠民和剂局方》：荣卫不足，脏腑俱伤，积劳虚损，形体羸弱。短气嗜卧，寒热头痛，咳嗽喘促，吐呕痰沫，手足多冷，面白脱色，小腹拘急，百节尽疼，夜卧汗多，梦寐惊悸，小便滑利，大便频数，失血虚极，心忪面黑。②《证治要诀类方》：肾虚腰痛，转侧不能，嗜卧疲弱。③《医方集解》：阴证发斑，寒甚脉微。④《罗氏会约医镜》：伤寒中气不足，脉息虚大，一切虚斑。

【方论选录】《医方集解》：此足三阴、阳明气血药也。黄芪益卫壮气，补中首药；四君补阳，所以补气，四物补阴，所以养血。阴阳调和，则血气各安其位矣。半夏和胃健脾，麦冬清心润肺，苁蓉补命门相火之不足，桂、附引失守之火而归元，于十全大补之中而有加味，要以强中而戢外也。

十味大半夏汤

【方源】（宋）张锐《鸡峰普济方》卷十八。

【组成】半夏、大黄各五两，吴茱萸、朴硝、桂各二两，牡丹皮、柴胡、干姜、细辛、白术各三两，

【用法】上为细末。每服二钱，水一盏，加生姜三片，同煎至七分，去滓，食前温服。

【主治】痰饮。

十味连翘饮

【方源】（明）万表《万氏家抄济世良方》卷六。

【组成】山栀、白术、连翘、白芍、防风、荆芥、牛蒡子、车前子、滑石、蝉蜕、木通、桔梗、柴胡、黄芩、甘草。

【用法】水煎服。

【主治】痞后发热，咳嗽，泻弱昏沉。

十味流气饮

【方源】（清）俞根初《重订通俗伤寒论》。

【组成】制香附、苏叶梗各一钱半，枳壳、橘红、姜半夏、川朴、赤苓各一钱，桔梗七分，广木香五分，炙甘草三分。

【功用】理气发汗。

【主治】伤寒夹痞结。初起头痛身热，恶寒无汗，胸膈痞满，满而不痛，气从上逆，甚则发厥，不语如瘖，或胸满而兼痛，或胁满痛，或腹胀疼，舌苔白滑，甚或白滑而厚，或前半无苔，中后白腻而厚。

十味羌防散

【方源】（清）蒋宝素《医略十三篇》卷三。

【组成】羌活一钱，防风一钱，云茯苓三钱，炙甘草五分，制半夏一钱半，陈皮一钱，枳壳一钱，川芎一钱，苍术一钱半，桔梗一钱，姜一片，葱白一茎。

【功用】开腠理，致津液，通阳气。

【主治】三冬感冒风寒，兼治三时不正寒凉之气，头疼身痛，恶寒发热，无汗或有汗不透，舌苔白滑或淡黄不腐，胸脘或舒或不舒，饮食或进或不进，脉浮或缓或数或紧，小便色白或淡黄不浑，大便或解或不解。

【方论选录】经以辛甘发散为阳，仲景汗剂，必以温散。羌活气味辛甘苦，防风气味辛甘温，二味俱是辛甘之品，以达三阳之表；川芎气味辛温，治头痛主药；苍术气味甘苦温，崇土行其津液，最能发汗；枳壳气味苦凉，陈皮气味苦辛，半夏气味辛平，三味利气宽中，以化宿痰宿食，推陈致新，使津液易达；桔梗气味苦辛平，为药中舟楫，载药上行；茯苓气味甘淡，益气以帅津液；甘草气味甘平，协和群品；葱、姜通气温经。濈然汗出，诸症悉平。

十味羌活散

【方源】（明）张介宾《景岳全书》卷六十三。

【组成】羌活、前胡、防风各一钱，荆芥、独活各八分，细辛、白芷各三分，柴胡、炙甘草、蝉蜕各四分。

【用法】水一钟半，加薄荷三叶，煎五分，不拘时服。

【功用】和解疏利。

【主治】小儿痘疹，初热见点。

十味人参散

【方源】（宋）窦汉卿《疮疡经验全书》卷一。

【组成】人参、茯苓、甘草、当归、桔梗、紫苏、羌活、白附子、天花粉、黄芩。

【用法】加生姜、大枣，水煎服。

【主治】弄舌喉风，哑不能言。

十味参苏饮

【方源】（明）王肯堂《证治准绳·疡医》卷六。

【组成】人参、紫苏、半夏、茯苓、陈皮、桔梗、前胡、葛根各一钱，炙甘草五分。

【用法】上姜水煎服。

【主治】气逆，血蕴上焦，发热气促；或咳血衄血；或痰嗽不止。

十味丸

【方源】（清）徐大椿《兰台轨范》卷四。

【组成】麻黄（去节）、白前各二两，桑皮六两，射干四两，白薇三两，百部五两，地黄六两，地骨皮五两，橘皮三两。

【主治】久嗽有声，成肺痈者。

十味香薷饮

【方源】（明）秦昌遇《症因脉治》卷二。

【组成】香薷、厚朴、白扁豆、陈皮、白茯苓、苍术、黄柏、升麻、葛根、桑白皮、地骨皮、甘草。

【主治】伤暑咳嗽，身痛口渴，外反恶寒。

十味芎苏散

【方源】（明）武之望《济阳纲目》卷五。

【组成】川芎七钱，半夏（制）六钱，柴胡、茯苓各五钱，紫苏叶、干葛各三钱五分，陈皮（去白）、枳壳（去穰）、桔梗、甘草各三钱。

【主治】感冒，外有头痛，发热恶寒，内有咳嗽，吐痰气汹者。

十味养胃汤

【方源】（宋）王硕《易简方》。

【组成】厚朴、苍术、半夏各一两，茯苓、人参、草果、霍香半两，橘红三分，甘草一分，附子。

【用法】上㕮咀。每服四钱，水一盏半，加生姜七片，乌梅一个，煎至六分，去滓热服。

【主治】寒疟，或感寒疫及恶寒者。

【备注】方中茯苓、人参、草果、附子用量原缺。

十五岁汤

【方源】（唐）孙思邈《备急千金要方》卷五，名见《古今图书集成·医部全录》卷四四一。

【组成】大黄、柴胡、黄芩各三两，枳实一两十八铢，川升麻、赤芍、知母、栀子仁各二两半，生姜十八株，杏仁二两，竹叶（切）一升半。

【用法】上㕮咀。以水六升半，煮取二升，十岁至十五岁者，分三服。

【主治】小儿十五岁以下，热结多痰，饮食减。

十叶散

【方源】（清）爱虚老人《古方汇精》卷二。

【组成】芙蓉叶、荷叶、蕉叶、菊叶、银花叶、紫苏叶、柳叶、槐叶、冬桑叶、天名精叶各等分。

【用法】各应时采鲜者，风干为末，和匀，瓷瓶收贮。猝遇喉症，外用芦管吹之，内用甘草、桔梗汤或开水调下，每服七分。如遇无名火毒，焮肿红赤，取井花水，调敷患处。

【主治】喉症，无名火毒，焮肿红赤。

十枣汤

【方源】（汉）张仲景《伤寒论》。

【组成】芫花（熬）、甘遂、大戟等分。

【用法】上各为散。以水一升半，先煮大枣肥者十个，取八合，去滓，纳药末。强人服一钱匕，羸人服半钱，温服之。若下少病不除者，明日更服，加半钱，得快下利后，糜粥自养。

【功用】攻逐水饮。

【主治】水饮内停。咳唾胸胁引痛，心下痞硬，干呕短气。头痛目眩，或胸背掣痛不得息，脉沉弦。①《伤寒论》：太阳中风，下利呕逆，其人漐漐汗出，发作有时，头痛，心下痞硬满，引胁下痛，干呕短气，汗出不恶寒，表里未和者。②《金匮要略》：悬饮；咳家，其脉弦，为有水；支饮家，咳烦胸中痛。

【方论选录】①《内台方议》：下利呕逆者，里受邪也。若其人漐漐汗出，发作有时者，又不恶寒，此表邪已解，但里未和。若心下痞硬满，引胁下痛，干呕，短气者，非为结胸，乃伏饮所结于里也。若无表证，亦必烈快之剂泄之乃已。故用芫花为君，破饮逐水；甘遂、大戟为臣；佐之以大枣，以益脾而胜水为使。经曰：辛以散之者，芫花之辛，散其伏饮。苦以泄之者，以甘遂、大戟之苦，以泄其水。甘以缓之者，以大枣之甘，益脾而缓其中也。②《伤寒附翼》：仲景利水之剂种种不同，此其最峻者也。凡水气为患，或喘或咳，或利或吐，或吐或利而无汗，病一处而已。此则外走皮。

十珍汤

【方源】（清）窦氏原本，朱翔宇嗣辑《喉症全科紫珍集》卷上。

【组成】川芎七分，炙甘草四分，党参、熟地各二钱，黄芪一钱五分，当归、白芍、茯苓、白术、桔梗各一钱。

【用法】水二钟，加大枣二个，煎七分，食后服。

【主治】咽喉诸症，脓出之后，气血俱虚，不能收口，或饮食不思，虚热恶寒。

十正汤

【方源】（宋）魏岘《魏氏家藏方》卷五。

【组成】白豆蔻仁、附子（炮，去皮脐）、陈橘皮（去瓤）、丁香（不见火）、白茯苓（去皮）、干姜（炮，洗）、人参（去芦）、白术（炒）、肉豆蔻（面裹，煨）、藿香叶（去土）各等分。

【用法】上㕮咀。每服五钱，水二盏，加生姜五片，枣子二个，煎至一盏，去滓温服，不拘时候。

【功用】养脾胃，进饮食。

【主治】气短，四肢倦怠。

石贝丸

【方源】（清）李文炳《仙拈集》卷二引万密斋方。

【组成】石膏（猪牙皂五钱，切片，煨水一罐。将石膏煅红，入牙皂水淬之，水干为度，去皂不用）四两，贝母（去心）一两。

【用法】荞麦面不拘多少，打糊为丸，如梧桐子大。每晚上床服五分，白滚水送下。不可多服，恐作泻。

【主治】男妇多年哮吼。

石菖蒲散

方一

【方源】（宋）王怀隐《太平圣惠方》卷二十。

【组成】石菖蒲半两，钟乳粉半两，五味子半两，桂心一两，细辛半两，诃黎勒皮一两，杏仁（汤浸，去皮尖双仁，麸炒微黄）一两，干姜（炮裂，锉）半两，陈橘皮（汤浸，去白瓤，焙）半两。

【用法】上为细散，入钟乳粉，都研令匀。每服一钱，以温酒调下，不拘时候。

【主治】风冷伤肺失声，咽喉不利。

方二

【方源】（宋）赵佶《圣济总录》卷六十六。

【组成】菖蒲（锉，石上者）、五味子（炒）、陈橘皮（汤浸，去白，焙）、细辛（去苗叶）、紫菀（去苗土）、干姜（炮裂）各半两，诃黎勒（炮，去核）、杏仁（汤浸，去皮尖双仁，麸炒微黄）各一两。

【用法】上为细散。每服一钱匕，食后以温酒调下。

【主治】风冷伤肺，声嘶不出。

石菖蒲丸

【方源】（朝鲜）金礼蒙《医方类聚》卷十引《简要济众方》。

【组成】石菖蒲一两，桂心一两。

【用法】上为末，炼蜜为丸，如皂子大。每服一丸，含化。

【主治】肺寒不能发声。兼治心疼。

石胆散

【方源】（宋）赵佶《圣济总录》卷一二二。

【组成】石胆（烧，研）一钱半，白芷（为末）一钱。

【用法】上药再研匀细，每服半钱匕，温浆水调下。取出涎后转一两行愈。

【主治】缠喉风及狗咽。

石膏葱白汤

【方源】（宋）庞安时《伤寒总病论》卷五。

【组成】豉半升，葱白（连须）二两，石膏、生姜各四两，栀子仁、升麻、大青、芒硝各一两半。

【用法】上㕮咀。水八升，煎三升半，去滓，下芒硝烊化匀，每次温饮一盏，一日三四次。

【主治】肺腑脏温病，阴阳毒气，若脏实为阳毒所损，体热生斑，气喘引饮。

石膏二母汤

【方源】（清）沈麟《温热经解》。

【组成】石膏三钱，川贝二钱，知母二钱，甘草一钱。

【主治】胃中有火，午前咳嗽者。

石膏黄芩汤

【方源】（明）翟良《医学启蒙汇编》卷四。

【组成】石膏、黄芩、甘草、桑白皮、荆芥、鸡苏、桔梗各等分。

【用法】水煎服。

【主治】鼻渊。

石膏散

方一

【方源】（宋）王怀隐《太平圣惠方》卷十二。

【组成】石膏一两，子芩三分，前胡（去芦头）一两，葛根（锉）一两，桑根白皮（锉）三分，川升麻半两，荆芥三分，赤芍药一两，柴胡（去苗）一两。

【用法】上为散。每服四钱，以水一中盏，加生姜半分，豉五十粒，煎至六分，去滓。不拘时候温服。

【主治】伤寒，头痛咳嗽，壮热，四肢疼痛。

方二

【方源】（宋）王怀隐《太平圣惠方》卷十五。

【组成】石膏六两，葛根（锉）、百合、赤芍药、贝母（煨令微黄）、桔梗（去芦头）、川升麻、天花粉各二两，栀子仁一两。

【用法】上为粗散。每服五钱，以水一大盏，加葱白二茎。豉五十粒，煎至五分，去滓，不拘时候温服。

【主治】时气壮热，头痛咳嗽。

方三

【方源】（宋）王怀隐《太平圣惠方》卷二十三。

【组成】石膏（研）一两，甘草（炙微赤，锉）一两，苍术（锉，炒微黄）一两，麻黄根一两。

【用法】上为细散。每服二钱，不拘时候，以温浆水调下。

【主治】风虚汗出不止。

方四

【方源】（宋）王怀隐《太平圣惠方》卷三十七。

【组成】石膏四两，麻黄（去根节）二两，五味子二两，杏仁（汤浸，去皮尖双仁，麸炒微黄）三两，鸡苏茎叶二两，半夏（汤浸七遍去滑）二两。

【用法】上为粗散。每服五钱，以水一大盏，加生姜半分，小麦五十粒，煎至五分，去滓，食后温服。

【主治】唾血不止，胸膈气闷。

方五

【方源】（宋）王怀隐《太平圣惠方》卷七十四。

【组成】石膏一两，人参（去芦头）一两，麦门冬（去心）一两，细辛半两，杏仁（汤浸，去皮尖双仁，麸炒微黄）一两，柴胡（去苗）一两，赤芍药一两，甘草（炙微赤，锉）半两，葵子二分。

【用法】上为散。每服四钱，以水一中盏，加生姜半分。煎至六分，去滓，不拘时候温服。

【主治】妊娠十月伤寒，头痛壮热，咳嗽烦闷。

方六

【方源】（金）刘完素《黄帝素问宣明论方》卷九。

【组成】石膏一两，甘草（炙）半两。

【用法】上为末。每服三钱，新汲水下，又生姜汁、蜜调下。

【主治】热嗽喘甚。

方七

【方源】（金）张从正《儒门事亲》卷十二。

【组成】石膏一两，人参（去芦）、甘草（炙）各半两。

【用法】上为细末。每服三钱，新水、蜜水，调下；生姜汤亦可。

【主治】暑病，热嗽。

方八

【方源】（明）朱橚《普济方》卷四十七引《卫生家宝方》。

【组成】石膏（研）一两，天麻、防风（去芦）、大青、白附子、僵蚕（去丝嘴，炒令赤）、羌活各半两，麝香（别研）一分，甘草（炙）一分。

【用法】上为末，加香豉一合，汤浸软，碾细和药为丸，如弹子大，微火焙干。每服一丸，细嚼，浓煎薄荷汤送下。

【主治】痰热蓄于胸中，呕吐，上热头痛。

【备注】本方方名，据剂型当作“石膏丸”。

方九

【方源】（明）朱橚《普济方》卷五十七。

【组成】石亭脂一钱，当归、轻粉各半钱，脑子少许，槟榔三钱。

【用法】上为细末，用绢袋盛了，于鼻内闻之，至夜用津唾湿疮，将药于鼻疮上搽磨，天明用水洗去药。仍以苍耳草，五月五日午时采取，阴干，用酒浸，九蒸九晒，研为末，炼蜜为丸，如弹子大。每服一丸，食后温酒化下，一日三次。

【主治】酒伤肺经，面上生赤鼻红疮。

石膏芍药汤

【方源】（宋）赵佶《圣济总录》卷二十二。

【组成】石膏（碎）、芍药、前胡（去芦头）、葛根、柴胡（去苗）各一两，升麻半两，桑根白皮（锉）、荆芥穗、黄芩各三分。

【用法】上为粗末。每服三钱匕，水一盏半，煎至八分，去滓，稍热服。

【主治】中风伤寒，壮热，肢节疼痛，头目昏眩，咳嗽喘粗。

石膏汤

方一

【方源】（宋）赵佶《圣济总录》卷二十四。

【组成】石膏二两，人参、贝母（炮，去心）各半两，麦门冬（去心，焙）、赤茯苓（去黑皮）各三分。

【用法】上为粗末。每服五钱匕，水一盏半，加竹叶三七片，同煎至八分，去滓，食后温服。

【主治】伤寒肺热，咳嗽头痛。

方二

【方源】（宋）赵佶《圣济总录》卷四十八。

【组成】石膏、麻黄（去根节，汤煮，掠去沫）、桑根白皮（锉，炒）、甘草（炙，锉）、款冬花（去梗，焙）、熟干地黄（炒）各一两，麦门冬（去心，焙）、桔梗（炒）各半两。

【用法】上为粗末。每服三钱匕，加竹叶少许，水一盏，煎至七分，去滓温服，日三夜一。

【主治】肺胀。

方三

【方源】（宋）赵佶《圣济总录》卷一六二。

【组成】石膏二两，黄芩（去黑心）一两半，前胡（去芦头）、葛根各二两半，升麻、桑根白皮（锉）、荆芥穗各一两半，赤芍药、柴胡（去苗）各二两半。

【用法】上为粗末。每服三钱匕，水一盏，加生姜三片，豉十粒，同煎七分，去滓温服，不拘时候。

【主治】产后伤寒，时行温疫，壮热恶风，头疼体痛，鼻塞咽干，心膈烦满，寒热往来，咳嗽痰壅。

方四

【方源】（宋）赵佶《圣济总录》卷一七四。

【组成】石膏（碎）一钱，白术半两，麻黄（去根节）、桔梗（炒）、甘草（炙）、水萍（晒干）、杏仁（汤浸，去皮尖双仁，炒）各一分。

【用法】上为粗末。每服一钱匕，水半盏，加葱白少许，煎至三分，去滓温服，不拘时候。

【主治】小儿伤寒，头痛肌热，喘粗喉鸣。

方五

【方源】（宋）赵佶《圣济总录》卷一七七。

【组成】石膏（别捣，研）一两一分，大黄（锉，炒）一两半，柴胡（去苗）一两一分，升麻、知母（焙）、黄芩（去黑心）、芍药、枳实（去瓤，麸炒）各三分，甘草（炙）一两半，大青半两。

【用法】上为粗末。每服二钱匕，水一盏，加生姜少许，同煎至六分，去滓，分三次温服。

【主治】小儿痰实，壮热头痛。

石膏丸

方一

【方源】（宋）窦材《扁鹊心书·神方》。

【组成】石膏一两，硫黄一两，硝石（合硫黄同研）一两，天南星（用生姜一两同捣）一两。

【用法】上为末，面糊为丸，如梧桐子大，每服五十丸，食前米饮送下，一日二次。

【主治】肺厥头痛及肾虚咳嗽，烦闷

遗尿。

方二

【方源】（明）孙志宏《简明医彀》卷四。

【组成】软石膏（火煅红，倾入无灰白酒、米泔、水各一碗内，如此三次）一斤，土山药（如手者，湿纸裹，煨熟，晒燥）四两，蚌壳（火煅）一两。

【用法】上为极细末，水叠丸或末服。早、晚大麦汤送下，或蜜为丸噙。

【主治】久近痰火。

石膏泻白散

【方源】（明）秦昌遇《症因脉治》卷二。

【组成】石膏、知母、桑白皮、地骨皮、甘草。

【用法】上为粗末。水煎服。

【主治】燥火伤肺，咳嗽气喘。

石膏杏仁汤

【方源】（宋）庞安时《伤寒总病论》卷五。

【组成】石膏四两，杏仁、前胡各二两，甘草一两，栀子仁、麻黄、紫菀、桂枝、大青、玄参、葛根各一两半。

【用法】上㕮咀。水九升，煎四升，每次温饮一盏，一日三四次。

【主治】肺腑脏温病，阴阳毒气，若腑虚则阴邪所伤，乍寒乍热，损伤肺气，暴嗽呕逆。

石膏饮

【方源】（宋）赵佶《圣济总录》卷三十五。

【组成】石膏（碎）、淡竹叶各三两，常山、甘草（生，锉）、乌梅各二两，粳米半合。

【用法】上为粗末。每服五钱匕，水一盏半。煎至一盏，去滓温服。吐痰即愈。

【主治】一切痰疟。

石膏饮子

【方源】（宋）王怀隐《太平圣惠方》卷十六。

【组成】石膏（捣碎）二两，甘草（炙微赤，锉）半两，赤芍药一两，黄芩一两，柴胡（去苗）一两，桂心半两，生地黄三两，竹茹二两。

【用法】上锉细和匀。每服半两，先以水一大盏半，浸伏龙肝二两，澄取清一大盏，煎至五分，去滓温服，不拘时候。

【主治】时气鼻衄，烦躁不止，头痛气逆。

石膏知母汤

【方源】（明）秦昌遇《症因脉治》卷二。

【组成】石膏、知母、桔梗、桑白皮、地骨皮、甘草。

【主治】伤暑咳嗽，身热引饮，内热烦躁。或燥火身肿，有咳嗽者。

石膏知母竹叶汤

【方源】（清）谢玉琼《麻科活人全书》卷三。

【组成】石膏五钱至一两，肥知母一钱至二三钱，淡竹叶三片至一百片，麦冬三钱至五钱，薄荷叶三钱，西河柳一两许。

【用法】水煎服。

【主治】麻疹邪热壅于肺，发热时多喘者。

石斛散

【方源】（宋）王怀隐《太平圣惠方》卷二十三。

【组成】石斛（去根，锉）三分，附子（炮裂，去皮脐）三分，白术三分，桂心、秦艽、黄芪（锉）各三分。

【用法】上为细散，每服一钱，以温水调下，不拘时候。

【主治】①《太平圣惠方》：风虚汗出

不止。②《圣济总录》：肌瘦中风，汗出太多，致成寒中泣出。

石斛生地黄煎

【方源】（唐）王焘《外台秘要》卷三十四。

【组成】石斛、甘草（炙）、紫菀各四两，桂心二两，生地黄（汁）、淳酒各八升，茯苓一斤，大黄八两，麦门冬（去心）二升，桃仁（去皮尖熬）半升。

【用法】上十味捣末，合盛铜器中，加炭火，纳鹿角胶一斤，数搅之得一升，次纳饴三斤，白蜜三升，合和调，更于铜器中釜汤上煎搅之。以生竹抄，无令着器，搅令尽相得，药成，先食酒服如弹丸，日一服。

【主治】疗妇人虚羸短气，胸胁逆满风气。

石花汤

【方源】（清）费伯雄《医醇賸义》卷三。

【组成】白石英（煅，研）三钱，合欢花二钱，鲜百部四钱，沙参四钱，麦冬一钱五分，贝母二钱，桑皮二钱，苏子一钱五分，杏仁三钱，茯苓二钱，苡仁四钱，淡竹叶十张，金丝荷叶（去背上白皮）二张。

【主治】肺气壅塞，致成肺痈，咳吐脓痰，气甚腥秽者。

石击散

【方源】（清）方坞樵《喉科种福》卷四。

【组成】白矾、巴豆。

【用法】共烧灰。吹喉中。

【主治】喉疮日久不愈。

石家紫菀汤

【方源】（宋）叶大廉《叶氏录验方》上卷。

【组成】紫菀（去土并苗）半两，桑白皮半两，桂（蜜炒去皮）半两，不见火，款冬花半两，人参一分，麦门冬（去心）一两。

【主治】一切虚劳咳嗽，呕吐血丝，上气喘满，坐卧不安，嗜卧多困，起居少力。

石莲汤

【方源】（宋）赵佶《圣济总录》卷一二四。

【组成】石莲子（炒，取肉）、人参、杵头糠各一分。

【用法】上为粗末。每服三钱匕，水一盏，煎至六分，去滓，食后温服，一日三次。

【主治】咽喉如有物噎塞，饮食不下。

石首鱼脑汤

【方源】（明）程云鹏《慈幼新书》卷二。

【组成】诃子、甘草各一钱，荆芥、细辛、人参各五分，桔梗二钱，石首、鱼脑骨五钱。

【用法】将上药煎好，去滓，入石首鱼脑骨末，再煎一二沸服。

【主治】肺气虚寒，鼻流不臭清涕，经年不愈。

石韦散

【方源】（宋）赵佶《圣济总录》卷六十五。

【组成】石韦（去毛）、槟榔（锉）各等分。

【用法】上为细散。每服二钱匕，生姜汤调下。

【主治】咳嗽。

石夏丸

【方源】（宋）朱佐《类编朱氏集验医方》卷五引鄂渚孟少师府方。

【组成】半夏（泡）一两，滑石（火煅，去火毒）一两。

【用法】生姜糊为丸，如梧桐子大。不

拘多少，白汤调下。

【主治】痰嗽。

时化汤

【方源】（清）宋光祚《瘟疫条辨摘略》。

【组成】白僵蚕（酒炒）二钱，全蝉蜕（去头足）十个，银花二钱，泽兰叶二钱，广陈皮八皮，黄芩二钱，龙胆草（酒炒）一钱，炒栀仁一钱，川连一钱，元参心二钱，苦桔梗一钱，飞滑石（京中者佳）一钱，生甘草五分。

【用法】水煎，另用绍酒、白蜜共一杯和匀，兑入冷服。小儿减半。

【主治】疫症初起，壮热憎寒，体重口干，舌燥，舌苔白色如粉，上气喘急，咽喉不利，头面发肿，目不能开。

时疫急救灵丹

【方源】（清）祝补斋《卫生鸿宝》卷一。

【组成】天竺黄、人中黄各二两，僵蚕（去丝嘴）、全蝎（去尾末勾）、防风、荆芥各一两，麝香一钱。

【用法】上为细末，水泛为丸，如梧桐子大，朱砂为衣。每服十余粒，轻者七八粒，幼孩三四粒。用姜汤或藿香汤送下。

【主治】痧胀初起，发寒发抖，或唇内有块如疔，或耳根后作痛，肚腹作泻，或气喘作呕，筋骨疼痛，麻木，六脉微细。

实哮汤

【方源】（清）李文炳《仙拈集》卷一。

【组成】百部、炙草各二钱，桔梗三钱，茯苓一钱半，半夏、陈皮各一钱。

【用法】水煎服，二煎即愈。

【主治】遇冷气风寒而发为实哮。

食盐汤

【方源】（清）蒋廷锡《古今图书集成·医部全录》卷三二五。

【组成】食盐（用湿草纸裹，煨红，取出用）一两。

【用法】上以河水二碗，砂锅入煨盐，煎五七沸，放温，顿饮之，少倾探吐。仓卒用之最妙。

【主治】咳逆，并一切痰证。

豕膏丸

【方源】（唐）孙思邈《备急千金要方》卷十七注文引姚氏方，名见《金匮翼》卷七。

【组成】乱发灰、杏仁各等分。

【用法】上研如脂，以猪膏为丸，如梧桐子大。每服三丸，酒送下，一日三次。

【主治】①《备急千金要方》：卒得尸疰毒痛往来。②《金匮翼》：燥咳。肝燥碍肺，咳面无痰，胁痛潮热，女子月事不来。

世宝丸

【方源】（宋）杨倓《杨氏家藏方》卷九。

【组成】附子（炮，去皮脐）、牛膝（酒浸一宿，焙）、肉桂（去粗皮）、白茯苓（去皮）、椒红、五味子、茴香（炒）、枳壳（汤浸去瓤，麸炒）、人参（去芦头）、熟干地黄（洗，焙）各一两半。

【用法】上为细末。次用精羯羊肉（细切）四两，肉苁蓉（洗净细切）二两，羊脂（细切）二两，黄蜡（细切）二两，杏仁（去皮尖，炒，切）二两，乌梅肉一两，葱白三两，上七味，用酒五升，同入银器中，慢火煮令肉烂，研成膏，入前药末一处捣和为丸，如梧桐子大。每服三十丸，加至四五十丸，空心、食前温酒或盐汤送下；肺痿咯血，煎糯米、阿胶汤送下。

【功用】补益元气，轻健腰脚，实骨髓，耐风寒，滋养气血。

【主治】下元虚损，久积寒冷，目晕耳鸣，形体羸弱，阴痿自汗，遗沥泄精；及肺痿喘嗽咯唾有血，怯风畏寒，手足多冷，一切虚劳气劣。

柿蒂散

【方源】（明）万全《万氏家传点点经》卷三。

【组成】菖蒲、枣仁、胆星、厚朴、陈皮、葶苈、杷叶（去毛，炙）、半夏、腹皮、香附、桔梗、桂心。

【用法】柿蒂七个为引。

【主治】痰火上攻之喘。

柿钱散

【方源】（宋）唐慎微《证类本草》卷十二引《简要济众方》，名见《洁古家珍》。

【组成】丁香一两，干柿蒂（焙干）一两。

【用法】上为散。每服一钱，煎人参汤下，不拘时候。

【主治】伤寒咳噫不止，及哕逆不定。

柿霜丸

【方源】（清）沈金鳌《杂病源流犀烛》卷二十四。

【组成】柿霜、硼砂、天冬、麦冬各二钱，玄参一钱，乌梅肉五分。

【用法】炼蜜为丸，含化。

【主治】久嗽喉痛。

柿蘸散

【方源】（明）武之望《济阳纲目》卷二十八。

【组成】不蛀皂角（去皮弦）一锭。

【用法】劈作两片，去子，每孔内入去皮巴豆一粒，以线扎定，童便浸一宿，火上炙干，为细末。每用一字，临睡用干柿蘸嚼吃下。如无干柿，以白砂糖代之。

【主治】喘嗽久不愈。

是斋白术散

【方源】（明）江梅授《医经会解》卷八。

【组成】白术、人参、黄芪、白茯、甘草、柴胡、前胡、山药、百合、生姜、大枣。

【主治】吐血咳血，或因饮食过度，负重伤胃而吐血者俱宜。

shou

收汗散

【方源】（明）万全《万氏家传点点经》卷一。

【组成】陈蒲扇（烧灰）。

【用法】加砂糖，开水冲服。

【功用】止汗。

【主治】酒伤肺脏，肺气虚，大汗如雨。

收火汤

【方源】（清）陈士铎《辨证录》卷三。

【组成】熟地三两，山茱萸一两，茯苓五钱，肉桂三钱。

【用法】水煎，冷服。

【功用】大补肾水，引火归脏。

【主治】少阴肾火上炎咽喉之阴蛾。咽喉肿痛，日轻夜重，喉间亦长成蛾，自觉一线干燥之至，饮水咽之少快，至水入腹，而腹又不安，吐涎如水甚多，将涎投入清水中，即时散化为水，亦有勺水不能下咽者。

收血汤

【方源】（清）刘仕廉《医学集成》卷二。

【组成】二地、当归、黄芪各一两，焦术、炮姜、侧柏（炒）、山漆各三分。

【主治】鼻衄属虚火，饮热恶冷者。

授风胜湿汤

【方源】（清）康宿卿《医学探骊集》卷五。

【组成】川乌三钱，桂枝尖三钱，毛苍术五钱，草乌三钱，汉防己三钱，粉葛根四钱，麻黄三钱，皂刺三钱，独活三钱，木瓜三钱，甘草二钱。

【用法】酒、水各半煎服。

【主治】风肿，脉不细不弦，调和有力者。

shu

书墨丸

【方源】（唐）王焘《外台秘要》卷九引《古今录验》。

【组成】书墨二分，甘遂二分，葶苈（熬）二分，前胡五分，大黄五分，巴豆（去心皮，熬）二分。

【用法】上为散，巴豆、葶苈别细研，炼蜜为丸，如梧桐子大。每服三丸，人弱服二丸，日旦空腹以白蜜粥清饮送下，则利水或吐；三日以后更一服，还如上法。如利不止者，以冷白饮止之。

【主治】①《外台秘要》引《古今录验》：呷咳。②《外台秘要》引《广济方》：瘕嗽上气，喉中作水鸡鸣。

殊效汤

【方源】（宋）赵佶《圣济总录》卷六十六。

【组成】干柿（细切，炒令焦黑）、干薄荷叶、陈橘皮（去白，焙）各一两。

【用法】上为粗末。每服三钱匕，水一盏，煎至七分，去滓温服，一日三次。

【主治】咳逆。

舒解散

【方源】（清）陈士铎《辨证录》卷九。

【组成】白芍、当归各二钱，天花粉、香附各一钱五分，青皮、神曲各五分，甘草一钱。

【用法】水煎服。

【主治】肝气不舒，因召外感，闷闷昏昏，忽然感冒风寒，身热咳嗽，吐痰不已。

舒郁降火汤

【方源】（清）刁步忠《喉科家训》卷二。

【组成】制香附、大连翘、广陈皮、淡条芩、川黄柏、川黄连、天花粉、生甘草。

【用法】水煎服。

【主治】怒气伤肝，兼之火郁痰滞所致小儿双单乳蛾。

舒中芍药汤

【方源】（清）陈歧《医学传灯》卷上。

【组成】陈皮、半夏、白茯、甘草、柴胡、黄芩、枳壳、桔梗、白芍、木通、贝母、瓜蒌霜、天冬。

【用法】水煎服。

【主治】痰火恶风发热，脉来弦数，咳嗽气急者。

疏表汤

【方源】（清）杨璇《伤寒瘟疫条辨》卷五。

【组成】淡豆豉三钱，羌活二钱，防风、桔梗各一钱半，前胡、黄芩各一钱，苏叶、川芎各八分，细辛、甘草各五分，生姜二钱，葱白二茎。

【主治】四时感冒风寒，鼻塞声重，或流涕不已，发热恶寒，头痛身痛者。

疏毒饮

【方源】（清）方坞樵《喉科种福》卷三。

【组成】犀角三钱，子芩二钱，青黛四钱，白僵蚕（酒炒）三钱，知母二钱，连翘二钱，前仁二钱，全蝉蜕（去土）三钱，通草二钱，黄栀二钱，牛子二钱，熟大黄六钱。

【用法】水煎服。

【主治】瘟疫白喉初起，服败毒散而白垢不退，且加长，小便短涩而黄，大便或结，或自利黑水，是毒已入心、小肠、肺、大肠口。

疏风化痰丸

【方源】（清）龚云林《小儿推拿秘旨》

卷二。

【组成】半夏一两，泡南星（姜制）二两，白附子一两，明矾五钱。

【用法】上为末，大米糊为丸，黍米、滑石或辰砂为衣。

【主治】小儿风痰咳嗽，惊热及喘。

疏风散

【方源】（明）徐谦《仁端录》卷十六。

【组成】连翘、防风、荆芥、当归、元参、桔梗、葛根、杏仁、黄芩、薄荷、牛蒡、知母、甘草。

【用法】加葱、姜，水煎服。服后微汗为度。

【主治】小儿麻疹，发热咳嗽，气逆作呕，腹痛者。

疏风顺气汤

【方源】（清）夏鼎《幼科铁镜》卷六。

【组成】紫苏、干葛、桑皮、前胡、麻黄、杏仁、甘草。

【用法】水煎服。

【主治】风寒发喘。

疏风止嗽丸

【方源】（清）太医院《医方配本·痰喘咳嗽门》。

【组成】桑皮三两，杏仁三两，干葛三两，枳壳三两，前胡三两，桔梗三两，羌活二两，黄芩二两，苏叶五两，防风三两，半夏三两，茯苓三两，陈皮一两，贝母二两，甘草一两。

【主治】肺经不清，一切痰喘咳嗽，不论四时。或感冒伤风，伤寒，发热头疼，鼻塞声重，畏风怕冷，鼻流清涕，痰涎壅盛等证，并皆治之。

疏风枳壳汤

【方源】（明）孙一奎《赤水玄珠》卷二十五。

【组成】紫苏、枳壳各三钱，杏仁（去皮尖）二钱。

【用法】水煎，频频与服。以大便通利、热退为度。若大便仍不行，用葱煎汤，洗其腰腹，取热葱以脐上下揩之，使其气透则通利矣。或用生葱尖纴入谷道立通。

【主治】内素有热，或有冒风，发热咳嗽，面赤气粗，大便秘结者。

疏邪定惊汤

【方源】（明）皇甫中《明医指掌》卷十。

【组成】麻黄、羌活、白芷、防风、胆星、天麻、薄荷、黄芩、前胡、桔梗。

【用法】水煎服。

【主治】夹惊伤寒属太阳者。

疏邪荆防散

【方源】（清）时世瑞《疡科捷径》卷中。

【组成】荆芥、象山贝母、牛蒡子、桔梗、甘草、防风、前胡、杏仁、马勃、莱菔汁。

【用法】水煎服。

【主治】紧喉风，缠喉肿痛，咽喉风火留滞壅塞，痰声如拽锯。

疏邪利金汤

【方源】（清）顾靖远《顾松园医镜》卷七。

【组成】防风、荆芥、前胡、杏仁、桔梗、甘草、苏子、橘红。

【用法】水煎服。

【主治】恶风发热，鼻塞打嚏，鼻流清涕，痰嗽或头痛。

疏邪散

【方源】（清）丁甘仁《孟河丁氏秘方录》。

【组成】薄荷一两，炒陈皮七钱，羌活一两，葛根一两，川连（姜制）一两，麸炒枳壳一两，槟榔一两，厚朴七钱，细辛三钱，神曲七钱，甘草二钱。

【主治】一切外感风寒，内伤饮食，头痛发热、咳嗽痰喘，鼻塞风重，惊悸口干，烦渴胸闷满不食，凡有表邪，并治疟痢诸症。

疏邪实表汤

方一

【方源】（明）龚廷贤《鲁府禁方》卷二。

【组成】桂枝、芍药、甘草、防风、川芎、羌活、白术、姜一片，枣二枚。

【用法】水煎服。

【主治】冬月正伤寒，头疼发热恶风，鼻塞项脊强重，脉浮缓有汗者，太阳表证也。

方二

【方源】（明）陶华《伤寒六书》卷三。

【组成】白术、赤芍各一钱，桂枝三分、防风、川芎、羌活各八分，甘草二分。

【用法】水二钟，加生姜三片，大枣（捶碎）三枚，加胶饴二匙煎之，温服。无汗不可服。

【主治】冬月正伤风，头痛发热，恶寒背强，脉浮缓，自汗。

方三

【方源】（清）费启泰《救偏琐言》。

【组成】黄芪、防风、荆芥、甘草、川芎、白芷、桔梗。

【用法】加生姜一片，胡荽一钱，水煎服。

【主治】痘属气虚，皮薄色淡，身凉体静，兼有表邪外束，不拘浆前浆后。

疏凿饮子

方一

【方源】（宋）朱佐《类编朱氏集验医方》卷五。

【组成】人参、木通、半夏、附子（炮）、草果仁、木瓜、秦艽、槟榔、杏仁、赤茯苓（连皮）、橘红各一两，厚朴一两半，木香、甘草各半两。

【用法】上㕮咀。每服半两，水一盏半，加生姜七片，煎至八分，去滓，不拘时候服。

【功用】下气定喘，导泉消肿。

【主治】喘。

熟干地黄汤

【方源】（宋）赵佶《圣济总录》卷四十九。

【组成】熟干地黄（焙）、川芎各五两，桂（去粗皮）、人参各三两，桑根白皮二两。

【用法】上㕮咀，如麻豆大。每服五钱匕，水一盏半，煎至八分，去滓温服。

【主治】肺痿，小便数。

熟料五积散

方一

【方源】（明）李梴《医学入门》卷八。

【组成】白芷、川芎、芍药、甘草、茯苓、当归、肉桂各三分，陈皮、麻黄各六分，厚朴、干姜各四分，桔梗一分半，枳壳五分，半夏二分，苍术七分半。

【用法】除白芷、肉桂二味外，余十三味，用慢火炒令色变，摊冷，入桂、芷和匀。

【主治】感冒寒邪，头疼身痛项强，拘急恶寒，呕吐腹痛；及伤寒发热，头痛恶风，内伤生冷，外感风寒，并寒湿客于经络，腰脚痠疼；及妇人经脉不调及腹痛带下。

【方论选录】《产科发蒙》：方名五积者，谓此方能去寒积、血积、气积、痰积、食积也。今产后之病怯正犯此五积，以五积之证投五积之方，岂非药病相值乎，犹虑药味辛散而以醋水拌炒，名熟料五积散，俾药性和缓，表而不发，消而不攻。方内所用肉桂解表逐寒，白芍和营谐卫，苍术、厚朴走阳明而散满，陈皮、半夏疏逆气纵除痰，芎、归、姜、芷入血分而祛寒湿，枳壳、桔梗宽胸膈而利咽喉，茯苓去饮宁心，甘草和中补土。大虚大怯者加人参，微虚者可不用。共为温中散寒之妙剂，用于产后，无往非宜。

【备注】《产科发蒙》本方用法：方中除白芷、肉桂不炒，余药合为一剂，用好醋小半盏，净水一杯，与醋和匀，将药润湿，入锅内炒至黄色为度，取起摊地上，去火毒，候冷，入白芷、肉桂在内，加生姜三片，红枣三枚，净水二碗，煎至一碗，热服。

蜀椒散

【方源】（唐）王焘《外台秘要》卷十引《深师方》。

【组成】蜀椒（去目并闭口者，汗）五合，桂心、甘草（炙）各一两，通草、半夏（洗）各三两。

【用法】上为末。每服方寸匕，以饮调下，日三夜一次。

【主治】咳逆上气，腹中有坚痞，往来寒热。令人羸瘦，不能饮食，或时下痢，腹中如绞，在脐上下关，此疝气上肠，有气涌逆使然。

蜀椒汤

【方源】（宋）赵佶《圣济总录》卷一一六。

【组成】蜀椒（去目及闭口者，炒出汗）半两，干姜（炮）一分，附子（炮裂，去皮脐）半两，桂（去粗皮）一分，山芋三分，细辛（去苗叶）半两，石斛（去根）一分，山茱萸半两，杏仁（去皮尖双仁，炒，研）五十粒，麻黄（去根节）、白附子（炮）、甘草（炙）各半两。

【用法】上锉，如麻豆大。每服二钱匕，水一盏，煎至七分，去滓，空心温服。

【主治】鼻塞，气息不通。

蜀椒丸

方一

【方源】（唐）孙思邈《备急千金要方》卷十八引王叔和方。

【组成】蜀椒五分，乌头、杏仁、菖蒲、皂荚、礜石（一云矾石）各一分，细辛、款冬花、紫菀、干姜各三分，吴茱萸、麻黄各四分。

【用法】上为末，炼蜜为丸，如梧桐子大。暮卧吞二丸。二十年久咳，不过三十丸。

【主治】①《备急千金要方》：上气咳嗽。②《鸡峰普济方》：上气咳嗽，心下坚痛，咽中腥臭，胸胁支满，气息不通，面目浮肿，喉中呀呻，咳逆短气，呼吸气塞，语声不出，久新诸嗽。

【方论选录】《千金方衍义》：辛温破结之剂汇集一方，以治积年冷气顽痰，可谓峻矣。更需礜石之专攻腹中坚癖，皂荚之去风拔毒，通关利窍，何惮二十年久嗽不能克应乎。

【备注】《鸡峰普济方》有桂，无麻黄。

方二

【方源】（宋）赵佶《圣济总录》卷四十八。

【组成】蜀椒（去目并闭口，炒出汗）一两，干姜（炮）半两，猪牙皂荚（去皮，涂酥炙）一两，葶苈子（隔纸炒）三分。

【用法】上为末，以枣肉为丸，如梧桐子大。每服三丸，煎桑根白皮汤送下，不拘时候。

【主治】肺气喘急，坐卧不得。

方三

【方源】（宋）赵佶《圣济总录》卷六十七。

【组成】蜀椒（去目及闭口者，炒出汗）三两，麦门冬（去心，焙）、甘草（炙）各五两，远志（去心）、桂（去粗皮）、细辛（去苗叶）各三两，附子（炮裂，去皮脐）一两半，人参四两，干姜（炮）二两。

【用法】上为末，炼蜜为丸，如弹子大。每服一丸，食前含化细咽之。药后喉中胸中当热，药力稍尽，更进一丸，日三夜二服。

【主治】上气咳逆，喘息短气。

鼠头汤方

【方源】（宋）刘昉《幼幼新书》卷十六。

【组成】正月牡鼠头（月尽日取）一个，饴糖三两，地黄一两，吴茱萸、豉各二十个。

【用法】上件药，以水三升，煮一升半，去滓，内饴。一服一合，不过三服瘥。

【主治】小儿咳逆，气居喉中呼吸。

鼠粘子散

方一

【方源】（元）许国桢《御药院方》卷九。

【组成】鼠粘子、马牙硝、寒水石（生）各一两，大黄（生）半两。

【用法】上为细末。每服三钱，蜜水一盏调匀，和滓服，不拘时候。

【主治】时行热毒攻发咽喉及颈外肿痛。

方二

【方源】（明）朱橚《普济方》卷六十三。

【组成】鼠粘子（铫子内以文武火隔纸炒令香为度）一两，甘草一分，荆芥半两。

【用法】上为细末。每服一钱，水三分一盏，煎令沸，去滓温服。

【功用】大调胸膈。

【主治】上焦壅热，咽膈肿疼不利。

鼠钻子前胡汤

【方源】（清）邹汉璜《邹氏寒疫论》。

【组成】鼠粘子三钱，前胡三钱，茯苓三钱，枳壳二钱。

【主治】太阳寒疫，发热二三日，头痛止而渴，小便黄赤而热者，肺液热也，胸微紧，寸口脉右部浮滞。

薯蓣芣苢汤

【方源】（清）张锡纯《医学衷中参西录·治泄泻方》。

【组成】生山药（轧细）一两，生车前子四钱。

【主治】阴虚肾燥，小便不利，大便滑泻，兼治虚劳有痰作嗽。

薯蓣纳气汤

【方源】（清）张锡纯《医学衷中参西录·治喘息方》。

【组成】生山药一两，大熟地五钱，萸肉（去净核）五钱，柿霜饼（冲服）四钱，生杭芍四钱，牛蒡子（炒，捣）二钱，苏子（炒捣）二钱，甘草（蜜炙）二钱，生龙骨（捣细）五钱。

【主治】阴虚不纳气，作喘逆。

薯蓣粥

【方源】（清）张锡纯《医学衷中参西录·治泄泻方》。

【组成】生怀山药（轧细过罗）一斤。

【用法】每服用药七八钱，或至一两，和凉水调入锅内，置炉上，不住以箸搅之二三沸，即成粥服之。若小儿服，或少调以白糖亦可。

【主治】阴虚劳热，或喘，或嗽，或大便滑泄，小便不利，一切羸虚损之证。

束胎调气饮子

【方源】（明）宋林皋《宋氏女科秘书》。

【组成】条芩、茯苓、苏梗、白术、陈皮、枳壳、甘草。

【用法】七日一服。

【主治】怀孕八月，觉腹大，妊妇气喘，不问有无外感者。

shuang

双和散

【方源】（元）罗天益《卫生宝鉴》卷五。

【组成】柴胡四两，甘草一两。

【用法】上为末，每服二钱，水一盏，煎至八分，食后热服。

【功用】冬月可以润肺止咳嗽，除壅热；春夏可以御伤寒时气，解暑毒。居常不可缺，不以长幼，皆可服之。

双和汤

【方源】（元）危亦林《世医得效方》卷八。

【组成】白芍药三两平，当归（洗净）、熟地黄（酒炒，洗）、黄芪（酒蒸，去芦蜜炙）各一两半，甘草炙一两一钱半，川芎（去芦）一两五钱，肉桂一两一钱。

【主治】男子妇人五劳、六极、七伤，心肾俱虚，精血气少，遂成虚劳，百骸枯瘁，四肢倦怠，寒热往来，咳嗽咽干，行动喘乏，面色痿黄，略有所触，易成他疾。或伤于冷，则宿食不消，脾疼腹痛，泻痢吐逆。或伤于热，则头旋眼晕，痰涎气促，五心烦热或因饥饱动作，喜怒惊恐，病随而至。或虚胀而不思食。或多食而不生肌肉，心烦则虚汗、盗汗。一切虚劳不敢服燥药者，并宜服之口常服，调中养气，益血育神，和胃进食，补虚损。

双解散

【方源】（元）危亦林《世医得效方》卷十七。

【组成】升麻葛根汤、消风散加玄参、黄芩、薄荷。

【用法】水煎服。

【主治】喉病虚热。

双解通圣丸

【方源】（清）太医院《医方配本·风痰伤寒门》。

【组成】防风二两，荆芥二两，连翘二两，麻黄二两，当归二两，赤芍二两，苍术二两，山栀子二两，薄荷二两，川芎二两，桔梗二两，甘草一两，黄芩一两，石膏二两，滑石六两。

【主治】风热郁结，气血蕴滞，头痛腰酸，鼻塞声哑，周身骨节疼痛，痰涎清涕，憎寒壮热，口苦舌疮，咽喉不利，胸膈痞闷，寒火咳嗽，肠胃燥涩，大小便黄色不通，以及偏正头痛、牙痛、耳痛、耳聋、腮颊肿痛、遍身麻木不仁、顽癣疮疖，一切风寒温热之证，并皆治之。

双仁丸

【方源】（宋）赵佶《圣济总录》卷六十七。

【组成】桃仁、杏仁（并去双仁皮尖，炒）各半两。

【用法】上为细末，水调生面少许为丸，如梧桐子大。每服十丸，生姜汤送下。微利为度。

【主治】上气喘急。

双玉散

【方源】（金）刘完素《素问病机气宜保命集》卷下。

【组成】寒水石、石膏各等分。

【用法】上为细末。每服三钱，食后煎人参汤调下。

【主治】①《素问病机气宜保命集》：痰热而喘，痰涌如泉。②《景岳全书》：热痰咳嗽，喘急，烦渴，头痛。

双玉丸

【方源】（明）孙一奎《赤水玄珠》卷二十六。

【组成】软石膏、寒水石（各煅，姜汁

滓）各等分。

【用法】上为细末，用甘草煎浓膏为丸，如绿豆大。每夜服一钱，白汤或淡姜汤送下。

【主治】胃火刑肺，气高而喘，每至夏月，必一发者。

双鸳汤

【方源】（朝鲜）金礼蒙《医方类聚》卷一九八引《吴氏集验方》。

【组成】干杏仁（和皮，针穿五七窍）四两，鹅梨（去皮心，取肉）一个，甘草半两，缩砂仁二钱半。

【用法】鹅梨肉切作片，细研，入杏仁在内，更入硇砂末一钱，盖定，经宿，取杏仁焙干，入汁内，又焙，以汁尽为度，最后一次不焙，却以甘草、缩砂仁为末，和杏仁入瓶收。每取杏仁二粒，并末半钱许，入盏沸汤浸之，杏仁肉自化，皮浮盏面，细细呷之。

【主治】咳嗽。

爽神汤

【方源】（宋）佚名《小儿卫生总微论方》卷十四。

【组成】白术、人参（去芦）、白茯苓各一两，桔梗（去芦）、栝蒌、甘草各半两，细辛（去苗）一钱。

【用法】上为末。每服一钱，水八分，荆芥、薄荷各少许，煎至五分，去滓温服，不拘时候。

【功用】清寒痰，除肺壅，清神爽意。

shui

水晶桃

【方源】（清）张锡纯《医学衷中参西录·治阴虚劳热方》。

【组成】核桃仁一斤，柿霜饼一斤。

【用法】先将核桃仁饭甑蒸熟，再与柿霜饼同装入瓷器内蒸之，融化为一，晾冷。随意服之。

【主治】肺肾两虚，或咳嗽，或喘逆，或腰膝疼疼，或四肢无力。以治孺子尤佳。

【方论选录】核桃仁乃果核之最大者，其仁既多脂，味更香美，为食中佳品，性善补肾可知。柿霜色白入肺，而甘凉滑润，其甘亦能益肺气，其凉也能清肺热，其滑也能利肺痰，其润亦能滋肺燥，与核桃同用，肺肾同补，金水相生，虚者必易壮实。

水蓼散

【方源】（宋）赵佶《圣济总录》卷四十八。

【组成】水蓼、覆盆子、五味子、京三棱（炮）、茴香子（炒）、皂荚子（炮）、桑根白皮各一两，甘草（炙）二钱。

【用法】上为散。每服四钱匕，水一大盏，煎七分，去滓温服。

【主治】久患肺气喘急，坐卧不得，涎唾黏稠。

水梅丸

【方源】（明）方隅《医林绳墨大全》卷八。

【组成】南星、半夏、白硼、白盐、桔梗、防风、厚朴、芒硝、甘草各半分。

【用法】用乌梅（水淹过不酸）三个，入药内，共为丸服。

【主治】暴感风寒，咽喉紧缩妨碍。

水哮方

【方源】（清）沈金鳌《杂病源流犀烛》卷一。

【组成】芫花、大水上浮萍、米粉。

【用法】三味搜为膏，清水煮熟，恣意食之。

【主治】水哮。

水银膏

【方源】（宋）孙用和《传家秘宝脉证口诀并方》卷三。

【组成】水银（不结砂子）一两，硫黄（细研）一两，玄精石（细研）一两。

【用法】上药用酽醋一斗，文武火熬成膏，瓷盒内盛，旋丸如梧桐子大。每服七丸，艾汤送下。

【主治】诸般咳逆。

水煮金花丸

方一

【方源】（金）刘完素《素问病机气宜保命集》卷下。

【组成】南星、半夏（生用）各二两，天麻五钱，雄黄二钱，白面三两，寒水石（烧存性）一两。

【用法】上为细末，滴水为丸。每服五七十丸至百丸，煎浆水沸，下药，煮令浮为度，滤出，淡浆水浸。另用生姜汤送下。

【主治】风痰热咳嗽，其脉弦，面青，四肢满闷，便溺秘涩，心多躁怒。

方二

【方源】（金）张元素《洁古家珍》。

【组成】南星（生用）一两，半夏（生用）一两，天麻五钱，雄黄二钱，白面三两。

【用法】上为细末，滴水为丸。每服五十丸至一百丸，先煎浆水沸，下药煮令浮为度，摝出，淡浆水浸，另用生姜汤送下。

【主治】风痰内蕴，咳嗽，头痛。①《洁古家珍》：风痰咳嗽，其脉弦面青，四肢满闷，便溺秘涩，心多躁怒。②《玉机微义》：厥阴，太阴风痰头痛，每发时两颊青黄，眩晕，目不欲开，懒于言语，身重，兀兀欲吐。③《张氏医通》：食积痰饮积聚，年久不散者。

【备注】方中白面，《玉机微义》引作“白术”。

方三

【方源】（明）孙一奎《赤水玄珠》卷六。

【组成】南星、半夏（生用）各一两，寒水石二两，白面三两，天麻五钱，雄黄一钱。

【主治】风痰，头眩，呕吐，咳嗽治风痰，头眩，呕吐，咳嗽。

shun

顺肺汤

【方源】（宋）刘昉《幼幼新书》卷十六引《医方妙选》。

【组成】半夏（汤浸七次，焙干）、紫苏叶各一两，陈橘皮（汤浸，去白）、款冬花、桂心、木香、五味子各半两。

【用法】上为细末。每服一钱，以水八分，加生姜、人参各少许，煎至四分，去滓，放温服。

【主治】小儿心肺不利，咳嗽。

顺风散

【方源】（清）叶其蓁《幼科指掌》卷四。

【组成】桔梗、川芎、白芷、新会皮、枳壳、乌药、白僵蚕（焙，去砂丝）、白附子、麻黄、天南星、百部、国老。

【用法】上加生姜、大枣，以河水二钟，煎五分，温服。

【主治】肺中风，胸高突起，痰壅喘急，身仰难言。

【备注】面白者可治，面赤黑痰喘者难治。

顺气导痰汤

【方源】（清）李文来《李氏医鉴》卷二。

【组成】橘红，茯苓一钱，半夏（姜制）二钱，甘草五分，胆星，木香，香附，枳实。

【主治】痰结胸满，喘咳上气。

【备注】方中橘红、胆星、木香、香附、枳实用量原缺。

顺气利咽汤

方一

【方源】（清）窦氏原本，朱翔宇嗣辑《喉症全科紫珍集》

【组成】川芎、枳壳、乌药、白芷、陈皮各七分，桔梗、栀子、花粉各一钱，防风、黄芩各八分，粘子、元参各一钱二分，甘草五分。

【用法】加连须葱一小枝，灯心二十寸，水二钟，煎七分，合后服。

【主治】①《喉症全科紫珍集》：痰壅气促，喉风肿胀，呛食难进，初宜服之。②《焦氏喉科枕秘》：风热积心，喉中干燥作疼，无痰涎而气喘者。

方二

【方源】（清）窦氏原本，朱翔宇嗣辑《喉症全科紫珍集》。

【组成】枳壳、花粉、黄芩、乌药、陈皮各等分。

【用法】引用葱白一茎，灯心一团，水二钟，煎七分，温服。

【主治】喉干燥疼痛，涎多气喘，风热积心，毒人肺中，呛食。

顺气人参散

方一

【方源】（宋）郭坦《近时十便良方》卷十一。

【组成】人参、桔梗、干姜、白芷、白术各一两，甘草半两。

【主治】壮热头痛，项强腰疼，心胸气痞，咳嗽痰多，发热恶寒，咽膈不利。

方二

【方源】（宋）张锐《鸡峰普济方》卷五。

【组成】人参、桔梗、干葛、白芷、白术各一两，干姜、甘草各半两。

【用法】上为粗末。每服二钱，以水一盏，加生姜三片，葱白二寸，煎至六分，去滓温服。

【功用】温和表里，祛逐风寒。

【主治】壮热，头痛项强，腰疼，心胸气痞，咳嗽痰多，发热恶寒，咽膈不利。

顺气散

方一

【方源】（明）徐春甫《古今医统大全》卷八十五。

【组成】陈皮一钱，枳壳、槟榔、大腹皮各十分，紫苏茎叶八分，白术一钱，赤茯苓一钱，甘草三分，桑白皮八分（一方有诃黎勒）。

【用法】上用水一钟半，煎服。

【主治】妊娠胸膈满，气壅喘嗽，饮食不下。

方二

【方源】（宋）王兖《博济方》卷一。

【组成】厚朴（去粗皮，姜汁浸，炒黄）、茴香（炒）、陈皮（浸，去瓤，焙）、苍术（米泔浸一宿，炒）、枳壳（汤浸，去瓤，麸炒黄）、川芎（炒）、桔梗、杏仁（去皮尖，炒）、白芷（炒）、甘草（炙）、麻黄（去节）各等分。

【用法】上为末，杏仁别研，一处和匀。每服二钱，加葱白三寸，生姜二片，大枣二枚，同煎至七分，热服。若手足逆冷，呕恶，有阴毒伤寒之证，急并三五服，自然回阳顺气汗出。如服了觉身热汗久未行，却并服金沸散表之。年老伤寒，不问阴阳二毒，并先服本方三两服，后服金沸散表汗。又少壮者，若是阳毒，并先表汗，后用此药。

【主治】伤寒脾胃气不和，汗前汗后，呕逆腹胀，虚气攻刺，心胁疼痛，及治咳嗽。

顺气汤

【方源】（宋）严用和《济生方》卷二注文引《卫生家宝方》。

【组成】柿蒂、丁香各一两。

【用法】上吹咀。每服四钱，水一盏半，加生姜五片，煎至七分，去滓服，不拘时候。

【主治】①《济生方》引《卫生家宝方》：胸满，咳逆不止。②《杂病源流犀烛》：胃寒呃逆。

顺气丸

【方源】（朝鲜）金礼蒙《医方类聚》卷七十五引《施圆端效方》。

【组成】杏仁（去皮尖，炒）、拣桂各半两。

【用法】上为细末，炼蜜为丸，如弹子大。含化一丸。

【主治】咽膈痞痛，失音，不语如哑。

顺气五味子丸

【方源】（宋）赵佶《圣济总录》卷五十四。

【组成】五味子（炒）、覆盆子（去蒂）、仙灵脾各一两。

【用法】上为末，炼蜜为丸，如梧桐子大。每服二十丸，加至三十丸，空心、食前生姜腊茶送下。

【主治】三焦咳，腹满不欲食。

顺气香砂饮

【方源】（清）窦氏原本，朱翔宇嗣辑《喉症全科紫珍集》卷下。

【组成】元参、山栀、粘子、木香、枳壳、赤芍、青皮、桔梗、茯苓、半夏、陈皮、砂仁、厚朴各等分。

【用法】加生姜三片，水煎服。

【主治】喉肿。脾家积热，或因醉饱行房，致使气不流通，结肿于喉者。

顺气消食化痰丸

【方源】（清）汪昂《医方集解》卷五。

【组成】半夏（姜制）、胆星各一斤，青皮、陈皮（去白）、莱菔子（生用）、苏子（沉水者，炒）、山楂（炒）、麦芽（炒）、神曲（炒）、葛根、杏仁（去皮尖，炒香附制）各一两，姜汁和。

【用法】蒸饼糊丸

【主治】酒食生痰，胸膈膨闷，五更咳。

si

巳药

【方源】（清）张宋良《咽喉秘集》。

【组成】梅花、冰片二分半，雄精二钱，焰硝一两五钱。

【用法】上为末。吹喉。

【功用】开痰消肿。

【主治】单双蛾初起一二日。

四白丹

方一

【方源】（金）刘完素《素问病机气宜保命集》卷中。

【组成】白术半两，白芷一两，白茯苓半两，白檀一两半，人参半两，知母三钱，缩砂仁半两，羌活二钱半，薄荷三钱半，独活二钱半，防风、川芎各五钱，细辛二钱，甘草五钱，甜竹叶一两，香附子（炒）五钱，龙脑（另研）半钱，麝香（另研）一字，牛黄半钱，藿香一钱半。

【用法】上为细末，炼蜜为丸，每两作十丸。临卧服一丸，分五七次嚼之。

【功用】上清肺气，养魄，下强骨髓。

【主治】中风昏冒，气不清利。

【方论选录】《医门法律》：此方颇能清肺养魄。方中牛黄可用，而脑、麝在所不取，以其耗散真气，治虚风大非所宜。然本方以四君子汤作主，用之不为大害。今更定牛黄仍用五分，龙脑、麝香各用二分，取其所长，节其所短，庶几可也。

四白头

【方源】（明）朱橚《普济方》卷三十

三引《仁存方》。

【组成】焰硝（研细）二两，白矾（研细）三两，石膏（研细）四两，砒霜（研细）一两。

【用法】用一火鼎子，先以火炙，用生姜自然汁涂内外数遍，炙干，先下砒末半两，次以砒末半两，和焰硝末一两按实，又以焰硝末一两，和矾末按实，又以白矾末一两半，和石膏二两按实。却以石膏末二两紧按在上，用圆瓦片盖合口上，围簇炭五斤，发顶火煅烟尽为度，去火候冷，取药刮净，研如细粉，再加好白石脂（煅）一两，研细，和前药滴水为丸，如鸡头子大，候干，再入新锅内，用瓦盖定置砖上，簇炭一斤，一煅通红为度，用钤钤出，倾丹在厚瓷盆内，乘热搅动，候丹冷，出火毒。每服三粒，用冷水吞下，以干物压之。

【功用】壮胃，清上实下。

【主治】虚寒，饮食作痰喘嗽。

四宝丸

【方源】（明）朱橚《普济方》卷一六三引《仁存方》。

【组成】知母、贝母、款冬花、白矾（枯）各等分。

【用法】上为末，以稀糊为丸，如梧桐子大，甑上蒸过。每服二十丸，食后姜汤送下。

【功用】化痰。

【主治】喘嗽。

四陈散

【方源】（明）孙文胤《丹台玉案》卷四。

【组成】陈岕茶、陈薄荷、陈皮、陈紫苏各二钱。

【用法】加生姜十片，煎热温服。

【主治】痰哮。

四红丹

【方源】（清）太医院《太医院秘藏膏丹丸散方剂》卷一。

【组成】当归、槐花、蒲英、熟军（以上四味均炒黑）、阿胶（用蛤粉二两五钱炒成珠）各二两。

【主治】能滋阴降火，润肺清音。新久劳痰、吐血衄血、咯血唾血等症，妇人血崩血漏并亦治之。

四黄涤痰丸

【方源】（清）王孟英《鸡鸣录》，名见《重订通俗伤寒论》。

【组成】川大黄（用竹沥一两，姜汁一钱，朴硝三钱拌蒸三次）四两，蒌仁（去油）、蛤壳（煅，飞）、橘红（炒）各四两，茯苓、陈胆星（姜制，蒸）、茅术（炒）各三两，天麻（煨）、浮石（煅，飞）、蓬术（酒炒）、白芥子（炒）各二两，薄荷叶一两六钱，石菖蒲、沉香、青黛（飞）各一两，制半夏（竹沥、姜汁炒）六钱，川黄连（姜汁炒）五钱，天竹黄三钱，白蔻仁三钱，冰片一钱。

【用法】上为细末，以竹沥九分，姜汁一分为丸，如绿豆大，再用煨石膏五钱，牛黄二钱，辰砂一钱，三味研细为衣，每服一二钱，开水送下。

【功用】化痰。

【主治】胸膈迷闷，气逆咳呛，及哮喘中痰。

四黄丸

方一

【方源】（元）李仲南《永类钤方》卷二。

【组成】宣连、大黄、山栀仁、黄芩。

【用法】略炒，为末，炼蜜为丸，噙化。

【主治】酒毒，肺热咳红。

方二

【方源】（明）王大纶《婴童类萃》卷下。

【组成】黄连、黄芩、大黄（酒煨）、

胡连、山栀、银柴胡各五钱，青黛、甘草、香附（醋炒）各三钱。

【用法】上为末，猪胆汁为丸，如菜子大。每服一百丸，姜汤送下，一日三次。

【主治】肺热龟胸。

四季加减百解散

【方源】（宋）吴彦夔《传信适用方》卷一。

【组成】柴胡（去芦头并土）、升麻、干葛、白芍药、白术、防风（去苗）、甘草（炙）、羌活、独活、藁本（去芦）、半夏（汤洗十次，姜汁浸）、苍术（米泔水浸，麸炒）、人参（去芦）、藿香（去梗，以上各修事了称）各一两。

【用法】上为细末。每服三钱，水一盏半，加生姜三大片，大枣二个，煎至一盏，去滓热服，不拘时候。

【功用】调中顺气，祛逐寒邪，调顺三焦，扶表救里，温润肺经，升降阴阳，进美饮食，和解发散，凉汗清肌，退热固表。

【主治】伤寒在表，未传入经，发热恶寒，腰脊强痛；已传经络，胸满气逆，肢体烦疼，目睛痛，耳聋，口燥咽干；或渴不渴，手足自温；或肢厥自利；或不自利，小便反快。首会感风，风伤腠理，头痛项强。表重伤风，憎寒头痛，鼻流清涕，咳嗽涎痰。及风湿相搏，骨节烦疼，一身尽重，加之恶风，时自汗出。伤风、伤寒、中暑、中暍，食蒸头痛，气逆胸满，失饥，吐逆，眩晕，及已经汗之不解，下之不当，吐不中病。

四金丹

【方源】（明）朱橚《普济方》卷一六五引《卫生家宝方》。

【组成】桔梗（炒）、防风、白矾（枯）各一两，雄黄（研）半两。

【用法】上为末，水浸蒸饼为丸，如鸡头子大。每服一粒，绵裹含化。

【主治】风痰壅，咳嗽不止。

四君子汤

方一

【方源】（金）刘完素《素问病机气宜保命集》卷下。

【组成】白术、人参、黄芪、茯苓各等分。

【用法】上为粗末。每服五六钱七钱，水一盏，煎至七分，去滓，食远温服。

【功用】益气。

【主治】真气虚弱，肺损气短，或吐泻转筋，脉长而弱。①《素问病机气宜保命集》：肺损而皮聚毛落。②《奇效良方》：吐泻转筋，身热脉长。③《证治准绳·类方》：真气虚弱，短气脉弱。

方二

【方源】（明）龚廷贤《万病回春》卷二。

【组成】人参（去芦），白术（去芦）一钱三分，茯苓（去皮）、陈皮、厚朴（姜汁炒）、砂仁、苏子、桑白皮各六分，当归八分，沉香、木香各五分（另磨水），甘草（炙）一钱。

【用法】上锉一剂。加生姜一片，大枣二枚水煎，磨沉香调服。

【主治】短气。

【备注】方中人参用量原缺。

方三

【方源】（明）龚廷贤《万病回春》卷四。

【组成】人参（去芦）、白术（去芦）、茯苓（去皮）、黄芪（蜜炒）、川芎、陈皮、半夏（姜制）、天麻、桔梗（去芦）、白芷、当归各等分，甘草减半。

【用法】上锉一剂。加生姜一片，大枣一枚，水煎，温服。

【主治】气虚湿痰头眩。

四六神遗散

【方源】（明）徐用宣《袖珍小儿方》

卷九。

【组成】猪苓、泽泻、白术各六分，赤茯苓，肉桂一分，枳壳（去白）五分，大腹皮（酒洗，炒）一钱，桑白皮一钱，杏仁（去皮尖）七分。

【用法】上切片。加生姜一片，灯心一团，水煎，温服。

【主治】小儿喘胀。

【备注】方中赤茯苓用量原缺。

四满丸

方一

【方源】（唐）王焘《外台秘要》卷九引《古今录验》。

【组成】蜈蚣（炙）二枚，芫花根（熬）五分，踯躅花四分，干姜、川芎、桂心各四分，人参、细辛各二分。

【用法】上为末，炼蜜为丸，如大豆大。每服五丸，米饮送下，一日三次，稍加至十丸。

【主治】五嗽。一为气嗽，二为饮嗽，三为燥嗽，四为邪嗽，五为冷嗽。

方二

【方源】（唐）王焘《外台秘要》卷九引《深师方》。

【组成】干姜、桂心、踯躅花、川芎、紫菀、芫花根皮各二分，人参、细辛、甘草（炙）、半夏（洗）、鬼督邮各一分，蜈蚣（去头足，炙）一枚。

【用法】上为末。炼蜜和，每服如大豆五丸，米饮送下，一日三次。不知，加之至七八丸。

【主治】①《外台秘要》引《深师方》：上气嗽，饮嗽，燥嗽，冷嗽，邪嗽。②《妇人良方》：劳嗽。

四磨汤

方一

【方源】（宋）严用和《济生方》卷二。

【组成】人参、槟榔、沉香、天台乌药。

【用法】上各浓磨水，和作七分盏，煎三五沸，放温服。或下养正丹尤佳。

【功用】《医方发挥》：顺气降逆，宽中补虚。

【主治】七情郁滞，痰气交阻，上气喘急，胸膈痞闷及水肿。①《济生方》：七情伤感，上气喘息，妨闷不食。②《普济方》：七情郁滞，痰气上壅，喘急声促。③《杏苑生春》：水肿。④《张氏医通》：一切气塞，痞闷不舒，不时爆发。

【方论选录】①《医方集解》：此手太阴药也。气上宜降之，故用槟榔、沉香，槟榔性如针石，沉香入水独沉，故皆能下气；气逆宜顺之，故用乌药；加人参者，降中有升，泻中带补，恐伤其气也。②《医宗金鉴》：七情随所感皆能为病，然壮者气行而愈，弱者气著为病。愚者不察，一遇上气喘息，满闷不食，谓是实者宜泻，辄投破耗等药，得药非不暂快，初投之而应，投之久而不应矣。若正气既衰，即欲消坚破滞，则邪气难伏，法当用人参先补正气，沉香纳之于肾，而后以槟榔、乌药从而导之，所谓实必顾虚，泻必先补也。四品气味俱厚，磨则取其气味俱足，煎则取其气味纯和。

方二

【方源】（清）陈念祖《时方歌括》卷上。

【组成】人参、天台乌药、槟榔、黑沉香。

【用法】四味等分。各磨。浓水取十分，煎二五沸。空心服，或下养正丹妙。

【功用】调逆气。

【主治】七情感伤，上气喘急，妨闷不食。

四磨饮

【方源】（明）徐春甫《古今医统大全》卷四十一引《易简方》。

【组成】沉香、乌药、枳实、槟榔各

等分。

【用法】白汤磨服。

【功用】《医略六书》：导滞降逆。

【主治】气滞喘逆。①《古今医统大全》引《易简方》：诸气。②《症因脉治》：伤损喘逆。③《医略六书》：气结于中，滞逆不降，脉沉。

【方论选录】《医略六书》：怒逆于中，气结不降，此肝胃受病，故胀满气喘不止。槟榔导逆气，枳壳泻滞气，乌药、沉香下气以平喘胀也，俾滞化气行，则结伏自解，而逆气无不平，何喘胀之有？虚人去枳壳加人参，非专补气，乃使槟榔、沉香、乌药得人参之力则下气更速耳。

四逆散

【方源】（汉）张仲景《伤寒论》卷六。

【组成】甘草（炙，甘平）、枳实（破，水渍炙干，苦寒）、柴胡（苦寒）、芍药（酸微寒）。

【用法】上四味，各十分，捣筛，白饮和，服方寸匕，日三服。

【主治】少阴病，四逆，其人或咳，或悸，或小便不利，或腹中痛，或泄利下重。

四逆散加五味子干姜汤

【方源】（汉）张仲景《伤寒论》，名见《伤寒图歌活人指掌》卷四。

【组成】甘草（炙）、枳实（破，水渍，炙干）、柴胡、芍药各十分，五味子、干姜各五分。

【主治】少阴病，四逆，咳或下利。

四七气汤

【方源】（宋）窦汉卿《疮疡经验全书》卷一。

【组成】白芷、防风、陈皮、连翘、人参、香附、川芎、当归、玄参、枳壳、甘草、桔梗、天花粉、小柴胡、鼠粘子、山栀仁。

【主治】热毒入于心经、脾经之伤寒喉闭。

四七汤

【方源】（清）寄湘渔父《达生保赤篇》卷三。

【组成】半夏四钱，制厚朴二钱，制茯苓四钱，紫苏一钱，加生姜、大枣。

【主治】七情气郁，痰涎结聚，胸满喘急，或攻冲作痛。

四神散

方一

【方源】（宋）赵佶《圣济总录》卷六十六。

【组成】款冬花（去梗）、贝母（去心）、白薇、百部各一两半。

【用法】上为散。每服三钱匕，食后以蜜汤调下。

【主治】肺气不和，上气咳嗽。

方二

【方源】（清）程林《圣济总录纂要》卷七。

【组成】百部、白薇、川贝母、款冬花二两。

【主治】肺气不和，上气咳嗽。

方三

【方源】（朝鲜）金礼蒙《医方类聚》卷一七九引《施圆端效方》。

【组成】川大黄、寒水石各一两，牛蒡子、芒硝各半两。

【用法】上为细末，新水调涂肿上；咽喉肿塞，生蜜调，时时含化咽津。

【主治】丹毒及咽喉肿塞。

四神汤

方一

【方源】（宋）赵佶《圣济总录》卷四十八。

【组成】麻黄（去根节，汤浸去沫）一两，杏仁（去皮尖双仁，麸炒）二十五枚，甘草（炙）半两，五味子一两。

【用法】上㕮咀，如麻豆大。每服五钱匕，水二盏，煎至一盏，去滓温服。仰卧片时。

【主治】肺喘。

方二

【方源】（清）李文炳《仙拈集》卷一。

【组成】紫苏三钱，核桃（打碎）五个，生姜三片，葱白三寸。

【用法】水二钟，煎一钟，热服。出微汗即解。

【主治】风寒两感。

四神丸

【方源】（清）竹林寺僧《竹林女科证治》卷一。

【组成】橘红二两，玄胡索（醋制）、当归（酒炒）各一两，川郁金五钱。

【用法】上为末，酒糊为丸。每服一百丸，艾醋汤送下。

【主治】室女经闭劳嗽。室女思虑过多，劳损而月经先闭，此由心病不能养脾，故不嗜食；脾虚则金亏，故咳嗽发热。

四生化痰丸

【方源】（明）朱橚《普济方》卷三八七。

【组成】人参、半夏、杏仁各一两，白矾六钱。

【用法】上为细末，面糊为丸，如梧桐子大。每食后服五十丸，用浆水煮三五沸，澄清出药，用煮药汁候温送下。

【主治】远年近日，一切咳嗽不止者。

四生丸

方一

【方源】（明）孙一奎《赤水玄珠》第七卷。

【组成】生荷叶、生艾叶、侧柏叶、生地黄各等分。

【主治】吐、衄，血热妄行。

方二

【方源】（明）朱橚《普济方》卷一〇四。

【组成】生半夏、生南星、生白矾、南康蚌粉各一两。

【用法】上为末，用糊为丸，如梧桐子大。每服三十丸，食后生姜汤送下。

【功用】治风顺气，化痰逐饮。

四圣散

方一

【方源】（明）李恒《袖珍方》卷一引《太平圣惠方》。

【组成】晋盐、葛根、槐花子、山栀子各等分。

【用法】上㕮咀。水二盏，加乌梅、甘草少许，煎至一盏，去滓，通口食后服。

【主治】①《袖珍方》引《太平圣惠方》：咳嗽有失声音。②《袖珍方》引《经验方》：咳嗽有血。

方二

【方源】（明）朱橚《普济方》卷六十引《德生堂方》。

【组成】荆芥穗、牛蒡子（炒，碾细）、紫河车各三钱，大黄（半）六钱。

【用法】上药治下筛。每服五钱，水一盏，煎八分，食后临卧时，先漱后咽。

【主治】咽喉口齿，喉闭，乳蛾。

方三

【方源】（清）李文炳《仙拈集》卷二。

【组成】生白矾一两，蓖麻子七粒，乌梅五个，麝香少许。

【用法】上为末，丝绵裹，塞鼻内。息肉自消。

【主治】鼻痔。

四十号蛊象方

【方源】（清）沈金鳌《杂病源流犀烛》卷二十一。

【组成】射干、马兜铃、桑皮、桔梗、

薄荷、天花粉、元参、贝母、枳壳、金银花、甘菊等分。

【用法】水煎，温服嗽甚加童便冲服。

【主治】此方专治痧疹似伤风咳嗽。

四时药茶

【方源】（清）万潜斋《寿世新编》。

【组成】川羌活一两五钱，法半夏三两，北杏仁（去皮尖，炒）二两，漂茅术二两，紫川朴二两，尖川贝二两，软秦艽二两，明玉竹三两，陈建曲三两，正川芎二两，广陈皮一两五钱，藿香叶一两，煨天麻一两五钱，陈桔梗二两，苏扁豆三两，香白芷一两五钱，陈枳壳一两六钱，苏薄荷一两，北防风二两，结云苓三两，薏苡仁三两，白归身三两，京赤芍二两，飞滑石三两。

【用法】外加淡姜片二两，大红枣五十个，同煎，除姜、枣，须选道地咀片，照戥依制，将大铜锅煮取浓汁，铁锅亦可用，仍须擦净油；再将红茶叶五六斤或七八斤袭入炒匀，取起另烘干，庶免伤火，候冷，瓷罐收贮，封紧勿走药性，如走药性或兼受霉，恐不应验。临用时再取大撮，开水泡服。汗若出透，不可再进，病自轻愈。和气化痰，汗不伤元，攻不克正。

【功用】祛风逐湿，清热散寒，宽胸导滞，和气化痰，汗不伤元，攻不克正。

【主治】风寒外感，发热恶寒，头目胀疼，腰脚痠痛，伤风咳嗽，鼻涕流清；以及食积痰滞，呕吐泄泻，饮食无味，似疟非疟，汗出不彻，一切四时不正之气。

四顺散

方一

【方源】（宋）张锐《鸡峰普济方》卷十一。

【组成】麻黄、杏仁、干姜各半两，甘草二钱半。

【用法】上为细末，每服一大钱，水一盏，入盐煎至六分，去滓稍热服，不拘时候。

【主治】嗽。

方二

【方源】（宋）赵佶《圣济总录》卷六十五。

【组成】干姜（炮裂）、甘草（炙，锉）、陈橘皮（汤浸，去白，焙）、杏仁（汤浸，去皮尖双仁，炒，别研）各等分。

【用法】上四味，除杏仁外余为末，入杏仁再研匀。每服一钱匕，空心、食前以沸汤点服，一日三次。

【主治】肺寒久嗽。

方三

【方源】（明）薛己《外科发挥》卷四。

【组成】贝母（去心）、紫菀（去苗）、桔梗（炒）各钱半，甘草七分。

【用法】亦可为末，白汤调服。

【主治】肺痈吐脓，五心烦热，壅闷咳嗽。

四顺汤

【方源】（宋）赵佶《圣济总录》卷五十。

【组成】贝母（去心）、桔梗（炒）、紫菀（去苗土）各一两，甘草（炙，锉）半两。

【用法】上为粗末。每服三钱匕，水一盏，煎五七沸，去滓，稍冷服，不拘时候。

【主治】肺痈吐脓，五心烦热，壅闷咳嗽。

四通汤

【方源】（宋）赵佶《圣济总录》卷一七七。

【组成】桔梗（炒）、大黄（锉，炒）各半两，陈橘皮（汤浸，去白，焙）、紫菀（去苗土）各一分。

【用法】上为粗末。每服一钱匕，水八分，煎至四分，去滓，食后温服，一日二次。

【主治】小儿痰壅结实。

四味半夏丸

【方源】（宋）赵佶《圣济总录》卷六十四。

【组成】半夏（生用）四两，白矾（生用）三两，牵牛子（生捣取粉）二两，粉霜（研）半两。

【用法】上药各为末，合研令匀，生姜自然汁煮面糊为丸，如梧桐子大，以丹砂为衣。每服七丸至十丸，食后、临卧温生姜汤送下。

【功用】宽利胸膈。

【主治】膈痰结实，咽喉不利。

四味鹿茸丸

【方源】（清）张璐《张氏医通》卷十三。

【组成】鹿茸（酥炙，另捣成泥）、五味子、当归身各一两，熟地黄二两。

【用法】上为细末，酒和为丸，如梧桐子大。每服四五十丸，空腹温酒送下。

【主治】肝肾督脉皆虚，咳嗽吐血，脉虚无力，上热下寒。

四味排脓散

【方源】（清）刘渊《医学纂要》吉集。

【组成】人参、黄芪、白芷、北五味。

【主治】肺痈吐脓，五心烦热，壅闷咳嗽。

四味如圣汤

【方源】（明）朱橚《普济方》卷六十三。

【组成】桔梗、枳壳、麦门冬、甘草各等分。

【用法】上㕮咀。每服三钱，水一盏半，煎至八分，去滓温服。

【主治】咽喉肿痛。

四味芍药散

【方源】（宋）史堪《史载之方》卷上。

【组成】吴白术、芍药、桔梗、香白芷各等分。

【用法】上为末。每服三钱匕，水一盏，加生姜三片，大枣二个同煎，取八分服。

【功用】温肺。

【主治】肺金之胜，寒中鹜溏，少腹痛，中清，胠胁痛，六脉毛而微，不浮，足泽沉而小击。

四味石钟乳散

【方源】《集验方·卷四》

【组成】钟乳（碎研）、白磐石（炼）、款冬花、桂心（各一分）。

【用法】上四味，捣合下筛，以筒吸之，如大豆许，一匕聚，先食，日三，不知稍增之，数试有验。

【主治】寒冷咳嗽，上气胸满，唾腥脓。

四味汤

【方源】（宋）赵佶《圣济总录》卷一二四。

【组成】半夏（生姜汁没一宿，汤洗，切，焙）、厚朴（去粗皮，生姜汁炙）、陈橘皮（汤浸，去白，焙）各一两，赤茯苓（去黑皮）二两。

【用法】上为粗末。每服三钱匕，水一盏，加生姜一枣大（拍碎），煎至六分，去滓，食后温服。

【主治】咽喉中如有物，咽吐不利。

四物二陈汤

【方源】（明）武之望《济阳纲目》卷七十一。

【组成】当归、川芎、白芍药、熟地（砂仁炒）、陈皮（去白）、半夏、白茯苓、片芩（酒炒）各一钱，薄荷、甘草（炙）各五分。

【用法】上锉。水煎，加竹沥、姜汁、童便服。

【主治】体瘦血虚而痰火兼盛者。

四物附子汤

【方源】（唐）孙思邈《备急千金要方》卷三。

【组成】附子二枚，桂心四两，白术三两，甘草二两。

【主治】风湿相薄，骨节烦疼，四肢拘急，不可屈伸，近之则痛，自汗出而短气，小便不利，恶风不欲去衣，或头面手足时时浮肿。

四物桔梗汤

【方源】（明）万表《万氏家抄济世良方》卷二，名见《古今医统大全》卷四十四。

【组成】当归、芍药、熟地、桔梗、黄柏（炒）、川芎。

【用法】水二盏，煎八分，加竹沥，通口服。

【主治】干咳嗽，痰郁火邪在肺。不得志者有此疾。

四物金沸草散

【方源】（清）李潆《身经通考》卷三。

【组成】金沸草、阿胶、白及、薏苡仁、姜汁、童便、青黛四物汤、地黄膏、牛膝膏。

四物款冬丸

【方源】（唐）王焘《外台秘要》卷三十六引《小品方》。

【组成】款冬花、紫菀各一两半，伏龙肝一分，桂心二分。

【用法】上药治下筛，蜜和如泥。取如枣核大，涂乳头，令儿饮之，一日三次。

【主治】少小咳嗽，昼愈夜甚，初不得息，不能复啼。

【方论选录】《千金方衍义》：咳嗽昼愈夜甚，在少年当责之阴虚，在老人当责之血燥，在小儿当责肺胃虚冷，故用桂心、伏龙肝之辛温实脾，以助款冬、紫菀温肺之力。

四物青黛汤

【方源】（明）秦昌遇《症因脉治》卷二。

【组成】四物汤加青黛。

【用法】同煎，冲竹沥、童便服。

【主治】阴火喘逆。

四物汤

方一

【方源】（唐）王焘《外台秘要》卷三十六引《小品方》。

【组成】桔梗、紫菀各三分，甘草（炙）一分，麦门冬（去心）七分。

【用法】上切。以水一升，煮取六合，去滓，分五服。以愈为度。

【主治】小儿十日以上至五十日，卒得暴咳，吐乳呕逆，昼夜不得息。

方二

【方源】（明）秦昌遇《症因脉治》卷二引王海藏方。

【组成】熟地、白芍药、牡丹皮、当归。

【功用】补血。

【主治】血虚咳嗽；肝阴不足，小便不利。

方三

【方源】（清）李纪方《白喉全生集》。

【组成】生地黄三钱，僵蚕（姜汁炒）、川芎各二钱，白芍、银花各一钱五分，当归、粉草各一钱，青果一粒。

【用法】水煎服。

【主治】白喉虚热，虚阳上浮，白见于关内外，色稍不润，喉内红肿，下午痛甚，口干不渴，舌苔虽黄而滑，小便略赤而长，饮食稍碍，心烦不眠。

方四

【方源】（宋）崔嘉彦《医灯续焰》卷十四。

【组成】贝母（去心）、紫菀（去苗土）、桔梗（炒）各一两，甘草（炙）半两。

【用法】上为末。每服三钱，水一盏，煎五七沸，去滓稍冷服，不拘时候。

【主治】肺痈吐脓，五心烦热，壅闷咳嗽。

四血散

【方源】（明）孙一奎《赤水玄珠》卷七。

【组成】益元散加当归、井泉石。

【主治】衄血、吐血、便血。

四阴煎

方一

【方源】（明）张介宾《景岳全书》卷五十一。

【组成】生地二三钱，麦冬二钱，白芍药二钱，百合二钱，沙参二钱，生甘草一钱，茯苓一钱半。

【用法】水二钟，煎七分，食远服。

【功用】保肺清金。

【主治】阴虚劳损，相火炽盛，津枯烦渴，咳嗽，吐衄，多热。

【方论选录】《成方便读》：生地滋肾水；参、麦养肺阴；白芍之色白微酸，能入肺而助其收敛；百合之甘寒且苦，能益金而兼可清神；茯苓以降其浊痰；甘草以散其虚热。名曰四阴者，取其地四生金也。

方二

【方源】（清）佚名《喉舌备要秘旨》。

【组成】生地一二钱，麦冬二钱，白芍二钱，茯苓钱半，百合二钱，生甘草一钱，沙参二钱。

【功用】保肺清肝。

【主治】阴虚劳损、相火炽盛等证。

四汁膏

方一

【方源】（元）朱震亨《丹溪心法》卷三，名见《古今医统大全》卷五十二。

【组成】黄连末，天花粉末，人乳汁（又云牛乳），藕汁，生地黄汁。

【用法】以后二味汁为膏，入前三味搜和，佐以姜汁和蜜为膏。徐徐留舌上，以白汤少许送下。

【功用】养肺降火生血。

【主治】三消。

【方论选录】《医林纂要探源》：天花粉甘酸微苦，补肺敛气，泄逆宁心，此治上焦气分之热；黄连苦以泻火，此治中焦心脾血分之热；黄连亦入血分，且能厚肠胃；生地黄汁苦寒而浊，以治下焦肾命之火，清其本也；藕汁甘咸涩，敛阴散热，交心肾，济水火；牛乳甘咸，润肠胃，解热结，滋阴血，而引之上行；蜂蜜润燥去热，通利三焦，加姜汁为反佐，以行之。

【备注】《医林纂要探源》本方用法：研黄连、天花粉为末，以二汁及乳调之，加姜汁、蜂蜜少许和服。

方二

【方源】（明）李梴《医学入门》卷三。

【组成】雪梨、甘蔗、泥藕、萝卜、薄荷各等分。

【用法】捣碎滤汁，入铜锅内慢火熬膏。饮之。

【功用】清痰降火，下气止血。

【主治】《东医宝鉴·杂病篇》：咳嗽。

方三

【方源】（清）李文炳《仙拈集》卷一。

【组成】梨汁一钟，姜汁、白蜜各半钟，薄荷（研末）三两。

【用法】和匀，重汤煮十余沸，任意服。

【功用】降痰。

【主治】痰壅盛。

四汁散

【方源】（清）云川道人《绛囊撮要》。

【组成】天花粉一斤。

【用法】用梨汁、姜汁、萝卜汁、竹沥各一钟，次第拌，晒干为末。每服一钱，好茶调下。

【主治】痰火。

四制苍术丸

【方源】（元）萨理弥实《瑞竹堂经验方》卷二。

【组成】苍术（分作四份制：一份用补骨脂、小茴香同炒，一份用川楝子同炒，一份用川椒同炒，一份用青盐同炒）。

【用法】上药同炒毕，余药不用，只用苍术为末，酒糊为丸，如梧桐子大。每服五十丸，空心米饮送下。

【功用】燥脾土，固真养胃。

【主治】痰饮。

四制化痰丸

【方源】（明）万表《万氏家抄济世良方》卷二。

【组成】半夏（分作四份，勿切碎。一份用生姜、黄连各一两，水二碗同煮干，去姜、连；一份用知母、贝母各一两，水二碗同煮干，去二母；一份用人参、杏仁去皮尖各一两，水二碗同煮干，去参、杏；一份用桔梗、桑皮各一两，水二碗同煮干，去桑、桔）一斤。

【用法】拣出半夏，切碎晒干，为末，水糊为丸。每服四五十丸，生姜汤送下。

【主治】①《万氏家抄济世良方》：男妇虚火咳嗽，哮喘吐痰，胸膈饱胀嗳气，一切痰症。②《医略六书》：肥人嗜酒好味，胃口生痰生火，脉数者。

【方论选录】《医略六书》：湿热生痰。滞于胃口，故痞满不消，恶心不止焉。半夏一味，功为燥湿化痰，煮以黄连，清火燥湿，生姜解郁散痰，知母清热润燥，贝母解热清痰，人参扶元益胃气，杏仁降气豁痰涎，桑皮肃金泻湿热，桔梗清咽利胸痞。使湿热消化，则脾胃清和，而痞满无不解，何恶心之不止哉。

四制黄连丸

【方源】（明）江梅授《医经会解》卷八。

【组成】川黄连，去芦一斤（净分作四份，一份人乳汁浸；一份生地黄汁浸；一份童便浸；一份青蒿汁浸）。

【功用】治血热妄行，降火消痰，补阴止嗽，清热解毒。

四制丸

【方源】（明）孙文胤《丹台玉案》卷三。

【组成】半夏（泡，去脐，分作四份。一份生姜、黄连各四两，水二碗，同煮干；一份知母、贝母各四两，水二碗，同煮干；一份人参、杏仁各四两，水二碗，同煮干；一份桔梗、桑皮各四两，水二碗，同煮干）四斤。

【用法】只用制过半夏，切片，晒干，为细末，水法为丸。每服二钱，空心姜汤送下。

【功用】化痰清热。

【主治】阴虚咳嗽。

song

松花膏

【方源】（金）刘完素《黄帝素问宣明论方》卷九。

【组成】防风、干生姜、野菊花、芫花、枸杞子、甘草、苍术、黄精。

【用法】上为末，取黄精根，熬成膏子，和药末为丸，如弹子大。每服细嚼一丸，冷水化下，临卧不吃夜饭，服药一粒。预九月间服。

【功用】宣利一切痰涎。

【主治】劳嗽经久，一切痰涎肺积喘嗽。

【备注】本方方名，据剂型，当作“松

花丸”。

sou

搜饮丸

【方源】（宋）王璆《是斋百一选方》卷五引宇文尚书方。

【组成】木瓜一个，生白矾、半夏曲各等分。

【用法】上将木瓜切顶去瓤，作罐儿状，白矾、半夏曲研为细末，填入木瓜内，以原顶盖定，用麻缕扎缚，于饭甑上炊两次，烂研，以宿蒸饼为丸，如梧桐子大。每服三五十丸，生姜汤送下，不拘时候。

【主治】痰饮。

嗽出臭脓方

【方源】（唐）孙思邈《备急千金要方》卷三。

【组成】烧淡竹沥，煮二十沸。

【主治】小儿、大人咳逆短气，胸中吸吸，呵出涕唾，嗽出臭脓方。

嗽失音方

【方源】（明）熊均《山居便宜方》卷四。

【组成】皂荚（去子）一挺，萝卜（切作片）三枚。

【用法】以水一碗，同煎至半碗服，不过三服，语声就出。

【主治】咳嗽失声，兼治诸般失音。

嗽烟筒

【方源】（元）朱震亨《丹溪心法》卷二。

【组成】佛耳草、款花各二钱，鹅管石、雄黄各半钱。

【用法】上为末。铺艾上，卷起，烧烟吸人口内，细茶汤送下。

【主治】痰嗽久远者。

su

苏沉九宝汤

方一

【方源】（宋）杨士瀛《仁斋直指方论》卷八。

【组成】桑白皮、甘草、大腹皮、麻黄、官桂、薄荷、陈皮、紫苏、杏仁各六分。

【用法】上㕮咀。每服三钱，水盏半，姜三片，乌梅半个，煎六分服。

【主治】老人小儿素有喘疾，遇寒暄不常，发则连绵不已，咳嗽哮吼，夜不得睡。

方二

【方源】（明）吴旻《扶寿精方》。

【组成】紫苏叶五钱，陈皮四钱，桔梗三钱，川芎三钱，白芷三钱，杏仁（去皮尖）三钱，麦门冬三钱，麻黄五钱，茯苓二钱。

【用法】加生姜五片，葱七根，水煎，温服。发遍身大汗即止。

【主治】伤风咳嗽。

方三

【方源】（清）陈复正《幼幼集成》卷三。

【组成】净麻黄、红云皮、南薄荷各五分，青化桂取心、紫苏叶、桑白皮、大腹皮、光杏仁各四分，炙甘草六分。

【用法】生姜三片，水煎，临服加童便少许冲服。

【主治】风寒闭肺而作哮喘。

苏陈九宝丸

【方源】（清）熊应雄《小儿推拿广意》卷下。

【组成】苏叶、杏仁、半夏、桑白皮、陈皮、前胡各一钱，甘草、大腹皮、薄荷、桂枝各七分。

【主治】小儿咳嗽声重，自汗头疼。

苏厄汤

【方源】（明）龚廷贤《寿世保元》卷八。

【组成】桔梗二钱，山豆根一钱，牛蒡子一钱，荆芥穗八分，玄参八分，升麻三分，防风八分，生甘草一钱，竹叶五片。

【用法】水煎频服，外用硼砂一味，噙化咽下。

【功用】降痰消肿。

【主治】小儿喉痹。

苏发散

方一

【方源】（明）徐谦《仁端录》卷十一。

【组成】苏叶、陈皮、半夏、苍术、厚朴、甘草、茯苓、羌活、枳壳、神曲。

【主治】内伤外感兼咳嗽呕吐者。

【备注】原书以本方治上证加生姜。

方二

【方源】（清）顾世澄《疡医大全》卷三十三。

【组成】苏叶、陈皮各一钱，苍术、甘草各七分，厚朴、枳壳各三分。

【用法】加葱为引，水煎服。

【主治】小儿感冒。伤寒伤风，咳嗽流涕。

苏枋饮

【方源】（宋）赵佶《圣济总录》卷一六〇。

【组成】苏枋木（末）二两，荷叶（炙）一枚，芍药一两半，桂（去粗皮）一两，鳖甲（去裙襕，醋炙）一两半。

【用法】上锉，如麻豆大，以水五盏，藕汁一合，同煎取二盏，去滓，入红雪一两，分两次粥食前温服，如人行三五里再服。

【主治】产后血运腹痛，气喘急欲死。

苏风汤

【方源】（清）谈金章《幼科诚书》卷七。

【组成】紫苏、枳壳、小柴胡、陈皮、甘草、葛根、天花粉、麦冬、贝母、桔梗。

【用法】加生姜，水煎服。

【主治】鼻塞、鼾。鼻渊。

苏煎

【方源】（宋）陈直《养老奉亲书》。

【组成】土苏四两，鹿髓三合，生地黄汁一升。

【用法】上相和，微火煎之，如饧即止。空心及食后常含半匙，细咽汁，三两日即愈。

【主治】老人上喘，咳嗽气急，面目浮肿，坐卧不得。

苏桔汤

方一

【方源】（清）陈士铎《辨证录》卷九。

【组成】苏叶、桔梗、甘草各一钱，生地三钱，沙参、白芍各五钱，黄芩、天花粉各二钱，当归三钱，玄参一两。

【用法】水煎服。

【主治】人有日坐于围炉烈火之边，肺金受火之伤，以致汗出不止，久则元气大虚，口渴引饮，发热。

方二

【方源】（清）阎纯玺《胎产心法》卷上。

【组成】天冬（去心）六分，桔梗一钱五分，紫苏、黄芩、贝母（去心）各八分，杏仁（去皮尖）十粒，陈皮、知母、甘草各四分。

【用法】水煎服。

【主治】孕妇风寒咳嗽。

苏木汤

【方源】（清）沈金鳌《妇科玉尺》卷四。

【组成】苏木、人参、麦冬。

【主治】产后气喘。

苏前汤

【方源】（清）王维德《外科证治全生集》卷四。

【组成】苏子、前胡、赤芍各二钱，甘草、桔梗各一钱，玄参、连翘、浙贝母各一钱半。

【用法】水煎服。

【主治】缠喉风，并治一切喉症。

苏羌饮

【方源】（清）刘奎《松峰说疫》卷二。

【组成】紫苏三钱，羌活二钱，防风一钱，陈皮一钱，淡豉二钱，葱白数段。

【用法】水煎服，不应再服。初觉，速服必愈，迟则生变。

【主治】四时寒疫，头痛身痛，身热脊强，恶寒拘急，无汗，或则往来寒热，气壅痰喘，咳嗽胸痛，鼻塞声重，涕唾稠黏，咽痛齿痛。

【方论选录】此足太阳药也。紫苏温中达表，解散风寒；羌活直入本经，治太阳诸症。淡豉解肌发汗，兼治疫瘴；防风能防御外风，随所引而至；陈皮利气而寒郁易解；姜可驱邪，葱能发汗，辅佐诸药，以成厥功。四时风寒，皆能治疗，甚毋以药味平浅而忽之，惟不治瘟疫。

【备注】本方组成，据原书方论当有生姜。

苏葶定喘丸

【方源】（清）吴谦《医宗金鉴》卷三十。

【组成】苦葶苈子（研泥）、南苏子（研泥）各等分。

【用法】合均，用枣肉为小丸，阴干，瓷罐盛之，恐渗去油性，减去药力。每服三钱，于夜三更时白汤送下，以利四五次为度，利多则减服之，利少则加服之。次日身软，则隔一日，或隔二日服之。形气弱者，先减半服之，俟可渐加。

【功用】泻饮降逆。

【主治】饮停上焦攻肺，喘满不得卧，面身水肿，小便不利者。

苏葶滚痰丸

【方源】（清）吴谦《医宗金鉴》卷五十三。

【组成】苏子（炒）一两，苦葶苈（微炒）一两，大黄（酒蒸一次）四两，沉香五钱，黄芩四两，青礞石（火锻如金为度）五钱。

【用法】上为末，水为丸。量儿虚实服之，生姜汤送下。

【主治】小儿食积咳嗽，便秘者；小儿痰饮喘急，其音如潮响，声如拽锯者；小儿燥痰，痰多燥黏，气逆喘咳，夜卧不宁，面赤口干，小便黄赤。

苏香散

【方源】（宋）刘昉《幼幼新书》卷十六引《王氏手集方》。

【组成】紫苏、半夏（汤洗）、知母、贝母、人参、款冬花、五味子、桑白皮各半两，厚朴（炙，炒）、甘草（炙）各二钱。

【用法】上为细末。每服一钱，米饮调下，不拘时候。

【主治】小儿咳嗽。

苏香汤

【方源】（宋）佚名《小儿卫生总微论方》卷十四。

【组成】紫苏叶（去土）、木香、人参（去芦）各半两，五味子（去枝梗）、甘草、陈皮各半两。

【用法】上为细末。每服半钱，生姜自然汁少许，荆芥汤调下，不拘时侯。

【功用】消痰滞。

【主治】小儿肺壅咳嗽。

苏杏二陈汤

【方源】（清）陈歧《医学传灯》卷上。

【组成】陈皮、半夏、白茯苓、甘草、枳壳、桔梗、紫苏、杏仁、金沸草、桑皮。

【用法】水煎服。

【功用】顺气化痰。

【主治】伤风咳嗽，痰伏于肺胃之间，胶黏固结。

苏杏汤

【方源】（清）黄镐京《镐京直指医方》。

【组成】苏叶一钱半，荆芥二钱，仙半夏二钱，杏仁二钱，防风一钱半，广郁金二钱，橘红一钱，前胡一钱五，桔梗一钱。

【主治】风寒咳嗽，鼻流清涕，头疼发热恶寒，邪感于肺。

苏杏饮

【方源】（明）王大纶《婴童类萃》中卷。

【组成】杏仁、紫苏各一钱，大腹皮、五味、紫菀、甘草、陈皮、麻黄、桑皮、阿胶、桔梗各七分。

【用法】生姜三片，水煎。

【主治】上气喘嗽，面目浮肿。

苏杏粥

【方源】（朝鲜）康命吉《济众新编》卷七。

【组成】苏子（水沉去浮者，净洗，炒）、真荏子（有热则生用，有寒则炒用）、杏仁（泡，去皮尖，水沉去毒）各等分。

【用法】以水细磨下筛，取汁煮，入米泔心成粥，和蜜用。

【功用】调中下气。利大小便，润心肺，消痰气，益五脏，宁肺气，行风气，滑肠胃，通血脉，润肌肤。

【主治】上气咳逆，咳嗽喘急，霍乱反胃。

苏叶解斑汤

【方源】（清）陈士铎《辨证录》卷十。

【组成】苏叶三钱，生地三钱，麦冬五钱，甘草一钱，桔梗二钱，升麻一钱，贝母二钱，当归五钱。

【用法】水煎服，二剂愈。

【主治】肺火之郁，满身发斑，非大块之红赤，不过细小之斑，密密排列，斑上皮肤时而作痒，时而作痛。

苏叶橘甘桔汤

【方源】（清）黄元御《四圣心源》卷五。

【组成】苏叶三钱，甘草二钱，桔梗三钱，杏仁三钱，茯苓三钱，贝母三钱，橘皮三钱，生姜三钱。

【用法】水煎大半杯，温服。

【主治】肺痈。

苏叶破结汤

【方源】（清）陈士铎《辨证录》卷四。

【组成】白芍、茯苓各五钱，半夏二钱，苏叶三钱，甘草一钱，枳壳五分。

【用法】水煎服。一剂气通痰清矣，二剂痊愈。

【主治】内伤外感兼而成喘，七情气郁，结滞痰涎，或如破絮，或如梅核，咯之不出，咽之不下，痞满壅盛，上气喘急。

苏游凤髓汤

【方源】（清）喻昌《喻选古方试验》。

【组成】松子仁二两，胡桃肉二两，研膏，和蜜半两。

【用法】食后沸汤点服二钱。

苏子导痰降气汤

【方源】（朝鲜）许浚《东医宝鉴·杂病篇》卷五引《必用》。

【组成】苏子二钱，半夏、当归各一钱半，南星、陈皮各一钱，前胡、厚朴、枳实、赤茯苓各七分，甘草五分。

【用法】上锉。加生姜三片，大枣二个，水煎服。

【主治】①《东医宝鉴·杂病篇》引《必用》：痰喘上气。②《仁术便览》：寒痰气结，痞闷不通。

苏子定喘丸

【方源】（明）吴球《活人心统》卷一。

【组成】苏子（炒）一两，杏仁（去皮尖，炒）一两，枯矾五分，半夏一两，枳壳（炒）七分，桑白皮一两，甘草二分。

【用法】上为末，粥为丸，如梧桐子大。每服五十丸，淡姜汤或紫苏汤送下。

【主治】咳喘。

苏子瓜蒌汤

【方源】（清）怀抱奇《古今医彻》卷二。

【组成】苏子（研）、桑白皮（蜜炒）、川贝母（去心，研）、瓜蒌霜各一钱，杜仲（盐水炒）一钱，茯苓一钱，广皮一钱，前胡一钱，桔梗一钱，甘草（炙）三分。

【用法】加生姜一片，水煎服。

【主治】痰火发喘。

苏子煎

【方源】（唐）王焘《外台秘要》卷十引《深师方》。

【组成】苏子二升，生姜（汁）二升，白蜜二升，生地黄（汁）二升，杏仁二升。

【用法】上捣苏子，以地黄、姜汁浇之，绢绞取汁，更捣，以汁浇复绞，如此六七过，令味尽，去滓，熬杏仁令黄黑，捣令如脂。又以向汁浇之，绢绞取汁，往来六七过，令味尽，去滓，纳蜜和，置铜器中，于重汤中煎之，令如饴，煎成。每服方寸匕，日三次，夜一次。

【主治】上气咳嗽。

【方论选录】《千金方衍义》：咳嗽日久而客邪未除，蕴化为热，故用姜汁散邪，地黄滋肾，且制入苏子顺气味中，更以杏仁熬黑，如大陷胸丸中法，专涤胸中宿垢，纳蜜熬煎，如饴，缓行搜逐而无骤伤中气之患。

苏子降喘汤

【方源】（清）李用粹《证治汇补》卷五。

【组成】苏子（炒，捣碎）、杏仁、桑皮、前胡、橘皮、半夏、桔梗各一钱，甘草四分。

【用法】水煎服。

【主治】喘病。

苏子降气汤

方一

【方源】（宋）陈师文《太平惠民和剂局方》卷三。

【组成】紫苏子、半夏（汤洗七次）各二两半，川当归（去芦）二两半，甘草二两，前胡（去芦）、厚朴（去粗皮，姜汁拌炒）各一两，肉桂（去皮）一两半。（一本有陈皮去白，一两半）

【用法】上为细末。每服二大钱，水一盏半，入生姜二片，枣子一个，紫苏五叶，同煎至八分，去滓热服，不拘时候。

【功用】常服清神顺气，和五脏，行滞气，进饮食，去湿气。

【主治】男女虚阳上攻，气不升降，上盛下虚，膈壅痰多，咽喉不利，咳嗽，虚烦引饮，头目昏眩，腰疼脚弱，肢体倦怠，腹肚疒刺，冷热气泻，大便风秘，涩滞不通，肢体浮肿，有妨饮食。

方二

【方源】（宋）窦汉卿《疮疡经验全书》卷一。

【组成】前胡、苏子（真者）、半夏（姜汁拌晒）、陈皮、厚朴、甘草、桔梗、黄芩、防风、枳壳各一钱，肉桂二分。

【用法】加生姜三片，水煎服。

【主治】弄舌喉风。

方三

【方源】（宋）窦汉卿《疮疡经验全书》卷一。

【组成】苏子、前胡、厚朴、甘草、陈皮、半夏、黄芪、人参、五加皮、干姜、肉桂、桔梗、当归、羌活、麦冬、连翘。

【主治】缠喉风，热毒积于脾家，病人愈后口中实，腹中绞痛者。

方四

【方源】（明）孙志宏《简明医彀》卷四。

【组成】真苏子三钱，陈皮、厚朴、前胡各二钱，肉桂、半夏（制）、当归、南星各一钱，甘草五分。

【用法】加生姜三片，大枣一个，水煎服。

【主治】虚阳上攻，气不升降，上盛下虚，痰壅喘嗽。

方五

【方源】（明）王肯堂《证治准绳·类方》卷二。

【组成】紫苏子（炒）、半夏（汤泡）各二钱半，前胡（去芦）、甘草（炙）、厚朴（去皮，姜制炒）、陈皮（去白）各一钱，川当归（去芦）一钱半，沉香七分。

【用法】水二钟，加生姜三片，煎至一钟，不拘时候服。

【主治】上盛下虚，气滞痰壅，咳嗽，喘急，头痛，胃脘痛。①《证治准绳·类方》：虚阳上攻，气不升降，上盛下虚，痰涎壅盛，胸膈噎塞，并久年肺气。②《症因脉治》：内伤胃脘痛，气滞而痛者，脉沉。③《嵩崖尊生全书》：怒气头痛。④《杂病源流犀烛》：气嗽，七气积伤成咳，上气喘急，痰涎凝结，或如败絮，或如梅核，其脉浮洪滑数。气厥，暴怒伤阴，四肢冰冷，卒然而仆，口出冷气，其脉必浮。气秘。气滞痢。⑤《医醇賸义》：呕血。⑥《医学金针》：吐泻。

【方论选录】《血证论》：气即水也，水凝则为痰，水泛则为饮，痰饮留滞，则气阻而为喘咳。苏子、生姜、半夏、前胡、陈皮宣除痰饮，痰饮去而气自顺矣。然气以血为家，喘则流荡而忘返，故用当归以补血；喘则气急，故用甘草以缓其急；出气者肺也，纳气者肾也，故用沉香之纳气入肾，或肉桂之引火归元为引导。

方六

【方源】（明）张浩《仁术便览》卷二。

【组成】苏子一钱五分，厚朴、陈皮、半夏、官桂、前胡各一钱，甘草五分。

【用法】水一钟半，加生姜三片煎服。

【主治】虚阳上攻，气不升降，上盛下虚，痰涎壅盛。

方七

【方源】（清）沈金鳌《杂病源流犀烛》卷一。

【组成】橘红、半夏、当归、前胡、厚朴各一钱，炙甘草、沉香各五分。

【用法】加姜。

【主治】气嗽。

方八

【方源】（清）何镇《何氏济生论》卷二。

【组成】川芎（去头）、甘草（炙）、前胡（去芦）、厚朴（姜制）、肉桂各五分，苏子（研）、半夏一钱，陈皮七分。

【用法】加生姜三片，大枣一个，水煎，不拘时候服。

【主治】逆气，气不升降，痰涎壅塞，气满气痛等证。

方九

【方源】（清）李纪方《白喉全生集》。

【组成】当归、前胡、法夏（姜汁炒，捣碎）各二钱，茯苓、僵蚕各三钱，陈皮、水竹茹、厚朴（姜汁炒）、苏子、粉草各一钱，蝉蜕（去头翅足）九只，肉桂（去皮，蒸兑）五分，生姜三片。

【用法】水煎服。

【主治】白喉寒热错杂，脉见下虚上实。

苏子降气汤加减

【方源】（清）唐宗海《医学见能》卷二。

【组成】苏子二钱，半夏一钱，当归二钱，陈皮二钱，生姜二钱，厚朴一钱，沉香一钱，前胡三钱，柴胡二钱，甘草一钱。

【主治】气紧喘促，鼻塞声音不利者，风寒闭肺窍也。

苏子利喉汤

【方源】（清）许克昌《外科证治全书》卷二。

【组成】苏子、前胡、赤芍各二钱，甘草、桔梗各一钱，玄参、连翘、浙贝各一钱五分。

【用法】水煎，温服。宜先服苏子利喉汤一剂，接后服黄连清喉饮，外吹珍珠散即愈。

【主治】喉痈，喉间红肿疼痛，无别形状。

苏子六安散

【方源】（清）刘鸿恩《医门八法》卷二。

【组成】陈皮二钱，法夏（研）二钱，茯苓二钱，甘草一钱，苏子（炒，研）二钱，杏仁泥二钱，白芥子（炒，研）二钱。

【用法】加生姜三片为引。

【主治】喘促因寒者。

苏子散

【方源】（明）兰茂《医门擥要》。

【组成】苏子一钱，八达杏仁（去皮尖）一两。

【主治】小儿久咳嗽，喉内痰声如扯锯，服药不效，老年人咳嗽吼喘者。

苏子汤

方一

【方源】（唐）王焘《外台秘要》卷九引《深师方》。

【组成】苏子一升，干姜三两，半夏（洗）四两，桂心、人参各一两，橘皮、茯苓各三两，甘草（炙）一两。

【用法】上切。以水八升，煮取二升半，分为三服。

【主治】咳嗽，气上迫满，或气不通，烦闷喘呕。

方二

【方源】（唐）王焘《外台秘要》卷十引《古今录验》。

【组成】苏子一升，五味子五合，麻黄（去节）、细辛、紫菀、黄芩、甘草（炙）各二两，人参、桂心、当归各一两，半夏（洗）三两，生姜五两。

【用法】上切。以水九升，煮取三升，分二服。

【主治】上气兼咳。

方三

【方源】（唐）王焘《外台秘要》卷十引《深师方》。

【组成】苏子一升，大枣三十个，半夏（洗）三两，橘皮、生姜、桂心各一两，蜀椒（汗）二分。

【用法】上切。以水七升，煮取二升，分三服。

【主治】上气抢心胸，奄奄不得息，腹中胀满，食辄吐。

方四

【方源】（明）孙志宏《简明医彀》卷三。

【组成】紫苏子一两，大腹皮、草果、半夏、厚朴、木香、陈皮、木通、白术、枳实、人参、甘草各五钱。

【用法】每服五钱，水一盏半，加生姜三片，大枣一个，煎七分服。

【主治】忧思过度，致伤心脾，腹胀喘促，呕逆肠鸣，二便不利。

方五

【方源】（清）鲍相璈《验方新编》

卷一。

【组成】苏子、前胡、赤芍各二钱，桔梗、甘草各一钱，玄参、连翘、浙贝各一钱五分。

【用法】水煎服。

【主治】风火锁喉、缠喉、乳蛾。

方六

【方源】（清）梁廉夫《不知医必要》卷一。

【组成】陈皮、茯苓、前胡、半夏（制）各一钱五分，苏子七分，杏仁（杵）二钱，甘草六分。

【用法】加生姜三片，水煎服。

【主治】外感咳嗽。

苏子杏仁汤

方一

【方源】（明）秦昌遇《症因脉治》卷二。

【组成】苏子、杏仁、桔梗、枳壳、防风、半夏、瓜蒌霜。

【主治】伤风痰结肺管，咳嗽不止。

方二

【方源】（明）秦昌遇《症因脉治》卷三。

【组成】苏子、杏仁、半夏、瓜蒌仁、枳壳、桔梗。

【用法】痰壅肺窍不得卧。

方三

【方源】（清）梁廉夫《不知医必要》卷一。

【组成】苏子六分，陈皮、半夏（制）、桑白皮（蜜炙）各一钱五分，桔梗一钱，杏仁（杵）二钱，炙草五分。

【用法】加生姜二片，水煎服。加萝卜子一钱更验。

【主治】上气喘急不得卧。

苏子饮

【方源】（民国）吴克潜《儿科要略》第六章。

【组成】苏子三钱，姜汁制竹沥一两，法半夏、沉香、厚朴各一钱。

【主治】素有哮证，遇风寒则发。

苏子粥

【方源】（宋）唐慎微《证类本草》卷二十八引《药性论》，名见《古今医统大全》卷八十七。

【组成】苏子。

【用法】上研汁，煮粥。

【功用】养胃、下气、润肠。《长寿药粥谱》：止咳平喘，养胃润肠。

【主治】①《古今医统大全》：老人上气喘逆，脚气不能履。

【备注】《古今医统大全》：本方用紫苏子一两，粳白米四合。煮作粥，临熟时下苏子汁调之，空心服。

苏子竹茹汤

【方源】（清）沈金鳌《杂病源流犀烛》卷六。

【组成】苏子、竹茹、橘皮、桔梗、甘草。

【主治】喘气不寐。

酥蜜膏

【方源】（宋）张锐《鸡峰普济方》卷十一。

【组成】生地黄汁八合，黑饧、白蜜、白糖各三合，生姜汁一合，酥、川升麻、鹿角胶、杏仁各三两。

【用法】上于银器中以慢火煎，搅勿住手，候稀稠得所，以不津器盛之。每含一茶匙，咽津，不拘时候。

【主治】肺脏虚热，咳嗽，咽干痛，唾脓血。

酥蜜膏酒

【方源】（唐）王焘《外台秘要》卷十引《删繁方》。

【组成】酥、崖蜜、饴糖、生姜汁、生百部汁、大枣肉（研为脂）、杏仁（去皮尖，研）各一升，柑皮（末）五具。

【用法】上合和，微火煎，常搅，三上三下约一炊久，俟姜汁及百部汁各减半则停。以温酒一升送服方寸匕，细细咽之。日二夜一。

【功用】止气嗽，通声。

【主治】①《外台秘要》引《删繁方》：肺虚寒，厉风所伤，声音嘶哑，气息喘惫，咳唾。②《张氏医通》：寒郁热邪，声音不出。

【方论选录】《千金方衍义》：肺窍为风寒所袭而致喘咳上气，语声嘶塞。故用姜汁、杏仁、柑皮、百部温散肺络之结，胶饴、枣肉、乳酥、崖蜜通行脾肺之津，津回燥润，津自复矣。

【备注】方中酥至杏仁用量原缺，据《备急千金要方》补。

酥蜜粥

【方源】（明）李时珍《本草纲目》卷二十五。

【组成】酥油、蜂蜜、粳米。

【功用】养心肺。

【主治】体弱羸瘦，虚劳低热，肺痿肺燥，咳嗽咯血，皮肤枯槁粗糙，大便干结。

酥蒜煎

方一

【方源】（宋）赵佶《圣济总录》卷六十七。

【组成】酥半升，蒜（去皮）三颗。

【用法】上先以酥煎蒜，令蒜色黄，去蒜别入生姜汁拌和，同煎使熟。每服半合，空腹温服，每日三次。

【主治】上气。

方二

【方源】（清）程林《圣济总录纂要》卷七。

【组成】酥半斤，大蒜三枚。

【主治】上气喘急。

肃肺生化汤

【方源】（清）王清源《医方简义》卷六。

【组成】炒焦生地五钱，当归四钱，川芎二钱，桃仁一钱，炮姜五分，炙甘草五分，橘白一钱，桔梗（炒）一钱，益母草三钱。

【用法】用藕一斤，煎汤代水煎药，白蜜三匙，姜汁一匙，冲入，内服。

【主治】产后七日内咳嗽者。

suan

蒜饼子

【方源】（明）张四维《医门秘旨》卷六。

【组成】大蒜去壳。

【主治】鼻衄。

sun

孙茂筠方

【方源】（清）尤乘《尤氏喉科秘书》。

【组成】百药（煎）、瓜蒂（略焙脆研）、白丹、鹿角霜、牙皂（略焙，研）、蒲黄、灯草灰、常山、硝石与蒲黄（同研）、硼砂、甘草约薄荷十分之一、薄荷、甘草（同研 炒灰）、冰片。

【用法】共十四味，先将百药煎为末，次入白丹，约百药煎二分，白丹一分。次入薄荷，约与上味各半，每薄荷入甘草十分之一同研。以上四味，另贮一器。又可蜜调。

【功用】消痰。

【主治】咳嗽、肺痈。

孙真人红枣丹

【方源】（清）吴师机《理瀹骈文》

【组成】巴豆霜、杜蟾酥、当门麝、冰

片各一钱，山豆根五分，硼砂、老姜粉各二分。

【用法】红枣去蒂装药。塞鼻，即闭口目，避风，嚏出浓血后，银花、甘草煎浓汤漱之，治喉蛾，塞蛾一边；喉风，男左女右，周时方可拔出。

【主治】喉风，喉痹，双单乳蛾。

孙真人活命神丹

【方源】（清）窦氏原本，朱翔宇嗣辑《喉症全科紫珍集》卷上。

【组成】麝香一钱，硼砂（净末）三分，冰片一钱，山豆根（净末）五分，蟾酥（不见火，晒干，净末）一钱，老生姜（取汁澄粉）三分，新江子仁（去净油）一钱，大干地龙（去泥）二条。

【用法】上为极细末，合匀，瓷瓶收贮，蜡口封固。临时用小红枣一枚，去蒂去核，取核只开近蒂半截，免走药性，入药黄豆大，将枣开蒂孔一头，塞入鼻中，令病人闭口目，避风少顷，即能得涎嚏或出脓，以银花甘草汤漱之，喉中便觉通快，候鼻内热时，即将药枣拿去。病甚者，再换药枣一枚。凡左蛾塞左，右蛾塞右，双蛾左右先后塞之，唯喉风喉痹，男左女右塞之。

【主治】喉风，喉痹，双单喉峨。

suo

锁匙散

【方源】（清）郑西园《喉科秘钥》卷上。

【组成】梅片二分五厘，焰硝（要枪消，煅乃佳）一两五钱。

【用法】上为细末。吹之。

【主治】喉证，双乳蛾。

T

ta

塌气散

【方源】（元）许国桢《御药院方》卷四。

【组成】茴香（炒）、枳壳（麸炒，去白）、茯苓、人参、干姜各一两，陈皮（去白）、青皮（去白）各二两，甘草（炙）、苍术、良姜各半两，丁香一钱半。

【用法】上件为粗末。每服三钱，水一盏，入生姜五片，煎至七分，去滓稍热服，不拘时候。

【主治】中脘痞滞，心腹坚胀，胁下紧硬，喘满短气，噫息不通，呕吐痰水，大便不调。

塌气丸

【方源】（元）李仲南《永类钤方》卷二十一。

【组成】丁香、胡椒（炒）各一分，萝卜子（炒），白牵牛（生）各二分。

【用法】上为末，糊为丸，如小豆大。三岁三十丸，米汤送下。

【主治】小儿疮气，腹胀喘急，面目浮肿。

獭肝丸

方一

【方源】（宋）王怀隐《太平圣惠方》卷十四。

【组成】獭肝（微炒）半两，鳖甲（涂酥，炙令黄，去裙襕）三分，知母半两，桔梗（去芦头）半两，旋覆花半两，川大黄（锉碎，微炒）三分，柴胡（去苗）三分，槟榔半两，赤茯苓半两，枳壳（麸炒微黄，去瓤）三分，赤芍药半两，秦艽（去苗）半两。

【用法】上为末，炼蜜为丸，如梧桐子大。每服二十丸，以粥饮送下，不拘时候。

【主治】伤寒后肺痿劳嗽。涕唾稠黏，日晚即发寒热，面色或赤，心肋妨满。

方二

【方源】（宋）王怀隐《太平圣惠方》卷三十一。

【组成】獭肝（炙令黄）三分，真珠米三分，槟榔三分，旋覆花半两，茯神三分，贝母（煨微黄）三分，柴胡（去苗）一两，龙胆（去芦头）三分，黄连（去须）三分，赤芍药三分，川大黄（锉，微炒，碎）三分。

【用法】上为末，炼蜜为丸，如梧桐子大。每服三十丸，食后以温水送下。

【主治】骨蒸劳热，咳嗽上气，痰喘，寒热，四肢瘦弱。

【备注】《普济方》无大黄。

tai

苔必纳饼儿

【方源】（元）忽思慧《饮膳正要》卷二。

【组成】苔必纳（为末，即草龙胆）二钱，新罗参（去芦，为末）一两二钱，白纳（研）八五两。

【用法】上件，用赤赤哈纳即北地酸角儿熬成膏，和药末为剂，印作饼儿，每用一饼，徐徐噙化。

【功用】清头目，利咽膈，生津止渴，治嗽。

胎发散

【方源】（明）万表《万氏家抄济世良方》卷三。

【组成】胎发（煅灰存性）一钱，硼砂（煅过）七分，胆矾三分。

【用法】上为极细末，以棉花裹著头，沾米醋，拈药末点疮上过宿；次日用射干磨米醋漱过，再点，如此点过二三次。疮愈后，尚未除根，常以逼麝叶捣汁漱之，以茶柏散吹之。或用黄花地丁煎汤，或用金星草捣汁，或用吉祥草根捣汁漱俱可。

【主治】诸般喉症。

胎前咳嗽

【方源】（宋）陈师文《太平惠民和剂局方》卷四。

【组成】地骨皮、人参（去芦）、阿胶（麸炒）、杏仁（去皮尖，麸炒）、桑白皮（去粗皮）、知母、乌梅（去核）、甘草（炙）、罂粟壳（去盖，蜜炙）各等分。

【用法】上为粗散。每服三钱，水一盏半，加乌梅、枣子各一个，同煎至一盏，滤去滓，食后、临卧温服。两滓留并煎作一服。

【主治】肺胃虚寒，咳嗽喘急，胸膈噎闷，腹胁胀满，迫塞短气，喜欲饮冷，咽噫隐痛；及疗肺痿劳嗽，唾血腥臭，干呕烦热，声音不出，肌肉消瘦，倦怠减食。

【备注】《世医得效方》有桔梗。主治肺胃虚寒，《仁术便览》作“肺胃虚热”。

太白丹

方一

【方源】（宋）陈言《三因极一病证方论》卷十二。

【组成】通明白矾（枯）、成炼钟乳、寒水石（煅，水飞过）各等分。

【用法】上为末，炊饼糊为丸，如鸡头子大。每服一丸，先嚼生姜、胡桃各一片，令细，吸太阳气和药咽，仍用茶清或温酒送下。

【主治】肺感寒发热，咳嗽无度。

方二

【方源】（宋）窦材《扁鹊心书·神方》。

【组成】枯矾（煨）、寒水石（煅）、元精石（煅）各四两，半夏（制）、天虫（炒去丝）、天南星（制）、白附子各二两。

【用法】上为末，面糊为丸，如梧桐子大。每服三十丸，食后姜汤送下。

【功用】化痰涎。

【主治】咳嗽痰涎。

太白丸

方一

【方源】（元）许国桢《御药院方》卷一。

【组成】天麻、川芎各一两半，附子（炮去皮脐）、细辛（去苗叶）各二两，天南星二两，白附子五两，半夏（洗煮焙干）一十五两，蝎稍（炒）一两，寒水石烧熟五十两，白僵蚕（炒）三两，人参半两，阿胶（炙令熟燥）三分。

【用法】上件一十二味同捣罗为末，水面糊为丸，如梧桐子大。每服三十丸，生姜汤下，不拘时候。

【主治】诸风头旋，额角偏痛，肢体拘倦，痰盛气壅，鼻塞声重，咽膈不利，清爽神志，解利四时邪气。

方二

【方源】（宋）赵佶《圣济总录》卷六十五。

【组成】石灰一两，蛤粉四钱。

【用法】上为细末，汤浸蒸饼为丸，如豌豆大，焙干。每服三十丸，温韭汁送下；小儿每服七丸至十丸，早晚食后、临卧服。

【主治】大人小儿暴嗽。

太仓公蜂房散

【方源】（清）陈士铎《洞天奥旨》卷十六。

【组成】露蜂房（烧灰）一分，冰片二厘，白僵蚕一条，乳香二分。

【用法】上为细末。吹喉。

【主治】喉痹肿痛。

太傅白膏

【方源】（唐）孙思邈《备急千金要方》卷七。

【组成】蜀椒一升，附子三两，升麻（切）一升，巴豆、川芎各三十铢，杏仁五合，狸骨、细辛各一两半，白芷半两，甘草二两，白术六两（一方用当归三两）。

【用法】上㕮咀，苦酒淹渍一宿。以猪脂四斤，微火煎之。先削附子一枚，以绳系著膏中，候色黄膏成，去滓。伤寒心腹积聚，诸风肿疾，颈项腰脊强，偏枯不仁，皆摩之，每日一次；痈肿恶疮，鼠瘘瘰疬，炙手摩之；耳聋，取如大豆，灌之；目痛炙，緲缥白瞖如珠当瞳子，视无所见，取如穄米，敷白上，令其人自以手掩之，须臾即愈，便以水洗，视如平复，且勿当风，三十日后乃可行；鼻中痛，取如大豆纳鼻中，并以摩之；龋齿痛，以绵裹如大豆，着痛齿上，咋之；中风，面目鼻口祸僻，以摩之；若晨夜行，辟霜雾，眉睫落，数数以铁浆洗，用膏摩之。

【主治】伤寒咽喉不利，头项强痛；腰脊两脚疼，有风痹湿肿难屈伸，不能行步；若风头眩，鼻塞；有附息肉生疮，身体隐疹风瘙，鼠漏瘰疬，诸疽恶疮，马鞍牛领肿疮；及久寒结坚在心，腹痛胸痹，烦满不得眠，饮食咳逆上气，往来寒热；妇人产后余疾，耳目鼻口诸疾。

太和散

【方源】（清）景日昣《嵩崖尊生全书》卷十五。

【组成】紫苏、陈皮、香附、羌活、枳壳、苍术、厚朴、山楂、神曲、麦芽、炙草各等分。

【主治】小儿感冒、伤食相并。

太和丸

【方源】（明）龚廷贤《寿世保元》卷八。

【组成】紫苏、陈皮、香附、羌活、苍术、川芎、枳壳、山楂、神曲（炒）、麦芽（炒）、甘草（炙）。

【用法】加生姜三片，水煎，温服。

【主治】小儿内伤乳食，呕吐腹痛；外感风寒，头痛发热。

【备注】本方用法与方名不符。《奇方类编》本方用法：蜜丸，芡实大，每服一丸。

太极丹

【方源】（清）何镇《何氏济生论》卷二。

【组成】五倍子不拘多少。

【用法】打碎去虫，煮白元米，如下酱法，干则再添，晒至如面筋状，或切薄片，或研细为丸。每噙少许。

【功用】生津止渴，宁嗽。

【主治】咳嗽。

太平膏

【方源】（清）林开燧《活人方》卷二。

【组成】紫菀茸四两，款冬花三两，杏仁霜三两，知母二两，川贝母二两，茜根二两，薄荷末二两，百药煎一两，粉草一两，海粉（飞净）一两，诃子肉五钱，嫩儿茶五钱。

【用法】上为极细末，炼白蜜搅和。不拘时噙化。

【主治】妇壮火炎上，消烁肺金，气失清化，致干咳烦嗽，痰红，咯血、呕血、吐血，咽痛喉哑，喉癣、喉痹，梅核、肺痿者。

【方论选录】此药散结热以止痛，生津液以润枯燥，顺气清痰以治咳嗽，便于噙化而无伐胃伤脾之患。

太平丸

方一

【方源】（明）孙一奎《赤水玄珠》第十卷。

【组成】天冬、麦冬、知母、贝母、款冬花、杏仁各二钱，当归、生地、黄连、阿胶（炒）各一两半，蒲黄、京墨、桔梗、薄荷各一两，白蜜四两，麝香少许（一方有熟地黄）。

【用法】上炼蜜和丸，如弹子大。食后浓煎薄荷汤，先灌漱喉中，细嚼一丸，津唾送下，上床时再服一丸。如痰盛，先用饴糖拌清化丸一百丸送下，后即噙嚼此丸，仰面睡，从其流入肺窍。

【主治】劳症咳嗽日久，肺痿肺痈，并宜噙服。

方二

【方源】（明）李梴《医学入门》卷六。

【组成】天门冬、麦门冬、知母、贝母、款冬花、杏仁各二两，当归、生地、熟地、黄连、阿胶各一两半，蒲黄、京墨、桔梗、薄荷各一两，麝香少许。

【用法】为末，蜜丸弹子大。食后细嚼一丸，薄荷煎汤缓缓化下，临卧再服一丸。

【功效】止久嗽，润肺。

【主治】肺痈、肺痿。

太上五神茶

【方源】（清）李文炳《仙拈集》卷四引程氏方。

【组成】陈细六安茶一斤，山楂（蒸熟）、麦芽、紫苏叶、陈皮、厚朴、干姜（俱炒）各四两。

【用法】上为末，瓷器收贮，置高燥处。大人每服三钱，小儿一钱。感冒风寒，葱、姜汤下；内伤，姜汤下；水泻痢疾，加姜水煎，露一宿，次早空心温服。

【主治】伤风咳嗽，发热头疼，伤食吐泻。

太素丹

【方源】（宋）王璆《是斋百一选方》卷一引周彦广方。

【组成】炼成钟乳粉一两，真阳起石

（新瓦上用熟火煅过，通红为度，去火候冷，研极细）二钱。

【用法】上为末，用糯米棕子尖拌和为丸，如鸡子大。临和时入白石脂一钱，须大盘子不住手转。候八九分坚硬，阴干，用新粗布以滑石末出光。每服两丸至三丸，空心人参汤或陈米饮送下。

【功用】《普济方》：益阳退阴。

【主治】①《是斋百一选方》：停寒肺虚，痰实喘急，咳嗽经久，痰中有血；及气虚感冷，脏腑滑泄，脾胃羸弱，不进饮食。②《普济方》引《余居士选奇方》：虚损痼冷，吐泻暴脱，伤寒阴证，手足厥冷。

太玄丹

【方源】（清）陈大缙《蕙怡堂经验方》卷一。

【组成】白犀角、山慈菇、玄明粉、麻黄（去节）、血竭、甘草、黄连（各末）各一钱，雄黄三分。

【用法】上为极细末，姜汁拌湿，乌金纸包，外用红枣肉捣如泥，包半指厚，作二团，入砂罐内，又用盐泥固之，上下加火。俟烟将尽，离火少顷，取出，去枣肉，每药一钱，加冰片二分半，麝一分，研极细末，并瓷瓶收贮，黄腊塞口。每用蘸麻油点药入眼，重者吹鼻。

【主治】伤寒外感，瘟疫痈毒，哮喘，冷气攻心，乳吹，兼治痘疹初起。

太一丹

【方源】（宋）杨倓《杨氏家藏方》卷三。

【组成】天南星（桂，炒赤，勿令焦）四两，石膏四两，干葛（取粉）三两半，前胡二两，川芎二两一分，白僵蚕（炒，去丝嘴）、白附子（炮）、防风（去芦头）各一两。

【用法】上为细末，用生姜自然汁煮面糊为丸，每一两作十丸，阴干。每服一丸，细嚼，用葱白、薄荷、清茶送下，不拘时候。服之微汗出，立愈。

【主治】伤寒伤风，肢节烦疼，憎寒壮热；或发热恶寒。似瘴非瘴，烦躁迷闷，面色红赤，头疼如破。

太一金华散

【方源】（明）朱橚《普济方》卷二五六引《博济方》。

【组成】木香、官桂（去皮）、白干姜、陈皮（去瓤）、白芜荑、当归、白术、吴茱萸各一分，大黄一分半，槟榔（一生一熟）二枚，附子（大者）一枚（小者二枚），黄连（去毛头）半两，皂荚（不蛀者，浸去黑，一挺焙用，一挺用酥炙，无酥蜜代之）二挺，巴豆（用新汲水浸三日，逐日换水，去心膜，别研如面用）半两，肉豆蔻一枚。

【用法】上为末，次入巴豆，同研，然后将药倾入铫子里面，后用盏合定，以铫子煻灰火上面一二时辰久，又取开盏子拭汗，令药性干燥为度，以匙抄动药令匀。修合后七日，方可得服之，依方引用。宣转，用冷茶调下，热茶投之；霍乱，煎干菖蒲汤下，阴毒伤寒发汗，麻黄汤下；如血气，煎当归酒下；一切风，汉防己煎汤下；产胎横，煎益母汤下；胎衣不下，暖酒下；腰脚疼，煎姜、葱酒下；胎产后血痢，煎当归酒下；小儿痢气，葱、姜汤下；咳嗽，桑白皮汤下，杏仁汤亦得；食癥，神曲汤下；吐逆，姜汤下；泻痢，黄连汤下；积气，茶下；心痛，芜荑煎酒下；打扑损伤，暖酒下。

【主治】伤寒咳嗽，霍乱吐逆，食癥积气，心痛；女子赤白带下，产后血痢；跌打损伤，败血不散，一切疮肿。

太一散

【方源】（宋）王兖《博济方》卷一。

【组成】大附子（炮，去皮脐）一两，甘草（生）半两，石韦（去毛）半两，石膏二两，滑石二两。

【用法】上为细末。每服二钱，葱白、薄荷茶调下。

【主治】伤寒头痛。

太医局华盖散

【方源】（宋）刘昉《幼幼新书》第十六卷。

【组成】紫苏子（隔纸炒）、麻黄（去根节，汤浴过）、杏仁（去皮尖，炒）、桑白皮（蜜炙）、赤茯苓（去皮）、陈皮（去白）各半两，甘草（炙）一分。

【用法】上七味为末。每服一钱，水一小盏，煎至五分，去滓，温服。

【主治】小儿肺感寒邪，咳嗽上气，胸膈烦满，项背拘急，声重鼻塞，头昏目眩，痰气不利，呀呷有声。

太医局人参半夏丸

【方源】（宋）刘昉《幼幼新书》第十六卷。

【组成】人参（去芦头）、细辛（去苗）、陈橘皮各二两，丁香、半夏（汤浸七次，切，焙）、浓朴（去粗皮）各四两。

【用法】上为细末，用生姜汁打面糊和丸如麻子大。三岁儿服二十丸。生姜汤下，食后服。

【主治】小儿肺胃受冷，咳嗽气急，胸膈痞满，喉中呀呷，呕吐涎沫，乳食不下。

太医局人参羌活散

【方源】（宋）刘昉《幼幼新书》第十四卷。

【组成】人参、羌活、独活、柴胡（并去苗）、芎、枳壳（去瓤，麸炒黄）、白茯苓（去皮）、甘草（炙）各一两，前胡（去芦头）、桔梗、地骨皮（去土）、天麻（酒浸，炙）各半两。

【用法】上为散。每服一钱，以水七分，入薄荷少许，煎至五分，去滓温服。

【主治】小儿寒邪温病，时疫疮疹，头痛体疼，壮热多睡，及治潮热烦渴，痰实咳嗽。

太医局润肺散

【方源】（宋）刘昉《幼幼新书》第十六卷。

【组成】麻黄（去根节）、人参（去芦头）各二两，贝母（去心，麸炒黄）、杏仁（汤浸，去皮尖，焙令干，麸炒黄）各二两半，甘草（炙，锉）一两，陈橘皮（汤浸，去白）一分，桔梗、阿胶（炒令黄）各半两。

【用法】上件同杵，罗为细末。每服一钱，水八分，煎六分，去滓温服，食后。

【主治】小儿寒壅相交，肺气不利，咳嗽喘急，语声不出，痰涎壅塞，胸膈烦满，鼻塞清涕，咽喉干痛。

太乙救苦辟瘟丹

【方源】（清）吴师机《理瀹骈文》。

【组成】赤金锭加升麻、桔梗、广藿香、广陈皮、银花、大黄。

【用法】可佩，可涂。

【主治】时疫喉症。

太乙聚宝丹

【方源】（清）巢崇山《千金珍秘方选》。

【组成】薄荷二分，儿茶四分，青黛二分，明雄黄二分，人中白一钱五分，黄柏二分。

【用法】上为细末。吹之。

【主治】喉症，阴虚者更妙。

太乙灵砂丹

【方源】（清）太医院《医方配本·风痰伤寒门》。

【组成】麻黄二两，赤芍二两，川芎二两，羌活二两，防风二两，荆芥二两，苏叶二两，前胡二两，桔梗二两，陈皮二两，厚朴二两，白芷二两，黄芩三两，细辛一两，葛根一两，甘草二两。

【主治】风热上攻，气血蕴滞，头目昏眩，鼻塞声重，常流清涕，口苦舌干，咽嗌不利，胸膈痞闷，咳嗽痰喘，肠胃燥涩等证。

tan

痰喘丸

【方源】（清）俞根初《重订通俗伤寒论》引王氏方。

【组成】白檀香、白豆蔻、蛤粉、川贝、麦冬、儿茶各一两，淡天冬、薄荷叶各五钱，苦桔梗、广木香各三钱，麝香、梅冰各五分。

【用法】共研细，以甘草四两熬膏为丸，如芡实大。每噙化一丸。

【主治】痰喘日久。

痰嗽化痰丸

【方源】（清）蒋廷锡《古今图书集成·医部全录》卷二四五。

【组成】白芥子、滑石各半两，贝母、南星各一钱，风化硝二钱半，黄芩（酒浸）一两半。

【用法】上为末，汤浸蒸饼为丸服。

【主治】痰嗽。

痰嗽丸

【方源】（宋）魏岘《魏氏家藏方》卷二。

【组成】半夏（为末，以生姜汁调成饼子，炙）四两，苍术（去皮，切片，用米泔水浸一宿，晒干，用醋炒三次）三两，陈皮（去白，姜汁制，新瓦上炒）。

【用法】上为细末，姜汁为丸，如梧桐子大。每服四五十丸，米饮送下，一日三次。

【主治】痰嗽，状如劳疾。

探渊丹

【方源】（清）陈士铎《辨证录》卷三。

【组成】辛夷一钱，当归五钱，麦冬二两，茯苓三钱，黄芩二钱，白芍一两，天花粉三钱，生地五钱，桔梗二钱。

【用法】水煎服。

【主治】鼻渊。涕流黄浊，如脓如髓，腥臭不堪闻者。

tang

汤氏塌气散

【方源】（明）鲁伯嗣《婴童百问》卷九。

【组成】陈皮（炒）一合，青皮（去瓤，巴豆二十一粒，炒黄色，去巴豆用）、甘草（炙）各半两，黑牵牛（半生半炒）二钱半，肉豆蔻（爆香）二个。

【用法】上末半钱，米饮调下，加槟榔一个。

【主治】小儿腹胀气喘，体肿面浮。

唐郑相国方

【方源】（清）汪昂《医方集解》卷一。

【组成】补骨脂（酒蒸为末）十两，胡桃肉（去皮烂研，蜜调如饴）二十两。

【用法】每晨酒服一大匙。不能饮者，熟水调。

【主治】虚寒喘嗽，腰脚酸痛。

糖贝饮

【方源】（清）李文炳《仙拈集》卷二。

【组成】贝母、冰糖各二两。

【用法】每早用三钱，白滚汤调鸡子清一个同服。

【主治】劳嗽。

糖杏饮

【方源】（清）李文炳《仙拈集》卷三。

【组成】杏仁一两。

【用法】净器捣烂如泥，分为三服。每服内加冰糖三钱，共入盖碗内，用滚水冲，盖片时，俟温，连仁末服下，早、晚各一次。三服而愈，如以杏仁煎则无效。

【主治】劳嗽。

tao

桃红散

【方源】（宋）赵佶《圣济总录》卷一二四。

【组成】龙脑（研）一钱，丹砂（研）半两，硼砂（研）一钱，马牙硝（研）半钱，寒水石（煅，研如粉）半两。

【用法】上为细末。每用一字，掺咽喉中，咽津。

【主治】咽喉痛。

桃红丸

【方源】（元）曾世荣《活幼口议》卷二十。

【组成】天南星（炮）一分，白附子（炮）、川乌（炮）各一分，石膏二钱（煅），地龙一钱，白矾（枯）一钱。

【用法】上为末，生姜汁为丸，如麻子大，朱砂为衣，令半红半白。每服三五十丸，淡生姜汤送下。

【主治】小儿齁鮯，咳嗽，痰涎壅盛，或作喘急。

桃花散

【方源】（宋）赵佶《圣济总录》卷一七五。

【组成】蛤蚧（酥炙）一钱，蛤粉（研）二钱，川芎一分，丹砂（研）半钱。

【用法】上为散。每服半钱匕，温齑汁调下，乳食后服。

【主治】小儿咳嗽。

桃仁煎

【方源】（宋）陈直《养老奉亲书》。

【组成】桃仁二两（去皮尖，熬末），赤饧四合。

【用法】相和微煎三五沸即止。空心含少许，渐渐咽汁尤益。

【主治】老人上气，热，咳嗽引心腹痛满闷。

桃仁酒

【方源】（晋）葛洪《肘后救卒方》卷三，名见《鸡峰普济方》卷十一。

【组成】桃仁（去皮，捣）三升。

【用法】着器中，密封头，蒸之一饮，倾出晒干，绢袋贮，以纳二斗酒中六七日。可饮四五合，稍增至一升。

【主治】猝得咳嗽。

桃仁散

【方源】（宋）杨倓《杨氏家藏方》卷八。

【组成】白茯苓（去皮）、五灵脂（去沙土）、马兜铃各半两，杏仁（去皮尖，蛤粉炒）三十枚，桃仁（去皮尖，蛤粉炒）二十枚。

【用法】上为细末。每服二钱，水一盏半，加萝卜三片，同煎至一盏，去滓，加黄蜡一块，如皂子大，再煎候蜡熔，食后、临卧通口服。

【主治】远年一切肺疾，咯吐脓血，渐成劳证。

桃仁丸

方一

【方源】（宋）王怀隐《太平圣惠方》卷八十三。

【组成】桃仁（汤浸，去皮尖双仁，麸炒微黄）四十九枚，琥珀末一分，甜葶苈（隔纸炒令紫色）二分。

【用法】上先捣葶苈、桃仁如泥，次下琥珀末，更捣令匀，同为丸，如绿豆大。每服五丸，煎桑根白皮汤化破服，一日三次。

【主治】小儿多咳嗽，咽中如呀呷声。

方二

【方源】（宋）赵佶《圣济总录》卷六十五。

【组成】桃仁、杏仁（各汤浸，去皮尖

双仁，细研）各一两，款冬花、贝母（捣细末，与前药和匀）各一两。

【用法】上先以沙糖一两，入铫子内销溶后入药同熬黄熟，入臼捣丸，如弹子大。每服一丸，含化咽津。

【主治】咳嗽。

桃仁粥

方一

【方源】（宋）唐慎微《证类本草》卷二十三引《食医心镜》，名见《太平圣惠方》卷九十七。

【组成】桃仁三两（去皮尖）。

【用法】以水一升，研取汁，和粳米二合煮粥食之。

【功用】活血通经，祛瘀止痛。

【主治】咳嗽气喘，胸膈痞满，痃癖血癥，血瘀所致的心腹疼痛；妇女血滞经闭、痛经，及跌打损伤等。①《证类本草》引《食医心镜》：上气咳嗽，胸膈痞满，气喘；传尸鬼气，痃癖注气，血气不通，日渐消瘦。②《太平圣惠方》：产后血癥，疼痛，不多食。③《圣济总录》：冷气心腹痛、妨闷。

方二

【方源】（元）忽思慧《饮膳正要》卷二。

【组成】桃仁三两，汤煮熟，去尖、皮，研。

【用法】上件取汁，和粳米同煮粥，空腹食之。

【主治】心腹痛，上气咳嗽，胸膈妨满，喘急。

桃杏膏

【方源】（清）李文炳《仙拈集》卷一。

【组成】杏仁、核桃仁、生姜各等分。

【用法】研为膏，炼蜜为丸，如弹子大。每服一丸，细嚼生姜汤送下。

【主治】咳嗽。

【备注】本方方名，据剂型，当作“桃杏丸”。

ti

提毒异功散

【方源】（清）李纪方《白喉全生集》。

【组成】真血竭六分，斑蝥四钱，大梅片三分，制乳香（去净油）六分，全蝎六分，麝香三分，制没药（去净油）六分，元参六分。

【用法】上除梅、麝外，先将斑蝥去头翅足，糯米拌炒，以米色微黄为度，炒后去米不用，后与上药共研细末，过绢筛，再合梅、麝乳细，瓷瓶收贮。用时将膏药摊开，放散于膏药中心，贴颈项，须对喉内肿处，喉左肿贴左侧，右肿贴右侧，左右肿贴两侧，阅五六时，揭去膏药，贴处必起水泡，用针刺破，揩净毒水。

【功用】消肿止痛。

【主治】白喉急症。

提金散

【方源】（明）万全《万氏家传育婴秘诀》卷三。

【组成】罂粟壳（水润，去筋膜，晒干）二两，乌梅（择肥者，水洗，去核取肉，焙干）七钱，甘草、陈皮（去白）各七钱，苏薄荷叶二两。

【用法】上为蜜丸，如圆眼大。卧时含化一丸。

【主治】久咳不已。

【备注】本方方名，据剂型当作“提金丸”。

提痰药

【方源】（清）陶承熹《惠直堂经验方》卷二。

【组成】白矾（瓷器盛水少许化开）三钱，巴豆仁三粒。

【用法】上将巴豆分作六块，投入矾

内，用罐盛煅，矾枯取起，去豆研细密贮。每用一二分，醋水调匀，鹅毛蘸扫喉内，其痰自出，然后用药吹之。

【主治】双单喉蛾。

醍醐散

【方源】（明）王肯堂《证治准绳·类方》第八册。

【组成】细辛半两，川芎一两，薄荷一两半，川乌（炮，去皮脐）、抚芎、白芷、甘草各二两。

【用法】上为细末，每服一钱，葱、茶或薄荷汤调下。

【主治】伤风鼻塞声重。

tian

天安二冬散

【方源】（明）万全《万氏家传保命歌括》卷八。

【组成】二冬、二母、桔梗、甘草、阿胶、生地黄、桑白皮（蜜）、真苏子（炒）各等分，黄连（炒）减半。

【用法】每服五钱，水一盏，煎八分，入阿胶，再煎一服。

【主治】咳血神效。

天柏茶

【方源】（明）徐春甫《古今医统大全》卷六十二。

【组成】天门冬（去心）、侧柏叶、细茶各一两。

【用法】上药和捣一处，每日用一撮于罐中以滚开水冲入，闭气勿泄，少时用汤当茶吃，一日五七次。一月痊愈。

【主治】肺火鼻红年久，服诸药不效。

天保丸

【方源】（清）张琰《种痘新书》卷三。

【组成】羌活、前胡、法夏、陈皮、柴胡、赤芍、茯苓、川芎、枳壳、厚朴、桔梗、苍术、升麻、干葛、甘草、苏合油各等分。

【用法】上为细末，以苏合油调匀，米糊为丸，如龙眼核大，用辰砂为衣。量儿大小与之。

【功用】发表松肌。

【主治】小儿一切伤寒，潮热，咳嗽，惊风，痘疹初热。

天地煎

【方源】（明）秦昌遇《症因脉治》卷二。

【组成】天门冬、熟地。

【用法】水煎服。

【主治】血虚咳嗽；高年阴耗，血燥津竭便结者。

天地丸

【方源】（朝鲜）金礼蒙《医方类聚》卷一五〇引《济生续方》。

【组成】天门冬（去心）二两，熟地黄（九蒸，曝）一两。

【用法】上为细末，炼蜜为丸，如梧桐子大。每服百丸，用熟水、人参汤任下，不拘时候。

【主治】心肾阴虚，心烦喜冷，口干咽燥，怔忡恍惚，咳血，吐血，衄血。①《医方类聚》引《济生续方》：心血燥少，口干咽燥，心烦喜冷，怔忡恍惚，小便黄赤，或生疮疡。②《万氏家抄济世良方》：咳血。③《济阳纲目》：吐衄，诸药不止。

【备注】本方原名天地煎，与剂型不符，据《证治准绳·类方》改。《万氏家抄济世良方》本方用法：炼蜜为丸，如弹子大，每服三丸，温酒或汤下，日进三服。

天冬膏

方一

【方源】（明）龚居中《寿世仙丹》卷一。

【组成】天门冬一味。

【主治】血虚肺燥，皮肤皲裂及消渴，干咳嗽，吐脓血，口舌干焦等症。

方二

【方源】（清）陶承熹《惠直堂经验方》卷一。

【组成】天冬不拘多少。

【用法】上药滚汤泡去皮，取起晒干，半捶去心，捣如泥，入砂锅内，水煮成稀糊，布滤过，再入蜜糖，和匀煮稠，瓷罐收贮。每服三五钱，早、晚、日中随意滚水或酒送下。

【功用】润肺补肺，止咳定喘，消痰退热，久服补五脏，养肌肤。

【主治】咳喘，兼治肺痈，吐脓血。

天冬煎

【方源】（清）程林《圣济总录纂要》之十六。

【组成】生天冬汁、醇白酒、饴糖各一斤，紫菀四两（为末）。

【主治】肺痿，咳嗽吐涎沫，咽燥渴。

天冬丸

【方源】（清）李潆《身经通考》卷三。

【组成】天冬一两，阿胶（炮）、甘草、贝母（去心）、白茯苓、杏仁各五钱。

【主治】咯血，吐血，润肺止嗽。

天冬饮子

【方源】（清）吴澄《不居集·上集》卷十四。

【组成】五味子五个，甘草、白芍、黄芪、人参各一钱，当归、麦冬各八分，紫菀一钱五分。

【用法】上作二服。水煎，食前服。

【主治】脾胃虚弱，气促气弱，精神短少，衄血吐血。

天花粉汤

方一

【方源】（明）秦昌遇《症因脉治》卷二。

【组成】天花粉、麦冬、知母、石膏、甘草。

【主治】燥火喘逆。

方二

【方源】（清）秦之桢《伤寒大白》卷二。

【组成】天花粉、半夏、竹茹、枳壳、桔梗。

【主治】肺胃二经痰多喘逆者。

天花散

【方源】（明）朱橚《普济方》卷四〇三。

【组成】天花粉、桔梗、白茯苓（去皮）、诃子肉、石菖蒲、甘草（炙）各等分。

【用法】上为末。水调在碗内，用小竹七茎，小荆七茎，缚作一束，点火在碗内煎，临卧服。

【主治】痘后失音。

【备注】方中诸药用量原缺，据《医学正传》补。用法中“小荆”，《医学正传》作“黄荆”，《证治准绳·幼科》作“小荆芥”。

天灵盖散

【方源】（宋）王怀隐《太平圣惠方》卷二十六。

【组成】天灵盖（涂酥，炙令黄）一两，鳖甲（涂醋，炙令黄，去裙襕）一两，柴胡（去苗）一两半，诃黎勒（煨，用皮）一两半，桂心一两半，栀子仁一两，人参（去芦头）一两，赤茯苓一两半，贝母（煨令黄）一两，桃仁（汤浸，去皮尖双仁，麸炒微黄）一两，麦门冬（去心）二两半，地骨皮一两，生干地黄二两，槟榔半两，黄芪（锉）一两。

【用法】上为散。每服五钱，以童便及水各一小盏，加葱白一茎，生姜半分，煎至一盏，去滓，食前温服。

【主治】肺劳羸瘦，四肢无力，每至日晚，即烦热颊赤，痰嗽不利，骨节多疼，或乍寒乍热，饮食不成肌肤。

天龙丸

【方源】（清）孙复《续刻经验集》。

【组成】僵蚕四两，甘草四两。

【用法】上为末，炼蜜为丸，如弹子大。每日服四钱。药完自愈。

【主治】小儿痰喘。

天萝饼子

【方源】（明）朱橚《普济方》卷六十三。

【组成】僵蚕一钱，防风三钱，天萝子一合，陈白梅（大者）七个（小者十个），胆矾少许，酸米醋少许。

【用法】上为末，制成饼子，如钱大，外用棉裹。终日含之，吐出痰涎令尽，自愈。如吞得时，吞些药不妨。

【主治】咽喉肿痛。

天萝散

【方源】（明）虞抟《医学正传》卷五，名见《外科大成》卷三。

【组成】丝瓜藤（近根）三五寸许（烧存性）。

【用法】上为细末。酒调服之。

【主治】鼻渊。鼻中时流臭黄水，甚者脑亦时痛，俗名控脑砂。

【备注】《外科大成》本方用法：每服二三钱，黄酒调服。

天麻定喘汤

【方源】（明）鲁伯嗣《婴童百问》卷六。

【组成】天麻一两，防风一两，羌活一两，甘草一两，人参半两，桔梗一两，白术半两，川芎半两，半夏曲一两。

【用法】上㕮咀。每服二钱，水一盏，加麦门冬十四个，煎至七分，食后服。

【主治】小儿喘嗽、惊风。

天麻定喘饮

方一

【方源】（明）王肯堂《证治准绳·幼科》卷九。

【组成】天麻、防风、羌活、甘草、人参、桔梗、白术、川芎、半夏曲各等分。

【用法】上锉散。每服二钱，水一盏，麦门冬十四粒，煎至七分，食后服。

【主治】小儿喘嗽惊风。

方二

【方源】（明）徐用宣《袖珍小儿方》卷四。

【组成】天麻、防风、甘草、人参、桔梗、白术、川芎、半夏各等分。

【用法】上锉散。每服二钱，加生姜三片，麦冬十四粒，同煎，食后服。

【主治】小儿喘嗽惊风。

天麻二陈汤

【方源】（明）芮经，纪梦德《杏苑生春》卷六。

【组成】防风、白术、茯苓、川芎各一钱，橘红、半夏各一钱五分，白芷五分，天麻六分，甘草三分。

【用法】上㕮咀，加生姜五片，水煎熟，食后温服。

【主治】痰火眩晕。

天麻化痰丸

【方源】（明）吴旻《扶寿精方》。

【组成】天麻一两，南星一两，半夏（汤泡至冷七次，以内透为度）三两，软石膏（煅赤）一两，雄黄（通明者，为末，水飞七次）一两。

【用法】上为末，淡姜汁打糊为丸，如赤豆大，每服九十丸，食远茶送下。

【主治】背上及胸中之痰。

天麻散

方一

【方源】（宋）朱佐《类编朱氏集验医方》卷十一。

【组成】天麻、防风、甘草、川芎、羌活、白芷、麻黄（去节）各等分。

【用法】上为细末，葱汤调，食后服。

【主治】小儿伤风。鼻塞，流清涕，咳嗽，身热。

方二

【方源】（明）王肯堂《证治准绳·幼科》卷九。

【组成】南星（水浸，春秋五日、冬七日、夏三日，）半两，天麻三钱，辰砂一钱，麝香一字。

【用法】上为末。每服一字，用杏仁汤调下，人参汤亦可。

【主治】婴儿咳嗽有痰，气壅面红。

方三

【方源】（明）朱橚《普济方》卷三八七引《全婴方》。

【组成】天麻三钱，朱砂一钱，麝香一字，南星（水浸，春、秋五日，冬七日，夏三日）半两。

【用法】上为末。每服一字，用杏仁汤调下，人参汤亦可。

【主治】小儿咳嗽有痰，气壅面红。

天麻丸

方一

【方源】（金）刘完素《素问病机气宜保命集》卷下。

【组成】天麻一两，半夏、南星各一两，雄黄少许。

【用法】上以白面二两，滴水为丸，如梧桐子大。每服五十丸至百丸，煎淡水令沸，下药煮十余沸，滤出。食前生姜汤送下。

【主治】咳嗽。

方二

【方源】（宋）王怀隐《太平圣惠方》卷六。

【组成】天麻三分，防风（去芦头）半两，乌蛇肉（酒浸，炙微黄）一两，人参（去芦头）半两，羚羊角屑半两，枳壳（麸炒微黄，去瓤）三分，犀角屑半两，赤茯苓三分，牛蒡子（微炒）三分，麦门冬（去心，焙）三分，黄芩半两，羌活三分，麻黄（去根节）一两，苦参（锉）一分，秦艽（去苗）三分。

【用法】上为末，炼蜜为丸，如梧桐子大。每服二十丸，以温浆水送下，不拘时候。

【主治】肺脏风毒，攻皮肤瘙痒，搔之成疮，或生风疹，鼻塞，头目昏闷，烦热。

方三

【方源】（元）许国桢《御药院方》卷一。

【组成】龙脑薄荷叶一两，荆芥穗（去子）、天麻、甘草（炙）各二两半，川芎、羌活、白芷、马牙硝、玄参各一两半，川乌头（炮制，去皮脐）二分半。

【用法】上为细末，炼蜜为丸，如鸡子大。每服一丸至二丸，食后细嚼，清茶送下。

【功用】凉膈明目。

【主治】肺脏风热，鼻塞不通，头昏脑闷。

方四

【方源】（明）王肯堂《证治准绳·幼科》卷九。

【组成】天麻、蝉蜕、僵蚕、人参各一钱，川芎一钱半，甘草二钱，硼砂半钱，辰砂、天竺黄、牛胆、南星各二钱，白附子（焙）、雄黄各一钱，金箔五片。

【用法】上为末，炼蜜丸如芡实大，金箔为衣。每服一丸，薄荷汤化下。

【主治】小儿未满百晬，咳嗽不止，名

臼乳嗽。

方五

【方源】（明）朱橚《普济方》卷二十八。

【组成】天麻一两，蝉壳一两，皂荚（去皮，酥炙令黄焦，去子）三两。

【用法】上为末，用精羊肉研烂和捣为丸，如梧桐子大。每服二十丸，荆芥汤送下。

【主治】肺脏风毒，外攻皮肤，瘙痒生疮。

方六

【方源】（明）朱橚《普济方》卷三六一引《傅氏活婴方》。

【组成】牛黄、天麻、天竺黄、铅霜、南星、胡黄连各等分。

【用法】上为末，枣肉为丸，如绿豆大。荆芥汤送下。

【主治】痰涎壅盛，迷闷。

天麦二冬散

【方源】（明）万全《万氏家传保命歌括》卷八。

【组成】二冬、二母、桔梗、甘草、阿胶、生地黄、桑白皮（蜜）、真苏子（炒）各等分，黄连（炒）减半。

【用法】每服五钱，水一盏，煎八分，入阿胶再煎一服。

【主治】咳血。

天门冬膏

方一

【方源】（宋）王怀隐《太平圣惠方》卷四十六。

【组成】天门冬（去心）二两，麦门冬（去心）二两，款冬花一两，贝母（煨微黄）一两，紫菀（去苗土）一两，白前一两，生地黄汁五合，杏仁（汤浸，去皮尖双仁，麸炒黄，研如膏）一两，白蜜五合，酥二两。

【用法】天门冬等六味锉细，以水五大盏，煎至一大盏，去滓，纳地黄汁、杏仁膏、酥、蜜等于银锅中，以慢火煎成膏，盛于容器中。每日夜五七度，含一茶匙，咽津。

【主治】咳嗽，肺脏壅热，咽喉闭塞，不得睡卧。

方二

【方源】（元）忽思慧《饮膳正要》卷二。

【组成】天门冬（去皮，去根须，洗净）不以多少。

【用法】上为末，布绞取汁，澄清滤过，用瓷器、砂锅或银器，慢火熬成膏。每服一匙头，空心温酒调下。

【功用】①《饮膳正要》：轻身，益气，令人不饥，延年不老。②《寿世保元》：补肺润五脏。

【主治】①《饮膳正要》：积聚，风痰，癫疾，三虫，伏尸，瘟疫。②《医学正传》：血虚肺燥，皮肤折裂，及肺痿咳脓血。

天门冬煎

方一

【方源】（晋）葛洪《肘后救卒方》卷三，名见《圣济总录》卷四十九。

【组成】生天门冬（捣取汁）一斗，酒一斗，饴一升，紫菀四合。

【用法】置铜器中，于汤上煎可丸。每服如杏子大一丸，一日三次。

【主治】肺痿咳嗽，吐涎沫，心中温温，咽燥而不渴者。

方二

【方源】（唐）王焘《外台秘要》卷九引《古今录验》。

【组成】天门冬（去心）六两，杏仁（去双仁皮尖，碎）三升，椒（熬令汗出）三升，桂心、厚朴（炙）、杜仲、苦参各三两，附子（炮）六两，干姜六两，乌头

（炮）二枚，人参六两，蜈蚣（去头足，炙）一枚。

【用法】上药别捣杏仁，其余者合捣下筛，以五斤胶饴和捣千杵，每服如大枣一枚，一日三次。

【主治】咳嗽。

方三

【方源】（唐）王焘《外台秘要》卷十引《延年秘录》。

【组成】天门冬（去心）三两，麦门冬（去心）二两，款冬花一两，贝母一两，紫菀二两，茯苓二两，升麻二两，生姜汁三升，蜜一升，酥一合，地黄汁三升。

【用法】上切，以水八升，煮七物，取一升，去滓，纳生姜、地黄汁，煮取一升，纳蜜、酥于银器中，加汤上煎令成丸。一服如弹丸一枚，含咽，日夜三五丸。

【主治】肺间热咳，咽喉塞。

方四

【方源】（唐）王焘《外台秘要》卷十引《延年秘录》。

【组成】生天门冬汁一升，橘皮二两，生地黄汁五升，白蜜五合，牛酥三合，白糖五两，杏仁（去皮尖）一升，贝母、紫菀、通草各三两，百部根、白前、甘草（炙）各二两，人参二两。

【用法】上切，以水六升，煮贝母等药，取二升五合，去滓，纳天门冬、地黄汁，煎可减半，纳酥、蜜、生姜等，煎令可丸。取如鸡子黄大，含咽之，日四五度。

【主治】肺热兼咳声不出。

方五

【方源】（唐）王焘《外台秘要》卷三十八。

【组成】天门冬汁一升，生地黄汁二升，生姜汁二合，杏仁（去皮尖，研如膏）五合，白蜜八合，牛酥五合，款冬花、升麻、百部根、紫菀、麻黄（去节）各二两，甘草（炙）四两。

【用法】上切，以水八升，煮麻黄去沫，下诸药煎，取二升，去滓澄滤，铜器中微火煎去半，下天门冬等汁，次第下之，炼成煎。取一匙含咽之，一日三五次。

【功用】定肺气，去风热，明目，止喘嗽。

【主治】咳嗽，喘粗血腥，乳石发冷。

方六

【方源】（宋）王怀隐《太平圣惠方》卷六。

【组成】天门冬（去心，以水一升半，煮令极烂，候水尽细研）二两，紫菀（洗，去苗土）一两，桔梗（去芦头）一两，贝母（煨令微黄）一两，赤茯苓一两半，木通（锉）一两，桑根白皮（锉）一两，（以上同捣细，罗为散），生地黄汁四合，藕汁三合，生麦门冬汁三合，酥二合，白蜜三合。

【用法】上药先下地黄、麦门冬、藕汁，煎六七沸，次下前散搅令匀，即下酥，缓火煎如饧，收于盒中，每于食后及夜间含一茶匙，细细咽津。

【主治】肺脏壅热，久嗽，涕唾稠黏，气促不能食。

方七

【方源】（宋）王怀隐《太平圣惠方》卷四十六。

【组成】天门冬（去心，焙）二两半，紫菀（去苗土）一两，桔梗（去芦头）一两，贝母（煨微黄）一两半，赤茯苓三两，桑根白皮（锉）一两，木通（锉，以上都捣罗为末）一两，生地黄汁五合，生麦门冬汁三合，生姜汁一合，藕汁二合，酥二合，白蜜三合。

【用法】上将诸药汁及酥蜜，纳于银锅中，入诸药末，都搅令匀，以慢火熬成膏。不计时候以粥饮调下一茶匙。

【主治】咳嗽，痰唾稠黏，上气促急，心胸烦满，不能饮食。

方八

【方源】（宋）杨倓《杨氏家藏方》卷八。

【组成】天门冬（去心）二两，麦门冬（去心）二两，款冬花（去枝梗）、桔梗（去芦头）、紫菀（去土）、白前各一两（六味为细末），生地黄汁五合，杏仁（去皮尖，研如膏）一两，白蜜五合。

【用法】将地黄汁、杏仁膏、白蜜三味于银、石器内同熬成膏，入前药末，搜和为丸，每一两作二十丸。每服一丸，细嚼，食后温熟水送下。

【主治】肺脏风壅，咳嗽稠痰，咽膈气塞，头目不清。

方九

【方源】（宋）张锐《鸡峰普济方》卷十一。

【组成】天门冬二两半，白茯苓、贝母、杏仁各一两，甘草三分。

【用法】上为细末，炼蜜为丸，如弹子大。食后含化一粒。

【功用】润肺养心。

【主治】骨蒸劳热，咳嗽。

方十

【方源】（宋）赵佶《圣济总录》卷一二三。

【组成】生天门冬汁二升，人参一两，生麦门冬汁一升，生姜汁一升，生地黄汁一升，桂（去粗皮）一两，赤苓（去黑皮）三两，甘草（炙）三分，牛黄（研）半两，半夏（汤洗七遍，曝干）一两。

【用法】上药除四味汁外，余六味为末，先以天门冬、麦门冬汁煎减半；次入生姜汁，又煎减半；次又入地黄汁，并余六味末，同煎汁欲尽，即入白蜜一斤，酥四两，同煎成煎，以瓷盒盛。每服一匙，以温水调下，不拘时候。以愈为度。

【主治】喉痈，咽嗌不利。

天门冬散

方一

【方源】（宋）王怀隐《太平圣惠方》卷十二。

【组成】天门冬（去心）、赤茯苓、生干地黄、枳壳（麸炒微黄，去瓤）、细辛、贝母（煨令黄）、前胡（去芦头）各半两，甘草（炙微赤，锉）一分。

【用法】上为散。每服四钱，以水一中盏，加生姜半分，煎至六分，去滓温服，不拘时候。

【主治】伤寒，咳嗽，连胸背痛。

方二

【方源】（宋）刘昉《幼幼新书》卷十六。

【组成】天门冬（去心，焙），桑根白皮（锉），赤茯苓、柴胡（去苗）、百合、紫菀（洗去苗土）、蓝叶、甘草（炙微赤，锉）各半两。

【用法】上件药捣，粗罗为散。每服一钱，以水一小盏，入生姜少许，煎至五分，去滓。

【主治】小儿心胸烦闷，体热咳嗽。

方三

【方源】（宋）王怀隐《太平圣惠方》卷三十一。

【组成】天门冬（去心）二两，旋覆花半两，桑根白皮（锉）三分，紫菀（去苗土）一两半，生干地黄一两，甘草（炙微赤，锉）三分。

【用法】上为散。每服四钱，以水一中盏，加生姜半分，煎至六分，去滓，不拘时候温服。

【主治】肺痿骨蒸，咳嗽，心神烦热，颊赤，口干，不欲饮食。

方四

【方源】（宋）王怀隐《太平圣惠方》卷三十一。

【组成】天门冬（去心，焙）一两半，前胡（去芦头）三分，赤茯苓一两，甘草（炙微赤，锉）三分，川升麻三分，百合半两，黄芩三分，白前半两，柴胡（去苗）一两，杏仁（汤浸，去皮尖双仁，麸炒微黄）二分，桑根白皮（锉）一两，桔梗（去芦头）一两。

【用法】上为粗散。每服四钱，以水一中盏，加生姜半分，煎至六分，去滓，食后温服。

【主治】骨蒸，心肺烦热，喘息气促，唾不去唇，渐加羸瘦。

方五

【方源】（宋）王怀隐《太平圣惠方》卷七十八。

【组成】天门冬（去心，焙）、前胡（去芦头）、赤茯苓、黄芪（锉）、杏仁（汤浸，去皮尖双仁，麸炒微黄）、桑根白皮（锉）各三分，生干地黄、当归（锉，微炒）、百合、款冬花、赤芍药、甘草（炙微赤，锉）各半两。

【用法】上为粗散。每服四钱，以水一中盏，加生姜半分，煎至六分，去滓，不拘时候温服。

【主治】产后咳嗽，心膈不利，涕唾稠黏，四肢烦热，不思饮食。

方六

【方源】（宋）王怀隐《太平圣惠方》卷八十三。

【组成】天门冬（去心，焙）、桑根白皮（锉）、赤茯苓、柴胡（去苗）、百合、紫菀（洗，去苗土）、蓝叶、甘草（炙微赤，锉）各半两。

【用法】上为粗散。每服一钱，以水一小盏，加生姜少许，煎至五分，去滓温服。

【主治】小儿心胸烦闷，体热咳嗽。

方七

【方源】（宋）王怀隐《太平圣惠方》卷八十九。

【组成】天门冬（去心，焙）半两，桑根白皮（锉）、川升麻、枳壳（麸炒微黄，去瓤）、甘草（炙微赤，锉）各一分，川大黄（锉，微炒）半两。

【用法】上为粗散。每服一钱，以水一小盏，煎至五分，去滓温服，不拘时候。

【主治】小儿肺壅，脑热，鼻干无涕，大肠秘涩，眠卧心燥。

【备注】《医方类聚》引《经验良方》有荆芥。

方八

【方源】（明）朱橚《普济方》卷一六〇引《指南方》。

【组成】天门冬（去心）、紫菀（去苗）、知母各一两，桑白皮、五味子、桔梗各半两。

【用法】上为散。每服四钱，水一盏，煎至七分，去滓温服。

【主治】肺经邪热咳嗽。

天门冬汤

方一

【方源】（宋）王贶《全生指迷方》卷四。

【组成】天门冬（去心）、紫菀（去苗及枯燥者，焙）、知母（焙）各一两，桑白皮、五味子、桔梗各半两。

【用法】上为散。每服五钱，水二盏，煎至一盏，去滓温服。

【主治】肺咳，恶热，喉燥，脉数，甚则咯血。

方二

【方源】（宋）王贶《全生指迷方》卷四。

【组成】天门冬（去心）一两，马兜铃、百部各半两。

【用法】上为散，每服五钱，水二盏，煎至一盏，去滓温服。

【主治】喘而发热，颈脉皆动，日渐瘦

削，由客热乘肺，或因饮食失宜，气不转而气急，误服热药，火气熏肺而遂喘，颊赤咽燥，其脉细数。

方三

【方源】（宋）赵佶《圣济总录》卷九十三。

【组成】天门冬（去心，焙）三两，升麻、黄芩（去黑心）、前胡（去芦头）各一两半，甘草（炙）一两。

【用法】上为粗末。每服五钱匕，水一盏半，加芦根三茎、竹叶三片，煎至一盏，去滓，分温二服，空腹、食后各一。

【主治】骨蒸，肺痿咳嗽，气逆喘急，唾不出唇，渐渐羸瘦。

方四

【方源】（明）孙一奎《赤水玄珠》卷七。

【组成】天冬（去心）一两，贝母、人参、甘草、桑皮、桔梗、紫苏各五钱，赤茯苓二两，麻黄（去节）七钱半。

【用法】每服六钱，加生姜四片，水煎服。

【主治】妊娠气逆咳嗽。

天门冬丸

方一

【方源】（宋）王怀隐《太平圣惠方》卷六。

【组成】天门冬（去心，焙）一两，麦门冬（去心，焙）一两，人参（去芦头）一两，赤茯苓一两，百合一两，桑根白皮（锉）一两，紫菀（洗，去苗土）一两，杏仁（汤浸，去皮尖双仁，麸炒微黄）一两，贝母（煨令微黄）一两，前胡（去芦头）三分，五味子三分，甘草（炙微赤，锉）半两。

【用法】上为末，炼蜜为丸，如弹子大。每服绵裹一丸，食后含化咽津。

【主治】①《太平圣惠方》：肺脏壅热，喘促咳嗽，心神烦闷。②《普济方》：虚劳，肺热吐血，烦闷，咽喉不利。

【备注】《普济方》有射干，无赤茯苓。

方二

【方源】（宋）王怀隐《太平圣惠方》卷十二。

【组成】天门冬（去心，焙）一两，汉防己、甜葶苈（隔纸炒令紫色）、桑根白皮（锉）、杏仁（汤浸，去皮尖双仁，麸炒微黄）、枳壳（麸炒微黄，去瓤）、甘草（炙微赤，锉）各三分。

【用法】上为末，炼蜜为丸，如梧桐子大。每服二十丸，以生姜汤送下，日三四服，不拘时候。

【主治】伤寒，心肺壅热，咳嗽，口苦，气促。

方三

【方源】（宋）王怀隐《太平圣惠方》卷十四。

【组成】天门冬（去心，焙）一两半，大麻仁（锉，研如膏）一两，桔梗（去芦头）一两，川升麻二分，贝母（煨令微黄）三分，五味子三分，款冬花三分，紫菀（洗，去苗土）三分，麻黄（去根节）半两，陈橘皮（汤浸，去白瓤，焙）半两，甘草（炙微赤，锉）半两，紫苏子半两，诃黎勒皮三分，川大黄（锉碎，微炒）一两，杏仁（汤浸，去皮尖双仁，麸炒微黄）半两，厚朴（去粗皮，涂生姜汁，炙令香熟）三分。

【用法】上为末，炼蜜为丸，如梧桐子大。每服二十丸，以温蜜水送下，不拘时候。

【主治】伤寒后肺痿劳嗽，唾成五色，喘息渐急，食少羸瘦。

方四

【方源】（宋）王怀隐《太平圣惠方》卷二十六。

【组成】天门冬（去心，焙）一两，牛

膝（去苗）一两，麦门冬二两，人参（去芦头）一两，紫菀（洗，去苗土）三分，黄芪（锉）一两，杏仁（汤浸，去皮尖双仁，麸炒微黄）一两，白茯苓一两，鳖甲（涂酥，炙令黄）二两，薯蓣一两，五味子一两，石斛（去根，锉）一两，枸杞子一两，熟干地黄二两，沉香一两，诃黎勒皮一两，肉苁蓉（酒浸一宿，刮去皱皮，炙令干）一两。

【用法】上为末，炼蜜为丸，如梧桐子大。每服三十丸，食前以枣汤送下。

【主治】肺痨痰嗽，气促，下焦虚损，上焦烦热，四肢羸瘦。

方五

【方源】（宋）王怀隐《太平圣惠方》卷二十七。

【组成】天门冬（去心，焙）二两，款冬花、五味子、人参（去芦头）、白茯苓、贝母（煨微黄）、甘草（炙微赤，锉）、萝卜子（酥拌，炒令香）各一两，熟干地黄二两。

【用法】上为末，炼蜜为丸，如小弹子大，每服以绵裹一丸，常含咽津。

【主治】虚劳咳嗽，喘促心烦。

方六

【方源】（宋）王怀隐《太平圣惠方》卷二十七。

【组成】天门冬（去心，焙）一两半，麦门冬（去心，焙）一两半，人参（去芦头）、前胡（去芦头）、桑白皮根（锉）各一两，射干、百合、杏仁（汤浸，去皮尖双仁，麸炒微黄）、五味子、紫菀（去苗土）、贝母（煨令微黄）、甘草（炙微赤，锉）各三分。

【用法】上为末，炼蜜为丸，如弹子大。每服以薄绵裹一丸，含化咽津，不拘时候。

【主治】虚劳。肺热吐血，烦闷，咽喉不利。

方七

【方源】（宋）王怀隐《太平圣惠方》卷三十一。

【组成】天门冬（去心，焙）二两半，贝母（煨微黄）一两，白茯苓一两，杏仁（汤浸，去皮尖双仁，麸炒微黄）一两，甘草（炙微赤，锉）三分。

【用法】上为末，炼蜜为丸，如弹子大。绵裹一丸，含化咽津。

【功用】①《太平圣惠方》：润心养肺。②《仙拈集》：润肺止嗽。

【主治】①《太平圣惠方》：骨蒸劳，咳嗽。②《仙拈集》：吐血，咯血。

方八

【方源】（宋）王怀隐《太平圣惠方》卷四十六。

【组成】天门冬（去心，焙）二两，射干半两，肉桂（去皱皮）半两，黄芪（锉）三分，杏仁（汤浸，去皮尖双仁，麸炒微黄）一两，天花粉一两，玄参半两，远志（去心）半两，百部一两，紫菀（去苗土）一两，马兜铃一两。

【用法】上为末，炼蜜为丸，如梧桐子大。每服三十丸，以温水送下，一日四五次。

【主治】肺气暴热咳嗽，心胸不利，或时烦喘。

方九

【方源】（宋）王怀隐《太平圣惠方》卷四十六。

【组成】天门冬（去心，焙）一两，百合三分，前胡（去芦头）三分，半夏（汤洗七遍，去滑）三分，贝母（煨微黄）三分，桔梗（去芦头）三分，桑根白皮（锉）三分，紫菀（去苗土）三分，汉防己三分，赤茯苓三分，杏仁（汤浸，去皮尖双仁，麸炒微黄，研如膏）三分，生干地黄三分。

【用法】上为末，炼蜜为丸，如梧桐子大，每服二十丸，以生姜汤送下，一日三次。

【主治】肺脏壅热，咳嗽，痰唾稠黏。

方十

【方源】（宋）王怀隐《太平圣惠方》卷四十六，名见《普济方》卷一六〇。

【组成】天门冬（去心，焙）一两半，木通（锉）二两，桑根白皮（锉）一两，川大黄（锉碎，煨炒）一两，杏仁（汤浸，去皮尖双仁，麸炒微黄）三分，大麻仁（锉，研如膏）一两，郁李仁（汤浸，去皮微炒）三分，紫菀（去苗土）三分。

【用法】上为末，炼蜜为丸，如梧桐子大。每服二十丸，煎桑枝汤送下，一日三次。

【主治】咳嗽上气，喉中呀呷声，大小肠不利。

方十一

【方源】（宋）许叔微《普济本事方》卷五。

【组成】天门冬（水泡，去心）一两，甘草（炙）、杏仁（去皮尖，炒熟）、贝母（去心，炒）、白茯苓（去皮）、阿胶（碎之，蛤粉炒成珠子）各半两。

【用法】上为细末，炼蜜为丸，如弹子大。含化一丸，咽津。日夜可十丸，不拘时候。

【功用】润肺，安血，止嗽。

【主治】吐血，咯血。

【方论选录】《本事方释义》：天门冬气味苦寒，入手足少阴、厥阴；甘草气味甘平，入足太阴；杏仁气味苦微温，入手太阴；贝母气味苦微寒，入手太阴、少阴；白茯苓气味甘平淡渗，入足阳明，能引诸药入于至阴之处；阿胶气味咸寒，入足厥阴、少阴。此治吐血、咯血之方也。肺家不润，虚火上炎，血不安宁，咳呛不止者，以甘寒润肺之品，调和阴阳，则上炎之火下行潜伏，嗽焉有不止耶？

方十二

【方源】（宋）张锐《鸡峰普济方》卷十八。

【组成】天门冬（汤浸软，去心，竹刀子切，焙）。

【用法】上为末，炼蜜为丸，如梧桐子大。每服三五十丸，临卧熟水送下。

【主治】劳嗽发热，涕唾稠黏。

方十三

【方源】（宋）张锐《鸡峰普济方》卷二十五。

【组成】天门冬一两，防风、茯神各三分，川芎、白芷、人参各半两。

【用法】上为细末，炼蜜为丸，如梧桐子大。每服二十丸，食后、临卧熟水送下。

【主治】鼻塞。

方十四

【方源】（宋）赵佶《圣济总录》卷十二。

【组成】天门冬（去心，焙）三分，防风（去叉）、赤茯苓（去黑皮）、麦门冬（去心，焙）、知母（焙）、桑根白皮（锉，炒）、黄芪（锉细）、黄连（去须）、天花粉（别捣碎，炒）、升麻、生干地黄（焙）各半两，甘草（炙，锉）一分。

【用法】上为细末，炼蜜为丸，如梧桐子大。每服十五丸，生姜汤送下，日午、临卧各一服。

【主治】风热，心肺气壅，多渴。

方十五

【方源】（宋）赵佶《圣济总录》卷二十四。

【组成】天门冬（去心，焙）、白茯苓（去黑皮）、杏仁（汤浸，去皮尖双仁，炒黄，别研）各一两，贝母（去心）、生干地黄（焙）、甘草（炙，锉）、人参、乌梅肉（炒）各半两。

【用法】上药捣罗七味为末，入杏仁研令匀，炼蜜为丸，如弹子大。食后含化一丸，咽津，日可三五丸。

【主治】伤寒后，心肺热，上气喘逆。

方十六

【方源】（宋）赵佶《圣济总录》卷四十九。

【组成】天门冬（去心，焙）二两，甘草（炙，锉）、杏仁（汤浸，去皮尖双仁，炒）各一两，人参三分，贝母（去心，焙）、五味子、阿胶（炙令燥）、桑根白皮（炙，锉）各半两。

【用法】上为末，炼蜜为丸，如鸡子大。每服一丸，食后、临卧温人参汤嚼下，含化咽津亦得。

【主治】肺痿，咽干烦躁，痰壅咳嗽，小便赤涩，眠睡不安，喉咽肿痛。

方十七

【方源】（宋）赵佶《圣济总录》卷九十三。

【组成】天门冬（去心，焙）三两半，桑根白皮（锉，炒）、白茯苓（去黑皮）各三分，杏仁（汤浸，去皮尖双仁，麸炒）、甘草（炙）、贝母（去心，炒）各一两。

【用法】上为末，炼蜜为丸，如弹子大，每服一丸。绵裹含化咽津；煎麦门冬汤下亦得。不拘时候。

【功用】润心肺，止咳嗽。

【主治】骨蒸劳气。

方十八

【方源】（宋）赵佶《圣济总录》卷一一六。

【组成】天门冬（去心，焙）、白茯苓（去黑皮）各五两，人参、枳实（去瓤，麸炒）、甘草（炙）各三两，槟榔（锉）二两。

【用法】上为末，炼蜜为丸，如梧桐子大。每服二十丸，食后浆水送下，一日二次；暑月以牛乳送下。

【主治】鼻塞，不闻香臭。

方十九

【方源】（宋）赵佶《圣济总录》卷一二二。

【组成】天门冬（去心，焙）、玄参、恶实（炒）各一两，百药煎、紫苏叶各半两，甘草（炙，锉）一两半，人参、硼砂（研）、龙脑（研）各一分。

【用法】上为细末，炼蜜为丸，如皂子大。每服一丸，食后、临卧细嚼，温熟水送下。

【主治】马喉痹，咽喉肿痛，唇焦舌干，腮颊连肿。

方二十

【方源】（元）许国桢《御药院方》卷九。

【组成】天门冬（慢火炙）、玄参（汤洗，焙干）、牛蒡子（炒）各一两，百药煎、紫苏叶各半两，甘草（炙）、人参各一两半。

【用法】上为细末，炼蜜为丸，如皂子大。每服一丸，食后噙化咽津。

【功用】解化痰毒。

【主治】上膈郁热，咽喉肿痛，唇焦舌干，腮颊生疮。

方二十一

【方源】（明）孙一奎《赤水玄珠》卷七。

【组成】天门冬一两，杏仁、茯苓、阿胶各五钱。

【功用】润肺止嗽。

【主治】咯血吐血。

方二十二

【方源】（明）朱橚《普济方》卷六十三引《博济方》。

【组成】天门冬（去心，焙）、玄参（焙）、恶实（炒）各一两，甘草（炙，锉）一两半，人参、硼砂（研）、龙脑（研）各一分。

【用法】上五味为末，与别研二味拌

匀，炼蜜为丸，如皂子大。每服一丸，食后、临卧淡生姜汤嚼下。

【主治】上膈壅实，咽喉肿痛。

方二十三

【方源】（明）朱橚《普济方》卷一六一。

【组成】天门冬（去心，焙）、麦门冬（去心，焙）、紫菀（去土）、百合、贝母（去心，焙）、桔梗（炒）、人参、生干地黄、桂（去粗皮）、甘草、阿胶（炒至沸）、杏仁（汤浸，去皮尖双仁，炒）、陈橘皮（汤浸，去白）各三两。

【用法】上为末，煮糯米粉并黄蜡一两成粥，更入蜜再熬匀，和前药为丸，如樱桃大。每服一丸，同姜细嚼下，嗽时服。

【主治】肺寒，外内合邪，咳嗽语声不出，口中如含霜雪，停饮寒痰，咽喉妨闷，状若梅核，噎塞不通，膈气痞气。

【备注】《奇效良方》有半夏三两。

方二十四

【方源】（明）朱橚《普济方》卷一九〇。

【组成】天门冬（去心）、青黛（晒干）各四钱，生蒲黄、油发灰各一钱，川姜黄一钱。

【用法】上为末，炼蜜为丸，如梧桐子大。每服五十丸，入松阳柿中，湿纸包，煨熟候冷，桑白皮煎汤，临卧嚼下。

【主治】咯血。

天门冬饮

【方源】（明）虞抟《医学正传》卷七引《太平惠民和剂局方》。

【组成】天门冬、紫菀茸、知母（去毛，酒洗）、桑白皮（蜜炙）各一钱，五味子、桔梗（去芦）各五分。

【用法】上药细切，作一服。水一盏半，煎至一盏。

【主治】子嗽。妊娠外感风寒，久嗽不已。

天南星膏

【方源】（宋）刘昉《幼幼新书》卷十三引张涣方。

【组成】天南星（末，酒熬膏）一两，赤头蜈蚣（酥炙）、乌梢蛇（酒浸，焙）、全蝎各半两，朱砂（飞）一两，牛黄、麝香各一分。

【用法】上为末，入膏拌匀，石臼中捣成膏。每服皂子大，用薄荷汁，入酒一滴化下。

【主治】小儿痉病，心肺中风。

天南星散

方一

【方源】（宋）许叔微《本事方续集》卷五，名见《普济方》卷一六三。

【组成】天南星（大者）二个，蚌粉、甘草各等分。

【用法】上为细末。每服一钱，水一盏，加生姜三片，煎至七分，临卧温服。

【主治】气喘，咳嗽。

方二

【方源】（宋）许叔微《本事方续集》卷五，名见《普济方》卷一六三。

【组成】天南星、半夏、青皮（炒令黄）、白矾（炒）各等分。

【用法】上为末。每服一钱，好北枣去核，入药在内，细嚼咽下。

【功用】定喘。

天南星丸

方一

【方源】（宋）魏岘《魏氏家藏方》卷二。

【组成】天南星（去脐，汤浸二三时，焙干）五两。

【用法】上为细末，一半用生姜汁打糊，一半为丸，如梧桐子大。每服四五十丸，生姜汤送下。

【主治】酒后痰饮。

方二

【方源】（宋）赵佶《圣济总录》卷一五六。

【组成】天南星、半夏（二味并去脐，用生姜自然汁浸三宿，细切，焙干用）、人参、白茯苓（去黑皮）各一两，白矾（研细）一两半。

【用法】上药捣罗四味为末，入白矾和药，再研令匀，用生姜汁煮面糊，软硬得所为丸，如梧桐子大。每服十五丸，熟水送下，空心、日午、晚食前各一。

【主治】妊娠痰饮，膈脘痞闷，呕逆恶心。

方三

【方源】（元）许国桢《御药院方》卷五。

【组成】天南星、白矾、寒水石、半夏、白附子、干姜各二两。

【用法】上为细末，水面糊为丸，如梧桐子大。每服五六十丸，食后生姜汤送下。

【主治】痰实结搏，咽嗌不利，咳嗽久不愈。

方四

【方源】（元）曾世荣《活幼口议》卷十九。

【组成】天南星（炮）、半夏（汤洗七次）、白矾（枯）各一钱，雄黄一钱（细研）。

【用法】上为末，煎熬皂角膏为丸，入少许面糊为丸，如麻子大，每服二三十丸，淡生姜汤送下。

【主治】小儿痰多，哮呷喘急咳嗽。

天青膏

【方源】（清）李文炳《仙拈集》卷三。

【组成】青黛、天麻各一钱，白附子一钱半，麝香二分，天竺黄一钱半，全蝎、乌梢蛇（酒浸，去骨，瓦上焙干）各五分。

【用法】上为末，蜜调为膏，密贮于瓷器中。大儿服一分，小儿服半分，薄荷汤下。

【主治】小儿急、慢惊风，咳嗽喘急。

天然透邪丹

【方源】（清）鲍相璈《验方新编》内外备用诸方。

【组成】鹅不食草。

【主治】感受风寒暑湿及四时不正之气，以致头痛昏闷，鼻塞不通，胸膈不舒等症。

天王补心丹

【方源】（明）龚廷贤《万病回春》卷四。

【组成】人参五钱，五味子、当归（酒洗）、天门冬（去心）、麦门冬（去心）、柏子仁、酸枣仁（炒）、玄参、白茯神（去皮）、丹参、桔梗（去芦）、远志（去心）各五钱，黄连（去毛，酒炒）二两，生地黄（酒洗）四两，石菖蒲一两。

【用法】上为细末，炼蜜为丸，如梧桐子大，朱砂为衣。每服三十丸，临卧时灯心、竹叶煎汤送下。

【功用】宁心安神，益血固精，壮力强志，令人不忘，除怔忡，定惊悸，清三焦，化痰涎，祛烦热，疗咽干，养育精神。

【主治】①《万病回春》：健忘。②《症因脉治》：内伤嗽血。

天香饮子

【方源】（宋）王璆《是斋百一选方》卷五。

【组成】缩砂仁三两，天南星（汤洗）、香附子（洗净）各四两。

【用法】上㕮咀。每服四钱，加生姜十五片，水两盏，煎至八分，食前服；或用姜汁糊丸亦得。

【主治】痰饮。

天星丸

【方源】（明）李梴《医学入门》卷六。

【组成】胆星、全蝎、蝉蜕各二钱半，防风、白附子、天麻、僵蚕各一钱半，麝香五分。

【用法】上为末，枣肉为丸，如绿豆大。每服三丸，荆芥、生姜煎汤送下。

【主治】肺痫。面白，反视，惊掣，吐沫流涎。

天一丸

方一

【方源】（明）孙一奎《赤水玄珠》卷七。

【组成】怀地黄、牡丹皮、黄柏（童便浸，晒干）、知母（童便浸，晒干）、枸杞子、五味子、麦门冬、牛膝、白茯苓。

【主治】阴虚火动咳血。

方二

【方源】（明）周之干《慎斋遗书》卷七。

【组成】黄柏、知母（俱童便炒）、生地、丹皮、杞子、五味子、牛膝、茯苓。

【用法】炼蜜为丸服。

【主治】阴虚火动或痰积热壅而致痰嗽吐血。

【备注】《赤水玄珠》有麦门冬。用法：为末，炼蜜为丸，如梧桐子大，空心白汤吞下八九十丸。

天真膏

【方源】（清）叶霖《痧疹辑要》卷二。

【组成】生苡仁、麦冬（去心）、玄参、沙参、生地、生黄芪、桑皮各四两，丹皮、茯神、当归、白茯苓、炒枣仁、紫菀、橘红各二两。

【主治】痧后咳嗽，内热不清，心神慌乱，夜卧不安，脾虚，或生疮疥。

天中茶

【方源】（清）恬素《集验良方拔萃》卷二。

【组成】厚朴（姜汁炒）五钱，广陈皮三钱，山楂一两，羌活三钱，小青皮、干葛、防风、乌药、川乌、枳壳、白芷、茱萸、石菖蒲、甘草、广木香（勿见火，另研末）、砂仁（另研末）各三钱，制香附、广藿香、茅术（米泔水浸、洗，切片）、莪术、槟榔、茯苓各五钱，麦芽、神曲、紫苏各一两，木通八钱。

【用法】上药除木香、砂仁另研入，其余俱要饮片制过，共合一处，磨如粗末，五月初四日夜，每料用白酒一斤，浸药于瓷缸内，端午日，用六安茶或红茶叶，每料二斤半，入药内拌匀，待至午时，每料加雄黄末三钱五分，同温烧酒八两，搅匀拌茶内，即于午时炒干，临上坛时，再将木香、砂仁末拌和，候凉透，再扎好坛口，勿令泄气。每服三钱，水二碗，煎一碗，红痢加白蜜糖五钱，白痢加赤糖一两。

【主治】一切感冒，伏暑停食，滞而不化，胸膈不宽，气逆呕痰，疟痢。

天中药茶

【方源】（清）龚自璋《医方易简新编》卷四。

【组成】细茶（武夷松罗更妙）一斤，石菖蒲一两，羌活、陈皮、川芎、北细辛、麦芽（炒）、吴茱萸、生甘草、干姜（不炒）各一两，生枳实五钱，苏叶四两，上朱砂一两，明雄黄（另研极细）一两。

【用法】以上药茶和匀，晒干，日中喷上好火酒，待滋润拌之，又拌入朱砂、雄黄末，再喷火酒，再拌再喷，当天日中晒干，如无日色，即以火微微烘干，用瓷罐收贮，勿令泄气。每服三钱，用沸汤泡少刻，候药味出，连服二三次。有汗即止，无汗即出。蛇咬取汗亦妙。此药配合，宜五月五日午时。

【主治】男妇小儿感冒，一切时症。

天竺膏

【方源】（清）恬素《集验良方拔萃》续补。

【组成】大风子四钱，蛇床子四钱，牛蒡子四钱，川羌活三钱五分，独活三钱五分，蓖麻子四钱，白练皮三钱五分，白及三钱五分，补骨脂三钱五分，白芷三钱，蜂房一个，桑寄生三钱五分，防风三钱五分，南星三钱五分，陈皮三钱，土茯苓四钱，木鳖四钱，皂角刺三钱五分，白芍三钱五分，红花三钱五分，苍耳子四钱，川乌三钱五分，半夏三钱五分，归身四钱，归尾三钱，黄柏三钱，草乌五钱，甘草节三钱，穿山甲三钱五分，杜仲三钱五分，天花粉三钱，附子三钱，黄丹三十六两，姜汁二两，葱汁一两，头发（用鸡蛋清洗净）二两，麻油五斤，桃、柳、槐、桑、枣枝各一两。

【用法】以上各药即入油内浸五日后，入锅煎，捞起诸药滤干，将药磨末。入油再煎，外加上肉桂三钱，麝香七分五厘，雄黄三钱，冰片三钱，苏合油二两，乳香三钱，白豆蔻三钱，木香三钱，没药三钱，丁香三钱，三蚕沙三钱，阿魏三钱五分。上药各为极细末，入油煎膏，滴水成珠便好。所有三蚕沙、阿魏（煎）、黄丹收用。

【主治】心痛，疟疾，五劳七伤，筋骨疼痛，腰膝软弱，左瘫右痪，手足麻木，筋脉拘挛，受寒泄泻，痰喘咳嗽，胃气疼痛，偏正头风，遗精赤白浊，赤白带下，月经不调血症崩漏，疝气，走气疼痛，寒热脚气，无名肿毒，诸般恶疮乳患，跌打损伤，积滞痞块等。

【备注】方中白练皮，《膏药方集》作“白鲜皮”。

天竺黄饼子

【方源】（明）李恒《袖珍方》卷一。

【组成】牛胆南星三钱，薄荷叶二钱，天竺黄二钱，朱砂二钱，片脑三分，茯苓一钱，甘草一钱，天花粉一钱。

【用法】上为细末，炼蜜入生地黄汁和药作饼子。每用一饼，食后、临睡噙化下。

【主治】一切痰嗽，上焦有热，心神不宁。

天竺黄散

方一

【方源】（宋）王怀隐《太平圣惠方》卷六。

【组成】天竺黄、人参（去芦头）、侧柏叶（微炙）、川大黄（锉碎，微炒）、鹿角屑、黄芪（锉）、赤茯苓、马兜铃各半两，鹿角胶（捣细，炒令黄燥）一两。

【用法】上为细散。每服一钱，暖生地黄汁调下，不拘时候。

【主治】肺脏壅热，吐血，心膈烦闷。

方二

【方源】（宋）王怀隐《太平圣惠方》卷二十七。

【组成】天竺黄、知母、川大黄（锉碎，微炒）、人参（去芦头）、犀角屑、黄芪（锉）、白茯苓、马兜铃、麦门冬（去心，焙）、生干地黄、鹿角胶（捣碎，微炒令黄燥）各一两，甘草（炙微赤，锉）半两。

【用法】上为粗散。每服三钱，以水一中盏，煎至六分，去滓温服，不拘时候。

【主治】虚劳，心肺烦热吐血。

方三

【方源】（宋）赵佶《圣济总录》卷七十。

【组成】天竺黄、川芎各一分，防己半两。

【用法】上为散。每服一钱匕，新汲水调下。肺损吐血，用药二钱匕，生面一钱匕，水调下，并食后服。

【主治】鼻衄不止，肺损吐血。

方四

【方源】（元）曾世荣《活幼心书》

卷下。

【组成】天竺黄、郁金（无，以山栀仁代）、茯神（去皮）、甘草各半两，硼砂、牙硝、白芷、川芎、僵蚕（去丝）、枳壳（麸炒）各二钱半，朱砂（水飞）二钱，麝香一字，蝉壳（洗，去泥土嘴足）十五个。

【用法】上除硼砂、牙硝、朱砂、麝香四味乳钵细杵，余九味焙干，为末，同入乳钵内再杵匀。每服半钱或一钱，温薄荷汤或麦门冬汤调服，不拘时候。

【主治】上焦风热，口鼻生疮，两目赤肿，咽膈不利，痰涎壅滞，气不通畅，惊搐烦闷，神志昏迷。

天竺黄丸

方一

【方源】（明）龚信《古今医鉴》卷九。

【组成】当归、川芎、白芷、人参、茯苓、麦门冬、防风、荆芥、薄荷、苍耳子、香附子、蔓荆子、秦艽、甘草各二两，天竺黄三钱。

【用法】上为细末，炼蜜为丸，如梧桐子大。每服三四十丸，米汤送下。

【主治】鼻渊。

方二

【方源】（清）祁坤《外科大成》卷二。

【组成】南星、半夏各二两，天花粉、贝母各一两。

【用法】合一处，用姜汤煮过，炙干为末，炼蜜为丸。用灯心汤送下。

【主治】小儿身热咳嗽，气喘痰壅，并急慢惊风，瘰疬，痰核。

【备注】本方名天竺黄丸，但方中无天竺黄，疑脱。

天竺散

【方源】（宋）赵佶《圣济总录》卷一八〇。

【组成】天竺黄、马牙硝、甘草（炙）各半两，蛤粉（白者）二两，丹砂（研）一分。

【用法】上为细散。每服半钱匕，取新汲水揉薄荷相和，入龙脑少许，食后、临卧汤化服之。

【主治】小儿喉痹，上焦积热壅毒。

天竺饮子

【方源】（宋）陈师文《太平惠民和剂局方》卷十。

【组成】天竺黄五钱，川郁金（用皂角水煮，切作片，焙干）、甘草（炙）各二十两，大栀子仁（微炒）、连翘各二十两，雄黄（飞研）五两，瓜蒌根十斤。

【用法】上为细末。每服一大钱，小儿半钱，食后、临卧用新水调服。

【主治】大人、小儿脏腑积热，烦躁多渴，舌颊生疮，咽喉肿痛，面热口干，目赤鼻衄，丹瘤结核，咽喉肿痛；又治伏暑燥热，疮疹余毒，及大便下血，小便赤涩。

【备注】方中天竺黄原脱，据《世医得效方》补。

田七汤

【方源】（宋）杨士瀛《仁斋直指方论》卷八。

【组成】半夏（制）二两半，茯苓二两，厚朴（制）一两半，紫苏叶一两。

【用法】上㕮咀，每服三钱半，姜七片，枣二枚，煎服。

【主治】惊忧气遏上喘。

甜葶苈散

方一

【方源】（宋）王怀隐《太平圣惠方》卷三十一。

【组成】甜葶苈（微炒令香）二两，桑根白皮（锉）二两，陈橘皮（汤浸，去白瓤，焙）一两，赤茯苓一两，枳壳（麸炒令黄，去瓤）一两，紫菀（去苗土）一两。

【用法】上为粗散。每服三钱，以水一中盏，入生姜半分，大枣三枚，煎至六分，去滓温服，不拘时候。

【主治】骨蒸肺痿，咳嗽上气，不得眠卧，涕唾稠黏。

方二

【方源】（宋）王怀隐《太平圣惠方》卷四十六。

【组成】甜葶苈（隔纸炒令紫色）一两，木通（锉）半两，旋覆花半两，紫菀（去苗土）半两，大腹皮（锉）三分，槟榔半两，郁李仁（汤浸去皮，微炒）一两，桑根白皮（锉）一两。

【用法】上为散。每服三钱，以水一中盏，入生姜半分，煎至六分，去滓温服，不拘时候。

【主治】咳嗽，面目浮肿，不得安卧，涕唾稠黏。

方三

【方源】（宋）王怀隐《太平圣惠方》卷八十三。

【组成】甜葶苈（隔纸炒令紫色）一分，桂心半分，贝母（煨微黄）一分。

【用法】上为细散。每服半钱，以清粥饮调下。

【主治】小儿咳嗽喘粗，不得睡卧。

方四

【方源】（明）董宿《奇效良方》卷二十二。

【组成】陈皮（去白，焙）、枳壳（去瓤，麸炒）、紫菀（去土）、赤茯苓各一两，桑根白皮（锉）三两。

【用法】上锉散，每服三钱，以水一中盏，入生姜半分，枣三枚，煎至六分，去滓，不拘时温服。

【主治】骨蒸，肺痿咳嗽上气，不得眠卧，涕唾稠黏。

方五

【方源】（明）朱橚《普济方》卷一六三。

【组成】甜葶苈（隔纸炒令紫色）一两，桑白皮（锉）一两。

【用法】上为散。每服二钱，水一中盏，入灯心一束，大枣五枚，煎至六分，去滓，食后调下。

【主治】咳嗽喘急。

甜葶苈丸

方一

【方源】（宋）王怀隐《太平圣惠方》卷四十六。

【组成】甜葶苈（隔纸炒令紫色）二两，杏仁（汤浸，去皮尖双仁，麸炒微黄）一两，汉防己一两，贝母（煨令微黄）一两，木通（锉）一两。

【用法】上为末，以枣肉为丸，如梧桐子大。每服三十丸，煎桑根白皮送下，不拘时候。

【主治】肺气咳嗽，面目浮肿，喘促，眠卧不安，小便赤涩。

方二

【方源】（宋）王怀隐《太平圣惠方》卷四十六。

【组成】甜葶苈（隔纸炒令紫色）一两，人参（去芦头）三分，赤茯苓三分，蛤蚧（头尾全者，涂酥炙令微黄）一对，杏仁（汤浸，去皮尖双仁，麸炒微黄）一两。

【用法】上为末，枣肉为丸，如梧桐子大。每服三十丸，以粥饮送下，一日三四次。

【主治】一切咳嗽久不愈。

方三

【方源】（宋）王怀隐《太平圣惠方》卷四十六，名见《普济方》卷一五九。

【组成】臭黄一两，贝母（煨微黄）一两，乱发（烧灰）半两，甜葶苈（隔纸炒令紫色）一两。

【用法】上为末，溶蜡为丸，如半枣大。每夜绵裹一丸，含咽下。

【主治】积年咳嗽，肺气不利，喘息。

方四

【方源】（宋）张锐《鸡峰普济方》卷十八。

【组成】甜葶苈、杏仁、半夏、槟榔各二两，神曲一两，黑牵牛（半生，半熟）四两，皂荚五挺。

【用法】上为细末，后入葶苈、杏仁再研匀调，浸皂荚酒，为面糊和丸，如梧桐子大。每服二十丸或三十丸，温生姜汤送下。

【功用】顺气宽中，破坚祛积，逐痰水，行结气，消除腹胀，通利痞塞。

【主治】肺气壅滞，喘闷不快，胃中停饮，腹胀鼓痛；或呕逆涎痰，呼吸短气；或胁气牢满，骨间刺痛；及咳逆肿满，背脊拘急，大便秘滞，小水赤涩。

tiao

调肺平肝汤

【方源】（清）唐宗海《医学见能》卷三。

【组成】桔梗八分，枳壳一钱五分，杏仁三钱，茯苓三钱，前胡一钱五分，当归一钱五分，生地三钱，百合三钱，麦冬一钱五分，紫菀一钱五分。

【主治】胎前咳嗽，以及呛呕不安者。

调肺人参汤

【方源】（宋）赵佶《圣济总录》卷八十六。

【组成】人参、附子（炮裂，去皮脐）、知母各三分，紫菀（去苗土）、白茯苓（去黑皮）、甘草（炙）、乌梅肉（炒）、柴胡（去苗）、秦艽（去苗土）各半两，诃黎勒（面裹煨，令面黄，取皮）一两。

【用法】上锉，如麻豆大。每服三钱匕，水一盏，生姜（拍碎）半分，大枣（劈破）二枚，煎至七分，去滓温服，不拘时候。

【主治】肺劳。形寒饮冷伤肺，及因酒后吐血，咳嗽吐浊，时发寒热，食物不得，日渐羸瘦。

调肺散

【方源】（明）朱橚《普济方》卷一五七引《卫生家宝方》。

【组成】麻黄（不去节）二钱，甘草（生用）二钱，杏仁（不去皮尖）二钱，灯心十尺长，湖南蚌粉（如弹大小）一块。

【用法】上锉为散，入瓷瓶内。用水一大碗，煮至小半碗，候五更初。再温过。去滓，作一服，滓再煎一服。

【主治】新旧咳嗽。

调肺汤

【方源】（明）朱橚《普济方》卷二十七。

【组成】杏仁（汤浸去皮尖双仁，炒）一两，麻黄（去根节，汤煮掠去沫，焙干）二两，甘草（炙）一两，紫苏子（炒）一分，贝母（炒，去心）一两。

【用法】上为末。每服三钱，水一盏，入干柿一个（切），煎至六分，去滓温服，空心、日午、临卧各一次。

【主治】肺气喘急，四肢乏力，饮食无味。

调降汤

【方源】（宋）杨士瀛《仁斋直指方论》卷八。

【组成】枳壳（制）一两，半夏（制）、北梗青皮、陈皮、真苏子、槟榔、茯苓、葶苈（隔纸炒）各半两，木香、白豆蔻仁、缩砂仁、紫苏叶各二钱半，甘草（炙）三分。

【用法】上锉散。每用三钱，加生姜五片，煎服。

【主治】喘嗽。

调经柴胡汤

【方源】（宋）薛古愚《女科万金方》。

【组成】柴胡、黄芩、人参、甘草、大黄、当归、白芍各一钱。

【用法】水二钟，加生姜三片，食后服。

【主治】日逐积热，口干烦躁，喘，咳嗽。

调经济阴丸

【方源】（清）林开燧《活人方》卷二。

【组成】生地五两，山药三两，茯苓三两，香附三两，当归三两，白芍三两，山萸肉二两，泽泻二两，杜仲二两，地骨皮二两，丹皮二两，青蒿一两三钱，蕲艾茸一两三钱，川芎一两三钱，知母一两三钱，黄柏一两三钱，牛膝一两三钱，鳖甲一两三钱。

【用法】上为细末，炼蜜为丸。每服三钱，早、晚空心白汤下。

【功用】开郁清热，滋阴济火。

【主治】阴虚内热，热郁于经脉之中，久而不清，遂成骨蒸劳热，火炎金燥，水涸精枯，先致咯血、吐血、咳嗽、音哑，渐及自汗盗汗，虚寒虚热，冲任不和，天癸闭绝。

调气化痰丸

【方源】（明）孙一奎《赤水玄珠》卷七。

【组成】半夏、南星、白矾、皂角、生姜各一斤。

【用法】水煮南星无白点为度，拣去皂角不用，将生姜切作片，同半夏、南星晒干，再加青皮（去白）、橘红、苏子（炒）、萝卜子（炒，另研）、干葛、杏仁（去皮尖，另研）、麦蘖（炒）、山楂、神曲（炒）、香附子（净）各半斤，与前药合和一处，为细末，生姜汁浸蒸饼，打糊为丸，如梧桐子大。每服五七十丸，食后茶汤送下。

【功用】快脾顺气，化痰消食。

【主治】久喘，或作或止者。

调气清肺汤

【方源】（清）顾清远《顾松园医镜》卷四。

【组成】苏子、杏仁、橘红、砂仁、白茯苓、桑白皮、马兜铃。

【主治】孕妇肺阴不足以养胎，致肺气不肃，咳嗽气促，震动胞络，胎因不安，每致七月而半产者。

调气汤

【方源】（清）佚名撰，钱沛增补《治疹全书》卷下。

【组成】玉竹、麦冬、苏子、炙草、橘红、白前、土沙参、白茯苓、淮山药。

【用法】煎服。

【主治】疹后肺气受伤而呛者。

调荣散

【方源】（宋）刘昉《幼幼新书》卷三十引《惠眼观证》。

【组成】血余（父母首上者，用绿竹笋壳一片裹，烧过）一团。

【用法】上为末。每服半钱或一钱，新汲井华水送下。

【主治】小儿衄血不止。

调阴和阳汤

【方源】（清）唐宗海《医学见能》卷二。

【组成】当归二钱，白芍二钱，生地二钱，阿胶一钱，五味子七分，百合二钱，贝母二钱，杏仁二钱，沉香五分，牛膝一钱，白薇二钱，蒲黄一钱，蛎二钱，降香一钱。

【主治】先行吐血，然后得咳嗽证者，阴阳不相符也，

【备注】先行吐血，然后得咳嗽证者。

调中人参丸

【方源】（宋）赵佶《圣济总录》卷一二四。

【组成】人参、青木香、桂皮（去粗

皮)、羌活(去芦头)、大麻仁、酸枣仁(去皮)各一分。

【用法】上为细末，炼蜜为丸，如梧桐子大。每服二十丸，食后生姜汤送下，一日二次。

【主治】咽喉中痒。咳嗽，状如伤寒。

调中止嗽汤

【方源】(清)康宿卿《医学探骊集》卷三。

【组成】焦白术三钱，款冬花三钱，茯苓四钱，广砂二钱，紫菀三钱，法半夏三钱，鼠粘子三钱，橘红三钱，甘草三钱。

【用法】水煎，温服。

【主治】伤寒发汗后，脾脏为内热所困，失其健运，致令痰涎积滞而咳嗽者。

【方论选录】此方以焦术、茯苓补脾；以广砂、橘红开胃；紫菀、款冬平和之品，温胃清痰；半夏、牛子温和之品，益胃化痰；甘草助脾和药。虽然止嗽，纯是调养脾胃之药，脾胃健则痰运而嗽止矣。

tie

贴背膏

【方源】(宋)赵佶《圣济总录》卷七十。

【组成】京三棱(大者)一枚。

【用法】上以湿纸裹，于慢火中煨熟，乘热为细末，醋煮面糊调。贴背第三椎上。

【主治】鼻衄。

贴顶膏

方一

【方源】(唐)王焘《外台秘要》卷十五引《广济方》。

【组成】蓖麻(去皮)、杏仁(去两仁皮尖)、食盐、川芎、松脂、防风各等分。

【用法】先捣石盐以后四味为末，别捣蓖麻、杏仁，相次入讫，即腊纸裹之。有病者先灸百会三壮讫，刮去黑毛使净，作一帛贴子，裁大于灸处，涂膏以贴之，两日三目一易之。其疮子后即烂破，脓血出，及帛贴之，似烂柿蒂出者良。

【主治】头风闷乱，鼻塞，及头旋眼暗。

方二

【方源】(宋)赵佶《圣济总录》卷十七。

【组成】蓖麻子(去壳，研)、杏仁(去皮，研)、食盐、川芎(为末)、松脂(研)各等分。

【用法】先捣食盐，次下四味杵匀，即涂于腊纸上。有病者先灸百会三壮讫，将腊纸药于灸处贴之，每日一易，得脓血出效。

【主治】头旋脑闷，鼻塞眼运。

贴顶散

【方源】(宋)王怀隐《太平圣惠方》卷八十九。

【组成】地胆草半两，芒硝一两，地龙粪半两，黄柏(锉)一分。

【用法】上为细末。以猪胆汁和，捏作饼子两枚，更互贴于卤门上。

【主治】小儿脑热鼻干。

贴囟通关膏

【方源】(明)董宿《奇效良方》卷六十四。

【组成】荆芥一两，香附子(炒)、白僵蚕各七钱半，猪牙皂角二钱半，川芎一两七钱半，细辛五钱。

【用法】上为细末，用葱白研烂，入前药末研匀，捁作饼，贴囟门上。

【主治】小儿被乳母鼻息吹着儿卤，令儿鼻塞不能吮乳。

铁笛丸

【方源】(清)田绵淮《医方拾锦》。

【组成】生地(酒浸)一两，当归(酒浸)二两，天冬(盐炒)五钱，麦冬(盐炒)五钱，党参(蒸)五钱，诃子肉(酒蒸）五钱，知母（盐炒）五钱，阿胶（炒珠）五钱，黄柏（蜜炙）五钱，乌梅十五个。

【主治】声嘶失音。

铁粉散

【方源】（宋）佚名《小儿卫生总微论方》卷十九。

【组成】铁华粉一分，硼砂一分，白矾（生）半两。

【用法】上为末。每服半钱，冷水调下，连二三服。

【主治】小儿喉痹肿闷。

ting

葶苈大枣汤

【方源】（清）尤怡《金匮翼》卷七引元戎方。

【组成】葶苈（炒紫色，杵成丸）二两，大枣二十枚。

【用法】上以水三升，煮取二升，去滓，纳麻黄、五味子各半两，取清，分二日服。一剂尽愈。

【主治】痰实肺闭，气不得宣，呼吸壅滞，喘急妨闷，胸膈痞痛彻背者。

葶苈大枣泻肺汤

方一

【方源】（汉）张仲景《金匮要略》卷上。

【组成】葶苈（熬令黄色，捣丸，如弹子大）、大枣十二枚。

【用法】先以水三升，煮枣取二升，去枣，纳葶苈煮取一升，顿服。

【主治】肺痈，喘不得卧；肺痈，胸满胀，一身面目浮肿，鼻塞，清涕出，不闻香臭酸辛，咳逆上气，喘鸣迫塞；支饮胸满者。

【方论选录】①《千金方衍义》：肺痈已成，吐如米粥，浊垢壅遏清气之道，所以喘不得卧，鼻塞不闻香臭。故用葶苈破水泻肺，大枣护脾通津，乃泻肺而不伤脾之法，保全母气以为向后复长肺叶之根本。然肺胃素虚者，葶苈亦难轻试，不可不慎。②《医宗金鉴·删补名医方论》：肺痈喘不得卧及水饮攻肺喘急者，方中独用葶苈之苦，先泻肺中之水气，佐大枣恐苦甚伤胃也。

方二

【方源】（明）孙一奎《赤水玄珠》卷五。

【组成】甜葶苈、苦葶苈各等分，大枣。

【主治】面目浮肿，喘嗽痰涎。

【备注】方中大枣用量原缺。

葶苈防己丸

【方源】（明）孙一奎《赤水玄珠》卷五。

【组成】防己一两，木通、葶苈、杏仁（去皮尖，麸炒）、贝母（煨）各一两。

【用法】上为末，枣肉丸，梧子大，每服五十丸，食远服，桑白皮煎汤送下。

【主治】面目浮肿，肺气喘咳不安，小便赤涩。

葶苈木香散

方一

【方源】（明）芮经，纪梦德《杏苑生春》卷六。

【组成】葶苈、木香各五分，滑石、泽泻、猪苓、白术、赤茯苓、木通各一钱，官桂，甘遂，生姜三片。

【用法】上㕮咀，水煎七分，不拘时候服。

【主治】暑湿伤脾，水肿腹胀，小便赤涩，大便滑利，上气喘急。

【备注】方中官桂、甘遂用量原缺。

方二

【方源】（明）王肯堂《证治准绳·幼科》卷五。

【组成】猪苓、泽泻、茯苓、白术、官

桂、葶苈、木通、木香、甘草各半钱，滑石二钱。

【用法】上锉散。水一盏，煎半盏，空腹温服。

【主治】大便自利，小便涩滞，喘嗽，腹胀不能食。

葶苈木香汤

【方源】（清）喻昌《生民切要》卷下。

【组成】木香、焦术、茯苓、葶苈、猪苓、泽泻、桂心、滑石、甘草各等分。

【主治】心火盛，脾土燥结，二便不利，喘咳呕逆。

葶苈清肺汤

【方源】（明）李恒《袖珍方》卷一。

【组成】地骨皮三钱，桑白皮（炒）、杏仁（炒）、柴胡各五钱，大黄一两，黄芩五钱，苦葶苈一两，秦艽四钱。

【用法】上㕮咀。每服一两，水一盏半，煎至八分，去滓，入饧稀一匙，通口服，食后加人参或加五味子、薄荷。

【主治】上喘，热甚痰嗽。

葶苈清肺饮

【方源】（明）秦昌遇《症因脉治》卷三。

【组成】葶苈子、桑白皮、地骨皮、甘草、大腹皮、马兜铃。

【主治】肺热身肿，水饮射肺，面浮喘逆，不得卧者。

葶苈散

方一

【方源】（金）刘完素《黄帝素问宣明论方》卷九。

【组成】苦葶苈、蛤粉各三钱，桑白皮、山栀子、人参、荆芥穗、薄荷叶、赤茯苓（去皮）、陈皮、桔梗、杏仁、甘草各半两。

【用法】上为末。每服三钱，水一大盏，入生姜三片，煎至六分，去滓，食后温服。

【主治】肺气喘满，痰嗽，眠卧不安，不思饮食。

方二

【方源】（宋）王怀隐《太平圣惠方》卷四十二。

【组成】甜葶苈（隔纸炒令紫色）三分，枳壳（麸炒微黄，去瓤）三分，赤茯苓一两，桑根白皮（锉）一两，汉防己半两，陈橘皮（汤浸，去白瓤，焙）三分，甘草（炙微赤，锉）半两。

【用法】上为散。每服四钱，以水一大盏，入生姜半分，大枣三枚，煎至五分，去滓温服，不拘时候。

【主治】上气喘急，胸中满闷，身面浮肿。

方三

【方源】（宋）王怀隐《太平圣惠方》卷八十三。

【组成】甜葶苈（隔纸炒令紫色）半两，麻黄（去根节）一分，贝母（煨微黄）一分，甘草（炙微赤，锉）一分，杏仁（汤浸，去皮尖双仁，麸炒微黄）一分。

【用法】上为粗散。每服一钱，以水一小盏，煎至五分，去滓，分四五次温服。

【主治】小儿咳嗽喘促，胸背满闷，坐卧不安。

方四

【方源】（宋）严用和《济生方》卷二。

【组成】甜葶苈（炒）、桔梗（去芦）、瓜蒌子、川升麻、薏苡仁、桑白皮、葛根各一两，甘草（炙）半两。

【用法】上为散。每服四钱，水一盏半，加生姜五片，煎至八分，去滓，食后温服。

【主治】过食煎煿，或饮酒过度，致肺壅喘不得卧；肺痈，咽燥不渴，浊唾腥臭。

方五

【方源】（宋）杨倓《杨氏家藏方》卷八。

【组成】葶苈半两，半夏（生姜汁浸软，切作片子）半两，巴豆（去皮，同上二味一处炒，候半夏黄为度）四十九粒。

【用法】上件除去巴豆不用，只用上二味为细末。每服一钱，食后以生姜汁入蜜少许同调下。

【主治】咳嗽，痰涎喘急。

方六

【方源】（元）危亦林《世医得效方》卷十九。

【组成】甜葶苈子（隔纸炒赤色）二两半，百合（炒）、白附子、北五味子（炒）、甘草节、罗参、款冬花、百药煎各一两，大朱砂（另研）五钱，紫菀（去木）一两。

【用法】上为末。每服二钱，灯心汤调下。

【主治】肺痈；咳嗽气急，睡卧不安，心胸胀满。

方七

【方源】（明）薛己《外科发挥》卷四。

【组成】甜葶苈、桔梗（炒）、瓜蒌仁、川升麻、薏苡仁、桑白皮（炙）各五分。

【主治】过食煎煿，或饮酒过度，至肺壅喘不卧，及肺痈浊唾腥臭。

方八

【方源】（明）朱橚《普济方》卷一六二引《仁存方》。

【组成】黄葶苈（炒，捣细）一两，桑白皮一两，陈皮（去白）一两。

【用法】上为末。每服三钱，水一盏，加大枣二枚，煎至七分，去滓温服。

【主治】气喘满急，腹胀不得卧。

葶苈桑白皮散

【方源】（清）谢玉琼《麻科活人全书》卷三。

【组成】葶苈子（隔纸炒香，研）、汉防己、杏仁、贝母、萝卜子（姜汁炒，研）、家苏子（姜汁炒，研）、桑白皮（蜜炒）、枳壳、黄芩、白芥子（姜汁炒，研）。

【用法】水煎服。

【主治】麻疹正收及收后，胸高气喘，因肺经热甚而胀起者。

葶苈汤

方一

【方源】（宋）赵佶《圣济总录》卷九十。

【组成】葶苈（隔纸炒）、杏仁（去皮尖双仁，麸炒）、贝母（去心）、百合、麦门冬（去心）、生干地黄（焙）各等分。

【用法】上为粗末。每服三钱匕，水一盏，入皂荚子二七枚，同煎至五分，去滓，空心、夜卧稍热服。

【主治】虚劳，咳嗽咯血，日渐瘦羸，声音不出。

方二

【方源】（明）朱橚《普济方》卷二八六。

【组成】葶苈（隔纸后炒紫色，别研如膏）一弹子，大桑根白皮（微火细锉）一两，大枣（拣洗，去核）十二枚。

【用法】上用水三盏，先煎桑白皮、枣，取一盏半，去滓，入葶苈膏，搅化，煎取八分，温服，良久当吐恶物，或微利三两行。其疾减后，宜服补肺药，七日外病未退，量入加减，更一服。

【主治】肺痈咳嗽，上喘气急，不得卧，涕唾稠黏，胸膈不利。

方三

【方源】（清）沈金鳌《杂病源流犀烛》卷一。

【组成】炒葶苈为末，大枣十枚。

【用法】煎汤去枣，调末二钱。

【主治】肺痿，喘急面浮。

葶苈丸

方一

【方源】（唐）王焘《外台秘要》卷十八引《近效方》，名见《普济方》卷二四四。

【组成】葶苈子（好者，熬令紫色）四分，甘草（炙）四分，杏仁四分，海蛤（别研如面）四分，郁李仁四分，汉防己五分，吴茱萸二分，槟榔六分，大黄七分。

【用法】上为散，合研令调和，取蒸饼中枣膏二分，去皮搅和白蜜少许为丸，如梧桐子大。每服十五丸，空腹服，渐渐加至下泄为度。服良久，待丸散后可食。

【主治】脚气冲心，肺气喘急，及水气卧不得。

方二

【方源】（宋）钱乙《小儿药证直诀》卷下。

【组成】甜葶苈（隔纸炒）、黑牵牛（炒）、汉防己、杏仁（炒，去皮尖）各一钱。

【用法】上为末，入杏仁泥，取蒸陈枣肉为丸。如麻子大。每服五丸至七丸，生姜汤送下。

【主治】小儿乳食冲肺，咳嗽面赤痰喘。

方三

【方源】（宋）王怀隐《太平圣惠方》卷六。

【组成】甜葶苈（隔纸炒令紫色，别研如膏）一两，贝母（煨令微黄，捣末）一两，杏仁（汤浸，去皮尖双仁，麸炒微黄，研如膏）一两，皂荚（捶碎，以酒五合揉取汁，煎成膏）二两。

【用法】上为末，以皂荚膏为丸，如梧桐子大。每服二十丸，以桑根白皮汤送下，不拘时候。

【主治】①《太平圣惠方》：久患肺气喘急，痰壅闷乱。②《圣济总录》：肺痈。

方四

【方源】（宋）王怀隐《太平圣惠方》卷六。

【组成】甜葶苈（隔纸炒令紫色）三分，杏仁（汤浸，去皮尖双仁，麸炒微黄）三七枚，牵牛子（微炒）一两，汉防己一两，陈橘皮（汤浸，去白瓤，焙）半两。

【用法】上为末，炼蜜为丸。如梧桐子大。每服二十丸，桑根白皮煎汤送下，不拘时候。

【主治】肺脏气实。心胸壅闷，咳嗽喘促，大肠气滞。

方五

【方源】（宋）王怀隐《太平圣惠方》卷六。

【组成】甜葶苈（隔纸炒令紫色）一两，杏仁（汤浸，去皮尖双仁，麸炒微黄）一两，马兜铃一两，汉防己一两，郁李仁（汤浸，去皮尖，微炒）一两，鸡子黄（泻纸上培干为末）五枚，皂荚（无蚛者，小便浸二宿后去黑皮，涂酥炙令焦黄，去子，捣末）一两。

【用法】上为末，煮枣肉为丸，如梧桐子大。每服二十丸，以生姜汤送下，不拘时候。

【主治】肺气喘促烦热，面目浮肿，大肠不利。

方六

【方源】（宋）王怀隐《太平圣惠方》卷六，名见《普济方》卷二十八。

【组成】甜葶苈（以水净过，日晒干，却用浆水浸一炊久，取出又晒干）二两，汉防己半两，桑根白皮（锉）三分，郁李仁（汤浸，去皮尖，微炒）二两。

【用法】上为末，煮枣肉为丸，如梧桐子大。每服二十丸，以粥饮送下，不拘时候。

【主治】肺气咳嗽，头面虚肿，小便秘涩。

【备注】《普济方》本方用法：每服二十丸，不拘时候，生姜汤送下。

方七

【方源】（宋）王怀隐《太平圣惠方》卷五十一。

【组成】甜葶苈（隔纸炒令紫色）一两，半夏（汤洗七遍去滑）一两，前胡（去芦头）一两，诃黎勒皮一两，紫苏子半两，木香半两，桂心一两，槟榔一两。

【用法】上为末，炼蜜为丸，如梧桐子大。每服二十丸，食前以温酒送下。

【主治】支饮，心膈痞急，咳逆短气，不能下食。

方八

【方源】（宋）许叔微《普济本事方》卷二。

【组成】苦葶苈（隔纸炒香）一两一分，当归（洗去芦，薄切，焙干）、肉桂（去粗皮，不见火）、白蒺藜（去角，炒）、干姜（炮）、川乌头（炮，去皮尖）、吴茱萸（汤浸，焙七次）、大杏仁（去皮尖，微炒）、鳖甲（淡醋煮，去裙膜，净洗，酸醋炙黄）、茯苓（去皮）、人参（去芦）各半两，槟榔一两。

【用法】上为细末，煮枣肉为丸，如梧桐子大。每服二三十丸，姜枣汤送下，一日三四次，不拘时候。

【功用】定喘急。

【主治】肺积。

【方论选录】《本事方释义》：苦葶苈气味苦辛寒，入手太阴；当归气味辛温，入手少阴、足厥阴；肉桂气味甘辛大热，入足厥阴；白蒺藜气味甘辛温，入足厥阴，能明目；干姜气味辛热，入足太阴；川乌头气味辛热，入足太阳；茯苓气味甘平淡渗，入足阳明，能引诸药达于至阴之处；人参气味甘温，入脾胃；槟榔气味苦辛温，入足太阴、太阳，能消积下气。肺有饮疾，咳逆欲喘，由乎中土气怯，不能养金制木，得土中有权，饮浊不致泛滥，肺金职司不废，乌有不安者乎？

方九

【方源】（宋）赵佶《圣济总录》卷二十四。

【组成】葶苈（隔纸微炒）一两，杏仁（汤浸，去皮尖双仁，炒黄，别研）一两，防己一两半，赤茯苓（去黑皮）一两，甘草（炙）半两。

【用法】上为末，入杏仁同研匀，以枣肉为丸，如梧桐子大。每服二十丸，食后煎桑白皮汤送下，一日二次。微利即止。

【主治】伤寒肺壅，上气多痰。

方十

【方源】（宋）赵佶《圣济总录》卷四十八。

【组成】甜葶苈子（纸上炒）、大黄（蒸熟，锉）各一分，杏仁（去去皮尖双仁，灯上燎熟）二七枚。

【用法】上为末，用枣肉为丸，如梧桐子大。每服五丸至七丸，食后、临卧以生姜、乌梅汤送下。

【主治】肺脏热实喘嗽。

方十一

【方源】（宋）赵佶《圣济总录》卷五十。

【组成】葶苈子（隔纸炒）、陈橘皮（汤浸，去白，焙）、柴胡（去苗）、枣肉（研）各一两。

【用法】上为细末，炼蜜与枣肉为丸，如梧桐子大。每服二十丸，空腹煎杏仁汤送下，一日二次。

【主治】肺气喘息，面目浮肿。

方十二

【方源】（宋）赵佶《圣济总录》卷六十三。

【组成】甜葶苈（炒）、木香、半夏（汤洗七遍去滑，焙）各一两

【用法】上为末，生姜自然汁煮面糊为

丸，如梧桐子大。每服二十丸，生姜汤送下，不拘时候。

【主治】支饮，气喘不得息。

方十三

【方源】（宋）赵佶《圣济总录》卷六十五。

【组成】甜葶苈二两（隔纸炒），防己半两，麻黄（去根）一分，杏仁（去皮尖双仁，麸炒）半两，黑牵牛（内将二两生杵，取末半两，余三两于铫子内炒，候匀热便杵为末，秤三分）五两。

【用法】上为极细末，以枣肉为丸，如梧桐子大。每服二十丸，桑根白皮、生姜煎汤送下，不拘时候。

【功用】解肺热，利胸膈，化痰止嗽。

【主治】热嗽。

方十四

【方源】（宋）赵佶《圣济总录》卷六十六。

【组成】葶苈子（净洗晒干，浆水浸半日，布内盛，蒸一炊久，取出晒干，捣末）、防己、郁李仁（汤浸，去皮，研）各等分。

【用法】上为末，煮枣肉为丸，如赤小豆大。每服十五丸，煎糯米饮送下。

【主治】劳嗽，头面虚肿，大便不通。

方十五

【方源】（宋）赵佶《圣济总录》卷八十四。

【组成】葶苈（纸上炒）、防己、甘草（炙）各二两，杏仁（去皮尖双仁，熬别研）二两半，贝母（去心）一两半。

【用法】上为末，以枣肉为丸，如梧桐子大。每服二十丸，煎大枣、桑根白皮汤送下。未利再服。

【主治】乳石发动脚气，兼上气喘急，咳嗽，小便涩，服利水药小便不利，大便反利。

方十六

【方源】（宋）赵佶《圣济总录》卷一八四。

【组成】葶苈子（纸上微炒）半两，芸薹子（拣净）、马兜铃（锉）、紫菀（去苗土）、人参各一两，杏仁（汤浸，去皮尖双仁，炒）二十枚，皂荚（酥炙，去黑皮及子）半两，白前、甘草（炙，锉）、防己各一两。

【用法】上为末，炼蜜为丸，如梧桐子大，每服二十丸，空心米饮送下。

【主治】乳石上气，呀嗽不得卧，卧即气绝。

方十七

【方源】（明）徐春甫《古今医统大全》卷八十九。

【组成】甜葶苈（炒）、黑豆（炒）、杏仁（去皮尖，炒，另研）、汉防己各一两。

【用法】上为末，入杏膏蒸陈枣肉为丸，如麻子大。每服五丸至七丸，乳食后或临卧以淡姜汤送下。

【主治】小儿乳食伤脾，伤风咳嗽，面赤身热，痰盛喘促。

方十八

【方源】（明）朱橚《普济方》卷二十七引《护命方》。

【组成】葶苈子（隔纸炒）半两，铅丹（细研）、砒霜（夜间露七夜，细研，日收）、半夏（汤浸，去滑，焙）、羌活（去苗头）、杏仁（去皮尖双仁，炒）、马兜铃各一两。

【用法】上除砒霜、铅丹二味研如飞尘，余药为极细末，以枣肉为丸，如绿豆大，丹砂为衣。每服三十丸，食后以葱茶送下，气实者，加至五七丸。

【主治】久患肺气喘急，喉中作声，上焦壅热。不能起动。

方十九

【方源】（明）朱橚《普济方》卷一五七。

【组成】葶苈子（纸衬熬令黑）一两，

知母一两，贝母一两。

【用法】上为末，以枣肉半两，沙糖一两，入药中为丸，如弹子大。每服一丸，以新绵裹含之，徐徐咽津，甚者不过二三丸。

【主治】咳嗽。

方二十

【方源】（明）朱橚《普济方》卷一八三。

【组成】葶苈子（熬紫色）六两，干枣十枚。

【用法】上葶苈子捣如泥为丸，如梧桐子大。每服十丸，将干枣劈碎，以水一升，煮取五合，去滓，食后送服，一日二次。

【主治】久上气。

方二十一

【方源】（清）谢玉琼《麻科活人全书》卷五十。

【组成】葶苈子（隔纸略炒）、汉防已、牵牛子（略炒）、杏仁（去皮尖油）、莱菔子。

【用法】水煎服。

【主治】麻出气喘，将成龟胸。

【备注】本方方名，据剂型，当作“葶苈汤”。

方二十二

【方源】（清）朱载扬《麻症集成》卷三。

【组成】炒葶苈子、杏仁、防已（酒洗）、茯苓、白牵牛、萝菔子。

【用法】上为细末，水泛为丸。食后白水送服。

【主治】麻疹没后，水入肺，咳嗽喘急。

葶苈五皮汤

【方源】（明）万全《万氏家传保命歌括》卷十七。

【组成】陈皮（去白）、桑白皮、大腹皮、茯苓皮、生姜皮、葶苈（炒，研细）各等分。

【用法】上㕮咀，水煎，临卧服。

【主治】上气喘嗽，面目浮肿。

葶苈泻肺汤

【方源】（清）刘渊《医学纂要》利集。

【组成】葶苈（炒，研末）二钱，大枣十枚。

【用法】水煎，慢慢咽服。

【主治】肺痈喘咳不得卧，并肺中水气喘急证。

葶苈泻肺饮

【方源】（清）曹炳章《暑病证治要略》第四章。

【组成】葶苈子二钱，六一散四钱，杜兜铃钱半，苦杏仁二钱，枇杷叶（拭去毛）五片。

【主治】咳嗽喘逆，面赤气粗，脉弦滑，舌淡红，苔白，昼夜不安，甚至喘而不得眠者。

葶苈苡仁泻肺汤

【方源】（清）徐时进《医学蒙引》。

【组成】桔梗、银花、黄芪、白及、陈皮、甘草、米仁、贝母、甜葶苈。

【主治】肺痈。未成即消，已成即溃。

葶苈饮

【方源】（宋）赵佶《圣济总录》卷五十。

【组成】葶苈子（隔纸炒，研如泥）一两，桑根白皮（锉）、紫菀（去土）各一两半，木通（锉）一两半，郁李仁（炒，研）一两，槟榔（锉）三枚。

【用法】上为粗末。每服五钱匕，水一盏半，煎至一盏，去滓，食后温服，一日二次。

【主治】肺气咳嗽，面目浮肿，涕唾稠黏，不可喘息。

葶苈圆

【方源】（清）叶桂《类证普济本事方释义》。

【组成】苦葶苈一两一分，当归、肉桂、白蒺藜、干姜、川乌头、吴茱萸、鳖甲、大杏仁、茯苓、人参各半两，槟榔一两。

【主治】喘急肺积。

葶苈子散

【方源】（唐）王焘《外台秘要》卷十引《崔氏方》，名见《普济方》卷一六二。

【组成】葶苈子（微炒）三升。

【用法】上为散。以清酒五升渍之，春、夏三日，秋、冬七日。初服如胡桃许大，日三夜一。冬日二夜二，量其气力，取微利为度。如患急困者，不得待日满，亦可以绵细绞即服。

【主治】上气咳嗽，长引气不得卧，或水肿，或遍身气肿，或单面肿，或足肿。

葶苈子十五味丸

【方源】（唐）王焘《外台秘要》卷九引《许仁则方》。

【组成】葶苈子（熬）六合，细辛、五味子各五两，干姜、当归各四两，桂心、人参、丁香、大黄、商陆根各三两，橘皮四两，桑白皮六两，皂荚肉（炙）二两，大腹槟榔二十枚，麻黄（去节）二两。

【用法】上为末，炼蜜为丸，如梧桐子大。初服十丸，稍加至十五丸，煮桑白皮饮下，一日二次。若利则减，秘则加，以大便通滑为度，时时得鸭溏亦佳。

【主治】饮气嗽，经久不已，渐成水病，其状亦不限四时，昼夜咳嗽不断，遇诸动嗽物，便致困剧，甚者乃至双眼突出，气即欲断，汗出，大小便不利，吐痰饮涎沫，无复穷限，气上喘急肩息，每旦眼肿不得平眠。

葶苈子丸

方一

【方源】（唐）王焘《外台秘要》卷十引《崔氏方》，名见《普济方》卷一八三。

【组成】葶苈子（熬）二十分，贝母六分，杏仁（炮）十二分，紫菀六分，茯苓、五味子各六分，人参、桑白皮各八两。

【用法】上为末，炼蜜为丸，如梧桐子大。每服十丸，渐渐加至二三十丸，煮枣汁送下。

【功用】消肿，下气，止咳。

【主治】肺热而咳，上气喘急，不得坐卧，身面肿，肿气盛者，不下饮食。

方二

【方源】（宋）赵佶《圣济总录》卷八十三。

【组成】葶苈子（隔纸炒）三两，防己、甘草（炙，锉）各一两，杏仁（汤浸，去皮尖双仁，炒，研如脂）、贝母（去心）各二两半。

【用法】上三味为末，与葶苈、杏仁拌匀，以枣肉为丸，如梧桐子大。每服三十丸，空心煎大枣、桑白皮、粳米饮送下。如小便未快，加至四十丸。

【主治】脚气成水，兼上气气急咳嗽，大小便苦涩，所服利水药，反利大便。唯小便转涩者。

方三

【方源】（明）郭鉴《医方集略》卷七。

【组成】甜葶苈（去土，于铫中隔纸略炒）、黑牵牛、杏仁（去皮尖及双仁者，炒黄，另研如膏）、汉防己各一两。

【主治】乳食冲脾，伤风咳嗽，面赤身热，痰盛喘促者。

tong

通隘散

【方源】（明）龚信《古今医鉴》卷九。

【组成】白硼砂二钱，孩儿茶一钱，蒲黄六分，青黛一钱，牙硝六分，枯矾六分，片脑二分，黄连（末）五分，滑石一钱，寒水石一钱，黄柏五分。

【用法】上为末。以苇筒装药少许，吹入喉中。

【主治】喉痛生疮声哑。

【备注】《金匮翼》本方用法：上为细末，炼化白砂糖为丸，如芡实大。卧时舌压一丸，自化入喉。

通鼻膏

【方源】（宋）王怀隐《太平圣惠方》卷三十七。

【组成】白芷半两，川芎半两，木通半两，当归三分，细辛三分，莽草三分，辛夷一两。

【用法】上锉细，以猪脂一斤，煎令白芷色黄，绵滤去滓，盛于不津器中。候冷，绵裹枣核大，纳鼻中，日换三次。

【主治】鼻窒塞，香臭不闻，妨闷疼痛。

通闭汤

【方源】（清）徐大椿《医略六书》卷二十八。

【组成】枳壳（炒）一钱半，防风一钱半，甘草八分。

【用法】水煎去滓，温服。

【主治】孕妇感冒，大便秘结，脉浮。

【方论选录】妊娠感冒，风邪直入大肠，而大便秘结，谓之风秘，胎孕因之不安。防风祛外邪以通风秘，枳壳泻滞气以疏肠结，甘草缓中和胃也。水煎温服，使风邪外解则滞气通行，而津液四布，胎得所安，岂有大便秘结之患乎？

通补肺督丸

【方源】（清）俞根初《重订通俗伤寒论》。

【组成】生芪皮、杏仁霜、姜半夏各一两半，生於术（米泔水浸晒），云茯苓、羊脊骨（炙黄）、菟丝子（生晒）各三两，嫩毛鹿角（镑）二两，桂枝木七钱，蜜炙麻黄、北细辛各三钱，广皮红一两，甘草（炙黑）五钱。

【用法】上为末，用生苡仁煮浆糊丸。每服三钱。

【功用】温补肺肾，化痰平喘。

【主治】伏饮久踞，阳衰浊泛，渐损及阴而致哮喘。症见上气郁闷，勉强咳出一二口痰，痰中稍杂以血点。

通草膏

【方源】（明）皇甫中《明医指掌》卷八。

【组成】通草一钱，附子（炮）一钱，细辛一钱。

【主治】鼻塞不闻香臭。

通草散

方一

【方源】（唐）孙思邈《备急千金要方》卷六。

【组成】通草半两，矾石一两，真朱一两（一方有桂心、细辛各一两）。

【用法】上为末。扐绵如枣核，取药如小豆，著绵头，纳鼻中，一日三次。

【主治】鼻中息肉，不通利。

【方论选录】《千金方衍义》：消鼻中息肉，矾石最捷。佐以真珠消管，通草透窍；加桂、辛尤为得力。

方二

【方源】（唐）孙思邈《备急千金要方》卷六，名见《三因极一病证方论》卷十六。

【组成】通草、细辛、附子各等分。

【用法】上为末。以蜜和，绵裹少许，纳鼻中。

【主治】①《备急千金要方》：鼻齆。②《三因》鼻齆，气息不通，不闻香臭，并有息肉。

【方论选录】《千金方衍义》：鼻齆，必有息肉阻碍，气道不得贯通之故，故以散结通气为主。方用通草开通关窍，细辛解散结邪，附子流行经络，立方最捷。

【备注】方中通草，《三因极一病证方论》作“木通”。《普济方》有辛夷一钱。

方三

【方源】（唐）王焘《外台秘要》卷二十二引《古今录验》。

【组成】通草、细辛、蕤仁、雄黄（研）、皂荚（去皮子）各一分，白矾（烧）二分，礜石（泥裹，烧半日，研）三分，藜芦（炙）三分，地胆（熬）三分，瓜蒂三分，巴豆（去皮）十枚，蔺茹三分，地榆三分。

【用法】上为末。以细辛、白芷煎汤，和散敷息肉上，又以胶清和涂之，取愈。

【主治】鼻中息肉。

通顶散

方一

【方源】（元）许国桢《御药院方》卷一。

【组成】黎芦（去苗土）半两，踯躅花（去土）二钱，藿香叶（去土）二钱。

【用法】上为细末，每用纸捻蘸药鼻内，不拘时。

【主治】风痰旋运，头目大痛及偏正不定发作，神志昏愦；或冒风寒，鼻塞声重。

方二

【方源】（宋）赵佶《圣济总录》卷十六。

【组成】马牙硝（研细）半两，地黄汁一合。

【用法】上药于铜器中用慢火煎令干硬，取出研细。每挑少许入鼻搐上。吐痰即愈。

【主治】鼻塞及风痰头痛。

通肺汤

【方源】（宋）赵佶《圣济总录》卷一八〇。

【组成】人参、前胡（去芦头）、细辛（去苗叶）、杏仁（汤浸，去皮尖双仁，麸炒黄）、桂（去粗皮）、甘草（炙）各一分。

【用法】上为粗末，每服一钱匕，水一盏，入生姜少许，枣一枚（擘破），煎至五分，去滓温服，不拘时候，量大小加减。

【主治】小儿肺寒，鼻多浊涕，精神不爽，不思乳食。

通膈汤

【方源】（宋）赵佶《圣济总录》卷四十八。

【组成】射干、桑根白皮（炙，锉）一两，麻黄（去根节，汤煮掠去沫，焙）、甘草（炙）各一分，槟榔（锉）、草豆蔻仁各半两，郁李仁（麸炒，去皮）一两。

【用法】上为粗末。每服三钱匕，水一盏，入生姜一枣大（拍碎），同煎至七分，去滓，食后温服。

【主治】肺气喘急，烦闷，或时咳嗽。

通膈丸

【方源】（宋）许叔微《普济本事方》卷四。

【组成】黄连（去须）、茯苓（去皮）、人参（去芦）各三两，朱砂（水飞）一分，真脑子少许。

【用法】上为细末，炼蜜为丸，如梧桐子大。每服三五丸，熟水送下，每日二三次。

【主治】上焦虚热，肺脘咽膈有气如烟抢上。

【方论选录】《本事方释义》：黄连气味苦寒，入手少阴，茯苓气味甘平淡渗，入足阳明；人参气味甘温，入足阳明；朱砂气味苦温，入手少阴；脑子气味辛大热，能行十二经络。此上焦虚热，肺脘胸膈之间有气如烟上逆欲抢者，非大热之品不能引苦寒之药入里也。

通关散

方一

【方源】（宋）佚名《小儿卫生总微论方》卷十九。

【组成】枯白矾、雄黄（水飞）、藜芦（微炒）、白僵蚕（去丝嘴）、猪牙皂角（去皮弦）各等分。

【用法】上为细末。每用一字，搐鼻；病重者以苇筒吹入喉中。涎出或血出立愈。

【主治】咽喉一切诸病。

方二

【方源】（宋）吴彦夔《传信适用方》卷二。

【组成】盆硝、甘草、蒲黄、白僵蚕、青黛（并生用）各等分。

【用法】上为细末。每用一字，干掺在舌上，咽津。

【主治】一切咽喉危急症。

方三

【方源】（宋）杨士瀛《仁斋直指方论》卷二十一。

【组成】白矾（枯）、直僵蚕（炒）、南星（生）、藜芦各一钱，全蝎（焙）二个。

【用法】上为末。以小管挑一字，吹入鼻中，吐痰喉通。

【主治】①《仁斋直指方论》：喉风喉痹。②《秘传证治要诀类方》：伤冷热，鼻暴塞，流涕多者。

方四

【方源】（清）张宗良《喉科指掌》卷一。

【组成】细辛一钱，猪牙皂三钱，藜芦二钱，白矾末一钱。

【用法】上为细末。以滚水或淡姜汤冲调，灌喉间。

【主治】咽喉急症。

方五

【方源】（清）恬素《集验良方拔萃》卷四。

【组成】硼砂一钱，胆矾二钱。

【用法】上为末，入青鱼胆内阴干，加山豆根一钱，研细，瓷器收贮。外吹患处。流涎即愈。

【主治】乳蛾，及喉内一切热毒。

方六

【方源】（清）王孟英《随息居重订霍乱论》卷上。

【组成】皂角末。

【用法】吹入鼻中。

【功用】取嚏以通气道，则邪气外泄，浊气可出。

方七

【方源】（清）窦氏原本，朱翔宇嗣辑《喉症全科紫珍集》卷下。

【组成】牙皂一两（瓦上焙存性），川芎五钱，麝香一分，北细辛三钱。

【用法】上为细末，吹入鼻中。或喉口等症，脓成胀痛而畏刀针者，候熟用此吹鼻，其脓自出。

【主治】一切喉风，口噤不开，痰逆不知人事；或喉症已成脓，怕刀针者。

方八

【方源】（清）窦氏原本，朱翔宇嗣辑《喉症全科紫珍集》卷下。

【组成】牙皂一两（瓦上焙存性），川芎五钱。

【用法】上为细末。吹入鼻中，或喉口等症，脓成胀痛而畏刀针者，候熟用此吹鼻，其脓自出。

【主治】一切喉风，口噤不开，痰逆不知人事，或喉症已成脓，怕刀针者。

通关神应散

【方源】（清）祝补斋《卫生鸿宝》卷二。

【组成】山慈菇、硼砂、海巴（煅）、川连（入姜汁内煨熟）、珍珠（煅）、明矾

（煅）、冰片、辰砂（水飞）、红铁皮（即铁锈，以有锈之铁煅，醋淬，刮下）各等分。

【用法】上为细末，瓶贮。每用三五厘，以鹅毛管吹于患处。重者，三五次取效。

【主治】一切咽喉肿痛，乳蛾，喉痹，缠喉风。

通关饮

【方源】（明）虞抟《医学正传》卷五引东垣方。

【组成】人参、白术、茯苓各一钱，炙甘草一钱五分，桔梗（去芦）二钱，防风（去芦）七分，荆芥五分，薄荷五分，干姜（炮）五分。

【用法】上细切。以水二盏，煎至七分，作一服，徐徐与之。

【主治】喉痹肿痛，不能语言者。

通关止血丸

【方源】（明）龚信《古今医鉴》卷七。

【组成】枯白矾一钱，沉香三分，半夏四个，糯米十四粒，麝香一分。

【用法】上为末，面糊为丸，如豌豆大。每用二丸，塞左右两耳，即服陈槐汤。

【主治】鼻衄。

通汗煎

【方源】（清）李文炳《仙拈集》卷一。

【组成】生姜（拍碎）一两，葱白（连须）七根，茶叶一撮，黑糖三钱。

【用法】水煎三碗，热服。盖被出汗，即愈。如无汗，以葱汤催之，然亦不可太过。

【主治】伤寒感冒。

通喉散

【方源】（宋）赵佶《圣济总录》卷一二二。

【组成】黄连（去须）、矾石、猪牙皂荚（去皮子）各等分。

【用法】上于瓦器内煅过，成细散。每用一字匕，甚者半钱匕，吹在喉中。取出涎愈。

【主治】风热上攻，咽喉肿痛。

通理汤

【方源】（清）费伯雄《医醇賸义》卷三。

【组成】当归二钱，茯苓二钱，白术一钱，苡仁四钱，枳壳一钱，橘红一钱，半夏一钱，厚朴一钱，苏子一钱五分，桑皮二钱，砂仁一钱，青皮一钱，姜三片。

【主治】久咳三焦俱病。咳而腹满，不欲饮食，多涕吐，面浮气逆。

通苓散

【方源】（明）秦昌遇《症因脉治》卷二。

【组成】麦门冬、淡竹叶、车前草、赤茯苓、木通。

【功用】利湿清肺。

【主治】伤湿咳嗽，汗后。

通气丹

【方源】（清）陈士铎《洞天奥旨》卷十二。

【组成】儿茶三钱，苏叶一钱，雄黄一钱，轻粉五分，冰片一分，锅脐烟五分，细辛三分。

【用法】上各为细末，吹入鼻孔中，一日三次。数日即愈。

【主治】鼻痔。鼻内生疮，痒时难忍，欲忍而不能，言语糊涂，声音闭塞。

通气防风汤

【方源】（金）李杲《内外伤辨惑论》卷中。

【组成】防风、羌活、陈皮、人参、甘草各五分，藁本、青皮各三分，白豆蔻、黄柏各二分，升麻、柴胡、黄芪各一钱。

【用法】上㕮咀，都作一服，水二盏，

煎至一盏，去滓，食后温服。

【功用】泻风热。

【主治】风热乘肺，肺气郁甚，肩背痛，汗出，小便数而少。

通气膏

【方源】（宋）赵佶《圣济总录》卷一一六。

【组成】木通、当归（切，焙）、川芎、蕤仁、桂（去粗皮）各半两，细辛（去苗叶）、白芷各三分。

【用法】上锉细，与羊髓三两，同于银石器中微火煎，候白芷黄色，去滓澄凝。每取小豆大一块，塞鼻中，每日二次。

【主治】鼻中不利，窒塞不闻香臭。

通气散

【方源】（明）王肯堂《证治准绳·疡医》卷五。

【组成】玄参一钱半，猪牙、皂角、川芎各一钱，北细辛、黎芦、草乌头、羊踯躅花。

【用法】上为末。用纸捻蘸少许，入鼻内取嚏为度，一日二次。

【主治】时毒焮肿，咽喉不利。

【备注】方中细辛、黎芦、草乌头、羊踯躅花用量原缺。

通气散坚丸

【方源】（明）陈实功《外科正宗》卷二。

【组成】陈皮、半夏、茯苓、甘草、石菖蒲、枳实（炒）、人参、胆南星、天花粉、桔梗、川芎、当归、贝母、香附、海藻、黄芩（酒炒）各等分。

【用法】上为末，荷叶煎汤泛为丸，如豌豆大。每服一钱，食远以灯心二十根，生姜三片，泡汤送下。

【功用】《医宗金鉴》：清肺气，调经脉，理劳伤，和荣卫。

【主治】①《外科正宗》：忧郁伤肺，致气浊不清，聚结为瘤，色白不赤，软而不坚，随喜怒消长者。②《医宗金鉴》：劳伤元气，腠理不密，外寒搏之，致生气瘿、气瘤。

通气汤

方一

【方源】（唐）孙思邈《备急千金要方》卷十三。

【组成】半夏八两，生姜六两，橘皮三两，吴茱萸四十枚。

【主治】胸满短气噎塞。

方二

【方源】（宋）赵佶《圣济总录》卷一二四。

【组成】犀角（镑）半两，射干、桔梗（炒）、马蔺（切）各三分，甘草（炙，锉）半两。

【用法】上为粗末。每服三钱匕，以水一盏，入竹叶七片，煎至七分，去滓，下马牙硝一钱匕，搅匀，细细温呷。

【主治】喉痹。咽喉气膈，胸满，咽肿生脓。

方三

【方源】（宋）崔嘉彦《医灯续焰》卷十八。

【组成】羌活、独活、苍术、防风、升麻、葛根各六分，白芷、甘草、川椒各二分。

【用法】加生姜、大枣、葱白，水煎服。

【主治】鼻塞不闻香臭。

方四

【方源】（元）朱震亨《脉因证治》卷下。

【组成】羌活、独活、防风、葛根、升麻各三钱，川芎一钱，苍术、炙草各三钱，黄芪四钱，白芷一钱，黄连、黄柏。

【主治】酒渣鼻、齇鼻息肉、鼻渊由于寒邪所伤者。

【备注】方中黄连、黄柏用量原缺。

方五

【方源】（明）方广《丹溪心法附余》卷十引《应验方》。

【组成】牵牛（头末）一两（半生半熟），鼠粘子二钱半，防风一钱七分半，枳壳（炒）一钱二分半，甘草（生用）一钱二分半。

【用法】上为细末。每服三钱，沸汤点服。

【主治】喉痹疼痛，闭塞不通气，水浆不下，痰涎壅盛。

通气丸

【方源】（唐）孙思邈《备急千金要方》卷十八。

【组成】饴糖三斤，蜀椒二升，乌头七分，桂心六分，干姜、人参各四分，杏仁一升，天门冬十分，蜈蚣五节，大附子五枚。

【主治】久上气咳嗽，咽中腥臭，虚气搅心痛，冷疼，耳中嘈嘈，风邪毒注，时气，食不生肌，胸中膈塞，呕逆，多唾，恶心，心下坚满，饮多食少，恶疰，淋痛病。

通气辛荑散

【方源】（宋）窦汉卿《疮疡经验全书》卷七。

【组成】藁本、羌活、防风、薄荷、白芍、辛荑、升麻、甘草、川芎、当归、生地、黄芩、连翘、桔梗、白芷、黄连、麦冬、柴胡、山栀仁。

【用法】水二钟，加生姜一片煎服。

【主治】鼻痔。

通气饮

【方源】（清）陈士铎《辨证录》卷七。

【组成】桔梗二钱，紫菀二钱，白术五钱，茯苓五钱，甘草三分，茵陈三钱，益智仁三粒，贝母二钱。

【用法】水煎服。

【功用】宣通肺气，健运脾胃。

【主治】肺失清肃之令，膀胱气化不利，湿热壅盛，致为肺疸，鼻塞不通，头面俱黄，口淡咽干，小便不利。

通窍汤

【方源】（明）龚廷贤《万病回春》卷五。

【组成】防风、羌活、藁本、升麻、干葛、川芎、苍术、白芷各一钱，麻黄、川椒、细辛、甘草各三分。

【用法】上锉一剂。加生姜三片，葱白三根，水煎，热服。

【主治】①《万病回春》：鼻不闻香臭者，肺经有风热也。②《古今医鉴》：感冒风寒，鼻塞声重，流涕。

通神散

方一

【方源】（宋）王怀隐《太平圣惠方》卷三十七，名见《圣济总录》卷七十。

【组成】乱发灰半两，伏龙肝一两。

【用法】上为细末，每服三钱，以新汲水调下。

【主治】鼻衄日夜不止，面无颜色，昏闷。

【备注】《圣济总录》本方二药等分。

方二

【方源】（清）蒋示吉《医宗说约》卷四。

【组成】薄荷叶一两，羌活一两，葛根一两，川黄连（姜汁炒）一两，胆南星一两，枳实（炒）七钱，槟榔一两，陈皮（炒）一两，厚朴（姜汁炒）七钱，神曲（炒）七钱，麦芽（炒）七钱，川芎三钱，甘草三钱。

【用法】共为极细末，黑糖拌，浓煎，生姜汤送下。每服周岁内者五分，外者七分，一二周者一钱，量儿大小酌用。

【主治】外感风寒，内伤饮食，头痛发热，咳嗽痰喘，鼻塞声重，惊悸，口干烦渴，胸满不食。

通神汤

【方源】（宋）赵佶《圣济总录》卷九十。

【组成】土马鬃（焙干）二两，枳实（去瓤，麸炒）、白茯苓（去黑皮）、秦艽（去苗土）、甘草（炙，锉）、柴胡（去苗）、人参、生干地黄（焙）各一两。

【用法】上为粗末。每服三钱匕，水一盏，煎至七分，去滓，食后温服。

【主治】虚劳，咳嗽不止，肺气损伤，咯吐脓血，日渐瘘瘦。

通声膏

【方源】（唐）孙思邈《备急千金要方》卷十八。

【组成】五味子、通草、款冬花各三两，人参、细辛、桂心、青竹皮、菖蒲各二两，酥五升，枣膏三升，白蜜二升，杏仁、姜汁各一升。

【用法】上㕮咀，以水五升，微火煎，三上三下，去滓，纳姜汁、枣膏、酥、蜜，煎令调和。酒服枣大二丸。

【主治】咳嗽语声不出。①《备急千金要方》：暴嗽失声，语不出。②《奇效良方》：咳嗽气促，胸中满闷，语声不出。③《证治宝鉴》：喑由久病肺虚、风邪传肺及久嗽所致者。

【方论选录】《千金方衍义》：肺脏方中酥蜜膏专滋肺胃之燥以化其气，此方专滋脾肺之津以通其声。方中五味、人参滋肺之气，款冬、竹茹清肺之燥，桂心、细辛搜肺之邪，通草、菖蒲利肺之窍，杏仁、酥、蜜、姜汁、枣膏滋培津气而通其声。

通声煎

【方源】（明）王肯堂《证治准绳·类方》第二册。

【组成】杏仁（去皮尖双仁，炒，另研如泥）一升，木通、五味子、人参、桂心（去粗皮）、细辛、款冬花、菖蒲、竹茹、酥，已上各三两，白蜜、生姜汁各一升，枣肉二升。

【用法】上前八味，锉如麻豆大，以水五升，微火煎五七沸，去滓，内酥、蜜、姜汁并枣肉，再煎令稀稠得所，每服一匙，用温酒一小盏化下。一方无酒，含咽之。

【主治】咳嗽气促，胸中满闷，语声不出。

通声丸

方一

【方源】（宋）杨倓《杨氏家藏方》卷十一。

【组成】石菖蒲、肉桂（去粗皮）、杏仁（去皮尖，炒）、干姜（炮）、木通各等分。

【用法】上为细末，炼蜜为丸，每一两，作十丸。食后、临卧每服一丸，含化咽津。

【主治】寒邪客搏肺经，咽嗌窒塞，语声不出，咳嗽；及忧思恚怒，气道闭涩，噎塞不通，胸满气短。

【备注】《普济方》有青橘皮、甘草，无木通。

方二

【方源】（宋）张锐《鸡峰普济方》卷十一。

【组成】桂末、杏仁各等分。

【用法】上为细末，炼蜜为丸，如樱桃大。每服一丸，新绵裹含化，稍稍咽津，不拘时候。

【功用】温肺顺气，通畅音声。

【主治】肺伤风冷，气不通流，咳嗽失声，语音不出。

通声辛甘煎

方一

【方源】（清）程林《圣济总录纂要》卷七。

【组成】真酥，白蜜，饴糖，姜汁，百部汁，枣肉一斤，杏仁（研）一升。

【主治】肺气虚，为风寒所伤，语声嘶嗄，气息喘急不通，痰逆上气咳嗽。

方二

【方源】（宋）赵佶《圣济总录》卷六十六。

【组成】酥（真者）、蜜、饴糖、生姜（取自然汁）、百部（取自然汁）、枣（炊，去皮核，研）、杏仁（汤浸，去皮尖双仁，研）各一升，柑皮（为末）五枚。

【用法】上以微火煎，不住搅，约一炊久，取药汁减半止。每服一匙头，酒调细细咽之，日二夜一。

【主治】肺虚，为风寒所伤，语声嘶嗄，气息喘急，上气咳嗽。

通声圆

【方源】（宋）郭坦《近时十便良方》卷二十一。

【组成】石菖蒲、肉桂、杏仁、干姜、青橘皮等分，甘草半。

【主治】寒邪客在肺经，咽嗌窒塞，语声不出，咳嗽；及忧思悖怒，气道闭涩，胸满短气。

通圣散

方一

【方源】（宋）赵佶《圣济总录》卷六十八。

【组成】金星石、银星石、太阴玄精石、云丹、阳起石、不灰木各等分。

【用法】以砂锅子一只，先入罗过紫冬灰（水牛粪是也），厚约一二寸，铺药一重，再盖灰一层约一二寸，筑令实，又铺药一重，同前法盖灰后再铺药，上下以灰封盖，以盐泥固济；不限药多少，皆用炭一秤，于静室中周密不通风处，火煅一日一夜，候冷取出；于净地掘一坑子，深一尺许，埋锅子一宿，取出，先拣出药块子，余以粗罗罗去灰，取药研为末，更入乳钵，研令极细，即入罐子内收之。每药末一两，入龙脑、麝香各半钱，阿胶一分（炒）同研，合和令匀。每服一钱或半钱匕，以糯米少许研细，入薄荷汁、蜜各少许，合煎为饮，候温调下，空心日午、临卧各一服。

【主治】肺损，吐血嗽血。

方二

【方源】（明）王肯堂《证治准绳·伤寒》卷二。

【组成】防风、芒硝、连翘、川芎、麻黄、薄荷、白芍药、当归、大黄各五钱，黄芩、桔梗、石膏各一两，甘草二两，荆芥、山栀、白术各一钱，滑石三两。

【用法】上㕮咀。每服一两或二两，水二盏，生姜三片，同煎七分，去滓，温服不拘时。

【主治】风热郁结，憎寒发热，筋脉挛痹，肢体焦痿，头目昏眩，耳鸣鼻塞，口苦舌干，咽喉不利，涕唾稠黏，咳嗽上气，肠胃燥涩，便血瘀血，疮疡肿痛，痎痁不痊，妇人产后血滞腹痛，小儿惊风积热，并坠马跌仆，疼痛，或伤寒，伤风等证，并皆治之。

通天达地散

方一

【方源】（清）冯兆张《冯氏锦囊秘录·杂症大小合参》卷六。

【组成】白矾（细末）五分，乌鸡子一个。

【用法】二味调匀，灌喉中。

【主治】缠喉风。

方二

【方源】（清）冯兆张《冯氏锦囊秘录·杂症大小合参》卷六。

【组成】连翘、防风、贝母、荆芥、玄参、枳壳、甘草、白芥子、赤芍、天花粉、桔梗、牛蒡子、黄芩、射干。

【用法】加灯心，水煎服。

【主治】①《冯氏锦囊》：诸喉病，痄腮肿毒。②《罗氏会约医镜》：喉痹肿痛。

【备注】《罗氏会约医镜》本方用量各等分，用法：外用木鳖子磨醋噙喉中，引去其痰，不可咽下，太酸，少渗清水亦可；随服煎药，后用吹药。

通宣理肺丸

【方源】（清）太医院《太医院秘藏膏丹丸散方剂》卷二。

【组成】沙参二两，苏叶四两，陈皮四两，枳壳四两，前胡四两，半夏（炙）四两，干葛四两，桔梗八两，茯苓四两，木香二两，蜜麻黄二两，甘草一两。

【主治】一切风寒咳嗽，痰饮壅滴，气促作喘等症。

通阳散

【方源】（清）景日昣《嵩崖尊生全书》卷六。

【组成】硼砂二分，儿茶、青黛、滑石、寒水石各一分，蒲黄、枯矾、黄连、黄柏各五厘，香母二厘。

【用法】上为末。吹喉。

【主治】喉中生疮。

通阳圣化汤

【方源】（清）钱敏捷《诊验医方歌括》中。

【组成】当归二钱，川芎一钱，香附二钱，白术一钱五分，羌活一钱，白芷五分，酒蒸辛夷一钱，天麻六分，红枣五枚，姜三片。

【主治】冬月邪寒，感冒重阴，寒气侵脑，鼻窍不通，时流泪涕。

通音散

【方源】（唐）孙思邈《备急千金要方》卷十七，名见《圣济总录》卷六十六。

【组成】防风、独活、川芎、秦椒、干姜、黄芪各四十二铢，天雄、麻黄、五味子、山茱萸、甘草各三十六铢，秦艽、桂心、薯预、杜仲、人参、细辛、防己各三十铢，紫菀、甘菊花各二十四铢，贯众二枚，附子七分。

【用法】上为细末。以酒服方寸匕，一日二次。

【主治】肺虚冷，声嘶伤，语言用力，战掉缓弱，虚瘠，风入肺。

通壅汤

【方源】（清）汪汝麟《证因方论集要》卷一。

【组成】桔梗、白及、橘红、贝母、甜葶苈、苡仁、甘草节、金银花。

【主治】肺痈，咳嗽吐脓血，咳引胸中痛。

【方论选录】苡仁甘寒，益胃补肺；银花甘平，除热解毒，用以为君。川贝母辛散肺郁，甘草节甘泻肺火，用以为臣。白及苦平，肺损可以复生；葶苈甘辛，肺闭可以疏泄；桔梗开提，橘红宣通，用以为佐使。共成化毒之功。

通治肺经虚损主方

【方源】（清）刘默《证治百问》卷四。

【组成】麦冬三钱，人参一钱五分，枣仁一钱五分，葳蕤一钱五分，茯神、黄芪各一钱，五味子六分。

【用法】煎服，早晚时。

【主治】肺经虚损。

桐油饯

【方源】（明）陈实功《外科正宗》卷二。

【组成】桐油三四匙。

【用法】先用温汤半碗，加入桐油三四匙搂匀。用硬鸡翎蘸油探入喉中，连探四五次，其痰壅出，再探再吐，以人苏醒声高为度。后服清咽利膈之药。

【功用】探吐顽痰。

【主治】喉风、喉闭。其症先两目紧闭，胸膈气急，呼吸短促，蓦然咽喉肿痛，手足厥冷，气闭不通，顷刻不治。

童真丸

【方源】（清）张璐《张氏医通》卷十三。

【组成】真秋石、川贝母（去心）各等分。

【用法】上为末，煮红枣肉为丸。每服二钱，空腹薄荷汤送下。

【主治】虚劳吐血，气虚喘嗽。

tou

头风饼

【方源】（清）太医院《医方配本·风痰伤寒门》。

【组成】荆芥穗一两，防风一两五钱，白芷一两五钱，麻黄一两，细辛一两，藁本一两五钱。

【主治】年深日久偏正头疼，目眩脑昏，鼻塞声重，项背拘急，两太阳及两额颅煽疼如劈者。

投杯汤

方一

【方源】（晋）范汪《范汪方》卷三。

【组成】款冬花四十枚（一方二十枚），细辛一两，紫菀二两（一方一两），甘草二两（一方一两），五味子半升（一方大枣二十枚），杏仁四十枚，半夏（洗）半升（一方三两），桂心二两，麻黄二两（一方四两），干姜二两。

【用法】凡十物，㕮咀，以水八升，煮得二升，先食，适寒温，再服，温卧汗出即愈。

【主治】久咳上气，胸中寒冷，不能得食饮，卧不安床，牵绳而起，咽中如水鸡声。

方二

【方源】（唐）王焘《外台秘要》卷十引《深师方》。

【组成】款冬花二十分，杏仁四十个，甘草（炙）一两，大枣二十个，桂心二两，麻黄（去节）四两，生姜、半夏（洗）各三两，紫菀、细辛各一两。

【用法】上切。以水八升，煮取二升，顿服之。一方分再服，卧令汗出，食粥数口，勿饱食。

【主治】咳逆上气，胸中塞不得息，卧不安席，牵绳而起，咽中如水鸡声。

方三

【方源】（唐）王焘《外台秘要》卷十引《深师方》。

【组成】小麦一升，麻黄（去节）四两，厚朴五两，石膏如鸡子大，杏仁五合。

【用法】以水一斗，煮取小麦熟，去麦纳药，煮取三升，分三服。

【主治】久逆上气胸满，喉中如水鸡鸣。

透骨散

【方源】（明）张时彻《摄生众妙方》卷六。

【组成】当归、细辛、川芎、陈皮、甘草各一钱，猪胰子三块，红枣十枚。

【用法】上用好酒一碗，煎六分，食后服，滓用酒再煎服。

【主治】久嗽或痨不止。

透罗丹

方一

【方源】（元）罗天益《卫生宝鉴》卷十二引王子礼方。

【组成】皂角（酥炙，去皮弦）、黑牵牛（炒）、半夏、大黄（湿纸包，煨，焙）、杏仁（去皮尖，麸炒）各一两，巴豆（去油，另研）一钱。

【用法】上为末，生姜自然汁为丸，如梧桐子大。每服三十丸，以姜汤送下。咳嗽甚者，三四服必效。

【功用】下痰。

【主治】痰实咳嗽，胸肺不利。

方二

【方源】（元）王好古《医垒元戎》卷六。

【组成】半夏一两，皂角（去皮、弦、子）二两，杏仁六十个，巴豆六十个。

【用法】上四味，用麸五升，同炒令黄色为度，去麸不用，为细末，入寒食面二两，炒黄色，醋煮糊丸如绿豆大，每服三丸，生姜汤下，食远临卧。

【主治】胸膈痞闷，酒食所伤，并咳嗽等证。

透天水

【方源】（明）孙志宏《简明医彀》卷五。

【组成】黄连、薄荷叶、槟榔、蒲黄、荆芥穗、甘草、黄柏（各为末）各五分，冰片三分，柿霜（无，用白糖）五钱。

【用法】炼蜜为丸。噙化，不拘时候。

【主治】一切风热喉痹，口舌生疮，头目不清，痰涎壅盛。

透天丸

【方源】（明）武之望《济阳纲目》卷一〇四。

【组成】雄黄、龙脑叶、石菖蒲各二两，片脑二钱。

【用法】上药为细末，入片脑同研，炼蜜为丸，如鸡头子大。绢帛包裹，系作纽子，入鼻孔即效。

【主治】鼻孔壅塞，不闻香臭，久不愈者。

tu

涂唇膏

【方源】（元）罗天益《卫生宝鉴》卷十九。

【组成】石燕子（为末）。

【用法】每用一捻，蜜少许调。奶食前后涂儿唇上，一日三五次。

【主治】襁褓小儿咳嗽吐乳，久不愈。

涂囟膏

【方源】（唐）孙思邈《备急千金要方》卷五，名见《太平圣惠方》卷三十七。

【组成】杏仁半两，蜀椒、附子、细辛各六铢。

【用法】上㕮咀。以醋五合，渍药一宿，明旦以猪脂五合煎令附子色黄，膏成，去滓，待冷以涂絮。导鼻孔中，一日二次，兼摩顶上。

【主治】小儿鼻塞不通，涕出。

【方论选录】《千金方衍义》：杏仁下气，蜀椒温中，附子逐湿，细辛去风，皆利窍之品；其用醋者，借以引领诸药入于肝经，且遏椒、附之性，缓行不骤也。

土金丸

【方源】（清）陈士铎《辨证玉函》卷二。

【组成】白术三两，茯苓三两，甘草一两，人参一两，半夏一两，桔梗一两，白芍三两，麦冬三两，干姜一两，神曲五钱，陈皮五钱，薏仁三两。

【主治】久嗽之不已。论其饮食，则能食而不能消，口欲餐而腹又饱，或溏泻而无休，或小便之不谨。

吐痰丸子

【方源】（清）张中和《资蒙医径》卷中。

【组成】明雄黄三钱，白矾三钱重一块（用白矾三钱同陈醋煮矾枯为度），江西淡豆豉三钱（蒸烂）。

【用法】共前二味捣和为丸绿豆大，每用七丸，姜汤送下。

【主治】哮症。

吐涎散

【方源】《经验良方》引《吴氏集验方》，名见《医方类聚》卷七十五。

【组成】鹤虱二钱半，酒一盏，醋少许。

【用法】同煎至半盏，吞下。吐出毒涎安。

【主治】喉风，吞药不得，不能饮食。

tuan

团参阿胶煎

【方源】（宋）张锐《鸡峰普济方》卷十六。

【组成】人参、阿胶各一两，五味子、紫菀各二两。

【用法】上为细末，炼蜜为丸，如樱桃大。每服一丸，食后含，咽津服。

【主治】妊娠肺气不足，寒壅相交，痰唾稠黏，咳嗽不已。

团参黄芪散

方一

【方源】（宋）郭坦《近时十便良方》卷十七。

【组成】好人参、好黄芪各二两，甘草一两。

【主治】肺虚热，咳嗽气急，胸中烦悸，支体倦疼，口燥咽干，情思不乐，多唾涎沫，或有恶物，肌瘦发热，减食嗜卧。

方二

【方源】（宋）张锐《鸡峰普济方》卷十一。

【组成】人参、黄芪各等分，甘草减半。

【用法】上为细末。每服二钱，水一盏。煎至六分，加生姜三片，大枣二个同煎，去滓温服，不拘时候。

【主治】肺虚热，咳嗽气急，胸中烦悸，肢体倦疼，口燥咽干，情思不乐，多唾涎沫，或有恶物，肢瘦发热，减食嗜卧。

团参散

方一

【方源】（宋）王贶《全生指迷方》卷四。

【组成】人参一两，桑白皮（锉、炒）二两，大腹皮（锉，炒）一两，橘皮（洗）、麦门冬（去心）各一两，吴茱萸（炒）、槟榔（锉、炒）、芫花（炒）、附子（炮，去皮脐）、泽泻各半两，半夏曲、桂心、杏仁（去皮尖，研）各一两，枳实（麸炒，去瓤）半两，白术、诃子（炮去核）各半两。

【用法】上为细末，姜汁煮糊为丸，如梧桐子大。每服三十丸，食前米饮调下。

【主治】喘证。

【备注】本方方名，据剂型，当为“团参丸”。

方二

【方源】（宋）严用和《济生方》卷二。

【组成】人参一两，黄芪（蜜水炙）一两，百合（蒸）半两，飞罗粉一两。

【用法】上为细末。每服二钱，食后用白茅根煎汤调下，茅花煎汤亦可。

【主治】唾血咳嗽，服凉药不得者。

【备注】本方改为丸剂，名“团参丸”（见《袖珍方》）。

方三

【方源】（宋）杨倓《杨氏家藏方》卷八。

【组成】人参（去芦头）、款冬花、紫菀（洗去土）各等分。

【用法】上为细末。每服二钱，水一盏，乌梅一枚，同煎至七分，食后温服。

【主治】①《杨氏家藏方》：肺气不利，咳嗽上喘。②《不居集》：久嗽肺虚成痈痿。

团参丸

方一

【方源】（明）解缙《永乐大典》卷一

〇三三引《王氏手集方》。

【组成】阿胶、皂儿黄、人参各半两。

【用法】除胶，上为细末，汤少许，烊胶和，如鸡头子大。白汤化下。

【主治】嗽血。

方二

【方源】（清）凌奂《饲鹤亭集方》。

【组成】人参、黄芪、麦冬各二两。

【用法】炼蜜为丸。每服四钱，开水送下。

【主治】肺虚咳嗽，吐血不止，阴虚内热。

方三

【方源】（清）吴德汉《医理辑要》卷八。

【组成】人参、黄芪、飞罗面各一两。

【主治】吐血咳嗽，服凉药不得者。

团参饮子

方一

【方源】（宋）严用和《济生方》卷二。

【组成】人参、紫菀茸（洗）、阿胶（蛤粉炒）、百合（蒸）、细辛（洗去叶土）、款冬花、杏仁（去皮尖，炒）、天门冬（汤浸，去心）、半夏（汤泡七次）、经霜桑叶、五味子各一两，甘草（炙）半两。

【用法】上㕮咀。每服四钱，水一盏半，加生姜五大片，煎至七分，去滓，食后温服。

【主治】病因抑郁忧思喜怒、饥饱失宜，致脏气不平，咳嗽脓血，渐成肺痿，憎寒壮热，羸瘦困顿，将成劳瘵。

【备注】方中天门冬，《杏苑生春》引作“麦门冬”。

方二

【方源】（明）孙文胤《丹台玉案》卷四。

【组成】团参、胆星、半夏、甘草、麦门冬、杏仁各一钱二分，辽五味十五粒，阿胶（蛤粉炒）、紫菀、百部、旋覆花各一钱，桑叶（经霜者）五片。

【用法】加生姜五片，水煎，食远服。

【主治】七情六郁所伤，以致脏气不平，咳嗽脓血，将成肺痿，憎寒发热，羸瘦困倦。

方三

【方源】（明）孙一奎《赤水玄珠》卷七。

【组成】人参、紫菀茸、阿胶、百合、细辛、款花、杏仁、天冬、半夏、经霜桑叶、五味子各一两，炙甘草五钱。

【主治】咳嗽脓血。

团鱼散

【方源】（元）危亦林《世医得效方》卷九。

【组成】贝母、前胡、知母、杏仁、北柴胡各等分，团鱼三个。

【主治】骨蒸潮热咳嗽。

团鱼丸

【方源】（明）朱橚《普济方》卷二三六引《经效良方》。

【组成】贝母、前胡、知母、杏仁、柴胡各等分，团鱼二斤。

【用法】上药同团鱼煮，候鱼熟提起团鱼，除去鱼头不用，取肉连汁食之，却将前药焙干为末，就用团鱼裙甲及骨更煮一盏，和药为丸，如梧桐子大。每服三十丸，煎黄芪汤空心送下。病安，仍服《太平惠民和剂局方》黄芪益损汤补理。须用市店中自死团鱼。

【功用】《血证论》：调肝利肺，金木交和。

【主治】①《普济方》引《经效良方》：骨蒸潮热，咳嗽。②《医学心悟》：久咳不止，恐成劳瘵。

【方论选录】《血证论》：团鱼乃甲虫之长，能破肝之癥结，肉亦带酸，入肝养阴，合清利痰火，疏理凝滞之品，凡肝经血郁、气郁、火郁、痰郁，以致骨蒸咳嗽者，此丸力能治之。盖此丸以调肝者利肺，金木交和，则血气清宁，痨瘵不作。

tui

退赤散

【方源】（清）傅仁宇《审视瑶函》卷三。

【组成】桑白皮（蜜制）、甘草、牡丹皮（酒洗）、黄芩（酒炒）、天花粉、桔梗、赤芍药、归尾、瓜蒌仁（去壳油，为霜）各等分。

【用法】上为细末。每服二钱，麦门冬去心煎汤调下。

【功用】清肺散血。

【主治】因热客于肺，肺气不清，血热妄行，不循经络，白睛上下左右，但见一片或一点红血，俨似胭脂者。

退风散

【方源】（元）王好古《医垒元戎》卷十。

【组成】苦参、白蒺藜。

【用法】上等分，为细末，酒调，食后服。

【主治】痹，肺风攻注，皮肤瘾疹痛痒，一切肺风。

退金散

【方源】（明）武之望《济阳纲目》卷二十四。

【组成】黄芩（炒）、桑白皮（炒）、防风、甘草（炒）各一两，人参、茯神各半两，麦门冬三两，杏仁（制）二十七粒。

【主治】肺嗽，恶寒发热，唾痰，皮毛焦燥。

退热清气汤

【方源】（清）沈金鳌《杂病源流犀烛》卷二。

【组成】宜滋阴降火加便香附、茯神、沉香。

【主治】俯仰喘喝，按手以呼。

退翳海螵蛸膏

【方源】（明）解缙《永乐大典》卷一一四一二引《眼科诀髓》。

【组成】海螵蛸（去粗皮）不拘多少。

【用法】上为末，将乌鸡子一个，煮熟，去壳黄，用白和螵蛸成膏，炉内煅通红为度，取出，研入脑子麝少许为末。灯心点五七次，候赤白，却用冷水洗，良久再点之。

【主治】肺受病，双障黄赤膜遮睛，不分昼夜。

退肿束胎方

【方源】（清）徐大椿《医略六书》卷二十八。

【组成】白术（生）二钱，枳壳（炒）二钱，泽泻一钱半，葶苈二钱，茯苓三钱。

【用法】水煎，去滓，温服。

【主治】怀孕肿胀喘急，脉沉滑者。

【方论选录】妊娠脾土不健，湿热上干，肺气不能通调水道，故肿胀喘急，小水不快焉。白术健脾土以化湿热，枳壳束胎元以泻滞气，葶苈子清利肺气，建泽泻通利水道，白茯苓渗湿气以清子室也。水煎温服，俾脾气健运，则肺气通调而湿热自化，喘急无不退，肿胀无不除，其胎孕有不安者乎？

tun

豚肺散

【方源】（宋）刘昉《幼幼新书》卷三十引《婴孺方》。

【组成】豚肺。

【用法】好酒浸一宿，平旦取，炙干为末。每服一撮，饮调下。

【主治】少小咳逆，甚者血出鼻衄。

tuo

托里清中汤

【方源】（明）陈实功《外科正宗》卷一。

【组成】人参、白术、桔梗、陈皮、半夏、茯苓各一钱，麦门冬、五味子、甘草各五分。

【用法】水二钟，加生姜三片，大枣二个，煎八分，食远服。

【主治】痈疽脾胃虚弱，咳嗽，痰气不清，饮食少思。

W

wa

瓦粉瓜蒌丸

【方源】（明）徐春甫《古今医统大全》卷四十三。

【组成】瓦垄子（一名蚶子，将壳火煅，醋淬二次，研为极细末）、黄瓜蒌（霜后黄熟时取瓤并子和瓦粉烂捣成膏，为饼）、广陈皮（去白）各等分。

【用法】上各精制晒干为末，汤浸蒸饼为丸，如绿豆大。每服八十丸，食后临卧姜汤送下。

【主治】一切顽痰结滞，咯吐难出，久嗽不已，气塞妨闷，痰火劳嗽。

wai

外治异功散

【方源】（清）姚惠安《经验各种秘方辑要》。

【组成】斑蝥四钱，真血竭五分，制乳香（去油）五分，制没药（去油）五分，上麝香三厘，全蝎五分，大元参五分，上梅片三厘。

【用法】斑蝥去头翅足，糯米拌炒黄后，去糯米。除血竭外，合诸药共研细末，另研血竭拌匀，瓷瓶收储，勿令泄气。凡遇喉证肿痛，取此散少许，置小张膏药上，左肿贴左，右肿贴右，左右俱肿俱贴，均贴在结喉旁边软处，阅五六时即起水泡，揭去膏药，用银针挑破，揩净毒水。勿使伤口见风。

【功用】消肿止痛。

【主治】喉症肿痛。

【备注】此法从外拔出内毒，药虽峻厉，用法甚妥，真救急之良方也。惟方中有斑蝥、全蝎俱是极毒之药，万不可误入口中。即所去拌炒之糯米，亦必以砖石同包沉在大河底内，免致误食伤生。储药之瓶及纸包上必须随装随写不可入口字样，以防误毒。

wan

丸参丸

【方源】（宋）刘昉《幼幼新书》卷三十。

【组成】阿胶、皂儿黄、人参各半两。

【用法】上件胶为细末。汤少许，烊胶和如鸡头大，白汤化下。

【主治】嗽血。

完肺散

【方源】（清）陈士铎《辨证奇闻》卷十四。

【组成】人参一两，玄参、银花各二两，蒲公英五钱，花粉、生草、桔梗各三钱，黄芩一钱。

【主治】胸膈痛，咳嗽吐痰更觉疼甚，按痛处难忍，咽喉间，先闻腥臭，随吐脓血，此肺痈已破也。

完肺汤

【方源】（清）马文植《青囊秘传》卷上。

【组成】金银花五两，麦冬二两，玄参三两，甘草五钱，天花粉三钱，茯苓三钱，白芍三钱。

【主治】人有胸膈之间作痛，咳嗽之时，更加痛极，手按痛处，尤增气急者，人以为肺经生痈也，谁知是肺热以成痈乎。

完肺饮

【方源】（清）陈士铎《辨证录》卷十三。

【组成】人参一两，玄参二两，蒲公英五钱，金银花二两，天花粉三钱，生甘草三钱，桔梗三钱，黄芩一钱。

【用法】水煎服。

【功用】《洞天奥旨》：补胃益肺。

【主治】肺痈已成已破，胸膈作痛，咳嗽不止，吐痰更觉疼甚，手按痛处不可忍，咽喉之间，先闻腥臭之气，随吐脓血。

万金膏

方一

【方源】（清）陈复正《幼幼集成》卷四。

【组成】川羌活、正川芎、北细辛、淮木通、净麻黄、石菖蒲各一钱。

【用法】上为末。每次一钱，以蜜和匀，姜汤化服。

【主治】小儿风热侵肺，鼻齆不闻香臭。

方二

【方源】（清）李潆《身经通考》卷三。

【组成】天冬（去心）八两，杏仁（泡去皮尖）四两，百合四两，百部四两，紫菀三两，款冬五两。

【主治】诸般咳嗽。

万金散

【方源】（明）熊均《山居便宜方》卷九。

【组成】槐花（不以多少为末）。

【用法】每服二钱，食后热酒下。

【主治】咯血。

万灵膏

【方源】（宋）窦汉卿《疮疡经验全书》卷一。

【组成】木香、乳香、没药各三钱，血竭二钱，蟾酥五钱，紫石英二钱，雄黄二钱，犀角一钱，冰片五分，麝香一钱。

【用法】上为细末，糯米粥和匀，捣千下成条，每条五分。如遇后症，以津液磨搽，水亦可。

【主治】喉闭，痈疽，疔疮，蛇咬。

万灵木香丸

【方源】（宋）赵佶《圣济总录》卷六十二。

【组成】木香一分，附子（炮裂，去皮脐）一枚，槟榔（锉）一两，缩砂（去皮）、干姜（炮）、桂（去粗皮）、陈橘皮（汤浸，去白，焙）、肉豆蔻（去壳）、茴香子（炒）各半两。

【用法】上为末，醋煮面糊为丸，如梧桐子大，丹砂为衣。每服二十丸，生姜汤送下，茶、酒亦得，不拘时候。

【主治】膈气，咽喉噎塞。

万灵神膏

【方源】（清）李文炳《经验广集》卷四。

【组成】连翘、山栀、防风、羌活、独活、黄连、赤芍、生地、当归、川芎、大黄、玄参、苦参、白芷、五倍、桔梗、白及、白蔹、官桂、两头尖、山慈菇、花粉、蓖麻子、木鳖子、红芽大戟各一两，杏仁、巴豆各四十粒。

【用法】麻油一斤半熬药枯黑，滤去滓，再入锅内熬，滴水成珠，倾出瓷器，称准熟油二斤，入松香、黄蜡、桐油各二两，如嫩，少加杭粉，熬至嫩硬得中，待温下后药：乳香、没药、儿茶、血蝎、阿魏、麝香、轻粉，为细末，徐徐下油，以不粘手为度。土埋三日出火毒，瓷器收贮任用。咽喉喘嗽，或负重伤力，贴前脚，用火烤手摩百次；男子遗精，女人白带，月经不调，鼓胀，俱贴气海穴；左瘫右痪及心胃肚腹疼痛，俱贴患处；男妇痞块，贴患处，再用面作圈放痞上，皮硝一两，鸽粪五钱，共和匀捣烂入圈内，以熨斗频熨即愈；痈疽瘰疬初起，火烤手摩出汗即愈，其疥癣有脓血者不愈。

【主治】咽喉喘嗽，负重伤力，男子遗精，女人白带，月经不调，鼓胀，左瘫右痪，心胃肚腹疼痛，痞块，痈疽瘰疬，疥癣，一切肿毒，跌打损伤，四时伤寒，呕吐。

万灵圆

【方源】（宋）洪遵《洪氏集验方》卷五。

【组成】牡丹皮（洗）、藁本（洗）、川当归（切开，裹面，赤黑色者佳，洗）、白茯苓（去皮）、赤石脂（别研）、香白芷、官桂（去皮，不见火）、白薇（洗）、京芎（洗）、玄胡索（去皮）、白芍药、白术（米泔浸一宿），以上各一两，甘草（炙）、沉香（不见火）、没药（别研），以上各半两。

【主治】妇人月水湛浊不通，久无嗣息，血癖气痛，四肢浮肿，呕逆心疼，虚烦劳闷，面色痿黄，崩漏带下，寒热蒸劳，头疼齿痛，血下无度，淋沥诸疾，产前安胎，临产催生，产后胎结痛，伤寒，烦渴，泻痢，血劳，血运，筋挛，痰盛头疼，败血上冲，血刺，泄泻，咳嗽喘急，嗽血，血块起伏，气痞，气膈，血作腰痛，小便不禁，子死腹中，失盖汗不出，血风，脚手痹顽，凡产后诸疾，皆治。

万山观芦吸散

【方源】（明）徐春甫《古今医统大全》卷四十四。

【组成】款冬花三钱，鹅管石、佛耳草各二钱，枯矾五分，甘草（炙）一钱半，官桂一钱。

【用法】上为细末。每服一钱，竹筒吸入喉内，日夜三服。

【功用】止嗽。

【主治】男妇一切风寒咳嗽喘急。

万氏润燥膏

【方源】（清）吴谦《医宗金鉴》卷六十六。

【组成】猪脂（切碎，炼油，去滓）一斤，白蜜（炼）一斤。

【用法】搅匀候凝。挑服二匙，每日三五次。

【功用】降火清金。

【主治】阴虚喉疳，失音，大便干。

万应吹喉散

方一

【方源】（清）马文植《青囊秘传》。

【组成】牛黄一钱，珍珠一钱，灯草炭三钱，梅片一钱，黄柏三钱，甘草三钱，血竭三钱，乳香五分，朱砂一钱，儿茶五钱，白芷二钱，薄荷七钱，青黛三钱。

【用法】上为细末，和匀，吹患处。

【主治】喉痹、喉风、乳蛾、喉痈，阴虚咽痛。

方二

【方源】（清）周子芗《经验奇方》卷上。

【组成】上犀黄一钱，滴乳石、儿茶各五钱，黄连、川郁金各四钱，上血竭、青黛、真硼砂、生甘草各三钱，灯草灰、白芷、黄柏、薄荷各二钱，大梅、冰、珍珠、辰砂各一钱。

【用法】上药各为细末，按件称准和匀，再研极细，瓷瓶收藏，勿令泄气。遇症连吹数次。

【主治】喉痈、喉痹、喉痞、缠喉风、双单乳蛾，阴虚咽喉痛。

万应喉中散

【方源】（清）恬素《集验良方拔萃》卷一。

【组成】上犀黄（透甲者真）一钱，滴乳石（研净末）五钱，真珍珠（大者无油为炒）一钱，劈辰砂（漂净，末）一钱，灯草灰（陈者更佳）三钱，儿茶五钱，大梅片一钱，香白芷（生晒，研净末）二钱，片黄柏（生晒，研净末）三钱，苏薄荷（生晒，研净末）七钱，甘草（生晒，研净末）三钱，青黛（去石灰，净末）三钱，上血竭三钱。

【用法】上药各为细末，照药称准分两，和匀，再研极细无声，瓷瓶贮好，勿令泄气。用时吹喉。

【主治】喉痹，缠喉风，双单乳蛾，喉痈，喉疮，阴虚咽痛。

万应灵丹

【方源】（民国）谢观《谢利恒家用良方》。

【组成】川芎（瓦上焙脆）一两，石菖蒲（瓦上炒）三钱，白芷（去梗，净）六钱，羌活（晒）八钱，苏叶（去梗，净）六钱，莪术（生切，晒脆）一两，半夏（生用，姜汁拌晒）三钱，薄荷八钱，大黄（生用）一两，木香（晒脆）五钱，川乌（汤泡，去芦皮）五钱，草乌（汤泡，去芦皮）五钱，独活（晒脆）四钱，当归一两，葛根六钱，细辛三钱，胆星（另研）五钱，甘草（生用）五钱，牙皂（生研）三钱，蟾酥（另研）五钱，明矾（另研）五钱，麝香（另研）一钱。

【用法】上药各为极细末，用鬼箭羽二两，煎浓汤滴为丸，如粟米大，飞雄黄为衣，晒干，瓷罐装存，勿令泄气。视病之轻重，每服二三十丸至四五十丸，老幼减半，沸水待温送下。再研数丸，吸鼻取嚏。

【主治】受暑感风，冒寒挟湿，气闭发痧，肚腹胀痛，呕吐泄泻，山岚瘴气，痰迷气逆，头风心痛，中邪中恶，厥气迷闷，羊癫诸风，及妇人产后惊风，小儿急慢惊风。

万应灵膏

【方源】（清）清太医院《医方配本·外科损伤门》。

【组成】木香、川芎、川膝、生地、白芷、细辛、秦艽、归尾、枳壳、独活、枫子、防风、羌活、黄芩、南星、半夏、蓖麻、苍术、贝母、赤芍、杏仁、两头尖、白蔹、茅香、肉桂、良姜、灵仙、续断、甘节、白附子、荆芥、藿香、艾叶、连翘、银花、川乌、藁本、青枫藤、丁香、红花、乌药、元参、白鲜、文蛤、降香、草乌、蝉退、僵蚕、山甲、苍耳、大黄，以上各二两，蜈蚣二十条，蛇退三条，桃柳槐（手指粗）每三根，香油二十斤浸药。

【主治】一切风寒湿气，手足拘挛，骨节酸疼，男子痞疾。女人癥瘕、胁痛，诸般疼痛，结核转筋，顽癣顽疮，积年不愈，肿毒初发，杨梅肿块，未破者俱贴尽处。肚腹夜痛，泻痢疟疾，贴脐上，痢白而寒者尤效。咳嗽哮喘，受寒恶心，胸膈胀闷，呕吐，妇人男子面色萎黄，兼脾胃等证，及心疼，贴前心。负重伤力，浑身俱痛者，俱贴后心与腰。

万应神曲膏

【方源】（清）鲍相璈《验方新编》卷十一。

【组成】前胡、大黄、苍术、莪术、防风、良姜、姜黄、山楂、柴胡、厚朴、紫苏、豆蔻、葛根、槟榔、薏米、黄芩、荆芥、麻黄、青皮、使君子、甘草、黄柏、百合、栀子、薄荷、羌活、陈皮、蒲黄、扁豆、杏仁、车前子、泽兰、独活、木香、益母草、麦芽、乌药、桔梗、腹皮、砂仁、诃子、猪苓、茯苓、三棱、芡实、草果、半夏、怀药、木通、渡香、枳实、建泽泻、香薷、菖蒲、黄连、木瓜、香附、枳壳、小豆、花椒各四两。

【用法】上为细末。又用鲜青蒿四斤，凤尾草二斤，苍耳草三斤，大蓼草三斤，小蓼草三斤，以上五味浓汁同煎。又用小麦（洗净，略蒸，晒干）十五斤，曲粉六两。临时先将药与曲粉同拌，入药草水拌，揉做成块子，外用荷叶包好，以苎麻扎紧，上笼蒸一个时辰，取出凉三四时，以冷为度，装入桶内，一层稻禾草，一层神曲，盖密，须十二天取出，晒过月余，极干，然后刷去荷叶，再露七夜，晒七日，埃干透收藏听用，每月亦须晒数次，以免霉坏。大人每服三钱，小儿一钱（多则一钱半），水煎服。

【功用】搜风解表，开胸快膈，调胃健脾，消积进食，解酒，止泻利水。

【主治】四时不正之气，感冒发热，头眩咳嗽及伤食腹痛，痞满气痛，呕吐泄泻痢疾，饮食不进，不服水土。

万应紫金散

【方源】（清）鲍相璈《验方新编》卷十一。

【组成】赤芍、当归、红花、黄芩、连翘、黄柏、僵蚕、蝉退、白芷、甘草、胎发、大黄、银花、蜈蚣、川乌、草乌、羌活、苍术、细辛、川椒、秦艽、乳香、没药、骨碎补、首乌、蛇床子、木鳖子、大风子、生南星、生半夏各五钱。

【用法】用猪油、麻油、桐油各半斤，将前药浸入油内，如春、夏天浸三日，秋、冬浸七日，倾入铜器内，文武火熬至药色焦黑，取起滤渣，再熬，加炒黄丹十两，用槐枝不住手搅动，熬至滴水成珠，再加白蜡五钱，随即起取，用槐枝搅匀，收入瓦雄，浸水中，拔去火毒，用时以布摊贴，哮吼喘嗽贴心窝，泻痢贴脐眼，余俱贴患处。

【主治】男妇大小瘰疬痰疬，对口发背，乳痈，鱼口便毒，疮热疖，手足腰背疼痛，闪挫伤损，及一切无名肿毒，哮吼喘嗽，泻痢。

【备注】《寿世新编》有防风、荆芥。

wang

王洁古黄芪汤

【方源】（民国）陈守真《儿科萃精》卷七。

【组成】西洋参一钱，蜜炙桑白皮，地骨皮各八分，甜杏仁一钱，炙甘草三分。

【主治】小儿虚喘之证，气乏声音短涩。

王氏封囟散

【方源】（民国）吴克潜《儿科要略》第五章。

【组成】柏子仁、防风、天南星各四两。

【主治】囟脑开张，咳嗽鼻塞。

王氏易简理中汤

【方源】（元）王好古《医垒元戎》卷七。

【组成】人参、干姜、白术、甘草各一两。

【用法】上㕮咀，每服四钱，水一盏，煎至六分服。

【主治】脾胃不和，饮食减少，短气虚羸而复呕逆；或大病之后，胸中有寒，时喜咳唾；霍乱之后，气虚未禁热药，并宜服之。

wei

威灵仙丸

【方源】（宋）陈直《养老奉亲书》。

【组成】干薄荷（取末）一两，皂角（不蛀肥者，以河水浸洗，去黑皮用，银石器内用河水软揉，去滓，绢滤去粗，熬成膏）一斤，威灵仙（洗，择去土，焙干，为末）四两。

【用法】上药入煎膏为丸，如梧桐子大，每服三十丸，临卧生姜汤吞下。

【主治】老人秋肺垂滞，涎嗽间作，胃脘痰滞，塞闷不快。

威喜丸

【方源】（清）徐时进《医学蒙引》。

【组成】云苓四两，黄蜡四两。

【主治】肺虚久痰久嗽。

葳蕤汤

方一

【方源】（宋）赵佶《圣济总录》卷九十。

【组成】葳蕤、百部各一分，麦门冬（去心，焙）、阿胶（炒令燥）、马兜铃各半两，白茯苓（去黑皮）、人参、甘草（炙，锉）、桑根白皮（锉）各一两。

【用法】上为粗末。每服三钱匕，水一盏，加乌梅一个，生姜二片，同煎至六分，去滓温服，不拘时候。

【主治】虚劳咳嗽，咯唾脓血。

方二

【方源】（清）陈莲舫《女科秘诀大全》卷五。

【组成】葳蕤、白薇、青木香、麻黄、石膏、杏仁、羌活、葛根、川芎、甘草。

【主治】风热咳嗽，发热自汗。

方三

【方源】（清）张璐《张氏医通》卷十三引《备急千金要方》。

【组成】葳蕤钱半，石膏二钱，白薇、青木香、麻黄（去节，泡）、杏仁（去皮尖，碎）、甘草（炙）、独活、川芎各一钱。

【用法】上九味，水煎，日三服。

【主治】风温自汗身重，及冬温发热咳嗽。

煨姜汤

【方源】（明）朱橚《普济方》卷一五七引《十便良方》。

【组成】生姜（于星火内煨熟切片）一斤半，杏仁（去皮尖，蒸透）半斤，甘草（末）四两，山药（末）三两，神曲（末）三两。

【用法】上先将生姜、杏仁同研细，取三件药末，和为饼子，焙干为细末，着炒盐花五两，食后、临卧滚和沸汤点一二钱。

【主治】肺寒咳嗽，日久不止，并上焦气逆。

苇茎汤

方一

【方源】（唐）王焘《外台秘要》卷十引《古今录验》。

【组成】锉苇一升，薏苡仁半升，桃仁（去皮尖两仁者）五十个，瓜瓣半升。

【用法】上㕮咀。以水一斗，先煮苇令得五升，去滓，悉纳诸药，煮取二升，分二次服。

【功用】①《成方便读》：散结通瘀，化痰除热。②《医方发挥》：清肺化痰，逐瘀排脓。

【主治】肺痈，咳吐腥臭黄痰脓血，胸中隐隐作痛，皮肤甲错，舌红苔黄腻，脉数实。①《外台秘要》引《古今录验》：肺痈，吐如脓。②《备急千金要方》：肺痈，咳有微热，烦满，胸心甲错，咳唾脓血，胸中隐隐痛，或口干喘满，时时振寒发热，舌上苔滑，其脉数实。③《太平圣惠方》：肺痈，咳，其声破嗄，胸前皮甲错。

【方论选录】①《成方便读》：痈者，壅也，犹土地之壅而不通也。是以肺痈之证，皆由痰血火邪，互结肺中，久而成脓所致。桃仁、甜瓜于皆润燥之品，一则行其瘀，一则化其浊；苇茎退热而清上，苡仁除湿而下行。方虽平淡，其散结通瘀、化痰除热之力实无所遗。以病在上焦，不欲以重浊之药重伤其下也。②《金匮要略论注》：此治肺痈之阳剂也。盖咳而有微热，是在阳分也；烦满，则挟湿矣；至胸中甲错，是内之形体为病，故甲错独见于胸中，乃胸上之气血两病也。故以苇茎之轻浮而甘寒者，解阳分之气热；桃仁泻血分之结热，薏苡下肺中之湿；瓜瓣清结热而吐其败浊，所谓在上。

方二

【方源】（清）黄镐京《镐京直指医方》。

【组成】桃仁二钱，葶苈三钱，参三七一钱，茜草根三钱，杏仁二钱，川贝一钱五分，广郁金二钱，鲜水芦根一两（先煎汤代水）。

【主治】小儿联珠咳嗽，呛则频频不息，呕吐白痰，或鼻衄痰红。

苇茎汤加滑石、杏仁方

【方源】（清）沈灵犀《温病方书》。

【组成】苇茎、苡仁、桃仁、冬瓜仁、滑石、杏仁。

【主治】湿痰壅滞肺经而致喘。

苇茎越婢成汤

【方源】（清）吴金寿《三家医案合刻》卷三。

【组成】生石膏、桂枝木、白芍、杏仁、冬瓜子、生米仁。

【主治】短气失音，喉中时作水鸣声，右脉如革，面浮色痿，肺胃应之，心下痞硬，补泻纷更。

苇叶汤

方一

【方源】（唐）王焘《外台秘要》卷十引《伤寒论》，名见《圣济总录》卷五十。

【组成】苇叶（细切）二升，桃仁（去皮尖双仁，炒，研）五十个，瓜子、薏苡仁各半升。

【用法】以水一斗，先煮苇叶得五升，去滓，纳诸药，煮取二升，再去滓，分三次温服。

【主治】①《圣济总录》：肺痈。恶寒，口干，胸中隐隐作痛，咳而胸满，时出腥唾，久则吐脓如米粥，脉数而实。②《东医宝鉴·杂病篇》：肺痈，心胸甲错，咳喘，烦热。

方二

【方源】（宋）陈言《三因极一病证方论》卷十三。

【组成】薏苡仁、瓜瓣仁、桃仁（去皮尖）各一两。

【用法】上为剉散，每服四大钱，水二盏，以苇叶一握，煎取一盏，去滓，入药，煎六分，食后服。

【主治】肺痈。

卫侯青膏

【方源】（唐）孙思邈《备急千金要方》卷三。

【组成】当归、天花粉、干地黄、甘草、蜀椒各六两，半夏七合，桂心、芎䓖、细辛、附子各四两，黄芩、桔梗、天雄、藜芦、皂荚各一两半，厚朴、乌头、莽草、干姜、人参、黄连、寄生、续断、戎盐各三两，黄野葛二分，生竹茹六升，巴豆二十枚，石楠、杏仁各一两，猪脂三斗，苦酒一斗六升。

【主治】百病，久风头眩，鼻塞，清涕泪出，霍乱吐逆，伤寒咽痛，脊背头项强，偏枯拘挛，或缓或急，或心腹久寒，积聚疼痛，咳逆上气，往来寒热，鼠漏瘰疬，历节疼肿，关节尽痛，男子七伤，胪胀腹满，羸瘦不能饮食，妇人生产余疾诸病，瘑疥恶疮，痈肿阴蚀，黄疸发背，马鞍牛领疮肿方。

卫生人参黄芪汤

【方源】（清）龙柏《脉药联珠》卷三。

【组成】人参、黄芪、鳖甲、醋炙紫

菀、知母、桔梗、甘草、炙桑皮各五分，天冬、白茯各八分，生地一钱，秦艽、柴胡各七分。

【主治】虚劳烦热，形羸脉数，心悸盗汗，或咳嗽咯血等症。

未药

【方源】（清）张宋良《咽喉秘集》。

【组成】雄精二钱，朴硝五钱，硼砂二钱。

【用法】上为末。如喉咙紧闭，不能吹药，用此药吹入鼻内，其口即开，开后或点或刺或消肿，用巳 、申之药，如腐烂用子药。

【主治】一切喉症。

wen

温肺桂枝汤

【方源】（清）费伯雄《医醇賸义》卷四。

【组成】桂枝五分，当归二钱，茯苓二钱，沉香五分，苏子一钱五分，橘红一钱，半夏一钱二分，瓜蒌实四钱，桑皮二钱。

【用法】水煎，姜汁二小匙冲服。

【功用】温肺降气。

【主治】肺胀，虚满喘咳。

温肺散

方一

【方源】（宋）赵佶《圣济总录》卷四十八。

【组成】细辛（去苗叶）二两，甘草（炙）、干姜（炮）、五味子、白茯苓四两。

【用法】上为细散，每服一钱匕，食后，临卧沸汤调服。

【主治】肺中寒，咳唾浊沫。

方二

【方源】（明）王肯堂《证治准绳·幼科》卷八。

【组成】天花粉半两，甘草（炙）二钱半。

【用法】上为末。每服一钱，蜂蜜熟水调下。

【主治】小儿痟嗽不止。

温肺汤

方一

【方源】（宋）陈师文《太平惠民和剂局方》卷四。

【组成】白芍药六两，五味子（去梗，炒）、干姜（炮）、肉桂（去粗皮）、半夏（煮熟，焙）、陈皮（去白）、杏仁、甘草（炒）各三两，细辛（去芦，洗）二两。

【用法】上锉粗散。每服三大钱，水一盏半，煎至八分，以绢滤取汁，食后服。两服滓再煎一服。

【主治】肺虚，久客寒饮，发则喘咳，不能坐卧，呕吐痰沫，不思饮食。

方二

【方源】（宋）杨士瀛《仁斋直指方论》卷八。

【组成】干姜、辣桂、甘草（炙）、半夏（制）、陈皮、北五味子、杏仁（去皮尖）各一两，细辛、阿胶（炒）各半两。

【用法】上为粗散。每服二钱半，加生姜、大枣，水煎服。

【主治】肺虚感冷，咳嗽，呕吐痰沫。

方三

【方源】（宋）杨倓《杨氏家藏方》卷十九。

【组成】人参（去芦头）、白茯苓（去皮）、白术各一两，杏仁（汤浸，去皮尖，蛤粉炒）、陈橘皮（去白）、甘草（炙）、五味子各半两。

【用法】上㕮咀。每服二钱，用水半盏，煎至三分，去滓放温，乳食后服。

【主治】小儿当风脱着，挟寒伤冷，内外合邪，客于肺脏，痰嗽气急，睡卧不安。

方四

【方源】（宋）张锐《鸡峰普济方》卷

十一。

【组成】麻黄（不去节）五两，杏仁三两，五味子一两，甘草一两半，桂心半两。

【用法】上为细末，每服二钱，白汤调下，不拘时候。

【主治】①《鸡峰普济方》：寒壅相交，痰实咳嗽，咽肿疼痛，鼻塞头昏，肢体烦痛，胸膈痞闷。②《是斋百一选方》：肺寒咳嗽，声重多涕。

方五

【方源】（宋）赵佶《圣济总录》卷六十六。

【组成】杏仁（汤浸，去皮尖双仁，炒黄）、桂（去粗皮）、麻黄（去根节）各半两，糯米三合，甘草（炙，锉）一分。

【用法】上为粗末，分作五服。每服用水三盏，煎取一盏，滤去滓。用鸡子白一枚和药温服。

【功用】温肺气，止喘嗽。

【主治】寒冷伤肺，喘咳声嘶者。

方六

【方源】（金）李杲《兰室秘藏》卷上。

【组成】丁香二分，防风、炙甘草、葛根、羌活各一钱，升麻、黄芪各二钱，麻黄（不去节）四钱。

【用法】上为粗末，水二盏，葱白三根，煎至一盏，去滓。食后服。

【主治】鼻不闻香臭，眼多眵泪。

方七

【方源】（明）秦昌遇《症因脉治》卷三。

【组成】款冬花、生姜、陈皮、百部、苏子、桔梗。

【用法】水煎服。

【主治】肺壅不得卧而有寒者。

方八

【方源】（明）芮经，纪梦德《杏苑生春》卷五。

【组成】半夏、干姜、细辛、桂枝、麻黄、白芍、甘草、五味子、橘红、杏仁、生姜各等分。

【用法】上㕮咀。水煎熟，食远温服。

【主治】肺蓄寒邪，背冷喘嗽，呕吐痰沫。

方九

【方源】（明）朱橚《普济方》卷一五七引鲍氏方。

【组成】阿胶（炙）半两，生姜十片，乌梅二个，甘草一寸，紫苏半两，杏仁七个，粟壳（净）一个，大半夏三个，五味子十五粒。

【用法】上以水一大盏，煎六分。任意服，卧时尤佳。

【主治】嗽。

方十

【方源】（明）朱橚《普济方》卷一五九引《余居士选奇方》。

【组成】麻黄（不去节）、杏仁（不去尖）、甘草（生用）、桂枝（微炒，去皮）、温姜（炮）各半两，五味子、细辛（去叶）各一两。

【用法】上㕮咀。每服二钱，水一盏半，姜五片，葱白五寸，煎七分，热服。

【主治】冒寒咳嗽，清涕自流。

温肺丸

方一

【方源】（宋）张锐《鸡峰普济方》卷十一。

【组成】紫菀、陈皮、附子、款冬花、半夏、杏仁各一两半，干姜、甘草、细辛、桂各一两，人参三分。

【用法】上为细末，炼蜜和丸，如梧桐子大。每服二十丸，食前生姜汤送下。

【主治】肺挟寒，上气咳嗽，胸满短气，呕吐痰涎，喘鸣肩息，全不嗜食；及寒毒疰嗽，咯吐脓血。

方二

【方源】（宋）赵佶《圣济总录》卷六

十五。

【组成】干姜（炮）一两半，皂荚（去皮，炙令黄）、陈橘皮（汤浸，去白，焙）、白茯苓（去黑皮）各半两。

【用法】上为细末，炼蜜为丸，如梧桐子大。每服二十丸。生姜汤送下，不拘时候。

【主治】肺伏冷气，咳嗽。

温肺止流丹

【方源】（清）陈士铎《辨证录》卷三。

【组成】诃子一钱，甘草一钱，桔梗三钱，石首鱼脑骨（煅存性，为末）五钱，荆芥五分，细辛五分，人参五分。

【用法】水煎服。

【主治】肺气虚寒，鼻流清涕，经年不愈。

温金散

【方源】（宋）陈自明《妇人大全良方》卷五。

【组成】甘草、黄芩、桑白皮、防风各一两，杏仁（制）二十七粒，人参（去芦）、茯神各半两，麦门冬一分。

【用法】上药前五味，用米泔浸一宿，晒干；次入人参、茯神，麦门冬三味，同为细末。每服二钱，水一盏，蜡一豆大，煎至八分，食后服。

【主治】劳嗽。

【备注】方中防风，《丹溪心法附余》引作“阿胶”。

温脾汤

【方源】（唐）孙思邈《备急千金要方》卷十八。

【组成】甘草四两，大枣二十枚上二味。

【主治】食饱而咳。

温肾汤

【方源】（清）陈士铎《辨证录》卷一。

【组成】人参三钱，熟地一两，白术一两，肉桂二钱。

【用法】水煎服。

【主治】冬月伤寒，一二日即自汗出，咽痛，吐利交作。

温卫汤

【方源】（金）李杲《兰室秘藏》卷上。

【组成】陈皮、青皮、黄连、木香各三分，人参、甘草（炙）、白芷、防风、黄柏、泽泻各五分，黄芪、苍术、升麻、知母、柴胡、羌活各一钱，当归身一钱五分。

【用法】上作一服。水二盏，煎至一盏，去滓，食远服之。

【主治】鼻塞不闻香臭，目中流火，气寒血热，冷泪多，脐下冷，阴汗，足痿弱者。

温正汤

【方源】（清）陈士铎《辨证录》卷一。

【组成】人参五钱，黄芪一两，当归五钱，柴胡一钱，甘草五分，神曲一钱，桂枝三分。

【用法】水煎服。

【主治】冬月伤寒，身热汗自出，恶寒而不恶热。

温中化痰丸

【方源】（明）王肯堂《证治准绳·类方》第二册。

【组成】良姜（炒）、青皮（去白）、干姜（炒）、陈皮（去白）各五钱。

【用法】上为细末，醋煮面糊为丸，如桐子大。每服五十丸，食后用米饮送下。

【主治】停痰留饮，胸膈满闷，头眩目晕，咳嗽涎唾，或饮酒过多，呕哕恶心。

温中生姜汤

【方源】（唐）孙思邈《备急千金要方》卷八。

【组成】生姜一斤，桂心四两，甘草、

麻黄各三两，橘皮四两。

【用法】上㕮咀。以水一斗，煮取二升半。分三服。先煎麻黄两沸，去沫，然后入诸药煮。

【主治】肺虚寒，羸瘦缓弱，战掉嘘吸，胸满肺痿。

温中汤

方一

【方源】（唐）王焘《外台秘要》卷十引《古今录验》。

【组成】甘草（炙）三两，桂心四两，生姜一斤。

【用法】上切，以水七升半，煎取三升，分五服。

【主治】上气喘急，胸中满，咽喉不利，气逆抢心。

方二

【方源】（清）张朝震《揣摩有得集》。

【组成】白术（炒）一钱，诃子肉(炒)五分，冬虫草五分，法夏一钱，杏仁（炒）一钱胶珠六分，云苓一钱，蔻米（研）五分，炙草五分。

【用法】水煎，冲入红糖三钱服。

【功用】温中健脾，补土生金。

【主治】小儿脾肺虚，咳嗽不安。

温中丸

【方源】（元）王好古《医垒元戎》卷八。

【组成】半夏（汤泡，焙）、干姜各等分。

【用法】上为细末，生姜和汁丸桐子大，每服一十丸，木瓜汤下，姜汤亦可。

【主治】脾寒呕吐，咳嗽自利。

wo

蜗牛散

【方源】（宋）赵佶《圣济总录》卷七十。

【组成】蜗牛（焙干）一分，乌贼鱼骨半钱。

【用法】上为散。每用一字，用时先含水一扫，再以药搐鼻。

【主治】血热冲肺，鼻衄不止。

沃雪滚痰丸

【方源】（明）秦景明《幼科金针》卷上。

【组成】明天麻（煨）一两，天竺黄（嫩）五钱，雄黄三钱，磁石（煨）五钱，胆星一两，巴霜四钱，白附子（炮）六钱，生甘草（去皮）三钱，全蝎（去毒）五钱，防风三钱，麝香二分。

【用法】上为细末，用竹沥一钟拌和，再研极细，入瓷瓶内陈年许。量情而用。

【功用】导痰行积。

【主治】肺风痰喘。

沃雪汤

方一

【方源】（唐）王焘《外台秘要》卷十引《范汪方》。

【组成】麻黄（去节）四两，细辛二两，五味子半升，桂心、干姜各一两，半夏（洗去滑，一方四两）八枚。

【用法】上切。以水一斗，先煎麻黄去上沫，内余药，煮取三升，绞去滓，适寒温，服一升，每日二次。亦可从五合，不知稍增。

【主治】上气不得息卧，喉中如水鸡声，气欲绝。

方二

【方源】（宋）王璆《是斋百一选方》卷七。

【组成】苍术（去皮）八两，厚朴（去皮）四两，当归（洗）、川芎、白芍药、防风、橘皮（去白）、葛根、甘草各二两。

【用法】上㕮咀，每服三钱，水一盏半，煎至一盏，去滓，温服。

【功用】温和表里，适顺阴阳。

【主治】四时伤寒，时行瘟疫、风湿、阴阳两感，表证未解，身体壮热，疼痛恶风，声重鼻塞，头痛，四肢项颈烦倦；及雾湿瘴气，触冒寒邪。

方三

【方源】（清）张锡纯《医学衷中参西录·治阴虚劳热方》。

【组成】生山药一两半，牛蒡子（炒捣）四钱，柿霜饼六钱。

【主治】肾不纳气作喘者。

方四

【方源】（朝鲜）许浚《东医宝鉴·外形篇》卷一引《类聚方》。

【组成】薄荷三两，甘草一两四钱，荆芥穗、白盐各一两二钱，天花粉二钱七分，缩砂仁一钱。

【用法】上为末。每服一钱，汤点服。

【主治】头目昏眩，精神不爽，咽干鼻塞。

卧龙丹

【方源】（清）曹氏《同寿录》卷一。

【组成】灯心灰（炼灯心法：用瓦坛一个，将灯心摘去根头一二寸，以净灯心作团塞满坛内，用火焚点，将砖盖定坛口，稍露缝以出烟，听其自烧成灰，时时用火箸挑拨，使火气周匀，须炼不黑不白为度，大约每灯心一斤，炼得好灰五钱几分为准）五钱，闹羊花二钱，荆芥穗、皂荚、冰片各一钱。

【用法】上为极细末，收贮瓶内，勿令泄气。遇病将少许入鼻内，得嚏及涕泪并出，立即安泰。

【功用】通窍开关。

【主治】感冒风邪，头痛胀闷；中暑痧气，昏迷不省；痰迷心窍，卒时昏倒；小儿惊风，痰塞晕死；诸凡关窍闭塞，不省人事。

wu

乌骨鸡丸

【方源】（清）陈莲舫《女科秘诀大全》卷一。

【组成】乌骨鸡一只，熟地黄四两，（血热加生地四两），北五味子一两，（以上药入鸡腹内，用陈酒酿童便，于砂锅中煮，如上法），黄芪（蜜酒蒸，焙）、白术（泔浸，蜜水拌，饭上蒸九次）、当归酒（洗）、芍药（酒炒）各二两。

【主治】妇人郁结不舒，蒸热咳嗽，月事不调，或久闭不行，或倒经血溢于上，及赤白带下白淫等证。

乌鸡子膏

【方源】（明）朱棣《普济方》卷三八七。

【组成】乌鸡子一个，轻粉半钱。

【用法】将鸡子开一孔，入粉在内搅匀，纸糊孔子。饭上蒸熟，每日吃一个。

【主治】小儿齁喘。

乌金散

【方源】（明）龚廷贤《鲁府禁方》卷三。

【组成】樟柳根、杏胶、酒。

【主治】咳嗽，四肢寒热，口干心闷，背膊燥肿，梦多惊恐，腹中疼痛，日久月经不通，多致腹疼绕脐下，面带黄色忽赤，因此不治，变成骨蒸。

乌龙胆

【方源】（清）赵学敏《串雅外编》卷三。

【组成】明矾末（盛猪胆中，风干，研末）。

【用法】每吹一钱，取涎立效。

【主治】一切喉症，喉蛾，喉痈。

乌龙膏

【方源】（宋）杨倓《杨氏家藏方》卷十一。

【组成】皂角（捶碎，用水五升，挼汁，滤去滓）七挺，草乌头（锉碎）、天南星（锉碎）、大黄（锉碎）各一两。

【用法】上药并入皂角水内，煮至二升，滤去滓不用，再熬成膏子，入新瓷器内盛，候微凝，入朴硝末一两，搅匀候冷，入白僵蚕末一两，如前收之。如患喉痹，每服半匙头，以甘草汤或茶清化下，不拘时候。灌入口内立愈。如药干，以好酒少许润之。

【主治】喉痹，缠喉风。

乌龙散

【方源】（明）陈实功《外科正宗》卷二。

【组成】猪牙皂角（去皮弦）七条。

【用法】上为粗末。水一钟，煎五分，加人乳三匙，冷服。即时非吐即泻。

【功用】开关利膈。

【主治】咽喉肿痛，痰涎壅盛，喉风，喉痈，乳蛾。

乌龙丸

【方源】（宋）赵佶《圣济总录》卷六十四。

【组成】皂荚（不蛀者，烧存性，为末）四两，白矾（好者，半生半枯）、朴硝（研）、铅白霜（研）各一两。

【用法】上为末，醋煮面糊为丸，如梧桐子大。每服十丸，浓煎槐实汤送下；如咽喉肿痛，上膈不利，以甘草煎汤，食后、临卧服。

【功用】利咽膈，坠痰涎。

【主治】热痰壅滞，咯唾如羊脂。

乌梅膏

【方源】（清）沈金鳌《杂病源流犀烛》卷一。

【组成】乌梅。

【用法】煎膏，含化。

【主治】久咳经年，百药不效，余无他症，与劳嗽异者。

乌梅散

【方源】（清）李文炳《仙拈集》卷二。

【组成】胎发（烧存性），乌梅（焙）一个。

【用法】上为末。吹鼻。

【主治】鼻衄。

乌梅丸

方一

【方源】（宋）赵佶《圣济总录》卷三十六。

【组成】乌梅肉（炒）、常山、鳖甲（去裙襕，醋炙）、人参、肉苁蓉（酒浸，切，焙）、知母（焙）、桃仁（去皮尖双仁，炒，研）各半两。

【用法】上为细末，炼蜜为丸，如梧桐子大。每服三十丸，温酒或米饮送下，未发前三服。

【主治】肺疟。

方二

【方源】（朝鲜）金礼蒙《医方类聚》卷一二九引《王氏集验方》。

【组成】乌梅（取肉，细锉，炒干）一两，巴豆（去皮心膜，并油）半两。

【用法】上为细末，醋煮面糊为丸，如绿豆大。每服七丸，枣汤送下。

【主治】水气痰喘。

乌沙散

【方源】（宋）赵佶《圣济总录》卷七十。

【组成】细烟香墨二两。

【用法】上为细散。每服一钱匕，腊茶清调下。

【主治】鼻衄。

乌蛇丸

【方源】（宋）王怀隐《太平圣惠方》卷六。

【组成】乌蛇（酒浸，去皮骨，炙微黄）二两，秦艽（去苗）三分，犀角屑一两，川升麻三分，子芩三分，牛蒡子（微炒）三分，枳壳（麸炒微黄，去瓤）一两，防风（去皮，去芦头）三分，川大黄（锉碎，微炒）一两，苦参（锉）三分。

【用法】上为末，炼蜜为丸。如梧桐子大。每服二十丸，以温浆水送下，不拘时候。

【主治】肺脏风毒，皮肤疮癣，心神烦躁体热。

乌头散

【方源】（宋）赵佶《圣济总录》卷一二二。

【组成】乌头尖（生）、胆矾各一分。

【用法】上为散。每以一字，酒少许调服。良久即愈。如口噤，即于鼻内吹一字，立效。

【主治】缠喉风，喉痹。

乌犀膏

【方源】（元）李仲南《永类钤方》卷十一引《易简方》。

【组成】皂荚（捶碎，用水三升，浸一时久，挼汁去滓，入瓦器内熬成膏）二条，好酒一合，人参（为末）一分，百草霜（研）一钱（同皂角搅，勿令稠），硇砂、焰硝、白梅霜各少许（并研入膏中）。

【用法】上拌和。用鹅毛点少许于喉中，以出尽顽涎为度。若木舌，先以粗布蘸水揩舌令软，次用姜汁擦之，然后用药。

【主治】咽喉肿痛，及结喉烂喉，遁虫缠喉，闭喉急喉，飞丝入喉，重舌木舌。

乌犀煎

【方源】（宋）佚名《小儿卫生总微论方》卷六。

【组成】乌犀屑一两，天南星（微炮）半两，白附子（炮）半两，天麻半两，白花蛇（酒浸，去皮骨，炙黄）半两，蝎梢（去毒）半两。

【用法】上为细末，用无灰酒两大盏，银器中同熬成膏。每用皂子许，麝香汤化下，不拘时候。

【主治】小儿心肺中风及风痓病。

乌犀角膏

【方源】（明）武之望《济阳纲目》卷一〇六。

【组成】皂荚（捶碎，用水三升，浸一时久，滤汁去滓，入瓦器内，熬成膏）两条，好酒一合，焰硝、百草霜、人参（为末）各一钱，硼砂、白霜梅各少许。

【用法】上拌和，用鹅翎点少许于喉中，以出尽顽涎为度，却嚼甘草二寸咽汁吞津。若木舌，先以粗布蘸水揩舌冷，次用生姜片擦之，然后用药。

【主治】咽喉肿痛，重舌，木舌。

乌犀散

【方源】（清）景日昣《嵩崖尊生全书》卷六。

【组成】犀角、羚羊角、牛黄（各另入）、天冬、贝母、胡连、麦冬、知母、黄芩、甘草。

【主治】鼻生疮。

乌犀丸

【方源】（宋）赵佶《圣济总录》卷一一六。

【组成】乌犀（细镑）一两，羚羊角（细镑）一两，胡黄连半两，贝母（微炒，去心）半两，知母（焙）三分，麦门冬（去心，焙）三分，天门冬（去心，焙）半两，甘草（炙）一分，黄芩（去黑心）一分，人参半两，牛黄（别研）一两，丹砂（别研）半两，柴胡（去苗）一两。

【用法】上药除别研外，捣罗为末，入别研药，更同细罗，炼蜜为丸，如梧桐子大。每服二十丸，空心温酒送下。

【主治】鼻中生疮。

乌犀丸方

【方源】（宋）刘昉《幼幼新书》卷十三。

【组成】乌犀角屑、牛黄（细研）、白附子（炮裂）、附子（炮裂，去皮脐）、白僵蚕（微炒）、干蝎（微炒）、天南星（生用）、半夏（汤洗七次去滑）各一分，腻粉一钱，研入。

【用法】上件药捣，罗为末，用软饭和丸如黍米大。不计时候，以薄荷生姜汤研下三丸。量儿大小加减服。

【主治】小儿中风，失音不语，咽中不利，筋脉拘急。

乌香散

【方源】（宋）赵佶《圣济总录》卷一一六。

【组成】草乌头（烧灰）、麝香（研）各等分。

【用法】上为细末，以少许贴疮上。

【主治】鼻疳疮，侵蚀鼻柱。

乌云散

【方源】（清）窦氏原本，朱翔宇嗣辑《喉症全科紫珍集》卷上。

【组成】巴豆（去壳）。

【用法】以纸包巴豆肉，外用笔管扞出油在纸上，即用纸作燃条点灯，吹灭，以烟熏入鼻中，一霎时，口鼻流涎，牙噤即开。

【主治】喉症口噤，牙关紧闭。

无比散

方一

【方源】（金）张元素《洁古家珍》。

【组成】青黛、白僵蚕、甘草、马牙硝、板蓝根、紫河车、薄荷、桔梗各等分。

【用法】上为细末。干掺，炼蜜为丸，噙化亦可。

【主治】咽喉诸恙。

方二

【方源】（明）朱橚《普济方》卷一三九。

【组成】碌一两。

【用法】上为散，取半钱，痰多者一钱，用薄荷汤和服。

【主治】伤寒胸中有痰，咽中作声，咳不已者。

无比饮子

【方源】（明）朱橚《普济方》卷一五七引《卫生家宝方》。

【组成】罂粟壳（去中瓤、蒂子）四两，杏仁（去皮尖）一两，山栀子（去仁，用壳）二两，五味子（生用）半两，阿胶（麸炒）半两，甘草（炙黄色）半两。

【用法】上为粗末。每服二钱，用水一大盏，加生萝卜二片，煎至六分，去滓温服。

【主治】一切咳嗽。

无定河饮

【方源】（清）方坞樵《喉科种福》卷五。

【组成】黄芪五钱，法夏钱半，生附子（炮，去皮脐）四钱，熟附子四钱，炙草钱半。

【主治】寒痹白喉，有白骨横于喉间，疼痛异常，思寒不渴，嗜卧懒言，舌滑而冷，清涎成流，二便不利。

【方论选录】以生附子驭阴散寒，熟附子助阳温经；黄芪助胸中之阳；白术助脾中之阳，接引真阳，令其上达；又开以半夏之辛，缓以甘草之甘，即骨腐痛定而大便溏矣。

无价散

【方源】（元代）佚名《田氏保婴集》。

【组成】辰砂二钱半，轻粉半钱，甘遂（面裹煮，焙干）一钱半。

【用法】上为细末。每服一字，用温浆水少许，上滴小油一点，抄药在上，沉下去，却以浆水灌之。

【主治】风热喘促，闷乱不安，俗谓之马脾风者。

无心散

【方源】（宋）张锐《鸡峰普济方》卷十七。

【组成】远志（无心者）不以多少。

【用法】上为细末。每服一钱，用绵裹，同水一小盏，煎至一茶脚许，呷之。

【主治】喘病。

无忧散

【方源】（宋）张锐《鸡峰普济方》卷二十一。

【组成】重楼金线草、甜消、板兰根、茯苓、蒲黄、紫河车、百药煎、贯众、莲子心、白僵蚕、小豆子、山豆根、土马骔、马勃、螺儿青各一分，甘草四分，龙脑少许。

【用法】上为细末。每服一二钱，食后蜜水调下；亦可以蜜为丸，含化。

【主治】热毒上冲，咽喉百疾。

无忧丸

【方源】（明）朱橚《普济方》卷一六二。

【组成】经霜桑叶、经霜蓖麻叶、御米壳（去蒂，蜜炒）各一两。

【用法】上为细末，炼蜜为丸，如弹子大。每服一丸，食后白汤化下，日进一服。

【主治】年深日久之咳嗽涎喘，夜卧不安。

吴茱萸汤

方一

【方源】（宋）刘昉《幼幼新书》卷十六引《婴孺方》。

【组成】吴茱萸半升，款冬花、桂心、生姜各一两，射干、紫菀各二两。

【用法】以水六升，煮取一升半，先哺乳，后服三合。

【主治】小儿咳逆，连年不止。

方二

【方源】（宋）赵佶《圣济总录》卷一六四。

【组成】吴茱萸（汤洗，焙干，炒）三分，桂（去粗皮）一两，细辛（去苗叶）一两一分，当归（切，焙）三分，杏仁（去皮尖双仁，炒）半两。

【用法】上为粗末。每服三钱匕，水一盏，煎至七分，去滓温服，不拘时候。

【主治】产后肺感寒，咳嗽不已。

吴茱萸丸

方一

【方源】（南北朝）僧深《深师方》。

【组成】吴茱萸八分，附子（炮）三分，厚朴（炙）五分，半夏（洗）五分，桂心五分，人参五分，矾石（熬）五分，枳实（炙）五分，干姜五分。

【用法】上九味下筛，蜜和，酒服如梧子二十丸，日三服。

【主治】久寒癖，胸满短气，心腹坚，呕吐，手足逆冷，时来时去痛，不欲食，食即为患。心冷，引腰背强急。

方二

【方源】（金）李杲《兰室秘藏》卷中。

【组成】木香、青皮各二分，白僵蚕、姜黄、泽泻、柴胡各四分，当归身、炙甘草各六分，益智仁、人参、橘皮、升麻、黄芪各八分，半夏一钱，草豆蔻仁、吴茱英各一钱二分，麦蘖面一钱五分。

【用法】上为细末，汤浸蒸饼为丸，如绿豆大。每服二三十丸，温水送下，细嚼亦得。

【功用】《普济方》：大理脾胃，调中顺

气，外助阳气，内消阴火。

【主治】①《兰室秘藏》：寒在膈上，噎塞咽膈不通。②《普济方》胸膈不通，善嚏，鼻流清涕，寒甚出浊涕，嚏不止，比常人大恶风寒，小便数而欠，或上饮下便，色清而多，大便不调，夜寒无寐，甚则为痰咳，为呕为哕，为吐为唾白沫，以至口开目瞪，气不交通欲绝者。

五拗散

【方源】（明）程守信《商便奇方》卷三。

【组成】麻黄（去节）五钱，杏仁三钱，甘草一钱，桔梗、荆芥穗各一两。

【主治】男妇喘气咳嗽，胸中紧满，无时气急。

五拗汤

方一

【方源】（宋）杨士瀛《仁斋直指方论》卷八。

【组成】麻黄（不去节）、杏仁（不去皮）、甘草（生用）、荆芥穗、桔梗各等分。

【用法】上㕮咀。姜三片同煎，温服。咽痛甚者，煎热后，加朴硝少许。

【主治】风寒咳嗽，肺气喘急。

方二

【方源】（元）孙允贤《类编南北经验医方大成》卷二引《澹寮集验方》。

【组成】麻黄（不去节）、杏仁（不去皮尖）、甘草（生用）、荆芥（不去梗）、桔梗各等分（一方去桔梗、荆芥，用半夏、枳实）。

【用法】上㕮咀。加生姜三片，水煎，温服。

【主治】感寒咳嗽，肺气喘急，或感寒而语声不出，或至咽喉肿痛者。

方三

【方源】（明）郑泽《墨宝斋集验方》卷上。

【组成】麻黄（不去节）、干姜（不去皮）、杏仁（去皮尖）各二钱，细芽茶五钱，生石膏三钱。

【用法】生姜、葱为引，水煎服。微取汗。

【主治】①《墨宝斋集验方》：伤寒伤风后，咳嗽，痰火盛作齁喘者。②《痘疹会通》：面青鼻扇，麻疹俱收者。

五痹散

【方源】（元）许国桢《御药院方》卷九。

【组成】白僵蚕（直者去头，微炒）、大黄（生）各一两。

【用法】上为细末。每服五钱，生姜自然汁三分，温蜜水七分调匀，细细服。

【主治】咽喉肿闭不通。

五补麦门冬汤

【方源】（宋）赵佶《圣济总录》卷八十八。

【组成】麦门冬（去心，焙）二两，五味子、人参、桂（去粗皮）、甘草（炙）各半两，地骨皮一两，小麦二合，粳米一合。

【用法】上为粗末。每服五钱匕，水一盏半，加薤白三寸，切，同煎至一盏，去滓，空腹温服。

【功用】降气，通津液。

【主治】虚劳少气，咳逆伤损，郁郁不足。

五补汤

方一

【方源】（唐）孙思邈《备急千金要方》卷十九。

【组成】桂心、甘草、五味子、人参各二两，麦门冬、小麦各一升，枸杞根白皮一斤，薤白一斤，生姜八两，粳米三合。

【用法】上㕮咀。以水一斗二升，煮取三升，每服一升，一日三次。口燥者，先煮竹叶一把，水减一升，去叶纳诸药煮之。

【功用】下气，通津液。

【主治】五脏虚竭，短气，咳逆伤损，郁悒不足。

【方论选录】《千金方衍义》：五补者，补五脏诸虚不足也。肾为五脏之根，五味收摄右肾命门之相火，固蛰封藏不使精气妄泄。胃为五脏之母，人参入胃，先补肺气，肺气旺则四脏之气皆旺，故《本经》言补五脏、安精神、定魂魄。得麦冬，交通肺肾而通上下津液；得桂心，交通心肾而通上下气化；得甘草，引入脾经而敷化精微，得小麦，滋培肝气。且助以梗米而生发清阳，又须枸杞根皮散三焦之虚热，薤白、生姜泄胃中之滞气，滞气散而正气安，五脏皆受荫矣。

方二

【方源】（宋）赵佶《圣济总录》卷八十八。

【组成】五味子、黄芪（锉）、白术各一两，桂（去粗皮）、人参、厚朴（去粗皮，涂姜汁炙熟）、白茯苓（去黑皮）、当归（切，焙）、甘草（炙，锉）、沉香（锉）、熟干地黄（焙）、陈橘皮（汤浸去白，焙）、半夏（汤洗七遇，去滑）各半两。

【用法】上为粗末。每服三钱匕，水一盏，加生姜一小块（拍破），大枣二枚，同煎至七分，食前去滓温服。

【主治】虚劳痰饮，脾胃不和，四肢乏力，不思饮食。

五丹丸

【方源】（宋）杨士瀛《仁斋直指方论》卷二十六。

【组成】来复丹、黑锡丹、震灵丹、金液丹各一贴，养正丹二贴。

【用法】上为细末，米糊为丸，如梧桐子大。每服三十丸，生料理中汤加木香空心送下；或沸汤调苏合香丸下。

【主治】虚极而壅，气不归元，衄血，喘嗽痰作。

五膈散

方一

【方源】（宋）窦材《扁鹊心书》。

【组成】金液丹百粒。

【主治】咳嗽胸膈不利。

方二

【方源】（宋）窦材《扁鹊心书·神方》。

【组成】人参、黄芪（炙）、白术、麦冬、官桂、附子（炮）、干姜（炒）、远志（去心）、台椒、北细辛、百部（去芦）、杏仁各等分。

【用法】上为末。每服四钱，水煎服。

【主治】肺伤寒，误服凉药，冰消肺气，胸膈鼓胀，呕吐酸水，口中如含冰雪，体倦减食，或成冷痨，胸中冷痰。

五膈丸

方一

【方源】（晋）葛洪《肘后救卒方》卷四。

【组成】麦门冬（去心）十分，甘草（炙）十分，椒、远志、附子（炮）、干姜、人参、桂、细辛各六分。

【用法】上为末，以上好蜜为丸，如弹丸大。以一丸含，稍稍咽其汁，每日服三丸。

【主治】五膈，寒凝胸脘，短气，胸胁坚满而痛。①《肘后救卒方》：短气，心胸满，心下坚冷气。②《外台秘要》引《删繁方》：肉极虚寒，四肢怠惰，或咳，胁下坚满痛，饮食不嗜，欲举不能，手足厥冷，忧恚思虑者。

【方论选录】《千金方衍义》：五膈丸中不用萸、术、苓、橘之燥，而用麦冬上滋肺气，甘草中安胃气，远志下通肾气，上下交通，何有阻隔之患乎？

方二

【方源】（唐）孙思邈《备急千金要方》卷十七。

【组成】麦门冬、甘草各五两，蜀椒、远志、桂心、细辛各三两，附子一两半，人参四两，干姜二两。

【主治】忧膈、气膈、食膈、饮膈、劳膈。五病同药服，以忧恚、思虑、食饮得之，若冷食及生菜便发。其病苦心满，不得气息，引背痛如刺之状，食即心下坚，大如粉絮，大痛欲吐，吐即瘥，饮食不得下，甚者及手足冷，上气咳逆，喘息短气。

五膈下气丸

【方源】（明）武之望《济阳纲目》卷四十。

【组成】麦门冬（去心）五两，蜀椒（炒，去汗）一两，远志肉、附子、干生姜、细辛、甘草（炙）各半两，百部、人参、白术、黄芪各七钱半，桂心一钱半，杏仁（去皮尖及双仁者）二十四粒。

【主治】肺劳热，瘦损，有虫在肺为病，令人咳逆气喘，所谓忧忿气膈寒热，皆从劳之所生，名曰膏肓疾，针灸不着。

五果茶

【方源】（朝鲜）康命吉《济众新编》卷七。

【组成】胡桃十个，银杏十五个，大枣七个，生栗（留外皮）七个。

【用法】加生姜一块（细切），水煎服。

【主治】老人气虚，外感咳嗽。

五果膏

【方源】（清）翁藻《医钞类编》卷六。

【组成】龙眼肉半斤，红枣肉半斤，核桃肉（去皮）一斤，莲子肉（去心皮）一斤，榧子肉（去皮）二斤。

【用法】共入砂锅内，用河水煮汁，去滓再煮，滤出，将汁入砂锅内，文武火熬成膏，下饴糖半斤，去火毒，滚汤调服。

【功用】生津止嗽。

【主治】虚证咳嗽。

五虎定喘汤

【方源】（明）吴旻《扶寿精方》。

【组成】杏仁（去皮尖）三钱，赤石膏一两，半夏三钱，细茶三钱，粉草（火炮，去皮）三钱。

【用法】加生姜五片，水煎，食后温服。

【主治】痰涎咳嗽。

五虎二陈汤

方一

【方源】（明）龚信《古今医鉴》卷四。

【组成】麻黄（去节）一钱，杏仁（泡）十四粒，石膏（煅过）一钱，橘皮一钱，半夏（姜制）一钱，茯苓（去皮）八分，甘草八分，人参八分，木香七分，沉香七分，细茶一钱。

【用法】上锉一剂。加生姜三片，葱白三茎，蜜三匙，水煎服。

【主治】哮吼喘急痰盛。

方二

【方源】（清）孙伟《良朋汇集经验神方》卷一。

【组成】麻黄、杏仁（去皮尖）、陈皮、半夏（姜制）各一钱，茯苓、石膏各二钱，人参八分，细茶一撮，沉香、木香各五分。

【主治】哮吼喘急。

五虎解瘟汤

【方源】（清）孙伟《良朋汇集经验神方》卷五。

【组成】麻黄、白芷、石膏、桔梗、杏仁各二钱五分。

【用法】水三钟，煎一钟，食远温服。滓用水二钟，煎九分，再服。

【主治】感冒头疼，发热恶寒，一切伤寒诸症。

五虎汤

方一

【方源】（宋）杨士瀛《新刊仁斋直指附遗方论》卷八。

【组成】麻黄七分，杏仁（去皮尖）一钱，甘草四分，细茶（炒）八分，石膏一钱半。

【用法】上㕮咀。水煎服。

【主治】外感风寒，内蕴痰热，痰气喘急，咳嗽。①《直指附遗》：痰气喘急。②《万氏家传育婴秘诀》：小儿哮喘，因感寒而得之，恶寒发热，面赤唇红，鼻息不利，清便自调。③《片玉心书》：小儿咳嗽初起，夹风寒外感者。④《寿世保元》：外邪在表，无汗而喘者。⑤《景岳全书》：风寒所感，热痰喘急。⑥《医宗金鉴》：暴喘。因寒邪容于肺俞，寒化为热，闭于肺经，脚高气促，肺胀喘满，两胁煽动，陷下作坑，鼻窍煽张，神气闷乱。

方二

【方源】（清）李用粹《证治汇补》卷五。

【组成】麻黄、杏仁、石膏、甘草、桑皮、细辛、生姜。

【用法】水煎服。

【主治】痰哮。

方三

【方源】（清）竹林寺僧《女科秘要》卷二。

【组成】苏子、陈皮、知母、桔梗各八分，杏仁、石膏、枳实各一钱，麻黄四分，五味子、甘草各三分。

【用法】水煎服。

【主治】胎前因食生冷，又食椒、姜冲损胎气，胃火胜而致咳嗽。

五虎饮

【方源】（清）严洁《盘珠集胎产证治》卷下。

【组成】杏仁（去皮）、苏梗、木贼、陈皮、知母（炒）、北五味、桔梗、甘草（炙）、石膏（不可多用）、蒌仁（喘者重用）。

【主治】子嗽。食生冷及椒、姜，致伤胎气，胃火冲肺，咳嗽不止。

五黄汤

【方源】（明）张四维《医门秘旨》。

【组成】黄连（炒）、黄芩（炒）、黄柏（各炒）二钱，大黄一两二钱，生地黄。

【主治】吐血、衄血、咯血、唾血、便血、溺血、瘀血。

五黄丸

【方源】（元）朱震亨《丹溪摘玄》卷五。

【组成】芒硝、大黄、甘草、生地、山栀、黄芩、黄连。

【用法】上末之，蜜丸，每五十丸，温水下。

【主治】鼻衄，治见血无寒。

五积交加散

方一

【方源】（宋）薛古愚《薛氏济阴万金书》卷三。

【组成】羌活五钱，当归、独活、川芎、白芷、厚朴、苍术、防风、陈皮、枳壳、麻黄各四钱，白茯、桔梗各二钱，桂枝、甘草各一钱五分。

【主治】凡妇人三十四五岁，气血脾胃俱虚，或因当风坐卧，腠理空虚，外邪乘虚而入，遍身麻痒，不能转侧，肺经受气，咳嗽痰盛。

方二

【方源】（明）龚廷贤《寿世保元》卷七。

【组成】羌活一钱，苍术（米泔浸）、防风（去芦）、枳壳（麸炒）、陈皮、柴胡、当归（酒洗）、川芎、独活、白芷、半夏

（姜汁制）、麻黄、桔梗、白茯苓、厚朴（姜炒）各八分，桂枝四分，甘草三分。

【用法】上锉。加生姜、葱，水煎，热服。只可服一二帖，勿多服。

【主治】妇人三十四五岁，因经水到时，当风坐卧，失于回避，腠理空虚，外邪乘入，遍身麻痹，不能转侧；肺经受风，咳嗽痰盛。

五积丸

【方源】（宋）骆龙吉《增补内经拾遗方论》卷三。

【组成】人参、白茯苓、厚朴、黄连、川乌、巴豆。

【用法】上为细末，炼蜜为丸，如梧桐子大。

【主治】五脏之积：肝积肥气，心积伏梁，脾积痞气，肺积息贲，肾积奔豚。

五加皮散

【方源】（明）朱橚《普济方》卷一九〇引《格物堂经验良方》。

【组成】椿头根（即椿树，锉），五加皮（锉）。

【用法】用无灰酒煮，去滓饮酒。

【主治】久嗽咯血，痨瘵骨瘦，羸弱欲死者。

五均汤

【方源】（清）梁廉夫《不知医必要》卷一。

【组成】麻黄（去根节，先煎去沫）七分，荆芥一钱，桔梗一钱五分，杏仁（杵）二钱，甘草（不炙）六分。

【用法】加生姜三片，水煎服。

【主治】外感风寒，鼻塞声重，语音不出，咳嗽喘急，胸满咽痛者。

五淋散

方一

【方源】（清）刘泽芳《名医类编》。

【组成】赤茯苓一钱二分，赤芍一钱，山栀（姜汁）二钱，当归（酒洗）一钱，甘草（蜜炙）一钱，条芩（酒炒）六分。

【主治】肺气不足，膀胱有热，或尿如豆汁，如血，如石，如膏，淋沥不出，小便疼痛。

方二

【方源】（清）孙伟《良朋汇集经验神方》卷二。

【组成】赤茯苓六钱，当归五钱，生地、泽泻、条芩各一钱，生甘草、木通各五钱，赤芍药、车前子、滑石、山栀各一两。

【用法】上锉散，作五剂。水二钟，煎八分，空心服。滓再煎服。

【主治】肺气不足，膀胱有热，水道不通，淋沥不出，或尿如豆汁，或如砂石，或冷淋如膏，或热淋尿血。

五灵蝉蜕丸

【方源】（宋）许叔微《本事方续集》卷五，名见《普济方》卷一六三。

【组成】蝉蜕（去头足）一两，五灵脂（生）半两，砒（生）半两，雄黄（生）、杏仁（去皮尖）各半两，轻粉一两，淡豆豉四十九粒，马兜铃（生）一两。

【用法】上药除轻粉外，研为末，用生姜、荸荠自然汁合粉药为丸，如龙眼大。每服一丸，临卧细嚼，生姜汤送下。

【主治】年久、近日咳嗽。

五灵丸

方一

【方源】（宋）许叔微《普济本事方》卷二。

【组成】五灵脂（拣如鼠屎者）二两半，木香半两，马兜铃（去壳，炒）一分，葶苈（苦者，隔纸炒香）一分。

【用法】上为细末，枣肉为丸，如梧桐子大。每服二十丸，生姜汤送下，一日三次。

【主治】①《普济本事方》：肺喘久而成息贲。②《仁斋直指方论》：久喘。

【方论选录】《本事方释义》：五灵脂气味甘温，入手太阴、足厥阴；木香气味辛温，入手足太阴；葶苈气味苦辛寒，入肺；马兜铃气味苦辛微寒，入手太阴。肺家壅痹，气机不宜，咳喘不止，欲成息贲，故以入血之药，佐以辛温及轻扬泄肺之品。又以枣之甘，姜之辛调其荣卫，则病自去。

方二

【方源】（宋）杨士瀛《仁斋直指方论》卷八。

【组成】木香半两，马兜铃（去壳，炒）、葶苈（微炒）各一分，川五灵脂二两。

【用法】上为细末，炼蜜丸桐子大。每二十丸，杏仁三个，捶碎，姜三片，煎汤下。

【主治】久喘。

五灵脂丹

【方源】（明）朱橚《普济方》卷三九〇引《医方妙选》。

【组成】五灵脂、蝉壳、款冬花各半两，蟾头（涂酥炙黄）一枚，青黛（研）、雄黄（研）各一分。

【用法】上为细末，拌匀，糯米饭为丸，如黍米大。每服十粒，煎人参汤送下。

【主治】久嗽，渐成瘘弱，恐成痟痨。

五灵脂汤

方一

【方源】（宋）赵佶《圣济总录》卷六十六。

【组成】五灵脂半两，马兜铃、槟榔（锉）各一分

【用法】上为粗末。每服一钱匕，蜜半匙，水一盏，煎至七分，去滓热服。

【主治】喘嗽浮肿。

方二

【方源】（宋）赵佶《圣济总录》卷六十五。

【组成】五灵脂一两，陈橘皮（汤浸去白，焙）半两，甘草（炙，锉）、五味子、桑根白皮（锉，炒）、杏仁（汤浸，去皮尖双仁，炒令黄）、人参各半两，马兜铃一两。

【用法】上为粗末。每服一钱匕，水一盏，加生姜五片，同煎至六分，去滓，食后温服。

【主治】肺咳。

方三

【方源】（清）陈念祖《医学从众录》。

【组成】五灵脂、马兜铃各二钱，人参、五味子、炙甘草、桑白皮、陈皮、杏仁（去皮尖）各五钱，生姜二片。

【用法】水煎空心温服。

【主治】肺咳及诸咳。

五灵脂圆

【方源】（清）叶桂《类证普济本事方释义》。

【组成】五灵脂二两半，木香半两，葶苈一分，马兜铃（去壳炒）一分。

【主治】肺喘久不止，成息贲者。

五苓散

【方源】（清）罗国纲《罗氏会约医镜》卷四。

【组成】白术一钱，猪苓钱半，茯苓二钱，泽泻一钱，肉桂五分，车前子一钱。

【用法】水煎服。

【主治】伤寒饮水过多，停滞胸膈，心下痞满气喘，或小水不利。

五神膏

【方源】（清）陶承熹《惠直堂经验方》卷四。

【组成】血余炭、蛇蜕、蜂房各四两，玄参、杏仁各二两。

【用法】上药用麻油二斤浸一日，熬枯去滓，入黄丹一斤，收成膏。贴患处。如遇肠痈、肺痈，即以此膏为丸，如梧桐子大。

每服三五钱，米汤送下。能使毒从大便出。

【主治】一切无名肿毒，痈疽，肠痈，肺痈。

五参散

方一

【方源】（宋）王怀隐《太平圣惠方》卷六。

【组成】人参（去芦头）一两，沙参（去芦头）一两，玄参半两，苦参二两，丹参一两，赤箭一两，乌蛇（酒浸，去皮骨，炒令黄）三两，白蒺藜（微炒，去刺）一两，甘草（炙微赤，锉）半两（以上九味捣细罗为散），桑根白皮一两，白杨皮一两，地骨皮一两，槐白皮一两。

【用法】桑根白皮等四味并细锉，用生姜汁煮三二十沸，取出焙干，为细散，与前九味药末相和令匀。每服一钱，以温酒调下，不拘时候。

【主治】肺脏风毒，皮肤生疮，欲似大风者。

方二

【方源】（宋）赵佶《圣济总录》卷一八二。

【组成】人参、紫参、白附子（炮裂）各二分，天花粉（锉）、天麻各半两，玄参（锉）、沙参（锉）各一两，丹参三分。

【用法】上为散，五十日至百日儿，每服一字；二百日至一岁儿，每服一字半，奶汁调下；二岁至三岁，每服半钱匕，煎薄荷金银汤，或枣汤调下，空心、午后各一服。如乳母服，每服一钱匕，温酒调下。

【主治】小儿肺风，瘙痒瘾疹，疥癣。

方三

【方源】（宋）赵佶《圣济总录》一一六。

【组成】人参、沙参、丹参、玄参、苦参、山芋、茯神（去木）各一两半，独活（去芦头）、细辛（去苗叶）、麻黄（去根节）、木通（锉）、羚羊角（镑）、防风（去叉）、白鲜皮各一两一分，山茱萸、甘菊花、川芎各一两。

【用法】上为散。每服三钱匕，米饮调下，早、晚各一。

【主治】风热壅塞，鼻干痛，脑闷头重，不知香臭。

五参丸

【方源】（宋）王怀隐《太平圣惠方》卷六。

【组成】人参（去芦头）半两，丹参一两，玄参一两，沙参（去芦头）一两，苦参（锉）一两，茯神二分，秦艽（去苗）三分，白附子（炮裂）三分，枳壳（麸炒微黄，去瓤）三分，羌活三分，川大黄（锉碎，微炒）二两，乌蛇（酒浸，去皮骨，炙微黄）二两，细辛三分，白鲜皮三分，防风（去芦头）二分。

【用法】上为末，炼蜜为丸，如梧桐子大。每服三十丸，不拘时候，以温浆水送下。

【主治】肺脏风毒，皮肤赤痒，生疮肿疼。

五生丸

【方源】（宋）杨倓《杨氏家藏方》卷八。

【组成】天南星（生姜汁浸一宿，焙干）、半夏（汤洗七次）、附子（炮，去皮脐）、白附子、天麻、白矾（枯）各一两，朱砂（别研为衣）二钱。

【用法】上为细末，生姜自然汁煮面糊为丸，如梧桐子大，朱砂为衣。每服三十丸，食后生姜汤送下。

【功用】消风化痰。

【主治】①《杨氏家藏方》：头目旋运，呕吐涎沫。②《医方类聚》引《澹寮集验方》：风痰，头旋臂痛，呕吐咳嗽。

五圣丹

【方源】（明）万全《万氏家传片玉心书》卷五。

【组成】天南星（煨）一两，半夏（泡七次）二两，陈皮（去白，盐水拌）一两，甘草四钱，杏仁（另研）四十九粒。

【用法】先以南星、半夏二味研末，姜汁、皂角汁拌匀和作饼，又将甘草、陈皮研末，取竹沥一碗，以药和成饼子，焙干，又浸湿，又焙干，以竹沥尽为度，再研杏仁泥，蒸蜜和为丸。临时噙化一丸，以薄荷汤送下。

【主治】哮喘。

【备注】方中半夏用量原缺，据《幼科指南》补。

五圣汤

【方源】（宋）魏岘《魏氏家藏方》卷二。

【组成】罂粟壳（去瓤顶蒂，蜜炒）一两，枳壳（去瓤，麸炒）七钱，甘草（生）、麻黄（去节）各半两，良姜（炒）一分。

【用法】上㕮咀。每服四钱，水一盏，煎至四分，临卧服。

【主治】肺虚咳嗽，上气，痰涎壅盛。

五圣丸

【方源】（清）李文炳《仙拈集》卷一。

【组成】黑牵牛三两，皂角二两，枯矾、半夏、陈皮各一两。

【用法】上为末，煮萝卜汁为丸，如梧桐子大。每服三十丸，生姜汤送下。

【主治】痰壅塞，胸膈不利。

五胜散

【方源】（汉）华佗《中藏经》附录。

【组成】甘草（炙）、石膏、白术、五味子各一两，干姜（炮）三分。

【用法】上为细末．每服二大钱，水一盏，加生姜二片，枣子一枚，同煎至七分，去滓温服，不拘时候。中满，以盐煎。

【主治】四时伤寒冒风，身热头痛，昏倦，寒痰咳嗽及中满，伤寒三日以前者。

五胜汤

【方源】（宋）赵佶《圣济总录》卷六十八。

【组成】木香、密陀僧、蝉壳（去足）、甘草（炙，锉）各半两，黄明牛胶（将一片酥炙，一片生锉）两片。

【用法】上为粗末。每服三钱匕，水一盏，煎至五分，去滓，食后良久温服。

【主治】饮食伤肺，吐血并嗽血。

五嗽丸

【方源】（晋）葛洪《肘后救卒方》卷三引华佗方。

【组成】炙皂荚、干姜、桂各等分。

【用法】捣，炼蜜为丸，如梧桐子大。每服三丸，一日三次。

【主治】①《肘后救卒方》引华佗：卒上气咳嗽。②《太平惠民和剂局方》：五种咳嗽：一曰上气嗽，二曰饮嗽，三曰燥嗽，四曰冷嗽，五曰邪嗽。皆由肺受风寒，气不宣通所致。无问久新轻重，以至食饮不下，语声不出，坐卧不安，昼夜不止，面目浮肿，胸胁引痛，并宜服之。

五味半夏汤

【方源】（宋）赵佶《圣济总录》卷一七六。

【组成】半夏（生姜汤洗十遍，炒）、紫菀（去苗土）、细辛（去苗叶）、阿胶（炙令燥）、桂（去粗皮）各二两。

【用法】上为粗末。每用一钱匕，水一盏，煎至六分，去滓，分三次温服，空心、午间、日晚各一次。

【主治】小儿咳逆上气。

五味桂枝汤

【方源】（宋）赵佶《圣济总录》卷二

十一。

【组成】桂（去粗皮）、葛根（锉）各一两，麻黄（去根节）一两半，山栀子仁半两，石膏一分。

【用法】上为粗末。每服三钱匕，水一盏，加葱白（切）一茎，豉三十粒，煎至七分，去滓热服，良久再服。以葱白稀粥投之，微汗即愈。

【功用】发表。

【主治】伤寒一二日，头痛体疼。

五味黄芪散

方一

【方源】（元）朱震亨《丹溪摘玄》卷五。

【组成】麦门冬、熟地、黄芪、桔梗、甘草、白芍、五味子、白术、郁金、金沸草。

【主治】咳血、吐血、唾血。

方二

【方源】（元）罗天益《卫生宝鉴》卷十二。

【组成】黄芪、麦门冬、熟地黄、桔梗各五钱，甘草二钱半，白芍药、五味子各二钱，人参三钱。

【用法】上为粗末。每服四钱，水一盏半，煎七分，去滓温服，一日三次。

【主治】因嗽咯血成劳，眼睛疼，四肢困倦，脚膝无力。

五味人参饮子

【方源】（明）朱橚《普济方》卷三六九。

【组成】人参、甘草（炙）各半两，生地黄（如无，只用干地黄半两）一两半，麦门冬一两半。

【用法】每服三钱，水一盏，加茅根半握，煎至七分，去滓温服。

【主治】小儿天行壮热，咳嗽，心腹胀满。

五味实散

【方源】（宋）张锐《鸡峰普济方》卷十一。

【组成】细辛、五味子、白芍药、甘草、半夏、桂各等分（一方有干姜、杏仁）。

【用法】上为粗末。每服三钱，水一盏，加生姜七片。煎至六分，去滓温服，不拘时候。

【功用】散风寒，止咳嗽。

【主治】形寒饮冷，风伤肺脏，咳嗽喘急，涕唾痰涎，鼻塞齆水，头目眩，声重，语音不出，呕逆，咽喉噎闷，恶寒少力，短气心忪，肩背拘急，胸腹膨痞。

五味汤

方一

【方源】（宋）陈师文《太平惠民和剂局方》卷十。

【组成】五味子（洗）九斤，良姜（炒）、陈皮（去白）、茴香（炒）各一斤半，甘草（炒）十七斤半，盐（炒）二十二斤。

【用法】上为末。每服二钱，食前沸汤点服。

【功用】温中益气。

【主治】胸膈痞满，心腹刺痛，短气噎闷，咳嗽痰唾，呕逆恶心，不思饮食。

【备注】《宜明论》有干姜一两半。

方二

【方源】（宋）刘昉《幼幼新书》卷十六引《婴孺方》。

【组成】五味子、甘草（炙）、细辛、常山各一分，麻黄（去节）二分。

【用法】水三升，煮一升二合，分三次服。

【主治】胸中嗽满，涎出撩膈。

方三

【方源】（清）景日昣《嵩崖尊生全书》

卷七。

【组成】五味子九个，人参一钱，麦冬八分，杏仁八分，陈皮一钱，白术一钱。

【用法】加生姜、大枣，水煎服。

【主治】哮喘，胃虚抬肩撷肚，喘不休。

五味汤方

【方源】（宋）刘昉《幼幼新书》卷十六。

【组成】五味子、甘草（炙）、当归、人参、麻黄（去节）、紫菀、桂心、款冬花各三分，细辛、地黄各一分，枣（劈）二十枚。

【用法】上水三升，先煮麻黄去沫，下药煮一升。一服二合，小儿一合。

【主治】小儿风冷入肺。嗽，日夜不息。昼或小瘥，至夜即甚，食饮不下。

五味天冬丸

【方源】（清）沈金鳌《杂病源流犀烛》卷十六。

【组成】天冬（浸洗，去心，净肉十二两）一斤，五味子（水浸，去核，取肉）四两。

【用法】晒干，不见火，捣丸。每服二十丸，茶送下，一日三次。

【主治】阴虚火动生痰。

五味细辛汤方

【方源】（宋）刘昉《幼幼新书》第十六卷。

【组成】细辛、紫菀各二分，豆豉二分，白牡马屎（男七个，女二七个）、饴糖八两。

【用法】上以酒五升，煮三沸，去滓。下饴，温服一合。

【主治】少小上气，喉中介介作声，甚者啼，喘逆不得息。

五味泻白散

【方源】（清）顾锡《银海指南》。

【组成】当归、生地、白芍、栀子、黄芩各等分。

【用法】为末，每服三五钱，为散为汤任服。

【主治】风热翳膜血筋，一切肺热外障。

五味杏仁汤

【方源】（宋）张锐《鸡峰普济方》卷十一。

【组成】陈皮、麻黄、甘草、杏仁、五味子、白茯苓各一两。

【用法】上为粗末。每服二钱，水一盏，煎至六分，去滓，食后、临卧温服。

【主治】肺经寒壅不调，痰实咳嗽，头昏鼻塞，项强恶气，身体拘倦，痰唾稠枯，语声不出。

五味子锉散

方一

【方源】（宋）王璆《是斋百一选方》卷五。

【组成】干姜（炮）、甘草（炙）各半两，陈皮（去白）三分，桂、茯苓、五味子各一两。

【用法】上锉为散。每服五钱，水一大盏，煎至六分，热服。

【功用】①《是斋百一选方》：理喘下气。②《普济方》：去痰饮。

【主治】肺虚寒喘嗽。

方二

【方源】（宋）王璆《是斋百一选方》卷五。

【组成】干姜（炮）、甘草（炙）各半两，陈皮去白三分，桂、茯苓、五味子各一两。

【主治】肺虚寒，理喘下气。

五味子黄芪散

【方源】（明）楼英《医学纲目》卷十七。

【组成】麦门冬、熟地、黄芪、桔梗各半两，甘草一分，白芍药、五味子各二分，人参二钱。

【用法】上为粗末，每服四钱，水煎，日三服。

【主治】嗽，咯血成劳，眼睛疼，四肢困倦，脚膝无力。

五味子煎

方一

【方源】（宋）王怀隐《太平圣惠方》卷四十六。

【组成】五味子一两，款冬花一两，木通（锉）一两，细辛一两，杏仁（汤浸，去皮尖双仁，麸炒微黄）二两，人参（去芦头）三分，桂心三分，青竹茹二两，菖蒲一两，酥二两，枣膏五两，白蜜五合，生姜汁一合。

【用法】捣五味子以下九味为粗散，以水五大盏，煎至二大盏，去滓，下酥、枣膏、蜜、生姜汁等，煎成膏。每服一茶匙，含咽之，不拘时候。

【主治】咳嗽气促，胸中满闷，语声不出。

方二

【方源】（宋）王贶《全生指迷方》卷四。

【组成】五味子五两，桂（取心）一两，川乌头（炮，去皮脐）一两。

【用法】上为末，水五升，煎至一升，绞取汁，用好蜜二两，再熬成膏。每服弹子大，食前温酒化下。

【主治】肝咳，咳则两胁痛，甚则不可转侧，转侧两胁下满，恶寒，脉弦紧。

五味子散

方一

【方源】（宋）王怀隐《太平圣惠方》卷六。

【组成】五味子半两，桂心一两，附子（炮裂，去皮脐）一两，款冬花半两，桔梗（去芦头）半两，紫苏茎叶一两，干姜（炮裂，锉）半两。

【用法】上为散。每服三钱，以水一中盏，加大枣三枚，煎至六分，去滓，不拘时候稍热服。

【主治】肺伤风冷，背寒，语声嘶不出，咳嗽气急。

方二

【方源】（宋）王怀隐《太平圣惠方》卷六。

【组成】五味子一两，白石英（细研如粉）一两，钟乳粉一两，桂心一两，桑根白皮（锉）一两，紫菀（洗，去苗土）三分，紫苏子（微炒）一两，麦门冬（去心）一两，陈橘皮（汤浸，去白瓤，焙）一两半，杏仁（汤浸，去皮尖双仁，麸炒微黄）三十枚。

【用法】上为散。每服四钱，以水一中盏，加生姜半分，大枣三枚，糯米五十粒，煎至六分，去滓温服，不拘时候。

【主治】肺气不足，心胸烦满，喘促咳嗽。

方三

【方源】（宋）王怀隐《太平圣惠方》卷十四。

【组成】五味子三分，细辛一分，贝母（煨令微黄）半两，柴胡（去苗）半两，桑根白皮（锉）三分，射干半两，陈橘皮（汤浸，去白瓤，焙）一分，甘草（炙微赤，锉）一分。

【用法】上为散。每服四钱，以水一中盏，加生姜半分，煎至六分，去滓，不拘时候温服。

【主治】伤寒后，肺痿上气，痰嗽，多唾稠黏，胸膈不利。

方四

【方源】（宋）王怀隐《太平圣惠方》卷二十。

【组成】五味子一两，白石英一两，钟乳一两，款冬花半两，陈橘皮（汤浸，去白瓤，焙）三分，桂心一两，赤茯苓一两，麦门冬（去心）半两，紫菀（洗去苗土）半两，紫苏子（微炒）一两，杏仁（汤浸，去皮尖双仁，麸炒微黄）一两，人参（去芦头）一两。

【用法】上为散。每服三钱，以水一中盏，加生姜半分，大枣三枚，煎至六分，去滓，不拘时候稍热服。

【主治】风冷入肺，咳逆短气，语无音声，舌干而渴。

方五

【方源】（宋）王怀隐《太平圣惠方》卷二十六。

【组成】五味子二两，诃黎勒（煨，用皮）一两半，紫菀（洗去苗土）一两，桂心一两，麻黄（去根节）一两，干姜（炮裂，锉）半两，前胡（去芦头）一两，细辛一两，款冬花一两，木香半两，甘草（炙微赤，锉）半两。

【用法】上为散。每服四钱，以水一中盏，加生姜半分，大枣三枚，煎至六分，去滓，不拘时候温服。

【主治】气极，寒伤于肺，咳嗽短气，不得息，胸中迫急。

方六

【方源】（宋）王怀隐《太平圣惠方》卷二十六。

【组成】五味子一两，白术一两，紫苏子（微炒）一两，附子（炮裂，去皮脐）一两，桂心一两，半夏（汤洗七遍去滑）半两，诃黎勒（煨，用皮）一两半，桔梗（去芦头）一两，木香半两。

【用法】上为粗散。每服三钱，以水一中盏，加仓米半匙，生姜半分，大枣三枚，煎至六分，去滓，不拘时候温服。

【主治】肺虚劳损，肠鸣切痛，胸胁逆满，气喘。

方七

【方源】（宋）王怀隐《太平圣惠方》卷二十七。

【组成】五味子、紫菀（去苗土）、前胡（去芦头）、陈橘皮（汤浸，去白瓤，焙）、人参（去芦头）、白术、麦门冬（去心）各一两，桂心三分，甘草（炙微赤，锉）半两。

【用法】上为散。每服四钱，以水一中盏，加生姜半分，大枣三枚，煎至六分，去滓温服，一日三四次。

【主治】虚劳咳嗽，胸中寒热，短气不足。

方八

【方源】（宋）王怀隐《太平圣惠方》卷二十九。

【组成】五味子一两，诃黎勒皮一两，人参（去芦头）三分，枳壳（麸炒微黄，去瓤）三分，前胡（去芦头）一两，陈橘皮（汤浸，去白瓤，焙）半两，紫苏茎叶三分，大腹皮（锉）三分，麦门冬（去心）一两，半夏（汤洗七遍去滑）半两，甘草（炙微黄，锉）三分。

【用法】上为散。每服四钱，以水一中盏，加生姜半分，煎至六分，去滓，不拘时候温服。

【主治】虚劳气壅，胸膈不利，喘急，每唾稠黏，不思饮食。

方九

【方源】（宋）王怀隐《太平圣惠方》卷四十二。

【组成】五味子一两，木香半两，诃黎勒皮一两，甘草（炙微赤，锉）半两，前胡（去芦头）一两，陈橘皮（汤浸，去白瓤，焙）一两，桂心三分，半夏（汤洗七遍去滑）三分。

【用法】上为散。每服五钱，以水一大盏，加生姜半分，大枣三枚，煎至五分，去滓温服，一日三四次。

【主治】肺实，胸中短气，上焦壅滞，不思饮食。

方十

【方源】（宋）王怀隐《太平圣惠方》卷四十二。

【组成】五味子三分，陈橘皮（汤浸，去白瓤，焙）三分，紫菀（洗去苗土）一两，贝母（煨微黄）三分，杏仁（汤浸，去皮尖双仁，麸炒微黄）一两，麻黄（去根节）一两，麦门冬（去心）三分，甘草（炙微赤，锉）半两，赤茯苓三分，柴胡（去苗）三分。

【用法】上为散。每服五钱，以水一大盏，加生姜半分，煎至五分，去滓，不拘时候温服。

【主治】上气喘促，不得睡卧。

方十一

【方源】（宋）王怀隐《太平圣惠方》卷四十二。

【组成】五味子一两，麻黄（去根节）二两，甘草（炙微赤，锉）一两，细辛一两，贝母（煨微黄）一两。

【用法】上为散。每服五钱，以水一大盏，加生姜半分，煎至五分，去滓，不拘时候温服。

【主治】卒上气，奔喘。

方十二

【方源】（宋）王怀隐《太平圣惠方》卷四十六。

【组成】五味子一两，桂心一两，甘草（炙微赤，锉）三分，细辛三分，干姜（炮裂，锉）二分，紫菀（去苗土）三分，麻黄（去根节）三分，陈橘皮（汤浸，去白瓤，焙）半两。

【用法】上为散。每服三钱，以水一中盏，加大枣一枚，煎至六分，去滓温服，一日三次。

【主治】气嗽，脚满短气，不欲饮食。

方十三

【方源】（宋）赵佶《圣济总录》卷六十五。

【组成】五味子、黄芪（细锉）各三分，甘草（炙，锉）一分，人参、桂（去粗皮）、羌活（去芦头）、干姜（炮）、细辛（去苗叶）、附子（炮裂，去皮脐）、白术各半两。

【用法】上为散。每服二钱匕，生姜、乌梅汤调下。

【主治】咳嗽，鼻塞清涕，颤掉缓弱，少气不足，时时欲呕。

方十四

【方源】（宋）王怀隐《太平圣惠方》卷七十。

【组成】五味子三分，半夏（汤洗七遍，去滑，焙过）半两，紫菀（洗去苗土）半两，枇杷叶（拭去毛，炙微黄）半两，前胡（去芦头）三分，陈橘皮（汤浸，去白瓤，焙）三分，桔梗（去芦头）半两，杏仁（汤浸，去皮尖双仁，麸炒微黄）半两，诃黎勒皮三分，赤茯苓三分，枳壳（麸炒微黄，去瓤）半两，甘草（炙微赤，锉）半两。

【用法】上为散。每服三钱，以水一中盏，加生姜半分，煎至六分，去滓，不拘时候温服。

【主治】妇人心胸痰壅，时有喘促，咳嗽，不欲饮食。

方十五

【方源】（宋）王怀隐《太平圣惠方》卷七十八。

【组成】五味子、人参（去芦头）、当归（锉，微炒）、黄芪（锉）、川芎、白茯苓各一两。

【用法】上为粗散，每服三钱，以水一中盏，加生姜半分，煎至六分，去滓，不拘时候温服。

【主治】产后虚喘，气少不足，四肢羸

困，不欲饮食。

方十六

【方源】（明）周文采《医方选要》卷六。

【组成】五味子、官桂（去花皮）、茯苓各一两，陈皮（去白）三分，干姜（炮）、甘草（炙）各半两。

【功用】治肺虚寒，理喘下气，去痰饮。

五味子散方

【方源】（宋）刘昉《幼幼新书》卷十六。

【组成】五味子、紫菀（洗去苗土）各半两，甘草（炙微赤，锉）三分，黄芩、麻黄（去根节）、桂心（上件药捣）各一分，粗罗为散。每服一钱，以水一小盏，入生姜少许，煎至五分，去滓，不计时候温服。

【主治】小儿咳逆上气，睡卧不安。

五味子汤

方一

【方源】（唐）孙思邈《备急千金要方》卷五。

【组成】五味子、当归各半两，麻黄、干姜、桂心、人参、紫菀、甘草各六铢，细辛、款冬花各三铢，大黄一两半。（一方无款冬、大黄，有大枣三枚）

【用法】上㕮咀，以水二升半，煮取九合，去滓。儿六十日至百日，一服二合半，一百日至二百日，一服三合。其大黄别浸一宿下。

【主治】小儿风冷入肺，上气气逆，面青喘迫，咳嗽昼夜不息，食则吐不下。

【方论选录】《千金方衍义》：小儿风冷入肺咳嗽，用麻、桂、干、辛、款冬、甘、菀当矣。以其有面青、喘迫、吐逆不下，知肺胃之气大虚，非借人参不能安其胃气，非借白术不能止其吐逆，非借五味不能敛其喘迫。盖小儿面青逆冷，必非伏热假象，但其咳嗽昼夜不息，必有乳癖留滞于中，若系虚嗽，火动则剧，火静则止，定属虚中挟痰之象无疑，非借大黄不能涤其乳癖，非借当归不能和其血气。

方二

【方源】（唐）孙思邈《备急千金要方》卷十八。

【组成】五味子、桔梗、紫菀、甘草、续断各二两，地黄、桑根白皮各五两，竹茹三两，赤小豆一升。

【用法】上㕮咀。以水九升，煮取二升七合，分三次服。

【主治】①《备急千金要方》：唾中有脓血，牵胸胁痛。②《证治准绳·类方》：咳嗽，皮肤干燥。

【方论选录】《千金方衍义》：此火乘于肺，所以唾中有脓血，而胸胁牵痛乃血不荣筋之故，故用五味、紫菀滋培津血，桔梗、桑皮疏泄肺气，竹茹、小豆清膈上火，生地逐伤中血，川断通行经络，甘草平调中气。不独为火乘肺气之专药，并可为热伤肺疾之神丹。

方三

【方源】（唐）王焘《外台秘要》卷九引《古今录验》。

【组成】五味子一两，前胡三两，紫菀，甘草（炙），桂心、生姜各二两，枣（劈）三十枚，山茱萸三两。

【用法】上切，以水一斗，煮取七升，绞去滓，每服一升，日三夜二。

【主治】逆气咳嗽，胸膈中寒热，短气不足。

【备注】《广济方》用橘皮，不用山茱萸。

方四

【方源】（唐）王焘《外台秘要》卷九引《深师方》。

【组成】五味子二两，桂心、甘草

（炙）、细辛各一两，干姜三两，紫菀二两（一方一两），大枣（擘）二十枚，麻黄（去节）二两。

【用法】上切。以水八升，煮取三升，分三次服。无干姜，生姜亦得。

【主治】①《外台秘要》引《深师方》：咳嗽短气不得息，发热，胸苦满，不得饮食。②《圣济总录》：肺中寒，涕唾稠浊。

方五

【方源】（唐）王焘《外台秘要》卷十引《广济方》。

【组成】五味子三两，大枣（擘）五十枚，桑根白皮一升，藁本二两，钟乳三两，款冬花二两，鸡苏二两。

【用法】上切。以水九升，煮取三升，分三次温服。每服如人行七八里，进一服。

【主治】肺气不足，寒从背起，口如含霜雪，语无声音，剧者吐血，苦寒。

方六

【方源】（唐）王焘《外台秘要》卷十六引《删繁方》。

【组成】五味子、甘草（炙）、紫菀、桂心、附子（炮）、麻黄（去节）、干姜、川芎各二两，细辛一两，干枣（擘）二十枚。

【用法】上切，以水九升，煮取三升，去滓，分三次服。

【主治】气极寒，伤风，肺虚咳，气短不得息，胸中迫急。

方七

【方源】（宋）陈言《三因极一病证方论》卷十二。

【组成】陈橘皮二两，麻黄（去节）、甘草（炙）、杏仁（去皮尖，麸炒）、五味子、白茯苓各一两。

【用法】上为末。每服二钱，水一盏，煎七分，去滓，食后、临卧带热服，一日三次。

【主治】秋、冬之交，皮肤为寒湿所搏，寒气内折，咳嗽昼夜不已。

方八

【方源】（宋）寇宗奭《本草衍义》卷八，名见《普济方》卷二六七。

【组成】五味子（方红熟时采）。

【用法】蒸烂，研滤汁，去子，熬成稀膏，量酸甘，入蜜，再上火，待蜜熟，俟冷，器中贮，作汤服。

【主治】肺虚寒。

方九

【方源】（宋）王璆《是斋百一选方》卷五。

【组成】橘皮（去白）三两，甘草（炙）一两半，麻黄（去根节）四两，真北五味子、杏仁各（麸炒，去皮尖）二两。

【用法】上为粗末，每服二大钱，水一盏半，煎至七分，去滓通口服，不拘时候。

【主治】寒喘。

方十

【方源】（宋）杨士瀛《仁斋直指方论》卷八。

【组成】北五味子、杏仁（去皮，麸炒）、橘红各一两，麻黄（去节）一两半，甘草（炙）、生干姜、辣桂各半两。

【用法】上为粗末。每服二钱半，加苏叶三片，水煎服。

【主治】寒喘。

方十一

【方源】（宋）赵佶《圣济总录》卷十九。

【组成】五味子三两，紫苏子（炒）八两，麻黄（去根节）、细辛（去苗叶）、紫菀（去苗土）、黄芩（去黑心）、甘草（炙）各二两，人参、桂（去粗皮）、当归（焙）各一两，半夏（汤洗去滑七遍）三两。

【用法】上为粗末。每服四钱匕，水一盏，加生姜五片，同煎至六分，去滓温服，不拘时候。

【主治】肺痹，上气发咳。

方十二

【方源】（宋）赵佶《圣济总录》卷四十九。

【组成】五味子、款冬花（去梗）、桂（去粗皮）、人参各二两，麦门冬（去心，焙）、桑根白皮各三两。

【用法】上㕮咀，如麻豆大。每服六钱匕，水二盏，加生姜（和皮）五片，大枣（擘破）二枚，粳米三十粒，同煎至一盏，去滓，空心、食前温服，一日三次。

【主治】肺痿，小便数。

方十三

【方源】（宋）赵佶《圣济总录》卷六十五。

【组成】五味子（炒）、人参、黄芪（锉）、阿胶（炒令燥）、桂（去粗皮）、熟干地黄（焙）各半两，紫菀（去苗土）、干姜（炮裂）、杏仁（汤浸，去皮尖双仁，炒）各一分，白术、紫苏叶各一分半。

【用法】上为粗末。每服三钱匕，水一盏，煎至七分，去滓温服，不拘时候，一日三次。

【主治】肺感寒，咳嗽不止。

方十四

【方源】（宋）赵佶《圣济总录》卷六十五。

【组成】五味子、蒺藜子（炒，去角）、麻黄（去根节，炒，掠去沫，焙）、桑根白皮（锉）、白石脂、杏仁（去皮尖双仁，炒）、百合各一两半，贝母（煨，去心）、款冬花、枳壳（去瓤，麸炒）、紫菀（去苗土）、柴胡（去苗）各一两，旋覆花、桂（去粗皮）各半两。

【用法】上为粗末。每服五钱匕，水一盏半，加生姜五片，粳米五十粒，煎取八分，去滓温服，不拘时候。

【主治】咳嗽昼减夜加，不得眠睡，食即吐逆。

方十五

【方源】（宋）赵佶《圣济总录》卷六十六。

【组成】五味子（炒）、人参、桑根白皮（炙，锉）、麦门冬（去心，焙）、防风（去叉）、麻黄（去根节）、细辛（去苗叶）、甘草（炙，锉）、白前、杏仁（汤浸，去皮尖双仁，麸炒）、枳壳（去瓤，麸炒）各半两，甜葶苈（隔纸炒）三分。

【用法】上为粗末。每服三钱匕，水一盏，加生姜三片，同煎至七分，去滓，食后、临卧温服。

【主治】咳嗽上气，语声不出，心胸痞闷，头昏痰涎，小便赤涩。

方十六

【方源】（宋）赵佶《圣济总录》卷八十六。

【组成】五味子二两，白术、紫苏茎叶、桔梗（锉，炒）各一两，半夏（汤洗七遍，焙干）半两。

【用法】上为粗末。每服三钱匕，水一盏，加生姜五片，大枣二枚（擘破），同煎至七分，去滓温服，不拘时候。

【主治】肺劳虚损，肠鸣腹痛，气逆喘闷。

方十七

【方源】（宋）赵佶《圣济总录》卷一一六。

【组成】五味子、山芋各一两，半夏（汤洗去滑）三分，鹿茸（酒浸一宿，酥炙）、白术（米泔浸一宿，锉，炒）各一分，附子（炮裂，去皮脐）、牛膝（酒浸，切，焙）、甘草（炙，锉）、槟榔（锉）、熟干地黄（焙）、干姜（炮裂）各半两，白豆蔻（去皮）、木香、丁香各一分，白茯苓（去黑皮）三分。

【用法】上为粗末。每服二钱匕，水一盏，煎至七分，去滓，空心温服。

【主治】鼻出清涕。

方十八

【方源】（宋）赵佶《圣济总录》卷一二三。

【组成】五味子（炒）一两半，干姜（炮）、麦门冬（去心，焙）、桂（去粗皮）各一两，桑根白皮（锉，炒）三两，粳米（炒）一合。

【用法】上为粗末，每服三钱匕，水一盏，煎至五分，去滓温服，一日三次，不拘时候。

【主治】咽喉中生谷贼，结肿疼痛，妨害饮食。

方十九

【方源】（宋）赵佶《圣济总录》卷一七五。

【组成】五味子、桂（去粗皮）、干姜（炮）各等分。

【用法】上为粗末。每服一钱匕，水七分，煎至四分，去滓温服。

【主治】小儿暴嗽。

方二十

【方源】（宋）赵佶《圣济总录》卷一八七。

【组成】五味子、人参、诃黎勒皮（炒）、白术、白茯苓（去黑皮）、桔梗（炒）、枳壳（麸炒，去瓤）、前胡（去苗土）、贝母（去心，炒）、陈橘皮（汤浸去白）、甘草（炙）、半夏（生姜汁和作曲，焙干）各一两，麦门冬（去心，焙）、干姜（炮裂）、桂（去粗皮）各半两。

【用法】上为粗末。每服三钱匕，水一盏，加生姜一枣大（切），煎至七分，去滓温服。

【功用】利胸膈，和脾肺气，止嗽思食。

【主治】痰盛，心经虚热，咽喉干煿（左边是火），舌涩壅闷，口内生疮。

方二十一

【方源】（宋）朱肱《类证活人书》卷十七。

【组成】人参一分，五味子半两，麦门冬（去心）一分，杏仁（去皮尖）一分，橘皮（去白）一分。

【用法】上锉，如麻豆大。加生姜十片，枣子三枚，以水三大白盏，煎至一盏半，去滓，分二次服。

【主治】伤寒、痘疹、产后等见气虚喘促咳嗽，脉伏而厥者。①《类证活人书》：伤寒喘促，脉伏而厥。②《医方类聚》引《伤寒心要》：汗下后，气闭咳嗽。③《丹溪心法》：虚喘脉微，色青黑，四肢厥，小便多。④《证治准绳·幼科》：痘疹喘促咳嗽。⑤《证治准绳·女科》：产后喘促，脉伏而厥。

【备注】《济阴纲目》汪箕笺：此补肺法，果虚者宜之。

方二十二

【方源】（宋）朱佐《类编朱氏集验医方》卷五。

【组成】五味子、胡桃肉各一两半，生姜（去皮）五两，甘草、杏仁各一两。

【用法】上将五味子四味于钵中研烂如泥，同甘草末再研令得所，入瓷盒中，取沸汤调服。加人参尤妙。

【功用】益肺。

【主治】寒嗽。

方二十三

【方源】（明）董宿《奇效良方》卷一。

【组成】五味子、杏仁（炒，去皮尖）、桂心各一钱，防风（去芦）、甘草（炙）、赤芍药、川芎各二钱，川椒三分。

【用法】上作一服，水二钟，煎一钟，不拘时候服。

【主治】肺脏中风，多汗恶风，时咳短气，昼愈夜甚，其状偃卧胸满，息促冒闷，其鼻两边，下至于口，上至于眉白色。

【方论选录】《医略六书》：风中肺脏，卫外不密而真阳暗虚，故多汗恶风，喘咳短气焉。五味、桂心温营气以收肺，白芍、防风敛营血以祛风，杏仁降逆气，炙草缓中州，川椒补真火以纳气也，俾气顺痰消，则肺叶宁而呼吸有权，何患喘咳短气乎？此敛散合用之剂，为阳虚风中肺脏，喘咳多汗之专方。

方二十四

【方源】（明）董宿《奇效良方》卷三十二。

【组成】五味子、紫苏、麻黄、细辛、赤茯苓、紫菀、黄芩、陈皮、桑白皮、官桂、葶苈、半夏、甘草各等分。

【用法】上㕮咀。每服五钱，水二盏，加生姜半分，煎至一盏，食后服。

【主治】肺痈。

方二十五

【方源】（明）芮经，纪梦德《杏苑生春》卷七。

【组成】五味子、人参、麦门冬、陈皮各等分。

【用法】上㕮咀，水煎熟，温服。

【主治】喘促脉大而厥。

方二十六

【方源】（明）孙一奎《赤水玄珠》卷二十一。

【组成】五味子（杵，炒）、人参、杏仁各二钱，麦冬、陈皮各一钱。

【主治】产后喘促，脉伏而厥。

方二十七

【方源】（明）王肯堂《证治准绳·幼科》卷五。

【组成】五味子一钱半，人参一钱，麦门冬、杏仁各二钱。

【用法】上加生姜三片，大枣三枚，水煎服。

【主治】①《证治准绳·幼科》：小儿痘疹收靥后喘促而厥。②《治疹全书》：痘疹热毒壅迫而不得发散，喘促而厥。

方二十八

【方源】（清）汪昂《医方集解》。

【组成】生脉散加陈皮、甘草。

【主治】肺虚少气，咳嗽自汗。

五味子丸

方一

【方源】（宋）王怀隐《太平圣惠方》卷六，名见《普济方》卷二十七。

【组成】砒霜（以熟绢裹，用大萝卜一枚，开一窍，入砒霜，又用萝卜塞却，以线缠系，纳铛中，以水入灯心五束，煮半日出之。取砒霜研令细，入后药用之）一两，五味子（捣末）半两，金箔（研）五十片，黄药（捣末）半两，银箔（研）五十片，绿豆粉一两，密陀僧（研）半两，腻粉一钱。

【用法】上为末，煮枣肉为丸，如梧桐子大。食后以沙糖、温水研化一丸。

【主治】多年肺气，累疗不瘥，心膈烦热，喘促。

【备注】方中黄药，《普济方》作“黄柏”。

方二

【方源】（宋）许叔微《普济本事方》卷二。

【组成】五味子（拣）二两，桂心（不见火）、大杏仁（北来者，去皮尖，微炒）、青皮（去白）、细辛（去叶）、人参（去芦）、槟榔（煨）各一两，干姜（炮）、附子（炮，去皮脐）各半两。

【用法】上为细末，炼蜜为丸，如梧桐子大。每服三四十丸，空心、食前酒或汤送下，一日三次。

【功用】平肺气，补虚消饮。

【方论选录】《本事方释义》：五味子气味咸酸微温，入足少阴；桂心气味甘辛热，入肝，杏仁气味苦辛微温，入手太阴；青皮气味辛温，入肝胆，细辛气味辛温，入足少阴；人参气味甘温，入脾胃；槟榔气味苦辛温，入足太阴、太阳，能下气消积；炮干姜气味辛温，入脾；附子气味辛咸大热，入手足少阴。此因正气馁弱不振，致积饮停留，必辛甘温之守护中宫，而平肺消饮之品，各得展其技矣。

方三

【方源】（明）虞抟《医学正传》卷二。

【组成】五味子五钱，甘草一钱半，五倍子、风化硝各一钱。

【用法】上为末，炼蜜为丸。噙化。

【功用】劫咳嗽。

【备注】本方原名五味子汤，与剂型不符，据《古今医统大全》改。

方四

【方源】（明）朱棣《普济方》卷四十三。

【组成】五味子（炒）、覆盆子（去蒂）、仙灵脾各一两。

【用法】上为末，炼蜜为丸，如梧桐子大。每服二十丸，空心、食前生姜、腊茶送下。加至三十丸。

【功用】顺气。

【主治】三焦咳，腹满不欲食。

方五

【方源】（明）朱棣《普济方》卷一五七引《卫生家宝方》。

【组成】大罂粟壳（去瓤，劈破，用白饧少许入水，将谷浴过令净，炒黄色）四两，五味子（新鲜者，去梗，须北方者为妙）二两。

【用法】上为细末，拌匀，用白饧为丸，如弹子大。每服一丸，水一盏，捺破，煎六分，澄清，临睡温服，不拘时候。

【主治】嗽。

五味子饮

方一

【方源】（宋）赵佶《圣济总录》卷二十四。

【组成】五味子（炒）、麻黄（去根节，汤煮，掠去沫，焙）、阿胶（炙燥）、陈橘皮（汤浸去白，焙）各一两，甘草（炙，锉）、杏仁（汤浸，去皮尖双仁，炒）各半两。

【用法】上为粗末，每服三钱匕，水一盏，加生姜三片，同煎至六分，去滓温服，不拘时候。

【主治】伤寒咳嗽。

方二

【方源】（清）张璐《医通祖方》卷四。

【组成】五味子（麸炒）二钱，人参二钱，麦门冬（去心）、陈皮各一钱。

【主治】产后喘促，脉浮而厥。

五物人参饮

方一

【方源】（唐）王焘《外台秘要》卷三十六引《广济方》，名见《活人书》卷二十。

【组成】人参、甘草（炙）各一分，生地黄、麦门冬（去心）、茅根各六分。

【用法】上切。以水二升，煮取七合，去滓。以意量之，分温与服。

【主治】小儿天行壮热，咳嗽，心腹胀妨。

方二

【方源】（明）王肯堂《证治准绳·幼科》卷三。

【组成】人参、甘草各半两，麦门冬（去心）、生地黄各一两半，茅根半握。

【用法】上切，每服二三钱，水煎服。

【主治】壮热咳嗽，心腹胀满。

五仙膏

【方源】（明）龚廷贤《万病回春》卷三。

【组成】大黄、肥皂角、生姜各半斤，生葱半斤，大蒜半斤。

【用法】上共捣烂，用水煎，取出汁去滓，再煎汁熬成膏，黑色为度，摊绢帛上。先用针刺患处，后贴膏药。

【主治】一切痞块、积气、癖疾，肚大青筋，气喘上壅，或发热咳嗽，吐血衄血。

五仙散

方一

【方源】（明）龚廷贤《寿世保元》卷七。

【组成】嫩黄芪（蜜水炒）、拣参（去芦）、白术（去芦，炒）、当归（酒洗）各二钱，甘草（炙）一钱。

【用法】上锉一剂。加龙眼五个，莲肉七个，水煎，温服。

【主治】妇人虚劳。血气脾胃虚损之极，发热痰嗽，喘急之甚，相火妄动，肌肉消削，四肢沉困，夜出盗汗，精神短少，或大便稀溏，或腹中积块，或疟母癥瘕，面黄肌瘦，百药罔效者。

方二

【方源】（清）朱载扬《麻症集成》卷四。

【组成】知母、川贝、瓜蒌、桑皮、桔梗、杏仁、蜜炙款冬。

【主治】肺胃虚火咳嗽。

【备注】原书用本方治上证，加雨前茶、茯苓、甘草。

五仙汤

【方源】（清）马云从《眼科阐微》卷三。

【组成】细茶一两五钱，山楂、甘草、广陈皮各五钱，老姜一钱。

【用法】水二钟，煎八分，温服。片时即吐出痰涎，重则三四碗，轻吐一二碗，吐完以小米汤止之。五七日后痰火清，眼目自明矣。如痰不净，停几日再服。

【主治】胸膈痰喘有声，两目昏暗。

五香白术散

【方源】（元）危亦林《世医得效方》卷十九。

【组成】沉香、木香、明乳香、丁香、藿香叶各半两，白术、罗参、白茯苓、薏苡仁、山药、扁豆、桔梗、缩砂、白豆蔻、粉草、莲肉各一两。

【用法】上为末。苏盐汤调下，空心服，枣汤亦可。

【功用】宽中和气，滋益脾土，生肺金，进美饮食。

【主治】肺痈。

五香半夏丸

方一

【方源】（宋）佚名《小儿卫生总微论方》卷十。

【组成】沉香、麝香、木香、丁香各一分，藿香叶（去土）半两，半夏（汤洗七次，姜汁拌，炒黄）三两，肉豆蔻（面裹煨，去净油）、人参（去芦）、陈皮（去白）各一分。

【用法】上为细末，姜汁糊丸，如黄米大。每服三十丸，乳后生姜汤送下。

【主治】小儿膈满，气不升降，吐逆痰壅，或作咳嗽。

方二

【方源】（宋）杨倓《杨氏家藏方》卷十九。

【组成】沉香、檀香、丁香、木香、白豆蔻（面裹，煨香）、陈橘皮（去白）各二钱半，藿香叶（去土）半两，人参（去芦头）半两，半夏（生姜汁浸一宿，炒黄）三两。

【用法】上为细末，生姜汁煮面糊为丸，如黍米大。每服二十丸，乳食后临卧温生姜汤送下

【主治】小儿膈脘痞闷，气不升降，咳嗽喘满，呕吐恶心，不思饮食。

五香汤

【方源】（唐）王焘《外台秘要》卷二十三引《古今录验》。

【组成】沉香二两，熏陆香一两，麝香（研，汤成下）二分，青木香二两，鸡舌香二两。

【用法】以水五升，煮取一升半，去滓，分三服。

【主治】外感秽恶毒气，咽喉肿痛，结核，一切毒肿。①《外台秘要》引《古今录验》：诸恶气，喉肿结核。②《医心方》引《古今录验》：恶核肿毒入腹。③《太平圣惠方》：一切毒肿，疼痛不止。④《卫生宝鉴》：毒气入腹，烦闷气不通者。

五香饮

【方源】（宋）赵佶《圣济总录》卷一二二。

【组成】沉香、木香、鸡舌香、屏陆香各一两，麝香三分（研），连翘二两。

【用法】上药除五香各捣研为末外，粗捣筛。每服三钱匕，水一盏半，煎至一盏，去滓，入五香末一钱半匕，再煎至八分，不拘时候温服。

【主治】①《圣济总录》：咽喉肿痛。②《黄帝素问宣明论方》：一切恶疮瘰疬结核，无首尾及诸疮肿。

五辛丸

【方源】（明）朱橚《普济方》卷一五九引《医学切问》。

【组成】丁香、胡椒、荜茇、良姜、桂心各等分。

【用法】上为细末，入炒盐少许，姜汁煮糊为丸，如鸡头子大。每服三丸，含化；或细嚼，熟水下亦得。

【主治】寒嗽，声音不出。

五叶饮

【方源】（清）寄湘渔父《达生保赤篇》卷四。

【组成】薄荷叶、枇杷叶（去毛，蜜制）、苏叶、冬桑叶、淡竹叶各等分。

【主治】小儿感冒风邪，发热咳嗽，鼻塞流涕。

五饮丸

方一

【方源】（宋）张锐《鸡峰普济方》卷十八。

【组成】远志、苦参、藜芦、白术、甘遂、五味子、大黄、石膏、桔梗、半夏、紫菀、乌贼骨、前胡、芒硝、芫花、当归、人参、天花粉、大戟、贝母、茯苓、芍药、黄芩、葶苈、桂各一两，恒山、薯蓣、厚朴、细辛、附子各一两半，巴豆三十个，苁蓉一两，甘草三分。

【用法】上为细末，炼蜜为丸，如梧桐子大。每服一二丸，临卧时以熟水送下。

【主治】五饮留滞，停痰癖饮结在两胁，心腹胀满，羸瘦，不能饮食，食不消化，喜唾干呕，大小便或秘或利，腹中动摇作水声，腹内热，口干欲饮水浆，卒起头眩欲倒，胸胁下痛。

方二

【方源】（明）徐春甫《古今医统大全》卷四十三。

【组成】青皮、陈皮（去白）各一两，半夏（制）、南星（制）各二两，枳实（炒）、茯苓各一两，白术（炒）二两，香附子、真苏子、山楂肉、神曲（炒）各半两，白矾一两，皂角、生姜（捣）各二两。

【用法】上以南星、半夏同皂角、白矾、生姜煮，南星无白点为度。以南星、半夏焙干，同前药为末，竹沥、姜汁作糊为丸，如梧桐子大。每服五七十丸，食后或临卧白汤送下。

【功用】理脾顺气，消食宽胸。

【主治】一切停痰留饮。

五愈丸

【方源】（唐）王焘《外台秘要》卷九引《深师方》。

【组成】桂心、细辛、干姜、白前、甘草（炙）各三分，蜀椒（汗）、代赭、通草、款冬花、芫花（熬）各一分，伏龙肝、紫菀、牡蛎（熬）各二分。

【用法】上为末，以饴糖和之，捣令调和，如枣核一丸，含之，稍稍咽其汁，尽复含，令胸中热为候。不知，以意加之。其久病重者，昼夜二十余丸。若一岁咳者一月愈，十岁咳者百日愈。

【主治】五脏咳积年，剧则上气不得卧，喉中如有物。

五汁肺丸

方一

【方源】（清）凌奂《饲鹤亭集方》。

【组成】雄猪肺（不落水，去筋膜）一具，藕汁、青甘蔗汁各二盏，梨汁、茅根汁、白花、百合汁各一盏。

【用法】将以上诸汁代水，将猪肺安白砂罐内煮烂，滤去滓，再将肺之浓汁煎腻如胶，量加白莲粉、米仁粉、粳米粉、川贝、人乳共捣为丸。每服四钱，早、晚二次，用淡盐汤送下。

【主治】肺有蕴热，心火炽甚，迫血妄行。或咳带红，或吐咯成块，无论新久，色紫色赤者。

方二

【方源】（清）谢元庆《良方集腋》卷上。

【组成】雄猪肺（不落水，去筋膜）一个，藕汁二碗，油秋梨汁一碗，甘蔗汁二碗，茅草根汁一碗，百合汁一碗。

【用法】先将各汁代水，煮烂猪肺，滤去滓，收膏，量用建莲粉糊丸，如梧桐子大。每服五钱，早、晚淡盐汤送下。

【功用】清肺益阴止血。

【主治】肺热咯血。

五汁膏

方一

【方源】（清）董西园《医级宝鉴》卷八。

【组成】梨汁、藕汁、萝卜汁、荸荠汁、姜汁。

【用法】上取自然汁各一钟，或入人乳、白蜜各钟许，熬膏。不时挑服二三匙。

【主治】痰火咳嗽，燥结咯艰。

方二

【方源】（清）景日昣《嵩崖尊生全书》卷七。

【组成】天冬、麦冬、生地各二钱，贝母、丹皮各一钱，茯苓八分，阿胶一钱，薄荷二钱，犀角、羚羊各五分，犁汁、藕汁、莱菔汁、人乳各二钟，甘蔗汁一钟。

【用法】用水八钟，煎至三钟，去滓，入五汁再熬，以入水不散为度，又入蜜二两，重汤炖半日用。

【主治】虚劳嗽血痰喘。

【备注】《鸡鸣录》：所用取汁之物，或非全有之日，则竹沥、芦根汁之类，易一二味可也。

方三

【方源】（清）李文炳《仙拈集》卷二。

【组成】蜂蜜、姜汁各四两，白萝卜汁、梨汁各半斤，人乳一碗。

【用法】共熬成膏。早晚滚汤服数匙。二料除根。

【主治】劳嗽。

方四

【方源】（清）沈金鳌《杂病源流犀烛》卷一。

【组成】天冬、麦冬各二钱半，生地、薄荷各二钱，贝母、丹皮各一钱，茯苓八分，犀角、羚羊角各五分，梨汁、藕汁、莱菔汁、蔗汁、人乳汁各二杯。

【主治】虚劳咳血。

方五

【方源】（清）佚名撰，钱沛增补《治疹全书》卷下。

【组成】竹沥、荆沥、梨汁各一盏，姜汁半盏，饴糖一钱（以白蜜熬半老代之，尤妙）。

【用法】共溶化。每服数匙，不拘时候服。

【主治】疹后误食猪肉、鸡子，或因风寒，致终身咳嗽者。

五汁饮

【方源】（清）俞根初《重订通俗伤寒论》。

【组成】竹沥、梨汁、莱服汁各二瓢，鲜石菖蒲汁一小匙，薄荷油三滴。

【用法】重汤炖温服。

【功用】辛凉润肺，生津化痰。

【主治】外感秋燥伤肺，烁津液而化黏痰，咳嗽痰吐质黏。

五子丸

【方源】（清）董西园《医级宝鉴》卷八。

【组成】苏子、葶苈子、车前子、大腹子、卜子各等分。

【用法】上为末，茯苓汤作丸。每服一钱五分，淡姜汤送下。

【主治】痰饮水气，面浮，气短似喘。

五子五皮汤

方一

【方源】（宋）骆龙吉《增补内经拾遗方论》卷三引《明医指掌》。

【组成】紫苏子（炒）、香附子（炒）各七分，车前子、莱服子（炒）各六分，葶苈子（醋炒）五分，栀子皮八分，陈皮七分，赤茯苓皮八分，大腹皮六分，生姜皮五分。

【用法】用水二钟，煎八分，温服。

【功用】定喘，消皮肤间水。

【主治】风水。

方二

【方源】（清）王士雄《温热经纬》卷五。

【组成】五加皮、地骨皮、茯苓皮、大腹皮、生姜皮、杏仁、苏子、葶苈子、白芥子、莱菔子。

【主治】①《温热经纬》：喘胀。②《湿温时疫治疗法》：阴水肿而且喘。

五子五皮饮

方一

【方源】（清）董西园《医级宝鉴》卷八。

【组成】加皮、广皮、姜皮、茯苓皮、腹皮、萝卜子、白芥子、苏子、葶苈子、车前子。

【用法】水煎服。

【主治】水病肿满，上气咳喘，肤胀者。

方二

【方源】（明）方隅《医林绳墨大全》卷二。

【组成】紫苏子、萝卜子、葶苈子、香附子、车前子、陈皮、茯苓皮、大腹皮、桑白皮、生姜皮。

【用法】水煎服。

【主治】咳喘，皮肤间水肿。

方三

【方源】（清）徐大椿《医略六书》卷二十。

【组成】苏子（炒）三钱，葶苈（甜）二钱，桑皮钱半，腹皮钱半，菔子三钱，车前三钱，陈皮钱半，地肤子（炒）三钱，苓皮三钱，姜皮钱半。

【用法】水煎，去滓温服。

【主治】喘胀浮肿，脉滑实者。

【方论选录】痰气内壅，湿热外溢而肺

胃气逆，故喘胀不眠，肤肿面浮焉。葶苈泻湿热以定喘，苏子降痰逆以散气，桑皮清肺肃金，腹绒泄滞宽胀，菔子消痰食；陈皮利中气，车前子利水以清热，地肤子利水以益阴，苓皮渗皮肤之湿热，姜皮散皮肤之浮肿。使滞散气行，则痰消而湿热自化，何患喘胀不除，浮肿不退乎。

午时茶

【方源】（清）陈念祖《急救经验良方》。

【组成】茅苍术十两，陈皮十两，柴胡十两，连翘十两，白芷十两，川朴十五两，枳实、楂肉、羌活、防风、前胡、藿香、甘草各十两，陈茶二十斤，桔梗、麦芽、苏叶各十五两，建曲十两，川芎十两。

【用法】上为细末，拌匀，宜五月五日午时合糊成小块。每服三钱，加葱、生姜各少许，水煎，热服。汗出即效。

【功用】解表和中。

【主治】一切风寒感冒停食，及不服水土，腹泻腹痛。

午药

【方源】（清）张宋良《咽喉秘集》。

【组成】川黄连一钱，明矾一钱，牙皂（去皮弦，新瓦上焙存性，研末，入上二味）一钱。

【用法】上为末。吹患处。扶好病人，嘱其垂头，流去痰涎。如声似雷音，以温水调药，徐徐嗽之。

【主治】喉中痰塞。

【备注】其功与辰药同，但其性太猛，不宜轻用，不可多用，不如用辰药平稳，临时看症酌之。

X

xi

西瓜霜

方一

【方源】（清）顾世澄《疡医大全》卷十七。

【组成】西瓜一个。

【用法】用大黄泥钵一个，将西瓜一个照钵大小松松装入钵内，将瓜切盖，以皮硝装满瓜内，仍以瓜盖盖，竹签扦定，再以一样大的黄泥钵一个合上，外用皮纸条和泥将缝封固，放阴处过数日，钵外即吐白霜，以鹅毛扫下收好，仍将钵存阴处，再吐再扫，以钵外无霜为度。收好。每用少许吹之。

【功用】止痛、防腐、消肿。

【主治】①《疡医大全》：咽喉、口齿、双蛾喉痹，命在须臾。②《王氏医存》：喉疼、火眼、火疮、肿毒、口烂、牙疼、外痔等一切热患。

方二

【方源】《经验方》卷下。

【组成】秋季老西瓜一个。

【用法】切开一片作盖，挖去内肉，取蜒蚰一大碗入瓜中，再入元明粉盛满，仍将切下之盖盖上，用竹钉钉上，夏布袋装之，挂于有风无雨处，下接瓷盆，以接滴下之水，此水能成白霜，候干透，研细末。临用时，加冰片少许。

【主治】喉风、乳蛾。

西黄丸

【方源】（清）马文植《青囊秘传》。

【组成】炙净乳香、没药各一两，麝香一钱五分，西牛黄三分，雄精五钱。

【用法】上为末，取饭一两，打烂，入末药，再打为丸，如萝卜子大，晒干忌烘。每服是三钱，热陈酒送下，上部临卧服，下部空心服。醉卧被覆取汗，酒醒痈消痛息。

【主治】乳痈瘰疬，痰核流注，肺痈，小肠痈毒。

西清汤

【方源】（清）费伯雄《医醇賸义》卷三。

【组成】桂枝五分，栀子（姜汁炒）一钱五分，苏子一钱五分，桑皮二钱，杏仁三钱，橘红一钱，半夏一钱，茯苓二钱，蒺藜三钱，郁金二钱，生姜三片。

【主治】胆咳，咳呕胆汁。

西洋参酒

【方源】（民国）郑显庭《丸散膏丹集成》。

【组成】西洋参。

【用法】浸酒服用。

【功用】滋肺胃，养血气，生津止渴。

【主治】肺虚咳嗽，胃枯食少，及上中二焦阴虚液少诸证。

吸散方

【方源】（唐）王焘《外台秘要》卷九。

【组成】细辛、紫菀、天雄（炮）、石膏、款冬花、钟乳各二分。

【主治】疗咳。

吸药如神散

【方源】（明）龚廷贤《小儿推拿方脉活要秘旨全书》卷二。

【组成】雄黄、佛耳草、鹅管石、款冬花、甘草、寒水石、青礞石（煅过）、白附子、枯矾、孩儿茶各等分。

【用法】上为细末，纸燃烧烟，令病人吸之。

【主治】风入肺中，久嗽不愈。

吸药仙丹

【方源】（明）龚廷贤《万病回春》卷二。

【组成】鹅管石二两，寒水石四钱半，金星礞石（焰硝煅后用醋淬）七钱，白附子七钱，白矾（枯过四钱半）七钱，孩儿茶四钱，款冬花（净蕊）七钱，粉甘草四钱。

【用法】上药各为极细末，方用总箩过搀匀。热嗽，用茶汤送下；寒，用生姜汤送下；咳如浮肿，用木瓜、牛膝汤送下；咳而有红痰，吐血，白芥子汤送下。

【主治】咳嗽。

息贲汤

【方源】（宋）严用和《严氏济生方》。

【组成】半夏（汤泡七次）、吴茱萸（炒）、桂心（不见火）各七钱半，人参，桑白皮（炙），葶苈（微炒）。

【用法】上㕮咀，每服四钱，水一盏半，生姜七片，枣二枚，煎至七分，去滓，食前，温服。

【主治】肺之积，在右胁下，大如覆杯，久久不愈，病洒洒寒热，气逆喘咳，发为肺痈。

息贲丸

方一

【方源】（宋）陈言《三因极一病证方论》卷八。

【组成】半夏（汤七次）、吴茱萸（汤洗）、桂心各二两半，人参、甘草（炙）、桑白皮（炙）、葶苈（炒）各二两半。

【用法】上锉散。每服四钱，水一盏半，加生姜七片，大枣两枚，煎七分，去滓，食前服。

【主治】肺之积，在右胁下，大如覆杯，久久不愈，病洒洒寒热，气逆，喘咳，发为肺痈，其脉浮而毛。

方二

【方源】（金）李杲《东垣试效方》卷二。

【组成】厚朴（姜制）八钱，黄连（去头，炒）一两三钱，干姜（炮）一钱半，桂（去皮）一钱，巴豆霜四分，白茯苓（去皮）一钱半（另末），川乌头（炮制，去皮）一钱，人参（去芦）二钱，川椒（炒，去汗）一钱半，桔梗一钱，紫菀（去苗）一钱半，白豆蔻一钱，陈皮一钱，青皮半钱，京三棱（炮）一钱，天门冬一钱。

【用法】除茯苓、巴豆霜旋入外，上为末，炼蜜为丸，如梧桐子大。初服二丸，一日加一丸，二日加二丸，渐加至大便溏，再从二丸加服，食远煎淡生姜汤送下，周而复始，积减大半止服。

【主治】肺之积，右胁下覆大如杯，久不已，令人洒淅寒热，喘咳，发肺壅。

方三

【方源】（明）楼英《医学纲目》卷二十五。

【组成】厚朴（姜制）八钱，黄连（炒）一两三钱，干姜（炮）一钱半，桂枝（去皮）一钱，巴豆霸四分，白茯苓一钱半，川乌（炮，去皮脐）一钱，川椒（去汗）钱半，人参二钱，桔梗一钱，紫菀（去苗）一钱半，青皮五分，陈皮、京三棱（炮）、天门冬、白豆蔻各一钱。

【用法】上除茯苓、巴豆霜旋入外，余药为末，炼蜜丸，如桐子大。每服二丸一日加一丸，二日加二丸，加至大便微溏，再从二丸加服，煎淡生姜汤送下，食远，周而复始，积减大半，勿服。

【主治】左右胁下，覆大如杯，久不已，令人洒淅寒热，喘咳嗽，发肺痈。

息沸饮

【方源】（清）陈士铎《辨证录》卷九。

【组成】麦冬二钱，款冬花一钱，茯神二钱，甘草一钱，桔梗三钱，黄芩二钱，天花粉二钱，竹叶三十片。

【用法】水煎服。

【主治】肺气热所致口吐涎沫，渴欲饮水，然饮水又不能多，仍化为痰而吐出。

息炎汤

【方源】（清）陈士铎《辨证录》卷三。

【组成】黄连、甘草、黄芩各一钱，麦冬五钱，天冬、生地、玄参各三钱，紫菀、天花粉、石膏各二钱，竹叶三十片，陈皮三分。

【用法】水煎服。

【主治】生长膏梁，素耽饮酒，劳心过度，心火太盛，移热于肺，致咽喉臭痛。

犀黄丸

【方源】（民国）吴克潜《儿科要略》第六章。

【组成】犀黄二分，麝香钱半，乳香、没药各一两。

【主治】疔痈疽、石疽、乳岩、瘰疬、痰核、恶核、横痃流注、肺痈、小肠痈，一切腐烂阴疽。

犀灰散

【方源】（宋）刘昉《幼幼新书》卷十六引《博济方》。

【组成】巴豆、杏仁（去皮尖）、半夏各等分。

【用法】用一盒子盛之，以赤石脂闭缝了，用三斤炭火煅令透赤，即取出，放冷，细研如粉。小儿每用半字，淡姜汤调下；大人每用一字，姜汤送下。

【主治】大人、小儿咳嗽。

犀角地黄膏

【方源】（元）曾世荣《活幼口议》卷二十。

【组成】天门冬、麦门冬（各去心）、白茯苓、茯神、生地黄（各洗）、前胡、柴胡、人参、玄参、甘草（炙）、川芎、天麻、防风、羌活。

【用法】上为末，煅金墨一挺（留性），炼蜜为丸，如梧桐子大，金箔为衣。每服一粒，薄荷汤化下。

【主治】①《活幼口议》：小儿咳嗽，痰涎垂盛，或作喘急。②《幼科诚书》：闻响即掣跳者，肝肺不足，魂魄不安，原非谓惊。

【备注】本方方名，据剂型，当作“犀角地黄丸”。

犀角地黄汤

方一

【方源】（宋）陈言《三因极一病证方论》卷八。

【组成】生地黄、犀角（镑）各一两，干葛、玄参、栀子仁、升麻各三分，大黄半两，（蒸）芍药一两半。

【用法】上为散。每服四钱，水一盏半，煎七分，去滓，不拘时候服。

【主治】筋实极，咳而两胁下痛，不可转动，脚下满，不得远行，脚心痛不可忍，手足爪甲青黑，四肢筋急，烦满。

方二

【方源】（明）孙一奎《赤水玄珠》卷七。

【组成】犀角（镑）、赤芍药、牡丹皮、生地各一钱。

【主治】血积胸中，吐血、衄血。

方三

【方源】（清）程国彭《医学心悟》卷二。

【组成】犀角一钱五分，生地黄四钱，牡丹皮、麦冬、白芍各一钱五分。

【用法】水煎服。

【主治】伤寒吐血、衄血。

方四

【方源】（清）秦之桢《伤寒大白》卷二。

【组成】生犀角、山栀、白芍药、荆芥、牡丹皮、赤芍药、生地黄。

【用法】水煎服。

【主治】衄及咳血、吐血。

方五

【方源】（清）师施猷《痧喉证治汇言》。

【组成】犀角、生地、白芍、丹皮、柴胡、黄芩。

【用法】水煎服。

【主治】烂喉丹痧。

方六

【方源】（清）袁氏《原瘄要论》。

【组成】犀角、白芍、黑山栀、生地黄、丹皮、黄芩、红花、当归、甘草、藕节。

【用法】水煎服。

【主治】①《原瘄要论》：疹退之后，余热未尽，或热甚而失血者。②《麻疹集成》：肺胃实火，血热，嗽血，衄血，阳毒发斑。

方七

【方源】《女科秘要》卷三。

【组成】犀角、白芍、丹皮、枳壳各一钱，生地二钱，黄芩、桔梗、百草霜各八分，甘草三分，陈皮七分。

【用法】空心服。

【主治】经从口鼻出，咳嗽气急。

犀角防风饮

【方源】（宋）叶大廉《叶氏录验方》卷上。

【组成】牛蒡子二两，荆芥穗（炒）一两，防风半两，甘草（炙，去芦）半两，干生地黄半两。

【主治】上焦壅热，颊赤口干，眼目赤痛，咽中干疼，声重痰嗽，及时行疮疹，已出未出皆可服之。

犀角甘桔汤

【方源】（明）芮经，纪梦德《杏苑生春》卷六。

【组成】犀角、甘草、连翘、黄芩各一钱，桔梗、贝母各一钱五分。

【用法】上㕮咀。水煎熟，食后热服。

【主治】疹子发后，咳嗽，喉疼声哑者。

犀角解毒化痰清火丸

方一

【方源】（明）聂尚恒《痘疹活幼至宝》卷终。

【组成】归尾八钱，丹皮、紫草、甘草梢、川贝母（去心）、薄荷、生犀角各一两，花粉、生地黄各二两，黄连、牛蒡子各三钱，赤芍六钱。

【用法】上为末，炼蜜为丸，如弹子大。每服一丸，竹叶汤送下。

【主治】痧疹。咳嗽气喘，唇红，结热在内，烦躁不安，或口鼻出血者。

方二

【方源】（清）顾世澄《疡医大全》卷三十三。

【组成】生犀角、紫草、连翘心、花粉、牡丹皮、薄荷、甘草梢、川贝母（去心）各一两，黄连、牛蒡子各三钱，生地黄二两，当归尾八钱，赤芍六钱。

【主治】痧麻证咳嗽气喘，唇红结热在内，烦躁不安，或口鼻出血者。

犀角解毒化痰汤

【方源】（清）谢玉琼《麻科活人全书》。

【组成】犀角（磨汁）、丹皮、连翘、贝母、天花粉、薄荷、紫草茸、甘草梢各一钱，当归八分，牛蒡子九分，赤芍六分，生地黄二钱，黄连五分，淡竹叶三十片。

【用法】水煎服。

【主治】麻后咳嗽气喘，唇焦结热，或烦躁不安，或口鼻出血。

犀角散

方一

【方源】（宋）王怀隐《太平圣惠方》卷九。

【组成】犀角屑一两，柴胡（去苗）一两，青竹茹一两，桔梗（去芦头）一两半，川大黄（锉碎，微炒）一两半，麦门冬（去心）一两半。

【用法】上为散。每服五钱，以水一大盏，煎至五分。去滓，下芒硝末一钱，搅令匀，不拘时候温服。

【主治】伤寒九日，心肺热，气急，喉中有脓血。

方二

【方源】（宋）王怀隐《太平圣惠方》卷十。

【组成】犀角屑半两，麝香（细研）半两，牛黄（细研）、人参（去芦头）、茯神、麦门冬（去心，焙）、天竺黄（细研）、朱砂（细研）、黄芩、栀子仁、甘草（炙微赤，锉）各一分。

【用法】上为细散，入研了药令匀。每服二钱，以竹叶煎汤调下，不拘时候。

【主治】伤寒汗后，心肺热不除。

方三

【方源】（宋）王怀隐《太平圣惠方》卷十八。

【组成】犀角屑一两，栀子仁半两，地骨皮半两，子芩半两，川大黄（锉碎，微炒）半两，麦门冬（去心）三分，甘草（炙微赤，锉）半两，茯神半两，川升麻半两，生干地黄一两，茅根（锉）半两，芦根（锉）半两。

【用法】上为散。每服四钱，以水一中盏，煎至六分，去滓温服，不拘时候。

【主治】热病。毒气未解，心肺积热，吐血不止，心中壅闷。

方四

【方源】（宋）王怀隐《太平圣惠方》卷三十五。

【组成】犀角屑三分，射干三分，桔梗（去芦头）三分，木香半两，诃黎勒皮一两，紫苏子一两，枳壳（麸炒微黄，去瓤）一两，甘草（炙微赤，锉）半两，川升麻三分，槟榔一两，赤茯苓一两，木通（锉）半两。

【用法】上为粗散。每服三钱，以水一中盏，煎至六分，去滓温服，不拘时候。

【主治】咽喉中如有肉脔，咽之不下，吐之不出，闷乱。

方五

【方源】（宋）王怀隐《太平圣惠方》卷三十五。

【组成】犀角屑半两，射干三分，桔梗（去芦头）三分，马蔺根（锉）三分，甘草（炙微赤，锉）半两，川升麻半两。

【用法】上为粗散。每服三钱，以水一中盏，加竹叶七片，煎至六分，去滓，入马牙硝一钱，搅令匀，细细含咽。

【主治】马喉痹。颊面肿满。

方六

【方源】（宋）王怀隐《太平圣惠方》卷三十五。

【组成】犀角屑一两，射干二两，赤芍药一两，杏仁（汤浸，去皮尖双仁，麸炒微黄）二两，羚羊角屑一两，甘草（炙微赤，锉）三两，栀子仁半两，川升麻一两半，汉防己二两。

【用法】上为粗散。每服三钱，以水一大盏，加豉半合，同煎至五分，去滓温服，不拘时候。

【主治】咽喉肿痛。皆因热在于肺脾，邪毒壅滞，心胸不利。

方七

【方源】（宋）王怀隐《太平圣惠方》卷三十五。

【组成】犀角屑三分，马牙硝一两，白矾一分，川升麻三分，甘草（生锉）半两，桔梗（去芦头）半两，细辛一分，石膏一两，前胡（去芦头）三分。

【用法】上为粗散。每服三钱，以水一中盏，煎至六分，去滓温服，不拘时候。

【主治】咽喉疼痛。四肢寒热，痰涎壅滞，烦躁头痛。

方八

【方源】（宋）王怀隐《太平圣惠方》卷三十五。

【组成】犀角屑一两，沉香一两，木香半两，马牙硝一两，鸡舌香一两，熏陆香半两，川升麻三分，射干三分，甘草（生锉）半两，黄芩半两，麝香（细研）一分。

【用法】上为粗散。每服二钱，以水一中盏，加竹叶二七片，煎至六分，去滓温服，不拘时候。

【主治】咽喉毒气结塞疼痛，不下汤水。

方九

【方源】（宋）王怀隐《太平圣惠方》卷三十五。

【组成】犀角屑一两，川升麻一两，木通（锉）三两，射干一两，前胡（去芦头）一两半，川大黄（锉碎，微炒）一分。

【用法】上为粗散。每服二钱，以水一中盏，加竹叶二七片，煎至六分，去滓，更入朴硝末一钱，搅令匀，温服，不拘时候。

【主治】咽喉毒气所攻，气息不利，心胸烦闷。

方十

【方源】（宋）王怀隐《太平圣惠方》卷三十五。

【组成】犀角屑一两，射干一两半，马蔺根一两，枳壳（麸炒微黄，去瓤）一两，马牙硝一两半，甘草（生用）一两。

【用法】上为散。每服三钱，以水一中盏，加竹叶二七片，煎至六分，去滓，稍温含咽，不拘时候。

【主治】喉痹气隔，胸滞咽肿。

方十一

【方源】（宋）王怀隐《太平圣惠方》卷三十七。

【组成】犀角屑半两，木通（锉）半两，麦门冬（去心，焙）一两，赤茯苓半两，川升麻半两，黄芪（锉）半两，马牙硝半两，杏仁（汤浸，去皮尖双仁，麸炒微黄）半两，朱砂（细研）一分，龙脑（细研）一钱，甘草（炙微赤，锉）一分。

【用法】上为散。每服一钱，食后以竹叶汤调下。

【主治】肺热，鼻干无涕，心神烦闷。

方十二

【方源】（宋）王怀隐《太平圣惠方》卷五十二。

【组成】犀角屑半两，杏仁（汤浸，去皮尖双仁，麸炒微黄）半两，麦门冬（去心）半两，恒山（锉）半两，糯米八十一粒，甘草（炙微赤，锉）半两。

【用法】上捣令碎。以水五大盏，煎至二盏半，去滓，分为五服，于发时前不拘时候温服。

【主治】肺疟。来去不定，心寒甚即发热，热则多惊，如有所见者。

方十三

【方源】（宋）王怀隐《太平圣惠方》卷七十八。

【组成】犀角屑三分，麦门冬（去心，焙）一两半，生干地黄一两，赤茯苓一两，鸡苏一两，马兜铃三分，紫菀（洗去苗土）三分，甘草（炙微赤，锉）半两，羚羊角屑三分。

【用法】上为粗散。每服四钱，以水一中盏，加生姜半分，竹茹一分，煎至六分，去滓温服，不拘时候。

【主治】产后咳嗽，吐血不止，心中烦闷，头目旋闷。

方十四

【方源】（宋）王怀隐《太平圣惠方》卷八十九。

【组成】犀角屑、黄芪（锉）、麦门冬（去心，焙）各半两，川大黄、赤芍药、枳壳（麸炒微黄，去瓤）、木通（锉）、甘草（炙微赤，锉）各一分，川大黄（锉，微炒）半两。

【用法】上为粗散。每服一钱，以水一小盏，煎至五分，去滓温服，不拘时候。

【主治】小儿心肺气壅，脑热鼻干，心神烦躁，大小肠不利。

方十五

【方源】（宋）王兖《博济方》卷二。

【组成】鼠粘子（入铫子内，以文武火隔纸炒令香为度）一两，甘草一分，荆芥半两。

【用法】上为细末。每服一钱，以水五分一盏，煎令沸，去滓温服。

【功用】大利胸膈。

【主治】上焦壅热，咽膈肿痛不利。

【备注】本方名犀角散，但方中无犀角，疑脱。

方十六

【方源】（宋）赵佶《圣济总录》卷三十。

【组成】犀角屑半两，黄连（去须）、铅霜（研）各一分，栝楼根半两，郁金、甘草（炙，锉）各一分。

【用法】上为细散，再同研匀。每服二钱匕，食后用去心麦门冬熟水调下。

【主治】伤寒咽喉痛，口中干燥不止。

方十七

【方源】（明）王肯堂《证治准绳·类方》第八册。

【组成】犀角屑、木通、升麻、赤茯苓、黄芪、马牙硝、杏仁（去皮尖双仁，炒黄，）各半两，麦门冬（去心）一两，朱砂（研）、龙脑（研）、炙甘草各二钱五分。

【主治】肺热，心神烦闷。

犀角升麻散

方一

【方源】（宋）刘昉《幼幼新书》卷三十三引张涣方。

【组成】犀角末一两，川升麻、马牙硝、黄连（以上捣罗为细末）各半两，朱砂（细研，水飞）半两，牛黄、龙脑（细研）各一分。

【用法】上为细末。每服半钱，乳食后温蜜汤调下。

【主治】脑热，肺壅鼻干。

方二

【方源】（清）沈金鳌《幼科释谜》卷六。

【组成】犀角三钱，升麻、牙硝、黄连各半钱，朱砂、牛黄、冰片各一分。

【主治】脑热肺痈鼻干病。

犀角汤

方一

【方源】（宋）赵佶《圣济总录》卷二十九。

【组成】犀角（镑）、大青、甘草（炙）各三分，升麻、鸡苏茎叶、小蓟各一两，黄芩（去黑心）、芍药各一两半，生干地黄（焙）、朴硝各二两。

【用法】上㕮咀，如麻豆大。每服五钱匕，水一盏半，煎至八分，去滓温服。

【主治】伤寒鼻衄不止，头面俱热。

方二

【方源】（宋）赵佶《圣济总录》卷三十。

【组成】犀角（镑屑）、当归（切，焙）、白芷各一两，升麻、甘草（炙，锉），射干、杏仁（汤浸，去皮尖双仁，炒黄）各半两。

【用法】上为粗末。每服三钱匕，水一盏，煎至七分，去滓，食后温服，一日二次。

【主治】伤寒脾肺虚热，毒气壅塞，咽喉连舌根肿满疼痛。

方三

【方源】（宋）赵佶《圣济总录》卷四十三。

【组成】犀角屑、柴胡（去苗）、黄芩（去黑心）、人参各一两，白茯苓（去黑皮）、麦门冬（去心，焙）、升麻各半两，甘草（炙，锉）半分。

【用法】上为粗末。每服五钱匕，水一盏半，煎至一盏，去滓，食后温服。

【主治】心壅痰实，膈热头昏，不思饮食，咳嗽烦渴。

方四

【方源】（宋）赵佶《圣济总录》卷一二四。

【组成】犀角（镑）、玄参、枳实（去瓤，麸炒）、人参、木通（锉）、麦门冬（去心，焙）、射干、马兜铃、防风（去叉）、防己各三分，升麻一两，桃仁（汤浸，去皮尖双仁，炒）、甘草（炙，锉）、马牙硝（别研）各三分。

【用法】上为粗末。每服三钱匕，以水一盏，煎至五分，去滓，入马牙硝少许，再煎沸，临卧、食后温服，一日二次。

【主治】咽喉不利，肺脏风热，涕唾稠黏。

犀角丸

方一

【方源】（宋）王怀隐《太平圣惠方》卷六。

【组成】犀角屑一两，川升麻三分，黄连（去须）三分，赤茯苓三分，栀子仁半分，木通（锉）一两，子芩三分，玄参三分，天门冬（去心，焙）三分。

【用法】上为末，炼蜜为丸，如梧桐子大，每服二十丸，食后及夜临卧时煎淡竹叶汤送下。

【主治】肺脏壅热，烦闷口干。

方二

【方源】（宋）王怀隐《太平圣惠方》卷三十五。

【组成】犀角屑、川升麻一两，川大黄（锉碎，微炒）一两，黄芩半两，玄参一两，人参（去芦头）一两，黄芪（锉）半两，甘草（生锉）半两，蓝叶半两，桔梗（去芦头）半两，杏仁（汤浸，去皮尖双仁，麸炒微黄，别研入）一两。

【用法】上为散，炼蜜为丸，如梧桐子大。每服二十丸，食后以温水送下。

【主治】风热上攻，咽喉干痛，如欲生疮，心胸壅闷。

方三

【方源】（宋）王怀隐《太平圣惠方》卷三十五。

【组成】犀角屑半两，羚羊角屑半两，川升麻半两，生干地黄半两，黄芪（锉）半两，甘草（炙微赤，锉）半两，马兜铃根半两，马牙硝一两。

【用法】上为末，炼蜜为丸，如楝实大。每次一丸，以薄棉裹，含咽津，一日四五次。

【主治】咽喉闭塞不通。

犀角消毒饮

【方源】（清）张正《外科医镜》。

【组成】牛蒡子二钱，银花二钱，连翘二钱，栀子二钱，荆芥一钱半，赤芍一钱半，僵蚕一钱半，生甘草八分，犀角一钱，柴胡一钱，万年青一叶。

【用法】水煎服。

【主治】喉痛，丹疹，并项肿如虾蟆瘟者。

洗肺散

【方源】（清）沈金鳌《杂病源流犀烛》卷一。

【组成】半夏三钱，黄芩、天冬、麦冬各二钱，五味、杏仁各一钱，甘草五分，姜五片，黄芩、半夏各一两，黄连、梨汁、藕汁、莱菔汁、生薄荷汁等分。

【用法】姜汁糊丸，每姜汤下五七十丸。入砂糖，细火熬膏，以匙挑服。

【主治】热嗽。

洗肝散

【方源】（宋）陈师文《太平惠民和剂局方》卷七。

【组成】当归（去芦）、薄荷（去梗）、羌活（去芦）、防风（去芦）、山栀子仁、甘草（炙）、大黄（煨）、川芎各二两。

【用法】上为末。每服二钱，食后冷水或熟水调下，一日三次。

【主治】①《太平惠民和剂局方》：风毒上攻，暴作赤目，肿痛难开，隐涩眵泪，昏暗羞明，或生翳膜。②《杏苑生春》：痰盛咳嗽，肺气不利。

【方论选录】《成方便读》：方中羌活、防风大开太阳之表，使邪从外解；薄荷能清利头目，轻宣上焦，以助羌、防之不逮，于是表邪自无容留之地；栀子专清上焦之火，能屈曲下行，导火邪从小便而出；大黄泻实火从大便而出，于是里邪亦无留着矣；甘草缓其急，而和其诸药；归、芎和血养肝，以善其后耳。②《眼科阐微》：川芎、当归入肝经，养肝血；肝主乎风，防风、羌活、薄荷，皆风药也；肝者火之母，一火动则五火俱煽而动，栀子、甘草所以清肝火也。诸药皆涤荡之品，故曰洗肝散。

【备注】《医宗金鉴》本方有谷精草，无大黄。《医学集成》有石膏、木通，无羌活。

洗散

【方源】（明）芮经，纪梦德《杏苑生春》卷四。

【组成】薄荷、当归、羌活、防风、川

芎各一钱，甘草五分，山栀仁六分，大黄（煨）五分。

【主治】痰盛咳嗽，肺气不利。

洗心散

方一

【方源】（明）朱橚《普济方》卷三九二。

【组成】甘草（生）一钱，麦门冬（洗净）一分半，皂角（入沙糖涂酥炙后于盆下盖，良久出火毒方用）半两。

【用法】上为末。每服二钱，水一盏，煎至八分，作五服，时时吃。

【主治】小儿乳食伤心，壮热，喘息不调，咳逆多睡。

方二

【方源】（宋）陈师文《太平惠民和剂局方》卷六。

【组成】白术一两半，麻黄（和节）、当归（去苗，洗）、荆芥穗、芍药、甘草（爁）、大黄（面裹，煨，去面，切，焙）各六两。

【用法】上为细末。每服二钱，水一盏，入生姜、薄荷各少许，同煎至七分，温服。如小儿麸豆疮疹欲发，疮疹欲发，先狂语多渴，及惊风积热，可服一钱，并临卧服。如大人五脏壅实，欲要溏转，加至四五钱，乘热服之。

【主治】风壅壮热，头目昏痛，肩背拘急，肢节烦疼，热气上冲，口苦唇焦，咽喉肿痛，痰涎壅滞，涕唾稠黏，心神烦躁，眼涩睛疼，及寒壅不调，鼻塞声重，咽干多渴，五心烦热，小便赤涩，大便秘滞，并宜服之。

细辛八味汤

【方源】（唐）王焘《外台秘要》卷九引《许仁则方》。

【组成】细辛、半夏（洗）、桂心、桑白皮各五两，干姜、当归各四两，芒硝六两，杏仁六合（去尖两仁者，研）。

【用法】上切。以水九升，煮取三升，去滓，纳芒硝。分三次温服，每服如人行十里久。当得快利，后好将息。经三四日，合丸服之。

【主治】饮气嗽经久不已，渐成水病，其状亦不限四时，昼夜嗽不断，遇诸动嗽物，便致困剧，甚者乃至双眼突出，气即欲断，汗出，大小便不利，吐痰饮，涎沫，无复穷限，气上喘急肩息，每旦眼肿不得平眠。

细辛膏

方一

【方源】（唐）孙思邈《备急千金要方》卷六，名见《三因极一病证方论》卷十六。

【组成】细辛、蜀椒、干姜、川芎、吴茱萸、附子各十八铢，桂心一两，皂荚屑半两，猪膏一升。

【用法】上㕮咀，以棉裹，苦酒渍一宿，取猪膏煎，以附子色黄为度，去滓。绵裹纳鼻孔中，并摩鼻上。涕出不止，灸鼻两孔与柱齐七壮。

【主治】《备急千金要方》：鼻塞，常有清涕出。②《三因极一病证方论》：脑冷，清涕出不已。

方二

【方源】（唐）王焘《外台秘要》卷三十五引《古今录验》。

【组成】细辛、通草各一分，辛夷仁一分半，杏仁（去皮）二分。

【用法】上切，以羊髓三合，猪脂几合，缓火煎之，膏成绞去滓。取一米粒许大，以纳鼻孔中，频易愈。

【主治】小儿鼻塞不通。

方三

【方源】（宋）赵佶《圣济总录》卷一一六。

【组成】细辛（去苗叶）、蜀椒（去目

及闭口者，炒，出汗）、桂（去粗皮）、川芎、吴茱萸（汤洗，焙，炒）各三分，皂荚（炙，刮去皮并子）半两，附子（炮裂，去皮脐）二两。

【用法】上为细末。以醋浸一宿，入猪脂，银器中微火煎，候附子色黄，去滓，倾入盒中澄凝。以棉裹少许，纳鼻中，兼以摩顶上。

【主治】鼻多清涕。

细辛散

方一

【方源】（宋）王怀隐《太平圣惠方》卷六。

【组成】细辛三分，川芎半两，干姜（炮裂，锉）半两，杏仁（汤浸，去皮尖双仁，麸炒微黄）半两，赤茯苓三分，白术三分，附子（炮裂，去皮脐）三分，桂心半两，前胡（去芦头）半两，甘草（炙微赤，锉）半两，陈橘皮（汤浸，去白瓤，焙）一两，厚朴（去粗皮，涂生姜汁，炙令香熟）一两。

【用法】上为散。每服三钱，以水一中盏，加生姜半分，大枣三枚，煎至六分，去滓，稍热服，不拘时候。

【主治】肺脏外伤风冷，时有咳嗽，头目不利，多涕。

方二

【方源】（宋）王怀隐《太平圣惠方》卷三十七。

【组成】细辛一两，附子（炮裂，去皮脐）三分，白术三分，桂心三分，蔓荆子三分，川芎二分，诃黎勒（煨，用皮）三分，枳壳（麸炒微黄，去瓤）半两，甘草（炙微赤，锉）半两。

【用法】上为散。每服三钱，以水一中盏，加生姜半分，煎至六分，去滓，食后温服。

【主治】肺伤风冷，鼻流清涕，头目疼痛，胸膈不利。

方三

【方源】（宋）王怀隐《太平圣惠方》卷四十六。

【组成】细辛一两，紫菀（去苗土）一两半，五味子三分，贝母（煨微黄）一两，杏仁（汤浸，去皮尖双仁，麸炒微黄）三分，赤茯苓一两，人参（去芦头）三分，甘草（炙微赤，锉）一分，青橘皮（汤浸，去白瓤，焙）三分。

【用法】上为散。每服三钱，以水一中盏，如生姜半分，煎至六分，去滓温服，不拘时候。

【主治】咳嗽，痰唾稠黏，心胸壅滞，饮食减少。

方四

【方源】（宋）赵佶《圣济总录》卷六十五。

【组成】细辛（去苗叶）、甘草（炙，锉）、干姜（炮裂）、五味子各三两，赤茯苓（去黑皮）四两。

【用法】上为散，每服二钱匕，沸汤点服，一日三次。

【主治】肺寒，咳嗽喘满。

方五

【方源】（宋）王怀隐《太平圣惠方》卷八十三。

【组成】细辛、枳壳（麸炒微黄，去瓤）、甘草（炙微赤，锉）各半两，麻黄（去根节）三分，杏仁（汤浸，去皮尖双仁）二十一枚。

【用法】上为粗散。每服一钱，以水一小盏，入生姜少许，煎至五分。去滓温服，不拘时候。

【主治】小儿咳逆上气，心胸壅闷。

细辛汤

方一

【方源】（宋）许叔微《普济本事方》

卷二。

【组成】细辛（去叶）、半夏曲、茯苓（去皮）、桔梗（炒）各四钱，桂枝（去皮，不见火）三钱，甘草（炙）二钱。

【用法】上为粗末。每服四钱，水二盏，加生姜四片，蜜半匙，煎至七分，温服，一日三次。

【主治】肺虚实不调，鼻塞多涕，咽中有涎而喘，项强筋急或痛。

方二

【方源】（清）叶桂《类证普济本事方释义》。

【组成】细辛、半夏曲、茯苓、桔梗各四钱，桂枝三钱，甘草二钱。

【主治】肺虚实不调，鼻塞多涕，咽中有痰而喘，项强筋急或痛。

细辛汤方

【方源】（宋）刘昉《幼幼新书》卷十五。

【组成】细辛、紫菀各一分，人参、五味子、桂心、当归、附子（炮）、干姜、甘草各二分。

【用法】上水二升，煮及九合。一服一合半，频频服。

【主治】二百日，儿因伤寒得嗽，极时便呕。

细辛五味汤

【方源】（元）许国桢《御药院方》卷五。

【组成】五味子二钱，半夏（洗七次）二钱半，干姜（炮）、甘草（炙）、桂（去粗皮）、芍药、麻黄（去根节）、细辛（去苗叶）各三钱。

【用法】下为末，用纱罗子罗。每服二钱，水一盏，生姜十片，同煎至七分，去滓，稍热服，不拘时候。

【主治】肺气不利，咳嗽喘满，胸膈烦闷，痰盛涎多，喉中有声，鼻塞消涕，头痛目眩，肢体倦怠，咽嗌不利，呕逆恶心。

细辛五味子汤

【方源】（明）王肯堂《证治准绳·幼科》卷九。

【组成】细辛（去苗土）、半夏（汤泡）各一两，罂粟壳（去带蒂盖，炒）、五味子各三两，乌梅（去核）、甘草（炙）各一两半，桑白皮（炒）六钱。

【用法】上锉散。每服二钱，水一盏，生姜五片，煎至六分，去滓温服。

【主治】肺经不足，胃气怯弱，或冒风邪，或停寒有饮，咳嗽倚息，不得安卧，胸满短气，干呕作热，嗽唾结痰，或吐涎沫，头目昏眩，身体疼重，语声不出，痛引胸胁，不问新久，并宜服之。

xia

下气方

【方源】（唐）孙思邈《备急千金要方》卷十七。

【组成】生姜五两，小麦一升。

【用法】以水七升，煮取一升，顿服。

【功用】下气。

【主治】《普济方》：上气短气。

【方论选录】《千金方衍义》：生姜散气，小麦安中，不使木邪反干肺气。

下气海藻橘皮丸

【方源】（唐）孙思邈《备急千金要方》卷十七。

【组成】海藻、橘皮各三分，杏仁、茯苓各二分，人参、吴茱萸、白术、葶苈各一两，桑根白皮、枣肉、昆布各二两，芍药、桂心各五分，白前三分，苏子五合。

【用法】上为末，炼蜜为丸，如梧桐子大。饮服十丸，每日二次。加至十五丸，以利小便为度。

【主治】风虚支满，膀胱虚冷，气上冲肺，息奔，令咽喉气闷往来。

【方论选录】《千金方衍义》：海藻、昆布、葶苈皆破水涤痰伐肾之猛剂，佐以苏子、杏仁、橘皮、白前、桑皮泄肺诸品，不得不以参、术、英、桂、苓、芍、枣肉以安中气之崩迫也。

下气橘皮汤

【方源】（唐）王焘《外台秘要》卷二引《古今录验》。

【组成】橘皮、紫菀、麻黄（去节）、杏仁（去双仁尖皮）、当归、桂枝、甘草（炙）、黄芩各三分。

【用法】上切。以水七升，煮取三升，分三服。不愈，重合之。

【主治】春冬伤寒，秋夏冷湿，咳嗽，喉中鸣声，上气不得下，头痛。

下气汤

【方源】（清）黄元御《四圣心源》卷四。

【组成】甘草二钱，半夏三钱，五味子一钱，茯苓三钱，杏仁（泡，去皮尖）三钱，贝母（去心）二钱，芍药三钱，橘皮二钱。

【用法】煎大半杯，温服。

【主治】肺气不降，胸膈右肋痞塞。

下气丸

【方源】（唐）王焘《外台秘要》卷二十三引《范汪方》。

【组成】射干、附子（炮）、人参、杏仁各一分。

【用法】上药合捣下筛，炼蜜为丸，如梧桐子大。含一丸，咽汁，日三夜一。

【主治】咽喉不利。

夏陈六君汤

【方源】（清）黄镐京《镐京直指医方》。

【组成】西潞党三钱，江西术（炒）二钱，白茯苓三钱，仙半夏二钱，橘红八分，炙甘草四分，怀山药三钱，炒枣仁三钱，生苡仁六钱，老姜（去皮）二片，大枣（擘）三个。

【主治】劳倦伤中，脾虚咳嗽，饮食不强，痰薄易出。

夏枯扶桑丸

【方源】（清）陶承熹《惠直堂经验方》卷一。

【组成】金银花二斤，百合一斤，真阿胶（炒）八两，川贝母（去心）八两。

【用法】上为末，用夏枯草、桑叶各二十斤，熬汁煎膏为丸，重三钱。肺痿、肺痈，百合汤下；心颤，朱砂、麦冬汤下；久嗽，五味汤下；肠痈、乳痈，带壳瓜蒌仁汤下，肝中少血，烦躁不宁，白芍、地骨皮汤下；疬串，雄黄冲开水下；疔疮，醋磨敷患处，仍用引经药服之；阴疮不可言者，痛痒难当，车前子、牡蛎粉煎汤下。

【主治】一切疮疡，内伤阴虚，痨瘵咳嗽，痰喘血症及目疾等。

xian

仙方夺命丹

【方源】（明）朱橚《普济方》卷六十引《德生堂方》。

【组成】白茯苓、密陀僧（炒黄色）、紫河车各一两，白僵蚕（直者）、贯众（净）、缩砂仁、甘草节各一两，乌鱼骨（去皮）二钱半，麝香一字。

【用法】上为细末，却入麝香研匀，同燕饼，包白面蒸熟四两，和药，汲新井水为丸，如豌豆大，蛤粉为衣，放干十年不坏。每服一丸，用瓦器研碎，新水半盏，没一茶时化开，用匙挑药，徐滴入喉中。勿急用，取药尽为度。

【主治】缠喉风，木舌胀，双单乳蛾，喉闭，或误吞鸡鱼骨刺，竹木签刺，一切咽喉急证。

仙灵脾散

【方源】（宋）赵佶《圣济总录》卷五十。

【组成】仙灵脾、防风（去叉）、蔓荆子、枳壳（去瓤，麸炒）、何首乌（去黑皮）各一两，苦参半两，荆芥穗二两。

【用法】上为散。每服二钱匕，温酒或腊茶清调下。

【主治】肺风。皮肤瘙痒。

仙露还魂饮

【方源】（清）窦氏原本，朱翔宇嗣辑《喉症全科紫珍集》卷下。

【组成】白茯苓、黄芪、川黄连、赤芍药、甘草、当归、川芎、防风、陈广皮、金银花、瓜蒌、苍术、白术、黄柏、人参各等分。

【用法】水煎服。

【主治】咽喉一切阴疮。

仙露梅

【方源】（清）凌奂《外科方外奇方》卷三。

【组成】大青梅子三斤，青盐四两，食盐二两，活蜗牛（杵烂）四十个。

【用法】共拌匀，隔一夜以后日晒夜收，盐尽为度。瓷器收贮。每取肉少许含咽。

【主治】咽喉大症垂危者。

仙露汤

【方源】（清）黄元御《四圣心源》卷四。

【组成】麦冬三钱，五味子一钱，贝母二钱，半夏三钱，柏叶三钱，甘草二钱，芍药三钱，杏仁三钱。

【用法】煎大半杯，温服。

【主治】火泄金刑之衄血。

【方论选录】气伤血沸，宜清金敛肺，以回逆流，而必并降胃气，降胃必用半夏，近世误以血证为阴虚，半夏性燥，不宜血家，非通人之论也。

仙人炼绛雪

【方源】（唐）王焘《外台秘要》卷三十一。

【组成】朴硝十斤，升麻三两，大青、桑白皮、槐花各二两，犀角屑、羚羊角屑各一两，苏方木六两，竹叶，诃黎勒，山栀子三十枚，槟榔仁二十颗，朱砂（研）半大两。

【用法】上十三味，以水二斗渍一宿，煎取一斗，去滓入锅，纳朴硝炼烊，搅勿住手，候欲凝，出于盆中搅，入朱砂麝香讫，雪成，收于器中，密封，有疾量取之，和水服之，以利病除，身轻目明，四肢调适，疗一切病，神验，老小量之。

【主治】疗一切病，肺气积聚咳逆，呕吐脓血，丹石毒发，天行时气，一切热病，诸黄胆等，心风昏乱，心怯健忘，四肢烦热，头痛眼赤，大小便不通，烦闷不安，骨节疼痛，赤白痢，血痢，热毒痢，宿食不消化，心腹胀满，出气不得，下一切诸毒药香港脚等，饮酒多醉困，久痢不瘥，孩子惊痫等，以上和水服之，产后一切诸病，堕胎。

仙人肢丸

【方源】（金）刘完素《黄帝素问宣明论方》卷九。

【组成】人参、沙参、玄参、紫团参、丹参、白术、牡蛎、知母、甘草各二两。蛤蚧一对，头尾全用，河水净洗，文武文酥炙黄色。

【主治】远年劳嗽，不问寒热，痰涎喘满，先服松花膏下过，多服此药无不效。

仙鲜散

【方源】（清）杨龙九《囊秘喉书》卷上。

【组成】煅食盐六分，蒲黄四分，灯草灰三分，滴乳石三分，青黛二分，儿茶五分，冰片一分。

【用法】如碎腐，加牛黄、珍珠、琥珀、龙骨；如虚腐，加人参末、制甘石；如吹药即痛，去煅食盐。

【主治】虚火喉癣。

先天青龙散

【方源】（民国）丁甘仁《丁甘仁家传珍方》。

【组成】灯草炭、粉儿茶各五钱，梅片、紫雪丹各一钱，薄荷、蒲黄各五钱，风化硝五钱，硼砂二钱，青黛、人中白各三钱。

【用法】上为极细末。吹于患处，一日三次。

【主治】咽喉初起，肿红焮痛，并不腐烂。

陷胸承气汤

【方源】（清）俞根初《重订通俗伤寒论》。

【组成】瓜蒌仁（杵）六钱，小枳实一钱半，生川军二钱，仙半夏三钱，小川连八分，风化硝一钱半。

【功用】开肺通肠。

【主治】痰火结闭，肺气失降，大肠之气痹，胸膈痞满而痛。甚则神昏谵语，腹满便闭。

【方论选录】此方君以蒌仁、半夏辛温开降，善能宽胸启膈，臣以枳实、川连苦辛通降，善能消痞泄满；然下既不通，必壅于上，又必佐以硝、黄咸苦达下，使痰火一齐通解。

陷胸散

【方源】（明）朱橚《普济方》卷一五二引《太平圣惠方》。

【组成】大黄一两半，甘草半两，枳实（去瓤）半两。

【用法】上为末。每服三钱，水七分盏，煎三两沸，温温和滓服，汗出为度。六日内多使此散，如无证不用。

【主治】热病喘急，及心胸闷结，喘不定。

陷胸泻心汤

【方源】（清）俞根初《重订通俗伤寒论》。

【组成】瓜蒌仁四钱，仙半夏一钱五分，小川连八分，小枳实、青子芩各一钱，淡竹茹三钱。

【用法】水煎，去滓，入生姜汁二滴，竹沥二瓢，冲服。

【功用】豁痰降火。

【主治】痰躁，火痰郁遏胸膈，咳嗽不爽，胸中气闷，夜不得眠，烦躁不宁者。

xiang

相传汤

【方源】（宋）张锐《鸡峰普济方》卷十一。

【组成】五味子、芍药各一两，半夏、细辛、紫菀、杏仁、桂各三分，甘草一分，人参半两。

【用法】上为粗末。每服二钱，水一盏，生姜三片，煎至六分，去滓温服，不拘时候。

【主治】肺气不足，寒邪外乘。咳嗽多痰，肢体疼倦，恶寒发热，呕逆恶心，鼻壅清涕，咽干喘满。

相传丸

【方源】（宋）赵佶《圣济总录》卷六十六。

【组成】天门冬（去心，焙）、麦门冬（去心，焙）、贝母（去心，焙）、紫菀（去土）、百合、桔梗（炒）、人参、杏仁（汤浸，去皮尖双仁，炒）、生干地黄（焙）、桂（去粗皮）、半夏（汤煮软，切，焙干）、甘草（炙）、阿胶（炒至佛）、陈橘皮（汤浸，去白）各三两。

【用法】上为末。煮糯米粉，并黄蜡一两成粥，更入蜜再熬匀，和前药为丸，如樱桃大。每服一丸，用生姜细嚼送下，嗽时服。

【主治】肺寒外内合邪，停饮寒痰，咳嗽，语声不出，口中如含霜雪，咽喉妨闷，状若梅核，噎塞不通，膈气痞气，及咳嗽脓血。

香茶饼

【方源】（明）龚廷贤《鲁府禁方》卷四。

【组成】细辛四两，葛花、沉香、白檀、石膏、硼砂各一两，薄荷二两，孩茶五钱，乌梅五钱，百药煎五钱，白豆蔻一两，片脑一钱。

【用法】上为细末，甘草膏为丸。捏饼噙化。

【功用】香口生津，止痰清热，宁嗽，清头目。

香豉豆汤

【方源】（清）程林《圣济总录纂要》卷七。

【组成】豉（炒）五钱，细辛、杏仁、甘草、吴茱萸（洗，炒）各一两，紫菀二两。

【主治】三十年咳嗽上气。

香豉石膏汤

【方源】（宋）庞安时《伤寒总病论》卷四。

【组成】香豉二合，葱须一两，石膏二两，栀子三分，生姜二两，大青、升麻、芒硝各三分。

【用法】上㕮咀。以水三升，煮取一升三合，去滓，下芒硝，温服。

【主治】肺腑藏热，暴发气斑。

香豉汤

方一

【方源】（南北朝）谢士泰《删繁方》。

【组成】香豉（绵裹）一升，葱须（切）四两，石膏八两，栀子仁三两，生姜八两，大青二两，升麻三两，芒硝三两。

【用法】上八味，切。以水六升，煮七味，取二升五合，去滓，然后下芒硝。分三服。

【主治】疗肺腑藏热，暴气斑点。

方二

【方源】（明）朱橚《普济方》卷一五九。

【组成】香豉（炒）三升，川椒（炒出汗，研）一升，干姜一片，猪肪半斤。

【用法】上为末。纳肪药中，以水五升，合豉等物熟煎，每服二合，大效。

【主治】三十年咳逆上气，咽喉如水鸣鸣，或唾脓血不能疗者。

香豉丸

【方源】（唐）王焘《外台秘要》卷九引《深师方》。

【组成】香豉（熬）四分，杏仁（去尖皮双仁，熬）二分，紫菀三分，桂心三分，甘草（炙）八分，干姜二分，细辛三分，吴茱萸二分。

【用法】上为末，炼蜜为丸，如梧桐子大。每服四丸，一日三次。不知，增之。能含嚼咽汁亦佳。

【主治】三十年咳嗽上气，短气久冷，五脏客热，四肢烦疼，食饱则剧，时有发甚不能行步，夜不得卧，多梦。

香粉散

【方源】（元）萨理弥实《瑞竹堂经验方》卷五。

【组成】白矾三钱，巴豆（去皮）二粒，轻粉少许，麝香（研）少许。

【用法】上于铁器内飞白矾，至沸，入巴豆在上，矾枯，去巴豆不用，只用三味，为细末，和合吹喉。

【主治】乳蛾。

香附瓜蒌青黛丸

【方源】（明）李梴《医学入门》卷七。

【组成】香附、瓜蒌、青黛各等分。

【用法】上为末，炼蜜为丸，如芡实大。每服一丸，食后临卧噙化。

【主治】燥痰、郁痰、酒痰，咳嗽呃逆。

香附汤

【方源】（明）熊均《山居便宜方》卷九。

【组成】香附子（去毛为末）。

【用法】米饮下二钱，一日三服。

【主治】肺破咯血。

香附丸

【方源】（明）虞抟《医学正传》卷二，名见《东医宝鉴·杂病篇》卷五。

【组成】苍术三两，香附一两半，萝卜子（蒸）、杏仁、瓜蒌仁、半夏各一两，黄芩、茯苓各五钱，川芎三钱。

【用法】为丸服。

【主治】①《医学正传》：痰嗽气急。②《东医宝鉴·杂病篇》：食积痰嗽。

香膏

方一

【方源】（唐）孙思邈《备急千金要方》卷六。

【组成】当归、薰草、通草、细辛、蕤仁各十八铢，川芎、白芷各半两，羊髓四两（猪脂亦得）。

【用法】上㕮咀，以微火合煎，三上三下，白芷色黄膏成，去滓。取如小豆大纳鼻中，一日二次。

【主治】鼻不利。

方二

【方源】（唐）王焘《外台秘要》卷二十二引《古今录验》。

【组成】当归、川芎、青木香、细辛、通草、蕤核仁、白芷各二分。

【用法】上切，以羊髓微火煎，白芷色黄成膏，去渍。以小豆许纳鼻中，每日二次。以愈为度。

【主治】鼻中不通利，窒塞者。

方三

【方源】（唐）王焘《外台秘要》卷二十二引《小品方》。

【组成】白芷、当归、川芎、细辛、辛夷、通草、桂心、薰草各三分。

【用法】上㕮咀，以苦酒渍一宿，以猪膏一升煎，以白芷色黄成膏，滤去滓。取少许点鼻中，或绵裹纳鼻中。以愈止。

【主治】鼻中窒塞。

方四

【方源】（宋）严用和《严氏济生方》。

【组成】当归（去芦）、木香（不见火）、通草、细辛（洗）、蕤仁（去壳）、川芎、白芷各三钱。

【用法】上七味，㕮咀，和羊髓，微火合煎三五沸，白芷色黄，膏成，去滓，取如小豆，内鼻中。

【主治】鼻塞不利。

香葛汤

【方源】（明）武之望《济阳纲目》卷七。

【组成】升麻、葛根、芍药、紫苏、香附、陈皮（去白）、苍术（制）、薄荷各一两，川芎、白芷、甘草各半两。

【主治】四时感冒不正之气，头痛身疼项强，寒热呕恶，痰嗽，腹痛泄泻，不问阴阳两感，风寒温瘴，并宜服之。

香莲散

【方源】（宋）朱端章《卫生家宝方》卷五。

【组成】石莲（炒熟）十个，丁香十个。

【用法】上为末。用水三合，煎十沸，

温服。

【主治】产后咳逆。

香铃散

【方源】（宋）杨倓《杨氏家藏方》卷十九。

【组成】黑牵牛（微炒）、木香、马兜铃各等分。

【用法】上㕮咀。每服一钱，水一小盏，煎至五分，去滓温服。不拘时候。

【主治】小儿咳嗽喘急，腹胸胀硬，全不思食。

香鳗

【方源】（清）陈士铎《石室秘录》卷三。

【组成】肥鳗一斤，白薇半两，小茴香三钱，甘草一钱，薏仁五钱，榧子（去壳）十个。

【用法】上于砂锅内用水煮烂，加五味子和之。乘饥时饱餐一顿，不可少留些须，以食尽为度。不必再进饭食，亦半日不可用茶水。

【主治】肺痨。

香墨丸

方一

【方源】（宋）王怀隐《太平圣惠方》卷四十六。

【组成】细香墨半两，甘遂（煨令黄）半两，甜葶苈（隔纸炒令紫色）半两，前胡（去芦头）一两，川大黄（锉碎，微炒）二两，巴豆（去皮心，研，纸裹压去油）半两。

【用法】上为末。入巴豆更研令匀，炼蜜为丸，如梧桐子大。每服三丸，临卧以粥饮送下。

【主治】咳嗽，喉中呀呷声。

方二

【方源】（宋）佚名《小儿卫生总微论方》卷七。

【组成】好细墨（为末）。

【用法】以鸡子清为丸，如黍米大。每服五七丸，米饮送下或灌之。

【主治】小儿伤寒衄血，儿小不能服散药者。

香墨汁

【方源】（宋）严用和《济生方》卷四。

【组成】香墨、葱汁。

【用法】以葱汁磨墨，滴少许于鼻中。即止。

【主治】鼻衄不止。

香朴丸

【方源】（宋）张锐《鸡峰普济方》卷十一。

【组成】厚朴、生姜各一斤，大枣一百个，半夏半斤，陈皮二两。上用水二斗，煮尽水，如大枣先软，即去皮核，余直至水尽，漉出焙干，加人参、白术、白茯苓各二两。

【用法】上为细末，以枣肉为丸，如梧桐子大。每服三五丸，米饮送下。

【主治】肺胃虚寒，久冷不除，四时往来，动作咳嗽，中脘气痞，气道不利，饮食进退，肌肉不泽，多倦乏力，恶怕风寒，鼻中清涕，喘出清痰，谷饮不消，脏腑不调。

香薷葛根汤

【方源】（清）汪昂《医方集解》卷二。

【组成】三物香薷饮加干葛。

【主治】暑月伤风咳嗽。

香苏散

【方源】（元）危亦林《世医得效方》卷一。

【组成】香附子（炒去毛）五两，紫苏（去根）二两半，陈皮二两，甘草二两，苍术（切片，米泔浸，炒黄）二两。

【用法】上锉散。每服四钱，水一盏半，加生姜三片，葱白二根，煎服，不拘时候，得汗为妙。

【主治】四时伤寒伤风，伤湿伤食，头痛，咳嗽声重，痰多涕稠，心疼，泄泻，自汗，时行暴泻。

【备注】本方加沉香，名“沉香饮子”。

香苏饮

【方源】（宋）杨士瀛《仁斋直指方论》卷十七。

【组成】紫菀、紫苏子（炒）各一钱二分，大腹皮、乌梅肉、杏仁（去皮尖）、五味子、陈皮、桔梗、桑白皮（炙）、麻黄（去节）、阿胶（炒）、甘草（炙）各一钱。

【主治】上气喘嗽，面目浮肿。

香芎散

【方源】（清）余伯陶《疫证集说》卷二。

【组成】香附子（炒，去皮）六两，川芎、香白芷、甘草（炙）各二两，藿香叶四两，石膏二两。

【用法】上同为细末，每服一钱，热茶调下，不计时候。

【主治】伤寒伤风，鼻塞头痛，及时行瘟疫，老幼皆可服之。

香饮子

【方源】（明）朱橚《普济方》卷一六〇引《格物堂经验良方》。

【组成】干柿蒂十五枚。

【用法】上为末。水一盏，加白盐，乌梅少许，煎至六分服。

【主治】咳逆不止。

香橼膏

【方源】（清）郑元良《郑氏家传女科万金方》卷五。

【组成】陈香橼（好者）六七只（鲜者亦可）。

【用法】刻下蒂，如钱大一围，每只入好松萝茶叶一层，浇入上白福蜜沥净者，茶一层，蜜一层，填满实，上盖一分厚生姜一大片，仍将刻下圆蒂盖好，兰麻扎好，日蒸夜露四五次，开蒂盖看，如觉干，独加蜜少许，不加茶叶，粗盖好扎紧，再蒸露至九次后，共捣成膏，装入磁器内。每晨雨水滚汤化下三四匙。甚妙。

【主治】远年痰火咳嗽，结痰音哑，气逆不顺。

响圣破笛丸

【方源】（宋）杨士瀛《仁斋直指方论》卷八。

【组成】连翘、桔梗、甘草各二两半，薄荷四两，诃子肉（炒）、砂仁、大黄各一两，川芎一两半，百药煎二两。

【用法】上为细末，鸡子清和为丸，如弹子大。每服一丸，临卧噙化服。

【主治】歌讴失音不语。

象牙散

【方源】（宋）赵佶《圣济总录》卷一二三。

【组成】象牙末一分，甘草（大者）一寸，滑石半分，绿豆粉二两，郁金（小者）半块，乳香（研）、硼砂（研）、麝香（研）各半分。

【用法】上为散。每服半钱匕，新汲水调下。

【主治】咽喉中生谷贼，如鲠状，不上不下，疼痛妨闷。

xiao

逍遥散

方一

【方源】（明）孙一奎《赤水玄珠》卷二十。

【组成】炙甘草五分，当归、茯苓、白芍、白术、柴胡各一钱，上加薄荷叶、生姜。

【主治】血虚烦热，月水不调，脐腹胀

痛，潮热咳嗽。

方二

【方源】（清）沈金鳌《杂病源流犀烛》卷一。

【组成】白术、白芍、当归、柴胡、茯苓、丹皮、薄荷、麦冬、山栀、牛膝、甘草。

【主治】干咳。

消毒宽喉散

【方源】（元）许国桢《御药院方》卷九。

【组成】寒水石（生）四两，马牙硝、朴硝各六钱，青黛半两。

【用法】上为极细末。每服二钱，浓煎薄荷汤点匀，热漱咽喉内，冷吐，误咽不妨，不拘时候，日用三五次。

【主治】急慢喉痹，咽喉闭塞，或舌本强硬，满口生疮。

消毒凉膈散

方一

【方源】（清）程曦《医家四要》卷三。

【组成】防风、荆芥、牛蒡子、连翘、栀子、黄芩、芒硝、大黄、薄荷、甘草。

【主治】喉痹，咽喉肿痛。

方二

【方源】（清）梁廉夫《不知医必要》卷二。

【组成】黄芩、黑栀各一钱五分，连翘二钱，牛蒡子一钱五分，薄荷七分，甘草一钱。

【主治】咽喉初起肿痛。

消毒散

【方源】（金）张从正《儒门事亲》卷十二。

【组成】当归、荆芥、甘草各等分。

【用法】上为末。每服三五钱，水煎，去滓，热漱之。

【主治】喉肿。

消毒饮

【方源】（明）朱惠明《痘疹传心录》卷十五。

【组成】防风、元参、连翘、牛蒡子、荆芥、桔梗、知母、山栀仁、甘草。

【主治】咽喉肿痛，上膈热甚。

消矾散

【方源】（宋）赵佶《圣济总录》卷一七五。

【组成】马牙硝、白矾各半斤，铅丹一分。

【用法】上三味同研，入盒子固济，火烧令红，复湿地一夜，加龙脑半钱匕同研。每服一字匕，甘草汤送下。

【主治】小儿热嗽。

消矾丸

【方源】（宋）朱端章《卫生家宝方》卷三。

【组成】白矾、焰硝各等分。

【用法】上为细末，入锅子内按实，以生茶叶数片盖之，火煅通红，伏火为度，茶叶旋添，直待伏火后却，连锅子入地坑一宿，取出为细末，糯米粥为丸，如梧桐子大，朱砂为衣。每服三丸，食后、临卧姜汤送下。

【主治】痰涎壅结，咳嗽咽痛。

消风百解散

【方源】（宋）杨士瀛《仁斋直指方论》卷三。

【组成】荆芥、白芷、陈皮（去白）、麻黄（去节）、苍术各四两，甘草（炙）二两。

【用法】上㕮咀。每服五钱，水一盏，姜三片，葱白三茎，煎七分，不拘时服。

【主治】四时伤寒，头疼发热，恶寒，及风壅咳嗽，鼻塞声重。

消风活血解毒汤

【方源】（清）黄真人《喉科秘诀》卷上。

【组成】鲜生地一钱，银花五分，干葛五分，防风五分，荆芥五分，升麻三分，连翘一钱，枳实八分，归尾五分，赤芍一钱，桔梗一钱，山豆根五分，黄芩一钱，栀子四分，苦参根五分。

【用法】水二碗，煎八分，不拘时候服，要温服、多服。

【主治】痰热喉。喉痛痰涎，略憎寒壮热，生双、单蛾。

消风宁嗽散

【方源】（清）景日眕《嵩崖尊生全书》卷七。

【组成】桔梗、枳壳、半夏、陈皮、前胡、干葛、茯苓各一钱，苏叶一钱二分，杏仁、桑白皮各一钱，甘草四分。

【用法】加姜、葱，煎服。

【主治】感冒鼻塞，咳嗽。

【备注】本方方名，原书扫叶山房本作“消风宁嗽汤”。

消化丸

【方源】（清）沈金鳌《杂病源流犀烛》卷八。

【组成】青礞石（煅如金色）、明矾、皂角、炮南星、制半夏、茯苓、陈皮各二两，枳实、枳壳各一两半，薄荷一两，沉香、黄芩各五钱。

【用法】浸神曲末作糊丸，二药相攻，痰嗽自然除根矣。

【主治】虚痨肺痿咳嗽，热痰壅盛。

消金降火汤

【方源】（明）武之望《疹科类编》。

【组成】片黄芩、栀子仁、赤苓、桔梗、石膏、知母、陈皮（去白）、地骨皮、麦门冬、玄参、牛蒡子（炒）、杏仁、瓜蒌仁、淡竹叶、甘草。

【主治】疹后咳嗽声促，此火伤肺金也，用此方治之。

消梨饮

【方源】（明）张介宾《景岳全书》卷六十。

【组成】消梨汁。

【用法】频频饮之；或将梨削浸凉水中，频频饮之。

【功用】大解热毒。

【主治】喉痹。

消瘤碧玉散

【方源】（清）吴谦《医宗金鉴》卷六十六。

【组成】硼砂三钱，冰片、胆矾各三分。

【用法】上为细末。用时以箸头蘸药点患处。

【功用】开结通喉，搜热。

【主治】喉瘤。

消芦散

【方源】（清）郑宏纲《重楼玉钥》卷上。

【组成】茜草一两，金毛狗脊五钱，唐蜜根（即紫荆皮根）一两，芦根（去皮）二两。

【用法】上用米醋同药贮小罐内，以厚纸封口极固，放水中煮好，口上开一小孔如箸头大，对肿处熏；若一时未破，加巴豆七粒去壳同入煮，再熏。若破后不能速于收功，吹生肌散。

【主治】喉风。因患者畏刀，以此熏破。

消脓散

【方源】（明）周礼《医圣阶梯》卷五。

【组成】南星、半夏、知母、生芐、川芎、防风、贝母、白皮、射干、桔梗、天门冬、薄荷、杏仁、紫苏、白芷、甘草。

【主治】肺痈，有脓腥，气上冲，呕而咳嗽。

消脓饮

方一

【方源】（宋）杨士瀛《仁斋直指方论》卷八。

【组成】生南星一两，知母、贝母（去心，炒）、生地黄、阿胶（炒）、川芎、桑白皮（炒）、甘草（炙）各三分，防风、射干、北梗、天门冬（去心）、脑荷、杏仁（不去皮）、半夏（制）、紫苏叶、白芷、白及各半两。

【用法】上为散。每服四钱，加生姜七片，乌梅一个，水煎，食后服。

【主治】肺有痈脓。腥气上冲，呕吐咳嗽。

方二

【方源】（明）孙一奎《赤水玄珠》卷七。

【组成】天南星、半夏、知母、贝母、生地、阿胶、川芎、甘草、桑皮、防风、射干、桔梗、天冬、薄荷、杏仁、白芷、紫苏、白及、乌梅。

【主治】肺有痈脓，腥气上冲，呕而咳嗽。

消清散

【方源】（清）刁步忠《喉科家训》卷一。

【组成】马牙硝一钱八分，真蒲黄四分，制僵蚕一分，制牙皂一分三厘，梅片一分。

【用法】先研马牙硝、蒲黄，次下僵蚕、牙皂，共研如鹅黄之色，再入冰片，为极细末。吹喉。

【功用】消肿毒，祛风痰，退炎热。

【主治】一切咽喉红肿作痛。

消痰饼子

【方源】（明）芮经，纪梦德《杏苑生春》卷四。

【组成】瓜蒌仁、杏仁（各另研细）、海石、朴硝（风化者）、桔梗各等分。

【用法】上为极细末，用生姜自然汁和炼蜜为丸，不拘时候，徐徐噙化。

【主治】痰结喉中，燥不能出。

【备注】《张氏医通》有连翘。

消痰降火汤

【方源】（清）黄真人《喉科秘诀》卷上。

【组成】花粉二钱，玄参二钱，白芍一钱，枯芩一钱，桔梗一钱，甘草五分，山豆根五分，半夏五分，白茯苓一钱，知母一钱，桑皮一钱，黄连五分。

【用法】水二碗，煎七分，空心服。

【主治】痰热喉症。

消痰咳嗽丸

【方源】（元）许国桢《御药院方》卷五。

【组成】白术、牵牛（炒）、槟榔、白芷、厚朴（制）各二两，半夏（洗）五两，陈皮（去白）四两，干生姜一两半，人参、木香、青皮各一两，赤茯苓、枳壳（麸炒，去瓤）各三两。

【用法】上为细末，面糊为丸，如梧桐子大。每服五七十丸，食后生姜汤送下。

【功用】消痰快气，除咳嗽，利咽膈。

消痰噙化丸

【方源】（明）孙文胤《丹台玉案》卷三。

【组成】苦丁茶、孩儿茶各五钱，牛黄四钱，天花粉三钱，川贝母、硼砂、真沉香各二钱。

【用法】上为末，炼蜜为丸，如鸡头子大，噙口中润下。

【主治】一切痰气凝结，痰嗽喘急。

消痰散

【方源】（清）陈士铎《石室秘录》卷三。

【组成】白芥子三钱，茯苓三钱，陈皮三分，甘草一钱，丹皮二钱，白芍二钱，天花粉八分，薏仁五钱。

【用法】水煎服。

【主治】痰之久而成老痰者。

消痰丸

【方源】（元）许国桢《御药院方》卷五。

【组成】黑牵牛（生，半炒）四两半，槐角子、青皮（去白）各半两，半夏（汤洗七次，焙干）一两，皂角（不蚛肥者，去皮子，涂酥炙黄）各二两。

【用法】上为细末，生姜面糊为丸，如小豆大。每服十五至二十丸，食后生姜汤送下。

【主治】风胜痰实，喘满咳嗽，风气上攻。

消痰止嗽膏

【方源】（清）曹氏《同寿录》卷二。

【组成】米白糖一斤，好猪板油四两，谷雨前茶叶二两。

【用法】上用水四碗，先将茶叶煎至二碗半，将板油去膜切碎，连苦茶、米糖同下熬化，听用。每服数匙，白滚汤冲服。

【主治】咳嗽。

消痈顺气散

【方源】（宋）陈沂《陈素庵妇科补解》卷三。

【组成】乌药、当归、川芎、白术、黄芩、羌活、防风、陈皮、桔梗、甘草、独活、白芍、连翘、人参、香附、米仁、紫菀。

【主治】妊娠生痈；或暴怒伤肝，忧郁伤脾；或恣食膏梁炙煿伤胃；或形寒饮冷独伤肺，经久变为热，发为咳嗽，甚则肺叶焦萎，咯吐臭痰，或红或黄，或脓或血，胸中疼痛，胀满喘急，不能安卧，名曰肺痈。更有举重伤筋，或闪挫伤腰，气血停滞日久，则成腰疽肾痈，胎气受损。又有贪淫之辈，服金石亢热之药，助行房事，积毒流注胎中，则成孕痈，腹皮甲错，腹上热如火灼，按之沉而痛，脉沉数而滑者。

【方论选录】是方芎、归、芍以养血，参、术、草以补气，乌、陈、附、梗以利上、中、下三焦滞气、逆气，羌、防、独活以理周身百节之游风、伏风；芩、翘清热清火；米、菀止嗽排脓。气血足则胎自安，气不滞，血不瘀，则痈毒自散，且火泻热清毒势解而嗽止矣。

消燥汤

【方源】（清）沈麟《温热经解》。

【组成】石膏五钱，杏泥钱半，阿胶三钱，枇杷叶二钱，桑叶二钱，麦冬三钱，甘草二钱。

【主治】久咳伤肺，咳吐白沫，脉虚数，一息八九至者，肺痿也。

消胀丹

【方源】（清）陈士铎《辨证录》卷五。

【组成】白术三钱，茯苓一两，麦冬五钱，熟地五钱，山药一两，芡实五钱，苏子一钱。

【用法】水煎服。一剂而喘少定，二剂而胀渐消，十剂而小便利，二十剂而一身之肿无不尽愈也。

【主治】肺、脾、肾三经之虚，气喘作胀，腹肿，小便不利，大便亦溏，渐渐一身俱肿。

【方论选录】方中白术、茯苓以健其脾土，麦冬、苏子以益其肺金，熟地、山药、芡实以滋其肾水，自然脾气旺而不至健运之失职，肺气旺而不至治节之不行，肾气旺而不至关门之不开，水自从膀胱之府而尽出于小肠矣，安得而再胀哉！

消痔散

方一

【方源】（宋）窦汉卿《疮疡经验全书》卷三。

【组成】密陀僧一钱，信一钱五分，白矾一钱。

【用法】陀僧、矾四边，信居其中，放在新瓦上煅，烟尽为度，入地下过夜，出火毒，取出，加麝香二分，为末。吹入鼻孔内。时用手指揉鼻，上下三百度，其药味渐入痔，易化水矣。外用搜湿面团塞鼻孔，使药味上行，每日三四次点之。

【主治】鼻痔。

方二

【方源】（清）刘仕廉《医学集成》卷二。

【组成】辛夷、丹皮各一两，白芷、枳实、桔梗各一两，炒栀五钱。

【用法】上为末。莱菔汤送下。

【主治】鼻中生痔。

方三

【方源】（清）祁坤《外科大成》卷三。

【组成】硇砂一钱、轻粉、雄黄各三分，冰片五分。

【用法】上为细末。用草梗咬毛蘸药，点痔上，每日五七次。渐化为水。

【主治】鼻痔。

消肿利咽汤

【方源】（清）张锡纯《医学衷中参西录·详论咽喉证治法》。

【组成】天花粉一两，连翘四钱，金银花四钱，丹参三钱，射干三钱，玄参三钱，乳香二钱，没药二钱，炙山甲一钱半，薄荷叶一钱半。

【用法】煎汤服。

【主治】咽喉肿痛。

硝石半夏丸

【方源】（宋）赵佶《圣济总录》卷五十。

【组成】硝石、半夏（汤洗七遍去滑，焙）各半两。

【用法】上药先捣半夏为末，次入硝石，同研令细，再入白面一两，三味拌匀，更罗过，滴水为丸，如绿豆大，每服二十粒，生姜汤送下。

【功用】化痰。

【主治】肺热，胸中痰实，咽喉不利。

硝石散

【方源】（宋）王怀隐《太平圣惠方》卷三十五。

【组成】硝石、白矾、砒霜各半两。

【用法】上为细末，于瓷盒中盛，盐泥固济，候干，炭火中烧令通赤，取出，向地中三日，出火毒，研细如粉。咽喉肿闭处，点少许便破。

【主治】喉痹。热毒气盛，痛肿不己。

硝石丸

【方源】（唐）王焘《外台秘要》卷十。

【组成】硝石一升，干姜、前胡、大黄各一斤，杏仁一升。

【用法】上五味，捣筛，蜜和。饮服如梧子三丸，日再服。

【主治】疗上气咳逆，口干，手足寒，心烦满，积聚下利，呕逆，若坠瘀血，上气，胸胁胀满，少气肠鸣，饱食伤中里急，妇人乳饮滞下有邪湿，阴不足，大小便不利，肢节皆痛。

小安肾丸

【方源】（清）尤怡《金匮翼》卷七。

【组成】香附子、川乌头、川楝子各一斤（以上用盐四两，水四升，同煮，候干切，焙），茴香十二两，熟地黄八两，川椒（去目及闭口者，炒出微汗）四两。

【主治】肾虚冷惫，阴火上升，喘嗽，齿痛，腰痛。

小百劳散

【方源】（金）刘完素《黄帝素问宣明论方》卷九。

【组成】御米壳（炒）不拘多少。

【用法】上为末。每服二钱，入乌梅同煎，水一盏，食后温服。

【主治】劳喘嗽不已，自汗者。

小半夏加茯苓汤再加厚朴杏仁方

【方源】（清）吴瑭《温病条辨》卷一。

【组成】半夏八钱，茯苓块六钱，厚朴三钱，生姜五钱，杏仁三钱。

【用法】甘澜水八杯，煮取三杯，温服，一日三次。

【主治】两太阴暑温，咳嗽，声重浊，痰多不甚渴，渴不多饮者。

【方论选录】此暑温而兼水饮者也，故以小半夏加茯苓汤，蠲饮和中，再加厚朴、杏仁，利肺泻湿，预夺其喘满之路；水用甘澜，取其走而不守也。

小半夏丸

【方源】（宋）赵佶《圣济总录》卷六十四。

【组成】半夏（为末，生姜汁作饼，晒干）二两，木香、沉香各半分，青橘皮（汤浸，去白，炒）一分，槟榔（大者，面裹，煨熟，切，焙）一枚。

【用法】上为末，以生姜汁浸，蒸饼为丸，如梧桐子大。每服十五丸，生姜汤送下，不拘时候。

【主治】①《圣济总录》：留饮不散，胸脘不利，宿食不消，呕逆恶心。②《御药院方》：宿饮不悄，咽膈不利，咳嗽痰涎，头目昏晕，呕逆恶心，胸膈不快。

小抱龙圆

【方源】（宋）陈师文《太平惠民和剂局方》卷十。

【组成】天竺黄一两，雄黄（研，飞）二分，辰砂（别研）、麝香（别研）各半两，天南星（腊月酿黄牛胆中，阴干百日者。如无，只以生者去皮、脐，剉，炒熟用）四两。

【主治】伤风瘟疫，身热昏睡，气粗喘满，痰实壅嗽，及惊风潮搐，虫毒，中暑，并可服之，壮实小儿宜与服之。

小槟榔丸

【方源】（金）张从正《儒门事亲》卷十二。

【组成】枳壳、陈皮、牵牛各等分。

【用法】上为细末，水为丸。每服三四十丸，食后生姜汤送下。

【主治】《普济方》：上气腹胀。

小补肺汤

【方源】（南朝）陶弘景《辅行诀脏腑用药法要》。

【组成】麦门冬、五味子、旋覆花各三两（一方作牡丹皮），细辛一两。

【用法】右四味，以水八升，煮取三升，每服一升，日三服。

【主治】汗出口渴，少气不足息，胸中痛，脉虚者。

小柴胡加生姜橘皮竹茹汤

【方源】（明）李恒《袖珍方》卷一引《仁斋直指方论》。

【组成】小柴胡汤加生姜、橘皮、竹茹。

【用法】上㕮咀，每服一两，水二盏，煎至一盏，去滓，通口服，不拘时候。

【主治】阳证咳逆潮热。

小柴胡加枳桔汤

【方源】（明）万全《痘疹世医心法》卷十九。

【组成】柴胡一钱，半夏、甘草各半

钱，人参、黄芩各三钱，枳壳、桔梗各一钱。

【用法】上为粗末，每服三钱，水一盏，加生姜一片，煎六分服。

【主治】疮疹后咳嗽胁疼。

小柴胡汤

方一

【方源】（元）张璧《云岐子脉诀》。

【组成】柴胡、黄芩、五味子、制半夏各半两，白芍药、人参、桑白皮各二钱半。

【用法】上㕮咀。每服一两，水二盏，加生姜七片，煎至七分，去滓，食后温服。

【主治】肺伤咳嗽气促，冷汗自出，背膊劳强，夜卧不安，脉象按之不足，举之有余。

方二

【方源】（清）陈士铎《石室秘录》卷一。

【组成】柴胡一钱，黄芩一钱，半夏一钱，陈皮五分，甘草一钱。

【主治】咳嗽头痛、眼目痛、口舌生疮等轻证。

小丁香丸

【方源】（宋）陈师文《太平惠民和剂局方》卷三。

【组成】五灵脂十二两，丁香三两，木香一两半，肉豆蔻（去壳）三十个，巴豆（去皮膜，出油）二百一十个。

【用法】上为细末。入巴豆令匀，面糊为丸，如黍米大。每服五丸至七丸，食后温生姜汤送下，橘皮汤亦得；如霍乱吐逆，煎桃叶汤放冷送下。小儿吐逆不定，三岁儿服三丸，五岁以下服四丸，用生姜、桃叶汤送下。

【功用】①《太平惠民和剂局方》：消积滞生冷、留饮宿食，止痰逆恶心、霍乱呕吐；常服顺脾胃，进饮食。②《圣济总录》：止呕逆，利关膈，温脾胃，进乳食，定心腹痛。

【主治】①《太平惠民和剂局方》：心腹胀闷，胁肋刺痛，胸膈痞满，噎塞不通。②《圣济总录》：小儿宿食不消。

小阿胶散

【方源】（明）万全《万氏家传育婴秘诀》卷一。

【组成】透明阿胶（炒）二钱半，紫苏一钱。

【用法】为末，每服一钱，入乌梅肉少许同煎，灌下，神效。

【主治】风热痰涎，潮热喘促，搐掣窜视。

小儿七珍丹

【方源】（清）太医院《医方配本·小儿百病门》。

【组成】胆星二两，人参二两，朱砂二两，僵蚕二两，全蝎二两，巴霜二两，雄黄二两。

【主治】小儿诸般痰证，急惊痰搐上视，咳嗽稠痰。消乳消食，停滞不化，呕吐泻痢，肚腹胀硬，上热下冷，四肢瘫，大小便不通等证。

小儿清肺汤

【方源】（宋）叶大廉《叶氏录验方》卷下。

【组成】人参、茯苓、贝母（炒黄色）、桔梗（去芦，米泔浸，焙）壹两，甘草（炙）、杏仁（汤泡去皮尖）、半夏（汤泡柒次）。

【主治】感风寒咳嗽不止。

小归命汤

【方源】（明）徐用宜《袖珍小儿方》卷四。

【组成】人参（去芦）、白术、茯苓（去皮）各五钱，甘草（炙）三钱，辰砂（水飞，研）二钱，龙脑少许，麝香少许。

【用法】上为极细末。用金银箔、薄荷煎汤调化，食远服。

【功用】退惊热，坠涎，安神。

【主治】婴儿、小孩伤湿变蒸，伤寒潮热，惊热啮呀，鼻流清涕，咳嗽，浑身温壮，咽喉有涎。

小黑膏

【方源】（宋）沈括、苏轼《苏沈良方》卷十。

【组成】天南星（大者，烧通赤，入小瓶内，湿纸密口，令火灭，取刮之中心存白处，如皂角子大为度，须烧数枚，择其中度可用者）一枚，乌头一枚，薄荷一握，玄参五钱。

【用法】上为末，蜜和。每服豆许大，葱白汤下，频服。

【主治】①《苏沈良方》：小儿伤寒风痫，伤风发热。②《永乐大典》引《孙氏仁存活法秘方》：伤风发搐，及慢惊脾风，鼻流清涕，及伤寒风痫。

小胡椒丸

【方源】（唐）王焘《外台秘要》卷九引《古今录验》。

【组成】胡椒五分，干姜六分，款冬花三分。

【用法】上药治下筛，炼蜜为丸，如梧桐子大，每服三丸，米饮送下，一日二次。以知为度。

【主治】寒冷咳逆，胸中有冷，咽中如有物状，吐之不出。

小黄丸

方一

【方源】（金）刘完素《素问病机气宜保命集》卷下。

【组成】南星（汤洗）一两，半夏（洗）一两，黄芩一两半。

【用法】上为细末，生姜汁浸，熬饼为丸，如梧桐子大。每服五十丸至七十丸，食后生姜汤送下。

【主治】热痰咳嗽，脉洪面赤，烦热心痛，唇口干燥，多喜笑。

方二

【方源】（宋）钱乙《小儿药证直诀》卷下。

【组成】半夏（生末）一分，巴豆霜一字，黄柏末一字。

【用法】上为末，姜汁面糊为丸，如黍米大。百日者一丸，一岁者二丸，随乳送下。

【功用】化痰涎，宽肠，消乳癖，化惊风。

【主治】①《小儿药证直诀》：痰涎、乳癖、惊风、食痛、诸疮。②《鸡峰普济方》：热秘。

【方论选录】《小儿药证直诀类证释义》：半夏以化痰，黄柏以清热，巴豆以攻癖。

【备注】本方为原书“三圣丸”之第三方。

方三

【方源】（金）李杲《兰室秘藏》卷下。

【组成】黄芩一两，半夏（姜汤制）、白术各五钱，陈皮、青皮（去白）、黄芪各三钱，泽泻二钱，干姜一钱五分。

【用法】上为末，汤浸蒸饼为丸，如绿豆大。每服五十丸，食远温水送下。

【功用】化痰涎，和胃气，除湿。

【主治】胸中不利。

方四

【方源】（明）徐彦纯撰，刘纯续增《玉机微义》卷四引《机要》。

【组成】人参、黄芩、南星、半夏、生姜。

【用法】姜汁糊为丸服。

【功用】《杏苑生春》：清暑热，益元气，豁痰散郁。

【主治】①《玉机微义》引《机要》：

热痰；咳嗽而脉洪，面赤，烦热，心痛，口干。②《杏苑生春》：一切暑热损伤元气，以致气不利，凝聚津液成痰者。

【备注】《杏苑生春》本方用法：以姜汁浸蒸饼为丸，每服三五十丸，姜汤送下。

小蓟散

【方源】（明）朱橚《普济方》卷一八八。

【组成】佛座须、小蓟各等分。

【用法】上为细末。每服一钱，用稀粥饮下。

【主治】咯血，吐血。

小蓟汤

方一

【方源】（宋）赵佶《圣济总录》卷一一六。

【组成】小蓟一把（净洗）。

【用法】上锉细。水二盏，煎至八分，去滓温服。

【主治】鼻窒塞，气息不通。

方二

【方源】（宋）赵佶《圣济总录》卷一八三。

【组成】小蓟（锉）二两，鸡苏（锉）一两，青竹茹（新竹，取）一两半，麦门冬（去心，焙）、生地黄（切碎）各二两。

【用法】上锉，如麻豆大。每服三钱匕，水一盏，加生姜三片，煎至七分，去滓，不拘时候温服，一日三次。

【主治】乳石发动，鼻衄，头痛，壮热，遍身疼痛，烦闷。

小建中汤

【方源】（宋）王贶《全生指迷方》卷四。

【组成】芍药六两，桂心三两，甘草（炙）二两。

【用法】上为散。每服五钱，水二盏，加生姜三片，大枣二个，同煎至一盏，去滓温服。

【主治】喘而发热，颈脉皆动，日渐瘦削，由客热乘肺，或因饮食失宜，气不转而气急，误服热药，火气熏肺而遂喘，颊赤咽燥，其脉细数。

【备注】与天门冬汤同服。

小降气汤

【方源】（宋）张锐《鸡峰普济方》卷二十引俞山人方。

【组成】紫苏子、前胡、厚朴、甘草、橘皮、当归、半夏、桂各半两。

【用法】上为粗末。每服二钱，水一盏，加生姜、紫苏叶，煎至七分，去滓，食前温服。

【主治】下虚上壅，气不升降，膈滞痰实，咳嗽喘满，头目昏眩，肩背拘急；脚气上攻，脚弱腰痛，心胸不快，不思饮食。

小金丹

【方源】（明）龚信《古今医鉴》卷七。

【组成】哑芙蓉一钱，朱砂二分，麝香三分。

【用法】上为细末，外用高良姜四两，切碎，烧酒泡三日，去酒，入水十碗，煎至二三碗，滤去滓，慢火熬成膏，再入乳汁半盏，再熬，入前药为丸，如黄豆大，金箔为衣。每服一丸，先吃梨一片。然后以药丸嚼下，再吃梨一片。痰嗽顿止，发热即退。

【主治】劳瘵吐痰吐血，发热咳嗽。

小金丸

【方源】（元）李仲南《永类钤方》卷二十。

【组成】轻粉、滑石各半钱，南星一钱一字，蝎梢半钱。

【用法】上为末，稀糊为丸，如小豆大。一岁二丸，薄荷汤调下。

【主治】急惊壮热，喘粗痰嗽，大小便不利。

小灵丹

【方源】（清）沈金鳌《杂病源流犀烛》卷二。

【组成】白官硼二钱，朴硝三钱，辰砂一钱半，乳香（去油）、没药（去油）各三分。

【用法】吹敷俱可。

【功用】清热解毒，止痛生肌。

【主治】疹后余毒壅遏在咽喉，肿痛，咽物不下，或结一切余毒，牙齿破烂。

小麦煎汤

【方源】（宋）朱佐《类编朱氏集验医方》卷十一引刘道夫方。

【组成】麻黄（去节，汤泡）半两，白术（炮），干葛三钱半，白茯苓、甘草各二钱半。

【用法】上㕮咀。加麦子二十一粒，同煎服。

【主治】小儿夹食夹惊伤寒，正受伤寒，咳嗽，夜热昼凉，伤风、疮疹之疾。

【备注】方中白术用量原缺。

小硼砂散

方一

【方源】（宋）张锐《鸡峰普济方》卷二十一。

【组成】硼砂、马牙硝各一两，白矾二钱，龙脑少许。

【用法】上药研匀，使腊月鲫鱼胆汁和之，却填入皮内阴干，取出为细末。吹一字入喉中。然鲫鱼亦不必须腊月，但非暑月皆可合。

【主治】咽喉肿痛，及喉闭气不通垂困者。

方二

【方源】（朝鲜）金礼蒙《医方类聚》卷七十五引《施圆端效方》。

【组成】硼砂、马硝石各三钱，桔梗、甘草、薄荷各一两。

【用法】上为细末。干掺咽中。

【主治】咽喉肿，疮生疼痛。

小品汤

【方源】（明）朱橚《普济方》卷二三〇引《卫生家宝方》。

【组成】黄芪（去芦）二两，人参（去芦）一两，白芍药（微炒）二两，白茯苓（去皮）一两，半夏（汤泡，洗七次，去滑，切，焙）一两，肉桂（去皮）一两，甘草（微炙）一两，当归（洗，去芦）一两。

【用法】上为粗末。每服三钱，水一盏，加生姜三片，大枣（去核）一个，同煎七分，去滓，食前温服。

【主治】血虚，潮热往来，呕逆自汗，浑身酸痛，咳嗽，背膊拘急。

小七气汤

【方源】（元）王好古《医垒元戎》卷八。

【组成】半夏洗六钱，桂心、人参各一钱，生姜五钱。

【用法】上四味，㕮咀，水四盏，煎至二盏，去滓，三服，相继无时服。

【主治】虚冷上气，喘塞不通。

小青龙丹

【方源】（清）竹林寺僧《宁坤秘籍》卷上。

【组成】甘草、干姜各五分，五味子三分，杏仁一钱五分，半夏一钱。

【用法】加生姜三片，水煎服。

【主治】产后伤风咳嗽。

小青龙加石膏汤

【方源】（民国）吴克潜《儿科要略》第六章。

【组成】麻黄、白芍、细辛、干姜、甘草、桂枝、半夏、五味子、石膏。

【主治】肺胀咳而上气，烦躁而喘，心

下有水气，脉浮者。

小青龙加杏仁去麻黄汤

【方源】（清）程林《圣济总录纂要》卷三。

【组成】白芍、甘草、桂心、杏仁、五味子、细辛、干姜各三两，半夏二两半。

【主治】心下有水气，咳而发喘。

小青龙汤

方一

【方源】（汉）张仲景《伤寒论》。

【组成】麻黄（去节）、芍药、细辛、干姜、甘草（炙）、桂枝（去皮）各三两，五味子半升，半夏（洗）半升。

【用法】以水一斗，先煮麻黄减二升，去上沫，纳诸药，煮取三升，去滓，温服一升。

【功用】解表散寒，温肺化饮。①《金镜内台方议》：发越风寒，分利水气。②《医方集解》：行水发汗。③《医宗金鉴》：外发太阳之表实，内散三焦之寒饮。

【主治】外感风寒，内停水饮。恶寒发热，无汗，咳嗽喘促，痰多而稀，不渴饮，或身体疼重，肢而浮肿，舌苔白，脉浮或浮滑。①《伤寒论》：伤寒表不解，心下有水气，干呕，发热而咳，或渴，或利，或噎，或小便不利，少腹满，或喘者；伤寒，心下有水气，咳而微喘，发热不渴。②《金匮要略》：溢饮，咳逆倚息不得卧，妇人吐涎沫。③《御药院方》：肺气不利，咳嗽喘急，胸膈烦闷，痰盛涎多，喉中有声，鼻塞清涕，头痛目眩，肢体倦怠，咽嗌不利，呕逆恶心。④《景岳全书》：时行风邪在肺，咳嗽喘急多痰，而阴寒气甚，邪不易解者，瘟疫，若伤风兼寒而发热咳嗽者。

方二

【方源】（宋）王怀隐《太平圣惠方》卷九。

【组成】桂心一两，五味子半两，麻黄（去根节）一两，白芍药二两，细辛三分，干姜（炮裂，锉）三分，甘草（炙微赤，锉）一两，半夏（汤洗七遍去滑）半两，杏仁（汤浸，去皮尖双仁，麸炒微黄）二十枚。

【用法】上为散。每服四钱，以水一中盏，加生姜半分，煎至六分，去滓温服，不拘时候。

【主治】①《太平圣惠方》：伤寒四日，因下后大渴，服冷药过多喘急者。②《外科发挥》：肺经受寒，咳嗽喘急。

方三

【方源】（宋）王硕《易简方》。

【组成】半夏、茯苓、细辛、甘草、官桂各等分，麻黄、芍药倍之，干姜、五味子各增一半。

【用法】上㕮咀。每服四钱，水一盏半，加生姜五片，煎至六分，去滓，食前服。

【主治】久年咳嗽，痰涎壅盛，夜不得睡，脚气喘急。

【方论选录】此方虽有麻黄，既有官桂，不致于发汗，服之不妨。

方四

【方源】（明）徐彦纯撰，刘纯续增《玉机微义》卷十四。

【组成】麻黄、白芍、干姜、甘草（炙）、细辛、桂枝各二钱，半夏、五味子各一钱半，附子（炮）二钱。

【用法】上㕮咀。水煎服。

【功用】发表温中。

【主治】①《玉机微义》：感寒发热，头痛，脉沉细，或呕或咳，或利或噎，或小便不利，少腹满，或喘。②《保婴撮要》：肺痈肺痿，恶寒喘嗽，寒邪内蕴，伤风胃寒，咳嗽喘急，肺胀胸满，鼻塞流涕。或干呕热咳，或作渴。

【备注】方中白芍，《保婴撮要》作“赤芍药”。

小青龙汤加石膏

【方源】（唐）王焘《外台秘要》卷十。

【组成】麻黄（去节）三两，五味子半升，石膏（碎，绵裹）、干姜、芍药、细辛各三两，桂心、甘草（炙）各三两，半夏（洗）半升。

【主治】肺胀者，咳而上气，烦躁而喘，脉浮者，以心下有水。

小青丸

【方源】（明）朱橚《普济方》卷三七〇。

【组成】轻粉一钱半，滑石一钱半，南星一钱一字，蝎尾半钱，青黛半钱。

【用法】上为末，为丸如小豆大。二岁五丸，薄荷汤送下。或作散尤佳。如痰实气喘，吐泻出痰，立效。

【主治】小儿急惊，涎盛咳嗽痰实，气粗发热。

小如圣汤

【方源】（明）芮经，纪梦德《杏苑生春》卷六。

【组成】甘草、防风各一钱，枳壳七分，桔梗一钱五分。

【用法】上锉。水煎熟，滤清，入酥少许，食后热服。

【主治】风热上冲，会厌语声不出，咽喉妨闷肿痛。

小太平丸

【方源】（明）龚廷贤《寿世保元》卷六。

【组成】人参二分，五味子三分，天门冬（去心）五分，麦门冬（去心）二钱，玄参八分，徽墨三分。

【用法】上为细末，炼蜜为丸。噙化下。

【主治】久嗽喉痛。

小天南星丸

【方源】（宋）赵佶《圣济总录》卷一六九。

【组成】天南星（牛胆内柜者，研）、人参、赤茯苓（去黑皮）、珍珠末（研）、半夏（用生姜半两，同以水煮一二百沸，取出焙干）各半两，丹砂（研）一两，麝香（研）、龙脑（研）各一钱。

【用法】上为末，水浸炊饼心为丸，如黍米大。每服四丸至五丸，煎金银薄荷汤送下，不拘时候。

【功用】镇心安神。

【主治】小儿惊热，风壅涎嗽。

小葶苈汤

【方源】（宋）赵佶《圣济总录》卷六十六。

【组成】葶苈（隔纸炒，别捣研，丸如樱桃大）三分，桑根白皮二两半，大枣（去核）十个。

【用法】上药除葶苈外，㕮咀如麻豆。每服五钱匕，水一盏半，煎至一盏，入葶苈一丸，更煎一二沸，去滓，空腹温服。

【主治】喘咳上气，多唾，面目浮肿，气逆。

小通气散

【方源】（元）危亦林《世医得效方》卷六。

【组成】陈皮（去白）、苏嫩茎叶、枳壳（去瓤）、木通（去皮节）各等分。

【用法】上锉散。每服四钱，水一盏煎，温服。

【主治】虚人忧怒伤肺，致令大便秘涩。或服燥药过，大便秘者。

小温肺汤

【方源】（清）潘道根《临证度针》。

【组成】人参一钱二分，钟乳粉五分，半夏、橘红各一钱，干姜、桂心、炙甘草各三分，木香四分，生姜五片。

【主治】肺劳虚，心腹冷气，咳嗽，胸胁逆痛。

小温中丸

【方源】（宋）张锐《鸡峰普济方》卷十八。

【组成】干姜五两，半夏、天南星各一两，茯苓一两半，丁香半两，陈橘皮三两。

【用法】上为细末，水煮面糊为丸，如梧桐子大。每服三十丸至五十丸，食后稍空煎生姜汤送下。

【功用】暖胃腑，消寒痰，利咽膈，止呕逆，进饮食，定咳嗽。

小陷胸加大黄汤

【方源】（明）万全《万氏家传幼科发挥》卷四。

【组成】黄连、半夏、枳实、瓜蒌、甜葶苈、大黄各等分。

【用法】上锉。先以水煎瓜蒌一沸，入药煎七分，食后服。

【主治】痰壅喘促。

小陷胸汤加枳梗汤

【方源】（明）万全《万氏家传保命歌括》卷十七。

【组成】黄连一钱三分，半夏二钱六分，瓜蒌子（连瓤）二钱半，枳壳、桔梗各一钱。

【用法】上㕮咀。用水二盏，先煎瓜蒌，取一盏半，去滓，入药再煎八分，去滓，食后温服。

【主治】痰咳，胸满而痛，咽喉不利。

小消风散

【方源】（明）朱橚《普济方》卷四十五。

【组成】川芎半两，荆芥穗、薄荷叶、苍术（炒）、川乌（炮，去皮）、石膏、甘草（炙）、防风各一两。

【用法】上为细末。每服一钱，热酒或茶调下，不拘时候。

【主治】伤风头痛，鼻渊声重，面赤多嚏，自汗恶风。

小泻肺汤

【方源】（南朝）陶弘景《辅行诀脏腑用药法要》。

【组成】葶苈子（熬黑，捣如泥）、大黄、芍药各三两。

【用法】上三味，以水三升，煮取二升，温分再服，喘定止后服。

【主治】咳喘上气，胸中迫满，不可卧者。

小杏仁煎

【方源】（宋）张锐《鸡峰普济方》卷十一。

【组成】杏仁二两，紫菀、款冬花、茯苓各半两。

【用法】上研杏仁为膏，将诸药末研匀，炼蜜为丸，如梧桐子大，每服五七丸，食后米饮送下。

【主治】枯瘦发咳逆上气，喉中有病，心下烦，不得咽者。

小续命汤

【方源】（清）唐宗海《医学见能》卷八。

【组成】麻黄、人参、黄芩、川芎、芍药、甘草、杏仁、防己、肉桂各八分，防风一钱，附子（炮，去皮、脐）四分。

【用法】姜、枣、水煎服。

【主治】中风不省人事，涎鸣反张，失音厥冷。

小异功散

【方源】（清）顾世澄《疡医大全》卷三十三。

【组成】人参、麦门冬、杏仁、北五味、陈皮、白术。

【用法】水煎服。

【主治】痘喘嗽。

小镇心丸

【方源】（宋）刘昉《幼幼新书》卷十九引《相漘方》。

【组成】辰砂、半夏（姜制三日，焙）、杏仁（出五分油）各半两，巴豆霜五分。

【用法】上为末，陈米粥为丸，如芥子大。每服三五丸，生姜、薄荷汤送下。

【功用】下涎。

【主治】涎潮喘急，壮热，膈上涎鸣。

小正气散

【方源】（朝鲜）金礼蒙《医方类聚》卷六十二引《经验秘方》。

【组成】半夏、厚朴各三两，藿香、陈皮各一两，甘草七钱。

【用法】上为粗末。每服四钱，加生姜三片，大枣一个，水一盏半，煎至七分，食前热服，一日三次。

【主治】伤寒时气，憎寒恶风，胸膈咽塞，胁肋膨胀，心下坚痞，吐痢呕逆，不思饮食，久患疟疾，膈气心痛。

小紫菀丸

【方源】（唐）王焘《外台秘要》卷十。

【组成】干姜、甘皮（一作甘草）、细辛、款冬花各三分，紫菀三分，附子炮二枚。

【用法】上六味，捣筛，以蜜和为丸如梧子。先食服三丸，日再服。

【主治】疗上气，夜咳逆，多唾浊。

哮喘滚痰丸

【方源】（民国）张觉人《外科十三方考》。

【组成】朱砂四钱，枯矾一两。

【用法】上为细末，捣饭为丸，如梧桐子大。每服七丸至十二丸，每日一次。

【主治】多年哮喘，痰多咳嗽；伤风咳嗽，痰喘气急。

【备注】合丸时务须多捣。

哮喘万灵膏

【方源】（民国）张觉人《外科十三方考》。

【组成】川乌六钱，草乌六钱，连翘八钱，当归六钱，白芷八钱，木鳖八钱，白及六钱，官桂八钱，茯苓六钱，白蔹八钱，牙皂五钱，乌药六钱，桑枝、枣枝、桃枝、柳枝、槐枝各五钱。

【用法】上药同麻油三斤先浸一宿。然后熬焦去滓，入飞黄丹一斤再熬至如漆色时，急以桃、柳棍二根搅至滴水成珠时，入乳香四钱，没药四钱，收膏备用。用时以布或绫摊，贴肺俞穴（第三胸椎之下，旁开一寸五分），于初伏之日贴起，贴满三伏；再于冬至之日贴起，贴至九九。

【主治】多年咳嗽气喘。

哮吼灵秘丹

【方源】（明）龚廷贤《寿世保元》卷三。

【组成】胆南星二两，大半夏（用白矾五钱、牙皂五钱同煅一夜，不见白星）二两，赤茯苓（去皮）二两，苦葶苈二两，大贝母二两，沉香一两，青礞石（消煅）五钱，天竺黄二钱，珍珠（豆腐煮）三钱，羚羊角（锉末）一支，乌犀角三钱，白矾一两，硼砂一两，风化硝五钱，花蕊石（火煅）五钱，孩儿茶五钱，款冬花一两，铅白霜五钱。

【用法】上为细末，炼蜜为丸，如梧桐子大。每服二三十丸，临卧以姜汤送下；外制六味地黄丸空心服。

【主治】哮吼。

哮吼丸

【方源】（清）马文植《青囊秘传》。

【组成】杏仁三钱，马兜铃三钱，蝉衣二钱，桑皮二钱五分，白果肉二钱五分，白矾五钱，白信三分。

【用法】上为末，红枣肉为丸，如绿豆大。每服男七丸，女六丸，食后以冷茶送下。

【主治】哮。

哮吼紫金丹

【方源】（清）丁甘仁《孟河丁氏秘方录》。

【组成】白砒一钱，枯矾二钱，豆豉一两。

【主治】老哮宿吼喘急，坐卧不宁，遇天阴雨则发益甚，但于举发时用冷茶吞服五粒之后，觉痰腥臭，吐出白色之痰则其根自绝。

哮积丹

【方源】（元）朱震亨《脉因证治》卷上。

【组成】鸡子。

【用法】略敲不损膜，浸尿缸内四五日夜，吃之。

【功用】去风痰。

【主治】哮。

xie

蝎附元

【方源】（宋）叶大廉《叶氏录验方》卷上。

【组成】半夏二两，天南星（汤洗）一两，白附子半两，白矾半两，生蝎梢二钱，不炒朱砂一钱（细为衣）。

【主治】风气壅盛，痰嗽不已，半身不遂，头目昏重，神思不清。

蝎梢丸

【方源】（宋）刘昉《幼幼新书》卷二七七引庄氏方。

【组成】蝎梢（炒）、半夏（汤洗七次）、丁香（拣，炒）、朱砂、白附子（炮裂）各一分。

【用法】上为末，姜汁面糊为丸，如绿豆大。每服十丸至十五丸，姜汤送下。

【功用】镇惊，化痰，祛风，兼止嗽，定吐逆，除一切惊积。

蝎稍半夏丸

【方源】（元）许国桢《御药院方》卷一。

【组成】蝎梢（去刺炒）、白僵蚕（生姜汁炒）各半两，天南星（炮）、半夏（汤洗七返）、生姜（制作曲）、明天麻（去芦头）、川独活（去芦头、土）、白花蛇（酒浸取肉）、川芎（去土）、南青皮（去白）、紫苏叶、拣木香、防风（去芦头）各半两。

【用法】上件一十二味修制讫，同为细末，用生姜自然汁打面糊为丸，如梧桐子大，别用朱砂为衣。每服三十丸至五十丸，食后生姜汤送下。

【主治】风痈痰实，咳嗽鼻塞，头目昏痛，手足麻木，颈项强急，筋脉不利。常祛风化痰，清爽头目。

泄气除热汤

【方源】（唐）王焘《外台秘要》卷十。

【组成】枸杞根皮二升，白前三两，石膏八两（碎，绵裹），杏仁三两（去尖、皮，研），橘皮、白术各五分，赤蜜七合。

【用法】上七味，切，以水七升，煮取二升，去滓，下蜜更煮两三沸，分三服。

【主治】疗肺热实，胸凭仰息。

泄热汤

【方源】（宋）赵佶《圣济总录》卷一二二。

【组成】大黄（炮）、甘草（炙）各一两，芒硝（研）、防风（去叉）各半两。

【用法】上为粗末，每服三钱匕，水一盏，煎至八分，去滓温服，不拘时候。

【主治】咽喉闭塞不通。

泄郁汤

【方源】（清）沈金鳌《杂病源流犀烛》卷十八。

【组成】紫菀、贝母、桔梗、沙参、香附、砂仁、白蒺藜。

【用法】清水煎服。

【主治】肺郁，伤在气分。

泻白散

方一

【方源】（宋）钱乙《小儿药证直诀》卷下。

【组成】地骨皮、桑白皮（炒）各一两，甘草（炙）一钱。

【用法】上锉散。入粳米一撮，水二小盏，煎七分食前服。

【功用】《保婴撮要》：化痰止咳，宽气进食。

【主治】肺热咳嗽，甚则气喘，皮肤蒸热，日晡尤甚，舌红苔黄，脉细数。①《小儿药证直诀》：小儿肺盛，气急喘嗽。②《斑论萃英》：肺热目黄，口不吮乳，喘嗽。③《保婴撮要》：肺经有热生疮。④《医方集解》：肺火皮肤蒸热，洒淅寒热，日晡尤甚，喘嗽气急。

【方论选录】①《医方考》：肺火为患，喘满气急者，此方主之。肺苦气上逆，故喘满，上焦有火，故气急，此丹溪所谓气有余便是火也。桑白皮味甘而辛，甘能固元气之不足，辛能泻肺气之有余；佐以地骨之泻肾者，实则泻其子也；佐以甘草之健脾者，虚则补其母也。此云虚实者，正气虚而邪气实也。又曰：地骨皮之轻，可使入肺，生甘草之平，可使泻气，故名以泻白。②《古今名医方论》：季楚重曰，经云肺苦气上逆。上逆则上焦郁热，气郁生涎，火郁生热，因而治节不行，壅甚为喘满肿嗽。泻白者，正金之令，驱气之逆，非劫金而泻之也，法使金清则正。

【备注】本方改为丸剂，名“泻白丸”（见《集验良方拔萃》）。

方二

【方源】（宋）严用和《济生方》卷二。

【组成】桑白皮（炙）、桔梗（去芦，锉，炒）、地骨皮（去木）、半夏（汤洗七次）、瓜蒌子、升麻、杏仁（去皮尖）、甘草（炙）各等分。

【用法】上㕮咀，每服四钱，水一盏，生姜五片，煎至八分，去滓，食后温服。

【主治】肺脏实热，心胸壅闷，咳嗽烦喘，大便不利。

【备注】方中升麻，《医统大全》作“陈皮”。

方三

【方源】（宋）杨倓《杨氏家藏方》卷八。

【组成】桑白皮（炙）、紫苏叶、人参（去芦头）、汉防己、甜葶苈（微炒）、半夏（汤洗七次）、麻黄（去根节）各一两，甘草（炙）半两，陈橘皮（去白）三分，吴茱萸（汤洗七次，焙干）三分。

【用法】上㕮咀。每服五钱，水一盏半，生姜三片，煎至一盏，去滓，食后温服。

【主治】肺气上奔咽膈，胸胁隘满，喘急不止，甚者头面浮肿，腹胀，小便不利。

方四

【方源】（元）朱震亨《脉因证治》卷中。

【组成】桑白皮一两，青皮、五味子、甘草、茯苓、参、杏仁、半夏、桔梗（上二味，痰涎呕逆加之），地骨皮七钱。

【用法】加生姜，水煎服。

【主治】阴气在下，阳气在上，咳喘呕逆。

方五

【方源】（明）秦昌遇《症因脉治》卷二。

【组成】桑白皮、地骨皮、甘草、干葛、石膏。

【主治】外感嗽血，热邪伏内者。

方六

【方源】（明）秦昌遇《症因脉治》卷二。

【组成】桑皮、地骨皮、甘草、荆芥穗、防风、柴胡、葛根。

【主治】外感嗽血，表邪外束，身发寒热，咳嗽带血者。

方七

【方源】（明）芮经，纪梦德《杏苑生春》卷三。

【组成】桑白皮、地骨皮各二两，生甘草一两。

【用法】上为细末下。每服二三钱，以麦门冬汤调。

【主治】肺热。

方八

【方源】（明）孙文胤《丹台玉案》卷三。

【组成】桑白皮（炒黄）、地骨皮各二钱，五味子二十一个，甘草、贝母（去心）、天门冬（去心）、麦门冬（去心）各一钱。

【用法】水煎服。

【主治】肺经发热。

方九

【方源】（明）陶华《痈疽神秘验方》。

【组成】桑白皮（炒）二钱，地骨皮、甘草（炙）、贝母（去心）、紫菀、桔梗（炒）、当归（酒拌）各一钱，瓜蒌仁一钱半。

【用法】作一剂。水一钟，生姜三片，煎八分，食远服。

【功用】泻肺定喘。

【主治】肺痈。

【备注】《医钞类编》有粳米。

方十

【方源】（明）万全《万氏家传幼科发挥》卷四。

【组成】甘草、桔梗、陈皮、桑皮、地骨皮。

【用法】《幼幼集成》：水煎，热服。

【主治】①《万氏家传幼科发挥》：肺热。②《幼幼集成》：小儿久嗽，两眼黑肿，白珠如血。

方十一

【方源】（清）洪金鼎《医方一盘珠》卷八。

【组成】桑皮、杏仁（去油）、川贝母、黄芩、甘草、胆星各等分。

【主治】小儿咳嗽，火郁肺金，声不转。

方十二

【方源】（清）沈金鳌《杂病源流犀烛》卷一。

【组成】桑皮、地骨皮、甘草、梗米、人参、茯苓、知母、黄芩。

【主治】晨嗽。

方十三

【方源】（清）沈金鳌《杂病源流犀烛》卷六。

【组成】桑皮、地骨皮、黄芩、灯心、马兜铃、山栀、黄连、桔梗、竹叶、大青、玄参、连翘。

【主治】肺盛不寐。

方十四

【方源】（清）王清源《医方简义》卷二。

【组成】桑白皮二钱，地骨皮三钱，知母（炒）二钱，甘草一钱。

【用法】加粳米一撮，水煎服。

【主治】肺火喘咳者。

方十五

【方源】（清）严洁《盘珠集胎产证治》卷下。

【组成】地骨皮、杏仁（去皮）、桑白皮（炙）。

【主治】肺金盛，克肝木，致患胁痛。

方十六

【方源】（清）张璐《张氏医通》卷十三。

【组成】桑白皮（姜汁和蜜炙）、地骨皮各一两，甘草（炙）五钱。

【用法】上为散。每服四五钱，入粳米一百粒，竹叶一把，水煎服。

【主治】肺热咳，手足心热。

方十七

【方源】（清）张琰《种痘新书》卷十二。

【组成】桑白皮（蜜炙）、地骨皮（去梗）、甘草，淡竹叶二十片，灯心三十根，马兜铃。

【用法】上为末服。

【主治】麻疹咳嗽。

方十八

【方源】（清）朱载扬《麻症集成》卷上。

【组成】桑皮、骨皮、花粉、连翘、元参、川连、灯草。

【主治】麻疹喘嗽烦渴，毒在心肺，发未尽者。

方十九

【方源】（清）朱载扬《麻症集成》卷三。

【组成】黄芩、骨皮、黑栀、竹叶、连翘、蒌仁、玄参、川连、兜铃、炙桑皮。

【主治】心肺实火，咳嗽喘促。

泻白散方

【方源】（民国）裘庆元《三三医书》。

【组成】桑白皮蜜炙二钱，地骨皮二钱，甘草一钱。

【主治】凡属肺热咳嗽皆当加减用之。

泻白丸

【方源】（清）蒋示吉《医宗说约》卷五。

【组成】石膏（煨熟）一两，花粉、川贝母（去心）、陈香橼（去瓤）、胆南星、款冬花、薄荷叶各一两，甘草、细芽茶（上九味共为极细末，听用）各七钱，麻黄一两五钱，防风、桑皮（蜜炙炒）、杏仁（去皮尖，炒）、前胡、紫菀、苏子（炒，为末）各一两，陈瓜蒌一大个，柿饼二两，山栀一两，葶苈子（炒）五钱。

【用法】上用水煎，去滓滤清，再入萝卜汁、水梨汁、锡糖各四两，姜汁五钱，煎成膏，滴水成珠，将前末药和匀为丸，每丸重一钱。每服一丸，小儿灯心汤化下，大人噙化。

【功用】止嗽疏邪，消痰定喘，清热顺气。

【主治】风邪痰火咳嗽，嗽声不转者。

泻白一物汤

【方源】（明）秦昌遇《症因脉治》卷二。

【组成】泻白散加黄芩。

【主治】肺火上炎，内伤衄血。

泻白益元散

【方源】（明）秦昌遇《症因脉治》卷二。

【组成】桑白皮、地骨皮、甘草。

【用法】水煎，调益元散服。

【主治】伤暑咳嗽，身痛口渴，外反恶寒。

泻胆汤

【方源】（清）赵濂《内外验方秘传》。

【组成】胆草一钱，胡黄连一钱，芦荟一钱，丹皮二钱，当归二钱，麦冬二钱，知母二钱，山栀二钱，黄芪一钱，苍耳子二钱，柴胡八分。

【用法】猪胆汁一个为引，水煎服。

【主治】鼻渊，鼻中时流臭涕。

泻肺大黄煎

【方源】（宋）王怀隐《太平圣惠方》卷六。

【组成】川大黄（锉碎，微炒）二两，生地黄汁三合，杏仁（汤浸，去皮尖双仁，生研）一两，枳壳（麸炒微黄，去瓤）一两，牛蒡根汁二合，郁李仁（汤浸，去皮尖，微炒）二两。

【用法】上为细散。用蜜四两，酥二两，入前二味汁，同于银锅子内，入诸药末，搅令匀，慢火熬令成膏，收于瓷盒内。每服一茶匙，以清粥饮调下，不拘时候。

【主治】肺脏气实，心胸烦壅，咳嗽喘促，大肠气滞。

泻肺大麻仁散

【方源】（宋）王怀隐《太平圣惠方》卷六。

【组成】大麻仁二两，桑根白皮（锉）三分，槟榔二两，天门冬（去心）二分，赤茯苓三分，枳壳（麸炒微黄，去瓤）三分，汉防己三分，甘草（炙微赤，锉）半两。

【用法】上为粗散。每服三钱，以水一中盏，入生姜半分，煎至六分，去滓温服，不拘时候。

【主治】肺实气实，心胸壅闷，咳嗽烦喘，大肠不利。

泻肺麦门冬煎

【方源】（朝鲜）金礼蒙《医方类聚》卷九引《神巧万全方》。

【组成】麦门冬（去心）、郁李仁（去皮尖，炒）、大黄（炒）各二两，杏仁（去皮尖，细研）、枳壳（去瓤，麸炒）、贝母（炮）各一两，生地黄汁三合，牛蒡根汁二合。

【用法】上为散。用蜜四两，酥二两，入前二味汁，同于银锅子内，入诸药末，搅令匀，慢火熬成膏，收于瓷盒内，每服一茶匙，清粥饮调下，不拘时候。

【主治】肺脏气实，胸烦壅，咳嗽喘促，大肠气滞。

泻肺散

方一

【方源】（唐）孙思邈《备急千金要方》卷十五。

【组成】款冬花、桂心、附子（炮，去皮）、蜀椒（去目、闭口者，汗）、五味子、紫菀、苁蓉、杏仁（去皮尖、双仁，熬）、桃仁（去皮尖、双仁，熬）各五分，当归、续断、远志（去心）、茯苓、石斛各一两，细辛、干姜各一两半，百部、甘草（炙）各二两。

【主治】醉酒劳窘，汗出当风，胸中少气，口干喘息胸痛，甚者吐逆致吐血方。

方二

【方源】（宋）王怀隐《太平圣惠方》卷六。

【组成】枳壳（麸炒微黄，去瓤）三分，旋覆花半两，川芒硝一两，前胡（去芦头）三分，川大黄（锉碎，微炒）一两。

【用法】上为粗散。每服三钱，以水一中盏，入生姜半分，煎至五分，去滓温服，不拘时候。

【主治】肺脏气实，上焦痰滞，不下饮食。

泻肺汤

方一

【方源】（唐）王焘《外台秘要》卷九引《古今录验》。

【组成】人参三分，生姜四分，半夏（洗）五分，甘草（炙）四分，橘皮十二分，竹叶二两。

【用法】上切。以水六升，煮取二升，分三服。

【主治】咳逆短气，霍乱。

方二

【方源】（唐）王焘《外台秘要》卷九

引《古今录验》。

【组成】川芎、麻黄（去节）、细辛、椒（去目闭口，汗）、当归各一两。（一本有生姜一两）

【用法】上切。以水七升，煮取三升，分为三服，一日三次。微汗或吐脓血。

【主治】肺中脓咳唾血，气急不安卧。

方三

【方源】（元）许国桢《御药院方》卷五。

【组成】防己、陈皮（汤浸，去瓤）、桔梗（去芦头）、赤茯苓各一两，杏仁（汤浸，去皮尖，生用）半两，苦葶苈二钱半。

【用法】上㕮咀。每服十钱匕，水一盏半，同煎至六分，去滓，食后温服，一日二次或三次。

【主治】肺气有余，气逆上甚。

方四

【方源】（宋）赵佶《圣济总录》卷五十。

【组成】桑根白皮（锉）、甜葶苈（隔纸炒）各一两。

【用法】上为粗末。每服三钱，水一盏，煎至六分，去滓，食后温服。微利为度。

【主治】肺痈喘急，坐卧不得。

方五

【方源】（明）佚名《银海精微》卷上。

【组成】桑白皮（去外皮）一两，地骨皮（去骨）一两，甘草七钱，黄芩一两，桔梗一两。

【用法】上为末。每服三四钱，水煎，食后服。

方六

【方源】（明）武之望《济阳纲目》卷二十五。

【组成】黄芩、栀子、桑白皮（炒）、杏仁（炒，去皮尖）、桔梗、枳壳、薄荷、连翘、大黄、甘草（炙）各等分。

【用法】上㕮咀，每服一两，水煎，食后服。

【主治】肺经积热，上喘咳嗽，胸胁腹满，痰多，大便涩滞。

方七

【方源】（清）沈金鳌《杂病源流犀烛》卷一。

【组成】山栀、黄芩、薄荷、枳壳、杏仁、连翘、桑皮、桔梗、甘草、酒大黄各七分。

【主治】肺热。

泻肺通窍汤

方一

【方源】（清）洪金鼎《医方一盘珠》卷四。

【组成】苏子、葶苈子、莱服子、北芥子各一钱，麻黄（捶，水泡过）一钱，杏仁、枳壳、黄芩、桑皮各七分。

【主治】肺胀，两鼻扇动，汗出如流，胸高气喘，肺脉急数。

方二

【方源】（清）洪金鼎《医方一盘珠》卷八。

【组成】麻黄（捶，水泡过，微炒用）、北细辛各二分，桑皮、黄芩、马兜铃、葶苈子、苏子、大黄各五分，杏仁五分。

【主治】肺胀，大汗如雨，大便不通，肺窍闭塞。

泻肺丸

方一

【方源】（宋）王怀隐《太平圣惠方》卷六。

【组成】马兜铃一两，款冬花半两，甜葶苈（隔纸炒令紫色）三分，赤茯苓一两，杏仁（汤浸，去皮尖双仁，麸炒微黄）一两，汉防己三分，甘草（炙微黄，锉）半两，陈橘皮（汤浸去白瓤，焙）三分，桑根白皮（锉）一两，皂荚（不蚛者，黑皮，涂酥炙微黄焦，去子）四挺。

【用法】上为末。炼蜜为丸，如梧桐子大。每服三十丸，以温水送下，不拘时候。

【主治】肺脏气实，心胸壅闷，喘促咳嗽，面目浮肿。

方二

【方源】（清）吴谦《医宗金鉴》卷四十。

【组成】瓜蒌仁、半夏、浙贝母、郁金、苦葶苈子、杏仁、黄连、黄芩、大黄。

【主治】嗽血痰壅气逆，痰黄积热，形气实者。

【备注】《血证论》有甘草一钱。

泻肝汤

【方源】（清）洪金鼎《医方一盘珠》卷四。

【组成】葶苈、桑皮、杏仁七粒，北芥子、苏子、枳壳各等分。

【用法】白蜜为引，水煎服。

【主治】肺胀喘促。

泻火补肺汤

方一

【方源】（明）楼英《医学纲目》卷二十六。

【组成】五味子五钱，黄芪二钱，人参一钱，甘草（炙）一钱，陈皮（去白）一钱，麦门冬、青皮各五分，升麻一钱，苍术一钱，归身一钱。

【用法】上锉，如麻豆大。每服五钱，水煎，去滓，稍热服。

【主治】金火嗽，五六月嗽。

方二

【方源】（清）高秉钧《疡科心得集》。

【组成】桑白皮、杏仁、黄芩、生石膏、知母、枇杷叶、芦根。

【主治】肺痈、肺痿初起，火盛咳嗽。

泻逆汤

【方源】（日）元伦维亨《名家方选》。

【组成】干姜、苏子各七分，半夏、杏仁、桂枝各五分，山椒二分。

【用法】以水一合六勺，煮取八勺，去滓，纳白沙糖五钱，炼如饴，每日三服。

【主治】咳逆倚息不得卧。

泻青各半汤

方一

【方源】（明）秦昌遇《症因脉治》卷一。

【组成】龙胆草、黄芩、山栀、桑白皮、地骨皮、甘草。

【用法】水煎，加青黛一钱冲服。

【主治】外感胁痛，咳嗽痰声。木火刑金，内伤肩背痛。

方二

【方源】（明）秦昌遇《症因脉治》卷二。

【组成】黄芩、山栀、桑白皮、地骨皮、甘草。

【主治】木火刑金，咳嗽。

泻阴火升阳汤

【方源】（明）孙一奎《赤水玄珠》卷一。

【组成】羌活、甘草（炙）、黄芪、苍术各一两，升麻八钱，柴胡一两半，人参、黄芩各七钱，黄连（酒炒）五钱，石膏五钱。

【用法】上每服一两，或五七钱，水煎服。

【主治】肌热，烦热面赤，食少，喘咳痰盛，脉右关缓弱，或弦，或浮数。

薤白汤

【方源】（清）程林《圣济总录纂要》卷七。

【组成】鳖甲、阿胶、甘草、鹿角胶二两。

【主治】久咳嗽，肺虚吐血，将成痨病。

xin

心咳汤

【方源】（清）王泰林《退思集类方歌注》。

【组成】北沙参三钱，石膏（同薄荷头研）三钱，牛蒡子钱半，杏仁（去皮尖）三钱，桔梗五分，甘草五分，麦冬（去心）三钱，半夏一钱，茯神三钱，远志五分，小麦五钱。

【用法】水三盏，先煮小麦减一盏，纳诸药，煎至一盏服。

【主治】心咳，咳则心痛，喉中介介如梗状，甚则咽肿喉痹。

辛梗汤

【方源】（元）李仲南《永类钤方》卷二十一引《易简方》。

【组成】人参、干葛各三两，白术、茯苓、甘草（炙）、净细辛、桔梗（炒）各一两，柴胡、升麻各三分。

【用法】上㕮咀。每服二钱，水一盏，加生姜三片、薄荷三叶，水煎服。

【主治】感寒伤风，风热头痛，壮热，鼻涕，咳嗽有痰。

辛凉双解散

【方源】（清）曹炳章《秋瘟证治要略》。

【组成】鲜生地黄（入豆豉一钱半，捣）三钱，连翘、焦栀子各三钱，瓜蒌皮、桑叶各一钱五分，鲜芦笋一两，郁金二钱，鲜竹叶十片。

【用法】水煎服。

【主治】太阴秋温，服辛凉清解饮后，外邪已减，伏热外达，但热不寒，咳呛痰涎稠腻，喉部微痛，目赤多眵，舌绛无垢，烦渴胸闷，寐则自语，醒则神清。

辛凉宣表汤

【方源】（清）刁步忠《喉科家训》卷二。

【组成】荆芥、防风、桑叶、薄荷、象贝、绿豆衣、山栀、连翘、生草、桔梗、淡竹。

【用法】水煎服。

【主治】风热上壅，喉蛾痈痹，寒微热甚，头痛而眩。或汗多，或咳嗽，或目赤，或涕黄，舌白带黄，脉浮数。

辛爽消风散

【方源】（清）沈金鳌《杂病源流犀烛》卷七。

【组成】辛夷、黄芩、薄荷、甘菊、川芎、桔梗、防风、荆芥、甘草、生地、赤芍。

【主治】肺经感受风寒，久而凝入脑户，太阳湿热，又为蒸郁，涕泪涎唾下不止，肺气不清，风热郁滞，息肉结如瘤子，渐至下垂，孔窍闭塞，气不得通。

辛乌散

【方源】（清）郑宏纲《重楼玉钥》卷上。

【组成】赤芍梢一两，草乌一两，桔梗五钱，荆芥穗五钱，甘草五钱，柴胡三钱，赤小豆六钱，连翘五钱，细辛五钱，紫荆皮一两，皂角五钱，小生地五钱。

【用法】上药置日中晒燥，为细末，收入瓷瓶，勿令走气。临用以冷水调，噙口内。凡颈项及口外红肿，即以角药敷之。亦可用角药作洗药，以荆芥同煎水频频洗之，洗后仍调角药敷上。

【功用】取风痰。

【主治】喉风

【备注】《卫生鸿宝》有茜草根、石菖蒲。

辛夷膏

方一

【方源】（宋）刘昉《幼幼新书》卷三十三引张涣方。

【组成】辛夷叶（洗，培干）一两，细辛、木通、香白芷、木香各半两（上为细末），杏仁（汤浸，去皮尖，研）一分。

【用法】上用羊髓、猪脂各二两，同诸药相和于石器中，慢火熬成膏，赤黄色，放冷。入脑、麝各一钱，拌匀。每用少许涂鼻中，若乳下婴儿，奶母吹着儿囟，鼻塞者，囟上涂。

【主治】①《幼幼新书》引张涣方：小儿鼻塞病。②《御药院方》小儿鼻生息肉，窒塞不通，有时疼痛。

方二

【方源】（宋）杨倓《杨氏家藏方》卷二十。

【组成】辛夷、川芎、香白芷、茵草、通草各一钱，当归（洗焙）、细辛（去叶土）、肉桂（去粗皮）各半钱。

【用法】上锉细，以酒浸渍一宿，酒不须多，次日以猪、羊髓及猪脂少许煎成油，入前件酒浸药，同煎令变色，却用绵滤去滓，盛瓷器内，每用一米许，滴入鼻内。

【主治】脑户受寒，浓涕结聚，关窍壅闭。

方三

【方源】（宋）赵佶《圣济总录》卷一一六。

【组成】辛夷一分，白芷三钱，藁本（去苗土）、甘草、当归各半两。

【用法】上锉细，以清酒二盏，羊髓十两，银器内微火煎五七沸，倾入盒中澄凝。每取豆大许，纳鼻中，日夜各一次。

【主治】肺热鼻塞多涕，鼻中生疮。

辛夷荆芥散

【方源】（明）皇甫中《明医指掌》卷八。

【组成】辛夷一钱，荆芥八分，黄芩（酒炒）八分，神曲（炒）七分，南星（姜制）、半夏（姜制）各八分，苍术（米泔浸，炒）八分，白芷八分。

【用法】上锉一剂。水二盏，煎至八分，食后温服。

【主治】①《明医指掌》：鼻渊不止。②《杂病源流犀烛》：好饮热炽，风邪相乘，而风与热交结不散，涕泪涎唾下不止。

辛夷清肺饮

【方源】（明）陈实功《外科正宗》卷四。

【组成】辛夷六分，黄芩、山栀、麦门冬、百合、石膏、知母各一钱，甘草五分，枇杷叶（去毛）三片，升麻三分。

【用法】水二钟，煎八分，食后服。

【主治】肺热鼻内息肉，初如榴子，日后渐大，闭塞孔窍，气不宣通。

辛夷散

方一

【方源】（宋）严用和《济生方》卷五。

【组成】辛夷仁、细辛（洗去土叶）、藁本（去芦）、升麻、川芎、木通、防风（去芦）、羌活（去芦）、甘草（炙）、白芷各等分。

【用法】上为细末。每服二钱，食后茶清调服。

【主治】肺虚，风寒湿热之气加之，鼻内壅塞，涕出不已，或气息不通，或不闻香臭。

【备注】《世医得效方》有苍耳子。

方二

【方源】（明）龚廷贤《寿世保元》卷六。

【组成】辛夷花一钱，黄芪一钱，人参一钱五分，当归一钱，白芍二钱，川芎一钱，白芷一钱，细辛八分，黄芩（酒炒）一钱，甘草六分。

【用法】上锉一剂。加灯心三十根，水煎，食远服。

【主治】脑漏，鼻中流出臭脓水。

方三

【方源】（明）万全《万氏家传片玉心书》卷五。

【组成】辛夷仁五钱，苍耳子（炒）二钱半，香白芷一钱，薄荷叶五分，雅黄连一钱。

【用法】上晒干为末。每服一钱，葱汤调下。

【主治】小儿胆热移于脑而成鼻渊，又名脑崩，流下唾涕，极其腥臭。

方四

【方源】（明）武之望《济阳纲目》卷七十。

【组成】辛夷、南星、苍耳、黄芩（酒炒）、川芎各一钱。

【用法】上锉，水煎服。

【主治】头风鼻塞。

方五

【方源】（清）李纪方《白喉全生集》。

【组成】辛夷二粒，桔梗、防风（去芦）、茯苓、僵蚕各三钱，前胡一钱五分，法夏（姜汁炒）、蝉蜕（去头翅足）九只，白芷、川芎各二钱，黄粟芽八分，薄荷五分，陈茶五钱，苍耳四分，木通、陈皮、粉草各一钱，生姜一片。

【用法】水煎服。

【主治】白喉。

【方论选录】此方辛夷一派，皆驱风开窍以宣发于上，合二陈、生姜除痰去湿，以调和脾胃于中，陈茶能清头面之热，木通能平心肺之火，以降于下，黄粟芽尤解燥热之瘴气。

方六

【方源】（日）元伦维亨《名家方选》。

【组成】辛夷、大黄、川芎各二钱，荆芥、防风各三钱，甘草二钱。

【用法】上为细末。温酒送下。

【功用】清热祛风，通鼻窍，止头痛。

【主治】诸毒气攻上部者。

辛夷汤

方一

【方源】（元）许国桢《御药院方》卷五。

【组成】辛夷（去毛）、甘菊花（去枝叉）、吴白芷、前胡（去芦头）、川芎、薄荷叶（去土）、石膏、白术、赤茯苓（去皮）、生干地黄、陈橘皮（去白）各一两，甘草（炙）二两。

【用法】上为粗末。每服五钱，水一盏半，煎至一盏，去滓，食后温服，一日三次。

【主治】肺气不利，头目昏眩，鼻塞声重，咯咛稠黏。

方二

【方源】（明）孙志宏《简明医彀》卷五。

【组成】辛夷、川芎、白芷、防风、羌活、荆芥、藁本、薄荷、木通各一两，细辛、升麻、甘草（炙）各三钱。

【用法】上㕮咀。每服五钱，水二盏，煎一盏，食远温服。

【主治】肺气不利，头目昏眩，鼻塞身重，鼻渊涕水。

辛字号润肺膏

【方源】（宋）杨士瀛《仁斋直指方论》卷八。

【组成】羊肺一具，杏仁（净研）、柿霜、真酥、真粉各一两，白蜜二两。

【用法】上先将羊肺洗净，次将五味入水搅黏，灌入肺中，白水煮熟，如常服，食前与七药相间服之亦佳。

【主治】久嗽肺燥肺痿。

辛字化毒丸

【方源】（宋）窦汉卿《疮疡经验全书》卷十三。

【组成】白花蛇、羚羊角、白鲜皮各三钱，牛黄五分，钟乳粉、生生乳各一钱，穿山甲、月月红、乳香、朱砂、雄黄各一钱五分，槐花二钱，神水七分，川贝母二钱，蜂房（炙，净末）一钱。

【用法】上各为末，用神曲末五钱打稠糊为丸，如梧桐子大。另研朱砂为衣，每早空心服十三丸，每晚空心服九丸，人参汤送下。熟蜜汤亦可。

【主治】梅毒结于大肠肺经，为喉癣，多作痰唾，久则成天白蚁，渐蚀鼻梁低陷，或肌肤生癣，硬屑如钱，色红紫，褪过即成白点；或不生癣，竟成赤白癜风；或传他经，致生别病。

新补薄荷白檀汤

【方源】（金）刘完素《黄帝素问宣明论方》卷三。

【组成】白檀一两，荆芥穗二两，薄荷叶四两，栝蒌根二两，甘草（炙）四两，白芷二两，盐四两，缩砂仁半两。

【主治】风壅头目眩，鼻塞烦闷，精神不爽，消风化痰，清头目。

新定蝉衣宣毒饮

【方源】（民国）李聪甫《麻疹专论》卷二。

【组成】新定蝉衣、宣毒饮加杏仁、浙贝母、前胡、炒黄芩。

【主治】麻出正盛时，身热、鼻干、咳嗽甚密者。

新定胆制咽喉药

【方源】（民国）张山雷《疡科纲要》。

【组成】真小川连一两，条子芩五钱，真川柏五钱，白僵蚕（炙燥）三钱，漂人中白二两，老硼砂一两，薄荷叶二钱。

【用法】各为极细末，和匀，腊月收青鱼胆，带胆汁盛药末，线扎，挂当风处阴干，去胆皮，细研，每一胆倾去胆汁一半，乃入药末，加指甲炭二钱，明腰黄五钱，西瓜霜一两，蜒蚰制青梅肉五钱，焙燥，研，每药末一两，加上梅片一钱，和匀密收，红肿腐烂者皆效；若但红肿而未腐者，此药一两，可配枯矾二钱吹之。

【主治】风火喉证及口疳舌疮。

新定拯阳理劳汤

【方源】（明）李中梓《医宗必读》卷六。

【组成】黄芪（酒炒）二钱，人参（去芦）二钱，肉桂（去皮）七分，当归（酒炒）一钱半，白术（土炒）一钱，甘草（酒炒）五分，陈皮（去白）一钱，北五味（打碎）四分。

【用法】水二钟，加生姜三片，枣肉二枚，煎一钟服。

【主治】劳伤气耗，倦怠懒言，动作喘乏，表热自汗，心烦，偏身作痛。

新定拯阴理痨汤

【方源】（明）李中梓《医宗必读》卷六。

【组成】牡丹皮一钱，当归身一钱，酒洗麦门冬一钱，去心甘草（炙）四分，薏苡仁三钱，白芍药七分，酒炒北五味三分，人参六分，莲子三钱，不去衣橘红一钱，生地黄二钱。

【主治】阴虚火动，皮寒骨热，食少痰多，咳嗽短气，倦怠焦烦。

新方麦冬汤

【方源】（清）唐宗海《医学见能》卷二。

【组成】麦冬三钱，黄芩二钱，桔梗一钱，桑皮二钱，瓜蒌霜二钱，杏仁三钱，贝母三钱，柴胡三钱，茯苓三钱，紫菀二钱，薄荷二钱，花粉三钱，枳壳一钱，甘草一钱。

【主治】外感咳嗽，吐痰黄色而黏者，伤风动火气也。

新方清咽汤

【方源】（清）刁步忠《喉科家训》

卷二。

【组成】乌元参、女贞子、大生地、剖麦冬、潼木通、粉丹皮、枣杞子、生首乌、大连翘、生甘草、南薄荷。

【用法】水煎服。

【主治】劳碌喉风。

新加金水六君丸

【方源】（清）俞根初《重订通俗伤寒论》。

【组成】熟地四两，姜半夏、归身各一两半，茯苓三两，广橘红一两，炙黑甘草五钱，淡附子七钱，北细辛三钱，五味子二钱。

【用法】煮米仁浆糊丸，外用水澄生半夏、生姜二粉为衣。每服三钱，早、晚空心淡姜汤送下。

【功用】积虚哮喘。

新加翘荷汤

【方源】（清）曹炳章《秋瘟证治要略》第五章。

【组成】连翘三钱，薄荷梗、蝉衣、苦丁茶、栀皮、绿豆衣、射干各钱半，玄参三钱，桔梗五分，苦杏仁三钱，马勃一钱。

【主治】咳嗽，耳鸣目赤，龈肿咽痛。

新加人参白虎汤

【方源】（清）曹炳章《暑病证治要略》第三章。

【组成】西洋参钱半，生石膏五钱，知母三钱，甘草一钱，陈粳米二钱，辰砂五分，拌滑石三钱，鲜竹茹三钱，麦冬三钱，西瓜翠衣三钱。

【主治】蒸蒸自汗，壮热心烦，渴饮，精神昏愦，喘咳胸闷，舌苔微黄而腻，脉洪大而数。

新加三拗汤

【方源】（清）俞根初《重订通俗伤寒论》。

【组成】带节麻黄六分，荆芥穗二钱，苦桔梗一钱，金橘饼一枚，苦杏仁一钱半，苏薄荷一钱，生甘草五分，大蜜枣一枚。

【用法】宣上发汗。

【主治】风伤肺、寒伤太阳，头痛恶寒，无汗而喘，咳嗽白痰。

【方论选录】何秀山：此方以麻黄汤去桂枝为君，而麻黄留节，发中有收；苦杏仁留尖取其发，留皮取其涩，略杵取其味易出；甘草生用，补中有散。三味与仲景法相拗，故名。俞氏佐以荆、薄疏风，桔、甘宣上，使以橘饼、蜜枣，辛甘微散，变仲景峻剂为平剂，以治风伤肺、寒伤太阳，头痛恶寒，无汗而喘，咳嗽白痰等症，效如桴鼓，可谓屡用达药，善于化裁者矣。

新宁膏

【方源】（清）吴澄《不居集·上集》卷十五。

【组成】生地、麦冬各十两，龙眼肉、苡仁各八两，橘红三两，桔梗、甘草、贝母各二两，薄荷叶五钱。

【用法】煎成膏，将苡仁、贝母、薄荷为末调入。

【主治】咳嗽，属火炎热郁，气衰不足者。

新添半夏瓜蒌丸

【方源】（金）刘完素《黄帝素问宣明论方》卷九。

【组成】半夏（生姜制）、瓜蒌、杏仁（去皮尖）、麻黄、白矾（枯）、款冬花各等分。

【用法】上为末，生姜汁打面糊为丸，如梧桐子大。每服二十丸，煎生姜汤送下，不拘时候。

【主治】远近痰嗽，烦喘不止者。

新制清燥救肺汤

【方源】（清）徐时进《医学蒙引》。

【组成】桑叶（去枝、梗，经霜）三钱，

煅石膏二钱五分，人参七分，胡麻仁（炒研）一钱，苋麦冬一钱五分，杏仁炒黄七分，真阿胶八分，甘草五分，枇杷叶一片。

【主治】治诸气膹郁，诸痿喘呕，肺燥。

新制苏子降气汤

【方源】（清）徐大椿《医略六书》卷二十六。

【组成】首乌（土炒）四钱，苏子三钱，川贝（去心）三两，橘红一钱半，丹参一钱半，苡仁（炒）四两，茯苓一钱半。

【用法】水煎，去滓温服。

【主治】妇人血亏冲脉不足，致气不归原，痰多气喘，咳嗽经愆，脉弦滑尺濡者。

【方论选录】首乌补任脉，养冲脉，以滋血室之虚弱；丹参去宿血，生新血，以和血室之不调；茯苓渗湿和脾，苡仁舒脾渗湿，以治痰之生化，川贝清热化痰；苏子降气散痰，以治痰之上逆；橘红利气降痰以解表。水煎温服，使痰化气行，则肺气肃清而冲脉下顺，咳嗽自除，何天癸之不能渐调哉？

xing

星半瓜姜丸

【方源】（明）徐春甫《古今医统大全》卷四十四。

【组成】南星、半夏、瓜蒌仁、香附子、橘皮、萝卜子（炒）、杏仁、皂角灰。

【用法】上为末，神曲糊为丸，如梧桐子大。每服六七十丸，生姜汤送下。

【主治】痰喘。

星半蛤粉丸

【方源】（清）李用粹《证治汇补》卷二。

【组成】南星、半夏、苍术（九蒸洗）、白术各一两，蛤粉二两，橘皮一两半。

【用法】神曲糊为丸。姜汤下。

【主治】湿痰，倦怠痿弱，泻利肿胀，上为咳嗽，下为白浊之症。

星半丸

【方源】（明）李恒《袖珍方》卷一。

【组成】南星（姜制）、半夏曲、凝水石、枯矾、僵蚕（炒）、干生姜各一两。

【用法】上为末，生姜汁糊为丸，如梧桐子大。每服五十丸，食后生姜汤送下。

【主治】诸般咳嗽。

星复汤

【方源】（清）沈金鳌《杂病源流犀烛》卷二十三。

【组成】南星、半夏、苍术、神曲、细辛、白芷、甘草、黄芩（酒炒）、黄连（酒炒）。

【主治】鼻渊。鼻痈久不愈，结成息肉，如枣核塞于鼻中，气塞不通。

星石降痰丸

【方源】（明）万表《万氏家抄济世良方》卷五。

【组成】青磁石（焰硝四两，将礞石捶碎，拌匀，装瓷瓶内，以瓦盖之，盐泥封固一寸厚，大火煅过，放地上一宿，取出研末）二两，南星（掘地坑敲实，炭火烧红，将米醋匕碗泼下，随下南星，以瓦盆盖之，四旁用泥封固，次日取出，为末）二两，辰砂（水飞）一两，沉香一两，滑石（甘草水煮过）一两，猪牙皂角（去皮净）、瓜蒌仁、贝母各七钱，黄芩、枯矾、荆芥穗各五钱。

【用法】上为末，生姜汁炼蜜为丸，如龙眼核大，白汤化下。

【主治】小儿惊风，痰壅喘急。

星香导痰丸

【方源】《湿温时疫治疗法》卷上引《丹溪心法》。

【组成】制南星三两，生香附三两，皂角（水浸一周，晒），法半夏三两，广橘红五两。

【用法】姜汁糊丸服。

【主治】痰嗽无火。

星香丸

方一

【方源】（明）李恒《袖珍方》卷一。

【组成】南星、半夏各三两，白矾（研，同水浸二味一宿）一两，陈皮（五两，泔浸一周时，去白）三两，香附子（皂角，水浸一周时，晒）三两。

【用法】上药不见火，为末，生姜汁糊为丸，如梧桐子大。每服五十丸，临卧生姜汤送下。

【主治】诸气嗽生痰。

方二

【方源】（清）沈金鳌《杂病源流犀烛》卷一。

【组成】南星、半夏（去白）、陈皮各三两，香附二两，皂角（水浸一伏时，晒干）。

【用法】姜汁糊丸。

【主治】气嗽。

惺惺散

方一

【方源】（宋）陈师文《太平惠民和剂局方》卷十。

【组成】瓜蒌根、人参、细辛（去叶）、茯苓（去皮）、白术、甘草（炙）、桔梗各一两半。

【用法】上为末，每服一钱，水一小盏，入薄荷三叶，同煎至四分，温服，不拘时候。如要和气，即入生姜煎服。

【主治】①《太平惠民和剂局方》：小儿风热疮疹，伤寒时气，头痛壮热，目涩多睡，咳嗽气粗，鼻塞清涕。②《阎氏小儿方论》：伤寒时气，风热痰壅，咳嗽及气不和。

方二

【方源】（宋）陈文中《陈氏小儿痘疹方论》。

【组成】桔梗（炒）、真细辛、人参、甘草、白茯苓、真川芎、白术各一两。

【用法】上为粉散。每服三钱，水一大盏，薄荷五叶，生姜三片，同煎至六分，去滓。徐徐温服，不拘时候。

【主治】小儿风热疮疹，时气头痛壮热，目涩多睡，咳嗽喘促。

方三

【方源】（宋）刘昉《幼幼新书》卷十六引《孔氏家传》。

【组成】桔梗、人参、甘草（炙）、天花粉、白术各一两，白茯苓、防风各半两，细辛一分。

【用法】上为细末。每服一钱，水一盏，荆芥少许，煎五分，去滓。温服。

【功用】解风壅痰热，化涎嗽，止烦渴。

方四

【方源】（宋）朱肱《类证活人书》卷二十。

【组成】桔梗、细辛、人参、白术、天花粉、甘草（炙）、白茯苓、川芎各等分。

【用法】上为末。每服二钱，用水一盏，生姜二片，薄荷二叶，同煎七分，三岁以下儿，分作四五服；五岁以上儿，分作二服。

【主治】小儿风热，及伤寒时气，或疮疹发热。

方五

【方源】（元）曾世荣《活幼心书》卷下。

【组成】人参（去芦）半两，桔梗（锉碎）、白茯苓（去皮）、白术、天花粉各一两，细辛（去叶）二钱，防风（去芦）、川芎、南星（生用）各二钱半，甘草（半生半炙）七钱。

【用法】上㕮咀。每服二钱，水一盏，生姜二片，薄荷叶三片，慢火煎七分。温服，不拘时候。

【功用】理虚和气，宁心清肌，止啼去烦，利咽膈，解失音。

【主治】小儿伤风伤寒，痰嗽咳逆。

方六

【方源】（明）李恒《袖珍方》卷四引汤氏方。

【组成】人参（去芦）半两、白术、白茯苓、甘草、白芍药、天花粉、桔梗（去芦）各半两，细辛（去叶）一分。

【用法】上为末。每服二钱，水半盏，姜一片，薄荷一叶，煎服。

【主治】小儿变蒸发热，或咳嗽痰涎，鼻塞声重。

方七

【方源】（明）孙一奎《赤水玄珠》卷二十五。

【组成】人参、白术、茯苓、甘草、芍药、桔梗、细辛、麦芽各等分。

【用法】上为散。每服一钱，加生姜，水煎服。

【主治】变蒸发热，或咳嗽痰涎，鼻塞声重，疮疹发热。

方八

【方源】（明）朱橚《普济方》卷三八五。

【组成】半夏（制）、南星、苏叶、草果、陈皮（制）、厚朴（制）、槟榔、秦艽、柴胡、苍术、乌梅、良姜。

【用法】上㕮咀。酒、水各一盏，桃柳枝各七寸，甘草一寸，煎去滓，露一宿。癸日鸡鸣时服。

【主治】风，头痛壅疼，咳嗽清涕，或生疹疮。

方九

【方源】（清）曹氏《同寿录》卷三。

【组成】白术（土炒）、黄芩、白芍、天花粉、桔梗各五分，人参、川芎、炙甘草各三分，细辛二分，薄荷叶一分。

【用法】加姜、枣煎，食远服。

【主治】痘后感冒风寒，发热痰嗽，不敢重发者。

惺惺饮

【方源】（宋）王硕《易简方》。

【组成】白术、桔梗、细辛、人参、茯苓、甘草各一两。

【用法】上㕮咀，每服二钱，用水一盏，瓜蒌根等分，入薄荷三叶，煎至半盏，时时与服。

【主治】小儿风热疮疹，伤寒时气，头痛壮热，目涩多睡，咳嗽气粗，鼻塞清涕。

惺芎散

【方源】（宋）陈文中《陈氏小儿病源方论》卷一。

【组成】茯苓、白术、人参（去芦）、甘草、桔梗、细辛（去苗）、川芎各等分。

【用法】上为粗末。每服三钱，水一茶盏，煎七分，去滓，稍热，不饥不饱时服。

【主治】小儿变蒸发热，或咳嗽痰涎，鼻塞声重。

饧煎

【方源】（唐）孙思邈《备急千金要方》卷十七。

【组成】饧任多少，干枣（去核）一升。

【用法】熟捣，水五升和使相得，绞去滓，澄去上清，取浊，纳饴中搅，火上煎，勿令坚。连连服如鸡子，渐渐吞之，日三夜二。

【功用】《千金方衍义》：资胃气而助蒸化之力。

【主治】肺气不足，咽喉苦干。

饧糖煎

【方源】（清）程林《圣济总录纂要》卷七。

【组成】饴糖、干姜（炒）各半两，豉

（炒）二两。

【主治】暴嗽肺寒。

省味金花丸

【方源】（明）佚名《银海精微》卷上。

【组成】川黄柏二两，黄芪、知母、桔梗、连翘各一两，地骨皮、薄荷各五钱。

【用法】上炼蜜为丸。每服五十丸，桑白皮汤送下或薄荷汤送下。

【主治】肺实热，眼白仁常泪，红壅热眵，泪出而不绝者。

醒脾散

【方源】（清）李文炳《仙拈集》卷三引王牧斋方。

【组成】大黄、槟榔、黑豆丑各二钱，白术二钱，炙草、木香、人参各三分。

【用法】上为末。每服三五分，蜜调滚水下。如不能食，蜜拌抹乳上，服两次自愈。

【主治】痰嗽喘急，吐泻腹胀。

杏茶饮

【方源】（明）程守信《商便奇方》。

【组成】杏仁、麻黄、白石膏。

【主治】痰喘气急，卧睡不宁。

杏花香散

【方源】（清）刘泽芳《名医类编》。

【组成】杏仁（去皮、尖，炒）十四粒，半夏曲五钱，炙甘草、款冬花各二钱，胡黄连一钱，麝香五分。

【主治】小儿肺疳，多是吃热米食及病乳，伤损心肺，便生喘嗽。

杏胶饮

【方源】（宋）许叔微《本事方续集》卷五，名见《东医宝鉴·杂病篇》卷五。

【组成】黄明胶（锉，炙）二两，马兜铃、甘草（炙）、半夏（姜汁浸三日）、杏仁（去皮尖）各一两，人参半两。

【用法】上为末。每服一大钱，水一盏，随病有汤使，煎至七分。临睡、食后服。汤使于后。心嗽，面赤或汗流，加干葛同煎；肝嗽，眼中泪出，加乌梅一个，糯米三四粒同煎；脾嗽，不思饮食，或一二时恶心，加生姜三片同煎；胃嗽，吐逆酸水，加蚌粉同煎；胆嗽，令人临睡用药半钱，茶清调下；肺嗽，上喘气急，加桑白皮同煎；脂嗽，咳出痰如圆块，生姜自然汁调药咽下；劳嗽，入秦艽末同煎；冷嗽，天晓嗽甚，加葱白三寸同煎；血嗽，连顿不住，加当归末、枣子同煎；暴嗽，涕唾稠，加乌梅、生姜同煎；产嗽，背甲疼痛，加甘草三寸同煎；气嗽，肚痛胀满，加青皮（去白）同煎。

【主治】十六般哮嗽。

杏酪汤

【方源】（朝鲜）金礼蒙《医方类聚》卷一九八引《吴氏经验方》。

【组成】杏仁（去皮尖）一斤，阿胶四两。

【用法】将杏仁于新砂盆内带水研如泥，下水二大碗，入银石器内，文武火煎，约近八九分，入阿胶化开，以白沙蜜同煎，先用汤点，如不甜，加蜜，瓷盒收。

【主治】咳嗽。

杏灵丸

【方源】（宋）杨倓《杨氏家藏方》卷十九。

【组成】朱砂（别研）二钱，半夏（汤洗去滑）半两，五灵脂（微炒，二味取末）一两，甜葶苈（隔纸炒）半两，杏仁（汤浸，去皮尖，蛤粉炒）半两。

【用法】葶苈、杏仁各杵成膏，同研令匀，生姜自然汁煮面糊为丸，如黍米大。每服十丸，温生姜汤送下，不拘时候。

【主治】小儿咳嗽涎盛，上气喘急，神志昏愦。

杏蜜煎

【方源】（宋）赵佶《圣济总录》卷一七六。

【组成】杏仁（去尖皮双仁，生研如膏）、蜜各二两。

【用法】上药和匀，于银石锅内，慢火熬成煎，旋丸如绿豆大，一二岁儿，每服一丸，温水化下。

【主治】小儿咳逆上气。

【备注】本方方名，据剂型，当作“杏蜜丸”。

杏蜜汤

【方源】（宋）杨倓《杨氏家藏方》卷二十。

【组成】半夏（汤洗净，再用汤一碗，入白矾末一钱，同半夏浸一宿，焙干）三两，杏仁（汤浸，去皮尖，炒令黄）六两，甘草（炙）四两，白矾（炒）六两，诃子（煨，去核）八两，生姜（煨，去皮，切作片子，焙干）一斤四两。

【用法】上为细末，加盐和匀。每用二钱，加蜜半匙，沸汤点下。

【功用】开胃思食，醒酒快膈。

【主治】停饮咳嗽。

杏朴芩连汤

方一

【方源】（清）沈麟《温热经解》。

【组成】杏泥三钱，川贝三钱，川朴一钱，瓜蒌一钱半，黄芩一钱，梨汁一杯，川连一钱，冰糖二钱。

【主治】夏咳嗽，火气炎上，人气外泄。

方二

【方源】（清）沈麟《温热经解》。

【组成】杏泥三钱，川朴一钱，酒芩八分，川连一钱，陈皮一钱，苏子（炒）八分，川贝二钱，甘草一钱。

【主治】咳喘。

【方论选录】《千金方衍义》：嗽起于暴，是实非虚，杏仁、苏子、橘皮皆泄肺之品，柴胡散寒热之邪。

杏仁半夏汤

【方源】（金）刘完素《黄帝素问宣明论方》卷九。

【组成】杏仁（去皮）、半夏、桔梗、陈皮（去白）、茯苓（去皮）、汉防己、白矾、桑白皮各三钱，薄荷一钱，甘草二钱，猪牙皂角一钱。

【用法】上为末，作三服，水二盏，加生姜三片，煎至六分，去滓，食后温服。

【主治】肺痿，涎喘不定，咳嗽不已，及甚者，往来寒暑。

【备注】方中半夏原脱，据《奇效良方》补。

杏仁半夏丸

【方源】（宋）赵佶《圣济总录》卷八十。

【组成】杏仁（汤浸，去皮尖双仁，麸炒）、半夏（汤洗七遍去滑）各一两，椒目半两，贝母（去心，炒）、防己各一两，苦葶苈（隔纸微炒）二两。

【用法】上为末，炼蜜为丸，如梧桐子大。每服二十丸，食后、临卧煎桑根白皮汤送下。

【主治】水气肿满，咳嗽喘痞，痰涎不利，眠睡不安。

杏仁膏

方一

【方源】（唐）孙思邈《备急千金要方》卷十三。

【组成】杏仁（捣研）一升。

【用法】以水一斗，滤取汁，令尽，以铜器煻火上，从旦煮至日入，当熟如脂膏，下之。每服一方寸匕，空腹酒下，一日三次。不饮酒者，以饮服之。

【主治】①《备急千金要方》：上气头

面风，头痛，胸中气满，奔豚气上下往来，心下烦热，产妇金疮百病。②《普济方》引《太平圣惠方》：亦治眼瞤鼻塞，眼暗冷泪。

方二

【方源】（宋）王怀隐《太平圣惠方》卷四十六，名见《普济方》卷一六二。

【组成】酥三两，杏仁（汤浸，去皮尖双仁，麸炒微黄，研如膏）二两，阿胶（捣碎，炒令黄燥，为末）二两，生姜汁一合，白蜜五合，紫苏子（微炒，研如膏）二两。

【用法】上药相和，于银锅内，以慢火熬成膏。每服一匙，以温粥饮调下，一日四五次。

【主治】咳嗽喘急，喉中似有物，唾脓血不止。

方三

【方源】（宋）王怀隐《太平圣惠方》卷四十六，名见《普济方》卷一五八引《近时十便良方》。

【组成】杏仁（汤浸，去皮尖双仁，麸炒微黄，研如膏）一两，甘草（炙微赤，锉）一分，桂心半两。

【用法】上为末，与杏仁同研令匀，炼蜜为丸，如羊枣大。以绵裹一丸，含化，咽津，不拘时候。以愈为度。

【主治】肺寒卒咳嗽。

方四

【方源】（宋）杨士瀛《仁斋直指小儿方论》卷四。

【组成】杏仁（去皮，焙）一两半，茯苓一两，紫菀茸、皂角（去皮核，蜜炙黄）各半两。

【用法】上为末，每用半钱，生蜜调，入薄荷汤泡开服。

【主治】小儿久患咳嗽。

方五

【方源】（宋）张锐《鸡峰普济方》卷十七。

【组成】杏仁二两，紫菀、款冬花、茯苓各半两。

【用法】研杏仁为膏，将余为末，后合研匀，炼蜜为丸，如梧桐子大。每服五七丸，食后米饮送下。

【主治】枯瘦，咳逆上气，喉中百病，心下烦，不得咽者。

方六

【方源】（明）朱橚《普济方》卷一五九引《卫生家宝方》。

【组成】喷猪胰（研）一个，杏仁（去皮尖）半两，蕤仁（去壳）半两，贝母（为末）半两。

【用法】上烂研细，用新瓷瓶盛，以黄蜡一分盖面上，于甑上蒸令熟。不拘时服。

【主治】久嗽不止，肺气满急。

方七

【方源】（清）沈金鳌《杂病源流犀烛》卷一。

【组成】杏仁三两，姜汁、沙糖、白蜜各一两五钱，桑皮、木通各一两二钱五，紫菀、五味各一两。

【用法】将后四味先熬三柱香，去滓，入前四味，炼成膏。含化。

【主治】咳嗽失音。

杏仁煎

方一

【方源】（唐）王焘《外台秘要》卷九引《古今录验》。

【组成】杏仁（去皮尖两人者，熬）一升，通草四两，紫菀、五味子各三两，贝母四两，桑白皮五两，蜜一升清，糖一升，生姜汁一升。

【用法】上切，以水九升，煮五味，取三升，去滓，纳杏仁脂、姜汁、蜜、糖和搅，微火上煎取四升，初服三合，日二次，夜一次，稍稍加之。

【主治】忽暴咳，失声语不出。

方二

【方源】（唐）王焘《外台秘要》卷九引《深师方》。

【组成】杏仁（去尖皮，末）四两，猪膏二斤，白蜜二升，生姜汁三升。

【用法】上药着铜器中，于微火上先煎姜汁，次纳蜜膏，令如饧，置器着地，乃纳杏仁末，复令得一沸，煎成。服如枣大一丸。含之，一日三次。不知，稍稍增之。

【主治】诸咳，心中逆气，气欲绝。

方三

【方源】（唐）王焘《外台秘要》卷九引《延年秘录》。

【组成】苦杏仁（去皮尖两仁，酥熬）一升，糖一合，蜜五合，酥一合，生姜汁一合，贝母（别筛末）八合，苏子汁（以七小合苏子研，水合，滤取汁）一升。

【用法】上药先捣杏仁如泥，纳后六味药，合煎如稠糖。取如枣大，含咽之，一日三次，但嗽发，细细含之。

【主治】①《外台秘要》引《延年秘录》：气嗽。②《金匮翼》：燥咳。

方四

【方源】（唐）王焘《外台秘要》卷九引《延年秘录》。

【组成】杏仁（去皮尖，捣研）五合，生姜汁二合，酥一合，蜜三合。

【用法】以水三升，研杏仁取汁，纳铜铛中，煎搅可减半，纳姜汁煎如稀糖，纳酥、蜜煎令如稠糖。每服一匙，日三次，夜一次，稍加至两匙。

【主治】气嗽。

方五

【方源】（唐）王焘《外台秘要》卷九引《延年秘录》。

【组成】杏仁（去皮尖两仁者，研，滤取汁）一升，酥三合，白蜜三合。

【用法】以水三升，研滤杏仁，令味尽，纳铜铛中，煎可减半，纳酥蜜煎二十沸，纳贝母末四分，紫菀末三分，甘草炙末一分，更煎搅和稀糖。每服一匙，日三次，夜一次。以咳嗽止为度。

【主治】①《外台秘要》引《延年秘录》：气嗽。②《太平圣惠方》：小儿咳嗽，声不出。

方六

【方源】（唐）王焘《外台秘要》卷十引《古今录验》。

【组成】杏仁一升，石斛、干姜各四两，桂心、甘草（炙）、麻黄（去节）各五两，五味子、款冬花、紫菀各三两。

【用法】上药捣八味下筛，以水一斗，先煮麻黄取八升，去滓，纳药末，入胶饴半斤，蜜一升，搅令相得。食前服如枣大一枚，一日三次。

【主治】咳逆上气。

方七

【方源】（唐）王焘《外台秘要》卷十引《深师方》。

【组成】杏仁五两，五味子三合，甘草（炙）四两，麻黄（去节）一斤，款冬花三合，紫菀、干姜各三两，桂心四两。

【用法】上切，以水一斗，煮麻黄减二升，掠去沫，乃纳诸药，煮取四升，绞去滓，又纳胶饴半斤，白蜜一斤，合纳汁中，搅令相得，汤中煎如饴成。食前服如半枣大，一日三次。不知稍加之。

【主治】咳上气，中寒冷，鼻中不利。

【方论选录】《千金方衍义》：肺气通于鼻，肺为客邪所遏，以故鼻息不通，喘嗽痰清，非麻黄汤不能开发肺气，加干姜以温肾气，款冬、紫菀以温肺经，五味以收麻、杏之散耳。

方八

【方源】（宋）王怀隐《太平圣惠方》卷二十。

【组成】杏仁（汤浸，去皮尖双仁，研

如膏）二两，紫菀（洗去苗土）一两，五味子一两，贝母（煨令微黄）一两，细辛一两，桂心二两。

【用法】上为细散，以水一大盏，加生姜汁一合，饴糖二两，蜜二合，下杏仁膏，慢火熬成煎。每服一茶匙，以热酒调下，不拘时候。

【主治】风冷失声，语音不出。

方九

【方源】（宋）王怀隐《太平圣惠方》卷四十六。

【组成】杏仁（汤浸，去皮尖双仁，麸炒微黄）五两，五味子（捣罗为末）二两，白蜜五合，酥二合，生姜汁一合，贝母（煨微黄，为末）二两，紫苏子（以水五合，研滤取汁）三两。

【用法】上药先研杏仁如膏，都与诸药合煎令稠。每服一茶匙，含化咽之，不拘时候。

【主治】气嗽，心胸不利，喘息短气。

方十

【方源】（宋）王怀隐《太平圣惠方》卷八十三。

【组成】杏仁（汤浸，去皮尖双仁，麸炒微黄）一两，寒食饧一两，蜜一合，酥一合，生地黄汁一大盏，贝母（煨微黄）半两，天门冬（去心）一两。

【用法】上药先捣研杏仁如膏，次用地黄汁，煎贝母及天门冬至五分，便研绞取汁，入杏仁膏等，同熬如稀饧。每服半钱，温水调。

【主治】小儿咳嗽，心烦喘粗。

方十一

【方源】（宋）严用和《济生方》卷二。

【组成】杏仁（去皮尖）、胡桃肉各等分。

【用法】研为膏，炼蜜为丸，如弹子大。每服一丸或二丸，食后及临卧细嚼，用姜汤咽下。

【主治】久患肺喘，咳嗽不已，睡卧不得。

方十二

【方源】（宋）杨士瀛《仁斋直指方论》卷八。

【组成】杏仁（水浸，去皮，研膏）、冬蜜、沙糖、姜汁各一盏，桑白皮（去赤，炒）、木通、贝母（去心）各一两半，北五味子、紫菀茸各一两，石菖蒲半两，款冬花蕊。

【用法】上药后六味锉，以水五升煎半，去滓，入杏、姜、糖、蜜，夹和，微火煎，取一升半。每服三合，两日夜服之。

【主治】咳嗽暴重，声音不出。

方十三

【方源】（宋）赵佶《圣济总录》卷三十二。

【组成】杏仁（汤浸，去皮尖双仁，研）二两，木通（锉）、贝母（去心）、紫菀（去苗土）、五味子、桑根白皮（切）、百合各一两，生姜汁半两，沙糖四两，蜜四两。

【用法】上药除杏仁、姜汁、糖、蜜外，细锉，用水五盏，煎至三盏，去滓，下杏仁膏、姜汁、糖、蜜等相和，微火再煎如稀饧，以净器盛。每服半匙，水一盏煎开，温服，不拘时候。

【主治】伤寒后忽暴嗽失音，语不出。

方十四

【方源】（宋）赵佶《圣济总录》卷四十九。

【组成】杏仁（去皮尖双仁，炒黄，研）、阿胶（炙燥）各半两，瓜蒌（锉）二两，人参一两，贝母（去心，焙）、丹砂（研）各一分。

【用法】上为末，入瓷器中，同白饧三两熬成煎。每服皂子大，食后、夜卧时含化。

【主治】肺痿久嗽。

方十五

【方源】（宋）赵佶《圣济总录》卷六十五。

【组成】杏仁（汤浸，去皮尖双仁，炒）、麻黄（不去根节）、大黄（锉，炒）、柴胡（去苗）、甘草（炙，锉）、桂（去粗皮）各二两。

【用法】上为细末，先用水一斗，煎药末，水尽后，旋再添五升，煎令得所，以生绢滤去滓，再熬成煎，瓷器中盛。每服一皂子大，临卧含化，咽津。

【主治】咳嗽，不拘日月远近。

方十六

【方源】（宋）赵佶《圣济总录》卷六十六。

【组成】杏仁（去皮尖双仁，炒，研）一升，紫菀（去苗土）、五味子、贝母（去心）各一两，生姜汁、饴糖各一升，木通四两，桑根白皮五两。

【用法】上药先将五味㕮咀，分作三剂，每剂以水四盏，煎取一盏半，去滓，入研杏仁、姜汁、饴糖各三分之一，更煎成煎。每服一匙，含化。

【主治】咳嗽失声，语不出。

方十七

【方源】（宋）赵佶《圣济总录》卷八十二。

【组成】杏仁（汤浸，去皮尖双仁，炒）一两，百合（细劈，洗令净，一分入水二升，同研）、甘草（生）、麻黄（不去节）、射干各半两。

【用法】上药除百合外，锉细，入在百合汁中，煎取一升，去滓，贮在净器中。每日一合，不限早晚。此药不得久停，惟宜旋合。

【主治】脚气乘肺，上气喘促。

方十八

【方源】（宋）赵佶《圣济总录》卷一二四。

【组成】杏仁（汤浸，去皮尖双仁，炒黄）、桑根白皮（锉，炒）、贝母（去心）各一两半，生姜汁一合半，地黄汁二合半，酥半两，大枣（去核）六十个，紫菀（去苗）三分，甘草（炙）、桔梗（炒）、五味子（炒）、赤茯苓（去黑皮）、地骨皮各一两，人参三分。

【用法】上药先研杏仁，以水五升滤取汁，将草药细锉，同煎至二升，以绵滤去滓，续下酥及地黄汁，慢火煎成膏。食后含一匙头，细细咽津。

【主治】肺胃壅滞，咽喉中如有物妨闷。

方十九

【方源】（明）孙一奎《赤水玄珠》卷七。

【组成】杏仁（去皮尖）一两。

【用法】用童便浸，一日一换，夏月一日三换，浸半月，取出洗净，焙干，研令极细。每服一枣大，用薄荷一叶，白蜜少许，水一盏煎，食后服。甚不过二剂。

【主治】哮嗽寒热，嗔多喜少，面色不润，食少，脉弦紧。

杏仁煎方

【方源】（宋）刘昉《幼幼新书》卷十六。

【组成】杏仁（去皮尖）二合，麻黄（去节）八两，甘草（炙）三两，款冬花一合半，桂心二分，干姜二两，紫菀一两，五味子一合。

【用法】上为末，以水一升，煮麻黄取六合，去滓，熟研杏仁，以药汁浇淋，取复研如前，浇淋令药气尽，去滓。更煎至三升，内药末，饴糖四两，蜜八两和匀，用火煎，令可丸。五岁儿先食服小豆大三丸，不知，稍加之。

【主治】少小咳逆上气。

杏仁煎丸

【方源】（清）唐宗海《医学见能》卷

十二。

【组成】杏仁（去皮、尖）、胡桃肉（汤泡去皮、衣）各等分。

【用法】上研为膏，入炼蜜和丸，弹子大。每服一二丸，食后临卧细嚼，姜汤送下。

【主治】老人久患肺喘，咳嗽不已，睡卧不安。

杏仁萝卜子丸

【方源】（元）朱震亨《丹溪心法》卷二，名见《景岳全书》卷五十四。

【组成】杏仁（去皮尖）、萝卜子各半两。

【用法】上为末，粥为丸服。

【主治】气壅痰盛咳嗽。

【备注】《景岳全书》本方用法：上为末，粥为丸，如梧桐子大。每服五十丸，白汤送下。

杏仁麻黄汤

【方源】（宋）赵佶《圣济总录》卷四十九。

【组成】杏仁（汤浸，去皮尖双仁，炒）一两，麻黄（去根节，先煮，掠去沫）半两，甘草（炙，锉）、五味子（炒）各一两。

【用法】上为粗末。每服三钱匕，水一盏，加生姜一枣大（拍碎），煎至七分，去滓温服。

【主治】肺冷多涕。

杏仁散

方一

【方源】（宋）刘昉《幼幼新书》卷十五。

【组成】杏仁（汤浸，去皮尖、双仁，麸炒微黄）、贝母（煨微黄）、川升麻、甘草（炙微赤，锉）、麻黄（去根节）各半两。

【用法】上件药捣，粗罗为散。每服一钱，以水一小盏，入生姜少许，煎至五分，去滓。不计时候，量儿大小以加减温服。

【主治】小儿伤寒，咳嗽不瘥。

方二

【方源】（宋）刘昉《幼幼新书》卷十六引《惠眼观证》。

【组成】杏仁、巴豆、半夏、皂荚、铜青各等分。

【用法】入甘锅子内，以盐泥固济，火煅之，勿令走去药气，候冷，取出为末。每服半钱或一字，生姜、蜜、熟水调下。

【主治】小儿咳嗽，凡伤寒、涎壅发嗽。

方三

【方源】（宋）刘昉《幼幼新书》卷二十四引洪州张道人方。

【组成】杏仁二七个，甘草、款冬花各二钱，麝香、胡黄连各一钱，半夏（汤洗七次）半两。

【用法】上为末。每服一字，大枣汤调下，一日二次。

【主治】肺疳。小儿多是吃着热味食及病奶，损伤心肺，便生喘嗽，愚医不辨冷热，以药攻之，变成黄肿，渐觉昏沉。

方四

【方源】（宋）孙用和《传家秘宝脉证口诀并方》卷三。

【组成】杏仁（去尖皮，炒）、紫菀（去芦头）、黄芩、当归、甘草（炙）、麻黄（去节）、桂心、陈橘皮各半两，青木香一分，大黄（炒）一两半。

【用法】上为散。大人服二钱，水一盏，煎至七分，温服，小儿一钱，煎服。

【主治】大人、小儿中冷热及伤寒，肺壅暴嗽或上气，喉咽气逆，或恶寒。鼻中清水出者。

方五

【方源】（宋）王怀隐《太平圣惠方》卷六。

【组成】杏仁（汤浸，去皮尖双仁，麸炒微黄）一两，赤芍药三分，黄芩三分，细辛二分，五味子三分，川大黄（锉碎，微炒）一两半，石膏二两，麦门冬（去心）三分，甘草（炙微赤，锉）一两。

【用法】上为散。每服三钱，以水一中盏，煎至三分，去滓，食前温服。

【主治】大肠实热，上气喘咳，心神烦闷。

方六

【方源】（宋）王怀隐《太平圣惠方》卷十七。

【组成】杏仁（汤浸，去皮尖双仁，麸炒微黄）一两，前胡（去芦头）一两，甘草（炙微赤，锉）一两，木通（锉）半两，桑根白皮（锉）一两，麦门冬（去心）一两。

【用法】上为散。每服五钱，以水一大盏，煎至五分，去滓温服，不拘时候。

【主治】热病，胸膈烦闷，喘息奔急。

方七

【方源】（宋）王怀隐《太平圣惠方》卷十八。

【组成】杏仁（汤浸，去皮尖双仁）一两，枳壳（麸炒微黄，去瓤）半两，大腹皮（锉）半两，天门冬（去心）一两，款冬花半两，川大黄（锉碎，微炒）一两，桑根白皮（锉）二分，甘草（炙微赤，锉）三分，黄芩一两，麻黄（去根节）三分。

【用法】上为散。每服五钱，以水一大盏，入灯心一束，煎至五分，去滓温服，不拘时候。

【主治】热病八九日，胸满喘促，咳嗽，坐卧不安。

方八

【方源】（宋）王怀隐《太平圣惠方》卷三十七。

【组成】杏仁（汤浸，去皮尖双仁，麸炒微黄）、赤茯苓、黄芩（去须）、栀子仁、黄芩、川大黄（锉碎，微炒）各一两，桂心半两，天花粉三分。

【用法】每服三钱，以水一中盏，煎至六分，去滓温服，不拘时候。

【主治】心肺客热吐血，唇口干燥。

方九

【方源】（宋）王怀隐《太平圣惠方》卷四十二。

【组成】杏仁（汤浸，去皮尖双仁，麸炒微黄）三分，桂心三分，厚朴（去粗皮，涂生姜汁，炙令香熟）三分，人参（去芦头）半两，陈橘皮（汤浸，去白瓤，焙）半两，甘草（炙微黄，锉）半两，麻黄（去根节）三分，赤茯苓半两，胡麻半两，白前三分，半夏（汤洗七遍去滑）半两。

【用法】上为散。每服用鲤鱼肉五两，生姜半两，切碎，先以水二大盏，煮至一盏，去滓，下散五钱，煎至五分。去滓温服，不拘时候。

【主治】上气喘急，胸中满闷，咽喉不利。

方十

【方源】（宋）王怀隐《太平圣惠方》卷四十二。

【组成】杏仁（汤浸，去皮尖双仁，麸炒微黄）一两，甘草（炙微赤，锉）半两，紫苏子（微炒）一两，麻黄（去根节）一两，天门冬（去心）一两，陈橘皮（汤浸，去白瓤，焙）三分，五味子三分。

【用法】上为散。每服三钱，以水一大盏，加生姜半分，大枣三个，煎至五分，去滓温服，不拘时候。

【主治】上气喘急，不得睡卧。

方十一

【方源】（宋）王怀隐《太平圣惠方》卷四十二。

【组成】杏仁（汤浸，去皮尖双仁，麸炒微黄）一两，麻黄（去根节）一两，柴胡（去苗）一两，木香半两，半夏（汤浸洗七遍去滑）三分，人参（去芦头）三分，五味子一两，大腹皮（锉）三分，枳壳（麸炒微黄，去瓤）半两，甜葶苈（隔纸炒令紫色）一两，陈橘皮（汤浸，去白瓤，焙）三分。

【用法】上为散。每服五钱，以水一大盏，加生姜半分，大枣三个，煎至五分，去滓温服，不拘时候。

【主治】久上气，胸中痰滞，妨闷，不能饮食。

方十二

【方源】（宋）王怀隐《太平圣惠方》卷四十二，名见《普济方》卷一八七。

【组成】杏仁（汤浸，去皮尖双仁，麸炒微黄）一两，赤茯苓一两，槟榔一两，青橘皮（汤浸，去白瓤，焙）一两，甘草（炙微赤，锉）半两。

【用法】上为散。每服三钱，以水一中盏，加生姜半分，煎至六分，去滓温服，不拘时候。

【主治】胸痹短气，心中烦闷。

方十三

【方源】（宋）王怀隐《太平圣惠方》卷四十二，名见《普济方》卷一八三。

【组成】杏仁（汤浸，去皮尖双仁，麸炒微黄）半两，赤茯苓一两，木香一两，鳖甲（涂醋炙令黄，去裙襕）一两。

【用法】上为散。每服五钱，以水一中盏，加生姜半分，灯心一大束，煎至六分，去滓温服，不拘时候。

【主治】上气喘急，不得睡卧，腹胁有积气。

方十四

【方源】（宋）王怀隐《太平圣惠方》卷四十六。

【组成】杏仁（汤浸，去皮尖双仁，麸炒微黄）一两，五味子二两，甘草（炙微赤，锉）半两，麻黄（去根节）一两，陈橘皮（汤浸，去白瓤，焙）三分，款冬花三分，紫菀（去苗土）三分，厚朴（去粗皮，涂生姜汁，炙令香熟）三分，干姜（炮裂，锉）三分，桂心三分。

【用法】上为散。每服五钱，以水一大盏，加大枣三个，煎至五分，去滓温服，不拘时候。

【主治】咳嗽上气，肺寒，鼻中不利。

方十五

【方源】（宋）王怀隐《太平圣惠方》卷五十四。

【组成】杏仁（汤浸，去皮尖双仁，麸炒微黄）一两，白茅根（锉）一两半，赤茯苓一两，陈橘皮（汤浸，去白瓤，焙）一两，桑根白皮（锉）二两，郁李仁（汤浸，去皮，微炒）二两，泽漆叶一两，川芒硝一两，木通（锉）一两。

【用法】上为粗散。每服四钱，以水一中盏，加生姜半分，煎至五分，去滓，空心温服。如人行十里，当下黄水一二升为效。

【主治】水气肿盛，咳逆上气，小便赤涩。

方十六

【方源】（宋）王怀隐《太平圣惠方》卷七十四。

【组成】杏仁（汤浸，去皮尖双仁，麸炒微黄）二分，甘草（炙微赤，锉）半两，干姜（炮裂，锉）半两，麦门冬（去心，焙）一两，五味子二分，紫菀（洗去苗土）半两，钟乳粉半分。

【用法】上为粗散。每服三钱，以水一中盏，加大枣三个，煎至六分，去滓温服，不拘时候。

【主治】妊娠六月，伤寒，头痛壮热，咳嗽气急。

方十七

【方源】（宋）王怀隐《太平圣惠方》卷八十四。

【组成】杏仁（汤浸，去皮尖双仁，麸炒微黄）半两，贝母（爆微黄）半两，川升麻半两，甘草（炙微赤，锉）半两，麻黄（去根节）半两。

【用法】上为粗散。每服一钱，以水一小盏，加生姜少许，煎至五分，去滓温服。不拘时候。

【主治】小儿伤寒，咳嗽不愈。

方十八

【方源】（宋）王璆《是斋百一选方》卷五引葛邦美方，名见《普济方》卷一五九。

【组成】杏仁（去皮尖）、半夏（汤泡）、天南星（生）、甘草（生）各等分。

【用法】上为粗末。每服四钱，水一盏半，加大枣（擘开）二个，生姜七片，煎至七分，食后服。

【主治】多年嗽。

方十九

【方源】（宋）赵佶《圣济总录》卷五十。

【组成】杏仁、葶苈（隔纸炒）、马兜铃、柴胡（去苗）、麻黄（去根节，煎，去沫）、射干、贝母（去心）各一分，皂荚（烧存性）半两，甘草（炙）一钱半。

【用法】上为末。每服二钱匕，食后以绵裹，含化，咽滓。

【主治】肺脏积壅，气滞不通，面目浮肿，两鼻生疮。

方二十

【方源】（宋）赵佶《圣济总录》卷六十五。

【组成】杏仁（用桑根白皮二两细切，河水一碗，同煮一复时，只用杏仁）一两，款冬花（去梗）、马兜铃各一两，甘草（炙，锉）、阿胶（炙令燥）、防风（去叉）各半两。

【用法】上药除杏仁、阿胶别研外，为散，拌匀，重为极细末。每服二钱匕，食后糯米饮调下。

【主治】热嗽。

方二十一

【方源】（明）王肯堂《证治准绳·幼科》卷五。

【组成】杏仁十四粒，甘草、款冬花各二钱，麝香、胡黄连各一钱，半夏（汤泡九次）半两。

【用法】上件为末。每服一字，枣汤调下，日进二服。

杏仁石膏防己汤

【方源】（清）沈麟《温热经解》。

【组成】杏仁二钱，石膏三钱，木防己一钱，茯苓三钱。

【主治】热食咳者。

杏仁霜

【方源】（民国）郑显庭《丸散膏丹集成》。

【组成】杏仁。

【用法】去油，研末。

【功用】利胸膈，健脾胃，除肺火，壮声音。

【主治】欲利气而无须滑泄者。

杏仁顺气丸

【方源】（宋）张锐《鸡峰普济方》卷二十。

【组成】甜葶苈三两，杏仁二两，神曲一两，半夏、槟榔各二两，牵牛四两，皂荚五挺。

【用法】上药除葶苈、杏仁外，同为细末，后入上二味，再研匀，调浸皂荚酒，面糊为丸，如梧桐子大。每服二三十丸，温生姜汤送下。

【功用】宽中顺气，破坚去积，逐痰水，行结气，消除腹胀，通利痞。

【主治】肺气壅滞，喘闷不快，胃中停饮，腹胀鼓痛，或呕逆痰涎，呼吸短气，或肋下牢满，骨间刺痛；又治咳逆肿满，背脊拘急，大便秘滞，便水赤涩。

杏仁汤

方一

【方源】（唐）王焘《外台秘要》卷三十六引《备急千金要方》。

【组成】麻黄（去节）八分，杏仁（去尖）四十枚。

【用法】上切。以水一升，煮取七合，去滓分服。

【主治】咳嗽上气。

方二

【方源】（宋）唐慎微《证类本草》卷二十三引《备急千金要方》，名见《普济方》卷一五七。

【组成】杏仁半斤（去皮尖双仁）。

【用法】瓶盛童便二斗，入杏仁浸七日，漉出，去小便，以暖水淘过，于砂盆内研成泥，别入瓷瓶中，以小便三升，煎之如青。量其轻重，每服一钱匕，食前熟水下。室女服之更妙。

【主治】咳嗽，旦夕加重，憎寒壮热，少喜多嗔，忽进退，面色不润，积渐少食，肺脉弦紧浮者。

方三

【方源】（宋）赵佶《圣济总录》卷二十四。

【组成】杏仁（汤浸，去皮尖双仁，炒）、麻黄（去根节，汤煮，掠去沫，焙）、贝母（去心）、射干、紫苏叶、柴胡（去苗）、紫菀（去苗土）、桔梗（炒）各一分，羌活（去芦头）半两，防风（去叉）一分。

【用法】上为粗末。每服三钱匕，水一盏半，加生姜两片，同煎至八分，去滓，食后、临卧热服。

【主治】伤寒壮热，头及身痛，胸膈不利，咳嗽多痰。

方四

【方源】（宋）赵佶《圣济总录》卷四十九。

【组成】杏仁（汤浸，去皮尖双仁，炒）四两，石膏（碎）八两，淡竹叶（切）、陈橘皮（汤浸，去白，焙）、干蓝叶各一两，柴胡（去苗）、麻黄（去根节，汤煮，掠去沫）各三两。

【用法】上㕮咀，如麻豆大。每服五钱匕，水一盏半，煎至八分，去滓温服。

【主治】肺热上气，息贲。

方五

【方源】（宋）赵佶《圣济总录》卷六十六。

【组成】杏仁（去皮尖双仁，炒黄）、桑根白皮（炙，锉）、柴胡（去苗）各三分，甘草（炙，锉）、麻黄（去根节）、桔梗（去芦头，炒）、款冬花（去梗）、紫菀（去苗土）、半夏（汤洗去滑，生姜汁制，焙）、茜根（锉）、黄连（去须）各半两。

【用法】上为粗末。每服五钱匕，水一盏半，加生姜三片，煎至八分，去滓温服。

【主治】肺气壅热，咳嗽上气，或吐脓血。

方六

【方源】（宋）赵佶《圣济总录》卷一七五。

【组成】杏仁（去皮尖双仁，炒）四十九枚，皂荚（去皮，酥炙）一挺，甘草（生用）、蛤粉各一两，恶实（炒）半分，紫菀（去苗土）一分。

【用法】上为粗末。每服半钱匕，水半盏，入齑汁少许，煎三五沸，去滓温服。

【主治】小儿咳嗽汗出。

方七

【方源】（宋）赵佶《圣济总录》卷一七五。

【组成】杏仁（生，去皮尖双仁）、知母（焙）、贝母（去心）、款冬花、仙灵脾、麻黄（去根节）、甘草（炙）、人参、赤茯苓（去黑皮）、玄参各等分。

【用法】上为粗末。每服一钱匕，水七

分，煎四分，去滓温服。如伤寒嗽，入葱白、盐、豉煎，更量儿大小加减。

【功用】解寒壅。

【主治】小儿一切咳嗽。

方八

【方源】（宋）朱佐《类编朱氏集验医方》卷五。

【组成】阿胶（蚌粉炒）、罂粟壳（蜜炙）、白矾（飞过）、杏仁（去皮尖）各等分。

【用法】上为粗末。每用三大钱，水一盏，加生姜三片，大枣一个，葱白三寸，煎六分，临卧时，卧少倾，唤醒，始服此药。

【主治】积年嗽。

方九

【方源】（明）朱橚《普济方》卷一六〇引《指南方》。

【组成】杏仁（炮，去皮尖）、干姜、细辛、甘草、五味子各一两，桂半两。

【用法】上为末。每服三钱，水一盏，枣子一个，煎至七分，去滓，食后服。

【主治】肺寒咳嗽，恶寒脉紧。

方十

【方源】（清）吴瑭《温病条辨》卷一。

【组成】杏仁三钱，黄芩一钱五分，连翘一钱五分，滑石三钱，桑叶一钱五分，茯苓三钱，白蔻皮八分，梨皮二钱。

【用法】水三杯，煮取二杯，一日服二次。

【主治】肺疟，舌白渴饮，咳嗽频仍，寒从背起，伏暑所致。

【方论选录】《成方便读》：此为伏暑留于肺络而发也，故以一派轻宣肺气，清肃上焦之品，治之自愈。白蔻宣肺滞，杏仁降肺气，使肺金复其清肃之令；桑叶轻扬入络，散之于外；黄芩苦寒清金，降之于里；连翘散上焦之血凝气聚，梨皮利肺部之热蕴邪留，滑石、茯苓皆入肺引邪下导耳。

方十一

【方源】（清）张秉成《成方便读》卷四。

【组成】杏仁三钱，黄芩一钱半，连翘一钱半，滑石三钱，桑叶一钱半，茯苓块三钱，白落皮八分，梨皮二钱，水三杯。

【主治】舌白渴饮，咳嗽频仍，寒从背起，伏暑所致，名曰肺疟，此汤主之。

杏仁汤方

【方源】（宋）刘昉《幼幼新书》卷十六。

【组成】杏仁（去皮）四十枚，麻黄（切）八分。

【用法】上件药，以水二升，煮取一升。分温服五合，增减以意度之，大良。

【主治】小儿咳嗽上气。

杏仁丸

方一

【方源】（唐）孙思邈《备急千金要方》卷五。

【组成】杏仁三升，蜜一升。

【用法】熟捣如膏，蜜为三份，以一份纳杏仁捣，令强，更纳一份捣之如膏，又纳一份捣熟止，先食已含咽之，多少自在，一日三次，每服不得过半方寸匕，则利。

【主治】大人小儿咳逆上气。

【方论选录】《千金方衍义》：杏仁为辛散肺气之峻药，生用则治伤寒喘逆，熬黑则治结胸痰垢，其耗气之性可知此。与蜜三份和捣，借其甘温润泽以降肺逆，可为曲尽制度之妙。然服不过半方寸匕则利，使肺气从大肠降泄，无复咳逆上气之患矣。

【备注】本方方名，据剂型当作“杏仁膏”。

方二

【方源】（唐）孙思邈《备急千金要方》卷六，名见《圣济总录》卷一二三。

【组成】桂心六株，杏仁十八株。

【用法】上为末，炼蜜为丸，如杏仁大。含之，细细咽汁，日夜勿绝。

【主治】①《备急千金要方》：哑塞咳嗽。②《普济方》：咽喉痒痛，失音不语。

方三

【方源】（唐）孙思邈《备急千金要方》卷十七，名见《圣济总录》卷十九。

【组成】杏仁、茯苓、防葵各八分，吴茱萸、橘皮、桂心、防风、泽泻各五分，白术、射干、芍药、苏子、桔梗、枳实各六分。

【用法】上为末，炼蜜为丸，如梧桐子大。每服十丸，加至三十丸，酒送下，一日二次。

【主治】①《备急千金要方》：上气，两胁满急，风冷。②《普济方》：肺痹，复感风邪，胸膈胁满急。

方四

【方源】（宋）王怀隐《太平圣惠方》卷四十六。

【组成】杏仁（汤浸，去皮尖双仁，麸炒微黄，别研如膏）三两，桂心一两，马兜铃一两，枳壳（麸炒微黄）一两，甜葶苈（隔纸炒令紫色）一两，瞿麦穗一两，木通（锉）一两，大腹皮（锉）一两。

【用法】上为末。以杏仁膏入少炼蜜为丸，如梧桐子大。每服三十丸，煎枣汤送下，不拘时候。

【主治】咳嗽喘急，腹胁坚胀，小便不利。

方五

【方源】（宋）王兖《博济方》卷二。

【组成】马兜铃、杏仁（去皮尖）、蝉蜕（为末）各半两，砒霜一分。

【用法】上为细末，煮大枣二十个，去皮核，和药末为丸，如梧桐子大。每服二丸，空心薄荷汤送下。

【主治】肺气喘急者。由肺乘于风邪则肺胀，胀则肺不利，经络涩，气道不宣则上气逆喘或息鸣。

方六

【方源】（宋）赵佶《圣济总录》卷三十六。

【组成】杏仁（汤浸，去皮尖双仁，炒黄）四十枚，常山三分，丹砂（别研）半两，甘草（生，锉）一分。

【用法】上为细末，炼蜜为丸，如绿豆大。每服十丸，未发前米饮送下，日再服。

【主治】肺疟。

方七

【方源】（宋）赵佶《圣济总录》卷五十。

【组成】杏仁（去皮尖双仁，麸炒，研入）、甜葶苈（隔纸炒）、皂荚（刮去黑皮，蜜炙）各一两。

【用法】上为末，炼蜜为丸，如梧桐子大。每服十丸至二十丸，食后、临卧生姜蜜汤送下。

【主治】肺痈喘急。

方八

【方源】（宋）赵佶《圣济总录》卷六十五。

【组成】杏仁（去皮尖双仁，炒黄）一升，生姜（去皮，切片，晒干）一斤，陈橘皮五两（汤浸，去白，焙）。

【用法】上为末，炼蜜为丸，如梧桐子大。每服二十丸至三十丸，温酒送下，不拘时候。

【主治】冷嗽。呼吸气寒，呕吐冷沫，胸中急痛。

方九

【方源】（宋）赵佶《圣济总录》卷六十五。

【组成】杏仁（汤浸，去皮尖双仁，炒干研如脂）一两，马牙硝（熬，研细）半两，甘草（炙，锉）一两，大黄（蒸过，锉碎，炒干）半两。

【用法】上药先捣甘草、大黄为末，与

杏仁、马牙硝同研令匀，炼蜜为丸，如梧桐子大。每服十五丸，空腹温水送下，一日二次。

【主治】呷嗽，喉中作声。

方十

【方源】（宋）赵佶《圣济总录》卷六十六。

【组成】杏仁（去双仁皮尖，炒，研）三两，麦门冬（去心，焙）、百合、贝母（去心）、知母（焙）、甘草（炙，锉）各一两，白茯苓（去黑皮）一两半，干姜（炮）、桂（去粗皮）各半两。

【用法】上为末，炼蜜为丸，如弹子大。每含化一丸，咽津。

【主治】咳嗽喘促。

杏仁饧粥

【方源】（宋）王怀隐《太平圣惠方》卷九十六，名见《普济方》卷二五八。

【组成】稀饧三合，杏仁（汤浸，去皮尖双仁，熬研成膏）二两。

【用法】上相和得所。每取一匙，搅粥半盏食之，不拘时候。

【主治】伤中筋脉，急上气，咳嗽。

杏仁薏苡汤

【方源】（清）吴瑭《温病条辨》卷二。

【组成】杏仁三钱，薏苡仁三钱，桂枝五分，生姜七分，厚朴一钱，半夏一钱五分，防己一钱五分，白蒺藜二钱。

【用法】水五杯，煮三杯，滓再煮一杯，分三次温服。

【主治】风暑寒湿，杂感混淆，气不主宣，咳嗽头胀，不饥，舌白，肢体若废。

杏仁饮

方一

【方源】（唐）王焘《外台秘要》卷九。

【组成】杏仁（去皮、尖、两仁，炒，研）四十枚，柴胡四两，紫苏子一升，橘皮一两。

【用法】上四味，切，水一斗，煮取三升，分三服。

【主治】疗暴热咳。

方二

【方源】（宋）赵佶《圣济总录》卷一六三。

【组成】杏仁（去皮尖双仁，炒）、紫苏茎叶（锉）、麻黄（去根节）、麦门冬（去心，焙）、五味子（炒）、桑根白皮（锉，炒）、甘草（炙，锉）、陈橘皮（汤浸，去白，焙）各一两。

【用法】上为粗末，每眼三钱匕，水一盏，煎至七分，去滓温服，不拘时候。

【主治】产后上气喘急。

方三

【方源】（明）朱橚《普济方》卷一六三。

【组成】马兜铃一两，杏仁（去皮尖，炒）一两。

【用法】上为末。每服三钱，水一盏，煎至七分，去滓，食后服之。

【主治】喘。

杏仁饮子

【方源】（唐）孙思邈《备急千金要方》卷十八。

【组成】杏仁四十枚，柴胡四两，紫苏子一升，橘皮一两。

【用法】上㕮咀。以水一斗，煮取三升，分三服。常作饮服。

【主治】暴热嗽。

【方论选录】《千金方衍义》：嗽起于暴，是实非虚，杏仁、苏子、橘皮皆泄肺之品，柴胡散寒热之邪。

杏仁粥

方一

【方源】（宋）陈直《养老奉亲书》卷四。

【组成】杏仁（去皮尖，研）二两，猪

肺（去管，和研，令烂如糊）一具。

【用法】用瓦瓶煮粥令熟，却将瓷碗放火上炙令热，以猪肺糊在碗内，便泻粥盖之，更以热汤抵令热后服之。

【功用】补肺气。

方二

【方源】（宋）唐慎微《证类本草》卷二十三引《食医心鉴》，名见《医方类聚》卷一八四。

【组成】杏仁（去皮尖）一两。

【用法】熬研，和米煮粥极熟，每空心吃二合。

【主治】气喘促，浮肿，小便涩；五痔下血不止。

方三

【方源】（宋）王怀隐《太平圣惠方》卷九十六。

【组成】杏仁（汤浸，去皮尖双仁，研，以三合黄牛乳投，绞取汁）二十一枚，大枣（去核）七枚，粳米二合，桑根白皮（锉）一两，生姜（切）一分。

【用法】以水三大盏，先煎桑根白皮、大枣、生姜等，取汁二盏，将米煮粥，候临熟，入杏仁汁，更煮五七沸，粥成，食之，不拘时候。

【主治】肺气虚羸，喘息促急，咳嗽。

方四

【方源】（宋）王怀隐《太平圣惠方》卷九十七。

【组成】杏仁（汤浸，去皮尖双仁，水研取汁）半两，生地黄（研取汁）三两，生姜（研取汁）一分，蜜半匙，粳米三合，酥半两。

【用法】先将米煮作粥，次入杏仁等汁及蜜，更煮令熟，食之，不拘时候。

【主治】骨蒸烦热，咳嗽。

方五

【方源】（宋）赵佶《圣济总录》卷一八八。

【组成】杏仁（汤浸，去皮尖双仁，细研后，入黄牛乳三合，搅和，滤取汁）一两，大枣（去核）七枚，桑根白皮（锉）、人参各一两，生姜（切片）半两，粳米（净洗）三合。

【用法】先用水三升，煎人参、大枣、生姜、桑白皮至二升，去滓澄清，下米煮粥。欲熟即下杏仁汁，搅令匀，空心任意食之。

【主治】伤寒吐下发汗后，虚羸，喘急咳嗽，不思饮食。

杏仁紫菀丸

方一

【方源】（唐）王焘《外台秘要》卷十引《崔氏方》，名见《鸡峰普济方》卷十一。

【组成】葶苈子（熬）二十分，贝母六分，杏仁十二分（炮），紫菀六分，茯苓、五味子各六分，人参、桑白皮各八两。

【用法】上药治下筛，炼蜜为丸，如梧桐子大。每服十丸，渐渐加至二三十丸，煮枣汁送下，一日二次，甚者夜一次。

【主治】肺热而咳，上气喘急，不得坐卧，身面肿。不下食，腥气盛者。

方二

【方源】（唐）王焘《外台秘要》卷十引《崔氏方》，名见《鸡峰普济方》卷十一。

【组成】葶苈子（熬）二十分，杏仁十二分，茯苓六分，牵牛子（熬）八分。

【用法】上药治下筛，炼蜜为丸，如梧桐子大。每服八丸，渐渐加至二十丸，煮枣汁送下，日二次，夜一次。

【主治】肺热而咳，上气喘急，不得坐卧，身面肿，不下食，小便不利者。

杏参膏

【方源】（明）朱棣《普济方》卷一五九。

【组成】人参、杏仁（去皮尖）、胡桃（去皮）、柿霜（去皮）各一两。

【用法】将杏仁、胡桃擂细，入熟蜜，用人参，柿霜为丸，如弹子大，每服一丸，细嚼，姜汤送下。

【主治】咳嗽久而不已者。

杏参散

方一

【方源】（宋）陈师文《太平惠民和剂局方》卷四。

【组成】桃仁（去皮尖，麸炒）、人参（去芦）、杏仁（去皮尖，麸炒）、桑白皮（蜜炒微赤，再泔浸一宿，焙）各等分。

【用法】上为细末，每服二钱，水一盏半，加生姜三片，大枣一个，煎至七分，温服，不拘时候。

【功用】除痰下气。

【主治】胸胁胀满，上气喘急，倚息不得睡卧，神思昏愦。

方二

【方源】（明）朱橚《普济方》卷一六三引《仁存方》。

【组成】桃仁、杏仁（并去皮尖，炒）、人参、知母、贝母、桑白皮（米泔浸，蜜炙三度）各等分。

【用法】上为末。每服二钱，水一盏，加生姜三片，大枣一个，煎七分，食后服。

【主治】喘。

杏霜汤

方一

【方源】（宋）陈师文《太平惠民和剂局方》卷十。

【组成】粟米（炒）一斗六升，甘草（炒）十斤半，盐（炒）十六斤，杏仁（去皮尖，麸炒，别研）十斤。

【用法】上为末。每服一钱，沸汤点下，不拘时候。

【功用】调肺气，利胸膈，常服悦泽颜色，光润皮肤。

【主治】①《太平惠民和剂局方》：咳嗽痰逆。②《医方类聚》引《御医撮要》：肺感寒邪，胸膈不利，咽喉肿痛。

方二

【方源】（宋）赵佶《圣济总录》卷六十六。

【组成】杏仁（汤浸，去皮尖双仁，炒）、甘草（生，锉）、桑根白皮（锉）、甜葶苈（隔纸炒香）各一两，麻黄（不去节）五两。

【用法】上为粗末。每服三钱匕，水一盏，加生姜一枣大（拍碎），同煎至六分，去滓温服。

【主治】肺气喘嗽，面目浮肿。

杏苏煎

【方源】（清）江笔花《笔花医镜》卷三。

【组成】杏仁二钱，苏梗、前胡、赤芍、荆芥各一钱，陈皮八分，桔梗、甘草各五分。

【主治】小儿风寒初起，咳嗽。

杏苏散

方一

【方源】（清）吴瑭《温病条辨》卷一。

【组成】苏叶、半夏、茯苓、前胡、苦桔梗、枳壳、甘草、生姜、大枣（去核）、橘皮、杏仁。

【主治】燥伤本脏，头微痛，恶寒，咳嗽稀痰，鼻塞嗌塞，脉弦无汗。

【方论选录】此苦温甘辛法也。外感燥凉，故以苏叶、前胡辛温之轻者达表；无汗脉紧，故加羌活辛温之重者，微发其汗；甘、桔从上开，枳、杏、前、芩从下降，则嗌塞鼻塞宣通而咳可止，橘、半、茯苓逐饮而补肺胃之阳，以白芷易原方之白术者，白术中焦脾药也，白芷肺胃本经之药也，且能温肌肉而达皮毛，姜、枣为调和荣卫之用，若表凉退而里邪未除，咳不止者，则去走表之苏叶，加降里之苏梗，泄泻腹满，金气大实之里证也，故去黄芩之苦寒，加术、朴之苦辛温也。

方二

【方源】（民国）裘庆元《三三医书》。

【组成】杏仁，桔梗，法半夏，生姜，紫苏梗或用叶用子皆可，枳壳麸炒或用蜜炙，赤苓，红枣，前胡，陈皮，炙甘草。

【主治】风寒袭肺。

杏苏散加减

【方源】（民国）裘庆元《三三医书》。

【组成】杏仁三钱，苏叶一钱，牛蒡子三钱，桔梗钱半，前胡钱半，淡豆豉三钱，葱白三支，生甘草一钱。

【主治】初起恶寒咳嗽，头痛鼻塞，脉浮紧者。

杏苏丸

【方源】（清）刘泽芳《名医类编》。

【组成】杏仁（去皮、尖，炒）、苏子（炒）、人参、麦冬（去心）、五味子、制半夏各五钱，干蟾（酥炙）一个，芦荟三钱，麝香五分。

【主治】肺疳，皮毛枯燥，咳逆上气。

杏苏饮

方一

【方源】（宋）杨士瀛《仁斋直指方论》卷八。

【组成】紫苏叶二两，五味子、大腹皮、乌梅肉、杏仁（去皮尖）各一两半，陈皮、北梗、麻黄（去节）、桑白皮（炒）、阿胶（炒）各三分，紫菀、甘草（炒）各一两。

【用法】上㕮咀。每服三钱，加生姜五片，水煎服。

【主治】上气喘嗽，浮肿。

方二

【方源】（清）吴谦《医宗金鉴》卷五十三。

【组成】杏仁（炒，去皮尖）、紫苏、前胡、桔梗、枳壳（麸炒）、桑皮（炒）、黄芩、甘草（生）、麦冬（去心）、浙贝母（去心）、橘红。

【用法】生姜为引，水煎服。

【主治】小儿伤风，发热憎寒，头疼有汗，嚏涕鼻塞声重，不时咳嗽，脉浮缓者。

方三

【方源】（清）吴谦《医宗金鉴》卷五十八。

【组成】苏叶、枳壳（麸炒）、桔梗、葛根、前胡、陈皮、甘草（生）、半夏（姜炒）、杏仁（炒，去皮尖）、茯苓。

【用法】生姜为引，水煎服。

【主治】风寒客肺作喘。

方四

【方源】（日本）下津寿泉《幼科证治大全》。

【组成】杏仁、苏子、陈皮、赤茯苓、桑白皮、大腹皮、半夏、甘草（炙）各一钱。

【用法】加生姜，水煎服。

【主治】婴儿瘀气，咳嗽不止。

杏苏饮子

【方源】（宋）杨倓《杨氏家藏方》卷八。

【组成】紫苏叶四两半，五味子（去梗）、大腹皮、乌梅肉各三两，杏仁（去皮尖）二两四钱，陈橘皮（去白）一两八钱，覆盆子一两八钱，桑白皮一两半，麻黄（去根节）一两半。

【用法】上㕮咀。每服三钱，水一盏，加生姜三片，黑豆三七粒，同煎至七分，去滓，食后、临卧热服。

【主治】咳嗽声重，胸满气喘，面目虚浮，鼻塞清涕，肢节烦疼，及脚气发动，脚肿脚弱，疼痛寒热。

杏酥膏

方一

【方源】（宋）窦汉卿《疮疡经验全书》卷一。

【组成】甘草三钱，朱砂二钱，桔梗二钱，硼砂一钱，麝香少许，白芍二钱，杏仁（去皮尖）三钱。

【用法】上为末，炼蜜为丸。噙化。

【主治】弄舌喉风。

方二

【方源】（清）吴谦《医宗金鉴》卷四十一。

【组成】杏仁霜、奶酥油、炼白蜜。

【用法】溶化，合膏服。

【主治】肺痿干嗽，不虚而燥。

杏酥散

【方源】（宋）许叔微《普济本事方》卷六。

【组成】杏仁（去皮尖）、款冬花、前胡、半夏（汤浸七次，薄切，焙）、五味子（拣）、麻黄（去根节）、柴胡（去苗，洗）、桑白皮（蜜炙黄）、人参（去芦）、桔梗（炒）各等分。

【用法】上为细末。每服三钱，水一盏半，加生姜五片，同煎七分，通口服。

【主治】咳嗽。

【方论选录】《本事方释义》：杏仁气味苦辛微温，入手太阴；款冬花气味辛甘温，入手太阴；前胡气味苦辛微寒，入手足太阴、阳明，其功长于下气；半夏气味苦辛温，入足阳明，能除痰降逆；五味子气味酸苦微温，入足少阴；麻黄气味辛温发散，入手太阴、足太阳；柴胡气味辛甘微温，入足少阳；桑白皮气味苦辛平，入手太阴；人参气味甘温，入足阳明；桔梗气味苦辛平，入手太阴，为诸药之舟楫；再以生姜之辛温达表。此方主治咳嗽久不止者，肺为娇脏，冷热皆能致病，故辛温辛凉之药，必佐以甘温护中，培土生金之意也。

杏桃粥

【方源】（朝鲜）康命吉《济众新编》卷七。

【组成】杏仁（泡，去皮尖，水沉去毒）、胡桃肉（去皮）各等分。

【用法】上药捣磨作屑，和水下筛，取汁煮，入粳米粉少许，作粥。调清蜜，任食之。

【功用】通经脉，润血脉，令肥健，止咳嗽，聪耳目。

杏子散

【方源】（宋）王贶《全生指迷方》卷四。

【组成】杏仁（去皮尖，麸炒黄色，研成膏）、麻黄（为末）各等分。

【用法】上为末。每服二钱匕，煎橘皮汤调下。

【主治】咳嗽气逆，倚息喘急，鼻张，其人不得仰，咽中作水鸡声，时发时止。

杏子汤

方一

【方源】（宋）严用和《严氏济生方》。

【组成】人参、半夏（汤泡七次）、茯苓（去皮）、细辛（洗）、干姜（炮）、官桂（不见火）、杏仁（去皮尖，炒）、白芍药、甘草（炙）、五味子各等分。

【用法】上㕮咀，每服四钱，水一盏半，生姜五片，煎至七分，去滓，温服，不拘时候。

【主治】一切咳嗽，不问外感风寒，内伤生冷，及痰饮停积，悉皆治疗。

方二

【方源】（清）林珮琴《类证治裁》卷二。

【组成】麻黄、桂枝、杏仁、芍药、生姜、天冬。

【主治】气逆而喘。

方三

【方源】（清）徐大椿《医略六书》卷二十。

【组成】杏子（去皮）三钱，麻黄一钱半，炙草八分。

【用法】水煎，去滓温服

【主治】风水浮肿，气喘脉浮者。

【方论选录】风伤皮腠，水积络中，而肺气不清，不能通调水道，故浮肿气喘焉。杏子降气以舒络脉，麻黄开表以通皮腠，炙草缓中益胃气也。水煎温服，使风水分消，则肺气清肃而经络宣通，安有浮肿不退，气喘不平乎？此疏风降气之剂，为风水肿喘之专方。

xiong

芎附散

【方源】（明）孙一奎《赤水玄珠》卷七。

【组成】川芎二两，香附四两。

【主治】衄、吐血不归经。

芎归汤

【方源】（清）景日昣《嵩崖尊生全书》卷十四。

【组成】当归、川芎各二钱，人参、紫苏、干葛各一钱。

【用法】加生姜，水煎服。

【主治】感冒。

芎黄汤

【方源】（元）许国桢《御药院方》卷一。

【组成】荆芥穗三钱，全蝎（炒）五个，大川乌头（炮，去皮脐，切碎，炒黄色）二个，川芎半两，细辛（去苗叶）一钱半，雄黄（研，水飞）一钱。

【用法】上为细末，每服半钱，茶少许，白汤点下，不拘时候。

【主治】偏正头痛，外伤风鼻塞声重，清涕多嚏者。

芎菊上清丸

【方源】（清）太医院《医方配本·暑湿燥火门》。

【组成】生军八两，石膏八两，黄芩八两，羌活四两，芥穗四两，当归六两，黄柏六两，藁本四两，赤芍六两，菊花六两，生地八两，元参六两，桔梗四两，蔓荆子六两，防风六两，薄荷五两，川芎六两，甘草二两。

【主治】上焦火盛，头目眩晕，偏正头痛，鼻塞不闻香臭，耳鸣肿痛作痒，寒热相急，咳嗽痰喘，胃火上升，牙齿疼痛，咽喉不利，头面常生热毒，肺风鼻红鼻渊，胸痛，风热火眼，迎风流泪，一切上焦火盛，头目不清等证。

芎苏散

方一

【方源】（宋）骆龙吉《增补内经拾遗方论》卷三引《太平惠民和剂局方》。

【组成】川芎二钱，苏叶、枳壳（麸炒）、桔梗、柴胡、半夏（汤泡七次）、广陈皮、白茯苓（去皮）各一钱，干葛一钱半，甘草（炙）五分。

【主治】感冒风寒，发热恶寒，头疼身痛；瘴疟脚气。①《增补内经拾遗》引《太平惠民和剂局方》：非时感冒，发热恶寒，头疼身痛。②《岭南卫生方》：瘴疟，壮热头痛，其脉弦紧，按之不绝。③《证治准绳·杂病》引《世医得效方》：脚气。④《医方考》：感冒外有头痛、发热、恶寒；内有咳嗽、吐痰、气汹者。⑤《郑氏家传女科万金方》：产后伤风，恶露已净。⑥《幼科铁镜》：小儿感冒，面色寒滞，两颊或似水红桃花，鼻流清涕，恶风痰壅。

【方论选录】《医方考》：川芎、苏叶、干葛、柴胡、解表药也，表解则头痛、发热、恶寒自愈；桔梗、半夏、陈皮、枳壳、茯苓、甘草，和里药也，里和则咳嗽、吐痰、气汹自除。

【备注】《岭南卫生方》本方用法：上㕮咀。每服三钱，加生姜三片、大枣一个，水煎服。方中干葛，《伤寒图歌活人指掌》作“干姜”。

方二

【方源】（清）林开燧《活人方》卷三。

【组成】防风四两，苏叶二两五钱，干葛二两五钱，川芎一两五钱，羌活一两五钱，前胡一两五钱，麻黄一两，桂枝五钱，甘草五钱。

【用法】上为末。每服三五钱，葱头、生姜汤调下，不拘时候。

【主治】感冒风寒，初起其邪在表，头疼项强，鼻塞身热，恶寒无汗，周身关节痠疼。

芎苏散加减

【方源】（明）佚名《儒医心镜》。

【组成】川芎、苏叶、干葛、白芷、防风、香附、陈皮、细辛、甘草、柴胡。

【主治】初感风寒，新嗽，鼻塞声重，头痛，发热恶寒，脉浮紧者。

芎苏泻白散

【方源】（清）秦之桢《伤寒大白》卷一。

【组成】川芎、紫苏、防风、桑白皮、地骨皮、荆芥、甘草。

【主治】风伤肺气，咳嗽，寒热，头痛。

芎苏饮

【方源】（清）林珮琴《类证治裁》卷二。

【组成】参、苏、夏、苓、陈、草、枳、桔、芎、柴、木香、葛根、姜、枣。

【功用】疏风。

【主治】兼感风寒暴嗽，鼻塞声重。

芎犀丸

【方源】（元）危亦林《世医得效方》卷十。

【组成】石膏（细研）四两，生龙脑（别研）、朱砂（研，飞）各四两（留一两为衣），生犀角一两，人参（去芦）二两，茯苓（去皮）二两，川芎四两，阿胶（碎，炒）一两半，细辛（去苗）二两，麦门冬（去心）三两，甘草（炙）二两，山栀子（去皮）一两。

【用法】上除别研药后入，并为末，炼蜜为丸。每服一至二丸，食后细嚼、茶、酒任下。服此不十数次，成作嚏，突出一铤稠脓，即愈。

【主治】偏头疼，一边鼻塞不闻香臭，常流清涕，或作臭气一阵，加芎、蝎等遍服无效者。

【方论选录】《金匮翼》：此方兼祛风清热之长，而得参、胶等安定气血，虽虚人亦可用之，安内攘外，并行不悖也。

芎蝎散

【方源】（明）万全《万氏家传幼科发挥》卷下。

【组成】川芎、荜拔各一钱，蝎梢（去毒）三分，半夏（酒浸一宿，水洗七次，焙干）、细辛各二分。

【用法】上为极细末，热汤调，稍热服。

【主治】脾虚上气喘息急，呕吐痰涎，足胫冷者。

芎辛汤

【方源】（元）许国桢《御药院方》卷一。

【组成】川芎半两，细辛（去苗土）一钱，甘草（炙）一钱半。

【用法】上三味为粗末，每服二钱，水一盏煎至七分，去滓，食后温服。

【主治】膈痰风濒，头目昏痛，鼻塞声重，肩背拘急。

芎芷藿苏散

【方源】（明）王三才《医便》卷二。

【组成】川芎一钱，白芷八分，细辛（去叶）五分，干葛一钱，甘草（生）三分，紫苏叶一钱，藿香（去土）八分，半夏（姜制）一钱，陈皮八分，苍术（麸炒）一钱，枳壳（去瓤）七分，桔梗（去芦）七分，淡豆豉（不用亦可）八分。

【用法】加生姜三片，葱白一根，水一钟半，煎八分，食后热服。

【主治】春初人事劳扰，饥饱失节，或解衣沐浴，触冒风寒，致成内伤外感，头疼发热，呕吐眩闷，膈胀痛，恶食，或鼻流清涕，咳嗽生痰，鼻塞声重。

芎芷香苏散

方一

【方源】（元）危亦林《世医得效方》卷九。

【组成】香附子（炒，去毛）五两，紫苏（去根）二两半，陈皮二两，甘草二两，苍术（切片，米泔浸，炒黄）二两，川芎，白芷。

【用法】上锉一剂。加生姜三片，大枣二个，水煎服。

【主治】伤风，鼻中清涕，自汗头痛，或发热。

方二

【方源】（朝鲜）金礼蒙《医方类聚》卷五十六引《管见良方》。

【组成】香附子（炒去毛）、紫苏各三两，陈皮（去白）、川芎、白芷各二两，甘草（炙）一两。

【用法】上吹咀。每服三钱，水一大盏，加生姜三片，大枣一个，煎至七分，去滓热服，不拘时候。

【主治】四时瘟疫、伤寒，发热，头痛项强，百节酸疼；又疗伤风咳嗽，声重，鼻流清涕，腰背拘急。

方三

【方源】（明）王三才《医便》卷二。

【组成】川芎、白芷、苏叶（紫者，去梗）、香附各一钱，陈皮、防风、羌活各八分，甘草五分。

【用法】加生姜三片，葱白三寸，水一钟半，煎八分，食后热服。

【主治】春月伤风，鼻塞声重，或流清涕，咳嗽痰壅气逆，人迎脉浮缓。

方四

【方源】（清）景日昣《嵩崖尊生全书》卷十。

【组成】川芎、白芷、香附、苏叶、陈皮、甘草、枳壳。

【主治】感冒，发热恶寒。

芎枳丸

【方源】（金）刘完素《黄帝素问宣明论方》卷一。

【组成】川芎、枳壳（麸炒，去穰）各等分。

【主治】劳风，强上冥视，肺热上壅，唾稠，喉中不利，头目昏眩。

芎术香苏散

【方源】（元）朱震亨《丹溪摘玄》卷九。

【组成】川芎、香附、紫苏各四两，甘草（炙）四两，苍术、陈皮各二钱。

【主治】头疼发热，鼻塞声重，四时俱用之。

胸痹咳唾短气方

【方源】（唐）王焘《外台秘要》。

【组成】雄黄，巴豆（去皮心，熬）。

【用法】上二味，先捣雄黄细筛，纳巴豆，务熟捣之相和，丸如小豆。服一丸。

【主治】胸痹之病，令人心中坚痞急痛，肌中苦痹，绞急如刺，不得俯仰，其胸前及背皆痛，手不得犯，胸满短气，咳唾引痛，烦闷自汗出，或彻引背膂。

雄半丸

【方源】（明）徐彦纯撰，刘纯续增《玉机微义》卷五十引《全婴方》。

【组成】雄黄一钱半，巴豆七粒，半夏半两。

【用法】上为末，糊丸如小豆大。一岁二丸，姜汤送下。

【主治】小儿咳嗽有痰，潮热。

雄黄丹

【方源】（元）李仲南《永类钤方》卷二十一。

【组成】雄黄、朱砂（另研）各一钱，杏仁（炒）十四粒，巴豆七粒，豉（淡者）二十一粒。

【用法】上用米醋半盏，干姜一片，指大者，煮令干，研成膏，皂角一寸蜜炙焦，先去子及皮弦，法制牛胆南星一分，同雄、朱、杏膏研细，加少糊丸，如麻子大。一岁儿五丸，壮者七丸，二岁十丸，淡姜汤送下。

【主治】齁船喘满咳嗽，心胸烦闷，伤热触毒。

雄黄夺命散

【方源】（明）万全《万氏家传育婴秘诀》卷二。

【组成】黑白丑（取头末半两）各一两半，大黄、槟榔各半两，木香三钱。

【用法】上为末。三岁者，服二钱，温水调耳良。

【主治】小儿肺胀，喘急，胸高气逆，两胁扇动，鼻张闷乱，嗽喝声嗄，痰涎潮塞，俗谓之马脾风。

雄黄膏

【方源】（宋）刘昉《幼幼新书》卷十六。

【组成】雄黄一钱，杏仁七粒，半夏（童便浸一宿，焙）七个。

【用法】上研匀，姜汁半两、蜜半两并药入罐内，重汤熬，柳枝搅成膏。每用一皂子大，涂乳头，令儿吮；或糯米饮调。

【主治】月内并三岁儿嗽。

雄黄解毒丸

【方源】（宋）窦汉卿《疮疡经验全书》卷一。

【组成】雄黄（水飞）、郁金、甘草节各一两，巴豆仁三十五粒，绿豆粉一两。

【用法】上为末，醋糊为丸，如豆大。每服七丸，茶清送下。吐出痰涎立醒；未吐再服七丸，如人假死，心尚热者，研末灌之。

【主治】弄舌喉风。

雄黄酒

【方源】（明）龚信《古今医鉴》卷五。

【组成】明雄黄一钱。

【用法】以酒一盏煎七分，令患人嗅其热气。即止。

【功用】咳逆。

雄黄款冬花散

【方源】（明）朱橚《普济方》卷二十七。

【组成】款冬花半两，佛耳草半两，明雄黄（研）一钱。

【用法】上为末，置于碗内，停灰火上，铄药熏，纸盖碗口留眼。频嗅吸药烟。其嗽即止口

【主治】肺痿喘嗽，痰涎壅盛。

雄黄散

方一

【方源】（宋）杨士瀛《仁斋直指方论》卷八。

【组成】雄黄、安息香各一分，露蜂房（去子烧灰）、桃仁（去皮炒）各二分，麝香（少许）。

【用法】上为末。每用一钱，生艾叶入

生蜜研汁夹和，临卧含化。仍烧艾，以管子吸烟熏喉。

【主治】传疰劳嗽，肺管有虫，令人喉痒。

方二

【方源】（宋）杨士瀛《仁斋直指方论》卷二十一。

【组成】雄黄半钱，瓜蒂三个，绿矾一钱，麝少许。

【用法】上为细末。搐些入鼻。

【主治】鼻䶊，息肉。

【备注】本方原名雄黄丸，与剂型不符，据《世医得效方》改。

方三

【方源】（宋）张锐《鸡峰普济方》卷二十一。

【组成】蜈蚣（去足并去头为末）一个，雄黄一钱（研）。

【用法】上为细末。每用一字或半钱，冷水调，鸡翅扫在喉中。

【主治】缠喉诸风，及满口牙齿血烂者。

方四

【方源】（宋）赵佶《圣济总录》卷一一六。

【组成】雄黄（研）、细辛（去苗叶）、木通（锉）、苏仁（研）、皂荚（炙，刮去皮并子）各一分，白矾（煅过）半两，礜石（黄泥包煅过）半两，黎芦（炙）、地胆、瓜蒂、地榆（洗去泥土）、茼茹各三分，巴豆（去皮壳，炒黄）十粒。

【用法】上为散。煎细辛、白芷汤和，涂敷息肉上；以胶清和涂之亦得。取愈为度。

【主治】鼻中息肉。

方五

【方源】（宋）朱佐《类编朱氏集验医方》卷七。

【组成】雄黄、北细辛、麝香。

【用法】上为末。搐入鼻中。

【主治】鼻痔。

方六

【方源】（元）危亦林《世医得效方》卷十七。

【组成】巴豆（三生四熟，生者去壳生研，熟者去壳灯上烧存性）七粒，干桑黄茹二片，雄黄（皂角子大，透明者，细研）一块，郁金（蝉肚者，研为末）一枚。

【用法】上再研匀。每服半字，茶清少许下。如口噤咽塞，用小竹管纳药，吹入喉中，须臾吐利即效。

【主治】缠喉风，喉闭，先两日胸膈气紧，吸气短促，忽然咽喉肿痛，手足厥，气闭不通，顷刻不治。

方七

【方源】（明）朱橚《普济方》卷三八七。

【组成】雄黄一钱，甘遂一钱半，芒硝二钱，轻粉（另研）少许。

【用法】上为末。每服一钱，用浆水一小盏，油一点，调下。以吐、嗽、泻为度。

【主治】小儿胸喉齁䶎，喘不止。

雄黄丸

方一

【方源】（宋）王怀隐《太平圣惠方》卷八十七。

【组成】雄黄（细研）、熊胆（细研）、黄连（去须）、青黛（细研）、麝香（细研）、细辛、干漆（捣碎炒令烟出）、兰香子、狗头骨灰、蛇蜕皮（微炙）、蜣螂（微炒）、芦荟（细研）、龙胆（去芦头）、蜗牛壳（炒令微黄）、地龙（微炒）、蝉壳（微炒）各一分。

【用法】上为末，入研了药。都研令匀，以软饭和丸，如绿豆大。每服三丸，以冷水送下，日三服。

【主治】小儿鼻疳，羸瘦壮热，多睡昏

沉，毛发焦黄，体无润泽，虫蚀口齿。

方二

【方源】（宋）杨士瀛《仁斋直指方论》卷八。

【组成】雄黄（研）、白矾（煅）、木香、生葶苈子各一分，马兜铃（去壳）、鸡内金、淡豆豉各三钱半，信砒（锋芒莹者，生用）一钱半。

【用法】上为细末，米浆煮糊为丸，如胡椒大。每服五丸，加至七丸，茶清稍冷，临卧送下。次日饮食勿用热。绿豆生嚼，解砒霜毒。

【主治】喘。

方三

【方源】（宋）张锐《鸡峰普济方》卷十一。

【组成】雄黄一两。

【用法】入瓦盒内不固济，坐盒子于地上，用土培之，周匝令实，可厚二寸。以炭一斤，簇定顶，火煅之，三分去一，退火待冷，出之细研如粉，用蟾酥和丸，如粟米大，每服三十丸，空心杏仁汤送下。

【主治】肺痨咳嗽。

方四

【方源】（明）孙一奎《赤水玄珠》卷二十六。

【组成】雄黄五钱，半夏、神曲、白曲各一两，巴霜四十九粒（另研）。

【用法】上为末，滴水为丸，如绿豆大，用米糠拌炒赤色。每服七丸，加至十九，呕吐，姜汤送下；痰嗽，齑菜汁送下。

【主治】癖积痰嗽呕吐。

方五

【方源】（明）徐用宜《袖珍小儿方》卷四。

【组成】雄黄五钱，信石（白者）三钱，半夏一两，白矾三钱，巴豆（去心膜油）一钱。

【用法】先将白矾同信末二件拌匀，焙干，再研再炒，入前药末内和匀，糊为丸，如粟米大，辰砂为衣。每服五七丸，卧时用桑白皮汤吞下；或清茶亦可。

【主治】小儿诸般喘嗽，盐醋等齁哮吼。

方六

【方源】（明）朱橚《普济方》卷三八七引《全婴方》。

【组成】南星、雄黄、半夏各一钱，巴豆（去油）一半。

【用法】上为末，糊丸如芥子大。三岁十丸，生油浸过，生姜汤送下。

【主治】小儿咳嗽，气粗有痰。

方七

【方源】（明）朱橚《普济方》卷一六三引《余居士选奇方》。

【组成】雄黄、雌黄、信各一钱，巴豆五粒，半夏（汤浸七次）半两。

【用法】上为末，糊为丸，如椒子大。每服五丸。临卧清茶送下。小儿加减与服之。

【主治】喘嗽。

方八

【方源】（清）佚名撰，钱沛增补《治疹全书》卷下。

【组成】明雄黄。

【用法】上药不拘多少，捣末，饭中蒸七次，为细末，蒸饼为丸，如梧桐子大。每服七丸，酒浆送下。

【主治】闷疹痰喘，因潮不尽者。

雄朱化痰定喘丸

【方源】（明）薛铠《保婴撮要》卷六。

【组成】雄黄、朱砂各一钱，研蝉蜕、全蝎少许，白僵蚕、天南星、白附子（炮）、各二钱，轻粉五分。

【主治】治因惊发喘，逆触心肺，暴急张口，虚烦神困。

雄朱丸

【方源】（明）龚廷贤《寿世保元》卷

八。

【组成】牛胆南星、天花粉各一两，薄荷、荆芥、防风、羌活、天麻、朱砂、雄黄各六钱，麝香三分。

【用法】上为细末，粳米饭为丸。薄荷汤送下。

【主治】春、夏、秋伤风咳嗽，痰热喘急，并夹惊伤寒。

xu

虚成散

【方源】（宋）张锐《鸡峰普济方》卷十一引《真君脉诀》。

【组成】枳实、秦艽、白茯苓、芍药、延胡索、当归、麻黄、茴香各半两，甘草一两。

【用法】上为细末。每服二钱，水一盏，入银耳环一只，蜜三五滴，同煎八分，食后通服。

【功用】补肺脏劳极。

【主治】五脏虚劳极。

虚喉吹药

【方源】（民国）张山雷《疡科纲要》卷下。

【组成】儿茶三钱，川贝三钱，牡蛎粉（漂净）八钱，西血珀六钱，漂人中白五钱，蒲黄炭三钱，西牛黄二钱，梅冰片六分，麝香三分。

【用法】上为极细末，和匀密贮。

【主治】阴虚火炎，喉痹、喉疳、喉癣。

虚哮汤

【方源】（清）李文炳《仙拈集》卷一引《汇编》。

【组成】麦冬三两，桔梗三钱，甘草二钱。

【用法】水煎服。一剂即愈。不必加去痰之药，加则不效矣。

【主治】热哮，伤热伤暑而发，并盐哮、酒哮。

许明疗人久咳欲死方

【方源】（唐）王焘《外台秘要》卷九。

【组成】取厚榆皮削如指大。

【主治】疗人久咳欲死。

续断散

【方源】（明）武之望《济阳纲目》卷六十一。

【组成】续断、紫菀、桔梗、青竹茹、五味子各三钱，生地（酒炒）、桑白皮各五两，甘草（炙）二两，赤小豆半斤。

【主治】骨蒸劳热，传尸瘦病，潮热烦躁，喘嗽气急，身疼盗汗，兼治咳嗽唾脓血。

续断汤

【方源】（元）罗天益《卫生宝鉴》卷五。

【组成】生地黄、桑白皮各五两，续断、紫菀、青竹茹、五味子、桔梗各三两，甘草（炙）二两，赤小豆半升。

【用法】上为粗末。练服三钱，水一盏半，加小麦五十粒，煎至一盏，去滓，食后温服，一日三次。

【主治】骨蒸劳热，传尸瘦病，潮热烦躁。咳嗽气急，身体疼痛，口干盗汗；兼治咳嗽唾脓血。

续命汤

【方源】（民国）裘庆元《三三医书》。

【组成】麻黄三钱，桂枝三钱，甘草炙三钱，当归二钱，人参三钱，石膏三钱，干姜三钱，川芎一钱，杏仁（泡去皮尖，碎）三十枚。

【主治】中风痱，身体不能自收，并治但伏不得卧，咳逆上气，面目浮肿。

续命养荣汤

【方源】（民国）冯绍蘧《宋氏家传产

科全书秘本》卷一。

【组成】当归四钱，川芎一钱，甘草四分，炮姜四分，人参三钱，黄芪一钱，白术一钱，熟地二钱，陈皮四分。

【主治】产后气短似喘，无块痛者。

续气回阳汤

【方源】（清）单南山《胎产指南》卷七。

【组成】川芎二钱，当归四钱，炙甘草四分，人参三钱，黄芪一钱，白术二钱，陈皮四分，熟地二钱。

【主治】产后气短促，间无血块痛。

续气养荣汤

【方源】（清）竹林寺僧《胎产新书》卷五。

【组成】黄芪、白术、川芎各一钱，当归四钱，人参三钱，陈皮、炙甘草、姜炭各四分，熟地二钱。

【主治】产后气短促，无块痛。

续气养营汤

【方源】（清）陈笏庵《胎产秘书》卷下。

【组成】川芎二钱，当归四钱，炙甘草、炮姜各五分，人参二钱，黄芪一钱，熟地、枣仁、山药各一钱，陈皮三分。

【主治】产后气短发喘。

xuan

宣白承气汤

【方源】（清）吴瑭《温病条辨》卷二。

【组成】生石膏五钱，生大黄三钱，杏仁粉二钱，瓜蒌皮一钱五分。

【用法】水五杯，煮取二杯，先服一杯。不知再服。

【主治】阳明温病，喘促不宁，痰涎壅滞，右寸实大，肺气不降者。

宣毒解肌汤

【方源】（清）滑寿（清人托名）《麻疹全书》卷三。

【组成】葛根、前胡、荆芥穗、牛蒡子、连翘（去子）、蝉蜕各八分，木通七分，赤芍、甘草、灯心（引）、桑白皮（蜜蒸）、贝母（去心，姜汁拌）。

【主治】麻疹初起，发热咳嗽，或乍凉乍热，已现麻路；并宜初潮未明是否麻证。

宣肺涤痰汤

【方源】（民国）吴克潜《儿科要略》第六章。

【组成】前胡、苏子、杏仁、象贝母、竹茹、陈皮、薄荷、赤苓、连翘各二钱。

【主治】伤风咳嗽，身热痰多，气息不平。

宣肺扶土方

【方源】（清）赵濂《医门补要》卷下。

【组成】杏仁、南沙参、玉竹、太子参、茯苓、苏子、橘红、半夏。

【用法】冰糖为引，水煎服。

【主治】劳嗽。

宣肺化痰汤

【方源】（清）刁步忠《喉科家训》卷二。

【组成】牛蒡、连翘、防风、薄荷、生草、竹沥、荆芥、杏仁、蒌仁、玄参、枳壳。

【用法】水煎服。

【主治】锁喉缠喉，痰涎上升，呼吸短促，形寒烦热，骨节胀闷，脉弦紧数，舌黄尖绛。

宣肺散

方一

【方源】（宋）王璆《是斋百一选方》卷五。

【组成】白茯苓四两，干姜（泡）一两

半，五味子、细辛、甘草（炙）各二两半，人参（去芦）一两。

【用法】上为细末。每服二钱，沸汤调下，食后临卧服。

【主治】①《是斋百一选方》：痰饮。②《普济方》：胸膈不利，痰嗽喘促，脾胃壅滞。

方二

【方源】（清）陈士铎《辨证录》卷三。

【组成】柴胡、黄芩、紫菀各二钱，白芍一两，当归、麦冬各五钱，茯苓、白芥子各三钱，甘草、款冬花各一钱，紫苏一钱，辛夷五分。

【用法】水煎服。

【主治】鼻渊。

宣肺汤

【方源】（宋）王璆《是斋百一选方》卷五。

【组成】细辛、甘草各一两，防风（去芦）二两，麻黄（不去根节）四两。

【用法】上吹咀。每服三钱，水一盏半，煎至七分，去滓温服。

【主治】喘。

宣明知母茯苓汤

【方源】（明）徐彦纯撰，刘纯续增《玉机微义》卷八。

【组成】甘草、茯苓各一两，知母、五味子、人参、薄荷、半夏、柴胡、白术、款冬花、桔梗、麦门冬、黄芩各半两，川芎二钱，阿胶三钱。

【主治】咳嗽不已，往来寒热，自汗，肺痿。

宣脑散

【方源】（清）何梦瑶《医碥》卷七。

【组成】川郁金、川芎、青黛、薄荷、小黄米各二分。

【用法】上为细末。每用少许，口噙冷水，搐鼻中。

【主治】鼻病。

玄参甘桔汤

【方源】（明）翟良《医学启蒙汇编》卷四。

【组成】玄参、甘草、桔梗、薄荷、连翘、牛蒡子、天花粉、远志、密陀僧各等分。

【用法】水煎服。

【主治】热肿喉痹。

玄胡散

【方源】（明）朱橚《普济方》卷二五一。

【组成】玄胡索、知母、贝母、款冬花各一两。

【用法】上为细末。每服二钱，猪肉一两，薄批掺药卷定，精火炙熟，食后细嚼，生姜汤下，一日二次。

【主治】虚劳喘嗽，咳唾脓血，肌热盗汗困弱。

玄及膏

【方源】（明）洪基《摄生秘剖》卷四。

【组成】北五味子（水浸一宿，去核）一斤，白蜜三斤。

【用法】五味子入砂锅，加河水煎之取汁，又将滓再煎，以无味为度，入蜜微火熬成膏，空心白汤下二三匙。

【功用】强阴壮阳。

【主治】火嗽，梦遗精滑。

【方论选录】北方之令主闭藏，神气虚怯则不能收固。五味子味酸，酸者束而收敛，能固耗散之精，有金水相生之妙，况酸味正入厥阴，厥阴偏善疏泄，乃围魏救赵之法也，一物单行，功专力锐，更无监制，故为效神速。

玄妙散

【方源】（清）费伯雄《医醇賸义》卷三。

【组成】玄参一钱五分，丹参三钱，沙参四钱，茯神二钱，柏仁二钱，麦冬（朱砂拌）一钱五分，桔梗一钱，贝母二钱，杏仁三钱，夜合花二钱，淡竹叶十张，灯心三尺。

【主治】心经之咳，痰少心烦，夜不成寐。

玄芩二陈汤

【方源】（清）罗国纲《罗氏会约医镜》卷八。

【组成】陈皮钱半，半夏二钱，茯苓二钱，甘草一钱，玄参一钱二分，黄芩二钱，连翘一钱，马兜铃五分。

【用法】水煎服。

【主治】痰多咳嗽夜甚，脾湿及肺有微火者。

【备注】加枳壳、桔梗各一钱更佳。

玄参煎

【方源】（宋）王怀隐《太平圣惠方》卷十一。

【组成】玄参一两，川升麻半两，苦参（锉）半两，人参（去芦头）三分，秦艽（去苗）一两，马牙硝半两。

【用法】上为散。每服五钱，用水一大盏，煎至五分，去滓，入炼蜜一合，相和令匀，不拘时候，徐徐含咽服之。

【主治】伤寒，咽喉内痛，满口生疮，吃食不得。

玄参解毒汤

【方源】（明）万表《万氏家抄济世良方》卷六。

【组成】玄参、生地、黄芩、山栀仁（炒）、桔梗、甘草、葛根、荆芥穗。

【用法】水煎，入茅根汁，磨京墨服。

【主治】痘疹火热，迫血妄行而鼻衄。①《万氏家抄济世良方》：痘疹口鼻出血。②《片玉痘疹》：痘疹之火，熏蒸于内，迫血妄行，但从鼻出。③《种痘新书》：麻焦紫，肺胃实热，黑暗毒盛，衄血，邪火入里者。

【备注】《痘疹仁端录》无京墨。

玄参救苦膏

【方源】（清）梅启照《梅氏验方新编》卷一。

【组成】大玄参五两，甜桔梗三两，净梅片八分，枇杷肉（如无此，以浙贝母一两五钱代之）五两，生甘草一钱。

【用法】上为末，或煎膏，或为丸均可。大人重者五钱，轻者四钱，小儿减半。

【主治】一切咽喉急症之体气虚弱者。

玄参清肺饮

【方源】（明）陈实功《外科正宗》卷二。

【组成】玄参八分，银柴胡、陈皮、桔梗、茯苓、地骨皮、麦门冬各一钱，薏苡仁二钱，人参、甘草各五分，槟榔三分。

【用法】水二钟，加生姜二片，煎八分，临入童便一杯，食后服。

【主治】肺痈，咳吐脓痰，胸膈胀满，上气喘急，发热者。

玄参散

方一

【方源】（宋）王怀隐《太平圣惠方》卷十一。

【组成】玄参一两，射干一两，黄药一两。

【用法】上为末。每服五钱，以水一大盏，煎至五分，去滓温服，不拘时候。

【主治】伤寒，上焦虚，毒气热壅塞，咽喉连舌肿痛。

方二

【方源】（宋）王怀隐《太平圣惠方》卷十五。

【组成】玄参、射干、川升麻、百合、前胡（去芦头）、白蒺藜（微炒，去刺）、犀角屑、枳壳（麸炒微黄，去瓤）、甘草

（炙微赤，锉）、杏仁（汤浸，去皮尖双仁，麸炒微黄）、桔梗（去芦头）、木通（锉）、麦门冬（去心）各三分。

【用法】上为散。每服五钱，以水一大盏，煎至五分，去滓温服，不拘时候。

【主治】时气热毒上攻咽喉，噎塞肿痛。

方三

【方源】（宋）赵佶《圣济总录》卷一二三。

【组成】玄参、杏仁（汤浸，去皮尖双仁，炒）、甘草（炙）、赤茯苓（去黑皮）、白术、桔梗（炒）、人参各半两。

【用法】上为散。每服二钱匕，热汤调下，一日三五次。

【主治】狗咽气塞。

玄参升麻汤

方一

【方源】（宋）严用和《济生方》卷五。

【组成】玄参、赤芍药、升麻、犀角（镑）、桔梗（去芦）、贯众（洗）、黄芩、甘草（炙）各等分。

【用法】上㕮咀。每服四钱，水一盏半，加生姜五片，煎至八分，去滓温服，不拘时候。

【主治】①《济生方》：心脾壅热，舌上生疮，木舌重舌，舌肿或连颊两边肿痛。②《景岳全书》：咽喉肿痛，斑疹疮疡。

方二

【方源】（宋）朱肱《类证活人书》卷十八。

【组成】玄参、升麻、甘草（炙）各半两。

【用法】上锉，如麻豆大。每服五钱匕，以水一盏半，煎至七分，去滓服。

【功用】《医方集解》：清咽散斑。

【主治】热毒发斑，咽喉肿痛。①《类证活人书》：伤寒发汗吐下后，毒气不散，表虚里实，热发于外，身斑如锦文，甚则烦躁谵语。喉闭肿痛。②《证治准绳·幼科》：痘疹后，余毒咽喉肿痛。③《杏苑生春》：冬时瘟疫应寒而大温抑之，身热，头疼，咽痛。④《简明医彀》：温毒发斑。

【方论选录】①《医方考》：升麻能散斑，甘草、玄参能清咽。散斑者，取其辛温，谓辛能散而温不滞也；清咽者，取其甘苦，谓甘能缓而苦能降也。②《医方集解》：此足阳明少阴药也。发斑者，阳明胃热也；咽痛者，少阴相火也。升麻能入阳明，升阳而解毒；玄参能入少阴，壮水以制火，甘草甘平，能散能和。故上可以利咽，而内可以散斑也。③《医方论》：玄参清上焦浮游之火，升麻升阳而解毒，甘草清热而解毒。药只三味，简而能到。

方三

【方源】（元）罗天益《卫生宝鉴》卷八。

【组成】升麻、黄连各五分，黄芩（炒）四分，连翘、桔梗各三分，鼠粘子、玄参、甘草、白僵蚕各二分，防风一分。

【用法】上㕮咀，作一服。水二盏，煎至七分，去滓，稍热噙漱，时时咽之。

【主治】①《卫生宝鉴》：中风后咽喉中妨闷，会厌后肿，舌赤，早晨语言快利，午后微涩。②《古方选注》：喉痹。

【方论选录】《古方选注》：咽喉诸证，历考汤方，皆辛散咸软，去风痰，解热毒，每用噙化咽津法，急于治标而缓于治本，即喉痹之急证亦然。牛蒡散时行风热，消咽喉壅肿；升麻散至高之风，解火郁之喉肿，白僵蚕得清化之气，散浊结之痰；玄参清上焦氤氲之热，连翘散结热消壅肿，防风泻肺经之风邪，芩、连清上中之热毒，甘、桔载引诸药上行清道。

玄参汤

方一

【方源】（宋）赵佶《圣济总录》卷

三十。

【组成】玄参（坚者）一两，羚羊角（镑）、升麻、射干各三分，芍药、木通（锉）各半两。

【用法】上为粗末。每服五钱匕，水一盏半，入生姜半分拍碎，同煎至八分，去滓，食后温服。

【主治】伤寒咽喉痛，壅塞不通，口苦。

方二

【方源】（宋）赵佶《圣济总录》卷五十。

【组成】玄参、紫苏叶、木通（锉）各三分，枳壳（去瓤，麸炒）、防风（去叉）各半两，麦门冬（去心，炒）一两一分，羚羊角（镑）一分半，生干地黄三两。

【用法】上为粗末。每服三钱匕，水一盏，煎至七分，去滓，食后温服，一日二次。

【主治】肺风热，鼻内生疮，烦闷胁满。

方三

【方源】（宋）赵佶《圣济总录》卷一一七。

【组成】玄参、茅根（锉）、羌活（去芦头）、竹茹、木通（锉）、羚羊角（镑）、升麻各半两，黄连（去须）、人参、苦竹叶、半夏（汤洗去滑）各三分，甘草（锉）一分。

【用法】上为粗末。每服三钱匕，水一盏，加生姜三片，煎至六分，去滓，食后温服。

【主治】心肺壅热，口内生疮，胸膈痰逆。

方四

【方源】（清）秦之桢《伤寒大白》卷一。

【组成】玄参、山栀、麦冬、天花粉、桔梗、知母、薄荷、甘草、黄芩。

【功用】清肺润燥。

【主治】实火咽痛。

玄参丸

方一

【方源】（宋）王怀隐《太平圣惠方》卷六。

【组成】玄参三分，羚羊角屑三分，木香三分，羌活三分，白鲜皮三分，沙参（去芦头）三分，零陵香二分，槟榔三分，人参（去芦头）三分，赤茯苓三分，黄芪三分，白芷三分，马牙硝三分，龙脑（研）一分，麝香（研）一分，铅霜（研）一分。

【用法】上为末，入龙脑等。同研令匀，炼蜜为丸，如梧桐子大。每服十丸，以薄荷汤嚼下，不拘时候。

【主治】肺脏风毒，皮肤生疮疹。

方二

【方源】（宋）王怀隐《太平圣惠方》卷三十三。

【组成】玄参、羚羊角屑、川升麻、汉防已、杏仁（汤浸，去皮尖双仁，麸炒微黄）、沙参（去芦头）、车前子、桑根白皮（锉）、栀子仁各一两，大麻仁一两半，川大黄（锉碎，微炒）一两半。

【用法】上为末，炼蜜为丸，如梧桐子大。每服二十丸，食后以温水送下，夜临卧时再服。

【主治】肺脏风热，白睛肿胀，遮盖瞳仁，开弓不得，赤涩疼痛。

【备注】本方改为饮剂，名玄参饮（见《审视瑶函》）。

方三

【方源】（宋）赵佶《圣济总录》卷一二四。

【组成】玄参、白僵蚕、白矾（生用）各一分，甘草（生用）半分。

【用法】上为细散，用鲤鱼胆汁为丸，如赤小豆大。每服十丸，食后温生姜汤送下，一日二次。

【主治】缠喉风。

方四

【方源】（明）王肯堂《证治准绳·类方》第七册。

【组成】玄参、川升麻、汉防己、羚羊角屑、沙参、车前子、栀子仁、桑根白皮、杏仁（汤浸，去皮尖双仁，炒黄）各一两，大麻仁、川大黄（微炒）各一两半。

【用法】上为细末，炼蜜和丸，如桐子大；每服二十丸，食后以温水送下，临卧时再服。

【主治】肺脏积热，白睛肿胀，遮盖瞳人，开张不得，赤涩疼痛。

玄参犀角汤

【方源】（清）佚名撰，钱沛增补《治疹全书》卷下。

【组成】玄参、犀角、连翘、花粉、丹皮、鲜生地。

【主治】疹后，及暮加喉痛而咳。

玄霜

方一

【方源】（明）李恒《袖珍方》卷三。

【组成】薄荷梗（烧存性）四两，硼砂、盆硝、胆矾各二钱。

【用法】上为末，以油二三点入水上，调点患处。

【主治】喉痹。

方二

【方源】（清）叶桂《种福堂方》卷二。

【组成】黑铅一斤。

【用法】上烊成一薄饼，中穿一洞，以绳系之，将好米醋半瓮，即以铅饼悬挂瓮中，离醋约一寸许，瓮口用皮纸箬子扎紧，再以砖石压之，勿使泄气，放屋下阴处，待数日取起，铅饼上有白霜拭下，每铅一斤，取白霜二两为止。痰火咳嗽，每服三分，噙口内，以白汤送下。

【主治】痰火噎膈，咳嗽。

玄霜膏

【方源】（明）王三才《医便》卷三。

【组成】乌梅（煎浓汁）四两，姜汁一两，萝卜汁四两，梨汁四两，柿霜四两，款冬花、紫菀各二两（俱为末，已上药制下听用）。

【用法】另用白茯苓十两，取净末半斤，用人乳三斤，将茯苓末浸入，取出晒干，又浸又晒，乳尽为度，却将前冬花、紫菀末、柿霜、白糖并各汁，再加蜜糖四两和匀，入砂锅内，慢火煎熬成膏，丸如弹子大。每服一丸，临卧时噙化，薄荷汤漱口。半月即效而愈。

【主治】吐血虚嗽。

玄霜雪梨膏

【方源】（明）龚信《古今医鉴》卷七。

【组成】雪梨（六十个，酸者不用，去心皮，取汁）三十钟，藕汁十钟，新鲜生地黄（捣取汁）十钟，麦门冬（捣烂，煎汁）五钟，萝卜汁五钟，茅根汁十钟。

【用法】上药，再重滤去滓，将清汁再入火煎炼，加蜜一斤、饴糖半斤、柿霜半斤、姜汁一盏，入火再熬如稀糊，则成膏。

【功用】生津止渴，消痰止嗽，清血归经。

【主治】咯血吐血，及劳心动火，劳嗽久不愈。

玄天散

【方源】（清）陈士铎《洞天奥旨》卷六。

【组成】玄参八两，天门冬四两，桔梗二两，炙甘草一两。

【用法】水十五碗，煎二碗，再用蒲公英五钱、金银花五钱，饱食后服之。

【功用】消痈，化毒生肌。

【主治】肺经痈疡。

旋覆代赭汤

【方源】（清）徐大椿《医略六书》卷二十六。

【组成】旋覆花（绢包）一钱半，代赭石（煅）三两，桑白皮一钱半，川贝母（去心）二钱，紫丹参一钱半，薏苡米（炒）四两，制首乌（土炒）五钱，白茯苓一钱半。

【用法】水煎，去滓，温服。

【主治】痰气上壅，气喘咳嗽，脉弦者。

【方论选录】旋覆花理气消痰，以平喘咳；代赭石镇肝和血，以平逆气；桑白皮清肺肃金；川贝母清痰化热；首乌补血荣肝；丹参生新去宿；茯苓渗湿以洁痰之流；米仁健脾以理痰之本。水煎温服，使血润肝荣，则脾不受制，而湿热自化，肺金清肃，自然痰消热降，逆气自平，何患喘咳之不已哉。

旋覆花散

方一

【方源】（宋）王怀隐《太平圣惠方》卷六。

【组成】旋覆花半两，人参（去芦头）半两，枇杷叶（拭去毛，炙微黄）半两，赤茯苓一两，蔓荆子一两，前胡（去芦头）一两，桔梗（去芦头）半两，防风（去芦头）半两，甘草（炙微赤，锉）半两，枳壳（麸炒微黄，去瓤）一两，半夏（汤洗七遍去滑）三分。

【用法】上为散，每服四钱，以水一中盏，入生姜半分，煎至六分，去滓温服，不拘时候。

【主治】肺脏痰毒壅滞，头旋目眩。

方二

【方源】（宋）王怀隐《太平圣惠方》卷十二。

【组成】旋覆花三分，桑根白皮（锉）、紫菀（去苗土）、赤茯苓、生干地黄各一两，百部、甘草（炙微赤，锉）各半两。

【用法】上为散。每服四钱，以水一中盏，入生姜半分，煎至六分，去滓温服，下拘时候。

【主治】伤寒咳嗽，涕唾腥气，心胸壅闷。

方三

【方源】（宋）王怀隐《太平圣惠方》卷四十六。

【组成】旋覆花一两，紫菀（去苗土）一两半，桔梗（去芦头）一两，射干一两，川升麻一两，甘草（炙微赤，锉）三分，陈橘皮（汤浸，去白瓤，焙）三分，麻黄（去根节）三分，大腹皮（锉）三分，杏仁（汤浸，去皮尖双仁，麸炒微黄）三分。

【用法】上为散。每服三钱，以水一中盏，入生姜半分，煎至六分，去滓温服，不拘时候。

【主治】咳嗽，痰唾稠黏，肩背壅闷，喘促不食。

方四

【方源】（宋）王怀隐《太平圣惠方》卷五十一。

【组成】旋覆花三分，半夏（汤浸七遍去滑）半两，白附子（炮裂）半两，防风（去芦头）三分，羚羊角屑三分，前胡（去芦头）三分，枳壳（麸炒微黄，去瓤）三分，枇杷叶（拭去毛，炙微黄）三分，川大黄（锉碎，微炒）三分，赤茯苓三分，甘草（炙微赤，锉）半两，赤芍药二分。

【用法】上为粗散。每服三钱，以水一中盏。入生姜半分，煎至六分，去滓温服，不拘时候。

【主治】肺脾风壅痰膈，不下食饮，头目昏闷，四肢烦疼。

方五

【方源】（宋）王兖《博济方》卷三。

【组成】菊花、旋覆花、桑白皮各三分，石膏一两一分，甘草半两，地骨皮一两，杜蒺藜（去刺）一两。

【用法】上为末，每服一钱，水一盏，煎至七分，食后温服。

【功用】清头目，利胸膈，化痰涎，解上焦风壅。

【主治】①《博济方》：咽喉热疼，唾如胶黏；头风。②《圣济总录》：头面风，目眩头痛，痰涎壅滞，心膈烦满。

旋覆花汤

方一

【方源】（宋）陈自明《妇人大全良方》。

【组成】旋覆花、赤芍药、前胡、半夏曲、荆芥穗、甘草、茯苓、五味子、杏仁、麻黄各等分。

【用法】上㕮咀，每服四钱。水一盏半，姜五片，枣一枚，煎至七分，去渣，食前温服。

【主治】产后伤风、感寒、暑湿，咳嗽喘满，痰涎壅盛，坐卧不宁。

方二

【方源】（宋）郭稽中《产育宝庆》卷上。

【组成】旋覆花、赤芍药、半夏曲、前胡、麻黄（去根节）、荆芥穗、五味子、甘草（炙）、茯苓、杏仁各等分。

【用法】上㕮咀。每服四钱，水一盏半，加生姜五片，大枣一个，煎七分，去滓，空心服。

【主治】①《产育宝庆》：产后伤感风寒暑湿，咳嗽喘满，痰涎壅塞，坐卧不安。②《郑氏家传女科万金方》：妇人胸中作痛，呕吐痰兼清水。

方三

【方源】（宋）赵佶《圣济总录》卷四十九。

【组成】旋覆花、甘草（炙）、牡蛎（末）各一分，葳蕤、紫菀（洗去土）、桔梗（锉，炒）半两，生地黄汁、生姜汁各二合。

【用法】上除地黄、生姜汁外，并锉细。每服五钱匕，水二盏，煎至一盏，去滓；次下地黄、生姜汁少许，再煎取八分，食后温服。

【主治】肺痿咳嗽，唾如稠涎，羸瘦，喘急，盗汗。

方四

【方源】（宋）赵佶《圣济总录》卷八十二。

【组成】旋覆花三两，羌活（去芦头）、川芎、桑根白皮（炙，锉）、青橘皮（去白，焙）、附子（炮裂，去皮脐）、桂（去粗皮）、赤小豆各一两，莱菔子（炒香）一两。

【用法】上锉，如麻豆大。每服三钱匕，以水一大盏，煎至七分，去滓，空心温服。

【主治】脚气循经上乘于肺，令人上气喘满。

方五

【方源】（清）郑元良《郑氏家传女科万金方》卷二。

【组成】旋覆花、五味、赤苓、前胡、人参、甘草、杏仁、赤白芍、半夏、官桂、荆芥、桔梗、橘红（或加细辛）。

【用法】加生姜，水煎服。

【主治】胎前痰嗽。

旋覆花丸

方一

【方源】（宋）王怀隐《太平圣惠方》卷二十二。

【组成】旋覆花半两，枳壳（麸炒微黄，去瓤）一两，石膏二两，川椒半两，前胡（去芦头）一两，防风（去芦头）一两，羚羊角屑三分，赤茯苓三分，黄芩三分，白蒺藜（微炒去刺）三分，川大黄（锉碎，微炒）三分，甘草（炙微赤，锉）半两。

【用法】上为末，炼蜜为丸，如梧桐子大。每服三十丸。食后煎竹叶汤送下。

【主治】肺脾风痰攻心膈，烦满，头目眩晕，不纳饮食。

方二

【方源】（宋）王怀隐《太平圣惠方》卷四十二。

【组成】旋覆花一两，皂荚（去黑皮，涂酥炙微黄，去子）一两，川大黄（锉碎，微炒）一两半，杏仁（汤浸，去皮尖双仁，麸炒微黄）一两半，枳壳（麸炒微黄，去瓤）一两。

【用法】上为末，炼蜜为丸，如梧桐子大。每服二十丸，食后以温浆水送下。

【主治】久上气，痰唾，气壅喘闷。

方三

【方源】（宋）王怀隐《太平圣惠方》卷五十一。

【组成】旋覆花一两，汉防己一两，赤茯苓一两，甜葶苈（隔纸炒令紫色）一两，桂心一两，前胡（去芦头）一两，枳壳（麸炒微黄，去瓤）半两，槟榔一两。

【用法】上为末，炼蜜为丸，如梧桐子大。每服二十丸，食前以桑根白皮汤送下。

【主治】支饮。心胸壅滞，喘息短气，皮肤如肿。

旋覆清润汤

【方源】（清）曹炳章《秋瘟证治要略》第五章。

【组成】旋覆花（包煎）二钱，瓜蒌霜一钱，川贝母、甜杏仁各三钱，冬桑叶钱半，鲜茅根十支，麦冬三钱，藕汁一杯，柿霜一钱，雅梨肉五钱。

【主治】肺气上冲，舌红燥，喘嗽迫促，不得卧，口开目张，干咳声哑，痰不易出，甚则痰中带血者。

旋覆汤

【方源】（宋）陈师文《太平惠民和剂局方》卷九。

【组成】旋覆花、五味子、前胡、麻黄（去节）、赤芍药、半夏曲、杏仁（去皮、尖，麸炒）、茯苓（去皮）、甘草（炙）、荆芥（去梗）。

【主治】产后伤风，感寒暑湿，咳嗽喘满，痰涎壅塞，坐卧不宁。

旋神饮子

【方源】（明）徐春甫《古今医统大全》卷四十六。

【组成】人参、当归、白芍药、茯神、白术、黄芪、半夏曲、莲肉、桔梗、麦门冬、熟地黄、五味子、白茯苓、炙甘草各五分。

【用法】水二盏，加红枣一枚，乌梅一个，煎八分，食后服。

【主治】痨瘵。憎寒壮热，口干咽燥，自汗烦郁，咳嗽声重，唾中血丝，瘦剧倦之。

xue

雪梨百花膏

【方源】（清）李文炳《仙拈集》卷一。

【组成】雪梨四两，生姜一两。

【用法】共捣汁。去滓，加蜜四两，共煎一滚，入瓷器内，封固。不拘时服。

【功用】滋阴降火。

【主治】久嗽痰火，气急哮喘，肺痿声哑。

雪梨膏

方一

【方源】（明）王象晋《三补简便验方》。

【组成】梨汁（去皮核捣）、藕汁各二碗，姜汁小半盏，萝卜汁一碗半，韭汁半碗，炼蜜一斤，大白芥子（炒为末）三钱。

【用法】上六味同熬将成膏，方入芥末再熬，滴纸不湿为度。

【主治】哮喘吐血。

方二

【方源】（清）陈念祖《医学从众录》卷一。

【组成】雪梨（取汁二十匙）六十只，生地、茅根藕各取汁十杯，萝卜、麦冬各取汁五杯。

【用法】水煎，入炼蜜一斤，饴糖八两，姜汁半杯，再熬如稀糊则成膏矣。每日用一二匙，含咽。

【主治】咯血吐血，痨嗽久不止。

方三

【方源】（朝鲜）康命吉《济众新编》卷七。

【组成】生梨（去皮，切片，去核）三个，胡桃（碎）二十一粒，硼砂一钱五分，生姜五钱。

【用法】以水二升，煎半，和蜜二合，煮数沸，频频小小饮下。

【功用】止嗽定喘，消痰开胃。

【主治】老人咽喉疮痛，口疮膈热。

雪梅丹

【方源】（清）何梦瑶《医碥》卷七。

【组成】大青梅、明矾。

【用法】将大青梅破开去核，将明矾入内，竹签钉住，武火煅尽，梅勿用，只用白矾（轻白如腻粉）。吹喉。

【功用】出涎清痰。

【主治】咽喉诸肿。

雪梅丸

【方源】（清）王维德《外科证治全生集》卷四。

【组成】冰片、犀黄各一分，胆矾、雄精、硼砂、山豆根、儿茶各八分，白梅二枚。

【用法】共打为丸。均含十日。

【主治】喉癣。

【备注】《喉科家训》：上共研细末，另用盐梅三个，打融入药，和匀为丸，如龙眼大。临卧纳口过夜。

血竭冰硼散

【方源】（清）余春泽《喉症指南》卷四。

【组成】净硼砂一两，真血竭（磨指甲上，经透指甲者为真，有腥气者，是海母血，勿用）、真儿茶、甘草（去皮）各三钱，明雄黄二钱（鲜红大块者良，有臭气者勿用），玄胡粉钱半，直僵蚕、大梅片各一钱，上麝香四分。

【用法】上药各为极细末。称准，入乳钵内合研，再入血竭末拌匀。

【主治】时疫白喉，及紧喉、缠喉、蛾风、火喉等证。

血竭散

方一

【方源】（明）孙一奎《赤水玄珠》卷七。

【组成】蛤蚧（蜜炙）一对，诃子三钱，血竭一钱。

【用法】上为末。以生姜汁与蜜等分熬膏，入前末，调三五分服。

【主治】劳嗽见血，诸治不效。

方二

【方源】（清）方坞樵《喉科种福》卷四。

【组成】血竭二钱，熊胆五分，麝香二厘。

【用法】上为末。甘草汤送下。

【主治】小儿乳蛾，将成脓，欲溃不溃，阻塞气隧。

血没散

【方源】（明）孙一奎《赤水玄珠》卷七。

【组成】真血竭、没药。

【主治】产后败血冲心，胸满上喘。

血余散

方一

【方源】（宋）赵佶《圣济总录》卷七十。

【组成】乱发灰一钱，人中白半两，麝香半钱。

【用法】上为细末。每用一小豆许，吹入鼻中。

【主治】鼻衄久不止。

方二

【方源】（民国）张山雷《疡科纲要》卷下。

【组成】真血余炭一钱，真坎炁（漂净，焙炭，研）一条，血珀五分，腰黄二钱，花龙骨二钱，上梅片四分。

【用法】上药各为细末，和匀。吹之。

【主治】阴虚喉癣。

Y

ya

压气散

【方源】（宋）沈括、苏轼《苏沈良方》卷四。

【组成】木香、人参、白茯苓、藿香、枳壳、陈橘皮、甘草（炙）各等分，附子（炮）减半。

【用法】上服一大钱，煎紫苏、木瓜、生姜汤，再入银盏，重汤煎五七沸，通口服。

【功用】止逆定喘。

【主治】①《苏沈良方》：疏取多后，气乏控上膈者。②《御药院方》：气上及短气少气吃闷。

压掌散

【方源】（明）张时彻《摄生众妙方》卷六。

【组成】麻黄（去节）二钱半，甘草（炙）二钱，银杏（捶破）四五个。

【用法】水一钟半，煎至七分，临卧时温服。

【主治】男女哮喘痰嗽。

牙硝散

【方源】（明）朱橚《普济方》卷六十一。

【组成】白僵蚕（生，去丝嘴）二钱，马牙硝二钱。

【用法】上为末。每服半钱，生姜汁调下，不拘时候。

【主治】喉痹，及喉咽肿痛闭塞。

yan

咽喉备急丹

【方源】（元）罗天益《卫生宝鉴》。

【组成】青黛三两，芒硝二两，白僵蚕一两，甘草四两。

【用法】上为细末，用腊月内牛胆汁儿有黄者盛药其中，荫四十九日，多时为炒。

【主治】喉闭。

咽喉碧玉散

【方源】（元）许国桢《御药院方》卷九。

【组成】青黛、盆硝、蒲黄、甘草末各一两。

【用法】上为细末。每用药少许干掺在咽，咽内细细咽津，绵裹噙化亦得。若作丸，砂糖为丸，每两作五十丸，每服一丸，噙化咽津亦得。

【主治】①《御药院方》：心肺积热上攻，咽喉肿痛闭塞，水浆不下，或生喉疖、重舌、木舌肿胀。②《瑞竹堂方》：咽喉单双乳蛾。

【备注】本方改为丸剂，名“碧玉丸”（见《类编南北经验医方大成》）。

咽喉冰硼散

【方源】（清）梅启照《梅氏验方新编》卷一。

【组成】薄荷、硼砂各一钱，人中白、川连各八分，青黛、玄明粉各六分，陈胆星五分，山豆根八分，冰片五分。

【用法】上为极细末。吹喉。

【主治】一切咽喉各症。

咽喉夺命丹

【方源】（清）巢崇山《千金珍秘方选》。

【组成】珍珠二钱，金果榄二钱，真京墨（研）六分，川郁金二钱，犀角六分，飞辰砂二钱，赤金箔六分，煅中白五分，梅片五分，上血竭二钱，天竺黄二钱，上沉香二钱，苦甘草三钱，人指甲（炙脆）六分，川贝母三钱，真熊胆六分，上血珀六分，玳瑁（炙脆）七分，甜葶苈二钱，当门子三分。

【用法】上为细末，用麻黄、钩藤、薄荷、陈皮各一两煎胶，用元米饮一勺，打和捣匀为丸，每丸重一钱，辰砂为衣，用蜡壳收置。极重喉症含之立效。

【主治】咽喉险症。

咽喉回生丹

【方源】（清）梅启照《梅氏验方新编》卷一。

【组成】皂矾（放新瓦上锻红，取放地下候冷去火气）。

【用法】上为细末。撬开牙关，以指头蘸矾末擦其舌上即醒。

【主治】霎舌。喉痛咽啧，舌忽胀大渐至如择，或舌伸出不能缩入。

咽喉通闭散

【方源】（清）梅启照《梅氏验方新编分卷一。

【组成】青盐一钱，白矾一钱，硼砂一钱，玄明粉一钱。

【用法】上为细末。吹之。吐尽痰涎即愈。

【功用】消肿止痛。

【主治】咽喉肿痛，滴水不下。

咽痛甘桔汤

【方源】（明）孙志宏《简明医彀》卷二。

【组成】桔梗四钱，甘草三钱，荆芥一钱半，玄参一钱。

【用法】水煎服，卧床慢咽。

【主治】喉痹，缠喉风，多感于酒腥辛辣厚味，七情痰火，发则通连颈项，头面肿胀；伤寒少阴咽痛及阴证下虚痛。

烟筒喘嗽方

【方源】（明）李恒《袖珍方》卷一。

【组成】款冬花、佛耳草、凝水石、白芷、人参、金精石、银精石各等分，甘草少用。

【用法】上为末，不以多少，用香炉烧烟，芦筒吸入肺管，用米饮汤咽下。

【主治】喘嗽。

烟筒方

方一

【方源】（明）吴球《诸症辨疑》卷三。

【组成】瓜蒌仁、雄黄各一钱，木鳖子三个，款花五分，艾茸二钱。

【用法】上为末，以纸裹四五寸长，装药人内，烧烟徐徐吸人喉内。

【主治】远年近日咳嗽，冷嗽寒喘并效。

方二

【方源】（明）徐春甫《古今医统大全》

卷四十四。

【组成】冬花蕊、鹅管石、雄黄、艾叶各等分。

【用法】上为末，纸捲筒内。用火点烟入口吞下，即吞水一口塞烟气。

【主治】一切犯寒咳嗽，遇冬便作。

延胡索散

【方源】（宋）赵佶《圣济总录》卷一七五。

【组成】延胡索半两，铅白霜（研）一分。

【用法】上为散，和匀。每服一字匕，涂乳上令儿顺之。

【主治】小儿涎嗽。

延寿丹

【方源】（明）武之望《济阳纲目》卷二十四。

【组成】天麻半两，枸杞、干姜各一两，半明矾（半生半枯）一两。

【主治】风壅痰嗽，或寒痰咽膈不利。

延息汤

【方源】（清）陈士铎《辨证录》卷八。

【组成】人参、百合各五钱，甘草一钱，熟地一两，山茱萸四钱，牛膝二钱，北五味五分，茯苓三钱。

【用法】水煎服。

【主治】终朝咳嗽，吐痰气喘，少若行动则气不足以息。

严氏半夏丸

【方源】（明）徐彦纯撰，刘纯续增《玉机微义》卷四。

【组成】瓜蒌仁（另研）、半夏（汤洗，焙）各一两。

【主治】肺热痰嗽。

严氏赤麟散

【方源】（清）郑宏纲《重楼玉钥》卷上。

【组成】真血竭五钱，巴豆（去壳）七粒，明矾一两。

【用法】上药打碎，同入新砂锅，炼至矾枯为度。每两加大梅片三分、硼砂三钱，共为极细末收固。用时以冷茶漱口，吹患处。

【主治】一切喉痹，缠喉，双单蛾，咽喉恶证。

盐花散

【方源】（宋）赵佶《圣济总录》卷一二三。

【组成】盐花、白矾（烧令汁尽）各一两。

【用法】上为细末。以箸头点在痈上。

【主治】喉痛及悬痈。

厌气散

【方源】（元）许国桢《御药院方》卷四。

【组成】人参（去芦头）、白茯苓（去皮）、藿香（去土）、陈皮（去白）、木香、甘草炙、附子（炮）枳壳（麸炒）各等分。

【用法】上件为细末，每服三钱，水一大盏，紫苏、木瓜、生姜各少许，入银、石器内煎至一七分，再入重汤内煎五七沸，去滓，不拘时候，时时服之。

【主治】气上及短气、少气，吃闷。

yang

扬肺利湿汤

【方源】（清）陈士铎《辨证录》卷七。

【组成】桔梗三钱，天花粉二钱，白术五钱，茯苓五钱，桑白皮三钱，茵陈三钱，猪苓二钱，黄芩五分。

【用法】水煎服。一剂鼻塞通，二剂咽干润，三剂口淡除，四剂小水大利，十剂头面之黄尽散。

【功用】宣通肺气，健脾胃，开腠理，生津液。

【主治】肺疸。鼻塞不通，头面俱黄，口淡咽干，小水不利。

【方论选录】此方开腠理而生津液，则肺金有润燥之功。合之茯苓、茵陈、花粉、白术则土气大旺，金气亦扬，清肃令行，而膀胱之壅热立通，小便利而黄色乌能独有哉？

羊肺散

【方源】（唐）孙思邈《备急千金要方》卷六。

【组成】羊肺（干之）一具，白术四两，苁蓉、通草、干姜、川芎各二两。

【用法】上为末。每服五分匕，加至方寸匕，食后以米饮送下。

【主治】①《备急千金要方》：鼻中息肉，鼻梁起。②《三因极一病证方论》：肺虚壅塞，鼻生息肉，不闻香臭。

【方论选录】《千金方衍义》：鼻梁高起，湿热上攻肺经之验，故首推羊肺之同气相干，以引通草泄热，干姜散结，川芎祛风，生术燥湿，苁蓉之咸引之下泄也。

【备注】《三因极一病证方论》本方用法：为细末，以水量打稀稠得所，灌肺中煮熟，研细，焙干为末。食后米饮服一二钱。

羊肺汤

方一

【方源】（唐）王焘《外台秘要》卷九引太医史脱方。

【组成】款冬花一两，紫菀、干姜、细辛各一两，桂心、甘草（炙）各半两，五味子半斤，白前、吴茱萸各半两，羊肺（细切）一枚。

【用法】上切。以水八升合煮，取三升，去滓，一服三合，每日三次。

【主治】咳嗽。

方二

【方源】（唐）王焘《外台秘要》卷九引《古今录验》。

【组成】钟乳五两，牡蛎（熬）、桂心各六两，射干、桃仁（去尖皮）、贝母、橘皮、百部根、五味子各三两，生姜六两，白石英、半夏（洗）各五两，款冬花、甘草（炙）、厚朴（炙）各二两，羊肺一具。

【用法】上切，先以水二斗三升，煮羊肺，取一斗，去肺，纳诸药，煮取三升，分四服，日三夜一。

【主治】咳嗽昼夜无闲，息气欲绝，肺伤唾血。

羊角散

【方源】（宋）王怀隐《太平圣惠方》卷三十七，名见《普济方》卷一八八。

【组成】桂心一两，羊角（炙令黄焦）二枚。

【用法】上为末。服二钱，以糯米粥饮调下，不拘时候。

【主治】①《太平圣惠方》：卒吐血。②《普济方》：吐血，咳喘上气。

羊角丸

【方源】（宋）孙用和《传家秘宝脉证口诀并方》卷下。

【组成】蛤蚧（涂酥炙）二对，人参、芸桔梗、知母、紫苏、猪牙皂角（酥炙）、甜葶苈（炒）各六分，鳖甲（酥炙）八分，槟榔、白前六分，柴胡八分，汉防己、杏仁（炒，去皮尖）、羚羊角（炒）、郁李仁（炒，去皮）、紫菀、猪苓各六分。

【用法】上为末，炼蜜为丸，如梧桐子大。每服十丸至十五丸，食后煎糯米、人参汤送下，一日二三次。

【主治】肺劳嗽久患咯吐脓血，及暴嗽，肺痿羸瘦，涎涕黏。

羊蜜方

【方源】（宋）赵佶《圣济总录》卷一八九。

【组成】熟羊脂、熟牛髓、白蜜、熟猪脂各五两，生姜汁一合，生地黄汁五两。

【用法】上先以猪羊脂煎一沸，次下牛髓，又煎一沸，次下白蜜、生姜、地黄汁，微火煎，不住手搅，膏成，贮密器中。每服一匙许，空腹温酒调下，羹粥中服之亦得。

【主治】虚劳腰痛，咳嗽，肺痿骨蒸。

羊蜜膏

【方源】（元）忽思慧《饮膳正要》卷二。

【组成】熟羊脂五两，熟羊髓五两，白沙蜜五两，炼净，生姜汁一合，生地黄汁五合。

【用法】上五味，先以羊脂煎令沸，次下羊髓又令沸，次下蜜、地黄、生姜汁，不住手搅，微火熬数沸，成膏。每日空心温酒调一匙头。或作羹汤，或作粥食之亦可。

【主治】虚劳腰痛，咳嗽，肺痿骨蒸。

羊肉杜仲汤

【方源】（唐）孙思邈《备急千金要方》卷三。

【组成】羊肉四斤，杜仲、紫菀各三两，五味子、细辛、款冬花、人参、厚朴、川芎、附子、萆薢、甘草、黄芪各二两，当归、桂心、白术各三两，生姜八两，大枣三十枚。

【用法】上㕮咀，以水二斗半煮肉，取汁一斗五升，去肉纳药，煎取三升半，去滓，分五服，日三夜二。

【主治】产后腰痛咳嗽。

【方论选录】《千金方衍义》：羊肉杜仲汤合沓而用参附、芪术附、桂附、姜附，兼附子理中汤、甘草附子汤等方之制，峻用辛温以开下著之痹；细辛、甘草以散上浮之咳；姜、桂辛散，五味收之；芪、术气壅，厚朴泄之；萆薢、杜仲，湿著腰痛之向导；紫菀、款冬，风淫咳喘之专司。种种主治，仍借当归生姜羊肉汤鼓舞之力。

羊肉天真丸

【方源】（清）顾靖远《顾松园医径》卷六。

【组成】精羊肉、人参、苁蓉、山药、当归、黄芪、白术、天冬。

【主治】虚者衄，时流清涕。

羊肾汤

【方源】（宋）陈自明《妇人大全良方》卷二十一。

【组成】羊肾（去脂膜）一双，麦门冬、羚羊角（屑）、北五味子、茯神、桂心、续断、黄芪、川芎、当归各半两，人参、附子（炮）、干姜各三分，熟干地黄一两。

【用法】上㕮咀，先以水二大盏，煮肾至一盏，去肾，入药五分，椒二七粒，姜钱二片，枣三枚，煎至五分，去渣，空心温服。

【主治】产后虚羸，乏力短气。

羊髓膏

【方源】（宋）赵佶《圣济总录》卷一八〇。

【组成】羊髓、熏陆香各三两。

【用法】上于铫子中，慢火熬成膏，去滓入瓷器中盛贮。以膏摩背。候鼻通为效。

【主治】小儿鼻塞不通。

羊靥丸

【方源】（宋）赵佶《圣济总录》卷一二五。

【组成】羊靥（炙黄，切）二七枚，人参一两半，昆布（洗去咸，炙干）三两，木通（锉）、海藻（洗去咸，炙干）各一两，海蛤（研）、杏仁（汤浸去皮尖，双仁炒）、恶实（微炒）各二两。

【用法】上为末，炼蜜为丸，如梧桐子大。每服十五丸至二十丸，米饮送下，每日二次。

【主治】咽喉不利，颈项渐粗，将成瘿瘤。

阳春白雪膏

【方源】（明）龚廷贤《寿世保元》卷二。

【组成】白茯苓（去皮）、怀山药、芡实仁、莲肉（去心皮）各四两（共为细末），陈仓米半升，糯米半升，白砂糖一斤半。

【用法】上先将药、米二味用麻布袋盛放甑内，蒸极熟取出，放簸箕内，却入白沙糖同搅极匀，揉作一块，用小木印印作饼子，晒干收贮。男妇小儿，任意取食。

【功用】养元气，健脾胃，生肌肉，润肌肤，益血秘精，安神定志，壮筋力，养精神，进饮食。

【主治】虚劳瘦怯，泄泻腹胀，肿满喘嗽。

阳旦加葳蕤杏仁汤

【方源】（清）邵登瀛《四时病机》卷十四。

【组成】葳蕤、杏仁、桂枝、黄芩、芍药、甘草、生姜、大枣。

【主治】表里两病，胸满气喘。

阳旦汤

【方源】（唐）王焘《外台秘要》卷二引《古今录验》。

【组成】大枣（擘）十二枚，桂枝三两，芍药三两，生姜三两，甘草（炙）三两，黄芩二两。

【用法】上㕮咀。以泉水六升，煮取四升，分四服，每日三次。

【主治】中风伤寒，脉浮，发热往来，汗出恶风，项颈强，鼻鸣干呕。

阳和汤

【方源】（清）钱敏捷《医方絜度》卷三。

【组成】熟地一两，白胶三钱，麻黄五分，肉桂、甘草各一钱，白芥子炒二钱，炮姜炭五分。

【主治】寒痰，疽痃，哮喘，一切阴凝之证。

杨氏地黄散

【方源】（明）薛铠《保婴撮要》卷四。

【组成】生地黄、赤芍药、当归身、川芎各等分。

【主治】荣营中有热，肺壅鼻衄。

杨氏秦艽扶羸汤

【方源】（明）徐彦纯撰，刘纯续增《玉机微义》卷八。

【组成】柴胡二钱，人参、鳖甲（炙）、秦艽、当归、地骨皮各一钱半，半夏、紫菀、甘草各一钱。

【主治】肺痿，骨蒸成劳，或嗽，或寒，或热，声嗄不出，体虚自汗，四肢怠惰。

养肺煎

【方源】（宋）张锐《鸡峰普济方》卷十一。

【组成】阿胶、人参、五味子、贝母、百合、桔梗、芍药各一两，甘草、半夏曲各减一半。

【用法】上为细末，面糊为丸，如梧桐子大。每服四十丸，食后生姜汤送下。

【主治】肺虚咳嗽。

养肺去痿汤

【方源】（清）陈士铎《辨证录》卷十三。

【组成】金银花三钱，生甘草五钱，生地二钱，麦冬三钱，紫菀五钱，百部五分，百合二钱，款冬花三分，天冬门一钱，贝母三分，白薇三分。

【用法】水煎服。

【主治】肺疾。久嗽之后，肺受损伤，皮肤黄瘦，咽嗌嘶哑，自汗盗汗，卧眠不得，口吐稠痰，腥臭难闻，而毛色憔悴，嗽之时必忍气须臾，轻轻吐痰，始觉膈上不痛，否则必大痛不已，气息奄奄，全无振兴之状。

养肺汤

方一

【方源】（宋）刘昉《幼幼新书》卷十六引张涣方。

【组成】紫菀（洗去土，焙干）、半夏（汤洗七次）、款冬花、阿胶（炙）各一两，人参（去芦头）、桂心各半两。

【用法】上为细末。每服一钱，水一小盏，入生姜二片，糯米五粒，煎至五分，去滓放温，时时服。

【功用】温养肺胃。

【主治】小儿嗽。

方二

【方源】（宋）杨士瀛《仁斋直指方论》卷八。

【组成】人参、紫菀、赤茯苓、杏仁（不去皮）、真苏子、陈皮、桑白皮（炙）、款冬花、半夏曲、北梗、甘草（炙）各等分。

【用法】上为粗末。每服三钱，加生姜四片，乌梅半个，食后煎服。

【主治】肺塞，上气痰嗽。

方三

【方源】（明）秦昌遇《症因脉治》卷四。

【组成】生脉散加黄芪、当归、紫菀、甘草。

【主治】肺受寒凉，积寒泄泻。

方四

【方源】（明）朱橚《普济方》卷二十八引《卫生家宝方》。

【组成】紫菀（去土）半两，款冬花半两，杏仁半两，五味子半两，白茯苓、半夏（汤洗十余次）一两，桂（去粗皮）半两，桔梗（微炒）半两，紫苏子（微炒）半两。

【用法】上为末。每服三钱，水一盏，生姜十片，同煎至七分，去滓，微热服，不拘时候。

【主治】肺感寒邪，上气喘急，咳嗽无时，声音不出，痰唾稠。

养肺丸

【方源】（元）许国桢《御药院方》卷五。

【组成】人参（去芦头，取净）、官桂（去粗皮）、甘草（炒）、五味子、干姜（炒）、紫菀（去土取净）、细辛（去苗叶土）各一两。

【用法】上为细末，炼蜜为丸，每两作二十丸。每服一丸，绵子裹，口内含化，随津液下之，食后服。

【主治】风冷咳嗽，上气喘急，语声不出，喉中似噎。

养金汤

【方源】（清）沈金鳌《杂病源流犀烛》卷二十四。

【组成】生地、阿胶、杏仁、知母、沙参、麦冬、桑皮、蜜。

【用法】水煎服。

【主治】喉燥痛，水涸火炎，肺金受克。

养心化毒汤

【方源】（明）万全《万氏家传片玉痘疹》卷下。

【组成】当归、生地、麦冬、升麻、人参。

【用法】灯心为引，水煎服。

【主治】痘疮，喉门中无疮而暴哑者，此少阴之脉不荣于舌也。

养心汤

【方源】（明）江梅授《医经会解》。

【组成】白术、茯神、甘草、大黄连、当归（身）、白芍、人参、陈皮、远志、酸枣仁、麦门冬、莲须、生姜、龙眼肉、石菖蒲少许，大枣、莲子。

【主治】心少睡，神志不宁，咳嗽多痰吐血。

养血疏气汤

【方源】(清) 翁藻《医钞类编》卷六。

【组成】当归、白芍、川芎、生地、竹沥、桃仁、红花、诃子肉、青皮。

【用法】水煎，加韭汁、姜汁冲服。

【主治】肺胀而嗽，或左右不得眠，动则喘急，乃痰挟瘀血所致。

养血通经汤

【方源】(明) 龚廷贤《寿世保元》卷七。

【组成】牡丹皮、当归各一钱七分，白芍、陈皮、白术（去芦）、香附各一钱，川芎七分，柴胡七分，黄芩七分，甘草四分，生地黄一钱。

【用法】上锉一剂。水煎，空心热服。

【主治】室女经闭，咳嗽发热，属虚弱者。

养阴固土饮

【方源】(清) 刁步忠《喉科家训》卷三。

【组成】广藿香、阳春砂、酒生地、肥麦冬、奎白芍、川尖贝、焦麦芽、生甘草。

【用法】流水煎服。

【主治】白喉，服药后吐泻者。

养阴和中煎

【方源】(清) 刁步忠《喉科家训》卷三。

【组成】润玄参、花提冬、湖丹皮、大生地、炒麦芽、南薄荷、广藿香、缩砂仁。

【用法】水煎服。

【主治】白喉病，未服药而呕泻者。

养阴清肺汤

【方源】(清) 郑宏纲《重楼玉钥》卷上。

【组成】大生地二钱，麦冬一钱二分，生甘草五分，玄参一钱半，贝母（去心）八分，丹皮八分，薄荷五分，炒白芍八分。

【功用】养阴清肺，兼辛凉而散。

【主治】喉间起白如腐，即所谓白缠喉也。初起发热，或不发热，鼻干唇燥，或咳或不咳，鼻通者轻，鼻塞者重，音声清亮，气息调匀易治。

养阴清燥汤

【方源】(清) 郑承瀚《重楼玉钥续编》。

【组成】大生地一钱，大麦冬一钱，川贝母八分，粉丹皮八分，玄参一钱，薄荷叶三分，生甘草五分。

【用法】水一钟半，煎至五六分，温服。

【主治】肺肾阴虚，感燥而发，咽痛白腐缠喉，及口舌白疮，口糜唇疮。

养阴消毒汤

【方源】(清) 汪绂《医林纂要探源》卷九。

【组成】当归二钱，生地黄一钱，川芎一钱，半夏（不可多用）五分，陈皮八分，茯苓八分，甘草（炙）五分，瓜蒌仁（去油）八分，桔梗八分。

【用法】水煎服。

【主治】麻后咳嗽，积热遗于肺，而郁热成痰癖者。

养营清热和中汤

【方源】(明) 张时彻《摄生众妙方》卷四。

【组成】当归（酒洗）一钱，白芍药（炒）八分，生地黄（酒洗）一钱，白术一钱，白茯苓八分，黄芩（炒）八分，黄柏（炒）七分，生甘草五分，香附（童便浸）四分，陈皮（去白）四分，贝母五分，山栀仁（炒）六分，麦门冬（去心）七分。

【用法】用水一钟半，加生姜三片煎，食远服。

【功用】养阴，清热，和中。

【主治】风热郁结，头目昏眩，咳嗽。

养营惜红煎

【方源】（清）爱虚老人《古方汇精》卷三。

【组成】归尾三钱，川芎一钱五分，荆芥穗（炒黑）一钱，血余灰五分。

【用法】水煎成，入陈京墨酒磨汁半小杯，童便一小杯，和温服。

【主治】产后鼻中流血不止。

养正汤

【方源】（清）张绍修《时疫白喉捷要》。

【组成】生玉竹五钱，怀山药（炒）四钱，云茯苓三钱，熟地黄四钱，大生地三钱，酒白芍二钱，天花粉二钱，麦门冬（去心）二钱，首乌（制）四钱，女贞子三钱。

【用法】水煎服。

【主治】白喉。

【备注】《喉科家训》有西归身、生甘草。

养中汤

【方源】（宋）陈师文《太平惠民和剂局方》卷四。

【组成】半夏曲（炙）八钱，甘草（爁）、肉桂（去粗皮）各半两，罂粟壳（去蒂盖，蜜炙）二两半。

【用法】上为细末。每服一大钱，水一盏，生姜四片，同煎至七分，通口服，不拘时候。

【主治】肺胃受寒，咳嗽多痰，胸满短气，语声不出，昼夜不止，饮食减少。

yao

药茶

【方源】（清）俞大文《良方续录》卷上。

【组成】新会皮（炒）五钱，青皮（炒）五钱，柴胡五钱，槟榔五钱，厚朴（面炒）五钱，麦芽（炒）五钱，葛根五钱，秦艽五钱，白芷五钱，甘草五钱，甘葛五钱，枳壳五钱，薄荷五钱，神曲（炒）四钱，苍术（炒）四钱，半夏曲八钱，山楂一两，莱服子（炒）七钱，紫苏七钱，独活七钱，羌活七钱，升麻二钱五分，麻黄三钱，川芎二钱。

【用法】先用湘潭茶二斤，和入姜汁一碗，拌透，晒干，再入前药和炒，收贮。每用二钱，小儿减半，煎汤服或加砂糖冰糖，以开水化月员亦可。

【主治】四时感冒，风寒头疼，肚痛，胸骗不宽，咳嗽吐痰，痢泻。

药肝

【方源】（宋）赵佶《圣济总录》卷一八九。

【组成】羊子肝（分为四块）一片，腻粉一钱，麝香（末）二钱。

【用法】上药和面裹，烧熟，空腹食。时以冷水更换浸两手，良久即住，来日早展转下恶物，有虫如头发相似为验。

【主治】多年肺气咳嗽。

药枣

【方源】（唐）王焘《外台秘要》卷九引《必效方》，名见《圣济总录》卷一八九。

【组成】莨菪（以水淘去浮者，水煮，令牙出，焙干，炒令黄黑色）二分，酥一鸡子许，大枣七个。

【用法】上药，铛中煎令酥尽，取大枣，去皮食之，一日二次。

【主治】咳嗽积年不愈者，脚腑干痛不利。

ye

冶金煎

【方源】（清）黄庭镜《目经大成》

卷三。

【组成】玄参、桑皮、枳壳、黄连、杏仁、旋覆花、防风、黄芩、白菊、葶苈子。

【主治】白睛肿胀，日夜疼痛。

【方论选录】白睛肿张，肺气中塞也；日夜疼痛，肺火上攻也。中塞者，须散而决，故用枳壳、杏仁、旋覆花、防风、白菊；上攻者，当寒而下，故用桑皮、黄连、玄参、黄芩、葶苈。

叶氏分涎汤

【方源】（明）孙一奎《赤水玄珠》卷六。

【组成】橘红、人参、桔梗、枳实、半夏（汤洗七次令软，每个切四片，用姜汁浸一夕）、天南星（去外皮，湿纸包，灰火煨香熟，取出）各等分。

【主治】风痰留滞膈间，喘满恶心，涎唾不利治风痰留滞膈间，喘满恶心，涎唾不利。

夜合汤

【方源】（清）程林《圣济总录纂要》卷十六。

【组成】夜合白皮（炙）一两，即合欢皮。

【主治】治肺痈咳喘，体有微热，烦满，胸前皮肤甲错者。

夜露饮

【方源】（清）陈士铎《辨证录》卷四。

【组成】熟地、麦冬、芡实各一两，山茱萸五钱，贝母五分。

【用法】水煎服。十剂全愈。

【主治】久咳而不愈者，口吐白沫，气带血腥。

yi

一秤金

【方源】（明）龚廷贤《寿世保元》卷三。

【组成】半夏十斤，白矾五斤，生姜十斤，粉草十斤，金箔十张。

【用法】半夏用米泔水浸十日，换水三次，取出，切作两半，晒干；白矾用水一桶，入铁锅内化开，将半夏入矾水内，浸二十日，取出，切作四瓣，晒干；生姜另研取汁，再入半夏，浸二十日，取出晒干，为细末，听用；粉草去皮，为粗末，入锅内，添水煮数沸，取出，以布滤出渣。将净水仍入锅内，熬成膏子，和成剂。每病重者，用药二钱半，轻者二钱，金箔十张，和一大丸，与病人噙化。

【主治】痰嗽，劳嗽。

一次散

【方源】（明）俞政《虺后方》。

【组成】白矾（生熟各半）一两，硼砂三钱。

【用法】上为细末，每末一钱，加冰片一厘半。每用少许，以笔筒（芦荻筒更好）吹入患处，双单蛾风，先以箸挑开上牙，按紧舌根，看疮有黄紫泡者，将筷子破开，藏针于内，露针杪一分，用线紧缚，挑破疮泡。待血水尽，用梁上扬尘煎水数碗，吞漱恶水后，复用一次散吹之。

【主治】喉肿痛并口舌生疮。

一点雪

【方源】（宋）吴彦夔《传信适用方》卷二引陶赞仲方。

【组成】焰硝（研细如粉）三两，白矾（熔飞过称）一两。

【用法】上二味，拌匀。以一钱掺口中，口噤不开者，用半钱入于小竹筒内，吹在鼻中；如口内血出，即用新水漱之。

【主治】喉闭、喉肿。

一服散

【方源】（宋）朱佐《类编朱氏集验医方》卷五。

【组成】阿胶二片，生姜十片，大乌梅二个，甘草一钱，紫苏十叶，杏仁（去皮尖）七个，大半夏（泡）三个，罂粟壳（炙）三个。

【用法】用水一碗，煎至六分，临卧去滓服。

【主治】①《类编朱氏集验医方》：暴嗽。②《杂病源流犀烛》：天行咳嗽，痰盛寒热，或鼻塞声重。

一合汤

【方源】（唐）王焘《外台秘要》卷十引《深师方》。

【组成】芫花（熬）二分，桂心、干姜各五分，甘草（炙）、细辛各四分，荛花二分。（一方有菖蒲四分，无荛花）

【用法】上切。以水三升，煮取一升，先食服一合，日三夜一。

【主治】咳逆上气，支满喘息欲绝，气结于胸中，心烦躁不安。

一金散

【方源】（宋）朱佐《类编朱氏集验医方》卷七。

【组成】大蒜。

【用法】上为末。左鼻贴左脚心，右鼻贴右脚心，两鼻贴两脚心。

【主治】鼻衄，出血过多，昏冒欲死。

一粒金丹

【方源】（明）龚廷贤《鲁府禁方》卷四。

【组成】沉香、木香、血竭各一钱，牛黄、狗宝各五分，鸦片一钱五分，麝香二分。

【用法】上为末，用头生小儿乳汁为丸，如黄豆大，朱砂为衣。每服一丸，舌下押之，先嚼梨汁送下。

【主治】吐血吐脓，咳嗽气喘，胸膈膨闷，噎食虫症，妇人室女经闭。

一捻金

方一

【方源】（宋）吴彦夔《传信适用方》卷二。

【组成】铜绿、黄柏、香白芷各等分。

【用法】上为极细末，入麝香少许。每一字以笔管吹入喉中。

【主治】咽喉肿痛。

方二

【方源】（明）龚信《古今医鉴》卷十三。

【组成】大黄、槟榔、二牵牛、人参各等分。

【用法】上为细末。每服一字，蜜水调下。

【主治】小儿风痰、积滞，气喘咳嗽，肚腹膨胀，不思饮食，大便秘结。①《古今医鉴》：小儿风痰吐沫，气喘咳嗽，肚腹膨胀，不思饮食；肺胀喘满，胸高气急，两胁扇动，陷下作坑，两鼻窍张，闷乱嗽渴，声哽不鸣，痰涎潮塞，俗云马脾风。②《医宗金鉴》：初生儿腹中脐粪未下，腹满气短，呕吐不乳；滞热丹毒，见唇焦便秘者。

方三

【方源】（明）徐春甫《古今医统大全》卷四十四引《医学集成》。

【组成】知母、贝母各一两。

【用法】上为末。巴豆（去油存性）三十粒，另研，次入药和匀，每服一字，加生姜三片，二面蘸药细嚼，便睡即愈。

【主治】远年近日诸般咳嗽。

方四

【方源】（清）陶承熹《惠直堂经验方》卷四。

【组成】人参、槟榔各三分，黑丑、白丑各二分，木香一分，生大黄一分。

【用法】上为末。蜜水调，每饮一匙，桑白皮汤下。

【主治】马脾风，肺胀喘满，胸高气急，两胁扇动，陷下作坑，鼻窍张扇，咳嗽声哑，痰涎潮塞，身生油斑，状如瘖子。

方五

【方源】（清）吴师机《理瀹骈文》。

【组成】白丑、黑丑（各半生半炒，取头末）各五钱，大黄一两，槟榔二钱半，木香一钱半。

【用法】上为末，入轻粉一字，和匀。蜜水调饼，贴脐内，微利为度。

【主治】小儿肺胀，胸满，喘粗，气急，两胁扇动，两鼻窍张，痰涎壅塞，闷乱喘渴，死在朝夕。

一捻金散

方一

【方源】（宋）佚名《小儿卫生总微论方》卷七。

【组成】白僵蚕（去丝嘴）一钱，甘草（炙）半两，延胡索（去皮）一分。

【用法】上为细末。每服一捻，齑汁调下，不拘时候。

【主治】小儿伤寒，风热咳嗽，风痰咳嗽，颊赤痰盛，喘促气急，呕吐浮肿，乳食减少。

方二

【方源】（宋）吴彦夔《传信适用方》卷二引何仲颜方。

【组成】全蝎（微炒）、郁金、白僵蚕（去丝头，炒）、甘草（炙）各半两，地龙八钱。

【用法】上为细末，每服少许，干掺舌根。

【主治】喉闭欲死，及咽喉痛。

方三

【方源】（宋）杨倓《杨氏家藏方》卷八。

【组成】半夏、天南星（锉）、巴豆各二两，皂角子六两，阿胶（锉）二两，黄明胶（锉）三两，杏仁六两，白矾一两半。

【用法】上药都入藏瓶内，外留一眼子出烟，盐泥固济，候干；用炭半秤，煅令烟尽为度，却用泥塞合出烟眼子，放冷一宿，研为细末。每服半钱，生姜自然汁调成稠膏，临卧入齑汁半盏和服。

【功用】截劳气，定喘满，化痰涎。

【主治】虚损劳嗽，咯血吐血，心胸不利，上气喘急，寒热往来，盗汗羸瘦，肢节酸痛，肌肉枯槁；咳嗽不已，痰涎壅盛，夜卧不安；暗风痫病，倒仆不省人事，口吐涎沫。

方四

【方源】（宋）赵佶《圣济总录》卷一二二。

【组成】恶实（炒）、马牙硝（研）、矾蝴蝶（研）各一分，甘草（炙，锉）半两。

【用法】上为散。每掺一字匕于舌上。

【主治】风热咽喉肿痛，饮食妨闷。

方五

【方源】（宋）赵佶《圣济总录》卷一二三。

【组成】雄黄（研）、藜芦、猪牙皂荚（去皮并子）各一分。

【用法】上为散。先含水一口，用药一米许，搐鼻内，即吐去水。

【主治】尸咽及走马喉闭，或咽内生痈。

方六

【方源】（朝鲜）金礼蒙《医方类聚》卷七十四引《澹寮集验方》。

【组成】郁金三钱，黎芦二钱，巴豆（炒）一钱。

【用法】上为末。喉肿及食刺，热茶点一钱；骨鲠，干咽；喉风，薄荷茶下。

【主治】喉肿，喉风，食刺，骨烦。

方七

【方源】（明）朱橚《普济方》卷六十。

【组成】白僵蚕（去丝嘴，姜汁浸，炙

黄色）三条，防风（鼠尾者，去叉）二钱，明矾（研）三钱。

【用法】上为细末。吹入喉内。

【主治】乳蛾，及风热上攻，咽喉肿痛。

一捻散

【方源】（宋）叶大廉《叶氏录验方》卷下。

【组成】白僵蚕（直物，新瓦仁炒），甘草（炙）半两，玄胡索一分。

【主治】小儿咳嗽有痰。

一炮散

【方源】《疡科遗编》卷下。

【组成】真犀黄七分，雄精一钱，冰片七分，皮硝（炒，研）一钱五分。

【用法】先将消炒燥，同雄精研细，方入犀黄、冰片，共研极匀，瓷瓶密贮，勿使出气。临用吹入喉间。

【主治】单乳蛾并及喉风、喉痹，饮食不下，命在危急。

一气还魂丹

【方源】（清）巢崇山《千金珍秘方选》引徐洄溪方。

【组成】真犀黄五钱，风化瓜霜四钱，飞青黛（青鱼胆收干）三钱，硇砂五钱，人中白三钱，道地紫雪丹五分，真熊胆三钱，冰片一分五厘，灯心炭四分，珠粉一钱。

【用法】上药各为细末，另包听用，吹喉。

【主治】喉症。

一味百部膏

【方源】（唐）孙思邈《备急千金要方》卷十，名见《不居集·上集》卷十五。

【组成】百部根二十斤。

【用法】捣取汁，煎如饴。服一方寸匕，每日三次。

【主治】久嗽。

一味黄芩汤

【方源】（明）李时珍《本草纲目》卷十三引李杲方。

【组成】片芩一两。

【用法】水二钟，煎一钟，顿服。

【主治】①《本草纲目》引李杲方：骨蒸发热，肤如火燎，咳嗽吐痰，烦渴，脉浮洪。②《不居集》：风劳肤如火燎，重按不热，日西更甚，喘嗽，洒淅寒热，目赤心烦。

一味僵蚕散

【方源】（民国）张觉人《外科十三方考》。

【组成】大白僵蚕七枚。

【用法】放瓦上焙黄，研成极细末，作为一次量。米饮调服，每日一次。病重者可加服一次。

【主治】哮喘。

一味莱菔子汤

【方源】（清）张锡纯《医学衷中参西录·治伤寒温病同用方》。

【组成】莱菔子（生者一两，熟者二两）二两。

【用法】共捣碎，煎汤一大茶杯，顿服之。

【主治】伤寒、温病结胸。其证胸膈痰饮，与外感之邪互相凝结，上塞咽喉，下滞胃口，呼吸不利，满闷短气，饮水不能下行，或转吐出，兼治疫证结胸。

一味薯蓣饮

【方源】（清）张锡纯《医学衷中参西录·治阴虚劳热方》。

【组成】生怀山药（切片）四两。

【用法】上药煮汁两大碗，以之当茶，徐徐温饮之。

【功用】补肺肾，补脾胃，滋阴利湿。

【主治】劳瘵发热，或喘或嗽，或自汗，或心中怔忡，或因小便不利致大便滑泻，及一切阴分亏损之证。

一呷散

【方源】（宋）魏岘《魏氏家藏方》卷一。

【组成】天南星（大者）半两，白僵蚕半两，全蝎（去毒）七个。

【用法】上生为细末。每服抄一钱，用生姜自然汁半灯盏许调药灌之。

【功用】消豁痰涎。

【主治】卒中，昏不知人，痰气上壅，咽喉作声；喉痹缠喉，一切风痰壅塞，命在须臾者。

一字散

方一

【方源】（宋）杨倓《杨氏家藏方》卷十一。

【组成】雄黄（别研）一分，蝎梢七枚，猪牙皂角七挺，白矾（生，研）一钱，藜芦一钱。

【用法】上为细末。每用一字，吹入鼻中，即时吐出顽涎。

【主治】①《杨氏家藏方》：喉痹，气塞不通欲死者。②《普济方》：咽喉作痛，乳蛾等。

方二

【方源】（宋）赵佶《圣济总录》卷二十四。

【组成】川芎一两，草乌头（炮裂，去皮尖）一两半，石膏（研）一两，雄黄（醋浸一宿，焙，研）二钱。

【用法】上药捣罗三味为散，入雄黄末研匀。每服一字，入腊茶半钱匕，葱白一寸，煎汤点服。

【主治】伤寒头疼鼻塞。

方三

【方源】（宋）窦汉卿《疮疡经验全书》卷一。

【组成】明矾一两，巴豆仁二十一粒。

【用法】将明矾火上熬滚，随下巴豆仁，即取出待冷，研末。干吹。

【主治】弄舌，喉风，哑不能言。

方四

【方源】（明）朱橚《普济方》卷六十一。

【组成】白僵蚕一两，荆芥半两，紫河车三钱，五灵脂一分，甘草半两，干柏叶二钱，薄荷三钱。

【用法】上为细末。每服一字，吹入喉中。

【主治】喉风。

方五

【方源】（明）朱橚《普济方》卷三八七引《全婴方》。

【组成】核桃（钻孔如钱眼大）一个，朱砂一钱，脑子一字，水银（入核桃内，醋煮，研，垒涂纸三重裹，盐泥固济，晒干，火煅，留三分性，去泥用）二钱。

【用法】上为末。三岁半钱，新生半字，薄荷汁调下。

【主治】婴儿百日内外咳嗽，及诸咳嗽众药不效者。

方六

【方源】（朝鲜）金礼蒙《医方类聚》卷七十四引《易简》。

【组成】白矾（火上熔开，入巴豆肉十个，以矾沸定为度，去巴豆）一两。

【用法】研矾为末。每用一字，新汲水调下，觉喉痛甚，服之未效者，更眼。吐泻即愈。如牙噤，用指甲挑入喉中，或以竹管吹。

【主治】喉闭。

方七

【方源】（朝鲜）金礼蒙《医方类聚》卷一一九引《王氏集验方》。

【组成】信石（明者）一钱，雄黄二

钱，绿豆粉五钱。

【用法】上为末。每服一字许，临卧顺取长流水调下。

【主治】老人、小儿喘嗽齁鮯等疾，昼夜不得眠。

医通加减葱白汤

【方源】（清）汝锡崎《治温阐要》。

【组成】葱白、香豉、玉竹、白薇、青木香、桔梗、生草。

【主治】三时风热，咳嗽，咽喉肿痛，及冬温咳嗽，身热自利，咽干痰结。

依源麻黄续命汤

【方源】（唐）孙思邈《备急千金要方》卷八。

【组成】麻黄六两，大枣五十枚，杏仁、白术、石膏各四两，桂心、人参、干姜、茯苓各三两，当归、川芎、甘草各一两。（一方无白术、茯苓，有黄芩）

【主治】肺虚寒，厉风所中，嘘吸颤掉，声嘶塞而散下，气息短惫，四肢痹弱，面色青葩，遗失便利，冷汗出。

饴姜片

【方源】（朝鲜）许浚《东医宝鉴·杂病篇》卷五引《乡药集成方》。

【组成】黑糖一斤，干姜（细末）四两。

【用法】上先溶糖，次下姜末和匀，待凝，作片。常常嚼下。

【主治】冷嗽。

饴糖煎

【方源】（晋）葛洪《肘后救卒方》卷三，名见《圣济总录》卷六十五。

【组成】饴糖六两，干姜（末之）六两，豉二两。

【用法】先以水一升，煮豉三沸，去滓，纳饴糖，消，纳干姜。分为三服。

【主治】①《圣济总录》：卒得咳嗽。②《金匮翼》：咳嗽多用清凉，屡发屡甚，别无热症者。

【备注】《金匮翼》有杏仁五十个。

宜服丸

【方源】（唐）王焘《外台秘要》卷三十八。

【组成】芸薹子、葶苈（熬）各十二分，马兜苓十颗，紫菀、人参、杏仁（去皮尖）、皂荚（去皮子炙）、白前、甘草（炙）各六分，汉防己八分。

【用法】上十味捣筛，蜜和丸如桐子大，服十丸至二十丸。

【主治】上气呀嗽不得卧，卧即气绝。

宜气散

【方源】（明）朱橚《普济方》卷三八六。

【组成】木香一分，槟榔、橘皮、甘草各半两，黑牵牛（半生半炒）一两。

【用法】上㕮咀。三岁者，每服一钱，水半盏，煎三分，去滓温服。止与一服，后补之。

【主治】小儿腹急气粗；风肿、气肿、通身肿；疮痘盛出，身热烦渴，腹胀喘促，大小便涩，面青闷乱；久泻不退，脾虚生热。

已试鲤鱼汤

【方源】（唐）王焘《外台秘要》卷十引《古今录验》。

【组成】杏仁（熬）、贝母、桂心各三两，橘皮、人参、甘草（炙）、厚朴（炙）、麻黄（去节）、茯苓、胡麻、白前各二两，鲤鱼五斤，生姜六两，半夏（洗）五两。

【用法】上切。先以水二斗，煮鱼得一斗一升，去鱼纳药，煎取三升二合，分四服，日三夜一。

【主治】上气喘急，身浮肿。①《外台秘要》引《古今录验》：上气。②《普济方》：上气喘急，胸中满闷，咽喉不利。

③《兰台轨范》：咳嗽有水声，身浮肿。

已嗽丸

【方源】（宋）张锐《鸡峰普济方》卷十一。

【组成】款冬花、百部、紫菀、皂角各等分。

【用法】上为细末，炼蜜为丸，如梧桐子大，每服十丸，临卧前枣汤下。

【主治】嗽久不已。

苡仁汤

【方源】（明）程云鹏《慈幼新书》卷二。

【组成】熟地、麦冬、苡仁、山萸、桑皮、贝母、生地、甘草。

【用法】更入肉桂数分。服二剂，不再发。

【主治】喉癣。风火郁滞喉间，蒸湿生虫，或疼或痒，干燥枯涸，甚至面红耳热而不可忍。

异功散

方一

【方源】（宋）刘昉《幼幼新书》卷三十四引《张氏家传》。

【组成】盆硝一两，甘草（炙）六钱，诃子肉、白僵蚕、贯众、马勃、蛇蜕（点油醋，慢火炒黄）各半两，硼砂、玄精石各一两。

【用法】上为细末。每服一字，以芦管吹喉内；缠喉风，每服半钱，以磨刀水调下；寻常置舌根下。

【主治】缠喉风，痄腮，喉闭，及咽喉一切患。

方二

【方源】（宋）赵佶《圣济总录》卷六十五。

【组成】陈粳米（生姜半斤，捣自然汁浸，焙干）一升，厚朴（去粗皮，涂生姜汁，蜜炙）二两，诃黎勒（小者，煨）三枚，槟榔（锉）一枚，甘草（半生半炙，锉）半两。

【用法】上为散。每服一钱匕，食后米饮调下，每日三次。

【主治】久咳嗽。

异功丸

【方源】（元）许国桢《御药院方》卷五。

【组成】半夏、大腹子、人参、赤茯苓各一两，甘草（炙）半两，生姜五两，白术、紫苏叶各半两，乌梅肉半两。

【用法】除生姜外，为粗末，将生姜和皮锉碎，与药末为丸，如鸡子黄大。每服一丸，捶破，入紫苏（连茎）五叶，乌梅肉一个，水一大盏半，同煎至一盏，去滓温服。

【功用】升降阴阳，逐痰饮，和气止渴。

【主治】咳嗽喘逆，痰实昏眩。

异效丸

【方源】（宋）赵佶《圣济总录》卷二十五。

【组成】人参、白术、甘草（炙，锉）、瓜蒌、枳壳（去瓤，麸炒）、赤茯苓（去黑皮）、木香、陈橘皮（汤浸，去白，焙）各半两，干姜（炮）三分。

【用法】上为末，炼蜜为丸，如梧桐子大。每服二十丸，加至三十丸，空心米饮送下，晚再服。

【主治】伤寒四五日，大下后，心中痞满，气息喘逆欲绝。

抑火汤

方一

【方源】（清）陈士铎《辨证录》卷九。

【组成】山豆根二钱，黄芩三钱，麦冬一两，天门冬五钱，当归一两，升麻五分。

【用法】水煎服，二剂肺火清，又服二剂大肠之闭开，再服二剂全愈。

【主治】肺经火旺，大便闭塞不通，咳嗽不宁，口吐白沫，咽喉干燥，两脚冰冷。

方二

【方源】（清）刘仕廉《医学集成》卷二。

【组成】石膏、黄芩、桑皮、地骨皮、天冬、麦冬、知母、贝母、花粉、桔梗、甘草。

【主治】火郁肺金为喘。

方三

【方源】（清）张正《外科医镜》。

【组成】熟地一两，山黄肉五钱，麦冬五钱，北五味二钱，山药五钱，茯苓五钱，紫石英三钱，上瑶桂一钱。

【用法】水煎服。

【主治】阴火喉痹。

抑金散

【方源】（宋）王硕《易简方》引利伯善方。

【组成】细辛、白芷、防风、羌活、川归、半夏、川芎、桔梗、陈皮、茯苓各等分。

【用法】上㕮咀。每服二钱，加薄荷，生姜，水煎服。

【主治】肺热，鼻塞，涕浊。

抑上补下方

【方源】（清）罗国纲《罗氏会约医镜》卷九。

【组成】桔梗三钱，枳壳二钱，甘草一钱，半夏一钱半。

【用法】煎汤送下八味地黄丸一两。数服自安。

【主治】上盛下虚，哮喘痰盛，两尺脉大而软。

抑痰丸

【方源】（元）朱震亨《丹溪心法》卷二。

【组成】瓜蒌仁一两，半夏二钱，贝母三钱。

【用法】上为末，蒸饼为丸，如麻子大。每服一百丸，生姜煎汤送下。

【主治】《丹溪心法》：痰症。②《证治汇补》：痰结胸喉。

【方论选录】《医略六书》：湿热内结，窒塞咽喉，故胸膈不利，咽物亦不能遽下焉。蒌仁泻热化燥痰，贝母解郁清热痰，半夏化痰功专燥湿，使湿热消化，则结痰自开，而胸喉无不爽然，何有咽物不能遽下之患？蒸饼以消之，姜汤以开之，洵为化痰润燥开结之剂，乃痰结胸喉不顺之专方。

抑心清肺丸

【方源】（明）龚信《古今医鉴》卷七。

【组成】黄连三两，赤茯苓三两，阿胶二两。

【用法】上为极细末，水熬阿胶和丸，如梧桐子大。每服五六十丸，食后米饮送下。

【主治】虚劳，肺热咯血咳嗽，兼治血痢。

【方论选录】连、苓有降心火之功，阿胶具保肺金之力，则嗽除血止而病自愈矣。

抑郁丸

【方源】（清）爱虚老人《古方汇精》卷一。

【组成】赤苓、猪苓、白术、苡仁各三钱，泽泻二钱，肉桂五分。

【用法】上药各为末，炼蜜为丸。每服四钱，生姜一片，煎服。三服取效。

【主治】寒湿内伤，因而哮喘气促，面黄肌肿。

易简四七汤

【方源】（元）王好古《医垒元戎》卷八。

【组成】半夏五两，茯苓四两，厚朴三两，紫苏叶二两。

【用法】上㕮咀，每服四两，水一盏

半，姜七片，枣一枚，煎至六分，去滓，热服，无时。

【主治】喜怒悲思惊恐之气，结成痰涎，状如破絮，或如梅核，在咽喉之间，咯不出，咽不下，此七情之气所为也。或中脘痞满，气不舒快，或痰涎壅盛，上气喘急，或因痰饮中脘，呕逆恶心，并宜服。

易简惺惺散

【方源】（元）王好古《医垒元戎》卷七。

【组成】白术、桔梗、细辛、甘草、茯苓、人参、瓜蒌实各一两。

【用法】上㕮咀，每服二钱，水一盏，生姜三片，入薄荷三叶，煎至半盏，时时与服。

【主治】小儿风寒疮疹，伤风时气，头痛壮热，目涩多唾，咳嗽气粗，鼻塞清涕。

易简杏子汤

【方源】（元）王好古《医垒元戎》卷一。

【组成】人参、半夏、茯苓、干姜、甘草、官桂、芍药、五味子、细辛。

【用法】上㕮咀，每四钱，水一盏半，杏仁（去皮尖）五枚，姜五片，煎至六分，去滓，食前服。

【主治】一切咳嗽，不问外感风寒，内伤生冷，及虚劳咯血，痰饮停积，悉皆治疗。

易老水煮金花丸

【方源】（明）徐彦纯撰，刘纯续增《玉机微义》卷四。

【组成】南星、半夏（生用）各一两，寒水石（烧存性）一两，天麻五钱，白面三两，眼黄一钱。

【主治】风痰脉弦，咳嗽。

易老泻白散

【方源】（清）随霖《羊毛瘟证论》。

【组成】桑白皮二钱，地骨皮五钱，甘草一钱，川黄连一钱，粳米三钱。

【主治】肺经伏火，余毒未尽，或寒热，或潮热，内烧咳嗽。

益肺丹

【方源】（清）陈士铎《辨证录》卷八。

【组成】人参三钱，白术三钱，当归三钱，麦冬五钱，北五味三分，柴胡五分，荆芥五分，山药三钱，芡实三钱。

【用法】水煎服。四剂而脾胃元气开，又四剂而咳嗽之病止，又服四剂瘦疼之疾解，又四剂潮热汗出之症痊，再服十剂气旺而各恙俱愈。

【主治】多言伤气，咳嗽吐痰，久则气怯，肺中生热，短气嗜卧，不进饮食，骨脊拘急，疼痛发痠，梦遗精滑，潮热汗出，脚膝无力。

益肺散

方一

【方源】（宋）张锐《鸡峰普济方》卷十一。

【组成】糯米（炒黄）、阿胶、黄芪各一两。

【用法】上为细末。每服二钱，煎鹿胶汤调下，不拘时候。

【功用】调益肺胃，收敛营卫。

方二

【方源】（明）朱橚《普济方》卷一五九。

【组成】麻黄（去节）一两，五味子、杏仁（去皮尖，炒）、甘草（炙）、陈皮各半两。

【用法】每服三钱，水一盏，加生姜五片，煎七分，去滓，食后服。

【主治】肺寒咳嗽，声重多涕，发喘。

益肺汤

方一

【方源】（清）陈士铎《辨证录》卷三。

【组成】麦冬二两，天门冬五钱，生地、玄参各一两。

【用法】水煎服。

【主治】肾火乘肺，两目生翳，其色淡绿，瞳子痛不可当。

方二

【方源】（清）谈金章《幼科诚书》卷七。

【组成】牡丹皮、桑白皮（蜜炙）、荆芥穗（炒）、紫菀、当归、枇杷叶（洗净，蜜炙）、白芍药、藕节、玄参、丹参、甘草、橘红。

【用法】水煎服。

【主治】衄血不止。

方三

【方源】（清）佚名撰，钱沛增补《治疹全书》卷下。

【组成】北沙参、煅牡蛎、归身、白芍、白术、茯苓、炙草、白及、怀山药、麦冬、玉竹。

【主治】疹后虚喘声嘶。

益火丹

【方源】（清）刘仕廉《医学集成》卷二。

【组成】人参、焦术、熟地、当归、炮姜、附子、泽泻、牛膝、炙草。

【主治】鼻衄。属虚火，饮热恶冷者。

益金散风汤

【方源】（清）陈士铎《辨证录》卷五。

【组成】人参五分，甘草一钱，五味子三粒，麦冬三钱，紫苏一钱，蔓荆子一钱，天花粉一钱，桔梗三钱。

【用法】水煎服。

【功用】补肺气，表风邪。

【主治】气虚伤风头痛，发热盗汗，畏风。

益母草丸

【方源】（明）万全《养生四要》卷五。

【组成】益母草。

【用法】单一味为末，不犯铁器，炼蜜为丸，如弹子大，每服一丸，温酒下。

【主治】产后气喘、咳嗽，胃膈不利，恶心呕吐酸水，面目浮肿，两胁腋痛，动举无力。

益气补肺汤

【方源】（清）费伯雄《医醇賸义》卷二。

【组成】阿胶（蛤粉炒）二钱，五味子五分，地骨皮、天冬、麦冬、人参各二钱，百合三钱，贝母、茯苓各二钱，苡仁四钱。

【用法】加糯米一撮，煎汤代水饮。

【主治】肺劳。肺气大虚，身热气短，口燥咽干，甚则咳嗽吐血。

益气清金汤

【方源】（清）吴谦《医宗金鉴》卷六十六。

【组成】苦桔梗三钱，黄芩二钱，浙贝母（去心，研）、麦冬（去心）、牛蒡子（炒研）各一钱五分，人参、白茯苓、陈皮、生栀子（研）、薄荷、甘草（生）各一钱，紫苏五分。

【用法】加竹叶三十片，水三钟，煎一钟，食远服，滓再煎服。

【主治】喉瘤。

益气疏风汤

【方源】（宋）窦汉卿《疮疡经验全书》卷一。

【组成】升麻、甘草、当归、川芎、生地、白芍、桔梗、天花粉、黄芩、麦冬、前胡、青皮、干葛、紫苏、连翘、防风。

【用法】水煎服。

【主治】肺经受热，多语损气，喉瘤生于喉间两旁，或单或双，形如圆眼大，血丝相裹如瘤。

益气汤

【方源】（唐）王焘《外台秘要》卷十

六引《删繁方》。

【组成】半夏（洗，四破）一升，宿姜八两，川芎、细辛、附子（炮）、玄参、当归各三两，桂心、甘草（炙）、茯苓各二两，杏仁（去二仁皮尖，碎）六十枚。

【用法】上切。以水一斗，煮取三升，去滓，分温三服。

【主治】脉极。虚寒则咳，咳则心痛，喉中介介如哽，甚则咽肿喉痹。

益气养荣汤

【方源】（明）骆龙吉《内经拾遗方论》卷一。

【组成】当归、川芎、白芍、熟地、人参、白术、白茯苓、甘草、桔梗、橘皮、贝母、香附、黄芪、柴胡。

【用法】水二钟，加生姜三片，大枣二个，煎八分，温服。

【功用】止咳嗽，补气血。

【主治】《保婴撮要》：气血损伤，四肢颈项等处患肿，不问软硬赤白痛否，日晡发热，或溃而不敛者。

益卫散

【方源】（明）陈司成《霉疮秘录》。

【组成】人参、贝母、白及、百合、阿胶、桔梗、天门冬各一钱，山药、木香、甘草各七分。

【主治】肺经的各种症状，补益正气。

益阴去邪汤

【方源】（清）罗国纲《罗氏会约医镜》卷九。

【组成】陈皮一钱半，半夏二钱，茯苓一钱半，甘草一钱，当归二钱，沙参二钱，女贞子二钱，熟地三钱，山药一钱半，生姜一钱半。

【用法】水煎服。

【主治】阴虚脉弱，外感咳嗽，或肾气不足，水泛为痰。

益阴散

【方源】（元）朱震亨《丹溪手镜》卷中。

【组成】黄柏、黄芩、黄连并以蜜水浸炒、芍药各一两，人参、白术、干姜各三钱，甘草六钱，茶一两，谷一两，香油釜炒，米饮下五钱。

【主治】阳浮阴翳，咯血，衄血。

益阴养荣膏

【方源】（清）爱虚老人《古方汇精》卷四。

【组成】蜜刺海参、大淡菜、建莲肉、南枣各八两。

【用法】文武火熬，须昼夜不断火，候成膏，去滓。每早用一大匙，开水化下，服尽一料即愈。

【主治】童子痨。初起发热咳嗽，阴虚盗汗，脾胃不香，遗精咯血。

益元散

【方源】（清）沈金鳌《杂病源流犀烛》卷二十一。

【组成】滑石六两，甘草一两。

【用法】每末三钱，暑月凉水调服。

【功用】专清暑热，利小便，止渴除烦，利窍。

【主治】余治小儿身热咳嗽。

益真丸

【方源】（宋）史堪《史载之方》卷下。

【组成】人参、黄芪、吴白术各半两，木香一分，熟干地黄六钱，鳖甲四钱，当归（去苗）、白芍药、白茯苓、阿胶（炒成珠子）、鹿角霜各三钱，桑寄生二钱，枳实（炒）一钱。

【用法】上为细末，炼蜜为丸，如梧桐子大。每服三十丸，清汤送下，一日两次，不拘时候。

【主治】痰嗽。

薏苡仁散

方一

【方源】（明）万全《万氏家传保命歌括》卷十七。

【组成】薏苡仁、百部、黄芪（蜜炙）、麦门冬、当归身、白芍药、黄芩（酒炒）、人参（去芦）、桑白皮各等分，五味子十粒。

【用法】上㕮咀。加生姜三片，水二盏煎服。

【主治】肺痿。

方二

【方源】（清）翁藻《医钞类编》卷六。

【组成】薏苡仁五钱，桑白皮、麦门冬各三钱，白石英二钱，人参、五味子、款冬花、紫菀、杏仁、贝母、阿胶、百合、桔梗、秦艽、枇杷叶各一钱。

【用法】加生姜、大枣、糯米煎，调钟乳粉服。

【主治】久嗽成劳，或因痨成嗽者。寒热往来，或独热无寒，咽干嗌痛，精神疲极，所嗽之痰或浓或淡，有时或血腥臭异常，语声不出。

薏苡仁汤

方一

【方源】（金）张从正《儒门事亲》卷十二。

【组成】桔梗一两，甘草二两，薏苡仁三两。

【用法】上锉，如麻豆大。每服五钱，水煎，入糯米为引，米软为度，食后服之。

【主治】咳嗽。

方二

【方源】（清）程林《圣济总录纂要》之十六。

【组成】薏苡仁一升，苦酒三升。

【主治】肺痈咳嗽。

薏苡散

【方源】（清）陶承熹《惠直堂经验方》卷二。

【组成】薏苡米三两。

【用法】上为末。水一升，煎三合，入黄酒一合，作五次温服。或炒为散服。

【主治】肺痈。咳嗽吐脓腥臭及有血者，并胸膈上隐隐有痛处。

薏苡汤

【方源】（宋）杨士瀛《仁斋直指方论》卷二十六。

【组成】薏苡二合，黑豆百粒，乌梅一个。

【用法】水二盏，煎一盏，入透明阿胶、生蒲黄各一钱，再煎沸，食后服。

【主治】肺痈唾吐脓血。

薏苡饮

【方源】（朝鲜）康命吉《济众新编》卷七。

【组成】薏苡粉二合，真荏子（炒）、苏子（炒）各一合。

【用法】苏子、真荏子用水细磨，滤取汁煮，入薏苡粉成粥，和蜜用；或单薏苡作末煮粥亦好。

【功用】久服令人能食。轻身、胜瘴气。

【主治】肺疾、肺气吐脓血，咳嗽；又治风湿痹，筋脉挛急，干湿脚气，老人咳喘。

yin

阴湿化痰汤

【方源】（明）张时彻《摄生众妙方》卷六。

【组成】橘红、桔梗、枳实、川芎、白芍药各七分，半夏、茯苓、甘草、黄连、黄芩各一钱，苍术、神曲、山楂、贝母各八分。

【用法】水二钟，加生姜三片，煎至八分，空心温服。

【主治】痰嗽。

银粉散

【方源】（宋）赵佶《圣济总录》卷七十（文瑞楼本）。

【组成】定州白瓷器。

【用法】上为细散。每一婉（左提手）耳许入鼻中。

【主治】鼻衄久不止。

银粉丸

【方源】（宋）赵佶《圣济总录》卷六十四。

【组成】粉霜、铅白霜、白矾（熬令汁枯）、水银、铅（与水银结砂子）各半两，天南星（炮）一两半，半夏（汤浸七遍，焙）、丹砂（研）各一两。

【用法】上为末，面糊为丸，如梧桐子大。每服三丸，食后薄荷汤送下。小儿丸如麻子大。

【功用】化痰。

【主治】膈痰结实，满闷喘逆。

银荷汤

【方源】（清）王维德《外科证治全生集》卷四。

【组成】连翘、黄芩、防风、荆芥、麝香各一钱，银花一钱半，薄荷八分，黄连、甘草各五分。

【用法】水煎服。

【主治】缠喉风及一切喉证。

银花四君子汤

【方源】（清）鲍相璈《验方新编》卷一。

【组成】台党参五钱，生首乌四钱，怀山药四钱，甘草一钱，金银花二钱，冬桑叶二钱，云茯苓三钱。

【主治】各种喉症。

银翘麻黄汤

【方源】（清）俞根初《重订通俗伤寒论》。

【组成】银花一钱，连翘一钱半，带节麻黄三分，苏薄荷三分，炒牛蒡一钱，广橘红八分，苦桔梗六分，生甘草五分。

【功用】疏风解热，化痰。

【主治】风邪犯肺而生痰咳嗽。

银翘散

【方源】（清）钱敏捷《诊验医方歌括》上。

【组成】连翘一两，薄荷六钱，银花一两，甘草五钱，桔梗六钱，荆芥四钱，淡豆豉五钱，牛蒡六钱，竹叶四钱。

【用法】上杵为散，每服六钱，鲜苇根煎汤代水。

【主治】温病脉动数尺肤热，头痛微恶风寒，身热自汗，或但热不恶寒而渴，午后热甚，肺气郁而火克金也。

【方论选录】病初起且去入里之黄芩，勿犯中焦，加银花辛凉、芥穗芳香，散热解毒，牛蒡子辛平，润肺解热散结，除风利咽，皆手太阴药。

银砂丸

【方源】（明）解缙《永乐大典》卷九七五引《刘氏家传》。

【组成】水银（结砂子）三皂子大，辰砂（研）二钱，蝎尾（去毒，为末）、白术（切薄片子，蜜贴涂，纸衬铫，慢火炒）一钱，甘草（半生半熟）半钱，蝎（全用，龙脑、薄荷叶裹系定，竹夹炙，候薄荷焦，去之，只用蝎。如无薄荷，用干者同炒令焦用）二个。

【用法】上为末。惊，金银薄荷汤下；和气，止泻痢，米汤饮送下。

【主治】涎盛膈热，实痰嗽惊，风积潮热。

银锁匙

方一

【方源】（清）黄真人《喉科秘诀》卷下。

【组成】老竺黄五分，白矾三分，硼砂一钱，麝香五钱，牙皂角一分，冰片五厘。

【用法】上为细末。吹喉。

【主治】喉风。

方二

【方源】（明）龚居中《外科百效全书》卷二。

【组成】天花粉、薄荷叶各二两。

【用法】上为末。每服二钱，食后井花水调下；热甚西瓜汁调下。

【主治】喉风，心烦口烧作渴。

方三

【方源】（清）郑宏纲《重楼玉钥》卷上。

【组成】天花粉八分，玄参一钱。

【功用】止烦渴，退口烧。

【主治】喉风。

银杏膏

【方源】（明）龚廷贤《寿世保元》卷三。

【组成】陈细茶（略焙，为细末）四两，白果肉（一半去白膜，一半去红膜，擂烂）四两，核桃肉（擂）四两，家蜜半斤。

【用法】上药入锅内炼成膏。不拘时候服。

【主治】久年咳嗽吐痰。

引火汤

方一

【方源】（清）陈士铎《辨证录》卷三。

【组成】熟地三两，巴戟天一两，茯苓五钱，麦冬一两，北五味二钱。

【用法】水煎服。

【主治】①《辨证录》：阴蛾。少阴肾火上炎，咽喉肿痛，日轻夜重，喉间亦长成蛾，宛如阳症，但不甚痛，而咽喉之际，自觉有一线干燥之至，饮水咽之稍快，至水入腹，而腹又不安，吐涎如水甚多。②《洞天奥旨》：阴症双蛾、单蛾，喉痹。

【方论选录】方用熟地为君，大补其肾水；麦冬、五味为佐，重滋其肺金，又加入巴戟之温，则水火既济；更增茯苓之前导，则水火同趋，而共安于肾宫。

方二

【方源】（清）张正《外科医镜》。

【组成】怀熟地三两，山萸肉一两，麦冬（去心）五钱，北五味二钱，上瑶桂二钱（或嫌味辣，改用附子亦可），怀牛膝三钱，车前子三钱。

【用法】水煎，冷服。倘证纯系虚寒，而无假阳之候，不必冷服，恐促亡阳。

【主治】阴火喉痹。

引脓散

【方源】（清）方坞樵《喉科种福》卷四。

【组成】炭姜一钱，官桂一钱，甘草节一钱，血竭一钱，红曲米粉一钱。

【用法】上为末。热醋调敷肿上。

【主治】喉闭。肝肺火盛，风寒相搏，咽喉肿痛，面赤腮肿，项外浸肿，甚则喉中有块如拳，汤水难入，猝然如哑，暴发寒热。

引气汤

【方源】（宋）陈言《三因极一病证方论》卷八。

【组成】橘皮半两，细辛（去苗）、白术、桂心各三分，紫苏一两，麻黄（去节，汤洗）、杏仁（麸炒，去皮尖）、半夏（汤洗七次去滑）各一两一分，石膏八两。

【用法】上为散。每服四钱，水两盏，加生姜七片，竹叶五片，煎七分，去滓食后服。

【主治】肺劳实热，气喘鼻张，面目

苦肿。

ying

罂粟神圣散

【方源】（金）刘完素《黄帝素问宣明论方》卷九。

【组成】御米壳（蜜炒）一两，乌梅肉、拣人参、诃子肉、葶苈、桑白皮各五钱。

【用法】上为细末。每服二三钱，临卧百沸汤调下。

【主治】久新日夜咳嗽不止者。

罂粟丸

【方源】（明）张介宾《景岳全书》卷五十九。

【组成】罂粟壳（新者一半，去蒂，切，焙干；陈者一半，泡，去筋膜，炒）各一两。

【用法】上为末，炼蜜为丸，如弹子大。每服一丸，临睡嚼下。

【主治】一切久嗽劳嗽。

迎气防风汤

【方源】（明）龚廷贤《寿世保元》卷五。

【组成】防风、羌活、陈皮、人参、甘草各五分，藁本、青皮各三分，白豆蔻、黄柏各二分，升麻四分，柴胡、黄芪（蜜水炒）各一钱。

【用法】上锉一剂。水煎，食后温服。

【功用】泻风热。

【主治】风热乘肺，肺气郁甚，肩背痛，汗出，小便数而少。

应梦散

【方源】（清）李用粹《证治汇补》卷五。

【组成】人参一两，胡桃肉（连衣）二枚，生姜五片，大枣二枚。

【用法】水煎，临卧服.

【主治】肾气烦冤，喘促不得卧。

you

犹龙汤

【方源】（清）张锡纯《医学衷中参西录·治温病方》。

【组成】连翘一两，生石膏（捣细）六钱，蝉退（去足土）二钱，牛蒡子（炒捣）二钱。

【主治】胸中素蕴实热，又受外感，内热为外感所束，不能发泄而致温病，时觉烦燥，或喘，或胸胁疼，其脉洪滑而长。

油膏

【方源】（宋）朱佐《类编朱氏集验医方》卷九。

【组成】生麻油（挼皂角十锭，生绢滤去滓）半斤。

【用法】灌服。即时疮穿，脓血吐去而愈。

【主治】咽喉生痈，药不下，及喉闭。

油滚丸

【方源】（宋）佚名《小儿卫生总微论方》卷十四。

【组成】五灵脂（末）一钱，雷丸（末）一钱，巴豆（去皮膜，取霜）三十个。

【用法】上为细末，滴水为丸，如芥子大。每服三五丸，临卧油滚井水送下。

【主治】①《小儿卫生总微论方》：痰盛咳嗽，及乳嗽。②《证治准绳·幼科》：小儿齁舲及虫积。

油糖膏

【方源】（清）李文炳《仙拈集》卷一。

【组成】猪板油、米糖、蜂蜜各四两。

【用法】熬成膏。时常挑服一匙，口中噙化，三五日，其嗽即止。

【主治】年老久嗽，不能卧。

游气汤

【方源】（南朝）陶弘景《陶隐居效验方》治喘息方。

【组成】生姜八两，厚朴四两，人参二两，茯苓（一名松髓）四两，桂心五两，半夏（一名水王，洗）一升，枳实子（炙）五枚，甘草二两，黄芩三两。

【用法】凡九物，切，以水一斗，煮取四升。服七合，日三。

【主治】上气，一来一去无常，缓急不足，不得饮食，不得眠。

yu

余粮汤

【方源】（清）沈金鳌《杂病源流犀烛》卷一。

【组成】禹余粮、赤石脂。

【主治】大肠咳，咳则遗尿。

鱼胆破关散

【方源】（明）陈文治《疡科选粹》卷三。

【组成】绿矾（预取青鱼胆一个，研矾装入，悬待阴干）五钱，朴硝（另研）二钱五分，铜绿一钱，轻粉五分，青黛少许。

【用法】上以胆矾同巴豆在铜铫内飞过，去巴豆不用，合朴硝等四味，入麝香少许。每用二三分吹入，吐血立愈。

【主治】咽喉肿痛。

俞山人降气汤

【方源】（明）周文采《医方选要》卷六。

【组成】前胡（去芦）、黄芪、厚朴（姜制）、五加皮（姜制）、当归（去芦）、桔梗、羌活、半夏曲、人参（去芦）、陈皮各一钱，干姜（炮）、附子（炮，去皮脐）、官桂各半钱，紫苏子一钱。

【主治】上盛下虚，痰涎壅盛，或喘，或满，咽干不利，并治脚气上攻，烦渴引饮。

羽泽散

方一

【方源】（明）龚信《古今医鉴》卷十六。

【组成】枯矾、白僵蚕（炒）各等分。

【用法】上为末。吹喉。

【主治】乳蛾。

方二

【方源】（明）龚信《古今医鉴》卷十六。

【组成】枯矾、硇砂少许。

【用法】上为末。吹鼻。

【主治】鼻中肉赘，臭不可近，痛不可摇。

【备注】方中生矾用量原缺。

方三

【方源】（明）龚信《古今医鉴》卷十六。

【组成】枯矾、雄黄各等分。

【用法】上为末。吹喉。

【主治】咽喉肿痛，水浆不下。

方四

【方源】（明）龚信《古今医鉴》卷十六。

【组成】枯矾末。

【用法】上药用绵裹塞鼻中，数日自消。

【主治】肺气盛之齆鼻塞肉。

方五

【方源】（明）龚信《古今医鉴》卷十六。

【组成】枯矾末一匙。

【用法】临卧滚白汤调下。三四次愈。

【主治】齁喘。

禹余粮汤

【方源】（宋）赵佶《圣济总录》卷一

二四。

【组成】禹余粮（煅，醋淬）、大麻仁各二两，干姜（炮）一两，黄连（去须）半两，白术一两，枣（烙，取肉）十枚，桑根白皮（锉）二两。

【用法】上为粗末。每服三钱匕，水一盏，煎至五分，去滓，食后温服，每日三次。

【主治】喉痹。若胃中虚，有饥状，少气不足以息，四逆泄注，腹胀喜噫，食则欲呕，泄癖溏下，口干，四肢重，好怒，不欲闻人声，诊其脉，右手关上阴阳俱虚者，脾胃虚也。

玉蝉散

【方源】（宋）杨倓《杨氏家藏方》卷八。

【组成】人参（去芦头）、蓖麻叶（经霜者）、桑叶（经霜者）、诃子肉各半两，钟乳粉一两。

【用法】上为细末，每服二钱，食后糯米饮调下。

【主治】肺气发喘，坐卧不得。

玉尘散

方一

【方源】（宋）刘昉《幼幼新书》卷十六引《保生信效方》。

【组成】天南星（去皮）、半夏（各用汤浸，洗七遍，切，焙）、桔梗、桑根白皮（自采土下者）各等分。

【用法】上为细末。每服三大钱，水一盏半，加生姜如钱大六七片，煎至八分，去滓温服，不拘时候。

【主治】大人、小儿痰壅咳嗽，气促喘满，咽膈不利，劳嗽。

方二

【方源】（宋）赵佶《圣济总录》卷七十。

【组成】白面、箬叶灰各三钱。

【用法】上为细末，分为二服。食后井华水调下。

【主治】肺壅鼻衄。

方三

【方源】（元）许国桢《御药院方》卷九。

【组成】寒水石（烧）三两，马牙硝（枯）一钱，铅白霜半钱，南硼砂半两。

【用法】上为细末，每用少许干掺口疮上，咽津无妨，不拘时候。

【主治】大人小儿咽喉肿痛，口舌生疮。

玉疸丸

【方源】（清）许佐廷《活幼珠玑》卷下。

【组成】寒水石（火煅水飞）、半夏、皂角、火硝（共煮十沸，枯矾共为末，水丸粟米大）。

【主治】风寒，化痰涎，利胸膈，清头目，除咳嗽，止烦热。

玉矾汤

【方源】（宋）魏岘《魏氏家藏方》卷九。

【组成】白矾（研化）。

【用法】以竹筒盛，猛灌之。

【主治】喉闭，不通水谷。

玉粉散

方一

【方源】（宋）王怀隐《太平圣惠方》卷三十七，名见《圣济总录》卷七十。

【组成】石膏（细研）一两，牡蛎（烧为粉）一两。

【用法】上为细散。以新汲水调如稀面糊，候血滴间断时，便点三五滴于鼻中，仍以新汲水调两钱服之。

【主治】鼻衄日夜不止，头痛心烦。

方二

【方源】（宋）赵佶《圣济总录》卷六十五。

【组成】天南星（白矾水煮软，切，焙）半两，太阴玄精石（研）二两，甘草（炙，锉）半两，贝母（去心）一两，不灰木一两半。

【用法】上为极细末。每服半钱匕，食后夜卧煎生姜、乌梅汤调下。

【主治】肺经伏热，夜卧咳嗽。

玉粉丸

方一

【方源】（金）刘完素《素问病机气宜保命集》卷下。

【组成】南星、半夏（俱洗）各一两，官桂（去皮）一两。

【用法】上为细末，薄糊为丸，如梧桐子大，每服五七十丸，食后生姜汤送下。

【主治】气痰咳嗽，脉涩面白，上喘气促，洒淅恶寒，悲愁不乐。

方二

【方源】（金）张元素《洁古家珍》。

【组成】南星（汤洗）、半夏（洗）各一两，橘皮（去白）二两。

【用法】上为细末，汤浸蒸饼为丸，如梧桐子大。每服三十丸，食后人参、生姜汤送下。

【主治】气痰咳嗽，脉涩面白，气上喘促，洒淅寒热，悲愁不乐。

方三

【方源】（明）徐彦纯撰，刘纯续增《玉机微义》卷二十七引《三因极一病方论》。

【组成】半夏（洗）五钱，草乌（炒）一字，桂一字。

【用法】上为末，生姜自然汁浸蒸饼为丸，如鸡头子大。每服大人一丸，至夜含化。多年不愈亦有效。

【主治】寒痰壅结，咽喉不利，语声不出。

方四

【方源】（明）孙一奎《赤水玄珠》第十六卷。

【组成】半夏（泡五次）、草乌（炒）各二分半，桂（为末）二分半。

【主治】冬月寒痰结在咽喉，语声不出。

玉浮丸

【方源】（宋）朱佐《类编朱氏集验医方》卷五引赵鲁公方。

【组成】天南星（削去皮）、半夏各一钱半，陈皮（去白）、白术、茯苓、附子（去皮脐）各一钱。

【用法】上药并生为末，用生面随多少拌匀，生姜自然汁为丸，如梧桐子大。每服二十丸，用滚汤煮熟，次用煮药现成汤加生姜自然汁送下，不拘时候。

【主治】痰吐头痛。

玉关散

【方源】佚名《新锲太医院鳌头诸症辨疑》卷三。

【组成】枯矾、官桂各一钱半，款花、寒水石各三钱，南星浸洗二钱，甘草一钱二分，桑白皮炙二钱半。

【用法】为末，每服三五分。

【主治】久年咳嗽风冷等症。

玉壶丸

【方源】（宋）朱佐《类编朱氏集验医方》卷五。

【组成】大半夏二十五两，雪白南星十五两。

【用法】上药用野外地上清洁水满满浸，逐日换水，浸十日，将半夏切作二片，南星大者切作六片，中者作四片，再逐日换水浸，五日足，每五两研细末，生白矾一两，添半夏、南星，则亦添矾，却用井水浸，须令水满，只以此水浸一月，日取些半夏或南星尝看，以不麻为度，如尚麻，更漫。候不麻，滤取晒干，和脚下水浸矾，碾细收之。每末七两，入全蝎七个，炒白附子二钱半，炒为末，甘草二钱，炒；和匀，用炊饼干末三两半，用生姜半斤研取自然汁，煮炊饼末和为丸，如梧桐子大，或干，添些白汤为丸。每服二三十丸，随意咽下亦可。此药不问是何证候，痰涎作壅，或有异证。

【主治】一切痰饮。

玉华散

【方源】（宋）杨倓《杨氏家藏方》卷八。

【组成】甜葶苈（纸上焙香）三两，桑白皮半两，天门冬（去心）半两，百部二钱半，马兜铃半两，半夏（汤洗七次，姜制）半两，紫菀（去土）半两，杏仁（去皮尖）半两，贝母（炮）半两，百合半两，甘草（炒）二钱半，人参（去芦头）半两。

【用法】上㕮咀。每服三大钱，水一盏，加大枣五枚，同煎至六分，去滓热服，不拘时候。

【功用】调顺肺经，清利咽膈，安和神气。

【主治】咳嗽气喘。

玉环煎

【方源】（清）费伯雄《医醇賸义》卷三。

【组成】玉竹四钱，羚羊角一钱五分，沙参四钱，麦冬二钱，石斛三钱，贝母二钱，蒌皮三钱，蛤粉四钱，梨汁（冲服）半杯。

【主治】肺热而咳，上焦微喘，肌表漫热，口燥咽干。

玉津丸

【方源】（明）朱橚《普济方》卷一六三。

【组成】雄黄、雌黄、硫黄、信砒各一钱，南星七钱。

【用法】上为末，姜汁调摊碗内，大皂角七八条，烧烟，覆碗其上，碗极热，烟尽，冷，取出为丸，如梧桐子大。大人每服四丸，小儿每服一二丸。服时含姜片，津满口去姜，以津下药讫，便眠。

【主治】久年喘急，咳嗽困惫欲死者。

玉开金钥匙

【方源】（明）朱权《臞仙活人方》卷下。

【组成】尖草乌二钱，淮乌三钱，麝香一分。

【用法】上为细末。每服用钱一字多，冷水一点调吞下。

【主治】缠喉风，咽喉闭塞，水浆不下。

玉露酒

【方源】（明）龚廷贤《鲁府禁方》卷四。

【组成】薄荷叶五斤，绿豆粉一斤半，白沙糖一斤半，天门冬（去心）一两，麦门冬（去心）一两，天花粉四两，白茯苓（去皮）四两，柿霜四两，硼砂五钱，冰片二钱。

【用法】用新盆二个，将薄荷等药层相间隔，著实盛于内，二盆合，封固如法，不许透气，蒸五烛香，取出晒干，抖去群药，止用豆粉，复加白糖、柿霜、硼砂、冰片，随用此药。不拘老幼，并皆治之。不用引子，诸物不忌。

【主治】诸疾痰饮宿滞，噎塞，气痞，奔豚，膨胀，上喘下坠，乍寒乍热，头目晕胀，咽喉肿痛。

玉露散

方一

【方源】（明）王大纶《婴童类萃》中卷。

【组成】寒水石四两，蛤粉一两，半夏七钱，胆星七钱，枯矾五钱，贝母一两，甘草七钱，花粉六两。

【用法】为末，入水搅百遍，去水，晒干入药各研极细。每服一钱，小儿三四分，姜汤加蜜调化下。

【主治】一切咳嗽，及男妇痰火。

方二

【方源】（清）费伯雄《医醇賸义》卷三。

【组成】玉竹四钱，花粉二钱，沙参四钱，麦冬二钱，石斛三钱，贝母二钱，杏仁三钱，茯苓二钱，山药三钱，梨三大片。

【主治】瘅疟。肺素有热，阳气盛而不衰。故但热而不寒，令人消烁脱肉。

玉露霜

【方源】（明）王大纶《婴童类萃》中卷。

【组成】花粉（水飞澄清）八两，绿豆粉（用薄荷叶一两，同二粉拌匀，入罐煮一炷香）八两，桔梗、贝母各一两，柿霜二两，甘草五钱。

【用法】将二粉筛去薄荷，加药和匀，瓷罐收贮。每服数匙，频频服之，加白砂糖四两和用。

【功用】清肺化痰，止咳嗽。

玉露汤

【方源】（明）程云鹏《慈幼新书》卷二。

【组成】陈茶叶、川黄连、荆芥穗、薄荷、甘草。

【主治】初生喉肿。

玉露饮

方一

【方源】（明）朱橚《普济方》卷一一九引《仁存方》。

【组成】寒水石、石膏、滑石各等分。

【用法】上为极细末，入朱砂，如桃花色。每服一钱匕，食后麦门冬汤调下。

【主治】心肺上膈壅热，烦躁口干，生疮，小便赤涩。

方二

【方源】（清）俞根初《重订通俗伤寒论》。

【组成】大白萝卜一个。

【用法】切下蒂，挖空，入白糖填满，仍盖定，以线扎紧；取鲜稻上露三碗，煮极烂，以纱笼罩，露一宿，燉温，空腹服。

【主治】邪热伤肺胃营分而吐血者，并治烟酒过度，致咳血失血久不愈。

玉屏风散

【方源】（朝鲜）金礼蒙《医方类聚》卷一五〇引《究原方》。

【组成】防风一两，黄芪（蜜炙）、白术各二两。

【用法】上㕮咀。每服三钱，水一盏半，加大枣一枚，煎七分，去滓，食后热服。

【功用】①《张氏医通》：补脾实卫。②《古今名医方论》柯韵伯：托里固表。

【主治】表虚自汗，易感风邪。①《医方类聚》引《究原方》：腠理不密，易于感冒。②《丹溪心法》：自汗。③《济阳纲目》：风雨寒湿伤形，皮肤枯槁。

【方论选录】①《医方考》：卫气一亏，则不足以固津液，而自渗泄矣，此自汗之由也。白术、黄芪所以益气。然甘者性缓，不能速达于表，故佐之以防风，东垣有言，黄芪得防风而功愈大，乃相畏相使者也。是自汗也，与伤风自汗不同，伤风自汗责之邪气实；杂证自汗责之正气虚，虚实不同，攻补亦异。②《古今名医方论》柯韵伯：防风遍行周身，称治风之仙药，上清头面七窍，内除骨节疼痹、四肢挛急，为风药中之润剂，治风独取此味，任重功专矣。然卫气者，所以温分肉而充皮肤，肥腠理而司开阖。惟黄芪能补三焦而实卫，为玄府御风之关键，且无汗能发，有汗能止，功同桂。

玉泉散

【方源】（明）张介宾《景岳全书》卷五十一。

【组成】石膏（生用）六两，粉甘草一两，加朱砂三钱亦妙。

【用法】上为极细末。每服一二三钱，新汲水，或热汤，或人参汤调下。

【主治】阳明内热烦渴，头痛，二便秘结，温疫斑黄及热痰喘嗽。

玉匙开关散

【方源】（清）许半龙《药奁启秘》。

【组成】牙皂一钱，明矾（入蜒蚰二条拌匀，阴干）一钱，火硝一钱半，腰黄三分，硼砂一钱半，僵蚕一钱，山豆根一钱，冰片三分。

【用法】上为细末，吹入。

【主治】喉风、喉痈、乳蛾。

玉枢丹

方一

【方源】（清）翁藻《医钞类编》卷十八。

【组成】天南星、大半夏各一两（俱用牙皂，白矾汤浸七口，研，姜汁再蒸），天花粉二两，玄明粉（水化，拌花粉燕一烛香久）五钱，硼砂三钱，雄黄五分，麝香四分，生甘草一两。

【用法】上为细末，滴水为丸，朱砂为衣。金银、姜皮、灯心煎汤送下。

【主治】热渴发搐，痰涎塞盛，危急之症。

方二

【方源】（清）郑西园《喉科秘钥》卷上。

【组成】明矾（入罐内桴炭上溶化）一两，枪消、硼砂各三钱。

【用法】将枪消、硼砂入溶化之明矾内，和匀如指头大，逐层溶完，待罐口铺的如馒头样，方用武火炼干枯，用净瓦覆罐口一时，取起研细，用牛黄少许，冰片六匙，水调滴丹上，仍上罐口烘干听用。

【主治】一切喉证。

玉霜膏

【方源】（汉）华佗《中藏经》卷下。

【组成】朴硝二斤，牙硝半斤，硼砂四两，矾石三两。

【用法】上为末，火熔成汁，筑一地坑子，令实，倾入盆，覆一夕，取杵为末，入龙脑二两研匀。每服一钱，新汲水半盏合生蜜调下。小儿量与服。

【主治】一切热毒喉闭。

玉霜丸

方一

【方源】（宋）赵佶《圣济总录》卷十七。

【组成】半夏（汤洗七遍，去滑）、滑石（研）各二两，寒水石（煅，研）四两，白矾（飞过）一两半，白附子（生用）一两。

【用法】上为末，以白面糊和丸，如梧桐子大。每服十丸，食后生姜汤送下。

【功用】清头目，利咽膈。

【主治】风痰。

方二

【方源】（明）朱橚《普济方》卷三八七引《全婴方》。

【组成】粉霜半两，半夏（姜汁浸一宿）一两。

【用法】上为末，白糊为丸，如芥子大。每服三岁三丸，姜汁汤送下。

【主治】小儿咳嗽涎盛，咽喉不利。

玉髓丹

【方源】（明）吴旻《扶寿精方》。

【组成】软石膏三两，半夏（汤泡七次）一两，白矾五钱。

【用法】上为细末，淡姜汤打糊为丸，如赤豆大。每服三十丸，食远茶清送下。

【主治】痰火上涌，或流入四肢，结聚胸背，或咳嗽，或头目不清。

玉髓定喘丸

【方源】（明）徐谦《仁端录》卷九。

【组成】杏仁、枳壳、麦冬、桔梗、防风、橘红、荆芥、沙盐、淡竹叶一年一叶。

【主治】浆足作喘。

玉锁匙

方一

【方源】（清）顾世澄《疡医大全》卷十七。

【组成】巴豆。

【用法】压油于纸上，拈成条子，点灯灭火，以烟熏入鼻中。一时鼻若流涕，其关即开。

【主治】①《疡医大全》：咽痛。②《咽喉经验秘传》：牙关紧闭。

方二

【方源】（清）黄真人《喉科秘诀》卷下。

【组成】珍珠二分，朴硝三分，儿茶二分，冰片五厘，僵蚕三分，牙皂三分。

【用法】上为细末。吹喉三四次。立效。

【主治】喉风。

方三

【方源】（清）王凯《验方续编》卷下。

【组成】明矾一两。

【用法】银罐内融化，即下巴豆二十一粒，候矾枯取起，放在地上，越宿，次早去巴豆，用矾研末。每用少许吹患处。

【主治】双乳蛾。

玉仙散

【方源】（元）许国桢《御药院方》卷五。

【组成】白矾（枯）一钱，乌梅（去核）四个，杏仁（去皮尖，麸炒）四十个，佛耳草、款冬花、知母、贝母（去心）各一钱半，甘草（炙）三钱。

【用法】上为细末，每服半钱，干掺舌上咽津，不拘时候。

【主治】一切咳嗽。

玉屑润金丸

【方源】（清）陶承熹《惠直堂经验方》卷二。

【组成】人参、知母、贝母、五味子、桑皮（炒）、地骨皮（炒）各一两，甘草（炙）五钱，麻黄（炒，去节）、杏仁（去皮尖，面炒）各二两，罂粟壳（去筋膜，炒）一两，半夏（姜汁拌七次，微炒）一两五钱，薄荷七钱，桔梗（微炒）一两。

【用法】上为末，炼蜜为丸，如龙眼大。每噙一丸，徐徐咽下，日噙三丸，夜含一丸。

【主治】远近咳逆不已，发热不退。

玉屑散

【方源】（宋）佚名《咽喉脉证通论》。

【组成】薄荷（另研）三两，官硼三钱五分，雄黄三钱，儿茶一钱，冰片三分。

【用法】上为细末，贮瓷瓶内。临用挑少许置舌上，咀含片刻咽下，日用八九次；如锁喉风、口内干枯、牙关紧闭不能咀含者，以无根水灌下。

【功用】开关生津。

【主治】咽喉口舌颈项破烂诸痛。

玉屑丸

【方源】（明）朱橚《普济方》卷三二〇。

【组成】半夏（姜制）一两，生姜（炒片子）一两，白矾（枯）、百部（醋炙）一两。

【用法】百部共矾为末，半夏、生姜同煮令烂，去生姜，将半夏研如泥，复捣百部、矾为丸，如梧桐子大。每服五十丸，食后、临卧姜汤送下。

【主治】咳嗽涎盛痰壅，咽喉不利。

【备注】方中白矾用量原缺。

玉屑无忧散

方一

【方源】（宋）陈师文《太平惠民和剂局方》卷七。

【组成】玄参（去芦）、荆芥穗、滑石（研）、黄连（去毛）、缩砂（去壳）、白茯苓（炒令黄）、贯众（去芦）、甘草（炙）、山豆根各一两，寒水石（研、飞）二两，硼砂二钱。

【用法】上为细末。每服一钱，干掺舌上，后以新水咽下，不拘时候。

【功用】《永乐大典》引《小儿保生要方》：大解百药毒，偏润三焦，消五谷，除九虫，赶瘟疫。

【主治】①《太平惠民和剂局方》：咽喉肿痛，舌颊生疮，风毒壅塞，热盛喉闭；或因误吞硬物，诸骨硬刺，涎满气急，或至闷乱，不省人事。②《永乐大典》引《小儿保生要方》：小儿一切咽喉塞滞，口内疮；心腹胀满，脾积癥块；喉闭，缠喉风，涎生不止，奶癖；误咽叫子、鱼骨、钱、枣核、毒药硬物和吃巴豆、杏仁、石头、铁札、麦糠、棘针、瓷瓦诸般杀人之药；并蛇蝎诸虫咬，气入腹，但是心腹有疾，诸药不能治者；及湿痰风闭。

方二

【方源】（清）凌德《专治麻痧初编》卷四。

【组成】净硼砂一两五钱，煅过寒水石五钱，净盆硝三钱，飞青黛三钱，苏薄荷叶五钱，蒲黄末五钱，川黄连二钱，贯众末（生晒）二钱，玄参二钱，白云苓二钱，滑石（飞）二钱，荆芥穗二钱，山豆根二钱，带壳缩砂仁二钱，生甘草二钱。

【用法】上为细末。每服半钱，干掺舌上，以清水咽下。

【功用】除三尸，祛八邪，辟瘟疫，疗烦渴。

【主治】缠喉风，咽喉肿痛，语声不出，咽物有碍；或风涎壅滞，口舌生疮；大人酒斑，小儿奶癖；或误吞骨屑梗塞不下，或子舌胀，重舌，木舌，肿胀闭塞，水浆不下。

玉雪丹

【方源】（清）谢元庆《良方集腋》卷下。

【组成】真犀黄五分，水安息三钱，牛蒡子八钱，车前子八钱，青皮八钱，当门子五分，苏合油二两，大腹绒八钱，陈皮八钱，赤芍八钱，真川连（水炒）一两，半夏曲八钱，大豆卷八钱，花粉八钱，茅术八钱，真珠子三钱，鹅管石三钱，淡豆豉八钱，前胡八钱，木通八钱，血琥珀三钱，广木香八钱，土贝母八钱，防风八钱，辰砂八钱，茯苓皮八钱，大麦仁八钱，生甘草八钱，连翘八钱，冰片三分，左秦艽八钱，六神曲八钱，广藿香八钱，柴胡八钱，槟榔八钱，荆芥八钱，大黄八钱，枳壳八钱，赤苓八钱，枳实八钱，桔梗八钱，建神曲八钱，白术八钱，麻黄（去节）八钱，川桂枝八钱。

【用法】上药用阴阳水浸拌一夜，晒干，共为极细末，将麝香、犀黄、苏合油拌入神曲十二两，白蜜二十两，打浆糊丸，带潮每丸重一钱五分，晒极干，外用白蜡为衣。每服一丸，薄荷汤化服。小儿闷痘，开水化服半丸。

【主治】一切咽喉诸症及烂喉斑痧。

玉雪救苦丹

【方源】（清）张惟善《良方合璧》卷上。

【组成】水安息、廉珠粉、真血珀、鹅管钟乳各三钱，真西黄、梅片脑、当门子各三分，苏合油二两，制川朴、寒水石、川黄连（水炒）各一两，白螺蛳壳一钱，柴胡、淡豆豉、赤茯苓、辰砂片（水飞）、茅术、前胡、广藿香、大豆黄卷、防风、生白术、荆芥穗、白茯苓皮、秦艽、粗桂枝、生大黄、石膏（另研）、天花粉、江枳壳、麻黄（去节）、生甘草、苦桔梗、牛蒡子、土贝母、江枳实、赤芍药、大麦仁、小青皮、车前子、制半曲、连翘、六神曲、建神曲、广陈皮、木通、广木香、尖槟榔各八钱，大腹绒（煎汤用）一两六钱。

【用法】除香料细药八味及腹绒外，其粗药用阴阳水浸拌一宿，明日晒干，共为极细末，后入细药，再同研和匀，乃将麝香、西牛黄、苏合油、水安息，外加六神曲四两，大腹绒汤打浆共捣和，加入炼白蜜一斤，糊为丸，每丸湿重一钱五分，晒干重一钱，再入石灰坛内矿燥，然后用蜡丸封固。每服一丸，用开水化药徐徐灌之，立刻回生，再进一丸即愈。或用荷叶三钱煎汤化服亦可；小儿闷痘，细叶菖蒲打汁开水冲化，服半丸；小儿时痧发不出，用西河柳五钱，煎汤化服一丸，如未透再进一丸，凡痧痘轻半丸，重一二丸，小儿急惊风，身热呕乳，惊悸抽搐，便青，用钩藤钩一钱，煎数沸。

【主治】咽喉一切诸证，及烂喉丹痧，痰涎壅塞，口噤身热，命在倾刻者；并治小儿闷痘急惊及大人痰厥伤寒时行。

玉雪散

【方源】（明）孙志宏《简明医彀》卷五。

【组成】僵蚕（坚亮者，洗）一钱，山豆根（广西者，取皮研）五分，雄黄（飞）、玄明粉（如无，用焰硝淡者）、硼砂（明亮者）各三分。

【用法】上为极细末，入冰片二分拌匀。先以箸捺下舌，芦管吹入患处，闭口一时。口噤，吹入鼻。

【主治】咽喉肿痛，单双乳蛾一十八证。

玉钥匙

方一

【方源】（宋）陈言《三因极一病证方论》卷十六。

【组成】焰硝一两半，硼砂半两，脑子一字，白僵蚕一分。

【用法】上为末，研匀。以竹管吹半钱许入喉中，立愈。

【主治】风热喉痹，及缠喉风。

方二

【方源】（民国）丁甘仁《喉痧症治概要》。

【组成】西瓜霜五钱，西硼砂五钱，飞朱砂六分，僵蚕五分，冰片五分。

【用法】上为极细末。吹患处。

【功用】退炎消肿。

【主治】一切喉症，肿痛白腐。

玉钥匙散

【方源】（清）谢元庆《良方集腋》卷上。

【组成】僵蚕（炒，研极细）一钱五分，冰片六分，牙硝三钱，硼砂三钱。

【用法】用新顷银罐，先硼后消，屑屑间炼，如昇枯矾之状，松脆为贵，置冷地出净火气，研细末，再加低蚕、冰片，以极细无声为度。

【主治】咽喉肿痛。

玉液膏

【方源】（明）朱橚《普济方》卷一五七引《德生堂方》。

【组成】人参、乌梅肉、五倍子、五味子、诃子肉、玄明粉、甘草各一两。

【用法】上为细末。每用四分，临卧、食后用舌尖舔药末徐徐咽下。津液自生，咳嗽自愈。

【主治】远年近日咳嗽气喘，逆满倚息，开目不爽，语音不响，服诸药不效者。

玉液散

方一

【方源】（宋）赵佶《圣济总录》卷六十五。

【组成】半夏（大者，净洗去脐）二两，皂荚（去皮子，锉，水一斗同半夏煮至五升，取出半夏，薄切焙干）二十挺。

【用法】上只取半夏为散。每服半钱匕，水一盏，加生姜一片，煎至四分。食后温服。

【主治】肺嗽痰唾。

方二

【方源】（元）危亦林《世医得效方》卷五。

【组成】瓜蒌根、知母、贝母（去心，炒）各一两，甘草（炙）半两，人参半两。

【用法】上为末。每服二钱。先熔下黄腊二钱，同入米饮调下，食后服。

【主治】久近喘嗽，口干作渴。

方三

【方源】（明）朱橚《普济方》卷一六三引《指南方》。

【组成】团参、川芎、茯苓、官桂、知母、杏仁、葶苈、柴胡、半夏各一两，麻黄、石膏、橘皮、白术各一两，诃子、羌活、秦艽、甘草各半两。

【用法】上为粗末。每服五钱，水二盏，加生姜五片，大枣一个，煎一盏，去滓温服。

【主治】①《普济方》引《指南方》：喘。②《鸡峰普济方》：咳喘，肺胀。

【备注】方中秦艽，《全生指迷方》作“马兜铃”。

玉液上清丸

【方源】（清）沈金鳌《杂病源流犀烛》卷二十四。

【组成】苏州薄荷叶十四两，柿霜五两，桔梗四两半，甘草三两半，川芎二两八钱，川百药煎五钱，防风一两六钱，砂仁四钱半，福建青黛三钱，冰片、元明粉、白硼砂各二钱。

【用法】上为细末，炼蜜为丸，如鸡头子大。每服一丸，噙化，不拘时候。

【功用】生津液，化痰涎。

【主治】风痰上壅。头目不清，咽喉肿痛，口舌生疮。

玉液汤

【方源】（宋）赵佶《圣济总录》卷六十五。

【组成】天南星（炮）、半夏（汤洗七遍，去滑）各一两。

【用法】上为粗末。每服二钱匕，水一盏，加生姜五片，同煎至七分，去滓放温，食后夜卧细细呷之。

【功用】去痰涎，利胸膈。

【主治】咳嗽。

玉液丸

方一

【方源】（宋）陈师文《太平惠民和剂局方》卷四。

【组成】寒水石（烧令赤，出火毒，水飞过）三十两，白矾（枯过，研细）、半夏（汤洗七次，为细末）各十两。

【用法】上合研，以白面糊为丸，如梧桐子大。每服十丸，食后、临卧温生姜汤送下。每服三十丸亦得。

【功用】化痰涎，利咽膈，清头目。

【主治】痰饮，风壅，咳嗽，烦热。

方二

【方源】（宋）赵佶《圣济总录》卷一二二。

【组成】百药煎一两，麝香（研）、朴硝各半钱，丹砂（研）二钱，龙脑（研）、甘草末各一钱。

【用法】上药各为末，再同研匀细，以水浸蒸饼心为丸，如梧桐子大，更用丹砂为衣，阴干。含化一丸。

【主治】毒气壅寒，咽喉不利，颊颔连肿。

方三

【方源】（朝鲜）金礼蒙《医方类聚》卷一一九引《王氏集验方》。

【组成】天南星、半夏各一两（各用姜汁制一宿），白矾（枯）、杏仁（去皮尖，麸炒）、猪牙皂角（去皮弦子）、青黛各半两，焰硝三钱，巴豆（去壳，生用）二十一个。

【用法】上为末，姜汁煮面糊为丸，如绿豆大。每服十丸，小儿五丸，临卧姜汤送下。

【主治】诸般咳嗽。

方四

【方源】（清）周震《幼科指南》卷三。

【组成】橘红（盐水炒）、枳实（炒）、桔梗、半夏（制）、甘草、苏子（炒）、白茯、卜子（炒）各二钱。

【用法】上为末，神曲糊为丸。白汤送下。

【主治】咳嗽因于痰者；或母乳多涌出，儿小吞咽不及，呛出而成痰嗽者；或因儿啼声未息，气未平，即与乳食，气逆而嗽者，此乳夹痰而嗽也。

玉液饮

【方源】（宋）赵佶《圣济总录》卷六十六。

【组成】甘草（炙，锉）、杏仁（去皮尖双仁，研）、人参、陈橘皮（汤浸去白，焙）、五味子（炒）各一两。

【用法】上为粗末。每服五钱匕，用水二盏，加生姜三片，大枣（擘）一枚，同煎至一盏。去滓温服，不拘时候。

【主治】咳逆短气，喘息气不相续。

玉芝丸

【方源】（宋）陈师文《太平惠民和剂局方》卷四。

【组成】人参（去芦）、干薄荷叶、白茯苓（去皮）、白矾（枯过）、南星（米泔浸一伏时，焙干）各三十两，半夏（汤洗七次，为末，生姜汁捣和作曲）六十两。

【用法】上为末，用生姜汁煮面糊和丸，如梧桐子大。每服二十丸，食后生姜汤送下。如痰盛燥热，薄荷汤送下。

【主治】风壅痰实，头目昏眩，咳嗽烦满，咽膈不利，呕吐恶心，神志昏愦，心忪面热，痰唾稠黏。

玉珠丸

【方源】（宋）佚名《小儿卫生总微论方》卷十四。

【组成】半夏（汤洗十次）一两，硝石一分。

【用法】上为细末，滴水为丸，如麻子大。每服三五丸，生姜汤送下，不拘时候。

【主治】诸涎嗽。

玉竹饮子

【方源】（清）张璐《张氏医通》卷十五。

【组成】葳蕤（一名玉竹）三钱，茯苓二钱，甘草一钱，桔梗一钱，橘皮一钱，紫菀二钱，贝母（去心，研）三钱，生姜（同橘皮蜜煎）四钱。

【用法】长流水煎，入熟白蜜二匕，分二服。

【主治】痰火痰涎涌盛，咳逆喘满。

郁金丹

【方源】（清）陈士铎《辨证录》卷四。

【组成】白芍、桔梗各三钱，抚芎二钱，白芥子、茯苓、生地各三钱，甘草、款冬花各一钱。

【用法】水煎服。

【主治】郁热难通，一遇秋凉即咳嗽不宁，甚至气喘难卧。

郁金散

方一

【方源】（宋）赵佶《圣济总录》卷一七五。

【组成】郁金（锉）半两，防风（去叉，切）、半夏（切）各一分，巴豆（去壳）二十一枚，皂荚（锉）一挺。

【用法】以水一升，同于银石器内煮令干，去巴豆、皂荚不用。以温汤洗余三味，焙干，为末。每服半钱匕，生姜蜜熟水调下。

【主治】小儿一切咳嗽。

方二

【方源】（宋）朱佐《类编朱氏集验医方》卷九。

【组成】郁金二枚，白僵蚕、鸭舌、胆矾各半两，全蝎二个，山豆根二钱半，猪牙皂角五皮，雄黄一钱，巴豆（七粒同矾火锻用，七粒去油生用）二七粒。

【用法】上为细末。每服半钱，新汲井花水如茶脚多，调令稀稠得所，时复咽下。如口禁，以巴豆油纸捻成条子，烧烟搐鼻，自然口开。却以酸黄子醋调，用鹅毛拂患处，痰涎出为度。如觉不快，更进无害。

【主治】咽喉至重者。

方三

【方源】（明）芮经，纪梦德《杏苑生春》卷六。

【组成】巴豆（三生四熟，火烧存性）七粒，雄黄皂子大，郁金一枚。

【用法】上药各为末，和匀。每服半字，茶两呷调下。如口噤，用竹筒纳药在内，吹入喉中，须臾吐利为度。

【主治】缠喉风，喉闭。

方四

【方源】（明）朱橚《普济方》卷六十一。

【组成】郁金、天南星、宣连、蝎各半两，巴豆（别研）二分半。

【用法】上除巴豆，余为末，和匀。每服壮者一钱，老少者半钱，生姜，蜜水调下。此药乃微有毒，须量人虚实加减服，凡服此药以泻为度。

【主治】喉闭，腮肿涎结成核，走马缠喉诸风欲死者。

郁李仁煎

【方源】（宋）赵佶《圣济总录》卷六十六。

【组成】郁李仁（去皮尖双仁）一两。

【用法】用水一升，研如杏酪，去滓，煮令无辛气，次下酥一枣许，同煮熟，放温顿服之。

【主治】积年上气咳嗽，不得卧。

郁李仁散

方一

【方源】（宋）王怀隐《太平圣惠方》卷六。

【组成】郁李仁（汤浸，去皮尖，微炒）一两，汉防己一两，赤茯苓一两，贝母（爆令微黄）一两，商陆一两，木香一两，槟榔一两，桑根白皮（锉）一两，杏仁（汤侵，去皮尖双仁，麸炒微黄）一两，紫苏茎叶一两，陈橘皮（汤浸，去白瓤，焙）一两。

【用法】上为散。每服四钱，以水一中盏，加生姜半分，大枣三个，煎至六分，去滓温服，不拘时候。

【主治】肺气，面目浮肿，咳嗽烦热，心腹壅滞，胸满气促。

方二

【方源】（宋）王怀隐《太平圣惠方》卷十八。

【组成】郁李仁（汤浸，去皮尖）一两，麻黄（去根节）一两，知母（煨令微黄）一两，杏仁（汤浸，去皮尖双仁，麸炒微黄）一两，桑根白皮（锉）一两半，赤茯苓一两，猪苓（去黑皮）一两，汉防己一两，瓜蒌子仁一两。

【用法】上为散。每服五钱，用水一大盏，煎至五分，去滓温服，不拘时候。

【主治】热病，心肺烦热，上气咳嗽，不得睡卧，时时渴欲饮水，遍身浮肿。

郁李仁丸

【方源】（宋）杨士瀛《仁斋直指方论》卷八。

【组成】葶苈（隔纸炒）、杏仁（去皮尖）、防己、郁李仁（炒）、真苏子、陈皮、赤茯苓各半两。

【主治】水气乘肺，动痰作喘，身体微肿。

育金煎

【方源】（清）费伯雄《医醇賸义》卷四。

【组成】沙参三钱，石斛三钱，茯苓三钱，白术一钱五分，山药三钱，料豆三钱，当归二钱，橘红一钱，莲子（打碎，去心）二十粒。

【主治】肺热移于大肠，口燥微咳，下利白滞。

育州白丸子

【方源】（明）薛己《内科摘要·卷下》。

【组成】南星三两，半夏七两，白附子二两，川乌半两（各生用）。

【主治】风痰咳嗽，或牙关紧急，或痰喘体麻。

御寒汤

【方源】（金）李杲《兰室秘藏》卷上。

【组成】黄连、黄柏、羌活各二分，炙甘草、佛耳草、款冬花、白芷、防风各三分，升麻、人参、陈皮各五分，苍术七分，黄芪一钱。

【主治】寒气风邪伤于皮毛，令鼻壅塞，咳嗽上喘之证。

御苑匀气散

【方源】（明）王肯堂《证治准绳·幼科》卷八。

【组成】桑白皮、净陈皮一两半，桔梗（炒）、甘草（炙）、赤茯苓各一两，藿香半两，木通四两。

【用法】姜水煎服。

【主治】脾肺气逆，喘咳面浮，胸膈痞闷，小便不利。

燠梨方

【方源】（宋）陈直《养老奉亲书》上籍。

【组成】黄梨一大颗。

【主治】老人咳嗽，胸胁引痛，即多唾涕。

yuan

元颗膏

【方源】（清）方坞樵《喉科种福》卷三。

【组成】井底泥。

【用法】取之涂孕妇肚脐关元穴，干则再涂。

【功用】保胎。

【主治】孕妇瘟疫喉痛，一切火证。

元明醋

【方源】（清）窦氏原本，朱翔宇嗣辑《喉症全科紫珍集》卷上。

【组成】元明粉。

【用法】和好醋，灌入喉中，鹅毛探搅，痰出即愈。

【主治】连珠喉风，喉痰壅塞。

元参清肺饮

【方源】（清）沈金鳌《杂病源流犀烛》卷一。

【组成】元参、柴胡、桔梗、陈皮、地

骨皮、茯苓、麦冬、苡仁、人参、甘草、槟榔。

【用法】加童便一杯，冲服。

【主治】肺痿、肺痈。

元霜锭

【方源】（清）巢崇山《千金珍秘方选》。

【组成】牙皂（煨，切片，研）二百四十荚，玄胡索（生晒，研）三两，青黛六分，当门子一钱。

【用法】上为极细末，将冷水拌打成锭，每重三分。以冷水磨服。吐出顽痰即愈。

【主治】喉风急闭，痰如潮涌，命在顷刻。

元霜膏

【方源】（清）尤怡《金匮翼》卷七。

【组成】乌梅汁、梨汁、柿霜、白沙糖、白蜜萝卜汁各四两，生姜汁一两，赤茯苓末八两，用乳汁浸晒九次款冬花紫菀并末，各二两。

【主治】虚劳热嗽，咯血唾血神效。

元霜散

【方源】（清）祝补斋《卫生鸿宝》卷二。

【组成】薄荷叶、僵蚕、青黛（飞净）、朴硝、白矾、川连、硼砂各五钱。

【用法】上为细末，腊月初取雄猪胆五六枚，倒出汁小半；和药拌匀，滋入胆内，以线扎头，用纸包裹，将地掘阔深一尺，以竹杆横吊药胆，上用板铺，以土密盖，立春日取出，挂在风口阴干，去胆壳瓶贮。每两加牛黄、冰片各三分，研细，吹喉。

【主治】喉蛾痹闭，并口舌诸症。

元朱丹

【方源】（清）过铸《增订治疗汇要》卷下。

【组成】硼砂、元明粉各五钱（制），朱砂六分，梅片五分。

【用法】上为细末。吹之。

【功用】长肌肉，生新去腐。

【主治】喉中溃烂。

芫根白皮丸

【方源】（宋）赵佶《圣济总录》卷六十五。

【组成】芫花根白皮（锉碎，炒干）、半夏（汤洗五遍，炒干）、射干、百部、五味子（拣净）各一两一分，干姜（炮裂）、紫菀（去苗土）、款冬花（去萼）、白茯苓（去黑皮）、皂荚（酥炙，去皮子）、细辛（去苗叶）、贝母（去心，微炒）各一两。

【用法】上为末，炼蜜为丸，如梧桐子大。每服三丸，空腹以粥饮送下，渐加至五丸，以知为度。如泻多，用防风甘草汤解之。

【主治】久患呷嗽，喉中作声。

芫花饼子

【方源】（宋）张锐《鸡峰普济方》卷十七。

【组成】芫花、桑白皮、陈橘皮、吴茱萸各一两，马兜铃二两，白牵牛半两。

【用法】上为末，以寒食面三两，以水一处和匀，樱桃大，捻作饼子。每服一饼子，煻灰火中炮熟，细嚼，马兜铃汤下。

【主治】喘嗽上气。

芫花根丸

【方源】（宋）王怀隐《太平圣惠方》卷四十六。

【组成】芫花根皮（去土）三分，贝母（煨微黄）一两，款冬花二分，百部根一两，杏仁（汤浸，去尖双仁，麸炒）三分，五味子三分，蜈蚣（微炒）半条，桑根白皮（锉）一两，麻黄（去根节）一两，皂荚（去黑皮，涂酥炙微黄焦，去子）半两，紫菀（去苗土）一两。

【用法】上为末，炼蜜为丸，如梧桐子大。每服十丸，煎枣汤送下，一日三四次。

【主治】积年咳嗽，喉中声哑。

芫花煎

方一

【方源】（唐）王焘《外台秘要》卷九引《深师方》。

【组成】芫花二两，干姜二两，白蜜二升。

【用法】芫花、干姜为末，纳蜜中，搅令相和，微火煎，令如糜。每服如枣核大一个，日三夜一服，欲痢者多服。

【主治】①《外台秘要》引《深师方》：冷饮咳。②《备急千金要方》：新久嗽。

方二

【方源】（唐）孙思邈《备急千金要方》卷十八。

【组成】芫花、干姜各二两，白蜜一升。

【主治】新久嗽。

芫花散

方一

【方源】（宋）赵佶《圣济总录》卷六十七。

【组成】芫花（醋炒）一两，肉豆蔻（去壳，锉）、槟榔（锉）各一个。

【用法】上为细散。每服一钱匕，爆煨葱白一寸，温酒调下。

【主治】上气呕吐不止。

方二

【方源】（宋）王怀隐《太平圣惠方》卷四十二。

【组成】芫花（醋拌，炒令干）半两，桂心三分，干姜（炮裂，锉）半两，陈橘皮（汤浸，去白瓤，焙）三分，细辛半两，前胡（去芦头）三分，赤茯苓一两，诃黎勒皮三分。

【用法】上为散。每服三钱，以水一中盏，加生姜半分，煎至六分，去滓温服，一日三四次。

【主治】上气咳逆，支满喘嗽，气结胸中，心烦不利。

方三

【方源】（宋）王璆《是斋百一选方》卷五，名见《普济方》卷一六三。

【组成】芫花（不以多少，米醋浸一宿，去醋，炒令焦黑，为细末）、大麦面各等分。

【用法】上和令极匀，以浓煎柳枝酒调下。

【主治】①《是斋百一选方》：实喘。②《普济方》：肺气胀，喘急，心胸满者。

【备注】方中大麦面，《普济方》作“大麦曲”。

袁二白散

【方源】（明）朱一麟《治痘全书》卷十四。

【组成】半夏、柿霜。

【主治】咳嗽，痰症。

援瘵汤

【方源】（清）陈士铎《辨证录》卷八。

【组成】白芍一两，当归一两，熟地一两，山茱萸五钱，茯苓五钱，鳖甲五钱，白薇二钱。

【用法】水煎服。

【主治】肺痨次传于肝，两目眈眈，面无血色，两胁隐隐作痛，热则吞酸，寒则发呕，痰如鼻涕，或清或黄，臭气难闻，泪干眦涩，常欲合眼，睡卧不安，多惊善怖。

远志膏

【方源】（明）朱橚《普济方》卷三六七。

【组成】羚羊角、羌活、防风、朱砂、白附、天麻、蝎梢、麝香、牛黄、独活、金箔、茯苓、远志（去心）、僵蚕（炒）、蝉退、人参各等分。

【用法】上为末，炼蜜为丸，如皂角子

大。煎薄荷汤送下。

【主治】小儿中风失音，腰背项直。

远志散

【方源】（宋）杨士瀛《仁斋直指方论》卷二十一。

【组成】远志（去心，取肉）。

【用法】上为细末，以管子擀开口，吹药入喉。策令头低，涎出而愈。

【主治】喉闭。

yue

月华丸

【方源】（清）程国彭《医学心悟》卷三。

【组成】天冬（去心蒸）、麦冬（去心蒸）、生地（酒洗）、熟地（九蒸晒）、山药（乳蒸）、百部（蒸）、沙参（蒸）、川贝（去心，蒸）、真阿胶各一两，茯苓（乳蒸）、獭肝、广三七各五钱。

【用法】用白菊花（去蒂）二两，桑叶（经霜者）二两熬膏，将阿胶化入膏内和药，炼蜜为丸。每服一丸，噙化，一日三次。

【功用】滋阴降火，消痰祛瘀，止咳定喘，保肺平肝。

【主治】阴虚咳嗽。

越婢加半夏汤

【方源】（汉）张仲景《金匮要略》卷上。

【组成】麻黄六两，石膏半斤，生姜三两，大枣十五枚，甘草二两，半夏半升。

【用法】上以水六升，先煮麻黄，去上沫，纳诸药，煮取三升，分温三服。

【功用】肺胀。咳而上气，其人喘，目如脱状，脉浮大者。

【方论选录】《金匮要略方义》：本方所治之肺胀，系饮热内蕴，复感风邪所致。风邪外束，肺气不宣，饮热内蕴，肺失通条，故上气喘咳，身形如肿，其目如脱。治当宣肺平喘，清热化痰。方中麻黄宣肺平喘，发散风邪；臣以石膏清泄内热；佐以半夏降逆散结，燥化痰湿；更以生姜之辛散，外配麻黄发越水气，内助半夏降逆化饮；大枣补脾制水，与生姜合用，调和营卫；使以甘草调和诸药，且缓麻黄之散，石膏之寒，使攻邪而不伤正。

越涎散

【方源】（明）朱棣《普济方》卷三六六。

【组成】鸭嘴胆矾，乌梅（大者，去皮，用巴豆三粒，去壳，入纸裹煨，去巴豆用）一个。

【用法】上为末，用黄秋串根煎吞，醋调少许，点入口内，令含咽，少顷必吐出痰。

【主治】小儿风热喉痹。

yun

云母膏

【方源】（清）吴师机《理瀹骈文》。

【组成】云母、焰硝、甘草各四两，槐枝、柳枝、桑白皮、侧柏叶、橘皮各二两，川椒、白芷、没药、赤芍、官桂、当归、黄芪、血竭、菖蒲、白及、川芎、白蔹、木香、防风、厚朴、桔梗、柴胡、党参、苍术、黄芩、龙胆草、合欢、乳香、茯苓各五钱。

【用法】清油熬，黄丹收，松香二两搅匀摊，另用水银二两，弹于膏上。临用刮去水银，贴。

【主治】肺痈，口中辟辟燥咳，咳则胸中隐隐痛。

云歧参苏饮

【方源】（明）王肯堂《证治准绳·女科》卷五。

【组成】人参（为末）一两，苏木二两。

【用法】上以水两碗，煮取苏木一碗以下，去渣调参末，随时加减服，神效。

【主治】产后血入于肺，面黑发喘欲死者。

匀气散

方一

【方源】（宋）刘昉《幼幼新书》卷十六引《吉氏家传》。

【组成】丁香四十九粒，白术一分，豆蔻（面裹煨）一个，青皮半两，甘草（炙）一两。

【用法】上为末。每服一字，量加减，陈米饮下。

【功用】调气定喘。

【主治】小儿喘咳土气。

方二

【方源】（宋）刘昉《幼幼新书》卷二十一引茅先生方。

【组成】桔梗五两，甘草（炙）二两，白姜一分，缩砂仁、陈橘皮、茴香（洗）各一两。

【用法】上为末。每服半钱或一钱，霜木瓜煎汤调服；紫苏盐汤亦得。

【主治】小儿胃气不和，呕吐腹痛；或肝肾气滞，寒疝腹痛；或胎中受寒，咳喘腹胀。①《幼幼新书》引茅先生方：胃气不和。②《活幼心书》：调补通利后及冷疝腹痛，气滞不和。③《古今医统大全》：小儿胎寒咳嗽，气喘腹胀。④《医宗金鉴》：小儿肝肾气虚，阴茎全缩不见，或不缩，阴囊肿大光亮，不燥不疼。

方三

【方源】（元）王好古《阴证略例》。

【组成】川乌头（大者，炮裂，去皮脐）三个。

【用法】上为细末。每服二钱，用黑豆二十一粒，沙糖鸡头子大，水煎，乘热细细饮之。

【主治】阴证咳逆。

匀气丸

【方源】（清）庄一夔《增补慈幼新编》卷三。

【组成】桑白皮、桔梗、赤茯苓、熟半夏、陈皮、甘草、木通、泽泻、霍香。

【用法】水一盅，姜三片，灯心二十根，煎五分，不拘时服。

【主治】脾肺气逆，喘嗽面浮，小便不利。

芸薹子丸

【方源】（宋）赵佶《圣济总录》卷二十四。

【组成】芸薹子（微炒）一两，葶苈（微炒）、杏仁（汤浸，去皮尖双仁，炒令黄，研细）各一两半，紫菀（去土）、马兜铃、皂荚（酥炙令黄，去皮子）、甘草（炙令微赤）各半两，白前、防己、人参各三分。

【用法】上为末，入杏仁同研令匀，炼蜜为丸，如梧桐子大。每服二十丸，食前以童便煎乌梅汤送下，一日二次。

【主治】伤寒后喘咳不得卧，卧则气塞，心胸满闷。

Z

zai

再生丹

【方源】（清）陈士铎《洞天奥旨》卷十。

【组成】桔梗一分，硼砂一分，山豆根一分，生甘草一分，牛黄一分，荆芥一分。

【用法】上为极细末。用鹅翎插药五厘

吹入蛾处，一日六次。痰涎出尽即愈。

【主治】双蛾、单蛾初起久患，喉痹。

zao

枣膏圆

【方源】（清）叶桂《类证普济本事方释义》。

【组成】葶苈、陈橘皮、桔梗各等分（上先以下二味为末，入葶苈研匀，煮肥枣肉和圆如梧子大。每服五七圆，米饮下）。

【主治】肺之积名曰息贲，在右胁下大如杯，令人洒淅寒热，喘嗽，发痈疽。

【方论选录】甜葶苈气味苦寒，入手太阴，性能行水下气。陈橘皮气味苦辛温，入手、足太阴。桔梗气味苦辛平，入手太阴。息贲令人洒淅寒热，喘逆而咳者，此肺家欲发痈疽之象。以泻肺之药，佐以枣之甘缓，不使药之下行他经，欲其专走入肺也。

皂荚槟榔丸

【方源】（宋）赵佶《圣济总录》卷六十三。

【组成】皂荚（去皮并子，锉）、半夏各一两，杏仁（汤浸，去皮尖双仁）半两，（三味用醋一升，煮尽为度，慢火炒焦，捣末），巴豆（去皮，用醋一升半，慢火熬透心紫色为度，水淘，晒干，研）二十一枚，槟榔（锉捣）半两。

【用法】上为末，炼蜜为丸，如梧桐子大。每服一至二丸，临卧生姜汤送下。

【主治】痰癖，咽嗌不利，及大肠涩滞，嗽涎。

皂荚豉汤

【方源】（宋）唐慎微《证类本草》卷十四引孙真人方，名见《小儿卫生总微论方》卷十四。

【组成】皂荚（烧）。

【用法】上为末。每服二钱匕，豉汤下之。

【主治】咳嗽。

皂荚煎

方一

【方源】（宋）王怀隐《太平圣惠方》卷三十一。

【组成】皂荚（不蛀者，以酥炙，去皮子，绵裹）一梃，黑饧三两，地黄汁五合，生姜汁一合，煮枣（去皮核，研成膏）二七个，蜜五合，酥三合。

【用法】上于银器中，以慢火熬成膏，去皂荚，瓷器中收贮。每服一茶匙，以粥饮调下，不拘时候。

【主治】骨蒸劳咳，嗽脓血不止。

方二

【方源】（明）朱橚《普济方》卷一五七引《余居士选奇方》。

【组成】皂荚（揉细，用汤一碗打成浓汁）一斤，杏仁二百四十个，天南星二两，半夏二两。

【用法】上用文武火煎干，取南星、半夏切作片子，用生姜汁渗拌，焙干，次用青州白丸子五帖，白糖五块，乌梅肉二十个，隔宿蒸饼半个，齑汁半盏。打糊为丸。如梧桐子大。每服三十丸，临卧煨生姜汤送下。睡时枕头放高。

【主治】咳嗽。

皂荚煎丸

【方源】（宋）王怀隐《太平圣惠方》卷六。

【组成】皂荚（不蛀、肥好者）二斤，梨十个，生薄荷一斤，生荆芥一斤，防风（去芦头）、威灵仙、独活、羌活、甘菊花各二两。

【用法】皂荚一斤生捣碎，以水一斗浸一宿，揉取汁，将梨、薄荷、荆芥三味，入于皂荚水内，用揉洗令极烂，以生绢绞取汁煎。剩余皂荚刮去黑皮，以酥三两薄涂，慢火炙令黄焦，酥尽为度，防风、威灵仙、独活、羌活、甘菊花为末，以一半入在煎药汁内，于银锅中慢火熬，看稀稠得所，入余一半药，同搜为丸，如梧桐子大。每服二十丸，以温浆水送下，不拘时候。

【主治】积年肺脏风毒，遍身生疮，大肠壅滞，心神烦躁。

皂荚散

方一

【方源】（唐）王焘《外台秘要》卷二十二引《古今录验》。

【组成】皂荚（去皮子，炙）、菖蒲各等分。

【用法】上为末，暮卧之时，以绵裹塞鼻中甚良。

【主治】鼻窒塞，不得喘息。

方二

【方源】（明）朱橚《普济方》卷二十七。

【组成】皂荚（去黑皮，涂酥炙令焦黄，去子）半两，桂心一两，甘草（炙微赤，锉）一两半。

【用法】上为散。每服三钱，以水一中盏，加生姜半分、大枣三个，煎至六分，去滓服，不拘时候。

【主治】肺痿吐涎沫。

皂荚丸

方一

【方源】（汉）张仲景《金匮要略》卷上。

【组成】皂荚（刮去皮，用酥炙）八两。

【用法】上为末，炼蜜为丸，如梧桐子大。每服三丸，以枣膏和汤送下，日三夜一服。

【主治】咳逆上气，时时吐浊，但坐不得眠。

【方论选录】①《金匮玉函经二注》：皂荚性能驱浊，其刺又能攻坚，且得直达患处，用意神巧。②《金匮要略释义》：方中皂荚以涤痰去垢，佐以蜜丸枣膏兼顾脾胃，使痰除而不过伤正气。

方二

【方源】（宋）王怀隐《太平圣惠方》卷十二。

【组成】百合一两，皂荚（去黑皮，涂酥炙令黄焦，去子）五梃，贝母（煨令微黄）一两，甘草（炙微赤，锉）一两，杏仁（汤浸，去皮尖双仁，麸炒微黄）一两，皂荚（不蛀者，以童便三升浸三日，挼汁去滓，于银器中熬如膏）半斤。

【用法】上为末，用皂荚膏为丸，如梧桐子大。每服二十丸，以清粥饮送下，不拘时候。

【主治】伤寒，气壅咳嗽，咽喉胸膈不利，喘息急。

方三

【方源】（宋）王怀隐《太平圣惠方》卷十七。

【组成】皂荚（去黑皮，涂酥，炙微黄）一两半，郁李仁（汤浸，去皮尖，研如膏）三分，甘草（炙微赤，锉）三分，麻黄（去根节）三分，甜葶苈（熬令黑，捣如泥）一两。

【用法】上为末，入郁李仁、葶苈，同研令匀，炼蜜为丸，如梧桐子大。每服十丸，以粥饮送下，不拘时候。

【主治】热病，肺壅喘急。

方四

【方源】（宋）王怀隐《太平圣惠方》卷二十。

【组成】皂荚（以热汤二升浸，候软，挼滤取汁，熬成膏）五梃，旋覆花一两，枳壳（麸炒微黄，去瓤）一两，防风（去芦头）一两，半夏（汤浸七遍，去滑）一两。

【用法】上为末，入膏中，和捣百余杵为丸，如梧桐子大。每服十丸，以荆芥、薄荷汤送下，不拘时候。

【主治】风痰，心胸壅闷，头目不利。

方五

【方源】（宋）王怀隐《太平圣惠方》卷四十六。

【组成】皂荚（长大者，去黑皮，涂酥，炙令焦黄，去子）三梃，旋覆花一两，杏仁（汤浸，去皮尖双仁，麸炒微黄，研如膏）一两。

【用法】上为末，炼蜜为丸，如梧桐子大。每服十丸，食后煮枣粥饮送下。

【主治】咳嗽上气，痰唾稠黏，坐卧不得。

方六

【方源】（宋）王怀隐《太平圣惠方》卷四十六。

【组成】皂荚（去黑皮，涂酥，炙令黄，去子）一两，紫菀（去苗土）三分，款冬花半两，陈橘皮（汤浸，去白瓤，焙）三分，细辛三分，桂心半两，麦门冬（去心，焙）一两，紫苏子（微炒）三分，杏仁（汤浸，去皮尖双仁，麸炒微黄，研如膏）一两，干姜（炮裂，锉）三分，当归（锉，微炒）三分，甘草（炙微赤，锉）半两，川椒（去目及闭口者，微炒去汗）一两。

【用法】上为末，炼蜜为丸，如梧桐子大。每服三十丸。以姜、枣汤送下，不拘时候。

【主治】久咳嗽上气，心胸满闷，吃食减少。

方七

【方源】（宋）王怀隐《太平圣惠方》卷四十六，名见《普济方》卷一八四。

【组成】肥皂荚（锉，去黑皮）二梃，好酥一两。

【用法】将皂荚于慢火上炙，以好酥细细涂之，数数翻覆，以酥尽为度，炙令焦黄，捣罗为末，炼蜜为丸，如梧桐子大。每服十丸，以粥饮送下，不拘时候。

【主治】咳嗽喘急，喉中作呀呷声。

方八

【方源】（宋）王怀隐《太平圣惠方》卷七十。

【组成】皂荚（去皮子，涂酥，炙令焦黄）一两，五灵脂一两，蜀桑根（以上为细末）一两，甜葶苈（隔纸炒令紫色，别捣如膏）一两半，杏仁（汤浸，去皮尖双仁，麸炒微黄，别研如膏）一两半。

【用法】上药相和，以枣肉及炼蜜为丸，如梧桐子大。每服十丸，食后以紫苏子汤送下。

【主治】妇人咳嗽久不止。

方九

【方源】（宋）赵佶《圣济总录》卷十二。

【组成】皂荚（实肥者）半斤，甘草（于罐器内，同皂荚烧，不令烟出）一两，川芎四两，恶实（微炒）、蒺藜子（炒去角）各二两，菊花（微炒）、马牙硝（研）各四两，玄参（晒干）一两，甘松（去土）、藿香叶、零陵香各一两，龙脑（研）一钱。

【用法】上为末，炼蜜为丸，如樱桃大。每服一丸，嚼破，食后临卧茶酒任下。

【功用】凉心膈，润肺脏。

【主治】风热痰壅，面发热，皮肤痛。

方十

【方源】（宋）赵佶《圣济总录》卷五十。

【组成】皂荚（去皮并子，酥炙黄）十挺，苦参、晚蚕沙、干薄荷叶各一两。

【用法】上为末，别用皂荚五挺捶碎，以汤二升浸，揉滤取汁，银石器内熬减半；杏仁四两，汤去皮尖双仁，研烂，入水滤取汁一盏，与皂荚汁同药末熬和丸，如梧桐子大。每服二十丸，一日三次，食后温浆水送下，并用硫黄膏涂疮。

【主治】肺风成面疮，鼻头赤烂。

方十一

【方源】（宋）赵佶《圣济总录》卷六十五。

【组成】皂荚（不蛀者，去黑皮）、半夏、甜葶苈（炒）各一两，杏仁（去皮尖双仁）半两（以上四味，用醋一升煮干，慢火炒令焦，为末），巴豆（去皮心膜，用醋一盏煮令紫黑色，水洗，焙干，细研）二十一个，槟榔（为细末）半两。

【用法】上为细末，炼蜜为丸，如梧桐子大。每服一至二丸，腊茶送下。生姜汤亦得。

【主治】三焦咳，腹满不欲饮食。

方十二

【方源】（宋）赵佶《圣济总录》卷六十六。

【组成】皂荚（如猪牙者，去黑皮，涂酥炙）、防己各一两，葶苈（隔纸微炒）一分。

【用法】上为末，用枣肉为丸，如梧桐子大。每服十五至二十丸，煎桑根白皮汤送下，不拘时候。

【主治】肺气喘急，面目浮肿。

方十三

【方源】（宋）赵佶《圣济总录》卷七十一。

【组成】皂荚（不蛀者，酥炙，去皮子，锉）二梃，桂（去粗皮）、干姜（炮）、贝母（去心）各等分。

【用法】上为末，炼蜜为丸，如梧桐子大。每服十五丸，加至二十丸，空心、日午用生姜汤送下。

【主治】肺积息贲，上气。

方十四

【方源】（宋）赵佶《圣济总录》卷一六四。

【组成】皂荚（不蛀者，水浸，挼取汁，滤去滓）七梃，丁香、桂（去粗皮）各半两，诃黎勒（炮，取皮）十个，杏仁（去皮尖双仁，炒）八十个。

【用法】上五味，将四味捣为细末，以皂荚水就银石铫内煎如膏，即将药搜和为丸，如梧桐子大。每服十丸，乌梅汤送下，不拘时候。

【主治】产后咳嗽痰盛，头目不利。

方十五

【方源】（明）熊均《山居便宜方》卷五。

【组成】皂荚八两。

【用法】刮去皮，用醋炙为末，蜜元梧子大。枣汤吞三元，日三夜一服。

【主治】咳逆上气，时时唾浊，但坐不得眠。

皂荚饮

【方源】（宋）赵佶《圣济总录》卷九十三。

【组成】皂荚（长一尺者，炙黄，去皮子）一梃，白饧一两，生姜半两，干枣（去核）七个。

【用法】上锉细，入饧，以酒一升，煮取半升，去滓。每服二合，食后温服。

【主治】肺痿骨蒸，咳嗽略吐脓血，病重者。

皂角散

【方源】（明）徐春甫《古今医统大全》卷六十四。

【组成】皂角（不蛀者，去皮核，炙令干）四五锭，荆芥穗二钱。

【用法】上为细末。以米醋调涂肿处。

【主治】重舌，喉痹。

皂角丸

方一

【方源】（宋）陈师文《太平惠民和剂局方》卷一。

【组成】皂角（捶碎，以水十八两六钱揉汁，用蜜一斤，同熬成膏）、干薄荷叶、槐角（爁）各五两，青橘皮（去瓤）、知母、贝母（去心，炒黄）、半夏（汤洗七次）、威灵仙（洗）、白矾（枯过）、甘菊（去枝）各一两，牵牛子（爁）二两。

【用法】上为末，以皂角膏搜和为丸，如梧桐子大。每服二十丸，食后生姜汤送下，痰实咳嗽，用蛤粉齑汁送下，手足麻痹，用生姜薄荷汤送下，语涩涎盛，用荆芥汤送下，偏正头痛、夹脑风，用薄荷汤送下。

【主治】风气攻注，头面肿痒，遍身拘急，痰涎壅滞，胸膈烦闷，头痛目眩，鼻塞口干，皮肤瘙痒，腰脚重痛，大便风秘，小便赤涩，及咳嗽喘满，痰吐稠浊，语涩涎多，手足麻痹，暗风痫病，偏正头痛，夹脑风；妇人血风攻注，遍身疼痛，心怔烦躁，瘾疹瘙痒。

方二

【方源】（宋）张锐《鸡峰普济方》卷十八。

【组成】皂角四两，干姜一两，巴豆、杏仁各十二个。

【用法】上除皂角外，以沙炒黑色存性，同为末，醋煮面糊为丸，如绿豆大。每服二丸，临卧熟水送下。

【功用】消食破气，止嗽化痰。

方三

【方源】（明）朱橚《普济方》卷一五八引鲍氏方。

【组成】白矾（半生半枯）一两，牵牛（去头尾）二两，皂角（去皮弦子，羊油炙）二两。

【用法】上为细末，用白萝卜煮烂，共药捣和丸，如梧桐子大。每服二三十丸，白汤送下，临卧服，量病人虚实加减服之。一方不用白萝卜，为末，每服二钱，生姜汤送下，亦得。

【功用】除风，理气破滞，开膈进食。

【主治】痰嗽停饮，胸膈不利。

方四

【方源】（清）汪昂《医方集解》卷五。

【组成】皂角刮去皮弦，酥炙。

【用法】为末，蜜丸以枣青和汤服三丸。

【主治】肺痈，咳逆上气，时时唾浊，但坐不眠。

燥痰汤

【方源】（清）吴谦《医宗金鉴》卷四十一。

【组成】枯黄芩、旋覆花、海石、天冬、橘红、风化芒硝、枳壳、桔梗、贝母、瓜蒌霜。

【主治】燥痰。

ze

泽兰散

【方源】（明）张四维《医门秘旨》卷十。

【组成】泽兰为末。

【主治】产后咳嗽。

泽兰汤

【方源】（宋）赵佶《圣济总录》卷六十九。

【组成】泽兰叶六两，大黄（锉，炒）、远志（去心）各一两，人参三两，麻仁、桑根白皮（锉）各四两。

【用法】上为粗末。每服五钱匕，水一盏半，煎至一盏去，滓冷服，不拘时候。

【主治】伤中，胸内急痛，咳嗽呕血，时寒时热，小便黄赤。

泽漆散

方一

【方源】（宋）王怀隐《太平圣惠方》卷六。

【组成】泽漆一两，羌活二两，杏仁（汤浸，去皮尖双仁，麸炒微黄）一两，旋覆花三分，贝母（煨令微黄）一两，半夏（汤浸七遍，去滑）一两，猪苓（去黑皮）

一两，前胡（去芦头）三分，大腹皮（锉）三分，汉防己一两，桑根白皮（锉）一分，甜葶苈（隔纸炒令黄色）一两，陈橘皮（汤浸，去白瓤，焙）一两。

【用法】上为散。每服三钱，以水一中盏，加生姜半分，大枣三枚，煎至六分，去滓温服，不拘时候。

【主治】肺气壅盛，攻头面四肢，浮肿，胸膈痰逆，不下饮食。

方二

【方源】（宋）王怀隐《太平圣惠方》卷四十六。

【组成】泽漆半两，桑根白皮（锉）一两，赤茯苓一两半，木通（锉）一两，陈橘皮（汤浸，去白瓤，焙）三分，紫苏茎叶一两，甘草（炙微赤，锉）半两，大腹皮（锉）二分。

【用法】上为散。每服三钱，以水一中盏，加生姜半分，煎至六分，去滓温服，不拘时候。

【主治】咳嗽喘急，坐卧不得，面目浮肿。

【备注】《圣济总录》有紫菀一两半。

泽漆汤

方一

【方源】（汉）张仲景《金匮要略》卷上。

【组成】半夏半升，紫参（一作紫菀）五两，泽漆（以东流水五斗，煮取一斗五升）三斤，生姜五两，白前五两，甘草、黄芩、人参、桂枝各三两。

【用法】上九味，㕮咀。内泽漆汁中，煮取五升。温服五合，至夜尽。

【功用】①《金匱要略方义》：泻水逐饮，止咳消疾。②《张仲景药法研究》：逐水通阳，止咳平喘。

【主治】水饮内结，咳喘浮肿，胸胁痛，脉沉。①《金匮要略》：咳而脉沉者。②《脉经》：寸口脉沉，胸中引胁痛，胸中有水气。③《张氏医通》：上气咽喉不利。④《金匮释按》：久病咳喘，肺气不利，水道失于通调，水饮内蕴，泛溢肌肤而出现浮肿。

【方论选录】①《医门法律》：血结则痰气必为外裹，故用泽漆之破血为君，加入开痰下气、清热和荣诸药，俾坚叠一空，元气不损，制方之意若此。②《医宗金鉴》：脉沉为水，以泽漆为君者，因其功专于消痰行水也。水性阴寒，桂枝行阳气以导之。然所以停水者，以脾土衰不能制水，肺气逆不能通调水道，故用人参、紫苏、白前、甘草补脾顺肺，同为制水利水之方也。黄芩苦以泄之，半夏、生姜辛以散之也。③《金匮要略心典》：泽漆汤以泽漆为主，而以白前、黄芩、半夏佐之，则下趋之力较猛；虽生姜、桂枝之辛，亦只为下气降逆之用而已，不能发表也。

方二

【方源】（宋）赵佶《圣济总录》卷四十八。

【组成】泽漆一两，桑根白皮（锉）、赤茯苓（去黑皮）各一两半，木通（锉）、陈橘皮（汤浸，去白，焙）各三分，紫菀（去土）一两半，紫苏叶一两一分，甘草（炙）半两，大腹（饼子）三颗。

【用法】上九味，锉如麻豆大，分六帖，每帖水三盏，入生姜一分，煎取二盏，去滓，分三服，一日尽。

【主治】肺气喘急，坐卧不得。

方三

【方源】（宋）赵佶《圣济总录》卷五十四。

【组成】泽漆、防己、甜葶苈（纸上炒）、郁李仁（汤浸，去皮，炒）各半两，百合、陈橘皮（汤浸，去白，焙）、桑根白皮（锉）、木通（锉）、赤茯苓（去黑皮）各一两。

【用法】上为粗末。每服三钱匕，水一盏，加大枣（擘破）二枚，同煎至七分，去滓温服，不拘时候。

【主治】三焦不调，上乘于肺，时发喘咳，身体浮肿，坐卧不安。

泽泻散

【方源】（民国）吴克潜《儿科要略》第六章。

【组成】川泽泻（生）、川郁金、甘草（炙）、栀子仁（炒）各一分。

【用法】研为末，甘草汤调下，外用青金散敷之。

【主治】小儿肺积，鼻生䘌疮，及鼻下赤烂。

泽泻汤

【方源】（明）武之望《济阳纲目》卷二十四。

【组成】半夏半升，紫参（一作紫菀）五钱，泽泻（以东流水五斗半煮取一斗半）三斤，生姜、白前各五两，甘草、黄芩、人参、桂枝各三两。

【主治】咳而脉沉者。

zeng

增减地黄汤

【方源】（清）陈士铎《石室秘录》卷一。

【组成】附子一个，熟地二两，山茱萸一两，北五味五钱，麦冬九钱，茯苓一两，泽泻一两，丹皮一两，山药一两，肉桂三钱。

【用法】上用水十余碗，煎至四碗。探凉与病人二日内服尽。

【主治】肺痨。上焦火盛，痰如涌泉，面赤喉痛，上身不欲盖衣，而下身冰凉，此假热真寒证。

增损防风通圣散

【方源】（元）许国桢《御药院方》卷一。

【组成】黍粘子、桔梗、桑白皮、紫菀茸各半两，荆芥穗三两，甘草（生用）二两。

【用法】上为粗末，防风通圣散各一半和匀。每服八钱，水一盏半，加生姜五片，同煎至七分，去滓，食后温服。

【主治】肺气不和，鼻塞不利。

增损普济消毒饮

【方源】（清）杨栗山《寒温条辨》卷四。

【组成】元参三钱，黄连二钱，黄芩三钱，连翘（去心）、栀子（酒炒）、牛蒡子（炒，研）、兰根（如无，以青黛代之）、桔梗各二钱，陈皮、甘草（生）各一钱，全蝉蜕十二个，白僵蚕（酒炒）、大黄（酒浸）各三钱。

【用法】水煎去滓，入蜜、酒、童便冷服。

【主治】大头瘟。初觉憎寒，壮热体重，次传头面肿甚，目不能开，上喘，咽喉不利，口燥舌干。

【方论选录】芩、连泻心肺之热为君；元参、陈皮、甘草泻火补气为臣；翘、栀、蒡、兰、蚕、蜕消肿解毒定喘为佐；大黄泻热斩关，推陈致新为使；桔梗为舟楫载药上浮，以开下行之路也。

增损如圣汤

【方源】（元）许国桢《御药院方》卷九。

【组成】桔梗二两，甘草（微炒）一两

五钱，防风半两，枳壳（汤浸，去瓤）二钱半。

【用法】上为细末。每服三钱，水一大盏，煎至七分，去滓。入酥如枣大，搅匀，食后温服。

【主治】心肺风热，攻冲会厌，语声不出，咽喉妨闷肿痛。

增损通圣散

【方源】（明）董宿《奇效良方》卷五十九。

【组成】鼠粘子、桔梗、桑皮、紫菀各半钱，荆芥穗二钱，甘草（生用）一钱。

【用法】用水二钟，加生姜五片，煎一钟，食后服。

【主治】肺气不和，鼻塞不利。

增损息贲汤

【方源】（明）武之望《济阳纲目》卷四十一。

【组成】半夏（汤洗七次）、吴茱萸（汤洗）、桂心各半钱，人参、桑白皮（炙）、苦葶苈各七分，甘草（炙）五分。

【用法】上锉。加生姜七片，大枣二枚，水煎服。

【主治】肺积。

zhan

毡根煎

【方源】（宋）张锐《鸡峰普济方》卷十八。

【组成】僵蚕三两，蝉壳、柴胡各二两，天麻三两，皂角一挺，牛黄、脑子各一字。

【用法】上为细末，炼蜜为丸，如梧桐子大。每服三十丸，食后荆芥汤送下。

【主治】肺经风热上冲，面生痤痱及赤痒渣刺。

zhang

张涣比圣丹

【方源】（宋）刘昉《幼幼新书》第十三卷。

【组成】干全蝎微炒一两，天南星生用、羌活、白附子各半两，川附子炮，去皮脐一枚，重半两。

【用法】上件捣，罗为细末，入腻粉一钱研匀，炼蜜和丸如绿豆大。每服五粒至七粒，煎荆芥汤下。

【主治】小儿心、肺中风。

张涣蝉壳汤

【方源】（明）王肯堂《证治准绳·幼科》卷九。

【组成】蝉壳（微炒）、五味子（汤洗七次，焙干）、人参（去芦）各一两，陈橘皮（汤浸，去白，焙干）、甘草（炙）各半两。

【用法】上件，捣罗为细末。每服半钱，煎生姜汤调下。

【主治】肺气不利病。

张涣菖蒲煎方

【方源】（宋）刘昉《幼幼新书》第十六卷。

【组成】石菖蒲（一寸九节者）、款冬花、紫菀（去土洗，焙干）、人参（去芦头）、桂心各一两。

【用法】上件捣，罗为细末。炼蜜同石臼中捣一二百下，和皂子大。每服一粒，煎糯米饮化下。

【主治】小儿肺中风邪，喘鸣肩息。

张涣马兜铃丹

【方源】（明）王肯堂《证治准绳·幼科》卷九。

【组成】马兜铃、紫苏子、人参（去芦头）各一两，款冬花、木香（并为细末）

各半两，杏仁（汤浸，去皮尖，另细研）七钱半。

【用法】上件，同拌匀，炼蜜和，如黍米大。每服十粒，煎生姜汤下，量儿大小加减。

【主治】小儿肺壅咳嗽，大便不利。

张涣乌犀煎

【方源】（宋）刘昉《幼幼新书》第十三卷。

【组成】乌犀角屑一两，天南星微炮、天麻、白附子、白花蛇（酒浸，去皮骨）、炙黄、蝎梢各半两。

【用法】上件为细末，用无灰酒两大盏，入银器中，慢火熬成膏如皂皂大。每服一粒，点麝香汤化下。

【主治】小儿痉病，心肺中风并宜服之。

张涣竹茹丹方

【方源】（宋）刘昉《幼幼新书》第十五卷。

【组成】竹茹、枇杷叶、人参（去芦头）、半夏（汤洗七遍）、天南星（炮）、紫菀，以上各一分。

【用法】上件捣罗为细末，生姜汁和如黍米大。每服十粒，生姜汤下，量儿大小临时加减。

【主治】伤寒通肺治嗽。

帐带散

【方源】（明）朱橚《普济方》卷六十一。

【组成】生白矾。

【用法】上为细末。每服二钱，冷水调下。

【主治】急喉闭，并喉风。

帐头散

【方源】（明）朱橚《普济方》卷六十一引《格物堂经验良方》。

【组成】白矾不拘多少。

【用法】入于青帐或蓝帐角中方便去处。遇有此证，嚼帐矾汁吞之。如无帐，或青蓝布帛片，将少矾在内，水湿其片，嚼汁吞之。如无矾，或得青蓝衣帛，水湿嚼汁吞之亦可。

【主治】急喉闭中夜不能言。

zhen

贞元饮

【方源】（明）张介宾《景岳全书》卷五十一。

【组成】熟地黄七八钱，甚者一二两，炙甘草一二三钱，当归二三钱。

【用法】水二钟，煎八分，温服。

【主治】肝肾亏损，气短似喘，呼吸急促，提不能升，咽不能降，气道噎塞，势剧垂危，脉象微细无神，若微而兼紧，尤为可畏。

珍珠滚痰丸

【方源】（清）赵学敏《串雅内编》卷一。

【组成】半夏五十粒，巴豆（去壳）三十粒。

【用法】二味同煮，待半夏熟烂，取出巴豆只用半夏，烘干为细末，米糊为丸，如菜子大，末砂为衣，晒干。每服七丸，用萝卜汁送下。大人倍之。

【主治】小儿痰塞心胸，及癫痫痰厥与喉闭有痰者。

珍珠琥珀散

【方源】（清）刘鸿恩《医门八法》卷四。

【组成】珍珠、琥珀、牛黄各五分。

【用法】上为细末。每服一字，土蜂窠煎汤为引。

【主治】小儿久咳成风，痰壅气闭。

珍珠散

【方源】（清）宋麟祥《痘疹正宗》卷下。

【组成】珍珠（生研极细，粗恐伤肠胃）一钱，牛黄五分。

【用法】上为极细末。以此散或五分或三分蜜水调下。

【主治】舌疔、喉痈、痡疮入喉，结毒内府，及一切要害之毒。

珍珠丸

方一

【方源】（明）方广《丹溪心法附余》卷二十二引《全婴方》。

【组成】白附子（泡）一钱，滑石一钱，巴豆（去油）十五粒，轻粉一钱，天南星（制）一钱（一方有蝎尾半钱）。

【用法】上为末，面糊为丸，如绿豆大。三岁每服一二丸，葱白汤送下。

【主治】小儿急惊风发搐，涎潮壮热及痰嗽壅塞，肚腹胀硬。

方二

【方源】（明）鲁伯嗣《婴童百问》卷二。

【组成】白附子、滑石、轻粉各一钱，巴豆（去油）十五粒，全蝎半钱。

【用法】上为末，糊丸如小豆大。三岁每服一丸、二丸，葱汤送下。

【主治】小儿急惊风，涎潮壮热，痰气上壅。

方三

【方源】（明）王大纶《婴童类萃》中卷。

【组成】陈皮、半夏、茯苓各一两，甘草、桔梗、枳壳、贝母、胆星、蛤粉各七钱，枯矾五钱。

【用法】为末，水叠为丸，菜子大。每服四五十丸，姜汤下。

【主治】不拘远年近日，一切咳嗽。

真功丹

【方源】（清）郑宏纲《重楼玉钥》卷上。

【组成】大冰片一分，真熊胆（阴干，临用乳细末）一钱，炉甘石（用羌活煎汤煅七次，飞去脚，晒干用）一钱，硼砂一钱，牙硝二分。

【用法】上为极细末，吹患处。

【主治】①《重楼玉钥》：孕妇患喉症者。②《温氏经验良方》：一切喉痈。

真阴散

【方源】（清）陶承熹《惠直堂经验方》卷二。

【组成】妇人指甲、脚指甲各等分。

【用法】上二味，新瓦火上炒黄，待出火气研碎。初服三厘，渐至一分，白滚水下。

【主治】咽膈。

真应散

【方源】（宋）陈言《三因极一病证方论》卷十三。

【组成】白石英（通明者，以生绢袋盛，用雄猪肚一个，以药入，线缝定煮熟。取药出，再换猪肚一个，如前法煮，三煮了取药出，控干，研）四两。

【用法】上为末，以官局款冬花散二钱，入药末二钱，更桑白皮二寸，生姜三片，枣子一个，水一盏半，煎至七分，通口服，猪肚亦可吃。

【主治】远年喘急，不能眠卧，百药无效者。

【备注】官局款冬花散，即《太平惠民和剂局方》卷四款冬花散。

真元饮

【方源】（清）陈士铎《石室秘录》卷一。

【组成】熟地二钱，当归五钱，甘草

一钱。

【主治】气喘而脉微涩者。

真珠散

【方源】（明）王肯堂《证治准绳·幼科》卷九。

【组成】真珠（末）、生犀角（镑）各半钱，香附子四钱，龙脑少许。

【用法】上为末。每服半铜钱，煎桃仁汤调下，婴儿一字，一岁以下者半钱。

【主治】小儿气喘多涎。

真珠丸

方一

【方源】（宋）赵佶《圣济总录》卷九十三。

【组成】真珠末、獭肝（炙干）、茯神（去木）、贝母（去心）、柴胡（去苗）、龙胆、黄连（去须）、赤芍药各一两半，白槟榔（煨、锉）、旋覆花各一两。

【用法】上为末，炼蜜为丸，如梧桐子大。每服十五丸，食后温浆水送下，一日二次。

【主治】传尸骨蒸，咳嗽上气，痰喘寒热，四肢瘦弱。

方二

【方源】（宋）赵佶《圣济总录》卷一二二。

【组成】真珠（研如粉）半两，甘草（生末）一两一分，龙脑（研）三钱，硼砂（研）半两，凝水石（煅令赤，候冷，以纸裹，埋地坑内一宿，出火毒，研取四两）六两，马牙硝（用腻粉半两于纸内同拌匀裹定，安在一新砖上，以火煅烟尽，放冷入在瓷合子内埋地坑，入地可一尺探，候一宿，研半两）二两。

【用法】上为末，糯米粥为丸，如鸡头大。每服一丸，食后、临卧含化咽津。

【主治】心肺客热，虚烦多痰，咽喉不利。

方三

【方源】（明）徐用宜《袖珍小儿方》卷四。

【组成】南星（泡）、半夏（泡）各一两，明矾（炒）五钱。

【用法】上为末，姜糊为丸，如麻子大，辰砂为衣。每服三十丸，姜汤送下。

【功用】化风痰。

【主治】喘嗽。

镇火汤

【方源】（清）吴杖仙《医方絜度》卷三。

【组成】龟板、赭石各四钱，阿胶一钱五分，三七七分，马兰根三钱。

【主治】虚火上炎，吐血，咯血，面赤，足冷。

镇惊散

【方源】（民国）张拯滋《家庭治病新书》引《医方大成》。

【组成】制南星八分，防风、蝉蜕、薄荷各一钱，生甘草、白附子（制）各六分。

【用法】水煎服。

【主治】痰实咳嗽，壮热生惊。

镇惊丸

【方源】（清）郑宏纲《重楼玉钥》卷上。

【组成】山药四两，桔梗二两，栀炭二两，甘草一两。

【用法】上为细末，米糊为丸，如莲子大。朱砂为衣。每服一丸，薄荷、灯心汤送下。

【主治】喉症已平。

镇痰丸

【方源】（宋）杨士瀛《仁斋直指小儿方论》卷二。

【组成】北矾（火煅拈，水飞过）、直僵蚕（米醋浸，焙）各一分，天南星（切片，浓皂角水浸一宿，焙）二分。

【用法】上为末，稀糕糊丸，如麻子大。每服五丸，姜汤送下，喉风，用皂角水研开灌下。

【主治】诸风顽痰，喉风缠痹。

镇庭散

【方源】（金）刘完素《黄帝素问宣明论方》卷十四。

【组成】郁金、大黄各半两，甘草三钱，轻粉一钱。

【用法】上为末。每服半钱，用薄荷汁，朱砂细研，冷水以木匙沥下。

【主治】小儿惊喘，肚胀咳嗽。

镇心铅霜散

【方源】（宋）王怀隐《太平圣惠方》卷八十三。

【组成】铅霜（细研）一分，天竹黄（细研）一分，朱砂（细研）二钱，柏子仁、白附子（炮裂）、牛黄（细研）、龙脑（细研）、麝香（细研）各一钱。

【用法】上为细散，入研了药，都研令匀。每服半钱，以荆芥、薄荷汤调下，一日三四次。

【主治】小儿心肺风热，多惊者。

镇阴地黄汤

【方源】（清）张正《外科医镜》。

【组成】大熟地一两，山萸肉四钱，山药四钱，茯苓三钱，丹皮三钱，泽泻三钱，淡附子一钱，上肉桂一钱，怀牛膝三钱，牡蛎（煅）三钱。

【用法】水煎，冷服。

【主治】阴火喉痹。

zheng

蒸梨法

【方源】（明）李梴《医学入门》卷二。

【组成】雪梨。

【用法】雪梨去心，纳蜜蒸熟或煨熟，停温食之。

【主治】咳嗽，胸膈痞结。

蒸脐秘妙方

【方源】（明）高濂《遵生八笺》卷十八。

【组成】麝香五钱，丁香三钱，青盐四钱，乳香三钱，木香三钱，雄黄三钱，五灵脂五钱，小茴香五钱，没药、虎骨、蛇骨、龙骨、朱砂各五钱，人参、大附子、胡椒各七钱，白附子五钱，夜明砂五钱。

【用法】上为末，听用。每用看人脐孔深浅先将麝香填一二厘入脐中，次将药填实，上用荞麦面和匀作箍，照脐眼大小圈转按实在脐四围，再将药填其中令铺着实，次用银簪脚插脐中药上数孔，次盖槐皮一片如大钱，皮上以蕲艾壮灸烧至一百二十壮，如汗不出，再灸，灸后保养月余。一年蒸脐四次。

【功用】除百病。

【主治】久嗽久喘，吐血寒劳，遗精白浊，阳事不起，下元冷弱，久无子嗣，以及妇人赤白带下，并治痰火等疾。

拯阴理劳汤

【方源】（清）徐时进《医学蒙引》。

【组成】生地（炒）、当归、麦冬、白芍、五味、人参、甘草、米仁、莲肉、橘红、丹皮、大枣。

【主治】阴虚火动，皮寒骨热，食少痰多，咳嗽短气，倦怠焦烦。

正阳汤

【方源】（宋）赵佶《圣济总录》卷二十七。

【组成】附子（炮裂，去皮脐）一两，桂（去粗皮）三分，干姜（炮）半两。

【用法】上锉，如麻豆大。每服五钱匕，水一盏，煎至半盏，去滓，食前温服。

【主治】阴毒伤寒，上气喘促。

正元散

【方源】（宋）孙用和《传家秘宝脉证口诀并方》卷下。

【组成】蓬莪术一两，金铃子（去核）一分。

【用法】上为末，更加硼砂一钱，炼过，研细和匀，每服二钱，空心盐汤或温酒调下。

【主治】气不接续，气短，兼治滑泄及小便数。

郑相方

【方源】（清）黄彝邕《药性粗评全注》。

【组成】蒜、姜、仲（除去三味）加蜜。

【主治】肺肾虚寒，为喘为嗽。

zhi

芝霜丸

【方源】（清）刘济川《外科心法真验指掌》。

【组成】霜桑叶、黑芝麻各等分。

【主治】诸般咳嗽。

知柏八味地黄丸

【方源】陶思渠《十二经方议秘要》下卷。

【组成】六味丸加知母二两，黄柏二两。

【主治】肾阴不足，火克肺金，咳嗽、吐衄、便结、发热、阳道易举、遗精梦泄、善饥善渴等一切阳有余而阴不足之症，尺脉洪者。

知柏天地煎

【方源】（明）秦昌遇《症因脉治》卷一。

【组成】黄柏二两，知母二两，天门冬六两，生地黄六两。

【用法】同煎三四次，冲玄武胶收膏。

【主治】肾虚阴火，上正门齿痛，或齿豁，或动而长，或浮痒燥黑，时常作痛，尺脉虚大洪数者；阴虚火旺之腰痛，热甚便秘，脉细数躁疾者；肾火上炎之肺热痿软，皮毛干揭，上则喘咳，下则挛拳。

知母茯苓汤

方一

【方源】（金）刘完素《黄帝素问宣明论方》卷九。

【组成】茯苓（去皮）、甘草各一两，知母、五味子、人参、薄荷、半夏（洗七次）、柴胡、白术、款冬花、桔梗、麦门冬、黄芩各半两，川芎三钱，阿胶（炒）三钱。

【用法】上为末。每服三钱，水一盏半，加生姜十片，同煎至七分，去滓，稍热服。

【主治】①《黄帝素问宣明论方》：肺痿，喘咳不已，往来寒热，自汗。②《女科万金方》：产后身热，吐痰咳嗽，或时见血，自汗喘息。

方二

【方源】（明）薛己《外科发挥》卷四。

【组成】茯苓、黄芩（炒）各二钱，甘草炙、知母（炒）、五味子（捣，炒）、人参、桔梗、薄荷、半夏（姜制）、柴胡、白术、麦门冬（去心）、款冬花各三钱，川芎、阿胶、蛤粉（炒）各二钱。

【主治】肺痿喘嗽不已，往来寒热，自汗。

方三

【方源】（清）潘道根《临证度针》。

【组成】茯苓、枯芩、知母各一钱，五味子、款冬花、桔梗、麦冬、柴胡各五分，人参、半夏各七分，薄荷三分，炙草、白术各六分，川芎、阿胶各四分，生姜五片。

【主治】肺痿咳嗽不已，往来寒热。

知母甘桔汤

【方源】（明）秦昌遇《症因脉治》卷二。

【组成】知母、石膏、桔梗、甘草、地

骨皮。

【主治】肺家受燥，咳嗽气逆，口渴身热，面赤唇焦，吐痰难出，二便赤涩，脉多数大，或见滑数。

知母散

方一

【方源】（宋）刘昉《幼幼新书》卷十六引丁时发方。

【组成】知母、贝母、柴胡、黄芪（炙）、紫菀（洗）、马兜铃、半夏（白矾水煮干为度）、杏仁（研，去皮尖）、桑白皮（炙）、白矾、款冬花各等分。

【用法】上为末。每服一钱，水七分盏，同煎三分，去滓，时时服。或生姜自然汁煮糊为丸，每服五七丸，生姜汤送下。

【主治】大人、小儿久咳不止，痰吐，喘闷，气噎。

方二

【方源】（宋）杨倓《杨氏家藏方》卷十。

【组成】黄芪（蜜炙）一两，白芍药、生干地黄、黄芩、麦门冬（去心）、人参（去芦头）、白茯苓（去皮）、桔梗（去芦头）、知母各三分，甘草（炙）半两。

【用法】上㕮咀。每服五钱，水二盏，入生姜三片，淡竹叶三十叶，小麦五十粒，同煎至一盏，去滓温服，不拘时候。

【功用】解劳除热，调顺荣卫。

【主治】虚劳，心肺有热，咳嗽唾脓血。

方三

【方源】（宋）赵佶《圣济总录》卷九十。

【组成】知母、白芷、半夏（汤浸，洗七遍，切，入生姜半两同捣作末，晒干）、杏仁（去皮尖双仁，用瓜蒌瓤同炒黄，去瓜蒌瓤）、人参、防己各半两，黄明胶（炒至燥）、贝母（去心，炒）各一两。

【用法】上为散。每服一钱匕，食后、临卧糯米饮调下。

【主治】虚劳咳嗽，唾血。

方四

【方源】（清）唐宗海《医学见能》卷四。

【组成】黄芪（蜜炙）七分，白芍、生地、黄芩、麦冬、人参、白茯苓、桔梗、知母各一钱，甘草五分，生姜一片，小麦一撮，竹叶十片。

【用法】水煎服。

【主治】虚劳心肺蕴热，咳嗽脓血。用此解劳热调荣卫。

知母石膏汤

方一

【方源】（明）秦昌遇《症因脉治》卷三。

【组成】知母、石膏、葛根、甘草。

【功用】清燥。

【主治】燥火伤于肺，上消，烦渴引饮，唇口干裂，寸脉浮数。

方二

【方源】（清）秦之桢《伤寒大白》卷二。

【组成】知母、石膏、半夏、竹叶、麦门冬、甘草。

【主治】燥火喘逆，口渴身热，面赤多汗，唇焦喘咳气逆；痰火呕吐，痰火咳嗽。

知母汤

方一

【方源】（宋）赵佶《圣济总录》卷九十。

【组成】知母（焙）、贝母（去心）、百合、半夏（汤洗去滑，生姜汁制，炒干）、防己、枇杷叶（去毛，焙）各一两，草乌头（去皮尖，炒）、苦葶苈（隔纸炒）、甜葶苈（隔纸炒）、百部各半两。

【用法】上为粗末。每服三钱匕，水一盏，入红绵子少许，乌梅三枚，煎至半盏，去滓温服。

【主治】虚劳咳嗽，兼咯血，吐血。

方二

【方源】（元）曾世荣《活幼心书》卷下。

【组成】知母、甘草各半两，贝母、羌活、滑石（别研）、大黄、小麦子各三钱，麻黄（去节存根，锉碎，汤泡滤过，焙干）、苦葶苈、诃子肉各一钱半，薄荷（去梗）一钱。

【主治】齁䶎气喘，痰鸣，发热，咳嗽，恶风。

方三

【方源】（明）朱橚《普济方》卷一六0。

【组成】紫苏（连茎叶）、知母（焙）、贝母（去心）、款冬花、五味子、人参、桑根白皮（锉）各一两，厚朴（去粗皮，生姜汁炙）、甘草（炙，锉）各半两。

【用法】上为散。每服三钱，水一盏半，入生姜三片，煎至七分，去滓温服，不拘时候。

【主治】咳逆，痰喘气促。

知母丸

【方源】（明）朱橚《普济方》卷一六二。

【组成】知母、贝母、甜葶苈（炒黄色）、杏仁（去皮，研）各等分。

【用法】上为细末，用饧糖笼内蒸七遍，与药末相合为丸，如豌豆大。每服三十丸，食后临卧淡姜汤送下，蜜汤亦可。

【主治】卧者远年近日一切咳嗽不得眠及远年上气喘嗽。

知母饮

【方源】（明）万全《万氏家传广嗣纪要》卷九。

【组成】白茯苓、黄芩各二钱半，知母、麦冬、炙草各一钱六分，桑白皮、地骨皮各一钱。

【用法】分二帖，水二盏，煎一盏，入竹沥一合，再煎沸服。

【主治】因形寒饮冷所伤，以致气逆，令人喘咳，烦闷不安者。

知石泻白散

【方源】（明）秦昌遇《症因脉治》卷一。

【组成】桑白皮、地骨皮骨、甘草、知母、石膏。

【主治】外感腋痛，燥火伤肺金之气，口渴面赤，吐痰干涸，小便短赤，脉躁疾。

栀连清肺饮

【方源】（明）秦昌遇《症因脉治》卷二。

【组成】山栀、川连、桔梗、甘草、杏仁、天花粉、黄芩、薄荷。

【主治】伤热咳嗽，面赤潮热，右脉洪数。

栀连枳桔汤

【方源】（清）秦之桢《伤寒大白》卷三。

【组成】山栀、黄连、桔梗、甘草、青皮、木通、苏梗。

【主治】胸胁里热作痛，气道壅滞，寒热，咳嗽气逆，有汗，脉沉数者。

【备注】原书用本方治上症，与黄芩泻白散同用。

栀子煎

【方源】（唐）孙思邈《备急千金要方》卷十八。

【组成】栀子仁、枳实、大青杏仁、柴胡、芒硝各二两，生地黄、淡竹叶（切）各一升，生玄参五两，石膏八两。

【主治】皮实，主肺病热气。

栀子金花丸

方一

【方源】（金）刘完素《黄帝素问宣明论方》卷四。

【组成】黄连、黄柏、黄芩、栀子各半两。

【用法】上为末，滴水为丸，如小豆大。每服二三十丸，新汲水送下。小儿丸如麻子大，每服三五丸。

【主治】中外诸热，寝汗咬牙，睡语惊悸，溺血淋闭，咳血衄血，瘦弱头痛，骨蒸，肺痿喘嗽。

栀子仁汤

【方源】（明）薛己《外科发挥》卷四。

【组成】栀子仁、赤芍药、大青叶、知母（炒）各七分，黄芩（炒）、石膏、杏仁（去皮尖，炒）、升麻各一钱半，柴胡二钱，甘草一钱，豆鼓百粒。

【主治】肺痿发热潮热，或发狂烦躁，面赤咽痛。

栀子仁丸

【方源】（宋）严用和《严氏济生方》。

【组成】栀子仁（不拘多少）上为细末，溶黄蜡等分为丸，如梧桐子大，每服二十丸，食后空心，茶酒嚼下。

【主治】肺热鼻发赤瘰。

栀子仁饮

【方源】（明）薛己《校注妇人良方》卷十三。

【组成】栀子、升麻、石膏、生地黄各二两，黄芩、大青各一两。

【主治】热病发斑黑色，小便如血，气喘急，胎欲落。

止传汤

【方源】（清）陈士铎《辨证录》卷四。

【组成】熟地二两，玄参、百合各一两，白芥子二钱，荆芥（炒黑）一钱，茯苓三钱，沙参三钱，地骨皮五钱，桑叶十五片。

【用法】水煎服。

【主治】久病咳嗽，吐痰色红，有似呕血而实非血也，盗汗淋漓，肠鸣作泄，午后发热。

止喘丸

【方源】（朝鲜）许浚《东医宝鉴·杂病篇》卷五引《类聚》。

【组成】荜茇、胡椒、人参、胡桃肉各等分。

【用法】上为末，炼蜜为丸，一两作三十丸。每服一丸，细嚼，温水送下。

【主治】冷喘。

止红散

【方源】（宋）杨倓《杨氏家藏方》卷八。

【组成】柴胡（去苗）一两，胡黄连、宣连各半两。

【用法】上为细末，入朱砂少许研匀。每服二钱，水一盏，煎至半盏，食后通口服。

【主治】心肺客热，咳嗽吐血。

止咯膏

【方源】（清）陈鄂《一见知医》卷三。

【组成】生地、牛膝。

【用法】煎膏。入青黛、杏仁、青荷叶末调服。

【主治】肾虚有火，咯血，唾血，不嗽即咯出血疙瘩，或血屑，或血丝。

止咳散

【方源】（清）秦子文《玲珑医鉴》中卷。

【组成】桔梗、荆芥、紫菀、百部、白前、甘草、陈皮。

【主治】一切咳嗽。

止衄散

方一

【方源】（唐）王冰《元和纪用经》。

【组成】绵黄芪一两半，赤茯苓、赤白芍药各七钱半，当归、炙阿胶、熟干地黄各五钱。

【用法】上切，炒干，研末。黄芪煎汤调方寸匕，未定加二匕。不过三服。服药后勿令卧。

【主治】衄血。

方二

【方源】（宋）陈言《三因极一病证方论》卷九。

【组成】黄芪六钱，赤茯苓、白芍药各三钱，当归、生干地黄、阿胶（炙）各三钱。

【用法】上为细末。每服二钱匕，煎黄芪汤调下。未知，再作。

【主治】衄血。①《三因极一病证方论》：气郁发衄。②《朱氏集验方》：气虚发衄。③《医方考》：饥困劳役，动其虚火，致衄不止者。

【方论选录】①《医方考》：饥困劳役而动其火，其人本虚可知矣。虚火可补，故用黄芪、当归、阿胶甘温之品以补之，然赤茯苓能导丙丁（之火从小水而下行），白芍药能收阴气，生地黄能凉血热，三物者，去血中之热。自是冲和，与芩、连苦寒之剂殊别。实火宜用连、芩，虚火则惟此类为宜也。②《血证论》：生地凉血，当归和血，白芍降血，阿胶秉阿水潜行地中之性，能潜伏血脉，此最易见者也。妙在黄芪运气摄血，则血不外泄；赤苓渗水利气，则引血下行。但黄芪一味，气虚者得之。则鼓动充满，而血得所统矣；设气实者得之，以水济水，以涂附涂，益气横决，愈逼血妄行。

方三

【方源】（明）朱橚《普济方》卷一八九。

【组成】黄芪六钱，赤茯苓、白芍药、当归、生地黄、阿胶、甘草各二两，柏叶一把。

【用法】上为末。每服二钱，煎黄芪汤送下。

【主治】气虚发衄。

止衄汤

方一

【方源】（清）陈士铎《辨证录》卷三。

【组成】生地一两，麦冬三两，玄参二两。

【用法】水煎服。

【功用】补水制火。

【主治】鼻中流血，经年经月而不止者。

【方论选录】麦冬直治其肺金之匮乏，生地、玄参以解其肾中遏抑之火，火退而气自顺，血自归经矣。倘畏此方之重而减轻，则火势炎炎，未易止遏，不能取效也。

方二

【方源】（清）李文炳《仙拈集》卷二。

【组成】人乳、童便、好酒各等分。

【用法】碗盛，重汤煮，热饮之。

【主治】衄血。

止气嗽通声方

【方源】（唐）孙思邈《备急千金要方》。

【组成】猪胰三具，大枣百枚。

【用法】上二味，以酒五升渍之，秋冬七日，春夏五日出，布绞去滓，七日服尽。

【主治】肺虚寒，厉风所伤，语声嘶塞，气息喘惫，咳唾。

止声汤

【方源】（清）陈士铎《辨证录》卷四。

【组成】麻黄一钱，天门冬三钱，桔梗三钱，甘草、茯苓各二钱，山豆根八分，射干、陈皮、半夏、青黛各一钱。

【用法】水煎服。

【主治】外感风寒之喘证。

止嗽丹

【方源】（明）朱橚《普济方》卷一五七。

【组成】皂角（去皮弦）、官桂、干姜等分，白矾少许。

【用法】上为末，炼蜜为丸，每服二三十丸，临卧服之。

【主治】咳嗽。

止嗽款冬花膏

【方源】（明）郭鉴《医方集略·卷三》。

【组成】款冬花（去枝梗，水洗去土）二两，人参（去芦）五钱，麦门冬（去心）一两，五味子（水洗）五钱，陈皮（去白）五钱，薄荷叶（水洗）一两，杏仁（滚水浸，去皮尖）五钱，百部（去心，蜜炒）五钱，紫苏叶（水洗）五钱，桔梗（去芦，炒）五钱，百合（蜜炒）五钱，甘草（去皮，蜜炙）三钱。

【主治】久嗽不止。

止嗽凉血饮

【方源】（清）竹林寺僧《胎产新书·女科秘旨》卷四。

【组成】紫菀、知母、白术、麦冬、当归各一钱，陈皮、甘草各四分，黄芩、犀角各八分，天冬二钱。

【主治】嗽带血。

止嗽六君汤

【方源】（清）梁廉夫《不知医必要》卷一。

【组成】党参（去芦，饭蒸）、陈皮、核桃（去壳留衣，杵）、款冬花（蜜炙）、半夏（制）、茯苓各一钱五分，白术（净炒）二钱，炙甘草一钱。

【用法】加炮姜七分，北五味六分，水煎服。

【主治】老人痰嗽，年久不愈者。

止嗽七汁膏

【方源】（清）曹氏《同寿录》卷二。

【组成】枇杷叶（刷去毛，剪去边，抽去筋膜，蜜水炙约二斤，河井水各五碗，熬汁去渣）二碗，藕汁、梨汁、白果汁、荸荠汁、萝卜汁、人乳、秋露水、童便各一碗（一方有竹沥一碗）。

【用法】同入瓷罐内，熬至一半；加姜汁一小杯，真柿霜二两，又熬干碗许；加白糖二两，又熬干至碗许，加好雄猪板油（去皮，切小块）二两，又熬，不住手搅至滴水不散，下白蜜二两，收成膏，出火气。每服四五钱，早、午、晚空心白滚水调服。

【主治】男妇新久咳嗽，不分昼夜。

止嗽散

方一

【方源】（金）张从正《儒门事亲》卷十五。

【组成】半夏（汤洗七次）一两半，枯白矾四两。

【用法】上为末，生姜打面糊为丸，如梧桐子大。每服二三十丸，空心温酒送下。

【主治】咳嗽痰涎。

【备注】本方方名，据剂型当作“止嗽丸”。

方二

【方源】（清）程国彭《医学心悟》卷二。

【组成】桔梗一钱五分，甘草（炙）五分，白前一钱五分，橘红一钱，百部一钱五分，紫菀一钱五分。

【用法】水煎服。

【主治】伤寒咳嗽。

方三

【方源】（清）程国彭《医学心悟》卷三。

【组成】桔梗（炒）、荆芥、紫菀

（蒸）、百部（蒸）、白前（蒸）各二斤，甘草（炒）十二两，陈皮（水洗，去白）一斤。

【用法】上为末。每服三钱，食后、临卧开水调下；初感风寒，生姜汤调下。

【功用】止咳化痰，疏表宣肺。

【主治】诸般咳嗽。

【方论选录】《血证论》：肺体属金，畏火者也，遇热则咳，用紫菀、百部以清热；金性刚燥，恶冷者也，遇寒则咳，用白前、陈皮以治寒；且肺为娇脏，外主皮毛，最易受邪，不行表散则邪气流连而不解，故用荆芥以散表；肺有二窍，一在鼻，一在喉，鼻窍贵开而不贵闭，喉窍贵闭不贵开，今鼻窍不通，则喉窍启而为咳，故用桔梗以开鼻窍。此方温润和平，不寒不热，肺气安宁。

方四

【方源】（清）马文植《青囊秘传》。

【组成】法半夏八两，冰糖六两，食盐一两。

【用法】上为末。以开水冲服。

【主治】咳嗽。

方五

【方源】（清）秦伯未《内科纲要》。

【组成】桔梗、炒荆芥、蒸紫菀、蒸百部、蒸白前各二斤，炒甘草十二两，陈皮（水洗去白）一斤。

【主治】诸般咳嗽。

止嗽神丹

【方源】（清）陈士铎《石室秘录》卷四。

【组成】人参一钱，白芍三钱，酸枣仁二钱，北五味子一钱，麦冬五钱，苏子一钱，益智仁五分，白芥子一钱。

【用法】水煎服。

【主治】久嗽。

【备注】愈后服六味地黄丸，加麦冬三两，北五味一两，服之不再发。

止嗽四物汤

【方源】（明）龚廷贤《鲁府禁方》卷三。

【组成】当归（酒洗）、川芎、赤芍、生地黄、前胡、桔梗（去芦）、紫苏、杏仁（去皮尖）、金沸草、黄芩、知母、贝母、桑白皮各等分，甘草减半。

【用法】上锉。加生姜三片，水煎，温服。

【主治】肺热上壅痰嗽。

止嗽丸

【方源】（清）陈复正《幼幼集成》卷三，名见《卫生鸿宝》卷三。

【组成】川贝母（淡姜汤润湿，饭上蒸过）五钱，甘草（半生半炒）二钱五分。

【用法】上为细末，砂糖为丸，如龙眼核大。每服一丸，米饮化服。

【主治】小儿百日晬咳，痰壅喘咳。

止嗽烟筒

【方源】（宋）杨士瀛《新刊仁斋直指附遗方论》卷八。

【组成】冬花蕊、鹅管石、雄黄、艾叶各等分。

【用法】上为末，用纸卷筒内，用火点烟，入口内吞下，就用水吞一口以塞烟气，立效。

【主治】咳嗽。

止嗽饮

【方源】（清）李文炳《仙拈集》卷三。

【组成】薏苡仁、杏仁各一钱，山药二钱，竹叶二十片，梨三片。

【用法】水二大碗，煎八分，作茶吃，每日数次。

【主治】肺火，夜间喘嗽，久不止者。

止嗽紫菀汤

【方源】（清）竹林寺僧《胎产新书·女科秘旨》卷四。

【组成】杏仁二钱，甘草八分，紫菀、桑皮各二钱，桔梗、天冬各一钱。

【主治】嗽不止，胎不安。

止血立效散

【方源】（明）朱棣《普济方》卷一三四引《德生堂方》。

【组成】生地黄、熟地黄、枸杞、地骨皮各半两，白芍药、当归各一两。

【用法】上为末。每服三钱，冷酒半盏调服。

【主治】鼻口出血不止。

止血散

【方源】（宋）魏岘《魏氏家藏方》卷九。

【组成】千叶石榴花。

【用法】上为细末。吹鼻中。

【主治】鼻中脓血，非衄血者。

枳梗汤

【方源】（明）秦昌遇《症因脉治》卷一。

【组成】川贝母、薏苡仁、桑白皮、地骨皮、葶苈子、枳壳、桔梗、杏仁、甘草。

【主治】肺痈肺痿，寸口脉实者。

枳桔二陈汤

方一

【方源】（清）罗国纲《罗氏会约医镜》卷四。

【组成】枳壳一钱半，桔梗二钱，半夏二钱，茯苓一钱半，甘草一钱，陈皮（去白）一钱半，杏仁十五粒，苏子（炒，研）八分，生姜六分。

【用法】水煎服。

方二

【方源】（清）郑玉坛《郑氏彤园医书四种》卷四。

【组成】陈皮、法半、茯苓各钱半，炙草、桔梗各一钱，炒枳壳五分。

【主治】因痰咳嗽。

方三

【方源】（清）窦氏原本，朱翔宇嗣辑《喉症全科紫珍集》卷下。

【组成】陈皮、半夏、桔梗、枳壳、白茯神、甘草、白豆蔻、黄芪、苏子、山栀各等分。

【用法】加生姜三片为引。

【主治】七情之气，结成痰气，形如梅核；或如破布棉絮，在咽喉之间，咽不下，咯不出；或中脘痞满，气不舒畅，痰涎垂壅盛，上气喘息；或因痰饮恶心。

枳桔二母汤

【方源】（明）秦昌遇《症因脉治》卷一。

【组成】枳壳、知母、川贝母、瓜蒌仁、苏子、桔梗。

【功用】清热理气，兼消痰火。

【主治】外感胸痛，肺气壅塞。

枳桔饮

【方源】（明）江梅授《医经会解》卷八。

【组成】紫苏叶、桔梗、前胡、半夏、干葛、枳壳、薄荷、陈皮。

【主治】外感风邪痰咳。

枳橘汤

【方源】（明）李梴《医学入门》卷七。

【组成】橘皮八钱，枳壳一钱半，生姜四钱。

【用法】水煎，食远温服。须审气滞何部，以引经药导之。

【主治】胸痹，胸中气塞，短气。

枳壳半夏汤

【方源】（元）危亦林《世医得效方》卷五。

【组成】防已、甜葶苈、马兜铃、薄荷叶各半两。

【主治】上焦有热，咳嗽黄痰，痞满阻食。

枳壳黄连汤

【方源】（明）秦昌遇《症因脉治》卷二。

【组成】枳壳、川连、甘草。

【主治】积热咳嗽，热结大肠者。

枳壳散

【方源】（宋）王怀隐《太平圣惠方》卷六。

【组成】枳壳（麸炒微黄，去瓤）三分，前胡（去芦头）半两，川升麻半两，赤茯苓半两，子芩半两，麦门冬（去心）三分，沙参（去芦头）三分，玄参半两，茅根（锉）半两，甘草（炙微赤，锉）半两，木通（锉）半两。

【用法】上为散。每服三钱，以水一中盏，加生姜半分，竹叶二七片，煎至六分，去滓温服，不拘时候。

【主治】肺脏壅热，心胸不利，少欲吃食。

枳壳汤

方一

【方源】（明）武之望《济阳纲目》卷二十四。

【组成】枳壳（麸炒）三两，桔梗二两，黄芩一两半。

【主治】久痰嗽，胸膈不利者，多上焦发热。

方二

【方源】（明）朱惠明《痘疹传心录》卷十五。

【组成】枳壳、陈皮、厚朴、大腹皮、甘草。

【主治】痘疹误服参、芪，喘急腹胀。

方三

【方源】（清）佚名撰，钱沛增补《治疹全书》卷下。

【组成】枳壳、陈皮、厚朴、山楂、杏仁、苏子、大腹皮。

【主治】疹后误服参、芪，喘急腹胀者。

枳壳煮散

方一

【方源】（清）林珮琴《类证治裁》卷二。

【组成】枳壳、桔梗、甘草、细辛、葛根、肉桂、橘红、苏子、姜、枣。

【主治】肝咳，胁痛。

方二

【方源】（清）张璐《张氏医通》卷十六。

【组成】桔梗汤加枳壳、细辛、川芎、防风、葛根、生姜、红枣。

【主治】咳引胁下痛。

枳实半夏汤

【方源】（宋）赵佶《圣济总录》卷一六三。

【组成】枳实（去瓤，麸炒）、半夏（为末，生姜汁制作饼，焙）、木香、干姜（炮）各半两，五味子三分，人参、青橘皮（汤浸，去白，焙）、甘草（炙，锉）一两。

【用法】上为粗末。每服三钱匕，水一盏，加生姜兰片，大枣（擘破）一个，同煎至七分，去滓温服，不拘时候。

【主治】产后短气不足。

【备注】方中人参、青橘皮用量原缺。

枳实半夏汤

【方源】（元）王好古《医垒元戎》卷八。

【组成】半夏、陈皮各一两，枳实减半，加生姜煎服。

【用法】生姜煎服。

【主治】痰饮停留胸膈，痞闷或咳嗽气塞，头目昏重，喘呕恶心，项背拘急。

枳实木香丸

【方源】（宋）赵佶《圣济总录》卷七十一。

【组成】枳实（去瓤，麸炒）二两，木香、陈橘皮（汤浸，去白，焙）、人参、海藻（水洗去咸，焙）、葶苈（纸上炒令紫色）各一两，芍药（锉）、丁香各三分。

【用法】上为末，煮枣肉和丸，如梧桐子大。每服二十丸，渐加至三十丸，用炒豆煎汤送下，空心、日午、夜卧各一服。

【主治】肺积，息贲气上者。

枳实散

方一

【方源】（宋）王怀隐《太平圣惠方》卷四十二。

【组成】枳实（麸炒微黄）半两，款冬花三分，赤茯苓三分，甘草（炙微赤，锉）半两，杏仁（汤浸，去皮尖双仁，麸炒微黄）一两，陈橘皮（汤浸，去白瓤，焙）三分，人参（去芦头）三分，干姜（炮裂，锉）半两，半夏（汤洗七遍去滑）三分，麻黄（去根节）一两，桂心三分。

【用法】上为散。每服五钱，以水一大盏，加生姜半分，大枣三个，煎至五分，去滓温服，不拘时候。

【主治】上气，胸中满塞，不得喘息。

方二

【方源】（宋）王怀隐《太平圣惠方》卷四十八。

【组成】枳实（麸炒微黄）半两，木香半两，槟榔半两，诃黎勒皮半两，甜葶苈（隔纸炒令紫色）半两，赤茯苓半两，五味子半两，甘草（炙微赤，锉）半两，杏仁（汤浸，去皮尖双仁，麸炒微黄）一两。

【用法】上为散。每服三钱，水一中盏，煎至六分，去滓温服，不拘时候。

【主治】息贲气，腹胁胀硬，咳嗽见血，痰黏不利。

枳实汤

方一

【方源】（元）曾世荣《活幼心书》卷下。

【组成】枳实（去瓤，锉片，麦麸炒微黄）、赤茯苓（去皮）各半两，甘草六钱，半夏（汤煮透，滤，锉，焙干）七钱，桔梗（锉，炒）七钱半。

【用法】上㕮咀。每服二钱，用水一盏，加生姜二片，煎至七分，温服，不拘时候。

【主治】伤风伤寒，胸满气促，咳嗽不爽，食多夹痰吐出。

方二

【方源】（明）朱橚《普济方》卷一三七。

【组成】枳实（炙）一两，橘皮、半夏各一两，生姜、厚朴各三两。

【用法】上以水六升，煮取三升，去滓，分三次温服。

【主治】人病寒饮，气上冲心，胸痞喘急。

至宝丹

【方源】（清）何镇《何氏济生论》卷八。

【组成】人参一钱，白茯苓二钱，广木香五分，砂仁三钱，朱砂一钱，远志二钱，桔梗（炒）二钱，滑石一两二钱，香附（炒）一两，甘草（炙去皮）一两四钱，蓬莪四钱，黄芪（炙）二钱，山药二钱，甘松（水洗晒）三钱，山楂二两，益智仁（去壳）三钱。

【用法】炼蜜为丸，如龙眼大。每服一丸，小儿外感风寒，内伤饮食，发热头痛，惊悸咳嗽，气粗面赤，无汗，姜、葱汤热服；伤风夹惊，发热咳嗽，面青夜啼，停滞作泄，小便不清，呕吐作渴，肚腹膨胀，灯心、姜汤服；疟疾，葱、姜、桃头汤空心服；出汗、盗汗，灯心、浮麦汤下；腹痛，乌梅、姜汤下。

【主治】小儿外感风寒，内伤饮食，发热头疼，惊悸咳嗽，气粗面赤；或呕吐泄泻，腹胀腹痛及痓疾盗汗。

至圣真人全功饮

【方源】（明）朱橚《普济方》卷一五九引《太平圣惠方》。

【组成】款冬花（去梗，净炒）二两，罂粟壳（刮去内皮净肉，并去蒂，用蜜少许）二两，陈皮一两，甘草一两。

【用法】上药微炒，为粗末。每服三钱，水一盏半，加生姜三片，乌梅二个，煎至八分，去滓，临卧服之。

【主治】久新咳嗽，痰盛气喘，肺痿瘦悴，不能坐卧，服药无效者。

炙甘草汤

【方源】（汉）张仲景《伤寒论》。

【组成】甘草（炙）四两，生姜（切）三两，桂枝（去皮）三两，人参二两，生地黄一斤，阿胶二两，麦门冬（去心）半升，麻仁半升，大枣（擘）三十枚。

【用法】上以清酒七升，水八升，先煮八味，取三升，去滓，内胶烊消尽，温服一升，日三服。

【功用】益气滋阴，通阳复脉，养血定悸。

【主治】阴血不足，阳气虚弱证。脉结代，心动悸，虚羸少气，舌光少苔，或质干而瘦少者。虚劳肺痿，咳嗽，涎唾多，形瘦短气，虚烦不眠，自汗盗汗，咽干舌燥，大便干结，脉虚数。

炙肝散

方一

【方源】（宋）王怀隐《太平圣惠方》卷二十八。

【组成】苍术（炒）半两，柴胡（去苗）一两半，桔梗（去芦头）半两，赤芍药三分，陈橘皮（汤浸去白瓤，焙）半两，紫菀（洗去苗土）三分，缩砂（去皮）三分，诃黎勒（煨用皮）一两，高良姜（锉）半两。

【用法】上为细散。每服用猪肝一具，切去脂膜，如角片，入散一两拌和令匀，竹箸子串，慢火炙令熟，食前任意一吃，以粥饮送下。

【主治】冷劳咳嗽，四肢无力，大肠不调，吃食减少，腹胁气胀。

方二

【方源】（元）危亦林《世医得效方》卷五。

【组成】白矾（飞过，研），五倍子（为末）。

【用法】上为末。每服各一钱，以生猪肝火上炙熟，蘸药，食后临卧服。

【主治】喘并痰嗽。

方三

【方源】（朝鲜）金礼蒙《医方类聚》卷八十五引《经验良方》。

【用法】上为末。每一捻，猪肝一片，切开入药在肝内，火上炙熟，放冷，食后及临夜服，嚼，津液吞下。

【主治】咳嗽血不止。

【加减】方中瓜蒌用量原缺。

治暴失音方

【方源】（明）邹元标《仁文书院集验方》卷二。

【组成】猪脂一斤。

【用法】入锅内熬成油，捞去滓，入白蜜一斤，再炼少顷，滤过，装瓷器内，冷定成膏，不时挑服一匙即愈。

【主治】暴失音。

治鼻衄方

【方源】（清）太医院《太医院秘藏膏丹丸散方剂》卷二。

【组成】生地炭三钱，薄荷炭三钱，侧

柏炭二钱，蕲艾炭二钱。

【主治】努伤吐血衄血，痰中带血，一切失血，便血等症。

治肺寒损伤气嗽及涕唾鼻塞方

【方源】（清）张璐《千金方衍义》卷十七。

【组成】枣肉（研作脂）二斤，杏仁（熬研为脂）一升，酥、生姜汁、白糖、白蜜、生百部汁各一升。

【用法】上七味合和，微火煎常搅约一炊久，下之细细温清酒服二合，日二。

【主治】肺寒损伤气嗽及涕唾鼻塞。

治肺痈主方

【方源】（清）刘默《证治百问》卷二。

【组成】贝母三钱，生地二钱，白及一钱五分，桑皮一钱五分，茜根、紫菀、百合各一钱。

【用法】煎服，不时，或煎膏噙服。

【主治】肺痈。

治肺燥咳嗽主方

【方源】（清）刘默《证治百问》卷二。

【组成】松子肉三钱，贝母一钱五分，紫菀一钱五分，知母一钱，牛膝一钱，枇杷叶、菊花各五分。

【用法】入睡时煎服。

【主治】肺燥咳嗽。

【方论选录】松子肉气味甘凉而润泽，本经滋补之良剂也，故为君；贝母、紫菀利肺气而不燥，故为臣；甘菊辛凉，清散本经之热于上，枇杷叶甘苦，清利本经之气于下；以牛膝之甘润和肝，知母之甘寒壮水，使大肠燥金之气润利，以泄炎炎之势。

治齁嗽方

【方源】（明）王肯堂《证治准绳·类方》第二册。

【组成】苏子二钱，麻黄（去节）、款冬花、桑叶蜜炙、半夏各三钱，杏仁去皮尖、甘草各一钱半，白果（去壳衣，炒黄色）二十一枚。

【用法】水三盅，不用姜，煎二盅，徐徐频服。

【主治】齁嗽。

治喉散

【方源】（清）曹氏《同寿录》卷二。

【组成】冰片三分，僵蚕五分，硼砂二钱五分，芒硝七钱五分。

【用法】上为末。用苇管吹喉内患处。

【主治】喉证。

治咳嗽方

【方源】（明）俞政《虺后方》。

【组成】萝卜子一酒杯，生姜一大块。

【用法】二味共捣烂，浆水煎，连吃二三碗，时咳立止。

【主治】咳嗽。

治劳嗽方

【方源】（清）程文囿《医述》卷十。

【组成】雄猪肺一具，川贝母（去心）五钱，京杏仁（去皮）五钱。

【用法】用雄猪肺一具，不见水，将肺管朝下，挂一宿，待血水流去，以布揩净，再用川贝母（去心）五钱、京杏仁（去皮）五钱同研，装入管内，线捆管口，清水煮烂，不放盐。候病人五更醒时，将肺一碗与食，服二三具即愈。但不可坐起，坐起则肺合，开声则肺亦合。服时，病人自以手拍床沿照会。

【主治】劳嗽。

治老痰丸

【方源】（清）何镇《何氏济生论》卷五。

【组成】天冬、黄芩（酒炒）、海粉（另研）、芒硝（另研）、篓霜（炒去油）各一两，香附（盐水浸，炒）五钱，连翘五钱，青黛二钱，橘红二两。

【用法】为丸服。

【主治】老痰。

治冷哮方

【方源】（清）贾山亭《仙方合集》附录。

【组成】茯苓、干姜各一两，南星七钱，石膏七钱，生半夏、杏仁各五钱。

【用法】上药共研末，每服三钱，乌梅汤、灯心汤服。

【主治】冷哮。

治立嗽主方

【方源】（清）刘默《证治百问》卷二。

【组成】枣仁三钱，人参一钱五分，黄芪一钱五分，白术一钱，茯苓一钱，桑皮五分，陈皮三分，炙草二分。

【用法】黎明、午后煎服。

【主治】立嗽。

【方论选录】人参补宗气，黄芪补卫气，白术补营气，三气得补，则精神渐复，而嗽亦自安，故多用为君；枣仁、茯神养肝血宁神，神宁则气固，故为之佐；复又使以桑皮、陈皮者，因气逆作咳，用之清降本经之浊气也。

治男女咳嗽神方

【方源】（清）孙复《续刻经验集》。

【组成】玉竹（蜜炙）一两，北沙参（蜜炙）一两，藿山石斛（生锉）一两，天冬（烘）一两，白花百合（烘）一两，紫菀（炙）一两，款冬花（炙）一两，陈皮（蜜炙）一两，川贝母（烘）一两，五味子（蜜炙）五钱。

【用法】共为细末，用生姜汁四两加蜜熬老为丸，每晨服三钱，开水下。

【主治】咳嗽。

治嗽补虚方

【方源】（明）李中梓《医宗必读》卷九。

【组成】胡桃肉（去皮，另研）四两，杏仁（去皮尖，研）四两，干山药（研细）四两，牛骨（取髓）一副，白蜜八两。

【用法】上将牛骨髓、白蜜砂锅内熬沸，以绢帛滤去渣，盛在磁瓶内，将山药、杏仁、胡桃三味入瓶搅匀，以纸密封瓶口，重汤煮一日一夜，每日早晨白汤化一匙服。

【主治】虚劳咳嗽。

治嗽得效方

【方源】（明）王肯堂《证治准绳·类方》第二册。

【组成】人参、款冬花、白矾枯、佛耳草、甘草各二钱。

【用法】上锉碎，作一服，用水二盅，生姜三片，枣一枚，乌梅半个，煎至七分，食后服。

【主治】诸嗽久不瘥。

治嗽含膏丸

【方源】（明）鲁伯嗣《婴童百问》卷十。

【组成】葶苈（炒微焦）、知母、贝母各一两（为末，二味同巴豆七粒炒，去巴豆不用）。

【用法】先将葶苈子捣成膏，次入二味，以枣肉半两捣匀，入砂糖同糊如芡实大。每服一丸，甚者三丸，绵裹咽津。

【主治】咳嗽。

治嗽烟筒方

【方源】（明）虞抟《医学正传》卷二。

【组成】鹅管石、雄黄、款冬花、佛耳草（为末）。

【用法】以鸡子清刷纸上，卷药末作筒，烧烟，以口衔，吸烟入喉，姜汤送下。

【主治】咳嗽。

治痰嗽益真丸

【方源】（宋）史堪《史载之方》卷下。

【组成】人参、黄芪、吴白术各半两，

木香一分，熟干地黄六钱，鳖甲四钱，当归（去苗）、白芍药、白茯苓、阿胶（炒成珠子）、鹿角霜各三钱，桑寄生二钱，枳实一钱。

【用法】炒上为细末，炼蜜丸如梧子大，非时，清汤下三十丸，一日两服。

【主治】痰嗽。

治天哮方

【方源】（明）秦昌遇《幼科医验》卷下。

【组成】楂肉一两，麦芽一两，竹叶四钱，青饼二两，饴糖四两。

【用法】煎膏。

【主治】天哮。

治哮喘主方

【方源】（清）刘默《证治百问》卷二。

【组成】杏仁三钱，桑皮一钱五分，橘红一钱五分，半夏一钱，苏叶一钱，枳壳五分，甘草五分，生姜二片。

【用法】食远时煎服。

【主治】哮喘。

【方论选录】素有伏痰在肺，以杏仁泻气，以橘、半消痰，苏叶泻在表之风寒，枳壳顺在上之逆气。

治虚火咳嗽主方

【方源】（清）刘默《证治百问》卷二。

【组成】麦冬三钱，生地二钱，贝母一钱五分，紫菀一钱，茯苓一钱，牛膝、车前各五分，知母一钱。

【用法】午后临睡时煎服。

【主治】虚火咳嗽。

【方论选录】三焦之火，非滋补不归。治当壮水之主，以制阳光。麦冬、生地、知母滋金水之化源也；茯苓、牛膝、车前导火纳气以归根也；肺自清肃，则痰嗽顿缓。故以贝母消痰，紫菀顺气。如气虚加人参一钱。金水膏、固本丸可以兼服。

zhong

中和汤

方一

【方源】（宋）叶大廉《叶氏录验方》上卷。

【组成】紫苏子（炒）、麻黄（去节）、柴胡（去芦）、杏仁（去皮尖炒）、陈皮（去煨）、桑根白皮（炒赤）、茯苓（去皮）各半两，款冬花三分，甘草（尖）一分。

【主治】肺有风寒，痰壅咳嗽。

方二

【方源】（宋）王硕《易简方》引叶氏方。

【组成】麻黄（去节）、杏仁（去皮尖，炒）、紫苏子（炒）、桑白皮（炒）、赤茯苓（去皮）、柴胡（去芦）、陈皮（去白）各半两，款冬花三分，细辛、甘草（炙）、马兜铃各一分。

【用法】上㕮咀。每服二钱，水一盏，煎七分，去滓温服。

【主治】肺有风寒，痰壅咳嗽。

方三

【方源】（明）孙一奎《赤水玄珠》卷二十八。

【组成】人参、黄芪、厚朴（姜汁炒）、白芷、川芎、当归、粉草、桔梗、白芍（酒炒）、肉桂（去粗皮）、防风、藿香各等分。

【主治】痘气寒，鼻流清涕，咳嗽恶风，自汗，身体寒战，疮色惨白。

中金丸

【方源】（宋）王兖《博济方》卷三。

【组成】苍术不计多少。

【用法】以长流水浸七日，逐日一换，仍以竹刀削去粗皮，切作片，别用无灰酒浸一宿，浸可以于术上仄二指许，候渗酒尽，焙干为末，炼蜜为丸，如梧桐子大。每服二三十丸，早晨茶、酒任下。

【功用】治金化痰，辟邪养正，益津液，润肌肤，大进饮食，延年补气。

【主治】痰饮咳喘。

钟乳白石英丸

【方源】（宋）张锐《鸡峰普济方》卷十一。

【组成】钟乳粉、白石英粉、鹿角胶、五味子、山药、麦门冬、黄芪、干姜、熟地黄、人参、桂各一两，甘草半两。

【用法】上为细末，炼蜜为丸，如梧桐子大。每服三十丸，空心米饮或酒送下。

【主治】肺虚咳嗽，背寒，食少泄泻。

钟乳补肺汤

方一

【方源】（宋）陈师文《太平惠民和剂局方》卷四。

【组成】钟乳（碎如米粒）、桑白皮、麦门冬（去心）各三两，白石英（碎如米粒）、人参（去芦）、五味子（拣）、款冬花（去梗）、肉桂（去粗皮）、紫菀（洗去土）各二两。

【用法】上除白石英、钟乳外，同为粗末，与白石英等同拌令匀。每服四钱，以水二盏，加生姜五片，大枣（擘破）一枚，粳米三十余粒，同煎至一盏，用绵滤去滓，食后温服。

【主治】肺气不足，咳嗽上气，胸满上迫，喉咽闭塞，短气喘乏，连唾不已，寒从背起，口中如含霜雪，语无音声，甚者唾血腥臭，干呕心烦，耳闻风雨声，皮毛瘁，面色白。

方二

【方源】（元）许国桢《御药院方》卷五。

【组成】紫菀（去土）、五味子、白石英（槌碎）、款冬花、桂（去粗皮）、人参各半两，钟乳石（槌碎）、麦门冬（去心）、桑白皮各七钱半。

【用法】上为粗散，每服四钱，水一大盏，生姜三片，枣二个，粳米三十粒，煎至八分，去滓温服，食后。

【主治】肺气不足，咳嗽上气，胸满上迫，咽喉闭塞，短气喘乏，寒从背起，口中如含冰雪，语言不出，并皆治之。

钟乳粉

【方源】（宋）窦材《扁鹊心书·神方》。

【组成】石钟乳一斤。

【用法】锻成粉，再入石鼎内煮三注香，为极细末，每服三钱，煎粟米汤送下。一切虚证，先于脐下灸三百壮，后服此药更效。

【主治】劳咳咯血，老人上气不得卧，或膈气腹胀，久咳不止，及喉风喉肿，两目昏障，童男女骨蒸劳热，小儿惊风，胎前产后发昏不省人事。

钟乳粉散

【方源】（明）薛己《外科发挥》卷四。

【组成】钟乳粉（煅炼熟）、桑白皮（蜜炙）、紫苏、麦门冬（去心）各五分。

【用法】上作一剂。以水一钟，加生姜三片，大枣一枚，煎六分，食后服。

【主治】肺气虚，久嗽，皮毛枯槁，唾血腥臭，或喘之不已。

钟乳黄芪汤

【方源】（唐）孙思邈《备急千金要方》卷十七，名见《普济方》卷二十六。

【组成】黄芪五两，甘草、钟乳、人参各二两，桂心、干地黄、茯苓、白石英、厚朴、桑白皮、干姜、紫菀、橘皮、当归、五味子、远志、麦门冬各三两，大枣二十枚。

【用法】上㕮咀，以水一斗四升，煮取四升，分五服日三次，夜二次。

【主治】肺气不足，逆满上气，咽中闷塞短气，寒从背起，口中如含霜雪，言语失音，甚者吐血。

钟乳七星散

【方源】（唐）孙思邈《备急千金要方》卷十七。

【组成】乳、矾石、款冬花、桂心各等分。

【用法】上四味，治下筛，作如大豆七聚，七星形。以小筒吸取酒送之，先食服之，日三，不知加之。数试大验。又云临井吸服之。

【主治】寒冷咳嗽，上气胸满，唾脓血。

钟乳散

【方源】（宋）朱佐《类编朱氏集验医方》卷五。

【组成】钟乳粉、人参、阿胶（炒）各等分。

【用法】上为末。糯米饮送下。

【主治】寒嗽不止。

钟乳生附汤

【方源】（宋）魏岘《魏氏家藏方》卷二。

【组成】钟乳粉、附子（生，去皮脐）各半两，天南星一两。

【用法】上为细末。每服二钱，加生姜一两（作十片），煎至七分，去滓服，不拘时候。

【主治】肺虚寒，咳嗽痰壅。

钟乳汤

方一

【方源】（宋）赵佶《圣济总录》卷六十六。

【组成】钟乳粉、白石英（研）、麻黄（去根节）、五味子（炒）、桂（去粗皮）、赤茯苓（去黑皮）、紫苏子、杏仁（汤浸，去皮尖双仁，麸炒微黄）、人参各一两，麦门冬（去心，焙）、款冬花各半两。

【用法】上先以十味为粗末，次入钟乳粉，再研匀。每服三钱匕，以水一盏，加生姜（切）半分，大枣（擘破）三枚，同煎至七分，去滓稍热服，不拘时候。

【主治】风冷搏肺，气塞不通，声嘶不出。

方二

【方源】（明）朱橚《普济方》卷一五九引《余居士选奇方》。

【组成】钟乳粉、半夏、天南星（炮）各一两，滑石（别研）三钱。

【用法】上将半夏、南星为细末，和钟乳粉、滑石令匀。每服三钱，加生姜十片，水二盏，煎至八分，食前温服。如察受虚弱人，以此药下黑锡丹五十丸，或四神丸二十丸，无不效者。

【主治】虚冷咳嗽痰盛。

钟乳丸

方一

【方源】（唐）王焘《外台秘要》卷十引《深师方》。

【组成】钟乳、人参、桂心、干姜各八分，附子（炮）、款冬花、细辛各六两，紫菀十分，杏仁四分。

【用法】上为末，炼蜜为丸，如小豆大。每服二丸，酒送下，一日三次。不知，稍稍加之。

【主治】咳逆上气，燥嗽冷嗽，昼轻夜甚，喉中水鸡声。

方二

【方源】（宋）王贶《全生指迷方》卷四。

【组成】钟乳（银石器内煮一伏时，研一伏时）一两，紫菀（去苗及枯燥者）半两，桑白皮（锉，微炒）一分，款冬花、黄芪各半两。

【用法】上为细末，炼蜜为丸，如梧桐子大。每服三十丸，食前粥饮送下。

【主治】肺咳恶寒，脉微弱者。

方三

【方源】（宋）张锐《鸡峰普济方》卷十一。

【组成】钟乳粉三两，人参、白术、干姜、甘草各二两，紫菀、款冬各一两。

【用法】上为细末，炼蜜为丸，如弹子大。每服一丸，含化。

【主治】肺虚寒，嗽不已。

方四

【方源】（宋）张锐《鸡峰普济方》卷十八。

【组成】团参、细辛、干姜、当归、附子各半两，钟乳粉一两，吴茱萸一分。

【用法】上为细末，炼蜜为丸，如梧桐子大。每服一二十丸，空心温酒送下。

【主治】脾胃受寒，中焦停饮，咳嗽喘满，冲气奔急，背冷面浮，呕吐白沫，呀呷有声，乘秋风冷，多作喘急而咳。

方五

【方源】（宋）赵佶《圣济总录》卷四十八。

【组成】钟乳（研）一两一分，五味子一两半，白石英（研）、款冬花（去心，焙）、麦门冬（去心，焙）、干姜（炮）、桂（去粗皮）、桑根白皮（锉，炒）各二两。

【用法】上将六味为末，与钟乳、白石英同研令匀，以枣肉研膏为丸，如梧桐子大。每服十五丸，粥饮送下，一日三次，不拘时候。

【主治】肺虚失声，胸中痛，上气息鸣。

方六

【方源】（宋）赵佶《圣济总录》卷四十九。

【组成】生钟乳（取长半寸以上，明净有光润者用之，研细如粉）五两，黄蜡（锉）三两。

【用法】上先取黄蜡，盛子细瓷器，用慢火化开，投入钟乳粉末，搅和令匀，取出用物封盖定，于饭甑内蒸熟，研如膏，旋丸如梧桐子大。每服一两丸，温水下。

【主治】肺虚壅，喘急，连绵不绝。

方七

【方源】（明）朱橚《普济方》卷一八三。

【组成】钟乳八分，干姜六分，款冬花、细辛、桑白皮、半夏（洗）各四分，贝母、附子（炮）各五分，蜀椒（汗）三分，川芎四分，紫菀八分，杏仁三分。

【用法】上为末，炼蜜为丸，如大豆大。每服二丸，一日三次。

【主治】诸咳病，上气胸满，昼夜不得卧，困笃。

方八

【方源】（清）张璐《张氏医通》卷十三。

【组成】滴乳石（酒湿研七日，水飞七次，甘草汤煮三伏时，蘸少许捻开，光亮如蠹鱼为度）、麻黄（醋汤泡，焙干）、杏仁（拣去双仁，泡，去皮尖）、甘草（炙）各等分。

【用法】上为末，炼白蜜为丸，如弹子大。五更、临卧各噙化一丸。去枕仰卧，勿开言，数日效。

【主治】冷哮痰喘。

【备注】有血者勿服。

钟乳养肺丸

【方源】（宋）杨倓《杨氏家藏方》卷八。

【组成】钟乳粉二两，人参（去芦头）、紫菀（去土，洗焙）、黄芪（蜜炙）、款冬花各半两，桑白皮（锉）一分。

【用法】上为细末，炼蜜为丸，如梧桐子大，每服三十丸，食后米饮送下。

【主治】肺脏虚损，咳嗽不已，渐至羸瘦。

钟乳圆

【方源】（元）危亦林《世医得效方》

卷五。

【组成】滑石半两，钟乳粉（见成者），南星（炮）一两（切片，生姜炒）。

【用法】煮干柿去蒂核，捣细搜药，为圆如梧子大。每服四十圆，姜、枣煎汤下。气弱人更服养正丹。

【主治】喘嗽痰涎稠黏，昼夜不止，不能坐卧。远年日近，并皆治之。

zhou

皱肺丸

方一

【方源】（宋）陈言《三因极一病证方论》卷十三。

【组成】贝母（炒）、知母、秦艽、阿胶（炒）、款冬花、紫菀茸、百部（去心）、糯米（炒）各一两，杏仁（去皮尖，别研）四两。

【用法】上为末。将羊肺一个，先以水灌洗，看容得水多少，即以许水更添些，煮杏仁令沸，滤过，灌入肺中，系定，以糯米泔煮熟，研细成膏，以前药末为丸，如梧桐子大。每服五十丸，食前以桑白皮汤送下。

【主治】喘咳。

方二

【方源】（宋）王璆《是斋百一选方》卷五。

【组成】款冬花、人参、五味子、桂（去皮）、紫菀、白石英（微带青色者）、钟乳粉各等分。

【用法】上为末，用羯羊肺一具，去皮尖杏仁半斤，同用水煮肺烂为度，去筋膜与杏仁同研极烂，和众药为丸，如梧桐子大，阴干。每服五七十丸至一百丸，食后临卧，糯米饮送下。

【主治】久嗽。

方三

【方源】（宋）赵佶《圣济总录》卷四十八。

【组成】五灵脂（研）二两，柏子仁半两，胡桃（去壳，研）八枚。

【用法】上药研成膏，水为丸，如小豆大。每服十五丸，煎木香、甘草汤送下。

【主治】肺胀。

方四

【方源】（明）王肯堂《证治准绳·类方》第二册。

【组成】款冬花、知母、秦艽、百部（去心）、紫菀茸、贝母、阿胶、糯米（炒）各一两，杏仁去（皮尖，别研）四两。

【用法】上为末，将羊肺一具，先以水灌洗，看容得水多少，即以许水更添些，煮杏仁令沸滤过，灌入肺中系定，以糯米泔煮熟，研细成膏，搜和前药末，杵数千下，丸如梧子大。每服五十丸，食前用桑白皮煎汤下。

【主治】喘。

zhu

朱蛤散

【方源】（清）吴杖仙《医方絜度》卷三。

【组成】蛤壳四钱，朱砂、三七各一钱（为末），阿胶一钱五分，竹茹三钱，藕节三枚。

【用法】煎汤调服。

【主治】血溢上窍，吐血，咯血，咳血。

朱砂安神丸

【方源】（明）秦昌遇《症因脉治》卷二。

【组成】朱砂、黄连、甘草、生地、麦冬、当归、远志、白茯苓。

【主治】心经咳嗽，咳则心痛，喉中介介如梗状，甚则舌肿咽痛，左寸脉洪数者。

朱砂丹

方一

【方源】（宋）刘昉《幼幼新书》卷八引丁时发方。

【组成】朱砂、铁粉、干蝎、天麻（酒浸）、半夏（汤浸十遍，炮，焙干）、白姜、白附子各一分，金箔十四片。

【用法】上为细末，蒸枣肉为丹。每服一饼或半饼，荆芥、薄荷汤送下。

【功用】定抽搦。

【主治】小儿惊风。上喘咳嗽。

方二

【方源】（明）朱橚《普济方》卷二三一引《十便良方》。

【组成】天门冬四两。

【用法】上药碎锉，取一白埚小盒子，将天门冬入在一香炉内，三块两块烧之，上以物阁住盒子，令烟熏盒子内，十分光黑，仍以物遮烟，只就一处令出，令烟厚了，取砂二两，入在盒子内，上以川椒盖头令满，以盖子合定，蜜调茶土固封，上内仍着少盐，外以铁线系缠定，放地上，仍以一瓦子衬底上，以醋为灰冢，下三斤火，候消得一半来，更下二斤，火冷取出，埋在湿地一宿，出火毒了，拣砂令净，研细，糯米糊为丸，如梧桐子大。每服三五粒，以人参汤送下，不拘时候。

【主治】劳嗽。

朱砂凉肺丸

【方源】（明）万全《万氏家传育婴秘诀》卷二。

【组成】黄芩、黄连、山栀子、连翘、桔梗、甘草、人参各等分，薄荷叶减半，朱砂（水飞为衣）。

【用法】上为细末，炼蜜为丸，如芡实大。麦冬汤送下。

【功用】泄心肺之火。

【主治】肺热症搐，鼻衄不止。

朱砂散

【方源】（明）朱橚《普济方》卷三八四。

【组成】朱砂半两，牛黄一分。

【用法】上为细末。每服一字，以水研犀角调下。

【主治】心肺积热。

朱砂丸

方一

【方源】（宋）王怀隐《太平圣惠方》卷八十三。

【组成】朱砂（细研，水飞过）三分，人参（去芦头）半两，龙脑（细研）一钱，马牙硝半两，麝香（细研）一钱，牛黄（细研）、天竹黄（细研）、麦门冬（去心，焙）、犀角屑、茯神、升麻、子芩、甘草（炙微赤，锉）各一分。

【用法】上为末，炼蜜为丸，如绿豆大。每服五丸，以温水研下，不拘时候。

【主治】小儿心肺烦热，黄瘦毛焦，睡卧多惊，狂语。

方二

【方源】（明）朱橚《普济方》卷一六三引《杨氏家藏方》。

【组成】轻粉、雄黄（另研）各二钱，桑白皮、半夏（姜制）、郁金、甜葶苈（隔纸炒）各三钱。

【用法】上为细末，面糊为丸，如梧桐子大，朱砂为衣。每服六七丸，食后睡时生姜汤送下，病大者三十丸。

【主治】老人小儿、喘嗽内痰等证，昼夜不得眠。

朱砂圆

【方源】（宋）叶大廉《叶氏录验方》下卷。

【组成】半夏汤（洗拾次，去脐中赤皮），天南星（白润光透者炮）贰钱，白附子壹两，炮蝎梢半钱，炒朱砂贰钱，研乳香

（研细秤）壹钱。

【主治】风壅惊热生涎，咽喉不利，呀呷作声，或吐乳食，涎嗽，睡中自惊，颊赤上视。

朱氏洗心散

【方源】（明）王肯堂《证治准绳·幼科》卷五。

【组成】甘草一钱，麦门冬一分半，皂角（入砂糖涂酥，炙，后于盆下盖良久出火毒，方用）半两。

【用法】上烂杵，不罗。每服二钱，水一盏，煎至八分，作五服，时时吃。

【主治】小儿乳食伤心作壮热，喘息不调，咳嗽多唾。

茱萸汤

方一

【方源】（南北朝）秦承祖《秦承祖药方》。

【组成】蜀椒一升，甘草一两，干姜一两，术一两，桂心一两，茱萸一两。

【用法】凡六物，细切，以汤六升，煮取二升半，分为再服。

【主治】解散热势尽，肺冷鼻塞。

方二

【方源】（明）朱橚《普济方》卷三五五。

【组成】吴茱萸（汤浸，焙）三分，桂一两，细辛一两一分，当归二分，杏仁（去皮尖双仁，炒）半两。

【用法】上为粗散。每服三钱，以水一盏，煎七分，去滓，不拘时候服。

【主治】产后肺寒及咳嗽不已。

珠黄散

【方源】（清）凌奂《外科方外奇方》卷三。

【组成】珍珠、犀牛黄各一分，青鱼胆（真者，阴干）一钱，大冰片、麝香各一分。

【用法】上为细末，不可泄气。吹之。

【主治】咽喉十八症。

珠玉二宝粥

【方源】（清）张锡纯《医学衷中参西录·治阴虚劳热方》。

【组成】生山药二两，生薏米二两，柿霜饼八钱。

【用法】上先将山药、薏米捣成粗渣，煮至烂熟，再将柿霜饼切碎，调入融化，随意服之。

【功用】补肺健脾养胃。

【主治】脾肺阴分亏损，饮食懒进，虚热劳嗽，并一切阴虚之证。

【方论选录】山药、薏米皆清补脾肺之药，然单用山药，久则失于黏腻；单用薏米，久则失于淡渗；唯等分并用，乃可久服无弊。又用柿霜之凉可润肺，甘能归脾者，以为之佐使。病人服之不但疗病，并可充饥，不但充饥，更可适口，用之对证，病自渐愈。即不对证，亦无他患，诚为至稳善之方也。

诸咳丸

【方源】（明）李梴《医学入门》卷七。

【组成】陈皮、百药煎、枳壳、半夏曲、诃子、知母各等分。

【用法】上为末，姜汁入蜜为丸。白汤送下。

【主治】诸咳，伤风咳甚发表后，以此断根。

猪胆矾

【方源】（清）梅启照《梅氏验方新编》卷一。

【组成】雄猪胆（腊月八日取）一个。

【用法】上装入白矾末，阴干，为末；次年腊月八日再取猪胆，入前猪胆末，如此三四次。每用一二分吹之。

【主治】单乳蛾、喉癣、喉痈肿痛，吞咽不下，命在须臾者。

猪胆蜂浆方

【方源】（宋）陈直《养老奉亲书》上籍。

【组成】猪胆一枚，新鲜者，取胆汁。生蜂蜜二斤。

【用法】上二味混合，加热至熟。每日早晚空心时，以开水送服二匙。

【主治】老人咳嗽，咯吐黄脓痰，口苦舌干，大便干燥，微热，或鼻塞流浊涕，舌质红，脉沉数。

猪胆套药方

【方源】（清）梅启照《梅氏验方新编》卷一。

【组成】猪胆五六枚，黄连、青黛、薄荷、僵蚕、白矾、风化硝各五钱。

【用法】上药装入猪胆内，青纸包之，将地掘一孔，方深一尺，用竹横悬，将青纸包胆挂在竿上，以物盖定，俟立春日取出，待风吹，去胆皮、青纸，取药，共研极细末。如有喉痛，以此日夜吹之。再加冰片少许更妙。

【主治】咽喉肿痛。

猪肚黄连丸

【方源】（宋）赵佶《圣济总录》卷九十三。

【组成】豮猪肚（以童便煮令熟，细切，焙干，捣为末）一具，知母（锉，焙）、芜荑仁（炒）各二两，紫菀（去苗土）、大黄（锉，微炒）、鳖甲（去裙襕，醋浸，炙）、槟榔（煨）、苍术（米泔浸，切，焙）、百部（锉，焙令干）、地骨皮、黄芩（去黑心）、桔梗（炒）、贝母（去心）、柴胡（去苗）、黄连（去须）、龙胆（去芦头）、人参、白茯苓（去黑皮）、黄芪（锉）各一两。

【用法】上为末，炼蜜为丸，如梧桐子大。每服二十丸，空腹温酒送下。

【主治】骨蒸虚劳，传尸肺痿，咳嗽不止，困重羸瘦，壮热，或即憎寒，腹内冷胀，四肢烦疼，饮食无味，头疼口干，涕唾稠黏，渴不止。

猪肚丸

【方源】（元）朱震亨《丹溪手镜》卷下。

【组成】雄猪肚一个，如食法，入杏仁五两，线缝其口，醋三碗煮干，先食肚，次以杏仁新瓦上焙干。

【用法】捻去皮，旋食，永不作。

【主治】喘，年深或作或止。

猪肪汤

【方源】（明）李梴《医学入门》卷三。

【组成】猪肪膏一斤。

【用法】上切，入沸汤中煮，临熟入盐、豉，调和食之。

【主治】上气喘嗽，身体壮热，口干渴燥。

猪肺汤方

【方源】（宋）陈直《养老奉亲书》上籍。

【组成】猪肺（新鲜者洗净）一具，麻黄五钱，细辛五钱，附子（炮，去皮脐）五钱。

【用法】上以水六碗，先煎麻黄、细辛、附子至五碗，去药渣及上沫，再将猪肺切块，入药液中共煮至熟，加盐酱五味椒姜，分六次食之，每日早晚各一次。

【主治】老人阳虚恶寒，咳嗽喘息不能卧，咯吐清白稀痰，微热少汗，肢冷脉沉细者。

猪肺汤

【方源】（清）吴澄《不居集·上集》卷十七。

【组成】猪肺一个，卜子五钱，白芥子一两。

【用法】五味调和。饭后食之。

【主治】肺经燥痰。

猪苓散

【方源】（宋）王怀隐《太平圣惠方》卷四十二。

【组成】猪苓（去黑皮）一两，汉防己三分，百合一合，紫菀（洗去苗土）一两，杏仁（汤浸，去皮尖双仁，麸炒微黄）一两，赤茯苓一两，天门冬（去心，焙）一两半，枳壳（麸炒微黄，去瓤）一两，桑根白皮（锉）一两，郁李仁（汤侵去皮，微炒）一两。

【用法】上为末，炼蜜为丸，如梧桐子大。每服三十丸。食前以粥饮送下。

【主治】上气喘急，肺热咳嗽，不得坐卧，身面浮肿，不下饮食。

猪苓汤

【方源】（明）薛己《校注妇人良方》卷八。

【组成】猪苓、赤茯苓、泽泻、阿胶、炒滑石各一钱。

【用法】上水煎服。

【主治】咳而呕渴，心烦不得眠。

猪牙皂荚丸

【方源】（宋）王怀隐《太平圣惠方》卷三十一，名见《普济方》卷二二九。

【组成】鳖甲（涂酥或醋炙令黄，去裙襕）一两，猪牙皂荚（去黑皮，涂酥炙令焦黄，去子）半两，桃仁（汤浸，去皮尖双仁，麸炒微黄）半两，郁李仁（汤浸，去皮尖，微炒）半两，天灵盖（涂酥炙令黄）一两，甜葶苈（隔纸炒令黄或紫色）一分，虎头骨（涂酥炙令黄）半两，干青蒿半两。

【用法】上为末，炼蜜为丸，如梧桐子大。每服二十丸，以麦门冬汤送，不拘时候。

【主治】热劳。或咳嗽气喘，两胁胀，不思饮食，大便秘涩，心脏燥热，恍惚不安。

猪胰酒

方一

【方源】（晋）葛洪《肘后救卒方》卷三，名见《太平圣惠方》卷六。

【组成】猪胰三具，大枣一百枚，酒三升。

【用法】上渍数日，服三二合，加至四五合。

【主治】①《肘后救卒方》：久咳嗽上气，十年、二十年诸药治不愈者。②《备急千金要方》：胸胁支满多喘。

【备注】《备急千金要方》本方用法：以酒五升渍之，秋、冬七日，春、夏五日，出，布纹去滓，七日服尽。羊胰亦得。

方二

【方源】（明）李梴《医学入门》卷二。

【组成】猪胰三具。

【用法】猪胰三具细切，青州枣三十枚，以好酒三升浸，春夏一二日，秋冬三五日，密封，以布绞汁，空心温酒任性渐服。

【主治】上气喘急，坐卧不安。

方三

【方源】（明）徐春甫《古今医统大全》卷八十七。

【组成】猪胰（细切）三具，大栗三十个。

【用法】上以酒三升浸，秋、冬三日，夏一日，春二日，密封，以布绞去滓。空心温服。

【主治】老人上气喘急，坐卧不安。

猪胰片

方一

【方源】（明）李梴《医学入门》卷二。

【组成】猪胰切片，蘸薏苡末。

【用法】用煮熟猪胰切片，蘸薏苡末，微空心食之。如肺痈用米饮调服或水煎服。

【主治】肺损嗽血、咯血。

【方论选录】盖薏苡能补肺，猪胰引入经络耳。

方二

【方源】（清）尤乘《寿世青编》。

【组成】猪胰（切片）。

【用法】上煮熟，蘸苡仁末，空心服。如肺痈，米饮调下。

【主治】肺损嗽血、咯血，肺痈。

猪胰散

【方源】（宋）赵佶《圣济总录》卷四十八。

【组成】猪胰（去脂，细切）一具，腻粉一两。

【用法】上入瓷瓶内固济，上留小窍，煅烟尽，为细末。每服二钱匕，空心浆水送下。

【主治】肺气远年不愈。

术附汤

【方源】（宋）郭坦《近时十便良方》卷十一引《指迷方》。

【组成】苍术四两，芍药、茯苓各三两，人参、甘草各一两，附子一两半。

【用法】上为粗散。每服五钱，水二盏，煎一盏，去滓温服。

【主治】寒湿之邪客搏经络，阳气不得发泄，蕴于肌肉之间，但寒，头重则眩晕，肌肉痠疼，牵急不得转侧，漐漐汗出，恶寒，小便不利，大便反快，短气眩晕，足寒，或时咽痛发热，其脉迟而小弦。

术米汤

【方源】（清）费伯雄《医醇賸义》卷三。

【组成】当归一钱五分，茯苓三钱，白术一钱五分，苡米八钱，橘红一钱，半夏一钱五分，莱菔二钱，杏仁三钱，海石三钱，蒌仁四钱。

【用法】水煎，加姜汁二小匙冲服。

【主治】脾经之咳，胸懑痰稠，食少体倦。

竹根汤

【方源】（唐）孙思邈《千金翼方》卷十八。

【组成】竹根一斤，小麦、粳米、麦门冬（去心）各一升，大枣（擘）十枚，甘草（炙）二两。

【主治】短气欲绝，不足以息，烦扰，益气止烦方。

竹沥达痰丸

方一

【方源】（明）张时彻《摄生众妙方》卷六。

【组成】半夏（汤泡洗七次，再用生姜汁浸透，晒干切片，瓦上微火炒熟用之）二两，人参（去芦）一两，白茯苓（去皮）二两，陈皮（去白）二两，甘草（炙）一两，白术（微火炒过）三两，大黄（酒浸透熟，晒干后用）三两，黄芩（酒炒）三两，沉香（用最高者）五钱，礞石（捣碎，用焰硝一两和匀，放入销银锅内，上用瓦片盖之，用盐泥固济晒干，以炭煅过，如金黄色者可用）一两。

【用法】上为细末，用竹沥一大碗半，又生姜自然汁二钟和匀，入锅内火熬一刻许令热，却将前药末和捣如稀酱，以瓷器盛之，晒干，仍以竹沥、姜汁如前法捣匀，再晒干，如此三次，仍将竹沥为丸，如小豆大。每服百丸，食远白米汤送下。

【功用】①《摄生众妙方》：运痰于大肠从大便出，不损元气，又能达痰。②《丹台玉案》：清气化痰。

【主治】痰饮积聚，发为痰积、痰核、咳嗽、目眩，惊风痰多而体弱者。①《摄生众妙方》：痰嗽。②《医学入门》：肠胃痰积，及小儿食积、痰惊风而体弱者。③《杂病源流犀烛》：痰积、痰涎凝聚成积，结在胸膈，吐咯不出，咽门至胃脘窄狭如线疼痛，目眩头旋，腹中累累有块。颈项痰核。④《成方便读》：顽痰胶痼经络，不得解化，正气又虚，不能胜滚痰丸之峻剂者。⑤《丸散膏丹集成》：痰火喘急，昏迷不省，厥逆惊痫。

【方论选录】《成方便读》：夫痰者，皆津液所化，而胶痼之痰，又为火灼所致。故治痰者必先降火，而降火者又必先理气。方中黄芩清上，大黄导下，沉香升降诸气，而后磁石得成其消痰散结之功，半夏、陈皮以匡破石之不逮，人参、甘草以助正气之运行，竹沥行经入络，用其化皮里膜外之痰，姜汁豁痰和胃，又解竹沥之寒，互相为用耳。

方二

【方源】（清）汪昂《医方集解》。

【组成】青礞石一两，沉香五钱，大黄（酒蒸）、黄芩、橘红、半夏各二两，甘草一两。

【用法】先将礞石打碎，用朴硝一两，同入瓦罐，盐泥固济，晒干火煅，石色如金为度，研末，和诸药，竹沥、姜汁为丸，姜汤送下。

【功用】①《重订通俗伤寒论》：苦辛咸降，荡涤痰涎。②《古今名方》：清热逐痰。

【主治】实热老痰，咳嗽痰稠，或癫狂，或惊痫，或神昏，大便秘结，舌苔黄厚而腻。①《医方集解》：实热老痰，怪证百病。②《饲鹤亭集方》：痰火上逆，喘急昏迷，如痴如狂，惊痫厥逆，无论老幼，痰多怪病，变幻百出之症。③《重订通俗伤寒论》：痰火蕴结胃肠，恶心呕吐，胸膈壅塞，嘈杂脘满，便溏腹泄。或肠中辘辘有声之重者。④《古今名方》：咳喘痰稠，大便秘结，舌苔黄厚而腻；以及痰热道结，神志昏迷，癫狂惊痫。

竹沥导痰汤

【方源】（清）秦之桢《伤寒大白》卷四。

【组成】导痰汤加竹沥。

【用法】导痰汤冲竹沥服。

【功用】清火化痰。

【主治】痰结不语，有火者。

竹沥导痰丸

方一

【方源】（明）郑泽《墨宝斋集验方》。

【组成】橘红（去白）一斤，白茯苓四两，半夏曲（炒）八两，枳壳（麸炒）八两，黄芩（酒洗）八两，生甘草四两，萝卜子（炒）四两，天花粉五两，桔梗四两，当归（酒洗）四两，竹沥汁一碗，神曲（炒）四两，贝母四两。

【用法】上为末，竹叶汤和竹沥同滴为丸，如绿豆大。每服百丸，食远白汤送下。

【主治】①《墨宝斋集验方》：痰火。②《医学启蒙汇编》：一切痰饮，胸膈壅滞，脾虚不运，咳嗽吐痰，咽喉不利。

【备注】《医学启蒙》有白芥子，无萝卜子。

方二

【方源】（清）吴世昌《奇方类编》卷上。

【组成】橘红一斤，枳壳（炒）八两，黄芩（炒）八两，半夏曲（姜炒）四两，生甘草四两，白茯苓四两，白芥子（炒）四两，神曲（炒）四两，川贝母四两，花粉五两。

【用法】上为末，以竹沥一大碗为丸，如梧桐子大。每服百丸，食远白汤送下。

【主治】一切痰饱，胸膈痞塞，脾虚不运，咳嗽吐痰，咽喉不利。

竹沥涤痰汤

【方源】（清）俞根初《重订通俗伤寒论》。

【组成】瓜蒌仁四钱，生桑皮、川贝、光杏仁各三钱，旋覆花（拌包）二钱，飞滑石六钱，石决明八钱，天竺黄一钱半。

【用法】加淡竹沥半杯，生姜汁两滴，同冲服。

【主治】痰随火升，上壅胸膈之冷哮。

【备注】初用竹沥涤痰汤送下节斋化痰丸，以蠲痰而降火，继用费氏鹅梨汤缓通肺窍，除其积痰以蕟根。

竹沥涤痰丸

【方源】（清）太医院《医方配本·痰喘咳嗽门》。

【组成】熟军八两，黑丑八两，礞石二两，沉香二两，百草霜二两，胆星二两。

【用法】每服二钱。火盛，茶清送下，呕吐，姜汤下。孕妇忌服。竹沥水法为小丸。

【主治】痰涎壅盛，喘急堵塞，头目眩晕，口燥舌干，咽喉不利，及肩脊疼痛，胸膈不宽，胃中痞满，呕吐痰水，嘈杂胀满，大便秘结，小水黄赤；或恍惚不安，神志不清；或颠或狂，如见鬼神，五痫僵仆等证，并皆治之。

竹沥化痰丸

【方源】（明）吴球《活人心统》卷一。

【组成】大半夏二两，白矾一两五分，皂角一两，生姜（水煮四味，半夏肉无白星，晒干，去皂角，同后为末）一两二分，牛胆南星一两，青皮、陈皮（去白）、黄芩、神曲、山楂、麦芽（炒）、莱子（炒）、真苏子、杏仁（炒）、茯苓各一两，香附一两。

【用法】上为末，加竹沥一碗，入姜汁为丸，如梧桐子大。每服七十丸，食远淡姜汤或茶任下。

【主治】久郁痰火诸症。

竹沥饮

【方源】（宋）赵佶《圣济总录》卷一三九。

【组成】竹沥三升。

【用法】上药先温暖，分作五六服。发口灌之。

【功用】清肺热，化痰。

【主治】①《圣济总录》：伤折不能慎避，令人中风，发痉口噤，若已觉中风颈项强直，身中拘急者。②《小儿卫生总微论方》：小儿惊热如火，温壮。③《松峰说疫》：瘟疫烦躁。

竹皮汤

方一

【方源】（唐）王焘《外台秘要》卷九（注文）引《深师方》。

【组成】生竹皮三两，紫菀二两，饴糖一斤，生地黄汁一升。

【用法】上切。以水六升，煮取三升。分三服。

【主治】咳逆，下血不息。

【方论选录】《千金方衍义》：咳逆下血，而用竹茹清胃，紫菀和血，饴糖滋津，地黄逐血，然必不经火焙之鲜者方有散血之功，若止血之用，必明标干地黄矣。设无鲜者，不妨以干者酒浸，或稍加桂心，热因热用，要在临时权变可也。

方二

【方源】（唐）孙思邈《备急千金要方》卷十八。

【组成】生竹皮三两，紫菀二两，饴糖一斤，生地黄（切）。

【用法】以上四味，㕮咀，以水六升，煮取三升，去滓，分三服。

【主治】咳逆下血不息。

方三

【方源】（宋）赵佶《圣济总录》卷一二三。

【组成】竹皮、甘草（炙）各一两，人参、赤茯苓（去黑皮）、麻黄（去根节，先煎，掠去沫，焙）、桂（去粗皮）、五味子、木通（锉）各三分。

【用法】上为粗末。每服三钱匕，水一盏，加生姜（拍破）半分，煎至六分，去滓温服，一日三次，不拘时候。

【主治】喉中如有物噎塞，声气不出。

竹茹丹

【方源】（明）朱橚《普济方》卷三八七引《医方妙选》。

【组成】竹茹、枇杷叶、人参、半夏（汤浸七次）、紫菀、天南星（炮）各半两。

【用法】上为细末，生姜汁和，如黍米大。每服十粒，生姜汤送下。

【功用】通肺。

【主治】小儿喘。

竹茹散

【方源】（宋）王怀隐《太平圣惠方》卷六十一。

【组成】苦竹茹一两，生干地黄一两，茜根半两，百合半合，杏仁（汤浸，去皮尖双仁，麸炒微黄）半两，黄芪一两半，甘草（炙微赤，锉）半两。

【用法】上为散。每服五钱，以水一大盏，加生姜半分，煎至五分，去滓温服，不拘时候。

【主治】肺痈烦闷，咳嗽脓血。

竹茹石膏汤

【方源】（清）夏云《疫喉浅论》。

【组成】鲜竹茹三钱，软石膏五钱。

【用法】用井、河水各半煎，温服。

【主治】疫喉白腐，壮热如烙，烦渴引饮。

竹茹汤

方一

【方源】（宋）赵佶《圣济总录》卷二十九。

【组成】青竹茹鸡子大一块，生地黄（拍碎）半两。

【用法】以水一盏半，煎至八分。去滓，食后温服。

【主治】伤寒鼻衄不止。

方二

【方源】（宋）赵佶《圣济总录》卷一二二。

【组成】竹茹、桂（去粗皮）、甘草（炙，锉）各一分，桔梗（锉，炒）、犀角（镑）、黄芪（锉）、栝楼根各半两。

【用法】上为粗末。每服三钱匕，水一盏，煎至六分，去滓，食后温服，每日三次。

【主治】喉中肿痛。

方三

【方源】（明）朱橚《普济方》卷二十七。

【组成】竹茹、赤小豆、麦门冬各三两，大枣十个，桔梗、北柴胡、川续断各二两，桑白皮二两，甘草一两二钱半，麻黄（去节）、五味子各一两五钱。

【用法】上为末。每服二钱，水一盏，煎至七分，不拘时候。

【主治】肺痿劳吐血。

竹茹紫菀汤

【方源】（明）孙一奎《赤水玄珠》卷七。

【组成】紫菀、天冬各一两，桔梗五钱，甘草、杏仁、桑皮各二钱半。

【用法】每服五钱，加竹茹一块，水煎，去滓，加蜜半匙，再煎二沸，温服。

【主治】咳嗽不止，胎不安。

竹下气汤

【方源】（南北朝）僧深《深师方》。

【组成】生甘竹（篠）一虎口，石膏一两，生姜、橘皮各三两，甘草（炙）三两。

【用法】上五味，切，以水七升煮竹，取四升半，去滓，内诸药，煮取二升，分二服。

【主治】卒急上气，胸心满。

竹叶防风汤

【方源】（明）薛己《校注妇人良方》卷二十二。

【组成】淡竹叶半把，防风、人参、桂枝、苦梗、甘草各半两，葛根一两半。

【用法】上每服五钱，姜枣水煎。

【主治】产后伤风发热，面赤气喘头痛。

竹叶石膏汤

方一

【方源】（明）秦昌遇《症因脉治》卷二。

【组成】石膏、麦冬、竹叶、人参、半夏、知母、甘草。

【功用】清热润燥，降火化痰。

【主治】外感燥痰之症，发热唇焦，烦渴引饮，喘咳短息，时作时止，吐咯难出。

方二

【方源】（清）孟河《幼科直言》卷五。

【组成】煅石膏、连翘、黄芩、花粉、甘草梢、薄荷、柴胡。

【用法】竹叶五片为引。

【主治】肺热鼻流紫血者。

方三

【方源】（清）朱载扬《麻症集成》卷三。

【组成】竹叶、石膏、知母、花粉、麦冬、甘草。

【用法】加米。水煎服。

【功用】泻心清肺。

【主治】麻发于心肺，肺虚胃热，口干咳嗽，心烦。

竹叶石膏汤方

【方源】（清）郑钦安《伤寒恒论》卷十。

【组成】竹叶二把，石膏一斤，半夏（洗）半升，人参二两，麦门冬（去心）一升，甘草（炙）二两，粳米半升。

【用法】上七味，以水一斗，煮取六升，去渣，内粳米，煮米熟，汤成去米，温服一升，日三服。

【主治】小儿麻疹已出透，仍继续高热，咳嗽剧烈者，则热去而津生，咳嗽自愈。

【方论选录】本方为白虎人参汤加减而成。竹叶、石膏除烦清热，人参、甘草益气生津，麦冬、粳米滋养胃液，半夏降逆。合之能生津益气，清热养阴。

竹叶汤

方一

【方源】（唐）孙思邈《千金翼方》卷七。

【组成】淡竹叶、葛根各三两，人参一两，防风二两，大附子（炮，去皮）一枚，生姜五两，大枣（擘）十五枚，桔梗、桂心、甘草（炙）各一两。

【主治】产后中风，发热，面正赤，喘气头痛。

方二

【方源】（唐）王焘《外台秘要》卷十六引《删繁方》。

【组成】竹叶（切）一升，麦门冬（去心）、小麦、生地黄（切）各一升，生姜六两，干枣（擘，去核）十枚，麻黄（去节）三两，甘草（炙）一两。

【用法】上切。以水一斗，煮取三升，去滓，分为三服。

【主治】气极。伤热气喘，甚则唾血，气短乏，不欲食，口燥咽干。

【方论选录】《千金方衍义》：气极伤肺而致喘乏、唾血，用越婢全方以治旺气，惟恐津血愈伤，故加竹叶以清喘乏，冬、地以滋津血，小麦以除脏躁，然小麦入于越婢方中，则与厚朴麻黄汤中匡佐麻黄、石膏发越内动肝风无异。

竹衣麦冬汤

【方源】（明）徐春甫《古今医统大全》

卷四十六。

【组成】竹衣（用金竹鲜者，劈开揭取竹内衣膜。竹取沥）一钱，竹茹（弹子大，即将取衣竹割取青皮是也）一丸，竹沥（即将取衣、茹金竹依制法取之）、麦门冬（去心）二钱，甘草五分，陈皮（去白）五分，白茯苓、桔梗各一钱，杏仁（去皮尖，研）七粒。

【用法】上㕮咀。水一盏半，加竹叶七个，煎七分，入竹沥一杯，和匀温服。

【主治】一切痰嗽痨瘵声哑。

逐血补心汤

【方源】（明）武之望《济阴纲目》卷四。

【组成】当归一钱半，赤芍药、生地黄、桔梗、苏叶、前胡、茯苓、防风、牛胆南星、黄连、粉葛、红花各一钱，人参、薄荷、升麻各七分，半夏一钱二分，甘草五分。

【用法】上锉，加生姜三片，水煎，空心服。

【主治】产后失音不语者，心肺二窍被血所侵，又感伤风故也。

逐血补血汤

【方源】（清）郑元良《郑氏家传女科万金方》。

【组成】红花、赤芍、生地、桔梗、苏叶、前胡、茯苓、防风、牛膝、川连、粉葛各二钱，当归三钱，人参、升麻、薄荷各钱半，半夏、甘草各一钱。

【用法】上匀二帖，姜三片，煎。

【主治】产后失音而哑。

煮肚方

【方源】（清）康宿卿《医学探骊集》卷四。

【组成】猪肚一个，川贝母一钱，白蜂蜜二两，生姜四两，广砂四钱，元酒八两。

【用法】先将广砂、川贝研极细，猪肚洗净，将生姜切片，连同元酒、蜂蜜、川贝、广砂一同装入肚内，用绳将口扎好，再将醋内兑水入砂锅煮之，旋添醋水，煮肚烂为度，不着盐酱，将肚一次或二三次食尽。

【主治】喘嗽日久，痰涎积滞不散，遍体发热恶寒，午后益甚者。

【备注】治喘嗽，先服加减定喘汤，后服本方。

煮肺汤

【方源】（明）申拱宸《外科启玄》卷十二引《备急千金要方》。

【组成】猪肺（洗净血臊，入药扎定）一具，青黛（福建靛花，末）二钱，川蜜三钱，红枣九枚。

【用法】上药共入肺内扎定，下锅煮熟，患者自己食之，二三次吃尽。

【主治】肺痿。咳吐脓血，或自汗，呕吐，消渴，大小便不利。

煮肺药

【方源】（明）王大纶《婴童类萃》中卷。

【组成】杏仁、款冬花、紫苏、贝母、五味、阿胶、甘草各一钱。

【用法】为粗末。用不着水猪肺一个，白蜜一两，酥油五钱和药，灌入肺管内，将绳扎紧，水煮熟，连汁食之，去药不用。

【主治】咳嗽日久。

煮浮丸

【方源】（明）朱橚《普济方》卷一五七引胡氏方。

【组成】半夏二两，飞罗面、杏仁各半两。

【用法】上为细末，以生姜自然汁和丸，如梧桐子大。每服四五十丸，以水一盏，煮药丸令浮，用药汤入蜜少许，候温旋呷。

【主治】咳嗽不止。

煮黄丸

【方源】（元）朱震亨《丹溪摘玄》卷一。

【组成】南星、半夏各一两，天麻七钱，雄黄三钱，头曲一两，寒水石五钱，炒白术一两。

【用法】上末之，水丸，每服五七十丸，另以水一盅煎令沸，下丸药煮五七次，令浮为度，取出，淡浆水浸少时，另用淡生姜送下。

【主治】风痰热咳嗽，其脉弦，面青，四肢满闷，便溺秘涩，心多嗔怒。

煮朴丸

【方源】（明）朱橚《普济方》卷一六五引《卫生家宝方》。

【组成】厚朴（去皮，细切）十二两，天南星（大者，捶碎）六两，大枣（拍破）六两，半夏（细者，捶碎）六两（上用生姜一片，切作薄片，贮银石器内，水高药三寸许，慢火煮一日，旋添水煮熟），再入白术六两，人参三两，大香附子六两，青橘皮六两。

【用法】上件为细末，用神曲煮糊为丸，如梧桐子大。每服十四粒，空心、食后、临睡用生姜汤送下。

【功用】和中止嗽。

【主治】诸痰疾。

煮水牛肉方

【方源】（明）徐春甫《古今医统大全》卷八十七。

【组成】水牛肉（鲜肥者）。

【用法】上煮令极熟，切，以姜醋五味调和，空心任意食之。

【主治】老人水气病，四肢肿满，喘息不宁。

助功汤

【方源】（清）陈士铎《辨证录》卷九。

【组成】人参二钱，茯苓三钱，麦冬五钱，甘草一钱，桔梗一钱，半夏一钱，黄芩五分。

【用法】水煎服。

【功用】肺胃同治，助气泻火。

【主治】诵读伤气，气伤肺虚，腠理亦虚，咳嗽身热。

【方论选录】此方肺胃同治也。助胃中之气，即助肺中之气；泻肺中之火，即泻胃中之火；祛肺中之邪，即祛胃中之邪。邪入肺中，未有不入阳明者也，肺中邪散，宁有遁入阳明者乎？

助桂汤

【方源】（朝鲜）金礼蒙《医方类聚》卷二一六引《仙传济阴方》。

【组成】好真苏子二两，杏仁三十个，诃子三个，百药煎二两。

【用法】上用热酒调下。

【主治】妇人气虚，肺感风邪，久失音者。

助金汤

【方源】（清）陈士铎《辨证录》卷四。

【组成】人参三钱，甘草、款冬花各一钱，白术、百合各五钱，茯神二钱，肉桂、炮姜、苏叶、百部各五分，半夏三分。

【用法】水煎服。

【主治】久嗽不愈，用补肾滋阴之药不效，反觉饮食少思，强食之而不化，吐痰不已者。

助气散痹汤

【方源】（清）陈士铎《辨证录》卷二。

【组成】甘草、半夏、干姜各一钱，桔梗、茯神各三钱，人参二钱，陈皮、紫菀各五分，花椒、黄芩各三分。

【用法】水煎服。

【主治】气虚肺痹，咳嗽不宁，心膈窒塞，吐痰不已，上气胀满，不能下通。

助音汤

【方源】（清）陈士铎《辨证录》卷十。

【组成】熟地一两，麦冬一两，北五味子一钱，甘草一钱，苏子一钱，天门冬二钱，贝母三分，款冬花五分，沙参五钱，地骨皮三钱。

【用法】水煎服。二月后加人参五分，山药一两，茯苓二钱，再服半年。可变劳怯为平人矣。

【功用】补肾补肺。

【主治】肾水亏涸，劳损虚怯，喘嗽不宁，渐渐瘖哑，气息低沉。

注唇膏

【方源】（明）王肯堂《证治准绳·幼科》卷五。

【组成】郁金（大者，锉细用，生姜汁浸一宿）三个，白僵蚕（直者）七条，铅白霜（研）半钱，脑子一字。

【用法】上为细末，炼蜜为膏。用绿豆大注孩儿唇上，二三岁桐子大，十岁已上皂子大，薄荷生姜汤化下。

【主治】小儿诸般咳嗽。

注唇散

【方源】（宋）赵佶《圣济总录》卷一七五。

【组成】防风（肥实者去叉。用半夏七枚，郁金一枚，并捶碎，猪牙皂荚三条，锉，用水一碗，同煮水尽为度，只取防风，切，焙，为末）三握，滑石（碎，末）、白僵蚕（炒）各一钱。

【用法】上为末。每服一字匕，用蜜调涂在儿唇上，令儿咂吃。

【主治】小儿涎嗽不止。

zhuan

转逆养肺汤

【方源】（清）陈士铎《辨证录》卷四。

【组成】白芍五钱，麦冬三钱，茯苓三钱，玄参二钱，熟地五钱，山茱萸五钱，北五味二钱，车前子二钱，地骨皮三钱，丹皮三钱，牛膝一钱，补骨脂五分，贝母一钱。

【用法】水煎服。连服十剂而气转，再服十剂而痰变为白，再服十剂而泄止肠亦不鸣也。

【主治】久病咳嗽，吐痰色红，盗汗淋漓，肠鸣作泄，午后发热。

赚气散

【方源】（元）许国桢《御药院方》卷五。

【组成】甘草（炒）、桔梗各一两，人参一两半，乌梅肉（汤浸，去皮尖，麸炒）一两，御米壳（盐豉一两，沸汤浸一时许，取浸御米壳一宿，再用蜜水拌匀炒）一两半。

【用法】上为细末。每服二钱，水一盏，同煎至七分，去滓，稍热服，不拘时候。

【主治】新久喘嗽不已。

zhuang

壮金丹

【方源】（清）刘仕廉《医学集成》卷二。

【组成】人参、黄芪、茯苓、山药、百合、二冬、紫菀、五味。

【主治】肺虚。

壮气汤

【方源】（清）陈士铎《辨证录》卷八。

【组成】人参三钱，麦冬一两，甘草三分，百合一两，贝母三分。

【用法】水煎服。

【主治】虚损，多言伤气，咳嗽吐痰，久则气怯，肺中生热，短气嗜卧，不进饮食，骨脊拘急，疼痛发痠，梦遗精滑，潮热出汗，脚膝无力。

状元露

【方源】（清）太医院《太医院秘藏膏丹丸散方剂》卷一。

【组成】红花（炒，研）一钱七分，薄荷、川芎、陈皮、当归、桂花各五钱，豆蔻、良姜各三钱，细辛一钱，白芷二钱，冰糖三斤，玫瑰花一斤，泡酒三十斤。

【功用】清三焦之火，通利大小便，和气血，化痰涎。

【主治】肺气，清心经积热，头痛鼻塞，项背拘急，喷嚏声重，耳鸣头疼，口舌生疮。

zhui

追病丹

【方源】（明）李梴《医学入门》卷七。

【组成】使君子皮二两，干漆（焙）一两，贯众五钱，雄黄一钱，硫黄、信石各三分。

【用法】上为末，分作六服，候每早思食之时，思肉则用肉，思鸡则用鸡，煮熟切碎，入小茴末三分，拌和，先食肉少许，后以煮肉汁入药末，调匀服之。随睡即虫被毒，或利或吐出虫。用药之时，勿令患者知之。

【主治】瘵病咳血吐痰，思食无厌者。

追风散

方一

【方源】（元）危亦林《世医得效方》卷十七。

【组成】黄丹、朴硝、猪牙皂角（烧灰）、缩砂壳（灰）各五钱。

【用法】上为末。每服少许，以鹅毛蘸入口中舌上下及肿处，用温水灌漱。如喉间毒已破，疮口痛者，用猪脑髓蒸熟，淡姜醋蘸吃。如病将愈身体痛，于药内加川秦艽同煎。

【主治】咽喉结肿。

方二

【方源】（清）师施猷《痧喉证治汇言》。

【组成】川乌、麝香、细辛、良姜、草乌各等分。

【用法】上为细末。吹患处。

【主治】咽喉一切诸症。

方三

【方源】（清）窦氏原本，朱翔宇嗣辑《喉症全科紫珍集》卷下。

【组成】淮乌、川乌、牛膝、麝香、草乌、良姜、细辛各等分。

【用法】上为细末。吹患处。

【主治】舌喉风，喉下、腮颔肿痛，舌硬卷高，牙关紧急，手反，兼寒热往来，发热恶寒者。

追涎散

【方源】（宋）魏岘《魏氏家藏方》卷九。

【组成】石绿、腊茶各等分。

【用法】用薄荷酒调下，灌人喉中。吐涎即止。

【主治】喉闭。

坠痰丸

方一

【方源】（宋）刘昉《幼幼新书》卷十六引《王氏手集方》。

【组成】半夏（生姜制）一两，天南星（米泔浸，切作片子，炙）、杜薄荷、白茯苓、白矾灰、人参各半两。

【用法】上为细末，生姜汁打面糊为丸，每服五七丸至十丸，生姜、薄荷汤送下。

【主治】小儿痰实咳嗽，壮热生惊，呀呷喘满，头痛心忪，胸膈不利，心嘈恶心。

方二

【方源】（宋）赵佶《圣济总录》卷六十五。

【组成】白矾（子瓦器上枯过，研细，以纸裹埋黄土内一宿，出火毒后入药）八两，半夏（汤洗七遍，焙干，杵末，以生姜汁和作饼子，再焙干称）二两，槐花（炒）三两，甘草（慢火炙，锉）一斤。

【用法】上为末，白面糊为丸，如梧桐子大。每服十五丸，食后生姜汤送下。

【功用】止呀呷，化风痰，利咽膈。

【主治】涎嗽。

方三

【方源】（元）朱震亨《丹溪心法》卷二。

【组成】黑丑（头末）二两，枳实（炒）一两半，白矾（枯一半）三钱，朴硝（风化）二钱，枳壳（炒）一两半，猪牙皂角（酒炒）二钱。

【用法】上为末，用萝卜汁为丸。每服五十丸，鸡鸣时服。初则有粪，次则有痰。

【主治】①《丹溪心法》：痰饮。②《赤水玄珠》：食积痰饮，咳嗽，痞满气逆。

坠涎丸

【方源】（宋）洪遵《洪氏集验方》卷五。

【组成】天南星（去皮脐，生用）半两，白附子（洗，去皮）半两，川乌尖（去皮脐，生用）一分，白僵蚕（洗净，直者）一分，白矾（枯）一分，半夏（洗净，生用）一两。

【用法】上为细末。用姜汁糊为丸，如小绿豆大。每服二十丸，用生姜、薄荷泡汤吞下。

【功用】化痰。

【主治】咳嗽。

zhuo

浊涕出方

【方源】（唐）孙思邈《备急千金要方》卷三。

【组成】杏仁半两，蜀椒、附子、细辛各六铢。

【用法】上四味，㕮咀，以醋五合，渍药一宿，明旦以猪脂五合煎，令附子色黄，膏成，去滓，待冷以涂絮导鼻孔中，日再，兼摩顶上。

【主治】小儿鼻塞不通，浊涕出方。

zi

资生肾气丸

【方源】（清）徐大椿《兰台轨范》卷一。

【组成】八味丸加车前子、牛膝各一两。

【用法】余依前法。

【主治】肺肾虚，头重脚轻，小便不利，或肚腹肿胀，四肢浮肿，或喘急痰盛，已成蛊症。

资生汤

【方源】（清）张锡纯《医学衷中参西录·治阴虚劳热方》。

【组成】生山药一两，玄参五钱，于术三钱，生鸡内金（捣碎）二钱，牛蒡子（捣碎）三钱。

【主治】劳瘵羸弱已甚，饮食减少，喘促咳嗽，身热脉虚数者；亦治女子血枯不月。

滋肺生津汤

【方源】（清）黄镐京《镐京直指医方》。

【组成】北沙参四钱，燕根三钱，生玉竹四钱，驴胶珠（蛤粉炒）三钱，炙桑皮二钱，叭杏仁（去皮尖）三钱，白茯神三钱，川贝一钱五，野百合四钱，炙紫菀三钱，枇杷叶（去毛净炙）二钱。

【功用】养肺化痰。

【主治】久嗽肺虚，痰白而多，阴亏者。

滋肺饮

方一

【方源】（清）孟河《幼科直言》卷五。

【组成】山药、苡仁、茯苓、白萹豆（炒）、桑皮、丹皮、归尾、甘草梢、百合。

【用法】柿蒂三枚为引。

【主治】脾肺虚弱，虚火上炎，鼻常流血水者。

方二

【方源】（清）孟河《幼科直言》卷五。

【组成】生地、沙参、麦冬、黄芩、归尾、桑皮、丹皮、元参、枇杷叶（去毛）、白芍。

【用法】藕节为引，水煎服。

【主治】小儿吐血，面赤唇红。

滋金壮水地黄丸

【方源】（明）兰茂《医门擥要》。

【组成】熟地黄三斤，山茱萸、怀山药各六两，牡丹皮、泽泻、茯苓、牛膝各四两，麦门冬五两。

【功用】滋肾敛肺。

【主治】肺肾阴虚之喘咳证。

滋培汤

【方源】（清）张锡纯《医学衷中参西录·治喘息方》。

【组成】生山药一两，於术（炒）三钱，广陈皮二钱，牛蒡子（炒捣）二钱，生杭芍三钱，玄参三钱，生赭石（轧细）三钱，炙甘草二钱。

【主治】虚劳喘逆，饮食减少，或兼咳嗽，并治一切阴虚羸弱诸证。

【方论选录】方中重用山药以滋脾之阴，佐以於术以理脾之阳；赭石、陈皮、牛蒡以降胃气，且此数药之性，皆能清痰涎，利肺气，与山药、玄参并用，又为养肺止嗽之要品也；用甘草、白芍者，取其甘苦化合，大有益于脾胃，兼能滋补阴分也。并治一切虚劳诸证者，诚以脾胃健壮，饮食增多，自能运化精微以培养气血也。

滋荣益气复神汤

【方源】（民国）冯绍蘧《宋氏家传产科全书秘本》卷一。

【组成】当归二钱，川芎一钱，炙草四分，黄芪一钱，人参三钱，白术一钱，柏子仁二钱，枣仁二钱，茯苓一钱，益智一钱，陈皮五分，麦芽一钱，五味十粒，加龙眼肉十个，莲子八粒，元枣二枚。

【用法】水煎服。

【主治】产后气短似喘，无块痛者。

滋肾汤

【方源】（清）黄镐京《镐京直指医方》。

【组成】熟地六钱，白茯苓三钱，怀山药三钱，丹皮一钱五，萸肉一钱五，泽泻一钱五，蛤蚧（炙，去头足）一钱五，龟胶（后下）三钱，煅磁石四钱，炒杜仲三钱，青盐陈皮一钱，淡菜七枚。

【主治】水亏火旺，肺虚不能生肾，肾阴虚怯，咳嗽，水泛为痰。

滋肾丸

【方源】（清）陈念祖《医学实在易》卷七。

【组成】黄柏、知母各一两，肉桂一钱。

【用法】研末，蜜丸，每服三钱，开水送下。

【主治】小便不通、口不渴者。并治肺痿声嘶，喉痹咳血，烦躁等症。

【方论选录】此方一治小便不通，盖以小便由气化而出。气者，阳也，阳得阴则化，故用知柏以补阴，少佐肉桂以化气。一治肺痿声嘶喉痹等症，盖以前症皆由水衰于下、火炎于上而克金，此时以六味丸补水，水不能遽生也；以生脉散保金，金不免犹燥也；惟急用黄柏之苦以坚肾，则能伏龙雷之沸火，是谓浚其源而安其流。继用知母之清以凉肺，是谓沛之雨而腾之露。然恐水火不相入而相射也，故益肉桂为反佐，兼以导龙归海，此制方之妙也。

滋阴煎

【方源】（清）张朝震《揣摩有得集》。

【组成】熟地、生地各三钱，丹皮一钱，山萸肉二钱，麦冬（去心）一钱半，知母（盐水炒）五分，黄柏（盐水炒）三分。

【用法】竹叶、灯心为引，水煎服。

【功用】滋阴凉血。

【主治】虚热火盛，咳嗽吐沫，牙龈肿痛，饮食不便。

滋阴降火汤

方一

【方源】（清）陈复正《幼幼集成》卷三。

【组成】大生地、当归身、杭白芍、净知母、建莲肉、润玄参、大杭冬各一钱，正雅连、天花粉、炙甘草各五分。

【用法】净水浓煎，清晨空心服。

【主治】小儿咳嗽见血，升水降火。

方二

【方源】（清）恬素《集验良方拔萃》卷三。

【组成】百部三钱，生地、熟地、天冬、麦冬、知母、贝母、白术（炒）、白芍（酒炒）、白茯苓、黄芪（蜜炒）、地骨皮各一钱半。

【用法】水煎服。

【主治】阴虚火动，发热咳嗽，吐痰喘急，盗汗口干。

方三

【方源】（清）吴谦《医宗金鉴》卷四十。

【组成】大补阴丸加麦冬、天冬、当归、白芍、炙草、缩砂。

【主治】阴虚火旺无制，妄行伤金，肺痿咳嗽。

滋阴宁嗽丸

【方源】（清）太医院《医方配本·痰喘咳嗽门》。

【组成】当归一两，茯苓一两，白术一两，白芍一两，天冬一两，麦冬一两，生地一两，熟地一两，知母一两，黄柏一两，贝母一两，元参一两，桔梗一两，甘草一两。

【用法】蜜为小丸。一切虚劳之证，俱受此药补者，无不愈矣。每服二钱，细生地汤送下。

【主治】男妇虚劳咳嗽，皆因元气不足，心肾有亏，或劳伤气血或酒色过度，努力劳伤，渐至真阴亏损，相火随旺，二火联则销烁真阴而为嗽为喘，作渴作烧，为吐血咯血衄血、痰中带血，为盗汗遗精，为上盛下虚，手足心热皮焦，午前作冷，夜闷发热；或日夜不退，或嘈杂吞酸，怔忡虚惊，烦燥不宁，胸胁作痛，面赤唇白，时常变色，头目眩晕，腰背酸疼，四肢困倦无力。

滋阴清化丸

方一

【方源】（清）顾世澄《疡医大全》卷二十一。

【组成】天门冬（去心）、甘枸杞、麦门冬（去心）、知母（酒洗）、当归（酒洗）、生地（酒洗）、熟地（酒煮）、川贝母（去心）各二两，北五味七钱，粉丹皮、山萸肉、玄参各一两，白茯苓、怀山药各一两五钱。

【用法】上为末，炼蜜为丸。每服三钱，空心白汤送下。

【主治】肺痈。

方二

【方源】（清）沈金鳌《杂病源流犀烛》卷八。

【组成】熟地、生地、天冬、麦冬、当归、龟甲、阿胶、白芍、茯苓、山药、贝母、花粉、甘草、五味。

【用法】上为细末，炼蜜为丸。含化。

【功用】润肺补脾。

【主治】虚劳。阴虚火动，内热烁金而损肺，多服寒凉而伤脾者。

【备注】原书本方治上症，加白术、建莲。

滋阴清燥汤

【方源】（清）张锡纯《医学衷中参西录·治温病方》。

【组成】滑石一两，甘草三钱，生杭芍四钱，生山药一两。

【主治】温病外表已解，其人或不滑泻，或兼喘息，或兼咳嗽，频吐痰涎，确有外感实热，而脉象甚虚数者。

滋阴消痹汤

【方源】（清）杨龙九《囊秘喉书》卷下。

【组成】当归、生地、沙参、百部各一钱，射干、地骨皮、知母、麦冬、桔梗、炒黄芩各七分，元参、甘草各五分。

【用法】水煎服。

【主治】肿毒，口疮，兼治咳嗽声哑。

滋阴益气汤

【方源】（清）孟河《幼科直言》卷五。

【组成】黄芪、归身、丹皮、苡仁、生地、沙参、桑皮、麦冬、白扁豆（炒）。

【用法】藕节一枚为引。

【主治】痨症。咳嗽咽痛，大便燥结，面赤唇红，虚火上炎，或吐血。

滋燥饮

【方源】（清）沈金鳌《杂病源流犀烛》卷一。

【组成】天冬、麦冬、生地、花粉、白芍、秦艽。

【用法】口服，加蜜、童便服。

【主治】肺燥。

子母两富汤

【方源】（清）陈士铎《辨证录》卷四。

【组成】熟地二两，麦冬二两。

【用法】水煎服。连服四剂，而肺金之燥除，肾火之干亦解。

【主治】肾虚肺燥，久咳不愈，口吐白沫，气带血腥。

子母两濡汤

【方源】（清）陈士铎《辨证录》卷六。

【组成】麦冬五钱，天冬三钱，紫菀一钱，甘草三分，苏叶五分，天花粉一钱，熟地五钱，玄参三钱，丹皮二钱，牛膝一钱。

【用法】水煎服。

【主治】肺燥咳嗽，吐痰不已，皮肤不泽，少动则喘。

【方论选录】此方肺、脾、肾同治之方也。方名子母两濡，似乎只言脾肾也。然而治脾、治肾，无非治肺也。脾肾濡，而肺气安有独燥者哉？

子药

【方源】（清）张宋良《咽喉秘集》。

【组成】明朱砂六分，硼砂五钱，梅冰片五分，元胡粉（制）五钱。

【用法】上为末。吹喉。

【功用】生新去腐。

【主治】喉中溃烂。

紫地汤

【方源】（清）余春泽《喉症指南》卷四。

【组成】紫荆皮、小生地各二钱，净茜草一钱（又名地苏木），荆芥穗、防风、京赤芍、牡丹皮、芽桔梗各八分，苏薄荷叶、生甘草各六分，北细辛（去茹）四分，灯心二十节，茜草藤一钱。

【用法】开水泡药蒸服，口证轻者一日二次，证重者一日三次。

【主治】喉风。

紫膏

【方源】（清）祝补斋《卫生鸿宝》卷二。

【组成】旱莲草三斤，麦冬八两，阿胶四两，白蜜二斤。

【用法】先熬旱莲取汁，次熬麦冬去渣，下蜜再熬，投阿胶化匀。每服一二匙，白沸汤化下。

【主治】内虚咽痛，或变喉癣。

紫花饮

【方源】（清）陈士铎《辨证录》卷六。

【组成】麦冬三两，苦梗、甘菊花、蒲公英各五钱，生甘草、贝母各二钱，生地一两，紫花地丁三钱。

【用法】水煎服。

【主治】胃火熏蒸，日冲肺金所致的肺痿，足痿弱不能起立，欲嗽不能，欲咳不敢，及至咳嗽，又连声不止，肺中大痛。

紫金丹

方一

【方源】（宋）许叔微《普济本事方》卷二。

【组成】信砒（研，飞如粉）一钱半，豆豉（好者，水略润少时，以纸挹干，研成膏）一两半。

【用法】上用膏子和砒同杵极匀，丸如麻子大。每服十五丸，临卧以腊茶清极冷送下，以知为度。

【主治】多年肺气喘急，呴嗽，晨夕不得眠。

方二

【方源】（元）朱震亨《丹溪心法》卷一。

【组成】精猪肉二十两，一作三十两。

【用法】切作骰子块，用信一两，明者研极细末，拌在肉上令匀，分作六分，用纸筋黄泥包之，用火烘令泥干，却用白炭火于无人处煅，青烟出尽为度，取放地上一宿，出火毒，研细，以汤浸蒸饼，丸如绿豆大，食前茶汤下。大人二十丸，小人七八丸，量大小虚实与之。

【主治】哮。

紫金煎

【方源】（宋）张锐《鸡峰普济方》卷十七。

【组成】甜葶苈、苦葶苈各半两，夏枯草、木香各一分。

【用法】上为细末，枣肉为丸，如小豆大。每服三十丸，煎桑白皮汤送下。

【主治】小便不通，咳嗽上气。

紫金泥

【方源】（元）朱震亨《丹溪心法》卷五。

【组成】黑椒（浸透，去皮，研如泥）四十九粒，人言一钱，鹅管石一钱。

【用法】上为末，丸如黍米大，朱砂为衣。每服一丸或二丸，空心冷茶清送下。服药病止后，更服白附丸三五帖。

【主治】小儿哮喘不止。

紫金散

【方源】（元）许国桢《御药院方》卷五。

【组成】天南星（去皮脐）、甘草（细锉）、白矾各半两，乌梅（取肉）一两。

【用法】上为粗末，用慢火于银器内炒令紫色，放冷，再为细末。每服二钱，临卧时身体都入铺内，只坐地，用齑汁七分、温汤三分，暖令稍热，调煎药末服之。咽下便仰卧高枕，想药入于肺中，须臾得睡，其嗽立止。

【主治】一切痰嗽，昼夜不得眠睡。

紫金丸

方一

【方源】（宋）佚名《小儿卫生总微论方》卷十四。

【组成】叶子雌黄不拘多少。

【用法】上为末，入锅内微火烧成汁，候冷取出，再研细软。饮为丸，如萝卜子大。每服二丸，临睡熟水送下。

【功用】坠化痰涎。

【主治】咳嗽。

方二

【方源】（宋）杨倓《杨氏家藏方》卷八。

【组成】新绵灰（炒）一钱，汉防己一两，甘草（炙）半两，阿胶（蛤粉炒）半两，麝香（别研）半钱，乳香（别研）半钱。

【用法】上为细末，滴水为丸，如梧桐子大。每服二十丸至三十丸，食后或临卧腊茶清送下。

【主治】虚劳咳嗽咯血，痰涎壅盛。

方三

【方源】（宋）张锐《鸡峰普济方》卷十。

【组成】紫金粉（露蜂窠，顶上实者）七分，贝母四分，芦荟二分。

【用法】上为细末，炼蜜为丸，如指头大。以水七分，煎至五分，温服。衄血，以酒半盏化一丸服之。

【主治】嗽血，衄血。

方四

【方源】（宋）赵佶《圣济总录》卷八十六。

【组成】羊脊骨（全）一条（以硇砂一分，酒二盏化开，浸骨一复时，取出，炙令焦黄，别为末），生地黄（研绞取汁）十斤，杏仁（去皮尖双仁，炒）五升，蜀椒（去目并合口者，炒出汗）半斤，附子（炮裂，去皮脐）半斤。

【用法】上除地黄汁、脊骨末外，并为末，取地黄汁于银锅中用炭火以灰罨四面煎之，勿令火急，便入诸药末，以柳木篦搅三百下后方入脊骨末，又搅勿住手，但看稀稠，可丸即丸，如梧桐子大。每服十丸，空心温酒送下，服后良久，以饭压之，女子服亦得。

【主治】肺劳。胸满、气急、喘嗽，气不升降，饮食减少。

紫砂散

【方源】（清）陈念祖《急救经验良方》。

【组成】明硼砂一两，净牙硝五钱，紫荆皮五分，飞朱砂五分，大梅片五分，当门子（拣净毛）一分。

【用法】上为细末，瓷瓶收固，勿令泄气。遇证吹之。

【主治】一切喉痛，单双蛾子，牙痛。

紫参散

【方源】（元）罗天益《卫生宝鉴》卷十二。

【组成】五味子、紫参、甘草（炙）、麻黄（去节）、桔梗各五钱，御米壳（去顶，蜜炒黄色）二两。

【用法】上为末。每服四钱匕，入白汤点下。嗽住止后服。

【主治】形寒饮冷伤肺，喘促痰涎，胸膈不利，不得安卧。

紫参汤

方一

【方源】（宋）赵佶《圣济总录》卷七十。

【组成】紫参、蒲黄、生地黄各二两，黄芩（去黑心）、赤茯苓（去黑皮）、赤芍药、当归（切，焙）各一两，甘草（炙）一两半。

【用法】上锉，如麻豆大。每服三钱匕，水一盏，入阿胶二片，炙令燥，同煎至七分，去滓温服，不拘时候。

【主治】鼻衄不止。

方二

【方源】（清）陈念祖《金匮方歌括》

卷五。

【组成】紫参半斤，甘草三两。

【用法】上二味，以水五升，先煮紫参，取二升，内甘草，煮取一升半，分温三服。

【主治】下利肺痛。

紫参丸

【方源】（元）许国桢《御药院方》卷五。

【组成】紫参、甘草（炙）、桔梗各二两，五味子、阿胶（炒作珠子）各半两，桂（去粗皮）、乌梅肉、杏仁（汤浸，去皮尖，麸炒）各二钱。

【用法】上为细末，炼蜜为丸。每两作十五丸。每服一丸，新绵裹定，汤湿过，噙化咽津，不拘时候。

【主治】远年日近咳嗽，诸药不效者。

紫苏安胎饮

【方源】（清）叶桂《叶氏女科证治》卷二。

【组成】紫苏、枳实（麸炒）、大腹皮、贝母（去心）、知母、桑白皮、当归各八分，甘草、五味子、石膏（煅）各三分。

【用法】水煎服。

【主治】妊娠过食生冷，兼有风寒，客于胃肺，因而痰喘气紧，夜卧不安。

紫苏半夏汤

【方源】（宋）张锐《鸡峰普济方》卷十八。

【组成】紫苏、半夏、紫菀茸、五味子、陈橘皮各半两，杏仁一两，桑白皮一两半。

【用法】上为粗末，每服三钱，水一盏半，加姜七片，煎至一盏，去滓热服，一日三次。

【主治】喘嗽痰涎，寒热往来。

紫苏方

【方源】（宋）史堪《史载之方》卷上引《崔氏方》。

【组成】紫苏子、芍药、官桂、茵芋、茯苓、大腹皮、桔梗、甘草（炙）各一分，羌活三铢，麻黄（去节）一两，黄芪半两。

【用法】上为粗散。每服三钱，加生姜一片，水煎，以为饮服。

【主治】肺热脚痛。

紫苏膏

方一

【方源】（宋）王兖《博济方》卷二。

【组成】生地黄三两，生姜（与地黄相和研，布绞取汁）二两，生天门冬半斤，生麦冬一斤，杏仁（生，研入）三两，紫苏子（炒，研）二两，生牛蒡四两，生玄参一斤。

【用法】上八味，洗令净，锉碎同研，令如泥，苏子、杏仁投于地黄汁内，更以细物滤，绞汁去滓，于银石器内盛，用炼蜜五两半，真酥二两，安于炊饭甑上，蒸一饭久，于净器内收，抄一小匙，咽之，不拘时候。

【功用】大益心肺，润滑肌肤，补助荣卫。

【主治】肺疾劳嗽喘促，涕唾稠黏，咽膈不利。

方二

【方源】（宋）赵佶《圣济总录》卷一二五。

【组成】紫苏子（炒）、桂（去粗皮）、大黄（锉，炒）、当归（切，焙）、干姜（炮）各半两，陈橘皮（汤浸，去白，焙）一两，蜀椒（去目并闭口，炒出汗）一分，猪脂（腊月者，煎，去滓）半斤。

【用法】上八味，㕮咀七味。如麻豆大，先以水六升，煎至二升，绵滤去滓，纳猪脂，再煎成膏。取涂瘿上，日二次，夜一次。以愈为度。

【主治】咽喉气噎塞成气瘿。

紫苏姜苓汤

方一

【方源】（清）黄元御《四圣心源》卷七。

【组成】苏叶三钱，生姜三钱，甘草二钱，茯苓三钱，半夏三钱，橘皮三钱，干姜三钱，砂仁二钱。

【用法】煎大半杯，热服。覆衣。

【主治】中虚外感，致伤内咳嗽，鼻流清黄涕，齁喘。

方二

【方源】（清）庆云阁《医学摘粹》。

【组成】紫苏姜苓汤，苏叶三钱，生姜三钱，甘草二钱，茯苓三钱，橘皮三钱，砂仁二钱，半夏三钱，杏仁三钱。

【用法】水煎大半杯，热服，覆衣取微汗。

【主治】伤风者，中虚而受外感也。其人肺经素有湿气，一旦风寒闭其皮毛，肺气壅遏，鼻流清涕，时出嚏喷，或三五日，或七日，咳出青黄涕，其状如脓，从口鼻出，肺尚无伤，若不出即肺伤而死矣。勿以病浅而忽之也。

紫苏散

方一

【方源】（宋）孙用和《传家秘宝脉证口诀并方》卷中。

【组成】紫苏（连根叶）一两，厚朴（去皮，姜汁涂炙）半两，甘草（炮）半两，知母、贝母、款冬花、半夏（汤浸十次，焙干）、五味子各二两，人参半两，桑皮一两。

【用法】上为末。每服二钱，水一盏，加生姜三片，同煎七分，去滓温服。

【主治】咳嗽。

方二

【方源】（宋）王怀隐《太平圣惠方》卷十一。

【组成】紫苏茎叶、赤茯苓、桔梗（去芦头）、枳壳（麸炒微黄，去瓤）、川大黄（锉碎，微炒）、陈橘皮（汤浸，去白瓤，焙）、柴胡（去苗）、前胡（去芦头）、大腹皮（锉）、麦门冬（去心）、郁李仁（汤浸，去皮尖，微炒）、诃黎勒各半两，甘草（炙微赤，锉）一分。

【用法】上为散。每服四钱，以水一中盏，加生姜半分，煎至六分，去滓温服，不拘时候。

【主治】伤寒烦喘，胸膈满闷，不思饮食。

方三

【方源】（宋）王怀隐《太平圣惠方》卷四十二。

【组成】紫苏茎叶二两，五味子一两，甘草（炙微赤，锉）三分，前胡（去芦头）一两，陈橘皮（汤浸，去白瓤，焙）三分，桂心三分。

【用法】上为散。每服三钱，以水一中盏，加生姜半分，大枣三枚，煎至六分，去滓温服，一日三次。

【主治】气虚，胸膈中寒热，短气不足。

方四

【方源】（宋）王怀隐《太平圣惠方》卷四十二。

【组成】紫苏茎叶一两，人参（去芦头）一两，陈橘皮（汤浸，去白瓤，焙）一两，甘草（炙微赤，锉）半两，桑根白皮（锉）一两，五味子一两，赤茯苓一两，大腹子一两。

【用法】上为散。每服五钱，以水一大盏，加大枣三枚，生姜半分，煎至五分，去滓温服，不拘时候。

【功用】润肺，通胸膈。

【主治】上气喘促。

方五

【方源】（宋）王怀隐《太平圣惠方》

卷四十六。

【组成】紫苏茎叶一两，紫菀（去苗土）三分，贝母（煨令微黄）三分，麦门冬（去心）三分，陈橘皮（汤浸，去白瓤，焙）半两，甘草（炙微赤，锉），桑根白皮（锉）三分，赤茯苓三分，五味子三分。

【用法】上为散。每服四钱，以水一中盏，加生姜半分，煎至六分，去滓温服，不拘时候。

【主治】咳嗽短气，体虚烦热，发作无时。

方六

【方源】（宋）王怀隐《太平圣惠方》卷四十六。

【组成】紫苏子（微炒）一两，五味子三分，麻黄（去根节）三分，细辛三分，紫菀（去苗土）三分，赤茯苓一两，黄芩半两，甘草（炙微赤，锉）半两，陈橘皮（汤浸，去白瓤，焙）一两，桂心半两，甜葶苈（隔纸炒令紫色）一两，半夏（汤洗七遍去滑）三分，桑根白皮（锉）一两。

【用法】上为散。每服五钱，以水一大盏，加生姜半分，煎至五分，去滓温服，不拘时候。

【主治】久咳嗽上气，胸满，不能饮食，头面浮肿，唾脓血。

方七

【方源】（宋）王怀隐《太平圣惠方》卷七十四。

【组成】紫苏叶、赤茯苓、陈橘皮（汤浸，去白瓤，焙）、前胡（去芦头）、贝母（煨微黄）各一两，甘草（炙微赤，锉）半两。

【用法】上为细散。每服二钱，以糯米粥饮调下。

【主治】妊娠气壅咳嗽，胸膈不利，吃食减少。

方八

【方源】（宋）许叔微《普济本事方》卷三。

【组成】紫苏叶、桑白皮（洗净，蜜涂炙黄）、青皮（去白）、五味子（拣）、杏仁（去皮尖，炒）、麻黄（去节）、甘草（炙）各等分。

【主治】肺感风寒作嗽。

【方论选录】《本事方释义》：紫苏子气味辛温发散，入手太阴、足太阳、阳明之表；桑白皮气味苦辛平，入手太阴；青皮气味苦辛温微酸，入足少阳、厥阴；五味子气味酸甘平苦咸，虽入肾，然研细用，五脏之味俱全，不专走一经也；杏子仁气味苦辛微温，入手太阳、阳明；麻黄气味辛温，入手太阴、足太阳之表；甘草气味甘平，入脾兼入十二经络，能和诸药之性。因肺经感冒风寒咳嗽者，唯恐涉及他经，以辛温理邪之药，专攻肺经留邪，既能散面诸经安适矣。

方九

【方源】（宋）赵佶《圣济总录》卷五十。

【组成】紫苏叶、桔梗（炒）、麻黄（去根节，煮，去浮沫）、羌活（去芦头）、牡丹皮、连翘各一两。

【用法】上为粗末。每服三钱匕，水一盏半，煎一盏，去滓温服，一日三次。

【主治】肺脏多热，面上生疮，胸中积滞，或痰唾稠黏，或睡中口内有涎者。

紫苏汤

方一

【方源】（宋）赵佶《圣济总录》卷二十四。

【组成】紫苏叶一两，麻黄（去根节，汤煮，掠去沫，焙）一两半，杏仁（汤浸，去皮尖双仁，炒）二两，甘草（炙，锉）半两。

【用法】上为粗末。每服三钱匕，水一盏，煎至六分，去滓温服，不拘时候。

【主治】伤寒咳嗽。

方二

【方源】（宋）赵佶《圣济总录》卷六十六。

【组成】紫苏茎叶一两，人参半两。

【用法】紫苏茎叶（锉）一两，人参半两。

【功用】上为粗末。每服三钱匕，水一盏，煎至七分。去滓温服，一日二次。

【主治】咳逆短气。

方三

【方源】（宋）赵佶《圣济总录》卷八十二。

【组成】紫苏叶（锉）一两半，白茯苓（去黑皮）一两，陈橘皮（汤浸，去白，焙）半两。

【用法】上为粗末。每服三钱匕，水一盏，加生姜（拍破）半分，同煎至七分，去滓，空腹温服，日晚再服。

【主治】脚气肺气，不问冷热。

紫苏杏仁散

【方源】（宋）刘昉《幼幼新书》第十六卷。

【组成】紫苏（炙）、杏仁（各炒）、甘草（炙）、麻黄（去节）各等分。

【用法】上为粗末。每服一钱，水六分，煎至三分，去滓。食后温服。

【主治】小儿感寒，肺气壅滞，壮热咳嗽，鼻塞清涕，语声不出，胸膈膨胀，痰实呕逆，咽嗌疼痛，烦渴喘急。

紫苏饮

方一

【方源】（唐）王焘《外台秘要》卷九引《延年秘录》。

【组成】紫苏、贝母各二两，紫菀一两，麦门冬（去心）一两，枣（擘）五枚，葶苈子（熬令黄，别捣）一两，甘草（炙）一两。

【用法】上切。以水六升，煮取二升，分为四服。每服如人行七里。

【主治】咳嗽短气，唾涕稠，喘乏，风虚损，烦发无时者。

方二

【方源】（宋）王兖《博济方》卷三。

【组成】紫苏、贝母、款冬花、汉防己各一分。

【用法】上为细末。每服一钱，水一茶碗，煎七分，温服。

【功用】坠痰涎，润肺。

【主治】咳嗽。

紫苏饮子

方一

【方源】（宋）杨倓《杨氏家藏方》卷十九。

【组成】紫苏叶、人参（去芦头）、防风（去芦头）、桑白皮（炙黄，锉细）、麦门冬（去心）、紫菀（焙干）各半两，甘草（炙）一分。

【用法】上㕮咀。每服二钱，水一小盏，加生姜一片，煎至五分，去滓，乳食后温服。

【主治】小儿咳嗽涎盛，胸膈不利，上气喘急，及疮疹后余热蓄于肺经，久咳不已。

方二

【方源】（金）李杲《医学发明》卷一。

【组成】紫苏叶、桑白皮、青皮、五味子、杏仁、麻黄、甘草、陈皮各五钱，人参、半夏（汤泡）各三钱。

【用法】上㕮咀。每服半两，加生姜三片，水二盏，煎至七分，去滓温服。

【主治】①《医学发明》：脾肺虚寒，痰延咳嗽。②《保婴撮要》：肺受风寒，喘咳痰嗽。

紫苏知母汤

【方源】（宋）赵佶《圣济总录》卷六十六。

【组成】紫苏（连茎叶）、知母（焙）、贝母（去心）、款冬花、五味子（炒）、人参、桑根白皮（锉）各一两，厚朴（去粗皮，姜汁炙）、甘草（炙，锉）各半两。

【用法】上为粗末。每服三钱匕，水一盏半，加生姜三片，煎至七分，去滓温服，不拘时候。

【主治】咳逆痰喘气促。

紫苏子煎

【方源】（宋）王怀隐《太平圣惠方》卷四十六。

【组成】紫苏子（微炒）五合，生地黄汁一升，麦门冬汁五合，白前一两，生姜汁二合，贝母（煨微黄）一两，人参（去芦头）一两，白蜜一升，杏仁（汤浸，去皮尖双仁，麸炒微黄，研如膏）五两，紫菀（去苗土）二两，五味子一两。

【用法】上六味为末，以诸药汁及杏仁膏等同于银锅中搅令匀，以慢火煎成膏，于不津器中盛。每服二茶匙，含化咽津，不拘时候。

【主治】咳嗽喘急，形体虚羸，不思食饮。

紫苏子散

方一

【方源】（宋）王怀隐《太平圣惠方》卷四十六。

【组成】紫苏子一两，杏仁（汤洗，去皮尖双仁，麸炒微黄）二两，贝母（煨微黄）一两，五味子一两，诃黎勒皮一两，木香半两，甘草（炙微赤，锉）半两。

【用法】上为散。每服三钱，以水一中盏，加生姜半分，大枣三枚，煎至六分，去滓温服，不拘时候。

【主治】咳嗽。心胸气逆，呕吐不下食。

方二

【方源】（宋）王怀隐《太平圣惠方》卷八十三。

【组成】紫苏子（微炒）、木香、诃黎勒皮、萝卜子（微炒）、杏仁（汤浸，去皮尖双仁，麸炒微黄）、人参（去芦头）各半两，甘草（炙微赤，锉）一分，青橘皮（汤浸，去白瓤，焙）一分。

【用法】上为细散。每服一钱，以水一小盏，加生姜少许，煎至五分，去滓温服，不拘时候。

【主治】①《太平圣惠方》：小儿咳逆上气，心胸壅闷，不欲乳食。②《阎氏小儿方论》：咳逆上气，因乳哺无度，内挟风冷，伤于肺气，或呵气未定，与乳饮之，乳与气相逆，气不得下。

紫苏子汤

方一

【方源】（唐）孙思邈《备急千金要方》卷三。

【组成】紫苏子一升，前胡、厚朴、甘草、当归各一两，半夏一升，橘皮三两，大枣二十枚，生姜一斤，桂心四两。

【用法】上十味，㕮咀，以水一斗三升，煮取二升半。分为五服，日三夜二。

【主治】脚弱上气。

方二

【方源】（宋）赵佶《圣济总录》卷十九。

【组成】紫苏子（炒）八两，半夏（汤洗去滑七遍）五两，陈橘皮（汤浸，去白，焙）、桂（去粗皮）各三两，甘草（炙）、人参、白术各二两。

【用法】上为粗末。每服四钱匕，水一盏，加生姜五片，大枣（擘）二枚，同煎取六分，去滓温服，不拘时候。

【主治】肺痹。胸心满塞，上气不下。

方三

【方源】（宋）赵佶《圣济总录》卷四十八。

【组成】紫苏子、麻黄（去根节，煮，掠去沫，焙）、杏仁（去皮尖双仁，麸炒）、陈橘皮（去白，焙）、桑根白皮（锉）、赤茯苓（去黑皮）、陈曲（炒）、桔梗（炒）、百合各一两，甘草（炙）半两。

【用法】上为粗末。每服三钱，水一盏，煎至七分，绵滤至清，通口热细呷，临卧再服。

【主治】肺感寒气，咳唾浊沫，语声不出，有妨饮食，神思倦怠。

方四

【方源】（宋）赵佶《圣济总录》卷六十七。

【组成】紫苏子、半夏（汤洗七遍去滑，焙）、五味子、青橘皮（汤洗，去白，焙）、杏仁（汤浸，去皮尖双仁，麸炒）、桂（去粗皮）各一两，赤茯苓、甘草（炙）各半两。

【用法】上为粗末。每服五钱匕，水一盏半，加生姜（切）半分，同煎取七分，去滓温服，不拘时候。

【主治】上气，呕吐胸满，喘息不利。

紫苏子丸

方一

【方源】（唐）王焘《外台秘要》卷十。

【组成】紫苏子、橘皮各二两，高良姜、桂心、人参各一两。

【用法】上五味，捣筛，蜜和为丸。每服十五丸，酒饮任下。若食瓜脍等物，有生熟气，拟似霍乱者，即半枣栗许大，细细咽取汁令消尽，应时立愈。

【主治】上气，腹内胀满，饮食不消，欲作霍乱及咳嗽。

方二

【方源】（宋）王怀隐《太平圣惠方》卷二十六。

【组成】紫苏子（微炒）二两，柴胡（去苗）二两，桔梗（去芦头）一两，赤芍药一两，五味子一两，木香一两，鳖甲（涂酥或醋，炙令黄，去裙襕）二两，诃黎勒（煨，去皮）一两，人参（去芦头）一两，桃仁（汤浸，去皮尖双仁，麸炒微黄）一两，枳壳（麸炒微黄，去瓤）一两，郁李仁（汤浸，去皮尖，微炒）一两。

【用法】上为末，炼蜜为丸，如梧桐子大。每服三十丸，以黄芪汤送下，不拘时候。

【主治】肺痨。气喘咳嗽，食少胁痛，四肢寒热。

方三

【方源】（宋）王怀隐《太平圣惠方》卷四十六。

【组成】紫苏子一两，五味子一两，萝卜子（微炒）一两，桑根白皮（锉）一两，皂荚（去黑皮，涂酥炙微黄，去子）三两，甜葶苈（隔纸炒令紫色）二两。

【用法】上为末，炼蜜为丸，如梧桐子大。每服二十丸，以大枣煮粥饮送下，一日三四次。

【主治】久咳嗽上气。

紫团参丸

【方源】（元）许国桢《御药院方》卷五。

【组成】潞州人参二钱半，蛤蚧（酥炒黄）一对，白牵牛（微炒）三两，苦葶苈（微炒）一两，甜葶苈（微炒）、木香各半两。

【用法】上为细末，用熟枣肉为丸，如梧桐子大。每服四十丸，食后煎人参、桑白皮汤送下。

【主治】肺气有余，咳嗽喘急，胸胁痞痛，短气噎闷，下焦不利，腿膝微肿。

紫菀等十味丸

【方源】（唐）王焘《外台秘要》卷九引《许仁则方》。

【组成】紫菀五分，桑白皮六合，射干

四两，百部根五两，麻黄（去节）二两，干葛五两，地骨皮、升麻各四两，干地黄六两，芒硝六两。

【用法】上为末，炼蜜为丸，如梧桐子大。初服十五丸，稍稍加至三十丸，以竹沥送下一日二次。

【主治】热嗽。

紫菀膏

方一

【方源】（宋）寇宗奭《本草衍义》卷十八，名见《世医得效方》卷五。

【组成】枇杷叶、木通、款冬花、紫菀、杏仁、桑白皮各等分，大黄减半。

【用法】各如常制，同为末，炼蜜为丸，如樱桃大。食后、夜卧各含化一丸。

【功用】《金匮翼》：泻肺中积热。

【主治】肺热久嗽，身如炙，肌瘦，将成肺痨。

方二

【方源】（清）张璐《张氏医通》卷十三。

【组成】紫菀茸二两，款冬花一两，杏仁（泡，去皮尖，炒研）、枇杷叶（刷去毛、蜜水炙）、木通、桑根皮（蜜炙）、大黄（酒蒸）各半两。

【用法】熬膏蜜收，不时噙化一二匙，中病即止，不可过服。

【主治】肺热咳嗽，肌肤灼热，面赤如醉。

紫菀煎

【方源】（宋）王怀隐《太平圣惠方》卷四十六。

【组成】紫菀（去苗土）三两，阿胶（捣碎，炒令黄燥）三两，射干三两，细辛一两，干姜（炮裂，锉）一两，竹沥一盏，芫花根（去土）半两，桑根白皮（锉）三两，款冬花二两，附子（炮裂，去皮脐）半两，甘草（炙微赤，锉）半两，白蜜一盏。

【用法】上为散，先以水二斗，于银锅中煎至一斗，去滓，入蜜及竹沥，以慢火熬成膏。每服半匙，以温粥饮调下，一日三四次。

【主治】久咳嗽上气，涕唾稠黏，头面虚肿。

紫菀煎丸

【方源】（宋）王怀隐《太平圣惠方》卷四十六，名见《普济方》卷一五九。

【组成】紫菀（去苗土，捣罗为末）一两，杏仁（汤浸，去皮尖双仁，麸炒微黄，别捣，研如膏）二两，白蜜四两，酥二两。

【用法】上药都入银器内，以慢火煎成膏。每服半肥枣大，含化咽津，不拘时候。

【主治】咳嗽积年不愈，胸膈干痛不利。

紫菀七味汤

【方源】（唐）王焘《外台秘要》卷九引《小品方》。

【组成】紫菀半两，五味子一两，桂心二两，麻黄四两，杏仁（去皮尖双仁，碎）七十枚，干姜四两，甘草（炙）二两。

【用法】上切。每服七合，以水九升，煎取二升半，去滓温服，一日三次。

【主治】咳嗽。

紫菀茸汤

方一

【方源】（宋）严用和《济生方》卷二。

【组成】紫菀茸（洗）、经霜桑叶、款冬花、百合（蒸，焙）、杏仁（去皮尖）、阿胶（蛤粉炒贝母（去心）、蒲黄（炒）、半夏（汤泡七次）各一两，犀角（镑）、甘草（炙）各半两，人参半两。

【功用】《医宗金鉴》：清补。

【主治】①《济生方》饮食过度，或叫呼走气，或食煎煿，邪热伤肺，咳嗽咽痒，痰多唾血，喘急，胸胁痛，不得安卧。②

《医宗金鉴》：肺痈溃处未敛，痈脓已溃，喘满、腥臭浊痰俱退，惟咳嗽咽干，咯吐痰血，胁肋微痛不能久卧者。

方二

【方源】（清）翁藻《医钞类编》卷十三。

【组成】紫菀茸、干姜、黄芪、五味子、钟乳粉、杏仁、甘草各等分。

【用法】水煎服。

【主治】肺伤气极虚证，皮毛焦，津液涸，力乏，喘急短气。

方三

【方源】（清）张璐《张氏医通》卷十三。

【组成】紫菀茸三钱，薇衔、白术（於潜者良，生用）、泽泻各一钱，牡丹皮、麦门冬（去心）各一钱半，犀角八分，甘草（炙）三分（生）二分，藕汁半杯。

【用法】水煎，食远服。

【功用】《医略六书》：理中清营。

【主治】伤酒湊肺，发咳，痰中见血。

【方论选录】《医略六书》：湿热湊肺，营阴暗伤，故痰中见血，发咳不止，谓之伤酒。紫菀开泄肺气以清痰血，泽泻通利膀胱以降浊阴，薇衔去营中湿热，生术利胃中湿热，犀角清心胃之热，麦冬润心肺之阴，牡丹皮凉血解热，生甘草缓中泻火，水煎冲池藕汁凉血化瘀以清痰中之血也，使湿热顿去，则肺气清肃而发咳无不除，瘀血无不化矣。此理中清营之剂，为湿热伤肺痰血之专方。

紫菀散

方一

【方源】（唐）孙思邈《备急千金要方》卷十八，名见《太平圣惠方》卷四十六。

【组成】紫菀二两，款冬花三两。

【用法】上药治下筛。每服一方寸匕，食前以饮下，一日三次，七日愈。

【主治】三十年嗽。

方二

【方源】（宋）刘昉《幼幼新书》第十六卷。

【组成】紫菀（去苗土）半两，甘草（炙微赤，锉）三分，五味子、黄芩、麻黄（去根节）、桂心、半夏（汤洗七次，去滑）、枳壳（麸炒微黄，去瓤）各一分。

【用法】上件药捣，粗罗为散。每服一钱，以水一小盏，入生姜少许，煎至五分，去滓。不计时候，分为二服。量儿大小，以意加减。

【主治】小儿咳逆上气，痰壅，不欲乳食。

方三

【方源】（宋）王怀隐《太平圣惠方》卷十五。

【组成】紫菀（去苗土）一两半，贝母（煨令微黄）二两，甘草（炙微赤，锉）一两，桑白皮（锉）一两，麦门冬（去心）一两，人参（去芦头）一两，陈橘皮（汤浸，去白瓤，焙）半两，杏仁（汤浸，去皮尖双仁，麸炒微黄）一两半。

【用法】上为散。每服五钱，以水一中盏，煎至五分，去滓温服，不拘时候。

【主治】时气咳嗽。

方四

【方源】（宋）王怀隐《太平圣惠方》卷二十七。

【组成】紫菀（洗去苗土）一两，五味子三分，甘草（炙微赤，锉）半两，百合三分，白茯苓一两。

【用法】上为粗散。每服三钱，以水一中盏，煎至五分，去滓温服，一日三四次。

【主治】虚劳上气，咳嗽不止。

方五

【方源】（宋）王怀隐《太平圣惠方》卷二十七。

【组成】紫菀（去苗土）、黄芪（锉）、

白茯苓、款冬花、生干地黄、白前、杏仁（汤浸，去皮尖双仁，麸炒微黄）、桑根白皮（炙微赤，锉）各一两，甘草（炙微赤，锉）半两。

【用法】上为散。每服四钱，以水一中盏，加生姜半分，煎至六分，去滓温服，不拘时候。

【主治】虚劳咳嗽，涕唾稠黏，渐各羸弱。

方六

【方源】（宋）王怀隐《太平圣惠方》卷三十一。

【组成】紫菀（去苗土）半两，柴胡（去苗）一两半，鳖甲（涂醋，炙微黄，去裙襕）一两半，知母一两，桑根白皮（锉）一两，甘草（炙微赤，锉）半两，款冬花三分，生干地黄二两。

【用法】上为粗散。每服三钱，用水一中盏，加生姜半分，煎至六分，去滓温服，不拘时候。

【主治】骨蒸劳热，咳嗽，涕唾稠黏，吃食不得，渐加困乏。

方七

【方源】（宋）王怀隐《太平圣惠方》卷三十一。

【组成】紫菀（去苗土）三分，桑根白皮（锉）三分，甘草（炙微赤，锉）三分，栀子仁半两，赤茯苓三分，桔梗（去芦头）半两，黄芩半两，乌梅肉（微炒）三分，川大黄（锉碎，微炒）半两，百合三分，柴胡（去苗）一两，麦门冬（去心）三分，鳖甲（涂醋，炙微黄，去裙襕）二两，杏仁（汤浸，去皮尖双仁，麸炒微黄）三分。

【用法】上为散。每服四钱，以水一中盏，加生姜半分，豉五十粒，桃柳枝（长七寸）各一握，葱、薤白各七寸，同煎至六分，去滓温服，不拘时候。

【主治】骨蒸肺痿咳嗽，胸膈痛，舌涩口干。

方八

【方源】（宋）王怀隐《太平圣惠方》卷四十二。

【组成】紫菀（洗去苗土）一两，麻黄（去根节）一两，贝母（煨微黄）三分，大腹皮（锉）三分，杏仁（汤浸，去皮尖双仁，麸炒微黄）三分，赤茯苓一两，桑根白皮（锉）一两，猪苓（去黑皮）一两，槟榔一两。

【用法】上为散。每服五钱，以水一大盏，加生姜半分，煎至五分，去滓温服，不拘时候。

【主治】上气，发即不得眠卧，心腹胀满，喘急不能食，身面浮肿。

方九

【方源】（宋）王怀隐《太平圣惠方》卷四十六。

【组成】紫菀（去苗匕）一两，麦门冬（去心，焙）一两，川升麻一两，木通（锉）一两半，前胡（去芦头）一两半，赤茯苓二两，贝母（煨微黄）一两，大腹皮（锉）一两，子芩半两，甘草（炙微赤，锉）三分。

【用法】上为散。每服五钱，以水一大盏，入生姜半分，煎至五分。去滓温服，不拘时候。

【主治】暴热咳嗽气促，背膊劳痛，饮食减少。

方十

【方源】（宋）王怀隐《太平圣惠方》卷四十六。

【组成】紫菀（去苗土）一两，桑根白皮（锉）二两，款冬花半两，葳蕤半两，柴胡（去苗）三分，桔梗（去芦头）一两，甘草（炙微赤，锉）半两，赤茯苓一两，川升麻三分，射干半两，枳壳（麸炒微黄，去瓤）一两。

【用法】上为粗散。每服五钱，以水一大盏，加生姜半分，煎至五分，去滓温服，不拘时候。

【主治】咳嗽喘急，咽喉不利，胸中似物妨塞。

方十一

【方源】（宋）王怀隐《太平圣惠方》卷四十八。

【组成】紫菀（去苗土）一两，吴茱萸（汤浸七遍，焙干，微炒）半两，白术半两，当归半两，桂心半两，鳖甲（涂醋，炙令黄，去裙襕）一两，槟榔半两，郁李仁（汤浸，去皮，微炒）一两，枳实（麸炒微黄）半两。

【用法】上为散。每服三钱，水一中盏，加生姜半分，煎至六分，去滓温服，不拘时候。

【主治】息贲气。在右胁下结聚胀痛，喘促咳嗽。

方十二

【方源】（宋）王怀隐《太平圣惠方》卷七十四。

【组成】紫菀（去苗土）、桑根白皮（锉）、贝母（煨令黄）、陈橘皮（汤浸，去白瓤，焙）各一两，灯心三分，甘草半两（炙微赤，锉）。

【用法】上为散。每服四钱，以水一中盏，加生姜半分，大枣三枚，煎至六分，去滓温服，不拘时候。

【主治】妊娠咳嗽气急，心烦不食。

方十三

【方源】（宋）王怀隐《太平圣惠方》卷七十八。

【组成】紫菀（洗去苗土）半两，人参（去芦头）三分，半夏（汤洗七遍去滑）半两，白茯苓一两，陈橘皮（汤浸，去白瓤，焙）三分，麦门冬（去心，焙）一两，当归（锉，微炒）半两，黄芪（锉）一两，白芍药半两，桂心半两，熟干地黄一两，甘草（炙微赤，锉）一分，五味子三分，杏仁（汤浸，去皮尖双仁，麸炒微黄）半两。

【用法】上为粗散。每服四钱，以水一中盏，加生姜半分，大枣三枚，煎至六分，去滓温服，不拘时候。

【主治】产后咳嗽，四肢无力，吃食减少。

方十四

【方源】（宋）王怀隐《太平圣惠方》卷七十九。

【组成】紫菀（去苗上）一两，汉防己半两，桂心半两，细辛半两，槟榔三分，赤茯苓半两，桑根白皮（锉）半两，大腹皮（锉）半两，枳壳（麸炒微黄，去瓤）半两，甜葶苈（微炒）半两，木香半两，甘草（炙微赤，锉）半两。

【用法】上为散。每服三钱，以水一中盏，加生姜半分，煎至六分，去滓温服，不拘时候。

【主治】产后风虚，遍身浮肿，上气喘咳，腹胁妨闷，不思饮食，四肢少力。

方十五

【方源】（宋）王怀隐《太平圣惠方》卷八十三。

【组成】紫菀（去苗土）半两，甘草（炙微赤，锉）三分，五味子、黄芩、麻黄（去根节）、桂心、半夏（汤洗七遍去滑）、枳壳（麸炒微黄，去瓤）各一分。

【用法】上为粗末。每服一钱，以水一小盏，加生姜少许，煎至三分，去滓，分为二服，不拘时候。

【主治】小儿咳逆上气，痰壅，不欲乳食。

方十六

【方源】（宋）王怀隐《太平圣惠方》卷八十三。

【组成】紫菀（炙，去苗土）半两，贝母（煨微黄）半两，款冬花一分。

【用法】上为细末。每服一字，以清粥饮调下一日三四次。

【主治】小儿咳嗽。

方十七

【方源】（宋）杨倓《杨氏家藏方》卷八。

【组成】紫菀茸、二桑叶、人参（去芦头）、甘草（炙）各半两，杏仁（去皮尖，麸炒，别研细）、桔梗（去芦头，微炒）各一两，麻黄（去根节，汤煮三二沸，焙干）三分。

【用法】上㕮咀。每服五钱，水一盏，煎至八分，去滓，食后温服。

【主治】肺感寒邪，咳嗽不止，风壅相搏，头疼声重。

方十八

【方源】（宋）赵佶《圣济总录》卷六十九。

【组成】紫菀（去苗土）、款冬花、当归（切，焙）、桂（去粗皮）、川芎、五味子（炒）、附子（炮裂，去皮脐）、细辛（去苗叶）、贝母（去心）、柏叶（炒）、白术、甘草（炙，锉）、生干地黄（焙）、杏仁（汤浸，去皮尖双仁，炒）各一两。

【用法】上为散。每服三钱匕，蜜汤调下，一日三次，不拘时候。

【主治】肺气内伤，邪热熏积，咳唾有血。

方十九

【方源】（宋）赵佶《圣济总录》卷一二四。

【组成】紫菀（去苗土）、贝母（去心，炒）、桑根白皮（锉，炒）、桔梗（炒）、柴胡（去苗）、麦门冬（去心，焙）、赤茯苓（去黑皮）、百部各二分，甘草（炙，锉）一分，杏仁（汤浸，去皮尖双仁，炒）一两。

【用法】上为粗末。每服三钱，水一盏，煎至七分，去滓，食后温服，一日三次。

【主治】咽喉痒，咳嗽。

方二十

【方源】（宋）赵佶《圣济总录》卷一七六。

【组成】紫菀（去苗）一两，杏仁（去皮尖双仁，炒）、细辛（去苗叶）、款冬花各一分。

【用法】上为散。二三岁儿每服半钱匕，米饮调下，一日三次。

【主治】小儿咳逆上气，喉中有声，不通利。

方二十一

【方源】（元）罗天益《卫生宝鉴》引海藏方。

【组成】人参、紫菀、知母、贝母、桔梗、甘草、五味子、茯苓、阿胶。

【用法】上为粗末。加生姜，水煎服。

【功用】《笔花医镜》：润肺止嗽。

【主治】咳嗽，唾中有脓血；虚劳证，肺痿变痈。

【方论选录】①《医方集解》：此手太阴药也，劳而久嗽，肺虚可知，即有热证，皆虚火也。海藏以保肺为君，故用紫菀、阿胶二药润肺补虚，消痰止嗽；以清火为臣，故用知母、贝母二药辛寒润燥消痰；以参、苓为佐者，扶土所以生金；以甘、桔为使者，载药上行脾肺，桔梗载诸药上行而能清肺，甘草辅人参补脾；五味子滋肾家不足之水，收肺家耗散之金，久嗽者所必收也。②《血证论》：取参、草、胶、盖以滋补肺阴；又用知母以清其火；五味以敛其气；桔梗、贝母、茯苓以利其痰。火、气、痰三者俱顺，则肺愈受其益，此较保和汤、救肺汤又在不清不浊之间，用方者随其择其。

【备注】《普济方》本方用量：各等分。《张氏医通》有麦门冬，无知母。

方二十二

【方源】（清）沈金鳌《杂病源流犀烛》卷一。

【组成】紫菀、人参、知母、五味子、

桔梗、贝母、甘草、茯苓、阿胶、姜。

【用法】口服。

【主治】肺痿。

紫菀汤

方一

【方源】（唐）孙思邈《备急千金要方》卷五。

【组成】紫菀、杏仁各半两，麻黄、桂心、橘皮、青木香各六钱，黄芩、当归、甘草各半两，大黄一两。

【用法】上㕮咀，以水三升，煮取九合。去滓，六十日至百日儿，一服二合半；一百日至二百日儿，一服三合。

【主治】小儿中冷，及伤寒暴嗽，或上气喉咽鸣，气逆，或鼻塞清水出者。

【方论选录】《千金方衍义》：此方专主寒嗽，故取《古今录验》橘皮汤全方，但加大黄、青木香二味，以涤内积之乳癖，不可拘于大人治例也。

方二

【方源】（唐）王焘《外台秘要》卷十引《广济方》。

【组成】紫菀、五味子、生姜（合皮，切）、白石英（研，绵裹）、款冬花、桂心、人参各二两，钟乳（研，绵裹）、麦门冬（去心）、桑根白皮各三两，大枣二十枚（擘），粳米一合。

【用法】上切。水一斗五升，先煮桑根白皮、粳米，取九升，去滓，纳诸药，煎取三升。去滓，分温三服，每服相去如人行七八里久。

【主治】肺气不足，逆气胸满，上迫喉咽，闭塞短气，连唾相属，寒从背起，口如含霜雪，语无音声，剧者唾血腥臭，或歌或哭，干呕心烦，耳闻风雨声，皮毛悴，面白。

方三

【方源】（唐）王焘《外台秘要》卷十引《广济方》。

【组成】紫菀六分，甘草（炙）八分，槟榔七枚，茯苓八分，葶苈子（炒，末，汤成下）三合。

【用法】上切。以水六升，煮取二升半，绞去滓，分温三服，每服如人行四五里久进之，以快利为度。

【主治】肺胀气急，咳嗽喘粗，眠卧不得，极重恐，气欲绝。

方四

【方源】（宋）陈言《三因极一病证方论》卷五。

【组成】紫菀茸、白芷、人参、甘草、黄芪、地骨皮、杏仁（去皮尖）、桑白皮（炙）各等分。

【用法】上为散，每服四钱，水一盏半，加枣一枚，姜三片，煎七分，去滓，食前服之。

【主治】肺虚感热，咳嗽喘满，自汗衄血，肩背瞀重，血便注下；或脑户连囟顶痛，发热，口疮，心痛。

方五

【方源】（宋）陈自明《妇人大全良方》卷十三。

【组成】甘草、杏仁各一分，紫菀一两，桑白皮一分，苦梗三分，天门冬一两。

【用法】上㕮咀。每服三钱，水一盏，竹茹一块，煎至七分，去滓，入蜜半匙，再煎二沸，温服。

【功用】《医方论》：清润肺气。

【主治】妊娠咳嗽不止，胎不安。

【方论选录】①《医方集解》：此手太阴药也。子嗽由于火邪，当以清火润肺为务，桔梗、桑皮之凉以泻之，天冬、竹茹之寒以清之，紫菀、炙草之温，杏仁、白蜜之泽以润之也。②《医林纂要》：肺气不足则生燥，胎热有余则烁金，故子嗽。肺燥润之，紫菀、天冬、杏仁、白蜜；肺热泄之，天冬、桑皮、桔梗、杏仁；炙草温之，竹茹散之，嗽可止矣。

方六

【方源】（宋）杨士瀛《仁斋直指小儿方论》卷四。

【组成】紫菀茸、贝母、真苏子（微炒）、杏仁（水浸，去皮，焙黄）、北梗、陈皮、麻黄（去节）、半夏曲、赤茯苓、桑白皮（炒）、甘草（微炙）各等分。

【用法】上锉细。每服一钱，加姜三片，紫苏（并嫩梗）三叶，水煎服。

【主治】小儿喘嗽。

方七

【方源】（宋）赵佶《圣济总录》卷二十四。

【组成】紫菀（去苗土）、紫苏叶、白前、杏仁（汤浸，去皮尖双仁，炒）、麻黄（去根节，汤煮，掠去沫）各半两，甘草（炙，锉）一分半，葶苈（微炒）一分。

【用法】上为粗末。每服五钱匕，水一盏半，加生姜（拍碎）半分，枣（擘破）三枚，同煎至八分，去滓，食后温服。

【主治】伤寒后咳嗽短气，涕唾稠黏，及风虚烦躁，发作无时。

方八

【方源】（宋）赵佶《圣济总录》卷四十八。

【组成】紫菀（去苗土）、桑根白皮（锉）各一两半，款冬花一两，葳蕤一两一分，柴胡（去苗）一两半，桔梗（炒）一两一分，甘草（炙）半两，升麻一两一分，射干一分。

【用法】上锉，如麻豆大，分六贴。每贴水三盏，加生姜一分，煎取二盏，去滓，分三服，一日尽。

【主治】肺气喘急咳嗽，胸中塞满。

方九

【方源】（宋）赵佶《圣济总录》卷六十六。

【组成】紫菀（去苗土）、桔梗（锉，炒）、款冬花（去梗）、枳壳（去瓤，麸炒）各一两，陈橘皮（去白，焙）半两，赤茯苓（去黑皮）、赤芍药、百合各一两半，大腹（锉）二枚。

【用法】上为粗末。每服三钱匕，水一盏，煎至七分，去滓，食后温服，一日二次。

【主治】咳嗽喘急，胸腹胁肋胀闷疼痛。

方十

【方源】（宋）赵佶《圣济总录》卷六十六。

【组成】紫菀（去苗土）、款冬花（去梗）、杏仁（去皮尖双仁，炒令黄）、生干地黄、麻黄（去节）、甘草（炙，锉）、秦艽（去苗土）、桑根白皮（炙，锉）、黄明胶（炒燥）、马兜铃、糯米各等分。

【用法】上为粗末，每服五钱匕，水一盏半，加大枣（擘）三枚，同煎至八分。去滓，食后温服。

【主治】咳嗽脓血，胸膈满痞，全不思食。

方十一

【方源】（宋）朱佐《类编朱氏集验医方》卷五引《传信方》。

【组成】紫菀一两，百部一两，款冬花一两。

【用法】上为末。每服二钱，加姜三片，乌梅一个，煎一二沸，食后服。

【主治】痰嗽喘急。

方十二

【方源】（清）郑元良《郑氏家传女科万金方》卷三。

【组成】紫菀一两，防风五钱，竹茹一团，白蜜半匙。

【主治】孕妇咳嗽不止。

方十三

【方源】（清）张璐《千金方衍义》卷五。

【组成】紫菀、杏仁、黄芩、当归、甘草、橘皮、青木香、麻黄、桂心各六株，大黄一两。

【用法】上十味㕮咀，以水三升，煮取九合，去滓，六十日至百日儿一服二合半，一百日至二百口儿一服三合。

【主治】小儿中冷及伤寒暴嗽，或上气咽喉鸣气逆，或鼻塞清水出方。

紫菀丸

方一

【方源】（唐）孙思邈《备急千金要方》卷十八，名见《千金方衍义》卷十八。

【组成】紫菀、桑根白皮、贝母、半夏、五味子、射干、百部各五分，款冬花、皂荚、干姜、橘皮、鬼督邮、细辛各四分，杏仁、白石英各八分，蜈蚣二枚。

【用法】上为末，炼蜜为丸，如梧桐子大。每服十丸，稍加至二十丸，一日二次。

【主治】积年咳嗽，喉中呀声，一发不得卧。

【方论选录】《千金方衍义》：久嗽积年不愈，必有宿垢留伏于中，呀声一发则伏火内动，所以坐卧不安，故用皂荚、射干、督邮之属辟除恶毒；兼石英、姜、辛助力祛邪；紫菀、款冬等味助供佐使之用耳。

方二

【方源】（唐）王焘《外台秘要》卷九引《古今录验》，名见《太平圣惠方》卷四十六。

【组成】紫菀、贝母、百部根、款冬花、五味子、半夏（洗）各五分，射干十分，芫花根皮（切，熬令焦）四分，干姜、橘皮各四分，杏仁（去皮尖双仁，熬）八分，苏子四分，白石英（研）八分，钟乳（研）十分。

【用法】上为末，以蜜和为丸，如梧桐子大。每服十丸，以酒送下，一日二次。

【主治】气嗽，并下焦冷结。

方三

【方源】（宋）刘昉《幼幼新书》第十六卷。

【组成】紫菀三分，矾石（烧）、桂心各二分。

【用法】上为末，鸡子黄和丸小豆大。乳送三丸，大人七丸，日三服。

【主治】少小肺冷嗽，呼吸多要得于寒者。

方四

【方源】（宋）王怀隐《太平圣惠方》卷二十七。

【组成】紫菀（去苗土）三分，前胡（去芦头）一两，麦门冬（去心，焙）一两半，桔梗（去芦头）半两，鳖甲（涂醋，炙令黄，去裙襕）一两半，白芍药三分，贝母（煨微黄）半两，百合三分，甘草（炙微赤，锉）半两。

【用法】上为末，炼蜜为丸，如梧桐子大。每服二十丸，以生姜汤送下，不拘时候。

【主治】虚劳咳嗽，胸膈不利，骨节疼痛，饮食无味。

方五

【方源】（宋）王怀隐《太平圣惠方》卷三十一。

【组成】紫菀（洗去苗土）三分，前胡（去芦头）五分，麦门冬（去心，焙）一两半，桔梗（去芦头）三分，知母半两，百合三分，甘草（炙微赤，锉）半两，赤茯苓半两，柴胡（去苗）半两，鳖甲（涂醋，炙令黄，去裙襕）一两，杏仁（汤浸，去皮尖双仁，麸炒微黄）半两。

【用法】上为末，炼蜜为丸，如梧桐子大。每服三十丸，食后良久以粥饮送下。

【主治】热劳咳嗽，四肢无力，不能饮食。

方六

【方源】（宋）王怀隐《太平圣惠方》

卷四十六。

【组成】紫菀（去苗土）一两，汉防己一两，贝母（煨微黄）一两，人参（去芦头）一两，款冬花一两，桑根白皮（锉）一两，天门冬（去心，焙）一两半，木香一两，甜葶苈（隔纸炒令紫色）一两，甘草（炙微赤，锉）半两，杏仁（汤浸，去皮尖双仁，麸炒微黄）半两，槟榔一两。

【用法】上为末，炼蜜为丸，如梧桐子大。每服二十丸，以粥饮送下，不拘时候。

【主治】肺气咳嗽，气短，不得睡卧。

方七

【方源】（宋）张锐《鸡峰普济方》卷十。

【组成】真紫菀、茜根各等分。

【用法】上为细末，炼蜜为丸，如樱桃大。含化一丸，不拘时候。

【主治】吐血、咯血、嗽血。

方八

【方源】（宋）张锐《鸡峰普济方》卷十一。

【组成】人参、紫菀、附子、款冬花、橘皮、半夏、杏仁各三分，细辛、甘草、干姜桂各半两。

【用法】上为细末，炼蜜为丸，如梧桐子大。每服二十丸，食前姜、枣汤送下。

【主治】咳嗽。

方九

【方源】（宋）张锐《鸡峰普济方》卷十一。

【组成】紫菀一两，半夏曲、阿胶各半两。

【用法】上为细末，面糊为丸，如梧桐子大。每服二十丸，临卧米饮送下。

【主治】肺胃劳伤，痰涎咳嗽。

方十

【方源】（宋）赵佶《圣济总录》卷六十五。

【组成】紫菀（去苗）二两，蛤蚧（大者，皂荚水浸一宿，涂酥，炙）一枚，白茯苓（去黑皮）、杏仁（去皮尖双仁，蜜浸一宿，炒）各二两，款冬花（用蕊）、防风（去叉）、麦门冬（去心，焙）各一两，人参半两，甘草（炙，锉）、马兜铃（炒）各一两，黄芪（细锉）、赤芍药、当归（锉，焙）、贝母（生姜汁浸一宿，焙）、白药子、半夏（生姜汁浸一宿，焙）各半两（以上六味并为细末），枣（蒸熟，去皮核）四两，大麻子（水浸，研烂，去滓取汁）半升，瓜蒌（大，肉烂研取）三十枚，龙脑（研）半字（以上四味并研为膏）。

【用法】上二十味，以前药末入在后膏内，为丸，如梧桐子大。每服三十丸，煎麦门冬熟水送下。

【主治】肺咳唾血。

方十一

【方源】（宋）赵佶《圣济总录》卷六十六。

【组成】紫菀（去苗土）、贝母（去心）、人参、赤茯苓（去黑皮）、陈橘皮（去白，焙）各一两半，桂（去粗皮）、款冬花（去梗）、百部各一两一分，甘草（炙，锉）三分，杏仁（去皮尖双仁，炒，研）三两。

【用法】上为末，炼蜜为丸，如梧桐子大。每日十丸，加至二十丸，饭后熟水送下。

【主治】①《圣济总录》：咳嗽上气，胸膈烦满。②《普济方》：肺感风冷，咳嗽失声。

方十二

【方源】（元）许国桢《御药院方》卷五。

【组成】紫菀（去土）、款冬花（去梗）、白前各二钱半，人参半两，甜葶苈（炒）、乌梅肉各半两，御米壳（去蒂，蜜水拌匀，炒黄熟）一两半。

【用法】上为细末，炼蜜为丸，如梧桐

子大，每服四五十丸，食后生姜汤送下。

【主治】远年近日咳嗽，痰涎不利。

紫菀杏仁煎

【方源】（宋）赵佶《圣济总录》卷六十五。

【组成】紫菀（去苗土）一两半，杏仁（去皮尖双仁，别细研）半升，生姜汁三合，地黄汁五合，酥二两，蜜一升，大枣肉半升，贝母（去心）三两，白茯苓（去黑皮）、五味子（炒）、人参、甘草（炙，锉）、桔梗（锉，炒）、地骨皮各一两。

【用法】上为末。调和诸自然汁，并酥、蜜、杏仁等，同于铜银器中以文武火煎，频搅令匀，煎百十沸，成煎后再于甑上煎三遍。每服一匙，食后服，头便仰卧少时，渐渐咽药，一日二次。

【主治】肺脏气积，喉中呷嗽不止，皆因肺脏虚损，致劳气相侵，或胃中冷隔上热者。

紫菀饮

方一

【方源】（唐）王焘《外台秘要》卷九引《延年秘录》。

【组成】紫菀、贝母、茯苓、杏仁（去皮尖双仁者）、生姜各三两，人参二两、橘皮（去脉）一两。

【用法】上切。以水五升，煮取一升五合。去滓，分温三服，如人行七里，更进一服。

【主治】①《外台秘要》引《延年秘录》：咳嗽。②《圣济总录》：产后咳嗽，痰涎壅闷。

方二

【方源】（宋）赵佶《圣济总录》卷四十九。

【组成】紫菀、贝母（去心）、五味子各一两半，木通（锉）、大黄（蒸三度）各二两，白前一两，淡竹茹三分，杏仁（汤浸，去皮尖双仁，熬）二十一枚。

【用法】上为粗末。每服五钱匕，水一盏半，煎至八分，去滓温服，一日二次。

【主治】肺热喘嗽。

方三

【方源】（宋）王怀隐《太平圣惠方》卷七十六。

【组成】紫菀（洗去苗土）半两，桑根白皮半两，干枣七枚，灯心一束，生姜一分，陈橘皮（汤浸，去白瓤，焙）一两。

【用法】上锉细，和匀。以水三大盏，煎至一盏半，去滓，食后分为四服，日三服，夜一服。

【主治】妊娠六七月，伤寒咳嗽，气急。

紫葳散

【方源】（宋）杨倓《杨氏家藏方》卷二。

【组成】凌霄花（取末）半两，硫黄（别研）一两，腻粉一钱，胡桃（去壳）四枚。

【用法】上先将前三味和匀，后入胡桃肉同研如膏子。用生绢蘸药频频揩之。

【主治】肺有风热，鼻生齇疱。

紫霞云

【方源】（清）金德鉴《焦氏喉科枕秘》。

【组成】水银一钱，朱砂一钱，铅（熔化，入水银和匀）一钱，雄黄五分，麝香五厘，百草霜二钱。

【用法】上为细末，每纸一条，用药五分，加艾卷作条。每日食后熏之，以七条为度，甚者九条即愈。

【主治】乳蛾、重舌、喉疮溃烂者。

紫云散

【方源】（清）窦氏原本，嗣辑朱翔宇增补《喉症全科紫珍集》卷上。

【组成】水银、铅（熔入水银内和匀）、

朱砂各一钱，麝香二分，雄黄五分，百草霜二钱。

【用法】上为末。每纸拈一条，用药五分，加艾卷作七条。每用一条，食后烧烟熏口鼻，以七条为度。肉不生满，加至九条。

【主治】口鼻喉痟。

紫正散

【方源】（清）郑宏纲《重楼玉钥》卷上。

【组成】紫荆皮二钱，荆芥穗八分，北防风八分，北细辛（去茆）四分。

【用法】宜蒸不宜煎。

【主治】喉风初起，恶寒发热，头痛，大便秘结，小便赤涩。

紫正散合地黄散

【方源】（清）孟文瑞《春脚集》卷一。

【组成】荆芥穗八分，北防风八分，北细辛（去茆）四分，京赤芍八分，牡丹皮八分，紫荆皮二钱，小生地二钱，苏薄荷六分，牙桔梗八分，生甘草六分，净茜草一钱。

【用法】引加红内消（即茜草藤，五月五日采取，阴干）一钱，灯心二十寸。每日一次，用开水泡药蒸服。

【主治】咽喉诸症。

自制吹鼻通关散

【方源】（清）沈善谦《喉科心法》卷下。

【组成】猪牙皂角（打碎）一两，丝瓜子一两二钱，北细辛三钱，干蟾酥五分。

【用法】先将牙皂、丝瓜子用新瓦文火炙干存性。共为细末，再加上好大梅片六分，杵匀，瓷瓶收贮吹鼻用。

【功用】吹鼻连连得嚏，喉闭能开，喉蛾能消，牙紧亦松。

【主治】双单乳蛾，喉闭牙紧，各种气闭。

自制三仙丹

【方源】（清）沈善谦《喉科心法》卷下。

【组成】水银、明白矾（研）、火硝（研）各等分。

【用法】先将硝、矾末，研匀，入铁锅内，杵三小坛，再将水银分置坛中，上覆大碗，周围合缝处，以棉皮纸捻粗条，用浆水浸湿，紧捶周围缝口，上用沙泥盖好，总之不令泄气，碗底上再压小秤锤，然后用炭火烧三炷香，先文后武，不可太旺，恐绿烟腾起，即无用矣。

【功用】去腐生新。

【主治】咽喉腐烂，烂肉未清，脓水未净者。

自制神方

【方源】（清）沈善谦《喉科心法》卷下。

【组成】大生地八钱，湖丹皮二钱，大麦冬（去心）六钱，香犀角六分，大白芍（酒炒）三钱，苏薄荷八分，鲜石斛（铁皮者佳）六钱，煅中黄三钱，京元参六钱，净银花三钱，川贝母（去心）三钱，陈海蛰（漂淡）一两。

【用法】用鲜梨汁为引。甚则日服两剂。

【主治】喉间各症，肿势渐消，起白如腐而干，或灰黑色。

主要参考书目

白喉全生集
白喉条辨
白喉证治通考
百病秘方
包氏喉证家宝
保婴撮要
备急千金要方
本草纲目
本草汇言
本草图经
本草衍义
笔花医镜
必用方
扁鹊心书
辨证录
辨证奇闻
辨证玉函
病机沙篆
博济方
不居集
不知医必要
采艾编翼
草木便方
产宝诸方
产育宝庆集
产孕集
陈氏小儿痘疹方论
陈氏幼科秘诀
陈素庵妇科补解
成方便读
成方切用
诚书
赤水玄珠
重订广温热论
重订通俗伤寒论
重楼玉钥
重楼玉钥续编
揣摩有得集
传家秘宝脉证口诀并方
传信适用方
串雅补
串雅内编
串雅外编
疮疡经验全书
春脚集
慈航集
慈幼心传
慈幼新书
此事难知
瘄疹选要
达生保赤篇
大生要旨
丹台玉案
丹溪手镜
丹溪心法
丹溪心法附余
丹溪摘玄
丹溪治法心要
丹溪纂要
跌打损伤回生集
丁甘仁家传珍方
丁甘仁医案
东医宝鉴
东垣试效方
洞天奥旨
痘科金镜赋集解
痘科类编释意
痘麻绀珠

痘学真传
痘疹传心录
痘疹定论
痘疹会通
痘疹活幼至宝
痘疹金镜录
痘疹全书
痘疹仁端录
痘疹世医心法
痘疹一贯
痘疹正宗
儿科萃精
儿科要略
范汪方
方氏脉症正宗
方症会要
风劳臌膈四大证治
冯氏锦囊秘录
扶寿精方
辅行诀脏腑用法要
妇科百辩
妇科胎前产后良方注评
妇科玉尺
妇人大全良方
傅青主男科
傅青主女科
格物堂经验良方
古方汇精
古今图书集成·医部全录
古今医彻
古今医鉴
古今医统大全
顾松园医镜
观心书屋经验良方
国医宗旨
寒温条辨
汉药神效方
镐京直指医方
何氏济生论
何氏虚劳心传
红炉点雪
洪氏集验方
喉科集腋
喉科家训
喉科秘诀
喉科秘钥
喉科心法
喉科指掌
喉科种福
喉痧症治概要
喉舌备要秘旨
喉症全科紫珍集
喉症指南
华佗药方
黄帝素问宣明论方
虺后方
回生集
惠直堂经验方
活人方
活人心统
活幼口议
活幼心书
活幼珠玑
鸡峰普济方
鸡鸣录
吉人集验方
急救经验良方
急救仙方
集成良方三百种
集验方
集验良方拔萃
济急丹方
济生方
济世全书
济阳纲目
济众新编
家塾方
家庭治病新书

简明医彀
绛囊撮要
焦氏喉科枕秘
脚气治法总要
校注妇人良方
痎疟论疏
洁古家珍
金匮方歌括
金匮要略
金匮翼
近时十便良方
经目屡验良方
经效产宝并续集
经验方
经验各种秘方辑要
经验广集
经验良方
经验秘方
经验奇方
景岳全书
救偏琐言
兰室秘藏
兰台轨范
烂喉丹痧
老老恒言
类编南北经验医方大成
类编朱氏集验方
类证活人书
类证普济本事方释义
类证治裁
李氏医鉴
理虚元鉴
理瀹骈文
疠疡机要
疬科全书
痢疾论
莲舫秘旨
良方合璧
良方汇录
良方集腋
良方续录
良朋汇集经验神方
林氏活人录汇编
临证度针
临证医案医方
临证指南医案
临症验舌法
灵验良方汇编
灵药秘方
玲珑医鉴
刘涓子鬼遗方
颅囟经
鲁府禁方
罗氏会约医镜
麻科活人全书
麻疹备要方论
麻疹阐注
麻疹集成
麻疹全书
麻疹专论
麻症集成
马培之外科医案
马培之医案
马评外科症治全生集
脉药联珠
脉因证治二十六
梅氏验方新编
霉疮秘录
孟河丁氏秘方录
孟河马培之医案论精要
秘传证治要诀及类方
民众万病验方大全
名家方选
名医类编
明医杂著
明医指掌
墨宝斋集验方
目经大成

圣济总录纂要
湿温时疫治疗法
十二经方议秘要
石室秘录
时方歌括
时疫白喉捷要
食医方趁聚
史载之方
世医得效方
试效神圣保命方
是斋百一选方
寿世保元
寿世青编
寿世仙丹
寿世新编
暑病证治要略
四明心法
四圣心源
四圣悬枢
四时病机
饲鹤亭集方
松峰说疫
松龄医铎
松崖医径
嵩崖尊生全书
宋氏家传产科全书秘本
宋氏女科秘书
苏沈良方
素问病机气宜保命集
随息居重订霍乱论
胎产秘书
胎产心法
胎产新书
胎产指南
太平惠民和剂局方
太平圣惠方
太医院秘藏膏丹丸散方剂
泰定养生主论
痰火点雪
陶隐居效验方
田氏保婴集
通俗内科学
同寿录
退思集类方歌注
外科百效全书
外科备要
外科传薪集
外科大成
外科发挥
外科方外奇方
外科集腋
外科精要
外科理例
外科启玄
外科十三方考
外科枢要
外科心法
外科心法真验指掌
外科选要
外科医镜
外科真诠
外科正宗
外科证治全生集
外科证治全书
外台秘要
丸散膏丹集成
万病回春
万病验方
万氏家抄济世良方
万氏家传保命歌括
万氏家传点点经
万氏家传广嗣纪要
万氏家传片玉痘疹
万氏家传片玉心书
万氏家传幼科发挥
万氏家传育婴秘诀
万氏女科
王应震要诀

医方拾锦
医方新解
医方选要
医方一盘珠
医方易简新编
医级
医家四要
医家心法
医经会解
医垒元戎
医理
医理辑要
医理探源
医林绳墨大全
医林统要通玄方论
医林纂要探源
医略传真
医略存真
医略六书
医略十三篇
医门八法
医门补要
医门法律
医门擥要
医门秘旨
医圣阶梯
医述
医说
医通祖方
医学传灯
医学从众录
医学发明
医学纲目
医学集成
医学见能
医学六要
医学蒙引
医学启蒙
医学启蒙汇编
医学启源
医学入门
医学实在易
医学探骊集
医学心悟
医学摘粹
医学正传
医学衷中参西录
医学纂要
医医偶录
医意商
医宗必读
医宗金鉴
医宗说约
疑难急症简方
异授眼科
易简方
易简方便医书
疫喉浅论
疫痧草
疫证集说
阴证略例
银海精微
银海指南
引经证医
饮膳正要
饮食辨录
胤产全书
婴童百问
婴童类萃
应验简便良方
痈疽神秘验方
永乐大典
永类钤方
尤氏喉科秘书
幼科金针
幼科类萃
幼科切要
幼科释谜

幼科铁镜
幼科医验
幼科折衷
幼科证治大全
幼科直言
幼科指南
幼科指掌
幼幼集成
幼幼新书
玉机微义
喻选古方试验
御药院方
元和纪用经
原瘄要论
原机启微
云岐子保命集
云岐子脉诀
杂病源流犀烛
杂类名方
杂症会心录
增补慈幼新编
增补内经拾遗
增补神效集
增补验方新编
增订幼科类萃
增订治疗汇要
张氏医通
张锡纯女科要旨
赵海仙医案
诊方辑要
诊验医方歌括
疹科类编
疹科正传
正体类要
证类本草
证因方论集要
证治百问
证治宝鉴
证治汇补
证治准绳
郑氏瘄科保赤金丹
郑氏家传女科万金方
郑氏彤园医书四种
症因脉治
治疗汇要
治痘全书
治温阐要
治疫全书
治疹全书
中藏经
中国医学大辞典
种痘新书
种福堂方
肘后救卒方
诸症辨疑
竹林女科证治
竹泉生女科集要
专治麻疹初编
资蒙医径
邹氏寒疫论
遵生八笺